翻译此书，对学科意义深远。

我很赞赏译者的眼光和努力……

U0245790

学术经典

权威著作

古世满

整形外科学

Plastic Surgery: Principles

原理与原则卷

第 4 版

人民卫生出版社
·北 京·

版权所有，侵权必究！

图书在版编目（CIP）数据

整形外科学. 原理与原则卷/（美）杰弗里·C. 古特纳（Geoffrey C. Gurtner）主编；范巨峰，刘林嶓，宋建星主译. —北京：人民卫生出版社，2023.12
ISBN 978-7-117-35298-7

Ⅰ.①整…　Ⅱ.①杰…②范…③刘…④宋…　Ⅲ.①整形外科学　Ⅳ.①R62

中国国家版本馆 CIP 数据核字（2023）第 240713 号

| 人卫智网 | www.ipmph.com | 医学教育、学术、考试、健康，购书智慧智能综合服务平台 |
| 人卫官网 | www.pmph.com | 人卫官方资讯发布平台 |

图字:01-2020-5489 号

整形外科学:原理与原则卷
Zhengxing Waikexue:Yuanli yu Yuanze Juan

主　　译：范巨峰　刘林嶓　宋建星
出版发行：人民卫生出版社(中继线 010-59780011)
地　　址：北京市朝阳区潘家园南里 19 号
邮　　编：100021
E - mail：pmph @ pmph.com
购书热线：010-59787592　010-59787584　010-65264830
印　　刷：人卫印务（北京）有限公司
经　　销：新华书店
开　　本：889×1194　1/16　印张：47
字　　数：1880 千字
版　　次：2023 年 12 月第 1 版
印　　次：2023 年 12 月第 1 次印刷
标准书号：ISBN 978-7-117-35298-7
定　　价：498.00 元

打击盗版举报电话：010-59787491　E - mail：WQ @ pmph.com
质量问题联系电话：010-59787234　E - mail：zhiliang @ pmph.com
数字融合服务电话：4001118166　E - mail：zengzhi @ pmph.com

总主编　Peter C. Neligan
总主译　范巨峰

整形外科学
Plastic Surgery: Principles

原理与原则卷

第 4 版

主　　编　Geoffrey C. Gurtner
多媒体主编　Daniel Z. Liu
主　　译　范巨峰　刘林嶓　宋建星
副 主 译　李广帅　唐世杰
主　　审　李世荣　江　华　范巨峰

人民卫生出版社
·北　京·

ELSEVIER

Elsevier(Singapore) Pte Ltd.

3 Killiney Road

#08-01 Winsland House I

Singapore 239519

Tel：（65）6349-0200

Fax：（65）6733-1817

Plastic Surgery：Volume 1：Principles, 4/E

Copyright © 2018，Elsevier Inc. All rights reserved.

First edition 1990；Second edition 2006；Third edition 2013；Fourth edition 2018

ISBN-13：978-0-323-35694-7

This translation of Plastic Surgery：Volume 1：Principles, 4/E by Geoffrey C. Gurtner was undertaken by People's Medical Publishing House and is published by arrangement with Elsevier (Singapore) Pte Ltd.

This translation of Plastic Surgery：Volume 1：Principles, 4/E by Geoffrey C. Gurtner 由人民卫生出版社进行翻译，并根据人民卫生出版社与爱思唯尔(新加坡)私人有限公司的协议约定出版。

《整形外科学：原理与原则卷》(第 4 版)(范巨峰、刘林嶓、宋建星 主译)

ISBN：978-7-117-35298-7

Copyright © 2023 by Elsevier (Singapore) Pte Ltd. and People's Medical Publishing House.

All rights reserved. No part of this publication may be reproduced or transmitted in any form or by any means, electronic or mechanical, including photocopying, recording, or any information storage and retrieval system, without permission in writing from Elsevier (Singapore) Pte Ltd. and People's Medical Publishing House.

注　意

本译本由 Elsevier (Singapore) Pte Ltd. 和人民卫生出版社完成。相关从业及研究人员必须凭借其自身经验和知识对文中描述的信息数据、方法策略、搭配组合、实验操作进行评估和使用。由于医学科学发展迅速，临床诊断和给药剂量尤其需要经过独立验证。在法律允许的最大范围内，爱思唯尔、译文的原文作者、原文编辑及原文内容提供者均不对译文或因产品责任、疏忽或其他操作造成的人身及/或财产伤害及/或损失承担责任，亦不对由于使用文中提到的方法、产品、说明或思想而导致的人身及/或财产伤害及/或损失承担责任。

Printed in China by People's Medical Publishing House under special arrangement with Elsevier (Singapore) Pte Ltd. This edition is authorized for sale in the Chinese mainland only. Unauthorized sale of this edition is a violation of the contract.

总 主 译

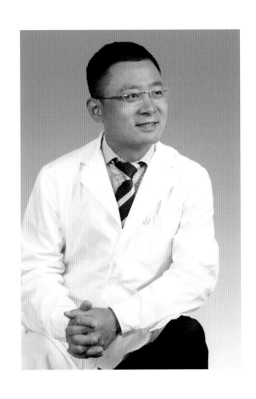

范巨峰,教授,主任医师,博士研究生导师。中国协和医科大学博士,美国哈佛大学医学院博士后。

中国医学科学院整形外科医院博士(硕士师从岳纪良教授,博士师从李森恺教授),美国哈佛大学医学院博士后(师从Michael Yaremchuk教授),美国宾夕法尼亚大学附属医院访问学者(师从Linton Whitaker教授),美国纽约大学医学院访问学者(师从Joseph McCarthy教授),以及美国哈佛大学医学院附属波士顿儿童医院、附属麻省眼耳医院、附属布列根和妇女医院及美国费城儿童医院访问学者。

现任北京朝阳医院整形美容中心主任,首都医科大学博士研究生导师,国家远程医疗与互联网医学中心整形美容专家委员会主任委员,中华医学会医学美学与美容学分会常务委员、美容技术学组组长,中国医师协会美容与整形医师分会副会长、新技术学组组长,北京医学会医学整形外科学分会副主任委员,北京医学会医学美学与美容学分会副主任委员,中国整形美容协会脂肪医学分会副会长、抗衰老分会副会长,《中国美容整形外科杂志》副主编等职。

从事整形外科工作30年,主要擅长面部年轻化综合治疗,脂肪移植,面部埋线提升,眼部、鼻部、乳房美容整形等。作为课题负责人与课题组主要成员,主持并参加国家自然科学基金项目、卫健委临床学科重点项目、教育部博士点基金等多个科研项目。入选北京市"215"高层次卫生技术人才项目、北京市科技新星计划、北京市优秀人才计划、首都医学发展科研基金项目、北京市"十百千"卫生人才"百"级项目。获北京市科学技术奖三等奖。发表SCI论文和国内核心期刊论文40余篇。

主编、主译人民卫生出版社专著14部:总主译第3版《麦卡锡整形外科学》(共6卷),总主译第4版《整形外科学》(共6卷),主译第2版《整形外科学:核心技术卷》;主编《注射美容外科学》,主编《埋线美容外科学》,主编《简明美容外科手术精要》,主编《医学抗衰老》。

译者名录

主　译　范巨峰　刘林嶓　宋建星

副主译　李广帅　唐世杰

主　审

李世荣　中国人民解放军陆军军医大学　　　　范巨峰　首都医科大学附属北京朝阳医院

江　华　同济大学附属东方医院

译　者

曾　东　中国人民解放军南部战区总医院　　　田　梦　同济大学附属上海市第四人民医院

刘林嶓　郑州大学第一附属医院　　　　　　　柳　逸　同济大学附属上海市第四人民医院

李广帅　郑州大学第一附属医院　　　　　　　牛丽珠　同济大学附属上海市第四人民医院

黄乐彬　郑州大学第一附属医院　　　　　　　李士民　中国人民解放军联勤保障部队第九八八

刘文辉　郑州大学第一附属医院　　　　　　　　　　　医院

庞　冉　郑州大学第一附属医院　　　　　　　张栋益　河南省人民医院

乔改红　郑州大学第一附属医院　　　　　　　唐世杰　汕头大学医学院第二附属医院

孙振涛　郑州大学第一附属医院　　　　　　　张万聪　汕头大学医学院第二附属医院

魏志茹　郑州大学第一附属医院　　　　　　　钟晓平　汕头大学医学院第二附属医院

赵高峰　郑州大学第一附属医院　　　　　　　郑　开　汕头大学医学院第二附属医院

姚卫君　郑州大学第一附属医院　　　　　　　叶俏楠　汕头大学医学院第二附属医院

刘　鹏　郑州大学第三附属医院　　　　　　　陈婉娴　汕头大学医学院第二附属医院

郝媛媛　郑州大学第五附属医院　　　　　　　代雨涵　汕头大学医学院第二附属医院

陈　宗　中国医学科学院整形外科医院　　　　周粤闽　河南大学淮河医院

范巨峰　首都医科大学附属北京朝阳医院　　　吴召森　郑州仁济医院

陈晓芳　首都医科大学附属北京朝阳医院　　　海　莉　郑州仁济医院

陶　然　中国人民解放军总医院第一医学中心　任书信　南阳市第二人民医院

宋建星　同济大学附属上海市第四人民医院

编者名录

各卷主编团队

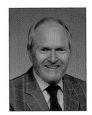

Editor-in-Chief
Peter C. Neligan, MB, FRCS(I), FRCSC, FACS
Professor of Surgery
Department of Surgery, Division of Plastic Surgery
University of Washington
Seattle, WA, USA

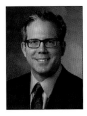

Volume 1: Principles
Geoffrey C. Gurtner, MD, FACS
Johnson and Johnson Distinguished Professor of
Surgery and Vice Chairman,
Department of Surgery (Plastic Surgery)
Stanford University
Stanford, CA, USA

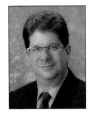

Volume 2: Aesthetic
J. Peter Rubin, MD, FACS
UPMC Professor of Plastic Surgery
Chair, Department of Plastic Surgery
Professor of Bioengineering
University of Pittsburgh
Pittsburgh, PA, USA

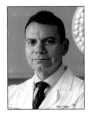

Volume 3: Craniofacial, Head and Neck Surgery
Eduardo D. Rodriguez, MD, DDS
Helen L. Kimmel Professor of Reconstructive
Plastic Surgery
Chair, Hansjörg Wyss Department of Plastic
Surgery
NYU School of Medicine
NYU Langone Medical Center
New York, NY, USA

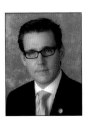

Volume 3: Pediatric Plastic Surgery
Joseph E. Losee, MD
Ross H. Musgrave Professor of Pediatric Plastic
Surgery
Department of Plastic Surgery
University of Pittsburgh Medical Center;
Chief Division of Pediatric Plastic Surgery
Children's Hospital of Pittsburgh
Pittsburgh, PA, USA

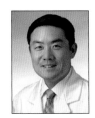

Volume 4: Lower Extremity, Trunk, and Burns
David H. Song, MD, MBA, FACS
Regional Chief, MedStar Health
Plastic and Reconstructive Surgery
Professor and Chairman
Department of Plastic Surgery
Georgetown University School of Medicine
Washington, DC, USA

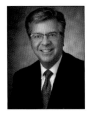

Volume 5: Breast
Maurice Y. Nahabedian, MD, FACS
Professor and Chief
Section of Plastic Surgery
MedStar Washington Hospital Center
Washington, DC, USA;
Vice Chairman
Department of Plastic Surgery
MedStar Georgetown University Hospital
Washington, DC, USA

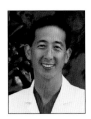

Volume 6: Hand and Upper Extremity
James Chang, MD
Johnson & Johnson Distinguished
Professor and Chief
Division of Plastic and Reconstructive Surgery
Stanford University Medical Center
Stanford, CA, USA

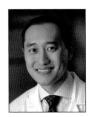

Multimedia editor
Daniel Z. Liu, MD
Plastic and Reconstructive Surgeon
Cancer Treatment Centers of America at Midwestern Regional Medical Center
Zion, IL, USA

原理与原则卷编者

VOLUME ONE

Hatem Abou-Sayed, MD, MBA
Vice President
Physician Engagement
Interpreta, Inc.
San Diego, CA, USA

Paul N. Afrooz, MD
Resident
Plastic and Reconstructive Surgery
University of Pittsburgh Medical Center
Pittsburgh, PA, USA

Claudia R. Albornoz, MD, MSc
Research Fellow
Plastic and Reconstructive Surgery
Memorial Sloan Kettering Cancer Center
New York, NY, USA

Nidal F. Al Deek, MD
Doctor of Plastic and Reconstructive Surgery
Chang Gung Memorial Hospital
Taipei, Taiwan

Amy K. Alderman, MD, MPH
Private Practice
Atlanta, GA, USA

Louis C. Argenta, MD
Professor of Plastic and Reconstructive Surgery
Department of Plastic Surgery
Wake Forest Medical Center
Winston Salem, NC, USA

Stephan Ariyan, MD, MBA
Emeritus Frank F. Kanthak Professor of Surgery,
Plastic Surgery, Surgical Oncology,
Otolaryngology
Yale University School of Medicine;
Associate Chief
Department of Surgery;
Founding Director, Melanoma Program
Smilow Cancer Hospital, Yale Cancer Center
New Haven, CT, USA

Tomer Avraham, MD
Attending Plastic Surgeon
Mount Sinai Health System
Tufts University School of Medicine
New York, NY, USA

Aaron Berger, MD, PhD
Clinical Assistant Professor
Division of Plastic Surgery
Florida International University School of
Medicine
Miami, FL, USA

Kirsty Usher Boyd, MD, FRCSC
Assistant Professor Surgery (Plastics)
Division of Plastic and Reconstructive Surgery
University of Ottawa
Ottawa, Ontario, Canada

Charles E. Butler, MD, FACS
Professor and Chairman
Department of Plastic Surgery
Charles B. Barker Endowed Chair in Surgery
The University of Texas MD Anderson Cancer
Center
Houston, TX, USA

**Peter E. M. Butler, MD, FRCSI, FRCS,
FRCS(Plast)**
Professor
Plastic and Reconstructive Surgery
University College and Royal Free London
London, UK

Yilin Cao, MD, PhD
Professor
Shanghai Ninth People's Hospital
Shanghai Jiao Tong University School of
Medicine
Shanghai, China

Franklyn P. Cladis, MD, FAAP
Associate Professor of Anesthesiology
Department of Anesthesiology
The Children's Hospital of Pittsburgh of UPMC
Pittsburgh, PA, USA

Mark B. Constantian, MD
Private Practice
Surgery (Plastic Surgery)
St. Joseph Hospital
Nashua, NH, USA

Daniel A. Cuzzone, MD
Plastic Surgery Fellow
Hanjörg Wyss Department of Plastic Surgery
New York University Medical Center
New York, NY, USA

Gurleen Dhami, MD
Chief Resident
Department of Radiation Oncology
University of Washington
Seattle, WA, USA

Gayle Gordillo, MD
Associate Professor
Plastic Surgery
The Ohio State University
Columbus, OH, USA

Geoffrey C. Gurtner, MD, FACS
Johnson and Johnson Distinguished Professor
of Surgery and Vice Chairman,
Department of Surgery (Plastic Surgery)
Stanford University
Stanford, CA, USA

Phillip C. Haeck, MD
Surgeon
Plastic Surgery
The Polyclinic
Seattle, WA, USA

The late Bruce Halperin†, MD
Formerly Adjunct Associate Professor of
Anesthesia
Department of Anesthesia
Stanford University
Stanford, CA, USA

Daniel E. Heath
Lecturer
School of Chemical and Biomedical Engineering
University of Melbourne
Parkville, Victoria, Australia

Joon Pio Hong, MD, PhD, MMM
Professor
Plastic Surgery
Asan Medical Center, University of Ulsan
Seoul, South Korea

Michael S. Hu, MD, MPH, MS
Postdoctoral Fellow
Division of Plastic Surgery
Department of Surgery
Stanford University School of Medicine
Stanford, CA, USA

C. Scott Hultman, MD, MBA
Professor and Chief
Division of Plastic and Reconstructive Surgery
University of North Carolina
Chapel Hill, NC, USA

Amir E. Ibrahim
Division of Plastic Surgery
Department of Surgery
American University of Beirut Medical Center
Beirut, Lebanon

Leila Jazayeri, MD
Microsurgery Fellow
Plastic and Reconstructive Surgery
Memorial Sloan Kettering Cancer Center
New York, NY, USA

Brian Jeffers
Student
Bioengineering
University of California Berkeley
Berkeley, CA USA

Lynn Jeffers, MD, FACS
Private Practice
Oxnard, CA, USA

Mohammed M. Al Kahtani, MD, FRCSC
Clinical Fellow
Division of Plastic Surgery
Department of Surgery
University of Alberta
Edmonton, Alberta, Canada

Gabrielle M. Kane, MB, BCh, EdD, FRCPC
Associate Professor
Radiation Oncology
University of Washington
Seattle, WA, USA

Raghu P. Kataru, PhD
Senior Research Scientist
Memorial Sloan-Kettering Cancer Center
New York, NY, USA

Carolyn L. Kerrigan, MD, MSc, MHCDS
Professor of Surgery
Surgery
Dartmouth–Hitchcock Medical Center
Lebanon, NH, USA

Timothy W. King, MD, PhD, FAAP, FACS
Associate Professor with Tenure
Departments of Surgery and Biomedical
Engineering;
Director of Research, Division of Plastic Surgery
University of Alabama at Birmingham (UAB)
Craniofacial and Pediatric Plastic Surgery
Children's of Alabama – Plastic Surgery;
Chief, Plastic Surgery Section
Birmingham VA Hospital
Birmingham, AL, USA

Brian M. Kinney, MD, FACS, MSME
Clinical Assistant Professor of Plastic Surgery
University of Southern California
School of Medicine
Los Angeles, CA, USA

W. P. Andrew Lee, MD
The Milton T. Edgerton MD, Professor and
Chairman
Department of Plastic and Reconstructive
Surgery
Johns Hopkins University School of Medicine
Baltimore, MD, USA

**Sherilyn Keng Lin Tay, MBChB, MSc,
FRCS(Plast)**
Consultant Plastic Surgeon
Canniesburn Plastic Surgery Unit
Glasgow Royal Infirmary
Glasgow, UK

Daniel Z. Liu, MD
Plastic and Reconstructive Surgeon
Cancer Treatment Centers of America at
Midwestern Regional Medical Center
Zion, IL, USA

Wei Liu, MD, PhD
Professor
Plastic and Reconstructive Surgery
Shanghai Ninth People's Hospital
Shanghai Jiao Tong University School of
Medicine
Shanghai, China

Michael T. Longaker, MD, MBA, FACS
Deane P. and Louise Mitchell Professor and Vice
Chair
Department of Surgery
Stanford University
Stanford, CA, USA

H. Peter Lorenz, MD
Service Chief and Professor, Plastic Surgery
Lucile Packard Children's Hospital
Stanford University School of Medicine
Stanford, CA, USA

Susan E. Mackinnon, MD
Sydney M. Shoenberg Jr. and Robert H.
Shoenberg Professor
Department of Surgery, Division of Plastic and
Reconstructive Surgery
Washington University School of Medicine
St. Louis, MO, USA

Malcolm W. Marks, MD
Professor and Chairman
Department of Plastic Surgery
Wake Forest University School of Medicine
Winston-Salem, NC, USA

Diego Marre, MD
Fellow
O'Brien Institute
Department of Plastic and Reconstructive
Surgery
St. Vincent's Hospital
Melbourne, Australia

David W. Mathes, MD
Professor and Chief of the Division of Plastic
and Reconstructive Surgery
University of Colorado
Aurora, CO, USA

Evan Matros MD, MMSc
Plastic Surgeon
Memorial Sloan-Kettering Cancer Center
New York, NY, USA

Isabella C. Mazzola, MD
Attending Plastic Surgeon
Klinik für Plastische und Ästhetische Chirurgie
Klinikum Landkreis Erding
Erding, Germany

Riccardo F. Mazzola, MD
Plastic Surgeon
Department of Specialistic Surgical Sciences
Fondazione Ospedale Maggiore Policlinico, Ca'
Granda IRCCS
Milano, Italy

Lindsay D. McHutchion, MS, BSc
Anaplastologist
Institute for Reconstructive Sciences in Medicine
Edmonton, Alberta, Canada

Babak J. Mehrara, MD, FACS
Associate Member, Associate Professor of
Surgery (Plastic)
Memorial Sloan Kettering Cancer Center
Weil Cornell University Medical Center
New York, NY, USA

Steven F. Morris, MD, MSc, FRCSC
Professor of Surgery
Department of Surgery
Dalhousie University
Halifax, Nova Scotia, Canada

Wayne A. Morrison, MBBS, MD, FRACS
Professorial Fellow
O'Brien Institute
Department of Surgery, University of Melbourne
Department of Plastic and Reconstructive
Surgery, St. Vincent's Hospital
Melbourne, Australia

**Peter C. Neligan, MB, FRCS(I), FRCSC,
FACS**
Professor of Surgery
Department of Surgery, Division of Plastic
Surgery
University of Washington
Seattle, WA, USA

Andrea J. O'Connor, BE(Hons), PhD
Associate Professor
Department of Chemical and Biomolecular
Engineering
University of Melbourne
Parkville, Victoria, Australia

Rei Ogawa, MD, PhD, FACS
Professor and Chief
Department of Plastic
Reconstructive and Aesthetic Surgery
Nippon Medical School
Tokyo, Japan

Dennis P. Orgill, MD, PhD
Professor of Surgery
Harvard Medical School
Medical Director, Wound Care Center;
Vice Chairman for Quality Improvement
Department of Surgery
Brigham and Women's Hospital
Boston, MA, USA

Cho Y. Pang, PhD
Senior Scientist
Research Institute
The Hospital for Sick Children;
Professor
Departments of Surgery/Physiology
University of Toronto
Toronto, Ontario, Canada

Ivo Alexander Pestana, MD, FACS
Associate Professor
Plastic and Reconstructive Surgery
Wake Forest University
Winston Salem, NC, USA

Giorgio Pietramaggior, MD, PhD
Swiss Nerve Institute
Clinique de La Source
Lausanne, Switzerland

Andrea L. Pusic, MD, MHS, FACS
Associate Professor
Plastic and Reconstructive Surgery
Memorial Sloan Kettering Cancer Center
New York, NY, USA

Russell R. Reid, MD, PhD
Associate Professor
Surgery/Section of Plastic and Reconstructive
Surgery
University of Chicago Medicine
Chicago, IL, USA

Neal R. Reisman, MD, JD
Chief
Plastic Surgery
Baylor St. Luke's Medical Center
Houston, TX, USA

Joseph M. Rosen, MD
Professor of Surgery
Plastic Surgery
Dartmouth–Hitchcock Medical Center
Lebanon, NH, USA

Sashwati Roy, MS, PhD
Associate Professor
Surgery, Center for Regenerative Medicine and
Cell based Therapies
The Ohio State University
Columbus, OH, USA

J. Peter Rubin, MD, FACS
UPMC Professor of Plastic Surgery
Chair, Department of Plastic Surgery
Professor of Bioengineering
University of Pittsburgh
Pittsburgh, PA, USA

Karim A. Sarhane, MD
Department of Surgery
University of Toledo Medical Center
Toledo, OH, USA

David B. Sarwer, PhD
Associate Professor of Psychology
Departments of Psychiatry and Surgery
University of Pennsylvania School of Medicine
Philadelphia, PA, USA

Saja S. Scherer-Pietramaggiori, MD
Plastic and Reconstructive Surgeon
Plastic Surgery
University Hospital Lausanne
Lausanne, Vaud, Switzerland

Iris A. Seitz, MD, PhD
Director of Research and International
Collaboration
University Plastic Surgery
Rosalind Franklin University;
Clinical Instructor of Surgery
Chicago Medical School
Chicago, IL, USA

Jesse C. Selber, MD, MPH, FACS
Associate Professor, Director of Clinical
Research
Department of Plastic Surgery
MD Anderson Cancer Center
Houston, TX, USA

Chandan K. Sen, PhD
Professor and Director
Center for Regenerative Medicine and Cell-
Based Therapies
The Ohio State University Wexner Medical
Center
Columbus, OH, USA

Wesley N. Sivak, MD, PhD
Resident in Plastic Surgery
Department of Plastic Surgery
University of Pittsburgh
Pittsburgh, PA, USA

M. Lucy Sudekum
Research Assistant
Thayer School of Engineering at Dartmouth
College
Hanover, NH, USA

**G. Ian Taylor, AO, MBBS, MD, MD(Hon
Bordeaux), FRACS, FRCS(Eng), FRCS(Hon
Edinburgh), FRCSI(Hon), FRSC(Hon
Canada), FACS(Hon)**
Professor
Department of Plastic Surgery
Royal Melbourne Hospital;
Professor
Department of Anatomy
University of Melbourne
Melbourne, Victoria, Australia

Chad M. Teven, MD
Resident
Section of Plastic and Reconstructive Surgery
University of Chicago
Chicago, IL, USA

Ruth Tevlin, MB BAO BCh, MRCSI, MD
Resident in Surgery
Department of Plastic and Reconstructive
Surgery
Stanford University School of Medicine
Stanford, CA, USA

E. Dale Collins Vidal, MD, MS
Chief
Section of Plastic Surgery
Dartmouth–Hitchcock Medical Center
Lebanon, NH, USA

Derrick C. Wan, MD
Associate Professor
Division of Plastic Surgery
Department of Surgery
Director of Maxillofacial Surgery
Lucile Packard Children's Hospital
Stanford University School of Medicine
Stanford, CA, USA

Renata V. Weber, MD
Assistant Professor Surgery (Plastics)
Division of Plastic and Reconstructive Surgery
Albert Einstein College of Medicine
Bronx, NY, USA

Fu-Chan Wei, MD
Professor
Department of Plastic Surgery
Chang Gung Memorial Hospital
Taoyuan, Taiwan

Gordon H. Wilkes, BScMed, MD
Clinical Professor of Surgery
Department of Surgery University of Alberta
Institute for Reconstructive Sciences in Medicine
Misericordia Hospital
Edmonton, Alberta, Canada

**Johan F. Wolfaardt, BDS,
MDent(Prosthodontics), PhD**
Professor
Division of Otolaryngology – Head and Neck
Surgery
Department of Surgery
Faculty of Medicine and Dentistry;
Director of Clinics and International Relations
Institute for Reconstructive Sciences in Medicine
University of Alberta
Covenant Health Group
Alberta Health Services
Alberta, Canada

Kiryu K. Yap, MBBS, BMedSc
Junior Surgical Trainee & PhD Candidate
O'Brien Institute
Department of Surgery, University of Melbourne
Department of Plastic and Reconstructive
Surgery, St. Vincent's Hospital
Melbourne, Australia

Andrew Yee
Research Assistant
Division of Plastic and Reconstructive Surgery
Washington University School of Medicine
St. Louis, MO, USA

Elizabeth R. Zielins, MD
Postdoctoral Research Fellow
Surgery
Stanford University School of Medicine
Stanford, CA, USA

世界整形外科历经了 2 600 多年的发展历程。"plastic"一词出现于 1818 年，标志着整形外科的正式开始。"plastic"起源于希腊语的"*plastikos*"，由德国外科医师 Karl Fedlinand von Graefe（1787—1840 年）在 1818 年出版的专著 *Rhinoplasty* 中首先使用了这一术语。1914—1939 年是现代整形外科发展的初始阶段，这个时期奠定了今天整形外科的基本概念；而 1939 年及其以后的时代则是整形外科稳步发展的时期。

Plastic Surgery 是世界整形外科的经典教材和权威著作，原名 *Reconstructive Plastic Surgery*，它总结了之前已出版的各整形专科著作，第 1 版出版于 1964 年，主编 John Converse。1977 年，Converse 主编出版了第 2 版 *Reconstructive Plastic Surgery*。1990 年，Joseph McCarthy 担任了这套书的主编，并改书名为 *Plastic Surgery*，丛书共 8 卷，这套巨著无论对国际整形外科还是对中国整形外科，都产生了巨大的影响。2006 年，Stephen J. Mathes 主编出版了第 2 版 *Plastic Surgery*。遗憾的是，当时尚无中文译本，语言成了中国医生阅读这套巨著的障碍！

2013 年，Peter C. Neligan 主编出版了第 3 版 *Plastic Surgery*。同年，首都医科大学附属北京朝阳医院整形外科的范巨峰主任作为总主译，组织了全国 120 多位专家开始翻译这套巨著。至 2019 年，这套 6 卷、共 3 000 多万字的中文译本终于由人民卫生出版社全部出版，取名为《麦卡锡整形外科学》，以纪念本套书中最著名、影响力最大的由 McCarthy 主编的 1990 年版本。中译版的译者们不仅为中国医生解决了语言问题，而且在翻译中融入了自身经验和理解，非常有助于年轻医生对经典著作的学习和理解，为帮助中国医生走向国际整形外科学术殿堂搭起了桥梁。

2018 年，Peter C. Neligan 主编出版了第 4 版 *Plastic Surgery*，范巨峰教授于第一时间组织了全国最优秀的整形外科专家们开始翻译。

如果仅仅从章节标题来看，第 4 版和第 3 版的区别并不大，但是，由于原著一些分卷主编和部分章节作者发生了变更，内容自然会有相应变化。而且即便是一些没有变动的作者，近年来观念的更新也体现在了一些章节的核心内容里。医学翻译工作的特点是："越是核心的内容越在细微处，越是细微的差别越见专家真功夫"。这就需要中文译者们花费大量的时间和精力去理解、分析、鉴别这些变化和更新。"新观念不一定就是对的，老观念经过了时间检验，也未必是错的"。不要小看这部分工作，翻译专家只有花费大量的时间去检索和阅读文献，并且结合自己的临床经验，才能准确翻译，当译者质疑原作观点时，中译版有时还会附上主流观点，以供读者参考。为了精益求精，第 4 版中译版很多章节内容，先后邀请了国内 4~5 组专家反复翻译和审校，这比第 3 版的翻译标准高出许多（第 3 版每章请一组专家翻译，另一组审校，共两组）。

中译版的翻译和审校工作非常有特色，集中了国内近年来整形美容领域优秀且活跃的一批大专家、大教授们。他们的个人临床经验丰富、专业水平非常高；都有国外留学经历，英文水平高；最重要的是，他们对中国整形外科事业有着强烈的责任感和使命感。正是由于参与翻译和审校的专家们投入了巨大的心血和努力，才呈现给了我们这套学术经典和权威著作。个人感觉本书的翻译水平较上一版上了一个更高的台阶。当然，最终的评价取决于广大读者。

从第 4 版 *Plastic Surgery* 开始，中译版更名为《整形外科学》。

2020 年开始翻译第 4 版 *Plastic Surgery* 之时，正值新冠疫情肆虐，每位专家既要克服疫情带来的巨大压力，又要投入各自岗位的抗疫工作中去，同时还要保质保量地完成翻译工作，实属不易！这段人类历史上的特殊时期令我们终生铭记！

　　我为第 4 版《整形外科学》能在疫情期间高效完成翻译且保证了高水平的翻译质量感到高兴和欣慰。希望这部新版经典著作能在上一版的基础上，进一步帮助更多的中国医生打开眼界、了解世界、学到知识、提高技术，从而与世界接轨，更好地提高医术、更好地为患者服务。

　　我很荣幸为第 4 版《整形外科学》作序。

李世荣

中国人民解放军陆军军医大学　三级教授　主任医师　博士生导师

中华医学会医学美学与美容学分会　主任委员

《中华医学美学美容杂志》　主编

中华医学会医学美容教育学院　院长

2023 年 1 月

译　　序

　　Plastic Surgery 是国际经典的整形外科学著作,被誉为"整形外科学的圣经"。然而受语言的影响,国内真正能够通读整套英文原著的医生并不多,这大大限制了国内医生对世界整形外科学先进技术和理念的学习,从而限制了中国整形外科整体医疗水平的发展。我一直有一个想法,如果能把这套 *Plastic Surgery* 翻译成中文,该有多好! 这个念头,最早开始于我读研究生时。当 2006 年我在纽约大学见到当时 *Plastic Surgery* 的主编 Dr. McCarthy 本人时,这个想法变得更为强烈,直到 2013 年人民卫生出版社的一位老师鼓励我把理想变为现实。

　　2013 年,刚好 Elsevier 出版社出版了第 3 版 *Plastic Surgery*。Elsevier 出版社和人民卫生出版社都非常支持我的想法,翻译此书的事情一拍即合。我们邀请到了全国 120 余位专家参与翻译工作。邀请的专家都有着共同的特点:博士学位,丰富的临床工作和手术实践经验,扎实的英文及中文功底,最重要的是对这项工作都有着极大的热情和使命感。大家倾注了大量的心血,历经数载,至 2019 年 6 月,终于为读者完整呈现了 6 卷的第 3 版《麦卡锡整形外科学》。正是由于参与翻译工作的专家们极高的专业水平和认真的工作态度,第 3 版《麦卡锡整形外科学》出版后收获了很好的反响,证明了 *Plastic Surgery* 著作本身的权威性和中文翻译专家们的高超水平。*Plastic Surgery* 中译版为中国整形外科医生们提供了宝贵的学习资源。

　　第 3 版《麦卡锡整形外科学》的翻译和出版受到了整形外科学界前辈们的悉心关怀和大力支持。张涤生院士于去世前两个月在病榻上为本书题词"翻译此书,对学科意义深远。我很赞赏译者的眼光和努力!"中华医学会医学美学与美容学分会李世荣主任委员为多部分卷作序,并为全书题词"学术经典,权威著作"。最重要的是,每当听到一位医生或在读研究生告诉我,他从该丛书中学到了知识、更新了观念时,我都倍感欣慰和喜悦。

　　所以,当第 4 版 *Plastic Surgery* 出版后,人民卫生出版社又与我商讨继续翻译新版著作时,我毫不犹豫地答应了。

　　比起上一版,第 4 版更新和补充了不少内容,增加了新的整形美容的知识和观点,对于我们参与翻译的医生而言,也是最好的学习和更新知识的机会。至少就我个人而言,深感受益良多。

　　在翻译和审校的过程中,也发现了一些问题。这些年,随着国内外学术界的频繁交流,国内专家的很多认识和观念已经与世界同步。在第 4 版的翻译过程中,译者们发现原著中个别作者的观点与主流的国际前沿观点存在差异,我们本着充分尊重原著的精神进行了翻译,但同时标注了学术界的主流观点,以此希望提醒广大国内读者,对于一些学术观点差异,要兼收并蓄,既要重视原著,也要坚持自己的独立思考。

　　第 4 版,与第 3 版相比,内容粗看大致相似,但是一些分卷的主编更换了,同时新增和更换了部分章节作者。相对于第 3 版,有些章节虽然篇幅变化不大,但是核心内容明显存在更新迭代,而一旦参与翻译和审校的国内专家没有与时俱进地更新观念或者知识面不够宽广,就会出现用"老思维解释新概念"的问题。有些内容更新虽然看起来似乎只有一点点,但是失之毫厘谬以千里,甚至可能出现南辕北辙的理解和翻译错误。为了精益求精,第 4 版中译版的部分章节先后邀请了国内 4~5 组专家多次反复翻译和审校,这比第 3 版的翻译标准高出许多。

　　从第 4 版开始,中译版更名为第 4 版《整形外科学》。

　　衷心感谢所有参与第 3 版《麦卡锡整形外科学》、第 4 版《整形外科学》翻译和审校的专家们! 衷心感谢所有为《整形外科学》顺利出版作出贡献的朋友们! 衷心感谢一直喜欢和支持《整形外科学》的读者同道们!

第 4 版《整形外科学》的翻译和出版过程,是疫情之下整形界同道不忘初衷、同舟共济、砥砺前行的过程,让我们铭记这段人类历史上的特殊时期!

愿人类永远健康!

范巨峰

首都医科大学附属北京朝阳医院整形外科 主任

首都医科大学 教授 主任医师 博士生导师

国家远程医疗与互联网医学中心整形美容专家委员会 主任委员

中华医学会医学美学与美容学分会 常务委员、美容技术学组组长

中国医师协会美容与整形医师分会 副会长、新技术学组组长

2023 年 12 月

原　　序

　　我在写本书第 3 版序言的时候提到,能够成为这个伟大系列著作的总主编,我感到无比荣幸和惊喜。这一次,对于能够参与这个系列的更新工作,我同样感到无比感激。当 Elsevier 出版社给我来电话,建议我开始准备第 4 版的时候,我的第一反应是为时过早。从 2012 年第 3 版出版到现在,整形外科领域能发生什么变化呢? 而事实上,该领域在过去几年已经取得了长足的发展,我也希望本版著作能够将新的知识纳入其中。

　　我们的专业领域可谓意义非凡。最近,Chadra 和两位 Agarwal 在 *Plastic and Reconstructive Surgery—Global Open* 杂志中发表了一篇题为《整形外科学细分》(*Redefining Plastic Surgery*)的文章,并在文中提出了以下定义:"整形外科学是外科学的一个专业分支,它解决的是器官在感观、活动与保护身体外向通道方面的畸形、缺陷和异常问题,方法包括但不限于组织的再造、植入、回植与移植,目的是恢复和改善器官的形态与功能,并使其更加美观。"这是一个包罗万象却又十分恰当的定义,体现了本专业领域所涉的范围之广。

　　在第 3 版中,我介绍了每一位分卷主编。事实上,整形外科所涉及的分支领域已经十分多元,一个人已无法成为所有分支领域的专家,我本人自然也不是这样的专家。我认为这次的编写工作能够顺利进行,是因为各个分卷的主编不仅能凭借其专业知识成为各个分支领域的代表,并且十分熟悉各自领域的新进展和推动其发展的人物。我们在新版著作中延续了这样的合作模式。上一版著作的 7 位主编中的 4 位继续为本版做出了贡献,带来了全新、专业的内容。Gurtner、Song、Rodriguez、Losee 和 Chang 负责各自分卷的更新工作,对部分内容作了保留,部分作了大范围修改,部分作了补充,还有部分作了删减。Peter Rubin 接替了 Rick Warren,负责《美容卷》的编写工作。美学分支在整形外科领域的地位有些特别,但同样十分重要。Warren 出色地完成了第 3 版《美容卷》的编写工作。然而,尽管他十分热爱这样的工作,但再次接受这一任务超出了他本人的意愿。与之类似,Jim Grotting 也出色地完成了上一版《乳房卷》的编写工作,但他决定,在新版中对该卷内容作大量修改的工作应该由一位观点新颖的人来担任。于是,Maurice Nahabedian 接过了这一任务。我希望读者会喜欢这两卷中修改的内容。

　　Allen Van Beek 是上一版的视频主编,他汇总了大量优质的视频资料,作为文本的补充。这一次,我们希望更进一步。虽然我们对正文相关的视频已经作了大量补充(视频总数超过了 170 个),但我们同时还补充了与所选章节相关的讲座视频。我们筛选出了关键的章节,并将章节中所用的图片加入讲座视频中,制作了章节的口述展示版本,并在线上发布。Daniel Liu 接替了 Van Beek,担任了本版的多媒体主编(非视频主编),对本书的出版作出了巨大的贡献。本书各关键章节的展示视频一共超过 70 个,最大程度上方便了各位读者以最简单的方式获取知识。其余展示由 Liu 教授和我根据各章节内容进行汇编。希望这些内容能够对读者有所帮助。

　　读者或许想知道这一系列工作都是如何完成的。在对本版进行规划期间,由 Belinda Kuhn 带领的 Elsevier 团队和我在旧金山进行了一次面对面会谈。各分卷的主编以及在伦敦工作的编辑团队也都参加了会议。我们花了整整 1 周的时间,把第 3 版著作逐卷、逐章审阅了一遍。随后,我们决定了哪些内容需要保留,哪些需要补充,哪些需要修订,哪些需要改写。我们同时还决定了各章节的作者,保留了许多现有的作者,也让一些新作者接替了原作者,这样做的目的是让著作能够真实反映该领域所发生的变化。此外,我们还决定要对著作进行一些务实的改动。例如,读者会注意到,我们省略了总共 6 个分卷中的第二到第六分卷的全部索引,只突出了这几个分卷的目录。这让我们得以为每个分卷省下几百页的篇幅,降低了出版成本,并将这部分成本用于升级的网络内容的制作。

　　自第3版出版以来,我走遍了世界各地,见证了这一版著作对该领域产生的巨大影响,尤其是人才培养方面的影响,并对此深感触动。无论我走到哪里,都有人告诉我,这部著作是他们重要的教学资源,是知识的源泉。第3版著作已被译成葡萄牙语、西班牙语和中文,我对此倍感欣慰,也得到了极大的鼓励。我希望此次出版的第4版能够继续为该领域作出贡献,为执业外科医生提供宝贵资源,也能够让正在接受培训的人员做好准备,迎接未来在整形外科领域的职业生涯。

Peter C. Neligan
于美国华盛顿州西雅图市

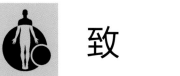

致　　谢

我的妻子 Gabrielle Kane 一直是我的坚强后盾。在工作中,她不仅给予我鼓励,还依据她本人在医学领域的工作和教育经验,对我提出了建设性的批评意见。对此,我无以为报。本系列著作得以付梓,得益于 Elsevier 出版社的编辑团队。感谢 Belinda Kuhn 带领的团队,成员包括 Alexandra Mortimer,Louise Cook,Sam Crowe。Elsevier 出版社的加工团队在本项目的推进过程中同样发挥了关键作用。Geoff Gurtner,Peter Rubin,Ed Rodriguez,Joe Losee,David Song,Mo Nahabedian,Jim Chang 和 Dan Liu 作为分卷主编,对本版著作进行了编写和修订,对保持本系列著作的专业性和时效性作出了重要贡献。Nick Vedder 带领的、我在华盛顿大学的同事团队为我提供了持续不断的鼓励与支持。最后,也是最重要的,感谢参与了本项目的各位住院医师和实习医师,是他们让我们保持专注,并为他们提供很好的解决方案。

Peter C. Neligan,MB,FRCS(I),FRCSC,FACS

我要感谢我的妻子 Kathryn 在我为本卷花费很多个夜晚和周末期间对我始终如一的鼓励和支持。我还要感谢我的 3 个儿子——Cole,Pierce 和 Jack,他们无限的好奇心和精力持续不断地挑战着我对世界的看法。感谢我的助理 Theresa Carlomagno,帮助我处理了诸多事务。此外,我要感谢 Elsevier 的工作人员,尤其是 Sam Crowe,感谢他和我相处时的耐心。

Geoffrey C. Gurtner,MD,FACS

目　　录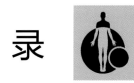

视频目录

献给未来的整形医生们。
接过火炬，带领我们前进吧!

Dedicated to future plastic surgeons.
Take up the torch and lead us forward!

第 1 章

整形外科与医学创新

Peter C. Neligan

概要

- 研究与创新之间存在很大区别,虽然二者通常相互关联。
- 外科手术的进展更多来自创新,而非基础研究。
- 外科手术的创新是整形外科的典型特征之一。
- 外科手术的创新要在界定原则下保证安全。
- 详尽的解剖知识是重要因素,上述原则正是基于此。
- 在发散思维和保守的深思熟虑之间找到平衡点是形成视域转换的完美环境。

简介

曾几何时,一切都由普通外科医生负责;从骨折到疖,从植皮到乙状结肠镜,从囊肿到癌症。从那时起,一切都变得专业化了。即便在我们的专业领域,次专业化时代也已经到来。尽管如此,在某些方面,整形外科医生是仅存的真正意义上的普通外科医生。我们不仅限于身体的某一部位或某一系统,我们与某一种疾病也没有关联,这将我们与几乎所有其他医学专业区分开来。除特例外,整形手术并不总是一样的。我们的手术方式通常与之前做过的手术不会完全一致,也有可能不会再以同样的方式进行手术。我们的手术几乎总会涉及既往手术的部分方法,或者添加一些从其他领域外科手术得来的方法,从而得出解决问题的新方法。内镜技术的采用就是典型案例。

有时,这种创新是必然的,解决这一独特问题也是个挑战,而这一问题没有标准或公认的解决方案。有时,它是出于做得更好的意愿,以比以前更好的方式解决问题。大多数专业的外科手术最伟大的创新出现在战争和自然灾害时期,当面对众多难题时,我们必须想出解决方案,来应对如此众多的问题。虽然这在这些特殊情况下是可以接受的,但在其他时候,创新的概念有时会让非医疗人员感到震惊。

对门外汉而言,这也许看起来有些傲慢,甚至危险。然而这些创新是基于我们培训时所学到的原则,并应用到实践工作当中。这就是整形手术的魔力,也就是许多人所说的整形手术的艺术。在许多方面,这与音乐家尝试一种新的方式来诠释一首歌或画家使用新的材料来绘画相似,但作者个人认为,整形手术与其说是一门艺术,不如说是一门手艺。当然,这种类型的外科创新会引发伦理问题,这是许多机构都在努力解决的问题,不仅在整形外科领域,而且是在整个外科领域[1]。2008 年,大学外科医生协会(Society of University Surgeons,SUS)的一份立场声明建议成立机构外科创新委员会(surgical innovation committee,SIC),以确保对外科创新进行适当监督。令人惊讶的是,几年后,只有23% 的外科科室成立了 SIC,许多科室主任都不知道这一立场声明[2]。许多机构已经制定了监督和监管创新的流程和协议[3]。外科手术创新何时符合伦理,何时又不符合呢? 这已然成为文献中讨论的源头[4-6]。我们可以把这一问题安全推进多远? 这一特殊的讨论已经超过了本章节的范畴。为了推动外科研究的发展,重要的是要在必要的研究实践监督和研究蓬勃发展的支持性环境之间取得平衡。

创新与研究

创新与研究之间的区别是什么? 维基百科对研究作了如下定义:"研究包括在系统基础上进行创造性工作,以增加知识存量,包括人类、文化和社会的知识,并利用这些存量知识设计新的应用。"创新的定义则大不相同:"创新"一词可以定义为"进入"市场或社会的更新颖、更有效的事物。它可以指思维、产品、流程或组织方面的渐进性紧急变化或激进的革命性变化。创新可来自研究,但并非必然。这种情况不仅仅发生在医学领域。例如,计算机工业的创新通常是简化任务的一个简单的变化,有时也只是完成方式的改变。例如,苹果公司最近重新设计了笔记本电脑电池,完全填满了不规则的可用空间,从而延长电池寿命。苹果还彻底改变了人们听音乐的方式,甚至改变了人们购买音乐的方式。新的变化不断发生,它们有时是渐进性的,有时是颠覆性的。

我们所见到的绝大部分外科手术创新都不是研究的结果。从历史上看,外科的大部分重大进步都是创新的结果,而不是基础研究的结果。事实上,一项创新往往是在匆忙中构思出来的,随后会受到更严格的研究。外科医生可以设计一种新的手术方式,例如设计一种新的皮瓣。这可能是旧式的变体,有时也可能是全新的术式。如作者之前所言,在这样的大环境下,外科医生也是被迫的,也许没有其他办法来解决。当它起作用时,外科医生会决定设计一个研究来解释为什么手术是有效的,或者是描述血供是如何营养皮瓣的。虽然有人会认为这不是理想的治疗方式,但它已成事实[7,8],也仅仅是外科手术创新动态本质的反映。创新也许是计划好的,也有可能频繁地产生。研究也有可能具有创新性。研究者会设计新奇的实验,来探索某一理论或方法,去解决之前未被探寻过的问题。研究与创新之间联系得更加普遍。创新性的想法要经受研究所需的科学方法。创新的意义何在?据说大部分创新者都具有共同的特点,包括:①识别想法的能力;②对策略的坚持不懈;③致力于项目研究,并最终成功解决问题[9]。

创新与整形外科

整形外科,至少现代整形外科的历史是不断发展的过程。对某一特别问题,我们经常设计出新的解决方法。我们发明一项技术,予以完善,到最后抛弃。这样的例子从裂隙手术到显微手术,从手外科到颅面外科,数不胜数。然而,有人将其看作是个问题,作者却认为这是整形外科的命脉所在。我们经常提出新的解决办法来应对各种各样的问题。有些问题来自我们自身的实践工作,一些来自我们与其他专业学科的互动交流。我们开发出解决方法,并允许其他专业学科使用,而自己又继续开发其他解决方法。这样的便利性在所有领域都很重要。例如,适应、转变、合并新想法的能力使得英文成为通用语言。这也是苹果公司成为业界领军的原因。这就是创新的精髓。在生物学领域有很多例子,强调适者生存,这对于整形外科也同样适用。至于有些人惧怕该专业的衰亡,作者认为,只要能够继续适应和发展,整形外科便总会有立足之地。

血管复合异体移植术

研究中,我们会利用疾病模型和手术模型。动物模型为我们提供了研究如何治愈患者的方法。有时,为了解决问题,我们会使用也许和我们的日常临床工作不太相关的模型。例如,大部分人可能不太了解,第一例肾移植手术是由 Joseph Murray(图 1.1)完成的,他是一名来自波士顿 Peter

Bent Brigham 医院的整形外科医生[10],现就职于布列根和妇女医院。人们通常会对此感到好奇。为什么一名整形外科医生要做肾移植手术?这怎么可能?作为一名整形外科医生的实践工作使他产生了对器官移植的问题。对二战中烧伤患者的救治经历使他广泛地接触了皮肤移植,也产生了免疫排斥相关问题,但随后他找到了解决方法。为了研究皮肤移植相关的免疫学,他建立了肾脏的单器官模型,来解答最初设想的问题。1954 年,Murray 在 Peter Bent Brigham 医院成功完成了第一例双胞胎间的肾脏移植手术,这使得上述模型的发展达到了顶峰。在协助促进了器官移植专业的发展之后,他又先后在 1959 年和 1962 年成功完成了世界首例同种异体移植术和尸源肾脏移植术。Murray 最终重返老本行,继续从事整形外科,并在 1990 年被授予诺贝尔生理学或医学奖,以表彰他对器官移植科学的贡献。

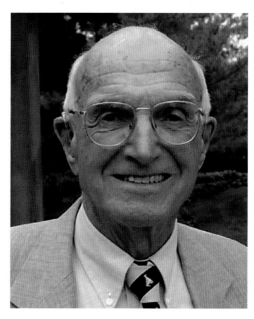

图 1.1   Joseph Murray

经过历史轮回,整形外科再次成为推动器官移植创新的主流学科(见第 31 章)。手和面部移植已经成为现实。第一例手部移植手术于 1998 年进行[11],第一例面部移植手术于 2005 年进行[12]。虽然它们仍不是实践工作中的主流手术,但有趣的是,有 20 家机构被指定为美国血管复合异体移植(vascularized composite allograft, VCA)中心,其中的 3 家机构已将其计划确立为标准护理,而非根据机构审查委员会(Institutional Review Board,IRB)协议提交。这已被器官共享联合网络(United Network for Organ Sharing,UNOS)接受。UNOS 是一家私营非营利组织,根据与美国联邦政府签订的合同管理美国器官移植系统。VCA 旨在解决传统重建技术无法实现的重建问题。由于通过免疫抑制以防止排斥反应对患者而言是一项艰巨的任务,VCA 目前仅限于大型移植。然而,在某个阶段,我们将找到一种更好、更安全的方法来防止排斥反应,然后 VCA 将包括眼睑、鼻、耳、舌和其他特殊器官的功能性移植,这些都是我们目前无法用传统技术有效重建的部位。尽管全鼻修复术已经达到了很高的水准,但事实上,高水准的全鼻修复术只能由极少的几位具备长年手术经验和复杂技术的专科医生来完成。外科医生可以一期完成鼻移植手术并且达到优雅的效果,这一概念极具吸引力。许多其他身体部位也是如此,如耳、舌、生殖器等。事实上,阴茎移植已经成为现实。显然,在我们看到这一系列移植付诸实践之前,还存在许多障碍。VCA 是一个创新技术优势促进研究活跃性的完美例子。器官移植成功的障碍不在于技术,而在于免疫学。如今的 VCA 掀起了免疫学领域全新的研究热潮。这需要多学科合作研究,而这也正是整形外科医生所擅长的。

合作

整形外科医生不能被称为医学界的唯一创新者。医学界有许多创新者,但相对于其他专业而言,整形外科医生的工作本质的确更需要创新。这也是大部分整形外科医生的日常工作。因为我们所做的工作,尤其是修复手术,需要和其他专业合作,其他领域的创新会引导我们这一领域的创新。我们所见到的绝大多数创新都是增加的。一个外科医生如何工作,如何做一台手术,都是逐步改变的。有时创新会很彻底。颅面外科的发展是重大创新的一个例子。Paul Tessier(图 1.2)是第一个提出联合颅内外方法矫正眼距过宽的人[13,14],打破了把颅内环境暴露于上呼吸、消化道的禁忌。违背医学主流观念需要极大的勇气。需要像 Tessier 这样的先锋,拥有坚定自己信念的勇气,才能推动创新。除了颅面外科,Tessier 也引领了其他相关领域。有趣的是,我们现在很少看到宽眼距症病例,大概因为它们只会在子宫内,在被流产的胎儿中检测到。

受 Tessier 影响的一个相关领域是颅底外科。由 Tessier 提出的颅面原则开启了颅底外科领域。之前被认为无法手术、无法触及的肿瘤也变得可以治疗了。这样的进步引起了更深远的创新。20 世纪 70 年代和 80 年代发展起来的根治性切除术[15,16]引起了诸如脑膜炎和脑脓肿的问题,这和伤口延迟愈合有关。小缺损可以用局部皮瓣封闭,例如颅骨膜瓣和帽状额肌皮瓣[17]。然而,大面积缺损的修复仍然是个难题,直到游离皮瓣的应用后[18,19],所有并发症(脑脓肿、脑膜炎和伤口延迟愈合问题)的发生率均大幅降低,从此,外科手术变得更加安全。微血管手术使得颅底手术更加安全。最近,我们看到这一领域的外科手术创新,促进了内镜下颅底外科的发展。通过内镜方法可以进行大范围切除。这一发展对患者有较大影响,因为有瘢痕和畸形风险的开放性手术变得不再必要。然而,随着大量内镜下切除术的出现,因为内镜下对缺损进行重建存在难度,我们也看到了诸如脑膜炎和脑脓肿等问题的再次出现[20]。这也引发了新的重建技术和方法的发展,从而避免这些并发症[21-23]。这是一个极好的例子,展现了多学科研究是如何促进一个领域发展的。某一领域的创新会引发另一个领域的问题,这些问题又可以进一步推动创新。

同样,在其他专业领域的创新可以改变我们在自己专业领域的实践方式。Gavril Ilizarov 的骨延长术就是一个例子[24]。这在 20 世纪 60 年代具有革命性意义。Joseph Mc-Carthy 对该技术进行了改进(图 1.3),并将其应用于颅面骨

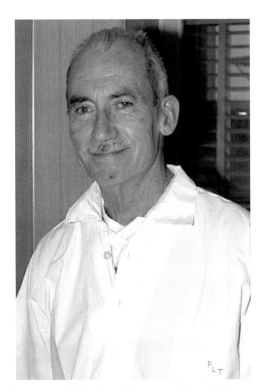

图 1.2　Paul Tessier。(*Courtesy of Barry M Jones.*)

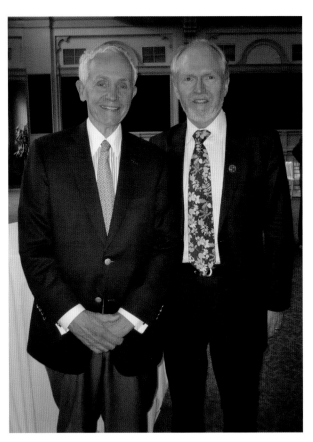

图 1.3　本书主编与 Joseph McCarthy 在第 3 版 *Plastic Surgery* 发布现场

骺[25-27]。这项创新改变了许多颅面畸形的治疗方式。此外,McCarthy 是第 1 版 *Plastic Surgery* 的主编。

外科的发展,不论是哪一专业学科,都需要在创新者与守旧者之间找到一个平衡点。与在某种程度上原地踏步的守旧者相比,创新者不遗余力,挑战极限。因此,创新精神与保守思维之间的平衡点就是一个完美的环境。

创新驱动力

如前所述,在动荡不稳定的时期,创新也是被迫产生的。最典型的例子就是战争与自然灾害。外科手术的进步更多是在战争时期而非和平时期产生的。那是因为问题达到了前所未有的数量,亟需解决办法。在这种环境下,打破常规变得合情合理。医生必须采取简单的方法应对。在实践工作当中就普遍产生了这种变化。我们处理严重创伤的进步大部分来自战乱地区。美国陆军流动外科医院的经验教导我们,在战场上只有早期治疗才能挽救生命。这一概念的最终成果是机器人外科的发展,为战场带来了高水准的专业知识,从而尽早实施必要的治疗。通过机器人技术,也可以使高水平的外科医生处理远程战争中的严重复合伤患者。

战争中外伤的类型也会引发实践工作中的变化。现在整形外科诞生于第一次世界大战期间。Harold Gillies(图1.4)最初在奥尔德肖特,后来在英国肯特郡西德卡普的女王医院(之后成为玛丽女王医院)发展了面部重建技术。对一些他所见的外伤的创新方案促进了现代整形外科的发展。第二次世界大战期间,由 Archibald McIndoe(Gillies 的表亲)(图1.5)领导的,位于英国东格兰仕特的维多利亚女王医院的整形外科因治疗严重烧伤的飞行员而闻名。该科室非常具有实验性,以至于 McIndoe 的患者组织了一个俱乐

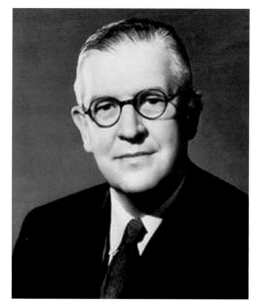

图 1.5　Archibald McIndoe。(*Courtesy of Blond McIndoe Research Foundation*, *registered charity no. 1106240*.)

部,名为豚鼠俱乐部。该俱乐部最初是一个饮酒俱乐部,其成员由医院里受伤的飞行员组成,还包括救治他们的外科医生和麻醉师。在有资格成为这一俱乐部的会员之前,飞行员至少接受过 10 次手术治疗。战争结束时,该俱乐部拥有 649 名成员。俱乐部本身就是社交性的创新,因为 McIndoe 将其设想为一个整合受伤的飞行员,使其重返社会的途径。他说服位于东格兰仕特的一些家庭,将把他的患者视为客人,并且说服其他的住院医师尽可能正常地治疗他们。这一方法很成功,东格兰仕特也因此被称为"不会坐视不管之城。"

其他领域的创新和发展也改变了整形外科的面貌,并为外科医生带来了更深远的修复挑战。例如,有效防弹衣的发展促使了不受保护区域受伤的增加,例如肢体和头颈部。这并不意味着之前这些伤情不会发生,而是在军队拥有有效的防弹衣之前,士兵会因为自己的伤势而死亡,我们对其毁灭性的面部外伤和严重外伤束手无策。截肢手术极其普遍。据估计,美国每年有 10 000 例新发的截肢手术。这促进了创新性假肢,以及增强假肢力量技术的发展。肌电技术的应用促进了外科途径截肢及截肢残端的创新[24,25]。对于严重的复合外伤,血管复合异体移植物(见第32 章)会改变修复的前景,我们已经在上肢治疗中看到了这一点。

创新的原则

作者曾提到,创新需要基于原则。原则是什么? 它们又基于什么呢? 显然,特定的原则要基于研究下的领域。创新所要基于的原则对于整形外科医生和胃肠外科医生并不相同。作者所理解的整形外科的核心是具备详尽的解剖

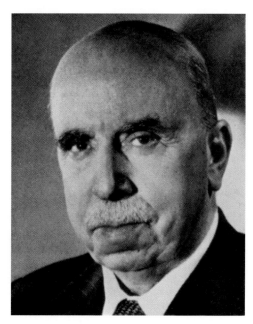

图 1.4　Harold Gillies

知识。通常,整形外科医生比其他专业医生要具备更详尽的解剖知识。当然,心脏外科医生比任何人都更了解心脏,骨科医生比任何人都更了解骨骼,但是这些专业没有一个会经常涉及对方的领域。然而,整形外科医生经常被要求封闭开放性骨折,或者给一个胸骨切开术后的感染伤口提供有血供的封闭。没有这一部位详尽的解剖知识,这些任务是不可能完成的。无论一个人的附属专业是哪一领域,不论是美容外科还是手外科,要把工作做好,详尽的解剖知识是最重要的核心。

如果深入探讨、定义什么是对我们最为重要的解剖学知识单元,答案一定是血管解剖。我们所做的许多工作都涉及对局部、区域和远处的组织的重新分布。我们必须清楚什么条件可以使组织存活,并且必须维持这些条件。回顾最近 50 年来整形外科的发展很有意思。其中许多都和对血管解剖进一步的了解有直接关系。其中最切实的是皮瓣外科的发展。当我们不仅明确哪条血管供应皮瓣,还了解该血管可以灌注多少的组织时,就可以很好地设计和获取皮瓣。影像学方面的创新使得我们可以应用 CT 和/或 MRI 技术描绘出重建组织的血管走行[26-28]。此外,我们具备"外科定位系统"——通过应用吲哚花青素,能够实时显现血流灌注[29]。技术进步我们得以进行组织移植及微血管的吻合,从而恢复血液供给。然而,还不止于此。有时通过显微外科技术或利用解剖知识,以拆东墙补西墙的方式,我们还能恢复功能。例如,长久以来,肌腱移植是恢复患肢功能的技术之一[30-32]。最近,神经移植开始出现,并被证明是对重建医疗技术的有价值的补充[32]。还有各种各样创新的例子,描绘了对难题的解决方法。

我们也将血管解剖与基因工程方面的知识相结合。通过基因工程,我们可以程序化细胞,使其可以朝某一方向分化。我们可以抑制某些功能而刺激其他功能:换言之,我们可以操控细胞。这是一个十分强大的科学领域,在整个医学领域会有潜在的应用价值。DNA 或 RNA 被植入细胞中从而修改基因表达的这一转染过程,被广泛应用于分子生物学研究。本分卷编者 Geoff Gurtner 向我们介绍了"生物近距离放射疗法"的概念[33]。应用病毒转染技术,他可以设计出这样的皮瓣,不仅可以修复外科缺损,还能通过皮瓣自身产生适合于疾病本身的多肽类、对感染伤口产生益生菌或者对肿瘤重建的抗血管生成的多肽类,从而对重建组织产生治疗作用。这一创新方法将整形外科和基因工程两者的优势相结合,从而提供了一个对现存临床难题的新的解决方法。生物近距离放射疗法代表了解剖学知识与组织工程原理的融合,是一个鼓舞人心的发展方向。

预制皮瓣的概念是另一个对临床问题更好的解决方法[34]。通过这项技术,最合适的重建材料会被优先组织起来。然而,预制皮瓣是解决复杂问题的高端方法,需要高水平的专业知识和想象力,以及创新性的眼光。预制皮瓣也需要多个步骤,耗费大量时间来完成组织重建。在一些疾病状态下,这样的延期治疗并不可行。建造身体部件是另一个正在发展的解决方法。就职于澳大利亚墨尔本 Bernard O'Brien 学会的 Wayne Morrison(图 1.6)已经能够培育出有

功能的心肌细胞[35]和胰岛细胞[36]。他继续研究各种基质类型,以产生血管化的组织腔,不同类型的细胞可以在其中生长和血管化。最终目标是生产临床上可行的工程器官[37]。这引入了"替换"手术的概念,这一概念虽然尚未成为现实,但也不再只出现在科幻小说当中。

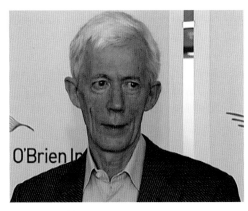

图 1.6　Wayne Morrison

构建崭新组织这一概念不是最新出现的,例如,这是骨骼牵引术及组织扩张术的基础。组织扩张术于 20 世纪 80 年代出现。事实上,与许多医学概念一样,这一概念在很久之前便曾被描述过[38],只是在 20 世纪 80 年代才普及开来[39]。它成为了乳房切除术后重建乳房的标准方法之一,当然也有很多其他的用途。当它被 Radovan 首次提出时,就像其他很多创新一样被饱受质疑。不幸的是,Radovan 没能在有生之年看到自己的思想被广泛接受。

创新也包括现有技术在全新领域的应用。骨骼牵引术就是一个例子。由 Ilizarov 创立的治疗长骨的技术,也被用于颅面骨。骨骼牵引术在近期才被应用于整形外科。由 McCarthy 推广[40],骨骼牵引术已经改变了颅面部手术的操作方式,治疗的同时既减小了手术范围,又能改善手术效果。这样的发展每时每刻都在产生着,有时在原始构思的发展和其最终的应用之间会出现区分。其中一个例子是 Brava 文胸。起初这是实现隆乳效果的一种非手术方法[41],通过对乳房利用真空来引起肿胀及增大。然而,这只是暂时性的增大。一些其他创新引起了人们对 Brava 系统究竟发生了什么这一问题的反思,最终引领了乳房重建的创新,虽然该技术目前还处于受质疑的初级阶段,但也许最终会成为一门成熟的技术。联想就是创新的本质。不同的想法是什么?每一个都是大的创新。

第一个创新是脂肪移植术。这是个很古老的想法,并且历史进程多变。皮肤脂肪移植已被长期接受为矫正微小外观缺损的一种方法。进行大范围脂肪灌注的尝试一直没有成功。作为灌注脂肪的一种方法,脂肪注射的概念是另外一种思想,曾经饱受质疑,直到 Coleman 通过将脂肪组织存放在细小的套管中证明了这一方法的有效性[37,42,43]。该技术现已被广泛应用于美容及重建领域,成为了有价值的技术补充。

第二个创新是组织扩张术。虽然组织扩张术已经出现

了很长时间,但过去仅限于内置扩张,即组织的扩张是在置入扩张设备的作用下形成的。被用于 Brava 文胸的抽吸系统使人们了解了外置扩张的概念,即扩张是在外部作用力下形成的,如同真空作用于皮肤。

第三个创新是封闭负压引流(vacuum-assisted closure),即 VAC 系统。这一思想极其简单,应该每个人都曾考虑过。然而,正如医学领域的其他事物一样,在最初面世时并没有那么简单。它不仅通过物理方式移除了伤口上的残余物和渗出液,也促进了血管再生和细胞增生[44-46]。

将这些概念结合在一起后,Khouri 和 DelVecchio 又为乳房重建术和丰胸术发展了这一体系,利用与结构性脂肪移植概念相结合的 Brava 系统,在 Brava 真空下外置扩张引起水肿、血管再生和细胞增殖,使得更大量脂肪组织可以存放在更合适的基质当中,从而增加移植量和脂肪的留存度。迄今为止,这一方法的结果有目共睹。毫无疑问,目前仍有很多未解的问题,然而,又一次出现了一个可应用于临床的创新例子,但这需要大量的研究来阐明我们所看到的临床现象的机制。

脂肪移植也为美容和重建外科中的很多问题提供了一个临床解决方法,也引起了我们在其他领域的好奇心——干细胞研究。这再次体现了不同领域间的思想融合。很多我们见到的由脂肪移植带来的变化,并不能轻易地只被脂肪注射所解释。例如,据报道,很多由于辐射引起的皮肤变化会在注射脂肪后被逆转,例如将脂肪注射于乳房肿瘤切除术和放疗后的乳腺缺损[47]。为什么会这样?答案也许是干细胞的作用解释了我们尚未理解的现象。答案也可能是我们进入了整形外科的一个全新的发展领域。当然,正如我们之前所见,这一创新(脂肪移植)解决了临床难题,也催生出了很多问题,打开了全新研究领域的大门,很有可能也等同于更新的创新。

外界影响与创新

为达到某些手术效果,我们不仅要依靠外科医生的专业技能,也应借助工具、仪器和设备。没有手术显微镜和合适设备的发展,显微外科也不会有所发展。对现代显微外科而言,最大的障碍之一是不能将超精细的缝合线与微小的缝合针相结合。同样,任何种类人工置入物的制造也需要外科医生所不具备的专业技能,需要生物工程学家、化学家、物理学家等各学科专家来帮助我们将想法付诸临床实践。任何发展都离不开各行业的合作。当然,这是把双刃剑,既能带来利益,也能带来矛盾。然而,这是任何专业发展的重要部分。

作者已经提到过微型缝线如何引领显微重建外科的发展。一旦可以进行微型吻合,断指再植将成为可能。这一新技术刺激了皮瓣外科的发展,我们在血管外科的兴趣也再次更新。这激发了 Mathes 和 Nahai 对阐明和分类肌肉血供的兴趣,也激发了其他人研究全新肌皮瓣的兴趣。Ian Taylor 开始了他经典的尸体注射研究,这引起了血管体区理

论的发展。之后,Isao Koshima 和 Soeda 描述了穿支皮瓣,并继续发展创新至今。

颅面外科是另一个没有协作就无法得到发展的专业领域。当 Joseph Gruss 在 20 世纪 80 年代认识到颅面骨内固定的重要性时,他应用金属丝将粉碎的骨折块费力地拼接起来。这使他和其他人认识到了面部骨骼桥接的概念,也促进了面部钢板系统的发展。这一方法已成为标准,但如果没有研发面部钢板系统的工程师和研发置入物的生物学家的专业知识,同样无法实现。这也是不断发展的另一实例。

整形外科的诸多方面都经历过这样的变化和发展。在美容外科,我们也可以见到这些变化的演变。在每个领域,外科医生都会加深对解剖学及功能的理解,并与其他行业一起找到了改善和发展该领域的途径。内镜技术源自其他领域的实践,之后被应用于面部;微创技术促进了倒钩缝合线和悬吊系统的发展。置入物生物学的发展促进了各种填充材料的应用,以一种不可思议的方式扩展了美容外科的范围。

因此,创新是实践的自然结果。在每个领域,人们都会努力做出改善——外科医生更好地实施手术,麻醉师更好地控制疼痛,工业提供更好的材料及设备。创新发生在所有的专业领域,正如我们所见,一个行业的创新可以影响另一个行业的发展。而创新自身呢?我们如何确保创新尽可能安全,并在某种有组织的形式下和某种结构下运作?正如作者在开始时提到的,对创新的伦理讨论已经超出了本章的范畴。然而,有些有利用价值的因素需要考虑在内。

文件记录、数据采集与规章制度

用文件记录变化很重要。如果有人问起外科医生他(她)做过多少例手术,回答通常会过分夸大。同样,我们倾向于低估自己的手术并发症。我们不太善于记住临床资料,虽然我们自认为可以。当一个人开始客观地建立一个数据库来查看实际的数据时,往往会感到震惊。一个人所能采集的信息量也是惊人的,如果我们希望做出改变和改善,这些信息就会十分重要。创新意味着改变,当有所改变时,记录结果就显得十分必要。如何让其他人评估创新的影响?因此,文件记录和数据采集是创新的重要方面。

由于创新与研究之间存在灰色区域,可能给创新带来困难。小的改变很容易发生,大的改变则要困难许多。大多数的机构是通过 IRB 来监管变化。规章制度很重要,但也有限制性。IRB 的工作流程因机构而异,但通常,流程正变得越来越严格,这会对医学的整体发展产生重要影响。例如,人们普遍认为第一例心脏移植手术没有在美国实施的原因是美国对管理实验性外科手术有严格的规章制度,尤其是与南非相比较,而经过美国培训的心脏外科医生 Christiaan Barnard 在南非完成了这一手术。机构也会努力克服允许某种程度上的创新和控制质量与风险暴露之间的困境,后者是机构和个人的重要考量。除了保护个人和机构,规章制度也会提出和加强客观性的因素。当一个人沉

浸于理论开发、一台手术或某种变化中时,很容易会迷失客观性,这是个严重的问题。规章制度加强了客观性,困难位于创造性和客观性之间的平衡。正如一个人可以变得痴迷于创造性和表达自由,而另一个人也会痴迷于客观性和规章制度。在两者之间找到平衡点有时很困难。此外,当商业价值与创新密切相关时,利益冲突就会引入到这一过程中来,特别是当投入了大量资金时。这就需要提到实践的伦理,这一问题将在第 4 章提及。

因此,我们已经看到,创新是医学的重要组成部分。它独立于科研,却经常成为科研的动力,既难以定义又难以管理,但至少在某些情况下,创新也许会被规章制度约束。从作者在本章所提到的所有创新中,我们可以看到它对医学的发展,特别是整形外科的进步十分重要。

参考文献

1. Angelos P. Surgical ethics and the challenge of surgical innovation. *Am J Surg.* 2014;208:881–885. *Surgical ethics as a specific discipline is relatively new to many. Surgical ethics focuses on the ethical issues that are particularly important to the care of surgical patients. Informed consent for surgical procedures, the level of responsibility that surgeons feel for their patients' outcomes, and the management of surgical innovation are specific issues that are important in surgical ethics and are different from other areas of medicine. The future of surgical progress is dependent on surgical innovation, yet the nature of surgical innovation raises specific concerns that challenge the professionalism of surgeons.*

2. McNair LA, Biffl WL. Assessing awareness and implementation of a recommendation for surgical innovation committees: a survey of academic institutions. *Ann Surg.* 2015;262:941–948.

3. Neumann U, Hagen A, Schönermark M. Procedures and criteria for the regulation of innovative non-medicinal technologies into the benefit catalogue of solidly financed health care insurances. *GMS Health Technol Assess.* 2008;3:Doc13.

4. McCulloch P, Altman DG, Campbell WB, et al. No surgical innovation without evaluation: the IDEAL recommendations. *Lancet.* 2009;374:1105–1112. *This paper acknowledges the complexity of interventions that surgery comprises, depending on operator, team, setting and other variations. The authors propose recommendations for surgical assessment based on a 5-stage description of development of the surgical process. They also encourage use of prospective databases and registries as well as reporting outcomes whether good or adverse. Protocols for such studies should be registered and randomized trials should be used wherever possible. They also propose design styles as an alternative to randomized controlled trials which may be impractical in certain situations*

5. Ergina PL, Cook JA, Blazeby JM, et al. Challenges in evaluating surgical innovation. *Lancet.* 2009;374:1097–1104.

6. Barkun JS, Aronson JK, Feldman LS, et al. Evaluation and stages of surgical innovations. *Lancet.* 2009;374:1089–1096.

7. Neligan P, Gullane PJ, Vesely M, Murray D. The internal mammary artery perforator flap: new variation on an old theme. *Plast Reconstr Surg.* 2007;119:891–893.

8. Vesely M, Murray DJ, Novak CB, et al. The internal mammary artery perforator flap: an anatomical study and a case report. *Ann Plast Surg.* 2007;58:156–161.

9. Toledo-Pereyra L. Surgical innovator. *J Invest Surg.* 2011;24:4–7.

10. Guild WR, Harrison JH, Merrill JP, Murray J. Successful homotransplantation of the kidney in an identical twin. *Trans Am Clin Climatol Assoc.* 1955–1956;67:167–173.

11. Dubernard JM, Owen E, Herzberg G, et al. Human hand allograft: report on first 6 months. *Lancet.* 1999;353:1315–1320.

12. Devauchelle B, Badet L, Lengelé B, et al. First human face allograft: early report. *Lancet.* 2006;368:203–209.

13. Tessier P. Experiences in the treatment of orbital hypertelorism. *Plast Reconstr Surg.* 1974;53:1–18.

14. Tessier P, Guiot G, Derome P. Orbital hypertelorism. II. Definite treatment of orbital hypertelorism (OR.H.) by craniofacial or by extracranial osteotomies. *Scand J Plast Reconstr Surg.* 1973;7:39–58.

15. Westbury G, Wilson JS, Richardson A. Combined craniofacial resection for malignant disease. *Am J Surg.* 1975;130:463–469.

16. Hardy J, Vezina JL. Transsphenoidal neurosurgery of intracranial neoplasm. *Adv Neurol.* 1976;15:261–273.

17. Jackson IT. Advances in craniofacial tumor surgery. *World J Surg.* 1989;13:440–453.

18. Neligan PC, Boyd JB. Reconstruction of the cranial base defect. *Clin Plast Surg.* 1995;22:71–77.

19. Neligan PC, Mulholland S, Irish J, et al. Flap selection in cranial base reconstruction. *Plast Reconstr Surg.* 1996;98:1159–1166.

20. Harvey RJ, Smith JE, Wise SK, et al. Intracranial complications before and after endoscopic skull base reconstruction. *Am J Rhinol.* 2008;22:516–521.

21. Horiguchi K, Murai H, Hasegawa Y, et al. Endoscopic endonasal skull base reconstruction using a nasal septal flap: surgical results and comparison with previous reconstructions. *Neurosurg Rev.* 2010;33:235–241.

22. Hackman T, Chicoine MR, Uppaluri R. Novel application of the palatal island flap for endoscopic skull base reconstruction. *Laryngoscope.* 2009;119:1463–1466.

23. El-Banhawy OA, Halaka AN, Altuwaijri MA, et al. Long-term outcome of endonasal endoscopic skull base reconstruction with nasal turbinate graft. *Skull Base.* 2008;18:297–308.

24. Hijjawi JB, Kuiken TA, Lipschutz RD, et al. Improved myoelectric prosthesis control accomplished using multiple nerve transfers. *Plast Reconstr Surg.* 2006;118:1573–1578.

25. Kuiken TA, Miller LA, Lipschutz RD, et al. Targeted reinnervation for enhanced prosthetic arm function in a woman with a proximal amputation: a case study. *Lancet.* 2007;369:371–380.

26. Masia J, Kosutic D, Clavero JA, et al. Preoperative computed tomographic angiogram for deep inferior epigastric artery perforator flap breast reconstruction. *J Reconstr Microsurg.* 2010;26:21–28.

27. Mathes DW, Neligan PC. Preoperative imaging techniques for perforator selection in abdomen-based microsurgical breast reconstruction. *Clin Plast Surg.* 2010;37:581–591. *This paper cites the disadvantages of abdominal based perforator flaps as difficulty with the dissection making the procedure longer because of the necessity to find the perforators as well as define their intramuscular course. Imaging techniques provide us with a road map pre-operatively giving us this informatin and thereby making the oprocedures quicker and safer.*

28. Masia J, Kosutic D, Cervelli D, et al. In search of the ideal method in perforator mapping: noncontrast magnetic resonance imaging. *J Reconstr Microsurg.* 2010;26:29–35.

29. Pestana IA, Coan B, Erdmann D, et al. Early experience with fluorescent angiography in free-tissue transfer reconstruction. *Plast Reconstr Surg.* 2009;123:1239–1244.

30. Sammer DM, Chung KC. Tendon transfers: part I. Principles of transfer and transfers for radial nerve palsy. *Plast Reconstr Surg.* 2009;123:169e–177e.

31. Sammer DM, Chung KC. Tendon transfers: Part II. Transfers for ulnar nerve palsy and median nerve palsy. *Plast Reconstr Surg.* 2009;124:212e–221e.

32. Tung TH, Mackinnon SE. Nerve transfers: indications, techniques, and outcomes. *J Hand Surg Am.* 2010;35:332–341.

33. Michaels JT, Dobryansky M, Galiano RD, et al. Ex vivo transduction of microvascular free flaps for localized peptide delivery. *Ann Plast Surg.* 2004;52:581–584.

34. Pribaz JJ, Fine N, Orgill DP. Flap prefabrication in the head and neck: a 10-year experience. *Plast Reconstr Surg.* 1999;103:808–820. *Tissue neovascularized by implanting a vascular pedicle can be transferred as a "prefabricated flap" based on the blood flow through the implanted pedicle. This technique potentially allows any defined tissue volume to be transferred to any specified recipient site, greatly expanding the armamentarium of reconstructive options. During the past 10 years, 17 flaps were prefabricated and 15 flaps were transferred successfully in 12 patients. Tissue expanders were used as an aid in 11 flaps. Seven flaps were prefabricated at a distant site and later transferred using microsurgical techniques. Ten flaps were prefabricated near the recipient site by either transposition of a local vascular pedicle or the microvascular transfer of a distant vascular pedicle. The prefabricated flaps were subsequently transferred as island pedicle flaps. These local vascular pedicles can be re-used to transfer additional neovascularized tissues. Common pedicles used for neovascularization included the descending branch of the lateral femoral circumflex, superficial temporal, radial, and thoracodorsal pedicles. Most flaps developed transient venous congestion that resolved in 36 to 48 hours. Venous congestion could be reduced by incorporating a native superficial vein into the design of the flap or by extending the prefabrication time from 6 weeks to several*

months. Placing a Gore-Tex sleeve around the proximal pedicle allowed for much easier pedicle dissection at the time of transfer. Prefabricated flaps allow the transfer of moderate-sized units of thin tissue to recipient sites throughout the body. They have been particularly useful in patients recovering from extensive burn injury on whom thin donor sites are limited.

35. Stubbs SL, Crook JM, Morrison WA, Newcomb AE. Toward clinical application of stem cells for cardiac regeneration. *Heart Lung Circ.* 2011;20:173–179.

36. Hussey AJ, Winardi M, Wilson J, et al. Pancreatic islet transplantation using vascularised chambers containing nerve growth factor ameliorates hyperglycaemia in diabetic mice. *Cells Tissues Organs.* 2010;191:382–393.

37. Coleman WP 3rd. Autologous fat transplantation. *Plast Reconstr Surg.* 1991;88:736.

38. Neumann C. The expansion of an area of skin by the progressive distension of a subcutaneous balloon. *Plast Reconstr Surg.* 1957;19:124–130.

39. Radovan C. Breast reconstruction after mastectomy using the temporary expander. *Plast Reconstr Surg.* 1982;69:195–208.

40. McCarthy JG, Schreiber J, Karp N, et al. Lengthening the human mandible by gradual distraction. *Plast Reconstr Surg.* 1992;89:1–8, discussion 9–10.

41. Smith CJ, Khouri RK, Baker TJ. Initial experience with the Brava nonsurgical system of breast enhancement. *Plast Reconstr Surg.* 2002;110:1593–1595, author reply 1595–1598.

42. Coleman SR. Long-term survival of fat transplants: controlled demonstrations. *Aesthetic Plast Surg.* 1995;19:421–425.

43. Coleman SR. Structural fat grafting. *Aesthet Surg J.* 1998;18:386, 388.

44. Greene AK, Puder M, Roy R, et al. Microdeformational wound therapy: effects on angiogenesis and matrix metalloproteinases in chronic wounds of 3 debilitated patients. *Ann Plast Surg.* 2006;56:418–422.

45. Chen SZ, Li J, Li XY, Xu LS. Effects of vacuum-assisted closure on wound microcirculation: an experimental study. *Asian J Surg.* 2005;28:211–217.

46. Saxena V, Hwang CW, Huang S, et al. Vacuum-assisted closure: microdeformations of wounds and cell proliferation. *Plast Reconstr Surg.* 2004;114:1086–1096, discussion 1097–1098.

47. Rigotti G, Marchi A, Galiè M, et al. Clinical treatment of radiotherapy tissue damage by lipoaspirate transplant: a healing process mediated by adipose-derived adult stem cells. *Plast Reconstr Surg.* 2007;119:1409–1422, discussion 1423–1424. *There has been a lot of discussion about the contribution of stem cells to restoration of tissue vascularization and organ function. This study aimed to assess the presence of adipose derived stem cells which were in the lipo-aspirate and to assess the clijnical effectiveness of lipoaspirate transplantation in the treatment of radiation induced tissue injury. The authors followed 22 patients with significant radiation effects for 31 months after lipoaspirate injection. Clinical outcomes led to an improvement of symptoms and they concluded that this is a low invasive therapeutic approach for resolving the late side effects of radiotherapy.*

第 2 章

重建与美容外科的历史

Riccardo F. Mazzola and Isabella C. Mazzola

概要

- 伤口愈合是修复性手术的第一步。
- 历史记载表明，几乎每一种可能的局部皮瓣都已被描述过，证明了整形外科医生无限的创造力。
- 历史经验表明，所谓的新型皮瓣是由已有发表文献所描述的皮瓣演变而来。
- 医生必须保持谦卑的态度，并认识到"日光之下，并无新事。"

整形外科的历史定义

意大利博洛尼亚的 Gaspare Tagliacozzi（1545—1597）将整形外科定义为致力于修复先天或后天缺陷的艺术，其首要目标是矫正功能障碍，同时也重新塑造尽可能接近正常的外观[1]。"整形"（plastic）一词来源于希腊语 πλαστικός（plasticós），意为"可塑造"。

整形外科的起源

远古时代——创面问题

整形外科的古老起源与伤口的愈合相关。追溯到数百万年以前，当原始人类在处理由石头、武器、箭头和动物咬伤造成的伤口时，不得不面临 4 个主要的问题：①阻止创伤后组织的损失；②出血；③感染；④疼痛。尝试将缺损部位较为缓慢的二期愈合方式转化为较快的一期愈合方式可能就是修复过程的最早例证。

但是，在存在出血并且没有麻醉及适当的工具的情况下，这一过程一定是相当复杂的。文献中并没有原始人类

进行创面缝合的记载[2]。作者从古印度医学的报告中推测，创面边缘曾使用简单的方法缝合，如纤维或肌腱条，或用昆虫的腭部钉合。后来，人们也使用过青铜销（图 2.1）。

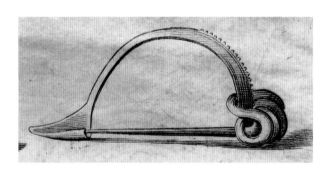

图 2.1　用于缝合创面边缘的青铜销。（*Reproduced from Rodius J. De Acia Dissertatio. Padua：Frambotto；1639.*）

古埃及

人们之所以对古埃及的外科手术有充分的了解，得益于最古老的医学著作《艾德温·史密斯纸草文稿》（*Edwin Smith Papyrus*）。该纸草文稿是一份后期（约公元前 1650）抄录的著作，原始手稿可追溯至古王国时期（公元前 3000—前 2500）。其中描述了外科病例 48 例，包括创伤、骨折、脱臼、溃疡和肿瘤，并对可能的处理方法给出了建议。新鲜的创面用亚麻布和棉签涂抹油脂和蜂蜜进行保守治疗，或采用黏性布条、缝线或联合使用夹子和缝线的方法将创面的边缘对合。在所述病例的创面处理过程中并未提及手术刀的使用，因为在所述的病例中，伤口都是已经存在的[2]。该手稿还对鼻骨骨折的治疗进行了精确的描述。首先，清除鼻腔中血凝块，然后复位碎骨片，鼻外使用两个硬亚麻卷"固定鼻部"，最后"将两块浸有油脂的亚麻卷塞入鼻孔"[3]。

美索不达米亚

美索不达米亚是指在底格里斯河和幼发拉底河之间的地域(大约在当今伊拉克的位置),是苏美尔文明的诞生地。这一时期的医学得到了很好的发展,但受到了占星术和占卜学的强烈影响。在尼尼微宫殿的发掘中,人们发现了一座包含超过 30 000 块刻有楔形文字泥板的图书馆,其中 800 块与医学相关。虽然这些泥板约写于公元前 600 年,却记录了约公元前 2000 年以来的内容。其中记载整形外科相关内容的泥板很少,主要涉及创伤愈合或先天性异常。"如果一个人的脸颊部被打伤,将松节油、柽柳、雏菊、Innnnu 粉……放在一起捣烂,放在铜质小平底锅里用牛奶和啤酒混合;涂在皮肤上就可痊愈。"[4]其他泥板中还记录了使用浸油的敷料包扎开放创面的方法。

怪物(先天性畸形)在预测未来事件和决定他们的命运中起到很重要的作用。"当一个女人生下没有鼻孔的婴儿……国家将会遭受苦难,这家人的房屋将会毁灭;如果婴儿没有舌头,这家人的房屋将会被毁灭;如果婴儿没有嘴唇,灾难将会降临这片土地,而这家人的房屋将会被摧毁。"[5]有趣的是,虽然可以确定曾经进行过手术治疗,但人们并没有在泥板书中发现关于手术的记载。追溯到约公元前 1 700 年,在国王汉谟拉比的法典中[2],针对手术治疗不当有明确的法律条文:"如果一位医生使用青铜柳叶刀为一位君主进行了大手术并导致了君主死亡,或者他打开了一个君主的眼窝并损坏了君主的眼睛,他将被砍手。""如果一位医生使用青铜柳叶刀对一个平民的奴隶进行了一次大手术并且造成其死亡,他将被贬为奴隶。"

印度

在关于外科手术的梵文手稿《萨米塔》(*Samhita*)中,记载了与面部相关的几种重建手术,该手稿被认为是苏什鲁塔(Sushruta)所写,可追溯到公元前 600 年。该手稿特别报道了关于眼睑异常的处理,如内翻、倒睫或睫毛向内生长,以及鼻修复。某些印度人有割掉通奸者、小偷和战俘鼻子的习惯,以此表示羞辱。为试图改善这种可怕的毁容结果,过去几个世纪,外科医生发明了多种不同的解决方案。

修补鼻部的工作由低种姓的祭司(Koomas)施行,有的资料记载由陶工协会的人施行。资料记载了应用脸颊部的局部转位皮瓣重建鼻部缺损部分的方法,其中还精确描述了用于一般外科手术和鼻部整形手术专用的钝性和锐性的器械[6]。

书中并未提及何时开始使用额部皮瓣进行鼻再造。在 17 世纪下半叶,威尼斯探险家 Nicolò Manuzzi(1639—1717)撰写的关于莫卧儿帝国的手稿中有关于前额皮瓣鼻整形手术的描述。遗憾的是,这份手稿一直保存在威尼斯圣马可图书馆,直到 1907 年才出版[7]。额部皮瓣进行鼻再造的信息在 18 世纪末期才传到西方世界,这还要归功于一位署名 BL,寄给《绅士杂志》(*Gentleman's Magazine*)编辑 Urban 先生的信,该信于 1794 年 10 月发表(图 2.2)[8]。

一位东印度的朋友向作者转述了一种很奇特的手术方法,我相信这一已在印度成功实践了很长时间的方法在欧洲无人知晓;即在人的面部"造出"一个新的鼻子。

信件的后续内容是对一位名叫 Cowasjee 的患者进行两期鼻再造手术的精确描述。该患者是英国军队的一名牛夫,因得罪 Tippoo Sultan 而被割掉了鼻子。在没有麻醉的情况下,医生对其实施了与现代手术方法非常类似的鼻再造术,这表明印度人的外科手术已经达到相当高的水平。

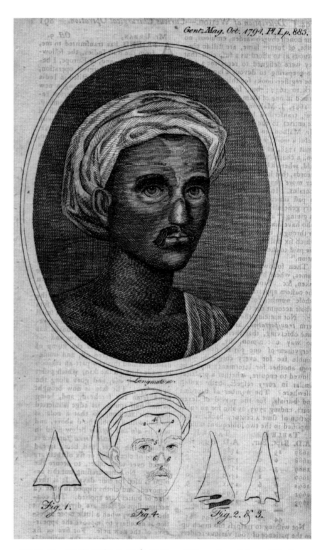

图 2.2　印度额部皮瓣鼻再造。(*Reproduced from BL. Letter to the editor.* Gentleman's Magazine. *1794;64:891-892.*)

希腊

希腊的医学受到当时最伟大的医生希波克拉底的影响。历史学家认为,希波克拉底大约于公元前 460 年出生在科斯岛,可能在科斯岛的医神神殿(Asklepieion,拉丁文:*aesculapium*)接受医学训练。在古希腊和古罗马,医神神殿是一种医疗寺庙,名字来源于神圣的希腊的医学之神阿斯科勒比俄斯(Asklepios)。希波克拉底拒绝接受当时认为疾病与超自然力量的影响、恶灵附体或神的责罚有关的观点。

他将医疗实践建立在对疾病的直接观察和对人体的分析上，将科学方法引入医学实践。希波克拉底终其一生游历于希腊各地，从事医学教学和医疗实践。他还在科斯岛上建立了医学院。大约在 83 岁(也有说 90 岁)时于希腊拉里萨去世。

在公元 3 世纪亚历山大时代，约 70 篇医学论文被收集起来形成了《希波克拉底文集》(*Corpus Hippocraticum*)。至于希波克拉底本人是否为这个文集的作者，以及这些文献的真实性仍存在很大的争议[9]。《希波克拉底文集》中包含指南、讲座、研究、哲学思想和不同医学主题的短文，但这些内容并没有任何的逻辑顺序，甚至存在着明显的相互矛盾。希波克拉底的著作是真正的畅销书，在过去几个世纪中被无数次再版。希波克拉底全集首印版由阿尔蒂涅出版社发行，其拉丁语版本于 1525 年在罗马出版，希腊语版本于 1526 年在威尼斯出版。

希波克拉底的外科知识范围很广。他曾用烧灼的方法处理新鲜的创面，可降低骨折愈合不良，还曾采用颅骨钻孔清除血肿。

罗马

在罗马，外科学得到了很好的发展，至少可以从那些现存于那不勒斯国家博物馆，出土于庞贝古城的相当复杂而精致的青铜手术器械来判断。其中许多被存储在旅行盒中，以便外科医生在紧急情况下使用或在战场中使用。

罗马医学的两个最有代表性的人物是 Celsus 和 Galen。

Aulus Cornelius Celsus(公元前 25—公元 50)可能并不是一名医生，而是来自一个贵族家庭的作家，是《医学论》(*De Medicina*)的作者。《医学论》出版于约公元前 30 年，共 8 卷，在第 7 卷第 9 章中记述了血管结扎术、取石术，以及用皮瓣的方法进行唇裂或唇部肿瘤术后唇部修复。书中阐述如何"修复耳、唇和鼻部缺损"，随后描述了推进皮瓣修复创面的方法[10]。"将缺损修整为矩形，然后，从矩形下部的角处向两侧做横向的切口，完全分离形成皮瓣"。"之后，将两侧皮瓣推进对合到一起。""如果组织无法对合，可以在距原切口一定距离的位置上附加两个半月形切口，仅切开皮肤层。……该辅助切口可以使两侧的组织更容易对合而无须使用任何牵引"(图 2.3)。Celsus 最早报道了这种方法，在整形外科的发展史上起了关键的作用。Celsus 还描述了急性感染的 4 个主要表现，"红、肿、热、痛"。1443 年，Celsus 手稿的一个复印本在米兰被发现，于 1478 年在佛罗伦萨第一次印刷出版[11]。《医学论》已经历了 50 多个版本。

Claudius Galen(公元 129—201)出生于土耳其佩加蒙，在他的家乡科斯岛的医神神殿(见上文)学习医药，后移居罗马。他著有关于头部创伤、应用环钻技术清除血肿及各种包扎技术的文章。Galen 同时还是一个优秀的解剖学家，他描述了超过 300 块肌肉和 7 对脑神经，证明神经由脑或脊髓发出，对神经病学作出了贡献。他观察到切断喉神经会

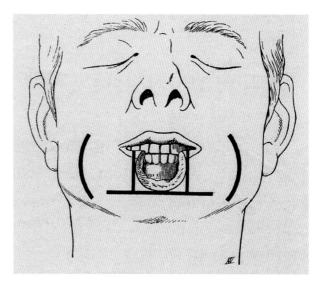

图 2.3　Celsus 的唇部修复方法。(*Reproduced from Nélaton C, Ombredanne L. Les Autoplasties. Paris: Steinheil; 1907.*)

造成发音困难。对于创面的处理，他使用了缝合和烧灼的方法。许多 Galen 的著作已经遗失，但有 82 部幸存了下来。这些著作最初用希腊语写成，其中许多被翻译成了阿拉伯语和拉丁语。《Galen 全集》(*Galen's Opera*)第 1 版于 1490 年用拉丁语在威尼斯印刷，希腊语版本于 1525 年在威尼斯印刷，由阿尔蒂涅出版社出版。

罗马帝国衰落后的整形外科

拜占庭时期的外科学

Oribasius(公元 325—403)编写了一部医学文献的合集，命名为 *Synagogae Medicae*，其中描述了面颊、鼻、耳和眉缺损的重建方法[12]。埃伊纳岛的 Paulus(公元 625—690)是一名外科和产科医生，他编著了一部医学百科全书，共 7 卷。在关于外科学的第 6 卷中描述了气管切开术、扁桃体切除术及唇修补术[13,14]。"首先从深面分离皮肤，然后将创面的边缘对合并去除胼胝，最后，缝合固定组织的位置。唇部和耳部的缺损(希腊语 *colobomata*)都可用这种方法处理。"这种技术与 Celsus 的方法非常类似。

中世纪

阿拉伯的外科学

阿拉伯医学作者来自不同的国家，如波斯、叙利亚和西班牙，他们唯一的共同点就是语言。最有代表性的人物是 Abū-l-Qāsim，或称 Albucasis(公元 936—1013)，其著作《外科学》(*Al Tasrif*)被翻译成拉丁文，并于 1500 年首次出版。其中包括 200 多幅手术器械的插图，如压舌板、拔牙器、拉钩和烧灼器，多数由 Albucasis 自己发明，并附

有使用方法的说明[15]。与大多数阿拉伯外科医生一样，在不同的临床应用以及处理创面和唇裂时，Albucasis 也是烧灼方法的支持者。他也是第一位使用活塞式注射器的人。

大学的兴起

大学的建立是中世纪最重要的事件之一，并且是现代文明发展的一个关键因素。最初，大学（universitas）是教师和/或学生聚会的地方，主要目的是传授哲学和神学，在教师的家里或小房间里上课，学生坐在地板上，而教授坐在椅子上。在欧洲，最古老的大学是博洛尼亚大学，建立于 1088 年，然后是巴黎大学、牛津大学和蒙彼利埃大学。在博洛尼亚大学开设医学教育，并且接受尸体解剖，从而显著促进了解剖学的发展。Mondino de'Luzzi（1270—1326）是第一位直接在尸体面前授课的解剖学家（图 2.4）。因为解剖学家同时也是外科医生，如蒙德维尔的 Henry（1260—1320）或肖利亚克的 Guy（1300—1368），外科学成为了解剖学教学的一部分。

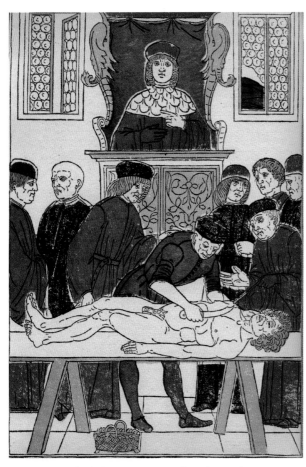

图 2.4　坐在椅中的 Mondino 正在指导尸体解剖。（*Reproduced from Ketham J.* Fasciculo de Medicina. *Venice: Gregorio de' Gregorii; 1493.*）

印刷术的发明

在 1440 年左右，Gutenberg 发明了印刷技术，使医学知

识得以传播，并且极大地扩充了大学和修道院的图书馆。

第一本印刷的外科学教科书是《外科学》（*La Ciroxia*），由萨利切托的 William（1210—1277）编著，于 1474 年在威尼斯发行。这本书对于外科学的发展有着特殊的意义，因为它重新提出了手术刀的使用，以代替阿拉伯外科医生极力主张的烧灼技术。第一本印刷的解剖学教科书是 *Anatomia*，由 Mondinode'Luzzi 编著，约 1476 年在帕多瓦发行，在许多年后一直被作为参考教材。希波克拉底、Galen、Celsus 和阿拉伯医生的著作也被用作医学生的教材。

文艺复兴

文艺复兴时期的外科学

文艺复兴时期最伟大的外科学人物之一是法国人 Ambroise Paré（1510—1590）（图 2.5）。作为一个地位低下但非常有才华的理发师及外科医生，Paré 从他在战场上不知疲倦的工作中积累了相当丰富的经验。当时人们普遍认为枪伤有毒，需要采用热灼或将沸油倒入创面的野蛮方法清洁创面。相反，Paré 使用简单的敷料和蛋黄糊、玫瑰油和松节油制成的舒缓软膏，对士兵们伤势很有益处。结论为微创方法远远优于传统方法。1545 年，他将自己的观察结果发表在《创面治疗方法》（*La Méthode de traicter les playes…*）上。Paré 的作品被收集在 *Les Oeuvres* 中，于 1575 年在巴黎首次出版，被献给法国国王亨利二世[16]。Paré 对整形手术

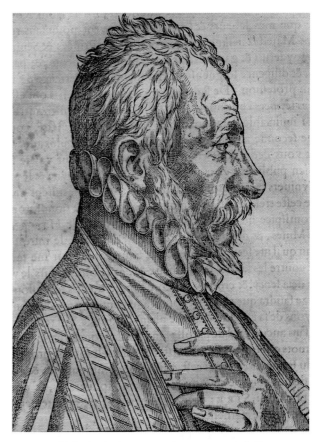

图 2.5　Ambroise Paré（1510—1590）肖像

有显著贡献。他展示了医学文献中第一张唇裂缝合线的图像（图 2.6）。为了促进愈合，避免创面破裂和面部瘢痕增宽的风险，他在创面边缘的两侧使用黏合材料并进行缝合（图 2.7）。他描述并举例说明了大量先天畸形，有些是真实的，有些是幻想的结果，即所谓的畸形。

1583 年是眼科学和眼睑手术的重大突破之年，眼科医生 Georg Bartisch（1535—1607）出版《眼科学》（*Ophthalmodouleia，das ist Augendienst*）[17]。该书是第一本关于眼睛及其附件疾病的护理和管理的综合性论文，并通过几十幅眼睛、眼睑和大脑以及手术器械的详细解剖图像加以修饰。此外，它还包括第一例眼睑松弛和眼睑松弛的临床说明（图 2.8）以及一项原始技术的报告，该技术使用一个断头台形式的弯曲夹钳，用于切除睑板上方的悬垂皮肤皱襞，以矫正眼睑松弛（图 2.9）。

整形外科的初期阶段通常与《移植手术治疗损伤》（*De Curtorum Chirurgia per Insitionem*）相关[1,18]，该书由博洛尼亚大学外科教授 Gaspare Tagliacozzi（1544—1599）于 1597 年在威尼斯上出版，详细介绍了鼻部再造术的步骤和技巧。该书首先介绍手术所需的器械，然后介绍适应证、手臂上的皮瓣轮廓、皮瓣移入、固定手臂到位所需的绷带、血管蒂切除、最终结果以及不同的临床情况应用该技术治疗唇和耳缺损（图 2.10）。该书广受欢迎，并于次年在法兰克福再版了袖珍版，专门针对在战场上经常面临鼻腔修复问题的军医。

但是，在西方世界，鼻再造是什么时候开始的？Tagliacozzi 是从哪里学到这项技术的？

鼻修复手术由来自卡塔尼亚（西西里岛）的 Branca 家族成员进行。15 世纪初，Gustavo 曾使用颊部皮肤组织进行修复，他的儿子 Antonio 对这种手术进行了较大的改进，他选择上臂作为供区，以避免在面部增加瘢痕。大约在 1460 年，Antonio 去世后，这个作为家族秘密一直口口相传的 Branca 法在西西里岛失传。鼻再造手术由意大利南部卡拉布里亚的 VincenzoVianeo 再度恢复。他的儿子 Pietro（1510—1571）和 Paolo（1505—1560）在卡拉布里亚的特罗佩亚建立了一个兴旺的鼻整形诊所。他们所进行的鼻重建工作的证据来自博洛尼亚军医 Leonardo Fioravanti（1517—1588），他曾协助过 Vianeo 的手术，并在《人生财富》（*Il Tesoro della Vita Humana*）上进行了详细的报道，于 1570 年在威尼斯出版发行[19]。

我移居到了特罗佩亚，那里当时有一对兄弟 Pietro 和 Paolo，他们为所有因意外而失去鼻子的人制作鼻子。我每

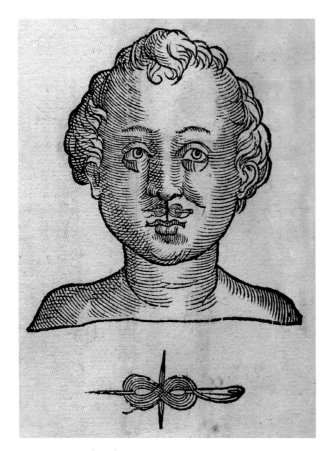

图 2.6　唇裂修复。（*Reproduced from Paré A. Les Oeuvres. Paris：Buon；1575.*）

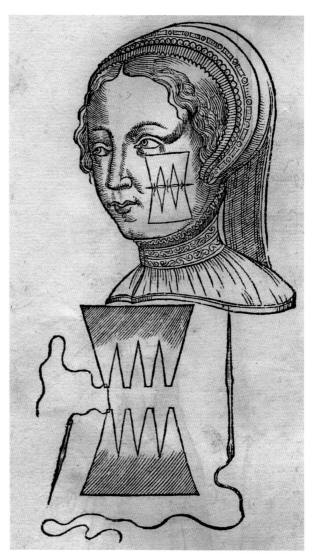

图 2.7　面部切口缝合。将一片亚麻缝合至皮肤，以促使切口边缘对合。（*Reproduced from Paré A. Les Oeuvres. Paris：Buon；1575.*）

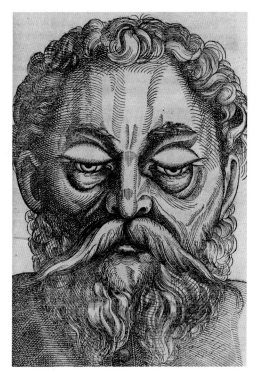

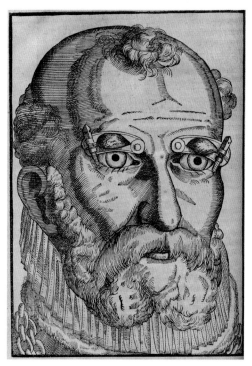

图2.8　眼睑松弛症和眼睑下垂。(*Reproduced from Bartisch G.* Ophthalmodouleia, *das is Augendienst. Dresden*；*Stöckel*；*1583.*)

图2.9　第一张睑下垂矫正图(*Reproduced from Bartisch G.* Ophthalmodouleia, *das is Augendienst. Dresden*：*Stöckel*；*1583.*)

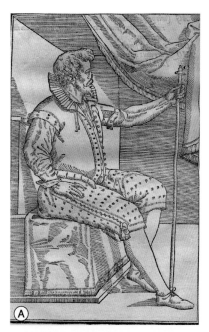

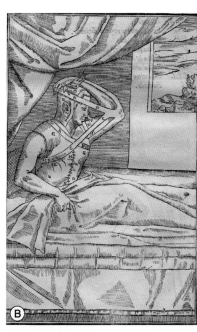

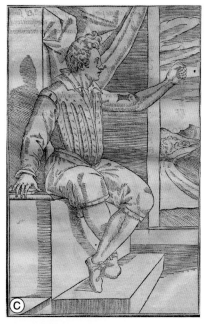

图2.10　应用上臂皮瓣鼻再造术(A)患者术前外观。缺损的鼻部和皮瓣的形状。(B)皮瓣缝合到位。(C)最终效果。
(*Reproduced from Tagliacozzi G.* De Curtorum Chirurgia per Insitionem. *Venice*：*Bindoni*；*1597.*)

天都去这些外科医生的家里,他们每天安排 5 例需要进行鼻修复手术的患者。当他们想要进行这些手术时叫我来参观,而我假装没有勇气看,把脸转向一边,但我的眼睛完美地见证了一切。这样,我就彻底地观察到了全部秘密,并且学会了这种手术。

随后便是应用手上臂皮瓣进行鼻再造的方法描述。

Fioravanti 的书可能引起了 Gaspare Tagliacozzi 的注意,他成功地将这项技术应用于一些患者,并于 1597 年出了他的著名教科书。虽然 Tagliacozzi 不是鼻整形手术的发明者,而且现在也很少用上臂皮瓣进行鼻再造,但值得称赞的是,他首次将外科手术提升为一种具有艺术性的工作,并且对鼻再造手术的系统化和传播做出了贡献。因此,他被公认为整形外科的创始人。

整形外科的衰落

Tagliacozzi 去世后,只有他的学生 GB Cortesi(1554—1634)在 1625 年出版过一本关于鼻再造的书[20],鼻再造手术由于操作难度大,难以实施,曾被废弃了将近两个世纪,在 17 世纪或 18 世纪的文献中只有零星病例的报道。一些外科医生如 Fallopio(1523—1562)、Heister(1683—1758)、Camper(1722—1789)等主张使用赝复体替代自体组织来修复鼻部缺损,他们坚信,木制或银制的假体再造的鼻部要远远优于皮瓣再造的鼻部。

整形外科的复兴

1794 年寄给信绅士杂志编辑的信(见上文)在整形外科的复兴中具有关键地位。英国外科医生 Joseph Constantine Carpue(1764—1846)阅读了这封信件,并依照内容付诸实践,且获得了成功。1814 年,他在英国伦敦圣巴塞洛缪医院实施了首例现代额部皮瓣鼻整形术。患者是一位军官,其鼻部在一次战斗中被切掉。手术持续了 35 分钟,军官感叹"这不是儿戏,极其痛苦,不过抱怨也没有用。"手术结束后,他惊叹道:"我的上帝,我有鼻子了!"1816 年,Carpue 发表了一篇关于鼻再造的报道,拉开了现代整形外科复兴的序幕(图 2.11)[21]。

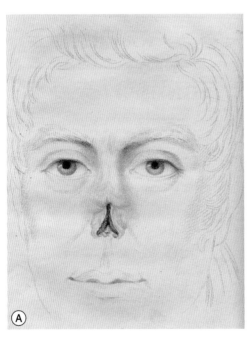 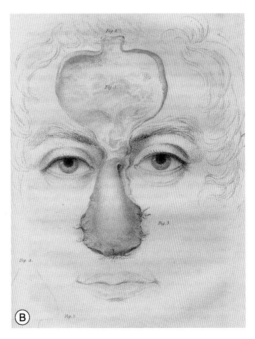

图 2.11　额部皮瓣鼻再造术。(A)术前外观。(B)皮瓣转移就位。(*Reproduced from Carpue JC. An Account of Two Successful Operations for Restoring a Lost Nose from the Integuments of the Forehead, in the Case of Two Officers of his Majesty's Army. London:Longman, Hurst;1816.*)

19 世纪

整形外科的黄金时代

Carpue 的报道随即被翻译成德文,柏林大学的外科学教授 Carl Ferdinand von Gräfe(1787—1840)迅速开展了这种手术。1818 年,他出版了《鼻整形术:重塑鼻的艺术》(*Rhinoplastik oderdie Kunst denVerlust der Naseorganisch*

zu ersetzen),书中他比较了意大利和印度的手术方法[22],并支持应用上臂皮瓣,因为他不满意额部供区瘢痕的并发症。

Carpue 和 von Gräfe 的工作激起了欧洲外科医生对于开展鼻部及其他部位再造手术的兴趣。德国柏林夏洛蒂医院(La Charité Hospital)外科主任 Johann F Dieffenbach(1794—1847)实施了鼻整形术、面部修复术以及唇腭裂修复术,于 1829 年在《外科经验》(*Chirurgische Ehrfahrungen*)中报道了他的贡献[23]。法国蒙彼利埃的一位外科主任 Jacques

Mathieu Delpech（1777—1832）于 1828 年编写了 *Chirurgie Clinique de Montpellier* 一书，其中有一章节详细描述了鼻整形手术[24]。美国的 Pancoast（1805—1882）[25]，匈牙利的 Balassa（1814—1868）[26] 和意大利的 Sabattini（1810—1864）[27] 都展示了关于这种重建艺术的卓越成就。1904 年，Nélaton 和 Ombrédanne 发表了一篇关于欧洲 19 世纪中期鼻再造艺术发展状态的回顾[28]，随后 McDowell[29]、Rogers[30] 和 Mazzola[31] 也发表了类似的报道。

随着麻醉（1846 年）的发展和一期闭合供区成为可能，留下的瘢痕通常不明显。额部皮瓣鼻整形再造术因为手术简单、良好的肤色匹配以及极佳的手术效果成为首选的方法。

首次腭裂修补的尝试可以追溯到 19 世纪 20 年代。最先进行这种尝试的是 Carl Ferdinand von Gräfe[32] 和法国的 PhilibertRoux（1780—1854）[33]。然而，最大的进展是在 1862 年由 Bernard von Langenbeck（1810—1887）取得的，他设计了两块黏膜骨膜瓣，使腭裂的闭合更为可靠[34]。在 1844 年，法国人 Joseph Malgaigne（1806—1865）[35] 和 Germanicus Mirault（1796—1879）发表了唇裂修复的改良手术[36]。

1838 年，Pietro Sabattini 报道了应用交叉唇瓣技术[27,38] 进行唇部重建（图 2.12）[37]。1857 年，Victorvon Bruns（1812—1883）报道了应用双外侧皮瓣修复口轮匝肌的手术方法[39]（图 2.13）。1829 年，JohannFricke（1790—1841）报道了眼睑的修复方法，他描述了用同侧颞部或颊部的带蒂皮瓣，分别修整上睑或下睑的缺损[40]（图 2.14）。

19 世纪外科学最大的进步之一是证明了从身体一个部位切取的一块完全的游离皮肤移植到另一部位的肉芽创面上可以成活[41]。皮肤移植的成功归功于米兰的 Giuseppe Baronio（1758—1811）所做的开创性的工作，1804 年，他在一只公羊身上第一次实施了自体皮肤移植术[42,43]（图 2.15）。65 年后，Jacques Reverdin（1842—1929）在巴黎内克尔医院首次成功地进行了人体表皮移植手术，为创伤愈合的治疗开创了一个新时代[44]。从此开始了皮肤移植的历程，几年后，Louis Ollier（1830—1900）进行了包括表皮和部分真皮的大张断层皮片的移植[45]。Carl Thiersch（1822—1895）[46] 和 John R Wolfe（1824—1904）[47] 对这种手术进行了改良。在 19 世纪末，皮片移植成为慢性创面和肉芽创面治疗的首选方案。

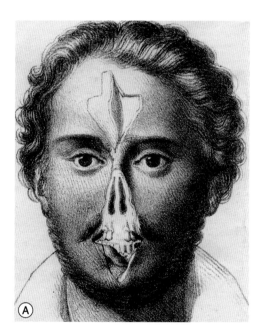
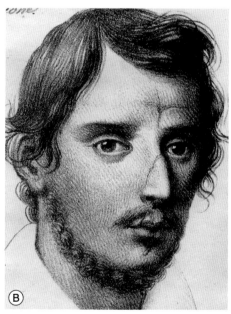

图 2.12 交叉唇瓣用于上唇修复。（A）皮瓣设计。（B）最终效果。（*Reproduced from Sabattini P. Cenno storico dell'origine e progressi della Rinoplastica e Cheiloplastica seguita dalla descrizione di queste operazioni praticamente eseguite sopra un solo individuo. Bologna：Belle Arti；1838.*）

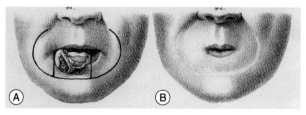

图 2.13 （A，B）应用双外侧皮瓣修复下唇缺损。（*Reproduced from von Bruns V. Chirurgischer Atlas. Tübingen：Laupp；1857.*）

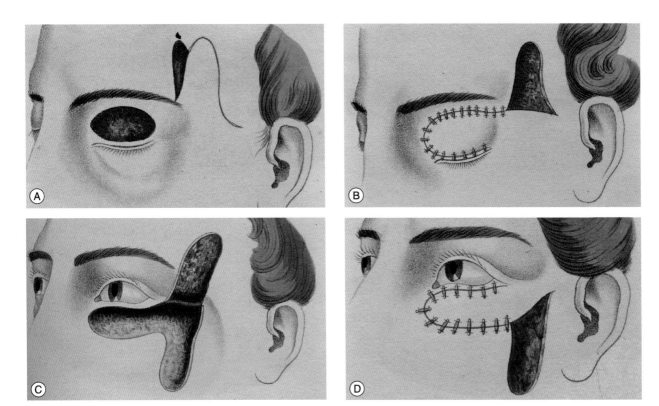

图 2.14　（A~D）应用颞部和颊部皮瓣分别修复上睑和下睑（Fricke 法）。（*Reproduced from Fritze HE，Reich OFG. Die plastische Chirurgie. Berlin；Hirschwald；1845.*）

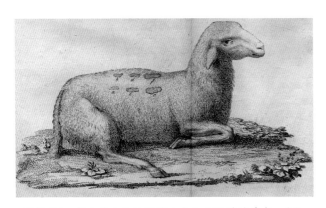

图 2.15　在公羊上进行的首次自体皮肤移植手术。（*Reproduced from Baronio G. Degli innesti Animali. Milan；Stamperia del Genio；1804.*）

20 世纪

现代整形外科的起源

在第一次世界大战中，战壕发挥了重要的作用。虽然是以防护为目的，但实际上只能保护士兵的下半身和躯干，而头部和颈部仍然暴露在敌人的武器下。当颌面部严重毁损畸形的士兵们回到家中后，他们发现自己已无法融入社会，从而带来了新的社会问题。这些灾难性的面部创伤促进了一门新生学科——整形外科的发展。在 20 世纪的最初 20 年，第一批整形外科医生来自普外科、耳鼻喉科或骨科。

世界各地创立了许多的协会组织来帮助这些可怜的患者。最有名的是面容残疾者协会（The Facial Cripples），由 Picot 上校于 1921 年在法国创立。除了这些协会以外，法国、英国、德国、意大利和前捷克斯洛伐克均成立了专门的机构来治疗这些以往从未见过的伤残。治疗成功的关键在于合作，即擅长处理软组织缺损的整形外科医生与熟练应用牙科器具固定骨折的口腔颌面外科医生之间的合作。

Hippolyte Morestin（1868—1919）与牙科医生 Charles Auguste Valadier（1873—1931）在巴黎圣宠谷军医院（Hôpital Val-de-Grace）共事，他首先意识到了这样一个团队合作方式的重要性。为此，他被认为是面部重建外科的先驱。

1915 年，当时在法国红十字会工作的新西兰耳鼻喉科医生 Harold Gillies（1882—1960）到圣宠谷军医院访问。Valadier 安排他照顾面部毁损的患者，在此期间，他对 Hippolyte Morestin 的工作产生了深刻的印象。1917 年，Gillies 一回到英国，就在锡德卡普皇后医院（Queen's Hospital，Sidcup）建立了颌面损伤治疗中心，成为整个欧洲的颌面损伤转诊中心，为在索姆河战役（1916 年 7 月 1 日）中受伤的英国和盟军士兵提供治疗。索姆河战役中，英国伤亡人数近 50 万，造成大量难以想象的面部毁损（图 2.16）。Gillies 的手术在多学科团队的合作下进行，其中包括牙科医生 WilliamFry（1889—1963）和 Henry Pickerill（1879—1956）以及一个经验丰富的麻醉医生团队。他形成了新的、系统化的颌面重建手术方案，如俄国人 Vladimir Filatov（1875—1956）描述的可以覆盖大面积皮肤缺损的管状皮瓣的应用[48]，还包括皮瓣转移、骨和软骨移植以及植皮术（图 2.17）。Gillies 在 1920 年出版的《面部整

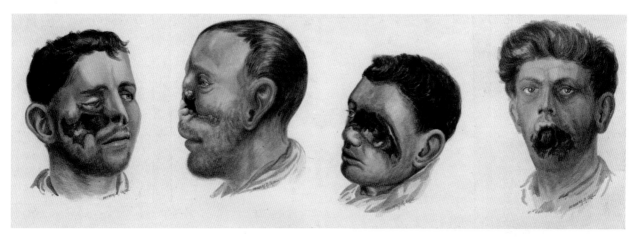

图 2.16　第一次世界大战中造成的严重面部损毁。(*Reproduced from Pickerill HP.* Facial Surgery. *Edinburgh：Livingstone；1924.*)

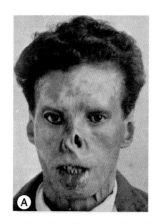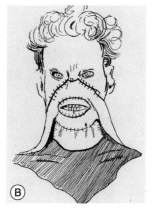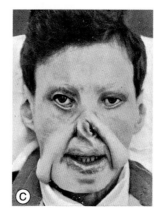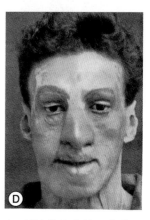

图 2.17　第一次世界大战中造成的面部烧伤后遗症。应用管状皮瓣修复。(A)患者术前外观。(B)管状皮瓣示意图。(C)皮瓣就位。(D)最终结果。(*Reproduced from Gillies H.* Plastic Surgery of the Face. *London：Frowde，Hodder and Stoughton；1920.*)

形外科学》(*Plastic Surgery of the Face*)中介绍了他的经验[49]。

　　德国的 Erich Lexer(1867—1937)是颌面外科的创始人之一,他应用软骨、骨、皮肤以及脂肪移植的方法修复面部、下颌及眼窝,积累了丰富的经验。1920 年他出版了一本关

于重建外科的书籍[50]。

　　荷兰医生 Johannes Esser(1877—1946)活跃在维也纳和柏林的滕珀尔霍夫医院,1916—1918 年间,Esser 将一些皮瓣总结并编写了著作,如颊部旋转皮瓣[51](图 2.18)、双叶

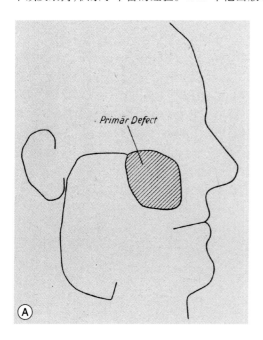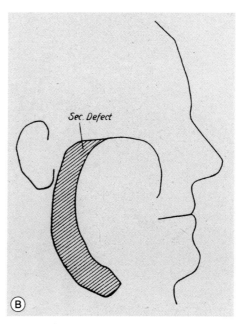

图 2.18　颊部皮瓣转移修复眶睑部缺损。(*Reproduced from Esser JFS.* Die Rotation der Wange. *Leipzig：Vogel；1918.*)

皮瓣、岛状皮瓣和动脉化皮瓣（他称之为生物学皮瓣）等，这些皮瓣至今仍在应用[52]。在意大利，Gustavo Sanvenero Rosselli（1897—1974）被任命为米兰面部残疾者之家（Padiglioneper i Mutilati delViso）的院长（图 2.19）。该机构成为了欧洲重建外科转诊中心，吸引了来自世界各地的外科医生参观访问。

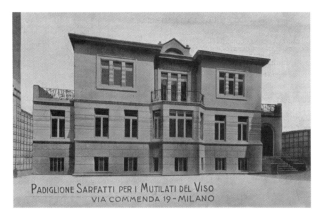

图 2.19　米兰的面部残疾者之家，由 G. Sanvenero Rosselli（1897—1974）任院长

Frantisek Burian（1981—1965）在前捷克斯洛伐克的布拉格负责一个重要的整形外科机构。

在美国，整形重建外科在第一次世界大战后才发展起来。Vilray Blair（1871—1955）曾在锡德卡普（Sidcup）医院接受训练，他在 Walter Reed 医院建立了美国第一个治疗复杂颌面部损伤的独立科室。其他著名的重建外科医生包括 Robertlvy、Truman Brophy、John Staige Davis 和亚美尼亚人 Varaztad Kazanjian。

培训计划

第一次世界大战结束后，整复重建技术已经取得了惊人的成果。皮瓣转移（管状皮瓣或带蒂皮瓣）和组织移植（皮肤、软骨、骨、脂肪）的应用已成为了常规方法，世界各地都建立了新的独立科室。因此，为了使年轻医生能够熟悉修复重建的方法，相关的培训计划是必不可少的。当时，由 Harold Gillies 爵士领导的锡德卡普女王医院在处理面部创伤方面享有盛名。由于 Ivan Magill 发明了鼻腔和气管插管，麻醉学得到了很大的进步。在英国，Archibald McIndoe 爵士、Rainsford Mowlem 和 Pomfret Kilner 也组织了其他的培训计划。在巴黎，耳鼻喉科医生 Fernand Lemaitre（1880—1958）在耳鼻喉及颌面外科国际诊所内建立了住院医师培训制度，并聘请了纽约哥伦比亚大学的整形外科教授 Eastman Sheehan（1885—1951）担任培训主管（图 2.20）。为期 2 年的培训包括紧张的课程讲座和实际的手术演示。无数来自欧洲各地和美国的参训者接受了培训，其中就包括后来负责米兰整形外科诊所的意大利人 Gustavo Sanvenero Rosselli。在美国，第一个培训计划由 Vilray Blairat 在圣路易斯华盛顿大学组织。

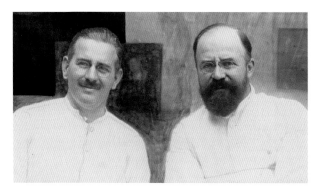

图 2.20　Fernand Lemaitre 和 Eastman Sheehan 于 1927 年在巴黎国际诊所的合影

学科协会的诞生

学科协会的目的是提高专业的科学化水平，并保护公众免受江湖骗子的侵害。第一个协会是美国口腔与整形外科医师协会，于 1921 年由 Truman Brophy（1848—1928）建立，他大力支持口腔科医生和整形外科医生之间的密切合作。最初的会员需要具备医学博士学位和口腔外科学博士学位。

欧洲的第一个协会是法国整形与美容外科学会（Société Francaisede Chirurgie Réparatrice Plastique et Esthétique），由来自波尔多的 Charles Claoué（1897—1957）和来自巴黎的 Louis Dartigues（1869—1940）于 1930 年成立。但该协会仅持续了 2 年时间。

1931 年，Jacques Maliniak（1889—1976）创立了美国整形外科医师协会。首个跨国协会是欧洲整形修复外科学会（Société Européenne de Chirurgie Structive），由比利时人 Maurice Coelst（1894—1963）（图 2.21）于 1936 年创建，旨在召集所有对这一新生学科感兴趣的专家们每年聚会一次[53]。其中 Structice 一词是由 Johannes Esser 创造出来的，他认为这个词比"plastic"更适合强调修复的概念。

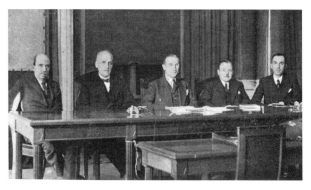

图 2.21　欧洲整形修复外科学会执行委员会成员，1936 年于布鲁塞尔。由左至右依次为：H. Gillies，J. F. S Esser，M. Coelst，P. Kilner，G. Sanvenero Rosselli

1937 年，Vilray Blair 组织美国整形外科医师委员会，对整形外科医生进行认证。

学术期刊

在美国整形外科医师协会成立(1931 年)的同时,比利时人 Maurice Coelst 创立了《整形外科评论》(*Revue de Chirurgie Plastique*)杂志(图 2.22),并担任编辑。这是第一部以整形外科为主题的杂志,在两次世界大战之间的整形外科发展的历史上发挥了重要作用。由于其国际编委会中包括了当时最有影响的整形外科医生,杂志发表过 Gillies、Maliniak 和 Rethi 所写的高质量论文,以及美国整形外科医师协会和法国整形与美容外科学会的汇编[54]。论文以作者首选的语言发表,并附英语、法语和德语摘要。

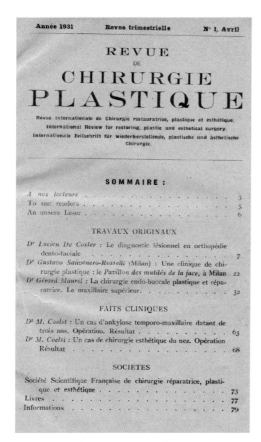

图 2.22　《整形外科评论》的创刊号,由 M. Coelst 于 1931 年发行

1935 年,《整形外科评论》更名为《欧洲整形外科》(*Européenne de Chirurgie Structive*),成为了欧洲整形修复外科学会的官方期刊。该期刊一直持续到 1938 年末(共 8 年),随后由于第二次世界大战爆发而停刊。

1946 年,《整形与重建外科学杂志》(*Plastic and Reconstructive Surgery Journal*)创立,由 Warren B Davis 担任主编。

整形外科被正式认定为一门独立专业的基础就此奠定。

战后的整形外科

在近代史中,新的重建手术获得了令人难以置信的发展,从 20 世纪 60 年代发现动脉化皮瓣开始,到 1889 年[55]由 Carl Manchot(1866—1932)临床定义了由单支血管滋养的皮肤血管区域(图 2.23),最终发展到微血管移植。最初由意大利人 Iginio Tansini(1855—1943)描述的肌皮瓣在手术实践中的应用[56](图 2.24),颅面部手术技术的引进,以及 Paul Tessier(1917—2008)[57]在 20 世纪 60 年代末期对其的发展,乳房重建的系统化,应用于美容和重建的脂肪移植技术[58],甚至最新的面部移植技术,都是这一领域的伟大成就。

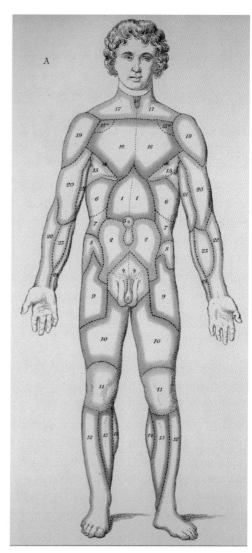

图 2.23　单一血管供养的皮肤血管区域。(*Reproduced from Manchot C.* Die Hautarterien des menschlichen Körpers. *Leipzig*:*Vogel*;*1889.*)

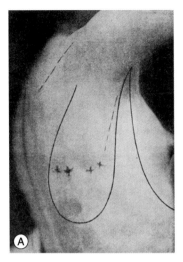
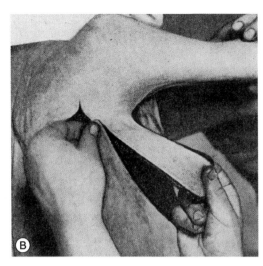
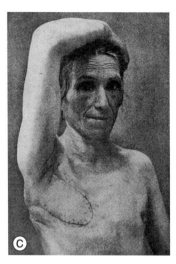

图 2.24　Tansini 描述的背阔肌肌皮瓣。(A)皮瓣设计。(B)皮瓣转移。(C)最终结果。(*Reproduced from Tansini I. Sopra il mio nuovo processo di amputazione della mammella. Gazz Med It 1906;57:141.*)

美容外科学

美容外科的起源

美容外科的历史始于 1845 年,当时 Johann F. Dieffenbach(1794—1847 年)描述了通过外切口缩小大而下垂的鼻部,其目的是调整鼻唇沟角度和缩小鼻部[59]。但他并未就该技术提供任何图解。几年后,拉脱维亚外科医生 Julius von Szymanowski(1829—1868 年)也进行了同样的手术,在其《手术手册》(*Operatzij poverchnosti...*)[60]中报告了这一手术,并展示了手术的插图。其强调了鼻唇沟角度的改变和手术的美学目标。

1881 年,纽约的外科医生 Edward Ely(1850—1885)对招风耳进行了矫正,并对鼻部外观进行了修整,这被认为是最早的纯粹美容手术之一[61]。

1887 年,来自罗切斯特的耳鼻喉科医生 John Orlando Roe(1848—1915)向纽约医学会成员展示了在局部麻醉和门诊手术室的条件下进行蒜头鼻(他命名为"狮子鼻")修整的可行性[62]。4 年后,他向同一协会提出了用剪刀去除鼻部驼峰的方法[63]。次年,纽约的普外科医生 Robert Weir(1838—1927)描述了通过鼻翼基底切除的方法来缩小鼻孔,降低过度凸出的鼻尖,后以他的名字命名为"Weir 术式"[64]。

在大洋彼岸的欧洲,鼻部美容整形手术在柏林开始发展,大约在同一时期,Jacques Joseph(1865—1934)将鼻部美容整形的手术步骤按照严格的顺序进行了整理,在近 100 年后的今天仍在使用,仅有微小的变化(图 2.25)。在至少 20 年的时间里,Joseph 引导着欧洲的鼻整形外科学,接受着来自世界各地最著名的患者。他的经验被编入一部不朽巨著《鼻整形及其他面部整形》(*Nasenplastik und sonstige Gesichtsplastik*)中,发表于 1931 年,历经数十年仍是一部无法超越的著作[65]。

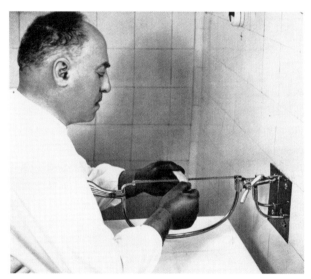

图 2.25　Jacques Joseph(1865—1934)正在雕刻一片将要置入鼻背部的象牙。(*Reproduced from Joseph J. Nasenplastik und sonstige Gesichtsplastik nebst einem Anhang über Mammaplastik. Leipzig:Kabitzsch;1931.*)

美容外科的发展

美容医生的问题

欧洲和美国美容外科的迅猛增长出现在两次世界大战之间。

由于个人形象的重要性,在 20 世纪初,特别是在两次世界大战期间,一大群庸医、江湖骗子和美容医生,纯粹出于商业目的活跃在美容院中。他们以美容外科医生的名义在报纸、女性杂志和黄页上做广告以吸引公众,激发欲望。他们承诺,只要支付相对较高的费用,在门诊进行简单、快捷的手术,就可获得更加迷人的美貌,并坚持认为美丽的面孔和鼻部对于求职时产生良好的第一印象或扩展社会关系至关重要[66]。

从事整形和美容手术的真正的整形外科医生,为了建立一个屏障来孤立纯美容外科医生,成立了整形外科协会(见上文)。不过,这并非易事,因为公众对美容手术的成功比重建手术的效果更感兴趣。

Charles C. Miller(1880—1950)就是一个例子。有人认为他是"寡廉鲜耻的江湖骗子",也有人称他为"现代美容外科学之父",因为他于1907年出版了美容外科手术的先驱之作《面部瑕疵的修整》(The Correction of Featural Imperfections),书中对重颏切除术、眼睑和鼻唇沟整形术等面部手术方法进行了图解[67]。Miller大量使用石蜡注射,认为它是改善鞍鼻的绝妙方法。在石蜡因造成局部(如石蜡瘤)和全身性(如肺栓塞、静脉炎)可怕的后遗症而被弃用后,他改用天然橡胶与杜仲胶混合并研磨来替代[68]。

另一个有争议的美容外科医生是Henry J. Schireson(1881—1949),他因为成功为一位英国女演员进行了手术而在美国名噪一时。除了这一成功的辉煌时刻,他尽是面临一系列因治疗不当引起的法律诉讼,最终导致他的执照被吊销了一段时间。在1944年,《时代》(Time)杂志称他为"庸医之王"。

那些受过培训的外科医生们付出了相当大的努力来为整形外科树立正面形象,他们用自己的才能将一个备受怀疑的领域转变为一个被人们所接受的外科学分支。在整形外科发展成型的阶段,Eastman Sheehan(1885—1951)、Jacques Maliniak(1889—1976)、Jerome P. Webster(1888—1974)、Vilray Blair(1871—1955)、FerrisSmith(1884—1957)等都在塑造整形外科专业性和公众形象方面起到了重要的作用。1935年,巴黎勒梅特国际诊所(Lemaître's International Clinic)的课程导师Sheehan(图2.20)被推选为美国整形外科医师协会主席,尽管他因为被许多美国同事认为是个善于追名逐利的人而备受争议。Maliniak留给人们最深刻的印象是在1931年创立了美国整形外科医师协会,同时他还是一位多产作家,出版过《活体雕塑》(Sculpture in the Living)(1934)[69]和《鼻整形与面部轮廓修复》(Rhinoplasty and Restoration of Facial Contour)(1947)[70],并在纽约进行了重要的美容外科实践,主要是鼻部与乳房。Webster是美国整形外科学的奠基人之一,是一名在修复重建及美容外科领域均才华横溢的外科医生。Smith是巴黎勒梅特国际诊所的课程导师,在1928年出版的《头颈重建外科学》(Reconstructive Surgery of the Head and Neck)中编写了鼻部美容手术章节[71]。

在巴黎,活跃的女权主义者、欧洲职业妇女福利互助会俱乐部创始人Suzanne Noël(1878—1954)在非常排外的第16区成功独立开业。她的手术简单而有效,主要是面部年轻化治疗,并完全在门诊手术室进行(图2.26),而腹壁整形或乳房整形这类大手术则在一家私人诊所进行。1926年,她出版了《美容手术及其社会作用》(La Chirurgie Esthétique. Son Rôle Sociale)一书,这是第一部关于美容主题的教科书,也是第一部由女性编写的著作[72]。1928年,她被授予荣誉军团勋章。巴黎美容外科医生的领头人Raymond Passot(1886—1933)在乳房下垂、腹部和面部年轻化手术方面开发了许多创新技术,他在1931年出版的著作《纯美容手术》(La Chirurgie Esthétique Pure)广泛展示了美容外科领域的手术[73](图

2.27)。另一位巴黎的美容外科医生Julien Bourguet(1876—1952)因1929年首次报道经结膜入路矫正睑袋的方法而享有盛名[74]。

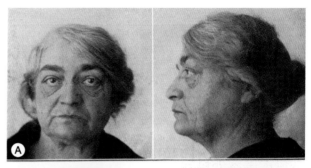
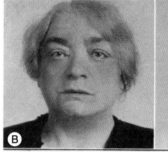
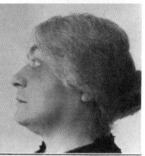

图2.26   Suzanne Noël(1878—1954)在1925年进行的面部提升术的效果。(Reproduced from Noël S. La Chirurgie Esthétique. Son rôle Sociale. Paris;Masson,1926.)

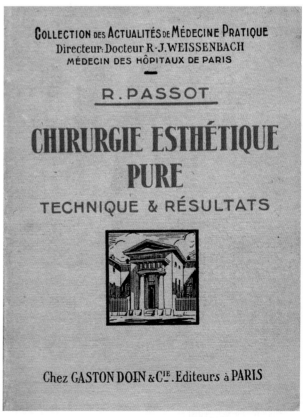

图2.27   Raymond Passot(1886—1933)的美容外科学著作,出版于1931年

在柏林，Jacques Joseph 进行了各种各样的整容手术，包括鼻整形、耳整形、面部提升和乳房整形[75]。Eugen Holländer(1867—1932) 被认为是第一个对面部提升术进行报道的人。"作为女性说服艺术的牺牲品，几年前，我沿着发际线和老化皱纹的自然皱褶切除了一块皮肤，并使下垂的脸颊恢复活力，以满足旁观者的需求。"[75] 在随后的一篇论文中，Holländer 确认该手术发生在 1901 年，患者是一名波兰贵族。

在同一篇论文中，Holländer 还展示了他用脂肪注射的方法治疗过的两例面部萎缩的患者，这也是此类手术在文献中的首次报道。

战后的美容外科学

第二次世界大战结束后，美容外科取得了显著的进展。世界各地的整形外科医生的数量逐渐增加，专业范围也有所扩大。鼻部、面部、颈部、眼睑、耳、颏、乳房和腹部等部位的整形手术质量得到了较大程度的提高。学界开发了新的手术，解决了无数美容问题。乳房发育不良的治疗就是典型的例子。多年以来，医生一直采用石蜡、海绵假体、脂肪移植或液体硅胶填充的方法来治疗，效果差或外观不佳。20 世纪 60 年代中期，硅胶乳房假体开始用于临床，这是第一个令人信服的解决方案。吸脂术于 20 世纪 80 年代中期出现，并很快成为最流行的手术干预措施之一。面部提升、填充剂、肉毒毒素和脂肪注射有利于改善面部年轻化的需求。

参考文献

1. Tagliacozzi G. *De Curtorum Chirurgia per Insitionem*. Venice: Bindoni; 1597:43.
2. Majno G. *The Healing Hand. Man and Wound in the Ancient World*. Cambridge: Harvard University Press; 1982.
3. Breasted JH. *The Edwin Smith Surgical Papyrus*. Published in facsimile and hieroglyphic transliteration with translation and commentary. Chicago: University of Chicago Press; 1930
4. Thompson RC. Assyrian prescriptions for treating bruises or swellings. *Am J Semitic Lang Lit*. 1930;47:1–25.
5. Ballantyne JW. The teratological records of Chaldea. *Teratologia*. 1894;1:127–142.
6. Keegan DF. *Rhinoplastic Operations with a Description of Recent Improvements in the Indian method*. London: Baillière Tindall & Cox; 1900.
7. Sykes PJ, Santoni-Rugiu P, Mazzola RF. Nicolò Manuzzi (1639–1717) and the first report of the Indian Rhinoplasty. *J Plast Reconstr Aesth Surg*. 2010;63:247–250.
8. BL. Letter to the editor. *Gentleman's Magazine*. 1794;64:891–892.
9. Dunkas N, ed. *The Works of Hippocrates*. Athens: Diachronic Publications; 1998.
10. Gurlt EJ. *Geschichte der Chirurgie und ihrer Ausübung*. Berlin: Hirschwald; 1898.
11. Celsus AC. *De Medicina, Libri VIII*. Florence: Nicolaus Laurentius; 1478.
12. Lascaratos J, Cohen M, Voros D. Plastic surgery of the face in Byzantium in the fourth century. *Plast Reconstr Surg*. 1998;102:1274–1280.
13. Briau R. *La Chirurgie de Paul d'Égine. Text Grec … avec Traduction Française en regard*. Paris: Masson; 1855.
14. Gurunluoglu R, Gurunluoglu A. Paulus Aegineta, a Seventh Century Encyclopedist and Surgeon: his Role in the History of Plastic Surgery. *Plast Reconstr Surg*. 2001;108:2072–2079.
15. Tabanelli M. *Tecniche e Strumenti Chirurgici del XIII e XIV secolo*. Firenze: Olschki; 1973.
16. Paré A. *Les Oeuvres*. Paris: Buon; 1575.
17. Bartisch G. *Ophthalmodouleia, das is Augendienst*. Dresden: Stöckel; 1583.
18. Gnudi MT, Webster JP. *The Life and Time of Gaspare Tagliacozzi*. New York: Reichner; 1950.
19. Fioravanti L. *Il Tesoro della Vita Humana*. Venice: Sessa; 1570.
20. Cortesi GB. *Miscellaneorum Medicinalium Decades Denae*. Messina: Brea; 1625.
21. Carpue JC. *An Account of Two Successful Operations for Restoring a Lost Nose from the Integuments of the Forehead, in the Case of Two Officers of his Majesty's Army*. London: Longman, Hurst; 1816.
22. Gräfe CF. *Rhinoplastik: oder die Kunst den Verlust der Nase organisch zu ersetzen*. Berlin: Realschulbuchhandlung; 1818.
23. Dieffenbach JF. *Chirurgiche Erfahrungen*. Berlin: Enslin; 1829–1834.
24. Delpech JM. Sur l'opération de la rhinoplastique. In: Delpech JM, ed. *Chirurgie Clinique de Montpellier*. Vol. II. Paris: Gabon; 1828:221.
25. Pancoast J. *A Treatise on Operative Surgery; comprising a Description of the Various Processes of the Art, including All New Operations*. Philadelphia: Carey and Hart; 1844.
26. Balassa J. *Uj Mütétmodorok az Orrképlés Körül két Kòresettel és Tizenegy Köre rajzolt Tàblàval*. Pest: Emich; 1863.
27. Sabattini P. *Cenno storico dell'origine e progressi della Rinoplastica e Cheiloplastica seguita dalla descrizione di queste operazioni praticamente eseguite sopra un solo individuo*. Bologna: Belle Arti; 1838.
28. Nélaton C, Ombrédanne L. *La Rhinoplastie*. Paris: Steinheil; 1904.
29. McDowell F. History of rhinoplasty. *Aesth Plast Surg*. 1978;1:321–348.
30. Rogers BO. Nasal reconstruction 150 years ago: aesthetic and other problems. *Aesth Plast Surg*. 1981;5:283–327.
31. Mazzola RF. Reconstruction of the nose. A historical review. *Handchir Mikrochir Plast Chir*. 2007;39:181–188.
32. Gräfe CF. Die Gaumennaht, ein neuentdecktes Mittel gegen angeborene Fehler der Sprache. *J Chir Augenheilk*. 1820;1:1–54.
33. Roux PJ. Observation sur une division congénitale du voile du palais et de la luette guérie au moyen d'une opération analogue à celle du bec de lièvre. *J Univers Sci Med*. 1819;16:356.
34. Langenbeck BRC. Die Uranoplastik mittelst Ablösung des mucös-periostalen Gaumenüberzuges. *Arch kl Chir*. 1862;2:205–287.
35. Malgaigne JF. Nouvelle Méthode pour l'opération du bec de lièvre. *J Chir*. 1844;2:1–6.
36. Mirault G. Lettre sur l'opération du bec de lièvre. *J Chir*. 1844;2:257–263.
37. Mazzola RF, Lupo G. Evolving concepts in lip reconstruction. *Clin Plast Surg*. 1984;11:583–617.
38. Mazzola RF, Hueston JT. A forgotten innovator in facial reconstruction: Pietro Sabattini. *Plast Reconstr Surg*. 1990;85:621–626.
39. Bruns V von. *Chirurgischer Atlas. Bildliche Darstellung der chirurgischen Krankheiten und der zu ihrer Heilung erforderlichen Instrumente, Bandagen und Operationen. II Abt. Kau- u. Geschmaks-Organ*. Tübingen: Laupp; 1857–1860.
40. Fricke JCG. *Die Bildung neuer Augenlider (Blepharoplastik) nach Zerstörungen und dadurch hervorgebrachten Auswärtswendungen derselben*. Hamburg: Perthes und Besser; 1829.
41. Klasen HJ. *History of Free Skin Grafting*. Berlin: Springer; 1981.
42. Baronio G. *Degli Innesti Animali*. Milan: Stamperia del Genio; 1804.
43. Baronio G. *On Grafting of Animals*. Boston: Boston Medical Library; 1985.
44. Reverdin JL. Greffe Epidermique. Expérience faite dans le Service de M. le Docteur Guyon à l'Hôpital Necker. *Bull Soc Imp Chir Paris*. 1870;2 sér, 10:511–515.
45. Ollier LXEL. Greffes Cutanées ou Autoplastiques. *Bull Acad Méd*. 1872;1:243–250.
46. Thiersch C. Über die feineren anatomischen Veränderungen bei Aufheilung von Haut auf Granulationen. *Verh deutsch Ges Chir*. 1874;3:69–75.
47. Wolfe JR. A new method of performing plastic operations. *Br Med J*. 1875;2:360–361.
48. Filatov VP. Plastika na kruglom steb (Plastic procedure using a round pedicle). *Vestnik Oftalmol*. 1917;34:149–158.
49. Gillies HD. *Plastic Surgery of the Face*. London: Frowde, Hodder and Stoughton; 1920.
50. Lexer E. *Wiederherstellungschirurgie*. Leipzig: Barth; 1920.
51. Esser JFS. *Die Rotation der Wange und allgemeine Bemerkungen bei chirurgischer Gesichtsplastik*. Leipzig: Vogel; 1918.
52. Esser JFS. *Biological or Artery Flaps of the Face*. Monaco: Institut Esser de Chirurgie Structive; 1935.

53. Mazzola RF, Kon M. EURAPS at 20 years. A brief history of European Plastic Surgery from the "Société Européenne de Chirurgie Structive" to the "European Association of Plastic Surgeons" (EURAPS). *J Plast Reconstr Aesthet Surg.* 2010;65:888–895.

54. Rogers BO. U.S. plastic surgeons who contributed to the Revue de Chirurgie Plastique and the Revue de Chirurgie Structive (1931–1938): "Giants" in our specialty. *Aesthetic Plast Surg.* 1999;23:252–259.

55. Manchot C. *Die Hautarterien des menschlichen Körpers.* Leipzig: Vogel; 1889.

56. Tansini I. Sopra il mio nuovo processo di amputazione della mammella. *Gazz Med It.* 1906;57:141.

57. Tessier P, Guiot G, Rougerie J, et al. Ostéotomies cranio-naso-orbito-faciales. *Hypertélorisme Ann Chir Plast.* 1912;669–712.

58. Mazzola RF, Mazzola IC. History of fat grafting. From ram fat to stem cells. *Clin Plastic Surg.* 2015;42:147–153.

59. Dieffenbach JF. *Die operative Chirurgie.* Leipzig: Brockhaus; 1845.

60. Szymanowski J von. Operatzij na poverchnosti Tchelovetcheskago Tela. Kiev: Davidenko; 1865.

61. Rogers BO. A chronologic history of cosmetic surgery. *Bull NY Acad Med.* 1971;47:265–302.

62. Roe JO. The deformity termed "Pug-Nose" and its correction by a simple operation. *Med Rec.* 1887;31:621–623.

63. Roe JO. The correction of angular deformities of the nose by a sub-cutaneous operation. *Med Rec.* 1891;40:57–59.

64. Weir RF. On restoring sunken noses without scarring the face. *NY Med J.* 1892;56:449–454.

65. Joseph J. *Nasenplastik und sonstige Gesichtsplastik nebst einem Anhang über Mammaplastik.* Leipzig: Kabitzsch; 1931.

66. Haiken E. *Venus Envy. A History of Cosmetic Surgery.* Baltimore: Hopkins University Press; 1997.

67. Miller CC. *Cosmetic Surgery. The Correction of Featural Imperfections.* Chicago: Oak Printing; 1907.

68. Miller CC. *Rubber and Gutta-Percha Injections.* Chicago: Oak Printing; 1923.

69. Maliniak JW. *Sculpture in the Living.* New York: Pierson; 1934.

70. Maliniak JW. *Rhinoplasty and Restoration of Facial Contour.* Philadelphia: Davis; 1947.

71. Smith F. *Reconstructive Surgery of the Head and Neck.* New York: Nelson; 1928.

72. Nöel S. *La Chirurgie Esthétique. Son rôle sociale.* Paris: Masson; 1926.

73. Passot R. *La Chirurgie Esthétique pure. Technique et Résultats.* Paris: Doin; 1931.

74. Bourguet J. Notre traitement chirurgical de «poches» sous les yeux sans cicatrice. *Arch Fr Belg Chir.* 1928;31:133–136.

75. Holländer E. Die kosmetische Chirurgie. In: Joseph M, ed. *Handbuch der Kosmetik.* Leipzig: Von Veit; 1912.

推荐阅读

Aufricht G. Development of Plastic Surgery in the United States. *Plast Reconstr Surg.* 1946;1:3–25.

Mazzola RF. History of Esthetic Rhinoplasty. In: Peled IJ, Manders EK, eds. *Esthetic Surgery of the Face.* London: Taylor & Francis; 2004:171–189.

McDowell F. *The Source Book of Plastic Surgery.* Baltimore: Williams & Wilkins; 1977.

Santoni-Rugiu P, Sykes PJ. *A History of Plastic Surgery.* Berlin: Springer; 2007.

第 3 章

美容外科与微创治疗的心理学问题

David B. Sarwer and Mark B. Constantian

概要

- 过去 20 年,旨在改善容貌而接受整形手术和微创医学治疗的人数急剧增加。
- 长久以来,整形外科医生一直感兴趣于促使患者进行整形手术的心理因素以及观察到术后心理变化。
- 本文献的早期报道指出,大多数对通过美容手术改变容貌感兴趣的人都患有一系列精神病理疾病。
- 最近对患者的调查主要集中在精神病理学状况和其他动机上。
- 对身体形象的不满通常被认为是手术最强烈的动机之一。然而,对于一些患者而言,这种不满可能很严重,并提示存在身体变形障碍或其他形式的具有身体意象成分的精神病理学状况。因此,这些情况可能与整形外科医生最为相关。

美容外科与微创治疗的普及

根据美国整形外科学会的数据,2014 年进行了 1 560 万例美容手术和微创治疗[1]。其中绝大多数(近 1 400 万例)是微创手术,如注射肉毒毒素和软组织填充剂。超过 160 万是传统的美容手术,如隆乳和隆鼻。自 2000 年以来,美容手术的总数增加了 111%[1]。虽然这些数字反映了美容手术的普及,但其可能低估了美国每年进行的美容手术的真实数量,这是由于现在除整形外科以外的医生也提供了许多此类治疗。

美容手术和微创治疗的流行可能有很多原因[2,3]。许多治疗比以前更安全,恢复时间更短。较短的恢复周期以及较低的微创治疗费用,促进了它们在过去 10 年的快速增长。美容手术很容易成为直接面向消费者的广告。在大多数大城市,这些手术的广告经常出现在广告牌和当地杂志上。这种营销可能对增长起到了推动作用。更大的大众媒体和娱乐业也可能做出了贡献。美容手术一直是女性(和男性)时尚和美容杂志的热门话题,这些杂志上的文章经常描述该领域的最新进展。过去 10 年,整形手术在电视上的报道也达到了前所未有的程度,既有传统媒体的报道,也有电视真人秀节目的聚焦[5]。与此同时,越来越多的名人公开披露了他们的整容经历,这是几十年前好莱坞从未出现过的现象。这些更为明显的影响与杂志、电视节目、电影和互联网上对完美身材持续不断的描绘形成了鲜明对比。最终的结果是,消费者不得不接触到对美的描述,以及医疗美容是身体完美之路的一部分的信息。

对于美容手术的增长也有其他可能的解释。有关身体吸引力的进化理论可能起到了一定作用。该理论认为,具有生殖潜力的身体特征往往被认为最具身体吸引力。许多面部美容手术都是为了帮助一个人看起来更年轻,或者增强其面部对称性,这是身体吸引力的关键标志。吸脂和腹壁成形术可以降低一个人的腰臀比,这是另一个证明生殖潜力和身体吸引力的"信号"。

社会心理学对外貌在日常生活中的作用的研究也可被用于了解美容手术以及其他增强外貌的行为的发展。这类研究结果反复表明,长得好看的人在一生中会被认为具有更多积极的人格特征,并在一系列社会场合中受到优待[6]。考虑到这一点,对美容手术和微创治疗的兴趣与其他自我提升策略(如健康饮食和定期锻炼)有相似之处[7]。

对美容手术和微创治疗感兴趣患者的心理社会特征

过去 60 年,对美容手术和微创治疗的心理方面的研究取得了很大的进展[8]。许多研究调查了接受这类手术的患者的心理特征;其他人则研究了这些特征与治疗结果的关系。这一问题的最初研究由整形外科医生与精神病医生（其中许多人似乎是从心理动力学理论方向工作的）合作进行，包括在手术前对患者进行临床访谈。这些研究将大量患者描述为患有严重的精神疾病，这或许并不令人感到惊讶[9,10]。大量的个体被描述为患有抑郁症、人格障碍（典型的自恋型人格障碍）甚至精神分裂症。许多早期的报告也包含了对无意识冲突和不良父母关系在决定寻求手术中的作用的详细解释。然而，没有证据表明这种解释在确定患者是否适合手术时是有效或有用的[11,12]。正如人们可以预期的那样，那些遭受这些问题的患者被认为可能经历较差的术后心理结果。

自20世纪80年代以来进行的研究通常包括对人格特征的心理测量，而不是对潜在患者的临床访谈。与之前的调查相比，这些研究发现的精神病理学状况通常更少[13-16]。然而，这两组研究都存在方法学问题，这使得对这些相互矛盾的发现的解释变得困难[11,12,17]。因此，学界对美容手术患者的精神病理学发病率仍知之甚少。也许更重要的是，除少数个例外，术前精神病理学状况和术后结果之间的关系基本上是未知的。

关于美容手术患者的社会心理特征的当代研究大多集中在两个问题上。第一个是参与这类手术的人的动机；对身体形象的不满被认为是这些动机的核心。第二是是否出现正式的精神病理和是否存在严重的精神疾病，使患者不适合接受美容治疗。

对身体形象的不满是医疗美容的动机

患者带着各种各样的动机来接受美容治疗。这些动机被描述为内在的（如提高自尊的愿望）或外在的（如为了寻找一个浪漫的伴侣而做手术）[18]。尽管患者可能很难向他人（包括朋友、家人和治疗医生）表达他们手术的具体动机，但那些有内在动机的患者被认为更有可能实现他们的术后预期[19]。

对身体形象的不满被认为是进行美容手术最常见的动机。过去几十年，人们对身体意象的心理建构越来越感兴趣[20]。身体形象有几种定义，一个常用的定义是，身体形象由与身体和身体体验相关的知觉、思想和感觉组成。虽然这一定义描述了该结构的多维本质，但它没有强调身体形象的行为，如通过美容手术改变一个人的外表的动机。Cash和Smolak将身体形象描述为"具体化的心理体验"[21]。这一描述传达了身体形象在更大的心理结构中扮演的重要角色，如生活质量。

身体形象被认为有助于提升自尊和生活质量[22,23]。关于身体形象的早期研究大多集中在饮食失调患者的体重和体型方面。20世纪90年代，随着对全球肥胖问题的研究逐渐成熟，超重和肥胖个体的身体形象问题越来越受到关注[24]。身体形象问题可以被认为是全局的和具体的。对身体形象的不满通常与体重有关[22]。然而，这种联系并不如人们直觉所认为的那样强。这一发现与身体形象理论相一致，后者认为，一个人对身体的看法与其外表的客观现实之间可能没有什么关系[21]。

无论体重如何，大多数人都更关注自己的外貌特征。这在接受美容手术的人当中尤其如此，他们经常报告对某一特定特征的不满，而不是对他们整个身体的更全面的不满。女性通常比男性对自己的身体形象更不满意[23]。不同种族之间也存在差异。与白人女性相比，非裔美国女性对自身形象的不满通常较少。在少数民族中，对身体形象的不满似乎与对更加西化的生活方式的文化适应程度有关。

在西方社会，某种程度上对身体形象的不满似乎是"规范的"，这可能是由于社会普遍强调瘦是理想体型的结果。人们认为，对身体形象的不满会激发一些美化外表的行为，包括减肥、体育锻炼、购买时尚和化妆品，以及美容手术[24]。对身体形象的不满，及其在美容医学治疗中的作用的追求，一直是近年来许多美容手术患者研究的焦点[25-27]。寻求美容手术的个体通常报告术前对身体形象的不满[7,28-31]。例如，与其他不做隆乳手术的小乳女性相比，接受隆乳手术的女性对自己的乳房更不满意[13,15]。同样，与那些年龄及性别相同、寻求不改变外观的手术的对照组相比，对鼻整形术感兴趣的个体报告了更多的外观关注[32]。因此，某种程度的身体形象不满意被认为是美容手术的先决条件。与此同时，身体形象不满，特别是影响日常功能的极端身体形象不满，是一些精神障碍的症状。这些症状包括进食障碍、社交焦虑障碍和性别焦虑。虽然所有精神疾病都可能出现在接受美容治疗的大量人群中，但与美容治疗最相关的精神疾病可能是身体畸形障碍。与此同时，饮食失调和抑郁症也值得特别关注。

对美容手术和微创治疗感兴趣的患者的正式精神病理学研究

躯体变形障碍

躯体变形障碍（body dysmorphic disorder，BDD）的特征是专注于轻微或难以察觉的外表缺陷，这类缺陷与强迫性思维和行为有关，并导致日常生活活动的中断[33]。在20世纪60年代和70年代的整形外科和皮肤病学文献中，出现了可能患有这类疾病的病例报道，这类患者被描述为"轻微畸形"或"贪得无厌"的患者[34-37]。这些病例报道出现在BDD被正式认定为精神障碍的近20年前，详细描述了要求进行多种手术以改善轻微或想象中的外观缺陷的患者；大多数报道这些患者对术后治疗也有明显不满。

在美容治疗环境中识别和诊断BDD可能具有挑战性[38,39]。根据DSM-5对BDD的首个诊断标准，一个人必须全神贯注于一个或多个可感知到的外观缺陷，这些缺陷要么是"轻微的"，要么是别人难以察觉的[33]。大多数接受美容治疗的患者都有"正常"的特征，但他们希望增强这些特征；其他患者可能希望矫正一些轻微的缺陷。因此，大多数患者能够满足这一标准。

第二个诊断标准描述了对重复的、注重外表的行为的投入，如与他人比较自己的外表，或者反复在镜子前检查自己的外表。很多美容患者都有这种行为；另一些人则表示，他们花了大量时间查看名人的照片，以便找到他们希望的特定特征的例子。寻求美容治疗的个人宣称，自我意识在社交场合或在他感到的"缺陷"可能更容易被其他人注意到的情况下并不罕见（例如，当有人在餐馆里坐在自己身边时，一个女人担忧她的鼻子大小可能报告自我意识）。尽管如此，其他人可能会避免这种情况或从事伪装行为。这些问题和行为的例子虽然表明了对身体形象不满意，但可能不符合 BDD 的第三个标准（在社会、职场或其他重要功能领域经历临床显著的痛苦或损害）。然而，如果患者因鼻子出现焦虑和抑郁症状，或因外表问题而在社会上被孤立或无法工作，则可能符合诊断标准。因此，在美容手术中，患者所经历的痛苦和功能损伤的程度很可能将美容手术患者与实际患有 BDD 的患者区分开来[38,39]。

美容治疗人群中 BDD 的发病率

许多研究调查了美容手术患者的 BDD 发生率[40]。据报道，在美国样本中，比例为 7%～13%[2,41,42]。多项国际研究报告的发病率为 2.9%～53%[43-51]。BDD 发病率最高的研究通常使用未指定的临床访谈来确定诊断。因此，人们担心这些结果的有效性。采用更严格方法的国际研究发现，这一比例为 3.2%～16%。

有 7 项研究调查了寻求鼻整形术患者的 BDD 发生率，报告的发生率为 12%～33%[52-56]。鼻整形患者中报告的高发病率并不令人惊讶，因为鼻部是 BDD 患者最常见的关注领域之一[57]。在 13 名因多汗症寻求注射肉毒毒素的患者中，23% 符合 BDD 的标准[58]。在一项对澳大利亚 137 名患者的研究中，2.9% 符合 BDD 标准[43]。研究人员还将他们的注意力转向了评估寻求不太常见手术的患者的 BDD，包括要求生殖器整形手术。Veale 及其同事发现，18% 的接受阴唇成形术的女性符合诊断标准[59,60]。

BDD 在寻求皮肤科治疗的人群中同样常见，发病率一般为 4.2%～15%[50,61-68]。接受异维甲酸治疗的痤疮患者，其符合 BDD 标准的可能性是对照组的两倍[66]，鉴于自杀与该疗法的使用之间的关联，以及 BDD 患者中报告的高自杀意念和企图自杀的比率，这一发现很有意义[69]。

学界对寻求重建手术的人也进行了 BDD 研究。3 项研究调查了寻求整形外科手术（如瘢痕修复和乳房再造）的人群中 BDD 的比例，2%～16% 的患者报告称，他们对自己符合 BDD 的标准感到痛苦或担忧[41,42,70]。最近的一项研究调查了 188 名接受乳房切除术后乳房再造的女性 BDD 症状；17% 符合 BDD 标准，接受延迟再造（相对于即刻再造）的女性更有可能符合标准[71]。虽然由于乳房切除术而导致实际乳房畸形的女性可能不符合 BDD 的全部标准，但具有客观缺陷的个体可能会专注于自己的外观，并经历显著的痛苦和功能障碍。

BDD 患者接受医疗美容的情况

一些研究调查了 BDD 确诊患者的整容史[72,74]。在最早的一项研究中，48% 的 BDD 患者报告曾寻求过美容或皮肤科治疗，其中 26% 的人经历过一次或多次美容手术[74]。两项较大的研究表明，70% 以上的患者曾寻求过美容治疗，64% 以上的患者曾接受过美容治疗[72,73]。这些报告并不特别令人惊讶。患有 BDD 的人认为，他们的外表确实存在缺陷，这通常带有强烈的妄想。很多人认为，减少外貌困扰的唯一方法就是通过美容治疗来改变自己的外貌。事实上，BDD 患者寻求皮肤科医生、辅助专业人员和整形外科医生治疗的可能性几乎与寻求心理学家或精神科医生的可能性一样大[75]。

虽然许多 BDD 患者能够获得美容治疗，但相当大比例的人报告称，他们无法得到想要的治疗。调查显示，80% 的整形外科医生和 62% 的皮肤科医生拒绝为那些被认为患有 BDD 的人实施美容手术[76,77]。然而，在当今竞争激烈的整形手术市场上，BDD 患者如果被某家医疗机构拒绝治疗，就会进行"医生选购"，直到他们找到愿意为他们进行所需手术的医疗机构。

在某些情况下，BDD 患者可能会对他们所感知到的外观缺陷感到非常痛苦，以至于他们会自己动手，进行"DIY"（do-it-yourself）手术[78,79]。

BDD 患者的美容治疗结果

患有 BDD 的人通常相信，美容治疗可以缓解他们与外表有关的专注和痛苦。然而，有证据表明，美容治疗很少能改善 BDD，患者往往对治疗结果不满意[72,74,78,79]。例如，一项对 200 名 BDD 患者进行的研究发现，在 528 例手术中，只有 3.6% 的手术改善了 BDD 的整体症状[72]。

很少有研究对 BDD 患者的美容治疗结果进行前瞻性研究。Tignol 及其同事[80] 评估了 24 名寻求最小外观缺陷治疗的美容手术患者；其中 10 例患者术前被诊断为 BDD。五年后，10 名患者中有 7 名接受了美容手术。在这 7 例中，只有 1 例报告缓解，而其他 6 例继续符合 BDD 的诊断标准。在 5 名患者中出现了新的关注领域。一项对 166 名寻求鼻整形的患者进行的前瞻性研究发现，更严重的术前 BDD 症状预示着对术后治疗的不满[81]。同样，一项对 127 名接受过美容治疗的女性进行的研究表明，与 BDD 症状水平较低的女性相比，BDD 症状水平较高的女性更有可能对其治疗结果不满意，更有可能在美容治疗中被拒绝[82]。Phillips 等人对 161 名 BDD 患者进行了一项前瞻性、自然观察的研究，发现接受美容治疗并不能预测 BDD 在 1 年后的缓解情况[83]。总体而言，这些发现与 BDD 患者美容治疗后不良预后可能性的回顾性报告一致。

相反，最近的两项研究表明，一些 BDD 患者可能会从美容治疗中受益。一项前瞻性研究对 31 名寻求并接受鼻整形手术的轻度至中度 BDD 患者进行了研究，发现 81% 的患者术后 BDD 症状完全缓解；90% 对术后结果满意[84]。然而，这项研究有一些显著的局限性，如样本太小，纳入的患者被认为有"明显的鼻畸形"（这让人怀疑他们是否符合 BDD 的诊断标准）。因此，鼻整形术有利于轻度至中度 BDD 患者的结论可能是没有依据的[85]。另一项近期对寻求阴唇成形术的女性（$n=49$）进行的前瞻性研究发现，其中 9 人通过术前自我报告和临床访谈符合 BDD 标准，其中 8 人在术后 3 个月的评估 BDD 症状缓解[60]，4 人报告了 BDD 的长期缓解。有趣的是，一名女性术后仍然符合 BDD 的标准，因为她有另外的外观问题（鼻部），但她对自己的阴唇成形术表示满意。

除了不良结果和对治疗不满的风险外，BDD 患者的自杀风险也很高。BDD 患者的年平均自杀未遂率为 2.6%，而平均自杀意念率为 57.8%[69]。未达到的美容治疗预期可能会激发一些 BDD 患者的自杀意念和/或自杀企图。治疗医生在有意或无意地对 BDD 患者进行美容手术时也会面临风险。至少，BDD 患者可能对医疗机构及其工作人员而言，表现为"困难"或难以管理[86,87]。服务提供者也可能面临法律风险，因为 BDD 患者威胁或对其治疗医生提起法律诉讼[42,76,77]。对美容治疗提供者的调查表明，9%~29% 的医生曾受到 BDD 患者的法律威胁[76,77]。2% 的美容和皮肤外科医生报告称，他们受到 BDD 患者的人身伤害威胁。不幸的是，一些医生曾被患有或疑似患有 BDD 的患者谋杀[88]。

由于对患者和提供者的安全风险，以及 BDD 患者的美容治疗效果通常很差的证据，BDD 似乎是美容治疗的禁忌证。鉴于 BDD 患者经常寻求美容治疗，建议在美容治疗环境中进行 BDD 筛查。

BDD 患者的临床表现

关于身体意象和身体变形障碍文献中出现了许多尚未回答的问题：①是什么驱使特征正常或有轻微畸形的患者在身体的一个或多个部位反复进行整形手术？②为何术前畸形程度与其引发的手术驱动力相关性往往如此之差？③为什么经历过多次美容手术的患者对他们的手术结果如此不满意，即使它们看起来很成功？④如果躯体变形障碍是由媒体和流行文化对美丽和苗条的痴迷驱动的，为什么一些重建患者同样难以取悦？[88]⑤为什么有些术后患者会变得如此非理性的愤怒，以至于失去理性？⑥最后，为什么这些不开心的患者的家庭关系不稳定？

20 年前，本章作者之一 Mark B. Constantian 看到 3 位患者在相对较短的时间内连续接受了修复鼻手术后的混乱的术后疗程——双重讽刺的是，每个患者的手术结果都完全成功。第一位患者是大学教授，她辞职遁世，因为她相信自己重建的鼻子现在正对着天花板。无论是逻辑推理还是摄影分析，她都感到伤心欲绝。当作者建议她不要做进一步的手术时，她写了一封信，信的结尾写道："我感到了深深的背叛……你夺走了我的家人、朋友和生活的乐趣。"第二位患者是一位内科医生的妻子，她在手术后躲在卧室里好几个月，因为可以感觉到但看不见的鼻畸形，她无法自理，也无法照顾家人。第三位患者放弃了自己的事业，酗酒严重，并试图截肢他重建的鼻子，但没有成功[78]。所有这些患者术前看起来都是很好的手术对象，但术后却显示自己符合 BDD 的诊断标准。术后，他们无法安心，所有人都确信他们的结果是失败的，并确信他们需要额外的手术。

不久后，一位年轻男子来做二次隆鼻手术，他说："我有身体畸形，但现在已经恢复了。"在他的治疗师的同意下，本

章作者之一 Mark B. Constantian 为其进行了鼻整形手术。术后病程平稳。后来，这位外科医生要求写一封信，描述其身体畸形恐惧症的经历，因为大多数外科医生从未治疗过康复的患者。他以长达 4 页、单倍行距的自传，记录了他紧张而痛苦的童年，父亲的遗弃，虐待孩子的继父无情地嘲笑孩子的鼻子，家庭的疏远，哥哥的自杀，滥用药物，以及母亲的遗弃。这一观察结果引发了对 BDD 与儿童虐待或忽视之间关系的进一步猜测，随后在文献中进行了报道[88]。

这一假设导致了对 20 名具有相似个人和家庭特征的继发性鼻整形患者的报告，他们总共接受了 134 次鼻整形，平均每人近 7 次[90]。所有人都经历了多次鼻整形和其他美容手术；他们是完美主义者，苛求和沮丧；他们之中 80% 原来没有做过手术的鼻梁都是笔直而对称的。当被问及"你为什么做手术？"时，他们给出了这样的回答："因为我的鼻子不够完美"；"因为我母亲希望我像她一样漂亮"；"因为我妈妈告诉我，你是我见过的最丑的婴儿"；也许最令人悲伤的回答是"我做了手术，所以人们会爱我。"

这些观察导致了对 100 例继发鼻整形患者的社会心理史的进一步研究[91,92]。一半的患者最初鼻不有背峰（鼻整形最常见的动机），一半的患者最初鼻子是直的。29 名患者的鼻部笔直，功能正常，患者知道这是正常的；但他们还是做了手术。数据表明，畸形越小，患抑郁症、儿童创伤史的可能性越大，患者对手术结果的满意度越低。相比最初是驼峰鼻的患者，最初是直鼻的二次鼻整形术患者接受的手术次数和创伤发生率是前者的 3 倍。在 29 名接受过 3 次以上任何类型的美容手术，第一次隆鼻手术的动机是使一个主观上正常的鼻子趋于"完美"（躯体变形障碍的定义）的抑郁症患者中，童年创伤的患病率高达惊人的 93%。一次手术后手术满意率仅为 3%。随后的研究表明，许多鼻修复手术患者也筛查出创伤后应激障碍阳性，特别是有童年创伤史的患者，成功的重建手术可以减少他们的回避和再次经历症状[93]。调解分析表明，童年被虐待或忽视的经历是影响患者满意度和手术次数的最显著因素；换言之，童年创伤患者接受的美容手术最多，而且最可能对额外手术的结果不满意[91]。随机森林分析表明，对于最初有驼峰鼻的患者，先前手术的次数是手术成功的最重要预测因素，但对于最初有平直正常鼻部的患者，童年创伤是预测手术成功的最重要因素[92]。

童年创伤与许多类型的疾病有关，包括慢性疼痛综合征、纤维肌痛症、心血管和肺部疾病、癌症、哮喘、病态肥胖、精神健康障碍和自身免疫疾病，据报道，即使在重建患者中，这些疾病也是躯体变形障碍发病率的部分原因[70,71,88,94,95-99]。整形外科医生特别感兴趣和与之相关的是童年创伤、饮食失调和身体形象之间的联系。许多研究表明，身体形象与童年创伤（尤其是性虐待、抑郁、饮食失调和肥胖）之间存在很强的相关性[97,99-101]。

有什么证据表明 BDD 患者表现出忽视或虐待的迹象？一项研究表明，75 名确诊的 BDD 患者中，78.7% 的人有忽视或虐待史[89]。其他的报告记录了相关的特征：社交功能差、社交焦虑、抑郁、焦虑、愤怒和躯体症状、神经质、饮食失调、创伤后应激障碍和强迫症[102-112]。

迄今为止，在神经解剖学、神经递质、基因表达或等位基因变异方面的异常鉴定工作，尚未获得有关身体畸形症发病机制的一致信息。然而，躯体变形障碍患者的功能磁共振成像记录了丘脑和杏仁核的过度活动，以及尾状核从左到右的体积不对称，这些变化与童年创伤和创伤后应激障碍病史的发现一致[108]。更为复杂的是，人们认识到家庭环境会影响遗传因素，而遗传因素反过来又共同造就了人格和精神病理学状况。尽管学界迄今为止只研究了少量基因，但全基因组关联研究和表观遗传学研究都记录了垂体-垂体轴和多巴胺和血清素传递的变化，这些变化可能会影响对创伤的易感性，或者反过来产生恢复力[109]。

这些关系的临床意义是什么？大多数整形外科医生通常不会询问患者的创伤史或童年经历，也不是每个遭受虐待或忽视的人都容易受到其破坏性影响。然而，所有患者都有生活史。照顾者的虐待可能会削弱或错误地赋予能力，扭曲或摧毁功能性成人必须具备的特质：自尊、"界限"（针对冒犯他人的自我保护和遏制）、现实感，以及适度独立生活的能力。受虐待和被忽视的患者生活在极端情况下，这取决于他们所经历的创伤类型。例如，丧失自信的患者缺乏自尊，不能明确表达手术目标，忘记预约，可能表现出受害者行为；被错误授权的患者变得浮夸，需要额外的关注，可能会支配手术计划，并期望完美（表 3.1）。只有当外科医生考虑到他们患者的病史时，他们现在的行为才会被理解为对虐待或忽视的适应反应的残余[110]。

表 3.1　丧失权力和错误授权患者的行为特征

丧失权力患者	错误授权患者
丧失自尊	夸张
不合理的不信任或恐惧	虚假的优越感
无法做决定	试图支配手术计划
不确定自己或外科医生	期望在节假日或周末看医生
需要外科医生和工作人员加班	要求外科医生和工作人员加班
表现出受害者的行为	要求特殊费用和/或折扣
对手术建议过于敏感	争论
把一切都当作批评	打断
没有幽默感	可能会采取攻击性或操纵性的行动，试图控制手术过程
可能进行秘密操纵	
不能明确手术目标	对手术目标过于精确
似乎口齿不清，不连贯，无关联	期待完美
有夸张或难以察觉的畸形	有夸张或难以察觉的畸形
可能有控制欲强的父母或配偶	与工作人员争论
可能有酒精滥用和/或抗抑郁药物使用史	可能的兴奋剂使用史、冒险史、赌博史、高风险运动史或职业史
抑郁、偏头痛、纤维肌痛	工作狂或性瘾
饮食失调或强迫性行为	高强度的生活
未充分考虑风险的多次手术史	未充分考虑风险的多次手术史
无法进行简单的术后护理	无视围手术期的指示
忘记预约，无法做决定	要求额外、节假日或周末预约
无法记住或遵守书面指示	任意更改围手术期指导
	法案授权
通过电话或电子邮件不断寻求建议和安慰	谨慎；远程；可能会拒绝常规的术后护理
可能自残、遁世或威胁自杀	可能变得具有侵略性或威胁性
可能有身体上的羞耻感	可能有身体上的羞耻感

令人遗憾的是，童年受到虐待和忽视的阴影因素，在我们的文化中如此普遍，这可能在一定程度上解释了为什么患者畸形的严重程度并不总是与它所引发的外科手术的驱动力相符，为什么他们的生活和家庭关系如此混乱，以及为什么很难和一些不开心的患者讲道理。创伤联系补充了目前人们对躯体变形障碍的了解，可能是了解一些最不快乐的整形手术患者的关键之一。

抑郁症

严重抑郁症或其他情绪障碍的潜在存在也值得提供美容治疗的医生特别注意。至少有一项研究表明，约 20% 接受美容手术的人是在接受心理健康治疗,最典型的是使用抗抑郁药或其他精神药物[112]。考虑隆乳或隆乳的女性在门诊接受心理治疗[15]、精神药理学治疗[111]和精神疾病住院治疗[112]的比例高于其他整形手术患者或普通人群中的女性。尽管这些研究表明隆乳患者的精神病理发生率可能更高,但调查没有提供关于这些女性的具体精神病学诊断的信息。

过去15年,有7项调查硅胶填充隆乳与全因死亡率之间关系的流行病学研究发现,隆乳与自杀之间存在关联[113]。这些研究集中在那些为了美容而接受植入手术的女性身上,研究表明,这些女性的自杀率比其他整形手术患者的自杀率或一般人群的自杀率高出2~3倍。(接受乳房假体置入作为乳房重建的一部分的女性没有被研究。)对隆乳和自杀之间关系的潜在解释主要集中在女性的术前心理社会状态和功能上[25,113,114]。接受隆乳手术的女性已经被证明有一些明显的人口统计学特征。她们更有可能报告有更多的终身性伴侣,更多地使用口服避孕药,第一次妊娠时更年轻,有终止妊娠的历史[115,116]。他们也被发现更频繁地使用酒精和烟草[14,116,117]。这些特征中有许多是精神病理学的标志,其本身就是自杀的危险因素。

7项流行病学研究中只有一项提供了被研究女性的精神病史信息。该研究发现,与接受其他整形手术和缩胸手术的女性相比,隆乳女性先前精神疾病住院的比例更高[112]。在普通人群中,精神病住院史是女性自杀最强烈的预测因素之一[118]。然而,Jacobsen及其同事并没有报告样本中女性的诊断、病史或其他精神治疗的信息[112]。因此,无法获得关于这种关系的更具体的信息。尽管这些研究已经证明隆乳和自杀之间存在联系,但重要的是要注意,隆乳或隆乳手术并不会导致自杀。相反,个人的个性特征和经历更有可能提高这一相关性。

食欲障碍

考虑到饮食失调患者对身体形象的过度不满,这类失调可能会在寻求美容手术的人群中发生。饮食失调的人可能会错误地认为美容治疗可以改善他们对自己身体的巨大不满。饮食失调可能是寻求塑形手术的女性(和男性)特别担心的问题,包括吸脂术、腹壁成形术以及隆乳术。这些患者可能错误地认为,这些手术可以重塑他们的身体,而限制饮食和/或适应不良的补偿行为是无法做到的。接受隆乳手术的女性通常体重低于平均水平[13,15,31],与未接受隆乳手术的身材相似的女性相比,前者报告的运动量更大[13],这两种情况都可能是饮食精神病理的暗示。

总而言之,几十年来,整形手术患者的心理功能一直是提供这些治疗的医生和心理健康专业人士的兴趣所在。这种兴趣早于过去20年美容医学的蓬勃发展。随着寻求美容手术的患者越来越多,所有的精神病诊断都可能被发现。美容手术最突出的可能是具有身体意象成分的精神疾病——躯体变形障碍、食欲障碍以及抑郁症。研究表明,5%~15%的寻求美容手术的患者患有BDD,这表明提供者可能会在他们的实践中经常遇到这些患者。虽然从直觉上看,饮食失调引起的体重和体型问题可能与人们对美容手术的兴趣和追求有关,但目前尚缺乏对这种关系的研究。在美容手术和精神病理学之间最令人担忧的关系是隆乳和自杀之间的联系。这种关系显然值得进一步研究。

医疗美容后的心理社会状况

大量研究表明,80%~90%的患者对其美容治疗结果表示满意[16,119-122]。患者也被发现在身体形象方面有显著改善[16,121,123-125]。大多数研究发现,这些变化发生在手术后的前2年,但有一项调查显示,身体形象的改善持续了5年[126,127]。

对身体形象之外的社会心理功能的研究产生了复杂的结果。例如,最近的一些研究关注了美容治疗后自尊的变化。这是一个特别相关的概念,因为这些疗法通常都以提高自尊为卖点。一些研究记录了自尊的改善[127-129]。其他研究没有发现自尊在统计学上有显著改善[130-133]。然而,这也可能是方法论的作用。例如,如果直接询问手术是否改善了自尊,接受隆乳手术的女性会报告称改善了自尊[129,130,133]。相比之下,使用心理测量法测量自尊的研究却发现了模棱两可的结果[119,121,134-136]。至少有一项调查表明,虽然自尊可能会在手术后的头几年有所提高[128],但这些好处似乎会随着时间的推移而消散。

调查医疗美容手术与抑郁症之间关系的研究也发现了好坏参半的结果。一些报告显示抑郁症状有所改善[137-139]。相比之下,其他研究发现治疗后抑郁症症状没有明显变化[126,132,140]。

术后满意度和与美容手术相关的心理益处可能会因术后并发症的发生而受到负面影响[19]。至少有一项研究发现,经历术后并发症的隆乳患者在术后前2年的身体形象变化不太好[12]。美国整形外科医师协会(American Society of Plastic Surgeons)的统计数据显示,大约50%的患者会在未来的某个时候再次接受第二次手术[1]。然而,人们尚不清楚这类患者是因为对第一次手术的结果不满意而返回进行第二次手术,还是因为他们对结果感到满意而有兴趣修整自己的另一个方面的外观。

医疗美容前的心理社会功能评估

进行美容手术和微创治疗的医生应该评估和监测寻求这些手术的患者的心理状态和功能。大多数接受这类治疗的患者被认为心理稳定。潜在患者通常有特定的外观问题、内在动机和现实的术后预期。因此,大多数患者在治疗前不需要心理评估。尽管如此,在接受美容治疗的人中,仍有相当一部分人可能患有一系列的精神疾病——BDD、抑郁症、食欲障碍——这可能是美容手术的禁忌。

在竞争激烈的医疗美容市场中,来自各种医学专业的医生会提供美容手术,目前不太可能有医生要求新患者在治疗前接受心理健康评估。这样的评估可能会促使患者几乎立即需要进行其他评估。更重要的是,由于缺乏可靠的证据表明术前心理状态和术后结果之间的关系(BDD 可能除外),进行此类常规评估的建议是不必要的[20]。相反,提供美容手术的医生和所有的医疗专业人员一样,应该评估和筛选精神病理症状的存在,作为病史和完成体检的一部分。不幸的是,大多数医生(或其代表)可能会跳过这部分评估,因此可能无法识别那些可能表现出严重精神病理症状。或有可能影响其社会心理功能的虐待或忽视史的患者。

在初次沟通期间提出的具体问题可以是确定患者有精神健康问题的有效方法。这些问题可以帮助医护人员防范可能诉诸法律或暴力的患者;它还提供了一个机会,指导患者进行适当的精神治疗。患者应被告知,这些问题是实践的标准初始会诊程序的一部分,并询问所有潜在的患者。这样的声明可以让患者放心,他们不是被"单独挑出来的",并可能鼓励诚实地披露信息。

精神病史与现状

评估患者的精神病史和现状是评估的核心部分。约20% 寻求美容手术或微创手术的患者报告在治疗时使用了精神药物[115,141]。正如精神卫生专业人员经常观察到的,接受初级保健医生提供的这些药物治疗的患者往往不能完全缓解其症状。因此,如果症状没有得到很好的控制,应考虑进行精神药理学评估。如果患者正在接受其他精神健康专业人员的治疗,外科医生应与该专业人员联系,并酌情讨论患者是否适合治疗。

对于目前有 BDD 症状或有精神障碍史或精神住院史的患者,建议在进行手术前进行心理健康评估。如果患者透露其目前正在接受精神或心理治疗,外科医生或工作人员应请求许可与患者的精神保健提供者联系,以便讨论手术的适当性。如果患者拒绝与其精神保健提供者联系,外科医生应谨慎进行手术。

动机与期望

外科医生还应该询问美容治疗的动机和期望。在评估动机时,医生可能会问:"你什么时候第一次考虑改变自己的外表?"同样地,医生可能会询问:"你还做了什么其他事情来改善自己的外表?"除了提供重要的临床信息外,这些问题也可能揭示一些强迫性或妄想性思维的存在,以及与外表有关的强迫性或怪异行为。一些患者可能会报告称,他们曾尝试过几种"自己动手"的治疗方法,例如未经 FDA批准的治疗方法,试图改善他们的外观,其中许多方法可能没有帮助,在某些情况下,可能有潜在的危险。

医生应询问患者的恋人、家庭成员和亲密朋友对改变身体特征的决定有何感受。虽然这些人可能会影响患者的决策过程,但他们的作用可能不像想象中的那么大。例如,接受隆乳手术的候选人报告称,她们决定去做手术更多的是受到自己对自己外表的感觉的影响,而不是受到伴侣想法的影响。然而,那些专门为了取悦现任伴侣或吸引新伴侣而寻求治疗的患者,被认为不太可能对他们的术后结果感到满意。因此,医生应询问患者关于外表变化如何影响其生活的整体预期,这可能相当微妙,可能不被其他人注意到。

有证据表明,做过美容手术的人看起来更年轻,更有吸引力。然而,没有证据表明,美容手术会直接影响人际关系。因此,应该提醒患者,无法预测别人对他们改变的外观会有什么反应。有些患者可能会发现,很少有人注意到自己外貌的变化,而其他人可能曾有过似乎每个人都注意到了自己的经历。虽然有些患者可能会觉得这种关注令人愉快,但其他人可能会觉得不舒服。为了评估这一问题,医生应询问患者他们对治疗后生活将会有何不同的预期。未能满足术后期望的经验是隆乳和自杀之间关系的另一种可能的解释[121]。一些女性可能会在接受隆乳手术时对其婚恋关系或日常功能的影响抱有不切实际的期望。当这些期望没有得到满足时,她们可能会变得失望、沮丧,甚至有自杀倾向。

体貌与身体意象

接受美容治疗的个体应该能够清楚地表达对自己外表的具体关注,而这一点在治疗提供者看来应该是显而易见的。那些对不容易看到的轻微缺陷感到明显痛苦的患者可能患有 BDD。情感困扰和损害的程度,而不是缺陷的具体性质,可能是医疗美容患者 BDD 更准确的指标。

医疗美容提供者和心理健康咨询专业人员应准备提出具体问题,以评估是否存在 BDD。那些不存在缺陷或缺陷最小的个体,每天至少花 1 小时专注于可感知的缺陷,经历临床显著的痛苦或功能障碍,并至少执行一种相关重复行为的人被认为患有 BDD。

对于有轻微或不可观察的外表缺陷(例如,只有经过训练的专业人员才能注意到的不对称)的患者,医生应仔细评估。在患者出现轻微或不可观察的外表缺陷的情况下,他们所报告的痛苦程度和他们所经历的功能损害的程度有助于区分其是否患有 BDD。例如,一位患者非常担心最小的或轻微的缺陷,以至于拒绝上学或离家出走,这很可能符合BDD 的标准。相比之下,一个有轻微缺陷的患者,在某些情况下有自我意识,但在其他方面表现良好,很可能没有 BDD。

BDD 患者往往对自己的担忧、关注和痛苦程度讳莫如深,并为此感到羞耻。根据作者的经验,一些患者故意淡化描述自己的症状,希望外科医生不会发现他们患有 BDD,从而拒绝手术。如上所述,提供美容治疗的美容外科医生或皮肤科医生发现 BDD 并不罕见。大多数美容外科医生和皮肤科医生报告称,他们曾对某患者进行手术,但在术后中发现患者患有 BDD[116,117]。

还有许多其他行为可能表明 BDD 或其他重要的精神病理学状况的存在。一般而言,患者应该能够讨论一些容易观察到的具体外观问题。有模糊、不明确的主诉(例如,抱怨自己丑陋或畸形,"我的下巴看起来不太好")的患者可能患有 BDD。那些认为别人因为他们的外表"缺陷"而特别注意他们的患者可能患有 BDD。其他人可能会反复要求确认感知到的缺陷的存在,这可能标志着 BDD 的存在。一些 BDD 患者在会诊时带着他们想要如何改变自己外表的图画或名人的照片,以说明他们对完美的想法;这种行为可能表明他们花了大量的时间来关注自己的外表。对同一身体部位进行过多次手术但仍对治疗结果不满意的患者可能患有 BDD。对于既往接受过多次美容手术的患者,医生应仔细询问他们对既往手术的满意度、对外表的担忧、BDD 症状,以及对治疗结果的期望。

医生还应评估不满的程度和心理社会后果。询问患者花在思考某个特征或错过或避免的活动上的时间可以表明患者正在经历的痛苦和损害的程度,并可能有助于确定 BDD 的存在。BDD 症状的自我报告措施,如 BDDQ,也可能在这方面有所帮助。

如果外科医生怀疑患者患有 BDD,建议告诉患者医生对其的印象,并提供一些关于这种疾病的简短教育(例如,"听起来你的身体形象问题被称为躯体变形障碍,一种已知和可治疗的情况")。作者还建议外科医生告知疑似 BDD 的患者,他们担心患者会对手术结果不满意,美容手术很少能帮助 BDD 症状,事实上可能会使其恶化。然后,应简要地让患者意识到存在有效的治疗 BDD 的方法,包括精神/心理治疗,并可转诊给精神病医生和(或)心理医生。向患者提供一份具有 BDD 或其他身体形象问题专业知识的当地精神卫生服务提供者名单,并向患者传达有效的精神卫生治疗方法,可能会有所帮助。

进行此类转诊的一个主要挑战是 BDD 典型的洞察力差或缺乏洞察力。患者可能会抵制诊断,因为他们认为自己确实很丑。外科医生注意到 BDD 患者看待自己的方式与他人看待自己的方式之间存在不匹配可能会有所帮助,原因尚不清楚——BDD 患者认为自己相貌丑陋或存在畸形,而其他人则不这么认为。然而,与患者争论其长相,或试图说服患者医生是对的,患者是错的,是没有帮助的,因为这可能是无效的。根据作者的经验,同情并强调患者的痛苦及其对外表的担忧对日常生活的影响更有帮助(例如,"我能看出你有多担心你的下颌,它让你很烦恼,干扰了你的生活");这种方法有助于鼓励患者接受心理健康评估和治疗。

一般而言,医生最好清楚为什么要转诊给心理医生(为了获得对 BDD 的有效治疗),而不要承诺在精神评估后会进行手术。最好不要淡化患者的担忧(例如,"都是你想太多"),向患者保证他们看起来还好(除非患者自己也在一定程度上意识到这一点),或者说一些类似于"嗯,我看到了一点问题,但没那么糟"的话;这些策略不太可能有帮助,甚至可能加剧患者的痛苦。

外科医生也不应屈服于进行小手术的请求,或提供微创治疗方案以安抚患者[30],根据作者的经验,即使是小手术,患者也可能有不好的结果。也不建议推荐给其他外科医生,因为这给患者传达一个含蓄的信息,即手术可能有帮助,但实际上似乎不太可能。

观察办公室行为

医生及其工作人员应该注意患者在办公室的行为。一些偏离预期的典型行为可能揭示 BDD 或其他精神病理的线索。要求不寻常的预约时间(如晚上或清晨),反复取消和重新安排预约,过多的电话,愤怒或威胁要求与外科医生交谈,或反复寻求工作人员对自己的外表的保证,都可能是 BDD 的迹象。外科医生可能不知道这些行为,特别是如果患者在沟通期间"拿出最佳表现",希望说服外科医生进行所需的手术。如果办公室工作人员提出担忧,外科医生可以考虑要求患者返回进行后续沟通。如果对患者行为的担忧持续存在,建议进行心理健康评估。

一般注意事项

心理健康专家可以成为美容医学实践的宝贵顾问。心理健康专家应该充分了解医疗美容的心理方面,也应该充分了解身体意象成分的障碍,如 BDD 和饮食障碍。在大多数情况下,心理健康专业人员将被要求在既定手术之前和针对既定手术评估患者的心理适宜性。心理健康专家也可能被要求就术后患者的护理进行沟通。这种情况最可能发生在患者对客观成功的结果不满意,或者当患者经历了重大的术后并发症并正在经历情绪困扰时。

在任何情况下,美容手术的患者在被转诊给心理健康专家时,都可能会感到愤怒和抵触,认为只有自己看起来更好,他们才会感觉更好。其他人可能会认为医务人员认为他们"疯了"。许多人可能会拒绝会诊,因为会诊可以提供间接的、确认的证据,证明患者在心理上不适合手术。为了增加患者接受转诊的可能性,应该像转诊给任何其他医疗专业人员一样对待转诊。应告知患者所关注的具体领域和转诊的原因。这些信息也应该在会诊前与心理健康专家分享。

结论

随着美容治疗的全面普及,人们对医疗美容手术的心理方面的兴趣也在增长。虽然早期的临床报告表明,大多数患者在接受治疗时伴有某种形式的精神病理学状况,但更新和更严谨的方法研究发现,寻求美容治疗和不寻求美容治疗的个体之间几乎没有差异。也许最一致的区别在于,寻求美容治疗的女性和男性对自身形象的不满程度更高。这种不满被认为是促使人们追求治疗和不断改善外观的动力。

不幸的是,有些人带着对身体形象的极度不满来接受美容治疗。这种不满是食欲障碍和躯体变形障碍的典型特征。在寻求美容治疗的群体中,有 5%~15% 的人被认为患有 BDD;然而,在治疗后,很少有症状得到改善,这导致了 BDD 可能是美容治疗的禁忌证。

由于这些和其他原因,整形外科医生和其他提供美容治疗的医生被鼓励评估新患者的社会心理功能和状态。通过评估患者的治疗动机和期望、对身体形象和外观的担忧,以及社会心理状态和病史,医生可以确定哪些患者可能不适合治疗。此类评估还有助于确保尽可能多的患者实现其身体和心理治疗目标。

参考文献

1. American Society of Plastic Surgeons. *2014 Plastic Surgery Statistics Report*. 2015; <http://www.plasticsurgery.org/Documents/news-resources/statistics/2014-statistics/cosmetic-procedure-trends-2014.pdf>; 2015.
2. Crerand CE; Infield AL, Sarwer DB. Psychological considerations in cosmetic breast augmentation. *Plast Surg Nurs*. 2007;27: 146–154.
3. Crerand CE, Magee L, Spitzer JC, Sarwer DB. Cosmetic medical procedures and body adornment. In: Spiers MV, Geller PA, Kloss JD, eds. *Women's Heath Psychology*. Hoboken, NJ: Wiley & Sons; 2013:199–222.
4. Sarwer DB, Magee L. Physical appearance and society. In: Sarwer DB, Pruzinsky T, Cash TF, et al., eds. *The Psychology of Reconstructive and Cosmetic Plastic Surgery: Clinical, Empirical, and Ethical Perspectives*. Philadelphia: Lippincott, Williams, & Wilkins; 2006:23–36.
5. Markey CN, Markey PM. A correlational and experimental examination of reality television viewing and interest in cosmetic surgery. *Body Image*. 2010;7:165–171.
6. Langlois JH, Kalakanis L, Rubenstein AJ, et al. Maxims or myths of beauty? A meta-analytic and theoretical review. *Psychol Bull*. 2000;126:390–423.
7. Sarwer DB, Wadden TA, Pertschuk MJ, Whitaker LA. Body image dissatisfaction and body dysmorphic disorder in 100 cosmetic surgery patients. *Plast Reconstr Surg*. 1998;101:1644–1649.
8. Sarwer DB, Spitzer JC. Cosmetic surgical and minimally invasive treatments. In: *Encyclopedia of Mental Health*. Elsevier; 2015.
9. Edgerton MT, McClary AR. Augmentation mammaplasty: psychiatric implications and surgical indications. *Plast Reconstr Surg*. 1958;21:279–305.
10. Edgerton MT, Meyer E, Jacobson WE. Augmentation mammaplasty II: further surgical and psychiatric evaluation. *Plast Reconstr Surg*. 1961;27:279–302.
11. Sarwer DB, Pertschuk MJ, Wadden TA, Whitaker LA. Psychological investigations in cosmetic surgery: a look back and a look ahead. *Plast Reconstr Surg*. 1998;101:1136–1142.
12. Sarwer DB, Wadden TA, Pertschuk MJ, Whitaker LA. The psychology of cosmetic surgery: a review and reconceptualization. *Clin Psychol Rev*. 1998;18:1–22.
13. Didie ER, Sarwer DB. Factors which influence the decision to undergo cosmetic breast augmentation surgery. *J Womens Health*. 2003;12:241–253.
14. Kjoller K, Holmich LR, Fryzek JP, et al. Characteristics of women with cosmetic breast implants compared with women with other types of cosmetic surgery and population-based controls in Denmark. *Ann Plast Surg*. 2003;50:6–12.
15. Sarwer DB, LaRossa D, Bartlett SP, et al. Body image concerns of breast augmentation patients. *Plast Reconstr Surg*. 2003;112:83–90.
16. Young VL, Nemecek JR, Nemecek DA. The efficacy of breast augmentation: breast size increase, patient satisfaction, and psychological effects. *Plast Reconstr Surg*. 1994;94:958–969.
17. Sarwer DB, Didie ER, Gibbons LM. Cosmetic surgery of the body. In: Sarwer DB, Pruzinsky T, Cash TF, et al., eds. *The Psychology of Reconstructive and Cosmetic Plastic Surgery: Clinical, Empirical, and Ethical Perspectives*. Philadelphia: Lippincott, Williams, & Wilkens; 2006:251–266.
18. Pruzinsky T. Cosmetic plastic surgery and body image: critical factors in patient assessment. In: Thompson JK, ed. *Body Image, Eating Disorders, and Obesity: An Integrative Guide for Assessment and Treatment*. Washington: American Psychological Association; 1996:109–127.
19. Honigman R, Phillips KA, Castle DJ. A review of psychosocial outcomes for patients seeking cosmetic surgery. *Plast Reconstr Surg*. 2004;113:1229–1237.
20. Cash TF. *Body Image Encyclopedia*. New York: Guilford Press; 2012.
21. Cash TF, Smolak L. *Body Image Handbook*. New York: Guilford Press; 2010.
22. Sarwer DB, Lavery M, Spitzer JC. A review of the relationships between extreme obesity, quality of life, and sexual function. *Obes Surg*. 2012;22(4):668–676.
23. Schwartz MB, Brownell KD. Obesity and body image. *Body Image*. 2004;1(1):43–56.
24. Sarwer DB, Crerand CE. Body image and cosmetic medical treatments. *Body Image*. 2004;1:99–111.
25. Sarwer DB. The psychological aspects of cosmetic breast augmentation. *Plast Reconstr Surg*. 2007;120:110S–117S.
26. Sarwer DB, Spitzer JC. Cosmetic surgical procedures for the body. In: Cash TF, ed. *Encyclopedia of Body Image and Human Appearance*. London: Elsevier; 2012:360–365.
27. Sarwer DB, Spitzer JC. Aesthetic surgery. In: Greenberg D, Fogel B, eds. *Psychiatric Care of the Medical Patient*. 3rd ed. Oxford: Oxford University Press; 2015:1424–1431.
28. Pertschuk MJ, Sarwer DB, Wadden TA, Whitaker LA. Body image dissatisfaction in male cosmetic surgery patients. *Aesthetic Plast Surg*. 1998;22:20–24.
29. Sarwer DB, Bartlett SP, Bucky LP, et al. Bigger is not always better: body image dissatisfaction in breast reduction and breast augmentation patients. *Plast Reconstr Surg*. 1998;101:1956–1961.
30. Sarwer DB, Whitaker LA, Wadden TA, Pertschuk MJ. Body image dissatisfaction in women seeking rhytidectomy or blepharoplasty. *Aesthet Surg J*. 1997;17:230–234.
31. Simis KJ, Verhulst FC, Koot HM. Body image, psychosocial functioning, and personality: how different are adolescents and young adults applying for plastic surgery? *J Child Psychol Psychiatry*. 2001;42:669–678.
32. Moss TP, Harris DL. Psychological change after aesthetic plastic surgery: a prospective controlled outcome study. *Psychol Health Med*. 2009;14:567–572.
33. American Psychiatric Association (APA). *Diagnostic and Statistical Manual of Mental Disorders*. 5th ed. Washington: American Psychiatric Association; 2014.
34. Edgerton MT, Jacobson WE, Meyer E. Surgical-psychiatric study of patients seeking plastic (cosmetic) surgery: ninety-eight consecutive patients with minimal deformity. *Br J Plast Surg*. 1960;13:136–145.
35. Knorr NJ, Edgerton MT, Hoopes JE. The "insatiable" cosmetic surgery patient. *Plast Reconstr Surg*. 1967;40:285–289.
36. Hardy GE, Cotterill JA. A study of depression and obsessionality in dysmorphophobic and psoriatic patients. *Br J Psychiatry*. 1982;140:19–22.
37. Cotterill JA. Dermatological non-disease: a common and potentially fatal disturbance of cutaneous body image. *Br J Dermatol*. 1981;104:611–619.
38. Crerand CE, Franklin ME, Sarwer DB. MOC-PS(SM) CME Article: Patient Safety: Body Dysmorphic Disorder and Cosmetic Surgery. *Plast Reconstr Surg*. 2008;122:1–15.
39. Crerand CE, Franklin ME, Sarwer DB. Body dysmorphic disorder and cosmetic surgery. *Plast Reconstr Surg*. 2006;118:167e–180e.
40. Crerand CE, Sarwer DB. *Body image and cosmetic surgery*. In: Phillips KA, ed. *Body Dysmorphic Disorder*. in press.
41. Crerand CE, Sarwer DB, Magee L, et al. Rate of body dysmorphic disorder among patients seeking facial cosmetic procedures. *Psychiatr Ann*. 2004;34:958–965.
42. Dey JK, Ishii M, Phillis M, Byrne PJ, Boahene KO, Ishii LE. Body dysmorphic disorder in a facial plastic and reconstructive surgery clinic: measuring prevalence, assessing comorbidities, and validating a feasible screening instrument. *JAMA Facial Plast Surg*. 2015;17:137–143.
43. Castle DJ, Molton M, Hoffman K, Preston NJ, Phillips KA. Correlates of dysmorphic concern in people seeking cosmetic enhancement. *Aust N Z J Psychiatry*. 2004;38:439–444.
44. Ishigooka J, Iwao M, Suzuki M, et al. Demographic features of patients seeking cosmetic surgery. *Psychiatry Clin Neurosci*. 1998;52:283–287.
45. Vargel S, Ulusahin A. Psychopathology and body image in

cosmetic surgery patients. *Aesthetic Plast Surg.* 2001;25:474–478.

46. Vindigni V, Pavan C, Semenzin M, et al. The importance of recognizing body dysmorphic disorder in cosmetic surgery patients: do our patients need a preoperative psychiatric evaluation? *Eur J Plast Surg.* 2002;25:305–308.

47. Altamura C, Paluello MM, Mundo E, et al. Clinical and subclinical body dysmorphic disorder. *Eur Arch Psychiatry Clin Neurosci.* 2001;251:105–108.

48. Aouizerate B, Pujol H, Grabot D, et al. Body dysmorphic disorder in a sample of cosmetic surgery applicants. *Eur Psychiatry.* 2003;18:365–368.

49. Bellino S, Zizza M, Paradiso E, et al. Dysmorphic concern symptoms and personality disorders: a clinical investigation in patients seeking cosmetic surgery. *Psychiatry Res.* 2006;144:73–78.

50. Vulink NC, Sigurdsson V, Kon M, et al. Body dysmorphic disorder in 3–8% of patients in outpatient dermatology and plastic surgery clinics. *Ned Tijdschr Geneeskd.* 2006;150:97–100.

51. Lai CS, Lee SS, Yeh YC, Chen CS. Body dysmorphic disorder in patients with cosmetic surgery. *Kaohsiung J Med Sci.* 2010;26:478–482.

52. Veale D, De Haro L, Lambrou C. Cosmetic rhinoplasty in body dysmorphic disorder. *Br J Plast Surg.* 2003;56:546–551.

53. Alavi M, Kalafi Y, Dehbozorgi GR, Javadpour A. Body dysmorphic disorder and other psychiatric morbidity in aesthetic rhinoplasty candidates. *J Plast Reconstr Aesthet Surg.* 2011;64:738–741.

54. Picavet VA, Prokopakis EP, Gabriels L, et al. High prevalence of body dysmorphic disorder symptoms in patients seeking rhinoplasty. *Plast Reconstr Surg.* 2011;128:509–517.

55. Belli H, Belli S, Ural C, et al. Psychopathology and psychiatric co-morbidities in patients seeking rhinoplasty for cosmetic reasons. *West Indian Med J.* 2013;62:481–486.

56. Fathololoomi MR, Tabrizi AG, Bafghi AF, et al. Body dysmorphic disorder in aesthetic rhinoplasty candidates. *Pak J Med Sci.* 2013;29:197–200.

57. Phillips KA, Menard W, Fay C, Weisberg R. Demographic characteristics, phenomenology, comorbidity, and family history in 200 individuals with body dysmorphic disorder. *Psychosomatics.* 2005;46:317–325. *A review of the demographics of body dysmorphic disorder. Of particular note is the finding that 20% of patients with BDD have a first-degree relative that is similarly affected. When compared with a 5 to 10% parallel prevalence in breast cancer, it is a strikingly important observation.*

58. Harth W, Linse R. Botulinophilia: contraindication for therapy with botulinum toxin. *Int J Clin Pharmacol Ther.* 2001;39:460–463.

59. Veale D, Eshkevari E, Ellison N, et al. Psychological characteristics and motivation of women seeking labiaplasty. *Psychol Med.* 2014;44:555–566.

60. Veale D, Naismith I, Eshkevari E, et al. Psychosexual outcome after labiaplasty: a prospective case-comparison study. *Int Urogynecol J.* 2014;25:831–839.

61. Uzun O, Basoglu C, Akar A, et al. Body dysmorphic disorder in patients with acne. *Compr Psychiatry.* 2003;44:415–419.

62. Calderon P, Zemelman V, Sanhueza P, et al. Prevalence of body dysmorphic disorder in Chilean dermatological patients. *J Eur Acad Dermatol Venereol.* 2009;23:1328.

63. Hsu C, Ali Juma H, Goh CL. Prevalence of body dysmorphic features in patients undergoing cosmetic procedures at the National Skin Centre, Singapore. *Dermatology.* 2009;219:295–298.

64. Conrado LA, Hounie AG, Diniz JB, et al. Body dysmorphic disorder among dermatologic patients: prevalence and clinical features. *J Am Acad Dermatol.* 2010;63:235–243.

65. Dogruk Kacar S, Ozuguz P, Bagcioglu E, et al. The frequency of body dysmorphic disorder in dermatology and cosmetic dermatology clinics: a study from Turkey. *Clin Exp Dermatol.* 2014;39:433–438.

66. Bowe WP, Leyden JJ, Crerand CE, et al. Body dysmorphic disorder symptoms among patients with acne vulgaris. *J Am Acad Dermatol.* 2007;57:222–230.

67. Dufresne RG, Phillips KA, Vittorio CC, Wilkel CS. A screening questionnaire for body dysmorphic disorder in a cosmetic dermatologic surgery practice. *Dermatol Surg.* 2001;27:457–462.

68. Phillips KA, Dufresne RG Jr, Wilkel CS, Vittorio CC. Rate of body dysmorphic disorder in dermatology patients. *J Am Acad Dermatol.* 2000;42:436–441.

69. Phillips KA, Menard W. Suicidality in body dysmorphic disorder: a prospective study. *Am J Psychiatry.* 2006;163:1280–1282.

70. Sarwer DB, Whitaker LA, Pertschuk MJ, Wadden TA. Body image concerns of reconstructive surgery patients: an underrecognized problem. *Ann Plast Surg.* 1998;40:403–407.

71. van den Elzen ME, Versnel SL, Duivenvoorden HJ, Mathijssen IM. Assessing nonacceptance of the facial appearance in adult patients after complete treatment of their rare facial cleft. *Aesthetic Plast Surg.* 2012;36:938–945.

72. Crerand CE, Phillips KA, Menard W, Fay C. Nonpsychiatric medical treatment of body dysmorphic disorder. *Psychosomatics.* 2005;46:549–555.

73. Phillips KA, Grant J, Siniscalchi J, Albertini RS. Surgical and nonpsychiatric medical treatment of patients with body dysmorphic disorder. *Psychosomatics.* 2001;42:504–510.

74. Veale D, Boocock A, Gournay K, et al. Body dysmorphic disorder. A survey of fifty cases. *Br J Psychiatry.* 1996;169:196–201.

75. Marques L, Weingarden HM, Leblanc NJ, Wilhelm S. Treatment utilization and barriers to treatment engagement among people with body dysmorphic symptoms. *J Psychosom Res.* 2011;70:286–293.

76. Sarwer DB. Awareness and identification of body dysmorphic disorder by aesthetic surgeons: results of a survey of american society for aesthetic plastic surgery members. *Aesthet Surg J.* 2002;22:531–535.

77. Sarwer DB, Spitzer JC, Sobanko JF, Beer KR. Identification and management of mental health issues by dermatologic surgeons: a survey of american society for dermatologic surgery members. *Dermatol Surg.* 2015;41:352–357.

78. Veale D. Outcome of cosmetic surgery and 'DIY' surgery in patients with body dysmorphic disorder. *Psychiatr Bull.* 2000;24:218–221.

79. Crerand CE, Menard W, Phillips KA. Surgical and minimally invasive cosmetic procedures among persons with body dysmorphic disorder. *Ann Plast Surg.* 2010;65:11–16.

80. Tignol J, Biraben-Gotzamanis L, Martin-Guehl C, et al. Body dysmorphic disorder and cosmetic surgery: evolution of 24 subjects with a minimal defect in appearance 5 years after their request for cosmetic surgery. *Eur Psychiatry.* 2007;22:520–524.

81. Picavet VA, Gabriels L, Grietens J, et al. Preoperative symptoms of body dysmorphic disorder determine postoperative satisfaction and quality of life in aesthetic rhinoplasty. *Plast Reconstr Surg.* 2013;131:861–868.

82. Mulkens S, Bos AE, Uleman R, et al. Psychopathology symptoms in a sample of female cosmetic surgery patients. *J Plast Reconstr Aesthet Surg.* 2012;65:321–327.

83. Phillips KA, Pagano ME, Menard W, et al. Predictors of remission from body dysmorphic disorder: a prospective study. *J Nerv Ment Dis.* 2005;193:564–567.

84. Felix GA, de Brito MJ, Nahas FX, et al. Patients with mild to moderate body dysmorphic disorder may benefit from rhinoplasty. *J Plast Reconstr Aesthet Surg.* 2014;67:646–654.

85. Crerand CE, Phillips KA. Reply to: 'Patients with mild to moderate body dysmorphic disorder may benefit from rhinoplasty'. *J Plast Reconstr Aesthet Surg.* 2014;67:1754–1755.

86. Phillips KA, Crerand CE. *Psychological evaluation and body dysmorphic disorder.* In: Naini FB, Gill DS, eds. *Orthognathic Surgery: Principles, Planning, and Practice.* Wiley-Blackwell; in press.

87. Sarwer DB. Cosmetic surgery. In: Block AR, Sarwer DB, eds. *Presurgical Psychological Screening: Understanding Patients, Improving Outcomes.* Washington: American Psychological Association; 2012.

88. Gorney M. Professional and legal considerations in cosmetic surgery. In: Sarwer DB, Pruzinsky T, Cash TF, et al., eds. *Psychological Aspects of Reconstructive and Cosmetic Plastic Surgery: Clinical, Empirical, and Ethical Perspectives.* Philadelphia: Lippincott Williams & Wilkins; 2006:315–327.

89. Didie E, Tortolani CC, Pope CG, et al. Childhood abuse and neglect in body dysmorphic disorder. *Child Abuse Negl.* 2006;30:1105. *To my knowledge, the first paper establishing a history of childhood abuse or neglect in a group of body dysmorphic disorder patients. This was the primary missing link.*

90. Constantian MB. *Deformity severity and motivation in secondary rhinoplasty: are depressed patients justified?* Presented at 53rd Annual Meeting of the New England Society of Plastic and Reconstructive Surgeons, Woodstock, Vermont, June, 2012.

91. Constantian MB, Lin CP. Why some patients are unhappy, part one: relationship of preoperative deformity to surgical number and a history of abuse or neglect. *Plast Reconstr Surg.* 2014;134:823–835.

92. Constantian MB, Lin CP. Why some patients are unhappy, part two: relationship of nasal shape and trauma history to surgical success. *Plast Reconstr Surg.* 2014;134:836–851. *In this paper and part*

one with the same title analyzing data from 100 consecutive secondary rhinoplasty patients, my co-author and I established a positive correlation between the degree of nasal deformity, the history of childhood abuse or neglect, the number of prior rhinoplasties, the number of other cosmetic surgeries, and satisfaction with the surgical outcome. Patients who originally had noses that they knew were normal but had surgery anyway (which defines body dysmorphic disorder) had also undergone the most rhinoplasties, the most other cosmetic surgeries, were the least likely to be satisfied with one corrective operation (in this series, 3%), and had the highest prevalence of childhood trauma (over 90%).

93. Constantian MB. *Do some unhappy rhinoplasty patients have post traumatic stress disorder (PTSD)?* Presented at The Rhinoplasty Society Annual Meeting, Montreal, Canada, May 14, 2015.

94. McFarlane AC, De Girolamo G. The nature of traumatic stressors. In: van der Kolk B, McFarlane AC, Weisaeth L, eds. *Traumatic Stress.* New York: Guilford Press; 2007:129–155. *This chapter from van der Kolk's first landmark book details the effects of trauma upon brain development, function, and memory. In doing so, it provides insight to the seemingly irrational behavior of surgeons' most unhappy patients, who are responding to triggers unappreciated by the surgeon.*

95. Kilpatrick DG, Resnick HS, Milanak ME, et al. National estimates of exposure to traumatic events and PTSD using DSM-IV and DSM-5 criteria. *J Trauma Stress.* 2013;26:537–547.

96. La Prairie JL, Heim CM, Nemeroff CB. The neuroendocrine effects of early life trauma. In: Lanius R, Vermetten E, Pain C, eds. *The Hidden Epidemic: The Impact of Early Life Trauma on Health and Disease.* Cambridge: Cambridge University Press; 2009: 157–165.

97. Troop NA, Sotrilli S, Serpell L, Treasure JL. Establishing a useful distinction between current and anticipated body shame in eating disorders. *Eat Weight Disord.* 2006;11:83–90.

98. Hund AR, Espelage DL. Childhood emotional abuse and disordered eating among now undergraduate females: mediating influence of alexithymia and distress. *Child Abuse Negl.* 2006;30:393–407.

99. Felitti VJ, Anda RF, Nordenberg D, et al. Relationship of childhood abuse and household dysfunction to many of the leading causes of death in adults. *Am J Prev Med.* 1998;14:245–258. *In one of many papers generated by the Kaiser Permanente/CDC study of more than 17 000 patients, the authors not only document the surprisingly high prevalence of childhood trauma, but also its direct correlation with the most common illnesses and causes of death in adults.*

100. Gustafson T, Sarwer DB. Childhood sexual abuse and obesity. *Obes Rev.* 2004;5:129–135.

101. Wenninger K, Heiman JR. Relating body image to psychological and sexual functioning in child sexual abuse survivors. *J Trauma Stress.* 1998;11:543–562.

102. Eisen JL, Phillips KA, Coles ME, Rassmussen SA. Insight in obsessive compulsive disorder and body dysmorphic disorder. *Compr Psychiatry.* 2004;45:10–15.

103. Kelly MM. Social anxiety and its relationship to functional impairment in body dysmorphic disorder. *Behav Ther.* 2010;41:143–153.

104. Thomas CS, Goldberg DP. Appearance, body image, and distress in facial dysmorphophobia. *Acta Psychiatr Scand.* 1995;92:231–236.

105. Dyl J, Kittler J, Phillips KA, Hunt JI. Body dysmorphic disorder and other clinically significant body image concerns in adolescent psychiatric inpatients: prevalence and clinical characteristics. *Child Psychiatry Hum Dev.* 2006;36:369–382.

106. Phillips KA, Pinto A, Menard W, et al. Obsessive-compulsive disorder versus body dysmorphic disorder : a comparison of two possibly related disorders. *Depress Anxiety.* 2007;24:399–409.

107. Phillips KA, Gunderson CG, Mallya G, et al. A comparison of body dysmorphic disorder and obsessive-compulsive disorder. *J Clin Psychiatry.* 1998;59:568–575.

108. Rausch SL, Phillips KA, Makris N, et al. A preliminary morphometric magnetic resonance imaging study of regional brain volumes in body dysmorphic disorder. *Psychiatry Res.* 2003;20:13–19. *Another piece of the puzzle: evidence that the "trauma circuit" (limbic system, thalamus, amygdala) light up in body dysmorphic patients precisely as they do in traumatized patients or those with PTSD.*

109. DiGangi J, Guffanti G, McLaughlin KA, Koenen KC. Considering trauma exposure in the context of genetics studies of posttraumatic stress disorder: a systematic review. *Biol Mood Anxiety Disord.* 2013;3:2.

110. Constantian MB. *The Face of Trauma: Childhood, Body Shame, and Addiction to Plastic Surgery.* New York: Routledge; in preparation.

111. Sarwer DB, Zanville HA, LaRossa D, et al. Mental health histories and psychiatric medication usage among persons who sought cosmetic surgery. *Plast Reconstr Surg.* 2004;114:927–1933.

112. Jacobsen PH, Holmich LR, McLaughlin JK, et al. Mortality and suicide among Danish women with cosmetic breast implants. *Arch Intern Med.* 2004;164:2450–2455.

113. Sarwer DB, Brown GK, Evans DL. Cosmetic breast augmentation and suicide: a review of the literature. *Am J Psychiatry.* 2007;164:1006–1113.

114. McLaughlin JK, Wise TN, Lipworth L. Increased risk of suicide among patients with breast implants: do the epidemiologic data support psychiatric consultation? *Psychosomatics.* 2004;45:277–280.

115. Brinton LA, Brown SL, Colton T, et al. Characteristics of a population of women with breast implants compared with women seeking other types of plastic surgery. *Plast Reconstr Surg.* 2000;105:919–927.

116. Cook LS, Daling JR, Voigt LF, et al. Characteristics of women with and without breast augmentation. *JAMA.* 1997;277: 1612–1617.

117. Fryzek JP, Weiderpass E, Signorello LB, et al. Characteristics of women with cosmetic breast augmentation surgery compared with breast reduction surgery patients and women in the general population of Sweden. *Ann Plast Surg.* 2000;45:349–356.

118. Qin P, Agerbo E, Mortensen PB. Suicide risk in relation to socioeconomic, demographic, psychiatric, and familial factors: A national register-based study of all suicides in Denmark, 1981–1997. *Am J Psychiatry.* 2003;160:765–772.

119. Murphy DK, Beckstrand M, Sarwer DB. A prospective, multi-center study of psychosocial outcomes after augmentation with natrelle silicone-filled breast implants. *Ann Plast Surg.* 2009;62:118–121.

120. Park AJ, Chetty U, Watson AC. Patient satisfaction following insertion of silicone breast implants. *Br J Plast Surg.* 1996;49:515–518.

121. Sarwer DB, Gibbons LM, Magee L, et al. A prospective, multi-site investigation of patient satisfaction and psychosocial status following cosmetic surgery. *Aesthet Surg J.* 2005;25:263–269.

122. Schlebusch L, Mahrt I. Long-term psychological sequelae of augmentation mammoplasty. *S Afr Med J.* 1993;83:267–271.

123. Banbury J, Yetman R, Lucas A, et al. Prospective analysis of the outcome of subpectoral breast augmentation: sensory changes, muscle function, and body image. *Plast Reconstr Surg.* 2004;113:701–707.

124. Cash TF, Duel LA, Perkins LL. Women's psychosocial outcomes of breast augmentation with silicone gel-filled implants: a 2-year prospective study. *Plast Reconstr Surg.* 2002;109:2112–2121.

125. von Soest T, Kvalem IL, Roald HE, Skolleborg KC. The effects of cosmetic surgery on body image, self-esteem, and psychological problems. *J Plast Reconstr Aesthet Surg.* 2009;62:1238–1244.

126. von Soest T, Kvalem IL, Skolleborg KC, Roald HE. Psychosocial changes after cosmetic surgery: a 5-year follow-up study. *Plast Reconstr Surg.* 2011;128:765–772.

127. Dayan SH, Arkins JP, Patel AB, Gal TJ. A double-blind, randomized, placebo-controlled health-outcomes survey of the effect of botulinum toxin type a injections on quality of life and self-esteem. *Dermatol Surg.* 2010;36:2088–2097.

128. de Aquino MS, Haddad A, Ferreira LM. Assessment of quality of life in patients who underwent minimally invasive cosmetic procedures. *Aesthetic Plast Surg.* 2013;37:497–503.

129. Hexsel D, Brum C, Siega C, et al. Evaluation of self-esteem and depression symptoms in depressed and nondepressed subjects treated with onabotulinumtoxinA for glabellar lines. *Dermatol Surg.* 2013;39:1088–1096.

130. Hedén P, Boné B, Murphy DK, et al. Style 410 cohesive silicone breast implants: safety and effectiveness at 5 to 9 years after implantation. *Plast Reconstr Surg.* 2006;118:1281–1287.

131. Klassen A, Jenkinson C, Fitzpatrick R, Goodacre T. Patients' health related quality of life before and after aesthetic surgery. *Br J Plast Surg.* 1996;49:433–438.

132. Sarwer DB, Infield AL, Baker JL, et al. Two-year results of a prospective, multi-site investigation of patient satisfaction and psychosocial status following cosmetic surgery. *Aesthet Surg J.* 2008;28:245–250.

133. Niechajev I, Jurell G, Lohjelm L. Prospective study comparing two brands of cohesive gel breast implants with anatomic shape: 5-year follow-up evaluation. *Aesthetic Plast Surg.* 2007;31:697–710.

134. Swanson E. Prospective outcome study of 225 cases of breast augmentation. *Plast Reconstr Surg.* 2013;131:1158–1166.

135. Papadopulos NA, Staffler V, Mirceva V, et al. Does abdominoplasty have a positive influence on quality of life, self-esteem, and emotional stability? *Plast Reconstr Surg.* 2012;129:957e–962e.

136. Bolton MA, Pruzinsky T, Cash TF, Persing JA. Measuring outcomes in plastic surgery: body image and quality of life in abdominoplasty patients. *Plast Reconstr Surg*. 2003;112:619–625.

137. Kalaaji A, Bjertness CB, Nordahl C, Olafsen K. Survey of breast implant patients: characteristics, depression rate, and quality of life. *Aesthet Surg J*. 2013;33:252–257.

138. Rankin M, Borah GL, Perry AW, Wey PD. Quality-of-life outcomes after cosmetic surgery. *Plast Reconstr Surg*. 1998;102:2139–2145.

139. Saariniemi KM, Helle MH, Salmi AM, et al. The effects of aesthetic breast augmentation on quality of life, psychological distress, and eating disorder symptoms: a prospective study. *Aesthetic Plast Surg*. 2012;36:1090–1095.

140. Meningaud JP, Benadiba L, Servant JM, et al. Depression, anxiety and quality of life: outcome 9 months after facial cosmetic surgery. *J Craniomaxillofac Surg*. 2003;31:46–50.

141. Sarwer DB, Zanville HA, LaRossa D, et al. Mental health histories and psychiatric medication usage among persons who sought cosmetic surgery. *Plast Reconstr Surg*. 2004;114(7):1927–1933.

第4章

伦理道德在整形外科中的作用

Phillip C. Haeck

伦理道德问题贯穿整形外科的各个方面。虽然对于医生而言,伦理决策处于非常突出的地位,但是很少有人意识到,几乎在每天的生活中,他们都在面对着伦理道德的决策和选择。对于绝大多数外科医生而言,遵守道德规范,恪守行为准则,熟练手术操作,是自然而然、铭记于心的职业操守,也是在同事和公众中获得赞许、赢得声誉的基石。

谁能接受手术,或者更重要的是,谁不能接受手术,因需要从道德层面做出选择,而往往会让医生陷入两难的境地。但很多时候选择的理论基础仅仅源自医生的潜意识,像每天所做的其他决定一样,医生只会花很少的时间去评估其他候选项。如今,整形外科医生不会每晚回家之后都会告诉伴侣他们今天所做出的重大伦理决策。然而现实是,如果没有做出正确的选择,将会引起各种陷阱或者纠纷。违反成文或者不成文的道德准则将会给本专业带来纠纷,甚至危及他人,而后果通常是让医生陷入困境。

试想一个常见的情境:一名患者希望做鼻整形术,与医生沟通相关情况。患者抱怨无法正常呼吸并且有陈旧性骨折,她还表示不喜欢鼻尖的形状。她表示没有足够的钱来支付自费治疗的费用,但她透露有好几个朋友也希望改善鼻部外观,并且会在以后的随访时带她的朋友来找这位医生看病。医生同意通过她的保险公司来支付她的费用,希望通过这位患者的朋友和社会关系带来更多的业务,并认

为这种谎言存在其合理性。这是不是一个道德困境?

这个故事的道德问题最终变成了更为复杂的纠纷网,保险公司怀疑他们支付的部分手术费是用于美容而非用于功能矫正。几个月后,患者接到保险公司的拒付通知,他们拒绝支付在她手术过程中与美容整形相关的部分费用,包括麻醉费、器械费及手术费。患者突然被要求支付大量的费用,她恳求医生写下欠条,因为她仍无法支付剩余的费用。

这位医生是否犯了欺诈罪?是否存在欺诈等不道德行为来促进其事业?如果这位医生拒绝让患者摆脱财务困境,在那些准备和他签订手术协议的患者的朋友们心中,他的信誉是否会受到影响?就算这位医生一开始能忽略道德问题而随意做出导致当前窘境的决定,他最后这个问题上也很难不考虑到道德因素。

试想另一个情境:一名65岁没有保险的糖尿病患者被公交车撞伤,胫腓骨复合骨折伴下肢1/3撕脱伤。他是一名烟民,并且需要长期注射胰岛素。在骨折固定后他希望整形外科医生能用软组织覆盖这个较大的缺损。考虑到挤压伤范围较大并且下肢血流受阻,医生必须考虑,对于耗时长、费用高的手术而言,是否值得为此付出努力和费用。如果截肢,这名患者将来也许可以很好地通过假肢行走,但是也不能保证万无一失。那么勇敢地选择保肢手术、延长恢复期,是否是一个很好的选择?医生知道他的努力本身不会有更多的回报;他的决定,只有基于患者而非术者的利益,才能达到更高的标准。

全美国的整形外科医生几乎每天都会遇到类似情境下的选择。一名医生要如何应对这种情境要考虑很多因素,十分复杂,同时需要进行严谨的决策分析。在这种情境下选择拒绝并非违背伦理道德。

伦理道德标准极高的人一般都有完善的内在道德规范,他们依此行事,做事不尽心尽力就会产生不道德的负罪感。与此相反,反社会者没有负罪感,他们明知道自己的决定会伤害到他人,也还是一意孤行,并拒绝承担所带来的后

果。这两种极端类型的人都很少。绝大多数人都介于这两者之间，双肩一边站着天使，一边站着魔鬼。

医生也和大多数人一样，尽管他们都曾依据希波克拉底誓言发过誓"首先，不要伤害"。医生的培训结果是让医生的行为和他们学习榜样的道德品质一致，这有积极的作用，也有消极的作用，有时充满敬畏，有时也充满厌恶。培训的最终结果是导致了一种复杂的选择方式，本能和道德准则都不会单独出现。通常一名培训刻苦的专科医生将会成为一个复杂但又有原则的个体，具备多种可以预测且受道德约束的行为习惯。

医学伦理道德涉及很多专科，对医生具有重要实用价值，需要了解并掌握。它也考虑到医生与社会之间的相互影响，包括一些有争议的问题，例如，社会是否允许晚期流产、安乐死、高额医疗配给等。总体而言，整形外科在医学伦理道德这门课程中所占的内容很少。

在外行人眼中，个人外貌的伦理问题是个比较常见但相对冷门的主题。女权主义者对这一话题关注得更多，就像社会和行为心理学领域的某些博士研究生一样[1-3]。然而，这些话题并没有考虑到医生需要具备很高的道德标准。相反，她们把医生当作恶棍，强迫那些敏感的患者为一些无伤大雅的问题支付超出自己能力范围的费用。患者被描述为傻傻地追求不可能达到的理想外观，是被社会潮流吸引的无辜受害者。这些出版物的另一个主题是，整形医生大量将相貌普通的人改变成有吸引力的俊男美女，这种投机行为长此以往会逐渐形成社会共识。

专业的重建或美容外科学杂志很少，即便有，也很少有纯粹关于整形外科伦理道德的内容[4-6]。迄今为止，尚无医生可以参与的关于伦理道德的学术讲座，也尚未听说过关于整形外科伦理道德的论坛。

事实上，整形外科医生需要做出伦理道德决定的情况非常普遍，对于部分医生而言甚至是日常工作。

专业协会如何看待伦理道德

美国整形外科医师协会(American Society of Plastic Surgeons, ASPS)是世界上最大的专科医生群体机构之一，成立于 1935 年。协会在 1980 年编写出版了第一部伦理道德规范。协会期望有较高职称的会员能够熟悉规范，并且能够在日常的手术操作中遵守规范中的条款。如果不能按照指南操作，将会面临惩罚，包括开除会员资格。

专业协会中的会员对于伦理道德行为的要求措辞严格而精确，并且规范内容会不时修订，以符合新的挑战和变化，例如网上的内容、慈善抽奖或者专家证词。这个规范覆盖了该专科的所有领域。规范同样阐明，如果会员试图违反规范条例，将会受到怎样的处罚。

其他会员、患者或外行人均可向 ASPS 提出书面或者口头的投诉，说明他们认为会员的哪些行为不符合伦理道德，或者做出了哪些规范不允许的行为。会员随后将会被同行调查，如果确定发生了违规行为，相关信息将会被送至裁决

委员会。裁决委员会的成员经投票产生，会举行听证会，以决定是否对该会员进行制裁。裁决委员会欢迎个人公开露面，并在一个双盲的听证会后做出裁决。对于裁决的上诉将会送至机构的董事会，但是很少会被受理。美国美容外科整形学会(American Society of Aesthetic Plastic Surgery, ASAPS)的会员医生也受到伦理道德规范和纪律的制约。两个机构的优秀成员将会被推举到伦理道德委员会就职，裁决委员会成员的任期是 2~3 年。

表 4.1 是 ASPS 伦理道德委员会在 2006—2009 年的 4年间活动的回顾性统计数据编辑。

表 4.1　美国整形外科医师协会伦理道德委员会活动，2006—2009 年

伦理道德投诉	2006	2007	2008	2009
新投诉	139	131	114	81
投诉驳回	101	77	54	36
案例回顾	38	54	60	45
提送司法	10	15	18	15
案例处罚	5	9	8	8
投诉受理完成	153	129	108	84

近年来受理的投诉在逐年减少，从 2006 年的 139 起减少到 2009 年的 81 起，而同期委员会调查的会员投诉案例也维持在相对稳定水平。类似地，送至听证会的投诉数量也维持在相同水平，而听证会最终做出纪律处分的数量也基本维持恒定。

表 4.2 表示的是上述 4 年按类别区分平均每年各类投诉的数量。最近几年，广告内容违反伦理道德规范的情况一直最多而且最频繁。数量第二位的类别依然是会员被国家医疗局调查并予以制裁的情况。第三位的是医疗竞争中不符合伦理道德的行为，但目前该项仍有争议。一些会员认为，提升自己，贬低那些自主设计美容手术的非会员是很有必要的，可以竞争得到更多潜在的患者，他们觉得规范在这一部分的要求过于严格。其他会员认为应该适当减少这种违反道德规范、玷污自身声誉的行为。但是这两者之间的争议短期内不会停止。

表 4.2　平均每年的分类投诉情况，2006—2009 年

广告	50
医学会纪律	20
竞争	11
护理标准	12
专家证词	10
职业不当行为	6
费用过高	3
刑事控告	2
专家报告	2
总数	**116**

整体而言,在医学专业领域,整形外科医生的地位相对较高。对于其不符合伦理道德行为的处罚也相对严厉和强烈。基于这一原因,ASPS 和 ASAPS 的成员不停地被要求熟练掌握伦理道德规的内容。尽管绝大多数成员在其职业生涯中不会因为违反规范而面临被起诉,但当一个人面对这个系统模式时,恳求称自己并不清楚自己的行为直接违反了规范的相关内容是没有用的,并不能作为狡辩理由。

与患者的伦理道德关系

在理想的世界里,患者和整形外科医生仅仅进行沟通,并且患者的问题也与医生的技术能力精确地匹配,非常符合手术的适应证,而手术本身也刚好是医生愿意做的。医生可以立刻理解患者的确切需求,并能准确无误地向患者解释手术可能的并发症以及可能达不到理想的效果。手术效果通常立竿见影,且没有并发症。对手术满意的患者通常会介绍更多像他们自身一样的患者给医生。

而现实往往是不明确也不完美的。患者对其美容手术后的外观感到焦虑;他们在手术前会担忧手术后仍然会看起来有缺陷或者不满意。他们不停地用无休止的提问来消磨医生的时间,以确定他们是否需要手术。然后他们会给医生的手术安排带来阻碍,并且经常对于术后恢复、术后疼痛和术后制动有不切实际的想法。在繁忙的工作中,医生掌控这类情形的方式(有时会依据其个人利益)有时会导致其做出不符合伦理道德的决定。对于医生而言,站在道德的制高点(总是最佳的选择)有时会在压力下反而显得不切实际,甚至会带来伤害。

如果一名医生的酬劳仅仅取决于他在 1 周、1 个月或 1 年所做的手术量,他可能会做出一些不适宜的决定,最终导致给不适宜手术的患者进行手术。也有一些医生表示,他们只会给他们觉得合适的患者做手术。显然,他们自己有能力拒绝不适合手术的患者,从实际的角度出发选择真正需要手术的人。因给那些抱有不切实际幻想并且可能对手术结果不满意的患者进行手术而获得经济回报,是不符合行业规范的。然而,这样的事情依旧会发生,而且很常见。

这种情况的结果就是,一些对手术结果很不满意的愤怒的患者,威胁医生要诉诸法律或者向媒体曝光,使得医生在绝大多数情况下追悔莫及,后悔那天用手术刀划开了患者的皮肤。但这也并不能保证医生能通过这个教训变得更加谨慎。

整形医生在培训过程中会反复向高年资医生学习手术适应证。经验丰富的医生教授年轻医生们一些不成文的规定、了解错误决定可能带来的困境,以及在该领域取得成功所需要的诚信。然而,一旦开始真正的临床实践,新医生们便不再为他们的每个行为寻求答案。指南告诉他们什么是正确的决定,但最终还是需要医生自己做出抉择,并接受由此带来的不幸后果,不论是不满意的患者、严重摧毁的声誉、纪律处分,还是最不幸地接受医疗事故诉讼。

因此,最终评价医生所做决定的好坏是依据在接受差

不多的训练及面对相类似的情境时,一个合格而谨慎的医生选择的处理方式而制定的"治疗标准"。伦理和道德仅仅是治疗标准的一个方面。

真正具有伦理道德的医生会通过多方面、系统的评估后选择手术患者,酬劳是最不重要的一方面。有不切实际期望的或者有强迫症行为的患者将被适当剔除。对于需要重建的患者,医生则会根据患者的实际病情、自身的擅长领域选择最佳手术方案。当患者的需求超过医生实际专业能力时,医生则会将患者推荐给在这方面更有建树的医生。

社会期望具有优良美德的医生能够花时间教育他们的患者,告诉患者不要过激,想象手术会完美无缺、尽如人意或者注定失败、与罕见并发症相伴一生,需要的是介于两者之间的心态。允许患者在知晓风险或可以选择其他治疗方案时取消某个医生的手术或者寻求其他医生的帮助。当手术没有依照计划进展,患者需要二次手术时,要保证患者知晓此次手术的经济承担问题。

在重建手术中,患者的支付能力或者某种类型医疗保险覆盖手术费用的情况不应该影响有伦理道德的医生的手术决策。对于没有保险的患者,医生可以权衡并寻找其他方式支付医疗费,如通过社会公益或适当减免部分手术费等。手术的进行不应该因最后的收益而做出改变,尤其是当这种可能性微乎其微的时候。

广告中的伦理道德

在 20 世纪 80 年代,广告对于整形医生而言是完全不符合伦理道德的。一些试图做广告的医生被认为是违法的,并且会被国家或者当地的整形外科协会开除。许多医生认为广告"贬低了他们的专业性",而声誉才是他们吸引更多的患者所需要的方法。

到 20 世纪 90 年代,社会对于专业性的态度发生了转变。电视带动了整形外科的发展,而诸如《彻底改变》(*Extreme Makeover*)等电视节目则将整形手术推广到了千家万户,让"妈妈大变身"成了流行词汇。最终,互联网去掉了最后一层阻力,使推广成为了整形外科行业日常工作的重要部分。

整形外科领域的广告,如果品质优良且没有夸大成分,将会长盛不衰。不幸的是,一些违反伦理道德、品位低下、进行无趣的自我推销的广告仍随处可见(图 4.1)。

ASPS 的伦理道德规范在最近十几年已多次更新,以跟上社会对于医学广告愈发宽松的变化。然而,来自会员对于其他医生不合伦理道德的广告的投诉仍然占据着每年 ASPS 伦理道德委员会收到所有投诉的榜首位置(见表 4.2)。

相关例子比比皆是。图 4.2 便是伦理道德规范明令禁止的内容,应用低俗的语言和词汇进行的广告,严重贬低和玷污了行业的专业性。公众会将所有整形外科医生归为一类,无论他们是有执照的正规医生,还是自我打造人设、自我推销的医生。

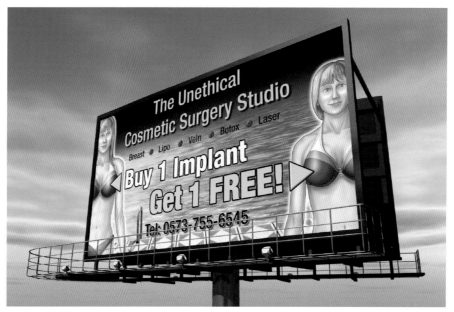

图 4.1   不合乎伦理道德的广告。广告牌照片:"假体买一送一"

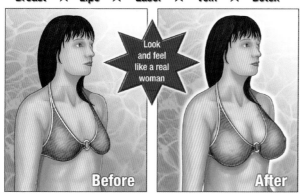

图 4.2   不符合伦理道德的广告,同一张图片经过修图,用于表示治疗前和治疗后的对比

通过展示误导性的治疗前后对比照片,暗示任何患者都能得到一个典型的治疗效果的广告也不合乎伦理道德(见图 4.2)。此外,应用喷绘试图遮盖图片上的缺陷处或者瘢痕处的情况也屡禁不止,因为应用一些软件很容易做出这样的效果。任何经过修改的治疗前后对比图片在 ASPS 看来都是不道德的虚假广告,并且有误导作用,将会受到处罚。

其他不符合伦理道德的行为包括与媒体上高曝光率的名人做交易来进行宣传。而这种不好的例子在电视人物中广泛存在,例如一些新闻记者进行了整形手术,作为回报,他们会在电视上或公共场合露面时为整形医生做宣传。尽管媒体产业并不认为这有什么不对,但是整形外科协会始终认为这是不符合伦理道德的。

门诊诊室中伦理道德的作用

建立和维系与患者和员工的关系占据了整形医生绝大多数的时间。在门诊以外、手术以外或者在专业以外扩展这些关系的现象普遍存在。懂得感恩的患者希望他们的医生能够成功并愿意提供帮助,好的员工也希望了解他们老板在工作以外的样子,仅仅是这样的情况还算正常。医生对于这些关系的处理可能让他们成功,也可能会让事情变得更糟糕、更复杂,甚至会引发投诉或者纠纷。

尽管和员工建立社交关系不违背伦理道德,但是与员工或者患者建立性关系就违背了职业操守和基本道德,并且可能引发严重后果,包括性骚扰或者其他民事指控。淫乱行为、过度的肢体接触或者营造性骚扰环境都将会被专业机构解雇、被民事诉讼,甚至被认为是犯罪行为。

传统的行为准则限制了这种情境的发生。但是在整形外科中,有一些特殊的情境,比如当一名女性患者生理和心理都暴露在医生面前时,就容易产生强大的推力,挑战着男性整形外科医生的礼仪、诚信和道德的限制力。相反性别的情况也可能会发生,虽然发生率较低,但毫无疑问,现在女性整形外科医生的比例也在显著增加中。

在这一领域,每个人的个人行为准则差异很大,但是电视上描绘的整形外科医生肮脏、非法、不恰当的行为确实在一定程度上反映了事实。一些医生恶毒、放肆、反常的个性确实会形成这些情境。但愿这些人只是极少数,并且只会在电视上出现。这种情况下,由医生或者对医生造成的潜在伤害应受到所有人的谴责。

富有诉讼经验的律师总是会建议,如果患者和单身医生之间要建立恋人关系,那么患者必须做出选择,要么终止医患关系,要么终止个人情感。如果患者选择前者,就必须终止和这名医生的医疗行为,并被转至其他医生处进行治疗。类似地,如果和员工建立了情感关系,那么终止和该员工的雇佣或工作关系是符合伦理道德而且十分明智的,但是证据表明,这些情况不常发生。

整形外科医生和其他专科医生的合作可能会导致医生或员工之间出现经济冲突和非专业行为。操纵员工阻碍同行成功或者给自己带来更多收益是不符合伦理道德的。在费用分享协议中隐瞒自身收入、给同行造谣或者撒谎、对他人粗鲁或者恶毒的行为都是不符合道德规范的行为。

手术室中的伦理道德

手术的效果依赖于对原则、方案和治疗的正确处理,所有这些都需要来自多方面的信息和恰当的选择。医生如何管控自己的行为,当事情没有按照预定计划进展时控制不去责备他人或者设备的能力,直接影响着他在员工和同事中的声誉地位。手术中做的每一个正确或不正确的决定均能反映出医生的人格特征及其他品质。

在经济问题上投机取巧、掩盖错误、传达虚假信息是不诚实人格的一些基本方面。手术本身也会受到这些人格缺陷的影响。

与安徒生童话故事《皇帝的新衣》类似,整形外科医生有时也会出现自欺欺人的行为。在这个童话故事里,裁缝许诺为皇帝做一件愚蠢或者没有身份的人看不到的衣服,并最终完全欺骗了皇帝,让他什么都不穿。这是一个经典的"思想高于现实"的案例。

在一定程度上,整形外科也有这种类似的心理效应。即使某些手术效果不够理想,术者有时也会通过给患者建立愿景,让他们充分理解其手术可能需要花费更多的时间和精力才能达到更优质的效果。尽管现实不像童话那样厚颜无耻,但这种现象会出现在手术的很多方面,尤其是现在越来越普遍应用而患者又不甚了解的机器设备。患者的满意与否取决于医生对其阐述的对美丽的期待值,但实际的手术效果显然不尽相同。

能量型皮肤治疗是一种需要数月才能看到效果的治疗方法,它与上面的童话故事类似。当人们发现它的治疗效果并不比其他疗法或费用更高的手术治疗效果明显,医生承诺它可以更好地除皱就是一种不诚信的行为。当面对这台机器的高昂的维护费用时,过度推销这种疗法的诱惑力是巨大的。此时伦理道德困境不仅仅出现在说服犹豫的患者签约治疗时,也出现在否认治疗效果不明显、不能达到患者预期时。

有道德的医生能够意识到这个陷阱并且回避它,选择收益相对较慢的常规疗法。而其他某些医生,自认为坚守着主流价值观,以事务繁忙为借口忽略伦理道德问题的重要性,通过工作量的多少来彰显他们在其他医生中的威信和影响。罪恶和欺骗行为可能不会被置于台面,而是背地里被掩饰在这个学科独有的一系列复杂情境之中。但可以肯定的是,这种掩饰形式多种多样。

与其他供应商或者第三方付款人的伦理道德关系

ASPS 的伦理道德规范对于转诊网络中存在的资金关系陷阱规定得十分具体和详细。在很多州,向转诊患者收受回扣是违法的,拆分费用同样是违法的。如果涉及医疗保险,可能会触及联邦法律。更多的私下结盟给予转诊医生回报虽不再构成民事违法行为,但在进行这些行为之前仍需仔细考虑是否会违反伦理道德。

正确地应用现行手术术语,准确充分地描述手术过程,被认为是一种手术规范。然而,依然有来自第三方付款人持续的压力,医生对于手术报销比例持续降低而手术难度不断增加感到不满,因为报销比例低了,但是对医生能力的要求反而高了,这种不满情绪渗透到了医生专业领域的各个方面。

假设在最近一次手术的付费问题上,保险公司"欺骗"了术者,则下次手术中保险公司透支消费的诱惑力将不复存在。当医生意识到保险公司无论如何都处在有利地位时,医生将消费码、二维码或者透支消费"解绑"也是可以理解的。这种情况下,谁真正受到了伤害? 这是一种特定情况下关乎伦理的情景剧:这种不存在偏颇的欺骗行为似乎很容易让人接受,因为所有人,包括付款人,都参与到这个游戏中了。

过去 5 年里出现了很多事情,一些大型保险公司被告上法庭,因为他们非法变更医生的账单。他们的回答是医生的欺诈账单太过猖獗,需要以此维护自己的底线。真实情况介于两者之间。除此之外,现实社会中人们考虑到医生因现实紧张的财务状况而渴求名利,往往会原谅他们。患者可能会对医院给予的账单表示愤怒,但如果医生看起来真诚且充满爱心,患者往往会原谅自己的医生。如果医生成功地为患者进行了手术,患者的个人主观因素越多,出于为医生着想,在患者眼里这名医生就越不贪婪。

另一方面,在大学教学医院,主治医生需要给住院医生提供训练和指导,给医生的钱往往是一次性发放到两个账户,或者根本不显示在某个账户里。官方对此的解释是承担教学责任的医生往往要对手术的最终结果承担全部责任,因此收到一些补偿也是合理的。医疗保险和医疗补助中心发布的过去十年的一些创纪录的重要处罚信息显示,其对于计费标准的管理非常严格。不合理的计费现在将受到严格的审查,而整形外科团队也不例外。一些强硬的规定可能会对这一制度造成限制并且可能被废除。不幸的是,它们现在之所以存在,是因为过去极少数人对这一制度的滥用。

专家证词中的伦理道德

在本章的其他部分,ASPS 的伦理道德规范概述的问题同样适用。通常情况下,APSP 成员对于医生最常见的投诉就是其在法庭或者审判中作伪证误导陪审团，或者坦然地做出虚假的陈述。很多此类投诉的核心围绕在专家声称手术的处理有遵循原则，只是采用了另一种术式。事实上，虽然很多医生可能不会按同一种准则选择不同术式进行手术，但一般不会完全脱离规范。谴责某一种或几种方法没有依据准则进行，尽管实际上手术效果可能很好，但是仍会诱导陪审团或者法官做出不利的判决。不接受法院判决结果，被起诉的会员可以向 ASPS 伦理道德委员会提交其觉得是伪造的或者误导性的证词，ASPS 伦理道德委员会会重新回顾整个经过并给出合理的结论。

伦理道德规范对专家验证过的常规手术也有非常详细的规定。词语"近期大样本手术经验"需要更谨慎的定义，因为对于很多已经退休的手术医生制定的医疗标准的公告声明可能过时已久。新编写的条例意味着该条例是近 3 年内编写的。近 4 年或 4 年以上未做手术的医生对于手术做出的证明都可以作为误导性证据，即伪证。

总体而言，鉴于此类问题频繁发生，投诉量大，规范中关于证词证言的相关条款需要做更多其他方面的修正。现有条款中包括一个声明，要求所有与会专家签名，确保其证词可靠。签过名的证词陈述能提交至法庭作为证据，尤其当原告方的专家也是 ASPS 的会员，并且曾经在其他庭审中做过误导性陈述的时候。

物理或化学损伤的伦理学

随着外科医生年龄的增长，他们需要保持身心健康。当手眼协调能力随着健康和年龄的变化而变化时，如果由于不受控制的震颤、灵巧度下降、视力下降和协调能力减弱以及其他老化的身体影响而导致结果不达标，谁来判断道德的患者护理标准？大多数外科医生都能回忆起一位导师或朋友，尽管发生了这些微妙的变化，但他还是坚持了下去，也许他们本应该在手术变成一个导致不利结果的问题之前听到停止手术的呼唤。然而，同样地，许多人可以回忆起一位导师，其外科手术技能一直坚持到 90 岁，而不发生任何变化。

Choudry[7] 对 62 项研究进行了系统回顾，这些研究将医学知识和医疗质量与执业年限和医生年龄相关联。其中约 52% 的评估结果显示，随着实践年限的增加，所有评估结果的表现都在下降。

各机构对老年外科医生的标准差别很大，但当很多整形手术是在医生自己的机构内进行时，几乎没有监督或管理机构来控制这些问题。

误差公差以毫米为单位的整形手术的要求无法与驾驶技术或高尔夫球技术相比。只有当一个人在路上或球场上对其他人构成危险时，这些自由才会被剥夺。

因此，当其他人知道真相时，老龄化和在合理的退休时间后继续工作的道德问题会变得十分尖锐。

真正有道德的整形外科医生总是会质疑他们的结果、他们学习和成长的能力以及他们自己的护理质量。警告信

号表明，这些问题没有被如实处理，或者外科医生可能需要现实检查，包括并发症增多，患者对手术结果的满意度下降，以及医疗事故的案例增多。

除此之外，还有一个问题，就是沉默的同事见证了不称职的手术或损伤。对于外科医生而言，他们一直担心"告发某人"，特别是某个曾经技术高超的人，会在某一时刻被医院的其他外科医生公开或秘密地指责。在希望对一个误入歧途的外科医生采取行动和发现这种行为太令人讨厌之间徘徊，对任何人都没有任何好处。然而，除了这项繁重的任务之外，还存在其他选择，医院本身在道德上有责任采取行动，通常会使用特权限制渠道。

然而，该专业经常在医院特权规定的学科之外运作良好，特别是当一个人拥有自己的外科手术室并且不受更高权限的约束时。可悲的是，当医疗事故问题层出不穷，且获得保险变得过于昂贵，甚至无法获得时，一些外科医生的职业生涯便已宣告结束。为什么要等到悲剧发生呢？

化学损伤的医生也存在于这一专业中，因为在获得麻醉品、苯二氮䓬类药物和其他此类滥用药物方面，外科医生通常仅次于麻醉师。受损的外科医生通常会不遗余力地保护自己秘密使用药物和酒精，避免同事知道；即使是与受损外科医生关系最密切的人，通常也不知道问题的严重程度。美国医学会最近的一项研究显示[8]，12.9% 的男性医生和 21.4% 的女性医生符合损伤诊断标准。

如果一位整形外科医生发现了同事的真相，但又觉得照此行事弊大于利，那么，对这位医生而言，什么才是道德呢？道德原则必须凌驾于所有其他后果、经济资源和友谊之上。

当患者的护理受到损害时，医生都有责任进行干预，无论是否觉得它令人厌恶或可怕。逃避真相就像滥用随手可得的物质一样是不道德的。

总结

临床医学实践十分复杂，需要反复地决断、讨论与验证。整形外科医生平日里如何开展这些工作取决于他们的背景、培训经历、个人特质和人际交往能力。不符合伦理道德的行为包括骗保和乱收费、各种类型的欺诈、有悖伦常的性生活、掩盖医疗事故等。这是一个普遍的问题，无论是在正常营业的诊所还是宣称自己遵守道德伦常的医生中都会出现。这是人的本性，在恪守伦理道德和其他变通方法之间选择和行动，构成了本专业的一部分。

参考文献

1. Goering S. The ethics of making the body beautiful. Lessons for cosmetic surgery for a future of cosmetic genetics. *Centre Study Ethics Soc.* 2001;13:20. *The author uses a discussion of the ethics of cosmetic surgery to broach the less familiar territory of potential ethical dilemmas surrounding "cosmetic genetics". If a practice used to enhance one's own self-image reinforces negative conceptions of normality, this practice is discouraged.*

2. Miller FG, Brody H, Chung KC. Cosmetic surgery and the internal mandate. *Cambridge Q Health Ethics.* 2000;9:353–364. *The "internal morality" of medicine is described as the physician's duty to adhere to*

certain clinical virtues. The ethics of cosmetic surgery are discussed in this context.

3. Scott K. Cheating Darwin: the genetic and ethical implications of vanity and cosmetic plastic surgery. *J Evol Technol.* 2009;20:1–8. *This paper describes the ethics of cosmetic surgery in the context of evolution. The argument is advanced that cosmetic surgery uncouples the phenotype and its role in attracting a mate from the genotype, and may therefore have ethical implications.*

4. Constantian MB. The confusing ethics of mismanaged care. *Ann Plast Surg.* 1995;35:222–223. *This essay begins with a vignette in which the author, a plastic surgeon, is asked to determine whether certain procedures are "cosmetic" or "reconstructive". What follows is a deft discussion of the difficult position modern physicians find themselves in when asked to*

participate in resource allocation.

5. Krizek T. Surgical error: Ethical issues of adverse events. *Arch Surg.* 2000;135:1359–1366. *This paper addresses the ethical questions surrounding adverse events. Specifically, issues inhibiting efforts to reduce the frequency of such occurrences are discussed.*

6. Reisman NR. Ethics, legal issues, and consent for fillers. *Clin Plast Surg.* 2006;33:505–570.

7. Choudry NK, Fletcher RH, Soumerai SB. Systematic review: the relationship between clinical experience and quality of health care. *Ann Intern Med.* 2005;142:260–273.

8. Oreskovich MR, et al. The prevalence of substance use disorders in American Physicians. *Am J Addict.* 2015;24:30–38.

第 **5** 章

整形外科医生的商业原则

C. Scott Hultman

概要

- 本章对商业的本质及其运行的基本原则进行了全面概述。
- 对于即将或已经成为医疗美容领导者的整形外科医生，商业概念的应用至关重要。
- 整形外科医生应理解并掌握策略运用、会计学、金融学、经济学、市场营销和业务运营，以帮助指导其制订关于机构发展的决策。
- 整形外科医生可以在创新、创业、人力资源管理 3 个领域提升其所在机构的价值，并从竞争对手中脱颖而出。

简介

"追求简单，不是简化。"

Albert Einstein

医疗是一项大事业，所涉及的不仅是医疗本身。

医疗工业体包括多个医疗部门提供的健康服务，取决于广泛的跨学科团队、服务和机构来实现医疗价值主张。参与医疗的业务部门不仅包括专业人员，如医生、护士和管理者，还包括医院、疗养院和家庭医疗区、药品制造商和医疗设备制造商和开发商、医疗仪器生产商、诊断实验室、生物医学研究和生物技术企业家。

根据经济合作与开发办公室目前的估计，地方医疗支出占美国国内生产总值的 17.9%，预期比例在 2017 年将增加到 19.5%[1]。在美国，每花一美元在医疗中，医院占31%，医生占 21%，医药占 10%，疗养院占 6%，口腔占 4%，其他类别占 28%，如诊断实验室、医疗设备与医疗器械。值得注意的是，7% 的总开支被分配到行政管理中。

即使医生所提供的医疗保健非商业产品，医生周边也处处都是商业行为，他们必须在复杂环境中生存。然而，医生没有接受过正规管理教育，但必须从工作的错误和成功中学习，往往每次治疗一位患者，就会处理一个业务问题。虽然许多批评人士认为，医疗行业已经被交叉业务所玷污，这使其触碰到了道德底线，破坏了医患关系。许多其他思想领袖认为，医疗需要企业来帮助其解决质量不稳定、获得治疗的机会有限和成本不断上升等问题。事实上，商业经营和商业流程迫切需求转入目前的体制，以便使医疗服务可以以公平的市场价格提供给所有人，并提高社区卫生水平。

为什么要整形外科医生关心医疗业务？从个人角度，如果一名医生的所在机构需要发展壮大，进行变革，并继续提供高品质的服务，则每个整形外科医生必须管理一个企业，或成为企业的一部分。工作无论是为自己，还是为一家医院或健康维护组织，为一家学术机构，为非营利组织或非政府组织，为免费的社区诊所，或为一个海外志愿者组织服务，整形外科医生都参与了组织，利用了商业原则，并与业务实体进行了交流。

然而，从更广泛的角度，整形外科医生是医疗系统和医疗企业的身份特殊的领导人。鉴于整形外科医生大量的培训经验、多学科专业协作经验、所提供的多元化服务、解决问题的能力，以及企业家精神，其领导力、影响力以及在医疗系统内的地位可以带来实质性的改变。正如人们选择了希腊语单词"*plastikos*"（意为塑形或铸模）来描述整形外科医生的工作性质，这个词也可以产生另一层含义，使医生具备塑造和影响医疗服务系统的能力。

对于即将成为或已经成为医疗美容领导者的整形外科医生，商业原则概念的理解和应用至关重要。本章的目的是在于说明何谓商业原则，并对其如何运行进行了全面概述。本章旨在提供关于美容业务的性质及其运行的基本原则的全面概述。每一节提供了一个简要的概述，作者强烈鼓励读者就本章以下部分进行更深入的探讨：

1. 策略
2. 会计学
3. 金融学

4. 经济学

5. 营销

6. 业务运营

7. 创新

8. 创业

9. 企业可持续发展

10. 人力资源管理

11. 法律法规注意事项

12. 谈判

13. 伦理道德

14. 领导力

每节末尾会突出"思想观察"内容,作用类似于学术论坛,旨在提出商业与医疗领域的最新观点(包括少数有争议的观点)。精选的主题来自《哈佛商业评论》期刊出版的前沿文章,旨在促使读者进行更多的思考、分析与探究。

身为整形外科医生至少要学会商业语言,以便我们与医院管理者、保险机构、销售人员、营销公司进行有意义的交流。希望整形外科医生可以利用商业原则来提高医疗服务质量,并最终变革这一使其得以施展科学与艺术才能的行业。

策略

"长期规划无关未来的决策,而只关乎当下的决策对未来的影响……重要的竞争优势掌握在那些身处动荡形势却仍能准确预知未来的组织和个人手中。"

Peter F. Drucker

竞争的优势始于策略亦终于策略(框 5.1)。几乎所有的业务组成部分,从资金筹划到业务操作,从市场营销到人力资本管理皆受策略影响,因此对于商业原则的理解应该从策略是如何引导组织的决策开始。

框 5.1 思想观察:策略

伟大的公司如何做出伟大的策略选择? 本文作者在44 年间研究了 25 453 家企业,并找出了其中数百家拥有卓越且可持续表现的企业。某些公司(如 IBM、3M、默克和美敦力)制订的使其胜于同行的决策都遵循了以下 3 条简单的规则:

- 先提质,再降价(专注于差异化竞争,而非价格竞争)
- 先开源,再节流(优先考虑增加收入,再考虑降低成本)
- 没有其他规则(要想做出改变,就必须遵循上面两条规则)

上述规则并非针对特定的行为或整体的策略,而是作为基础概念或指南,帮助企业制订有关收购、多元化、资源整合和定价的决策。通过品牌、风格或可靠性产生更大的差异化,并基于此确立竞争定位,要比基于低价的竞争定位更有可能推动企业创造卓越的表现。

Raynor ME, Ahmed M. Three rules for making a company truly great. Harvard Business Review. 2013;91:108-117. [65]

策略指的是在专注自身所长的同时,诱导对手分心的一门艺术。用更专业的术语来描述,策略是包括设计、实施和评估决定的过程,可以使一个组织实现其长期目标。策略取决于(反过来也可以影响)组织的使命、愿景和价值观,这是指导政策、项目和计划的基础。此外,策略关乎差异化竞争——创建价值定位,即公司为消费者提供质量高于或价格低于其竞争对手的产品或服务,有意选择一系列不同的活动提供独特的产品组合。

在审查具体的策略原则时,审查者应熟悉商业环境如何在供应链中影响产品从输入到输出的流程。因为产品价值在这一过程中的不同阶段都会有所增加,因此从供应商到消费者的整个过程被称为价值链。产品在工厂的原始加工,包括入厂物流、运营、出厂物流、营销和销售,以及最终消费服务,每一步增加的价值都会表现在最终的产品上;这些过程由策略优先性引领,由支持性活动协调,包括技术开发、人力资源管理与企业基础设施。

商务经营环境中最经典的竞争战略模型是 Michael Porter 的五力模型(图 5.1)[2]。五种竞争来源包含:①已存在的竞争对手;②潜在的新竞争者;③替代者的威胁,他们通常在价格上竞争;④供应商的议价能力;⑤买家,开创市场需求的能力。对于某特定行业环境的了解有助于决策的制订和策划。以医疗业举例,该如何对才毕业刚步入社会的住院医师展示学术型整形外科手术? 私人医生在一个医生联合执业占主导地位的市场中,要如何吸引新的患者? 面对非外科医生和非医生服务提供者的竞争,外科医生应该如何扩展执业的范围? 当综合了重建手术、整容手术和护肤时,什么是最佳医疗美容组合?

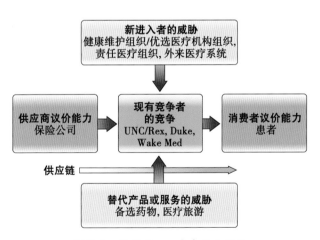

图 5.1 策略:Porter 竞争五力模型

一旦确定了商业环境的动态与格局,就可以作出关于运营、营销、新资产投资、结盟或供应链的特定决策[3~5]。多数成熟的行业,如汽车行业或个人电脑行业,在一个竞争激烈的环境中,某家公司会占据 60% 的市场份额,而第二位的公司则占有 30% 的市场份额,其他竞争对手占 10%。由于市场的进入壁垒,新的进入者可能无法竞争成功,除非出现突破性技术降低生产成本,或由于文化、社会、经济、政治力量导致的市场变化。事实上,规模小而灵活度高的公司具有明显的竞争优势,他们可专注于其产品线或服务,提供独特的销售计划。如果执行得当,这个被称为"柔道策略"的计划就有能力破坏占主导地位的企业,并大幅增加市场份额。

竞争策略的一个主要限制因素在于,最先进的企业需要在固定市场中获得更大的份额,或者通过缓慢增长的市场"上升潮"来吸引新客户。如果公司寻求持续的、可盈利的增长,与多个对手竞争,差异化就会变得困难,价格战可能会接踵而至,整个利润池就会缩水。相反,公司可能会采取"蓝海策略",根据这一策略,公司会发现不存在竞争但与其业务相关的市场空间,从而淘汰对手并产生新的需求。之前的"定居者"会"迁移"到这一新的市场空间,成为"先驱者"。苹果就是这样在个人电脑市场上做到了这一点,引进新设备,拓展其操作系统和硬件的功能,从台式电脑到笔记本电脑,再到 iPhone 和 iPad 的过渡便是证明。

真正的价值创新来源于一家公司从行业中脱颖而出并创造出全新的市场——通常是在另一个行业[6,7]。这一未知领域被称为"白色空间",对新领域的进军通常发生在一家公司开发了一个突破性的技术,以至于使用其核心竞争力生产出一种完全不同的产品或服务时。尽管苹果是一家电脑公司,但它却能通过设计和提供 iTunes 音乐市场成功地把握住数字音乐市场的主导地位。伴随着这次成功,苹果也改变了音乐的商业消费模式;消费者可以购买单曲或专辑,试听作品,当然,也可以免费使用网站。随着音乐产业再次转型,购买内容和订阅服务成为主要收入来源,苹果决心保持主导地位。在收购 Beats 音乐平台后,苹果得以和 Pandora 以及 Spotify 竞争,但同时还提供了游戏流媒体内容与影视点播服务。

总而言之,策略运用包括以下步骤:

1. 行业分析——评估行业今时和往后的盈利能力。
2. 定位——确定竞争优势的来源。
3. 竞争对手剖析——研究现有竞争者、将来可能的新对手以及替代者。
4. 策略评估——预测当前策略的有效性和可持续性。
5. 方案的制订——寻找新客源、新的领域和新的市场,拟定针对方案。
6. 能力发展——从现在开始规划,为将来的机会做准备。
7. 精练策略——评估其独特性、利弊得失以及愿景和价值观的相容性。

会计学

"如今,人们了解所有东西的价格,却对价值一无所知。"
Oscar Wilde

企业管理必须建立在一个通用的语言上,以客观地传达与组织定量指标相关的信息。这种语言就是会计(框5.2)。本节将阐述会计人员用来评估企业财务状况的工具:损益表、资产负债表、现金流量汇总表以及财务比率[8-10]。会计学科的细微差别已超出本节概述的范围,但医疗服务提供者必须对这些工具,以及它们如何代表从业者的所在机构、医院及医疗系统的财务状况有一个基本的理解。此外,这些工具可用于编制预算,建立对未来业绩的专业预测。

框 5.2　思想观察:会计学

Stephen Kaplan 创立了时间驱动作业成本法的概念,Michael Porter 将价值创造的思想引入了供应链理论。两人合作开发了一种确定医疗服务真实成本的新模型。

在这一过程中,两人发现了需要质疑的 3 个错误观点:①收费是服务提供者成本的良好替代;②医院的间接成本过于复杂,以至于无法准确分配;③大多数医疗成本都是固定的。Kaplan 和 Porter 提出了计算患者治疗的总体成本的方法,其中包含了提供治疗所需的资源成本、时间成本,以及资源利用与容量成本。通过成熟的会计管理,两人发现了提升价值的几个机遇点:

- 排除不必要的流程变化和无法增加价值的流程
- 改善资源容量利用
- 在正确的地点实施正确的流程
- 使流程与临床技术相匹配
- 缩短服务周期
- 对整体治疗周期进行优化

应对成本危机无须依靠医学领域的技术突破或新的政府法规,而是需要改善准确测量成本,并将其与结果进行对比的方式。通过制订患者治疗服务的流程,对医疗团队的所有成员进行相关教育,并使其参与其中,便有望在改善结果的同时降低成本。

Kaplan RS, Porter ME. How to solve the cost crisis in health care. Harvard Business Review. 2011;89:46-64.[66]

会计领域依一般公认的会计原则(generally accepted accounting principles, GAAP)管理,GAAP 为各个实体单位用于制订、展示和报告财务报表的规则,适用对象包含非营利性机构、公开上市公司和私人公司。虽然政府没有制订这些标准,但是美国证券交易管理委员会要求上市公司遵循这些规则。会计管理是用于成本和间接成本的分配,其管理不遵循 GAAP,而是取决于制度文化与实践情形。

损益表

损益表,又称为收益表,描述了既定时间内的财务往来,这可以是每季度或年度的。收益是指企业正常营业状态下的总收入,收益来源通常是销售的商品或服务,但也可能来自租金、股息或提成费。在权责发生制下,收益出现在交易时,并非在得到收据之后。收益净额在扣除花费后以盈亏表示,扣除的费用通常包括资产折旧、分期贷款、固定开支(销售和管理以及研究与开发的费用)、利息支出、税金和营业费用[销售成本(cost of goods sold, COGS)为可变费用]。

$$收入-经营成本=毛利润$$
$$毛利润-固定开销-折旧资产及摊销租赁=营业收入$$
$$营业收入-利息支出=税前收入$$
$$税前收入-所得税=净收入$$

资产负债表

资产负债表是公司在某个时间点拥有的资产和欠债的缩影。资产负债表总结了所有交易累积的影响,但其资产负债表不提供太多对企业经营绩效的有用信息。企业的净资产,也称所有者权益,被定义为资产与负债的差值。

$$权益＝资产－负债$$

资产负债表对此类关系的描述通常略有不同,但下面的公式必须平衡:

$$资产＝负债＋权益$$
$$或$$
$$资产＝债务＋权益$$

企业的实际价值是很难估算的,其中一种方法是计算其总市值(股价×流通股);计算结果为该企业的公认价值。

资产被定义为伴有未来可能经济效益的物力资源,为实体单位所拥有并受其控管,已成的交易被预期能使净现金流量正向增长。资产的形式包括现金和现金等价物(预付费用、债券、股票)、应收账款(含待收款项)、库存(原材料、在制品、成品)、财产/厂房/设备(购买的价格减去折旧贬值价格)、商誉(品牌的无形价值)和知识财产。

负债是指企业所欠的金额,或从另一个角度看,是指获得资产的方式。负债包括短期贷款(信用额度)、长期债务中到期的部分、应付账款(企业对其供应商的欠款)和长期债务。

持有者权益——资产与负债之间的区别可以分为几类:优先股(通常定期收到股利)、普通股以及留存收益(累计已对业务进行投资的收益,而不是作为股利分配)。

现金流量表

一份对企业资金流量的评估对决定企业的财务活力至关重要,因为利润不等同于资金。这种差异由多方面的因素构成:①资金可能来自投资者或贷款;②收益在成交时便登记在账上,而不是得到款项收据之后;③收益与开销匹配,不是等到实际现金交易的时候;④资本支出,即固定资产的购置、维护及其相关支出不列入利润亏损(因为只有资产的折旧贬值能冲抵收益),但需要对资产行资金或债务支付。由于商品或服务的提供和现金交易之间的矛盾差异,其现金流动非常复杂。幸运的是,有会计师的存在。对于成熟、稳定且经营良好的企业,现金流动可近似净利润;但对于新生、发展中且管理尚不完善的企业,其盈利不见现金的增加(最终因为无法支付现金或票据而导致破产),又或者资金增加却未见获利(若不能控制开销不利于长期获利)。

总体而言,基于资金流动的渠道,能将现金流进一步划分成 3 种业务类别——运营、投资和融资。经营现金流(cash flows from operating activities,CFO)表示运营过程中产品的销售与服务产生多少现金。投资活动现金流(cash flows from investing activities,CFI)表示在企业、物业、厂房和设备(property,plant and equipment,PPE,简称固定资产)的购入与售出之间产生的现金流动。最后,融资现金流(cash flows from financing activities,CFF)表示企业经借贷、抛售股份、偿还债务或是回购股份产生的现金流动。

总现金流由企业运营、投资和融资组成,代表了整个企业内资金的真正去向,可以下列公式说明:

$$总现金流动＝CFO＋CFI＋CFF$$

许多金融分析家认为,总现金流仅关注盈利而忽略了企业为将来投资产生并保留的"实际"资金。因此,有另一种测量企业创造价值能力的方法是自由现金流动(free cash flow,FCF),计算公式如下:

$$自由现金流量＝经营现金流(CFO)－资本支出$$
$$或$$
$$自由现金流量＝净收益＋分期偿还资本＋贬值资本$$
$$－流动资产的变化－资本支出$$

换言之,自由现金流表示一家企业除了维持或增长其资产所需的基础花费之外还能够产生的现金总额。自由现金流对于投资者非常重要,因为它使企业能寻求增加股东价值的机会。这是用于开发新的产品和服务、收购企业、支付股息并减少债务的最佳资本来源。现金才是王道,这就是原因。

财务比率

即使在单一产业中,也会有不同规模和成熟度的企业,如损益表、资产负债表及现金流动汇总这样的表单无法有效地反映与其他企业的对比结果。然而财务比率可以为企业的财务状况提供强大的洞察力。Jonathan Swift 说:"视野就是能察觉他人所不察的一门艺术。"而财务比率分析提供了此视野。

有 4 种比率类型助于管理者和利益相关者分析企业的业绩:盈利能力、资金杠杆率、流动性和效益。这些比率可以用来关注某企业一段时间内的绩效或者将相关行业的几家企业进行比较。

盈利能力比率

$$毛利率＝毛利润/总收入$$
$$营业利润率＝营业利润/营业收入$$
$$净利润率＝净利润/收入$$
$$资产收益率＝净利润/总资产收益率$$
$$＝(净收入/收入)×(收入/资产)$$
$$股本回报率＝净利润/股东权益$$
$$边际贡献率＝收入－变量直接成本(这在技术上并非一个$$
$$比率,但几乎所有的首席财务官都爱用)$$

杠杆比率

$$资产负债率＝负债总额/股东权益$$
$$利息保障倍数＝经营利润/年度利息收费$$

流动性比率

$$流动性比率＝流动资产/流动负债$$

$$速动比率 = (流动资产 - 库存)/流动负债$$

效率比率

$$库存天数 = 平均库存天数/(销货成本/天)$$
$$库存周转率 = 360/库存天数$$
$$销售回款 = 应收账款/(收入/天)$$
$$应付账款周转天数 = 应付账款/(销货成本/天)$$
$$固定资产周转率 = 收入/固定资产$$
$$总资产周转率 = 收入/总资产$$

金融学

"市场总是处于不确定和动荡之中。忽视显而易见的机会,押注人们意料之外的事情,这样才能赚钱。"

George Soros

掌握金融概念(框 5.3)的目的是在企业价值最大化的同时减少企业的财务风险[11]。如果会计是商业的语言和语法,那么金融便是诗歌与理论物理的结合体,同时伴有一些"摇滚"元素来维持其趣味性。金融学的中心论点是:风险是可以被成功掌控的。借由总结现金、资产、供应链和人力资本的影响因素,以制造较生产成本更有价值的货物或是服务,如此便可创造财富。然而,产品或服务是否比投入成本更有价值,消费者是最终的裁决者;若是产品的价值高于其售价,则消费者愿意支付。如此,消费者以金钱交易商品或服务。

框 5.3　思想观察:金融学

鉴于 21 世纪大部分时间经济市场的多变性,既往认为策略就是确立一个独特的竞争定位,并能长时间持续利用的观念,对于许多企业而言已不再适用。在信息时代,短暂优势可能会成为新常态。企业必须学会基于其最新的运营能力不断提出新策略。正如多样化的资产组合可以规避风险,公司可形成能够迅速建立和迅速弃用的优势组合,以此保持多种收入来源来实现综合净正向现金流,这可能有助于改善公司的财务状况。

McGrath 警告称,高速运营的企业需要避免掉入此前被视为优势的陷阱,包括先发者身份、整体质量管理、空白空间定位以及渐进式创新。他提出,企业应考虑实施以下转变:

- 多思考自身,而非同行
- 设立广泛的主题,然后进行试验
- 实施可支持企业成长的指标
- 专注于处理问题的经验及解决方法
- 打造强大的关系网
- 避免粗暴的重组;学会健康的脱离
- 实行早期创新的制度化
- 试验,迭代,学习

McGrath RG. Transient advantage: strategy for turbulent times. Harvard Business Review. 2013;91:62-70.[67]

风险可以通过统计学方法测量,因此,如果预定的假设是可以确定的,决策的结果就可以通过特定的概率进行预测。因此,决定投资购买一件新的设备,招聘一位新员工,开设一条新的产品线,或收购另一家公司,都需要有一定程度的信心。然而,当未知变量(不明确)存在或没有已知变量(真实的不确定性)时,健全的财务管理是不可能的,以至于掷硬币甚至还可能为结果提供更深层次的见解。

本节将介绍财务管理者分析金融方案的常用工具,这些工具用来决定资产的购置和分配是否可行。然而,理解此类计算的机制并非必要,而理解决策背后的逻辑才是关键,同时也要理解结果的重要性。本节将回顾以下概念:货币的时间价值、机会成本、净现值(net present value,NPV)、贴现现金流动(discounted cash flow,DCF)、加权平均资本成本(weighted average cost of capital,WACC)、最低预期回报率、投资回报率(return on investment,ROI)和内部收益率(internal rate of return,IRR)。

货币的时间价值

货币价值会随着时间的推移而增加,这种升值实际上是对数性的(虽然它需要一段时间才能实现)。即便爱因斯坦也曾承认:"宇宙中最强大的力量是复利。"本质上,1 美元在今天的价值会略高于明天,且远高于 10 年后。1 美元投资于年回报率为 2% 的货币市场,明年将收益 2 美分,使这项投资的价值增加到 1.02 美元,这是今日美元的未来价值。货币的时间价值公式如下:

$$现值(present value,PV) = 未来价值/(1+利率数)期数$$

为什么资金会具有时间价值?经济学家将其归因于两个因素:延迟消费和通胀预期。利率是对这种贬值的一种对冲。随着投资的风险增加,投资者的回报也需要增加,这样才能说服投资者,今天投入 1 美元,有可能在明年获得 1.2 美元(这也意味着 20% 的回报率)。货币能够升值的实际利率由多种因素决定,如特定投资的风险、股市行情、美国国债的收益率,以及由美联储制定的货币政策,其中货币政策决定了商业市场的隔夜贷款利率。

因此,想要获得资本,就需要投入资金。如果一个人从银行贷款,贷款便会对银行产生风险,因此,当借贷人在未来某个时间还贷时,银行便需要从借贷人处收取更多的资金。但重点在于,银行不仅需要为资金的时间价值而收费(即预期回报率,也称贴现率),还必须对借贷人的风险进行对冲,借贷人必须支付由此增加的资本成本和利率。事实上,如果银行能以尽可能高的回报率来进行更安全的投资,则其不需要追求贷款。

机会成本

当考虑开始一个新项目或购买一套设备时,只有其资产的内在价值等于或超过其成本时才可执行。然而,当这些资源也可以投资在别处时,人们还必须考虑到机遇成本,包括宝贵的时间、金钱和花费在该项目或资产上的精力。机会成本的定义是由于不遵循财务层面的最佳行动方案而放弃的潜在收益。投资者不应只考虑单个选择的执行与否，而应该寻找其他机会，直到可以比较当前提议的行动方案与下一个最佳选项，并从中作出选择。在外科领域，大部分医生的收入来自手术，任何需要外科医生在手术室外参与的活动都应该与其留在手术室内的工作成果进行谨慎对比。

净现值与贴现现金流动

决定执行一个项目时，经济层面的考虑非常重要，包括明确机遇的净现值（net present value，NPV）。净现值计算法是加入一个资金流量时间序列，以预计该项目在未来一段时间内产生的资金，包括收入和支出。这种计算方法包括在 DCF_0 购买资产的初始成本，加上资产从 DCF_1 到 DCF_n 将产生的预期收益。每笔未来的资金流量必须折算回其目前的价值。

$$净现值（NPV_{0-n}）= DCF_0 + DCF_1 + DCF_2 + \cdots + DCF_n（n \text{ 为时间}）$$

如果净现值大于 0，则投资将增加公司价值，项目也可能会被接受。如果净现值小于 0，则投资将降低公司的价值，项目应被拒绝。选定的折现率往往是企业的加权平均资本成本（weighted average cost of capital，WACC），融合了债务成本（借款）和股权成本（股东预期股票收益）。另一种选择适当折扣率方法是，如果资本用于不同的项目，则应确定该投资的回报率。这一要求回报率通常指的是最低收益率，这一比率在更高风险项目中更高，在更安全的项目中也更低。最低收益率代表着无风险项目的预期收益率（与美国财政部的账单相关联）加上风险项目的潜在回报率。

投资回报

在预估了一项投资的未来资金流量后，如何从投资价值角度评估这些未来资金流量？有几种方法有助于决定未来投资的潜在价值，以及回顾性审查既往投资的实际价值。这些方法包括正式投资的回报率或收益率、投资回收方法、内部收益率（internal rate of return，IRR），以及净现值与折/资金流量模型。最严谨且强大的技术是净现值/折扣资金流量分析，但其局限性包括对未来资金流量多种假设，选择合适的折扣率，以及复杂的计算。因此，使用净现值预测趋于保守，但至少其兼并了货币的时间价值，使投资者可以根据当前的美元价值做出决策。

另一个更简单计算投资回报率的方法如下方公式所示：

$$回报率 =（投资收入 - 投资成本）/ 投资成本。$$

然而，回报率是以百分比表示的，因此提供有关投资价值重要性的信息量很小。此外，回报率容易被操纵，可通过不同的度量来定义"收益"和"成本"。在一个市场或行业内，当类似的产品或服务作比较时，回报率很有帮助。

投资回收方法是衡量项目资金流支付原始投资所需的时间，也相当受中级经理欢迎，他们需要证明购买主要资本设备的正当性，并预测收支平衡的时间。

$$投资回收期 = 投资成本 / 每年资金流量$$

投资回收期不考虑设备的贬值，资产使用寿命，以及资产在回收期结束时的剩余价值。此外，一个项目或资产的资金流量通常每年都在变化，因此投资回收期只能估计项目或资产达到收支平衡点的时间。如果投资的使用寿命大于回收期，则投资应该进行，至少出于财务考虑是如此。

另一种用于评估投资回报的方法是内部收益率。内部收益率的方法可确定资金流量的实际收益，而非假设投资的一个特定的折扣率并计算净现值。然后，将内部收益率与公司的预期最低资本回收率作对比，这可能因具体项目而异，取决于风险、回收的时间跨度，以及公司资本成本或加权平均资本成本。另一种理解方法是，内部收益率代表预期最低收益率，以使净现值为 0。采用内部收益率的问题包括没有量化项目的整体价值，以及公司无法预测回报周期。然而，当与利益相关者沟通潜在的投资回报率时，内部收益率、投资回收期和产量指标很有帮助，因为它们简单易懂。

经济学

"在预测未来方面，经济学家的作用和占星家类似（另一个相似之处在于，他们从不会让一次预测的失败影响下一次预测的可信度）。"

Arthur Schlesinger, Jr.

经济学领域的规模之大，无法在本节进行详细回顾，但本节可以概括一些关键概念。整个学科的范围涵盖从宏观经济学到微观经济学，从规范经济学到行为经济学，从异端经济学博弈论（框 5.4）。

与其他经济学分支一样，医疗经济学也涉及在不确定性、有限资源和可变需求情况下的决策问题[12~15]。然而，医疗经济学与其他经济学分支存在明显区别，因为医疗行业涉及大量的政府干预与调控，供应商、患者及付款人之间的信息不对称，对于患者的治疗结果缺乏精确的指标，以及诸多外部因素，这些因素对于医疗系统以外的其他实体而言影响有限。

一件商品或一项服务的需求是基于买方的消费意愿，而消费意愿也会受买家的品位、需求、收入、财富，以及替代和互补商品的可得性所影响。需求曲线可描述一个人或一个群体的购买意愿，价格上涨，需求就减少。价格弹性体现了需求量的变化，后者是价格变化的功能之一，对于市场调节至关重要。这一关系可在数学层面表达如下：

$$E_d = \Delta Q / \Delta P$$

E_d 为需求价格弹性系数

框 5.4　思想观察：经济学

如何提高员工的生产力？在医疗行业，服务提供者希望能够接待更多患者，提升治疗质量与患者满意度，但通常要在减少资源的前提下实现。为医生、护士和治疗师提供激励，本质上是一个微观经济学问题，公司所提供的激励应该与员工的工作表现相匹配，以此影响员工的行为。落后员工、核心员工和明星员工分别对应的奖励有所不同，因此公司应该制订不同的薪酬计划，以此提高员工的生产力。基于上述差异制订激励计划的公司将会在员工表现曲线中获得更好的结果。

激励落后员工

- 首先要意识到，公司团体由不同类型的人组成，可能包括新员工、自满的高级员工，以及天赋相比其他同事稍差的员工；并不存在一种适用于所有人的管理方式
- 建立更频繁、更能引领员工工作节奏的奖金制度
- 创造自然的、文化的和项目特定的社会压力

激励核心员工

- 设立提高生产力的多级目标
- 进行销售或工作表现竞争，并根据工作性质与价值的不同提供相应的奖励

激励明星员工

- 避免设定薪酬上限；控制薪酬成本也会促使明星员工消极怠工
- 设立针对超高业绩的佣金率

Kaplan RS, Porter ME. Motivating salespeople: what really works. Harvard Business Review. 2011;90:71-75.[68]

（虽然 E_d 几乎总是负数，但经济学家通常会使用其绝对值，使其成为正数）

$$Q = 商品或服务的数量$$
$$P = 商品或服务的价格$$

弹性系数可作如下解读：

$E_d = 0$	需求弹性最小
$-1 < E_d < 0$	需求弹性较小
$E_d = -1$	单一弹性
$E_d < -1$	需求有弹性
$E_d = -1/0$	需求弹性最大

具有类似的替代品的商品或服务，如注射肉毒杆菌 Botox 和 Dysport，价格曲线平坦、有弹性，其中较小的价格变化也可产生较大的需求变化。其他一些商品和服务的需求曲线可能是陡峭、弹性较低的，价格的大幅变化可能对需求的影响很小；这符合一些替代品极少的生活必需品、部分奢侈品，以及品牌忠诚度极高的商品的情况。根据特定的目标细分市场不同，特定商品或服务的价格弹性也可能有所不同，其还可能会受宏观经济因素影响。当购买者不直接支付所消费的商品或被提供的服务，例如患者的手术费用由第三方保险支付时，价格弹性可能相对较小。增加自付款项可将一部分费用转移到消费者身上，以此增加医疗需求的弹性。

一种商品或服务的供给取决于一家公司的短期和长期策略目标。供应量的决策最初是基于边缘成本，而后随着生产水平而变化。随着产量的增加，边缘成本也相应增加。然而，随着产量的增加，平均固定成本会下降。这些曲线与生产的平均总成本结合，形成一条 U 形的曲线，最低点是企业能够实现收支平衡的最低价格。只要市场价格高于平均总成本，公司就可以提供物品或服务。市场总供给曲线结果表明，随着价格上涨，越来越多的企业会有意愿且有能力生产产品。

当供需关系适应于一个同时满足生产者和消费者的价格及数量时，市场均衡便会出现。根据供需的变化，市场会以可预测的方式发展。供应的增加会导致均衡价格的下降和均衡数量的上升。相反，一个新产品或服务的需求可导致均衡价格上升，并随后导致均衡数量上升。

然而，真正的市场是混乱的，其运转方式可能只是接近上述规则。要想上述经济模型生效，市场必须有完善的竞争，其中产品是相同的，买家和卖家不会参与供需关系的战略性操控，做出理性的选择，不存在进入和退出壁垒，且参与者充分知情。这样的市场是不存在的。预测经济力量如何影响医疗市场是一个相当大的挑战，因为这样的竞争远未到达完善。

企业可以获得策略优势，然后利用效率低下的市场。符合道德的方法包括产品差异化，细分市场，适应新的文化、社会、政治变化，并利用技术和创新来创造新的价值定位。不道德的手段包括维持消费者和生产者之间的信息不对称，利用不合理的决策，人为地创造需求或限制供应，与其他供应商串通，待新参与者进入时制造不可逾越的壁垒。在医疗行业，供应商必须认识到这些机遇——包括道德和不道德的，以保持高度的责任感，确保专业的形象。

总之，市场争取平衡，但供给和需求之间的调整可能不会影响生产效率，这本身并不能保证对社会财富的公平分配。读者需要思考的最后一个问题的是：并非所有成本和交易的效益都给买方和卖方。这些外部因素（对社会的下游效应）可能是有益的（如延长寿命的新技术），但通常是有害的（如医疗产品废物的产生）。我们该如何将这些外部性因素纳入决策中，从而增加行动的社会总价值？

营销

> "优秀的公司迎合需求，伟大的公司创造市场。"
>
> Philip Kotler

企业不能没有客户，而营销就是将业务与客户连接起来的过程（框 5.5）[16,17]。营销策略可以识别、吸引、满足并留住客户。为寻求生产者和消费者（在医疗行业是服务提供者和患者）之间不止一次的交换，客户的需求和欲望是营销的第一驱动力。最理想的营销方法是首先站在客户角度了解客户，不仅包括市场规模评估，还包括竞争对手，进入市场的壁垒，以及市场结构。随后，营销基于预期的客户需

求,寻求开发并提供一种特定的产品或服务,无论这些需求是否已得到充分满足,甚至可能尚未得到重视。最后,营销致力于在价格点、质量和分配等方面为客户提供价值。

框5.5 思想观察:营销

许多消费者公司(包括医疗行业在内的服务业公司)都缺乏关系意识,不够重视顾客与公司自身品牌、产品与服务之间的不同关系。每一种顾客关系都建立在顾客体验、期望与未来需求的基础之上。

如今,顾客可以被描述为陌生人、一面之交、熟人、老伙计、队友、挚友,甚至是敌人。鉴于此,市场营销部门必须善于处理大数据,并从中获取关键信息,以此根据正确的体验,为正确的顾客提供正确的产品或服务。满足或超越消费者的需求的目标固然要一以贯之,但营销专家也必须思考新的规则,包括:

- 巩固预期关系
- 重新协商现有关系
- 围绕各种关系重新制订营销策略
- 为员工创建新角色,以此发展顾客关系
- 扩大组织内部的营销业务覆盖范围,建立关系驱动策略的文化

Avery J, Fournier S, Wittenbraker J. Unlock the mysteries of your customer relationships. Harvard Business Review. 2014;92:72-81.[69]

虽然营销策略通常被过分简化,仅侧重于"4P"原则——产品(product)、价格(price)、促销(promotion)和渠道(placement)——但这是本章进行回顾的一个很好的出发点。产品意为一种商品或服务的特色和关键特征。价格取决于生产成本及生产者可获得的额外价值,该额外价值基于商品或服务的增值特点和需求所产生。计算收支平衡对于确定定价策略是否合理非常重要。计算公司必须出售多少数量的产品才能覆盖其成本的公式表达如下:

收支平衡单位量=固定成本/(销售价格-可变成本)

为实现一个具体的利润目标,该公式可修改如下:

数量=(固定成本+总利润)/(销售价格-可变成本)

推广涉及必要的渠道,公司可以通过渠道沟通信息。推广还可能涉及广告、促销或激励政策(如捆绑定价、折扣、奖励和频繁给买家让利)。渠道可能是所有变量中最为重要的;营销专家会将一个整体市场进行细分,以确定什么类型的人(年轻或年老,男性或女性,高收入或低收入)希望购买什么类型的产品。细分市场有助于一家公司更好地配置有限的资源,聚焦特定的高收益群体,完善产品定位,提高市场渗透力。事实上,如果市场营销研究表面,不同细分市场的需求稍有不同,公司就可以提供相互关联但略有不同的产品。企业不应追求"一刀切"的理念,忽略细分市场,而应该通过营销分析来更确切地证明提供多种相关产品的合理性。

过去20年,由于互联网增强了消费者的权利(在线拍卖、产品评论和方便的价格对比),营销已从供给侧模型转变为基于需求的模型,客户需求被纳入以供应商为中心的

4P 模式的考虑因素。现在的产品被视为面向客户的解决方案,促销包括了信息传递,价格已被消费者价值所取代,而渠道则被视为入口。

为识别消费某一商品或服务的细分市场,并确定该细分市场内价值最大的质量水平,营销研究会利用诸如回归分析、联合分析、知觉图和场景规划等复杂的分析工具来进行决策。图 5.2 显示了面部年轻化治疗的诸多选择,患者可能会基于价格、效果持久性、侵入程度及恢复时间等因素,从中选择多种干预方式。市场营销旨在是确定哪些客户想要什么样的产品,并锁定该客户群体。有时,由于根据客户偏好的不断变化,人们会发现无竞争的市场空间,或由于技术进步而开拓出新的市场空间。

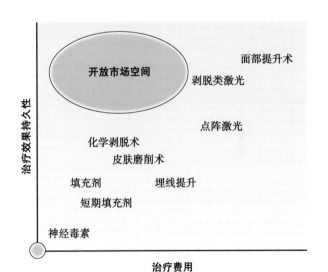

图 5.2 营销:面部年轻化治疗知觉图

市场营销的核心在于连接客户与产品或服务,其在收入、品牌推广和商誉等方面可收获巨大的回报。因此,营销也被视为公司的一种投资,类似于研发工作,而人们会利用市场份额、客户消耗、客户满意度、退换货信息及应收账款规模等指标,对投资回报率进行预测和仔细研究。其他研究工具包括主要客户群体、人口数据和客户调查问卷。

除利用上述策略进行市场细分、聚焦和定位外,营销也可以利用品牌作为一个强大的工具来推销一款新产品。强大的品牌效应在很多方面可作为一种承诺,使客户相信新产品或服务的质量会与之前的产品或服务类似,尽管这并不具有法律效力。品牌可包括标志、标语、形象或客户感受,可作为公司及其声誉的占位符。

有一种不是特别有效,但必须提及,以作警示的策略是感知转移。该策略会被应用于以下情况:①推广时试图转变目标群体的需求和欲望,使其相信自己需要或渴望该产品或服务;②促销活动改变了客户对相关产品或服务品质的感知,以使其品质特点更紧密地对应了目标群体的需求和欲望。这样的策略会产生非常短期的效应,可能会暂时提高销量,但从长远来看,企业与客户的关系将受到灾难性的影响。当企业不希望与其客户重复交易,或产品即将被淘汰,以及整个行业正在萎缩时,采取这样的策略。

随着近年来平面媒体和其他传统媒体(如广播和网络电视)的衰落,营销已经转向利用互联网平台推销商品和服务,为消费者提供信息,并将合适的商品和服务与正确的消费群体相匹配。许多经济学家认为,在新的数字时代,存储信息的成本接近于零,而信息的价值可能趋于无限[63]。无论这一观点是否正确,数字信息显然都已经彻底改变了市场营销的规则。企业可以根据消费者在亚马逊的购物习惯,他们的朋友的 Facebook,他们在赫芬顿邮报(Huffington Post)网站所写的博客内容,以及他们在 CNN 读过的文章,来收集有关他们的具体信息。仅需花费传统媒体营销成本的零头,企业便可以直接通过电子邮件或搜索引擎找到他们的客户。营销部门现在将重点放在了搜索引擎的优化和营销上。随着一些企业同时在线上和线下尝试获取新的收入来源,有些产品可能会免费提供,但可能需要收取相关服务的保险费。

业务运营

　　"任何顾客都可以将他的汽车漆成任何他想要的颜色,只要它是黑色的。"

Henry Ford

　　运营可以被定义为匹配供应与需求(框 5.6)[18,19]。虽然经济学家会描述价格如何随着供应和需求的变化而变化,但负责生产产品或协调服务的管理者则有完全不同的观点:超额需求是收入损失,而超额供应则是资源浪费。管理者如何平衡供应和需求,决定的不仅是商品和服务带来的潜在收入,还有运营成本,两者结合产生公司的运营收入。

框 5.6　思想观察:业务运营

　　医疗行业或许是提升自身业务水平的潜力和需求最大的行业。成本上升、质量参差不齐、获取机会受限,以及结果差异等因素的结合所导致的危机影响着美国的经济与国力。Michael Porter 呼吁为该行业制订全新的策略。既往的努力,例如改变公共政策、改善患者安全、实施循证指南、从消费者角度对待患者、减少欺诈以及实行电子病历,所带来的变化较为有限。相反,价值必须成为首要目标。

　　向高价值医疗服务体系的转变必须包含管理者、服务提供者、患者、医疗计划及雇主之间的同步合作,共同制订以下策略:
- 组建综合性服务机构
- 测量每位患者的结果,并计算其费用
- 为周期性治疗制订捆绑价格
- 整合服务体系
- 在全国范围内扩大擅长领域
- 建立并利用有效的信息技术平台

　　Porter ME, Lee TH. The strategy that will fix health care. Harvard Business Review. 2013;91:50-70.[70]

　　运营效能是公司成功的关键;事实上,这可以是竞争优势的源泉。从相同投入中获得更多收益,或用更少的投入进行更高质量的产出的公司即能够提供比竞争对手价格更低的商品或服务,或从这些商品和服务中获取更多的财富价值。这一从输入到输出的流程也被称为供应链,如果管理得当,该流程会在抵达消费者之前,增加最终产品的价值。

　　为优化这一价值链的流程,运营领域会利用排队理论的元素来预测和控制要求,并利用约束理论来预测和控制供应。决定产品或服务需求的最大挑战也许在于可变性。例如,在医学领域,患者长时间在诊所排队等待看医生往往是因为其到达诊所的时间不同,同时结合了服务提供者的服务时间的可变性。这便是为什么某一特定类型的患者往往会被分批安排时间面诊,以最大程度降低双方的可变性。在服务行业,为了提高运营效能,应追踪关键的指标,包括:

$$产能 = 流程可产生的最大供应量$$
$$产能利用率 = 达标率/服务率$$
$$全程时间 = 等待时间 + 服务时间$$
$$流程时间 = (1/服务率)/(1-产能利用率)$$
$$库存 = 平均流程率 × 平均流程时间$$
$$库存周转率 = 1/流程时间 = 销售成本/库存$$

　　当流程中某一站点的需求大于该站点的产出时,商品生产或服务提供的流程便会出现瓶颈。在任一阶段,流程在技术层面都只有一个瓶颈,它被定义为最低产能的资源。人们可通过衡量某一站点的流程来识别瓶颈,但这一限制点通常是由于高利用率、无闲置或缓冲资金、库存堆积以及员工和消费者的投诉而显现。

　　供给与需求相匹配的原则包括:
　　1. 由于有限的资源限制了产能,在该瓶颈点重点提高产能(当然,这也会导致系统的其他部分出现新的瓶颈)。
　　2. 保持足够的库存和半成品,以保持生产线的运转,防止缺货,并预估需求的变化,但不能过度执行,以免资本过度投资于未完成的产品或未使用的服务。
　　3. 系统或站点以接近 100% 的产能运转是不可持续的;80% 的利用率被视为合理的目标。
　　4. 谨慎规划,这是由于可变性与不确定性会随着供应链传播,产生"牛鞭效应",且影响逐渐加大,导致产出过多或过少。
　　5. 预防的成本低于检验和校正;从不在缺陷的产品上增加价值。
　　6. 不要围绕问题的原因工作,从而使问题持续存在。
　　7. 高质量并非无偿,但它可以是一项伟大的投资。
　　8. 预测总是错误的,有时比别人更甚。
　　9. 服务行业面临独特的挑战,包括定制化服务和高度的交互性。

　　为提高运营效率,人们开发了一系列方法来减少缺陷,增加产量,提高质量。精益生产是指在生产过程中,任何无法为客户增加价值的支出或资源均被视为消除的目标。精益生产的理念最初由丰田公司提出,试图通过减少或消除七种浪费源来实现"更聪明、更轻松地工作"的目标:生产过剩,不必要的运输,库存,动作,缺陷,过度加工,以及等待。虽然这种方法只能对运营产生渐进式的改进效果,但在汽车生产行业,该制度本身却是一种创新,能提供胜过其他企业的竞争优势。

另一种通过减少缺陷和提高质量来提供渐进式改进的方法是六西格玛,最初由摩托罗拉公司开发。使用 DMAIC 模型——定义(define)、测量(measure)、分析(analyze)、改进(improve)、控制(control),专家(根据其培训和责任的水平被称为黑带、绿带和黄带)试图通过尽量减少生产线的可变性,并将缺陷或错误的发生率降至百万分之三以下,以改善产品质量(与期望目标存在 6 倍标准偏差,因此被称为六西格玛)。用于发现需要改进的方面的质量管理工具包括业务流程图、成本效益分析、质量等级评比图、帕累托图和 SIPOC 分析 [供应商(suppliers)、输入(inputs)、流程(process)、输出(outputs)和客户(customers)]。在确定缺陷或效率低下的根本原因后,六西格玛专家会应用并测试干预措施,如应急计划、并行处理和工作流程的重新设计,以减少缺陷,提高质量,并最大限度地提高总量。虽然六西格玛方法只针对效率低下的系统提供渐进式的改进,而且还有可能扼杀打破常规的创新,但提高运营效率和质量却可能会在节约成本、公司商誉和品牌推广,以及客户和员工满意度方面产生可观的经济回报。

在服务行业,人们可以通过关注质量和利益相关者的幸福感来加强价值链。在《服务利润链的实施》一文中,Heskett 等描述了一个利益相关者满意度模型,该模型使内部服务质量让步于员工保留率和生产率,从而驱动外部服务价值,确保客户忠诚度,这直接影响了收入的增长和盈利能力[20]。根据其满意度的不同,员工和消费者的态度可以从无感转变为喜爱或厌恶。事实上,Jones 和 Sasser 在《满意的客户为何叛变》一文中提出,客户完全满意是确保其忠诚度(即复购意愿),并导致更好的长期财务表现的关键[21]。不同的行业有不同的忠诚度/满意度曲线,这些行业创建了一个消费者混合体。公司应致力于实现客户的完全满意。在医疗领域,不是完全满意或基本满意的患者会寻找其他医生。

创新

> "持久成功的公司都拥有固定不变的价值观和宗旨,而它们的商业策略和实践则会不断调整,以适应变化的世界。"

James Collins 和 Jerry Porras

运营领域会通过渐进式改进提供价值,而创新(框 5.7)则会在思维、设计、产品、流程甚至组织层面产生根本性或革命性的改变[22-25]。运营可以利用现有的低效率,通过干预措施(如更严格的供应链协调、精益的制造技术和零缺陷政策),实现降低成本、加快生产、提高质量的目标。另一方

面,创新颠覆了现有的模式,在扩大现有的市场同时也可能创造全新的市场。Thomas Krummel 是一位主持了斯坦福生物设计项目的小儿外科医生,他描述了从发现、发明到创新、创业的一系列过程,这是转化医学的蓝图[24]。更重要的是,他提出了一个问题:"为什么创新要依赖于运气?"并提供了关于研究、理解、与教学创新的有力论点。虽然医学知识可直接应用于患者护理,但将其用于培训其他医生,开发新的解决方案,以及应用新技术,可大大提高外科医生的影响力。

框 5.7　思想观察:创新

在引入"破坏性创新"理论 20 年后,Clayton Christensen 及其同事对该理论进行了阐释。破坏性创新已被证实是促进创新型增长的有力方式,但并非所有创新都是破坏,当然,也并非所有破坏都是创新。

作者提醒读者:"'破坏'一词描述的是资源更少的小型公司有能力成功挑战行业现状的过程……该过程专注于为其最苛刻(通常也是最有利可图)的顾客完善自身产品与服务。"这一理论超越了某些细分市场的需求,同时也忽略了其他一些细分市场的需求。例如,优步显然在变革出租车行业,但其在财务与策略方面的成就并未使其达到具备破坏性的水平。根据 Christensen 的理论:

- 破坏性创新起源于低端或新兴市场
- 破坏性创新的公司在自身产品或服务质量达到主流顾客的标准之前不会对其造成吸引

尽管优步针对广泛的顾客需求开发了更优质、更低价的解决方案,使得出租车行业的总体需求出现了增长,但该公司并非从低端或未被覆盖的市场起步。相反,优步开创的持续型创新对出租车行业进行了完善,例如通过手机应用预订车辆、利用定位功能减少等待时间、无现金支付,以及为司机与乘客提供相互评分功能。此外,优步使用的可变定价算法通常会使打车费用更加实惠,行程相比传统的出租车服务也更加准时且可靠。优步实现破坏性创新的一个潜在领域是将该技术应用于行程分享与拼车服务,以此作为人们单独通勤的替代方式。

Christensen CM,Raynor M,McDonal R. One more time: what is disruptive innovation? Harvard Business Review. 2015;93:44-53.[71]

我们为什么需要创新?这是一个合理的问题,但其答案却令人惊讶。事实上,Peter Drucker 写道,创新和营销是一家公司的两个基本功能,因为它们真正创造了价值;而其他所有过程都会花费成本[22]。由于商业环境是不断变化的,相对于其面临的竞争、新的进入者、替代品、供应商和消费者,公司的定位也在变化。一家占有市场份额绝对优势的公司如果满足于现状,在未来会很容易被取代。除了创新,公司唯一可以保持的竞争优势就是基于价格、质量和渠道的不断改进,直到一家新公司引入的创新足以大幅影响上述特质,显著扩大市场规模,或改变顾客的需求和偏好。创新在公司处于稳定期时最为有效和最被需要,而在公司处于成长期时,流程改进最有价值。

成功的创新除了需要创意思维之外,还需要严格纪律和努力工作。掌握创新过程的公司,如苹果、梅奥诊所和设计公司 IDEO,都会遵循一个路线图,它包括四个阶段:突破或发现、平台开发、衍生物变化和维护。通过精心规划,使上述阶段有所重叠,项目经理会根据每一阶段重要性、不确定性的情况和关键路径的位置来分配资源(如时间、资金、人力)。苹果可能会每几年推出一个新产品,如 iPod、iPhone 和 iPad,但每个产品都会经历技术层面的产品改进和增值升级的迭代流程。为确保公司的成功,苹果拥有多样化的新产品系列,这类似于拥有多样化投资的共有基金。有时,这样的创新具有破坏性,会取代部分产品,增加与公司自身产品的竞争,并为其他竞争者创造新的市场。数字音乐就是这样的情况:苹果在十年内从一家电脑公司转变为信息和通信公司。苹果能够运用突破性的技术来创造新的产品。如果苹果当初把重点放在改善其操作系统或软件上(如微软所做的那样),诸如电子书、在线报纸和 iTunes 等后续产品可能还不存在。真正的挑战将来自于谷歌,它从搜索引擎起步,但现在试图统治云计算领域。

成功创新的 3 个驱动力是了解消费者、"跨越鸿沟"和处理失败。为了取得长期的成功,公司需要运用渐进性和突破性的技术,服务和保留现有的客户,并获取新的客户。任何商业投资的重点都应该始于客户的意见——倾听客户想法,并终于客户需求。良好的营销可以发现尚未存在的需求,或尚未被识别的消费群体。其次,公司需要预测什么人在什么时候会需要相关的产品或服务。原型和早期版本(如 iPhone V1.0)是吸引创新者(如作者的医学生)和早期使用者(如作者的住院医师)的关键,他们能证明产品的可行性,并创造早期的舆论。然而,只有在早期的大多数用户(如作者本人)和晚期的大多数用户(如作者的老板)都采用该技术时,投资回报才会出现。即便是通常抗拒新科技的,落后于时代的人,也可能是实现目标的一个有吸引力

的群体,因为他们可能是下一项技术的早期使用者。"跨越鸿沟"是从早期使用到市场渗透的阶段,也是大多数公司遭遇失败的阶段。成功创新的第三个要素是从失败中学习并处理失败。正如精益生产和六西格玛允许渐进式改进生产系统,控制实验条件也会增加创新的收益。降低风险的措施包括将发明与执行分开,保持思路和项目的多样性及深刻性,并与自身技术专长领域或"舒适区"以外的人合作。

在整形外科领域,乳房重建经历了渐进性和破坏性的创新,包括持续改良的异体移植材料(硅胶和盐水假体),以及利用血管化组织的手术方法(背阔肌肌皮瓣、横行腹直肌肌皮瓣和穿支皮瓣)。近期引入乳房重建领域的脂肪移植术最初用于矫正轮廓畸形,实际上可能取代传统的乳房重建方法,成为乳房再造的主要方法(图 5.3 和图 5.4)。除了效果持久性和手术费用等因素外,价值链还需要结合患者和医疗服务提供者的偏好,直到建立新的市场均衡。

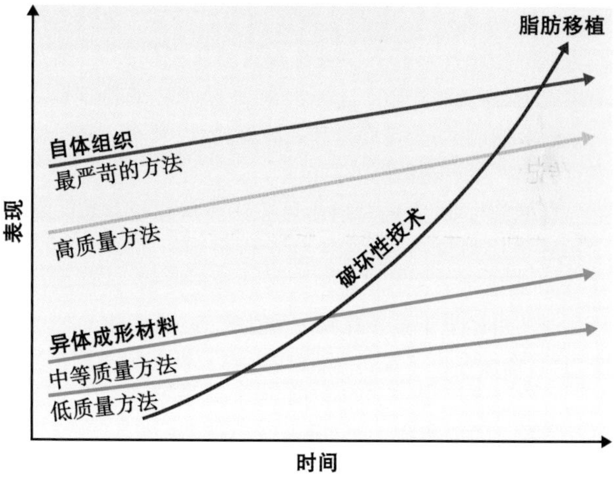

乳房重建创新模型

图 5.3   创新:乳房重建领域的渐进性变革

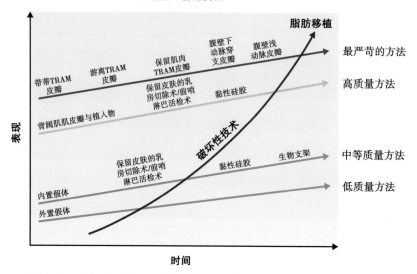

图 5.4   创新:乳房重建领域的破坏性变革。TRAM,横行腹直肌肌皮瓣

创业

> "在这个世界上取得成就的人,都努力寻找他们想要的机会。如果找不到机会,他们便自己创造机会。"
>
> George Bernard Shaw

科技是做事情的方式,创新是做新事情的方式,而创业(框5.8)则是增加所做的事情的价值的方式[26]。创业是一种思维方式,也是一种增加创新影响的过程。一个企业家清晰描述了一个愿景,并开发了一个系统,结合所有输入,创造出一种产品、服务或信息,并从输出中捕捉新的价值。企业的领导者需要带着一种紧迫感,不受资本、人力或生产的约束条件所限制,将潜在的未来业务变成现实。而创业者则会利用其想象力、动力、激情和人脉,获得投资银行、供应商与客户的支持。

框5.8　思想观察:创业

Walter Isaacson 是美国有线电视新闻网(CNN)的前任 CEO,也是本杰明·富兰克林、阿尔伯特·爱因斯坦和史蒂夫·乔布斯的畅销传记的作者,他总结了一些成功人士的实践方式,可供每位 CEO 尝试模仿。他在乔布斯的传记中写道:"他的经历显然是个创业神话。"史蒂夫·乔布斯变革了 7 个行业(个人电脑、动画片、音乐、手机、平板电脑、零售店和数字出版),因此他被人铭记的不是他的品性,而是他将想象力应用于技术与商业的经历。乔布斯的成功归因于以下做法:

- 保持专注
- 一切从简
- 自始至终承担责任
- 优先考虑产品,而非利润
- 不被焦点小组的观点所束缚
- 改变现状
- 注重外在吸引力
- 追求完美
- 只接受顶级员工
- 面对面沟通
- 大局与细节并重
- 将人文与科技相结合
- 求知若饥,虚心若愚

本文作者要加上一条:另类思考。

Isaacson W. The real leadership lessons of Steve Jobs. Harvard Business Review. 2012;90:92-102. [72]

然而,对于创业者而言,最重要的资源也许是知识的不对称。创业者可能会意识到:①宏观经济力量对人口、社会和文化规范的改变;eerie 没有明确应用的新技术;②当前行业的效率低下问题。在新技术出现和市场不断变化的环境中,这种矛盾对于创业者而言是诱人的机会。优秀的创业者发现机会,而伟大的创业者创造机会。在医疗领域,获取潜在价值的一个例子是将门诊服务从负担高额间接费用的

医院移至间接费用较低的门诊部,这样也可以更准确地测量和控制可变的直接费用。除了降低治疗成本和提高患者满意度(图5.5和图5.6)之外,经过认证的办公室手术设备实际上也可以提高服务质量和安全性。将正确的活动移至最合适的地点是有意义的,既可以创造价值,又能改善医患双方的体验。

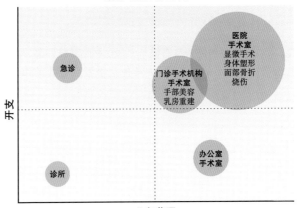

图 5.5　创业:服务地点、体量与收入

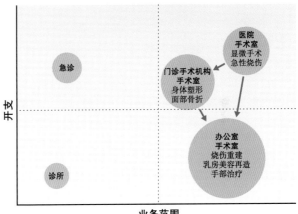

图 5.6　创业:治疗地点转变的效果

那么,是什么将挑战转化为机会?首先,最重要的行动是建立一个价值主张,这可以定义为使其产品或服务独特且有价值的核心能力。价值主张提出问题和解决方案,表明企业的行事内容和方式,并使其从竞争中脱颖而出——所有这一切都包含在一句话里。基于这一价值主张,创业者接下来会开发一个商业模式,该模式势必会转变成商业计划。营销计划、财务模拟和运营模板的加入有助于创业者创造真正的价值链,规划出产品或服务的流程路径(图5.7)。这些元素通过策略联系在一起,策略描述了如何实现价值主张,或者具体而言,描述了产品或服务如何抢占最初的细分市场,并可能渗透到整个市场(图5.8)。领导力是管理、指导和发展整个企业的力量集合。领导者必须履行价值主张,确保企业的使命、愿景和价值观保持一致和高尚。

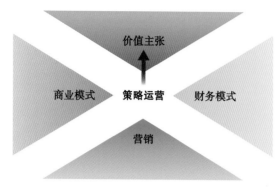

图 5.7　创业：新项目各项元素的整合

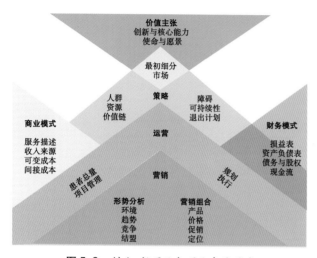

图 5.8　创业：新项目各项元素的联系

在仔细思考并向潜在的利益相关者公开细节后,创业者必须通过各种沟通方式寻求对自己计划的支持。电梯游说是一次用时 30 秒,关于新项目的精华描述,其目的是吸引听众的兴趣,引发其好奇心。执行概要是一份篇幅只有一页的商业计划总结,而商业计划是一份非常详细的文件,篇幅从 20 到 60 页不等,其目的是解决具体问题,以满足投资者进一步了解该项目的需要。10 分钟的概述通常以幻灯片展示的形式进行,这同样很有必要,因为这会使投资者真正开始阅读自己的商业计划。

在每一个阶段,创业者都会设法增加潜在利益相关者的利益,并积极听取反馈,使商业计划可以按需要进行修改、重写和调整重点。如果创业者可以获得利益相关者的承诺,随后便可以开始筹集资金,认真管理资金和协调后勤。创业者通常会尽其所能,利用人力、智力和社会资本自力更生,而非借款或寻求外部资金。创业者了解,筹集资金过程中最糟糕的时刻是当他们绝对需要资金时,因为每一次投资者注资后,创业者都必须放弃公司的一部分控制权及所有权。接受风险投资特别具有挑战性,因为进行此类投资的银行家需要几年内的回报达到投资额的 5 ~ 7 倍,也因为他们的退出策略是最终出售公司,而不一定是公司业务的增长。天使投资人、朋友、家人、善款、捐赠、学术机构和社区资助、小企业贷款,甚至信用卡都是更具吸引力(但有限)的资本来源,使企业家得以尽可能长时间地保留控制

权。最后,资本成本在创业之初是最高的,因为此时的风险最大,随着企业愈发成功,借贷成本也会降低。

撰写商业计划是创业者必须掌握的一门艺术。图 5.7 描述了可用于设计一个新项目所需元素的模型。与摘要和期刊文章写作非常相似,商业计划也可以通过反复打磨来提高成品的质量。但不同于只能发表一次,且不能修改的科学论文,商业计划是灵活的文件,可不断变化,且必须频繁更新。然而,一份典型的商业计划会遵循固定的模式,并包含以下内容:

1. 执行概要
2. 价值主张
3. 愿景、使命、价值观主张
4. 市场分析
    a. 形势分析
        ⅰ. 环境
        ⅱ. 趋势
        ⅲ. 公司分析
        ⅳ. 竞争
        ⅴ. 结盟
    b. 目标市场与细分市场
    c. 定位与差异化
    d. 渠道
    e. 品牌推广
    f. 销售工具
    g. 营销预算
5. 商业模式
    a. 产品或服务描述
    b. 收入来源
    c. 可变成本
    d. 间接成本与固定成本
6. 策略
    a. 抢占细分市场
    b. 价值链
    c. 增长
    d. 回应竞争对手、新进入者、替代品
7. 治理与管理团队
8. 财务模拟(通常为 3 ~ 5 年)
    a. 损益表
    b. 资产负债表
    c. 资金流动:运营、融资、投资
    d. 盈亏平衡时间
9. 债务与股权结构
10. 运营
    a. 规划:Gantt 表
    b. 实施
    c. 总量评估
    d. 持续改进计划
11. 法律与监管问题
12. 可持续发展实践(经济、社会、环境 3 条底线)
13. 壁垒与障碍

14. 应急计划

15. 退出策略

最后，在打造了一家成功的企业后，身为首席执行官的创业者必须做出一些超越资源分配和收入来源管理范畴重大决策。在短期内，该领导者需要下放经营决策权，自己则侧重于制订策略、建设团队、建立文化、强化愿景和价值观。然而，创业者最终可能会意识到，自己会被内部成员呼吁放弃控制权，这样自己就可以带着一个新想法，或许在一个新行业、新市场里重新开始创业。而其他人则会留在公司担任技术顾问，或在董事会任职，克服万难创造价值，并从中获得满足。引用史蒂夫·乔布斯的话，他们"在宇宙中留下了痕迹。"

企业可持续发展

"要想走得快，就要自己独行。要想走得远，就要与人同行。"

非洲谚语

企业可持续发展（框 5.9）是一种行之有效的概念，最近引起了组织行为学专家、商界高管、供应链管理者、股东甚至消费者的关注[27-34]。企业可持续发展的重要性是如此之大，以至于从具体的公司到整个行业都在重新评估其愿景和价值观，以使组织能符合新的 3 条底线，即"人、地球、利润"。绿色企业，或可持续发展企业，对全球或地区环境、社区、社会或经济所产生的负面影响几近于无，因其侧重于发展人权事业和环境政策。

人们过去在"减少，再利用，回收，维修和再分配"方面的努力已被更加积极进取的目标所取代，如最大限度地减少企业的碳排放，寻找可再生能源和减少废弃物对环境的影响，其目的是在不以牺牲满足未来需求的能力为代价的前提下，建立能满足当前需求的业务。可持续发展商业实践的具体实例包括远程办公、无纸化办公、减少运输和包装材料、租赁可退还和翻新的设备，利用更少的原材料进行精益生产，减少产品库存，持续改进供应链流程，以及在获得能源与环境设计先锋（Leadership in Energy and Environmental Design，LEED）认证的建筑里办公，此类建筑具有较低的能源需求，并使用废弃材料制成。服务产品指的是制造商计划进行再加工的耐用品（因此人们用"从摇篮到摇篮"来描述制造商的职责），而消费产品则是使用寿命短、无毒、可生物降解的材料。

这类可持续的商业实践已经和更加正式的企业社会责任相结合，其中自我调节被纳入一家企业或一个行业的整体业务模式。企业已经发现，可持续的实践可以在服务和商品的质量、渠道以及成本方面对股东和利益相关者产生持久价值。在这方面处于领先地位的企业，如宜家、耐克、福特和沃尔玛等，通过在其商业策略中加入对环境与社会问题的思考，实现了开支减少、风险降低、收入增加和品牌效应的强化。如今，大多数大型企业都有一名首席可持续发展官，并发布对应其年度财务报告的年度可持续发展报告。

框 5.9　思想观察：企业可持续发展

在提出价值链的概念（在整个供应链过程中创造价值）之后，Michael Porter 如今提出，创造的价值应该与社会共享。这样不仅有利于企业履行社会责任，还可能促进其业务发展，这是由于创造的价值具有引发下一轮全球经济增长的能量。Porter 认为，社会需求（不仅是传统的经济需求）会定义市场，而社会危害则会导致企业的内部成本上升。

Porter 将"共享价值"定义为既能提升公司竞争力，同时也能推动公司所处行业的经济与社会发展的政策及运营实践。共享价值的创造侧重于识别和扩大社会与经济发展之间的联系。共享价值通过重新构思产品与市场，以及重新定义价值链的生产力来实现。例如，一家公司可以处理特定的社会问题，比如水和能源的使用、员工健康和安全、环境影响，以及供应商准入和可行性，这是因为这些问题都与该公司提供的特定产品或服务相关。而对企业社会责任（corporate social responsibility，CSR）的追求则独立于业务策略之外，而是由可持续性、慈善精神与公民义务所决定，创造共享价值（creating shared value，CSV）通过满足社会与经济需求来实现更有效的竞争与利润最大化。CSV 基于公司内部产生的具体计划，以重新调整整个企业的策略。

Porter 认为，CSV 代表了资本主义的发展，与亚当·斯密提出的"看不见的手"的概念一脉相承。共享价值对行业及企业均有益处。这一利己做法产生的收益可创造社会利益，而非减少社会利益。经济价值可通过恪守创造社会价值的原则来创造。

Porter ME, Kramer MR. Creating shared value. Harvard Business Review. 2011;89:62-67.[73]

我们能在医疗领域，特别是整形外科领域做些什么，来发挥绿色商业实践的影响力，并改进"3 条底线"的表现？有趣的是，整形外科已经在社会公正方面处于领先地位长达数十年。许多外科医生本可以将更多时间花在其私人业务上，从而获取更高的收入，但他们却愿意将工作重点放在走访发展中国家，并为其提供专业服务，以及捐赠可重复使用的设备。从可持续发展角度特别值得称道的是，有人致力于向发展中国家的医生传授手术技术，以便在访问团体和当地社区的共同努力下发展基础设施，建立医疗体系。对于不跨国出差的美国医生，在国内也有很多机会可以建立类似的交流活动，包括在印第安人保留地，在阿巴拉契亚等医疗服务水平较低的地区，或在社区诊所提供服务。甚至保留随时待命的急诊权限，执行偿付额度较低的重建手术，以及承担某些基础治疗工作都可以算作可持续性的内容，这是由于外科医生需要恪守 3 条底线，而这 3 条底线没有忽视当地社区对医生本人的需求。这样的志愿精神符合可持续发展的要求，应成为所有整形外科从业者的目标。

在可持续性商业实践方面，医疗已整体落后于其他行业。作者对可持续医学的定义是在生命自然周期内改善健康状况,旨在避免对社会、环境和经济系统造成负担,使新技术可以惠及社区的所有人,而不只是能够负担得起费用的人。如果将这一定义延伸到全人类,则从业者承担着提供基础医疗服务的道德义务,包括提供洁净水、食物,接种疫苗,以及预防医学。Jeffrey Sachs(哥伦比亚大学的进步派经济学家)和 Muhammad Yunus(因关于印度小额信贷的工作而获得诺贝尔和平奖)声称,这一代人有足够的资源和技术,在有生之年消除极端贫困。消除极端贫困其中一个方法是改善处于"金字塔底层"(生活费低于每天 2.5 美元)的 25 亿人的健康水平。全人类的整体健康水平可通过一系列方法进行提高,包括改进水净化系统,建立农业联盟来改进供应链物流,在当地市场通过监管措施消除腐败的中间人,改善如抗生素和抗逆转录病毒药物等医疗用品的获取途径,以及建立小额信贷和小额贷款。需要再次强调的是,医疗事业的可持续发展需求不仅存在于伦理道德层面,相关的项目还可以开拓新的市场,产生新的投资机会。

人力资源管理

> "一小批有思想的人就可以改变世界。这是唯一亘古不变的事实。"
>
> Margaret Mead

商业管理中或许是最重要,但也最不受重视,且经常被忽视的部分就是人力资源管理(human resources management,HRM)(框 5.10),其被定义为一个组织中对人力资本的价值链进行策略性管理的组成部分[35]。虽然员工不能被视为一家公司的资产,但所有级别的员工都会在输入转化为输出的过程中,为公司的产品或服务增值提供关键步骤。此外,如果能够在招聘、发展、保留和晋升方面将人力资源管理得当,员工和客户都可能会成为极佳的创新源泉。人力资源管理对于一个组织的成功至关重要,以至于人力资源工作通常决定了一家公司的文化,并能通过吸引最优质、最合适的人才,为公司本身提供竞争优势。例如,谷歌会鼓励员工花 20% 的时间参与职责范围以外的项目;这样的环境促成了对照实验的文化,并直接成就了该公司在信息技术领域的迅速崛起。

人的管理是一项艰巨的责任,如果执行到位,则看起来毫不费力,但如果执行不到位,则会形成一个扼杀创造性,破坏工作质量,并偏离公司价值主张的工作环境。鉴于人力资本管理的复杂性,商界出现过一些可供分享的最佳实践方式:

1. 领导力始于自我意识。
2. 与员工的沟通是管理者的核心职责之一。
3. 有效的管理者能明确表达自己的价值观和愿景。
4. 有效的管理者能创造一个使最优人才脱颖而出的环境。
5. 有效的管理者愿意参与涉及不同意见的、有难度的对话。

框 5.10　思想观察:人力资源管理

发挥人力资本在提升组织竞争优势方面的价值,无论怎样强调都不为过。发现、招聘、发展与留住人才,对于一家企业的成长和实现使命而言至关重要。

然而,鉴于目前市场的波动性、复杂性与不确定性,有头脑、有经验且有能力的员工为公司贡献的价值可能比不上能够持续适应不断变化的商业环境的员工。有意发展新人才的管理者应重点关注候选人的潜力,而非过往的表现,参考标准如下:

- 正确的动机
- 好奇心
- 洞察力
- 敬业度
- 决心

Fernandez-Araoz C. 21st century talent spotting: why potential now trumps brains, experience, and "competencies." Harvard Business Review. 2014;92:46-56.[74]

---

6. 有效的管理者了解不同团队的工作内容,并侧重于建立指标明确的绩效文化,以增强团队精神与合作精神。
7. 有效的管理者善于领导变革。
8. 有效的管理者善于学习、反思和更新。

在医疗领域,人力资源管理往往关注的是"劳动力发展",其主要是指员工的继续教育,以及针对其当前或未来的岗位和工作内容的变化进行培训。一名护士当前的工作内容与其未来的工作内容可能大不相同,员工必须能够适应不断变化的医疗服务模式。医疗服务提供者不仅要应对技术的不断变化和医疗系统的发展,他们作为员工,还必须能够顺利和不同教育背景、不同年代(传统一代、婴儿潮一代、X 世代和千禧一代)以及不同工作/生活平衡状态的人工作。工作场所的多样性不再是指不同文化背景的人,而是不同的价值观、工作风格和需求。

在医疗领域,人力资源管理领导者已发现,对组织中的员工进行整体投资所获得的回报远高于试图招聘明星级人才来担任某些特定岗位。此外,像对待客户一样对待员工,以及像对待员工一样对待客户,是留住员工与患者的关键。医疗服务提供者和患者的满意度非常重要,不仅体现在医疗系统的排行榜上,也体现在未来的收入来源上。满意度极高的患者会继续向同一位服务提供者中寻求医疗服务,还会将其推荐给他们的朋友和家人。这样的营销是无价的。这种让利益相关者满意的做法,在商业层面和医学层面都堪称出色。

法律法规注意事项

> "若要不违法,必先坦诚相待。"
>
> Bob Dylan

正如人们所预期的那样,医疗行业的法律法规非常复杂,以至于相关的注意事项就会轻易占据一本百科全书的篇幅(框5.11)。然而,整形外科医生必须了解会对其工作产生影响的各类法律法规,且最重要的是,在需要寻求法律咨询的时候降低门槛。除了了解有关医疗事故的法律,医疗服务提供者还必须熟悉合同法、劳动关系、公司组织架构和责任、紧急医疗的规则、医生以外的服务提供者的职责范围、门诊设备所需的证书和官方认证,以及患者的隐私保护。对上述问题的了解不只是建议,而是必须,因为医疗服务提供者必须遵守其所在州和美国联邦法规,否则将根据其罪责、意图和参与程度,面临调查、法律费用、罚款、出庭受审或监狱服刑。

框 5.11　思想观察:法律法规注意事项

　　Paul Thacker 是美国参议员 Charles Grassley 的首席研究员,也是 2010 年《医生薪酬阳光法案》(《患者保护与平价医疗法案》的修正版)的制定者之一。他曝光了过去几十年间,由药品和设备生产商支付给医生和教学医院,却未被披露的酬劳。许多被用于支持科研与教学的资金被认为是合法的,但还有许多其他资金被视为非法,它们被用于科学文献代笔、发表立场偏颇的公开演讲,以及提供使用特定药品和设备的回扣等事项。

　　上述法案要求医疗行业必须公开所有与医生相关的财务交易。其产生的最重要的影响或许就是提高了医疗关系的透明度,以便识别实际和潜在的利益冲突。透明度至关重要。为了获得作为专业人士的自我监管权利,医生必须将自身的专业知识与技巧用于创造更大的社会福利,遵守以诚信为基础的伦理道德。

　　Thacker 希望,鉴于医学界在披露医疗行业资金方面的领导地位,医生们理应为其在科研领域的同行起到引领作用,确保所有科研工作的透明度与独立性。尽管《阳光法案》仍有争议,其长远影响也仍未可知,但医疗行业与医学界的交集已经出现了向更高透明度的转变。人们目前意识到,所有医生都会面临利益冲突,而人们对此应尽可能积极处理。

　　Thacker PD. Consumers deserve to know who's funding health research. Harvard Business Review online,December 2,2014;https://hbr.org/2014/12/consumers-deserve-to-know-whos-funding-health-research#[75]

　　然而,本节旨在研究近年来美国商界的法律法规对医疗行业在商业层面产生的影响[36-38]。了解政府干预所导致的宏观经济和医疗行业的市场变化,将有望帮助医疗服务提供者在提供服务时做出更明智的决策。本节不会讨论法规的利弊,而是尽可能客观呈现该领域已经发生的变化。

　　在讨论近期的法规如何影响医疗业务之前,回顾企业所有权的基本形式非常重要。独资企业是由一个人所拥有的实体,个人承担对业务所产生的债务责任。合伙是企业的一种类型,由两个人以上组成,他们不仅同意分享利润,同时也承担债务责任,这种结构的优势与独资企业相似,即净收入只需被征税一次。公司是具有区别于其成员之外的独特身份的商业组织;营利性和非营利性公司都必须由多

个股东所拥有,并由董事会监督,董事会负责管理执行团队。大多数医院都遵循公司模式,然而许多私人医生会以独资企业主或 S 类公司领导者的身份执业。最后,合作企业是有限责任公司的一种类型,其成员与股东不同,可共享决策权。公司与合作企业的一个缺点是利润受到双重征税:第一次是对该实体扣除运营和间接支出后的净收入征税,第二次是针对利益相关者的投资回报,以个人收入、股息和其他资本收益(如出售股票)等形式征税。

2002 年《萨班斯-奥克斯利法案》

　　针对安然、泰科和世通等公司的运营与会计丑闻,以及"互联网泡沫"破裂给投资者造成的数十亿美元的损失,美国众议院和参议院以压倒性的优势通过了《萨班斯-奥克斯利法案》[39]。由于公众对于国家证券市场的信心被大大削弱,该法案试图通过监督和控制来恢复市场稳定性。除了建立上市公司会计监督委员会之外,该法案还规定:①不同审计员不得对同一客户提供咨询服务;②公司高管必须对其公司财务报告的准确性和完整性承担个人责任;③上市公司的财务信息公开必须包括资产交易负债表以外的详细报告、财务模拟及企业人员的股票交易。虽然该法案没有与医疗行业直接相关的条款,但它仍然影响了医疗行业,因为每一家上市医疗公司都要对其会计工作进行重大调整。支持者认为,该法案对于加强会计控制和恢复投资者信心至关重要,而反对者认为,它导致公司需要遵守过于复杂的监管,从而使其与国外企业相比竞争力有所下降。

2009 年《美国复苏与再投资法案》

　　当美国陷入大萧条以来最严重的经济衰退时,美国国会通过了《美国复苏与再投资法案》,旨在增加就业岗位,促进投资和刺激消费[40]。由于美联储已将利率降为零,但对信贷市场影响不大,于是政府将财政政策优先于货币政策,作为经济刺激计划。因此,政府投资了 7 870 亿美元用于填补由于消费下降造成的产出缺口。虽然大多数资金被用于资助能源、通信、教育和交通项目,但医疗行业也获得了 1 510 亿美元,其中绝大部分用于支持医疗保险。这项刺激计划实施后,尽管国民经济形势依然动荡,但似乎已趋于稳定,而医疗服务的需求并没有像许多经济学家的预测的那样减少。

2010 年《患者保护与平价医疗法案》

　　经过激烈的党派斗争[64],美国国会最终通过了《患者保护与平价医疗法案》,其本质上是一项侧重于医疗保险改革的医疗改革法案[41]。该法案被视为自 1965 年美国推出医疗保险与医疗补助计划以来最重大的改革,其旨在提高医疗保险的质量和可负担性,通过扩大公共和私人保险覆盖范围来降低未参保率,并降低个人和政府的医疗成本。

该法案的益处还包括扩大医疗补助的资格、补贴保险费、鼓励小企业提供医疗保险、禁止保险公司单方面拒绝投保、建立医疗保险"交易"市场,以及为医学研究和信息技术(如电子病历)提供资金支持。

批评者坚持认为,政府提出的 1 430 亿美元的赤字削减计划,在实施后的第一个 10 年里不可能实现或维持。该计划的成本将被对医药公司和医疗设备征收的费用,对高收入阶层征收的新税,信息技术带来的效率的提高,以及管理费用的降低所抵消。最高法院两次支持该法案合宪性,确认了个人授权和联邦补贴的合法性,但裁定不能强迫各州参与医疗补助扩张。然而,从 2011 年起,3 200 万没有医疗保险的成年人中有超过 1/3 拥有了医疗保险,到 2015 年年中,未参保的比例从 18.4% 降至 11.4%。

2010 年《多德-弗兰克华尔街改革与消费者保护法案》

《多德-弗兰克华尔街改革与消费者保护法案》已被视为大萧条以来最为彻底的一次金融改革,其旨在永久解决《经济刺激法案》帮助稳定的经济问题[42]。法案的目的如下:"通过完善问责制和增加金融系统的透明度,促进美国金融稳定;终结金融机构'大而不能倒'的难题;结束紧急救助来保护美国纳税人的权益;保护消费者免受不正当金融服务的影响。"该法案对金融监管制度无疑影响深远,显著调整了资本的流动。改革的具体目标包括对冲基金与其他投资银行票据、美联储、华尔街的透明度与问责制、抵押贷款和商业贷款机构,以及消费者与投资者保护计划。医疗行业的问题不在于该法案是否能影响医疗服务,而在于如何影响。

谈判

"你不可能总是得到你想要的,但如果你去尝试,你可能会发现,你得到了你需要的。"

Mick Jagger 和 Keith Richards

谈判(框 5.12)可以被定义为"以解决分歧,统一行动方针路线,协调个人或集体利益,或达成满足各方利益结果为目的的对话[43]。"决策一旦做出,谈判随即发生。如果一名外科医生决定进行激光治疗,其必须考虑该治疗的机会成本,并与其利益相关者——前台、护士、患者——协商这一决策会如何影响治疗结果。如果一位初级合伙人要开展显微外科乳房重建术,其必须与医院协商更长的手术时间,与保险公司协商更有利的报销计划,获得高级合伙人的同意,当联系不到初诊医生时,将由他们来为这些患者提供治疗,并将这些低利润的病例纳入自己的收入来源。如果一名整形外科医生想发展并建立一个门诊美容中心,决策者必须与多方(院长、主席、医院管理者等)进行复杂的谈判,对诸多问题进行多次协商。

框 5.12   思想观察:谈判

被喜爱和被畏惧哪个更好?有效的协商可通过遵循一系列规则与指南来实现,但一个人如何为他人做出具有影响力的决策?突出自身的能力和关怀当然有助于说服他人,但本文作者还提出了四种能使人在人际交往与组织内部产生影响的能力:

- 开辟道路:寻找可以应用专业知识的新机会
- 制造工具:开发并使用可以体现和传播专业知识的工具
- 团队合作:通过人际交往来吸纳他人的专业知识,并说服与自身利益相关的人
- 知识转化:通过个人努力帮助决策者理解复杂内容

Mikes A, Hall M, Millo Y. How experts gain influence. Harvard Business Review. 2013;91;70-74. [76]

虽然有些人拥有出色的移情和沟通天赋,有助于成功谈判,但谈判也是一门可以学习的学科。练习和准备是成功的关键。谈判领域作为一门学科,是一个需应用博弈论、拍卖策略、心理学和行为经济学的体系。由 Fisher、Ury 和 Patton 所著的《谈判力》(Getting to Yes: Negotiating Agreement Without Giving In)是该领域的开创性著作[44]。其中两条最重要的原则是:①知道自己想要什么和需要什么;②知道自己的对手想要什么和需要什么。谈判要有充分的准备,不仅要预测对手怎么做,就像下棋一样,还要知道对手需要什么来提高自己的地位。事实上,在双方谈判中,双方可能甚至不知道自己的最佳立场是什么,或者为什么某个解决方案可能对双方有利。创造力和沟通能力对于成功谈判至关重要。

谈判始于制订和阐明己方谈判协议的最佳替代方案。这是在双方无法达成共识的情况下,自己可以接受的最低条件,应在谈判开始前确定。在确定自己的最低条件后,利用以下四个原则:①对事不对人;②侧重利益而非立场;③创造互利的选择;④坚持使用客观标准[45-49]。

上述"原则性"谈判概念在大多数情况下都会起作用。然而,谈判偶尔会陷入僵局,此时可通过重构问题来创造突破口。尤其要避免谈判过程中由于反馈不及时、争吵、拒绝或莽撞而导致问题升级。帮助对方更客观地看问题,从对方的角度重构问题,从而走出困境。确定哪些选择会相互增益,或者至少将损失降至最低。换言之,谈判应有的放矢。让步不代表失败,往往是重新确定谈判条件,因此"游戏"重启后可能会产生对自己有利的结果。

特别困难的谈判往往涉及一类个人或团体,他们不愿为自己的要求让步,掌握信息不对称的优势,不愿从对方的角度看问题,或利用权力威胁对方强行实施自己的方案。这类倚强凌弱者可能是校园欺凌者、受伤的医生、反社会人士、恐怖分子,有时是患有潜在躯体变形障碍的"困难患者"。面对这类情况,其中一个选择是结束谈判——离开谈判场合——然后采取其他方式解决争端,如法律行动。然而,谈判高手还是可以熟练地应对这些具有挑战性的情况,利用不确定性、混淆与含糊其词来解除对手的戒备,折

中他们的立场。成功的谈判者能通过专注于未来的几轮谈判、设定更有效的未来定位，将小的收获转化为更有利的势头。

伦理道德

> "永远做正确的事，这会让一些人感到满意，让其他人感到震惊。"
>
> Mark Twain

在医疗领域，人们面临着考验其伦理道德底线（框 5.13）的多重挑战。医疗服务提供者必须每天做出许多关于照顾患者的决定，社会理所当然地希望他们的行为符合伦理道德标准。拥有照顾患者的能力和医学知识固然必要，但还不够。医疗服务提供者还必须拥有良好的人际交往和沟通能力、基于系统的实践能力、基于实践的学习能力，以及专业精神。上述所有因素都涉及对伦理道德的坚守。医学教育、住院医师培训计划、国家执照、官方认证和认证的定期复审以及医院授证均会将上述因素纳入医疗服务提供者的评估。

美国整形外科医师协会前会长及协会的伦理委员会前主席 John Canady 曾说："能意识到影响他们决策过程的利害关系的整形外科医生有更大的机会取得合乎道德要求的成果。然而，随着无偿医疗服务和期望完美结果的患者不断增加，在不做出重大自我牺牲的情况下实现统一符合伦理道德决策是极其困难的[50]。"影响整形外科医生决策的竞争因素包括个人财务状况（手术中心的所有权、手术选择、定价）、监管力量（相关法律法规）和职业责任（知情同意、讨论错误）。

当面对困境时，医疗服务提供者必须将直觉和理性结合而做出决定。解决伦理道德问题往往需要认真考虑文化、基础设施、领导力/管理能力和人格等因素。伦理智慧的可以开发的。Jack Gilbert 在其著作《强化伦理道德智慧》中指出："通过愿景表明的意图、使命、价值观、策略和目标会直接影响工作表现[51]。在医疗服务过程中，伦理道德智慧即是协调好患者安全、医疗质量、效率和产能、患者和员工的满意度、信誉和财务状况的关系。医学伦理学是实用的、基于案例的和结合具体情况的。"

正如伦理道德有助于指导医疗决策，其在商业实体做出选择的过程中也发挥着重要作用。伦理与资本主义的历史非常令人着迷。《国富论》（1776）的作者亚当·斯密认为市场是由"看不见的手"所指导，从而生产正确数量的商品，但这种力量与人们的伦理道德责任密切相关[52]。安德鲁·卡耐基和其他 20 世纪初的实业家主张企业需要追求慈善和管理，两者都是社会慈善的形式之一，因为力量来自责任。芝加哥大学的诺贝尔经济学奖得主 Milton Friedmann 认为，企业唯一的道德义务是利润最大化，但他也曾强调，如果利益相关者能做到诚信、透明和公正，企业就能在社会中高效地创造和分配财富。

框 5.13　思想观察：伦理道德

21 世纪头 10 年早期的几起传播甚广的商业丑闻发生后，工商管理界的学术领军人物挺身而出，制订了 MBA 誓言[53]。作为一个"职业"的商业诚信在当时遭受了严重损害，原因涉及财务造假（安然）、庞氏骗局（伯尼·麦道夫）、高管薪酬过高（领导与下属员工之间的薪酬差距扩大）、官商勾结（学术界、华尔街和美联储之间的旋转门关系），以及非法衍生品交易（2008—2009 年经济大衰退的诸多原因之一）。与为医生制订的希波克拉底誓言类似，MBA 誓言承认，管理是一个受伦理道德原则约束的职业。

MBA 誓言

作为一名商业领导人，我了解自己在社会中的角色。

- 我的宗旨是领导员工和管理资源，以创造任何人都无法凭一己之力创造的价值。
- 我的决策会影响人们的福祉，包括企业内部和外部人员，也包括现在和将来。

因此，我承诺：

- 我会以忠诚和关怀之心管理企业，不会以牺牲企业或社会利益为代价去追求个人利益。
- 无论文字上还是精神上，我都理解并恪守管理自身与企业行为的法律与合约。
- 我会避免腐败、不公平竞争和任何危害社会的商业行为。
- 我会保护所有受本人企业影响的人员的人权与尊严，反对歧视与剥削。
- 我会保护后代的权利，提高其生活水平，使其享受健康的生活环境。
- 我会准确、如实地报告本人企业的业绩与风险。
- 我会为自己和他人的发展进行投资，帮助管理界持续进步，创造可持续且包容的繁荣。

我了解，根据上述原则履行职业义务，我的行为必须树立诚信的榜样，以获得服务对象的信任与尊重。在自身行为和对上述标准的遵守方面，我会对同行和社会负责。

本誓言为本人自主宣读，并以本人名誉担保。

Anderson M, Escher P. The MBA Oath: Setting a Higher Standard for Business Leaders. New York: Portfolio Hardcover, the Penguin Group; 2010. http://mbaoath.org. [77]

如今，商业伦理道德就是把生意做好。一种股东价值分配的新范式取代了以前的股东回报最大化模型。因为供应商、客户、员工、竞争对手和社区都会受到企业决策的影响，因此一种包含所有利益相关者的组织架构会表明其相互之间的关系，以试图协调各方的利益冲突，并实现网络、产品、服务和信息的价值创造最大化。大多数企业领导人都意识到，价值、权利、义务与责任都必然会影响决策，这与上述原则对医疗伦理道德的影响非常相似。相关结果可能不仅会产生法律后果，也可能影响底线。以价值观为基础的资本主义努力试图通过人性化的企业制度和鼓励利益相

关者拿出最佳而非最差的表现,从而实现其财富最大化。以价值观为基础的资本主义的主要原则包括利益相关者的合作、共同承担责任、识别复杂问题、持续创造和应对新兴的竞争。

领导力

"最伟大的成就不是永不失败,而是在跌倒后重新站起。"

Vince Lombardi

"如何定义一个领导者?"最简洁的回答是"有追随者的人"。但真正的问题应该这样表述:"如何定义一个伟大的领袖?"这个问题难以回答,取决于领袖本人、所处环境和选民的具体情况[54](框 5.14)。

框 5.14 思想观察:领导力

Dan Goleman 引入了有效领导者必须具备情感智慧的概念,但他现在又在最佳领导者的特质列表中增加了专注的技巧。他指出,领导力的首要任务是引导专注力,鉴于此,领导者本人必须首先学会专注。此外,专注的概念并不只是意味着过滤掉干扰因素,还意味着能够出于不同的目的,通过不同的方式,专注于不同的主题。Goleman 引用了近期的一项神经科学研究,该研究表明,专注是一种复杂的认知功能,可通过整合多个神经通路来实现。

为提高效能和专注度,每位领导者都必须培养自我与他人意识。内在与外在专注对于发展个人的情感智慧而言都是有必要的。自我意识与自我控制能提高一个人专注于他人的能力。社交关系依赖于专注他人,以此产生的共情是一种关键特性,是天生领导者的标志,无论其在组织内或社会中的等级如何。Goleman 认为,最具效能的领导者能够表现出 3 种共情能力:

1. 认知共情——理解他人观点的能力
2. 情感共情——感受他人感受的能力
3. 共情关怀——意识到他人对自己的具体需求的能力

Goleman D. The focused leader: how effective executives direct their own- and their organizations'-attention. Harvard Business Review. 2013; 91:50-60.[78]

在商界,领导者必须首先是有效的管理者(图 5.9)。"任何企业的管理者都是充满活力、赋予生命的元素。没有领导力,'生产资源'就仍只是资源,永远不会成为产品。在充满竞争的经济中,管理者的素质和表现最为重要,这决定了企业的成功,更决定了企业的存亡。这是由于,管理者的素质和表现是处于竞争环境中的企业唯一的有效优势。"因此,Peter Drucker 于 1954 年出版的《管理实践》一书被视为现代管理理论与实践的早期重要著作[55,56]。

虽然管理者与领导者在许多方面存在不同,但两者的

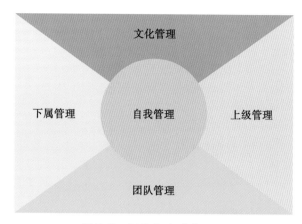

图 5.9 领导力:领导新项目

技能是互补的,并且在结合时会形成协同效应,可增强一个组织的实力[57-62]:

管理者负责监管	领导者负责创新
管理者询问方式与时机	领导者询问内容与原因
管理者效仿	领导者始创
管理者关注制度	领导者关注人力
管理者维持	领导者发展
管理者依靠控制	领导者依靠信任
管理者接受现状	领导者挑战现状
管理者聚焦底线	领导者目光长远
管理者按正确的方式做事	领导者做正确的事
管理者负责运营	领导者负责策略
但是,管理者经常负责领导	而领导者则经常负责管理

Peter Drucker 还说:"要想在这个新世界取得成功,我们要首先学会认识自己。知识经济时代的成功属于那些了解自己的优势、价值,以及如何使自己做到最好的人。"个人必须明确自己所属的组织和应该做出的贡献。在这个断层时代,信息像资本有一样价值时,沟通是增值流动的关键,个人必须管理好自己的职业生涯,凭借自身努力获得合适的工作,保持忙碌,并且知道什么时候转变方向。

为了使领导力发挥作用,个人会利用社会影响力,通过地位、个人和人脉的力量来获得追随者的支持,以实现共同的目标。人们提出过许多理论准确描述领导力的运作方式,但最终领导者必须负责行使一些职能,如委托、授权、谈判、解决冲突、创新、激励和指导变革。通过各种各样的领导风格——强制、规避、折中、适应与合作——领导者还必须学会如何"从中间管理"。作为信息传递的渠道,今天的知识工作者的管理必须顾及上级和下属,包括其直属上司和直接下属。在这样的环境中,那些能够引起变革的人具有难以置信的影响力,可以为组织的人力资本增值。

或许一个领导者最重要的职能便是建立高效率、高绩效的团队。团队精神在企业中变得愈发重要,原因包括环境的复杂性和发展速度,对内部和外部合作伙伴的依赖性,对信息来源的需求,以及对于不同观点和不同思想的需要。团队中最聪明的人也比不上所有人的集体智慧。然而,团队不会自动形成和顺利运转。一个有效的领导者会通过确立以下特点来建立具有合作精神、工作成果出色的团队:目

标相容性、信任和承诺、相互依赖与负责、开放式交流,以及接受彼此的想法,并将冲突转化为创造力。领导也作为团队的倡导者,获得高管的支持,提供解决问题所必需的资源,并维护利益相关者的知情权。事实证明,一个团队领导者的效能与其技术层面的知识水平关联不大,更关乎其情商和沟通技巧[61]。

Kouzes 和 Posner 提供了一个简单但非常有用的领导力模型,其中信誉是未来一切成功的基础。通过研究数百位各领域的领导者,他们提供了关于成为伟大领导者的以下建议:①树立榜样——阐明价值观并以身作则;②激发共同愿景——设想未来,招募他人;③挑战过程——寻找机会,实验,并承担风险;④使他人得以行动——促进合作并提高他人;⑤鼓励核心成员——承认其贡献,庆祝其价值和成功[59]。该模型消除了"它是站在山顶孤独者"的错误观点,因为领导的目标应该是带着所有人到达山顶。

最高层的领导——大型复杂组织的首席执行官——无疑需要社会影响力来实现目标,但是这种领导力也包含着独特的挑战,需要独特的技能来提供有效的方向和策略、组织架构、人员选择和适当的激励。Porter 和 Nohira 调查了110 位新任命的首席执行官,他们大多来自上市公司,收入中位数为 37 亿美元[54],任命时的平均年龄为 49.7 岁,在公司的平均工作时间为 14.1 年。这些首席执行官中有 75%是内部人员,64% 有研究生学位。

调查结果令人惊讶。他们在首席执行官这一新角色中所面临的挑战的范围比预期的更广,包括安抚董事会、权力受限、难以获得可靠的信息、保持关注度、必须在有限时间范围内产出成果,以及期望利益相关者做出改变。然而,这些首席执行官们发现,间接杠杆可以相当强大,通过塑造环境,使组织成员能够做出正确的决策,采取适当的行动,并推进公司的发展。其他有趣的发现包括:

用于处理公司内部问题上的时间:69%

分配给核心议程项目的时间:52%

用于面对面沟通上的时间:81%

用于与直接下属以外的其他成员沟通的时间:42%

用于与各团队沟通的时间:63%

基于上述结果,特别是间接杠杆的影响可能比直接杠杆更重要,Porter 和 Nohira 建议,首席执行官应特别关注分配他们最有限但十分关键的资源:他们的存在感。首席执行官——或许所有领导者——可以通过设置明确的个人议程、不断交流、持续收集信息、利用身份象征,以及利用强大的管理团队来管理自身的存在感。通过才能、公平、成果与诚信来为自己正名,可以为利益相关者注入信心,并使其能够全力以赴。

所有领导人的终极挑战是让自己的组织从"优秀到卓越"。Jim Colliins 研究了 11 家稳定发展的上市公司,这些公司都经历过大幅且持续的业务增长(其定义为公司的财务表现数倍优于同行业的竞争对手)[58]。Collins 指出了实现"从优秀到卓越"的转变的具体因素:专注于核心能力、打造纪律文化、找到合适的人来寻找出路、应对残酷事实的同时保持希望、利用技术加速器,以及从小型方案的累加效应中创造动力。然而,这些公司共同点在于第五级领导力:首席执行官拥有谦逊的个性和专业的坚持。最有效的领导者并非直言不讳和富有魅力的人,而是谦逊、无私、坚定决心践行公司价值主张的人。诚信和愿景非常重要;这些特质赋予了领导者使组织从优秀变为卓越的能力。

致谢

北卡罗来纳大学教堂山分校的 Ethel F. 和 James B. Valone 整形外科研究所对本章内容提供了支持。作者要感谢 Suzanne、Chloe、Hank 和 Timo 对自己无条件的爱和支持。

参考文献

1. <http://en.wikipedia.org/wiki/Health_care_in_the_United _States>.
2. Porter M. *On Competition*. Boston: Harvard Business Press; 2008.
3. Drucker PF. *Managing for Results: Economic Tasks and Risk-Taking Decisions*. New York: Harper Collins; 1964.
4. Drucker PF. *Managing the Nonprofit Organization: Principles and Practice*. New York: Harper Collins; 1990.
5. Drucker PF. *Managing in Turbulent Times*. New York: Harper Collins; 1980.
6. Johnson MW. *Seizing the White Space: Business Model Innovation for Growth and Renewal*. Boston: Harvard Business Press; 2010.
7. Kim C, Mauborgne R. *Blue Ocean Strategy*. Boston: Harvard Business Press; 2005.
8. Berman K, Knight J, Case J. *Financial Intelligence: A Manager's Guide to Knowing What the Numbers Really Mean*. Boston: Harvard Business Press; 2013. *In my opinion, this is the most concise, readable, and applicable text on accounting and finance. I found this book after getting my MBA. If you want to understand the numbers of business, read this book now!*
9. Stickney CP, Weil RL. *Financial Accounting: An Introduction to Concepts, Methods, and Uses*. 12th ed. Mason, OH: Thomson Southwestern; 2007.
10. Jiambalvo J. *Managerial Accounting*. 3rd ed. Hoboken, NJ: John Wiley & Sons; 2007.
11. Hawawini G, Viallet C. *Finance for Executives: Managing for Value Creation*. 3rd ed. Mason, OH: Thomson Southwestern; 2007.
12. Baye MR. *Managerial Economics and Business Strategy*. 5th ed. New York: McGraw Hill; 2006.
13. Corts KS, Rivkin JW. *A note on microeconomics for strategists*. Harvard Business School Case Brief, January 2001.
14. <https://en.wikipedia.org/wiki/Price_elasticity_of_demand>.
15. Krugman PR, Obstfeld M. *International Economics: Theory and Policy*. 7th ed. Boston: Pearson Addison Wesley; 2005.
16. Kotler P, Keller KL. *Marketing Management*. 12th ed. Upper Saddle River, NJ: Pearson Prentice Hall; 2006.
17. Moore GA. *Crossing the Chasm. Marketing and Selling Disruptive Products to Mainstream Customers*. New York: Harper Collins Business Essentials; 1991.
18. Cachon G, Terwiesch C. *Matching Supply with Demand: An Introduction to Operations Management*. New York: McGraw Hill; 2006.
19. Goldratt E, Cox J. *The Goal: A Process of Ongoing Improvement and the Theory of Constraints*. Great Barrington, MA: North River Press; 2004.
20. Heskett JL, Jones TO, Loveman GW, et al. Putting the service-profit chain to work. *Harv Bus Rev*. 1994.
21. Jones TO, Sasser WE. Why satisfied customers defect. *Harv Bus Rev*. 1995.
22. Drucker PF. *Innovation and Entrepreneurship*. New York: Harper Collins; 1985.
23. Mathes SJ. Innovation. *Plast Reconstr Surg*. 2007;120:2110–2111.
24. Krummel TJ. Inventing our future: training the next generation of surgeon innovators. *J Pediatr Surg*. 2009;44:21–35.
25. Christensen CM. *The Innovator's Dilemma*. New York: Harper Collins Business Essentials; 1997.

26. Kaplan JM, Warren AC. *Patterns of Entrepreneurship.* 2nd ed. Hoboken NJ: John Wiley & Sons; 2007.

27. Porter ME, Kramer MR. Strategy and society: the link between competitive advantage and corporate social responsibility. *Harv Bus Rev.* 2006.

28. McDonough W, Braungart M. *Cradle to Cradle: Remaking the Way We Make Things.* New York: North Point Press; 2002.

29. Sachs JD. *The End of Poverty: Economic Possibilities for Our Time.* New York: Penguin Press; 2005.

30. Yunus M. *Creating a World Without Poverty: Social Business and the Future of Capitalism.* New York: Perseus Books Group; 2007.

31. Hawken P, Lovins A, Lovins LH. *Natural Capitalism: Creating the Next Industrial Revolution.* New York: Little, Brown; 1999.

32. Esty DC, Winston AS. *Green to Gold: How Smart Companies Use Environmental Strategy to Innovate, Create Value, and Build a Competitive Advantage.* New Haven, CT: Yale University Press; 2006.

33. <http://en.wikipedia.org/wiki/Sustainable_business>.

34. <http://en.wikipedia.org/wiki/Corporate_social_responsibility>.

35. Fried BJ, Fottler MD. *Human Resources in Healthcare: Managing for Success.* 3rd ed. Chicago: Health Administration Press; 2008.

36. Pozgar GD. *Legal Aspects of Health Care Administration.* 10th ed. Sudbury: Jones and Bartlett Publishers; 2007.

37. Christensen C, Grossman JH, Hwang J. *The Innovator's Prescription: A Disruptive Solution for Health Care.* New York: McGraw Hill; 2009. These experts in innovation approach healthcare as an industry that must be disrupted and rebuilt. Results pending.

38. Porter ME, Teisberg EO. *Redefining Health Care: Creating Values-Based Competition on Results.* Boston: Harvard Business Press; 2006. Healthcare is a business that exists in a highly competitive environment. The reform that we currently need may come from restructuring our competitive models to create new value, for patients and providers.

39. <http://en.wikipedia.org/wiki/Sarbanes–Oxley_Act>.

40. <http://en.wikipedia.org/wiki/Recovery_Act#Healthcare>.

41. <https://en.wikipedia.org/wiki/Patient_Protection_and_Affordable_Care_Act>.

42. <http://en.wikipedia.org/wiki/Dodd–Frank_Wall_Street_Reform_and_Consumer_Protection_Act>.

43. <http://en.wikipedia.org/wiki/Negotiation>.

44. Fisher R, Ury W, Patton B. *Getting to Yes: Negotiating Agreement Without Giving In.* 2nd ed. New York: Penguin Books; 1991.

45. Ury W. *Getting Past No: Negotiating in Difficult Situations.* New York: Bantam Dell Books; 1993.

46. Subramanian G. *Negotiauctions: New Dealmaking Strategies for a Competitive Marketplace.* New York: WW Norton and Co; 2010.

47. Sebenius JK. Six habits of merely effective negotiators. *Harv Bus Rev.* 2001.

48. Patterson K, Grenny J, McMillan R, Switzler A. *Crucial Conversations: Tools for Talking When Stakes are High.* New York: McGraw Hill; 2002.

49. Patterson K, Grenny J, McMillan R, Switzler A. *Crucial Confrontations: Tools for Resolving Broken Promises, Violated Expectations, and Bad Behavior.* New York: McGraw Hill; 2005.

50. Zbar RIS, Taylor LD, Canady JW. Ethical issues for the plastic surgeon in the tumultuous health care system: dissecting the anatomy of a decision. *Plast Reconstr Surg.* 2008;122:1245–1258.

51. Gilbert JA. *Strengthening Ethical Wisdom: Tools for Transforming Your Health Care Organization.* Chicago, IL: Health Forum Inc., American Hospital Association Press; 2007.

52. Cohn KH, Hough DE. *The Business of Health Care. Volumes 1–3.* Westport, CT: Praeger Press; 2008.

53. <http://mbaoath.org/>. Signed by the author on the same day, signatory #4721.

54. Nohria N, Khurana R. *Handbook of Leadership Theory and Practice.* Boston: Harvard Business Press; 2010.

55. Drucker PF. *The Practice of Management.* New York: Harper Collins; 1954.

56. Drucker PF. *The Effective Executive: The Definitive Guide to Getting the Right Things Done.* New York: Harper Collins; 1967.

57. Whetton DA, Cameron KS. *Developing Management Skills.* 6th ed. Upper Saddle River, NJ: Pearson Prentice Hall; 2005.

58. Collins J. *Good to Great: Why Some Companies Make the Leap… and Others Don't.* New York: Harper Business; 2001.

59. Bennis W. *On Becoming a Leader.* New York: Perseus Books Group; 1989:2009.

60. Kouzes JM, Posner BZ. *The Leadership Challenge.* 4th ed. San Francisco: Jossey-Bass; 2007.

61. Gratton L, Erickson TJ. Eight ways to build collaborative teams. *Harv Bus Rev.* 2007.

62. McGinn KL, Long-Lingo E. *Power and influence: Achieving your objectives in organizations.* Harvard Business School Case Brief, April 2002.

63. Topol E. *The Creative Destruction of Medicine: How the Digital Revolution Will Create Better Health Care, 2013.* New York: Perseus Books Group; 2013. Cardiologist, genomic researcher, and member of the digerati, Eric Topol is a modern-day Da Vinci who has written the best book about healthcare since Paul Starr's The Social Transformation of American Medicine, in 1982. Topol explains why medicine is poised for inconceivably disruptive innovation, due to "a propitious convergence of a maturing internet, ever-increasing bandwidth, near-ubiquitous connectivity, and remarkable miniature pocket computers in the form of mobile phones".

64. Brill S. *America's Bitter Pill: Money, Politics, Backroom Deals, and the Fight to Fix Our Broken Healthcare System.* New York: Random House; 2015. You may think you know the story of Obamacare, but you do not know the whole story until you read Stephen Brill's riveting (yes, riveting) account of the rise and fall and rise of the Affordable Care Act.

65. Raynor ME, Ahmed M. Three rules for making a company truly great. *Harv Bus Rev.* 2013;91:108–117.

66. Kaplan RS, Porter ME. How to solve the cost crisis in health care. *Harv Bus Rev.* 2011;89:46–64.

67. McGrath RG. Transient advantage: strategy for turbulent times. *Harv Bus Rev.* 2013;91:62–70.

68. Kaplan RS, Porter ME. Motivating salespeople: what really works. *Harv Bus Rev.* 2011;90:71–75.

69. Avery J, Fournier S, Wittenbraker J. Unlock the mysteries of your customer relationships. *Harv Bus Rev.* 2014;92:72–81.

70. Porter ME, Lee TH. The strategy that will fix health care. *Harv Bus Rev.* 2013;10:50–70.

71. Christensen CM, Raynor M, McDonal R. One more time: what is disruptive innovation? *Harv Bus Rev.* 2015;93:44–53.

72. Isaacson W. The real leadership lessons of Steve Jobs. *Harv Bus Rev.* 2012;90:92–102.

73. Porter ME, Kramer MR. Creating shared value. *Harv Bus Rev.* 2011;89:62–67.

74. Fernandez-Araoz C. 21st century talent spotting: why potential now trumps brains, experience, and "competencies.". *Harv Bus Rev.* 2014;92:46–56.

75. Thacker PD. *Consumers deserve to know who's funding health research. Harvard Business Review* online; <https://hbr.org/2014/12/consumers-deserve-to-know-whos-funding-health-research#>; 2014.

76. Mikes A, Hall M, Millo Y. How experts gain influence. *Harv Bus Rev.* 2013;91:70–74.

77. Anderson M, Escher P. *The MBA Oath: Setting a Higher Standard for Business Leaders.* New York: Portfolio Hardcover, the Penguin Group; 2010.

78. Goleman D. The Focused Leader: How Effective Executives Direct Their Own—And Their Organizations'—Attention. *Harv Bus Rev.* 2013;91:50–60.

第6章

整形外科的摄影术

Daniel Z. Liu and Brian M. Kinney

概要

- 摄影不仅具有实用、记录、协作、教学、医疗法律、研究工具,甚至宣传的意义——它还是治疗标准的一部分,以及整形外科合理操作的必要条件。
- 整形医生的专业是高度可视化的,而且依赖于外形及功能的准确表达,去诊断、规划、治疗、评估和跟踪患者的手术结果。
- 影像记录包含的信息量远大于简单的文字记录,包括颜色、色调、质地、形状、血管、体积、解剖结构的空间关系、整体美学、老化和历史变化等。
- 图像价值随时间推移而增加。
- 整形外科领域的摄像和三维表面成像技术的进步能够提高交流和教学质量,以及患者满意度。

目的

摄影作为医疗记录的第一条原则是记录患者手术前后的情况,其作用类似于放射技术。术前记录可用于评估患者情况,明确解剖关系,并记录鼻、眼、口和手等部位的功能状态。术后,图像记录的变化可用于患者教育、自我回顾与评价,以及评估治疗结果是否达到预期。术中影像可以记录手术过程的关键环节。

整形外科的大部分技术在医学中处于不寻常的位置。其核心和历史在本质上是以重建为目的,主要因重建第一次世界大战中的士兵遭受的损伤而诞生。无论是重建手术还是美容手术,其本质都是恢复外形和功能,而如今,很大一部分治疗既不紧急,对当下的健康状况也不重要。相反,大多数手术是选择性的,而且注重改善生活质量,尤其是在审美领域。与患者一同查看照片可能会改变术前交流时由医生向患者单向传达治疗计划的方式。相反,这种做法可能会使医生和患者的交流更具合作性和协商性[1,2]。患者

的各种情况可以通过数码影像、建模和图像变形技术来检查和评估。要小心避免暗示性或保证性的结果[3]。一个流行的软件程序(Mirror Image)[4]包含了一条重要的默认免责声明:"仅供模拟参考,实际结果可能有所不同。"

医学摄影的教育性质不容被低估。数十年来,示意图、黑白照片、彩色幻灯片和胶片依次被使用,并在过去20年逐渐发展为数字摄影技术。实际上,模拟摄影是一个利基市场,数码摄影占据着统治地位。在术前沟通和手术操作之间,手术规划需要对解剖结构有详细的回忆和展示。图像可以唤起外科医生的记忆。此外,理解组织的赘余、不足及对称的问题对于患者也很重要。患者的解剖学特征可能会对手术规划有利或不利,影响手术方法的选择,影响并发症的发生风险,降低或提高患者的满意度。患者教育需要医生对于术前情况进行适当的呈现,并对手术干预达到的改变效果进行解释。一次手术的效果可以非常简单地通过系统查看过去几年中患者的疾病或其他状况过程的图像进行追踪。患者在审视术后结果时会忘记其术前的外观,这是很常见的现象。患者心理基线是基于目前的情况重新调整过的,对外观进一步改善的渴望会使患者产生错误的过高期望,这种情况在重建手术中偶尔出现,但更常见的是在美容手术中。在这种情况下,照片是必不可少的,可以佐证手术已实现目的。

保存适当的图像并于术后对其进行系统评估只能提高手术选择和结果的意识。保存适当的模拟图像保真度可能数十年如初,100多年只有轻微的退化。数字图像保存的时间可能未必更长。技术发展过程中遇到的挑战导致了查看问题(硬件不兼容)、乱码问题(压缩算法的改变)、相互关系的限制(过期的网页和链接)、保管问题(数据储存地)、翻译问题(怎样用新技术读取旧存储)等等问题。如果数字问题得以解决,图像就可以被保存数世纪甚至更久[5]。建立一个数字化数据库,并周期性进行数据挖掘是临床护理中自我完善的核心部分。数字摄影技术的出现消除了空间不足、存储中图像质量降低、大规模系列图像中不同阶段的结

果对比能力及相关问题。然而,数字技术也会受到意外事件的影响。旧的检索技术(软盘、光盘等)会遇到灾难性的故障。比如,幻灯片上的一个划痕也许只会使图片质量有轻微的下降,但同样的事发生在数字图像上也许会使图像无法读取。数字图像必须备份,存储方式的快速改变需要不断升级硬件。最好的存储方式在过去 20 年已经改变了 5~10 次,从软盘到磁光盘、磁带备份、CD 光盘、DVD 光盘、USB 闪存驱动器、便携式硬盘驱动器、网络附加存储驱动器,以及最近的云技术,即互联网远程数据存储中心。正如商业和搜索领域的电子邮件和电子文档存储标准在不断进步,以避免潜在的法律纠纷,整形外科领域的实际标准规定,照片必须被保存、整理,并合理引用和识别,同时易于检索。

知情同意是医疗记录的关键部分,照片对于适当的医疗记录必不可少。几乎每位患者都理解,摄影是医疗记录的一部分。事实上,很多患者坚持在其与医生的初次沟通时查看其他病例的手术前后对比照片,而这是建立对于准确文件记录必要性的观念的最佳时间。有些患者对于隐私有强烈的需求,然而大多数外科医生会拒绝为不接受医疗摄影的患者进行手术。患者理解他们对于其照片的使用方式有控制权和选择权。一些机构只允许在患者的私人表格进行内部记录,其他机构可能允许在与其他患者沟通中共享无标识数据,还有一些患者对于在网络、印刷物及电视广告上无限制使用照片并无异议。全面、详细、尤其针对图像使用的同意书对于恰当、合法的记录必不可少[1]。美国整形外科医师协会的同意书可供其会员医生使用[6]。摄影作为研究和说明性的工具的实用性在整形外科领域是毋庸置疑的[7]。对该领域的期刊从 20 世纪第一个十年进展到 21 世纪的对比表明,该领域期刊已经从黑白照片发展到彩色照片,到低和高分辨率的在线数字图像,再到在线视频。近几年的三维模拟技术使解剖研究有了飞跃的进步。图像的信息密度要比文字大一个数量级。随着数字时代成本的降低,图像使用的增加提高了学习和记录的质量。在未来几年,人工智能图像处理技术的广泛应用可能将会考虑到图像内容本身的数据挖掘。这将是一个巨大的进步,超出制定数据库中的数字文件的属性,如年龄、术前和术后照片日期、手术类型等。相反,人们可能开始看到关于结果的质量、有效分级尺度上的解剖情况等数字参考,即使是现在,消费类数码相机也有人脸识别、自动消除红眼等类似功能。专业系统的观念包括自动评估皮肤毛孔和微观细胞计数。可以想象未来许多潜在的应用,如自动颜色检测、皮肤血流评估、皮瓣灌注等。

由于普通人群大规模"迁移"到互联网,公众已经转向在线研究整形手术、比较结果、探讨并发症、培养特殊利益群体和手术,并进行推广和营销。有很多关于越轨行为、操纵和欺骗的令人震惊的例子,然而,也有更多关于患者教育、机构营销、宣传和医疗外展服务的有利机会。此外,外科医生经常忽略质量的摄影记录标准[8]。

图像采集标准

自从 Morello 等[9]和 Zarem[10]制定标准以来,图像的框架和组成就鲜有改变,在他们之前,很多人也曾说明过整形外科领域的摄影标准。然而,在向数字时代过渡的过程中,其他许多因素也有了发展[11]。主要原则必须遵守[12]。许多因素都会影响结果的一致性[7,9,10,12]。面部照片使用 35mm 相机和 100mm 等效焦距镜头拍摄,而身体图像则使用 50mm 等效焦距镜头拍摄[13]。拍摄应避免阴影,色彩自然。照明不应太显眼,且保持一致。必须遵循上述标准进行拍摄[14,15]。

关键原则

- 应使用相同的照相机。更换数码相机(和因此改变的色彩和白平衡)从本质上改变了像素的分辨率、感光度和硬件的图像处理。
- 快门速度和光圈必须保持不变,患者和摄影师在房间中的位置应保持不变。
- 可能需要地板上的引导标识,闪光设备和照明应保持不变。
- 充足的照明至关重要。快门速度应设置为 1/60 秒或更快。
- 保持数码相机上相同的放大倍数,35mm 相机和 100mm 等效焦距镜头用于拍摄除全身视图之外的大部分图像,全身视图与应用 50mm 等效焦距镜头拍摄。
- 通过移动相机接近或远离患者对焦,标记机械变焦镜头镜筒相较于机身的位置。
- 不要改变白平衡,并与在中蓝色背景使用的照明(常为闪光或荧光)同步。
- 虽然现代照相机的像素通常达到 1 600 万像素以上,但大于 600 万的像素通常并不必要。
- 数码图像的存储空间在这个万亿字节硬盘的时代不是个问题,而且速度足以轻易满足快速访问数据的需要。
- 可使用便携式驱动器存储数量多于职业生涯可能使用的数量的图像。

数字图像的特点

许多变量会影响图像,而许多变量都在整形医生的控制范围内。Parker 等[7]记录了 4 种导致拍摄图像不一致的基本方式:①摄影师;②出版商;③组合;④患者。他们计划的类别 1 标准包括视图(组成)、背景和变焦,这些在各种期刊中一般是一致的。出版商的标准包括图像大小和图像标记,较少会造成问题。组合标准包括颜色、亮度、对比度和分辨率,在不同期刊中是不同的。类别 4 标准包括服装、服饰配件、化妆、面部表情和发型,被指定为以患者为基础,但大致上也可被摄影师控制。暗色窗帘可用于肩膀以上的面部照片。应去掉服饰配件,因为化妆、假睫毛和类似的时尚装备可能造成干扰。发型的干扰可通过用标准化的发带或发圈减弱。应指导患者保持面部表情自然。

Galdino 将各种因素归类为直接和间接因素[11,12]。直接变量包括镜头、取景器、数码芯片、分辨率、压缩和照相机的软件算法。照明、测光、景深、灯光色温和输出方法被列为间接因素。通过保持每次随访拍摄的技术参数一致,这两类因素都很容易被控制(参考"关键原则"部分)。

背景

中蓝色或 18% 灰色的背景可以提供最佳的肤色,并且对曝光的影响程度最小。白色或黑色背景会影响最常见的相机曝光设置(矩阵测光),因此这种测光模式必须改为对视野中心的皮肤进行以点标记的测光模式。然而,高对比度不会产生自然的肤色。外科手术使用的标准的蓝色毛巾使用起来接近理想情况,而绿色手术巾则不是。

白平衡

准确而逼真的颜色再现依赖于图像中白、灰和黑色的均衡分布。一幅色彩平衡的图像包含的各种颜色应与环境白光中的成分一致。然而,不同环境中可作为参考的白光并不相同。室内白炽灯下的场景与自然光下的场景并不相同。日光灯则含有不同程度的蓝色。手术室灯光的色彩、色温、角度和与患者距离等因素亦不固定。白平衡则尝试通过修正这些变化来捕捉中性色。现代数码相机有许多白平衡设置,如日光、荧光 1 和 2(或高和低)以及自动白平衡等。自动白平衡设置往往会被头上的荧光灯脉冲所误导,并可以使每张图像产生变化。闪光灯可最大程度减少环境光的影响,并强制摄影师使用更小的光圈、更低的感光度和更短的曝光。理想的情况是,专业摄影棚的多闪光系统可以用来消除这些问题,以捕捉到准确且一致的肤色。由于所有背景的阴影效应,仅靠相机上安装的单个闪光灯是不够的,除非是黑色背景。

光圈与快门速度

光圈、光照和快门速度之间有着微妙的平衡。较小的光圈(高 F-stop)产生的景深较深。较大的光圈(低 F-stop)产生的景深较浅。光圈过大产生的浅景深会产生一定的问题,如难以同时捕获鱼尾纹区域和颏下区域的变化。通常采用小于或等于 F/16 的光圈,并在术前术后拍摄时采用同样的光圈大小,以保持图像一致。如果患者肤色较深,则光圈应适当增大。

快门速度控制进光时间,快门速度越快,进光量越少,快门速度较慢则会由于物体移动导致图像模糊。

部位与定位

全脸

在前后视图中,头部上缘必须由一小部分背景框定,约占图像垂直高度的 10%,或头骨顶点上方 2cm。图像的下缘应止于接近胸骨上切迹的水平。Frankfort 水平面连接眶下缘与耳屏,且与地面保持平行。在正面视图中,耳部可被用于确保定位合理。在侧面视图中,患者的身体和头部方向应与相机的聚焦平面成 90°。两侧眉部应重叠,而枕骨区的一些剪裁是可以接受的,在一般情况下,侧面图应包含全视图。斜视图应在 45° 位置拍摄,在这种视角下,鼻尖应略超出远端颧骨隆起的轮廓线,或刚好位于轮廓线上。拍摄 5 张标准视图,包括一张正视图,斜视图和侧视图各两张(左右各一张)(图 6.1)。如有需要,颏突也应进行拍摄,通常俯视图优先于仰视图,除非患者有特殊的解剖特征。

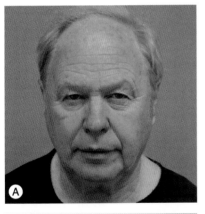
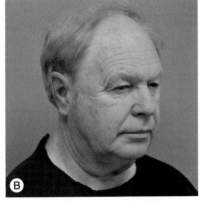
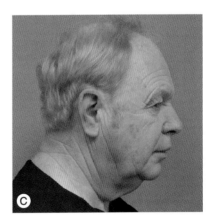
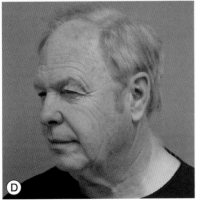
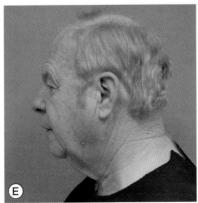

图 6.1　全面部 5 种标准视图:(A)正位;(B)右斜位;(C)右侧位;(D)左斜位;(E)左侧位

拍摄所有照片时,肌肉应保持放松,除非另有规定。

眼部

相同的 5 个图像视角(正面、侧位和斜位视角)是眼部摄影基本设定的一部分。眼部的特写图像应包括眉上额部皮肤的一个小边,并向下延伸至鼻脊处的上唇。对于侧位和斜位视图,定位类似于头部视图,遵循相同的上下边界。拍摄额外的视角非常重要,至少包括以下内容:①闭眼视图,以突出上睑板沟和褶皱;②向上凝视,以突出眶下脂肪袋和下睑缘。眯眼视图由眼睑睁开和上下眼轮匝肌收缩组成,突出肌肉对于眼睑形态和功能的作用。有时,眼睑紧闭的视图可突出眼轮匝肌、颞肌和其他肌肉,这对于某些外科手术是需要的(图 6.2)。

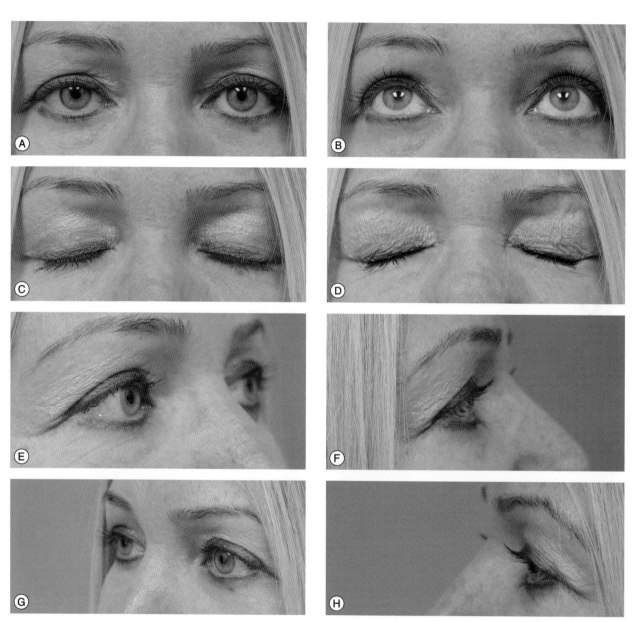

图 6.2　眼部标准视图:(A)正位;(B)向上看正位;(C)眼轻闭正位;(D)眼紧闭正位;(E)平视右斜位;(F)平视右侧位;(G)平视左斜位;(H)平视左侧位

眉间

皱眉肌的图像可以分别在静止和充分收缩时拍摄,以根据有效的四部分眉间纹评级系统记录结果(图 6.3)。全脸图像经常被使用;然而,上缘最好位于前发际线(或秃顶患者的原发际线),下缘通常位于鼻根和鼻尖中间,在一条通过颧骨隆突下缘的水平线上。更近的视图可提供毛孔大小、眉部位置和皮肤纹理的更多细节。斜位和侧位视图一般不需要。

鼻部

鼻部视图的上缘本质上与眼部相同——紧邻眉部上方,而下缘位于上唇处或紧闭的双唇之间。除 5 张基本视图外,还包括仰视图或抬下颏视图(图 6.4)。上、下边界分别是前头皮线和颏部。在考虑鼻背或鼻棘处肌肉的放松时,应包含收缩的动态图片。

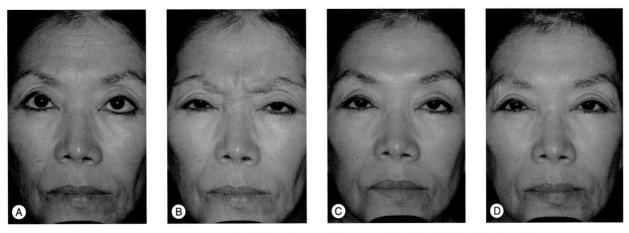

图6.3　眉间。(A)放松状态;(B)皱眉状态;(C)注射后放松状态;(D)注射后皱眉状态

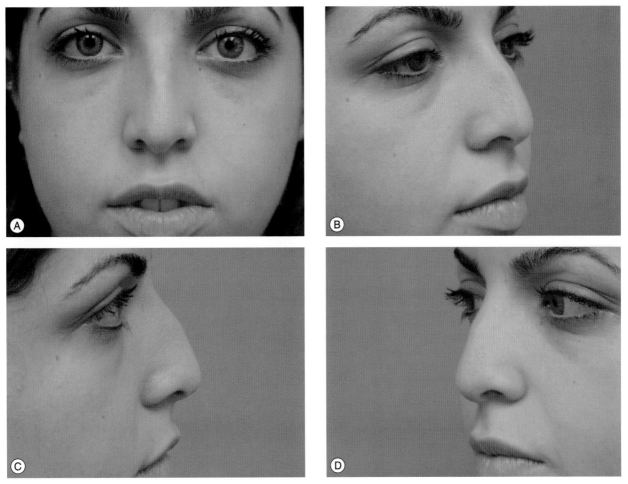

图6.4　鼻部标准视图:(A)正位;(B)右斜位;(C)右侧位;(D)左斜位

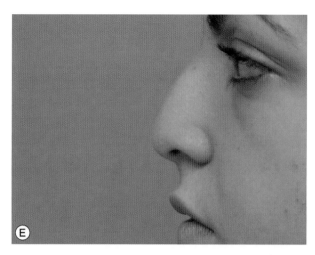

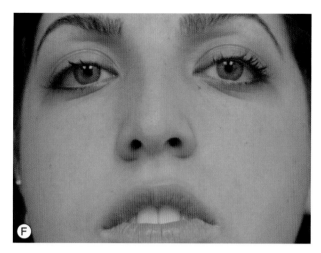

图6.4(续)　(E)左侧位;(F)抬头位

唇部、鼻唇沟与颏部

上缘位于紧邻鼻尖上的一条线上,并且包括鼻翼,而下缘允许显示下颏下方的少量背景(图6.5)。唇部应略微分开,以检测近上下界交叉处黏膜面的功能。当需要进行垂直唇纹注射时,应加上噘唇或口轮匝肌收缩的视图。当治疗包括毒素或软组织填充剂注射时,额外的视图可包括颏部收缩。

牙齿咬合面观

当考虑口腔或双颌手术时,牙齿咬合面视图是必须的,且必须使用透明的面颊牵引器。

耳部

实现耳部的充分可视化要求必须将头发挽起。前后视图应包括全头部,并且补充的中点视图应从上颈部延伸至枕骨隆突之上,以使耳部在图像中更充分地展示。侧位图像应包括约等于耳部自身高度两倍的垂直高度的特写。

胸部与乳房

躯干组成的变化决定了基于局部解剖的图像边框的原

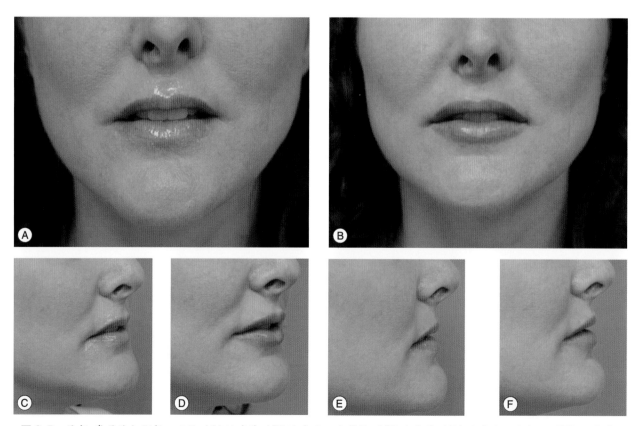

图6.5　唇部、鼻唇沟与颏部。正位:(A)治疗前;(B)治疗后。右斜位:(C)治疗前;(D)治疗后。右侧位:(E)治疗前;(F)治疗后

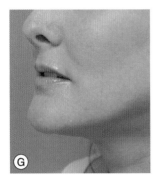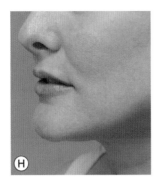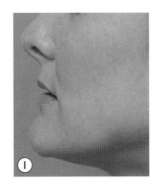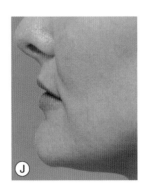

图 6.5(续) *左斜位:(G)治疗前;(H)治疗后。左侧位:(I)治疗前;(J)治疗后*

则在这些图像中至关重要(图 6.6)。垂直边界范围应从颈部下 1/3 的锁骨上切迹之上到中肋缘之下。手的位置在乳房的侧位像中有 3 个基本变化:①手臂位于侧面;②双臂置于臀部;③双臂置于后背下部。根据作者的经验,最常见的是前者。斜位图可以在上述第一和第二种体位拍摄,而拍摄正视图时,手臂偶尔会置于头部上方。动态胸大肌畸形可以通过在正视图中将手放在臀部进行呈现。

低位躯干、腹部与臀部

5 张标准视图辅以一张后位图(图 6.7 和图 6.8)。当图

像的焦点位于臀部时,不应穿短裤。用一次性蓝色纸制照相短裤以标准化着装、颜色及白平衡至关重要。否则,患者几乎无一例外会在后续随访中穿着颜色、轮廓和质地不同的内衣。此外,一些患者在夏天经过日晒后会有一道令人分心的、颜色深浅不同的界线。双腿应稍微分开,以观察浅色背景下的腹股沟。足部应与地面标志线朝向一致。

下肢

5 张标准视图还应辅以一张后位图(图 6.9)。患者应自然直立,双臂交叉置于胸部上方。双足应分开, 大致与肩

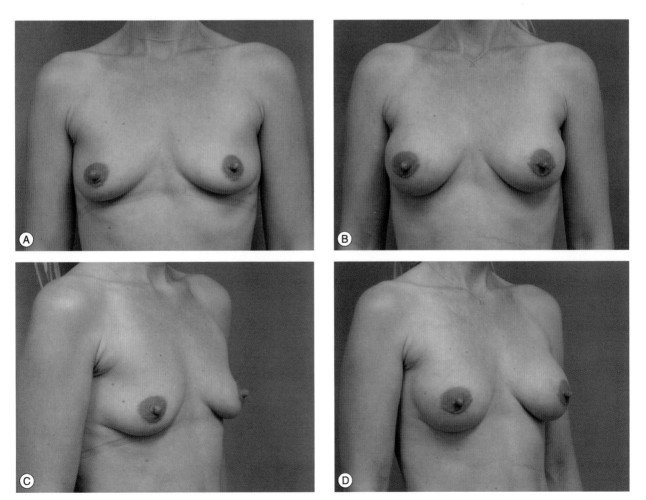

图 6.6 *胸部与乳房。正位:(A)治疗前;(B)治疗后。右斜位:(C)治疗前;(D)治疗后*

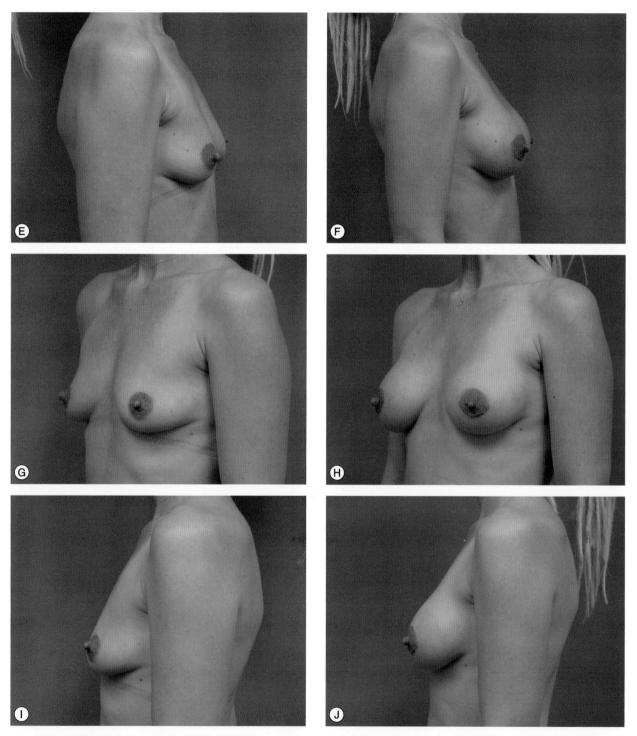

图6.6(续) 右侧位:(E)治疗前;(F)治疗后。左斜位:(G)治疗前;(H)治疗后。左侧位:(I)治疗前;(J)治疗后

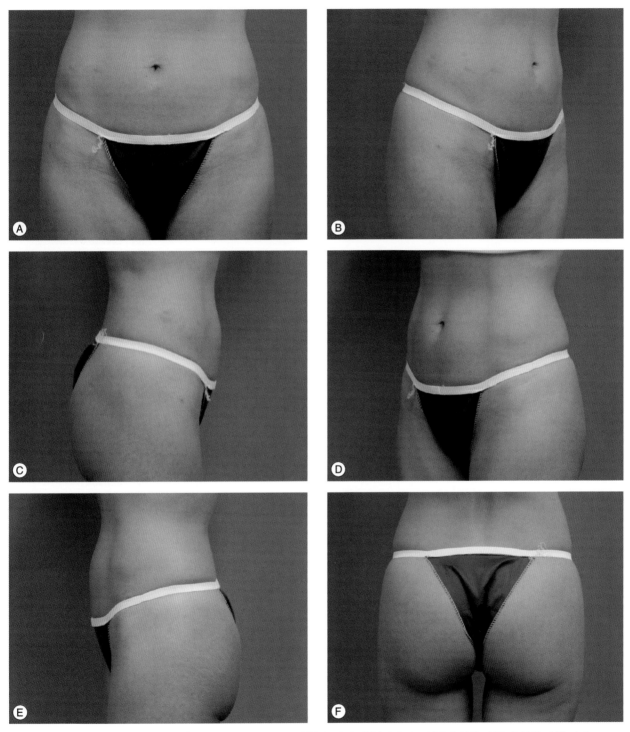

图6.7 低位躯干、腹部与臀部标准视图:(A)正位;(B)右斜位;(C)右侧位;(D)左斜位;(E)左侧位;(F)后位

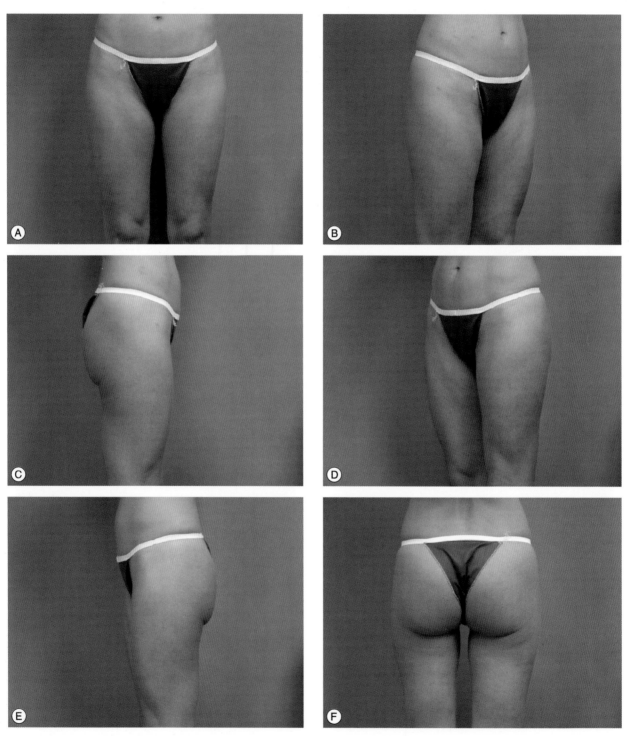

图6.8　下腹部、臀部与大腿标准视图:(A)正位;(B)右斜位;(C)右侧位;(D)左斜位;(E)左侧位;(F)后位

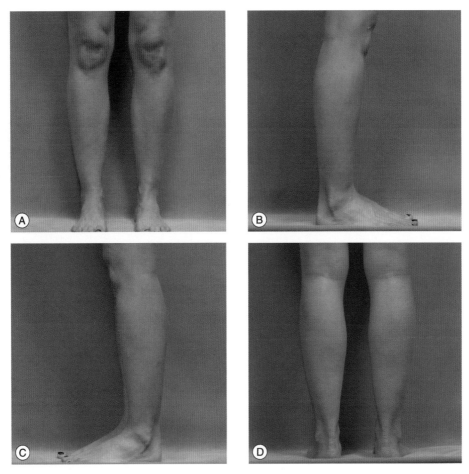

图6.9 下肢标准视图：(A)正位；(B)右侧位；(C)左侧位；(D)后位

同宽，地板上应适当贴上定位胶带。对于一张完整的图像，上缘应位于脐部水平，下缘根据不同视图，应低于脚趾或脚踝。对于上半或下半视图，下缘或上缘应分别紧邻膝盖下方的腘窝水平，或紧邻髌骨上方。拍摄背景必须延伸至地板，完全超出视图下部的边框。

手部与足部

完整的背侧和掌侧视图是必须的。对于部分患者，斜位视图也是必需的。屈伸运动的动态视图是一份完整病历记录的重要组成部分（图6.10）。

专科视图

其他解剖区域遵循同样的原则：①清晰的背景边界或相邻的解剖结构边界；②前后位、侧位和斜位视图；③根据需要拍摄动态图像；④当需要表现解剖特点时拍摄大视角。

在医院与手术室

卡片数码相机在急诊室和旅途中已经很大程度上取代

了35mm胶片相机，效果极佳且操作非常方便。然而，当不存在费用问题时，许多外科医生更倾向于在手术室使用类似单反的全画幅（35mm 对角线）数码相机。每个医院和每间手术室的光线都有所不同。大画幅相机上的热靴闪光灯比卡片相机的内置插件的质量更好，这使得在环境光线不能提供曝光照明时，色彩平衡得以保持不变。用于医学摄影的闪光灯包括环形闪光灯、双点闪光灯，以及环形和点状结合的闪光灯。环形闪光灯对于拍摄口腔内解剖结构及术中摄影尤其有用，但它有可能破坏图像中的颜色和皮肤色调。规范使用卡片机的自动白平衡而不用闪光灯是第二选择。微距模式或特写焦距可能会使术野的无菌性面临风险，并存在其他更多问题。自动曝光能在手术室内可靠地创建一张光线合适的图像。

对于图片的恰当组成的需要在手术或急诊的工作中一直不变，并且可能会由于其他优先事项的存在而被忽略。应在无菌操作的允许范围内遵循已讨论的框架原则。解剖标记应被包含在框架的边缘上。必须移除或遮盖反光的物品，染色的手术单、纱布或来自顶灯的强光。头顶光照通常过度强烈，必须从视野中移除，以防止图片过度饱和。

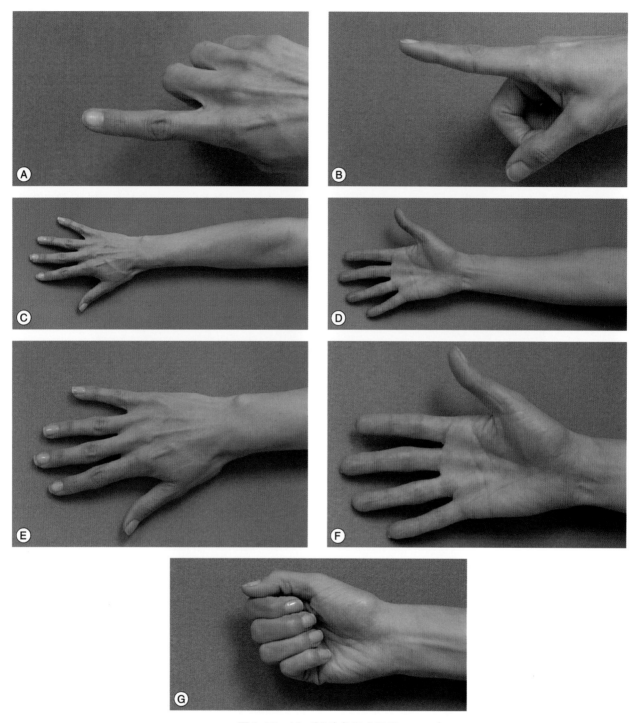

图6.10 (A~G)手部标准视图

归档与图像管理

照相机

　　文献中有许多关于讨论胶片摄影的优秀资源。悬浮在胶片摄影的凝胶状乳化剂中的感光卤化银时代已经基本结束,并驻留在利基市场,基本上在整形外科领域之外[16]。电影或模拟摄影在新千年正在被数字摄影取代,在这之前,它已经从19世纪40年代开始走过了160年的光辉历程[17]。由于人们如今使用的绝大多数都是数码相机,因此本文将集中讨论数码相机。和胶片类似,数字成像器通常由红色、绿色和蓝色滤光器组成。胶片有连续层叠的乳化剂或层状薄膜的颜色,而数码相机则使用棋盘图案的单元变化来滤光。在数码相机最常见的拜耳阵列中,每隔一个像素为绿色,而每4个像素中有一个是红色或蓝色。有的相机(如佳能相机)使用互补金属氧化物半导体(complementary metal oxide semiconductor,CMOS)传感器,但大多数使用的是电荷耦合器件(charged couple device,CCD)。前者的每个元素都包含其自身的晶体管和电路,提供独立的数据读取。当光子撞击一个 CCD 时,电荷沿棋盘图案的每一行向下传播,这限制了它们向下传播的速度。较新的 CCD 有三叠传感器(红色、绿色、蓝色),这降低了分辨率,但提高了敏感度。任一类型精心设计的照相机都能捕捉出色的图像。

由于有无数型号可供选择,选择一部数码相机可能会让人不知所措。由于制造商间无情的商业竞争和组件成本的下降,即使一个简单的傻瓜相机也能拍出好照片。然而,整形外科医生需要的是性能更强的设备,尽管一部大画幅 35mm 规格的数码相机对于正确环境下恰当的术前和术后照片而言并不是真正必需的。手机摄像头是不够的,因为它是入门级别的紧凑型设备。生活时尚相机也并不适合。

10 年前,相机营销涉及的是"分辨率战争",但令人高兴的是,这样的营销方式已经结束。分辨率最常用于描述阵列中的像素数量,现在最小的尺寸为大于 3 000×2 000,即 600 万像素。实际上,大多数相机的像素均在 1 600 万以上。像素的数目设定了图像质量的上限,但没有下限。分辨率的另一个更重要标准是一张图像的细节解析力,通常是被极细小的线条描绘。这是一个更加涉及功能层面的定义,但并不常用。

如果一个准专业或专业的数码相机的附加费用超过了预算费用,发烧级紧凑型相机一般是足够整形外科医生日常使用的。有许多功能可供选择:高像素、大面积传感器、能够解读光图像碰撞芯片的先进硬件算法、变焦和视频拍摄能力被高度重视。也许最重要的是玻璃镜片的质量和镜头本身的光学设计。快速的快门速度、地理标记或超大光圈等功能对于患者治疗工作并不是非常重要。然而,发烧级相机在可控环境中(如整形外科医生的摄影室或手术室中)能够捕捉和高端机型几乎无差别的图像。准专业相机有很多数码单反相机的功能。本质上,一位整形外科医生只需要一个 50mm 等效焦距和一个 100mm 等效焦距的镜头。相机变焦镜头的先进电脑设计已经使卡片相机得以在 50mm 和 100mm 条件下拥有出色的拍摄性能,图像的劣化程度极小。换言之,大多数情况下都可以使用发烧级或准专业照相机。

专业单反相机都较大、较重,加工成精确的规格,耐潮湿和冲击,坚固耐用,并有全画幅的 36mm×24mm 传感器,在一张图像中可以捕捉高达 2 500 万像素。像素高达 6 000 万的中画幅相机较为罕见,而且整形外科领域也很少需要。虽然许多专业相机不具备视频功能,但几乎所有的发烧级相机都可以录制 30 秒到 1 分钟的视频。虽然没有达到专业摄影师的标准,但这对于记录手术过程中重复的关键步骤是完全足够的。

格式

保存

数码存储卡有多种类型,包括压缩闪存卡 SD 卡。它们能以高达 30MB/s 的速度为高分辨率视频(包括全高清或 4K 视频)传输数据。它们可以基于垂直像素数量,支持 720p 分辨率(水平像素 1 280×垂直像素 720),或根据隔行(i)扫描或逐行(p)扫描,支持 1 080i 或 1 080p 分辨率(1 920×1 080)。4K 分辨率指显示设备或内容横向分辨率超过 4 000 像素。根据当前标准,4K 等同于 2 160p。

安全的数码产品是常规或高容量格式(SD、SDHC 或 SDXC)。目前 128GB 甚至 512GB 应用广泛,可以提供足够的速度以捕捉高分辨率视频。微型 SD 卡通常用于手机相机和数据存储。

存储卡读卡器被广泛使用而且非常便宜,像内存卡。数据可通过连接在电脑和相机之间的电缆,通常是 USB,上传到电脑上。然而取出卡片,插入备用的相机,从读卡器上读取数据,这是相当普遍的。

随着多兆字节的硬盘驱动器的问世,无论是台式还是便携式,存储成千上万的图片都不再是一个问题。然而在实践中,维持一个有纪律的、规律的备份程序对于任何记录都是必不可少的。至少有两份备份应该在现场,另一份可在异地远程位置,以避免水、火或地震破坏。

文件格式

数据的结构或体系(也被称为文件格式)有几十种。本文将仅侧重受最常用几种:tiff、jpg(或 jpeg)、Photoshop、gif 和 raw。幸运的是,几乎所有软件都能够把一种静态图像类型转换成另一种。然而,了解它们的优点和缺点非常重要。

TIFF 最适合用于印刷复制,因为它是一个位图(类似于打印机)或光栅标签图像文件格式。它支持每像素 24 位色深,标记在数据文件标头的尺寸和颜色查找表。标签说明书的编写方式使一个 TIFF 文件会产生不同版本。采用 LZW 算法的无损压缩使压缩过程确保了数据质量的安全性。

JPEG(JPG)也许是最常见的文件类型,它是有损的。可以选择 12 级的压缩程度,从无压缩到高达 90% 的压缩,而数据质量会相应降低。对于通过电子邮件快速交换图片,JPEG 是理想的格式。最低程度的压缩几乎保留了原始图像的保真度。几乎所有软件都可轻松阅读这种格式,而且软件存储参数的宽纬度有很大的灵活性。

Photoshop 是加利福尼亚州圣何塞市 Adobe 系统公司的专有格式,但是它非常常用,几乎是一个标准,可支持颜色管理、48 位色深和图层处理。

不同相机的 RAW 格式不同,因为它依赖于与相机内光捕捉芯片(CCD 或 CMOS)接口的硬件。这些文件有时被称作数码底片,因为它们承担了胶片摄影中底片的角色。它是最真实的图像,因为没有白平衡、颜色处理、压缩、锐化或其他数据操作。由于数据是未经加工,捕捉速率可以以更高的吞吐量更快进行。相较于 JPEG 格式,RAW 有很多优势,包括更高的图像质量、更精细的控制、无损转换能力和更少的压缩。但是,RAW 文件通常是 JPEG 文件的 2~6 倍大小,而由于缺乏统一标准,RAW 文件更需要专门的软件才能打开。

遗憾的是,视频被众多不兼容的标准所困扰。即使是有相同后缀的文件格式可能也无法被其他软件或硬件读取,例如 MP3 或 MP4 通常是不可读的,除非可以获得创建文件的原始软件。软件编解码器是必需的,但 PC 和 MAC 通常不能跨平台兼容。这一问题有待进一步讨论。

图像属性、元数据及检索

当图像被安全地转移到储存介质中时,重要的新信息必须被附加到数据上。目前的相机使用一种被称为 EXIF 的格式来记录相机类型、镜头、日期、时间、快门、光圈和许多其他的信息。对于整形手术而言,更重要的信息包括患者的年龄、性别和体重、ICD-10 诊断代码、CPT 操作码、所用置入物的类型、术前或术后状态、初次手术日期和其他重要的医疗数据。这些都是专有的个人软件包,而且在使用几个月或一年后,会使更换平台变得困难。通过改善软件界面设计,曾经艰巨而困难的工作现在已变得透明而简单。

1996 年《健康保险流通与责任法案》(Health Insurance Portability and Accountability Act, HIPAA)(PL104-91)使患者的隐私等问题更加受到重视。该法案的广义解读包括病历的任何部分。2009 年《美国复苏与再投资法案》将 HIPAA 中的隐私与安全规定延伸至涵盖实体的商业合伙人,并提供了严厉的民事和刑事违反处罚。数字图像的丢失和传播比胶片照片更为严重,因为前者伴随着电子照片在互联网上被广泛传播至成千上万人的风险。

数字图像处理

测量与分析

正颌手术自早期胶片摄影时代就已经依靠图像的测量和分析原则,直接在照片或幻灯片上测量,并将测量结果送至手术室以指导手术截骨。如今这些测量可以在数字图像上直接进行。发达的唇裂修复模型已被纳入一个大型慈善组织的外科医生出国宣教工作前的培训计划之中。

在隆乳手术病历中,解剖标志的识别和突出已日益成为术前医患沟通的一部分[18]。它是构建预测模型来规划腔隙剥离,选择置入物大小,评估术后大小的第一步,而且可能随着时间推移降低再手术率。

规划与仿真

术语"手术模拟"的广义定义包括从计算机辅助教程的互动学习到从事有触觉反馈和完整的突发并发症的模拟手术[19]。手术计划更易实现,对计算机性能和编程复杂度的要求较低。美国医学研究院于 2000 年发表的题为《是人都会犯错:建立更安全的医疗体系》的报告对组织医学提出了质疑[20]。据估计,每年有 44 000 人由于医疗差错而死亡,是死亡的第七大原因。其中许多死亡案例发生在手术期间,原因是手术计划或术后护理不当。

在整形外科领域,基于计算机的手术计划通常可从商业公司获得。标准化的患者测量可用于加强术前计划和改善术后效果。随着三维打印技术的问世,更复杂的人体模型逐渐成为主流。定制化的置入物和假体在整形外科领域有着广泛的应用,将三维打印技术与精确的解剖测量结合将革新置入物在整形外科领域的应用。

未来展望

三维表面成像

在传统的治疗流程中,诊断、治疗和预后通常是通过客观标准来判断。患者的主观感受也与上述流程存在关联,但却是次要的。另一方面,在整形外科领域,医疗模型通常是处于健康状态的,模型患者并没有患病,因此诊断、治疗和预后可能主要取决于患者对选择性手术的主观评估。因此,即使是技术上最完美的手术也可能导致患者的不满,如果结果不符合审美和心理预期。因此,如果手术结果未能满足患者的美学与心理期望,即便是技术层面最完美的手术也会导致患者不满意。未能满足这些期望可能需要再次手术,这直接增加了外科医生的法律风险和额外费用。此外,美容外科市场动态是由转诊患者强力驱动的,而这又基于患者的满意度。例如,在隆乳手术中,患者在手术团队支持下合作参与假体选择的过程,而且带着热情、信心和信念接受选择过程可能是有利的。接受整形手术的一个重要原因就是改变患者的外观,所有患者都有的一个核心问题是"在手术后,我看起来是怎样的?"回答这个问题的其中一个方法就是通过三维成像[21]。

如今,基于三维物理的有限元分析技术能够给患者提供术后模拟效果。也有一些其他方法能够向患者展示可能的结果,如特质的文胸和假体型号模拟器,展示其他患者术前术后的照片,杂志上收集的相关照片或者软件模拟的结果。但这些方法都有各自的局限性,需要患者自行想象。最新的技术已经可以让患者在术前从各个角度看到自己的形象,这有助于促进和手术医生的沟通及模拟手术结果。

三维建模技术一方面包括昂贵、空间有限而且陈旧敏感的硬件扫描仪,另一方面包括通过二维照片进行的身体重建。前者随着时间推移,需要大量前期投资摊销。后者基于随收随付,具有易用、简单和对医患沟通干扰最小的优点。当不需要特别的硬件时,照片会加上解剖尺寸和基于生理学的数据处理和模拟。无论采用何种技术,三维和虚拟现实都是未来[22-26]。

视频

除仿真效果外,很多可以通过三维技术表达的内容也能通过视频病历表达。几十年来,视频一直是外科医学教育的一部分,而数字视频作为病历的一部分还是一个近期出现,并不断发展的创新,尚无相关标准。几乎所有现代数码相机都有拍摄视频的能力。然而,这些镜头并非专为专业摄影所设计,专业摄影需要沉重、昂贵的设备和更强的计算机性能。创作和日常使用内容详细的视频超出了高度繁忙的整形外科工作的范围,但它提供了一种方法,可用于提高外科教学质量和改进个人手术表现分析。它要求从业者具备良好的制作水平,包括编辑、合成以及专业医疗摄影师所应该具有的许多技巧。短视频可以记录许多特征,包括运动幅度、身体力量和色调、弹性,甚至运动状态下的美学轮廓。然而,长视频则需要专家指导、专业摄影和编辑。其中一个潜在的高性价比解决方法是在手术室中使用可供商用的,从非专业人士视角拍摄的视频。未来,数字视频一定会越来越多地被应用于整形外科实践[27]。

展示

在数字媒体时代,每一位整形外科医生都应该掌握医学展示的艺术,从而更好地教育患者、医学生或者其他从业人员。整形外科专业的特性使得摄影和摄像技术能够在数字幻灯片展示方面占据中心地位。

关键原则

- 制作幻灯片时,考虑用较大的字体和较少的字数。
- 使用案例介绍。
- 使用合适的动画来说明技术和观念。
- 在现场介绍时使用强调和描述性手势。
- 进行有效的设问以吸引观众。

参考文献

1. Reed ME, Feingold SG. Ethical consideration. In: Nelson GD, Krause JL, eds. *Clinical Photography in Plastic Surgery*. Boston: Little, Brown; 1988:129–153.
2. Thomas JR, Freeman MS, Remmler DJ, et al. Analysis of patient response to preoperative computerized video imaging. *Arch Otolaryngol Head Neck Surg*. 1989;115:793.
3. Chávez AE, Dagum P, Koch RJ, et al. Legal issues of computer imaging in plastic surgery: a primer. *Plast Reconstr Surg*. 1997;100:1601–1608. *Medical simulation adds a new dimension to patient consultation. While potential legal concerns accompany this technology (such as the potential to enter into an "implied contract"), the savvy practitioner can responsibly employ this technology and minimize legal risk.*
4. Mirror Image Software Suite, Canfield Imaging Systems, 253 Passaic Avenue, Fairfield, NJ 07004–02524 USA. *"Mirror" is a powerful and user-friendly clinical imaging suite. Capable of tasks from image manipulation to advanced database functionality.*
5. Besser H. Digital longevity. In: Maxine S, ed. *Handbook for Digital Projects: A Management Tool for Preservation and Access*. Andover: Northeast Document Conservation Center; 2000:155–166.
6. American Society of Plastic Surgeons. *Authorization for and Release of Medical Photographs/Slides and/or Video Footage in Patient Consultation Resource Book*. Arlington Heights: American Society of Plastic Surgeons; 2009.
7. Parker WL, Czerwinski M, Sinno H, et al. Objective interpretation of surgical outcomes: is there a need for standardizing digital images in the plastic surgery literature? *Plast Reconstr Surg*. 2007;120:1419–1423.
8. Riml S, Piontke AT, Larcher L, et al. Widespread disregard of photographic documentation standards in plastic surgery: a brief survey. *Plast Reconstr Surg*. 2010;126:274e–276e.
9. Morello DC, Converse JM, Allen D. Making uniform photographic records in plastic surgery. *Plast Reconstr Surg*. 1977;59:366–372.
10. Zarem HA. Standards of photography. *Plast Reconstr Surg*. 1984;74:137–144.
11. Galdino GM, Swier P, Manson PN, et al. Converting to digital photography: a model for a large group or academic practice. *Plast Reconstr Surg*. 2000;106:119–124.
12. Galdino GM, Vogel JE, Vander Kolk CA. Standardizing digital photography: it's not all in the eye of the beholder. *Plast Reconstr Surg*. 2001;108:1334–1344. *The intricacies of selecting a digital camera ideal for patient photography are considered.*
13. DiBernardo BE, Adams RL, Krause J, et al. Photographic standards in plastic surgery. *Plast Reconstr Surg*. 1998;102:559–568.
14. Plastic Surgery Educational Foundation/Clinical Photography Committee. *Photographic Standards in Plastic Surgery*. Arlington Heights: Plastic Surgery Educational Foundation, Clinical Photography Committee; 1991. *A very practical guide to achieving high quality, standardized patient photographs is presented. A compact PDF is available for download.*
15. American Society of Plastic and Reconstructive Surgeons, Inc. *Clinical Photography in Plastic Surgery*. Arlington Heights: American Society of Plastic and Reconstructive Surgeons, Inc.; 1995.
16. Hirsch R. *Exploring Color Photography: From Film to Pixels*. 5th ed. Burlington: Focal Press; 2011.
17. Ang T. *Digital Photographer's Handbook*. 4th ed. New York: Dorling Kindersley; 2009.
18. Tebbetts JB, Adams WP. Five critical decisions in breast augmentation using five measurements in 5 minutes: the high five decision support process. *Plast Reconstr Surg*. 2006; 118(7 suppl):35S–45S.
19. Dawson S. A critical approach to medical simulation. *Bull Am Col Surg*. 2002;87:12–18.
20. Kohn LT, Corrigan JM, Donaldson MS, eds. *To Err is Human: Building a Safer Health System. Committee on Quality of Health Care in America, Institute of Medicine*. Washington DC: The National Academy Press; 2000.
21. Jacobs RA, the Plastic Surgery Educational Foundation DATA Committee. Three-dimensional photography, safety and efficacy report. *Plast Reconstr Surg*. 2001;107:276–277.
22. Smith DM, Oliker A, Carter CR, et al. A virtual reality atlas of craniofacial anatomy. *Plast Reconstr Surg*. 2007;120:1641–1646. *An interactive 3D computer graphics model of craniofacial anatomy is described. Methods of creation and future applications are discussed.*
23. Rosen JM, Long SA, McGrath DM, et al. Simulation in plastic surgery training and education: the path forward. *Plast Reconstr Surg*. 2009;123:729–740.
24. Smith DM, Aston SJ, Cutting CB, et al. Designing a virtual reality model for aesthetic surgery. *Plast Reconstr Surg*. 2005;116:893–897.
25. Smith DM, Aston SJ, Cutting CB, et al. Applications of virtual reality in aesthetic surgery. *Plast Reconstr Surg*. 2005;116:898–906.
26. Chang JB, Small KH, Choi M, Karp NS. Three-dimensional surface imaging in plastic surgery: foundation, practical applications, and beyond. *Plast Reconstr Surg*. 2015;135:1295–1304.
27. Graves SN, Shenaq DS, Langerman AJ, et al. Video capture of plastic surgery procedures using the GoPro HERO 3+. *Plast Reconstr Surg Glob Open*. 2015;3:e312.

第 **7** 章

整形外科的患者安全问题

Bruce Halperin

概要

- 现代医学极大地降低了手术风险。
- 风险防范流程始于识别手术风险最大的患者。
- 识别导致并发症的医学因素有助于预防不良结果。
- 给予吸脂手术患者专业护理。
- 给予面部美容手术患者专业护理。
- 做好手术室防火工作。
- 建立基于协议的风险防范制度。
- 通过最优质的患者护理来降低患者风险。
- 努力提高治疗的质量与安全性。

做手术的风险

决定做手术来矫正缺陷或治疗疾病开始于一连串决策的制订和一系列必要的妥协。医疗从业者最根本的愿望是延长寻求关注的患者的生命，并提高其生命质量。从实施医疗行为之初，医生就明白，存在发生不良结果的可能性。患者对不良结果的接纳度也随病程而改变。随着医学的发展，医患双方的期望也在提高。随着医学对人类生物复杂性的认知水平不断增长，医疗干预的预期结果会再次改变。对于执业医师和大众而言，出现不良医疗结果的根本原因尚未明确。

现在，目前医生看到的许多非预期的治疗结果都是因为医生没有应用好自己拥有的知识。医生必须进一步质疑，是否患者面对的许多非预期的结果实际上是医疗系统的责任。当医生决定执行一个手术时，就需要接受出现非预期结果的风险。医生会利用通过科学研究获得的知识，选择其认为最佳的方法去解决患者的问题。医生必须一直思考一个问题：对于这个特定的手术病例，什么是"最佳"方法？

在麻醉技术被引入之前，患者曾对接受手术非常反感。手术的成功（过去的定义为患者存活）往往基于手术的完成速度。麻醉技术的引入至少给了手术团队更多时间来完成手术。这种在患者身上的额外医疗干预措施（即麻醉）的引入带来了额外的不良影响与更高的围手术期死亡率[1,2]。自从全麻和局麻作为正常手术的一部分被引入以来，学界便通过多种临床标准对手术和麻醉并发症的发生率进行过分析。这种广泛多样的标准导致了医学文献信息和临床医生认知的混淆，从而将实际的风险归因于手术干预时的麻醉护理。在分析并发症发生率时，是否只需要考虑在实际手术过程中发生的事件？是否只需要考虑只因提供麻醉而出现的事件？是否应考虑手术本身对不良结果的影响[3]？关于手术与麻醉并发症评估的时间进程仍存在争议，并且几乎确实与手术类型和手术中使用的麻醉（如有）方式相关。关于围手术期并发症研究的医学文献中使用的多种时间指数使得比较研究难以进行。围手术期死亡率研究的时间周期定义从由医疗组织认证联合委员会定义的 48 小时至由美国外科医师学会定义的 30 天不等。与之类似，由于无法进行比较临床研究，为特定手术或麻醉患者的临床风险进行定义也面临着困扰。对于麻醉风险，人们需要考虑的不仅是麻醉被视为并发症和死亡的唯一因素的病例，还要考虑麻醉是导致并发症和死亡的重要因素的病例。

即使查阅了大量医学文献，准确预测一位即将接受手术的患者的风险也十分困难。但可以明确的是，自从现代麻醉技术被广泛接受以来，麻醉并发症已被大幅减少。Beecher 和 Todd 在 1954 年发表的文章称，在麻醉是非常重要的因素的情况下，手术中的死亡率为 1/1 560[4]。如今，患者们想了解围手术期风险和并发症方面的最先进的医学科学知识。评估手术患者风险的最有效和最流行的方法之一是美国麻醉医师协会（American Society of Anesthesiologists, ASA）的身体状况分类系统。这一分类系统最初设计于 20 世纪 40 年代早期，并更新于 1961 年（表 7.1）。

表 7.1　美国麻醉医师协会（ASA）分类

ASA Ⅰ	没有活动性疾病的正常健康患者
ASA Ⅱ	轻度全身性疾病（如医疗可控的高血压）的患者
ASA Ⅲ	严重全身性疾病的患者
ASA Ⅳ	严重全身性疾病，且持续危及生命的患者
ASA Ⅴ	处于垂死状态，且只有通过手术才能存活的患者
ASA Ⅵ	已被宣布脑死亡，可进行器官捐献的患者

ASA 分类系统与手术和麻醉结果相关联[5]。Lagasse 的研究[5]得出结论，经评估所有手术患者，手术 48 小时内麻醉相关的死亡率为 1∶13 000。让临床麻醉医生深感兴趣，却很少感到意外的是，麻醉相关的死亡率随着 ASA 分类序号的上升而增加。早在 1987 年，就有报道称麻醉相关的死亡率为 1∶185 000[6]。Buck 等的研究[6]是在新技术监控系统被广泛接受之前进行的，这个脉搏、血氧和二氧化碳监控系统可提供呼吸功能受损的早期预警。最近的研究表明，手术患者的安全效果更好。2004 年在法国进行的一项研究表明，死亡率随着患者 ASA 分类序号的上升而增加，比率为在 ASA Ⅰ 类患者中，每 1 000 000 位手术患者有 4 人死亡，而在 ASA Ⅳ 类患者中，每 1 000 000 位手术患者有 554 人死亡[7]。由于事故发生率很低，在改进临床结果方面的医学进步就很难被发现。日常麻醉实践的重大变化开始于 20 世纪 80 年代中期，当时学界引进了哈佛实践标准 Ⅰ——最低限度监控。这些麻醉的标准要求使用监控设备发现和预防手术过程中的紧急灾难[8]。1986 年的 ASA 基础术中监控标准鼓励在进行麻醉和手术期间进行二氧化碳和脉搏氧测定。哈佛医院在接受新的监控标准前后分别研究了 ASA Ⅰ 类与 Ⅱ 类患者的意外发生率和死亡率（表 7.2）。这些标准的实施，加上新监控技术的引进，极大地减少降低了导致术中并发症和死亡的不明肺换气不足和缺氧的发生率[9-11]。

表 7.2　术中麻醉并发症的发生率

日期	ASA Ⅰ类和Ⅱ类患者（n）	术中事故（n）/发生率	死亡（n）/发生率
1976 年 1 月—1985 年 6 月	757 000	10　　1/75 700	5　　1/151 400
1985 年 7 月—1988 年 6 月	244 000	1　　1/244 000	0　　0/244 000

监控标准创立于 1985 年 7 月。ASA，美国麻醉医师协会。

这些发现在当代手术室的临床实践中的意义是显而易见的。手术室必须配备心电图、血压、脉搏氧定量、二氧化碳测量、麻醉机中的吸入氧浓度和温度的监控设备，且功能正常，以便在所有适当的情况下使用。在手术中适当使用监控设备可提高手术安全性。监控设备失效会导致手术延期。

从住院手术中获得的经验及医学的进步使门诊手术得到了发展。近期的数据表明，2005 年社区医院 60% 以上的手术是门诊手术[12]。几乎可以肯定的是，门诊手术中美容和重建手术的比例更高。20 世纪 70 年代中期，在美国有两家独立门诊手术机构。如今，这一数字已超过了 5 000 家。在医院手术室外实施的门诊手术的成功是基于这些机构在安全地满足患者及医疗人员的医疗需求方面的成本效益能力。实践已多次表明，门诊手术实施时的安全标准等同或超过了可用于住院患者的医疗环境。门诊手术机构的发展使可进行手术操作的环境范围继续扩大[13]。美国整形外科协会通过患者安全委员会发表了一系列杰出的文章，概述了门诊手术安全性的告知原则[14]。这些报告基于医学文献，并结合上述基础原则，树立了关于实施门诊整形手术的教育性指南。整形外科医生关注的主要领域是手术患者的选择，以及是否实施门诊手术。前文描述的数据证明，并发症随着患者 ASA 分类序号的上升而增加。对 17 638 名患者通过年龄进行的前瞻性分层研究发现，65 岁以上的患者出现不良术中事件的概率是 65 岁以下患者的 1.4 倍，出现术中心血管事件的概率是 65 岁以下患者的 2 倍[15]。

整形手术中的肥胖患者/睡眠呼吸暂停患者

多项研究已经证明了围手术期风险的增加与肥胖相关。在手术中与肥胖相关的并发症包括局麻手术失败率增加、意外住院和增加深静脉血栓发生率增加[16]。期望医疗服务提供者能够不依靠其他医疗助理的帮助而从生理上管理肥胖患者是不合理的。除非门诊机构能够提供肥胖患者所要求的服务，否则患者应该在必要人员配备齐全的机构接受手术。在机构工作人员的患者管理能力的基础上对患者设定一个体重界限，可以避免患者来到医院想要接受手术，但机构无法为其提供服务的情况发生。手术机构制订恰当的计划能降低手术取消率。肥胖患者睡眠呼吸暂停的发生率高于正常体质的患者。使患者有阻塞性睡眠呼吸暂停倾向的物理特性包括体重指数超过 35、男性颈围超过 17 英寸（约 43.18cm）、女性颈围超过 16 英寸（约 40.64cm）、颅面畸形影响呼吸道、鼻阻塞及扁桃体肥大[17]。

ASA 特别小组在 2006 年提出的关于有阻塞性睡眠呼吸暂停的患者的围手术期管理的报告，对于照顾 ASA 分类患者而言是有价值的参考[17]。睡眠呼吸暂停的严重程度通过正式睡眠研究进行确定，见表 7.3。在评估手术患者时，氧饱和度下降的严重程度和每小时呼吸暂停事件的数量应该被考虑在内。

表 7.3　睡眠研究中测定睡眠呼吸暂停的严重程度的标准

阻塞性睡眠呼吸暂停的严重程度	成人睡眠呼吸暂停低通气指数	小儿睡眠呼吸暂停低通气指数
正常	0~5	0
轻	6~20	1~5
中	21~40	6~10
重	>40	>10

对睡眠呼吸暂停患者进行适当的围手术期临床管理至关重要。无论是否有睡眠呼吸暂停，肥胖患者的气道管理可能都非常困难。术前仔细的气道评估，包括开口度、舌颏距、下颌顺应性（活动度及咬合情况等）、颈椎活动范围和Mallampati分级等标识，可提示气道维护和插管的潜在困难[18]。对于有睡眠呼吸暂停且需要进行整形手术的患者，实际麻醉方式的实施取决于许多因素。手术类型、气道疾病的严重程度和患者的期望固然是决策过程的主要组成部分。但对于有睡眠呼吸暂停病史的门诊手术患者，手术期间的气道插管和处理也不应被自动排除在手术标准之外。对于适当选择的有睡眠呼吸暂停的患者，如果在手术后对其进行长时间的观察和监测，就可以在门诊治疗的基础上取得良好的效果。有睡眠呼吸暂停，且需要大量术后麻醉药和镇静药的患者，以及身处室内或通风不良的环境中，氧饱和度水平已经下降的患者需要住院，并持续使用急性护理设备进行监控。对睡眠呼吸暂停患者的手术后和住院后监测包括持续氧饱和度。考虑到阻塞性呼吸暂停事件在术后更易发生，可能在几分钟内发生缺氧脑损伤，那么每4~6小时监测一次氧饱和度水平就是没有意义的。

另外，试图用深度镇静的局麻方法完成有睡眠呼吸暂停患者的手术是不明智的。手术中常用的镇静药物，包括麻醉剂和苯二氮䓬类，可能导致缺氧和通气不足，增加窒息风险。有睡眠呼吸暂停且气道受限的患者取俯卧位进行手术，且没有在开始时固定气道是特别危险的。对于没有插管的患者，准确监控其通气情况很困难。学界需要开发检测肺换气不足的新技术，从而精确监控未行气道控制的患者的通气情况。使用无创方法持续监测动脉二氧化碳浓度将进一步提高患者手术期的安全性[19]。应要求通过持续正压通气（continuous positive airway pressure，CPAP）治疗睡眠呼吸暂停的患者将CPAP设备带到手术机构。该机构应配备在应用CPAP设备方面具有丰富知识的员工，以协助患者的呼吸护理。同样，在家使用CPAP设备的患者应在医院休息或睡觉时使用其CPAP设备。

尽管医生会重视气道评估，但临床经验和前瞻性研究都证明，医生没有足够能力预测哪个患者将会出现呼吸困难。3%以上被视为气道"正常"的患者可能会有插管困难。医生没有能力预测哪个患者会出现呼吸困难，意味着需要提供气道管理工具的广泛选择，当患者在手术期间出现气道并发症时可以使用。除了一系列传统喉镜，以及刀片、导气管和各种大小的气管内管之外，还需要纤维喉镜、喉罩气道和可以使用这些工具的人员。更先进的技术，包括可视喉镜，应该可供接受过上述技术培训的人员使用。问题不在于可以购买多少设备，而在于在需要紧急建立气道时能够熟练使用哪种设备。在气道管理失败这种罕见事件发生时，每一家手术机构均应具备通过手术制造气道（气管造口术）的能力。

旨在评估手术安全性的大型数据库回顾研究表明，手术和麻醉很安全。导致死亡的麻醉风险的发生率在ASA Ⅰ类和Ⅱ类患者中的比例为1:150 000~1:300 000[20,21]。因此，医学文献描述了一小部分患者在门诊进行手术的报道

并发症发生率及死亡率很低，这是意料之中的[22]。一项关于门诊手术的研究表明，84.3%的患者属于ASA Ⅰ类，15.6%的患者属于ASA Ⅱ类，只有0.1%的患者属于ASA Ⅲ类。这需要搜集大量的ASA Ⅰ类和Ⅱ类患者数据来证明，在特殊手术设备环境中或使用特殊麻醉技术时，这些特定患者是增加了风险还是改善了手术结果。

类似的文献已经记录了在门诊手术环境中使用全麻的最高安全等级。Hoefflin等发表过一篇关于在18年期间连续治疗过的23 000例手术患者的研究。文章还介绍了手术中采用气道控制全身麻醉的优点[23]。并且，鉴于这类患者相对低的并发症发生率和较少的研究数量，展示临床并发症发生率的具有统计学意义的变化将会非常困难。美国门诊手术设备认证协会的一项针对400 675名患者的研究得出结论，获得认证的门诊手术机构的患者安全性等同或超过住院手术[24]。这些文章提出，门诊手术具有切实的利益，包括成本控制、便利性及易于排期。毫无疑问，与繁忙的医院环境相比，患者更倾向于更加安静、舒适的门诊手术机构。门诊手术可以为患者、医生和工作人员提供极佳的手术环境，前提是服务质量可以在各个方面等同或超过提供全面性服务的医院。

整形患者的术中管理

医学文献和非同行评议的出版物都肯定了整形手术，特别是美容手术中多种麻醉技术的优点。公众愿意相信，创伤更少且看似更简单的麻醉方式会更安全。不熟悉医学文献的医生会产生这样的误解。正如睡眠呼吸暂停患者的案例所表明，深度镇静的局麻可能不是合适的麻醉选择，还可能使患者面临很高的气道狭窄风险。对于口腔外科门诊患者而言，全麻和局麻会导致相似的并发症发生率[25,26]。根据ASA结案索赔数据库进行的2006年结案索赔分析表明，在麻醉技术相关事件的发生率方面，在麻醉护理监控和全麻中死亡的发生率是局麻的两倍[27]。在该研究中，导致死亡的主要并发症是氧合与通风不足。在结案索赔研究中，呼吸衰竭的发生率在麻醉护理监测患者中占15%，在全麻患者中占7%。该患者群体中的其他因素，如患者年龄和ASA分类，也可能对这样的结果产生了影响。比较手术中的麻醉技术的随机对照研究必须在明确对患者安全性最好的麻醉技术之前进行。非常大规模的患者群体需要接受评估，以得出适当的结论。

对于一些手术中使用的麻醉技术，学界似乎在潜在并发症方面的评估不足。对吸脂患者使用硬膜外麻醉，当用作硬膜外麻醉释放和作为肿胀液成分时，似乎都会将患者暴露于大剂量局麻药下。局麻阻滞交感神经系统导致的血管舒张似乎会抵抗吸脂术中用于收缩血管的肾上腺素稀释液。并且，高度镇静的卧位吸脂术患者进行高皮质水平的局麻是不明智的，因为会出现气道耐受和呼吸衰竭问题。尽管有这些考虑，但大量文献仍支持局麻应用于此类情况。一个深思熟虑的麻醉计划可以协调好术者和手术室工作人

员之间的工作,可以提高患者安全性。

医学技术和实践的进步使门诊手术得以在独立的外科手术机构和门诊环境中进行。美国整形外科协会委任了一个关于门诊手术机构的患者安全性的特别小组,并发表了一份特别小组声明[28]。这份特别小组声明就适合门诊的手术性质及这些手术的合理等级作出了保守判断。声明中与执业医师的利益特别相关的内容是建议将吸脂的总体积(脂肪与液体)限制为 5 000mL。一项观察了 631 例大容量吸脂患者的临床结果的大型研究表明,更高的总吸脂量会有高安全性和极低的并发症发病率[29]。目前的临床政策将门诊吸脂量限制为 5 000mL,并允许对手术后住院进行持续监控的患者额外吸脂 1 000mL。医学文献为特别小组的建议提供的依据极少,并且医学文献和临床经验表明,大量吸脂可以在单次手术中安全执行。吸脂的生理伤害取决于使用的手术技术和患者的体表面积。从一位体重 45kg 的患者身上吸取 5 000mL 脂肪相比于对更大体重的患者进行同类型的手术,会产生非常不同的生理结果。

限制吸脂量的建议应该以适当的医学和生理方面的考虑为基础。已经有人建议限制整形手术的持续时间,以作为建立安全医学实践的方法之一。围手术期的医学风险随手术时间的延长而增加。将患者带回手术室进行二次手术会给患者带来额外的风险。进行一次长手术还是两次短手术的决策涉及很多因素。

美国整形外科协会的患者安全委员会在 2009 年发表了《循证患者安全性报告:吸脂术》[14]。医学文献已就将利多卡因用作吸脂前注射到脂肪里的润湿剂成分进行过深入讨论。润湿剂中的局麻成分有两个目的,一是降低为完成手术并保持患者舒适而额外增加的麻醉水平(全麻或镇静麻醉),二是提供手术部位的术后镇痛。曾发生过吸脂术中由于局麻过量而导致死亡的案例。也曾发生过在吸脂术中混合润湿剂时出现错误的情况。例如,处方要求在润湿剂中添加 1% 利多卡因,而实际添加了 2% 利多卡因。或者,处方要求在润湿剂中添加 0.5% 利多卡因,而实际添加了 0.5% 丁哌卡因。这些错误导致了灾难性的后果。润湿剂的混合必须由两个人确认,以确保准确性并防止错误。利多卡因剂量限制必须是保守的,因为任何给定的润湿剂方案中局麻药的血清浓度都是不稳定和不可预测的[30,31]。多项研究表明,血清中利多卡因水平峰值出现在注射了包含稀释浓度的肾上腺素的润湿剂后 10~12 小时。患者接受门诊吸脂手术时,利多卡因的峰值会出现在患者离开手术机构之后。将肿胀麻醉液注射在血运丰富的部位(如颈部)后,利多卡因浓度的峰值会很快出现(6 小时),且血清水平更高[32]。对于注射大剂量肿胀麻醉液的吸脂手术,麻醉师应避免额外的局麻管理来源,如喉气管麻醉。肾上腺素峰值在注射后 3 小时出现[30]。曾有人推测,注射肿胀麻醉液后肾上腺素水平的升高可能会导致肾血流量的改变,导致大量吸脂时尿量的减少[29]。吸脂患者的围手术期液体管理一直是一个热门的讨论话题。临床研究和临床经验表明,吸脂术中大约会有 30% 的注射润湿液会被吸出,70% 被注射的肿胀麻醉液会留在脂肪中,随后被吸收到循环系统内[33,34]。

吸脂术中的深静脉血栓/肺栓塞

围手术期间的静脉血栓的预防对于每位患者而言都应该是手术策略的一部分。术前对有凝血性疾病、静脉血栓或肺栓塞病史的患者的医学评估将有助于制订合理的围手术期策略,以降低手术期间和手术后发生血栓事件的风险[35]。手术期间通过预防性疗法来预防静脉血栓的操作已在医学文献中得到确认[36]。然而,确定一个适当的治疗方案来预防深静脉血栓仍使许多外科医生感到困扰,尤其是对于手术较小,手术时间较短,患者从手术和麻醉恢复后就出院回家的情况下。

非药物治疗(弹力袜和足/腿部间歇性气动加压设备)可以降低深静脉血栓形成(deep venous thrombosis, DVT)的风险,降幅可达 60%[35]。预防深静脉血栓形成的药物治疗已被证明比单纯机械治疗更有效,但增加了手术后主要出血并发症的风险。联合使用机械和药物治疗预防围手术期深静脉血栓形成并未被证明与单纯药物治疗相比可增加额外的保护效果[35]。联合使用弹力袜和气动加压设备并未被证明与单独使用加压设备相比可降低深静脉血栓形成的发生率。弹力袜会引起一些患者的皮肤并发症,这是值得关注的。使用药物治疗预防深静脉血栓形成的时间取决于患者的具体需要。一般不建议使用下腔静脉滤器作为初级预防措施,但可能适用于术后出现肺栓塞的患者。对于深静脉血栓的化学预防而言,主要关注的问题是术后出血,尤其是在面部美容手术、可能影响气道开放的手术,以及会造成大部分组织被扰乱和大量血液采集的吸脂术之后。鉴于上述问题,门诊整形手术的预防性治疗专注于弹力袜的使用和适用于足/腿部间歇性气动加压设备的使用。研究已表明,使用这些设备可以降低静脉血栓的发生率[37]。这些非药物技术能否预防门诊整形手术后的肺栓塞或死亡还有待证实。弹力袜只有在穿着合适时才是有效的,不合适的弹力袜会导致静脉闭塞或下肢动脉损害。

对腿部和足部的间歇性肺压力设备的使用增加了静脉血流,并被认为可减少静脉血液淤积。再次强调,设备必须穿着合适,并且气动加压设备的使用应该开始于麻醉前,在麻醉后护理恢复期持续应用。静脉血栓可能会持续到患者术后离开医疗机构的阶段。在特定情况下,高风险患者术后在家继续使用机械预防可能是明智的。对于在大腿和小腿等下肢静脉血流可能受损的部位进行环周吸脂的患者,延长机械预防的时间对其更有利。机械预防是下肢水肿患者,以及有下肢周围血管病或足/腿部损伤或溃疡病史的患者的禁忌。

静脉血栓高风险患者包括既往患有静脉疾病、肥胖(体重指数>30)、术后制动、糖尿病、吸烟史、癌症史、年老、手术时间长,以及全麻的应用[38]。此类高风险患者群体会受益于机械和药物的联合预防,从而降低静脉血栓的发生率。被认为处于高凝状态的患者(如 S 蛋白不足或因子 V 莱登突变)也可在门诊手术时需要联合机械和药物治疗来预防血栓[39]。药物预防的禁忌是患者有活动性出血、近期使用过或预期将使用局麻（硬膜外或脊髓）、感染性心内膜炎、增生性视网膜病变以及血小板减少。局麻手术和使用留置硬膜外导管的患者应在开始抗凝治疗前移除导管。已经制订了抗凝治疗的，有留置导管的患者，导管应在抗凝治疗临床效果的最低点时移除，即在下一次药物剂量即将要应用前移除。拔除导管时的国际标准比率应该是<1.5。使用肝素和低分子量肝素是有肝素诱导血小板减少病史的患者的禁忌。对于肝素诱导血小板减少的患者而言，磺达肝癸钠可能是一种适当的预防性治疗。通常不建议将阿司匹林作为一种独立的治疗形式用于静脉血栓预防。阿司匹林可能适用于一小部分静脉血栓高危风险患者，并且对于其他机械和药物治疗有特定的禁忌证。

由于静脉淤血、血管内皮损伤和/或手术期间组织损伤继发凝血通路激活等问题，间歇性气动加压设备常规用于所有吸脂患者。吸脂手术前或手术开始后立即开始抗凝治疗会导致患者实质性的出血风险。在吸脂手术期间，由于大面积组织被破坏，因此观察出血点可能非常困难。在术后早期出现肺栓塞而被给予积极抗凝治疗的患者会在吸脂区域大量出血。即使在近期手术部位进行积极的弹力衣物治疗，抗凝的吸脂患者也将经历严重的出血。腔静脉过滤器已被成功应用于吸脂术后经历肺栓塞的患者。对于吸脂术后出现上述危及生命的并发症的患者，必须与重症护理医学和血管外科专家沟通。

建议制订一个正式的、制度化的政策来预防 DVT 和血栓栓塞。还应监测患者对机构政策的依从性，以确保患者接受适当的 DVT 预防治疗。

吸脂术患者手术期间的护理

手术团队必须在吸脂手术期间协调患者护理工作。手术中肿胀液剂量的计算、液体管理、患者体位和患者体温的维持应在手术前进行计划。吸脂手术患者通常会有大部分体表面积暴露于手术室低温中。在手术期间维持患者体温成为了手术团队面临的一个复杂问题。麻醉剂经常导致血流的重新分布，破坏人体体温正常调节机制。用于吸脂的温的静脉注射液和肿胀液将有助于体温保护。水基手术台热垫已被证明对体温保护几乎没有作用。常规使用的两种强力空气加热毯，一种覆盖在身上，一种垫在身下，几乎消除了吸脂时体温过低的担忧。吸脂术期间，患者体位的改变必须迅速进行，并尽快再次应用强力空气毯，以维持体温。

吸脂术后最常见的并发症是皮肤和身体轮廓不规则。当然，吸脂术最严重的后果就是死亡。有研究报道的496 245 例吸脂手术患者中有 95 例死亡，其中 14.6% 为腹壁和重要器官穿孔[40]。既往接受过腹部手术，或已知有腹疝的患者的腹壁穿孔风险更高。术前细致的腹部检查将会识别许多腹壁疝的患者。必要时可能需要进行 CT 检查，有助于识别有腹壁缺损并能导致腹壁吸脂术后出现严重并发症的患者。细致的手术技术的要求是能够减少重要器官损

伤。导致腹膜后损伤的后侧面穿孔、胸腔穿孔和脊髓损伤已被报道发生于吸脂手术中。腹壁穿孔延迟诊断会导致腹膜溢出、坏死性筋膜炎、败血症和死亡[41]。唯一比这一灾难性并发症更糟糕的情况是未能诊断出并发症。医生否认并发症的发生是术后导致灾难性临床后果的组成部分。

身体塑形手术并发症：脂肪移植

脂肪移植技术的加入扩大了整形外科手术的可能性。在脂肪从身体的一个部位移植到另一个部位之前，身体轮廓的变化集中在脂肪的去除（吸脂）。移除体内供体来源的脂肪，结合脂肪细胞的处理，然后移植到身体的另一个部位的技术增加了患者对手术的需求。随着移植技术的发展，血管内注射脂肪组织和脂肪细胞有可能导致并发症和死亡。脂肪栓子是吸脂术的并发症，在医学文献中已有报道。据报道，在脂肪移植到臀部的过程中，血管内注射了脂肪组织[42]。曾有过脂肪颗粒和大量脂肪球微栓塞到肺血管中的病例报道。脂肪移植到臀部可以通过将脂肪组织移植到臀部的皮下/脂肪区，或将脂肪组织移植到臀部的臀肌来实现。肌肉内将脂肪组织移植到肌肉深层可能增加血管内注射到肌肉深层静脉丛的风险。无意的深血管内注射到髂血管也被认为是脂肪栓塞肺的机制。确定组织移植到臀部的适当深度可能很困难。已有人提出在术中超声检查臀部深部的血管结构，以避免血管注射，但尚未经过测试。在注射组织之前先用注射器抽吸可能有助于避免组织的血管注射，但不能完全消除潜在的危及生命的并发症。当解剖标志扭曲时，对臀部的深度针刺也增加了坐骨神经损伤的可能性。

也曾有过组织填充材料（包括脂肪移植）注射到面部造成栓塞，从而导致失明的报道。有人认为，导致视网膜动脉逆流和栓塞的血管内注射是这些不幸的并发症的原因。同样，谨慎的手术操作可以降低栓塞的发生率。注射前仔细抽吸，以及使用小直径钝针可能会比锐针更能降低血管内注射的发生率[43]。

面部美容手术

面部年轻化手术后血肿的形成能导致严重的后果。小血肿用保守技术治疗，如损伤区域的外部加压或用针头和注射器经皮吸收。大血肿、扩大性血肿或血液聚集会导致患者气道受压，更有可能需要手术干预。外科研究已经确定了围手术期高血压的标准，即收缩压大于 150mmHg，舒张压大于 90mmHg，以此作为面部术后血肿形成的主要标志。许多作者建议在计划的除皱手术过程中积极控制血压。关于是否应在术前使用抗高血压药物（如可乐定）以减少术后面部水肿，而非术中抗高血压药物滴定的问题，目前尚无答案。对于此类关键问题，需要通过随机研究进行解答。应对手术过程中口服药或肌内药物的使用进行仔细评估。整

形手术围手术期应用氯丙嗪来控制术中和术后血压的做法值得商榷。氯丙嗪半衰期长,临床作用时期长。它会出现许多不良的药物间相互作用,包括麻醉止痛剂的增强和各种副作用。考虑到目前有更好的滴定抗高血压药物、更有效的止吐剂和更好的围手术期镇静药,氯丙嗪作为手术中的药物最好被载入历史。

术后有面部血肿的患者的气道管理可能非常困难。面颈部血肿会使气道出现大幅形变,从而无法直接使用喉镜和气管插管。对于有面颈部血肿的患者,对其气道和解剖学形变的仔细评估应在使用镇静药物或诱导全麻之前进行。颈部血肿或舌咽部肿胀导致的气管形状偏差可能会造成气道阻塞。由于血肿导致的解剖学形变,传统的气道救治技术(如喉面罩通气)可能无效。在诱导全麻前,对清醒且自主呼吸的有术后血肿的患者进行气管内插管来救治其气道可能是最安全的技术。切开一个小缝隙来排除小面积的血肿会释放气道的压力,并恢复更正常的气道解剖形态。在此类临床情况下,准备气道手术应在尝试纤维或清醒插管之前进行。如气道并发症的病情正在发展,对于气道危机的准备工作将有助于避免临床灾难。巨大颈部肿胀还会使气道手术或环甲状腺切开术操作困难。

在门诊手术机构或独立手术机构,除皱术后抽除面部的小血肿可能是合适的操作。对于面部手术后可能出现气道受限的病例,医院级别的手术设备会给患者提供最高水平的安全性。对患者而言,血肿清除后必须维持插管,因为颈部、咽部和舌根会持续肿胀。再次强调,必须对患者气道的迅速恶化做好准备。

乳房手术并发症

隆乳和乳房重建术后气胸的发生率很低,只占病例总数的不到 1%。初次隆乳术后气胸的发生率非常低,但必须考虑到患者其他不明原因的术后呼吸并发症。二次隆乳术和乳房重建术后气胸的发生率更高,但仍然罕见。隆乳术后严重的呼吸窘迫可能需要通过正压通气和针穿胸部插管来解除气胸。胸部插管作为气胸的持续处理方式较为罕见,但可能会在气体持续漏出的情况下使用。将这一潜在并发症牢记于心,当其临床发生时便可以识别出来。

手术室火灾

在外科领域,继发于火灾的热损伤的发展会导致灾难性的后果。每年会发生多达 200 例涉及正在进行手术的患者的手术室火灾。火灾三要素的概念有助于解释手术中火灾的发展。火灾三要素包括:①氧化剂,在手术室设备中包括氧气和一氧化二氮;②火源,可能是电烙装置或激光;③燃料源,例如窗帘、纱布、消毒液或患者的身体组织。手术中手术室火灾的预防开始于医生和工作人员对可能引起手术室火灾的因素的认识。ASA 手术室火灾特别小组已经提出了关于降低手术室火灾发生率的具体建议[44]。富氧环境容易促进可燃物燃烧。在患者面部周围的手术洞巾的轮廓会让氧气聚集,从而促进燃烧。允许自由气流围绕手术区域会降低易燃物燃烧的发生率。尽量减少补充氧气(鼻管或面罩)传输至手术区域可降低燃烧的发生率。对于面部手术中通过鼻管或面罩接受补充氧的患者,必须尽量降低手术区域的氧浓度。这可以通过对患者使用最低氧流量来提供足够的氧饱和度水平,以及在手术区域吸入来减少手术区的氧累积量。必须确保传输高浓度氧的气道装置的安全性,以降低面部或气道火灾的风险。

如果在火源附近使用手术海绵,应将其润湿。易燃的消毒液应该在覆盖之前风干,以降低潜在易燃气体累积的风险。应尽量减少烧灼器和激光设备的使用,以限制燃火风险。面部和气道燃烧的治疗包括停止患者气流传输、尽快移除燃烧材料(包括正在燃烧的气管内管),并快速用盐熄灭火焰。气道热损伤必须使用喉镜和支气管镜进行全面评估。面部烧伤或气道热损伤后的气道管理将需要额外的医疗沟通和对患者的重症监护。

减少错误患者和错误手术的协议制度

本章大部分内容在讨论以手术中应用的物理药理知识为基础提高手术安全性的技术。本章其余部分力图教育医生回顾手术和麻醉风险的医学文献。本书的其余部分寻求教育医生关于手术技术的问题,并通过更好的手术来改善临床结果。大多数医生通过努力丰富科学文献知识来为临床实践提供基础,从而改善临床结果。然而,手术的不良结果往往是因为医疗系统未能满足患者需求。医疗机构应制订相关制度,确保患者接受正确的手术。随着这一概念的出现,美国国家患者安全目标名下的联合委员会通过了《预防错误手术部位、手术操作与手术患者通用协议》[45]。该通用协议建立在错误的手术必须予以预防,以及积极的治疗策略必须以成功保护患者为目的的概念的基础上。手术及护理过程中,需要多人多次确认患者身份。这一确认流程包括术前确认患者身份及其医疗状况。术前确认流程包括口头与患者确认身份和检查患者腕带。医生或指定人员通过适当的手术部位标记来确认手术部位和手术操作。手术许可的验证、适当的病史、体格检查文件、实验室研究和输血计划均被包含在术前检查中。手术团队的哪些成员应该被允许进行手术部位标记的问题仍在医学界备受争议。相关的争议仍会继续,但较为稳妥的观点是,手术部位必须在术前标记,且符合国家患者安全目标,并有助于围手术期的良好医学判断。

世界卫生组织采用了一个手术患者安全检查表来降低医疗错误的发生率[46]。该检查表包括了诱导麻醉前需要进行的流程(框 7.1 和框 7.2)。

"暂停"操作的执行确保了正确的患者将在正确的部位进行正确的手术。这一"暂停"操作要求整个手术团队专注于识别流程,并参与操作过程。手术团队包括外科医生和

框 7.1　在诱导麻醉前与患者确认以下信息

　　患者身份

　　术者部位标记

　　手术同意

　　近期病史与体格

　　过敏史

　　特殊需要或仪器,例如对于睡眠呼吸暂停患者术后的持续正压通气机

框 7.2　与提供麻醉护理的人员确认

　　麻醉安全检查完整

　　脉动血氧计准备好且功能正常

　　预计气道窘迫或肺部呼吸风险

　　成人失血量超过 500mL 或儿童超过 7mL/kg 的风险

　　血型和交叉配血的需要

　　特殊麻醉设备的需要

手术助手、麻醉护理人员、手术室护士、手术技术人员和其他手术室内参与手术的人(如放射工作人员)。在同一位患者身上由不同的医生执行不同的手术操作时,"暂停"操作在每一项手术开始进行前执行。这一"暂停"操作必须确认:

1. 患者身份正确
2. 手术部位正确
3. 手术操作符合计划
4. 手术同意书完整准确
5. 手术部位已妥善标记且在手术区域可见
6. 影像学研究和置入式设备(如有需要)可用
7. 已预防性给予抗生素(如有需要)
8. 已制订深静脉血栓预防措施(如有需要)
9. 无菌技术应用
10. 查看手术时间和预期出血量
11. 其他手术团队成员提及的手术期间相关事宜

　　在完成手术后,手术团队执行术后评估。这部分的手术安全核对清单包括:

1. 纱布和针头数目准确
2. 回顾手术同意书,确认已完成所有计划的手术
3. 将病理标本妥善送达实验室
4. 制订麻醉后恢复计划,有关人员被通知有患者将至

　　所有团队成员必须全部参加"暂停"操作。未能执行这些完善的操作将使患者被置于严重错误的风险中,会给为患者提供的医疗服务质量带来问题。

整形外科手术室的社会学

　　美国整形外科协会和美国麻醉整形外科协会在提倡手术室安全方面提出了"患者优先"的倡议。手术技术的进步和围手术期的医疗管理使临床结果有了改善。随着医学知

识的增加,当临床结果不如预期时,人们会感到失望。手术环境的监管工作,包括手术机构的认证,无疑提高了手术期间文件记录的质量,但是否改善了临床结果?手术机构的认证包括对审查流程和制度,但无法真正观察单一手术的情况。认证过程需要花费 1~3 天的时间来评估一家手术机构,但可能无法审查该机构在未来 1~3 年的实际发展情况。医生和手术机构可能会逐渐对标准妥协,并很快会低于标准执行操作,从而将患者置于不必要的风险中。安全执行整形手术的决定权最终还是在于医生本人。

　　手术中心或门诊手术机构的临床实践标准必须等同于或超过获得认证的医院。2004 年发布的 10 条核心原则系列倡导美容手术实践的基本准则[47]。这些原则时至今日仍有效如初,而且应该被应用于所有从业者和所有外科专家。手术患者的选择应该以 ASA 分类系统建立的标准为基础。执行门诊手术的医生必须获得机构附近医院的住院许可,并与该医院达成转诊协议,以方便有需要的门诊手术患者的转诊和住院。执行门诊手术的医生必须通过保持其从被认证的医院或门诊手术中心获得的执行相同手术的授权资格来证明其能力。出于患者利益的考虑,严肃的手术操作和医学管理的同行评议应在门诊手术中心或私人手术机构中被强制实施。一位在医院被拒绝拥有手术权的医生有权在没有同行评议的私人机构进行相同的手术,这是否合理?私人手术机构是否应作为医生逃避同行评议的藏身之处?适用于执业医生的规则同样应适用于执业麻醉师。没有医生应该凌驾于同行评议之上。

　　人们必须开始质询手术室人员在手术期间的临床操作。手术团队致力于各司其职,为患者提供最好的手术结果,这是患者的合理期望。努力提高手术质量和安全性的手术团队成员(护士、擦洗技术员)不得与不熟悉特定病例的医疗状况的人员互换岗位。如果手术团队的成员在手术期间出现更换,发生医疗错误的风险会增加,而患者服务的质量会下降。无论两支团队之间的医疗工作"交接"如何完善,都无法做到像一开始那样面面俱到。在一次手术中使用几位不同的手术室护士和技术人员增加发生错误的风险,因此不应提倡。同一支麻醉护理团队的持续服务也会提高患者安全性。由于整形手术可能耗时很长,因此手术期间的人员更换可能是有必要的,但应尽量减少。毫无疑问,手术应由主治医生和指定的助理执行,而不应由无证且培训不足,却被医生视为"有资格"的人经手。手术室工作监督的缺乏会导致手术操作质量不佳,却无法被认证机构在进行病历记录审核时发现。

最好的意愿,而非最好的结果

　　尽管医生和医疗系统有着最好的意愿,但住院期间发生的错误仍会导致每年超过 98 000 人死亡和超过 100 万人遭受重大损伤。近期发表的一项研究成果令人失望,其表明业界未能就提高患者安全性的问题制订新的医院政策和手术操作规范。一项病历审查研究对来自 10 家随机选择的

医院在 2002 至 2007 年之间的 2 341 份随机抽取的住院病历进行了统计分析[48]。在这项研究中，588 位患者被视为在住院期间遭受了伤害，约占总数的 1/4，其中 50 位患者遭受的伤害被视为已危及了生命，17 位患者出现了永久损伤，14 位患者死亡，而医疗错误是其中的部分原因。尽管在该研究进行期间，业界实行了新的政策和手术操作规范来减少医疗错误，但错误率仍然稳定在每 100 位住院患者出现 25 例伤害[49]。

参考文献

1. Beecher HK. Deaths during anesthesia. *Lancet*. 1954;267:922–923.
2. Dornette WH, Orth OS. Death in the operating room. *Curr Res Anesth Analg*. 1956;35:545–569.
3. Dripps RD, Lamont A, Eckenhoff JE. The role of anesthesia in surgical mortality. *JAMA*. 1961;178:261–266.
4. Beecher HK, Todd DP. A study of deaths associated with anesthesia and surgery. *Ann Surg*. 1954;140:2–34.
5. Lagasse RS. Anesthesia safety: model or myth? A review of the published literature and analysis of current original data. *Anesthesiology*. 2002;97:1609–1617. *This paper presents an excellent review of literature comparing a variety of indicators that measure patient safety during anesthesia. Different measurement techniques illustrate several perspectives on the current state of surgical safety. By understanding the literature we may be better able to advise patients of the relative risk of their planned surgical procedure.*
6. Buck N, Devlin HB, Lunn JL. *Report of a Confidential Enquiry into Perioperative Death*. London: The King's Fund Publishing House; 1987.
7. Lienhart A, Auroy Y, Pequignot F, et al. Preliminary results from the SFAR-iNSERM inquiry on anaesthesia related deaths in France. Mortality rates have fallen ten-fold over the past two decades. *Bull Acad Natl Med*. 2004;188:1429–1437.
8. Eichhorn JH. Prevention of intraoperative anesthesia accidents and related severe injury through safety monitoring. *Anesthesiology*. 1989;70:572–577. *This paper describes the statistics behind the claims of improved safety during anesthesia with the use of state-of-the-art monitoring techniques. The Harvard experience before and after the introduction of monitoring standards.*
9. Caplan RA, Posner K, Ward RW, et al. Respiratory mishaps: principal areas of risk and implications for anesthetic care (abstract). *Anesthesiology*. 1987;67:A469.
10. Caplan RA, Posner K, Ward RW, et al. Unexpected cardiac arrest during spinal anesthesia, a closed claims analysis of predisposing factors. *Anesthesiology*. 1988;68:5–11.
11. Whitcher C, Ream AK, Parsons D, et al. Anesthetic mishaps and the cost of monitoring; a proposed standard for monitoring equipment. *J Clin Monit*. 1988;4:5–15.
12. National Center for Health Statistics. Health, United States 2007. *Trends in the Health of America*. Hyattsville, MD: US Government Printing Office; 2007.
13. Iverson RE, the ASPS Task Force on Patient Safety in Office-based Surgery Facilities. Patient safety in office-based surgery facilities: procedures in the office-based surgery setting. *Plast Reconstr Surg*. 2002;110:1337–1344. *This paper presents the safe performance of office-based surgery. The ASPS Task Force report on patient safety. Guidelines and thought processes for safe outpatient surgery including recommendations for intraoperative management of the patient and the need for office-based surgical facility accreditation.*
14. Haeck PC, Swanson JA, Iverson RE, et al. Patient safety outcomes article evidence-based patient safety advisory: liposuction. *Plast Reconstr Surg*. 2009;124:28S–44S.
15. Chung F, Mezei G, Tong D. Pre-existing medical conditions as predictors of adverse events in day case surgery. *Br J Anaesth*. 1999;83:262–270.
16. Mandal A, Imran D, Mckinnell T, et al. Unplanned admissions following ambulatory plastic surgery: A retrospective study. *Ann R Coll Surg Engl*. 2005;87:466–468.
17. Gross JB, Bachenberg KL, Benumof JL, et al. Practice guidelines for the perioperative management of patients with obstructive sleep apnea: a report by the American Society of Anesthesiologists Task Force on Perioperative Management of patients with obstructive sleep apnea. *Anesthesiology*. 2006;104:1081–1093. *This paper remains a cornerstone for the perioperative management of patients with a history of sleep apnea and who are having anesthesia and surgery. An evidence-based set of recommendations for perioperative management of the sleep apnea patient. A more specific set of recommendations published in the literature will be helpful after additional clinical experience with this subset of patients.*
18. Mallampati SR, Gatt SP, Gugino L, et al. A clinical sign to predict difficult tracheal intubation: A prospective study. *Can Anaesth Soc J*. 1985;32:429–434.
19. Hillman DR, Loadsman JA, Platt P, et al. Obstructive sleep apnea and anaesthesia. *Sleep Med Rev*. 2004;8:459–471.
20. Eichhorn JH, Hassan ZU. Anesthesia, perioperative mortality and predictors of adverse outcomes. In: Lobato EB, Gravenstein N, Kirby RR, eds. *Complications in Anesthesiology*. Philadelphia: Lippincott, Williams & Wilkins; 2008.
21. Committee on Quality of Health Care in America of the Institute of Medicine. *To Err is Human: Building a Safer Healthcare System*. Washington, DC: National Academy Press; 1999:32.
22. Bitar G, Mullis W, Jacobs W, et al. Safety and efficacy of office-based surgery with monitored anesthesia care/sedation in 4778 consecutive plastic surgery procedures. *Plast Reconstr Surg*. 2003;111:150–156. *This paper describes a large series of patients undergoing plastic surgery using monitored anesthesia care as the anesthetic of choice. However, the low incidence of complications in this patient subset does not allow the paper to conclude that one anesthetic technique is safer than another technique.*
23. Hoefflin SM, Bornstein JB, Gordon M. General anesthesia in an office-based plastic surgical facility: a report on more than 23000 consecutive office-based procedures under general anesthesia with no significant anesthetic complications. *Plast Reconstr Surg*. 2001;107:243–251. *This paper describes a very large clinical experience of patients undergoing plastic surgery using general anesthesia in an office-based setting. Again, because of the low incidence of complications in this patient population, no conclusion as to the superiority of this technique compared to other techniques can be made.*
24. Morello DC, Colon GA, Fredricks S, et al. Patient safety in accredited office surgical facilities. *Plast Reconstr Surg*. 1997;99:1496–1500.
25. Sarego M, Watcha MF, White PF. The changing role of monitored anesthesia care in the ambulatory setting. *Anesth Analg*. 1997;85:1020–1036.
26. Muir VM, Leonard M, Haddaway E. Morbidity following dental extraction: a comparative survey of local anesthesia and general anesthesia. *Anaesthesia*. 1976;31:171–180.
27. Bhananker S, Posner KL, Cheney FW, et al. Injury and liability associated with monitored anesthesia care: a close claims analysis. *Anesthesiology*. 2006;104:228–234.
28. Iverson RE, the ASPS Task Force on Patient Safety in Office-Based Surgery Facilities. Patient safety in office-based surgery facilities: I. Procedures in the office-based surgery setting. *Plast Reconstr Surg*. 2002;110:337–1344.
29. Commons GW, Halperin BD, Chang CC. Large volume liposuction: a review of 631 consecutive cases over 12 years. *Plast Reconstr Surg*. 2001;108:1753–1763. *This paper describes a series of patients who underwent large-volume liposuction and the associated very low complication rate associated with the procedure. A description of the surgical technique and the pharmacology and physiology behind the medical approach to the patient is presented. A demonstration that larger volumes of fat aspirate may be performed with a high degree of patient safety.*
30. Burk RW III, Guzman-Stein G, Vasconez LO. Lidocaine and epinephrine levels in tumescent technique liposuction. *Plast Reconstr Surg*. 1996;97:1379–1384.
31. Nordstrom H, Stange K. Plasma lidocaine levels and risks after liposuction with tumescent anaesthesia. *Acta Anaesthesiol Scand*. 2005;49:1487–1490.
32. Rubin JP, Bierman C, Rosnow C, et al. Rapid absorption of tumescent lidocaine above the clavicles: a prospective clinical study. *Plast Reconstr Surg*. 2005;115:1744–1751.
33. Trott SA, Beran SJ, Rochrich R, et al. Safety considerations and fluid resuscitation in liposuction: An analysis of 53 consecutive patients. *Plast Reconstr Surg*. 1998;102:2220–2229.
34. Kenkel JM, Lipschitz AH, Luby M, et al. Hemodynamic physiology and thermoregulation in liposuction. *Plast Reconstr Surg*. 2004;114:503–513. *This paper presents the results of invasive hemodynamic monitoring studies performed during liposuction. The results are particularly helpful for understanding the physiologic effects of the wetting solution used for liposuction. Understanding the physiologic changes during surgery is mandatory for the proper management of the liposuction patient. The importance of maintaining*

normothermia during liposuction is also described and the factors leading to intraoperative heat loss are outlined for the benefit of the clinician.

35. Gould MK, Garcia DA, Samama CM. Prevention of VTE in nonorthopedic surgical patients. *Chest.* 2012;141:e227S–e277S.

36. Geerts W, Pineo G, Heit J, et al. Prevention of venous thromboembolism. *Chest.* 2004;126(suppl):3385–4005.

37. Manek VW. Meta-analysis of effectiveness of intermittent pneumatic compression devices with a comparison of thigh-high to knee-high sleeves. *Am Surg.* 1998;64:1050–1058.

38. Murphy RX, Peterson EA, Adkinson JM, et al. Plastic surgeon compliance with national safety initiatives: clinical outcomes and "never events". *Plast Reconstr Surg.* 2010;126:653–656.

39. Haeck PC, Swanson JA, Schechter LS, et al. Evidence-based patient safety advisory: blood dyscrasias. *Plast Reconstr Surg.* 2009; 124(suppl):82S.

40. Grazer FM, De Jong RH. Fatal outcomes from liposuction: census survey of cosmetic surgeons. *Plast Reconstr Surg.* 2000;105:436–446.

41. Sharma D, Dalencourt G, Bitterly T, Benotti PN. Small intestinal perforation and necrotizing fasciitis after abdominal liposuction. *Aesth Plast Surg.* 2006;30:712–716.

42. Astarita DC, Scheinin LA, Sathyavagiswaran L. Fat transfer and fatal macroembolization. *J Forensic Sci.* 2015;60:509–510.

43. Lazzeri D, Agostini T, Gigus M, et al. Blindness following cosmetic injection of the face. *Plast Reconstr Surg.* 2012;129:995–1012.

44. Caplan RA, Barker SJ, Connis RT, et al. Practice advisory for the prevention and management of operating room fires. *Anesthesiology.* 2008;108:786–801. *This paper is the most comprehensive publication on the subject of fire in the operating room during surgery. An explanation of the causation of operating room fire helps the practitioner to understand the recommendations made to reduce the incidence of this terrible complication. Failure to follow the standards put forward in this paper puts the patient at additional risk of an intraoperative ignition event.*

45. Joint Commission on Accreditation of Healthcare Organizations. *Hospital Accreditation Standards. Accreditation Policies.* 2010;UP.01.01.01–UP.01.03.01.

46. Haynes AB, Weiser TG, Berry WR, et al. A surgical safety checklist to reduce morbidity and mortality in a global population. *N Engl J Med.* 2009;360:491–499.

47. Rohrich R. Patient safety first in plastic surgery. *Plast Reconstr Surg.* 2004;114:201–203.

48. Landrigan CP. Temporal trends in rates of patient harm resulting from medical care. *N Engl J Med.* 2010;363:2124–2134.

49. Landrigan CP, Parry GJ, Bones CB, et al. Temporal trends in rates of patient harm resulting from medical care. *N Engl J Med.* 2010;363:2124–2134.

第 8 章

整形手术的麻醉与疼痛管理

Paul N. Afrooz and Franklyn P. Cladis

概要

- 镇痛不足可能会降低生活质量、延缓康复进程、延缓恢复日常活动。
- 非甾体抗炎药对疼痛的治疗非常有效,并且需要治疗人数较少。
- 阻塞性睡眠呼吸暂停(obstructive sleep apnea,OSA)会增加阿片类药物的敏感性,增加术后呼吸系统并发症的风险。
- 局部镇痛(硬膜外阻滞、椎旁神经阻滞、腹横肌平面阻滞)减少了术后阿片类药物的使用。

简介

术前、术中和术后的镇痛是整形手术成功的关键。多数患者的满意度在很大程度上取决于其对手术的记忆和印象。因此,患者满意度和镇痛方案必须是有效、动态、多模式和可定制的。

疼痛是一种自我感觉的、复杂的主观经历。由于实际存在或潜在的组织损伤,疼痛通常被定义为一种不愉快的感觉和情感经历[1]。疼痛感知涉及周围和中枢神经系统。脊髓及脊髓上位神经系统在中枢神经系统的疼痛感知中均有作用。疼痛通常可分为生理性和病理性的。生理或伤害性疼痛本质上是急性的,并起到警告或保护功能,从而促进使其恢复健康,并在生理上发挥作用。相比之下,持续的慢性疼痛(如神经性疼痛)超过愈合期,便失去保护性作用,产生不适感;因此将其归类为病理性疼痛。

从历史上看,基础的疗法有一些固有的缺点,即疼痛的治疗非常依赖阿片类药物。因为疼痛的病因通常是多方面的,因此充分的镇痛有赖于多模式镇痛方法。镇痛主要是针对周围组织损伤、相应手术区域的周围神经阻滞,以及脊髓和脊髓上位麻醉等方面。这个多模式镇痛方法能够提供更有效的止痛,而且最大限度地减少单一治疗方法的副作用。

本章将重点介绍整形外科手术镇痛方面的最新概念,主要包括以下几个方面:

- 以减少阿片类药物为主的多模式镇痛
- 神经阻滞,如硬膜外、椎旁和周围神经阻滞
- 区域阻滞
- 采用长效局部麻醉药对手术部位的系统性广泛浸润

临床镇痛不足的后果

尽管新的策略和疼痛管理方案不断发展,但是术后疼痛仍是患者最担忧的问题之一。据报告,约80%的患者手术后会出现急性疼痛,而且其中大多数为中度至重度疼痛[2]。镇痛管理不当诱发的临床症状包括心肌缺血、肺功能受损、肠梗阻、血栓栓塞、精神异常、免疫功能受损和焦虑(表8.1)[3,4]。

术后镇痛不足会引起麻醉后待在监护病房的时间延长、出院延迟、二次手术等,可导致医疗费用显著增加[5-8]。此外,镇痛不足可能会降低生活质量并延缓康复及恢复正常活动[9]。

围手术期镇痛不足对临床有一系列的影响,涉及多器官系统。术后伤口感染的潜在风险的增加对于整形外科而言尤为重要。手术应激可引起炎症反应,并在手术过程中伴随皮质醇水平升高释放大量体液激素。这些物质可能对全身产生不良影响,包括高血糖症、代谢性疾病、精神异常、免疫功能受损和伤口愈合延迟[4,10-12]。这些生理和心理的不良应激反应可通过适当镇痛来减轻。

表 8.1   镇痛不足的后果

心血管	增加心率、外周血管阻力、动脉血压和心肌收缩力,增加心脏负荷,导致心肌缺血和梗死
肺	气道和腹肌痉挛(夹板效应),膈肌功能障碍,肺活量下降,通气和咳嗽功能受损,肺不张,通气/灌注比例失调加剧,通气不足,低氧血症,高碳酸血症,术后肺部感染增加
胃肠道	胃肠道分泌物和平滑肌张力增加,肠蠕动减慢,肠梗阻,恶心和呕吐
肾脏	少尿,尿括约肌张力增加,尿潴留
凝血系统	血小板聚集增加,静脉扩张,深静脉血栓形成,血栓栓塞
免疫系统	免疫功能受损,感染增加,肿瘤扩散或复发
肌肉	肌无力,运动受限,肌肉萎缩,疲劳
心理	焦虑,恐惧,愤怒,沮丧,患者满意度降低
总体恢复	延迟恢复,住院需求增加,延迟恢复正常的日常生活,医疗资源占用增加,医疗费用增加

Reprinted with permission from Joshi GP, Ogunnaike BO. Consequences of inadequate postoperative pain relief and chronic persistent post-operative pain. *Anesthesiol Clin North America*. 2005;23:21-36

对乙酰氨基酚、非甾体抗炎药及环氧合酶-2 选择性抑制剂

历史上,阿片类药物已被成功用于整形外科的镇痛;但是阿片类药物的副作用限制了其在整形外科的常规使用,尤其是非住院患者的使用。对于不涉及肌群或截骨术的手术,非阿片类药物如非甾体抗炎药(nonsteroidal anti-inflammatory drug,NSAID)、对乙酰氨基酚和局部麻醉药通常可以缓解疼痛[13]。环氧合酶-2(cyclooxygenase-2,COX-2)选择性抑制剂(coxibs)的研究以及加巴喷丁/普瑞巴林、可乐定和小剂量的氯胺酮应用拓展了整形患者术后的镇痛方法。用药剂量见表 8.2。

表 8.2   对乙酰氨基酚、NSAID 和 COX-2 选择性抑制剂的剂量

通用名称	剂量频率	成人每日最高剂量/mg	备注
对乙酰氨基酚(扑热息痛)	口服 10~15mg/kg 每 4 小时(最大 1 000mg) 静推 15mg/kg 每 6 小时(最大 1 000mg)	4 000mg	缺乏抗炎活性 对血小板无影响 过量导致肝衰
对乙酰水杨酸(阿司匹林)	口服 10~15mg/kg 每 4 小时	4 000mg	抑制血小板凝集 胃肠道激惹
布洛芬	口服、静推 15mg/kg 每 6~8 小时(400~800mg)	3 200mg	可作为口服混悬剂 肾功能不全 胃肠道激惹 抑制血小板凝集
萘普生	口服 5~10mg/kg 每 12 小时	1 500mg	参见布洛芬
酮咯酸氨	静推或肌注 负荷 15~30mg 维持 15mg 每 6 小时	120mg	可以口服 最大剂量30mg 可能导致胃肠道不适和溃疡 用药不超过 5 天
塞来昔布	>25kg:100~200mg 口服,1 天 2 次	400mg	选择性 COX-2 抑制剂 减少胃肠道不适,减少对抗血小板影响 成年人长期使用有心肌梗死风险

对乙酰氨基酚

尽管对乙酰氨基酚的镇痛效能比 NSAID 或昔布类低,却是治疗急性疼痛最常用的止痛药。对乙酰氨基酚通常作为首选的原因是它具有良好的耐受性。尽管与 NSAID 相似,但对乙酰氨基酚作用的机制尚不清楚。一般认为,对乙酰氨基酚通过过氧化 COX-1 和 COX-2 酶的活性中心和其他结构而抑制 COX-1 和 COX-2 酶的代谢。其他的作用机制可能是由于抑制了参与 COX-1、COX-2 和合成 COX-3 酶的前列腺素的活性,从而提高了疼痛阈值[13,14]。对乙酰氨基酚可以口服、直肠和静脉注射,既有镇痛作用,又可以退烧,并且具有剂量依赖性。无肝肾疾病的成人的每日最大推荐剂量为 4g,肝功能不全的患者建议减少剂量。

对口服有困难者,推荐静脉注射对乙酰氨基酚作为一线药物来治疗成人和儿童的疼痛和发烧,其起效迅速且可预测血浆浓度[13]。对乙酰氨基酚的镇痛功效已在双盲临床试验中得到证实。对接受牙科、骨科或妇科检查等手术的

患者,在成年患者中单次或多次静脉注射对乙酰氨基酚(1g)组镇痛效果显著大于安慰剂组。

使用治疗剂量时,对乙酰氨基酚极为安全,几乎没有副作用。与阿片类药物相比,其对自主呼吸没有影响,也不会引起镇静、恶心和呕吐,或者胃肠动力降低。此外,对没有凝血功能障碍史的患者,其血小板和止血作用不受影响[15]。而且乙酰氨基酚没有明显的心血管、眼、肾或肺等副作用。当大剂量服用、长期使用,或与酒精及其他一些具有肝毒性药物一起使用时,会产生肝脏毒性等严重副作用。血液系统发育不良(即血小板减少症)、高铁血红蛋白血症和溶血性贫血等副作用罕见。

NSAID

NSAID 用于治疗急性和慢性疼痛已有数十年之久。其主要的作用机制是通过抑制 COX-1 和 COX-2 酶活性,从而抑制合成血栓素和前列腺素。NSAID 具有止痛、解热和消炎的作用。药代动力学数据和特异性如表 8.3 和表 8.4 所示[13]。

表 8.3 对乙酰氨基酚、NSAID 和 COX-2 选择性抑制剂的药代动力学数据

药物	生物利用度	血浆峰值	半衰期	持续时间
口服对乙酰氨基酚(1g)	85%~95%	10~90 分钟	2~3 小时	4~6 小时
对乙酰氨基酚 IV(1g)	100%	5~10 分钟	2.7 小时	4~6 小时
非甾体抗炎药				
吲哚美辛(50mg)	90%	1 小时	4.5 小时	4~6 小时
布洛芬(400mg)	?	1~2 小时	2 小时	4~6 小时
双氯芬酸(50mg)	60%~70%	15~30 分钟	1.2~2 小时	4~8 小时
酮咯酸 IV(30mg)	100%	10~15 分钟	4~9 小时	11 小时
COX-2 抑制剂				
依托考昔(120mg)	100%	1 小时	22 小时	20 小时
部分考昔布 IV(40mg)	100%	10~15 小时	8 小时	15 小时

表格展示的数据为平均值(数据来源不同)。

From Gupta A, Jakobsson J. Acetaminophen, nonsteroidal anti-inflammatory drugs, and cyclooxygenase-2 selective inhibitors: an update. *Plast Reconstr Surg*. 2014;134 (4 Suppl 2):24S-31S.

表 8.4 不同 NSAID 和 COX-2 抑制剂对 COX-2 和 COX-1 同工酶的作用特异性

药品	COX-2/ COX-1	COX-1/ COX-2
阿司匹林	167	3.1
萘普生	0.6	1.7
酮咯酸	2	0.5
双氯芬酸	2.2	1.4
吲哚美辛	30	0.02
布洛芬	15	0.007
吡罗昔康	33	0.04
替诺昔康	15	0.62
美洛昔康	0.33	3
依托考昔	0.02	344
塞来昔布	0.03	30
罗非昔布	0.003	272

通常在使用剂量合理的情况下,非甾体抗炎药非常有效,而且需要治疗的人数少。研究显示,NSAID 可以用于治疗包括整形外科和美容外科在内的各种门诊手术后的急性疼痛。通过一系列 meta 分析,循证医学协作组证明了单剂量非甾体抗炎药(如酮洛芬、酮咯酸和氯诺昔康)的镇痛有效性和安全性[16,17]。

NSAID 的超敏反应以及不同药物之间的交叉反应已有报道。有对阿司匹林过敏史的患者慎服 NSAID。使用昔布类可能会更安全;但是,交叉反应和超敏反应的存在无法保证对 NSAID 过敏者的安全[18]。塞来昔布具有与磺酰胺类似的结构,不应用于已知对磺胺药物过敏的患者。非甾体抗炎药会引起胃肠道刺激和胃肠道出血。血小板功能受到影响,通常会导致止血功能受损。此外,由于前列腺素被抑制,非甾体抗炎药有引起肾功能不全的潜在风险。围手术期出血或脱水引起低血容量存在时,使用该类药物容易引起肾功能不全。心血管副作用包括心肌梗死,特别是对于存在潜在的心肌缺血的患者。双氯芬酸和萘普生两种药物的药效不同,前者的风险最大,后者最少。

NSAID 的相对和绝对禁忌证有很多,对存在合并症的患者需谨慎使用。然而,它们可以非常有效地辅助围手术期镇痛。由于出血和血肿的风险略有增加,而不常规应用于整形外科手术的患者[13]。

COX-2 受体抑制剂

选择性 COX-2 抑制剂的开发旨在减少 NSAID 引起的胃肠道副作用和出血。昔布类降低但不能消除胃肠道出血的风险。它们对围手术期的镇痛有效,并且需要治疗的人数较低,但尚未被证明止痛作用优于传统的 NSAID。昔布类的主要优点是几乎不影响对血小板的功能。出血或血肿的风险几乎可以忽略[13,19]。

潜在心血管风险和血栓栓塞事件与长期使用选择性 COX-2 抑制剂相关。由于存在潜在的心肌梗死风险,所以缺血性心脏病患者应避免使用选择性 COX-2 抑制剂。

NSAID 和选择性 COX-2 抑制剂在肾毒性方面没有差异。总体而言,由于选择性 COX-2 抑制剂对血小板功能几乎没有影响,因此较少出现出血并发症;与 NSAID 相比其胃肠道溃疡和出血的风险更低[13]。

对乙酰氨基酚、NSAID 和选择性 COX-2 抑制剂是围手术期多模式镇痛的有效药物。对乙酰氨基酚对血小板功能影响很小,没有出血或血肿的风险,可以安全使用。对乙酰氨基酚可以静脉给药,并且可以减少阿片类镇痛药的使用。NSAID 和选择性 COX-2 抑制剂是有效的镇痛药,当与对乙酰氨基酚合用时可产生相加效应。NSAID 会影响血小板功能,增加出血和血肿的风险,选择性 COX-2 抑制剂出血和血肿形成的风险最小,胃肠道副作用的风险更低,哮喘患者有更好的耐受性,但血栓栓塞的风险阻碍了其在心肌梗死患者或既往有血栓病史患者中的使用。临床已经建立对乙酰氨基酚和 NSAID/选择性 COX-2 抑制剂在围手术期的应用方案。根据这些药物的风险/副作用情况,可以为每位患者制定个体化的用药方案。结合应用其他非阿片类镇痛药,这些药物在整形外科疼痛治疗方面非常有效[13]。

阿片类药物

阿片类药物应用于围手术期有效、可靠,并且易于滴定。目前产品制剂有天然和合成来源,此类药物的处方受美国缉毒局严格控制。阿片类药物主要作用于脊髓、髓质和大脑皮质中的阿片受体,改变疼痛传导信号和改善疼痛感。与阿片受体结合后也造成便秘、镇静、瘙痒等不良反应[20]。

在急性镇痛方案中,阿片类药物可以口服或胃肠外给药。胃肠外给药的优势是起效速度快,且可预测血浆水平。但静脉注射血浆浓度升高迅速,要求精准给药和精细观察。患者自控镇痛(patient-controlled analgesia,PCA)给药模式可以提高镇痛效果和患者满意度,并通过减少总药物摄入量,减少副作用。PCA 由于可以增加安全性、易于管理、增加镇痛效果、减少临床的工作量而广受欢迎[20]。阿片类药物剂量表见表 8.5。PCA 剂量建议列于表 8.6。对于阿片类药物敏感的人群(肥胖症、阻塞性睡眠呼吸暂停、老年人),这些剂量可能需要进一步降低。

表 8.5　阿片类药物的剂量

激动剂	等效静推剂量/(mg/kg)	等效口服剂量/(mg/kg)	持续时间/h	口服生物利用度/%	备注
吗啡	0.1(每 2~4 小时 2~4mg,按需使用)	0.3	3~4	20~40	"金标准",便宜,释放组胺舒张血管,哮喘循环障碍慎用 口服生物利用度差,计量是静注的 3~5 倍
哌替啶	1	N/A	3~4	60~80	不可与单胺氧化酶抑制剂合用 心动过速,负性肌力 代谢物为去甲哌替啶可诱发癫痫发作 12.5mg 可有效治疗寒战 不建议常规使用
氢吗啡酮	0.015~0.2(每 2~4 小时 0.2~0.5mg,按需使用)	0.05	3~4	50~70	一般在吗啡产生太多系统性副作用时使用 不引起组胺释放
芬太尼	0.001(每 5~15 分钟 25~50μg,监测情况下	N/A	0.5~1		对短期疼痛非常有效 可常规使用 兴奋迷走神经引起心动过缓 对血流动力学影响小 胸壁僵硬/声门关闭 10~15μg/kg 可透过黏膜 透皮贴剂可用于慢性痛
可待因	N/A	1.2(每 4~6 小时 15~60mg,按需使用)	3~4	40~70	只能口服 "前体"必须是吗啡通过 CYP2D6 产生镇痛(超快速代谢会产生过量的吗啡,缓慢代谢不镇痛) 常与对乙酰氨基酚合用 不推荐长期使用 禁忌("黑框警告")用于小儿扁桃体切除术
氢可酮	N/A	0.1(每 4~6 小时 15~60mg,按需使用)	3~4	60~80	只能口服(液体和片剂) 仅能与对乙酰氨基酚合用,美国缉毒局 2 类药
羟考酮	N/A	0.1(每 4~6 小时 5~10mg,按需使用)	3~4	60~80	只能口服 经常与对乙酰氨基酚合用,但也可单独使用 液体制剂分 1mg/mL 和 20mg/mL(存在用错规格的潜在风险) 缓释剂药效持续缓慢发挥作用,不能压碎或咀嚼服用(奥施康定®) 由于药效持续释放,存在滥用风险

表 8.6　PCA 剂量指南

药品	持续输注背景剂量/(mg/h)	追加剂量/mg	锁定间隔时间/h（范围）	追加次数（范围）	4 小时限制/(μg/kg)
吗啡（标准 1mg/mL）	0.5~1 成人几乎不用	1	8 (6~15)	5 (1~10)	250
芬太尼	0.025~0.05 成人几乎不用	0.025	15 (6~15)	4 (1~10)	5
氢吗啡酮（标准 0.2mg/mL）	0.2 成人几乎不用	0.2	8 (6~15)	5 (1~10)	50

PCA，患者自控镇痛。

服用阿片类药物可能产生严重副作用（包括成瘾性）。2008 年，将近 15 000 例死亡病例与阿片类药物过量使相关[20,21]。随着阿片类药物用量增加，气道风险也随之增加[22]。阿片类药物长期使用还与睡眠性呼吸困难的严重程度呈正相关[23]。此外，即使是短暂接触阿片类药物也与产生阿片类药物耐受性和痛觉过敏等风险相关，这些均可能导致慢性疼痛[24,25]。

可以采用阿片类药物剂量限制策略以避免阿片类药物相关的不良反应，但同时要保持足够的镇痛作用。辅助药物的应用以及外科麻醉技术有助于减少剂量。需要强调手术后立即给予短效阿片类药物应作为一种短期治疗方案，应尽快过渡到非阿片类药物治疗[20]。降低阿片类药物风险方案见表 8.7。

某些特定的人群使用阿片类药物可能更容易产生不良反应。其中包括患有阻塞性睡眠呼吸暂停（OSA）者、肥胖患者、老年患者以及长期接受阿片类药物治疗的患者。肥胖的患者由于咽和喉及其周围的软组织的增加而继发 OSA 的发生率较高。这导致深睡眠时上呼吸道阻塞和无规则呼吸。据估计 OSA 会影响 9%~24% 的中年人[26]。阿片类药物通过各种机制可能导致气道阻塞、呼吸暂停和低氧血症。阿片类药物可以独立影响颏舌肌功能，从而可能导致气道阻塞[27]。阿片类药物的镇静作用也可能导致气道封闭[28]，同时还改变了唤醒阈值，这些影响对呼吸暂停后患者恢复自主呼吸至关重要。此外，术后 OSA 患者的肺容量减少，从而引起横膈和隆突向上运动[29]，气道长度的减少与气道阻塞倾向增加[30]。术后睡眠呼吸障碍与阿片类药物的剂量有关，某些 OSA 患者可能对阿片类药物更敏感[31,32]。虽然有些呼吸暂停可能在麻醉后监测治疗室（post-anesthesia care unit，PACU）被发现和纠正，但是由于病房护士-患者配比较低，而且对患者监测不够严密，呼吸暂停的发生可能不能被发现[20]。术后缺氧在这些患者中常见，并且心肺并发症发生频率增加[33-36]。将阿片类药物用量减半或者增加给药间隔，并且长期观察，以避免不良反应可能是明智之举。OSA 患者的呼吸衰竭是暂时性的，术后 24 小时通常需要积极的呼吸支持[34]。术后尽早正压通气治疗可以很大程度地减少术后呼吸衰竭、插管和转入重症监护室的发生率[37-40]。建议该类患者的术后护理期应使用连续脉搏血氧仪监测，限制阿片类药物的使用，延长 PACU 观察时间，并在术后早期进行积极的正压通气治疗[41]。

表 8.7　阿片类药物在特殊情况下减少不良反应的策略总结

说明	降低风险策略
静脉注射 PCA	阿片类药物减少策略：术中和术后策略，包括辅助药物（对乙酰氨基酚、氯胺酮、镁、NSAID、α₂-激动剂、加巴喷丁类药物和丁哌卡因脂质体）和技术（手术技术改良及区域和神经阻滞） 限制/避免其他镇静剂
口服阿片类药物	限制术后给药并密切随访 限制/避免使用其他镇静剂 加强患者关于不良反应，警告标识的教育 辅助药物（对乙酰氨基酚、α₂-激动剂、加巴喷丁类、NSAID 和丁哌卡因脂质体）
肥胖、阻塞性睡眠呼吸暂停	术前筛查阻塞性睡眠呼吸暂停 术前考虑多导睡眠图检查 阿片类药物减少策略：术中和术后策略，包括辅助药物（对乙酰氨基酚、氯胺酮、镁、NSAID、α₂-激动剂、加巴喷丁类药物和丁哌卡因脂质体）和技术（手术技术改良及区域和神经阻滞） 避免使用其他镇静剂（抗焦虑药和助眠剂） 考虑扩大监测（尽管有争议） 如果发生严重缺氧，术后尽早进行气道正压通气治疗 建议术后睡觉时采取坐位或抬头仰卧位
老年患者	阿片类药物减少策略：术中和术后策略，包括辅助药物（对乙酰氨基酚、氯胺酮、镁、NSAID、α₂-激动剂、加巴喷丁类药物和丁哌卡因脂质体）和技术（手术技术改良以及区域和神经阻滞） 辅助镇痛（局麻、区域阻滞、神经阻滞、手术技术改良、无镇静作用的止痛药） 避免使用其他镇静剂
阿片类药耐受性	继续服用长效阿片类药物 逐渐降低大剂量阿片类药物的用量 阿片类药物减少策略：包括辅助药物（对乙酰氨基酚、氯胺酮、镁、NSAID、α₂-激动剂、加巴喷丁类药物和丁哌卡因脂质体）和技术（手术技术改良及区域和神经阻滞）等术中和术后管理策略 患者教育和建立期望

NSAID，非甾体抗炎药；PCA，患者自控镇痛。
From Momoh AO, Hilliard PE, Chung KC. Regional and neuraxial analgesia for plastic surgery: surgeon's and anesthesiologist's perspectives. *Plast Reconstr Surg*. 2014;134(4 Suppl 2):58S-68S.

鉴于手术患者的老龄化趋势,医生必须了解阿片类药物对老年患者的影响。老年人群中包括阿片类药物在内的所有药物的药代动力学和药效学都会发生显著变化。老年人由于循环血量和体重的改变可能会导致难以预料的药物效果改变。年轻患者可以耐受的不良反应,可能在老年人中能够产生很大的影响。阿片类药物副作用的增加可能会使老年人跌倒风险也随之增加,从而可能导多种并发症,发病率和死亡率更高。其他的阿片类药物副作用可能会导致全因死亡率增加。此外,老年人存在手术麻醉后长期认知功能障碍的风险,这种风险独立于阿片类药物应用,其中17%的老年人在 3 个月时出现了认知功能障碍[42]。目前尚未发现阿片类药物剂量与术后认知功能障碍有直接联系。麻醉的副作用会增加认知相关并发症的风险。辅助麻醉药物的应用对减少阿片类药物使用具有关键作用,可以成功将术后 24 个小时内阿片类药物使用量减少 15% ~ 55%。对乙氨基酚,NSAID 和 α_2-激动剂可能是老年人治疗主要的辅助药物,不仅具有足够的镇痛效果,还减少了阿片类药物的用量[42]。

由于各种原因,在手术患者中服用阿片类药物的现象并不少见。确定此类患者术后镇痛方案的应用药物、剂量、频率和持续时间非常重要。服用阿片类药物已超过 6 个月的患者被认为是长期阿片类药物使用者,很可能产生镇痛耐受性和其他一些副作用[20]。使用超过慢性剂量基线的急性剂量时必须谨慎,警惕由于剂量依赖性而产生的副作用。此外,与初次使用阿片类药物的患者相比,患有慢性疼痛并长期使用阿片类药物的患者术后疼痛更严重并且疼痛消退得更慢[43]。慢性的非恶性疼痛是一种复杂的病理过程,可能需通过与疼痛专家协商才能制订出完善的镇痛方案。

一些长期使用阿片类药物的患者会遵循特殊治疗方案或药物,其中包括美沙酮或丁丙诺啡。美沙酮是用于阿片类药物戒断的长效阿片类药[44]。较大剂量可用于预防阿片药物的戒断反应。确定美沙酮的适应证至关重要,需与处方药医师沟通后为患者制定术后镇痛方案[20]。

丁丙诺啡是一种独特的阿片类药物,可与阿片受体紧密结合,但其活性较低[45]。该药物也可以用于慢性疼痛和阿片类药物成瘾。同美沙酮相似,有指征时需与处方药医师讨论逐渐降低用量。与麻醉医生讨论也很有必要,因为标准的阿片类药物治疗术后不能立即产生效果。停用丁丙诺啡时需密切监测,因为停用丁丙诺啡会导致对阿片类药物的敏感性增加,并且出现相关的不良反应[20]。

NMDA 受体拮抗剂和加巴喷丁

氯胺酮

氯胺酮是一种非竞争性 N-甲基-D-天冬氨酸(N-methyl-D-aspartate,NMDA)受体拮抗剂。NMDA 受体被持续和强烈的疼痛刺激所激活,并可能与即时痛觉过敏和可能导致术

后慢性疼痛(chronic postsurgical pain,CPSP)的长期疼痛知觉改变相关[46,47]。氯胺酮还被证明可以下调促炎途径,这可能是产生抗痛觉过敏作用的机制[47,48]。

氯胺酮的半衰期为 180 分钟,经肝脏代谢,其特点包括呼吸力学的保护性和血流动力学稳定性[47,49]。氯胺酮作为麻醉剂的优势包括可保留持续自主呼吸,因为它具有最小的呼吸抑制作用,并保留了上呼吸道肌肉、咽和喉的功能。其他优势包括儿茶酚胺释放引起的轻度拟交感作用,以及抑制去甲肾上腺素再摄取,导致心率、每搏量和平均动脉压增加[46,50]。这种特征对血流动力学不稳定的患者有利。

最新数据表明,氯胺酮可改善患者围手术期的镇痛效果并降低阿片类药物的需求量[51-54]。此外,有证据支持在慢性疼痛和长期使用阿片类药物的患者中使用氯胺酮。报告显示,术后疼痛减轻,阿片类药物消耗减少[55]。氯胺酮的使用还与阿片类药物相关的副作用显著减少相关,包括术后恶心和呕吐(postoperative nausea and vomiting,PONV)[51,52]。氯胺酮也存在潜在的副作用,如剂量依赖性的神经精神症状,包括烦躁、幻觉、浮想、噩梦和紧张或精神病,因此氯胺酮不适合作为唯一的麻醉药物。然而,亚麻醉剂量下氯胺酮不良反应的发生率相对较低,且似乎耐受良好[49]。

整形外科患者缺乏有关氯胺酮使用的数据。但是,可以从文献和其他患者人群中推断出许多结论。小剂量氯胺酮作为辅助麻醉剂最适合的是术后疼痛预估较严重的手术[51]。拟交感效应以及减少术中和术后阿片类需要量也许能够帮助维持血流动力学的稳定性,并减少血管加压药的使用。减少围手术期血管加压药的需求量对于皮瓣灌注是非常理想的[49]。

在亚麻醉剂量下(0.5mg/kg 推注或 0.1mg/kg/h),氯胺酮可以改善镇痛效果,并减少阿片类需要量。在预期存在疼痛且疼痛程度为中度和高度的手术中,这种效果似乎最为显著。此外,拟交感效应在维持血流动力学稳定方面或许是有效的。精神方面副作用例如烦躁和幻觉似乎远少于麻醉剂量的氯胺酮(1~5mg/kg),并且多名研究者报道耐受良好[49]。

加巴喷丁

加巴喷丁和普瑞巴林是 γ-氨基丁酸(γ-aminobutyric acid,GABA)的烷基化类似物。加巴喷丁最初的研发主要是作为抗惊厥药[46]。这些药物均不通过 GABA-A 或 GABA-B 受体发挥临床作用。相反,它们可能结合了皮质和背角神经元的电压门控钙通道,从而减少了神经肽谷氨酸,去甲肾上腺素和 P 物质的释放[46,50]。此外,加巴喷丁可能激活在背角调节疼痛信号神经传递的下行抑制性去甲肾上腺素能通路[50,56]。

加巴喷丁已成功用于多种神经病理性疼痛状态的治疗,包括复杂的局部疼痛综合征,多发性硬化症和带状疱疹后神经痛[57-61]。普瑞巴林也被发现可用于治疗糖尿病性神经病变[62]。两种药剂仅可作为口服制剂,并且生物利用度不同。

几项研究得出结论，加巴喷丁和普瑞巴林均可减少术后疼痛和阿片类药物的使用。总体而言，加巴喷丁具有良好的耐受性，最常见的短暂性不良反应包括嗜睡、头晕、头痛、平衡问题、周围水肿、出汗、口干、恶心和呕吐[46,50,63,64]。但关于给药的时间和剂量仍存在一些争议。较高的术前用量似乎可以提供更好的镇痛作用，尽管观察到大剂量会存在一定的镇静作用。术后最佳给药时间尚待确定。从总体风险收益比而言，支持在预计较为疼痛或可能导致急性神经性疼痛的手术中应用此类药物。

局部麻醉剂

局部麻醉剂注射和应用技术的重大改进使外科医生具有更大的灵活性。通过注射使疼痛程度最小化，在保持患者安全性和舒适性的同时也增加了便利性。研究已证明，不使用镇静剂的清醒麻醉方法对于手部手术[65]、整形手术[66]、面部皮肤癌重建[67]以及成人唇裂修补[68]等手术是有效的。

注射局麻药使疼痛最小化（框 8.1）

钝头套管已显示出有效的作用，可在敏感区域以最小的疼痛浸润注入透明质酸填充剂[69]。在用 27 号针头穿破皮肤后，引入一个细钝的 30 号套管。这种方法可使套管无痛地在皮肤下方通过，以便大面积注射局麻药而几乎没有疼痛。此外，不使用锋利的针尖也能减少瘀斑[70]。

框 8.1　注射局麻药使疼痛最小化的要点

- 用 27 号针头破皮
- 尽可能切换到 30 号钝头套管进行注射
- 用锋利的针促进局部麻醉药的无痛注射：
  1. 用 8.4% 的碳酸氢钠缓冲利多卡因和肾上腺素
  2. 加热局部麻醉剂
  3. 用 8.4% 的碳酸氢钠缓冲利多卡因和肾上腺素
  4. 加热局部麻醉剂
  5. 分散患者的注意力或注射区域（在注射点附近挤压或压迫）
  6. 使用较小的 27 号或 30 号针头
  7. 用双手稳定注射器，以免针头移动
  8. 垂直进针，皮下注射 0.5mL，然后暂停，直到患者不再出现针头疼痛为止
  9. 在移动针头之前再注入 2mL，然后缓慢移动并以顺行方式注射，在针头前可触摸或看到 1cm 的局麻药
  10. 在 1cm 皮丘内重新插入针头
  11. 让患者在注射过程中频繁提供反馈和疼痛评分

用传统的锋利的针以几乎无痛的方式注射局麻药较容易实现[68,71]。当用锋利的针头注射时，可以通过以下方法减轻注射的痛苦：①用 8.4% 的碳酸氢钠缓冲利多卡因和肾上腺素；②加热局部麻醉剂；③分散患者的注意力或注射区域（在注射点附近挤压或压迫）；④使用较小的 27 号或 30 号针头；⑤用双手稳定注射器，以免针头移动；⑥垂直进针，皮下注射 0.5mL，然后暂停，直到患者不再出现针头刺激疼痛为止；⑦在移动针头之前再注入 2mL，然后缓慢移动并以顺行方式注射，在针头前可触摸或看到 1cm 的局麻药；⑧在 1cm 皮丘内重新插入针头；⑨让患者在注射过程中通过表达疼痛来提供反馈和评分。

局部麻醉药的脂质体载体

丁哌卡因脂质体通过持续、逐步的释放提供持久的局部麻醉效果。随着时间推移，囊泡网络相继打开，从而释放出局部麻醉剂。在 Exparel（Pacira Pharmaceuticals，Inc，San Diego，CA）的丁哌卡因脂质体混悬液中，与传统丁哌卡因一样，3% 的丁哌卡因在最初注射时是游离的，可以获得即时的麻醉效果，而其余部分则包含在囊泡中，逐步释放[70]。虽然有证据表明丁哌卡因脂质体对伤口浸润有潜在的积极作用，但在整形手术中使用的还需要进一步的证据。特别是目前它还没有被 FDA 批准用于硬膜外阻滞或周围神经阻滞给药，这些给药途径目前正在研究中。

手术部位局部麻醉药浸润（伤口浸润）

术后 72 小时内，向腹直肌肌皮瓣供体部位注射丁哌卡因可减少阿片类药物的需求[72]。在另一项研究中，接受丁哌卡因（0.375%）4mL/h 输注的患者在术后 48 小时内使用患者自控麻醉药使用的平均剂量更低，并且比对照组患者更早转用口服麻醉药。与对照组相比，连续输注组的总体疼痛满意度评分明显提高[73]。此外，与对照组相比，在整个观察期间，在腭裂伤口部位注入丁哌卡因组的术后疼痛评分明显改善[74]。

通过伤口导管和镇痛泵进行的局部麻醉浸润在其他外科专业的应用也显示出良好的效果[75]。在整形外科，有证据表明，丁哌卡因通过伤口导管给药减少了麻醉药使用量以及恶心呕吐的发生，并提高了总体疼痛满意度评分[73,76]。有必要进行进一步的研究来阐明整形外科中常规使用导管的优势。不同麻醉技术最大局麻药剂量的建议见表 8.8。

整形外科手术中的肿胀麻醉

肿胀麻醉（tumescent analgesia，TA）在皮下大量液体中提供非常稀薄的麻醉剂。这种形式的局部麻醉最常用于吸脂术，但也可用于多种手术以减轻术中和术后疼痛，并减少对其他麻醉剂和毒麻药品的需要量。低浓度肾上腺素的额外好处在于引起血管收缩并显著减少失血量。

20 世纪 90 年代，Klein 在吸脂术中推广了肿胀麻醉[77]。目前，肿胀麻醉可单独使用，也可与其他形式的麻醉结合使用。当与其他麻醉方式联合使用时，肿胀麻醉提供了多模式麻醉的一些优势。

表 8.8　最大局麻药剂量指南

酰胺类药物(浓度范围)* 和 技术浓度范围	脊椎麻醉	尾/腰硬膜 外麻醉	外周	皮下
利多卡因(0.5%~2.0%) (0.5%~1.0% 浸润) (1%~2% 外周,硬膜外,皮下) (5% 脊柱麻醉)	1~2.5	5~7 §	5~7 §	5~7 §
丁哌卡因(0.062 5%~0.5%) (0.125%~0.5% 浸润) (0.25%~0.5% 外周,硬膜外,皮下)	0.3~0.5	2~3 §	2~3 §	2~3 §
罗哌卡因(0.062 5%~0.5%) (0.125%~0.5% 浸润) (0.2%~0.5% 外周,硬膜外,皮下)	0.3~0.5	2~3 §	2~3 §	2~3 §
丙胺卡因(0.5%~1% 浸润) (1%~1.5% 外周) (2%~3% 硬膜外)	不适用	5~7 §#	5~7 §#	5~7 §#

动脉或静脉内注射以上剂量可能导致全身毒性或死亡。

* 浓度以毫克百分比显示。例如,1% 的溶液含 10mg/mL,2% 的溶液含 20mg/mL。

§ 仅与肾上腺素 1:200 000 并用时才建议使用更高剂量。在全麻下使用挥发性麻醉药物的成人的最大肾上腺素剂量为 2~3μg/kg。

成人总剂量不应超过 600mg。

在多种外科手术方法中均已报告了肿胀麻醉的作用,其中包括:

■ 吸脂术
■ 皮下肿块切除和瘢痕修复
■ 身体塑形(腹壁成形术、躯干提升术、臂成形术、大腿提升术)
■ 隆乳术、乳房缩小术、乳房上提固定术、男性乳腺发育手术、包膜挛缩术
■ 乳房切除术
■ 烧伤切除和植皮
■ 皮肤手术(磨皮和激光换肤)
■ 面部和颈部皮肤提拉术
■ 植发
■ 下肢静脉曲张剥脱及血管内消融
■ 淋巴结清扫术
■ 甲状腺切除术
■ 疝气修补术

肿胀液配方

已知的肿胀麻醉液体的配方品种较多[77-79],它们大多是基于 1 000mL 的 0.9% 盐水或乳酸林格液[80]。利多卡因是肿胀液中最常用的局麻药,但是各种局麻药均已经有应用于肿胀麻醉。腹部成形术结合吸脂术中使用了利多卡因和丁哌卡因的组合,且未发生任何并发症[81]。对于肝功能不全的患者,使用剂量应谨慎,因为酰胺类药物(利多卡因、丁哌卡因、罗哌卡因)会经肝脏代谢。此外,虽然利多卡因和丁哌卡因可以安全地联合使用,但是联合使用时剂量上限的指导很少[80]。

据报道,利多卡因加用肾上腺素后的剂量限制为 7mg/kg;然而,在吸脂手术中常用量为 35mg/kg[77],也有报道用量达 55mg/kg 且没有发生并发症[82]。浸润后 10~14 小时,利多卡因血药水平达到峰值[83]。在高度血管化的区域,例如锁骨上方,在注射后约 6 小时血浆利多卡因水平达到峰值[84]。由于血浆浓度在注射后数小时后才达峰,所以患者可能会在术后或出院后出现毒性反应。

肾上腺素在肿胀麻醉中的作用

肾上腺素的最大止血作用发生在给药后 25 分钟,而不是大家通常认为的在 7~10 分钟出现这种作用[85]。但是,在 15 分钟后止血效果仅得到最小的改善。肾上腺素的半衰期为 2~3 分钟,因此在肿胀麻醉中使用时没有明确的剂量指导原则。已经提出肾上腺素的上限为 10μg/kg,但这取决于诸如挥发性麻醉剂共同给药之类的辅助因素。在异氟烷、七氟烷或地氟烷全麻下,低至 2~3μg/kg 的量即可导致成人心律失常。小儿患者在挥发性麻醉下似乎可以耐受 10μg/kg,而不发生心律不齐。患嗜铬细胞瘤、甲亢、严重高血压、心脏病或外周血管疾病的患者应避免使用肾上腺素[86]。

肿胀麻醉的并发症

尽管并发症很少见,但人们必须意识到可能发生的并发症,尤其是在大容积肿胀浸润时。虽然利多卡因的常用剂量 35~55mg/kg 在肿胀麻醉中被认为是安全的。但建议如果使用利多卡因超过 35mg/kg 的剂量时要进行心脏监测,因为利多卡因的毒性可以导致心脏和神经系统并发症。如果应用大容量浸润,由于给药后 10~14 小时后血浆药物浓度才达峰值水平,建议延长监测时间。利多卡因中毒的体征和症状包括躁动不安、嗜睡、头昏目眩、口中金属味、耳鸣、言语不清、口周麻木和刺痛。血浆浓度较高时,可能会出现寒战、肌肉抽搐、震颤、惊厥、中枢神经系统抑制、昏

迷、呼吸抑制和心搏骤停[80,86]。

如果发生局麻药中毒,则必须采取以下步骤:

1. 停止局麻药输注。

2. 确保气道管理和氧供。

3. 寻求帮助。

4. 准备用苯二氮䓬类药物抑制癫痫发作。

5. 按照高级生命支持指南管理心律失常,但不要使用利多卡因。

6. 使用 20% 的脂肪乳剂 1.5mL/kg(可能需要重复应用直至 10mL/kg),如果心脏抑制效应持续存在,则继续以 0.25mL/kg/h 输注脂肪乳剂。

7. 单独的神经系统事件(癫痫发作)可用苯二氮䓬类药物(咪达唑仑、地西泮或劳拉西泮)或丙泊酚治疗。丙泊酚不应用作心搏骤停的脂质替代品。

大量肿胀液体注射可能会导致血管内液体超负荷,并伴有心脏和肺部的不良后果。如果应用肿胀液量较大时,必须滴定其他液体用量。对于有心、肺或肾功能不全的患者,其存在较高的液体超负荷风险,必须限制肿胀麻醉的液体使用量[80]。

在大量吸脂手术中,可能会出现轻度低钠血症和低钾血症。这在临床中关注较少,但是,医生必须注意大量吸脂时存在的这种潜在问题[87]。此外,大量的室温肿胀液应用可能会降低体温。因此,在容易发生体温过低的情况下(例如大体积和大表面积),应将肿胀液加热至 37℃,并采取其他加热措施,以避免体温过低[80]。

整形外科手术的区域阻滞和神经阻滞麻醉

局部麻醉方法是将局部麻醉药应用于中枢神经系统外的周围神经群,从而阻断对特定皮肤的感觉。神经阻滞技术是将局部麻醉药和镇痛药直接或间接地应用到脊髓或神经轴上。区域阻滞和神经阻滞技术的优势与多模式麻醉的优势相似,包括改善疼痛控制,减少麻醉剂的使用以及减少麻醉相关的副作用,同时缩短住院时间和改善患者报告的结果[88]。

椎旁阻滞

椎旁阻滞(paravertebral block,PVB)即将局部麻醉剂注入椎旁间隙。胸椎旁间隙呈三角形,前侧为壁层胸膜,内侧为椎体,后侧为肋横突韧带。当神经根离开神经孔时,分为背侧支和腹侧支。腹侧支分为肋间神经,提供腹部和胸壁的感觉。椎旁阻滞的靶点是从脊髓发出的神经根(图 8.1),因此在特定皮肤节段产生同侧皮肤感觉的镇痛[88]。与脊柱麻醉技术相比,椎旁阻滞通常能避免中枢神经系统相关的并发症,如低血压、尿潴留和心动过缓等。

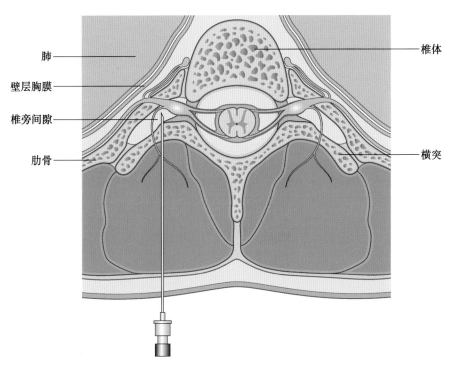

图 8.1　椎旁解剖。(*Adapted from Momoh AO, Hilliard PE, Chung KC. Regional and neuraxial analgesia for plastic surgery: surgeon's and anesthesiologist's perspectives.* Plast Reconstr Surg. 2014;134(4 Suppl 2):58S-68S.)

术后早期将导管置入椎旁间隙内连续输注局部麻醉剂可以达到长期镇痛的效果。根据阻滞部位,该技术可在乳腺、胸腔和腹部手术中应用[89,90]。表 8.9 概述了椎旁和其他神经阻滞的适应证和禁忌证。虽然 PVB 可以在提供长效镇痛的同时具有较少的副作用,有利于门诊手术的管理和患者早期出院,但是由于肺脏靠近椎旁间隙,因此该技术有引起气胸的风险。尽管这一风险小于 1%,但是这一潜在并发症似乎是限制 PVB 在门诊整形手术中应用的主要原因。

表 8.9　区域阻滞和其他神经阻滞技术的适应证与禁忌证

技术	实施者	适应证	禁忌证
椎旁阻滞	麻醉医生	胸部和腹部手术 用作主要麻醉方法或用于辅助主要麻醉方法 住院和门诊手术 口服或胃肠外镇痛失败后的抢救镇痛 期望术后早期活动	患者拒绝 凝血功能障碍或出血性因素 注射部位感染 局麻药过敏 预防性抗凝治疗* 无法与患者沟通*
腹横筋膜平面阻滞	麻醉医生或外科医生	低位腹部手术 主要麻醉方法的辅助 口服或胃肠外镇痛失败后的抢救镇痛 期望术后早期活动	患者拒绝 注射部位感染 局麻药过敏
硬膜外阻滞	麻醉医生	胸部、腹部和下肢手术 用作主要麻醉方法或用于辅助主要麻醉方法 术后留置导管镇痛(仅限于住院患者)	患者拒绝 凝血功能障碍或出血性因素 注射部位感染 全身性感染 局麻药过敏 颅内压升高 血容量严重不足 严重的主动脉或二尖瓣狭窄 背部注射部位手术史* 预防性抗凝治疗* 无法与患者沟通*

*相对禁忌证。

From Momoh AO, Hilliard PE, Chung KC. Regional and neuraxial analgesia for plastic surgery: surgeon's and anesthesiologist's perspectives. *Plast Reconstr Surg*. 2014; 134(4 Suppl 2): 58S-68S.

超声引导技术的使用可以帮助避免这一并发症。其他并发症包括麻醉药的硬膜外扩散、心动过缓以及血管内药物注射可能引起毒性反应[88]。

腹横肌平面阻滞

腹横肌平面(transversus abdominis plane, TAP)阻滞是将长效局麻药注入腹横肌和腹内斜肌之间的筋膜平面(图

8.2)。这项技术阻滞了肋间神经末端分支的传入感觉成分,产生腹壁镇痛作用。在传统 TAP 阻滞中,胸 10(T10)和腰 1(L1)的终末分支通常是阻滞的目标神经。腹横肌和腹内斜肌之间的筋膜平面是一个相对无血管平面,这可能是药物清除速度缓慢以及随后镇痛时间延长的原因[91,92]。TAP 阻滞可由麻醉医生或外科医生在术中通过超声引导经皮或直接通过暴露的筋膜进行神经阻滞(图 8.3)。TAP 阻

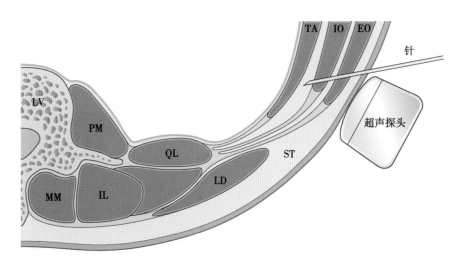

图 8.2　腹横肌平面组织解剖。EO,腹外斜肌;IL,最长肌与髂腰肌;IO,腹内斜肌;LD,背阔肌;LV,腰椎;MM,多裂肌;PM,腰大肌;QL,斜方肌;ST,皮下组织,TA,腹横肌。(*Adapted from Momoh AO, Hilliard PE, Chung KC. Regional and neuraxial analgesia for plastic surgery: surgeon's and anesthesiologist's perspectives.* Plast Reconstr Surg. 2014; 134(4 Suppl 2): 58S-68S.)

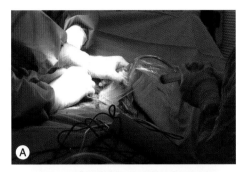

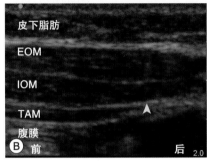

图 8.3　（A）术中超声引导下的 TAP 阻滞。注意背景中皮瓣的同时移入。（B）TAP 阻滞的超声扫描。EOM，腹外斜肌；IOM，腹内斜肌；TAM，腹横肌。（*A，from Whebl GAC，Tan EKH. Transversus abdominis plane block in autologous breast reconstruction：a UK hospital experience. J Plast Reconstr Aesth Surg. 2013；66（12）：1665-1670. © British Association of Plastic，Reconstructive and Aesthetic Surgeons 2013. B，from Ross AK，Bryskin RB. Regional anesthesia. In：Davis PJ，Cladis FP，Motoyama EK（eds）. Smith's Anesthesia for Infants and Children. 2011；452-510. © Mosby 2011.*）

滞剂通常与其他麻醉方法结合使用，因为其主要镇痛作用在腹壁，可能无法解决与腹腔内手术相关的内脏痛[88]。

超声探头放置于 Petit 三角，其上方边界为肋缘，下方边界为髂嵴，前方边界为腹外斜肌，后方边界为背阔肌。然后将局麻药注入腹内斜肌和腹横肌之间的筋膜平面内。可以

放置导管用于连续或间断输注。TAP 阻滞下采用肋下入路也是可行的，并且可以为脐上腹部（T7～T9）区域提供镇痛作用。肋下 TAP 阻滞一般不太可能单独使用，因为整形手术中的大多数腹部手术还涉及下腹部[88]。

尽管 TAP 阻滞的并发症很少见，但应当注意包括血肿和腹膜内注射对腹腔内器官造成的损伤[93-95]。

椎管内神经阻滞麻醉

脊髓和硬膜外麻醉

脊髓麻醉是阻滞穿过蛛网膜下腔时的脊髓神经根。这种阻滞通常也被称为蛛网膜下腔阻滞或鞘内注射。该技术可在阻滞平面以下提供快速和足够深度的麻醉，但通常局限于下肢或骨盆的短小手术，因此限制了其在整形外科手术中的实用性。

硬膜外麻醉是阻滞蛛网膜下腔外面的脊神经根（图 8.4）。其应用范围较广，包括手术麻醉、产科和术后镇痛、慢性疼痛管理等。硬膜外麻醉的技术优势在于它可以将导管留置在沿脊柱任何区域的硬膜外腔中，便于通过输注提供连续的镇痛作用。胸段硬膜外阻滞可以不阻滞下肢和排尿通路的运动神经，从而可以促进早期活动并避免长时间使用导尿管。硬膜外麻醉可用作外科手术的主要麻醉方法，但往往需要较高剂量的局部麻醉剂，所以通常与其他方式结合使用[88]。硬膜外麻醉是下肢手术特别是微血管重建术的理想麻醉方式。其优势在于交感神经阻滞作用可以增加肢体的血流。

硬膜外穿刺可以在患者处于坐姿的情况下进行（图8.5）颈背部充分弯曲可通过加宽相邻的腰椎棘突之间的间隙来克服腰椎前凸。这将打开椎间隙以便于神经阻滞穿刺。通常选用 L3/L4、L4/L5 或 L5/S1 间隙进行骨盆和下肢的镇痛。在术后使用硬膜外麻醉时，应谨慎放置导管，并采取预防跌倒的措施[88]。

硬膜外阻滞麻醉的并发症通常与穿刺技术或神经阻滞的生理效应有关。与技术有关的并发症包括脊椎头痛、短

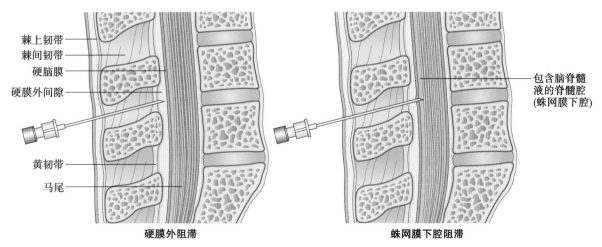

图 8.4　在蛛网膜下腔和硬膜外麻醉中放置针头，以进行药物输送。（*Adapted from Momoh AO，Hilliard PE，Chung KC. Regional and neuraxial analgesia for plastic surgery：surgeon's and anesthesiologist's perspectives. Plast Reconstr Surg. 2014；134（4 Suppl 2）：58S-68S.*）

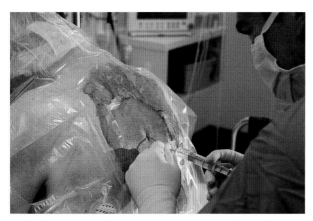

图 8.5　胸段硬膜外阻滞以控制术后疼痛。(*From Barrington MJ , Scott DA. Do we need to justify epidural analgesia beyond pain relief? 2008 ; 372 : 514-516. © Lancet 2008.*)

暂性感觉异常、周围神经病变、硬膜外脓肿和硬膜外血肿。生理相关并发症包括心血管、呼吸、体温调节和泌尿生殖系统后遗症。

心血管的影响较为常见,通常发生的是低血压,其发生率高达 33%[96]。心血管后遗症主要是由于传出的交感神经阻滞导致全身血管阻力无代偿地下降。交感神经张力降低而迷走神经不受影响,最终导致心率减慢、心输出量减少[97]。一般低血压和心动过缓通常是轻度的,并且容易对治疗产生反应[88]。

呼吸系统并发症通常是因为用力呼气所需的肋间肌和腹部肌肉的神经支配被阻滞而引起的。吸气一般不受影响,因为膈肌的神经支配未被影响。在健康患者中,辅助呼吸的肌肉对于呼气并不是必需的,但肺部疾病(如哮喘或慢性阻塞性肺疾病)患者可能容易出现并发症。因此,精心选择患者至关重要,应对这些潜在并发症的准备也很重要[88]。

在其他外科领域,包括普通外科、泌尿外科和妇产科,大多数的区域阻滞和神经阻滞麻醉技术已经得到了更好的应用。这些麻醉技术在整形外科中的应用也正在逐步增加,然而,这些技术最好与麻醉医生合作实施[88]。

总结

患者手术前最普遍的担忧之一是术后疼痛的存在[2]。证据表明,只有少数患者能够获得充分的术后镇痛效果[98]。此外,美国的报告显示,有 86% 的成年外科手术患者术后经历了疼痛,其中 75% 的患者在术后即刻出现中度至重度疼痛,而 74% 的患者出院后也经历了类似程度的疼痛[99]。这些发现表明,外科手术和镇痛技术的进步对术后疼痛管理的改善影响很小[100]。

众所周知,术后疼痛得不到缓解会造成不利的生理反应增加,进而会增加不良预后,包括发病率和死亡率[3]。此外,因疼痛而导致的运动受限会延长康复时间,降低与健康相关的生活质量,日常活动恢复延迟[5,100-103]。护理费用增加、住院时间延长、再入院率或意外住院率提高以及患者不满意是这些不良后果的共同后果[104-106]。

多模式镇痛的概念是基于对术后疼痛是一种复杂的多因素现象的认识基础上发展起来的。因此,作用于不同靶点的不同类别镇痛药的组合可提供较好的镇痛效果,且不良反应发生率更低[107-109]。多模式镇痛的目标是改善止痛效果,同时减少阿片类药物的需求量以及阿片类药物或任何其他单一药物的不良反应。

未来的整形外科麻醉疼痛管理规划主要包括为整形外科手术的多模式镇痛建立足够的证据,同时优化麻醉镇痛方案。应用患者个体化或者手术个体化的疼痛管理策略,有效改善疼痛控制,改善康复和日常生活恢复等围手术期结果。

参考文献

1. *IASP. IASP Taxonomy.* <http://www.iasp-pain.org/Taxonomy>; 2012.
2. Apfelbaum JL, Chen C, Mehta SS, Gan TJ. Postoperative pain experience: results from a national survey suggest postoperative pain continues to be undermanaged. *Anesth Analg.* 2003;97:534–540.
3. Joshi GP, Ogunnaike BO. Consequences of inadequate postoperative pain relief and chronic persistent postoperative pain. *Anesthesiol Clin North America.* 2005;23:21–36.
4. Baratta JL, Schwenk ES, Viscusi ER. Clinical consequences of inadequate pain relief: barriers to optimal pain management. *Plast Reconstr Surg.* 2014;134(4 suppl 2):15S–21S.
5. Pavlin DJ, Chen C, Penaloza DA, Buckley FP. A survey of pain and other symptoms that affect the recovery process after discharge from an ambulatory surgery unit. *J Clin Anesth.* 2004;16:200–206.
6. Fortier J, Chung F, Su J. Unanticipated admission after ambulatory surgery–a prospective study. *Can J Anaesth.* 1998;45:612–619.
7. Pavlin DJ, Rapp SE, Polissar NL, et al. Factors affecting discharge time in adult outpatients. *Anesth Analg.* 1998;87:816–826.
8. Pavlin DJ, Chen C, Penaloza DA, et al. Pain as a factor complicating recovery and discharge after ambulatory surgery. *Anesth Analg.* 2002;95:627–634.
9. Wu CL, Naqibuddin M, Rowlingson AJ, et al. The effect of pain on health-related quality of life in the immediate postoperative period. *Anesth Analg.* 2003;97:1078–1085.
10. Kehlet H. The stress response to surgery: release mechanisms and the modifying effect of pain relief. *Acta Chir Scand Suppl.* 1989;550:22–28.
11. Kain ZN, Zimolo Z, Heninger G. Leptin and the perioperative neuroendocrinological stress response. *J Clin Endocrinol Metab.* 1999;84:2438–2442.
12. Weissman C. The metabolic response to stress: an overview and update. *Anesthesiology.* 1990;73:308–327.
13. Gupta A, Jakobsson J. Acetaminophen, nonsteroidal anti-inflammatory drugs, and cyclooxygenase-2 selective inhibitors: an update. *Plast Reconstr Surg.* 2014;134(4 suppl 2):24S–31S.
14. Liu J, Reid AR, Sawynok J. Antinociception by systemically-administered acetaminophen (paracetamol) involves spinal serotonin 5-HT7 and adenosine A1 receptors, as well as peripheral adenosine A1 receptors. *Neurosci Lett.* 2013;536:64–68.
15. Munsterhjelm E, Munsterhjelm NM, Niemi TT, et al. Dose-dependent inhibition of platelet function by acetaminophen in healthy volunteers. *Anesthesiology.* 2005;103:712–717.
16. Barden J, Derry S, McQuay HJ, Moore RA. Single dose oral ketoprofen and dexketoprofen for acute postoperative pain in adults. *Cochrane Database Syst Rev.* 2009;(4):CD007355.
17. Hall PE, Derry S, Moore RA, McQuay HJ. Single dose oral lornoxicam for acute postoperative pain in adults. *Cochrane Database Syst Rev.* 2009;(4):CD007441.
18. Daham K, James A, Balgoma D, et al. Effects of selective COX-2 inhibition on allergen-induced bronchoconstriction and airway inflammation in asthma. *J Allergy Clin Immunol.* 2014;134:306–313.
19. Scharbert G, Gebhardt K, Sow Z, et al. Point-of-care platelet function tests: detection of platelet inhibition induced by nonopioid analgesic drugs. *Blood Coagul Fibrinolysis.* 2007;18:775–780.

20. Funk RD, Hilliard P, Ramachandran SK. Perioperative opioid usage: avoiding adverse effects. *Plast Reconstr Surg*. 2014;134(4 suppl 2):32S–39S.

21. Garcia AM. State laws regulating prescribing of controlled substances: balancing the public health problems of chronic pain and prescription painkiller abuse and overdose. *J Law Med Ethics*. 2013;41(suppl 1):42–45.

22. Gomes T, Redelmeier DA, Juurlink DN, et al. Opioid dose and risk of road trauma in Canada: a population-based study. *JAMA Intern Med*. 2013;173:196–201.

23. Walker JM, Farney RJ, Rhondeau SM, et al. Chronic opioid use is a risk factor for the development of central sleep apnea and ataxic breathing. *J Clin Sleep Med*. 2007;3:455–461.

24. Angst MS, Clark JD. Opioid-induced hyperalgesia: a qualitative systematic review. *Anesthesiology*. 2006;104:570–587. *Evidence suggests that opioid-induced hyperalgesia does develop in humans. Previous or ongoing exposure to opioids, and high intraoperative opioid use appear to increase postoperative opioid requirements. In the animal model this hyperalgesia may last for hours to days. The opioid receptor appears to be an important site for this process.*

25. Collett BJ. Opioid tolerance: the clinical perspective. *Br J Anaesth*. 1998;81:58–68.

26. Young T, Palta M, Dempsey J, et al. The occurrence of sleep-disordered breathing among middle-aged adults. *N Engl J Med*. 1993;328:1230–1235.

27. Hajiha M, DuBord MA, Liu H, Horner RL. Opioid receptor mechanisms at the hypoglossal motor pool and effects on tongue muscle activity in vivo. *J Physiol*. 2009;587:2677–2692.

28. Hillman DR, Walsh JH, Maddison KJ, et al. Evolution of changes in upper airway collapsibility during slow induction of anesthesia with propofol. *Anesthesiology*. 2009;111:63–71.

29. Tagaito Y, Isono S, Tanaka A, et al. Sitting posture decreases collapsibility of the passive pharynx in anesthetized paralyzed patients with obstructive sleep apnea. *Anesthesiology*. 2010;113:812–818.

30. Walsh JH, Maddison KJ, Platt PR, et al. Influence of head extension, flexion, and rotation on collapsibility of the passive upper airway. *Sleep*. 2008;31:1440–1447.

31. Brown KA, Laferriere A, Lakheeram I, Moss IR. Recurrent hypoxemia in children is associated with increased analgesic sensitivity to opiates. *Anesthesiology*. 2006;105:665–669.

32. Brown KA, Laferriere A, Moss IR. Recurrent hypoxemia in young children with obstructive sleep apnea is associated with reduced opioid requirement for analgesia. *Anesthesiology*. 2004;100:806–810. *Recurrent hypoxemia in children increases their sensitivity to opioids. Children with severe OSA require half as much opioid after tonsillectomy as children without OSA. This implies that pediatric patients with severe OSA will require significantly less opioid in the postoperative period.*

33. Chung F, Liao P, Yegneswaran B, et al. Postoperative changes in sleep-disordered breathing and sleep architecture in patients with obstructive sleep apnea. *Anesthesiology*. 2014;120:287–298.

34. Mokhlesi B, Hovda MD, Vekhter B, et al. Sleep-disordered breathing and postoperative outcomes after elective surgery: analysis of the nationwide inpatient sample. *Chest*. 2013;144:903–914.

35. Memtsoudis SG, Stundner O, Rasul R, et al. The impact of sleep apnea on postoperative utilization of resources and adverse outcomes. *Anesth Analg*. 2014;118:407–418.

36. Memtsoudis SG, Besculides MC, Mazumdar M. A rude awakening–the perioperative sleep apnea epidemic. *N Engl J Med*. 2013;368:2352–2353.

37. Neligan PJ, Malhotra G, Fraser M, et al. Continuous positive airway pressure via the Boussignac system immediately after extubation improves lung function in morbidly obese patients with obstructive sleep apnea undergoing laparoscopic bariatric surgery. *Anesthesiology*. 2009;110:878–884.

38. Ferreyra GP, Baussano I, Squadrone V, et al. Continuous positive airway pressure for treatment of respiratory complications after abdominal surgery: a systematic review and meta-analysis. *Ann Surg*. 2008;247:617–626.

39. Squadrone V, Coha M, Cerutti E, et al. Continuous positive airway pressure for treatment of postoperative hypoxemia: a randomized controlled trial. *JAMA*. 2005;293:589–595.

40. Boeken U, Schurr P, Kurt M, et al. Early reintubation after cardiac operations: impact of nasal continuous positive airway pressure (nCPAP) and noninvasive positive pressure ventilation (NPPV). *Thorac Cardiovasc Surg*. 2010;58:398–402.

41. Practice guidelines for the perioperative management of patients with obstructive sleep apnea: an updated report by the American Society of Anesthesiologists Task Force on Perioperative Management of patients with obstructive sleep apnea. *Anesthesiology*. 2014;120:268–286.

42. Funk RD, Hilliard P, Ramachandran SK. Perioperative opioid usage: avoiding adverse effects. *Plast Reconstr Surg*. 2014;134:32S–39S.

43. Chapman CR, Donaldson G, Davis J, et al. Postoperative pain patterns in chronic pain patients: a pilot study. *Pain Med*. 2009;10:481–487.

44. Arora A, Williams K. Problem based review: the patient taking methadone. *Acute Med*. 2013;12:51–54.

45. Naing C, Yeoh PN, Aung K. A meta-analysis of efficacy and tolerability of buprenorphine for the relief of cancer pain. *Springerplus*. 2014;3:87.

46. Weinbroum AA. Non-opioid IV adjuvants in the perioperative period: pharmacological and clinical aspects of ketamine and gabapentinoids. *Pharmacol Res*. 2012;65:411–429.

47. De Kock MF, Lavand'homme PM. The clinical role of NMDA receptor antagonists for the treatment of postoperative pain. *Best Pract Res Clin Anaesthesiol*. 2007;21:85–98.

48. Kawamata T, Omote K, Sonoda H, et al. Analgesic mechanisms of ketamine in the presence and absence of peripheral inflammation. *Anesthesiology*. 2000;93:520–528.

49. Low YH, Gan TJ. NMDA receptor antagonists, gabapentinoids, alpha-2 agonists, and dexamethasone and other non-opioid adjuvants: do they have a role in plastic surgery? *Plast Reconstr Surg*. 2014;134:69S–82S.

50. Schmidt PC, Ruchelli G, Mackey SC, Carroll IR. Perioperative gabapentinoids: choice of agent, dose, timing, and effects on chronic postsurgical pain. *Anesthesiology*. 2013;119:1215–1221.

51. Laskowski K, Stirling A, McKay WP, Lim HJ. A systematic review of intravenous ketamine for postoperative analgesia. *Can J Anaesth*. 2011;58:911–923.

52. Bell RF, Dahl JB, Moore RA, Kalso E. Perioperative ketamine for acute postoperative pain. *Cochrane Database Syst Rev*. 2006;(1):CD004603.

53. Elia N, Tramer MR. Ketamine and postoperative pain–a quantitative systematic review of randomised trials. *Pain*. 2005;113:61–70.

54. McCartney CJ, Sinha A, Katz J. A qualitative systematic review of the role of N-methyl-D-aspartate receptor antagonists in preventive analgesia. *Anesth Analg*. 2004;98:1385–1400.

55. Loftus RW, Yeager MP, Clark JA, et al. Intraoperative ketamine reduces perioperative opiate consumption in opiate-dependent patients with chronic back pain undergoing back surgery. *Anesthesiology*. 2010;113:639–646. *In a randomized controlled trial, intraoperative administration of ketamine (0.5 mg/kg load with 10 mcg/kg/min infusion) reduced opioid consumption after spine surgery in these patients with chronic pain who are opioid-tolerant.*

56. Hayashida K, DeGoes S, Curry R, Eisenach JC. Gabapentin activates spinal noradrenergic activity in rats and humans and reduces hypersensitivity after surgery. *Anesthesiology*. 2007;106:557–562.

57. Rosner H, Rubin L, Kestenbaum A. Gabapentin adjunctive therapy in neuropathic pain states. *Clin J Pain*. 1996;12:56–58.

58. Mellick GA, Mellick LB. Reflex sympathetic dystrophy treated with gabapentin. *Arch Phys Med Rehabil*. 1997;78:98–105.

59. Houtchens MK, Richert JR, Sami A, Rose JW. Open label gabapentin treatment for pain in multiple sclerosis. *Mult Scler*. 1997;3:250–253.

60. Rice AS, Maton S. Gabapentin in postherpetic neuralgia: a randomised, double blind, placebo controlled study. *Pain*. 2001;94:215–224.

61. Rowbotham M, Harden N, Stacey B, et al. Gabapentin for the treatment of postherpetic neuralgia: a randomized controlled trial. *JAMA*. 1998;280:1837–1842.

62. Lesser H, Sharma U, LaMoreaux L, Poole RM. Pregabalin relieves symptoms of painful diabetic neuropathy: a randomized controlled trial. *Neurology*. 2004;63:2104–2110.

63. Ho KY, Gan TJ, Habib AS. Gabapentin and postoperative pain–a systematic review of randomized controlled trials. *Pain*. 2006;126:91–101.

64. Gajraj NM. Pregabalin: its pharmacology and use in pain management. *Anesth Analg*. 2007;105:1805–1815.

65. Lalonde DH. Reconstruction of the hand with wide awake surgery. *Clin Plast Surg*. 2011;38:761–769.

66. Mustoe TA, Buck DW 2nd, Lalonde DH. The safe management of anesthesia, sedation, and pain in plastic surgery. *Plast Reconstr*

Surg. 2010;126:165e–176e.

67. Strazar AR, Leynes PG, Lalonde DH. Minimizing the pain of local anesthesia injection. *Plast Reconstr Surg.* 2013;132:675–684.

68. Lalonde DH, Price C, Wong AL, Chokotho T. Minimally painful local anesthetic injection for cleft lip/nasal repair in grown patients. *Plast Reconstr Surg Glob Open.* 2014;2:e171.

69. Berros P, Braz AV, Trevidic P, et al. Evolution in technique: use of hyalurostructure for lips rejuvenation as an alternative to needle injection without troncular anesthesia. *J Cosmet Laser Ther.* 2013;15:279–285.

70. Lalonde D, Wong A. Local anesthetics: what's new in minimal pain injection and best evidence in pain control. *Plast Reconstr Surg.* 2014;134:40S–49S.

71. Farhangkhoee H, Lalonde J, Lalonde DH. Teaching medical students and residents how to inject local anesthesia almost painlessly. *Can J Plast Surg.* 2012;20:169–172.

72. Utvoll J, Beausang-Linder M, Mesic H, Raeder J. Brief report: improved pain relief using intermittent bupivacaine injections at the donor site after breast reconstruction with deep inferior epigastric perforator flap. *Anesth Analg.* 2010;110:1191–1194.

73. Heller L, Kowalski AM, Wei C, Butler CE. Prospective, randomized, double-blind trial of local anesthetic infusion and intravenous narcotic patient-controlled anesthesia pump for pain management after free TRAM flap breast reconstruction. *Plast Reconstr Surg.* 2008;122:1010–1018.

74. Coban YK, Senoglu N, Oksuz H. Effects of preoperative local ropivacaine infiltration on postoperative pain scores in infants and small children undergoing elective cleft palate repair. *J Craniofac Surg.* 2008;19:1221–1224.

75. Liu SS, Richman JM, Thirlby RC, Wu CL. Efficacy of continuous wound catheters delivering local anesthetic for postoperative analgesia: a quantitative and qualitative systematic review of randomized controlled trials. *J Am Coll Surg.* 2006;203:914–932.

76. Rawlani V, Kryger ZB, Lu L, Fine NA. A local anesthetic pump reduces postoperative pain and narcotic and antiemetic use in breast reconstruction surgery: a randomized controlled trial. *Plast Reconstr Surg.* 2008;122:39–52.

77. Klein JA. Tumescent technique for local anesthesia improves safety in large-volume liposuction. *Plast Reconstr Surg.* 1993;92:1085–1098.

78. Nagy MW, Vanek PF Jr. A multicenter, prospective, randomized, single-blind, controlled clinical trial comparing VASER-assisted lipoplasty and suction-assisted lipoplasty. *Plast Reconstr Surg.* 2012;129:681e–689e.

79. Prado A, Andrades P, Danilla S, et al. A prospective, randomized, double-blind, controlled clinical trial comparing laser-assisted lipoplasty with suction-assisted lipoplasty. *Plast Reconstr Surg.* 2006;118:1032–1045.

80. Gutowski KA. Tumescent analgesia in plastic surgery. *Plast Reconstr Surg.* 2014;134:50S–57S.

81. Swanson E. Prospective study of lidocaine, bupivacaine, and epinephrine levels and blood loss in patients undergoing liposuction and abdominoplasty. *Plast Reconstr Surg.* 2012;130:702–722.

82. Ostad A, Kageyama N, Moy RL. Tumescent anesthesia with a lidocaine dose of 55 mg/kg is safe for liposuction. *Dermatol Surg.* 1996;22:921–927.

83. Klein JA. Tumescent technique for regional anesthesia permits lidocaine doses of 35 mg/kg for liposuction. *J Dermatol Surg Oncol.* 1990;16:248–263.

84. Rubin JP, Xie Z, Davidson C, et al. Rapid absorption of tumescent lidocaine above the clavicles: a prospective clinical study. *Plast Reconstr Surg.* 2005;115:1744–1751.

85. McKee DE, Lalonde DH, Thoma A, et al. Optimal time delay between epinephrine injection and incision to minimize bleeding. *Plast Reconstr Surg.* 2013;131:811–814.

86. Haeck PC, Swanson JA, Gutowski KA, et al. Evidence-based patient safety advisory: liposuction. *Plast Reconstr Surg.* 2009;124:28S–44S.

87. Lipschitz AH, Kenkel JM, Luby M, et al. Electrolyte and plasma enzyme analyses during large-volume liposuction. *Plast Reconstr Surg.* 2004;114:766–775, discussion 776–777.

88. Momoh AO, Hilliard PE, Chung KC. Regional and neuraxial analgesia for plastic surgery: surgeon's and anesthesiologist's perspectives. *Plast Reconstr Surg.* 2014;134:58S–68S.

89. Ilfeld BM, Madison SJ, Suresh PJ, et al. Treatment of postmastectomy pain with ambulatory continuous paravertebral nerve blocks: a randomized, triple-masked, placebo-controlled study. *Reg Anesth Pain Med.* 2014;39:89–96. *For mastectomy, adding a multiple-day, ambulatory, continuous ropivacaine infusion to a single-injection ropivacaine paravertebral nerve block results in improved analgesia and less functional deficit during the infusion.*

90. Jüttner T, Werdehausen R, Hermanns H, et al. The paravertebral lamina technique: a new regional anesthesia approach for breast surgery. *J Clin Anesth.* 2011;23:443–450.

91. McDonnell JG, O'Donnell B, Curley G, et al. The analgesic efficacy of transversus abdominis plane block after abdominal surgery: a prospective randomized controlled trial. *Anesth Analg.* 2007;104:193–197. *A single injection (bilateral) TAP block resulted in lower VAS pain scores and lower opioid requirements 24 hours after bowel surgery in adults.*

92. McDonnell JG, Curley G, Carney J, et al. The analgesic efficacy of transversus abdominis plane block after cesarean delivery: a randomized controlled trial. *Anesth Analg.* 2008;106:186–191.

93. O'Donnell BD, Mannion S. A case of liver trauma with a blunt regional anesthesia needle while performing transversus abdominis plane block. *Reg Anesth Pain Med.* 2009;34:75–76.

94. Farooq M, Carey M. A case of liver trauma with a blunt regional anesthesia needle while performing transversus abdominis plane block. *Reg Anesth Pain Med.* 2008;33:274–275.

95. Lancaster P, Chadwick M. Liver trauma secondary to ultrasound-guided transversus abdominis plane block. *Br J Anaesth.* 2010;104:509–510.

96. Carpenter RL, Caplan RA, Brown DL, et al. Incidence and risk factors for side effects of spinal anesthesia. *Anesthesiology.* 1992;76:906–916.

97. Salinas FV, Sueda LA, Liu SS. Physiology of spinal anaesthesia and practical suggestions for successful spinal anaesthesia. *Best Pract Res Clin Anaesthesiol.* 2003;17:289–303.

98. Sommer M, de Rijke JM, van Kleef M, et al. The prevalence of postoperative pain in a sample of 1490 surgical inpatients. *Eur J Anaesthesiol.* 2008;25:267–274.

99. Jagannathan N, Sohn LE, Suresh S. Glossopharyngeal nerve blocks for awake laryngeal mask airway insertion in an infant with Pierre-Robin syndrome: can a glidescope come to the rescue? *Paediatr Anaesth.* 2009;19:189–190.

100. Rosero EB, Joshi GP. Preemptive, preventive, multimodal analgesia: what do they really mean? *Plast Reconstr Surg.* 2014;134:85S–93S.

101. Bernucci F, Carli F. Functional outcome after major orthopedic surgery: the role of regional anesthesia redefined. *Curr Opin Anaesthesiol.* 2012;25:621–628.

102. Parvizi J, Miller AG, Gandhi K. Multimodal pain management after total joint arthroplasty. *J Bone Joint Surg Am.* 2011;93:1075–1084.

103. Shen CC, Wu MP, Lu CH, et al. Effects of closed suction drainage in reducing pain after laparoscopic-assisted vaginal hysterectomy. *J Am Assoc Gynecol Laparosc.* 2003;10:210–214.

104. Twersky R, Fishman D, Homel P. What happens after discharge? Return hospital visits after ambulatory surgery. *Anesth Analg.* 1997;84:319–324.

105. Bonnet F, Marret E. Influence of anaesthetic and analgesic techniques on outcome after surgery. *Br J Anaesth.* 2005;95:52–58.

106. Stein BE, Srikumaran U, Tan EW, et al. Lower-extremity peripheral nerve blocks in the perioperative pain management of orthopaedic patients: AAOS exhibit selection. *J Bone Joint Surg Am.* 2012;94:e167.

107. Woolf CJ. Central sensitization: implications for the diagnosis and treatment of pain. *Pain.* 2011;152:S2–S15.

108. Kehlet H, Dahl JB. The value of "multimodal" or "balanced analgesia" in postoperative pain treatment. *Anesth Analg.* 1993;77:1048–1056.

109. Kehlet H, Werner M, Perkins F. Balanced analgesia: what is it and what are its advantages in postoperative pain? *Drugs.* 1999;58:793–797.

第 9 章

循证医学与医疗服务研究在整形外科中的应用

Claudia R. Albornoz, Carolyn L. Kerrigan, E. Dale Collins Vidal, Andrea L. Pusic, and Amy K. Alderman

概要

从本章可获得关键信息包括如何：

- 搜集关于效果的既有证据
- 解释关于效果的证据
- 设计新研究,以增加关于效果的证据
- 识别并分析既有数据资源,以增加关于效果的新证据
- 收集患者对于效果的观点
- 认识到证据的一个重要维度——患者视角的重要性
- 考虑取得疗效所需要的花费
- 理解将好的证据转化为临床实践所面临的挑战和方法

医生通常在不确定的状况下必须做出复杂的决定,而其所获得的信息通常是不完整、不准确、过时的。实效研究的目标是提高信息的有效性,从而有助于复杂的决策。疗效的测量并不仅仅是干预措施的最终结果,理解这一点很重要。更重要的是,医生可以通过它来获得改进临床决策、服务方法及工作环境的证据。最大限度地改善患者治疗质量及手术疗效需要不懈的努力,以便确定需求信息和产生满足这些需求的最佳证据。

最佳证据——从哪里获得?

有两种获得制订临床决策、改善治疗质量的最佳证据的方法(图 9.1)。第一种是评价现有的数据和确定那些报告是否是基于可信的研究设计和有临床意义的疗效。如果当前证据不足,第二种方法是产生新的可信证据。本节将介绍评估现有证据的框架,然后介绍产生最佳证据的方法。

评估现有文献

最佳证据有 3 个基本方面:①好的研究设计;②适当的

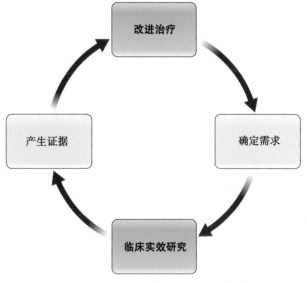

图 9.1 治疗的改进与更好的证据相关

统计分析;③有临床意义的疗效指标。在一次全面性综述中,Offer 和 Perks[1]列举了整形外科医生在循证医学实践中所面临的问题。其主要原因是他们引用了医学文献中质量不佳的证据。实际上简单细读一下医学期刊就会明显发现,这些研究多是外科医生描述的手术操作的个案,以及医生本人主观描述的手术效果。这些被称为病例报告或者病例系列的研究,无法被用于其他临床病例,并且这些研究结构化程度不足,缺乏对照和随机试验。这些不仅是较弱的制订医疗决策的证据,而且在医疗改革和绩效薪酬(pay for performance,P4P)的时代,这些证据也无法提供可接受的决策方法[2]。如图 9.1 所示,证据越强,医生能够提供的临床服务越好。

文献检索策略

循证医学实践涉及多个方面,包括检索最佳现有研究、

评价相关研究的正确性、将证据转变为优化患者治疗的决策[3]。许多临床问题仍未解决,是因为与问题陈述有关的问题、无法获得充分的信息资源以及缺乏检索技巧[4]。如今,有大量可以检索相关文献的方法和网络资源,可以解决很多临床问题[4]。举例如下:

PubMed

美国医学国家图书馆通过 PubMed 提供了超过 1 600 万条引文,参考文献可以经由 MEDLINE 或者从期刊上直接获取。从 PubMed 搜索信息已被证实能显著改善患者治疗质量和医疗结果[4]。

临床查询

临床查询是 PubMed 的一个功能,可以帮助临床医生识别相关的研究设计的引文。它能够针对问题的类型(如干预、诊断、自然史和转归)链接到特定研究设计的搜索策略[4]。

PICO

循证医学的关键第一步是提出一个好问题[4]。如果没有足够的关注和专一性,一个原本有针对性、重要的临床问题会拥有太多不相关的证据[4]。PICO 框架被应用于 PubMed 临床查询系统时(参考上文),可以提高文献检索的效率[4]。缩写"PICO"代表患者问题(patient problem)、干预措施(intervention)、比较因素(comparison)和结果(outcome),它是一个构建好的临床问题的模式[4]。例如,在整形外科中的证据检索,应用 PICO 构建临床问题时,可以用以下方式表述:乳房缩小术患者(P)中,术前预防性应用抗生素(I)和无预防措施(C)的情况下,术后的感染率(O)如何?

Meta 分析

从概念上讲,meta 分析是以增加样本量为目的的多种定性研究的总和,从而强化在个体之上提取出来的结论。这种分析方法可以使研究者在多种研究结论矛盾的情况下得出更可靠的结论[5]。理想情况下,meta 分析使用最高等级的证据,如随机对照的临床试验。尽管 meta 分析也可以使用队列研究甚至是病例分析,但是证据的等级以及因而得出的结论的质量均较低。

Meta 分析存在一些缺点。首先,meta 分析因其过于宽松或过于严格的入选标准而受诟病。两者均会降低研究结果的质量。过于宽松的入选标准可能包含质量较低或结果可信度较低的研究。过于严格的入选标准可能意味着入选的研究结果的适用性非常有限。另一个缺点是 meta 分析花费巨大且需要科研团队大量的时间投入。

由于随机试验很少以及不同研究的指标可能变化较大,限制了 meta 分析技术在整形外科中的应用。图 9.2 为

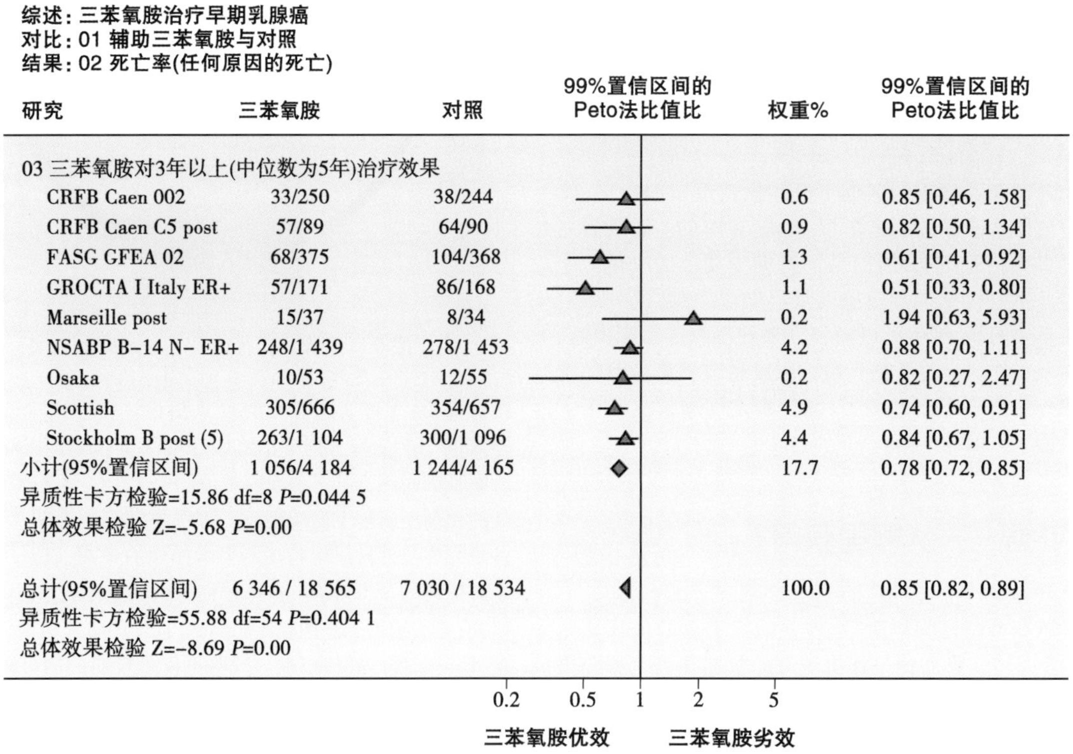

综述:三苯氧胺治疗早期乳腺癌
对比:01 辅助三苯氧胺与对照
结果:02 死亡率(任何原因的死亡)

研究	三苯氧胺	对照	99%置信区间的 Peto法比值比	权重%	99%置信区间的 Peto法比值比
03 三苯氧胺对3年以上(中位数为5年)治疗效果					
CRFB Caen 002	33/250	38/244		0.6	0.85 [0.46, 1.58]
CRFB Caen C5 post	57/89	64/90		0.9	0.82 [0.50, 1.34]
FASG GFEA 02	68/375	104/368		1.3	0.61 [0.41, 0.92]
GROCTA I Italy ER+	57/171	86/168		1.1	0.51 [0.33, 0.80]
Marseille post	15/37	8/34		0.2	1.94 [0.63, 5.93]
NSABP B-14 N- ER+	248/1 439	278/1 453		4.2	0.88 [0.70, 1.11]
Osaka	10/53	12/55		0.2	0.82 [0.27, 2.47]
Scottish	305/666	354/657		4.9	0.74 [0.60, 0.91]
Stockholm B post (5)	263/1 104	300/1 096		4.4	0.84 [0.67, 1.05]
小计(95%置信区间)	1 056/4 184	1 244/4 165		17.7	0.78 [0.72, 0.85]
异质性卡方检验=15.86 df=8 P=0.044 5					
总体效果检验 Z=-5.68 P=0.00					
总计(95%置信区间)	6 346 / 18 565	7 030 / 18 534		100.0	0.85 [0.82, 0.89]
异质性卡方检验=55.88 df=54 P=0.404 1					
总体效果检验 Z=-8.69 P=0.00					

0.2　0.5　1　2　5
三苯氧胺优效　　三苯氧胺劣效

图 9.2　辅助应用三苯氧胺对女性早期乳腺癌患者的生存风险的临床随机对照研究的 meta 分析。(*Early Breast Cancer Trialists' Collaborative Group. Tamoxifen for early breast cancer. Cochrane Database of Systematic Reviews. 2001;4.*)该分析包括了多个研究,每个研究结果被描绘在中心轴上。数据被描述为比值比(比值比类似于相对风险,代表发生和不发生的比例)。整合这些研究结果的概括分析出现在垂直轴的底部,提示对早期乳腺癌患者适当应用三氧苯胺的益处

一个 meta 分析的例子[6]。展示了评估三苯氧胺生存率影响的临床随机试验。如读者所见，有多种临床研究，每个研究结果描绘在中心轴上。概括分析(研究的合并数据)出现在垂直轴的底部，提示在早期乳腺癌适当的应用三氧苯胺的益处。可以看出，综合衡量指标的 95% 置信区间非常窄。这是一个对于三氧苯胺真正的获益的较好的点估计。同时需注意，个体研究的质量常常决定综合衡量指标的评分。

最近，研究人员进行了一个随机对照试验的 meta 分析，比较了光面假体与毛面假体的包膜挛缩发生率。研究人员确定了 7 个涉及这一问题的随机对照试验。7 个研究中的 4 个独立的研究结果，没有发现置入毛面假体后包膜挛缩发生率的降低有统计学意义。然而，虽然这些研究结果说服力较弱，但是运用 meta 分析后仍认为置入毛面假体可以降低包膜挛缩率[7]。读者想要进一步了解优质 meta 分析的例证，可以在线参阅 Cochrane 系统评价[8]。

系统评价

系统评价是根据表述准确的、科学的研究方法来评估文献，旨在降低传统文献综述的偏倚和错误的风险。系统评价的过程包括根据严格标准的全面搜索以及全对搜索出来的文献的质量和有效性的全面评价[9]。

系统评价最著名的来源是 Cochrane 系统评价数据库，其中包含了 3 600 多个已完成的系统评价[8]。Cochrane 团队还提供了一个干预措施的系统评价手册，它规定了进行系统评价的 7 个步骤：

1. 构建问题
2. 确定研究可能包含的研究
3. 对选定研究的评价
4. 数据的采集与整理
5. 分析结果
6. 讨论新的发现
7. 更新评价

系统评价是支持循证医学的有影响力的工具，并且认为其可以比随机对照试验提供更有力的证据。此外，它总结现有数据，从而避免对以前研究的不必要重复[9]。读者想要进一步了解优质系统评价的例证，可以参阅网上 Cochrane 系统评价[8]。

研究设计与证据等级

大体上，研究设计可分为实验性研究和观察性研究。实验性研究包括临床随机对照试验、患者偏好试验和大型多中心临床试验，通过测试干预对结果的影响来验证假说。与此相反，观察性研究包括队列研究、病例对照研究、病例分析、病例报告，描述自然史和发病率，或分析的危险因素与相关结果之间的关联性。学界一致认为，研究设计的复杂性与数据结果的质量总体呈正相关(表 9.1)。

表 9.1　证据等级

证据等级	研究类型	关键特征
Ⅰ级	随机对照试验	两组随机分组，一组作为对照，对干预的结果进行设盲比较
Ⅱ级	前瞻性和回顾性队列研究	单组时间序列设计，评估疾病结果或发生率相关的危险因素
Ⅲ级	病例对照研究	一组患病，一组无病，比较与结果相关的危险因素
	设计良好的临床研究	一组干预(实验组)，一组对照，比较结果
Ⅳ级	横断面队列研究	单一组别在单一时间点评估疾病流行程度或危险因素
	系列案例	特定疾病或者环境下持续观察一组案例
Ⅴ级	专家意见	基于经验或者文献综述的观点
	个案报道	特定疾病或者环境下少量案例的持续观察

(Adapted from the American Society of Clinical Oncology.)

实验性研究

临床随机对照试验

临床随机对照试验可能是最复杂的实验研究设计，而且是一种所有人必须遵守的标准。随机对照试验有多年的发展历程，试验设计的每个组成部分旨在减少偏倚和混杂因素对试验结果的影响。最终的目标是建立一个能真正代表整体的样本总体。通过这种方式，一个有限的试验结果可以概括出让人信服的样本总体。

根据美国国立卫生研究院的规定，临床试验分 4 个阶段进行，各个阶段具有不同的目的，帮助研究人员回答不同的问题(表 9.2)。在阶段 Ⅰ，实验性药物或干预措施用于一个小数量的受试群体(20~80)，以评估其安全性、确定剂量反应曲线和潜在的副作用。在阶段 Ⅱ，实验性药物或干预措施用于稍大的受试群体(100~300)，以检验其有效性，并进一步评价其安全性。在阶段 Ⅲ，实验性药物或干预措施用于更大的受试群体(1 000~3 000)，以确认其有效性、监测其副作用、和常用的治疗方法进行比较、收集允许实验药物或治疗措施安全进行的信息。在阶段 Ⅳ，上市后监测继续收集风险、益处和优化干预的信息[10]。

表 9.2　临床试验的 4 个不同阶段

阶段	目的
Ⅰ	在 20~80 人中测试实验药物或者治疗的安全性，测定安全剂量范围，识别副作用
Ⅱ	在 100~300 人中测试试验药物或者治疗的有效性，评估安全性
Ⅲ	在 1 000~3 000 人中测试试验药物或者治疗，确认有效性，监测副作用，和常规治疗进行比较，收集安全应用所需的信息
Ⅳ	上市后研究，进一步了解药物或治疗的风险、益处和最佳应用

然而,随机对照试验成本非常高,而且常常不能对不同手术治疗进行确切的比较[11,12]。而患者往往愿意接受药物和安慰剂的随机对照试验,很少有人愿意接受随机分配两种外科手术中的一种或假手术。此外,外科医生经常对一种手术方式有强烈的偏好,因此不愿对患者进行随机化[13]。

虽然临床随机对照试验被认为是"金标准",但并非没有局限性[11]。例如,临床随机对照试验的基本假设可能是无效的[11]。介于两种选择之间的更好的治疗方式可能不明确,从其他来源的治疗效果的证据可能不足,只有干预措施的特定效应在治疗上是有效的,只有当试验的入选和排除标准与具体患者的情况相匹配时,研究的结果才可以完全应用到临床实践中[11]。此外,临床随机对照试验不能很好地研究罕见的或滞后的不良反应。即便有可能,临床随机对照试验也很难对罕见的疾病进行研究。即使干预的利弊很容易识别,其范围和重要性也并非总能被很好地评估[12]。

临床随机对照试验的替代方案

在实践中,临床随机对照试验往往面临组织运筹的挑战和伦理问题,这些因素会限制样本量[14,15]。因此,有必要选择临床随机对照试验替代方案。

患者偏好试验

当患者或医生有强烈的偏好,并拒绝随机化治疗时,患者可能愿意参与偏好试验。偏好试验提供治疗方案供患者选择,而非随机分配。对于有明确的治疗偏好患者,给予其偏好的治疗措施,对于没有治疗偏好的患者,则进行随机化治疗[16-18]。因此,随机和非随机化患者在相同协议下一起研究,而非按分配进行治疗。

学界对于这类研究的有效性和实用性存在不同的观点。一些研究者认为,它是对临床随机对照试验的补充而非替代[17]。偏好试验允许有治疗偏好的患者选择自己的治疗方式,其结果可能不是来源于固有偏倚,因此其备受指责。有特定偏好治疗的患者可能比其他没有这样偏好的患者的依从性更好。这一因素以及和患者偏好的其他对结果的潜在影响,是一种目前还不能很好理解的偏倚。此外,特别是对于小型研究,研究人员无法完全掌控那些可能使治疗组之间有明显的差异的潜在混杂因素[17]。偏好试验的支持者认为,选择自己治疗方式的受试者可能在临床实践中更具有代表性,并且此类试验可以洞察患者的决策过程[16]。

大型多中心试验

当一个临床随机对照试验的患者数量不足时,研究人员可以选择使用大型多中心试验增加样本量[16]。多中心临床试验和单中心试验有相同的要求,每个站点必须遵循相同的协议、相同的纳入和排除标准、随机化策略、干预措施和收集和评估结果方法[14]。然而,一些研究者发现,在多中心试验中,手术类型和技术有一定变化[16]。

观察性研究

考虑到进行一个随机对照试验的难度,一个好的试验性研究或精心设计的队列研究可提供次一级的最佳证据。

前者有部分随机对照试验的特点。尽管学界普遍认为,观察性研究可信度较低,认为它往往高估了治疗效果,但至少有一些报告表明良好的观察性研究可以提供与随机对照试验相同级别的内在真实性[19,20]。

队列研究

队列研究评估一组或组群的疾病风险。评估可能存在一段时间或仅在一个时间点上。后者被进一步描述为横断面队列研究,常被用于收集疾病流行的数据。第二种常用队列研究是分析危及受试者的疾病暴露风险或减少风险的干预措施。这种队列评估至少需要两个时间点。研究可被设计为前瞻性研究(图 9.3)或回顾性研究(图 9.4)。在前瞻性队列研究中,研究者提出可能对调查结果有影响的变量的假说,收集危险因素的数据,然后随访队列,观察相关结果。例如,当怀疑吸烟与肺癌之间有关系时,设计前瞻性研究增加了因果联系的强度。

虽然前瞻性研究能很好地佐证因果关联,但成本高昂,且通常需要多年的随访。而回顾性研究也有类似的目标,识别目前的风险群体并且调查发生在过去的危险因素或暴露。通常通过主体回顾或图表分析进行。与前瞻性数据收集相比这两者都是有缺陷的。以这种方式收集的数据更可能不完整、不准确、不一致或存在回忆偏倚。回顾性研究的主要优势在于可以在相对较短的时间内完成,且比前瞻性研究成本更低。

病例对照研究

病例对照研究(图 9.5)和队列研究不同,其研究两种明显不同群体。第一组(病例)选择已患疾病的,第二组(对照

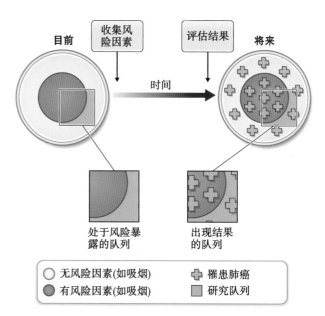

图 9.3　在前瞻性队列研究中,研究者假设会影响结果的变量,收集风险数据,追踪队列观察相关结果。例如,当怀疑吸烟和肺癌相关时,前瞻性试验设计会增加因果关系的强度。虽然前瞻性研究会佐证因果关系,但是花费较高,需要数年时间随访

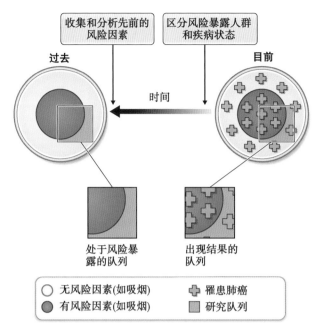

图 9.4　在回顾性研究中,研究者确定一个队列,收集先前的暴露或风险因素的数据,检测风险因素和结果的关系。例如,当怀疑吸烟和肺癌相关时,回顾性研究会支持这种假设,但不能证明其因果关系。在回顾性研究中,数据收集依靠个体回忆或表格分析,与前瞻性研究相比,两种方式均有缺陷。回顾性研究的优点是用时相对较短,花费较少

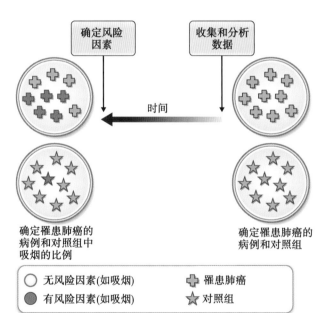

图 9.5　病例对照研究和队列研究不同,它分别研究两组独立的个体。第一组(病例组)为患病的个体,第二组(对照组)为不患病的个体。和队列研究一样,病例对照研究可以是前瞻性的或回顾性的。病例对照研究主要是研究罕见的条件或结果。它的缺点在于无法评估疾病的发病率和患病率,增加偏倚的概率

组)选择未患疾病的。相反,在疾病的单一高危人群研究中用队列设计。和队列研究一样,病例对照设计可能是前瞻性的或回顾性的。病例对照研究的最主要的优点是可以研究罕见条件或结果。它的缺点在于无法评估疾病的发病率

和患病率及其易感性而增加偏倚。对照组可以是现在的或过去的、配对的(基于年龄和性别等主要变量)或不配对的。

病例分析与案例报告

　　如前所述,病例只是简单地收集已确定存在的疾病或情况个案。在医学文献中,常有基于特定的干预而被报道案例。如果收集的样本很大并且连贯(病例分析),它可以提供手术适应证和禁忌证以及预期疗效等有价值的信息。如果病例不连续(案例报告),就会产生抽样误差,比如患者自己选择产生的偏倚或外科医生的回忆偏倚,这可能会减弱科研获得正确适应证和结果的能力。案例报告的价值在于提出一个新想法、一种新术式、改进现有的手术技术和交流罕见的不良反应。

大数据分析

基于人口的研究

效率与有效性

　　评价手术效果对提供高质量的治疗、保护患者的安全并告知患者选择很有必要。外科医生必须拥有可以用到其患者身上的、关于手术风险以及预期结果的可靠信息。来自单个外科医生或单中心研究的手术结果数据能证明特定医生执行的某个手术的效果,但不能提供关于该手术在不同医生及患者中应用是否有效的数据信息。

　　临床医生需要获得在不同的现实条件下,而非在优化设置条件下的干预结果信息[21,22]。如前所述,病例分析和较少学术中心进行的临床试验有很高的选择偏倚风险,其结果来源于优化条件下的效果。另一方面,美国国家数据库包括来自所有医疗机构的患者和医生,能够对“真实世界”的结果进行评价。图 9.6 为颈动脉内膜切除术的随机临床试验[22]。

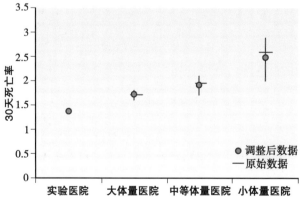

图 9.6　进入一个随机对照试验(试验医院)的颈动脉内膜切除手术后的患者死亡率与未进入试验的,在大、中、小体量的动脉内膜切除术病例的医院接受手术的患者死亡率的比较(*Adapted from Wennberg DE, Lucas FL, Birkmeyer JD, et al. Variation in carotid endarterectomy mortality in the Medicare population: trial hospitals, volume and patient characteristics. JAMA. 1998;279:1278-1281.*)

关于这些手术的临床试验报告的死亡率非常低。然而,临床试验结束后,颈动脉内膜切除术的术后死亡率显著高于试验报告,而在参与临床试验的这些机构中,结果同样如此。研究人员还发现,颈动脉内膜切除手术死亡率也与机构体量成反比。因此,临床试验通常并不代表真实的手术结果[22]。另一种方法是使用国家数据库研究,该方法基于患者群体,获得在真实情况下而不仅仅是理想条件下的治疗效果的信息。

P 值的重要性

　　足够的样本量是实效研究的另一个关键组成部分。在实验研究有能力获得足够大的样本量时,结果的真正差异才会被检测出来[23,24]。与治疗心血管等疾病的其他专业相比,整形外科面临的挑战是其医疗服务提供者的数量较少。较小的患者样本的研究结果检验效能较低,并且存在 Ⅱ 或 B 类错误的风险。这种统计误差发生于不同治疗组别之间存在差异,而研究没有发现有显著的统计学差异时[25]。Chung 等发现,在《手外科》杂志上有超过 80% 的"阴性结果"对两组治疗 25% 存在差异的检验效能不足 0.80[26]。当一个研究项目的检验效能不足 0.80 时,则无法发现两组治疗的风险高于 20%。在这些研究中,低检验效能的主要原因是样本不足[26]。大数据分析可以提供足够的样本量,以避免低检验效能的研究。

　　表 9.3 显示了足够的样本量在实效研究中的重要性。在理论例子上,假设一大群医生在进行整容手术,48 500 名患者中有 1 500 名出现并发症(并发症发生率为 3%)。假设一个小组的整形外科医生在进行同样的手术,46 名患者中有 4 名出现并发症(并发症发生率为 8%)。由于整形外科医生小样本量进行治疗,所以得出的差异在统计学上并不显著。设想一下一个类似的例子,大量医生治疗的并发症发生率仍在 3%(1 500 例并发症),而由于抽样的轻微变化,抽选出来的整形外科医生治疗的 46 名患者没有并发症(并发症发生率为 0)。因为进行手术患者数量少,该研究没有显著的统计学意义。想象一下,并发症的发生率在大样本中有 3%(1 500 名患者出现并发症),而在小样本中,由于抽样的轻微改变,46 个患者中没有出现并发症(并发症发生率为 0)。这也没有显著的统计学差异,因为在考虑到患者数量时,检验效能较低。事实上,在没有并发症的整形外科医生研究样本增加到 100 例时,提供的两组治疗间仍没有显著的统计学差异。

表 9.3　理解样本量与统计学的关系

	样本量	并发症数量	并发症发生率/%
大医生组	48 500	1 500	3
整形外科医生	46	4	8
无统计学显著差异			
大医生组	48 500	1 500	3
整形外科医生	46	0	0
无统计学显著差异			
大医生组	48 500	1 500	3
整形外科医生	100	0	0
无统计学显著差异			

数据来源

临床登记

　　医疗保健的大型数据库一般可以被描述为一个临床登记或行政索赔数据库(表 9.4)。临床登记的目的是收集临床数据,它有能够提供详细的患者信息和治疗信息的优势。许多国家临床登记是疾病特异性的,如流行病学监测与最终结果(Epidemiology and End Results,SEER)登记以及用于监测癌症患者预后的美国国家综合癌症网络(National Comprehensive Cancer Network,NCCN)。整形外科有一个被称为整形外科医生手术与效果跟踪(Tracking Operations and Outcomes for Plastic Surgeons,TOPS)的国家临床登记系统,该系统由美国整形外科学会和美国整形外科董事会赞助。TOPS的主要目的是促进对整形外科手术服务质量的监督。这些类型的临床登记对研究人员而言非常珍贵,他们研究的患者群体可能不在保险覆盖范围内,如没有在医疗保险内的年轻患者或自费的美容患者。研究人员应该意识到数据源潜在的局限性。例如 SEER 注册仅提取初始治疗的前 4 个月的信息,而 TOPS 数据库依赖于自发的医生报表数据。然而,最近一项研究支持了 TOPS 数据库的准确性[27]。

表 9.4　临床注册与行政索赔数据举例

数据源	描述
临床注册	
流行病学监测与最终结果登记	由美国国家癌症研究所赞助,收集了 26% 左右美国人口的肿瘤发生率和生存率
美国国家综合癌症网络	美国领先的癌症治疗机构的联盟,致力于提升肿瘤治疗的质量
美国国家手术质量改进计划	由美国整形外科医师学会赞助,包括自愿参加的学术及私立医院。数据包括进行大手术治疗的门诊及住院患者
整形外科医生手术与预后跟踪	由美国外科医师协会、整形外科教育基金会和美国整形外科董事会赞助,认证的整形外科医生可以参加。收集的数据包括门诊和住院患者资料
行政索赔数据	
州-联邦合作	州医疗保健机构将数据提交给医疗质量和研究机构
州门诊数据库	
全国门诊样本	
儿科门诊数据库	
州门诊手术数据库	
医疗保险[150]	
A 部分	住院患者出院摘要
B 部分	门诊患者索赔数据
退伍军人事务数据	
患者治疗文件	住院患者出院摘要
门诊患者治疗文件	退伍军人门诊患者资料
CosmetAssure[151]	覆盖美容手术并发症的保险公司数据

管理索赔数据

管理数据也被称为"索赔数据"或"出院数据",它收集用于计费的信息,缺乏临床登记中详细的患者信息。数据有几个不同的来源获取,包括医院、州和纳税人。数据内容通常与临床登记不同,仅仅包含临床诊疗的一小部分。数据通常用一种被称为出院小结统一的格式记录,包括患者标识、医院标识、人口统计信息(年龄、性别、种族、付款人)、入院状况(紧急、次紧急、可选择的)、住院时间、住院费用、出院状况(死亡、转院、康复保健、回家),以及主要/次要的诊断和治疗。来源于行政资源的实效数据通常局限于死亡率、住院时间和费用。主要疾病代码、诊断代码、统计资料以及效果的数据准确性较高,而次要的诊断的数据准确性较低,它使风险调整存在困难。

由于美容手术操作都是自费的,无法通过索赔数据评估美容手术。研究人员已经使用来自 CosmetAssure 的信息评估美容手术的结果[27]。CosmetAssure 是一个在全国范围内销售的保险政策,覆盖医疗和美容手术并发症,其对保险覆盖的并发症的报告存在经济动机。然而,数据库中收集的临床结果是有限的,并且患者报告的结果并不包含在其中。

如何在研究中使用大型数据库

由于管理的数据都是现成的,且往往管理成本低廉,管理数据可作为一个研究项目的好的起始点。在研究一种罕见的事件或条件时,数据源也可以提供大的样本量从而有所帮助。研究问题必须利用强大的数据优势来保证项目的成功。管理数据的优点包括基于群体的数据可用于评估医疗服务的区域差异、现实中的效果以及流行病学趋势。

小区域变异

在 20 世纪 70 年代之前,特定群体的手术率不能确定,数据局限于特定的机构或外科医生的病例数量。1973 年,Wennberg 和 Gittelsohn 发表了一个用于估计医疗中心服务的人群的方法,并首次进行了手术率的计算(如每 100 000 人中进行过扁桃体切除术的人数)[28,29]。如今人们知道,某些手术的手术率在地区和国家间有广泛的原因不明的变化(如子宫切除术、前列腺切除术、剖宫产),而其他手术(如阑尾切除术、胆囊切除术)的手术率相近。一般而言,这些风险和获益明确的手术变化最小。具有较高的变化率的手术提示最佳治疗有待确定和接受。虽然小面积的变异让医生能够观察手术率的差异,但它们并不帮助解释这些差异,或告诉医生哪种手术率是正常的。它所提示的是需要进行进一步的、更明确的评估,以确定最佳的治疗策略[30]。达特茅斯医疗保健图集是如何使用管理数据美国的手术变化率的一个最好的例子,其应用的数据来源于美国国家医疗保险数据库、医疗服务提供者文件以及美国医院协会[31]。

体量-结果分析

另一个研究领域属于大型数据库分析广泛标题下的体量-结果研究领域。越来越多的证据表明,手术结果在大体量的机构更好[32]。原因可能部分取决于医生的技能,但也反映了给特定患者提供支持的医院和系统。Birkmeyer 等[33] 具有重大影响的论文描述了在美国老年人保险数据库中外科医生手术量及手术死亡率有显著的相关性。另一个例子是 Roohan 等[34] 对在小、中、大体量机构接受治疗的乳腺癌患者的 5 年生存率的研究(表 9.5)。该研究表明,在小体量和大体量的医院之间有多达 30% 的 5 年生存率差异。在整形外科领域,体量-结果关系已经在自体组织乳房重建中被分析过,结果表明,大体量机构的并发症发生率较低[35-37]。

表 9.5　乳腺癌治疗后 5 年生存状况的体量-结果相关性

医院体量	每年乳腺癌例数	5 年生存风险比
很小	1~10	1.60
小	11~50	1.30
中等	51~150	1.19
大	>150	1.00

(Adapted from Roohan PJ, Bickell NA, Baptiste MS, et al. Hospital volume differences and five-year survival from breast cancer. *Am J Public Health*. 1998;88:454-457.)

大型队列研究

大型数据库分析在队列研究中具有至关重要的作用。这要求通过大样本量来分析相对罕见的病例,以期达到更显著的统计学差异和更好的效能。研究人员通常会通过联合多个数据库来检测风险因素或者与结果相关的暴露因素。结果通常用死亡率和罹患癌症来评价,通过不同地区和国家登记来跟踪。

流行病学

大型数据库对于评估一段时期内手术的采用情况以及这部分人群的结果非常有用。例如,研究人员利用全国住院患者样本(Nationwide Inpatient Sample, NIS)记录了美国肥胖症手术率的大幅增加[38]。国家 SEER 数据库用于评价接受乳房切除术术后重建的患者的社会人口学差异[39],以及评估《妇女健康与癌症权力法案》出台后,进行乳房重建的趋势[40]。早期研究发现,在美国,乳房重建的整体采纳率比较低,其中种族是影响患者是否选择乳腺切除术后重建一个重要因素。利用 NIS 数据库的近期研究发现,即刻乳房重建的比例从 1998 年的 20% 上升到了 2010 年的 38%,同时重建方法也从自体组织转变为了假体[41]。

整形手术中大型数据库分析的案例

许多大型的国家和州立的数据库对整形医生有应用限制[42,43]。最主要的原因是整形外科医生的许多手术并没有在收录这些数据库中。例如,医疗保险数据库只收集年龄大于 65 岁,并使用医疗保险作为首要支付方式的患者。

有些研究者利用这些数据库来获取对整形医生有用的信息。Gittelsohn 和 Powe 已经试图从这些数据库中获取对整形医生有用的小区域差异的信息。这两位作者使用马里兰州的数据来比较择期手术的手术率,比如鼻中隔成形术、鼻整形术、乳房缩小术以及眼睑成形术[44]。手术率存在显著差异。作者对手术率差异的原因进行了分析,认为收入和种族是影响手术率的主要因素。Keller 等研究了缅因州腕管综合征手术率的差异[45],证实了手术率的差异达 3.5 倍之多,该作者推断其主要的推动因素是内科医生的决策。人们并不知道腕管综合征手术所谓"正确"的手术率是多少,但诸如此类的研究所提供的数据能够让人们开始提出适当的问题。

大型数据库为乳房缩小术和降低乳腺癌风险关系的队列研究提供了信息资源。Boice 等[46]利用出院数据,筛选了在瑞典接受乳房缩小术的患者,并与瑞典登记的癌症、死亡、移居信息相关联,以及从瑞典国家癌症登记数据库得出的普通人群中乳腺癌发病率的预计值进行比较。研究者发现,接受了乳房缩小术后乳房再造的妇女,术后 7.5 年患乳腺癌的风险降低了 28%。NCCN 数据库已被用于评估乳房切除术后乳房再造和乳腺癌辅助化疗的联系[47]。该作者发现,乳房切除术后即刻乳房再造并不会导致化疗遗漏,但是会在一定程度上(有统计学意义)延迟初始化疗。研究人员利用 NIS 数据库对乳房再造手术进行的调查发现,自 1998年《妇女健康与癌症权力法案》通过后,即刻乳房再造手术的数量出现了增长,尤其是假体再造手术。假体再造手术的增加与双侧乳房切除术的增加有关,尤其是对侧预防性乳房切除术[41,48]。学者还对乳房再造手术的其他方面进行了研究,如社会人口学变量与乳房再造术式之间的关联,医院体量与自体组织乳房再造结果之间的关系,以及影响显微手术与双侧皮瓣应用的经济因素[35,49,50]。关于美容手术,TOPS 和 CosmetAssure 数据库被用于评价腹壁成形术和隆乳术的最终结果[27]。该项研究发现,其并发症发生率较低,从而支持该整形手术安全可行。然而,该研究的作者强调,外科医生应该注意到,隆乳术和其他手术同时进行时,并发症发生率依然较高(图 9.7)。总体而言,上述内容只是整形外科研究领域中应用大型数据库的潜在价值的一小部分例子。

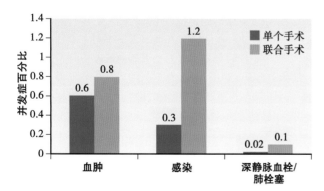

图 9.7　图表显示整形外科医生手术与结果追踪数据库中隆乳术单个手术和联合手术的总体并发症发生率的区别。联合手术的并发症为总体并发症,而非其中某一手术的并发症。单个手术和联合手术的并发症的发生率显著不同(*P*<0.01,使用 Pearson 卡方检验)

患者报告结果研究

术语定义

在整形外科研究中,研究热点越来越集中在理解患者对手术结果的预期以及手术对生活质量(quality of life,QoL)的影响。对于整形外科医生而言,为了充分地评价与论证所选择的手术技术或替代治疗的优点,熟悉测量患者报告结果(patient-reported outcomes,PRO)的可用方式显得尤为重要。

患者满意度以及生活质量可以通过特殊设计的问卷来衡量,这种方式被称为 PRO 量表。这一术语特指用于临床或试验的直接从患者处收集信息的问卷。这些问卷从患者的角度,量化生活质量和/或一些重要的结果变量(比如患者满意度、症状等)。PRO 量表提供了一种了解患者对其健康的认知以及治疗对患者生活质量的影响的方法。一个优秀的 PRO 量表应该通过一种科学、合理且具有临床意义的方式去研究疾病、创伤、手术或非手术干预等对于患者日常生活各方面的影响[44]。

在整形外科研究中,很多经常被应用于评估手术结果的 PRO 量表并没有公认的指南来验证和发展[51-54]。这种问卷被称为专案调查问卷,尽管它们或许能够提出一些合理的临床问题,但并不能证实自身的信度(提供一致的可重复的评分的能力)和效度(衡量应被衡量的指标的能力)。然而,这类方式如今被广泛应用于整形外科。例如,在一个研究乳腺手术患者 PRO 量表的系统综述中,作者筛选出 65 种专案测量方式[52]。可以应用于任何患者群体、不论其健康状况的 PRO 量表被称为"通用型问卷",这种方式允许跨疾病组或疾病组与健康组之间的直接比较。这些量表可以为医疗政策的制定提供重要的信息。例如,用简表 36(Short Form 36,SF-36)——全世界应用最广的通用型问卷[55]——对接受乳房缩小术的患者的研究发现,与一般人群中女性的生活质量相比,接受手术的女性报告了临床上的重大差异[56-59]。在美国,乳房缩小术是经常涉及医疗保险公司付款纠纷的一种手术。将女性乳房肥大患者承受的医疗负担同患者其他医疗条件联系起来是很有必要的(如患有髋关节、膝关节骨关节炎而寻求关节置换的女性)。

然而,通用型问卷的使用有一定的限制。考虑到其通用性,某些情况下,它们缺少对某个疾病组特殊问题的敏感性。例如,SF-36 测量躯体、情感和社会的功能,但不包括对性生活、体像、乳房外观的满意度的问题,而这些是接受乳房缩小术的患者十分关心的重要问题[60]。通用性问卷,比如 SF-36 问卷,可能无法评估特定患者组中最重要的问题。疾病或环境特异性的问卷可以强调单一疾病或治疗组的特定问题。当与患者深入访谈时,这种测量有助于识别特定患者组的重要问题。这类测量方式包含的内容与给定患者组的相关性更高,它们与通用型问卷相比,对于特定方面健康问题的变化更敏感。然而,通常它们不能被应用于跨患者组间的比较。

在整形外科领域，另一个挑战在于，在许多问题上，特定的测量工具并没有得到充分的开发，或者根本没有开发[52-54]。针对整形外科的新型调查问卷的开发正在快速纠正这一问题。例如，于 2001 年开始实施的，研究乳房缩小术有效性的 BRAVO 研究[61]，就应用了乳房缩小术调查问卷，这一问卷仅进行症状减轻方面的评估。从此以后，PRO 量表学科得到了发展，新的测量方式，如 BREAST-Q[62]，提供了一种综合评价，包含了对乳房外观的满意度以及社会心理状态的内容。

PRO 量表的基本要素

PRO 量表必须兼顾临床价值和科学性。一份有临床价值的调查问卷应包括患者及其手术医生认为重要的问题。科学性指的是可靠、有效且敏感的测量对相关结果的证明。一个可靠的测量标准能够产生一致的、可重复出现的结果。信度是 PRO 量表的一个重要属性，因为它确保了从患者组间观察到的变化来源于干预或疾病，而非测量的问题（图 9.8）。测试-再测信度通过在一段时间内重复对个体进行问卷调查，而不出现预期的结果变化来评估。个体反应保持相同的程度在统计学上被称为克朗巴哈系数[63]及同类相关系数[64]。

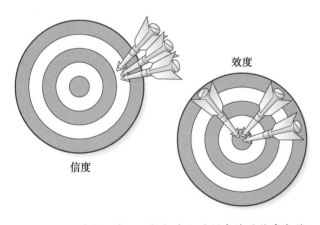

图 9.8　信度与效度。任何标准化的调查均用信度和效度衡量其质量。信度通常是通过两次试验法的测量；效度指的是精度的测量。从简图中可以看出，信度是重复击中靶子上同一点的能力，效度是重复击中红心的能力

效度是来界定一种测量工具的测量能力（见图 9.8）。信度和效度之间的差别非常重要，信度不能意指效度，反之亦然。换言之，可靠的测量总是产生相同的得分，但这并不一定代表其有效，因为它不一定能够测量出研究者想测量的东西。效度的确立可被视为一个持续的过程。从不同的角度评估测量方法，包括评估开发程序、考虑已知的组间差异、评估内在一致性，以及评估与其他既有测量方法相关的聚合和区别效度。

反应性被定义为一种能准确检测出显著变化的能力。如果 PRO 量表被用于评价手术结果的变化或一段时期随访结果的变化，该测量务必对变化敏感。反应性通过对干预前和干预后结果的测量以及评估测量方法对变化的敏感性进行检验。

PRO 量表开发概述

要想选择一个用于研究或临床的生活质量测量方法，未来的用户必须考虑到用于开发 PRO 量表的流程。了解 PRO 量表的开发过程，对于选择合适的测量方法十分必要。通常，研究者们会选择未必经过"验证"的问卷，并且很少提出关于怎样设置和检测调查表的项目的问题。仅仅因为它已被应用于不同的研究，且具有一些基本的统计学证据，一份设计简陋或专门的调查问卷就可能被认为是经过"验证"的。经常使用一份调查问卷并不能说明其质量，也不能提高其心理测验特性。相反，为了保证一个 PRO 量表可靠、敏感、准确，制订严格的按步骤开发的流程至关重要。在量表开发过程中，有必要对与患者最相关的变量进行概念化，仔细制订，使其可操作。仅仅基于专家观点开发的 PRO 量表不能像所预想的那样解决所有患者认为相关的满意度和生活质量问题。因此，专家的观点无疑具有明确的价值，患者访谈和小组的讨论也是信息的重要来源。

20 世纪 90 年代初以来，出现了越来越多关于开发和验证生活质量测量的适当方法的国际共识，2002 年医学成果信托科学顾问委员会的报告使这一趋势达到了顶点[65]，而近期的共识包括美国食品药品监督管理局的建议[66]。Cano 等[51]总结了这些指南，形成了 PRO 量表的三步开发方法，包括项目生成、项目简化和心理评估。作者增加了第四步，即持续的工具改进（图 9.9）。

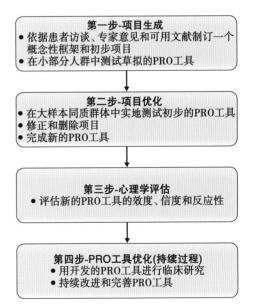

图 9.9　PRO 量表开发的 4 个步骤

第一步正式定义了测量的概念模型，并生成一个项目池。一个 PRO 量表的项目有以下 3 个来源：文献回顾、定性患者访谈和专家意见。项目池为一个在小患者样本中进行预测试或中期测试的调查问卷，目的是阐明项目措辞、确认

是否合适、确定合格率和完成时间。

第二步对 PRO 量表进行大样本实地测试。表示结果的最佳指标的问题随后被保留在 PRO 量表的缩短版本中,该版本基于参照一组标准化的心理标准的患者表现。研究小组的目标是选择最佳实地测量中的最佳项目,并将其包含在最终测量中。根据测试项目的冗余度、支持频率、缺失数据、因子分析、缩小假设,删除冗余的项目。可接受性、信度、效度和反应性也被纳入考虑。此步骤完成问卷开发,并提供验证的第一手证据。

第三步进行心理评估研究。此步骤涉及在大患者样本中应用项目简化的问卷,以确定可接受性、信度、效度和反应性。

第四步,也是最后一步,包括对工具的持续改进和完善。例如,在现有 BREAST-Q 4 个模块之上,一个新的特殊手术模块目前正被用于保乳治疗(breast-conserving therapy,BCT)患者的研究。该模块将促进治疗组之间的比较(如保乳手术与乳房切除术后再造)和新手术方法的评估(如肿瘤整形、脂肪移植)。

作者的研究小组对 BREAST-Q 的开发过程阐明了如何构建新的 PRO 量表。在第一阶段,建立了一个概念性的框架,以理解乳腺手术患者的满意度和生活质量,包括 6 个领域:乳房满意度、整体结果、治疗过程,以及心理、身体、性生活的完好状态。作者的团队建立了这一概念框架,通过深入的患者访谈和小组讨论、整形外科专家意见以及文献回顾,设置了测量每个框架元素的项目[62]。随后,团队进行了试点测试和认知报告,以确保 PRO 量表可以解决相关问题,项目都是患者可以接受和易于理解的。在第二阶段,团队进行了广泛的中心实地试验,共测量 1 950 名患者。基于这些数据,使用现代心理测量方法来简化项目和编制量表。在这个过程中,大约 60% 的项目被删除。在第三阶段,完成了项目优化的测量(BREAST-Q),获得了一个大型乳腺手术患者样本($n=1\,283$),并对数据进行检查,以确定测量是如何进行的。更具体地说,即检查目标、信度、聚合效度、区分效度和反应性[67]。

现代心理测量方法

以测试信度、效度和反应性为基础的学科被称为心理测验学。最常用的规模评估形式和外科医生最熟悉的量表基于传统的心理测量方法[65]。然而,近年来,研究人员意识到这些方法的局限性,并开始研究新技术。因此,现代心理测量的方法,如 Rasch 测量[68]和项目反应理论(item response theory,IRT)[69]正越来越多地被用于 PRO 量表的改进中。Rasch 测量和 IRT 在教育测试中被首次使用。传统的心理测量技术提供定序数据,而 Rasch 分析提供定距数据[68]。定序数据只提供了一个等级排序(如第一、第二、第三)。相比之下,在定距数据中,在整个测量范围内一个单位代表了相同的测量级别(如摄氏度)。这提高了人们测量临床变化的准确性。此外,这些方法允许对独立于项目(和患者)取样分布的患者(和项目)进行评估。除上述益处外,

这些方法还可以准确估计适合单个患者的测量。这可以有助于告知患者监控、管理和直接治疗。其他优点包括题库建设、规模同化、计算机化规模管理和缺失数据处理[70,71]。

预计在未来几年,这些更新、更经得起检验的临床技术将取代开发和测试 PRO 量表的传统方法。另外,预计在不久的将来,PRO 的电子数据将变得十分广泛。随着网络访问在世界各地越来越流行,患者将可能通过互联网完成问卷调查,这将使实时报告成为可能[72,73]。这对将 PRO 数据用于通知临床治疗的方式具有重要的影响。研究表明,电子 PRO 数据的收集十分有吸引力,因为每个患者的成本可能降低。

效用和基于偏好的测量

主要概念

尽管 PRO 量表能提供关于患者对其健康认识、影响其生命质量的治疗和其他重要的结果变量的有用信息,但这些测量方法没有把患者的偏好选择包含在评分系统中。

"偏好"是一个宽泛的术语,被用于描述一组结果的期望的概念。价值和效用是两种不同类型的偏好,这取决于用哪种方法测量偏好:价值在确定的条件下测量(等级量表、时间权衡法),而效用在不确定的条件下测量(标准博弈法)[74]。因此,价值或效用是在特定的健康状态或健康服务下测量偏好方法:结果越合意,相关联的价值或效用越多。最常用的偏好度量是质量调整生命年(quality-adjusted life years,QALY)。

QALY 代表衡量一个人在遭受一个或多个不同种类和程度的限制,同时考虑生活质量和预期寿命时,一年的生活成本[75]。可以使用各种评估工具,如标准博弈法、时间权衡法或视觉模拟量表来估计 QALY[75,76]。基于偏好的测量体现了患者对条件或疾病偏好程度,测量范围从 0.0(即死亡)到 1.0(即十分健康),这一想法认为,对患者而言,一年中完美的健康比残疾更有价值、花费更少(图 9.10)。重要的是,一些健康状态可能被认为比死亡更差,从而产生负的分数。因此,基于偏好的工具除生活质量外,还考虑价值和/或效用,并且可用于经济评估分析、有助于资源分配的决策的制订[77]。

一般有两种方法测量价值和效用。第一种使用偏好分类系统,将对一般健康状况工具的反应转换为价值或效用。这种转换使用基于人群的反应开发的一种算法计算。广泛使用偏好分类系统,包括健康质量量表[78,79]、McMaster 健康效用指数[80~82]以及欧洲生活质量评价表[83,84]。偏好分类系统对于研究一般健康状况和人群健康有用,但它们可能无法获取足够的关于特定条件或单个患者的偏好信息。

测量价值和效用的第二种方法是直接评估。一些技术可以使用,包括视觉模拟量表、时间权衡法、标准博弈法[76]。标准博弈法被认为与 Von Neumann-Morganstern 效用理论联系紧密。在这种技术中,患者要求在两种替代品之间做出选择。一个选择是继续保持目前的健康状态,另一个是接

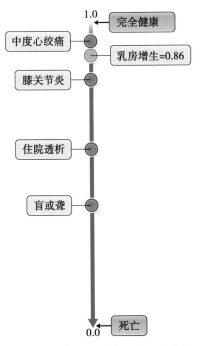

图 9.10　常用的健康状态评估量表

受一场成功或失败的赌博（图 9.11）。成功与失败的机会有组织的变化，直到达到两种选择之间的临界点。在这个临界点上，成功的概率表示价值或效用的估价。通常，患者感知的健康状况越糟，价值或效用的得分越低（见图 9.10）。虽然评估偏好的概念为整形外科带来了福音[85,86]，但价值和效用的测量仍是一个不断发展的学科。测量的金标准存在争议，选择不同的技术可能会产生略微不同的结果[87,88]。

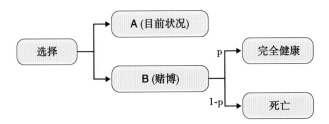

图 9.11　用标准博弈法进行效用评估。在标准博弈法中，患者被要求在两种替代品之间做出选择。一个选择是继续保持目前的健康状态，另一个是接受一场成功或失败的赌博。成功与失败的概率有组织地变化，直到达到两种选择之间的临界点。在这一点上成功的概率表示价值或效用的估价。通常，患者感知的健康状况越差，价值或效用的得分越低

疗效比较分析

定义

　　疗效比较研究（comparative effectiveness research，CER）的主要目的是促进价值医学，这是基于医疗干预赋予的价值的医学实践。根据使用的定义，在 CER 分析过程中可能

有或有成本组分[89]。获得的总价值或效用以 QALY 测量，用获得效用年份乘以收益持续年份来计算。总收益，或对比效果，可以与任何医疗干预相比，无论多么不相干。在医疗保健中 CER 的概念类似于 Zagats 为餐馆所做的消费者评级报告和汽车消费者报告[90]。

　　CER 目前尚无标准的定义。大多数研究人员使用美国医学研究院对疗效比较的定义："CER 为生成与合成比较用于预防、诊断、治疗和监测临床条件下，或改善医疗服务的替代方法的利与弊的研究证据。CER 旨在帮助消费者、临床医生、购买者、决策者做出明智的决定，这将提高个人和群体的医疗保健水平。"[91]数据收集的分析工具可以包括证据的系统评价、建模、数据库的回顾性分析和前瞻性试验。CER 是否使用随机对照试验仍存在争议，因为研究设置应该论证一个在"真实世界"的情况下，而非最优条件下的干预结果（如图 9.6 所示）[90]。然而，美国医学研究所对 CER 的定义并不拒绝包含随机对照试验[90,92]。

国家研究优先级

　　改革国家医疗体系是医疗政策领导人的首要任务，而且主要目标是在不降低质量的前提下控制医疗成本。治疗模式的地区差异和成本的增长要求更明智的医疗决策[92]。许多人相信，只有具备了指导医疗决策的更好的证据，这一目标才会达到。通过向患者和医疗服务提供者提供医疗决策所需的信息，更好的证据可以提高医疗的质量、安全性和有效性[92,93]。患者导向医疗质量研究所（Patient-Centered Outcomes Research Institute，PCORI）创建于 2010 年，是一个独立的非政府、非营利组织，为比较临床有效性的研究提供资金支持[94]。

复杂性

采取谁的角度？

　　当研究医疗过程的价值时可以采取从个人到社会的多种角度。4 个最常见的评估角度是社会、患者、雇主和付款人[90]。社会角度包括治疗过程所有与整个社会而非患者个体相关的收益和成本。这种分析类型包括社会元素（如劳动生产率和治疗成本）。患者的角度只包括影响患者个体的治疗成本和收益。使任何公司或工作场所获益的生产率的提高均不被包含在内。直接使个人受益的生产力将会被计算在内。成本包括个人直接支付的花费和旅行、误工相关的成本[90,95]。

　　雇主的角度只包括影响雇主的治疗收益和成本。通过提高员工生产力得到的任何收益也被包括在内。此外，雇主的角度还包括任何纵向提高的生产率，例如其他员工由于接种疫苗而减少的病假。成本包括为员工支付的费用和员工误工的损失[90,95]。

　　付款人的角度包括仅影响付款人的治疗收益和成本，不包括个体的收益，不包括个人或社会提高的生产率。用

于计算收益和成本的时间范围是个人将参加保险计划预期的时间长度[90,95]。

经济研究的类型

当比较治疗时,CER可能会包括或不包括成本。然而,在医疗领域有5个主要经济分析,它们通过成本和效果对治疗进行比较,主要的不同在于结果的测量方式。首先,成本效益分析比较两种疗法的净成本和净收益。结果必须转换为货币单位,如支付意愿。结果通常表示为美元[90,96]。其次,成本效益分析(cost-effectiveness analysis,CEA)测量对于一个给定的健康状态的一种或多种干预的成本,来判定一个干预措施对另一个的相对价值。医疗服务提供者希望用CEA回答以下问题:"与实现这一目标可选择的不同干预措施相关的成本是多少?"[75]在CEA中,用自然的单位测得的健康效应,直接关系到治疗目标与干预手段。例如,主要的效果的测量可以表示为"每效应单位的成本",节省的质量调整寿命年成本的效果可以通过肾移植与透析的对比[90,95,96],即平均血压下降或成功再植的数量看出[97]。再次,成本效用分析(cost-utility analysis,CUA)的开发是为了解决CEA的局限性。因为生命质量和寿命均需要评估,近年来它已经逐渐成为医疗经济评估的首选方法[75,90,95~98]。总体而言,CUA和CEA从成本分析的角度确有相似之处。然而,它们在结果方面有所不同:在CEA中,在研究中医学干预的结果是单个和特定的;在CUA中,结果可以是单个或者多个;最重要的是,要考虑偏好的概念[74]。分析计算出可以与其他操作相比较的干预措施的每生活质量调整年的成本。从次,成本结果分析不是将结果转换为常见的度量标准,而是列出了所有治疗的后果[90,95]。最后,成本最小化分析被用于比较在结果相同时不同操作的成本。这种方法很少使用,因为两个过程通常有不同的问题,如并发症发生率,疼痛和恢复的时间等[90,95,96]。

在CER中,一个有争议的问题在于成本是否为适当的结果。将成本包括在内的主要理由是干预的总体价值可以很容易地以经济学术语来理解[92]。然而,CER可能归纳出更昂贵的治疗具有最好的价值。一个例子是关于乳腺癌患者BRCA基因突变的筛查。一项由Plevritis等进行的研究发现,磁共振成像检查比乳房X线检查性价比更高[99]。CER看重的是利益,不仅仅在于成本,因而识别出的最佳价值的治疗不一定是成本最低的[92]。一项使用BREAST-Q作为效益的乳房再造成本-效益分析研究,分析了从付费者角度的假体或自体组织再造哪项的成本效益更佳。在预期寿命较长的患者(年轻女性或者早期乳腺癌)中,自体组织再造的成本效益更佳[100]。

研究设计

正如前文所讨论的,有两个大类的研究设计:实验和观察性研究。观察性研究有很多优势,如速度、现实决定、大样本和低成本。实验研究,如随机临床试验,通过随机给予患者不同的干预措施,可以克服一些观察性研究的局限性,从而控制已知和未知的混杂因素。美国医学研究所建议国

家CER项目开发大规模、临床和管理数据网络来促进观察和实验性数据在CER中的使用[93]。

局限性

在医疗保健中,进行CER有几个潜在的局限性。首先,疗效比较没有标准概念。目前还不清楚这种类型的研究将对医疗领域产生怎样的影响,因为很多医疗服务提供者没有将这种类型的信息纳入医疗决策中。以群体为基础的研究结果可能并不适合单个患者。患者对治疗的自我选择也可能影响疗效比较的结果。一项研究发现,治疗结果没有统计学上的显著差异并不意味着结果没有差异。缺乏统计学意义可能源于设计缺陷,如一个低检验效能的研究或设计上有缺陷的研究。此外,从不同的角度(如社会、患者和雇主)可能有不同的结果。重要的是理解CER有助于做出医疗决策,但不提供一个简单的"一体适用"的答案[90]。

总结

在CER中,吸引患者、医疗服务提供者和医疗政策制定者的主要原因是更好的信息将转化为更好的决策和医疗结果。这些努力的长期影响将取决于医疗改革立法,医学界鼓励医生改变实践的能力和患者参与医疗决策共享的意愿[93]。

未来趋势

多中心临床试验网络

为患者选择治疗方案时,整形外科医生会使用许多来源的信息来确定最佳方案。可以理解的是,外科医生往往在很大程度上依赖于他们的所受到的训练和个人经验。报告的"单个医生经验"的研究结果在整形外科文献中历来占据主流。尽管这些经验有一些价值,但其发现并不一定能够应用于其他情况(如体量较小的机构)。

影响实践发展的更有效的方法之一是随机临床试验。然而,在某些情况下,由于样本量和资源的限制,单中心试验很难实施。保护试验的临床相关性的一种方式是按照同一个协议在多个机构登记、治疗与随访患者。这种方法也会增加总体的异质性,这可能最终导致研究发现更具有概括性和相关性。然而,这种异质性可能会增加检测治疗差异的难度。与单中心试验相比,多中心试验可能更难检测出治疗效果。然而,那些检测出的结果可能会比单一、同质的总体更令人信服。

为了促进上述研究,整形外科教育基金会最近建立了临床试验网络。虽然仍处于起步阶段,但这一行动提供了一种机制,即全国的整形外科医生可能进行合作,并为临床知识的发展作出贡献。整形外科中体现多中心临床试验的价值的最引人注目的例子是静脉血栓栓塞预防研究。这项研究在网络的指导下,由5个大型整形外科机构采取了围手术期深静脉血栓的化学预防的共同协定。研究者对静脉血

栓栓塞的发生率进行前瞻性评估,并将与没有预防的患者的回顾性队列的事件发生率进行比较。这项研究的数据将在美国全国范围内推荐进行化学预防,支持循证医学的实践,并最终提高患者安全性。整形外科多中心试验的一个主要障碍是成本太高。多中心注册可能是一种评估结果、评价质量的更具成本效益的方式。

知识转化

随着整形外科的临床研究不断迅速进步,信息超载是整形外科医生持续面临的挑战。目前将研究结果应用于整形外科实践主要依赖于期刊出版的同行评议和教学活动,如继续医学教育(continuing medical education,CME)和持续职业发展(continuing professional development,CPD)。因为它们的被动性质,CME 和 CPD 限制了医生改进实践的效果。循证实践和日常整形外科医疗实践之间的差异和医疗缺口仍存在。此外,患者可能会接受潜在有害或未经证实的医疗和手术干预。在 2001 年的一篇题为《跨越质量鸿沟:21 世纪新型医疗系统》[101] 的报告中,美国医学研究所确定了医疗质量的三个主要差距:医疗错误、过度医疗和治疗不充分。例如,尽管有证据表明,接受腹壁成形和吸脂联合手术的患者的深静脉血栓形成的风险特别高,但该报告显示,一直以来只有 60% 的整形外科医生会进行血栓预防[102]。

加拿大卫生研究院(Canadian Institutes for Health Research,CIHR)负责创造了相对较新的术语"知识转化"(knowledge translation,KT)并将其定义为"一个包括知识的合成、传播、交流和符合伦理的应用,以改善健康、提供更有效的医疗服务和产品、巩固医疗服务系统的动态、反复的过程。"[103] 知识转化提出了一个减少医疗缺口的解决方案,确保公众、患者、医生、管理者和决策者关于制定医疗政策和实践的协作[104,105]。

理解知识转化的模型

CIHR 详细制作了一个知识-行动模型,将知识转化进一步细分为两类:①后续知识转化和②整合知识转化[104,106]。在后续知识转化中,策略会在研究活动完成后进行开发,使研究结果与合适的个人和组织的需求相匹配。这种方法也被称为研究成果的扩散和传播。相反,整合知识转化使个体和组织参与每一步研究过程,从研究问题的建立到研究结果的解释和传播。这种方法旨在产生与利益相关者(包括患者、临床医生、管理者和决策者)关系更密切的研究结果[107,108]。

存在通过知识转化提高医疗质量的各种模型。最常见的模型之一是 4T 模型。第一个策略被称为 T1(转化 1),致力于将基础科学研究成果转变为转化研究。接下来,T2(转化 2)包括所有针对基于转化研究成果的临床研究的所有活动。T3(转化 3)的活动以将医疗干预措施传播和交付到每个医疗机构的患者为中心。最后,T4(转化 4)的活动主要集中在将传播经验转化到新的基础学科调查中。

摄取的障碍

医疗系统目前没有能力将知识转化为临床实践。一项通过既定的国家指南、医学文献和现有的质量指标比较美国医疗保健的研究表明,总体而言,患者会接受 54.9% 的推荐医疗服务[109]。事实上,像随机对照试验这样的新知识需要平均 17 年才能被广泛应用于临床实践[110,111]。在 Cabana 等的系统综述中,医生的临床实践行为改变的顺序被分为 3 个部分:知识、态度和行为[112]。每个部分都可能会遇到循证知识应用的反对力量。首先,医生获取知识可能会遇到障碍,诸如缺乏了解和缺乏意识(如增加阅读新文献的数量,投入了解相关知识的时间)。其次,医生支持改变行为的态度可能会因缺乏结果预期、自我效能和动机而受影响(例如,不信任临床研究的有效性,怀疑临床实践证据的适用性,对修改之前的实践感到不适)。最后,阻碍反应新研究知识的行为改变的因素可能是外部的(例如,患者拒绝、相互矛盾的研究证据、缺乏资源、组织约束)[112,113]。其他影响循证干预措施的成功实施的因素包括组织和医疗服务提供者之间的交流不当,这影响了对阻碍符合推荐做法的因素的识别。循证实践的成功实现迄今为止取决于一个全面的计划,包含提升文化、团队合作和沟通的方法[114,115]。目前有一门快速发展的学科,被称为医疗保健服务学科[116-118]。

学习协作

在寻求改善医疗服务时,医疗保健改进研究所在 1995 年建立了一个被称为"突破系列模型"的学习协作模型。它是一个持续的学习过程,来自不同医疗组织的执业医师组在一个有组织的环境中工作,以提高他们选择的领域的实践能力[119]。

临床试验网络被用于测试干预手段(如药物、外科手术、医疗设备、筛查方法),而提升质量的学习协作则侧重于在现实中采纳、使用、适应循证实践的最佳方法。这些协作经常通过细致比较医疗机构之间在治疗过程、文化和制度方面的不同来寻找提高质量和可靠性并降低医疗成本的方法[120]。围绕不同的健康状况,如心脏保健[121]、囊性纤维化[122]、婴儿护理[123]、中央导管感染[114] 和大量由医疗保健改进研究所发起的专题,许多成功的协作被整合到了一起[124]。

通过协作努力,最终目标是促进循证医学实践的传播和应用,以帮助医疗机构和医疗专业人员弥补现实和医疗最佳实践之间的差距。使用完善的学习原则,学习协作允许从业者相互合作,并从他们的集体经验和面临的挑战中学习。通过把同一机构[114] 和不同机构的[125] 的不同角色的从业者联系起来,共享最佳实践、有价值的方法和经验等信息,系统性地改善医疗系统。

Schouten 等[126] 在其系统综述中报告了质量改进合作的影响,认为该证据是"积极但有限的",进一步的研究是了解最有效的模型。结果较差的医院或从业者可以向结果更优的医院或从业者学习最佳实践。一个例子是由私人保险公司赞助的密歇根州区域协作改进计划,总体上减少了手术相关并发症,其中血管手术的并发症减少了 2.6%(2 500 位患者),节省了约 2 000 万美元[127]。

这对整形外科医生意味着什么?在整形外科领域,一个试点学习协作已经开始使用 TOPS 作为中央数据存储库[128]。合作的重点是围绕腹部手术共享实践过程和相关的血清肿发生率。整形外科群体面临的挑战在于,私人执业机构的外科医生占比很高,并且可能缺乏参加此类活动所需要的资源。此外,整形外科是一个高度竞争的市场,促进协作文化会很困难,但也并非不可能。改变补偿策略等外部力量可能将推动社会认识到协作学习和改进的价值。

电子病历的作用/数据收集整合到常规治疗与研究

为了拥有真正有效的知识转化和持续改进质量、安全性及医疗保健价值,支持在临床智能方面的数据使用的基础设施至关重要。即使电子数据已经问世,但当前的系统受限于使用纸质文件、缺乏互操作性,因此在实践中大多数的临床数据相对难以获得。目前使用临床资料机构或组织[如外科治疗改进项目(Surgical Care Improvement Project, SCIP)[129]对策和美国国家手术质量改进计划(National Surgical Quality Improvement Program,NSQIP)[130]],必须雇佣全职员工,手动从纸质或电子记录提取数据并且重新使用不同的格式提交数据。由于人工成本高,只能收录很少的外科病例和数据。当进行临床研究试验时,大部分数据收集是在纸上完成的,复制已经出现在医疗记录里面的信息,这也是一个劳动密集型过程。此外,当收集患者报告的数据时,患者可能会被要求回答类似于已经在临床中遇到的问题,因此也给患者增加了大量冗余的工作。加之,在床旁进行纸质问卷评分可能非常困,甚至无法进行,这会影响患者与医疗服务提供者之间的关系数据,这些数据可能会对他们的决策产生重大影响。

包括美国整形外科医师协会在内的几个专业学会聘请了顾问来设计数据收集网站(如 TOPS 等)。然而,这通常需要实践者手动整理数据并重新输入至国家数据库,因此产生了一个涉及许多参与者的重大障碍。少数团体,不同于得到国家资助的癌症实验合作组,已成功地实施和保持这种努力。

可能的解决方案:通用

随着计算机技术和互联网的发展,将数据转化成对诸如床旁决策、医生反馈、比较基准、治疗改进、证书授予、专业认证和研究等活动有意义的信息的可行性变得更实惠、实际和现实。尽管信息技术促进了医疗服务的变革,但与其他行业相比,信息技术在医疗行业应用缓慢、效率较低。为了刺激经济增长,美国联邦政府制定了一个五年计划,逐步推进和确定电子病历(electronic medical record,EMR)的"有效使用"[131,132]。政府希望该计划能增加医疗服务提供者和医院对健康信息技术(health information technology,

HIT)的有效采用。医疗保险和医疗补助刺激计划将为那些部署、升级或展示电子病历技术的医院或从业者提供奖励金。有一个 2011—2016 年的三阶段计划,用以执行电子病历的有效应用:数据获取和分享,高级临床过程和结果改善[132]。

PRO 量表的标准尚未被包含在当前和未来提出"有效使用"的定义内。然而,决策支持规则和最佳实践警报可能会受益于这些测量方法。例如,用于抑郁症的 PRO 工具可能会产生心理健康专家推荐的最佳实践预警[133]。同样,用于家庭暴力的 PRO 量表可能会产生社会服务专业人士推荐的最佳实践预警。这样将 PRO 量表融入电子医疗服务潮流中,从而可以进行即时评分并报告给医疗团队,促进医疗团队提供高质量的医疗服务。这些超越了人们过去获得的结果,过去人们会在办公室进行测量和评分,用纸进行记录,经常不能回报给治疗团队。例如,国际健康结果测量联合会是一个非营利的组织,致力于通过标准化测量结果的方法来改革医疗行业。它们对唇腭裂评价的推荐包括 9 个维度,其中 4 个是通过 CleftQ 获取的[134]。

越来越多的医疗系统、医疗机构和个体从业者逐渐开始采用电子病历,这为在治疗时获取结构化的数据提供了更多的机会。这些系统不仅可以促进对数据系统的获取,而且可以进行系统的分析和报告。这些报告可有多种用途,例如即刻给医疗服务提供者提供决策支持和最佳实践证据。报告可以被"卷入"一个患者具有相同的健康状况(如均为乳腺癌患者)、相同手术(如均为游离瓣)或在同一医疗服务提供者的平台上(如所有手术病例均由同一医生进行)的队列研究。这些报告也可以在临床实践层面、部门层面或是在国家层面进行汇总。

可能的解决方案:整形外科与 PRO 量表

对整形外科医生而言,在他们的临床环境中调动资源,开发和编写工具来收集特定的专业领域定义的数据往往是一个挑战。然而,一些具有创新精神的机构已经开始用 PRO 量表做到了这一点。正如人们可以很容易获得及时的、标准化的实验室内检测结果一样,人们也可以在床旁获得及时的、标准化的 PRO 量表。在许多情况下,特别是整形外科专业,PRO 量表可能为人们提供更好的决策信息,也可以在更传统的生物统计测量中添加一个重要的维度。例如,在会面过程中进行腕管患者的 Levine 评分[135]有助于患者个体及其他外科医生定量评估症状的影响以及追踪特定治疗的效果。同样,BREAST-Q[62]已被用于提供有用的床边信息以及有价值的研究信息。

在达特茅斯,作者已经能够将电子患者报告的成果纳入日常医疗服务中,达到提高医疗服务、病例报告和研究的质量与效率的目的。这已经在 30 个临床状况中应用,包括全面的乳房治疗(BREAST-Q)和手部治疗(波士顿腕管问卷的手臂、肩部与手部残疾快速评估)。在 Sloan-Kettering 纪念医院,BREAST-Q 经常被采用。参与 TOPS 的整形外科医生可以将 BREAST-Q 发送给他们的乳腺癌患者,进行术后的长时间纵向追踪。已经在与患者的交流中使用这些测量的从业者经常说,他们无法想象回到以前不能利用这些信息的时候该怎样进行临床实践。

随着测量变得更复杂,作为一个社会,人们认可并使用相同的测量工具,因此通过国家登记的信息,可以进行有效的比较。毫无疑问,这些测量工具将通过继续反复的过程继续改善。参与的整形外科医生越多,就越有助于完成这些数据系统的设计,使其在床旁更加实用,并且通过精心设计的调查研究和学习协作,使其更有效地回答临床问题。国际健康结果测量联合会[134]组织了众多医生、研究人员和患者,提倡定义一套标准的结果测量方式,并提倡全球共同采用,以利于业内比较、学习和提高。这样可以促进国际合作,减少医疗费用。目前,该组织已经建立了12个完整的数据集(包括腭裂),并致力于到2017年增加到50个。

怎样处理结果?

电子病历和健康信息技术有提高医疗保健质量和促进患者的医疗方式转变的潜力。计算机化的连续评估电子病历中的数据有利于持续监控,改进医疗质量和临床决策。目前,众多全国性计划旨在评估收集和比较有关医疗系统的结构、干预措施和患者的治疗效果的数据的方法。这些数据对许多利益相关者(包括患者、医疗服务提供者、医疗服务支付者和政府机构)很有价值。因此,目前人们对量化医疗质量的关注度之高前所未有,因为以可负担的价格改善医疗结果是一项重要且紧迫的挑战。

第一个被用于总结影响患者治疗效果因素的模型由Donabedian在1966年提出[136]。直至今日,这一框架仍然很有意义,它假定医疗服务机构(如专业显微外科团队)和医疗服务过程(如标准断肢再植方法)能对患者的治疗结果发挥作用。在这类模型中,结果可以以各种适用于实践的形式呈现,如死亡率、健康状况、功能状态、满意度、生活质量和费用。

临床实践指南的建立已经成为提高医疗质量和成果的常用策略。该指南通过回顾和整合有关更好地指导患者治疗的文献,提出了一条基于循证医学的指导准则。尽管非常有用,但是单纯的指导准则不足以改进医疗服务质量。指南的出版和传播策略并不能保证其实施,甚至医生会认为自己的自主权受到了损害。而且,临床指南通常并不能充分考虑患者的可变性,且经常需要更新。临床指南的一个替代方案是标准化临床评估和管理计划(standardized clinical assessment and management plans,SCAMP),SCAMP灵活地持续改善指南,旨在降低实践的可变性,优化医疗资源使用,提升患者治疗质量。SCAMP使医生得以根据患者个人需求调整临床路径,同时结合了最新的科学证据和患者特点。自2009年以来,超过12 000名患者被招募进了19个协会中的超过49个成人及儿童SCAMP,这降低了实践的可变性,并改善了患者结果[137]。

绩效考核

在促进衡量医疗服务质量的过程中,绩效改进考核是一种能将最强的临床证据更迅速地付诸实践的工具。一般而言,考核方法通常经过多次更新换代才会得到广泛认可,被认为是有效且可靠的。在早期阶段,学界提出的考核措施是所谓的"质量度量"[138]。这些指标可以用于协助医疗服务提供者、医院或医疗系统进行自我评估,提高医疗服务质量和患者的治疗效果。随着考核方法的反复改进,它们可能上升到严格的机构标准层面,如国家质量标准[139],并被认可为正式的"绩效指标"[138],用于公开报告、比较医疗机构或医疗服务提供者的业务水平,绩效薪酬倡议,以及有效使用倡议。绩效指标背后的资格认证及经济奖励鼓励医疗服务提供者和机构提供基于最强证据的服务。

一个过程驱动的质量考核的例子是SCIP[129,140,141]。这个国家质量合作伙伴关系组织最初是一个自愿合作组织,它通过减少手术并发症来改善外科医疗服务质量。它在2005年转换成强制性的公开报告系统[142]。这样做的最终目的是到2010年,通过合作努力将可预防的手术的并发症和死亡率减少25%。该项目有4个可预防并发症模块:①手术部位感染[129];②静脉血栓栓塞[143];③心血管问题;④呼吸系统并发症。一个按比例分配的医保支付预提作为一个财政奖励来保证参与SCIP。然而,目前关于评估结直肠手术后使用SCIP过程测量手术部位感染率的作用的研究结果喜忧参半[144,145]。值得注意的是,这些研究的样本量相对较小。此外,SCIP绩效考核指向的手术类型有限,其中没有一个涉及整形外科。这些指标主要用于组织层面,而非医疗服务提供者的个体层面。但是,从数据丰富的电子病历收集SCIP指标能使医疗服务提供者个体层面的报告变得更加可行。

美国外科医师学会的NSQIP[130]是另一项倡议,正愈发受到外科专业人员和医院的欢迎,被用于追踪和改善手术效果。对于加入该倡议的医院及其所代表的外科医生而言,临床资料而非管理数据可以用于比较医疗机构间的效果差异,并支持改进工作。该倡议的一个缺陷在于,只有前30天的结果被报道,导致对某些整形手术结果的分析不足[146]。

迄今为止,英国进行了两项关于整形外科绩效考核的研究。英国整形外科医生协会应英国国家医疗服务体系对临床医生参加临床审计的要求,提出了一项倡议,识别可用作跨专业绩效指标的手术类型[147]。在前期试验中,该协会完成了对带蒂皮瓣和游离皮瓣成活率的国家绩效考核。协会对4家整形外科机构进行了比较,总体实现了89%的皮瓣成活。2011年,全国乳房切除与重建手术审计报告了超过8 000名接受乳房切除与重建的英国女性。该研究有助于测定基准数据,分析患者对乳房重建的满意度,区分医疗服务提供者结果的好与坏[148]。多中心的乳房切除与重建手术结果联合会(Mastectomy Reconstruction Outcomes Consortium,MROC)研究正在美国的11家医疗机构招募患者,以探究重建后患者满意度、心理状况和术后疼痛等问题。该研究分别在术前、术后1周、术后3个月、术后1年和术后18个月对患者进行问卷调查,并预计在2016年结束。这项重要的研究将会揭示患者对不同乳房重建方法、时机和费用的看法[149]。

美国整形外科委员会认证维护计划将进入一个衡量医生绩效的竞技场。该机构的整形外科实践评估（Practice Assessment in Plastic Surgery, PA-PS）模块包含了20种最常见的整形外科手术。这一系统中的一些数据已经在使用中[150]。虽然与未来所需的稳健还距离甚远，但这些模块很可能会频繁升级，以提高执业医师的作用，并毫无疑问将会把PRO包含在内。

另一方面，负责医疗机构认证的联合委员会已经创建了在医疗服务提供者个体层面进行专业实践评估的标准[151]。与其他措施一样，初步考核将主要来源于手术过程的数据，也许是手术并发症。人们将等待未来的不断更新，以整合患者报告的结果。

公开报告与绩效薪酬

尽管有关其好处的证据有限，但关于医院质量数据的公开报告和绩效薪酬是两个加快提高医疗质量和安全的最被提倡的策略[152]。测量和发布有关医院、医疗计划和医生质量的信息正在推动绩效薪酬项目。公共质量问责措施已被证明是一个对医疗服务提供者和医院在质量活动中的投入精力的极好的刺激因素，作为绩效指标对公众开放[153,154]。

绩效薪酬是私人纳税人使用的，将财政激励和所提供的医疗服务质量相挂钩的补偿模型[155]。随着绩效薪酬的概念加速发展，作为缩小临床实践和循证指南之间的差距，提高医疗服务综合质量的一种手段，它也被视为鼓励有效利用医疗资源的一种方式。绩效薪酬措施可以有各种形式，包括不同的支付模式、不同的利益相关者（如医院、联合机构、私人从业者）以及不同的临床情况。关于绩效薪酬的影响，现有的证据有好有坏[156~158]。一些大型研究报告了其对医疗过程评价的适度增强，但目前为止，没有任何报道称其对患者治疗效果和医疗服务效率有影响[152,159~161]。绩效薪酬（基于价值的购买）是《平价医疗法案》的重要部分，目的是通过经济手段刺激医院/医疗服务提供者的表现。评分反映了一家医院相对其他医院的成绩，以及该医院自身的年度改善。基于价值的激励付费将被给予提供更高价值服务（如更少的并发症）或达到某种标准的医疗服务提供者，其表现通过不同的结果指标进行评估[162]。最近，美国联邦政府推出了自己的报告薪酬（Pay for Reporting, P4R）计划：医生质量报告倡议。该倡议会为参与质量报告医疗机构提供财政奖励。与绩效薪酬项目不同的是，报告薪酬模型在对医生进行补偿时不考虑其在过程和结果方面的表现[163]。

2002年和2003年，出现了一个自然实验，涉及数千名参与国家公共报告倡议的美国医院，同时有超过200个组织同步参与了绩效薪酬倡议。Lindenauer等[152]观察到，参与公共报告和绩效薪酬项目的医院较仅参与公共报告的医院医疗服务改善更大。

一些批评者认为，说明绩效考核与患者预后有关联的

证据甚少[154]。对此，一个可能的解释是，目前的指标仅关注医院中所有关乎患者体验的干预手段里的少量医疗服务过程[153]。同时，有均一样本的随机对照试验研究结果可能无法推广到所有患者[154]。此外，日常实践中的结果会受到不同患者和不同治疗变量的综合影响，这很难在随机对照试验中进行重复。此外，许多未能证明结果有改善的研究并未在给患者进行干预后间隔足够长的时间再评估发生的结果。而且，目前全面收集数据的负担限制了研究者一段时间内获取不同治疗条件下的患者信息的能力。应通过广泛使用电子病历来为数据采集提供便利，使研究人员能够方便地评估长期结果[153]。

患者决策辅助

对患者而言，选择最佳治疗方式可能非常困难，特别是存在不止一个合理的治疗选择时。过去30年，医疗服务的循证决策领域发展迅速。患者决策辅助的目标是支持这一进程，并帮助患者做出基于价值的最好选择。根据国际患者决策辅助标准协作的定义，决策辅助是一种循证工具，被用于在患者进行医疗方案选择时，帮助患者依据自己的喜好和价值观，积极参与决策过程[164~166]。此类辅助工具与传统患者教育材料的区别在于，前者更详细、专业、细致，并更加侧重个体化的选择和结果，目标是帮助患者做出知情选择。患者决策辅助不能代替医患关系；相反，它们会对医疗服务提供者关于医疗方案选择的建议进行补充[164]。它们可在与医生交流之前、之间或之后使用。

近期的一个关于患者决策辅助的Cochrane系统回顾报道称，患者决策辅助能改进患者关于选择的认识，并且减少由于患者感到未充分知情或对个人价值观的困惑而导致的决策冲突[164]。使用决策辅助后，对其治疗选择感到矛盾的患者数量有所减少。重要的是，更多的患者积极参与决策过程。然而，随机对照试验未能证明这些工具能改善患者在决策不确定性、满意度、焦虑程度或生活质量方面的结果[167]。此外，决策辅助对患者的治疗依从性、决策反悔、诉讼率、医疗费用和资源利用的影响方面的证据非常少[164]。

有大量的证据支持在临床实践中运用决策辅助[164,167,168]。一个好的决策援助应符合其目标人群的需求，并且被患者和医疗服务提供者接受。成功实施的障碍是缺乏有效的制度提供决策支持。学界需要进一步的研究，以评估辅助决策对患者的价值观及其选择之间的一致性的影响。

当有效的证据（包括患者报告结果）稳步发展时，将会大大促进高质量决策辅助的设计和建立。整形外科界有很多机会加入循证医学行列。

结论

本章内容并不完整，没有强调重点的关键信息。没有充分的证据，临床医生就无法做出正确的决定，并且没有良好的研究设计和良好的数据，就无法产生良好的证据。优

化医疗服务和手术效果需要持续的努力,以确定信息需求,并生产出满足这些需求的最佳证据。实效研究提供了获得有效证据的广泛方法,而这些尚未被整形外科所充分利用。特别是,测量患者对结果的看法是研究和临床医疗的一个重要维度,这个维度还未充分发展和被利用。结果的测量不仅关乎干预的最终结果,而是一种手段,人们会通过它搜集证据,以改善决策、医疗服务和工作制度。通过临床试验和质量改进措施的协同数据收集,对于生成对本专业具有临床意义的信息是必不可少的。决策需要基于最高质量的证据,而非某一位外科医生的经验积累,即使该医生的确是该领域的专家。与生成具有临床意义的信息同样重要的是,通过给外科医生提供落实和监督新标准的机制,将这些信息转化为临床实践。

参考文献

1. Offer GJ, Perks AG. In search of evidence-based plastic surgery: the problems faced by the specialty. *Br J Plast Surg.* 2000;53:427–433.

2. Swanson JA, Schmitz D, Chung KC. How to practice evidence-based medicine. *Plast Reconstr Surg.* 2010;126:286–294.

3. Schulman SR, Schardt C, Erb TO. Evidence-based medicine in anesthesiology. *Curr Opin Anaesthesiol.* 2002;15:661–668.

4. Schardt C, Adams MB, Owens T, et al. Utilization of the PICO framework to improve searching PubMed for clinical questions. *BMC Med Inform Decis Mak.* 2007;7:16.

5. Temple C. A primer in meta-analysis for the plastic surgeon. *Ann Plast Surg.* 2010;64:506–509.

6. Early Breast Cancer Trialists' Collaborative Group. Tamoxifen for early breast cancer. *Cochrane Database Syst Rev.* 2001;CD000486.

7. Barnsley GP, Sigurdson LJ, Barnsley SE. Textured surface breast implants in the prevention of capsular contracture among breast augmentation patients: a meta-analysis of randomized controlled trials. *Plast Reconstr Surg.* 2006;117:2182–2190.

8. The Cochrane Library. <http://community.cochrane.org/cochrane-reviews>.

9. Margaliot Z, Chung KC. Systematic reviews: a primer for plastic surgery research. *Plast Reconstr Surg.* 2007;120:1834–1841.

10. ClinicalTrials.gov. *Learn About Clinical Studies.* <https://clinicaltrials.gov/ct2/about-studies/learn>.

11. Walach H, Falkenberg T, Fønnebø V, et al. Circular instead of hierarchical: methodological principles for the evaluation of complex interventions. *BMC Med Res Methodol.* 2006;6:29. *Walach and co-authors discuss the widely held assumption around the hierarchy of evidence which places randomized controlled trials (RCTs) at the top – which are in turn trumped only by meta-analyses of multiple RCTs. However, this hierarchy is based on a pharmacological model of therapy. When generalized to other interventions such as integrative medical management, wound healing, and surgery, the hierarchical model is valid for limited questions of efficacy. RCTs are strong in the arena of internal validity (minimization of bias), but not as much so in regard to external validity or generalizability of the findings. Rather than an "evidence hierarchy", they propose a "circular model" of evidence that would include multiple methods, with different research designs, balancing strengths and weaknesses to arrive at the best clinical evidence.*

12. Rawlins M. De Testimonio: on the evidence for decisions about the use of therapeutic interventions. *Clin Med.* 2008;8:579–588.

13. Rudicel S, Esdaile J. The randomized clinical trial in orthopaedics: obligation or option? *J Bone Joint Surg Am.* 1985;67-A:1284–1293.

14. Horwitz RI. "Large-scale randomized evidence: large, simple trials and overviews of trials": discussion. A clinician's perspective on meta-analyses. *J Clin Epidemiol.* 1995;48:41–44.

15. Peto R, Collins R, Gray R. Large-scale randomized evidence: large, simple trials and overviews of trials. *J Clin Epidemiol.* 1995;48:23–40.

16. Fung EK, Lore JM Jr. Randomized controlled trials for evaluating surgical questions. *Arch Otolaryngol Head Neck Surg.* 2002;128:631–634.

17. Torgerson DJ, Sibbald B. Understanding controlled trials. What is a patient preference trial? *BMJ.* 1998;316:360.

18. Howard L, Thornicroft G. Patient preference randomised controlled trials in mental health research. *Br J Psychiatry.* 2006;188:303–304.

19. Benson K, Hartz AJ. A comparison of observational studies and randomized, controlled trials. *N Engl J Med.* 2000;342:1878–1886.

20. Concato J, Shah N, Horwitz RI. Randomized, controlled trials, observational studies, and the hierarchy of research designs. *N Engl J Med.* 2000;342:1887–1892.

21. Sears ED, Burns PB, Chung KC. The outcomes of outcome studies in plastic surgery: a systematic review of 17 years of plastic surgery research. *Plast Reconstr Surg.* 2007;120:2059–2065.

22. Wennberg DE, Lucas FL, Birkmeyer JD, et al. Variation in carotid endarterectomy mortality in the Medicare population: trial hospitals, volume, and patient characteristics. *JAMA.* 1998;279:1278–1281. *This paper assessed the perioperative mortality among Medicare patients undergoing carotid endarterectomy (CEA). The study found that the risk of preoperative mortality following CEA was significantly higher than reported in the clinical trials, even among the institutions that participated in the trials. This study demonstrates the caution that one should have when translating the efficacy of clinical trials to effectiveness in everyday practice.*

23. Chung KC, Kalliainen LK, Spilson SV, et al. The prevalence of negative studies with inadequate statistical power: an analysis of the plastic surgery literature. *Plast Reconstr Surg.* 2002;109:1–6, discussion 7–8.

24. Finlayson SR. The volume-outcome debate revisited. *Am Surg.* 2006;72:1038–1042, discussion 61–69, 133–148.

25. Cohen J. *Statistical Power Analysis for the Behavioral Sciences.* Hillsdale, New Jersey: Lawrence Erlbaum; 1988.

26. Chung KC, Kalliainen LK, Hayward RA. Type II (beta) errors in the hand literature: the importance of power. *J Hand Surg Am.* 1998;23:20–25. *This manuscript describes how many papers in the Journal of Hand Surgery had insignificant sample size and power to provide an adequate assessment of therapeutic efficacy. The authors found that 82% of "negative" studies had a power less than 0.80 to detect a 25% treatment effect. Researchers and clinicians should be aware of the importance of adequate sample size and statistical power in order to avoid making a type 2 or beta error, which is the erroneous conclusion that the null hypothesis is correct.*

27. Alderman AK, Collins ED, Streu R, et al. Benchmarking outcomes in plastic surgery: national complication rates for abdominoplasty and breast augmentation. *Plast Reconstr Surg.* 2009;124:2127–2133.

28. Wennberg J, Gittelsohn. Small area variations in health care delivery. *Science.* 1973;182:1102–1108.

29. Wennberg J, Gittelsohn A. Variations in medical care among small areas. *Sci Am.* 1982;246(4):120–134.

30. Moscona AR, Govrin-Yehudain J, Hirshowitz B. The island fasciocutaneous flap; a new type of flap for defects of the knee. *Br J Plast Surg.* 1985;38:512–514.

31. Wennberg JE, Cooper MM. *The Dartmouth Atlas of Health Care in the United States.* Chicago: American Hospital Publishing; 1998.

32. Begg CB, Cramer LD, Hoskins WJ, Brennan MF. Impact of hospital volume on operative mortality for major cancer surgery. *JAMA.* 1998;280:1747–1751.

33. Birkmeyer JD, Stukel TA, Siewers AE, et al. Surgeon volume and operative mortality in the United States. *N Engl J Med.* 2003;349:2117–2127.

34. Roohan PJ, Bickell NA, Baptiste MS, et al. Hospital volume differences and five-year survival from breast cancer. *Am J Public Health.* 1998;88:454–457.

35. Albornoz CR, Cordeiro PG, Hishon L, et al. A nationwide analysis of the relationship between hospital volume and outcome for autologous breast reconstruction. *Plast Reconstr Surg.* 2013;132:192e–200e.

36. Tanna N, Clayton JL, Roostaeian J, et al. The volume-outcome relationship for immediate breast reconstruction. *Plast Reconstr Surg.* 2012;129:19–24.

37. Tuggle CT, Patel A, Broer N, et al. Increased hospital volume is associated with improved outcomes following abdominal-based breast reconstruction. *J Plast Surg Hand Surg.* 2014;48:382–388.

38. Santry HP, Gillen DL, Lauderdale DS. Trends in bariatric surgical procedures. *JAMA.* 2005;294:1909–1917.

39. Alderman AK, McMahon L Jr, Wilkins EG. The national utilization of immediate and early delayed breast reconstruction and the effect of sociodemographic factors. *Plast Reconstr Surg.* 2003;111:695–703, discussion 4–5.

40. Alderman AK, Wei Y, Birkmeyer JD. Use of breast reconstruction after mastectomy following the Women's Health and Cancer Rights Act. *JAMA.* 2006;295:387–388.

41. Albornoz CR, Bach PB, Mehrara BJ, et al. A paradigm shift in U.S. Breast reconstruction: increasing implant rates. *Plast Reconstr Surg.* 2013;131:15–23.

42. Iezzoni LI. Using administrative diagnostic data to assess the quality of hospital care. Pitfalls and potential of ICD-9-CM. *Int J Technol Assess Health Care.* 1990;6:272–281.

43. Mark DH. Race and the limits of administrative data. *JAMA.* 2001;285:337–338.

44. Gittelsohn A, Powe NR. Small area variations in health care delivery in Maryland. *Health Serv Res.* 1995;30:295–317.

45. Keller RB, Largay AM, Soule DN, Katz JN. Maine Carpal Tunnel Study: small area variations. *J Hand Surg Am.* 1998;23:692–696.

46. Boice JD Jr, Persson I, Brinton LA, et al. Breast cancer following breast reduction surgery in Sweden. *Plast Reconstr Surg.* 2000;106:755–762.

47. Alderman AK, Collins ED, Schott A, et al. The impact of breast reconstruction on the delivery of chemotherapy. *Cancer.* 2010;116:1791–1800.

48. Cemal Y, Albornoz CR, Disa JJ, et al. A paradigm shift in U.S. breast reconstruction: part 2. The influence of changing mastectomy patterns on reconstructive rate and method. *Plast Reconstr Surg.* 2013;131:320e–326e.

49. Albornoz CR, Bach PB, Pusic AL, et al. The influence of sociodemographic factors and hospital characteristics on the method of breast reconstruction, including microsurgery: a U.S. population-based study. *Plast Reconstr Surg.* 2012;129:1071–1079.

50. Albornoz CR, Cordeiro PG, Mehrara BJ, et al. Economic implications of recent trends in U.S. immediate autologous breast reconstruction. *Plast Reconstr Surg.* 2014;133:463–470.

51. Cano SJ, Klassen A, Pusic AL. The science behind quality-of-life measurement: a primer for plastic surgeons. *Plast Reconstr Surg.* 2009;123:98e–106e. *The authors provide an overview of the key principles underlying the development of patient-reported outcomes instruments. They provide definitions of the terminology pertaining to this field of study, along with explanations of relevant concepts. The authors also provide a description of the essential elements to assess the quality of an instrument, along with a summary of the latest developments in psychometric methods of quality-of-life measurement.*

52. Pusic AL, Chen CM, Cano S, et al. Measuring quality of life in cosmetic and reconstructive breast surgery: a systematic review of patient-reported outcomes instruments. *Plast Reconstr Surg.* 2007;120:823–837, discussion 38–39.

53. Kosowski TR, McCarthy C, Reavey PL, et al. A systematic review of patient-reported outcome measures after facial cosmetic surgery and/or nonsurgical facial rejuvenation. *Plast Reconstr Surg.* 2009;123:1819–1827.

54. Klassen AF, Stotland MA, Skarsgard ED, Pusic AL. Clinical research in pediatric plastic surgery and systematic review of quality-of-life questionnaires. *Clin Plast Surg.* 2008;35:251–267.

55. Garratt A, Schmidt L, Mackintosh A, Fitzpatrick R. Quality of life measurement: bibliographic study of patient assessed health outcome measures. *BMJ.* 2002;324:1417.

56. Kerrigan CL, Collins ED, Striplin D, et al. The health burden of breast hypertrophy. *Plast Reconstr Surg.* 2001;108:1591–1599.

57. Hermans BJ, Boeckx WD, De Lorenzi F, van der Hulst RR. Quality of life after breast reduction. *Ann Plast Surg.* 2005;55:227–231.

58. Blomqvist L, Eriksson A, Brandberg Y. Reduction mammaplasty provides long-term improvement in health status and quality of life. *Plast Reconstr Surg.* 2000;106:991–997.

59. Klassen A, Fitzpatrick R, Jenkinson C, Goodacre T. Should breast reduction surgery be rationed? A comparison of the health status of patients before and after treatment: postal questionnaire survey. *BMJ.* 1996;313:454–457.

60. Klassen AF, Pusic AL, Scott A, et al. Satisfaction and quality of life in women who undergo breast surgery: a qualitative study. *BMC Womens Health.* 2009;9:11.

61. Collins ED, Kerrigan CL, Kim M, et al. The effectiveness of surgical and nonsurgical interventions in relieving the symptoms of macromastia. *Plast Reconstr Surg.* 2002;109:1556–1566.

62. Pusic AL, Klassen AF, Scott AM, et al. Development of a new patient-reported outcome measure for breast surgery: the BREAST-Q. *Plast Reconstr Surg.* 2009;124:345–353.

63. Cronbach L. Coefficient alpha and the internal structure of tests. *Psychometrika.* 1951;16:297–334.

64. Hays RD, Anderson R, Revicki D. Psychometric considerations in evaluating health-related quality of life measures. *Qual Life Res.* 1993;2:441–449.

65. Aaronson N, Alonso J, Burnam A, et al. Assessing health status and quality-of-life instruments: attributes and review criteria. *Qual Life Res.* 2002;11:193–205.

66. U.S. Food and Drug Administration. Guidance for Industry. In: *Patient-Reported Outcome Measures: Use in Medical Product Development to Support Labeling Claims.* Rockville, MD: Department of Health and Human Services; 2006.

67. Cano SJ, Klassen AF, Scott AM, et al. The BREAST-Q: further validation in independent clinical samples. *Plast Reconstr Surg.* 2012;129:293–302.

68. Rasch G. *Probabilistic Models for Some intelligence and Attainment Tests.* Copenhagen: Danish Institute for Education Research; 1960.

69. Lord FM, Novick MR. *Statistical Theories of Mental Test Scores.* Reading, MA: Addison-Wesley; 1968.

70. Wright BD, Linacre JM. Observations are always ordinal; measurements, however, must be interval. *Arch Phys Med Rehabil.* 1989;70:857–860.

71. Wright B, Stone M. *Best Test Design: Rasch Measurement.* Chicago: MESA Press; 1979.

72. Forsberg HH, Nelson EC, Reid R, et al. Using patient-reported outcomes in routine practice: three novel use cases and implications. *J Ambul Care Manage.* 2015;38:188–195.

73. Harle CA, Listhaus A, Covarrubias CM, et al. Overcoming barriers to implementing patient-reported outcomes in an electronic health record: a case report. *J Am Med Inform Assoc.* 2016;23:74–79.

74. Drummond MF, Sculpher MJ, Torrance GW, et al. *Methods for the Economic Evaluation of Health Care Programmes.* 3rd ed. New York: Oxford University Press; 2005.

75. Santerre RE, Neun SP. *Health Economics: Theory, Insights, and Industry Studies.* 5th ed. Ohio: South-Western, Cengage Learning; 2010.

76. Bennett KJ, Torrance GQ. Measuring health state preferences and utilities: rating scale, time trade-off and standard gamble techniques. In: Spilker B, ed. *Quality of Life and Pharmacoeconomics in Clinical Trials.* 2nd ed. Philadelphia: Lippincott-Raven; 1996:253–265.

77. Neumann PJ, Goldie SJ, Weinstein MC. Preference-based measures in economic evaluation in health care. *Annu Rev Public Health.* 2000;21:587–611.

78. Kaplan RM, Alcaraz JE, Anderson JP, Weisman M. Quality-adjusted life years lost to arthritis: effects of gender, race,and social class. *Arthritis Care Res.* 1996;9:473–482.

79. Kaplan RM, Anderson JP. *The Quality of Well-Being Scale: Rationale for a Single Quality of Life Index.* Netherlands: Kluwer: Dordrecht; 1993.

80. Chambers LW. The McMaster Health Index Questionnaire: an update. In: Walker S, Rosser R, eds. *Quality of Life Assessment: Key Issues in the 1990.* Dordrecht: Springer; 1993:131–149.

81. Chambers LW, Sackett DL, Goldsmith CH, et al. Development and application of an index of social function. *Health Serv Res.* 1976;11:430–441.

82. Torrance GW, Furlong W, Feeny D, Boyle M. Multi-attribute preference functions. Health Utilities Index. *Pharmacoeconomics.* 1995;7:503–520.

83. Brooks R. EuroQol: the current state of play. *Health Policy (New York).* 1996;37:53–72.

84. Group TE. EuroQol–a new facility for the measurement of health-related quality of life. *Health Policy (New York).* 1990;16:199–208.

85. Chang WT, Collins ED, Kerrigan CL. An Internet-based utility assessment of breast hypertrophy. *Plast Reconstr Surg.* 2001;108:370–377.

86. Kerrigan CL, Collins ED, Kneeland TS, et al. Measuring health state preferences in women with breast hypertrophy. *Plast Reconstr Surg.* 2000;106:280–288.

87. Froberg DG, Kane RL. Methodology for measuring health-state preferences–I: measurement strategies. *J Clin Epidemiol.* 1989;42:345–354.

88. Froberg DG, Kane RL. Methodology for measuring health-state preferences–IV: progress and a research agenda. *J Clin Epidemiol.* 1989;42:675–685.

89. *Biotechnology Industry Organization: The Complexities of Comparative Effectiveness 2007.* Available from: <https://www.bio.org/articles/complexities-comparative-effectiveness>; 2007.

90. Ragan HA, Gillis MF. Restraint, venipuncture, endotracheal intubation, and anesthesia of miniature swine. *Lab Anim Sci.* 1975;25:409–419.

91. Committee on Comparative Effectiveness Research Prioritization

BoHCS, Institute of Medicine. *Initial National Priorities for Comparative Effectiveness Research*. Washington: The National Academies Press; 2009.

92. Chang N, Mathes SJ. Comparison of the effect of bacterial inoculation in musculocutaneous and random-pattern flaps. *Plast Reconstr Surg*. 1982;70:1–10.

93. Sox HC, Greenfield S. Comparative effectiveness research: a report from the Institute of Medicine. *Ann Intern Med*. 2009;151:203–205.

94. *PCORI: Patient-Centered Outcomes Research Institute*. <http://www.pcori.org/about-us>.

95. Gold MR. *Cost-Effectiveness in Health and Medicine*. Oxford: Oxford University Press; 1996.

96. Brown MM, Brown GC, Sharma S, Landy J. Health care economic analyses and value-based medicine. *Surv Ophthalmol*. 2003;48:204–223.

97. Thoma A, Strumas N, Rockwell G, McKnight L. The use of cost-effectiveness analysis in plastic surgery clinical research. *Clin Plast Surg*. 2008;35:285–296.

98. Chew RT, Sprague S, Thoma A. A systematic review of utility measurements in the surgical literature. *J Am Coll Surg*. 2005;200:954–964.

99. Plevritis SK, Kurian AW, Sigal BM, et al. Cost-effectiveness of screening BRCA1/2 mutation carriers with breast magnetic resonance imaging. *JAMA*. 2006;295:2374–2384.

100. Matros E, Albornoz CR, Razdan SN, et al. Cost-effectiveness analysis of implants versus autologous perforator flaps using the BREAST-Q. *Plast Reconstr Surg*. 2015;135:937–946.

101. Committee on Quality of Health Care in America IoM. *Crossing the Quality Chasm: A New Health System for the 21st Century*. Washington: National Academy Press; 2001.

102. Broughton G 2nd, Rios JL, Rohrich RJ, Brown SA. Deep venous thrombosis prophylaxis practice and treatment strategies among plastic surgeons: survey results. *Plast Reconstr Surg*. 2007;119:157–174.

103. Canadian-Government. Canadian Institutes of Health Research. *About Knowledge Translation & Commercialization*. Available from: <http://www.cihr-irsc.gc.ca/e/29418.html>.

104. Lane JP, Flagg JL. Translating three states of knowledge–discovery, invention, and innovation. *Implement Sci*. 2010;5:9.

105. Straus SE, Tetroe JM, Graham ID. Knowledge translation is the use of knowledge in health care decision making. *J Clin Epidemiol*. 2011;64:6–10.

106. Straus SE, Tetroe J, Graham I. Defining knowledge translation. *CMAJ*. 2009;181:165–168.

107. Graham ID, Logan J, Harrison MB, et al. Lost in knowledge translation: time for a map? *J Contin Educ Health Prof*. 2006;26:13–24.

108. Graham ID, Tetroe J, Gagnon M. Lost in translation: just lost or beginning to find our way? *Ann Emerg Med*. 2009;54:313–314, discussion 4.

109. McGlynn EA, Kerr EA, Adams J, et al. Quality of health care for women: a demonstration of the quality assessment tools system. *Med Care*. 2003;41:616–625.

110. Balas E, Boren S. Managing clinical knowledge for health care improvement. In: Haux R, Kulikowski C, eds. *Yearbook of Medical Informatics*. Stuttgart: Ubiquitous Health Care Systems, Schattauer Verlagsgesellschaft; 2005:65–70.

111. Goldstein MK, Coleman RW, Tu SW, et al. Translating research into practice: organizational issues in implementing automated decision support for hypertension in three medical centers. *J Am Med Inform Assoc*. 2004;11:368–376.

112. Cabana MD, Rand CS, Powe NR, et al. Why don't physicians follow clinical practice guidelines? A framework for improvement. *JAMA*. 1999;282:1458–1465.

113. Lang ES, Wyer PC, Haynes RB. Knowledge translation: closing the evidence-to-practice gap. *Ann Emerg Med*. 2007;49:355–363.

114. Pronovost PJ, Berenholtz SM, Needham DM. Translating evidence into practice: a model for large scale knowledge translation. *BMJ*. 2008;337:a1714.

115. Pronovost PJ, King J, Holzmueller CG, et al. A web-based tool for the Comprehensive Unit-based Safety Program (CUSP). *Jt Comm J Qual Patient Saf*. 2006;32:119–129.

116. Robert D, Patricia E. *Kern Center for the Science of Health Care Delivery Mayo Clinic*. <http://www.mayo.edu/research/centers-programs/robert-d-patricia-e-kern-center-science-health-care-delivery>.

117. Robert Wood Johnson Foundation. *Viewing Health Care Delivery as Science: Challenges, Benefits, and Policy Implications*. Available from: <http://www.rwjf.org/en/library/research/2010/10/health-services-research-in-2020-/viewing-health-care-delivery-as-science.html>; 2010.

118. Master of Health Care Delivery Science at Dartmouth. <http://mhcds.dartmouth.edu>.

119. Ovretveit J, Bate P, Cleary P, et al. Quality collaboratives: lessons from research. *Qual Saf Health Care*. 2002;11:345–351.

120. Ayers LR, Beyea SC, Godfrey MM, et al. Quality improvement learning collaboratives. *Qual Manag Health Care*. 2005;14:234–247. *The authors interviewed individuals who had developed and implemented highly successful learning collaboratives and describe the key characteristics that made these initiatives successful and sustainable. For those interested in knowing how to succeed, the authors' description of the importance of building trust, appreciating and dealing with differences in organizational cultures and rallying around a passion for quality improvement are very helpful.*

121. Malenka DJ, O'Connor GT. The Northern New England Cardiovascular Disease Study Group: a regional collaborative effort for continuous quality improvement in cardiovascular disease. *Jt Comm J Qual Improv*. 1998;24:594–600.

122. Quinton HB, O'Connor GT. Current issues in quality improvement in cystic fibrosis. *Clin Chest Med*. 2007;28:459–472.

123. Kerrigan CL, Daniel RK. Critical ischemia time and the failing skin flap. *Plast Reconstr Surg*. 1982;69:986–989.

124. Institute for Healthcare Improvement. *Education: Collaboratives*. Available from: <http://www.ihi.org/education/Pages/default.aspx>.

125. Campbell DA Jr, Dellinger EP. Multihospital collaborations for surgical quality improvement. *JAMA*. 2009;302:1584–1585.

126. Schouten LM, Hulscher ME, van Everdingen JJ, et al. Evidence for the impact of quality improvement collaboratives: systematic review. *BMJ*. 2008;336:1491–1494.

127. Share DA, Campbell DA, Birkmeyer N, et al. How a regional collaborative of hospitals and physicians in Michigan cut costs and improved the quality of care. *Health Aff*. 2011;30:636–645.

128. American Society of Plastic Surgeons. *Tracking Operations and Outcomes for Plastic Surgeons*. Available from: <https://www.plasticsurgery.org/for-medical-professionals/quality-and-registries/tracking-operations-and-outcomes-for-plastic-surgeons>.

129. Fry DE. Surgical site infections and the surgical care improvement project (SCIP): evolution of national quality measures. *Surg Infect (Larchmt)*. 2008;9:579–584.

130. American College of Surgeons: ACS NSQIP. Available from: <https://www.facs.org/quality-programs/acs-nsqip>.

131. Centers for Medicare & Medicaid Services (Medicaid.gov): HIT-Health Information Technology. Available from: <http://www.medicaid.gov/medicaid-chip-program-information/by-topics/data-and-systems/hit-health-information-technology.html>.

132. HealthIT.gov. *EHR Incentives & Certification: Meaningful Use Definition & Objectives*. Available from: <http://www.healthit.gov/providers-professionals/meaningful-use-definition-objectives>.

133. Walsh TL, Hanscom B, Homa K, Abdu WA. The rate and variation of referrals to behavioral medicine services for patients reporting poor mental health in the national spine network. *Spine*. 2005;30:E154–E160.

134. ICHOM-International Consortium for Health Outcomes Management. *Cleft Lip and Palate*. Available from: <http://www.ichom.org/medical-conditions/cleft-lip-palate/>; 2015.

135. Levine DW, Simmons BP, Koris MJ, et al. A self-administered questionnaire for the assessment of severity of symptoms and functional status in carpal tunnel syndrome. *J Bone Joint Surg Am*. 1993;75:1585–1592.

136. Donabedian A. Evaluating the quality of medical care. *Milbank Mem Fund Q*. 1966;44(suppl):166–206.

137. Farias M, Jenkins K, Lock J, et al. Standardized Clinical Assessment And Management Plans (SCAMPs) provide a better alternative to clinical practice guidelines. *Health Aff (Millwood)*. 2013;32:911–920.

138. Bonow RO, Masoudi FA, Rumsfeld JS, et al. ACC/AHA classification of care metrics: performance measures and quality metrics: a report of the American College of Cardiology/American Heart Association Task Force on Performance Measures. *J Am Coll Cardiol*. 2008;52:2113–2117.

139. National Quality Forum. <http://www.qualityforum.org/>.

140. Patterson P. Surgical Care Improvement Project: four years later, what's the status? *OR Manager*. 2009;25(1):7–9.

141. Potenza B, Deligencia M, Estigoy B, et al. Lessons learned from the institution of the Surgical Care Improvement Project at a teaching medical center. *Am J Surg*. 2009;198:881–888.

142. Auerbach A. Healthcare quality measurement in orthopaedic surgery: current state of the art. *Clin Orthop Relat Res.* 2009;467:2542–2547.

143. Deitelzweig SB, Lin J, Hussein M, Battleman D. Are surgical patients at risk of venous thromboembolism currently meeting the Surgical Care Improvement Project performance measure for appropriate and timely prophylaxis? *J Thromb Thrombolysis.* 2010;30:55–66.

144. Hedrick TL, Heckman JA, Smith RL, et al. Efficacy of protocol implementation on incidence of wound infection in colorectal operations. *J Am Coll Surg.* 2007;205:432–438.

145. Pastor C, Artinyan A, Varma MG, et al. An increase in compliance with the Surgical Care Improvement Project measures does not prevent surgical site infection in colorectal surgery. *Dis Colon Rectum.* 2010;53:24–30.

146. Roussel LO, Koltz PF, Piper M, et al. *Thirty Days of Reporting Is Not Enough: Late Periprosthetic Infections are More Frequent and Different than Early Ones (Abstract). AAPS Annual Meeting Abstract.* Available from: <http://meeting.aaps1921.org/abstracts/2015/18.cgi>; 2015.

147. Cole RP, Browne JP. Towards performance measurement in reconstructive surgery: a multicentre pilot study of free and pedicled flap procedures. *J Plast Reconstr Aesthet Surg.* 2006;59:257–262.

148. Jeevan R, Cromwell DA, Browne JP, et al. Findings of a national comparative audit of mastectomy and breast reconstruction surgery in England. *J Plast Reconstr Aesthet Surg.* 2014;67:1333–1344.

149. *ClinicalTrials.gov: Mastectomy Reconstruction Outcomes Consortium (MROC) Study.* Available from: <https://clinicaltrials.gov/ct2/show/NCT01723423>; 2015.

150. Kerrigan CL, Slezak SS. Evidence-based medicine: reduction mammaplasty. *Plast Reconstr Surg.* 2013;132:1670–1683.

151. The Joint Commission: TOPS (Tracking Operations and Outcomes for Plastic Surgeons). Available from: <http://www.plasticsurgery.org/for-medical-professionals/quality-and-registries/tracking-operations-and-outcomes-for-plastic-surgeons>.

152. Lindenauer PK, Remus D, Roman S, et al. Public reporting and pay for performance in hospital quality improvement. *N Engl J Med.* 2007;356:486–496.

153. Bratzler DW. Interview with a quality leader: Dale W. Bratzler, DO, MPH on performance measures. Interview by Jason Trevor Fogg. *J Healthc Qual.* 2010;32:24–28.

154. Horn SD. Performance measures and clinical outcomes. *JAMA.* 2006;296:2731–2732.

155. Glickman SW, Peterson ED. Innovative health reform models: pay-for-performance initiatives. *Am J Manag Care.* 2009;15:S300–S305.

156. Mehrotra A, Damberg CL, Sorbero ME, Teleki SS. Pay for performance in the hospital setting: what is the state of the evidence? *Am J Med Qual.* 2009;24:19–28.

157. Christianson JB, Leatherman S, Sutherland K. Lessons from evaluations of purchaser pay-for-performance programs: a review of the evidence. *Med Care Res Rev.* 2008;65:5S–35S.

158. Greene SE, Nash DB. Pay for performance: an overview of the literature. *Am J Med Qual.* 2009;24:140–163.

159. Glickman SW, Ou FS, DeLong ER, et al. Pay for performance, quality of care, and outcomes in acute myocardial infarction. *JAMA.* 2007;297:2373–2380.

160. Doran T, Fullwood C, Gravelle H, et al. Pay-for-performance programs in family practices in the United Kingdom. *N Engl J Med.* 2006;355:375–384.

161. Campbell SM, Reeves D, Kontopantelis E, et al. Effects of pay for performance on the quality of primary care in England. *N Engl J Med.* 2009;361:368–378.

162. Congress of the United States of America. *Affordable Care Act.* Available from: <http://www.gpo.gov/fdsys/pkg/BILLS-111hr3590enr/pdf/BILLS-111hr3590enr.pdf>; 2010.

163. Stulberg J. The physician quality reporting initiative–a gateway to pay for performance: what every health care professional should know. *Qual Manag Health Care.* 2008;17:2–8.

164. O'Connor AM, Bennett CL, Stacey D, et al. Decision aids for people facing health treatment or screening decisions. *Cochrane Database Syst Rev.* 2009;CD001431.

165. Holmes-Rovner M, Nelson WL, Pignone M, et al. Are patient decision aids the best way to improve clinical decision making? Report of the IPDAS Symposium. *Med Decis Making.* 2007;27:599–608.

166. Elwyn G, O'Connor A, Stacey D, et al. Developing a quality criteria framework for patient decision aids: online international Delphi consensus process. *BMJ.* 2006;333:417.

167. Molenaar S, Sprangers MA, Postma-Schuit FC, et al. Feasibility and effects of decision aids. *Med Decis Making.* 2000;20:112–127.

168. Estabrooks C, Goel V, Thiel E, et al. Decision aids: are they worth it? A systematic review. *J Health Serv Res Policy.* 2001;6:170–182.

第 10 章

癌症管理原则

Evan Matros，Tomer Avraham，and Babak J. Mehrara

概要

- 许多癌症的切除治疗经历了一个从激进到更加保守的循序渐进的过程。

- 新辅助疗法已经促进了疾病的可切除性，甚至使肿瘤降期。

- 对免疫学的进一步了解导致了生物疗法的发展。

- 靶向治疗代表了癌症治疗的新范式，旨在将疗效和降低毒性相结合。

- 合理、有证据的肿瘤消融方法应旨在改善肿瘤结果，降低发病率，并促进重建。

背景

在癌症管理方面，消除后重建的引入是一个重大的进步。整形外科技术通过确保手术缺损的立即闭合促进了大范围的切除。此外，显微外科技术的发展使从远处供体移植高度血管化的皮瓣成为可能，因此增加的重建技术的多功能性及可避免的耗时手术的需要延缓了手术操作或转瓣。

对肿瘤病理学和预后因素的进一步理解导致了癌症治疗从一刀切到个体化治疗的一个循序渐进的范式转变。本章为当前现代肿瘤治疗背后的基本原理提供了背景。

癌症治疗的历史

尽管手术依然是治疗实体瘤最成功的单一方法，但是在过去的一个世纪，学界已经证明了联合疗法愈发重要的作用。当前治疗实体瘤的目标是在新辅助疗法和放化疗的协助下，减少大范围手术切除的缺陷，从而为治疗提供最大的可能性。

新辅助疗法是描述化疗和/或放疗的术语，此疗法被认为优于肿瘤切除。新辅助治疗用于缩小不可切除的肿瘤，使之可切除或减少肿物需要切除的范围，以获得肿瘤的阴性切缘[1]。患者在肿瘤根除术操作前接受新辅助疗法，可能会有完全的反应或者有部分反应。患者对新辅助化疗的反应对结果有重要的提示作用，而且能决定手术后该应用何种化疗[2]。对于许多实体瘤而言，临床新辅助疗法是一种常见的治疗方法。例如，随机试验表明，对于 T3 和 T4 期直肠肿物，术前应用化放疗与术后相比可以降低复发率[3]。此外，对于肛门附近的远端肿物，该病例可能需要腹会阴联合切除术，改为低位前切除术后辅以新辅助疗法则有助于肛门括约肌的保留[4]。

新辅助化疗在乳腺癌的治疗中发挥了重要作用，对整形外科医生的重建决策产生了重大影响。新辅助化疗的传统适应证包括大肿瘤大小、N2 淋巴结状态和炎症成分。最近，人们提倡肿瘤降期并促进乳腺保护[5]。乳腺癌新辅助治疗的增加使人们认识到病理完全反应，而化疗完成后的手术标本上没有发现肿瘤。需要进一步的研究来确定在这种情况下是否不需要进行消融手术[6]。

新辅助疗法的缺点包括术前进行有使疾病进展的可能性，以及由于放化疗的副作用可增加手术并发症发生率。例如，在一项对近 1 200 例乳房重建显微外科手术的回顾研究中，Mehrara 等证明，如果放疗完成不到 6 周就进行手术，对于接受微血管乳房重建的乳腺癌患者，新辅助放疗是术后并发症的一个独立的危险因素，将增加伤口并发症的发生率[7]。

化疗或放疗的辅助应用或术后应用是通过治疗手术过程中未被发现的微观肿瘤存储或转移来减少局部的复发和系统性疾病。然而，必须强调的是，即使术后安排了放疗或者化疗，在手术切除过程中都应尽最大努力（如果手术可行），以获得显微镜下的阴性肿瘤切缘。这一概念是基于如下事实：对于大多数实体肿瘤，阴性肿瘤切缘是局部或全身转移的一个重要预测[8]。

手术

最早治疗肿瘤的方法包括使用电烙术的电灼疗法,有毒物质的应用,或手术消除。由于肿瘤消除后局部复发率高,在 20 世纪之交,手术治疗发展为"越大越好"的广泛切缘方法。最有名的例子是针对侵袭性乳腺癌的 Halsted 根治性乳腺癌全切术,主张切除的浸润性乳腺癌乳房切除术。它提倡切除胸大肌、全部乳腺组织和腋窝淋巴结[9]。同样,头部和颈部恶性肿瘤的治疗是颈内静脉结扎、胸锁乳突肌切除以及牺牲副脊神经。对于许多癌症,此类控制肿瘤的方法后来表明并无必要。相反,研究已经证明有限的解剖切除术的疗效:①与更激进的方法等价,或者②将手术与多形式治疗结合。例如,切缘扩大 2cm 对皮肤恶黑瘤的治疗未显示出任何益处[10]。另外,如果乳房肿物切除术与术后放疗相结合,则乳腺癌的有效治疗不再将乳房切除术视为必要[11]。保留乳头乳晕的乳房切除术曾被认为是不可想象的,而如今正被越来越多的适应证所利用。现代手术治疗利用临床试验的成果,以最小化切除范围,同时着眼于保持形态和功能(图 10.1)。激进的方法仅应用于广泛局部侵袭的最晚期癌症。

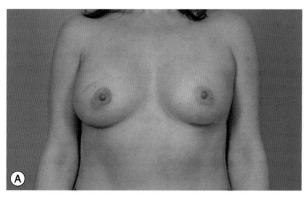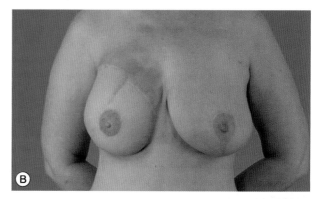

图 10.1 小范围手术切除相对于根治性手术的优势。(A)该患者采用了一个损伤较小的手术方法,即在保留乳头的乳房切除术后立即行自体组织再造术。(B)第二位患者采取了更积极的乳腺癌改良根治术,然后进行放疗和延期再造术。可以注意到,尽管两位患者都进行了效果尚可的美容重建,但是(B)所示的结果劣于(A)所示的结果。部分原因是前者手术的广泛性使其具有更广泛、更明显的瘢痕和皮肤颜色不协调

虽然原发性肿瘤切除的效用已经被证实,但是手术在转移性疾病管理中的作用尚不明确。大多数有转移的患者采取姑息疗法,应用放疗取得局部控制,针对播散疾病则应用化疗。然而,如果彻底的评估显示含有孤立的或有限数量转移的患者有良好的预后,则联合手术的"转移切除"会实现治愈和延长生存的结果。行肺叶切除的极度肉瘤患者 5 年生存率高达 25%[12]。与之类似,在所挑选患者中,因大肠转移行肝叶切除的 5 年生存率可达 25%～40%[13]。

最后,外科医生为了对新的肿块进行诊断,可能会要求获得组织。根据肿瘤大小,切开或切除的活检作为癌症非手术治疗的前导,以明确切除范围或建立诊断。切开活组织检查的方向应有助于将来广泛的手术切除。

放射治疗

电离辐射是指能量足以使一个原子或者分子释放电子。大多数放射药剂应用光子或电子产生电离。由放射物的电波在空气中产生的电离的量被称为曝光,以伦琴为单位进行测量。更多临床上的相关测量为吸收剂量,是指每单位体积所吸收的能量总额的计算,以焦耳/千克(J/kg)或戈瑞(Gy)为单位进行量化。一旦进入组织,电离剂剂量会增加,但随后会呈指数型下降,因为它距离照射源的距离增加了,这与平方反比定律相一致[14]。

通过电离辐射实现杀死肿瘤细胞的机制尚未完全清楚。电离辐射是通过直接释放电子或间接地从水中产生自由基,从而引起细胞损伤。由于氧气会增加活性自由基的半衰期,故辐射在富含氧气的环境中效果最好。当电子或自由基接触到重要生物分子(如 DNA),就会发生有害的结果。虽然细胞可以有效地修复 DNA 单链断裂,但是双链断裂是不容易被细胞机制处理的。如果在下一个细胞有丝分裂周期之前积累了足够的 DNA 损伤,细胞就会不堪重负,导致细胞死亡。当连续辐射的间隔时间增加,就会有更多数量的细胞可以修复 DNA 链断裂。这个原理被称为亚致死损伤,并且为在 1.8～2.5Gy 的日常分级剂量提供了依据。放射治疗的成功在于它断定了一个事实,即在放疗间期内,正常细胞比肿瘤细胞修复亚致死损伤的能力更强。放射治疗是从距肿瘤一段距离最普通的传递,被称为外照射放疗或远距离放射疗法;然而,它也可以作为大剂量直接进入指定区域的短程疗法被运用[14]。

放射治疗的临床应用始于 20 世纪 40 年代和 50 年代,而这是发生在该领域的早期开拓者能够最大限度地减少局部并发症之后,这些并发症包括辐射烧伤和继发性皮肤癌等。虽然不常见,但是放疗可以作为辐射敏感的肿瘤(霍奇金病)的单一疗法[15]。对于其他类型的肿瘤,手术切除和放射治疗之间的等价性已被证明。例如,对 T1/T2 分期的前列腺癌使用根治性前列腺切除术或外照射放疗的生存率相

似,只不过不同的疗法对应有不同的风险配置[16,17]。治疗方法的选择是基于患者的偏好以及由泌尿科治疗医生进行的手术危险因素评估。同样,小于 2cm 的上呼吸消化道肿瘤对于放疗或手术的反应相当。对于喉癌,放射治疗因其保存器官的能力成为首选[18]。

外科医生通常把放射作为新辅助或辅助方案的一部分,再联合根治术治疗实体瘤。这两种方式互为补充,提高局部控制。手术在细胞计数低以及亚微观肿瘤领域不可行,放射治疗在氧合水平最高的组织周围作用最佳,而在坏死的肿瘤团块无血管中心效果最差,该区域氧张力很低[19]。

放射治疗在减少局部复发方面的疗效导致了该疗法在许多癌症类型中的使用增加。这种增加被尽量减少手术切除的趋势和新辅助化疗的使用所放大,从而导致肿瘤降期。放射疗法在癌症治疗中的作用越来越大,这导致了放射疗法的改进。过去,放疗是在新佐剂环境中给药,目标是使得在切除时无意中溢出的微小肿瘤沉积物不能进行细胞分裂。然而,技术上的困难和增加的并发症发生率(如与这种放疗计划相关的伤口破裂和感染),导致其在许多癌症的辅助治疗中的被优先使用。此外,放疗是已知的术后淋巴水肿和继发性皮肤恶性肿瘤发展的独立危险因素[20]。

尽管放射组织手术后伤口愈合并发症发生率的增加被认为与放疗对局部血液供应的有害影响有关,但这种风险增加的确切原因仍不清楚[21],研究表明,辐射损伤会导致局部组织干细胞的耗竭,通过干细胞注射来恢复这些细胞可以改善组织愈合[22]。有趣的是,最近的研究对放疗改善存活的能力提出了质疑,因此需要更细致的患者选择和风险分层[23]。

对放疗后毒性和组织损伤的关注导致了旨在提高辐射传递精确度的多种模式的开发。强度调制放射疗法(intensity-modulated radiation therapy,IMRT)是其中一个例子,它结合了三维 CT 扫描和计算机软件来优化放射模拟和输送。在治疗过程中,辐射束的强度由计算机化的 X 射线加速器调制,使得辐射能够传递到三维肿瘤形状,从而最大程度减少对周围区域的损伤。由于这些原因,IMRT 在前列腺、肺部、头颈部和脑部病变的治疗方面获得了青睐。此外,最近的研究表明,IMRT 可以降低左侧乳腺癌的心脏和肺毒性。最近的研究侧重于 IMRT 的生存益处和降低放疗的长期并发症发生率[24-26]。

质子束疗法是一种放射疗法,其中质子束(而非电子)被用于向肿瘤床输送辐射。因为这些粒子比常规放射疗法大,所以可以更精确地控制治疗剂量的输送,从而限制周围组织并退出剂量输送。这些放射治疗比传统治疗更复杂,因为需要粒子加速器来产生质子束。不同粒子大小的使用使放射肿瘤医生能够瞄准不同深度的肿瘤,在精确的点上产生最大的辐射峰值(被称为布拉格峰值)。使用由多个粒子产生的多个光子(具有可变的穿透能力)能够将峰值辐射传递到整个肿瘤床[27,28]。

近距离放射治疗是指肿瘤切除后,在伤口床内部进行的放射治疗。在某些情况下,放射源可以放置在没有肿瘤切除器的情况下,也可以放置在肿瘤内部,以增加辐射剂量。该方法使放射肿瘤医生能够将放射源放置在非常接近肿瘤床的位置,从而限制对周围组织或外部皮肤的辐射损伤。通过这种方式,放射治疗在某些情况下甚至在以前接受过外照射治疗的患者中也可以安全地进行[29,30]。

化学疗法

化疗的目标与放疗类似,即相对于正常组织优先杀死癌细胞的同时最大限度地减少毒性。化疗的成功是由于相较于肿瘤细胞而言,正常细胞具有更强的 DNA 损伤修复和生存能力。对于化疗成功而言,把所有肿瘤细胞完全清除至关重要。药物可以杀死 10^9 个肿瘤细胞的 99.99%,即大约 1cm 肿块内的细胞数量,同时允许 10^5 个肿瘤细胞负荷残留。由于药物不可能在单轮化疗中杀死每一个肿瘤细胞,因此化疗需要实施几轮,以达到最大的细胞杀伤作用。一部分化疗的实施利用了这样的一个事实,即一些药物只有在细胞周期的特定阶段才有效(被称为运动阻力),还有就是通过允许减少药物剂量来尽量减少各个时间点的药物毒性[31]。此外,联合化疗使用不同作用机制和毒性的药物,这使得最大化杀死肿瘤的同时保证了最小化的主体副作用。对化疗毒副反应的认识已经导致了治疗的改进,例如局部实施化疗允许增加药物剂量,并且可以降低全身副作用。这类应用的例子包括为黑色素瘤转移的患者行单个肢体灌注,或是为结直肠癌肝转移行肝动脉灌注[32,33]。

氮芥和甲氨蝶呤等化疗药物在 20 世纪 40 年代被首次引入,其初衷是完全避免手术。化学疗法作为单模式治疗用于血液系统恶性肿瘤(如白血病和淋巴瘤)的效果已被证实,但其用于实体肿瘤治疗的有效性在大多数情况下尚未被证实。例外情况包括对睾丸癌亚型的化疗和对于直肠癌的 Nigro 方案联合放化疗[34,35]。在实体肿瘤的化疗管理中,一个常见的指征是缓解癌转移患者的症状,此类患者已经不可能通过手术治愈。在这种情况下,应用化疗就是为了延长生存期和提高生活质量。

外科医生经常把化疗作为联合肿瘤切除的新辅助或辅助治疗的一部分。通常以这种方式治疗的肿瘤例子包括乳腺癌、结肠癌及头颈部癌症。手术和化疗之间的协同作用体现在肢体肉瘤的病例中。以前的骨肉瘤病例都是行截肢手术治疗;然而,新辅助化疗的采用在具有等效长期生存的前提下增加了保肢率[36]。

免疫疗法与生物制剂

被动和主动免疫治疗是肿瘤治疗的新形式,利用免疫机制杀死肿瘤细胞的癌症治疗。在被动免疫中,宿主的免疫系统保持静止,而治疗剂则被用于清除肿瘤细胞。这种治疗最常见的应用是针对特定的肿瘤抗原单克隆抗体的传递(图 10.2)。该方法的优点在于治疗的高度特异性,它在理论上同时减少了副作用和毒性反应。曲妥珠单抗是一种广泛使用的药物,它是一种单克隆抗体,结合 HER2/neu 受体胞外段,在大约 25% 的乳腺肿瘤中过度表达[37,38]。曲妥

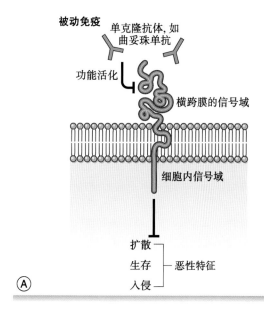

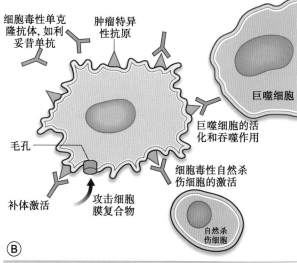

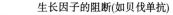

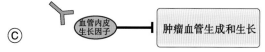

图 10.2　单克隆抗体 (monoclonal antibody，mAb) 被动免疫。(A) 单克隆抗体可以整合作为信号传感器的细胞表面分子来发挥作用。整合了此种分子的抗体抑制了它转换信号、激活下游信号通路的能力，这些能力会赋予细胞周期失调的恶性表型、细胞存活和转移潜力 (如曲妥单抗)。(B) 单克隆抗体可以通过细胞毒作用促进免疫疗法 (如利妥昔单抗)。整合了肿瘤特异性抗原的抗体会导致补体结合和激活，伴随着膜攻击复合物最后的形成，可在肿瘤细胞表面打孔。抗体整合也可能引起细胞毒性自然杀伤细胞的激活或巨噬细胞的吞噬作用。(C) 最终，单克隆抗体能约束和阻碍生长因子的活性，此活性对肿瘤的维持是必须的。这种例子之一是贝伐单抗，它能结合血管内皮生长因子，以此抑制肿瘤的血管生成

单抗和帕妥珠单抗等生物制剂常被用作新辅助疗法的组成部分[39]。

过继免疫疗法是被动免疫疗法的一种替代形式，该疗法将具有抗肿瘤活性的细胞引入宿主 (图 10.3)。一个例子是体外操作宿主自体肿瘤浸润淋巴细胞，在存在白细胞介素-2 增加细胞溶解能力或肿瘤抗原识别能力的情况下，宿主自体肿瘤浸润淋巴细胞对癌症具有自然反应性[40]。目前的研究正在评估这种疗法对治疗黑色素瘤的效用[41]。

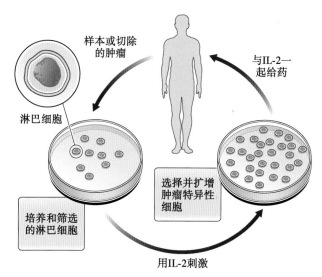

图 10.3　自体肿瘤浸润淋巴细胞的过继转移。淋巴细胞从肿瘤样本中获取和培养。淋巴细胞增殖由白细胞介素 (interleukin，IL) -2 刺激。具有此特性的细胞被隔离和扩增。患者的骨髓细胞清除通过化疗和放疗实现。扩增的抗肿瘤菌素淋巴细胞经常连同 IL-2 一起再管理

主动免疫疗法是指宿主免疫系统直接由抗原物质的存在所刺激。如果抗原物质引起免疫系统广义上的刺激，则它被认为是非特异性的刺激 (图 10.4)。最有名的免疫刺激剂是卡介苗 (bacillus Calmette-Guérin，BCG)，它是牛结核杆菌的一种减毒形式。虽然其作用机制尚不清楚，但是在表皮膀胱癌的治疗中被证明是有利的，对黑色素瘤的治疗则前景有限[42]。输注细胞因子是主动免疫的另一种非特异性形式。例如，黑色素瘤是白介素-2 和 α-干扰素等介质最常见的目标，因为它是免疫原性反应最多的肿瘤[43,44]。

对肿瘤抗原或效应细胞产生靶向反应的药物被认为是特异性的 (图 10.5)。特异性主动免疫疗法的最好例子是开发源于患者癌细胞上表达的抗原的疫苗。这种治疗的高度特异性方法强调了它的局限性。例如，多个患者的肿瘤可能表达不同的肽抗原，或者不同的亚克隆群体可能存在于单个个体中。

最新一代的抗肿瘤药物被称为生物制剂，其针对基础科学肿瘤生物学中确定的分子途径。与传统方法相比，通过反复试验开发药物，这种方式的药物创造被称为理性设计，因为目标是事先指定的。由于许多生物制品是抗体，它们可以被认为是被动免疫疗法的形式。最早的例子是伊马替尼 (格列卫)，它被设计用于阻断费城染色体的异常基因产物，组成型活性 Bcr-Abl 酪氨酸激酶[45]。伊马替尼的临床疗效导致其他癌基因的靶向，如贝伐单抗 (Avastin) 靶向血管内皮生长因子，利妥昔单抗 (Rituxan) 靶向 CD20。作为最

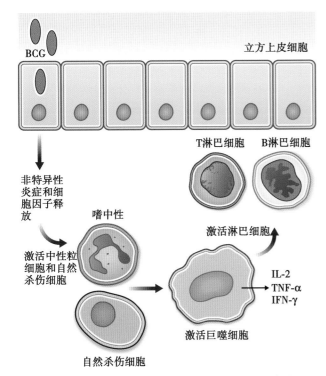

图10.4　主动免疫疗法和非特异性介质,如卡介苗(BCG)。介质的实施会引起非特异性的炎症反应,伴随着细胞因子的释放。这会导致中性粒细胞,自然杀伤细胞和巨噬细胞的激活。这些细胞依次释放各种细胞介质,包括白细胞介素-2、肿瘤坏死因子-α(tumor necrosis factor-alpha,TNF-α)和干扰素 γ(interferon gamma,IFN-γ)。这些细胞因子会反过来导致淋巴细胞的活化和最终的肿瘤细胞杀伤

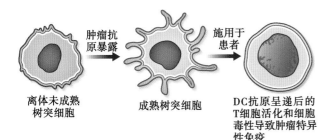

图10.5　主动免疫疗法和肿瘤疫苗接种。各种肿瘤疫苗接种方法已被应用,产生了各种结果。学界目前提倡一种方法,利用离体抗原递呈树突细胞(dendritic cell, DC)的激活。不成熟的树突细胞在体外扩增。随后,它们被暴露于肿瘤特异性抗原并被刺激。最终成熟的树突细胞被施用于患者。这些细胞作为抗原递呈细胞,会导致 T 细胞的激活,伴随特异性抗肿瘤活动

新的抗肿瘤药物,生物制剂在化疗设备中的作用正在研究中。随着生物制剂的广泛使用,整形外科医生将为越来越多接受此类药物的患者进行手术。关于这种情况下进行手术的数据极少,但病例报告显示血管生成抑制剂(如贝伐单抗)有助于伤口愈合,因为新生血管是正常伤口愈合的关键组成部分[46]。

光动力疗法

光辐射应用可见光谱内的光在细胞内产生能量。最广为人知的光辐射的应用是激光。化学物品被称为光敏剂,相对于正常组织,此物质优先被肿瘤细胞占用,通过产生自由基对光作出反应。当把光对准这些细胞时,聚集的能量将导致热损伤或细胞死亡[47]。

由于光动力治疗需要光被激活,所以其效用仅限于表浅的肿瘤。光动力治疗目前被用作晚期食管癌和非小细胞肺癌的治疗,学界正在研究其对于口腔、皮肤和其他癌症的治疗[48,49]。

病理学

对肿瘤细胞生物学的理解提供了目前癌症临床管理的基础。

临界肿瘤

正常细胞不会彼此过度生长,而是有序排列。相比之下,肿瘤细胞失去了这种倾向,通过相互重叠来生长。肿瘤细胞以对数方式生长,量化为倍增时间。每个肿瘤的生长速度不同,因此倍增时间可能在 2 到 200 天之间[50,51]。肿瘤通常在直径达到约 1cm 时才可检测到。根据倍增时间,肿瘤可能在患者体内存在多年,然后才变得可触及。理解这一概念为肿瘤团队提供了足够的时间来正确、彻底地评估新诊断的患者,而无需仓促治疗。在技术层面可行的情况下,第一步是获取肿瘤块的活组织检查,以确定细胞类型和正确诊断。切除、切口或针活检取决于肿瘤的大小和位置。在某些情况下(如肾细胞癌),针活检或切口活检可能是禁忌,因为这些操作可能导致腹膜播散。组织诊断通常与影像学研究(如计算机断层扫描或磁共振成像)相关,以确定远处和局部肿瘤扩散。有了这些信息,就可以在最佳治疗方案和手术相关的辅助治疗时机方面对患者做出知情决策。

肿瘤边缘

在指定的组织样本内肿瘤细胞分布的可变性会妨碍在组织切片中恶性细胞的鉴别。例如,如果在一个样本中10%的细胞有一个恶性表型,则它们在显微镜下会很容易被看到。但是,如果恶性细胞的数量减少至 0.1%,即千分之一,除非它们聚集成簇,否则这些细胞的鉴别会具有挑战性,可能需要更敏感的方法,如免疫组织化学(标记肿瘤抗原)。即使这些更敏感的措施可能会错过小病灶的癌症转移,因此导致假阴性诊断。手术切缘和活检标本的准确诊断至关重要,因为假阴性结果会对诊断和治疗产生重大影响。

临床发现说明了这一概念。例如,接受预防性淋巴结

切除术的头颈部鳞状细胞癌患者,尽管在最终病理上没有肿瘤细胞,但其局部复发率很高[52]。第二个例子可以在初次切除边缘阴性的直肠癌中看到。对局部复发疾病患者的评估显示,尽管组织学检查为阴性,但 50% 的患者仍出现在缝合线[53]。这些情况下的肿瘤复发可能归因于病理评估中未检测到的显微肿瘤沉积。实验室研究也证明了微小肿瘤细胞的存在。在头颈部和黑色素瘤标本中均存在这样的例子,其中在常规组织学中不能检测到癌细胞,但已在体外成功生长[54,55]。最近,分子生物学技术(如聚合酶链反应和免疫组织化学试验)已被用于对组织学上淋巴结阴性的患者进行分子超声标记,以识别显微镜下不可见的肿瘤沉积物。这种小肿瘤负荷是否具有临床意义是进一步研究的主题[56]。

上述例子为实体瘤的多模式治疗提供了依据,主要通过手术切除进行治疗。虽然边缘经常被报告为“阴性”,但经常出现复发。在这种情况下,化疗,或更常见的放疗,用于治疗潜在的存活隐匿性肿瘤细胞。或者,应该注意的是,免疫系统有潜力根除摘除后残留的肿瘤细胞。对基底细胞癌边缘阳性患者的审查表明,复发率仅为 20%~30%,表明身体有能力破坏少量癌细胞[57]。理想情况下,癌症诊断目标是准确识别肿瘤微小扩散的患者,以避免不必要的辅助药物输送,这些辅助药物具有不良副作用和毒性。

分类

肿瘤分类可以基于许多不同的因素,包括形态学、分化程度和组织细胞类型。每个肿瘤类型的分类方案都不同,因为决定行为的因素是可变的。回顾性研究已经确定了可用于预测肿瘤类型临床行为的肿瘤特征。例如,肉瘤行为与每个高倍视野或组织识别的有丝分裂数相关逻辑亚型[58-60]。与之相比,乳腺癌的预测因素包括肿瘤大小、淋巴结状态和激素受体的表达[61-64]。分类方法主要的目标是给肿瘤分亚型,以更精确地预测其临床表现和指导治疗。尽管最近在这一领域取得了进展,但对肿瘤行为的更准确诊断和预测的追求是肿瘤的主要来源。未来的目标是基于“基因签名”去识别肿瘤,不仅能确保更准确的诊断,也能确保靶向治疗。

最古老的分类系统是基于临床发现。这里的分期是根据肿瘤播散的程度、淋巴结转移的存在和由 X 线摄影或活检确定的肿瘤远处转移的存在。广泛使用的 TNM 系统阐述了临床分类系统在患者进一步分为预后组的分层的尝试。在这个系统中,肿瘤(tumor)代表原发肿瘤的范围,包括测量的大小、侵袭的深度或解剖学的受累程度。淋巴结(node)计算受累的淋巴结,例如受到影响的淋巴结的数目或淋巴结的大小。转移(metastasis)反映远处器官的受累情况。

其他分类系统依赖于肿瘤的形态作为预测的基础。例如,针对基底细胞癌的 Lund 分类依赖于肿瘤的描述性特征,如结节状(边界清晰)、溃疡性、硬皮病样型、硬化型(边界不清晰)。在该系统中,硬皮病样型或硬化型特征的存在都与更具侵袭性和更困难的病程相关联[65]。第二个例子是由 Clark 建立的针对黑素瘤的形态学分类,其中包括恶性雀斑痣样、表浅扩散性、结节性、肢端性和细胞变异性黑素瘤[66]。

组织学分类系统使用组织学细胞类型或分类对临床结果分层。组织学分级系统的例子包括唾液腺肿瘤,其中分为黏液表皮样癌、腺样囊性癌、腺泡细胞癌和鳞状细胞亚型癌[67]。Clark 对黑素瘤的组织学系统分类是通过其入侵乳头状、网状真皮和皮下组织的水平实现的[66]。使用这种方法,入侵深度的确定是主观的,评判间信度很低。后来,学界开发了 Breslow 系统,它能通过连接于显微镜的千分尺的测量,更客观地估计肿瘤的厚度[68]。

最近,分子生物学的概念被应用于肿瘤分类。对肿瘤转录组和蛋白酶体的了解已经导致了每个肿瘤独特分子特征的鉴别,这将预测临床表现。一个例子是临床上攻击性的三阴性(缺乏 ER/PR/HER2 受体)乳腺肿瘤的再生性和高度特异的分子特征[69]。通过利用基本的科学技术,研究人员旨在在分子层面对肿瘤进行亚分类,以完善分期计划,并提供个体化治疗。

管理

肿瘤医生的目标是应用可行的治疗方法(包括手术的和非手术方法)来确保患者治愈的同时降低发病率。另外,在所有场景中,重建的相对价值在器官功能恢复和美容方面并非等价,可能在选择肿瘤治疗中发挥作用。例如,应用放疗治疗喉癌远远优先于喉头切除术,因为目前声音重建的方法还不充足。

相比之下,对于许多乳腺癌患者而言,无论采用乳房肿瘤切除术和放射疗法结合还是单纯进行乳房切除术,其疗效是相同的。而在不同的情况下,需要先与经验丰富的肿瘤专家团队详细沟通,了解每种疗法的风险和益处,再由知情的患者亲自做出决策。此外,自体组织移植和假体置入乳房再造技术疗效显著的应用也可能进一步影响患者关于进行简单的乳房切除手术的决策。类似地,对于骨肉瘤患者而言,只有利用新辅助化疗,并且采用同种异体移植物或者人工假体进行功能性重建后,保肢才有可能。这些例子都显著表明了在 20 世纪关于“切除策略”的思维模式的转变——从过去的“Halsted 方法”向现代治疗方式转变,现代治疗手段主要依赖于多模式综合治疗以及重建方面的技术进步来治疗实体肿瘤。

在治疗实体肿瘤过程中,除大规模切除原发性肿瘤之外,对引流淋巴结的治疗也是其中一个重要组成部分。因为与沿血行转移的肉瘤相比,癌是通过局部的淋巴结群播散的,所以局部淋巴结的切除对这些恶性肿瘤的治疗至关重要。通常,进行局部淋巴结清扫术是决定预后的一个因素,同时它也有其潜在的治疗价值[70-74]。

一些患者在进行肿瘤切除手术时会有临床诊断明显的淋巴结,切除受累的淋巴结通常是为了防止占位效应和皮肤破裂发生,以此来实现对肿瘤的局部控制。如果在临床诊断上或者通过检查和放射学检查都没有明显的证据证明有受累淋巴结,则进行淋巴结切除术的时机存在争议。淋巴结的切除手术可根据进行的时间分成两类：一种被称为预防性淋巴结切除（elective lymph node dissection，ELND），通常是在初次肿瘤摘除时进行；另一种被称为治疗性淋巴结切除（therapeutic lymph node dissection，TLND），是在肿瘤后来在一个淋巴结群内复发时进行。通常不推荐进行 ELND，原因有二：首先，局部淋巴结切除术可能会增加肢端淋巴结水肿或神经损伤等手术切除并发症的发生率；其次，与 TLND 相比，ELND 并未明显地显示出能提高黑色素瘤等恶性肿瘤患者的存活率[75]。理想状态下，ELND 应该只被限制于隐性局部肿瘤播散可能性大的情况，如头、颈部癌症伴一个大的原发性肿瘤[76]。

Morton 等引入了前哨淋巴结的概念，进一步改变了临床阴性区域淋巴结盆的手术治疗[77]。前哨淋巴结的概念是基于这样一个事实，即组织以可复制和有序的方式流入区域淋巴结。在向肿瘤内注射放射性胶体或蓝色染料后，切除引流盆的第一个或前哨淋巴结，以检查肿瘤是否受累。前哨淋巴结的状态是整个区域淋巴结链的代表，提示是否应该进行淋巴结清扫。通过仔细的术中前哨淋巴结鉴定和彻底的组织学分析，目前前哨淋巴结活检的假阴性率在 0 到 11% 之间[78,79]。苏木精和伊红染色前哨淋巴结阴性的一部分患者将有免疫组化显示的微转移疾病。这种小肿瘤沉积的后果尚不清楚，因为这些患者的生存率与对照组相似[80]。前哨淋巴结定位的另一个好处在于，由于只采集单个淋巴结，因此可对标本进行更彻底的组织学和病理学评估，以提高淋巴结分期的准确性。

理论上，前哨淋巴结标测应该减少不必要的局部淋巴结切除术的数量，并降低相关的发病率。前哨淋巴结标测的肢体淋巴水肿发生率已从完全淋巴结切除术的 35% 下降到 5%[81,82]。目前，前哨淋巴结标测用于乳腺癌和黑色素瘤，而学界正在研究该方法用于头颈部、肺部及子宫癌的可靠性[83-85]。

淋巴结切除术的第二个主要问题是淋巴结清扫的范围。支持扩大或根治性淋巴结切除术的观点认为，更大的淋巴结切除会更准确地分期疾病，而无法移除这些淋巴结会留下残余癌细胞。例如，结肠癌指南建议至少对 12 个淋巴结进行组织学评估，以避免假阴性淋巴结状态[86]。反对常规使用扩大淋巴结切除术的观点包括：与随机试验中有限的淋巴结切除术相比，淋巴结切除术的发病率增加，缺乏生存益处。

虽然有关癌症监测的某些内容值得探讨，但是本章不再详细展开论述。尽管监测的前提是通过早期检测提高存活率，然而对患者存活具有切实好处的治疗方案几乎没有。例如，对于头颈癌而言，那些通过筛查方法鉴定为无症状复发的患者，和有症状复发的患者相比，存活率并无任何差异[87]。人们也担心，重建有可能会使对复发的检测不准确，但尚无数据可以支持这一观点。数据显示，上颌骨切除术的缺陷分别使用皮瓣和阻塞器进行修复，两种方法所导致复发的次数相同[88]。同样，对于乳腺癌，无论是采用乳房假体置入或是自体组织乳房再造，均未发现会延误对复发性病症的诊断[89,90]。在腹横肌肌皮瓣再造后再次复发的病例

中，80% 都可通过局部切除和皮瓣抢救成功治愈。无论进行何种方式的乳房再造，复发病症都可以通过体检而非乳房 X 线照相术来发现。

结论

如今，治疗实体瘤最普遍的方法仍然是手术切除；然而，多模式放化疗的优势已在 20 世纪被证实。对病情分期更精确的判断，以及对病理学的更多了解，使医生得以进行个性化的肿瘤治疗，并制定有针对性的治疗方案。在了解癌症治疗的准则后对患者进行重建，以使术后并发症的可能性降到最低，从而使患者可以得到及时的辅助治疗，这是整形外科医生义不容辞的责任。

参考文献

1. Trimble EL, Ungerleider RS, Abrams JA, et al. Neoadjuvant therapy in cancer treatment. *Cancer*. 1993;72:3515–3524.

2. Ma CX, Sanchez CG, Ellis MJ. Predicting endocrine therapy responsiveness in breast cancer. *Oncology (Williston Park)*. 2009;23:133–142.

3. Improved survival with preoperative radiotherapy in resectable rectal cancer. Swedish Rectal Cancer Trial. *N Engl J Med*. 1997;336:980–987. *Large trial which unequivocally demonstrated improved outcomes in patients receiving neoadjuvant radiotherapy for rectal cancer. This paradigm is now in use, or being explored in a variety of cancers, including breast and lung. There may be significant implications for reconstructive options.*

4. Rouanet P, Saint-Aubert B, Lemanski C, et al. Restorative and nonrestorative surgery for low rectal cancer after high-dose radiation: long-term oncologic and functional results. *Dis Colon Rectum*. 2002;45:305–313, discussion 313–315.

5. Miller E, Lee HJ, Lulla A, et al. Current treatment of early breast cancer and neoadjuvant therapy. *F1000Res*. 2014;3:198.

6. Teshome M, Hunt KK. Neoadjuvant therapy in the treatment of breast cancer. *Surg Oncol Clin N Am*. 2014;3:505–523.

7. Mehrara BJ, Santoro TD, Arcilla E, et al. Complications after microvascular breast reconstruction: experience with 1195 flaps. *Plast Reconstr Surg*. 2006;118:1100–1109, discussion 1110–1111.

8. Buchholz TA, Tucker SL, Erwin J, et al. Impact of systemic treatment on local control for patients with lymph node-negative breast cancer treated with breast-conservation therapy. *J Clin Oncol*. 2001;19:2240–2246.

9. Halsted WS. I. The results of operations for the cure of cancer of the breast performed at the Johns Hopkins Hospital from June, 1889, to January, 1894. *Ann Surg*. 1894;20:497–555. *Seminal manuscript demonstrating the widely held 19th-century belief that wide tumor excision based on anatomic principles provides the greatest chance for cure.*

10. Sladden MJ, Balch C, Barzilai DA, et al. Surgical excision margins for primary cutaneous melanoma. *Cochrane Database Syst Rev*. 2009;CD004835.

11. Fisher B, Anderson S, Bryant J, et al. Twenty-year follow-up of a randomized trial comparing total mastectomy, lumpectomy, and lumpectomy plus irradiation for the treatment of invasive breast cancer. *N Engl J Med*. 2002;347:1233–1241. *Highly controversial study which demonstrated for the first time that breast-conservative surgery provides similar survival outcomes to modified radical mastectomy. Mastectomy is no longer considered mandatory and is reserved for select patients.*

12. Bacci G, Mercuri M, Bricooli A, et al. Osteogenic sarcoma of the extremity with detectable lung metastases at presentation. Results of treatment of 23 patients with chemotherapy followed by simultaneous resection of primary and metastatic lesions. *Cancer*. 1997;79:245–254.

13. Kattan MW, Gonen M, Jarnagin WR, et al. A nomogram for predicting disease-specific survival after hepatic resection for metastatic colorectal cancer. *Ann Surg*. 2008;247:282–287.

14. Eisbruch A, Lichter AS. What a surgeon needs to know about radiation. *Ann Surg Oncol.* 1997;4:516–522.

15. Punnett A, Tsang RW, Hodgson DC. Hodgkin lymphoma across the age spectrum: epidemiology, therapy, and late effects. *Semin Radiat Oncol.* 2010;20:30–44.

16. Sahgal A, Roach M 3rd. Permanent prostate seed brachytherapy: a current perspective on the evolution of the technique and its application. *Nat Clin Pract Urol.* 2007;4:658–670.

17. Marcus KJ, Tishler RB. Head and neck carcinomas across the age spectrum: epidemiology, therapy, and late effects. *Semin Radiat Oncol.* 2010;20:52–57.

18. Gaspar P, Duyckaerts C, Alvarez C, et al. Alterations of dopaminergic and noradrenergic innervations in motor cortex in Parkinson's disease. *Ann Neurol.* 1991;30:365–374.

19. Girdhani S, Bohsle SM, Thulsidas SA, et al. Potential of radiosensitizing agents in cancer chemo-radiotherapy. *J Cancer Res Ther.* 2005;1:129–131.

20. Lopez Penha TR, van Roozendaal LM, Smidt ML, et al. The changing role of axillary treartment in breast cancer: who will remain at risk for developing arm morbidity in the future. *Breast.* 2015;5:543–547.

21. Ariyan S, Marfuggi RA, Harder G, et al. An experimental model to determine the effects of adjuvant therapy on the incidence of postoperative wound infection: I. Evaluating preoperative radiation therapy. *Plast Reconstr Surg.* 1980;65:328–337.

22. Rigotti G, March A, Galie M, et al. Clinical treatment of radiotherapy tissue damage by lipoaspirate transplant: a healing process mediated by adipose-derived adult stem cells. *Plast Reconstr Surg.* 2007;119:1409–1422, discussion 1423–1424.

23. Whelan TJ, Olivotto IA, Parulekar WR, et al. Regional nodal irradiation in early-stage breast cancer. *N Engl J Med.* 2015;373:307–316.

24. Hall EJ, Wuu CS. Radiation-induced second cancer: the impact of 3D-CRT and IMRT. *Int J Radiat Oncol Biol Phys.* 2003;56:83–88.

25. Fiorentino A, Mazolla R, Richetti F, et al. Intensity modulated radiation therapy with simultaneous integrated boost in early breast cancer irradiation. Report of feasibility and preliminary toxicity. *Cancer Radiother.* 2015;5:289–294.

26. Anzar MC, MAraldo MV, Schut DA, et al. Minimizing late effects for patients with mediastinal Hodgkin lymphoma: deep inspiration breath-hold, IMRT, or both? *Int J Radiat Oncol Biol Phys.* 2015;92:169–174.

27. Orecchia R, Fossati P, Zurrida S, et al. New frontiers in proton therapy: applications in breast cancer. *Curr Opin Oncol.* 2015;6:427–432.

28. Mast ME, Vredveld EJ, Credoe HM, et al. Whole breast proton irradiation for maximal reduction of heart dose in breast cancer patients. *Breast Cancer Res Treat.* 2014;148:33–39.

29. Wobb JL, Shah C, Jawad MS, et al. Comparison of chronic toxicities between brachytherapy-based accelerated partial breast irradiation and whole breast irradiation using intensity modulated radiotherapy. *Breast.* 2015;24:739–744.

30. Yoshida K, Yamazaki H, Nakamura S, et al. Re-irradiation using interstitial brachytherapy increase vaginal mucosal reaction compared to initial brachytherapy in patients with gynecological cancer. *Anticancer Res.* 2013;33:5687–5692.

31. Dimanche-Boitrel MT, Garrido C, Chauffert B. Kinetic resistance to anticancer agents. *Cytotechnology.* 1993;12:347–356.

32. Kroon HM, Lin DY, Kam PC, et al. Safety and efficacy of isolated limb infusion with cytotoxic drugs in elderly patients with advanced locoregional melanoma. *Ann Surg.* 2009;249:1008–1013.

33. Lygidakis NJ, Sgourakis G, Dedemadi G, et al. Regional chemoimmunotherapy for nonresectable metastatic liver disease of colorectal origin. A prospective randomized study. *Hepatogastroenterology.* 2001;48:1085–1087.

34. Bohle W, Ruether U, Rasswiler J, et al. Successful treatment of stage-IIIB seminoma with single-agent carboplatin therapy. *Urol Int.* 1997;59:53–54.

35. Nigro ND, Vaitkevicius VK, Buroker T, et al. Combined therapy for cancer of the anal canal. *Dis Colon Rectum.* 1981;24:73–75. *Seminal study which demonstrated curative management of a "solid" tumor using chemoradiation alone without the use of surgery. The Nigro protocol now spares many patients from highly morbid abdominoperineal resection (APR).*

36. Eilber FR, Mirra JJ, Grant TT, et al. Is amputation necessary for sarcomas? A seven-year experience with limb salvage. *Ann Surg.* 1980;192:431–438.

37. Szollosi J, Balazs M, Feuerstein BG, et al. ERBB-2 (HER2/neu)

gene copy number, p185HER-2 overexpression, and intratumor heterogeneity in human breast cancer. *Cancer Res.* 1995;55:5400–5407.

38. Baselga J, Norton L, Albanell J, et al. Recombinant humanized anti-HER2 antibody (Herceptin) enhances the antitumor activity of paclitaxel and doxorubicin against HER2/neu overexpressing human breast cancer xenografts. *Cancer Res.* 1998;58:2825–2831.

39. Haddad TC, Goetz MP. Landsacape of neoadjuvant therapy for breast cancer. *Ann Surg Oncol.* 2015;22:1408–1415.

40. Berd D, Maguire HC Jr, Schuchter LM, et al. Autologous hapten-modified melanoma vaccine as postsurgical adjuvant treatment after resection of nodal metastases. *J Clin Oncol.* 1997;15:2359–2370.

41. Shablak A, Hawkins RA, Rothwell DG, et al. T cell- based immunotherapy of metastatic renal cell carcinoma: modest success and future perspective. *Clin Cancer Res.* 2009;15:6503–6510.

42. Morton DL, Eilber FR, Joseph WL, et al. Immunological factors in human sarcomas and melanomas: a rational basis for immunotherapy. *Ann Surg.* 1970;172:740–749.

43. Kirkwood JM, Strawderman MH, Ernstoff MS, et al. Interferon alfa-2b adjuvant therapy of high-risk resected cutaneous melanoma: the Eastern Cooperative Oncology Group Trial EST 1684. *J Clin Oncol.* 1996;14:7–17.

44. Rosenberg SA, Lotze MT, Muul LM, et al. A progress report on the treatment of 157 patients with advanced cancer using lymphokine-activated killer cells and interleukin-2 or high-dose interleukin-2 alone. *N Engl J Med.* 1987;316:889–897.

45. O'Brien SG, Guilhot F, Larson RA, et al. Imatinib compared with interferon and low-dose cytarabine for newly diagnosed chronic-phase chronic myeloid leukemia. *N Engl J Med.* 2003;348:994–1004.

46. Editorial Board of Plastic and Reconstructive Surgery. Management of a complex scalp defect. *Plast Reconstr Surg.* 2008;122:623–625.

47. Dolmans DE, Fukumura D, Jain RK. Photodynamic therapy for cancer. *Nat Rev Cancer.* 2003;3:380–387.

48. Gluckman JL. Hematoporphyrin photodynamic therapy: is there truly a future in head and neck oncology? Reflections on a 5-year experience. *Laryngoscope.* 1991;101:36–42.

49. Gayl Schweitzer V. Photofrin-mediated photodynamic therapy for treatment of aggressive head and neck nonmelanomatous skin tumors in elderly patients. *Laryngoscope.* 2001;111:1091–1098.

50. Tubiana M, Richard JM, Malaise E. Kinetics of tumor growth and of cell proliferation in U.R.D.T. cancers: therapeutic implications. *Laryngoscope.* 1975;85:1039–1052.

51. Sparks FC. Current trends in surgery for breast cancer. *Conn Med.* 1978;42:629–633.

52. DeSanto LW, Holt JJ, Beahrs OH, et al. Neck dissection: is it worthwhile? *Laryngoscope.* 1982;92:502–509.

53. Taylor FW. Cancer of the colon and rectum: a study of routes of metastases and death. *Surgery.* 1962;52:305–308.

54. Heller R, Becker J, Wasselle J, et al. Detection of submicroscopic lymph node metastases in patients with melanoma. *Arch Surg.* 1991;126:1455–1459, discussion 1459–1460.

55. Ariyan S, Krizek TJ, Mitchell MS. Identification of squamous cell carcinoma of the head and neck by tissue culture and immunological testing. *Plast Reconstr Surg.* 1977;59:386–394.

56. Damle S, Teal CB. Can axillary lymph node dissection be safely omitted for early-stage breast cancer patients with sentinel lymph node micrometastasis? *Ann Surg Oncol.* 2009;16:3215–3216.

57. Gooding CA, White G, Yatsuhashi M. Significance of marginal extension in excised basal-cell carcinoma. *N Engl J Med.* 1965;273:923–924.

58. Bramer JA, van Linge JH, Grimer RJ, et al. Prognostic factors in localized extremity osteosarcoma: a systematic review. *Eur J Surg Oncol.* 2009;35:1030–1036.

59. Coindre JM. Grading of soft tissue sarcomas: review and update. *Arch Pathol Lab Med.* 2006;130:1448–1453.

60. Dalal KM, Antonescu CR, Singer S. Diagnosis and management of lipomatous tumors. *J Surg Oncol.* 2008;97:298–313.

61. Lonning PE. Breast cancer prognostication and prediction: are we making progress? *Ann Oncol.* 2007;18(suppl 8):viii3–viii7.

62. Figueroa JD, Flanders KC, Garcia-Closas M, et al. Expression of TGF-beta signaling factors in invasive breast cancers: relationships with age at diagnosis and tumor characteristics. *Breast Cancer Res Treat.* 2009;121:727–735.

63. Pluciennik E, Krol M, Nowakowska M, et al. Breast cancer relapse prediction based on multi-gene RT-PCR algorithm. *Med Sci Monit.* 2010;16:CR132–CR136.

64. Masci G, Di Tommaso L, Del Prato I, et al. Sinusal localization of

nodal micrometastases is a prognostic factor in breast cancer. *Ann Oncol.* 2009;21:1228–1232.

65. Rippey JJ. Why classify basal cell carcinomas? *Histopathology.* 1998;32:393–398.

66. Clark WH Jr, From L, Bernadino EA, et al. The histogenesis and biologic behavior of primary human malignant melanomas of the skin. *Cancer Res.* 1969;29:705–727.

67. McHugh JB, Visscher DW, Barnes EL. Update on selected salivary gland neoplasms. *Arch Pathol Lab Med.* 2009;133:1763–1774.

68. Breslow A. Thickness, cross-sectional areas and depth of invasion in the prognosis of cutaneous melanoma. *Ann Surg.* 1970;172:902–908. *Study which demonstrated the biology of melanoma is dictated by lesion thickness. To this day, staging and management of melanoma is guided by a modified version of the Breslow system.*

69. Rakha EA, El-Sayed ME, Green AR, et al. Prognostic markers in triple-negative breast cancer. *Cancer.* 2007;109:25–32.

70. Fang WT, Chen WH. Current trends in extended lymph node dissection for esophageal carcinoma. *Asian Cardiovasc Thorac Ann.* 2009;17:208–213.

71. Silverstein MJ, Recht A, Lagios MD, et al. Special report: consensus conference III. Image-detected breast cancer: state-of-the-art diagnosis and treatment. *J Am Coll Surg.* 2009;209:504–520.

72. Delacroix SE Jr, Wood CG. The role of lymphadenectomy in renal cell carcinoma. *Curr Opin Urol.* 2009;19:465–472.

73. May K, Bryant A, Dickinson HO, et al. Lymphadenectomy for the management of endometrial cancer. *Cochrane Database Syst Rev.* 2010;(1):CD007585.

74. Stephenson AJ, Klein EA. Surgical management of low-stage nonseminomatous germ cell testicular cancer. *BJU Int.* 2009;104:1362–1368.

75. Veronesi U, Adamus J, Bandiera DC, et al. Inefficacy of immediate node dissection in stage 1 melanoma of the limbs. *N Engl J Med.* 1977;297:627–630.

76. Vikram B, Strong EW, Shah JP, et al. Failure in the neck following multimodality treatment for advanced head and neck cancer. *Head Neck Surg.* 1984;6:724–729.

77. Morton DL, Wen DR, Wong JH, et al. Technical details of intraoperative lymphatic mapping for early stage melanoma. *Arch Surg.* 1992;127:392–399. *The sentinal lymph node biopsy was developed for melanoma staging, but has had a significant impact on the management of breast cancer as well. As an alternative to mandatory lymph node dissection, this procedure reduces patient morbidity,* *including lymphedema, and length of stay.*

78. Veronesi U, Viale G, Paganelli G, et al. Sentinel lymph node biopsy in breast cancer: ten-year results of a randomized controlled study. *Ann Surg.* 2010;251:595–600.

79. Treseler P. Pathologic examination of the sentinel lymph node: what is the best method? *Breast J.* 2006;12(5 suppl 2):S143–S151.

80. Patani N, Mokbel K. The clinical significance of sentinel lymph node micrometastasis in breast cancer. *Breast Cancer Res Treat.* 2009;114:393–402.

81. McLaughlin SA, Wright MJ, Morris KT, et al. Prevalence of lymphedema in women with breast cancer 5 years after sentinel lymph node biopsy or axillary dissection: objective measurements. *J Clin Oncol.* 2008;26:5213–5219.

82. McLaughlin SA, Wright MJ, Morris KT, et al. Prevalence of lymphedema in women with breast cancer 5 years after sentinel lymph node biopsy or axillary dissection: patient perceptions and precautionary behaviors. *J Clin Oncol.* 2008;26:5220–5226.

83. Ono T, Minayama Y, Ito M, et al. Sentinel node mapping and micrometastasis in patients with clinical stage IA non-small cell lung cancer. *Interact Cardiovasc Thorac Surg.* 2009;9:659–661.

84. Gortzak-Uzan L, Jimenez W, Nofech-Mozes S, et al. Sentinel lymph node biopsy vs. pelvic lymphadenectomy in early stage cervical cancer: is it time to change the gold standard? *Gynecol Oncol.* 2010;116:28–32.

85. Anand SM, Gologan O, Rochon L, et al. The role of sentinel lymph node biopsy in differentiated thyroid carcinoma. *Arch Otolaryngol Head Neck Surg.* 2009;135:1199–1204.

86. Chen SL, Bilchik AJ. More extensive nodal dissection improves survival for stages I to III of colon cancer: a population-based study. *Ann Surg.* 2006;244:602–610.

87. Schwartz DL, Barker J Jr, Chansky K, et al. Postradiotherapy surveillance practice for head and neck squamous cell carcinoma–too much for too little? *Head Neck.* 2003;25:990–999.

88. Moreno MA, Skoracki RJ, Hanna EY, et al. Microvascular free flap reconstruction versus palatal obturation for maxillectomy defects. *Head Neck.* 2010;32:860–868.

89. McCarthy CM, Pusic AL, Sclafani L, et al. Breast cancer recurrence following prosthetic, postmastectomy reconstruction: incidence, detection, and treatment. *Plast Reconstr Surg.* 2008;121:381–388.

90. Howard MA, Polo K, Pusic AL, et al. Breast cancer local recurrence after mastectomy and TRAM flap reconstruction: incidence and treatment options. *Plast Reconstr Surg.* 2006;117:1381–1386.

第11章

干细胞与再生医学

Michael S. Hu, Ruth Tevlin, Derrick C. Wan, H. Peter Lorenz, Geoffrey C. Gurtner, and Michael T. Longaker

概要

- 目前人们对组织重建和再生相关的生物医学有明显的需求。
- 干细胞是任何一个组织再生或工程战略的关键构件。
- 干细胞来源广泛,可以从处于不同分化阶段的组织中获取。
- 基础研究及临床相关研究发现,干细胞在体外和体内的两种环境下功能不同且发育阶段也不相同。
  - 胚胎干细胞
  - 后天的成体干细胞
    - 脂肪源性基质细胞
    - 骨髓间充质干细胞
    - 组织特异性干细胞
  - 多功能诱导干细胞
- 干细胞疗法这一前瞻性临床研究需要包含组织工程和诱导疗法等多学科协作(如仿生模型、基因疗法、小分子、生长因子)。

简介

- 干细胞有 3 个特点:

1. 自我更新　干细胞可以通过细胞分裂、扩大、增殖形成克隆细胞群。

2. 可克隆性　干细胞能够产生新的干细胞。

3. 能分化成各种细胞类型　干细胞能在体外和体内环境下分化成多种细胞类型并且在移植后能重新形成特定的组织类型。

- 干细胞可来自胚胎,也可后天形成。
- 胚胎干细胞相较于后天的成体组织特异性干细胞而言,具有多能分化的优势。
- 学界已经将间充质干细胞在体内外环境下的分化做了具体阐述。
- 成熟干细胞或组织特异性干细胞是未分化的细胞,几乎在所有胚胎发育完成后的组织和器官中都能发现。
- 后天成体干细胞可以被重组为"胚胎样"状态,这种细胞被称为多功能诱导干细胞。

关于生物医学负担的讨论 (图 11.1)

随着全球人口不断增长及老龄化的发展,相关疾病缺陷及先天性的、术后、创伤后,血管性和退行性病变造成的后遗症对患者的困扰也不断增加(如关节炎、骨质疏松症、慢性难愈合创面,肿瘤切除术后缺损)。据估计,美国在 2007 年治疗骨骼肌肉系统疾病的成本超过了 260 亿美元,并且以年平

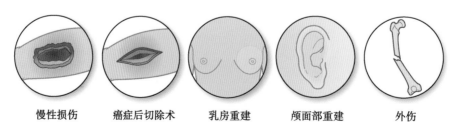

| 慢性损伤 | 癌症后切除术 | 乳房重建 | 颜面部重建 | 外伤 |

图 11.1　生物医学的重担:整形外科医生面临着不同组织重建的挑战。如图从左到右,组织工程学可能的应用领域包括慢性创面的治疗、乳房重建、颜面部重建和外伤

均增长率 8.5% 的速度增长（在身体各部分花费的增长中排第二）[1]。美国整形外科学会估计，在 2014 年，整形外科医生进行了近 580 万例整形手术，其中超过 440 万例是肿瘤切除和癌症重建手术，超过 10.2 万例是乳房重建手术[2]。

复合材料组织重建仍然是整形外科医生在治疗创伤后、肿瘤根除术后和先天性异常畸形患者时所面临的巨大挑战。人工材料，例如假体、支架和置入物等都能弥补软组织的缺损，从而大大地提高数百万患者的生活质量。然而，这样的人工组织都存在着使用时间不长和感染的隐患。虽然通过异体和自体移植，有些隐患已经有所减少，但这种方法也被其耐用性、可用性和供体不足等缺陷所限制。

因此整形外科医生们很纠结，因为目前的置入物和移植物并不能完全复制动态活组织为了适应环境因素而重建和再生的能力。最终组织重建疗法必须从组织修复转化为组织再生。简而言之，组织再生涉及使用生物活性支架，种植多能、自我更新的细胞类型，如干细胞（图 11.2）。仿生支架与有细胞活性的细胞分子（例如干细胞）的协同作用可以实现组织再生以应对损伤。

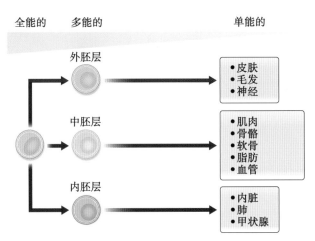

图 11.2　全能干细胞沿着不同的多能谱系进行分化，胚胎干细胞是全能干细胞，然而脂肪源性间叶细胞是中胚层多能干细胞

从功能上，人们把干细胞定义为能够自我更新和分化成定向祖细胞的克隆细胞群。这些祖细胞可以进一步分化成成熟的细胞，并形成功能性组织[3]。传统意义上，根据干细胞的分化能力，人们将其分为两类。全能干细胞（胚胎干细胞）可以分化成机体中的任何细胞类型，而多能干细胞（成体干细胞）可以分化成多种细胞类型，但并不是所有的细胞谱系。除了传统的干细胞分类以外，最近发现一类新的干细胞——多功能诱导干细胞（induced pluripotent stem cell, iPS cell）——来源于基因重组过的成体细胞，这类细胞被认为拥有胚胎干细胞的潜能。

为什么干细胞与再生医学对整形外科医生有意义

整形外科医生是在临床上利用成体干细胞最佳的位

置，因为他们可以直接获得丰富的成体干细胞供应。具体而言，整形外科医生可以通过吸脂和塑形手术获得大量的脂肪组织。从这个组织中，可以提取脂肪来源的基质细胞用于治疗。理想情况下，成熟的干细胞技术将能够利用植入这些细胞的预制仿生支架来解决广泛的软组织、骨骼、肌肉、软骨、血管或关节缺陷。最近的研究表明，脂肪来源的基质细胞在成骨和成脂潜能方面可能存在差异，这取决于细胞从哪些皮下区域获得。因此，未来的外科医生可能会根据患者的具体需要来调整获取治疗细胞的区域[4]。

此外，人类在应用干细胞和基质细胞方面的潜在突破已经促使一些人存储自己的组织，以备将来使用。其中一个例子是保存脐带血[5]。同样地，其他成体干细胞也可以应用冷冻技术来实现长期保存。

历史回顾

过去 40 年，人们对克隆干细胞种群有了一定的了解。在 20 世纪 60 年代之前，所有的分裂细胞都被认为有助于组织生长和更新，并且通常被归类为常驻干细胞[3]。然而，1961 年的一个革命性的公布通过分离骨髓中特定的自我更新细胞群重新定义了现有的干细胞观念[6]。这种特定的干细胞群体是通过将受到致命辐射的老鼠注入能够迁移到脾脏并产生造血细胞结节的骨髓细胞而发现的。然后证明结节中的细胞来自单个细胞。能够产生克隆群体的细胞被命名为"集落形成单位"，并最终表明是短期造血细胞。诸如此类的研究为人们目前对未分化的自我更新细胞群的理解提供了框架。

Cohneim 在 19 世纪末首次提出骨髓中存在间充质干细胞（一种成人干细胞），他提出参与外周创面愈合的成纤维细胞来源于骨髓隔室[7]。在 20 世纪 70 年代，Friedenstein 等证明了豚鼠骨髓中存在"成纤维细胞样"细胞，他们将细胞冲洗到塑料培养皿中，并丢弃了非贴壁细胞[8]。其余的纺锤体样细胞外观不均匀，但似乎能够在体外形成集落，产生菌落形成单位成纤维细胞[8,9]。当这些细胞随后被移植到皮下囊袋时，它们成功地形成了异位骨组织[8]。Castro-Malaspina 等使用类似的方法，从人骨髓中有效地分离出菌落形成单位成纤维细胞[10]。从这些早期的研究以及随后的研究表明，这些细胞可以在体外培养，并在间充质谱系内分化成几种细胞类型[11,12]。Friedenstein 分离的细胞后来被 Caplan 重新命名为"间充质干细胞"（mesenchumal stem cell, MSC）[11]。

MSC 作为一种真正的多能细胞群的基本特性归功于 Pittenger 及其同事在 1999 年的工作[13]。在这篇报道之前，科学家们不确定骨髓间充质干细胞是否代表了一种异质混合的定向祖细胞，每个细胞都具有有限的潜能，或者是能够分化成脂肪、软骨、骨和肌肉的个体细胞。通过密度梯度分离程序从超过 350 个供体的髂嵴中抽取人骨髓，产生表型上均匀的贴壁细胞群。流式细胞术分析证实，超过 98% 的贴壁细胞具有相同的表面标记特征。从这个群体中分离出单个细胞并重新扩增。证明这些新的后代细胞保留了分化成脂肪细胞,软骨细胞和成骨细胞的能力[13]。因此,证明 MSC 具有广泛增殖的能力同时保持其多能性,确定 MSC 是真正的干细胞。

过去,人们认为脂肪组织仅仅是代谢储备,负责处理、储存和释放,以胆固醇和甘油三酯形式存在的高能量物质。然而,科学家在 20 世纪 60 年代早期描述了含有成纤维细胞样细胞的脂肪组织的基质血管分数(stromovascular fraction, SVF)[14]。随后对这种 SVF 细胞类型的研究使科学家相信,它们代表了一种脂肪祖细胞,其分化潜能仅限于脂肪组织[15]。但在 2001 年,Zuk 等证明了这些 SVF 细胞不仅具有成脂的能力,而且具有成软骨、成肌和成骨分化的能力[16]。这些细胞最终被重新命名为脂肪源性基质细胞(adiposederived stromal cell, ASC)。与 MSC 类似,学界已证明 ASC 能够在体外分化成心脏细胞甚至神经祖细胞[16-18]。其他研究表明,ASC 的分化潜力比最初认为可能的要大得多[18-24]。

ASC 的细胞表面标记与 MSC 相似,都表达 CD105、STRO-1、CD29、CD144 和 CD166[24,25]。由于 ASC 与其他成体干细胞群体相比分离的丰富性和易用性,研究人员越来越关注 ASC 在再生医学中的潜在应用。例如,许多研究已经证明 ASC 被接种到聚羟基乙酸支架上创建一个类骨材料时的再生潜力[26-28]。

学界在 1981 年通过使用植入前的小鼠胚胎首次报道了胚胎干细胞的建立[29]。细胞从囊胚移植到组织培养,并发展成四个单独的细胞系。当这些细胞系被移植到同基因鼠宿主中时,它们形成了分化良好的畸胎瘤,提示多能性能力[30]。然而,由于围绕使用人类胚胎的有政治和伦理争议,使 hESC 的早期研究复杂化。直到最近,hESC 的产生需要破坏人类胚胎,这不可避免地引起了各种生命价值的反对意见。然而,肯定要销毁这些胚胎中的大部分,因为它们是为了体外人工受精而制造的,但是已经存放了很长时间,超过了它们的有效保质期[31]。

2009 年,美国前总统奥巴马增加了联邦研究经费,除了私人或州级资助的新创造的 hESC 之外,还包括 100 多种现有细胞系[32]。根据这项新规定,如果创造涉及破坏胚胎就不能用于创建新的干细胞系。考虑到这种限制,科学家们研究出了一种新的 hESC 衍生方法,这种方法不需要对胚胎造成损伤[33]。使用与胚胎植入前遗传筛选类似的单细胞活检技术,研究人员能够在不损伤原始胚胎的情况下产生两种新的多能细胞系[33]。此外,这种方法还可以为通过体外人工受精出生的儿童生成匹配的组织。

成体干细胞功能的一个重要概念是干细胞生态位,由 Schofield 于 1978 年首次提出[34]。干细胞生态位描述了成体干细胞所处的微环境,包括允许成体干细胞维持其作为再生细胞的功能的信号传导途径和细胞内通信[35]。该结构单元由周围的刺激调节以维持成体干细胞群体,同时也确保它们被适当激活。对毛囊、肠道衬里和骨髓的研究为这一生态位的精确时空调控提供了重要的见解[36]。

人类胚胎干细胞

定义

对人类胚胎干细胞(human embryonic stem cell, hESC)领域的研究在过去 20 年发展十分迅猛,吸引了越来越多的关注。胚胎干细胞具有分化成人体内几乎所有细胞类型的能力,已促使许多有前途的研究领域的产生,人类胚胎干细胞的研究可能会更深入地了解细胞生物学,并且为许多疾病提供了可能的治疗方法[37,38]。此外,组织创伤后自行修复和再生的能力可以拓展到其他领域,有助于开发新的治疗方案,使用干细胞来修复部分受损的器官,从而转变过去所认为的器官一旦受损便成永久性功能缺陷这一观点。尽管最近围绕干细胞的政治和伦理关怀的争议多于其研究和临床使用,但是这一领域的研究仍有相当大的前景。

"胚胎干细胞"一词由 Gail Martin 提出,用以区别此前描述过的来源于恶性畸胎瘤的胚胎性肿瘤细胞[29]。胚胎干细胞具有 3 个基本特征:①来源于胚胎植入前或者围着床期的胚胎;②在相当长的未分化阶段里具备自我更新和增殖能力;③具有形成 3 个胚胎胚层的衍生物的能力[39]。

作为小鼠早期研究工作的延伸,hESC 在 1998 年第一次被分离得到[39]。Thomson 等通过体外受精获得了新鲜的分裂期的人类胚胎,并培养至囊胚阶段,相当于受精后 4~5 天。从最内层细胞团(最终形成胚胎)形成 5 个独立的胚胎干细胞株并成功地在培养 6 个月后仍保持一种未分化的状态。所有 5 个细胞系被注射到免疫缺陷的小鼠体内后仍保留能形成畸胎瘤的能力。组织学检查显示,畸胎瘤细胞可出现在肠上皮细胞、软骨、骨、平滑肌、神经上皮细胞、神经节和复层鳞状上皮。Renbirmff 和他的同事也从另外两个胚胎干细胞系中描述了类似的发现,证实了转录因子 Oct-4 的表达,而转录因子 Oct-4 先前已被证明是维持小鼠胚胎干细胞多能分化干能力的必要条件[40,41]。

hESC 的发展促进了对人胚胎形成、出生缺陷的发展以及各种病理状态的细胞机制的研究。理论上,hESC 有能力治疗各种各样的遗传疾病、癌症、糖尿病、神经退行性病变和脊髓损伤。然而,干细胞在这类疾病的实际临床使用中,出现了与同种异体干细胞移植相关的移植物抗宿主疾病这一重要难题。有一种解决这种组织不相容性的方案,主要发展具有不同遗传背景的多种干细胞系,定向用于患者,从而将排斥反应的风险降至最低。其他解决方案包括使用自体捐献的成体干细胞或最近发现的诱导性多能干细胞[13,17,42]。

关于干细胞培养过程中的异种污染也引起了人们的关注。hESC 传统上使用小鼠胚胎成纤维细胞(mouse embryonic fibroblast, MEF)滋养层为基质进行体外培养[39]。没有 MEF 滋养层,人类胚胎干细胞会进行快速分化并失去多能性。Xu 及其同事运用了经小鼠胚胎成纤维干细胞处理的人工基底膜作为中介,发明了无滋养层的培养系统。但在这两种技术中,hESC 需借助于免疫产物来保持其多能性[43]。

2005 年,Martin 等发现了存在于 hESC 表面的一种非人类唾液酸 Neu5Gc[44]。由于人类无法生成此特殊的唾液酸,因此它很有可能是从包含动物产品的中介中摄取,并通过糖基化过程合成的。当这些 hESC 和它们组成的胚状体暴露于人体血清中时,会与免疫球蛋白快速结合并形成复合物沉积,从而导致细胞死亡。

想要避免这个问题,就需要在免疫缺失的条件下创造一种新的干细胞系。为了做到这一点,人们研发出了从小鼠胚胎成纤维细胞延伸而来的新的细胞外基质涂层板,而且使用之前会进行消毒[45]。当使用这些涂层板对 hESC 进行培养时,人们观察到 6 个月细胞未分化扩增,并且保持了能形成所有 3 个胚层的能力。这种系统消除了 hESC 暴露于血清和/或滋养细胞而造成污染的机会,并且将通过接触动物或者人类的病原体细胞而造成的疾病传播的风险降至最低。

当前观点与研究

对 hESC 的科学研究极大地改变了人们目前对疾病的理解和治疗(图 11.3)。例如,从研究干细胞发展而来的技术可能将来会用来治疗脊髓损伤,神经退行性病变和各种遗传疾病。近来,在干细胞治疗脊髓受损及帕金森病方面已受到更多关注的同时,干细胞专家在糖尿病、心血管及造血领域也取得了重大进展。

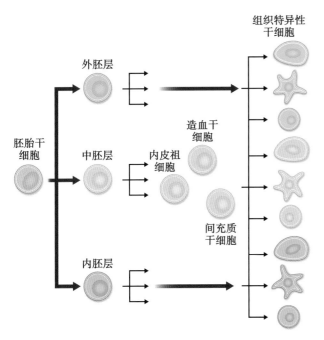

图 11.3 胚胎干细胞的用途。胚胎干细胞可用于研究基因变异,药物筛检及设计新的治疗方案

1995 年,Bain 及其同事首次证明了胚胎干细胞具有向神经元细胞分化的能力[46]。将鼠的胚胎干细胞暴露于视黄酸中,可以观察到干细胞会生成多个细胞表型,其中神经元样的物质占了很大的比例。对这些细胞基因表达的研究揭示了与神经相关的几个转录体的形成,包括神经微丝、谷氨酸受体亚基和神经特异性转录因子。此外,生理学研究发现这些神经元样细胞可以产生动作电位。综合这些实验,Schuldiner 利用视黄酸和神经生长因子(nerve growth factor,NGF)诱导了神经元的分化[47]。这些神经祖细胞能够在体外分化成星形胶质细胞、少突胶质细胞和成熟神经细胞[40,48]。当把这些 hESC 源性的神经细胞植入新生小鼠大脑的脑室时,能观察到它们会广泛地分布于整个大脑,因区域特异性而融入不同部位。因此,这些研究结果揭示了 hESC 的发展潜能及在体内应对局部环境因素而分化成合适神经系的能力。虽然只是初步的发现,但是这类研究也给将来应用 hESC 治疗神经系统疾病带来了希望。

多能胚胎干细胞也同样在糖尿病研究领域展现了它的潜力。目前治疗 1 型糖尿病唯一可能有效的方法是胰岛替换。然而,供体短缺严重限制了其作为治疗方案的实际操作性。此外,疾病传播和细胞排斥的风险仍亟待解决。然而,来源于鼠胚胎干细胞,对葡萄糖敏感的胰岛素分泌细胞的发现可能是治疗 1 型糖尿病的一种新方法[49]。悬浮状态下培养 hESC 及形成胚体,这也导致在分化的 14 天后,检测到胰岛素产生细胞[50]。通过免疫组织化学染色可发现,1%~3% 的细胞胰岛素染色为阳性。但是近期的研究也对这些细胞的比例产生了一些怀疑,估算其真实的发生率要低于十万分之一[51]。这类研究不仅要继续下去,还要证明这些细胞具有 β-胰岛细胞的分泌及释放的潜能,这类来源于 hESC 的细胞团从理论上将能够作为治疗 1 型糖尿病患者的细胞替代来源。

心脏组织发育的研究由于缺乏合适的体外模型而一直受限。而 hESC 研究的出现,为这类领域的发展提供了可行的手段。Kehat 及其同事首次发现,在悬浮液中培养的 hESC 存在自发收缩领域,然后它们会形成类胚体[52]。来自这些区域的细胞占全部细胞的大约 8%,能被心肌标志物,包括肌球蛋白、肌间蛋白、肌钙蛋白和心房钠尿肽因子染色呈阳性。另外,分别应用异丙肾上腺素和甲酰胆碱可分别观察到这些区域细胞会产生正、负性变时作用。添加 5-氮-2'-脱氧胞苷可以使更多的 hESC 分化成这类细胞,并且对其进行密度离心纯化可获得含 70% 心肌细胞祖细胞的细胞群[53]。2003 年,Mummery 等第一次通过内脏内皮样细胞联合培养技术,示范了 hESC 源性心肌细胞的分化过程[54]。这种方法满足了自身心脏发育的需要,并且形成了由 10~200 个心肌细胞构成的有效的搏动细胞团。有趣的是,这些克隆细胞可以被冻结,在解冻后也可恢复跳动。总体而言,这类发现为 hESC 作为心脏研究模型能持续发展进步提供了强有力的论证。它们能够分化成心肌细胞的能力以及富集这些心肌细胞的潜能,也有助于其今后在心脏疾病方面的临床应用上的发展。

研究人员还发现 hESC 可以诱导血管内皮细胞形成。血管内皮细胞是组织修复和再生的关键,hESC 源性血管细胞参与治疗脑血管病前景广阔[55]。Zamhidis 等最先发现了在 6~9 天类胚体内中胚层血管内皮细胞集落的存在[56]。他们发现这些集落由表达 CD45 的非粘连细胞构成,并产生造血谱系以及表达血管内皮特征标记的黏附细胞。分离这些 hESC 源性血管内皮细胞,可以通过加入抗 CD31 抗体的流式细胞仪来完成[57]。然后对这些细胞进行培养增殖,并注入免疫功能低下的大鼠体内,可以观察到其体内有微血管网的形成。虽然其长期稳定性未知,但这是利用 hESC 治疗血管疾病及刺激缺血组织生长的第一步。这也为以后血管形成的生物分子机制的研究提供了基础。

临床相关性

关于 hESC 的临床应用还在起步阶段。在广泛的临床应用之前必须克服的障碍包括致瘤性、免疫相容性及做治疗用的目的细胞的分离。尽管如此,科学家们仍在 hESC 可能应用的最有前景的神经再生领域继续研究。利用小鼠动物模型进行的研究已获得了初步成果,这也促使美国食品药品管理局(Food and Drug Administration, FDA)批准了 hESC 的临床试验用于临床治疗,这在历史上还是第一次。

由于中枢神经系统的再生能力有限,这也使得通过 hESC 疗法来恢复神经系统的功能充满可能性。创伤后可能会导致大脑和脊髓的神经脱髓鞘,仅次于局部少突胶质细胞死亡[58]。虽然轴突可能被保留,但动作电位的传播可能会受到破坏,导致运动功能不可逆的丧失。然而 hESC 能分化为少突胶质细胞的潜能,也为神经细胞的临床恢复带来了福音。为了支持这一观点,Keirstead 及其同事评估了在小鼠脊髓受损后,hESC 能使髓鞘再生及运动功能恢复的能力[59]。利用可控、可再生的条件,诱导 Sprague-Dawley 大鼠 T10 级水平脊髓挫伤,快速达到所要求的效果。纯化来源于 hESC 的少突胶质细胞,并将其直接注入损伤 7 天后的骨髓神经上方和下方。8 周后进行组织学分析,与对照组动物相比,实验组显示更高密度的再生髓鞘轴突。然而更重要的是,接受了 hESC 源性的少突胶质细胞的动物在首次损伤后,其运动功能评分显著高于对照组,并持续提高达 1 个月之久。因此,这些研究结果表明,移植能分化成少突胶质细胞的 hESC 可能是治疗急性脊髓损伤的有效手段。值得注意的是,在研究中没有发现畸胎瘤的发生。这也表明在 hESC 的临床使用前进行预分化,可能避免对肿瘤发生风险的担忧[60]。

少突胶质细胞祖细胞(oligodendrocyte progenitor cell, OPC)是一种来源于 hESC 的神经祖细胞,已被确定为另一种可用于临床中枢神经系统再生的有希望的细胞群。许多动物研究发现,为了减少脊髓损伤后的功能丧失,证实少突胶质细胞祖细胞具有少突胶质细胞谱系的潜力[61,62]。2015年,Asterias 生物治疗公司宣布开始招募患者进行 Ⅰ/Ⅱa 期临床试验,以测试在完全性颈脊髓损伤(spinal cord injury, SCI)患者身上少突胶质细胞祖细胞的安全性和有效性。这项试验是加利福尼亚再生医学研究所(California Institute for Regenerative Medicine, CIRM)资助的临床试验的延续,该临床试验由生物技术公司 Geron 于 2010 年开始使用相同类型的干细胞治疗胸部脊髓损伤。Geron 初始试验的 5 名患者中没有一名发生不良反应,如治疗引起的肿瘤或炎症,在整个随访期间进行的 MRI 扫描发现损伤部位的大小减少,并且表明少突胶质细胞祖细胞可能对防止 4/5 患者的进一步脊柱恶化具有一定的积极作用。尽管有这些发现,但 Geron 试验由于公司内部报告的业务战略调整而停止[63]。虽然仍

有待观察大鼠研究的积极结果是否可以临床复制,但这是实施使用干细胞治疗人类疾病的翻译疗法的重要的第一步。尽管目前还不能预期完全瘫痪后功能的完全恢复,但是有希望有一天受伤较轻的患者可以从使用 hESC 中获益[64]。

出生后成体干细胞

脂肪源性基质细胞

定义和获取

脂肪组织由基质成分组成,包括微血管内皮细胞、平滑肌细胞和多能细胞。ASC 展现出在体外能分化成脂肪细胞、成骨细胞和成软骨细胞的能力[16,17,19,65,66]。然而,hASC 的定义尚不确定。有几个实验猜测这些细胞是血管周围细胞的代表,这也能解释为什么它们具备分化成血管内皮细胞的能力;也有试验猜想它们是驻留在脂肪组织中的成纤维细胞的亚群(图 11.4)。

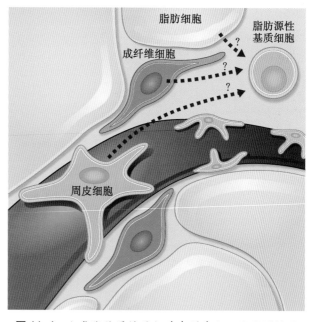

图 11.4　人类脂肪源性干细胞来源未知。脂肪源性干细胞被认为来源于脂肪或者成纤维细胞或者血管周围的壁细胞,即周皮细胞

ASC 像来源于骨髓的干细胞一样,有大量增殖/自我更新并且有分化成骨、软骨、肌肉和脂肪的能力。这类细胞也可以根据其表面标志物进行定义,如 CD105、STRO-1、CD29、CD144、CD166 阳性,CD3、CD4、CD11c、CD14、CD15、CD16、CD19、CD31、CD33、CD38、CD56、CD62p、CD104 和 CD144 阴性[24,25]。

ASC 的获取

ASC 可以通过吸取或者切除的脂肪组织获得(图 11.5)。吸取脂肪的优点就是省去了需要仔细切碎脂肪组

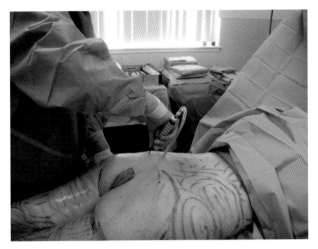

图 11.5　人体大腿吸脂术

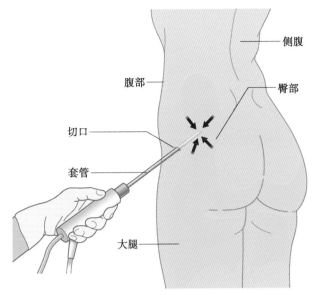

图 11.6　可以从不同的部位进行吸脂获取脂肪。这些部位已被证实具有不同的成骨和成脂的能力

织这一步骤。目前已证实,即使运用超声溶脂技术,干细胞依然能保持其分化成骨的能力[67]。如果脂肪组织是从多个不同的部位获得的,这些样本就应该分开并标记,因为不同皮下组织的脂肪分化能力不同[4](图 11.6)。

吸脂术后,脂肪组织应该尽可能地在无菌的细胞环境下获得(图 11.7)。脂肪样本应该用稀释的碘伏聚维酮碘冲洗过后再以相同体积的磷酸盐缓冲液(phosphate-buffered saline,PBS)冲洗两遍。然后,在 Hank 平衡盐溶液中,以等体积的 0.075%(w/v)Ⅱ型胶原酶在 37℃ 的水浴中消化组织,同时以 140 转/min 的速度搅拌 60 分钟。在消化过程中,每过 15 分钟,应搅动一下并减轻压力。随后,加入同等体积的混有 10% 胎牛血清(fetal bovine serum,FBS)和 1% 的青霉素/链霉素的 PBS 对胶原酶进行灭活。血管基质碎片以 1 000 转/min 的速度,离心 6 分钟形成团块。弃去上清液,细胞团重新悬浮,接着用孔径 100μm 的细胞过滤器将未降解的组织碎片滤去。细胞成团并且在生长介质中再悬浮,在组织培养皿中进行原代培养,并且在 37℃,5% 的 CO₂ 环境中进行孵化。鉴于最后形成的细胞团中,红细胞的数量庞大,所以细胞计数非常困难。然而,作者不推荐溶解红细胞,因为作者认为这会减少 ASC 的生存能力。平均每 10mL 脂肪组织可以获得 100 万个 hASC。

鼠脂肪源性基质细胞(mouse ASC,mASC)的获取也用了类似的方法。第一步,需要获得至少四只大鼠双侧腹股沟的脂肪垫。脂肪组织降解前的必要步骤是粉碎所获的脂肪组织。随后,步骤与上文对 hASC 所描述的步骤相同:降解、中和、离心、过滤和电镀。

当前观点与研究

鼠和人脂肪源性基质细胞的区别

对 mASC 的研究引人关注,因为它相对易于获取且有小鼠供于实验。但是,鼠和人类的 ASC 有着很大的不同。例如,相比 mASC,hASC 在体外有着更强的分化成骨能力[68,69]。mASC 接受诸如视黄酸之类额外成骨刺激才能在体外成骨[70]。此外,如成纤维细胞生长因子(fibroblast growth factor,FGF)-2 等碱性物质能抑制 mASC 的成骨分化,而 FGF-2 的存在与否对 hASC 的成骨分化没有限制[69,71]。

作者在试验中观察到,无论 ASC 来源于人还是小鼠,都

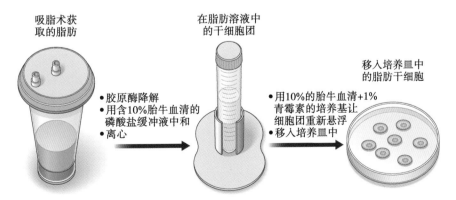

吸脂术获取的脂肪

在脂肪溶液中的干细胞团

移入培养皿中的脂肪干细胞

- 胶原酶降解
- 用含 10% 胎牛血清的磷酸盐缓冲液中和
- 离心

- 用 10% 的胎牛血清+1% 青霉素的培养基让细胞团重新悬浮
- 移入培养皿中

图 11.7　脂肪源干细胞的获取过程简述。吸出的脂肪(左)被降解,然后离心成血管基质团块(中),然后移入 10cm 的培养皿中进行扩增(右)

有助于鼠颅骨损伤的骨修复[72,73]。例如，在没有 ASC 植入的颅骨受伤的小鼠身上，创伤 16 周后颅骨仍不愈合，而经 hASC 植入的小鼠身上，在创伤 4 周后就可见到明显的骨愈合[73]。

基于细胞表面受体的富集

虽然学界的研究取得了实质性的进展，但在细胞异质性的研究上仍受限制。作者认为，经过选择的、克隆的、基

于细胞表面标志物而富集的细胞亚群能推动科学研究的进展（图 11.8）。通过优化和选择富集的、具备强大成骨分化能力的 ASC 亚群，人们在运用细胞疗法进行骨骼再生治疗时可以最大限度地提升疗效。根据 ASC 的表面标记，用分离造血干细胞（hematopoietic stem cell，HSC）的方法，运用活性荧光细胞分选技术而对其进行富集。即使在通过细胞表面受体而分选得到的 ASC 亚群里，异质性也是存在的。尽管干细胞群已证实存在异质性，但是这种异质性对功能的影

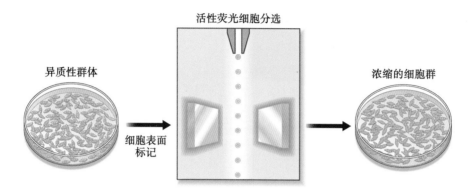

图 11.8   活性荧光细胞分选是根据细胞表面受体来分离细胞——目标是用这些表面受体区分沿着某一特定谱系分化的细胞。在这里，活性荧光细胞分选被用于从异质性的人类脂肪源基质细胞分离骨祖细胞

响还不完全清楚。干细胞异质性尚未确定，而在进行有效的临床应用前必须克服这一问题。明白这个异质性的第一步便是阐明这些复杂细胞的基因表达谱，这可以通过应用单细胞微流式技术做到（图 11.9）。这就要求定量聚合酶链反应试剂进行精确到纳米量级的混合实现单个细胞的转录分析。

ASC 输注方法

学界仍未找到有关向人体输注 ASC 最合适的方式。越来越多影响力较大的研究已经验证静脉（intravenoues，IV）途径注入 ASC 比较适宜。这类研究已经调查了 ASC 在静脉注射入体内后的自然分布情况。有趣的是，在输注 ASC 后，大部分器官包括骨和骨髓组织都会摄取 ASC，至少一些研究显示其在宿主体内可以长期存在并且无致癌性[74-76]。有研究已经证实通过静脉注射 ASC 能修复肝脏[75]、心脏[77]、内皮[78]甚至嗅觉上皮[79]。最近通过 ASC 静脉注射途径新兴起的一个治疗方向是治疗自身免疫性疾病和炎症疾病，如实验性结肠炎、腹腔脓毒症[80-82]肌营养不良[83]、实验性关节炎[80]和脑脊髓炎[84]。两个激进的病例研究已经发表，它们展现出静脉应用 ASC 的良好疗效：第一个是类风湿关节炎，第二个是慢性自身免疫性血小板减少症[85,86]，表明静脉应用 ASC 可能是一种安全和有效的治疗方法。

体外试验：分化方案

成骨分化（图 11.10）

为了向成骨细胞分化，细胞若在六孔板中放置，应按每

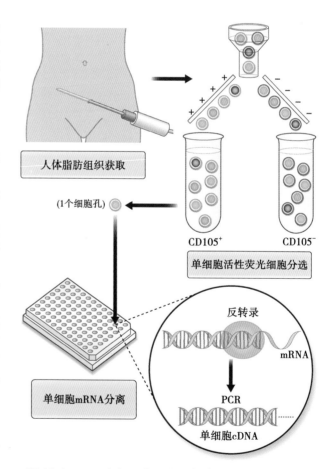

人体脂肪组织获取

（1个细胞孔）

CD105⁺   CD105⁻

单细胞活性荧光细胞分选

反转录

mRNA

PCR

单细胞cDNA

单细胞mRNA分离

图 11.9   活性荧光细胞分选能在单细胞水平上分离细胞。随后可以在单细胞水平上研究人类脂肪源基质细胞，进一步描述每个细胞的转录特征。PCR，聚合酶链反应

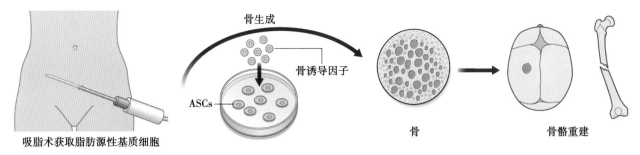

吸脂术获取脂肪源性基质细胞

图 11.10　吸脂术获取的脂肪潜在的临床应用。脂肪源基质细胞(ASCs)通过吸脂获得(左)在体外用分化培养基进行培养成骨,随后用于重建手术来治疗大量疾病(右)

孔 100 000 个细胞的密度进行培养,若在 12 孔板中,密度应为 50 000 个,或在 24 孔板中,每孔应为 25 000 个细胞。细胞贴壁后,用成骨分化培养基(osteogenic differentiation medium,ODM)处理 ASC,此种培养基含有 DMEM 液、10% 的胎牛血清、100μg/mL 的抗坏血酸、10mmol/L 的 β-磷酸甘油和 100IU/mL 的青霉素/链霉素。可以向培养基中添加几种细胞因子来刺激更多的骨生成,如胰岛素样生长因子、血小板衍生生长因子(platelet-derived growth factor,PDGF),或骨形态发生蛋白 BMP-2[87,88]。ODM 应每隔 3 天进行换一次。

早期和晚期成骨分化根据物种有不同的时间点。mASC 在第 7 天时早期成骨和 14 天时晚期成骨,而 hASC 有更加强大的成骨能力,在第 3 天进行早期成骨,第 7 天进行晚期成骨。应通过分析 ASC 中的 RNA 来评价成骨分化。成骨分化中特定的基因标志物包括骨钙蛋白(osteoclcin,OCN)、骨桥蛋白(osteopontin,OPN)、runt 相关蛋白-2(runt-related protein-2,RUNX-2)、Ⅰa 型胶原蛋白(collagen Ⅰa,COL1A)和碱性磷酸酶(alkaline phosphatase,ALP)。此外,在分化第 3 天时进行碱性磷酸酶染色并量化,可以评估早期的成骨活动(图 11.11)。随后,在第 7 天晚期分化时进行茜素红染

色,可以检测到胞外的矿化现象。

成脂肪分化(图 11.12)

为了刺激 ASC 向成熟脂肪组织的分化,要像上述成骨分化中相同的密度接种细胞。成脂肪分化培养基包含 10μg/mL 胰岛素、1μmol/L 地塞米松、0.5mmol/L 甲基黄嘌呤和 200μmol/L 吲哚美辛。在第 3 天,应重新加入 10μg/mL 胰岛素。分化情况可以进行油红 O 染色并量化或基因分析评估。脂肪组织分化过程中表达特定的基因,可以利用 GCP1、脂蛋白脂肪酶(LPL)、过氧化物酶体增殖激活受体 7 进行分析(peroxisome proliferation-activated receptor γ,PPARγ;图 11.13)。

成软骨分化

单层细胞很难向软骨细胞进行定向分化,因此需要使用微团细胞滴。每 10mL 的一滴包含 100 000 个细胞,将其接种到培养皿中形成细胞团,37℃ 培养 2 小时。软骨细胞培养基包括 DMEM、1% 胎牛血清、1% 青霉素/链霉素、37.5mg/mL 抗坏血酸-2-磷酸、ITS(胰岛素、人转铁蛋白和亚硒酸的混合液)和 10ng/mL 的转化生长因子-β₁(transforming growth factor-β₁,TGF-β₁)。这种培养基需小心添加到细胞团周围。24 小时后,颗粒会聚集成为球形。微团块用 4% 多聚甲醛/4% 蔗糖固定,在第 3 天和第 6 天时包埋进行组织学分析。阿尔辛蓝染色能使软骨组织着色,糖胺聚糖测定对软骨形成进行定量分析。随后,可以利用诸如 SOX 9、蛋白聚糖和 Ⅱ 型胶原蛋白的基因对软骨细胞基因进行分析。

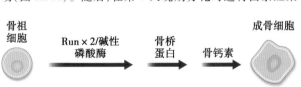

图 11.11　涉及从骨祖细胞向成骨细胞分化的基因。特定的谱系分化与各种基因表达的有序序列相关。成骨分化与 Run×2 蛋白、骨桥蛋白和骨钙素有关,与早期、中期和晚期骨生成一致

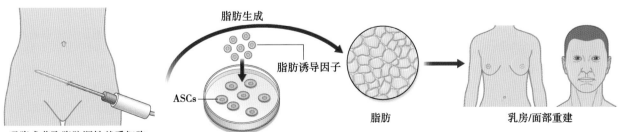

吸脂术获取脂肪源性基质细胞

图 11.12　人类脂肪源性基质细胞的成脂肪分化的潜在临床应用。吸脂术获取脂肪源性基质细胞(ASCs)(左),在体外分化培养基培养形成脂肪(中),随后用于重建手术治疗软组织缺损(右)

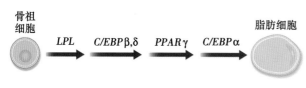

图 11.13 脂肪细胞的分化与脂蛋白脂肪酶（lipoprotein lipase，LPL）、过氧化物酶体增殖激活受体（peroxisome proliferator-activated receptor，PPARγ）、增强子结合蛋白（enhancerbinding protein，EBP）的表达有关

体内模型

缺损 4mm 颅骨的裸鼠

为了能使在体外的研究结果应用到临床领域中，必须获得可靠的活体数据来证明 ASC 具有成骨分化的能力。活体模型应包括大型的免疫活性动物，如绵羊[89]和狗[90,91]，以及体型小一些的免疫功能低下动物，如家兔[92]、大鼠[93]、小鼠[28]。尽管几个模型能确定体内成骨愈合，但是作者认为用裸鼠模型比较可靠，且容易复制。免疫功能低下动物如无胸腺裸鼠能让科学家评估 ASC 在局部的效果，尽管裸鼠可能会减少对异种器官移植的固有免疫应答而混淆试验结果。小鼠容易大量获得，并可通过大多数小动物成像技术如显微计算机断层扫描（micro-computed tomography，micro-CT）微型正电子发射断层显像（micro-positron emission tomography，micm-PET）和生物发光成像进行研究。然而，小鼠的创面能迅速有效地愈合，因此科学家们必须证明任何附加结果均优于小鼠自身的基本愈合能力。其中一种方法是创建一个足够大的创面使其无法通过其固有的创伤愈合能力而愈合。这个较大缺损随着时间的推移不能自行愈合，被称为"临界值"。作者已经在裸鼠顶骨的在体模型中发现了这样一个缺损值，为 4mm[72]。

无法愈合的临界（4mm）颅骨缺损，可以用高速牙钻在成年雄性 CD-1 裸鼠的右顶骨上获得。并用聚维酮碘清洁手术部位后，沿着矢状缝做切口暴露右顶骨。用无菌棉签拭去颅骨骨膜。使用金刚石涂层的环形钻头进行环钻，接着用盐水冲洗。通过这种方式，在没有骨缝的右侧顶骨上，单侧全层临界颅骨缺损模型就完成了。重要的是，硬脑膜会保持原状，包括 Levi 等 2011 年的一项研究表明，硬脑膜和移植的 ASC 之间的细胞-细胞相互作用可能对刺激成骨修复至关重要（图 11.14）。在准备植入前，应提前 24 小时将 hASC 接种到支架上。制作支架时，需要对 85/15 聚乳酸-羟基乙酸共聚物进行铸型和微过滤，制成磷灰石涂层的 PL-GA 支架。简单地说，PLGA/氯仿溶液与 200～300μm 直径的蔗糖混合，达到 92% 孔隙度（体积分数），然后在聚四氟乙烯模具中压缩成薄板。冷冻干燥一夜之后，将支架浸泡在重蒸水中溶解蔗糖，并轻轻地从聚四氟乙烯板中取出，进行消毒和干燥。

准备无机盐缓冲液（simulated body fluid，SBF）溶解磷灰石涂层，按顺序在重蒸水加入氯化钙、六水氯化镁、碳酸氢钠、三水合磷酸氢二钾，添加 1mol/L 盐酸溶液，使溶液 pH

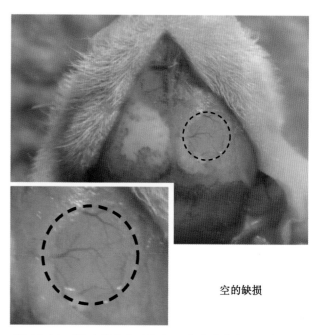

空的缺损

图 11.14 CD-1 裸鼠右顶骨 4mm 大小非愈合性临界缺损

降至 6 从而增加溶液的溶解度。加入硫酸钠、氯化钾、氯化钠使溶液最终的 pH 调整到 6.5（SBF1）。通过向双蒸水添加氯化钙和三水合磷酸氢二钾制得不含 Mg^{2+} 和 HCO_3^- 模拟体液（SBF2），最终调节 pH 到 6.8。所有的溶液通过 0.22μm 聚醚砜（polyethersulfone，PES）膜（Nalgene，NY）进行无菌过滤。得到的 PLGA 支架在 SBF1 中温育 12 个小时，然后在不含 Mg^{2+} 和 HCO_3^- 的 SBF2 中温育 12 个小时，后在 37℃ 条件下轻轻地搅拌。涂层支架用双蒸水清洗掉其表面多余的离子，然后冻干以备下一次研究使用。

作者在其实验室中发现，每个支架 150 000 个细胞是最佳数量[73]。接种在支架上的 hASC 会在 25μL 的生长基上悬浮，在支架上停留 30 分钟。随后将支架沉入 100μL 的培养基中进行 12 小时的培养。在植入前，用于细胞接种的支架应用无菌的 PBS 液冲洗，以防止培养基源性生长因子混入。

临床相关性

最近的病例研究侧重于应用 hASC 来替代骨缺损[94]。在病例报告中，使用 hASC 能使缺损的颅骨[95]、上颌骨[96]和下颌骨[97]愈合并且愈合速度更快。这种重建方法摆脱了对异质材料的需要，从而减少了感染、分解或排斥反应的风险。尽管来自转化研究的证据越来越多，但是仍缺乏数据来阐明 hASC 通过哪些机制来治疗骨缺损。hASC 是直接形成骨来治疗骨缺损吗？或者植入的 hASC 是作为一个高效的工厂通过形成成骨细胞因子来发挥作用？仔细检查颅骨缺损模型中移植有 hASC 的颅骨缺损模型，人们可以了解到骨修复可能的起源。例如，通常观察到缺失的颅骨是从其边缘向里开始钙化，表明宿主颅骨本身导致了骨再生。同时，医生通常会在术后观察到小而孤立的骨岛，这也提示有可能是植入的脂肪干细胞，或者宿主硬脑膜（另一个成骨的来源）[98-100]。最终，hASC 移植疗法表明，基本的骨愈合是靠植入的供体细胞本身实现的。很可能是这 3 个细胞类型（供体 ASC、宿主颅骨成骨细胞和宿主硬脑膜）共同促成了骨性愈合。

利用 ASC 进行组织工程学研究的未来方向

作者认为，整形美容外科不可能通过改善吸脂术和注射技术来利用自体组织取得重大突破。相反，学界必须探索新的细胞技术，以鉴定和分离来源于 hASC 的特定脂肪前体，以协调仿生环境下脂肪组织进行分化的生理诱导刺激（图 11.15）。然而，目前在对 ASC 生物学的了解和其未来转化为临床应用之间存在显著的差距。首先，必须保证 hASC 的安全性。必须抑制癌变，例如移植后不会产生中胚层源性肿瘤[76]。

设计一些接种有 hASC 的生物材料，可能会为自体脂肪移植提供一个新的方向，这可以通过对脂肪、软骨或骨组织进行的立体组装实现[101]。作者的最终目标是，在同一个手术室的同一次手术中，获取皮下脂肪组织，分离 ASC，并将位于骨引导和（或）骨诱导的支架上的这些细胞植入到骨缺损部位（图 11.16）。

骨髓间充质干细胞

定义

骨髓间充质干细胞（MSC）是多能细胞，已被证实可分化为多种细胞，包括脂肪细胞、软骨细胞、骨细胞、骨骼肌细

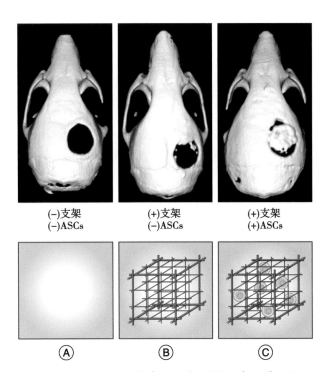

图 11.15　用脂肪源性基质细胞（ASCs）愈合骨缺损。（A~C）CD-1 裸鼠®顶骨 4mm 临界缺损的显微计算机断层成像。（A）既无 ASCs 也无支架，创面 2 周不愈合；（B）只有支架。只有很小一部分创伤愈合；（C）既有 ASCs 也有支架。创伤后 2 周观察到明显的钙化

胞和心肌细胞。来源于骨髓的细胞有可塑性，大量的研究也表明，这种细胞具有黏附、免疫调节性能以及应用于组织

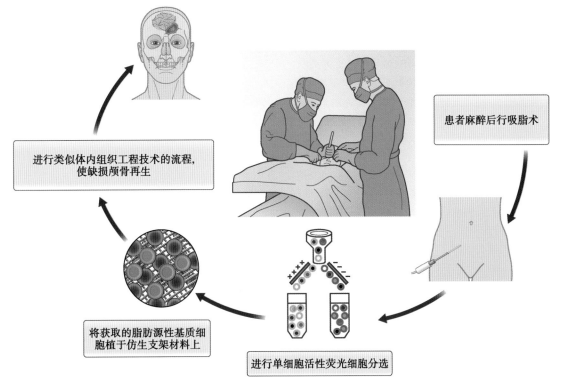

图 11.16　临床应用的最终目标：在手术室内获取患者多潜能自我再生细胞，如脂肪源性基质细胞，置于仿生材料结构内部，进而重建缺陷组织结构

工程的潜力。研究发现，在骨髓间充质干细胞会聚集在损伤部位，在此可能参与组织修复的自然系统。这些发现强调了 MSC 在临床应用中的巨大潜力以及最近越来越广泛地用于治疗各种疾病。尽管关于 MSC 在多种疾病中的真正效应仍存在争议，但其作为"现成的"生物治疗方式的使用前景仍然是一个切实的目标。

Prockop 等阐明了 MSC 的内在和外在功能，但其在骨髓内的作用一直备受争议[7,102]。研究显示，把基因标记的 MSC 细胞注入同基因的小鼠，这些细胞会分布在不同的部位，包括骨皮层和髓质、软骨、脾脏、胸腺、肺脏和肝脏[7]。MSC 因此证明了其参与正常细胞循环及潜在的组织修复和再生的能力。

当前观点与研究

近年来，MSC 应用于组织修复治疗的前景日益广阔。因此，许多研究都集中在这些细胞在体外和体内的特征表型。最初分离的 MSC 有可塑性，但应用 Friedenstein 的方法分离的很多细胞无分化成骨的能力。因此，这表明骨髓基质中存在相当数量的异质细胞群[103,104]。Pittenger[13] 等、Caplan[105] 和 Haynesworth[106] 等利用离心法获得更多同质的 MSC，并对细胞表面抗原进行流式分析，也尝试过其他获得高均质性细胞的方法，包括低氧分压下培养[107,108]。然而，也许利用体外表达的细胞表面抗原是确定 MSC 最严格的方法。但在检测过大量抗原之后，国际细胞治疗协会在 2006 年宣布了骨髓 MSC 的特殊定义标准[109]。在此标准基础上，MSC 应满足在标准培养条件下有黏附的能力，并表达 CD73（细胞外 5'-核苷酸酶）、CD90（Thy-1）和 CD105（内皮因子），同时不表达 CD45（蛋白酪氨酸磷酸化酶）、CD34（造血分化抗原分子 34）、CD14（巨噬细胞/中性粒细胞群分化分子 14）、CD19（滤泡树突状细胞/B 细胞分化抗原）和人类白细胞抗原（human leukocyte antigen，HLA）-DR。此外，MSC 必须能在体外分化为脂肪细胞、成软骨细胞、成骨细胞。尽管这些标准仍在不断完善，但却是目前更多研究的最基本的标准。

相对于 MSC 体外特性的不断改进，其体内的表型描述进展不大，相关总结尚未完善。最近，研究者通过额外的 CD106[血管内皮细胞黏附分子 1（vascular cell adhesion molecule-1，VCAM-1）]和 CD146（黑色素瘤细胞黏附分子）的阳性选择，进一步丰富了 STR0-1 的组成，获得了具有自我更新和多向分化能力的更纯化的部分[110]。这些发现从而更进一步证实 MSC 确实是体内一种来源于间充质组织的干细胞。

研究者已经对 MSC 和 HSC 的谱系进行了详细评估，以明确这两者是否存在于骨髓中的不同群体。利用异性同源性 HLA 骨髓同种异体移植物，研究者证实来自骨髓的基质细胞源于受体，而造血干细胞来源的巨噬细胞源于供体[111]。这项发现表明存在于骨髓基质内部的 MSC 代表着不同于造血细胞的部分。因此，现在的模式认为骨髓中至少有两种类型的干细胞，HSC 产生造血细胞和成骨细胞，MSC 分化为骨髓间充质家系的大部分。此外，由于 MSC 血

管生成素-1 染色阳性，学界普遍认为其在胚胎学上起源于中胚层，它们在骨髓中可能与沿着窦状血管壁的周皮细胞伴行存在[112,113]。

近期，研究者已经开始认识到了 MSC 的特殊性能使其具有重要的治疗潜质。尽管学界了解尚浅，但现已发现 MSC 有免疫调节的特性[114-119]。在 MSC 上有 MHC Ⅰ 型蛋白的基线表达，而 MHC Ⅱ 型蛋白完全无表达[120]。这种特殊性与无免疫状态相关，因此 MSC 可在无免疫抑制治疗的条件下移植于同种异体的受体[121]。更令人惊喜的是，现已发现 MSC 可调节 T 细胞的功能[114,115,117,119]。在共培养的条件下，MSC 显示在树突状细胞和辅助 T 细胞中可降低炎性细胞因子表达，包括肿瘤坏死因子-α、干扰素-γ、白细胞介素 4 和白细胞介素-10[115]。白细胞介素-1 受体拮抗剂分泌的 MSC 也在整体 MSC 调节免疫抑制中发挥作用[122]。从临床角度，这些潜质将来可能会在治疗如移植物抗宿主病和自身免疫疾病方面得以应用[121,123]。

体外试验：组织获取与分化方案

目前，获取和培养 MSC 的技术仍然是以 40 多年前 Friedemstdn 等制定的可塑性的基本性能为基础[8]。近来，研究者应用密度梯度的方法来去除骨髓提取物中多余的细胞种类并提高同质性[13]。研究人 MSC 时，通常以髂骨作为骨髓来源[124]。相反，小鼠 MSC 则用 27G 注射器对腓骨或胫骨骨髓内容物进行首次抽取获得[125]。之后得到的骨髓放置于多支链水溶性多糖的溶液中。离心 30 分钟后，可见分为四层。底部为红细胞，其上是多糖溶液，再上为大部分单核细胞，表层主要是非细胞物质。分离出的第三层（单核细胞）再次离心，置于塑料培养皿上。经过 6~8 天体外培养后，就会看到 MSC 细胞群。

特异性谱系培养条件下诱导分化为脂肪细胞、软骨细胞、成骨细胞和成肌细胞已详述。应用 3-异丁基-卜甲基黄嘌呤、地塞米松、胰岛素和吲哚美辛对 MSC 进行处理可诱导脂肪分化[13]。脂肪堆积在组织结构上容易以细胞内形成脂质液泡来鉴别。此外，分化的 MSC 已证实可表达多种脂肪分化的标志物，包括 PPAR72、LPL、脂肪酸结合蛋白 aP2（图 11.13）。为促进成软骨分化，加入 TGF-p₃，进行 MSC 无血清的微团块培养[13]。2 周后可检测到 Ⅱ 型胶原的表达和含有丰富蛋白多糖的细胞外基质，在关节软骨处也有同样发现。在 ASC 部分，应用相同方法描述了 MSC 向成骨分化。最后，MSC 与地塞米松和氢化可的松共培养已证实可诱导成肌分化的重要调节因子的表达，包括 MyoDl 和肌细胞生成素[126]。

体内模式

MSC 可以分化为几种谱系的能力使得这种细胞成为组织修复和再造的极佳选择。MSC 的多潜能性，以及其易于分离并扩增的能力，引出大量的关于评估其在心血管疾病、中枢神经系统损伤、糖尿病和骨/软骨再生的临床前期

研究。

心血管疾病仍然是世界上发病率和死亡率极高的疾病之一，每年约导致2 000万人死亡[127]。目前的治疗方法主要集中在应用药物对心肌进行保护及血管重建。然而，MSC向心肌谱系转分化的能力已经引起了研究心肌梗死心肌重建的专家的兴趣[128]。重要的是，体内研究已证实注射的MSC优先转移到炎症部位，因此使得其参与心肌细胞损伤后再生成为可能[129]。心肌缺血促进释放化学趋化因子，增加血管通透性并加强黏附蛋白的表达从而使MSC归巢。2015年，Mathiasen等进行的一项随机、双盲、安慰剂对照试验发现，在射血分数<45%的纽约心脏协会Ⅱ~Ⅲ级心衰患者中，心肌内注射间充质干细胞可降低左室收缩末容积（left ventricular end systolic volume，LVESV）。相比之下，接受安慰剂治疗的患者在6个月的随访中LVESV增加。在研究过程中没有发现不良反应。他们的结论是，心肌内注射自体培养扩增的间充质干细胞在临床应用中是安全的，并可改善严重缺血性心力衰竭患者的心肌功能[130]。然而，这些细胞在梗死后如何真正发挥作用依然存在争议。

正如心肌梗死一样，中枢神经系统损伤也是世界上导致死亡和残疾的主要原因。正如研究者已经证实MSC能够分化为外胚层来源的神经元组织，在大量卒中动物模型中的应用已有惊喜的发现[131]。几项研究表明，注射的MSC能迁移至卒中损伤部位并分化为表达神经元标志物的细胞[132-134]。大鼠的初级报告也表明，MSC可能在损伤的神经元修复中发挥作用[133,134]。从功能角度，将MSC注射到皮层缺血部位后，感觉运动功能得到了改善[135]。

糖尿病的治疗是应用MSC的另一领域，已经取得一些可观结果。目前，1型糖尿病通过替换功能性胰岛P细胞能得到部分恢复。然而，胰岛细胞移植因免疫排斥和持续的自身免疫调节破坏而受到限制[136]，而供体胰岛细胞的缺乏进一步使治疗受阻。然而，MSC的潜能，无论是调节免疫系统还是体外分化为β细胞，都使得一些研究者进行了将该细胞应用于糖尿病动物模型的临床前研究[136-139]。但如同心肌缺血和卒中一样，MSC改善高血糖的真正作用尚存争议。将人MSC导入免疫功能不全的糖尿病小鼠中，发现小鼠只有胰岛素合成增加，这表明了MSC促进内源性胰岛细胞的再生而不是转分化合成宿主胰腺[139]。尽管如此，这些研究表明MSC将来可能作为治疗1型糖尿病的可行性选择。

然而，在所有围绕临床前应用MSC进行的体外试验中，与整形外科领域最密切相关的内容之一仍然是这类细胞在骨和软骨再生中的应用。骨内部稳态表现为由间充质细胞谱系的成骨细胞成骨作用和造血细胞谱系的破骨细胞骨吸收之间的精细平衡[121]。MSC可能通过调节核因子κB受体活化因子配体（receptor activator of nuclear factor-κB ligand，RANKL）和护骨素的表达来改变这种平衡[121]。

一些研究也显示，随着年龄增长，MSC功能的缺失可能减少骨再生[140]。从骨修复和再生的角度，MSC被认为是一种组织工程中潜在的细胞结构单元。研究者应用犬股骨临界缺损模型，证实MSC与羟基磷灰石结合能进行骨再生[90,91,141]。在注入MSC后16周时，组织学分析显示整个损伤部位都生长出新生骨[91]。此外，自体移植和异体移植的MSC都能产生同样的结果，在白细胞抗原错配的异体细胞植入后，并无淋巴细胞浸润或抗体形成[91]。

复合血管异体移植（vascular composite allotransplantation，VCA），包括骨缺损，是重建外科另一个日益相关的领域。有趣的是，在动物模型中，当联合短期免疫抑制时，间充质干细胞可增加调节性T细胞水平并延长免疫原性皮肤VCA骨移植的存活时间[142]。

除了四肢骨骼以外，研究者也对应用MSC促进脊柱骨生成进行了研究。脊柱融合术仍然是椎间盘退变性疾病的最终治疗方法，美国每年有超过300 000例此类手术[121]当前的研究集中在通过应用合成支架和细胞因子疗法进行自体骨髓整合而改善脊柱融合术。与动物移植混合骨髓基质细胞相比，将MSC植入人工基底膜，并将其放在腰椎融合处，结果表明可产生更高的融合成功率[143]。Kai等在兔的身上联合应用MSC、磷酸盐陶瓷块和重组人BMP-2，得出类似的结果[144]。这些结果表明，MSC是髂骨移植术这类更为传统方法的极佳替代物，并且能在脊柱融合术后早期产生更多成熟的骨组织。

软骨的修复和再生是另一个具有挑战性的项目，而相比于目前的方法，MSC可能是另一种更引人注目的方法。目前，人们治疗软骨损伤和骨关节炎的能力相当有限，而人工关节置换是当前最好的方法。但是，山羊的临床前期试验证实了MSC有改善膝关节软骨再生的能力[145]。Murphy及其同事研究发现应用外科方法对骨关节炎切除内侧半月板和前交叉韧带后，单纯注射MSC能延缓透明质酸钠从而使关节软骨退化、骨质增生和软骨下硬化[145]。这些结果也被人风湿性关节炎的小鼠模型证实，腹腔注射的异体MSC可预防软骨和骨严重且不可逆的损伤[146]。在这种情况下，MSC并不直接对软骨合成提供细胞性辅助，而是调节免疫反应和炎症细胞因子的表达[146]。

临床相关性

过去20多年，无论是体外培养MSC，还是动物活体模型，都使得科学家将这种细胞应用于不断增长的潜在医学疾病的临床试验[121,123]。MSC被提出治疗一大类疾病，为研究应用MSC治疗移植物抗宿主疾病、Crohn病和1型糖尿病，患者已经开始入组由公司赞助的研究（OsirisTherapeutics，Waltham，MA）。FDA也批准了自体MSC应用于大脑中动脉治疗急性脑卒中的研究。而迄今为止，临床试验中应用MSC效果最显著的是局部缺血性心脏病。

心肌缺血后再灌注会恢复大面积可存活的心肌，但是再灌注往往不完全，造成不良的左心室重塑[147]。如前所述，临床前期试验表明自体MSC不仅是通过转分化，还能对刺激内源性修复机制营养因子进行加工来适当提高心脏功能[148,149]。

与缺血性心脏病类似，MSC已被证实在如骨骼疾病等早期临床研究中也有效。长骨牵引是一种新型方法，应用MSC可促进强化治疗并加快愈合速度[150]。在17例骨折患者牵引固定期,向愈合组织注射 MSC 和洗涤血小板,促进成熟骨的合成并减少并发症的发生[151,152]。Horwitz 等也研究了 MSC 治疗成骨不全症,这是一种因 I 型胶原遗传缺陷导致骨骼易脆和畸形的疾病[153-155]。尽管目前不能治愈,但是初步研究表明 MSC 促进这类患者骨的合成[154]。儿童接受两次自体 MSC 输注证明这些细胞可移植至多部位,包括骨骼和皮肤。重要的是,在治疗后随访的前 6 个月,细胞呈现加速增长的现象,且无相关并发症[153]。因此,这些发现展现了 MSC 能够安全地应用于儿童,而且能主要分布在有病变的组织。

此外,MSC 疗法已被证明在少数接受 MSC 治疗以改善骨关节炎临床症状的患者中是安全有效的。2015 年的研究发现,在严重膝关节骨性关节炎患者中,与未注射 MSC 的膝关节相比,注射 MSC 的膝关节在 5 年后具有更好的功能。2015 年的另一项研究进一步证实了在不同骨性关节炎(如髋关节、膝关节和踝关节骨关节炎)患者的关节内注射 MSC 的长期安全性和有效性。总之,虽然目前的人体数据很有希望,但需要更大的样本量和更长的随访时间进行进一步的研究,以确认 MSC 在骨再生中的临床益处和安全性。学界目前正在进行无数临床试验来解决这些重要问题,在美国记录的处于不同研究阶段的临床试验就超过 140 项。

研究表明,这些细胞具有很强的改善由损伤或疾病引起的各种组织缺损的倾向,有关间充质干细胞的临床试验的广度正在迅速扩大。

组织特异性干细胞

定义

无论是成体干细胞,还是组织特异性干细胞,在胚胎发育后的大多数组织和器官中并不分化[158]。因为它们能够自我更新并能分化为组织或器官的特异细胞,因此被称为干细胞。它们主要的功能是维持稳态并修复各种形式的侵入或损伤以保持功能。有假说称,成体干细胞功能缺失会导致一系列疾病。此外,对成体干细胞功能的研究可以揭示用于治疗的重要的生物机制[159]。

成体干细胞尽管数量很少,但是在复杂的组织和器官的各层结构中发挥重要作用,在发育过程能通过细胞更替来维持组织的完整性。不同细胞循环状态的成体干细胞可能有静止与活动性祖细胞亚群共存的现象[160]。有假说称,成体干细胞存在于严格调控区域,当需要保持静止备用状态以延长其寿命时,以确保分化细胞能迅速重构。另一个研究的概念是细胞分化,或者说是特定谱系干细胞从另一个胚胎谱系分化为组织或器官[161]。例如,小鼠的研究表明,骨髓干细胞可以分化为多种细胞类型。

当前观点与研究

皮肤

研究成体干细胞的功能,哺乳动物的皮肤是一种可有效利用且容易获取的组织。目前基因表达研究证实,上皮

干细胞功能的重要调节因子包括 Wnt/β-catenin、BMP、notch 和 Hedgehog 通路[162]。另外,最近大量上皮祖细胞亚型被识别出来并作用于含有常驻上皮干细胞的不同皮肤区域,如毛囊、皮脂腺和滤泡间上皮(图 11.17)[163]。毛囊干细胞位于凸起部位,正常情况下更新缓慢,但是受到损伤后会被迅速激活,向着上皮损伤区域迁移[164]。

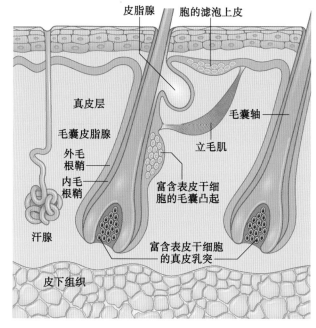

图 11.17　切口部位毛囊周围的细胞

这些上皮干细胞分散于皮肤各部位,但是有共同特征,可以在正常稳态中发挥一致作用。它们都表达 K5、K14 和 δNp63,与下方基底膜连接,并且应用多种相同的信号调节通路[165]。复杂的皮肤环境也容纳了存在于灰白头发和真皮周细胞中的黑素干细胞[166],后者已被证明是皮肤再生的重要干细胞调节因子[167]。

皮肤胚胎发育的很多机制在成人生命维持皮肤稳态后相继被阐明[162]。可以用几个模式解释干细胞数量和功能的平衡。一种模式表述了对称和非对称的细胞分裂。对称的细胞分裂指两个子细胞最终的分化结果是相同的。而非对称分裂指的是一个干细胞生成一个有干细胞功能的子细胞和另一个注定要分化其他细胞的子细胞。这些模式并不互相排斥,都在维持皮肤干细胞数量中发挥重要作用[168]。

骨骼

成骨细胞来源于骨髓 MSC,分化通路已被充分研究。这些在机械负荷、激素和细胞因子的刺激下形成骨,调控骨骼的生长和重构,分化为成熟的骨细胞[169]。与相应的能吸收骨的破骨细胞维持着微妙的平衡,破骨细胞来自单核细胞/巨噬细胞前体。在成人骨生成的过程中,有两种不同通路发挥作用:膜内骨化(如颅骨)或软骨内骨化(如长骨)。前者直接由 MSC 聚合产生,而后者包含了 MSC 调控的软骨合成过程,以及之后的骨基质更替(图 11.18)[170]。

成骨细胞的分化由多种信号通路如 Wnt、BMP、FGF、

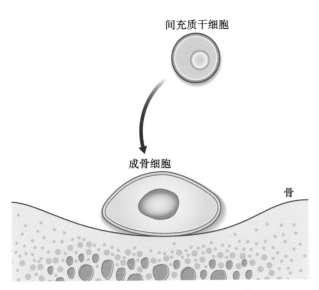

图 11.18　在膜内成骨过程中，间充质干细胞聚合分化成为成骨细胞

Hedgehog 和转录因子如 Runx2、Osterix、ATF4 和 TAZ165 来进行调控[171]。这些信号决定了骨谱系前体并潜在调控诱

导骨质增生。BMP-2、4 和 7 已经成功地用于诱导成骨细胞分化和体内基质合成，BMP 基因转导工具如质粒和病毒也已有效应用。融合基因的成功转导能更进一步概述体内信号环境，为骨合成发挥了协同激活作用[172]。这种致敏效应已通过 BMP、血管内皮细胞生长因子（vascular endothelial growth factor，VEGF）、RANKL 和 Runx2 的联合作用显示出来[172]。

血管

在组织损伤或局部缺血情况下，为维持健康的组织，血管发育的调控变得至关重要，而在形成新血管过程中功能紊乱往往引发疾病[173]。例如，创面完全愈合需要大量血管运输免疫细胞及组织再生所需的基质[174]。此外，胚胎形成时，新生血管发出信号和干细胞聚集协同一致，对正常器官发育而言相当重要[175]，而肿瘤生长和代谢也如此[176]。胚胎形成的过程中，来源于中胚层的血管母细胞聚集向血管分化，合成了血管[177]。学界最初认为，之后所有的血管形成是通过已有的血管内皮细胞发生的，即为血管生成（图 11.19）[178]。然而，已发现胚胎发育中的血管程序性形成，在出生后成体血管形成的多个阶段还会重现（见图 11.19）[179]。

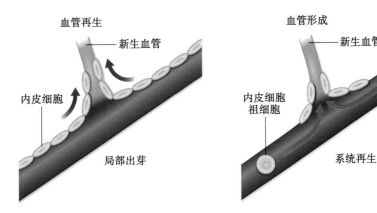

图 11.19　血管再生，已存在的内皮细胞以出芽方式再形成的过程（左）。血管形成，循环系统中由内皮祖细胞重新生成新血管的过程（右）

由 Asahara 等首次发现的内皮前体细胞（endothelial precursor cell，EPC）是骨髓来源的祖细胞，参与成体血管生成[180]。这种细胞聚集在缺血部位并分裂构成合胞体，形成管状并四周放射构建成血管网[181]。周皮细胞可维持 MSC 的多能性，也参与了血管形态发生。它们存在于内皮细胞和周围组织的接触面，并合成血管合成前信号，从而调控内皮细胞分化和发育[182]。通过直接物理作用和旁分泌信号，内皮细胞和周皮细胞复杂地交联在一起，为正常血管生成提供必要条件[183]。

肌肉

20 世纪 60 年代，Mauro 首次提出卫星干细胞，是位于肌纤维和基底膜之间的单核细胞[184]（图 11.20）。细胞非对称分裂的不同模式可调节卫星细胞自我更新[185,186]。但是，细胞对称分裂可能在肌肉损伤中发挥主要作用，此时大量的肌原细胞需替代缺失或功能失调的肌细胞[186]。修复机制包括周边卫星细胞的聚集和肌原干细胞的不断循环。此

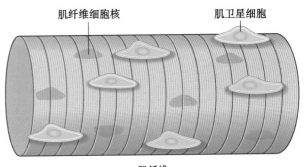

图 11.20　肌卫星细胞位于肌纤维和肌纤维基底膜之间

外，有假说提出卫星干细胞功能失调可引起一些肌肉疾病，如杜氏肌肉营养障碍，但仍需进一步研究。

卫星细胞微环境的主要因素是毗连的肌纤维（包括其发出的机械的、电的和生物化学信号）、基底膜和微管系统。

这些相互作用的因素调控肌肉干细胞群的活力及包括微囊蛋白-1、神经鞘磷脂、降钙素受体、跨膜蛋白 Megf10、Notch 信号和基质成分(如蛋白聚糖等)的活性。

周围神经

尽管周围神经在损伤后有能力再生轴突,但是由于直接神经元损伤和末端慢性去神经,修复结果仍然欠佳[182]。然而,健康的细胞替代损伤部位的去神经化施万细胞后,神经再生得到了改善(图 11.21)。这表明细胞治疗在治疗神经损伤中起重要作用。Guenard 等提出,在大鼠坐骨神经损伤后,同源施万细胞能有效地改善神经修复[188]。Mumkami 等证实了将来自大鼠胚胎海马的神经干细胞移植入损伤的坐骨神经中,8 周后神经得到再生[189]。与对照组相比,有髓鞘纤维数目及纤维尺寸的平均值都有所提高。

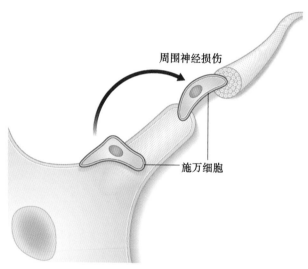

周围神经损伤

施万细胞

图 11.21　施万细胞迁移至神经损伤部位,协助进行神经修复

神经生长因子也在神经修复实验模型中发挥主要作用。包括神经生长因子、脑源性神经因子(brain-derived neurotrophic factor,BDNF)、神经营养因子-3(NT-3)、NT-4/5、成纤维细胞生长因子和血小板衍生生长因子等[190]。它们通过基质或导管释放或者微泵系统进行传递,但是将生物利用度贯穿整个再生时间段仍然是亟待解决的问题。

临床相关性

皮肤

应用细胞方法治疗烧伤已有几十年,自体表皮皮瓣在体内培育并再移植也获得不同程度的成功[191]。一些病例报告已证实骨髓和脂肪来源的 MSC 疗法在临床上可有效地治疗慢性创伤[192]。Dash 等进行了一项随机临床试验,应用自体骨髓 MSC 治疗慢性难愈合的溃疡[193]。治疗后12 周时,干细胞治疗组患者无痛活动得到改善,溃疡面积也缩小。

从外周血液和骨髓中移植的 HSC 也可以移植到皮肤中[194]。异性移植的皮肤标本经组织学检验显示,7% 的细胞为 XY-阳性,提示循环的干细胞可分化为成熟上皮细胞。

然而,另一项类似的异性移植并没有提示受体干细胞对角质细胞群的作用[195]。Badiavas 和 Falanga 报告了 3 例应用自体骨髓干细胞治疗难治性慢性下肢创伤的病例[196]。3 位患者创面完全愈合,与治疗前相比,创面纤维化减少。由此看来,大量成体干细胞群可用于皮肤再生,但学界仍不清楚细胞和信号的最优组合。

骨骼

前文所述的 3 例成骨不全症的儿童患者,移植 2% 供体细胞进行自体骨髓源性干细胞移植能改善骨生成状况[154]。治疗后 3 个月,所有患者总体骨矿质含量、生长速率增加,骨折发生率减少。此外,间充质干细胞在早期临床试验中已显示出良好的前景,可以改善前文所述的多关节骨关节炎[156,157]和股骨头坏死的症状[197-199]。例如,Daltro 等在2015 年发表的一项研究发现,自体干细胞移植既能缓解镰状细胞病患者的疼痛,又能阻止股骨头坏死的进展。在目前活跃的临床试验中,间充质干细胞治疗的重点包括:骨关节炎、骨折不愈合、牙周病和脊柱融合的关节软骨表面移植间充质干细胞。

血管

研究表明,心血管疾病的临床危险因素与 EPC 的功能及数量密切相关。已知如糖尿病、冠状动脉疾病、吸烟和高胆固醇血症等疾病状态对 EPC 有损伤,会通过增加 EPC 而加重临床症状[200]。如注射粒细胞-巨噬细胞集落刺激因子等生长因子一样,直接注射 EPC 在治疗心肌缺血上会有疗效。一项 meta 分析表明,冠状动脉内注入骨髓干细胞很安全,并在急性心肌梗死后 3~6 个月时对改善左心室功能有些许作用[201]。

肌肉

通常,卫星细胞并不适合全身用药,在肌内注射后其活性和移动性欠佳。因此,肌肉干细胞的治疗潜能更多集中在来源于内皮谱系的祖细胞。这类细胞包括中胚层组织来源的血管生成细胞、周皮细胞和 CD133+ 细胞,它们有显著的肌原细胞潜能,容易穿过内皮细胞,促进动脉内的物质交换[185]。动物模型中,肌祖细胞有恢复肌肉功能并不同程度地重建卫星细胞间隔的能力[202]。大量关于杜氏肌营养不良的人体试验表明,注射干细胞后会产生有效的抗肌萎缩蛋白,但是临床上没看到效果[203]。临床试验也将肌干细胞应用于缺血性心脏病和压力性尿失禁的患者,其肌肉功能有不同程度改善[204]。

神经系统

治疗中枢神经系统(central nervous system,CNS)疾病一直是现代医学最具挑战性的领域之一。干细胞和祖细胞的再生医学提供了神经保护(防止进一步的细胞损失)和神经元替代(替换受损或丢失的神经元)两种治疗方法。这两种方法都可以用于慢性神经变性(即年龄相关性黄斑变性和阿尔茨海默病)和遗传性神经变性,以及 CNS 损伤(脊髓损伤、卒中和外伤性脑损伤)。

在神经系统疾病的再生医学发展中,一项开创性的发现证明了神经再生在成人的大脑中仍持续存在[205]。这一发现,连同人类神经干细胞的鉴定和扩增[206,207],使得大量研究开始关注神经再生[206,208]。HuCNS-SC 是一种人类神经干细胞群,它是一种成人组织特异性干细胞,于 2000 年由《干细胞》期刊首次描述[209,210]。每个 HuCNS-SC 库都是通过流式细胞术前瞻性分离从 16~20 周妊娠的单个胎儿脑组织中纯化的神经干细胞创建的[206]。该公司的 HuCNS-SC 是按照 cGMP 的标准生产,经过纯化、培养扩增、冷冻保存,然后作为细胞库储存,需要时可以制成个体患者剂量。有前景的动物研究证明了移植物、全局中枢神经系统迁移和多谱系分化(星形胶质细胞、少突胶质细胞和神经元),在此基础上,在基于神经保护和神经元替代策略的特定中枢神经系统疾病的 I / II 期临床试验中对这些异基因细胞进行测试,以确定 HuCNS-SC 的安全性和初步疗效[206,212]。由于 HuCNS-SC 现在已被证明可以移植并长期存活[209,213],所以在单次移植后有可能产生持久的临床效果。在脊髓损伤的多中心研究中,7 名患者在损伤部位上下接受了细胞移植。除了安全性,12 个月的数据分析还显示,移植后 3 个月左右感觉功能持续改善,并持续到研究结束。感官获得的模式被证实涉及多个感觉通路,在损伤较轻的患者中观察到的频率更高。HuCNS-SC 也被证明在先天性神经退行性疾病的治疗中是安全有效的[206,212]。学界目前正在进行患者数量更大的进一步研究,以建立在前景良好的 I / II 期临床数据的基础上。

干细胞治疗在临床应用的前景

干细胞传递支架

　　干细胞在严格控制的环境状态下才能生存,微环境的改变能使其行为和功能发生剧烈变化。此外,这些细胞总是应用于毒性信号遍布的疾病或损伤的部位,并进一步修复其功能。因此,生物材料支架的有效利用能提供一种可控性环境从而保护植入的细胞远离有害刺激。生物材料模型也用于传递遗传物质和/或诱发性生物化学线索,这些在一定程度上调控移植干细胞的发育(图 11.22)。在组织和器官再生阶段,支架提供结构模板,在此之上根据最终目标构建新的组织。例如,坚硬的支架更适用于组织工程,而柔韧的支架适用于皮肤。

　　支架可大体分为两种类型:天然支架和人工支架。天然支架包括来自活体或尸体捐献者,可以是自体的、同种的或异种的。应用来源广泛的、人的或非人的真皮替代物治疗大面积烧伤就是一个极佳的例子。天然支架也可通过组织或整个器官的去细胞化来获取,之后注入外源细胞[214,215]。这些技术包括应用物理机械力、化学物质和酶在不破坏基质的情况下去除细胞质[216]。

　　近年来,所谓的"智能"生物材料受到的关注不断增加[217]。这种材料将多肽序列整合,能更好地模拟天然的细胞环境,并能显著调节细胞分化、黏附和增殖[218]。智能聚合物能使支架对温度、pH、光或离子相互作用作出反应,改变其机械性能、疏水性及崩解或膨胀[219]。

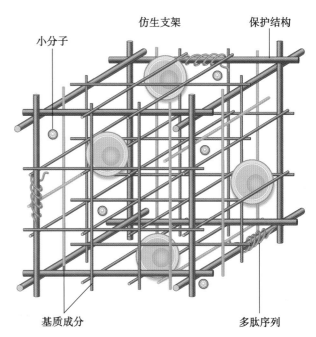

图 11.22　仿生支架的构造。仿生支架基于所需干细胞类型、吸收的小分子、蛋白类型、多肽序列及基质成分等要求进行靶向构造

　　大量研究已证实了再生医学中应用干细胞支架的益处。支架同样为诱导因子提供了一个可高度调节的工具。Fang 等将质粒 DNA 植入胶原海绵,成功地在鼠体内展示了成纤维细胞诱导骨生成的基因操作[220]。与单独植入裸质粒相比,以聚乙烯(丙交酯)支架为载体的 DNA 质粒能增强细胞转染和基质形成[221]。Schek 等证实,与对照组相比,携带表达 BMP-7 腺病毒的控释水凝胶的小鼠骨骼合成增加[222]。虽然理想的人工支架的发展仍然面临着相当大的挑战,结合创新的支架设计和对干细胞生物学的理解的增加,持续的创新已经创造了巨大的进步[223]。随着技术和干细胞的进步,人们对支架形貌、孔隙度、降解率和生物活性分子掺入的重要性有了更高的认识[224]。用于支架制造的三维打印策略也加快了个性化支架的发展,人们可以设想采用这种计算技术来创建有效的个性化支架,除了用于干细胞输送的支架外,还可以用于三维成像生成的重建手术[223,224]。

　　总之,随着研究人员继续揭示调节干细胞行为的复杂信号和相互作用,生物材料技术的进步将对人们准确地再现各种内源性干细胞微环境的能力至关重要[217]。

基因诱导疗法

　　细胞再生疗法也极其依赖生化信号环境。外源性给予特殊生长因子和细胞因子能诱导干细胞分化,这给研究人员提供了一种体外调控干细胞的极佳的方法。通过转基因和细胞因子疗法可以将干细胞诱导分化为各种细胞类型(图 11.23)。然而,在这些诱导疗法有效应用于体内之前,必须用一种可控时空的方式转变为干细胞修复和组织重建的必要时序。

　　现已表明干细胞导向的基因疗法在治疗儿童 X 染色体

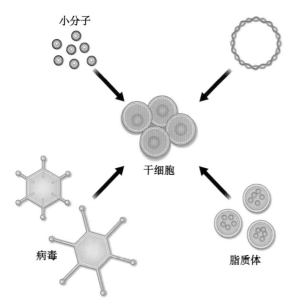

图 11.23　基因治疗的诱导方法。小分子、质粒或脂质体均能刺激干细胞的分化

重度联合免疫缺陷症和腺苷酸脱氨酶缺乏症有巨大潜力[225,226]。然而,10 位儿童中有 2 位在治疗后患上白血病,这明显地减弱了干细胞基因疗法的热度。另一项阻碍是缺乏相关体外模型和动物模型来验证人体治疗的有效性[227]。一般载体系统能结合 Moloney 鼠白血病病毒、人免疫缺陷病毒和慢病毒,但是对不良炎性反应仍有担忧。

在动物模型中,转基因生长因子如胰岛素样生长因子和 FGF 能够促进创伤愈合[228,229]。近期的研究表明,皮肤细胞长期转染时更倾向于慢病毒载体,而腺病毒或腺相关病毒可能更适合于短期皮肤疗法[230]。Margolis 等在 1 期临床试验中应用不完全复制的腺病毒表达 PDGF 治疗慢性下肢静脉性溃疡[231]。应用脂质体转基因的非病毒基因治疗也能有效地用于创面再生[232]。

Iwaguro 等提出,血管内皮生长因子转基因可以用于增强 EPC 功能而促进血管再生[233]。在啮齿动物肢体缺血模型中,可改善 EPC 黏附、血管融合和再生。在血管成形术损伤的模型中,EPC 通过转染产生抗凝蛋白[234],VEGF 转染的EPC 能用于生物工程血管合成[235]。EPC 基因疗法还可能包括密切集中于神经血管区域的癌症的治疗[236]。

干细胞调控的基因治疗在神经系统疾病方面有广泛应用,如帕金森病、阿尔茨海默病、肌萎缩性侧索硬化和神经性疼痛[237]。对于大鼠神经损伤,通过施万细胞转导表达睫状神经营养因子来促进神经生长[238]。腺病毒转基因系统也可以促进施万细胞转染和外周神经损伤[239]。因此,在有替代缺失或功能紊乱的器官的条件下,载体介导治疗为调控移植干细胞的基因编程提供了另一种再生工具。

多功能诱导干细胞

定义

多能性是指分化为体内其他所有细胞的能力。其最初被认为是囊胚或哺乳动物早期胚胎内细胞团的性质,但2007 年,Yamanaka 等发表的一项开创性的研究对这一原则提出了挑战。在这篇论文中,科学家们明确地建立了一个在成熟细胞中重新编程或"诱导"多能性的过程,使用细胞中的一些关键转录因子(图 11.24)[240]。产生的细胞被命名为"诱导"多能干细胞,因为它们具有类似干细胞特性,可以分化成体内发现的所有细胞类型。

创造 iPS 细胞的最初条件使用了 4 种转录因子:Oct4、Sox2、Klf4 和 c-Myc(图 11.25)。基于这些早期的研究,科学家们已能够仅用两个因子就可进行成熟细胞的重排。在早期描述 iPS 细胞的科学家中,Yamanaka 运用随机模型阐明了这类细胞后续分化的机制。在这个随机模型中,应用了4 个转化因子后,大部分甚至所有分化的细胞都具有了变为

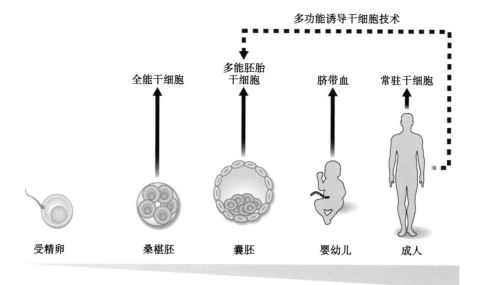

图 11.24　人体的不同阶段均可获得干细胞。随着多功能诱导干细胞技术的发展,现在成体细胞也能被重排成为类胚胎干细胞

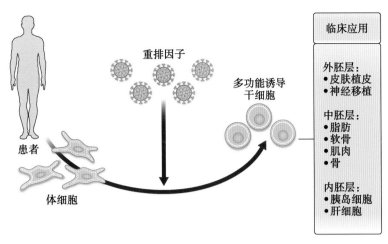

图 11.25 通过 4 种转录因子的作用,体细胞可以被重排为多功能诱导
干细胞,进而分化为所有的胚胎结构:外胚层、中胚层、内胚层

iPS 细胞的潜能。根据这一研究设想,一个细胞呈现出犹如球体螺旋的遗传景象:细胞从全能干细胞阶段—多潜能阶段—具体功能阶段。在这一正常成体细胞发展过程中,多能性的细胞阶段是短暂的,也是无法阻止的。相反,胚胎干细胞则是被其遗传特性停留于这一多能性的阶段。因此,这 4 个 Yamanaka 因子使之重回多能阶段[241]。

与胚胎干细胞相比,iPS 细胞在再生医学中具有许多优势。第一,iPS 细胞的使用避免了与 ESC 衍生相关的伦理冲突,因为 iPS 细胞是从成人组织中产生的。第二,由于这些细胞可以非侵入性地收获用于自体再植入,它们可以绕过限制同种异体细胞使用的免疫排斥。第三,iPS 细胞可以衍生自许多不同的细胞类型。iPS 衍生的早期描述使用了皮肤成纤维细胞[242,243],只需要进行一次小的皮肤活检,然后进行 3~4 周的体外扩增。然而,皮肤成纤维细胞的一个主要缺点在于,当使用 4 种 Yamanaka 因子时,它们的重编程效率非常低(低于 0.01%),而在没有 c-Myc 时甚至更低。此外,在 ESC 样 iPS 细胞开始出现之前,转染的时间还需要 3~4 周[244]。根据表观遗传景观模型,成纤维细胞是终末分化的,因此需要更多的时间和精力来重新编程。

人类包皮活检和头发来源的角质细胞也应用于诱导 iPS 的形成[245]。这些来源的细胞同样易于获取,但也需要额外的试管内培养时间。但与成纤维细胞不同的是,如果这类细胞来源于新生儿或青少年供体,其重排效率可增加近 100 倍。而在成年供体的角质细胞中,则没有这种现象。

皮肤活检中提取的黑色素细胞也被 Utikal 等应用于多功能诱导干细胞的形成[246]。他们试图通过识别可以更有效地重新编程的体细胞群来更有效地生成 iPS 细胞。由于这一类细胞本身对 Sox2 因子的高表达特性,所以仅需要其他 3 种因子(Oct4、Klf4、c-Myc)即可重排。初步研究中发现,运用全部 4 个 Yamanaka 因子后,其转化效率比成纤维细胞源性的高出 5 倍。而且黑色素细胞的多功能诱导干细胞过程仅 10 天。

最近有两个实验对脐带血诱导为 iPS 细胞进行了研究。一项实验表明,在仅需 Oct4、Sox2 两个因子的情况下,脐带血就可以成功产生 iPS 细胞[247]。这一技术的优势在于,脐带血能在保存 5 年后仍保持有重排能力。

另一个实验则发现 hASC 可用于 iPS 细胞的诱导[248]。在实验中,应用四个 Yamanaka 因子成功对源于成年患者的孤立脂肪细胞进行了 iPS 细胞诱导。本技术仅通过对门诊患者进行微小的侵入性吸脂术即可获得上百万的脂肪细胞。在进行 48 小时的试管内培养后,抽取 10mL 新鲜脂肪组织就可获得 100 万目标脂肪细胞。该操作可即刻开始重排,而不需要预先的试管内增殖培养。即使对于体型较瘦的患者,也只需 15~50mL 脂肪抽取液即可进行。同样,由于能够快速增殖,hASC 来源的多功能诱导干细胞重排速度也较成纤维细胞源性的快 20 倍。在这些细胞里面,Klf4 和 c-Myc 因子的表达水平明显高于成纤维细胞,而且也无需鼠的滋养细胞。hASC 这种痛苦小、速度快的优势,为科学家们研究 iPS 细胞转录提供了很好的选择,也将整形外科医生置于组织获取的前沿[248]。

虽然关于 iPS 细胞的研究结果喜人,但在分化和使用方法上,则仍需要进一步的实验研究和改进。慢病毒和反转录病毒能引起转基因的染色体重组,这种变化多少都会对宿主细胞产生一定的影响。而且,在此过程中,Klf4 和 c-Myc 因子是耦合表达的。未来的研究方向将会用小分子、干扰 RNA 或是微 RNA,从而确保 iPS 细胞产生过程更为安全。由于需要严格的细胞培养条件,iPS 细胞的诱导过程仍极其依赖一种灭活的 MEF 系统。在未来,可能通过进一步的研究可以实现将分离自同一患者的成纤维细胞置于基质胶表面,从而达到免滋养的微环境要求。

近年来,许多实验室均发现了多种不应用病毒而是通过产生非病毒微环载体诱导产生 iPS 细胞的技术[249]。微环载体是由真核表达基因盒组成的非细菌过冷 DNA 分子集合。因具有外源性沉默机制的低活动性,微环结构也产生了更高的转接效率和更长的异位表达。这已经用 3 个不同患者的 hASC 获得了成功,如果需要快速扩增和重排,这也是很有吸引力的选择[249]。

2007 年,一个人类镰状细胞性贫血小鼠模型被成功地用 iPS 细胞产生的经过基因矫正的造血祖细胞治疗[250]。尽管像这样的早期成功很有希望,然而,在 iPS 细胞为基础的治疗进展到临床应用之前,必须克服一些障碍。例如,涉及 iPS 细胞重编程的致癌转基因整合和诱变可以诱导癌症(图 11.26)。无病毒生成的 iPS 细胞提供了一个潜在的解决方案。

此外,由于目前皮下注射 iPS 细胞已经产生了畸胎瘤,因此需要大量的安全性研究来确定能成为畸胎瘤的未分化 iPS 细胞的最少数量。这表明,iPS 细胞可能需要在植入前进行原位分化,以实现适当的组织再生(图 11.27)。最后,从商业化角度,考虑到安全性以及重新编程的挑战,目前还没有确定针对患者的 iPS 治疗是否可行的商业模式[244]。

体外

iPS 细胞的培养与传代

可以使用含有 10% FBS、L-谷氨酰胺、4.5g/dL 葡萄糖、100U/mL 青霉素和 100μg/mL 链霉素的 DMEM 维持要重新编程的 IMR90 人成纤维细胞或其他细胞类型。所有需要进行重排的细胞,均不应超过两种。保持 iPS 细胞的分化,不仅需要 MEF 滋养层培养法,也要求有包含 mTESR-1hES(干细胞技术)及基质胶原组织的培养皿(ES qualified, BD Biosciences)作为生长培养基[248]。

慢病毒的增殖与转导

293FT 细胞(Invitmgen)置于约 80% 覆盖率的 100mm 培养盘上,根据说明书,每转染 12μg 慢病毒载体(Oct4, Sox2,

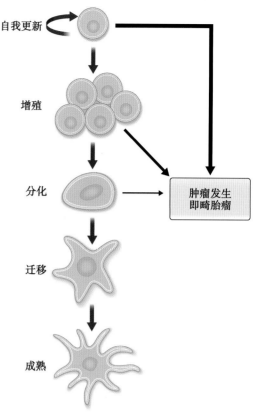

图 11.26   应用这些多潜能的有自我更新能力的细胞的潜在危险在于,其无节制地分裂有可能形成肿瘤。但问题是组织工程只用少量组织而非大量组织

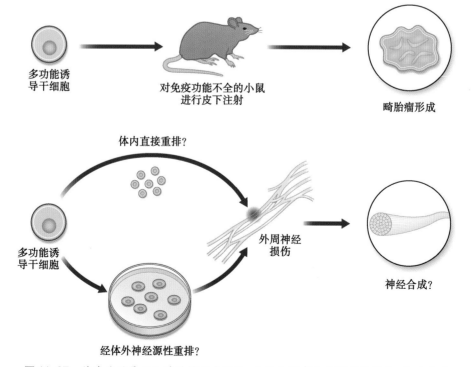

图 11.27   将多能诱导干细胞种植于皮下后,分化为所有 3 个胚层的结构,导致畸胎瘤的发生。理想情况是,在移植前就进行细胞重排,或者就在原位修复神经组织等人脂肪源性基质细胞不能修复的组织

Klf4,c-Myc），Lipofectamine 2000（Invitrogen）加 8μg 包装质粒和 4μg VSVG 质粒。48 小时后收集上清液，用 0.45μm 孔径的二醋酸纤维薄膜过滤（Whatman），与聚乙二醇病毒浓缩溶液（System Biosciences）混合，4℃过夜。次日将病毒 1 500g 离心，用 Opti-MEM 培养基再悬浮。

体外分化

将 iPS 细胞用含有 20% 去除血清，4.5g/dL 葡萄糖,谷酰胺,1% 非必需氨基酸,0.1mM 2-巯基乙醇、50U/mL 青霉素和 50μg/mL 链霉素 DMEM/F12(1∶1) 在基质胶上悬浮培养 8 天，用Ⅳ型胶原酶进行处理，转移至超低附着盘（Corning Life Sciences），促使胚状体（embryoid body，EB）形成。

然后将胚状体置于 0.25% 明胶涂层组织培养盘,培养 3~8 天。免疫荧光下用相应标志物可检测到 iPS 细胞同时分化为中胚层和内胚层细胞谱系。用含有抗坏血酸和 P-丙三醇磷酸盐以及维 A 酸和骨合成素的相似骨合成培养基进行成骨分化。此外，关于胚状体合成阶段是否必要，能促使更有效的成骨分化或者是否可移除这一步骤，还存在争论。应用 hASC iPS 细胞和 PA6 细胞共培养，可以分化为多巴胺能的神经元。

体内模式与潜在临床应用

iPS 技术的使用可能会彻底改变组织工程领域,因为它允许从通过非侵入性方法获取的成熟细胞中创建任何类型的细胞。作者认为，与来源于神经干细胞、肝细胞和皮肤成纤维细胞等其他细胞类型的 iPS 细胞相比，来源于 hASC 的 iPS 细胞有多方面的优势。首先,吸脂术分离 hASC 相对简单、快速、安全。其次，单纯吸脂手术很容易获得大量 hASC。吸脂术后当天可获得数以百万的 hASC，并立即开始重排。直到最近，在非分化阶段，iPS 细胞需要一层鼠成纤维细胞得以在未分化状态下存活，这引起了人们对小鼠蛋白质对培养的人体细胞的潜在污染以及随后移植后人类受体的排斥的担忧。因此，与其他细胞类型相比，从 hASC 到 iPS 的无滋养层分化代表了更实用的方法，并应该能更有效地快捷产生患者特异性和疾病特异性的 iPS 细胞[248]。

虽然第一个利用 iPS 细胞的临床试验是在日本进行，但 iPS 细胞的治疗利用和递送仍需要进一步完善。局部缺陷的治疗，例如脊柱损伤、帕金森疾病或 1 型糖尿病，可能涉及直接传送。然而，更多的系统性疾病（如肌营养不良）可能需要大量静脉注射[251]。使用动物模型可以使科学家们解决这些问题和其他有关安全的问题以及对人体的疗效。

所以，iPS 细胞成为主流应用的主要问题有 3 个方面：

1. 动物蛋白以鼠成纤维细胞滋养层的形式在人类细胞重排中应用。使用不含有动物成分的滋养层或基底膜基质可能解决这一问题。

2. 目前，应用于重排的病毒可整合于基因组并能引起突变和恶变。人们需要的是一个强大和有效的非病毒方法，如微环质粒的重编程。

3. 在体内，非分化的 iPS 细胞可以形成畸胎瘤。放置

在体内之前将 iPS 细胞直接分化为需要的分化细胞可以减轻这种担忧。

虽然这些障碍正在得到解决，但在 iPS 细胞领域中真正令人非常感兴趣的是疾病建模领域[252]。iPS 细胞技术为在体外模拟罕见的人类疾病提供了前所未有的可能性[252]。将受影响患者的体细胞重新编程为胚胎干细胞样状态，然后分化为与人类疾病相关的细胞类型，从而产生无限的人体组织来源携带激发或促进疾病发展的遗传变异。此外，最近开发的基因编辑技术能够对人类细胞进行基因破坏、基因修复或报告基因插入的目标修饰[252,253]。修饰单个碱基对的能力，从而无缝纠正或引入人类多能基因中的致病突变干细胞，允许创建基因控制的实验模型系统，其中致病的遗传变异是唯一的实验变量[254-256]。这种策略可以大大简化对这些基因组变异和疾病表型之间相互作用的分析，从而揭示对单基因和复杂疾病的病理生理学的新见解[252]。

参考文献

1. Healthcare Cost and Utilization Project. *Facts and Figs. 2007* [Internet]. Rockville: Agency for Healthcare Research and Quality; 2007.

2. American Society of Plastic Surgeons. *2010 Report of the 2009 Statistics: National Clearinghouse of Plastic Surgery Statistics.* Available from: <http://www.plasticsurgery.org/Documents/news-resources/statistics/2009-statistics/2009-US-cosmeticreconstructiveplasticsurgeryminimally-invasive-statistics.pdf>; 2010.

3. Hoffman R. *Hematology: Basic Principles and Practice.* 5th ed. Philadelphia: Churchill Livingstone/Elsevier; 2009.

4. Levi B, James AW, Glotzbach JP, et al. Depot-specific variation in the osteogenic and adipogenic potential of human adipose-derived stromal cells. *Plast Reconstr Surg.* 2010;126:822–834.

5. Jager M, Zilkens C, Bittersohl B, Krauspe R. Cord blood–an alternative source for bone regeneration. *Stem Cell Rev.* 2009;5:266–277.

6. Till JE, McCulloch CE. A direct measurement of the radiation sensitivity of normal mouse bone marrow cells. *Radiat Res.* 1961;14:213–222.

7. Prockop DJ. Marrow stromal cells as stem cells for nonhematopoietic tissues. *Science.* 1997;276:71–74.

8. Friedenstein AJ, Chailakhjan RK, Lalykina KS. The development of fibroblast colonies in monolayer cultures of guinea-pig bone marrow and spleen cells. *Cell Tissue Kinet.* 1970;3:393–403.

9. Friedenstein AJ, Gorskaja JF, Kulagina NN. Fibroblast precursors in normal and irradiated mouse hematopoietic organs. *Exp Hematol.* 1976;4:267–274.

10. Castro-Malaspina H, Gay RE, Resnick G, et al. Characterization of human bone marrow fibroblast colony-forming cells (CFU-F) and their progeny. *Blood.* 1980;56:289–301.

11. Caplan AI. Review: mesenchymal stem cells: cell-based reconstructive therapy in orthopedics. *Tissue Eng.* 2005;11:1198–1211.

12. Caplan AI, Dennis JE. Mesenchymal stem cells as trophic mediators. *J Cell Biochem.* 2006;98:1076–1084.

13. Pittenger MF, Mackay AM, Beck SC, et al. Multilineage potential of adult human mesenchymal stem cells. *Science.* 1999;284:143–147.

14. Rodbell M. Metabolism of isolated fat cells. I. Effects of hormones on glucose metabolism and lipolysis. *J Biol Chem.* 1964;239:375–380.

15. Hauner H, Entenmann G, Wabitsch M, et al. Promoting effect of glucocorticoids on the differentiation of human adipocyte precursor cells cultured in a chemically defined medium. *J Clin Invest.* 1989;84:1663–1670.

16. Zuk PA, Zhu M, Mizuno H, et al. Multilineage cells from human adipose tissue: implications for cell-based therapies. *Tissue Eng.* 2001;7:211–228.

17. Zuk PA, Zhu M, Ashjian P, et al. Human adipose tissue is a source of multipotent stem cells. *Mol Biol Cell.* 2002;13:4279–4295.

18. De Ugarte DA, Morizono K, Elbarbary A, et al. Comparison of multi-lineage cells from human adipose tissue and bone marrow. *Cells Tissues Organs.* 2003;174:101–109.

19. Guilak F, Lott KE, Awad HA, et al. Clonal analysis of the

differentiation potential of human adipose-derived adult stem cells. *J Cell Physiol.* 2006;206:229–237.

20. Yang M, Ma QJ, Dang GT, et al. In vitro and in vivo induction of bone formation based on ex vivo gene therapy using rat adipose-derived adult stem cells expressing BMP-7. *Cytotherapy.* 2005;7:273–281.

21. Seo MJ, Suh SY, Bae YC, Jung JS. Differentiation of human adipose stromal cells into hepatic lineage in vitro and in vivo. *Biochem Biophys Res Commun.* 2005;328:258–264.

22. Ogawa R, Mizuno H, Hyakusoku H, et al. Chondrogenic and osteogenic differentiation of adipose-derived stem cells isolated from GFP transgenic mice. *J Nippon Med Sch.* 2004;71:240–241.

23. Huang JI, Zuk PA, Jones NF, et al. Chondrogenic potential of multipotential cells from human adipose tissue. *Plast Reconstr Surg.* 2004;113:585–594.

24. Deans RJ, Moseley AB. Mesenchymal stem cells: biology and potential clinical uses. *Exp Hematol.* 2000;28:875–884.

25. Gronthos S, Graves SE, Ohta S, et al. The STRO-1+ fraction of adult human bone marrow contains the osteogenic precursors. *Blood.* 1994;84:4164–4173. *This paper provides one of the earliest descriptions of the stromal vascular fraction of adipose tissue and characterizes its cell surface markers.*

26. Hicok KC, Du Laney TV, Zhou YS, et al. Human adipose-derived adult stem cells produce osteoid in vivo. *Tissue Eng.* 2004;10:371–380.

27. Lee JA, Parrett BM, Conejero JA, et al. Biological alchemy: engineering bone and fat from fat-derived stem cells. *Ann Plast Surg.* 2003;50:610–617.

28. Cowan CM, Shi YY, Aalami OO, et al. Adipose-derived adult stromal cells heal critical-size mouse calvarial defects. *Nat Biotechnol.* 2004;22:560–567. *This paper was the first description of using untreated adipose-derived mesenchymal cells to heal a calvarial defect. They use novel tissue engineering techniques and imaging modalities.*

29. Martin GR. Isolation of a pluripotent cell line from early mouse embryos cultured in medium conditioned by teratocarcinoma stem cells. *Proc Natl Acad Sci USA.* 1981;78:7634–7638.

30. Kaufman MH, Robertson EJ, Handyside AH, Evans MJ. Establishment of pluripotential cell lines from haploid mouse embryos. *J Embryol Exp Morphol.* 1983;73:249–261.

31. Murray TH. Ethical (and political) issues in research with human stem cells. *Novartis Found Symp.* 2005;265:188–196, discussion 96–211.

32. Adelson JW, Weinberg JK. The California stem cell initiative: persuasion, politics, and public science. *Am J Public Health.* 2010;100:446–451.

33. Klimanskaya I, Chung Y, Becker S, et al. Human embryonic stem cell lines derived from single blastomeres. *Nature.* 2006;444:481–485.

34. Schofield R. The relationship between the spleen colony-forming cell and the haemopoietic stem cell. *Blood Cells.* 1978;4:7–25.

35. Moore KA, Lemischka IR. Stem cells and their niches. *Science.* 2006;311:1880–1885.

36. Li L, Xie T. Stem cell niche: structure and function. *Annu Rev Cell Dev Biol.* 2005;21:605–631.

37. Pera MF, Trounson AO. Human embryonic stem cells: prospects for development. *Development.* 2004;131:5515–5525.

38. Liew CG, Moore H, Ruban L, et al. Human embryonic stem cells: possibilities for human cell transplantation. *Ann Med.* 2005;37:521–532.

39. Thomson JA, Itskovitz-Eldor J, Shapiro SS, et al. Embryonic stem cell lines derived from human blastocysts. *Science.* 1998;282:1145–1147.

40. Reubinoff BE, Pera MF, Fong CY, et al. Embryonic stem cell lines from human blastocysts: somatic differentiation in vitro. *Nat Biotechnol.* 2000;18:399–404.

41. Scholer HR, Ciesiolka T, Gruss P. A nexus between Oct-4 and E1a – implications for gene-regulation in embryonic stem-cells. *Cell.* 1991;66:291–304.

42. Takahashi K, Yamanaka S. Induction of pluripotent stem cells from mouse embryonic and adult fibroblast cultures by defined factors. *Cell.* 2006;126:663–676.

43. Xu C, Inokuma MS, Denham J, et al. Feeder-free growth of undifferentiated human embryonic stem cells. *Nat Biotechnol.* 2001;19:971–974.

44. Martin MJ, Muotri A, Gage F, Varki A. Human embryonic stem cells express an immunogenic nonhuman sialic acid. *Nat Med.* 2005;11:228–232.

45. Klimanskaya I, Chung Y, Meisner L, et al. Human embryonic stem

cells derived without feeder cells. *Lancet.* 2005;365:1636–1641.

46. Bain G, Kitchens D, Yao M, et al. Embryonic stem cells express neuronal properties in vitro. *Dev Biol.* 1995;168:342–357.

47. Schuldiner M, Eiges R, Eden A, et al. Induced neuronal differentiation of human embryonic stem cells. *Brain Res.* 2001;913:201–205.

48. Zhang SC, Wernig M, Duncan ID, et al. In vitro differentiation of transplantable neural precursors from human embryonic stem cells. *Nat Biotechnol.* 2001;19:1129–1133.

49. Soria B, Bedoya FJ, Martin F. Gastrointestinal stem cells. I. Pancreatic stem cells. *Am J Physiol Gastrointest Liver Physiol.* 2005;289:G177–G180.

50. Assady S, Maor G, Amit M, et al. Insulin production by human embryonic stem cells. *Diabetes.* 2001;50:1691–1697.

51. Rajagopal J, Anderson WJ, Kume S, et al. Insulin staining of ES cell progeny from insulin uptake. *Science.* 2003;299:363.

52. Kehat I, Kenyagin-Karsenti D, Snir M, et al. Human embryonic stem cells can differentiate into myocytes with structural and functional properties of cardiomyocytes. *J Clin Invest.* 2001;108:407–414.

53. Xu C, Police S, Rao N, Carpenter MK. Characterization and enrichment of cardiomyocytes derived from human embryonic stem cells. *Circ Res.* 2002;91:501–508.

54. Mummery C, Ward-van Oostwaard D, Doevendans P, et al. Differentiation of human embryonic stem cells to cardiomyocytes: role of coculture with visceral endoderm-like cells. *Circulation.* 2003;107:2733–2740.

55. Bai H, Wang ZZ. Directing human embryonic stem cells to generate vascular progenitor cells. *Gene Ther.* 2008;15:89–95.

56. Zambidis ET, Peault B, Park TS, et al. Hematopoietic differentiation of human embryonic stem cells progresses through sequential hematoendothelial, primitive, and definitive stages resembling human yolk sac development. *Blood.* 2005;106:860–870.

57. Levenberg S, Golub JS, Amit M, et al. Endothelial cells derived from human embryonic stem cells. *Proc Natl Acad Sci USA.* 2002;26:26.

58. Kim BG, Hwang DH, Lee SI, et al. Stem cell-based cell therapy for spinal cord injury. *Cell Transplant.* 2007;16:355–364.

59. Keirstead HS, Nistor G, Bernal G, et al. Human embryonic stem cell-derived oligodendrocyte progenitor cell transplants remyelinate and restore locomotion after spinal cord injury. *J Neurosci.* 2005;25:4694–4705.

60. Sharp J, Frame J, Siegenthaler M, et al. Human embryonic stem cell-derived oligodendrocyte progenitor cell transplants improve recovery after cervical spinal cord injury. *Stem Cells.* 2010;28:152–163.

61. Watson RA, Yeung TM. What is the potential of oligodendrocyte progenitor cells to successfully treat human spinal cord injury? *BMC Neurol.* 2011;11:113.

62. Nistor GI, Totoiu MO, Haque N, et al. Human embryonic stem cells differentiate into oligodendrocytes in high purity and myelinate after spinal cord transplantation. *Glia.* 2005;49:385–396.

63. Mothe AJ, Tator CH. Advances in stem cell therapy for spinal cord injury. *J Clin Invest.* 2012;122:3824–3834.

64. Alper J. Geron gets green light for human trial of ES cell-derived product. *Nat Biotechnol.* 2009;27:213–214.

65. Gimble J, Guilak F. Adipose-derived adult stem cells: isolation, characterization, and differentiation potential. *Cytotherapy.* 2003;5:362–369.

66. Gimble JM. Adipose tissue-derived therapeutics. *Expert Opin Biol Ther.* 2003;3:705–713.

67. Panetta NJ, Gupta DM, Kwan MD, et al. Tissue harvest by means of suction-assisted or third-generation ultrasound-assisted lipoaspiration has no effect on osteogenic potential of human adipose-derived stromal cells. *Plast Reconstr Surg.* 2009;124:65–73.

68. Quarto N, Longaker MT. Differential expression of specific FGF ligands and receptor isoforms during osteogenic differentiation of mouse Adipose-derived Stem Cells (mASCs) recapitulates the in vivo osteogenic pattern. *Gene.* 2008;424:130–140.

69. Quarto N, Wan DC, Longaker MT. Molecular mechanisms of FGF-2 inhibitory activity in the osteogenic context of mouse adipose-derived stem cells (mASCs). *Bone.* 2008;42:1040–1052.

70. Wan DC, Shi YY, Nacamuli RP, et al. Osteogenic differentiation of mouse adipose-derived adult stromal cells requires retinoic acid and bone morphogenetic protein receptor type IB signaling. *Proc Natl Acad Sci USA.* 2006;103:12335–12340.

71. Quarto N, Longaker MT. FGF-2 inhibits osteogenesis in mouse

adipose tissue-derived stromal cells and sustains their proliferative and osteogenic potential state. *Tissue Eng.* 2006;12:1405–1418.

72. Gupta DM, Kwan MD, Slater BJ, et al. Applications of an athymic nude mouse model of nonhealing critical-sized calvarial defects. *J Craniofac Surg.* 2008;19:192–197.

73. Levi B, James AW, Nelson ER, et al. Human adipose derived stromal cells heal critical size mouse calvarial defects. *PLoS ONE.* 2010;5:e11177.

74. Liao X, Li F, Wang X, et al. Distribution of murine adipose-derived mesenchymal stem cells in vivo following transplantation in developing mice. *Stem Cells Dev.* 2008;17:303–314.

75. Kim DH, Je CM, Sin JY, Jung JS. Effect of partial hepatectomy on in vivo engraftment after intravenous administration of human adipose tissue stromal cells in mouse. *Microsurgery.* 2003;23:424–431.

76. Vilalta M, Degano IR, Bago J, et al. Biodistribution, long-term survival, and safety of human adipose tissue-derived mesenchymal stem cells transplanted in nude mice by high sensitivity non-invasive bioluminescence imaging. *Stem Cells Dev.* 2008;17:993–1003.

77. Kim U, Shin DG, Park JS, et al. Homing of adipose-derived stem cells to radiofrequency catheter ablated canine atrium and differentiation into cardiomyocyte-like cells. *Int J Cardiol.* 2011;146:371–378.

78. Miranville A, Heeschen C, Sengenes C, et al. Improvement of postnatal neovascularization by human adipose tissue-derived stem cells. *Circulation.* 2004;110:349–355.

79. Kim YM, Choi YS, Choi JW, et al. Effects of systemic transplantation of adipose tissue-derived stem cells on olfactory epithelium regeneration. *Laryngoscope.* 2009;119:993–999.

80. Gonzalez MA, Gonzalez-Rey E, Rico L, et al. Treatment of experimental arthritis by inducing immune tolerance with human adipose-derived mesenchymal stem cells. *Arthritis Rheum.* 2009;60:1006–1019.

81. Gonzalez MA, Gonzalez-Rey E, Rico L, et al. Adipose-derived mesenchymal stem cells alleviate experimental colitis by inhibiting inflammatory and autoimmune responses. *Gastroenterology.* 2009;136:978–989.

82. Gonzalez-Rey E, Anderson P, Gonzalez MA, et al. Human adult stem cells derived from adipose tissue protect against experimental colitis and sepsis. *Gut.* 2009;58:929–939.

83. Mizuno H. The potential for treatment of skeletal muscle disorders with adipose-derived stem cells. *Curr Stem Cell Res Ther.* 2010;5:133–136.

84. Constantin G, Marconi S, Rossi B, et al. Adipose-derived mesenchymal stem cells ameliorate chronic experimental autoimmune encephalomyelitis. *Stem Cells.* 2009;27:2624–2635.

85. Gonzalez-Rey E, Gonzalez MA, Varela N, et al. Human adipose-derived mesenchymal stem cells reduce inflammatory and T cell responses and induce regulatory T cells in vitro in rheumatoid arthritis. *Ann Rheum Dis.* 2010;69:241–248.

86. Fang B, Song YP, Li N, et al. Resolution of refractory chronic autoimmune thrombocytopenic purpura following mesenchymal stem cell transplantation: a case report. *Transplant Proc.* 2009;41:1827–1830.

87. Levi B, James AW, Wan DC, et al. Regulation of human adipose-derived stromal cell osteogenic differentiation by insulin-like growth factor-1 and platelet-derived growth factor-alpha. *Plast Reconstr Surg.* 2010;126:41–52.

88. Panetta NJ, Gupta DM, Lee JK, et al. Human adipose-derived stromal cells respond to and elaborate bone morphogenetic protein-2 during in vitro osteogenic differentiation. *Plast Reconstr Surg.* 2010;125:483–493.

89. Kon E, Muraglia A, Corsi A, et al. Autologous bone marrow stromal cells loaded onto porous hydroxyapatite ceramic accelerate bone repair in critical-size defects of sheep long bones. *J Biomed Mater Res.* 2000;49:328–337.

90. Bruder SP, Kraus KH, Goldberg VM, Kadiyala S. The effect of implants loaded with autologous mesenchymal stem cells on the healing of canine segmental bone defects. *J Bone Joint Surg Am.* 1998;80:985–996.

91. Arinzeh TL, Peter SJ, Archambault MP, et al. Allogeneic mesenchymal stem cells regenerate bone in a critical-sized canine segmental defect. *J Bone Joint Surg Am.* 2003;85-A:1927–1935.

92. Dudas JR, Marra KG, Cooper GM, et al. The osteogenic potential of adipose-derived stem cells for the repair of rabbit calvarial defects. *Ann Plast Surg.* 2006;56:543–548.

93. Yoon E, Dhar S, Chun DE, et al. In vivo osteogenic potential of human adipose-derived stem cells/poly lactide-co-glycolic acid

94. Halvorsen YC, Wilkison WO, Gimble JM. Adipose-derived stromal cells–their utility and potential in bone formation. *Int J Obes Relat Metab Disord.* 2000;24(suppl 4):S41–S44.

95. Lendeckel S, Jodicke A, Christophis P, et al. Autologous stem cells (adipose) and fibrin glue used to treat widespread traumatic calvarial defects: case report. *J Craniomaxillofac Surg.* 2004;32:370–373. *This paper describes one of the first clinical applications of adipose-derived stromal cells to help treat a pediatric patient with an osseous defect. Though a limited patient number, it should set the groundwork for future studies.*

96. Mesimaki K, Lindroos B, Tornwall J, et al. Novel maxillary reconstruction with ectopic bone formation by GMP adipose stem cells. *Int J Oral Maxillofac Surg.* 2009;38:201–209.

97. Kulakov AA, Goldshtein DV, Grigoryan AS, et al. Clinical study of the efficiency of combined cell transplant on the basis of multipotent mesenchymal stromal adipose tissue cells in patients with pronounced deficit of the maxillary and mandibular bone tissue. *Bull Exp Biol Med.* 2008;146:522–525.

98. Bradley JP, Levine JP, McCarthy JG, Longaker MT. Studies in cranial suture biology: regional dura mater determines in vitro cranial suture fusion. *Plast Reconstr Surg.* 1997;100:1091–1099, discussion; 100–102.

99. Greenwald JA, Mehrara BJ, Spector JA, et al. Regional differentiation of cranial suture-associated dura mater in vivo and in vitro: implications for suture fusion and patency. *J Bone Miner Res.* 2000;15:2413–2430.

100. Levine JP, Bradley JP, Roth DA, et al. Studies in cranial suture biology: regional dura mater determines overlying suture biology. *Plast Reconstr Surg.* 1998;101:1441–1447.

101. Mauney JR, Nguyen T, Gillen K, et al. Engineering adipose-like tissue in vitro and in vivo utilizing human bone marrow and adipose-derived mesenchymal stem cells with silk fibroin 3D scaffolds. *Biomaterials.* 2007;28:5280–5290.

102. Manolagas SC, Jilka RL. Mechanisms of disease – bone-marrow, cytokines, and bone remodeling – emerging insights into the pathophysiology of osteoporosis. *N Engl J Med.* 1995;332:305–311.

103. Kuznetsov SA, Friedenstein AJ, Robey PG. Factors required for bone marrow stromal fibroblast colony formation in vitro. *Br J Haematol.* 1997;97:561–570.

104. Kuznetsov SA, Krebsbach PH, Satomura K, et al. Single-colony derived strains of human marrow stromal fibroblasts form bone after transplantation in vivo. *J Bone Miner Res.* 1997;12:1335–1347.

105. Caplan AI. Mesenchymal stem cells. *J Orthop Res.* 1991;9:641–650.

106. Haynesworth SE, Goshima J, Goldberg VM, Caplan AI. Characterization of cells with osteogenic potential from human marrow. *Bone.* 1992;13:81–88.

107. D'Ippolito G, Diabira S, Howard GA, et al. Marrow-isolated adult multilineage inducible (MIAMI) cells, a unique population of postnatal young and old human cells with extensive expansion and differentiation potential. *J Cell Sci.* 2004;117:2971–2981.

108. Carrancio S, Lopez-Holgado N, Sanchez-Guijo FM, et al. Optimization of mesenchymal stem cell expansion procedures by cell separation and culture conditions modification. *Exp Hematol.* 2008;36:1014–1021.

109. Dominici M, Le Blanc K, Mueller I, et al. Minimal criteria for defining multipotent mesenchymal stromal cells. The International Society for Cellular Therapy position statement. *Cytotherapy.* 2006;8:315–317.

110. Sacchetti B, Funari A, Michienzi S, et al. Self-renewing osteoprogenitors in bone marrow sinusoids can organize a hematopoietic microenvironment. *Cell.* 2007;131:324–336.

111. Simmons PJ, Przepiorka D, Thomas ED. Host origin of marrow stromal cells following allogeneic bone marrow transplantation. *Nature.* 1987;328:429–432.

112. Crisan M, Yap S, Casteilla L, et al. A perivascular origin for mesenchymal stem cells in multiple human organs. *Cell Stem Cell.* 2008;3:301–313.

113. Bianco P, Robey PG, Simmons PJ. Mesenchymal stem cells: revisiting history, concepts, and assays. *Cell Stem Cell.* 2008;2:313–319.

114. Le Blanc K. Immunomodulatory effects of fetal and adult mesenchymal stem cells. *Cytotherapy.* 2003;5:485–489.

115. Aggarwal S, Pittenger MF. Human mesenchymal stem cells modulate allogeneic immune cell responses. *Blood.* 2005;105:1815–1822.

116. Chang CJ, Yen ML, Chen YC, et al. Placenta-derived multipotent cells exhibit immunosuppressive properties that are enhanced in

the presence of interferon-gamma. *Stem Cells.* 2006;24:2466–2477.

117. Jones S, Horwood N, Cope A, Dazzzi F. The antiproliferative effect of mesenchymal stem cells is a fundamental property shared by all stromal cells. *J Immunol.* 2007;179:2824–2831.

118. Frank MH, Sayegh MH. Immunomodulatory functions of mesenchymal stem cells. *Lancet.* 2004;363:1411–1412.

119. Meisel R, Zibert A, Laryea M, et al. Human bone marrow stromal cells inhibit allogeneic T-cell responses by indoleamine 2,3-dioxygenase-mediated tryptophan degradation. *Blood.* 2004;103:4619–4621.

120. Ghannam S, Bouffi C, Djouad F, et al. Immunosuppression by mesenchymal stem cells: mechanisms and clinical applications. *Stem Cell Res Ther.* 2010;1:2.

121. Brooke G, Cook M, Blair C, et al. Therapeutic applications of mesenchymal stromal cells. *Semin Cell Dev Biol.* 2007;18:846–858.

122. Phinney DG. Biochemical heterogeneity of mesenchymal stem cell populations – Clues to their therapeutic efficacy. *Cell Cycle.* 2007;6:2884–2889.

123. Phinney DG, Prockop DJ. Concise review: mesenchymal stem/multipotent stromal cells: the state of transdifferentiation and modes of tissue repair–current views. *Stem Cells.* 2007;25:2896–2902.

124. Wagner W, Feldmann RE Jr, Seckinger A, et al. The heterogeneity of human mesenchymal stem cell preparations–evidence from simultaneous analysis of proteomes and transcriptomes. *Exp Hematol.* 2006;34:536–548.

125. Gnecchi M, Melo LG. Bone marrow-derived mesenchymal stem cells: isolation, expansion, characterization, viral transduction, and production of conditioned medium. *Methods Mol Biol.* 2009;482:281–294.

126. Bedada FB, Braun T. Partial induction of the myogenic program in noncommitted adult stem cells. *Cells Tissues Organs.* 2008;188:189–201.

127. Kochanek KD, Murphy SL, Anderson RN, Scott C. Deaths: final data for. *Natl Vital Stat Rep.* 2002;53:1–115.

128. Makino S, Fukuda K, Miyoshi S, et al. Cardiomyocytes can be generated from marrow stromal cells in vitro. *J Clin Invest.* 1999;103:697–705.

129. Chapel A, Bertho JM, Bensidhoum M, et al. Mesenchymal stem cells home to injured tissues when co-infused with hematopoietic cells to treat a radiation-induced multi-organ failure syndrome. *J Gene Med.* 2003;5:1028–1038.

130. Mathiasen AB, Qayyum AA, Jorgensen E, et al. Bone marrow-derived mesenchymal stromal cell treatment in patients with severe ischaemic heart failure: a randomized placebo-controlled trial (MSC-HF trial). *Eur Heart J.* 2015;36:1744–1753.

131. Dezawa M, Kanno H, Hoshino M, et al. Specific induction of neuronal cells from bone marrow stromal cells and application for autologous transplantation. *J Clin Invest.* 2004;113:1701–1710.

132. Chopp M, Zhang XH, Li Y, et al. Spinal cord injury in rat: treatment with bone marrow stromal cell transplantation. *Neuroreport.* 2000;11:3001–3005.

133. Chen J, Li Y, Wang L, et al. Therapeutic benefit of intracerebral transplantation of bone marrow stromal cells after cerebral ischemia in rats. *J Neurol Sci.* 2001;189:49–57.

134. Li Y, Chen J, Zhang CL, et al. Gliosis and brain remodeling after treatment of stroke in rats with marrow stromal cells. *Glia.* 2005;49:407–417.

135. Zhao LR, Duan WM, Reyes M, et al. Human bone marrow stem cells exhibit neural phenotypes and ameliorate neurological deficits after grafting into the ischemic brain of rats. *Exp Neurol.* 2002;174:11–20.

136. Tang DQ, Cao LZ, Burkhardt BR, et al. In vivo and in vitro characterization of insulin-producing cells obtained from murine bone marrow. *Diabetes.* 2004;53:1721–1732.

137. Karnieli O, Izhar-Prato Y, Bulvik S, Efrat S. Generation of insulin-producing cells from human bone marrow mesenchymal stem cells by genetic manipulation. *Stem Cells.* 2007;25:2837–2844.

138. Li Y, Zhang R, Qiao H, et al. Generation of insulin-producing cells from PDX-1 gene-modified human mesenchymal stem cells. *J Cell Physiol.* 2007;211:36–44.

139. Lee RH, Seo MJ, Reger RL, et al. Multipotent stromal cells from human marrow home to and promote repair of pancreatic islets and renal glomeruli in diabetic NOD/scid mice. *Proc Natl Acad Sci USA.* 2006;103:17438–17443.

140. Murphy JM, Dixon K, Beck S, et al. Reduced chondrogenic and adipogenic activity of mesenchymal stem cells from patients with advanced osteoarthritis. *Arthritis Rheum.* 2002;46:704–713.

141. Arinzeh TL. Mesenchymal stem cells for bone repair: preclinical studies and potential orthopedic applications. *Foot Ankle Clin.* 2005;10:651–665, viii.

142. Plock JA, Schnider JT, Zhang W, et al. Adipose- and bone marrow-derived mesenchymal stem cells prolong graft survival in vascularized composite allotransplantation. *Transplantation.* 2015;99:1765–1773.

143. Cui QJ, Xiao ZM, Balian G, Wang GJ. Comparison of lumbar spine fusion using mixed and cloned marrow cells. *Spine.* 2001;26:2305–2310.

144. Kai T, Shao-qing G, Geng-ting D. In vivo evaluation of bone marrow stromal-derived osteoblasts-porous calcium phosphate ceramic composites as bone graft substitute for lumbar intervertebral spinal fusion. *Spine.* 2003;28:1653–1658.

145. Murphy JM, Fink DJ, Hunziker EB, Barry FP. Stem cell therapy in a caprine model of osteoarthritis. *Arthritis Rheum.* 2003;48:3464–3474.

146. Augello A, Tasso R, Negrini SM, et al. Cell therapy using allogeneic bone marrow mesenchymal stem cells prevents tissue damage in collagen-induced arthritis. *Arthritis Rheum.* 2007;56:1175–1186.

147. Sutton MG, Sharpe N. Left ventricular remodeling after myocardial infarction: pathophysiology and therapy. *Circulation.* 2000;101:2981–2988.

148. Lunde K, Solheim S, Aakhus S, et al. Intracoronary injection of mononuclear bone marrow cells in acute myocardial infarction. *N Engl J Med.* 2006;355:1199–1209.

149. Assmus B, Honold J, Schachinger V, et al. Transcoronary transplantation of progenitor cells after myocardial infarction. *N Engl J Med.* 2006;355:1222–1232.

150. Kitoh H, Kitakoji T, Tsuchiya H, et al. Transplantation of marrow-derived mesenchymal stem cells and platelet-rich plasma during distraction osteogenesis–a preliminary result of three cases. *Bone.* 2004;35:892–898.

151. Kitoh H, Kawasumi M, Kaneko H, Ishiguro N. Differential effects of culture-expanded bone marrow cells on the regeneration of bone between the femoral and the tibial lengthenings. *J Pediatr Orthop.* 2009;29:643–649.

152. Kitoh H, Kitakoji T, Tsuchiya H, et al. Transplantation of culture expanded bone marrow cells and platelet rich plasma in distraction osteogenesis of the long bones. *Bone.* 2007;40:522–528.

153. Horwitz EM, Gordon PL, Koo WK, et al. Isolated allogeneic bone marrow-derived mesenchymal cells engraft and stimulate growth in children with osteogenesis imperfecta: Implications for cell therapy of bone. *Proc Natl Acad Sci USA.* 2002;99:8932–8937.

154. Horwitz EM, Prockop DJ, Fitzpatrick LA, et al. Transplantability and therapeutic effects of bone marrow-derived mesenchymal cells in children with osteogenesis imperfecta. *Nat Med.* 1999;5:309–313.

155. Horwitz EM, Prockop DJ, Gordon PL, et al. Clinical responses to bone marrow transplantation in children with severe osteogenesis imperfecta. *Blood.* 2001;97:1227–1231.

156. Davatchi F, Sadeghi Abdollahi B, Mohyeddin M, Nikbin B. Mesenchymal stem cell therapy for knee osteoarthritis: 5 years follow-up of three patients. *Int J Rheum Dis.* 2016;19:219–225.

157. Emadedin M, Ghorbani Liastani M, Fazeli R, et al. Long-term follow-up of intra-articular injection of autologous mesenchymal stem cells in patients with knee, ankle, or hip osteoarthritis. *Arch Iran Med.* 2015;18:336–344.

158. Weissman IL. Stem cells: units of development, units of regeneration, and units in evolution. *Cell.* 2000;100:157–168.

159. Korbling M, Estrov Z. Adult stem cells for tissue repair - a new therapeutic concept? *N Engl J Med.* 2003;349:570–582.

160. Li L, Clevers H. Coexistence of quiescent and active adult stem cells in mammals. *Science.* 2010;327:542–545.

161. Slack JM. Origin of stem cells in organogenesis. *Science.* 2008;322:1498–1501.

162. Blanpain C, Fuchs E. Epidermal homeostasis: a balancing act of stem cells in the skin. *Nat Rev Mol Cell Biol.* 2009;10:207–217.

163. Yan X, Owens DM. The skin: a home to multiple classes of epithelial progenitor cells. *Stem Cell Rev.* 2008;4:113–118.

164. Ito M, Liu Y, Yang Z, et al. Stem cells in the hair follicle bulge contribute to wound repair but not to homeostasis of the epidermis. *Nat Med.* 2005;11:1351–1354.

165. Fuchs E, Nowak JA. Building epithelial tissues from skin stem cells. *Cold Spring Harb Symp Quant Biol.* 2008;73:333–350.

166. Sarin KY, Artandi SE. Aging, graying and loss of melanocyte stem cells. *Stem Cell Rev.* 2007;3:212–217.

167. Paquet-Fifield S, Schluter H, Li A, et al. A role for pericytes as microenvironmental regulators of human skin tissue regeneration.

J Clin Invest. 2009;119:2795–2806.

168. Morrison SJ, Kimble J. Asymmetric and symmetric stem-cell divisions in development and cancer. *Nature*. 2006;441:1068–1074.

169. Chau JF, Leong WF, Li B. Signaling pathways governing osteoblast proliferation, differentiation and function. *Histol Histopathol*. 2009;24:1593–1606.

170. Ducy P, Schinke T, Karsenty G. The osteoblast: a sophisticated fibroblast under central surveillance. *Science*. 2000;289:1501–1504.

171. Franceschi RT, Ge C, Xiao G, et al. Transcriptional regulation of osteoblasts. *Cells Tissues Organs*. 2009;189:144–152.

172. Gersbach CA, Phillips JE, Garcia AJ. Genetic engineering for skeletal regenerative medicine. *Annu Rev Biomed Eng*. 2007;9:87–119.

173. Yancopoulos GD, Davis S, Gale NW, et al. Vascular-specific growth factors and blood vessel formation. *Nature*. 2000;407:242–248.

174. Bauer SM, Goldstein LJ, Bauer RJ, et al. The bone marrow-derived endothelial progenitor cell response is impaired in delayed wound healing from ischemia. *J Vasc Surg*. 2006;43:134–141.

175. Ferguson JE 3rd, Kelley RW, Patterson C. Mechanisms of endothelial differentiation in embryonic vasculogenesis. *Arterioscler Thromb Vasc Biol*. 2005;25:2246–2254.

176. Ferrara N. Vascular endothelial growth factor as a target for anticancer therapy. *Oncologist*. 2004;9:2–10.

177. Swift ME, Kleinman HK, DiPietro LA. Impaired wound repair and delayed angiogenesis in aged mice. *Lab Invest*. 1999;79:1479–1487.

178. Folkman J. Anti-angiogenesis: new concept for therapy of solid tumors. *Ann Surg*. 1972;175:409–416.

179. Tepper OM, Capla JM, Galiano RD, et al. Adult vasculogenesis occurs through in situ recruitment, proliferation, and tubulization of circulating bone marrow-derived cells. *Blood*. 2005;105:1068–1077.

180. Asahara T, Murohara T, Sullivan A, et al. Isolation of putative progenitor endothelial cells for angiogenesis. *Science*. 1997;275:964–967.

181. Carmeliet P. VEGF gene therapy: stimulating angiogenesis or angioma-genesis? *Nat Med*. 2000;6:1102–1103.

182. Gerhardt H, Betsholtz C. Endothelial-pericyte interactions in angiogenesis. *Cell Tissue Res*. 2003;314:15–23.

183. Loffredo F, Lee RT. Therapeutic vasculogenesis: it takes two. *Circ Res*. 2008;103:128–130.

184. Mauro A. Satellite cell of skeletal muscle fibers. *J Biophys Biochem Cytol*. 1961;9:493–495.

185. Kuang S, Gillespie MA, Rudnicki MA. Niche regulation of muscle satellite cell self-renewal and differentiation. *Cell Stem Cell*. 2008;2:22–31.

186. Kuang S, Rudnicki MA. The emerging biology of satellite cells and their therapeutic potential. *Trends Mol Med*. 2008;14:82–91.

187. Walsh S, Midha R. Use of stem cells to augment nerve injury repair. *Neurosurgery*. 2009;65:A80–A86.

188. Guenard V, Kleitman N, Morrissey TK, et al. Syngeneic Schwann cells derived from adult nerves seeded in semipermeable guidance channels enhance peripheral nerve regeneration. *J Neurosci*. 1992;12:3310–3320.

189. Murakami T, Fujimoto Y, Yasunaga Y, et al. Transplanted neuronal progenitor cells in a peripheral nerve gap promote nerve repair. *Brain Res*. 2003;974:17–24.

190. Kemp SW, Walsh SK, Midha R. Growth factor and stem cell enhanced conduits in peripheral nerve regeneration and repair. *Neurol Res*. 2008;30:1030–1038.

191. Cuono C, Langdon R, McGuire J. Use of cultured epidermal autografts and dermal allografts as skin replacement after burn injury. *Lancet*. 1986;1:1123–1124.

192. Hanson SE, Bentz ML, Hematti P. Mesenchymal stem cell therapy for nonhealing cutaneous wounds. *Plast Reconstr Surg*. 2010;125:510–516.

193. Dash NR, Dash SN, Routray P, et al. Targeting nonhealing ulcers of lower extremity in human through autologous bone marrow-derived mesenchymal stem cells. *Rejuvenation Res*. 2009;12:359–366.

194. Korbling M, Katz RL, Khanna A, et al. Hepatocytes and epithelial cells of donor origin in recipients of peripheral-blood stem cells. *N Engl J Med*. 2002;346:738–746.

195. Hematti P, Sloand EM, Carvallo CA, et al. Absence of donor-derived keratinocyte stem cells in skin tissues cultured from patients after mobilized peripheral blood hematopoietic stem cell transplantation. *Exp Hematol*. 2002;30:943–949.

196. Badiavas EV, Falanga V. Treatment of chronic wounds with bone

marrow-derived cells. *Arch Dermatol*. 2003;139:510–516.

197. Daltro GC, Fortuna V, de Souza ES, et al. Efficacy of autologous stem cell-based therapy for osteonecrosis of the femoral head in sickle cell disease: a five-year follow-up study. *Stem Cell Res Ther*. 2015;6:110.

198. Aoyama T, Fujita Y, Madoba K, et al. Rehabilitation program after mesenchymal stromal cell transplantation augmented by vascularized bone grafts for idiopathic osteonecrosis of the femoral head: a preliminary study. *Arch Phys Med Rehabil*. 2015;96:532–539.

199. Liu Y, Wu J, Zhu Y, Han J. Therapeutic application of mesenchymal stem cells in bone and joint diseases. *Clin Exp Med*. 2014;14:13–24.

200. Gurtner GC, Werner S, Barrandon Y, Longaker MT. Wound repair and regeneration. *Nature*. 2008;453:314–321.

201. Kang S, Yang YJ, Li CJ, Gao RL. Effects of intracoronary autologous bone marrow cells on left ventricular function in acute myocardial infarction: a systematic review and meta-analysis for randomized controlled trials. *Coron Artery Dis*. 2008;19:327–335.

202. Dellavalle A, Sampaolesi M, Tonlorenzi R, et al. Pericytes of human skeletal muscle are myogenic precursors distinct from satellite cells. *Nat Cell Biol*. 2007;9:255–267.

203. Cossu G, Sampaolesi M. New therapies for Duchenne muscular dystrophy: challenges, prospects and clinical trials. *Trends Mol Med*. 2007;13:520–526.

204. Tedesco FS, Dellavalle A, Diaz-Manera J, et al. Repairing skeletal muscle: regenerative potential of skeletal muscle stem cells. *J Clin Invest*. 2010;120:11–19.

205. Eriksson PS, Perfilieva E, Bjork-Eriksson T, et al. Neurogenesis in the adult human hippocampus. *Nat Med*. 1998;4:1313–1317.

206. Tsukamoto A, Uchida N, Capela A, et al. Clinical translation of human neural stem cells. *Stem Cell Res Ther*. 2013;4:102.

207. Gage FH. Mammalian neural stem cells. *Science*. 2000;287:1433–1438.

208. Brustle O, Choudhary K, Karram K, et al. Chimeric brains generated by intraventricular transplantation of fetal human brain cells into embryonic rats. *Nat Biotechnol*. 1998;16:1040–1044.

209. Tamaki S, Eckert K, He D, et al. Engraftment of sorted/expanded human central nervous system stem cells from fetal brain. *J Neurosci Res*. 2002;69:976–986.

210. Uchida N, Buck DW, He D, et al. Direct isolation of human central nervous system stem cells. *Proc Natl Acad Sci USA*. 2000;97:14720–14725.

211. Uchida N, Chen K, Dohse M, et al. Human neural stem cells induce functional myelination in mice with severe dysmyelination. *Sci Transl Med*. 2012;4:155ra36.

212. Gupta N, Henry RG, Strober J, et al. Neural stem cell engraftment and myelination in the human brain. *Sci Transl Med*. 2012;4:155ra37.

213. Selden NR, Al-Uzri A, Huhn SL, et al. Central nervous system stem cell transplantation for children with neuronal ceroid lipofuscinosis. *J Neurosurg Pediatr*. 2013;11:643–652.

214. Dahl SL, Koh J, Prabhakar V, Niklason LE. Decellularized native and engineered arterial scaffolds for transplantation. *Cell Transplant*. 2003;12:659–666.

215. Ott HC, Matthiesen TS, Goh SK, et al. Perfusion-decellularized matrix: using nature's platform to engineer a bioartificial heart. *Nat Med*. 2008;14:213–221.

216. Gilbert TW, Sellaro TL, Badylak SF. Decellularization of tissues and organs. *Biomaterials*. 2006;27:3675–3683.

217. Furth ME, Atala A, Van Dyke ME. Smart biomaterials design for tissue engineering and regenerative medicine. *Biomaterials*. 2007;28:5068–5073.

218. Langer R, Tirrell DA. Designing materials for biology and medicine. *Nature*. 2004;428:487–492.

219. Roy I, Gupta MN. Smart polymeric materials: emerging biochemical applications. *Chem Biol*. 2003;10:1161–1171.

220. Fang J, Zhu YY, Smiley E, et al. Stimulation of new bone formation by direct transfer of osteogenic plasmid genes. *Proc Natl Acad Sci USA*. 1996;93:5753–5758.

221. Shea LD, Smiley E, Bonadio J, Mooney DJ. DNA delivery from polymer matrices for tissue engineering. *Nat Biotechnol*. 1999;17:551–554.

222. Schek RM, Hollister SJ, Krebsbach PH. Delivery and protection of adenoviruses using biocompatible hydrogels for localized gene therapy. *Mol Ther*. 2004;9:130–138.

223. Tevlin R, McArdle A, Atashroo D, et al. Biomaterials for

craniofacial bone engineering. *J Dent Res.* 2014;93:1187–1195.

224. Harrison RH, St-Pierre JP, Stevens MM. Tissue engineering and regenerative medicine: a year in review. *Tissue Eng Part B Rev.* 2014;20:1–16.

225. Aiuti A, Slavin S, Aker M, et al. Correction of ADA-SCID by stem cell gene therapy combined with nonmyeloablative conditioning. *Science.* 2002;296:2410–2413.

226. Cavazzana-Calvo M, Hacein-Bey S, de Saint Basile G, et al. Gene therapy of human severe combined immunodeficiency (SCID)-X1 disease. *Science.* 2000;288:669–672.

227. Horn PA, Morris JC, Neff T, Kiem HP. Stem cell gene transfer–efficacy and safety in large animal studies. *Mol Ther.* 2004;10: 417–431.

228. Sun L, Xu L, Chang H, et al. Transfection with aFGF cDNA improves wound healing. *J Invest Dermatol.* 1997;108:313–318.

229. Tao Z, Herndon D, Hawkins H, et al. Insulin-like growth factor-I cDNA gene transfer in vitro and in vivo. *Biochem Genet.* 2000;38:41–55.

230. Teo EH, Cross KJ, Bomsztyk ED. Gene therapy in skin: choosing the optimal viral vector. *Ann Plast Surg.* 2009;62:576–580.

231. Margolis DJ, Morris LM, Papadopoulos M, et al. Phase I study of H5.020CMV.PDGF-beta to treat venous leg ulcer disease. *Mol Ther.* 2009;17:1822–1829.

232. Jeschke MG, Sandmann G, Finnerty CC, et al. The structure and composition of liposomes can affect skin regeneration, morphology and growth factor expression in acute wounds. *Gene Ther.* 2005;12:1718–1724.

233. Iwaguro H, Yamaguchi J, Kalka C, et al. Endothelial progenitor cell vascular endothelial growth factor gene transfer for vascular regeneration. *Circulation.* 2002;105:732–738.

234. Griese DP, Achatz S, Batzlsperger CA, et al. Vascular gene delivery of anticoagulants by transplantation of retrovirally-transduced endothelial progenitor cells. *Cardiovasc Res.* 2003;58:469–477.

235. Zarbiv G, Preis M, Ben-Yosef Y, Flugelman MY. Engineering blood vessels by gene and cell therapy. *Expert Opin Biol Ther.* 2007;7:1183–1191.

236. Debatin KM, Wei J, Beltinger C. Endothelial progenitor cells for cancer gene therapy. *Gene Ther.* 2008;15:780–786.

237. Muller FJ, Snyder EY, Loring JF. Gene therapy: can neural stem cells deliver? *Nat Rev Neurosci.* 2006;7:75–84.

238. Hu Y, Leaver SG, Plant GW, et al. Lentiviral-mediated transfer of CNTF to schwann cells within reconstructed peripheral nerve grafts enhances adult retinal ganglion cell survival and axonal regeneration. *Mol Ther.* 2005;11:906–915.

239. Joung I, Kim HS, Hong JS, et al. Effective gene transfer into regenerating sciatic nerves by adenoviral vectors: Potentials for gene therapy of peripheral nerve injury. *Mol Cells.* 2000;10:540–545.

240. Wernig M, Meissner A, Foreman R, et al. In vitro reprogramming of fibroblasts into a pluripotent ES-cell-like state. *Nature.* 2007;448:318–324.

241. Yamanaka S. Elite and stochastic models for induced pluripotent stem cell generation. *Nature.* 2009;460:49–52. *This provides an excellent description of the concept behind iPS derivation. A nice schematic and detailed description of the iPS induction makes a very difficult and ground-breaking discovery appear simple.*

242. Okita K, Ichisaka T, Yamanaka S. Generation of germline-competent induced pluripotent stem cells. *Nature.* 2007;448:313–317.

243. Huangfu D, Osafune K, Maehr R, et al. Induction of pluripotent stem cells from primary human fibroblasts with only Oct4 and Sox2. *Nat Biotechnol.* 2008;26:1269–1275.

244. Sun N, Longaker MT, Wu JC. Human iPS cell-based therapy: considerations before clinical applications. *Cell Cycle.* 2010;9:880–885. *This provides an excellent review of the different cell types iPS cells can be derived from and the benefits and pitfalls of each cell type. It also concisely and clearly discusses current hurdles to bringing iPS cells to the bedside.*

245. Aasen T, Raya A, Barrero MJ, et al. Efficient and rapid generation of induced pluripotent stem cells from human keratinocytes. *Nat Biotechnol.* 2008;26:1276–1284.

246. Utikal J, Maherali N, Kulalert W, Hochedlinger K. Sox2 is dispensable for the reprogramming of melanocytes and melanoma cells into induced pluripotent stem cells. *J Cell Sci.* 2009;122:3502–3510.

247. Giorgetti A, Montserrat N, Aasen T, et al. Generation of induced pluripotent stem cells from human cord blood using OCT4 and SOX2. *Cell Stem Cell.* 2009;5:353–357.

248. Sun N, Panetta NJ, Gupta DM, et al. Feeder-free derivation of induced pluripotent stem cells from adult human adipose stem cells. *Proc Natl Acad Sci USA.* 2009;106:15720–15725.

249. Jia F, Wilson KD, Sun N, et al. A nonviral minicircle vector for deriving human iPS cells. *Nat Methods.* 2010;7:197–199.

250. Hanna J, Wernig M, Markoulaki S, et al. Treatment of sickle cell anemia mouse model with iPS cells generated from autologous skin. *Science.* 2007;318:1920–1923.

251. Grabel L. Prospects for pluripotent stem cell therapies: into the clinic and back to the bench. *J Cell Biochem.* 2012;113:381–387.

252. Soldner F, Jaenisch R. Medicine. iPSC disease modeling. *Science.* 2012;338:1155–1156.

253. Hockemeyer D, Wang H, Kiani S, et al. Genetic engineering of human pluripotent cells using TALE nucleases. *Nat Biotechnol.* 2011;29:731–734.

254. Soldner F, Laganiere J, Cheng AW, et al. Generation of isogenic pluripotent stem cells differing exclusively at two early onset Parkinson point mutations. *Cell.* 2011;146:318–331.

255. Yusa K, Rashid ST, Strick-Marchand H, et al. Targeted gene correction of alpha1-antitrypsin deficiency in induced pluripotent stem cells. *Nature.* 2011;478:391–394.

256. Sebastiano V, Maeder ML, Angstman JF, et al. In situ genetic correction of the sickle cell anemia mutation in human induced pluripotent stem cells using engineered zinc finger nucleases. *Stem Cells.* 2011;29:1717–1726.

第12章

创面愈合

Chandan K. Sen, Sashwati Roy, and Gayle Gordillo

概要

- 创面愈合一般分为 3 期：一期愈合、二期愈合和三期愈合。
- 创面愈合反应经历以下阶段：止血、炎症反应、增生和重塑。4 个阶段彼此重叠。
- 创伤后血管收缩、血小板和纤维蛋白形成的血栓可在数秒内堵塞创面，达到止血或凝血作用，进而预防失血。该过程分为起始过程和扩增过程，起始过程是由外源性途径引起的，而扩增过程则是由内源性途径所主导。
- 正常愈合过程中的炎症反应以特定白细胞亚群的时空变化模式为特征。异常的炎症反应可使创面愈合复杂化，急性炎症反应完全消失是创面愈合的理想结果。
- 感染是慢性创面的通病，通常会导致非愈合性创面，还可能会提高患者发病率和死亡率。微生物并非总是以分散的单细胞纯培养物形式存活，而是在界面处积聚形成微生物的聚集体，如薄膜、团块、絮凝物、污泥或菌膜。
- 经过了创面收缩过程的开放性创面，通过创面上皮化可以修复完整的表皮屏障，也被称为再上皮化。在创面愈合的增生期，由于新生毛细血管袢的灌注，肉芽组织呈浅红色或暗粉色。其触感柔软、湿润，外观呈颗粒状。肉芽组织是组织修复的基础。
- 创面愈合终点应结合视觉检查和皮肤屏障功能检测，如经皮失水（transepidermal water loss，TEWL），以精准确定创面是否闭合。
- 创面血管形成可以通过新生血管或血管生成实现。
- 如果创面未在 4 周内愈合，通常被认为是慢性创面。慢性创面可以大致分为 3 大类：静脉和动脉性溃疡、糖尿病性溃疡、压迫性溃疡。
- 通常与异常创面相关的血管并发症是造成创面缺血的主要原因。脉管系统输送含富氧血液到创面组织的能力受限会引起局部组织缺氧及其他后果。主要有 3 个因素导致创面组织缺氧：①周围血管疾病阻断局部氧供应；②愈合性组织对氧气需求增加；③以呼吸爆发和氧化还原信号方式产生活性氧（reactive oxygen species，ROS）。
- 小 RNA 是真核生物的一类新的调控因子。与其他小干扰 RNA（small interfering RNA，siRNA）一样，微 RNA（microRNA，miRNA）通过 mRNA 去稳定化和翻译抑制，实施转录后的基因沉寂。miRNA 正成为贯穿创面愈合过程的关键调控因子。
- 成人损伤组织的再生潜能，提示生理上存在能够参与修复过程的细胞。来源于骨髓的间充质干细胞（Bone marrow-derived mesenchymal stem cell，BM-MSC）已被证明能促进糖尿病创面的愈合。这意味着对诸如慢性创伤和烧伤等引起的皮肤缺损具有深远的治疗潜力。

简介

身体创伤是威胁生命最原始的难题之一。换言之，创伤能淘汰不适生存的人。苏美尔泥板（约公元前 2150 年）描述了早期创面护理，包括用啤酒和热水清洗创面，用如酒渣和蜥蜴粪的物质作药膏，再包扎创面。追溯到公元前 6 世纪到 7 世纪，代表生命科学或阿育吠陀的古代经文中描述为了治愈创面有计划地开始实施物理性损伤[1,2]。希波克拉底（约公元前 400 年）详述了创面引流脓液的重要性。盖伦（约公元 130—200 年）描述了第一期和第二期愈合的原则[3]。数世纪以来，创面愈合发展缓慢，19 世纪在控制感染、止血和坏死组织的重要性方面取得了重大进展[4]。如今，手术创伤，加上事故造成的创伤及继发于其他临床疾病（如糖尿病等）的创伤对社会造成了巨大的成本[5]。任何解决创面愈合问题的方法都需要多方面的综合探索。首先也是最重要的是必须准备易于接受治疗的创面环境。其次，需要明确和提供合适的治疗方案，同时治疗可能影响创面愈合的全身因素。本章旨在介绍皮肤创面愈合过程的概貌。

创面愈合过程

整个创面愈合过程可被视为一个由诸多反馈和前馈调节回路控制的级联反应，这些回路由创面组织本身、创面微环境以及创面接受治疗条件下的干预驱动。为了解驱动整个愈合应答的几个交叉的生物过程，创面愈合通常表现以下几个重叠阶段：止血和炎症、增殖（肉芽、血管化和创面闭合；创面闭合可被表述为创面收缩和上皮化）和重塑［持续数周到数年，包括胶原沉积、创面抗张强度的获得和细胞外基质（extracellular matrix，ECM）成分的转换］。作为一个整体，这些阶段也被称为创面愈合级联（图12.1）。

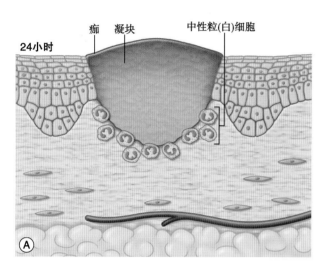

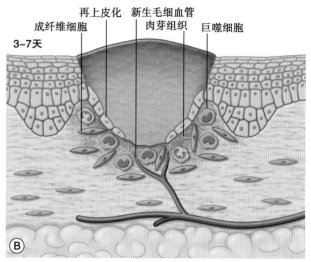

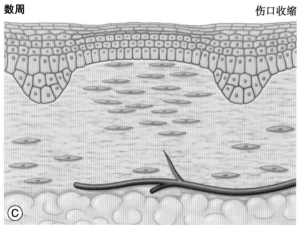

图 12.1 （A~C）皮肤创面愈合的各个阶段：简化表示

止血

对于出血创面，最重要的是止血，这是通过止血反应实现的。止血是对血管损伤的保护性生理反应，血管损伤可导致血液成分暴露于血管内皮下层。通过血管收缩、血小板和纤维蛋白组成的血栓可在数秒内堵塞创面，达到止血或凝血作用进而预防失血。止血过程需要血小板和凝血系统参与。凝血过程可细分为起始和扩增两个阶段。起始由外源性通路引起，而扩增由内源性通路执行。内源性通路由血浆因子Ⅺ（factor Ⅺ，F Ⅺ）、Ⅸ和Ⅷ组成（图12.2）。组织因子（tissue factor，TF）引起"凝血酶爆发"，即凝血酶瞬间释放的过程。凝血酶是整个凝血级联反应的关键驱动因素。

启动凝血的外源性通路包括跨膜受体 TF 和血浆 F Ⅶ或Ⅶa。另一方面，内源性通路由血浆 F Ⅺ、F Ⅸ 和 F Ⅷ组成。生理条件下，TF 由血管周围的外膜细胞表达，并启动凝血。上述的外膜细胞包括血管平滑肌细胞、周细胞和外膜成纤维细胞。TF 还可能通过所谓的血液传播形式（以细胞衍生的微粒形式存在）以及通过血小板中表达的转铁蛋白促进凝血的放大[6-8]。

F Ⅶa 是外源性通路的关键因子，其在循环血液中的水

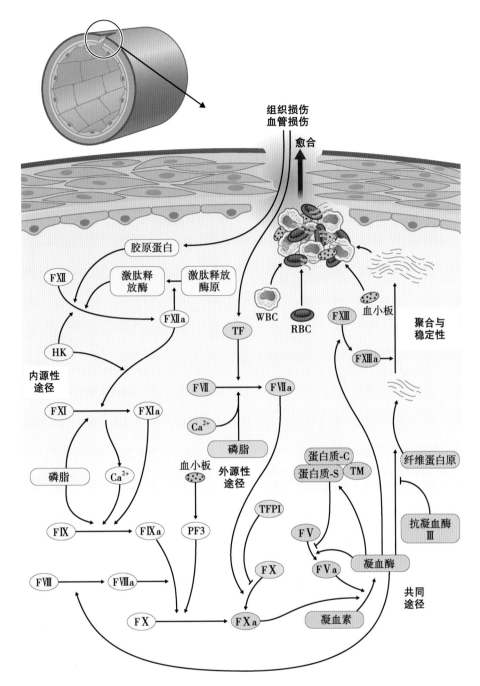

图 12.2　凝血级联反应。FⅫ,凝血因子Ⅻ;HK,高分子量激蛋白原;PF3,血小板因子 3;RBC,红细胞;TF,组织因子;TFPI,组织因子通路抑制剂;TM,血栓调节蛋白;WBC,白细胞

平高于任何其他活性化凝血因子。随着血管壁损伤,FⅦ与携带 TF 的细胞(如白细胞)上表达的 TF 接触,形成活化复合体(TF-FⅦa)。TF-FⅦa 激活 FⅨ和 FⅩ,分别产生 FⅨa和 FⅩa。FⅦ被凝血酶、FⅪa、FⅫ和 FⅩa 激活。TF-FⅦa对 FⅩa 的激活几乎立即被 TF 通路抑制剂抑制。FⅩa 及其辅因子 FⅤa 形成凝血酶原酶复合物,其激活凝血酶原为凝血酶。凝血酶是一种丝氨酸蛋白酶,可将可溶性血浆纤维蛋白原转化为不溶性纤维蛋白凝块并促进血小板聚集,在组织损伤后的止血中发挥核心作用。凝血酶激活凝血级联的其他成分,包括 FⅤ和 FⅧ,这会反过来激活 FⅪ,

然后级联激活 FⅨ。凝血酶还激活并释放被绑定到血管性血友病因子的 FⅧ。FⅧa 是 FⅨa 的辅助因子,它们共同形成"张力酶"复合体,进而激活 FⅩ。不断循环这一过程。内源性通路始于由高分子量激肽原、前激肽释放酶和 FⅫ(Hageman 因子)在胶原上初级复合体的形成。前激肽释放酶转化为激肽释放酶,FⅫ变成 FⅫa。FⅫa 使 FⅪ转换为 FⅪa。FⅪa 激活 FⅨ,FⅨ与其辅助因子 FⅧa 一同形成张力酶复合体。张力酶复合体激活 FⅩ成为 FⅩa(见图12.2)。

血液凝块有助于堵塞创口,最大限度地减少失血。它

主要由交联纤维蛋白、细胞成分如红细胞和血小板等以及其他细胞外基质蛋白如纤连蛋白、玻连蛋白和血小板反应蛋白组成。目前学界认为，血凝块是一种含有功能活性蛋白质和细胞的动态结构基质。除了遏制失血，血凝块还起到了防止微生物入侵的急救作用。血凝块也是血源性细胞（包括炎性细胞和干细胞或祖细胞）归巢的临时基质。临时基质富含调节归巢细胞功能的细胞因子和生长因子[9,10]。

血凝块的形成由凝血酶对纤维蛋白原的蛋白水解开始。结果产生纤维蛋白并相互形成交联。交联的纤维蛋白募集血小板，通过整合素黏附分子，一起黏附于内皮下。纤维蛋白凝块在促进炎症过程，创面血管生成和基质细胞增殖中起着关键作用。纤维蛋白与浸润的单核细胞和中性粒细胞上的整合素 CD11b/CD18 结合。它还能结合成纤维细胞生长因子-2（fibroblast growth factor-2，FGF-2）和血管内皮生长因子（vascular endothelial growth factor，VEGF），有助于创面组织血管化。纤维蛋白还与胰岛素样生长因子-Ⅰ 结合，促进基质细胞增殖[11,12]。

血凝块是创面细胞趋化的基地。血小板在创面处释放的凝血酶是血凝块形成的早期介质[13]。凝血酶是一种丝氨酸蛋白酶，能将可溶性血浆纤维蛋白原转化为不溶性纤维蛋白凝块，并促进血小板聚集。凝血酶功能可被视为创面愈合的止血期和随后的炎症期之间的界面，它在增加创面炎症中起着重要作用。凝血酶的促炎作用包括刺激血管舒张导致血浆外渗、水肿，以及增加内皮细胞黏附分子的表达，这促使单核细胞和其他细胞外渗及向创面部位浸润。凝血酶还诱导内皮细胞释放促炎细胞因子，如 CCL2、白细胞介素-6（interleukin-6，IL-6）和白细胞介素-8（interleukin-8，IL-8）[14]。此外，凝血酶还能诱导单核细胞释放炎性细胞因子，包括 IL-6、干扰素-γ、IL-1β 和肿瘤坏死因子-α（tumor necrosis factor-α，TNF-α）。这些早期阶段的细胞因子具有典型的促炎作用，可调控血液来源的单核细胞分化为 M1 创伤巨噬细胞[15]。创面细胞趋化也是由纤维蛋白的降解和随后的补体系统激活所驱动。在这过程中，一些趋化因子和细胞因子被释放，这些因子转而通过血源性免疫细胞的趋化募集启动创面愈合的炎症阶段（图 12.3）[16]。血小板是一些细胞因子的最早来源之一，这些细胞因子使免疫细胞趋化以及巨噬细胞活化。血小板一旦黏附于纤维蛋白网即释放颗粒，其类似于生物活性蛋白的储存库，如 RANTES［调节激活（regulated on activation）、正常 T 细胞表达（normal T cell expressed），分泌或 CCL5（secreted or CCL5）］、凝血酶、转化生长因子-β（transforming growth factor-β，TGF-β）、血小板衍生生长因子（platelet-derived growth factor，PDGF）和VEGF。CCL5 是损伤后由血小板释放的最有效的单核细胞趋化因子之一。其他趋化单核细胞至创面床的细胞因子和趋化因子包括单核细胞趋化蛋白-1（monocyte chemoattractant protein-1，MCP-1）（CCl2）、MIP-1α（CCl3）、TGF-α、纤维连接蛋白、弹性蛋白、C5a、C3a、神经生长因子和细胞外基质成分[17,18]。

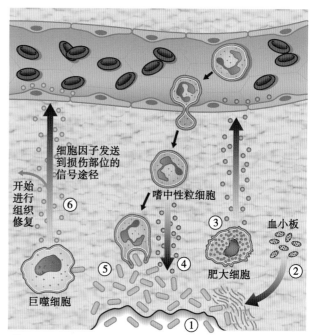

① 细菌和其他病原体进入创面
② 血小板在创面部位释放凝血蛋白
③ 肥大细胞分泌介导血管扩张和血管收缩的因子向受伤部位输送血液、血浆和细胞
④ 中性粒细胞和巨噬细胞通过吞噬作用清除病原体
⑤ 巨噬细胞分泌被称为细胞因子的激素，将免疫系统细胞吸引到该部位，并激活参与组织修复的细胞
⑥ 炎症反应会持续下去，直到异物被清除，创面被修复

图 12.3　创面的炎症反应

炎症

组织损伤引发急性期炎症（拉丁语"inflammare"，意为点燃）反应，为随后的创面闭合做好准备（见图 12.3）。炎症包括身体血管化组织对损伤的一系列反应，急性炎症过程中生物合成的局部化学介质会引起肉眼可见的 Celsus 现象，即红、肿、热和痛。在细胞和分子层面，炎症是多种受体和感受器系统协调的结果，这些系统影响宿主防御和控制炎症所必需的转录和翻译后程序。在正常愈合过程中，炎症反应的特点是特定白细胞亚群的时空变化模式。

血小板

血凝块或血栓的形成依赖于血小板的活化。富含血小板的血凝块也夹带多核性白细胞（中性粒细胞），这有助于增强凝血凝固，并为后续的急性期炎症反应奠定基础。在损伤后数小时内，大量的中性粒细胞及局部血管促炎细胞因子激活，如 IL-1β、肿瘤坏死因子-α 和干扰素-γ，通过穿过毛细血管内皮细胞壁外渗到创面。介导这些细胞因子的黏附分子表达必须依赖白细胞的黏附和渗出（图 12.4），这些黏附分子包括整合素、P-选择素和 E-选择素，在中性粒细

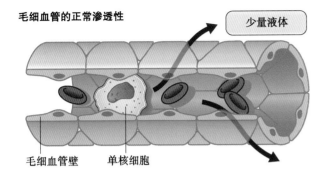

毛细血管的正常渗透性

少量液体

毛细血管壁　　单核细胞

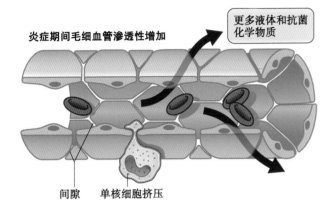

炎症期间毛细血管渗透性增加

更多液体和抗菌化学物质

间隙　　单核细胞挤压

图 12.4　血球渗出：在健康的可渗透毛细血管中，内膜阻止血液细胞离开循环。受伤时，创面周围的血管会扩张，增加毛细血管的渗透性。这种改变使炎症细胞渗出毛细血管壁并迁移到损伤部位。这个过程包括从血管中释放液体到细胞外间隙，导致炎症时常见的水肿反应。血管有一个内建的通路，使组织损伤时发生这种渗出

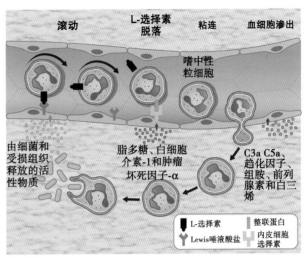

滚动　　L-选择素脱落　　粘连　　血细胞渗出

嗜中性粒细胞

由细菌和受损组织释放的活性物质

脂多糖、白细胞介素-1和肿瘤坏死因子-α

C3a C5a、趋化因子、组胺、前列腺素和白三烯

| ▮ L-选择素 | ╦ 整联蛋白 |
| Ψ Lewis唾液酸盐 | ╨ 内皮细胞选择素 |

图 12.5　组织损伤引起的中性粒细胞外渗。中性粒细胞沿毛细血管滚动运动，这是由于中性粒细胞表面的 L-选择素与 Lewis 唾液酸盐结合并释放，而 Lewis 唾液酸盐是一种碳水化合物，由内皮细胞在毛细血管内壁表达。在损伤和/或感染时，脂多糖、肿瘤坏死因子和白细胞介素-1 的释放导致中性粒细胞脱落 L-选择素，通过中性粒细胞上的整合素与内皮细胞上的 E-选择素的结合，L-选择素强烈地黏附在毛细血管内壁上。在这种粘连之后，脱落的过程开始，中性粒细胞渗出到创面部位

的渗出中起着核心作用（图 12.5）。这些黏附分子与中性粒细胞表面整合素结合，如 CD11a/CD18（LFA）、CD11b/CD18（MAC-1）、CD11c/CD18（gp150，95）和 CD11d/CD18。与细胞因子一起趋化因子在损伤后的急性期炎症中起着重要作用，趋化因子包括 IL-8、MCP-1 和生长相关癌基因-α。在感染创面的情况下，细菌产物（如脂多糖和甲酰甲硫基肽）可以增强中性粒细胞在创面的聚集（图 12.6）。

中性粒细胞

中性粒细胞遍布于炎症部位的毛细血管后微静脉，通过溶酶体降解病原体，诱导细胞凋亡。从传染性病原体的吞噬作用到失活组织的清理，中性粒细胞在体内起到了广泛的作用。当被调理素（通常为补体和/或抗体）包被后，微生物与吞噬细胞表面特异性受体结合，随后巨噬细胞细胞膜发生内陷，通过胞吞作用将微生物吞噬入细胞内。其后氧气爆发性地消耗，大量额外的氧气消耗转化为高活性氧。这一过程被称为呼吸爆发。此外，细胞质颗粒将其内容物排放到吞噬体，随之吞噬体内摄入的微生物死亡。吞噬体形成的抗微生物系统之中包含髓过氧化物酶（myeloperoxidase，MPO），在脱粒过程释放到吞噬体中；过氧化氢（H_2O_2）由呼吸爆发和卤化物（特别是氯化物）形成。MPO-H_2O_2-氯

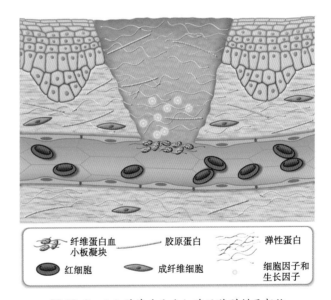

| 纤维蛋白血小板凝块 | ─── 胶原蛋白 | 弹性蛋白 |
| 红细胞 | 成纤维细胞 | 细胞因子和生长因子 |

图 12.6　血细胞渗出和白细胞迁移到创面部位

化物系统的初级产物是次氯酸，随后形成氯、氯胺、羟自由基、纯态氧和臭氧。这些毒性介质可被释放到细胞外，它们可能会攻击正常的组织，从而引起发病[19]。其他产物由中性粒细胞传递到创伤部位，包括抗菌剂（例如阳离子肽和类花生酸类物质）以及蛋白酶（例如弹性蛋白酶、组织蛋白酶 G、蛋白酶 3 和尿激酶型纤溶酶原激活剂）。创面环境中中性粒细胞释放的蛋白酶水平和内源性抑制剂的平衡对创面愈合进程非常重要[20]。慢性不愈合创面中中性粒细胞衍生

的蛋白酶水平升高,特别是基质金属蛋白酶(matrix metallo-protease,MMP),表明中性粒细胞持续存在。MMP 的作用被称为基质金属蛋白酶组织抑制剂(tissue inhibitors of matrix metalloprotease,TIMP)的酶组特异性抑制,并且这些酶在慢性创面中以异常低的水平存在。MMP 和 TIMP 之间的不平衡会造成一个不利的创面环境,因为蛋白酶水平升高会导致组织损伤和炎症,这种炎症会自我延续,形成恶性循环,破坏创面愈合。

近年来,中性粒细胞作用反应的另一个功能成分——中性粒细胞细胞外陷阱(neutrophil extracellular trap,NET)——一直是人们关注的焦点。NET 最初被确认为对细菌、真菌和病毒等病原体的有益的中性粒细胞反应[21-25],它是纤维染色质陷阱,通过释放弹性蛋白酶、MPO、组织蛋白酶 G、乳铁蛋白和明胶酶等颗粒成分,来隔离和杀死各种微生物[26]。与该过程有关的一些关键触发因素,也被称为 NETosis,包括 ROS[27] 和一种酶[肽基精氨酸脱亚胺酶 4(PAD4)],这种酶翻译后修饰组蛋白(H3 和 H4)上的精氨酸残基,导致染色质凝结[28-30]。最近的体外研究证实,活的金黄色葡萄球菌感染引起的一种有趣的 NETosis 反应,在没有细胞质成分或质膜溶解的情况下,核物质迅速释放[31]。这些去核中性粒细胞被证明能够爬行和吞噬被困在所创建的核陷阱中的细菌[32-34]。自 20 世纪 80 年代以来,人们就已经知道存在具有生物活性的无核中性粒细胞[35],这可能反映了经历了某种 NETosis 的中性粒细胞群体。然而,关于不同刺激(如菌膜感染)下 NET 的具体激活机制,仍有许多问题有待回答。

在损伤引起的整个炎症过程中,中性粒细胞是主要的参与者,它们可以调节巨噬细胞的功能,从而调节创面愈合过程中的先天免疫应答[36]。没有中性粒细胞,创伤部位的巨噬细胞在愈合过程将会缺乏引导[37]。在创面愈合过程中,中性粒细胞在损伤几天后停止浸润。消耗的中性粒细胞会程序性凋亡,凋亡中的中性粒细胞被创伤部位的巨噬细胞识别并吞噬。创伤部位会包含一小部分驻留的巨噬细胞。在创伤部位,大部分的巨噬细胞是从外周循环募集而来的。外周血单核细胞的外渗是通过内皮血管细胞黏附分子-1 和单核细胞极晚期抗原-4(α4β1 整合素)之间的相互作用而实现的。引导外渗单核细胞到创伤部位的因子包括生长因子、趋化蛋白、促炎细胞因子和趋化因子(如巨噬细胞炎症蛋白 1α、MCP-1 和 RANTES)。这些趋化因子的来源包括血凝块相关血小板、创面边缘过度增殖的角质形成细胞、创伤组织的成纤维细胞和创伤部位的白细胞亚群。一旦单核细胞离开血管并转移到创面,在细胞外基质的微环境下,单核细胞便开始分化成巨噬细胞。

通过微环境中的介质,单核细胞到达创伤部位,并与单核细胞表面受体相互作用,使细胞在转录以及蛋白质组学上出现 4 大变化。存在于单核细胞的表面受体主要包括 Toll 样受体(Toll-like receptor,TLR;图 12.7)、补体受体和 Fc 受体。在创伤部位,巨噬细胞的功能是作为抗原呈递细胞,同时清除凋亡细胞和碎片。此外,它们还提供多种生长因子,参与创面愈合过程。这些生长因子包括 TGF-β、TGF-α、

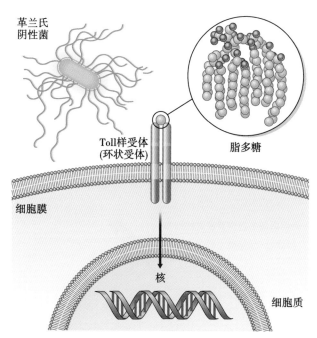

图 12.7　Toll 样受体:对感染因子和创面微环境作出反应

碱性 FGF(basic FGF,bFGF)、VEGF 和 PDGF。这些生长因子通过促使细胞增殖、细胞外基质合成和诱导新生血管生成来促进创面愈合。巨噬细胞在创面愈合中起到至关重要的作用。巨噬细胞耗竭会显著影响创面愈合[4,38]。

巨噬细胞

巨噬细胞是损伤后 3~5 天内,在创面愈合过程中占主要地位的细胞类型。创面中的巨噬细胞,到达损伤部位比中性粒细胞晚几小时,其在急性期主要的功能是作为吞噬体贪婪地吞噬清洁创面中的基质和细胞碎片,包括纤维蛋白和凋亡的中性粒细胞。巨噬细胞也产生一系列的细胞因子,如生长和血管生成因子,推动成纤维细胞增殖和新生血管生成[4,39-42]。在一项经典研究中,Leibovich 和 Ross[43] 证实,在成年豚鼠中,含有氢化可的松的抗巨噬细胞血清,可减少巨噬细胞在皮肤创面愈合过程中的堆积。这会导致受损组织和临时基质的异常堆积,造成成纤维细胞数量下降并导致创面延迟愈合。巨噬细胞的出现是皮肤有效修复的关键驱动力[44,45]。单核细胞衍生的巨噬细胞具有高度可塑性,可分化为促炎症(M1)或抗炎/促修复(M2)表型,这些表型也可根据环境线索和分子介质转分化为其他细胞类型[46,47]。巨噬细胞首次参与炎症,可改变其表型,并承担消除炎症的作用[48,49]。糖尿病患者创面的巨噬细胞,呈现出了异常的炎症反应状态[50]。糖尿病患者创面的巨噬细胞持续处于炎症状态,是由于在创伤部位,这些细胞吞噬凋亡细胞的能力受到了抑制,从而阻碍了其 M1 表型转化成 M2 表型[50]。最近,由于对巨噬细胞缺乏标准的、包罗万象的描述符,学界发起了一项合作,重新定义巨噬细胞命名法,以涵盖已知存在于巨噬细胞活化中的多样性范围。拟议的命名

变更将包括基于激活剂来源的激活标准，无论是 IL-4、IL-10 等细胞因子，还是细菌脂多糖（lipopolysaccharide, LPS）［如 M（IL-4）、M（IL-10）、M（LPS）等，其中 M 指巨噬细胞］，相关的巨噬细胞特异性表面标志物的组合或其缺乏来描述活化结果来描述激活的结果[51]。

肥大细胞

肥大细胞众所周知的功能是其在调节过敏性反应过程中的核心作用。除此功能外，目前已知肥大细胞在识别病原体和调节免疫应答中有显著的生理作用[52]。肥大细胞可以从细胞内储备中即刻释放一些炎症介质。此外，它们位于宿主内环境的边缘交界部位。这些特性使肥大细胞在感染时，对微调免疫反应起到至关重要的作用。最近有研究使用肥大细胞活化剂作为有效的疫苗佐剂，显示这些细胞具有抵抗微生物病原体、保护免疫系统的潜力[53]。肥大细胞的活化能够帮助启动创面愈合的炎症反应期。在损伤后几个小时内，肥大细胞在创伤部位脱颗粒，并在创伤组织部位处于组织学上的静默状态。损伤后约 48 小时，肥大细胞再次出现在创伤组织处，它们的数量随愈合过程的进展而增加[54]。一方面，有报道表明，肥大细胞缺陷的小鼠创面愈合出现障碍[55]。另一方面，肥大细胞被证实参与了皮肤创面的纤维化过程[56]。借助于脱颗粒过程形成的和即将形成的各种介质的释放，活化的肥大细胞能够控制创面愈合过程的关键步骤：炎症的触发和调节阶段、结缔组织细胞成分的增殖和新形成的结缔组织基质的最终重塑。肥大细胞在调节创面愈合过程中有着重要的作用，这也证明了一个事实，即脱颗粒的生物介质过剩或不足会直接导致创伤修复障碍或肉芽组织过度形成（如瘢痕疙瘩和增生性瘢痕）或创面延迟闭合（创面裂开），以及使炎症进入慢性化阶段[57]。

炎症消退

如果损伤引起的炎症反应是即刻且短暂的，则其对愈合过程是有帮助的。失调的炎症反应使创面愈合变得复杂，并阻止创面愈合级联反应超出炎症阶段的进展[58]。为消除随后进一步的炎症反应，必须停止白细胞的进一步募集，并在炎症部位去除白细胞。在创伤部位，巨噬细胞成功吞噬凋亡的中性粒细胞就是一个关键因素。在创伤部位，抑制巨噬细胞功能，则会减弱炎症的消除[58]。脂质介质，如脂氧素、消退素、保护素以及新发现的 maresin，已成为一种全新而有效的可选介质，其可以反向调节过度的急性炎症并能刺激促进炎症消除的分子和细胞生成[59]。好的解决方案可以为创面愈合过程创造条件，并能促进创面成功闭合。长期炎症不仅会影响创面的愈合，还可能加重瘢痕。长时间的炎症不仅可能损害创面闭合，还可能使瘢痕预后恶化[60]。在各种慢性创面状态下观察到的不适当和持续的炎症水平可能是由微生物菌膜引起的，并肯定有助于破坏创面愈合过程[61]。细菌携带着各种毒性因子，在创面微环境中刺激促炎反应，干扰宿主反应的正常模式。关于感染的

作用，特别是细菌菌膜感染在创面愈合中的作用，详见"慢性创面"部分。

增殖期

增殖期在受伤后 2 天左右开始，在愈合的皮肤创面中通常持续 3 周。这一阶段与炎症阶段重叠，支持再上皮化、新血管的形成、成纤维细胞的涌入和细胞外基质的沉积。当这一阶段开始时，巨噬细胞已经开始降解纤维蛋白凝块，侵入的内皮细胞和成纤维细胞迅速填满了这个空间[62]。活化的巨噬细胞产生多种细胞因子，如 DGF 和 TNF-α，这些细胞因子还诱导成纤维细胞产生角质形成细胞生长因子，进而诱导创面再上皮化[63,64]。

肉芽组织

止血过程中形成的纤维蛋白凝块参与了早期炎症阶段，并被从创面底部生长的灌注纤维结缔组织所取代，该纤维结缔组织几乎能够填充任何大小的创面。在创面愈合的增殖期，由于新的毛细血管袢的灌注，肉芽组织呈浅红色或深粉色。其质感柔软、湿润，外观呈颗粒状，为组织修复之基础。肉芽组织的细胞外基质由成纤维细胞生成和调节。最初，其由 III 型胶原蛋白构成的网络组成，III 型胶原是一种较弱的结构蛋白，可迅速合成。后被更强的长链 I 型胶原所替代，这在瘢痕组织中得到了证实。肉芽组织的形成和收缩是创面愈合的重要方面。在缺血性创面中，肉芽组织的产生和收缩被抑制，这是因为 ATP 的产生减少，胶原合成受损，并且未能将成纤维细胞表型转化为肌成纤维细胞以促进创面收缩[65]。

血管化

当创面比邻近完整血管弥散氧气能实现的创面愈合面积更大时，或者当创面情况复杂、缺血严重时，可以通过血管化来实现愈合。创面血管化可通过血管新生或血管形成来实现。血管新生即毛细血管从创面边缘组织现有的血管中出芽生成毛细血管。血管形成依赖于骨髓来源的内皮干细胞动员形成新的血管。

创面血管化由创面愈合的所有阶段（止血、炎症、组织形成以及组织重塑）共同调节。止血栓子为血源性细胞归巢提供了一个细胞床。一旦细胞黏附在止血栓子上，细胞外基质环境会改变细胞功能，以实现成功的愈合。血凝块中的血小板作为生长因子和细胞因子的来源，募集多种类型的细胞到创伤部位，包括内皮细胞。在炎症阶段，白细胞在创伤部位是促血管生成因子（如 VEGF-A 和 IL-8）的主要来源，其为创伤组织成功血管化奠定了早期基础。随着中性粒细胞被消耗殆尽并经历细胞凋亡，巨噬细胞在创伤部位的数量迅速增加。巨噬细胞衍生的 TGF-β、EGF-α、FGF、PDGF 和 VEGF，在推动皮肤创面血管新生过程中起关键作

用。越来越多的证据表明,没有任何一种血管生成因子能单独有效地显著影响创面愈合。创面血管化是一个复杂的过程,需要细胞、血管生成因子和细胞外基质之间动态的、时间上和空间上的相互协调作用。

组织血管化的关键过程如图 12.8 所示。血管生成由微环境信号(如缺氧等)调控,并通过血管生成因子(如创面处细胞表达和释放的 VEGF)放大分子信号。血管内皮生长因子最初被认为是一种内皮细胞特异性生长因子,可刺激血管生成和增加血管通透性。一些其家族成员,如 VEGF-C 和 VEGF-D,特异性参与淋巴管生成。这些血管生成因子与它们的相应受体结合,诱发多种细胞信号转导过程,活化微血管内皮细胞。例如,VEGF 及其位于内皮胞上的酪氨酸激酶受体是组织血管化的核心调节器。VEGF/VEGFR-2 是主要的血管生成分子信号途径。VEGFR-3 也被证明对血管新生至关重要,与 VEGF/VEGFR-2 和 Dl14/Notch 信号通路一起作用,控制血管新生出芽萌发[66]。其他具有重要生物学意义的血管生成因子,如 EGF 和 bFGF 由它们相应的受体介导,这些受体属于酪氨酸激酶受体家族,如 EGFR、FGFR-1、FGFR-2、FGFR-3 和 FGFR-4。

其他有突出意义的酪氨酸激酶受体包括 Tie-1 和 Tie-2。与 VEGF 受体一样,这些是唯一已知的内皮细胞特异性受体酪氨酸激酶。Tie-2 诱导皮肤创面新生血管的内皮细胞生成,当新生血管的退化时 Tie-2 下调。作为 Tie-2 的活化因子,磷酸化的 Tie-2 在皮肤创面愈合过程中的各个阶段都能被检测到[67]。活化的微血管内皮细胞增殖,并发生定向迁移。迁移是一个复杂的过程,细胞沿给定的方向移动,要么是受细胞外环境的变化影响,要么是定向运动在内在倾向的结果。细胞外基质通过蛋白酶促细胞迁移的方式进行重塑,这对新血管的形成至关重要。细胞外基质的重塑通过时间上和空间上的调整,使局部的基质网沉积或降解发生变化,从而有利于调控血管新生过程中不同阶段的细胞生长、迁移和分化。蛋白酶释放的基质相关生长因子和/或血管生成因子,会通过增强内皮迁移和生长的方式促进血管生成。基质分子促进内皮细胞生长和形态发生和/或稳定新生血管。因此,细胞外基质分子和细胞外基质重塑在调节血管生成过程中发挥关键作用[68]。

毛细管样管道的形成不同于内皮细胞和整个血管生成的过程。基底膜是生物学功能高度特异性的细胞外基质,内皮细胞附着在其基底非管腔面。该基质围绕内皮细胞形成连续套状外膜,并保持管状结构。20 多年前,Kubota 等人观察到,血管内皮细胞排列在重组的基底膜基质上,能够迅速黏附、对齐并且形成毛细管样小管结构。这些细胞不增殖。该血管包含一个内腔和紧密的细胞-细胞接触。这些细胞是极化的,细胞核向基底膜基质偏移。此外,这些毛细血管样结构拥有乙酰化的低密度脂蛋白,这是这些细胞分化的标记[69]。血管新生不仅依赖于血管内皮细胞的浸润与增殖,也需要血管周细胞覆盖萌发的血管芽,使得血管稳定。这些过程需要 VEGF 和 PDGF 分别与它们在血管内皮细胞和血管平滑肌细胞的同源受体的协调作用[70]。血管周细胞和血管平滑肌细胞支撑血管结构。正常血管周皮细胞嵌入毛细管基底膜内,无论是作为单独的细胞,还是单细胞层,它们都与内皮细胞及血管壁上的其他组分共同调控内源性信号,以防止渗漏。而血管平滑肌细胞围绕动脉和静脉形成单层或多层细胞介导血管舒张和收缩。未成熟的内皮管道的稳定需要血管周细胞覆盖[71]。血管周细胞除了在血管新生过程中起作用外,还与创面愈合有关。皮肤血管周细胞可以作为间充质干细胞(mesenchymal stem cell, MSC),表现出分化成骨、脂肪和软骨细胞的能力。因此,血管周细胞是皮肤中的一种有效的干细胞群,能够重塑细胞外基质微环境并促进非干细胞重建表皮组织[72]。

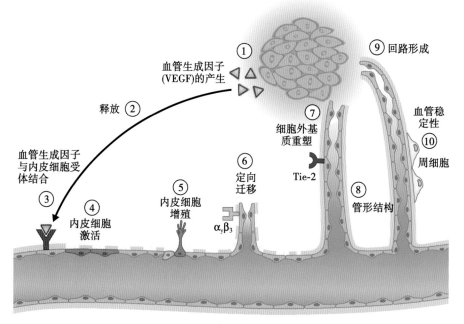

图 12.8   新血管生成:新血管的形成

创面闭合

创面收缩和再上皮化有助于创面二期愈合。创面收缩是损伤早期反应的指征,主要位于开放创面的边缘[73]。这种早期的创面闭合,是由位于创面边缘的梭形表皮细胞产生的"荷包"样收缩力来介导[74]。创面边缘组织中的成纤维细胞在创面收缩中发挥了关键作用[75]。在创面愈合的炎症期,成纤维细胞具有平滑肌细胞的特性,并分化成具有收缩性的肌成纤维细胞。创面边缘的成纤维细胞首先转化成原肌纤维母细胞,其特征是新生成收缩性 β-细胞质应力纤维,可以响应促纤维化细胞因子,还可以改变细胞外基质的特性。TGF-β,存在于机械性限制性环境中,这些细胞表达α-平滑肌肌动蛋白,显著增加了它们的收缩能力,同时这也是分化为肌成纤维细胞的标志[76]。创面收缩可显著促进创面愈合,而这种促进作用在皮肤松弛的啮齿动物中比人类更明显。

开放性创面完成收缩后,通过创面上皮化修复完整的表皮屏障,称为再上皮化[77,78]。无论皮肤基底真皮结构恢复得多完美,未上皮化的创面都不能被称为"愈合"。因此,创面上皮化(也称为再上皮化)是创面修复的重要且决定性的特征。再上皮化的创面从概念上可被视为角质形成细胞3 个重复过程的结果:迁移、增殖和分化。角质形成细胞完成再上皮化的顺序,通常认为始于细胞-细胞和细胞-基质接触的溶解。随后发生极化,临时创面基质基底的一部分角质形成细胞开始定向迁移。一部分角质细胞紧靠创面,而不是进入其中,然后开始有丝分裂。最后形成新的表皮多层结构,分化特异性基因产物诱导重建表皮的功能。创面再上皮化最大的限制性因素是迁移,因为迁移功能有缺陷(而非增殖或分化)与慢性不愈创面的临床表型有关[79]。上皮化的过程持续进行,直到屏障重新建立,创面覆盖完全。湿润的环境能加速再上皮化进程[80,81],而且基质金属蛋白酶1,一种减少胶原-整合素接触的亲和性的胶原酶,也能促进再上皮化过程[82]。

微 RNA

创面愈合在很大程度上取决于损伤诱导的编码蛋白质的基因,因为它们启动固有组织的修复过程,旨在重建损伤组织的结构和功能。从相应的蛋白质分离出蛋白质编码基因,有两个关键步骤。首先,基因所在的 DNA 必须能转录成mRNA。其次,mRNA 必须翻译成蛋白质。近几年的研究表明,这两个关键步骤是由微 RNA(miRNA:19～22 个核苷酸长)进行稳步而繁杂的调控,miRNA 是在所有的真核细胞中均可发现的非编码 RNA。过去十年的研究表明,miRNA 是存在于真核生物中的一种新类别的调控因子,可以归类为基因表达的表观遗传调控因子[83]。与其他小干扰 RNA(small interfering,siRNA)一样,miRNA 通过 mRNA 失稳和翻译抑制来执行转录后基因沉默。简单地说,一个基因是否编码一个蛋白取决于该基因是否为 miRNA 的靶点。miRNA与编码蛋白质的 mRNA 的特定序列形成碱基配对。近乎完美的配对引起目标 mRNA 的裂解,而部分配对导致翻译抑制并通过脱腺苷途径使 mRNA 降解[84]。miRbase 数据库显示,人类基因组共编码 1 048 个 miRNA,而且这个数字还在迅速增长。这些 miRNA 可调节超过 1/3 的蛋白质编码基因,也包含了几乎所有的生物反应进程。哺乳动物细胞表达的细胞特异性 miRNA,可在细胞内使特定的目标基因亚群静默。细胞质的 miRNA 的功能大多为人所知,而细胞核内的 miRNA 也可能参与基因调控。miRNA 依赖的基因表达调控,现在被认为是细胞和生物体正常功能的一部分,但这种想法在最初被认为是荒谬的。miRNA 正在成为创面整体愈合过程中的关键调节剂[85]。miRNA 正在成为整个创面愈合过程的关键调控因子[86-88]。本章的后续部分还讨论了 miRNA 依赖的创面愈合过程的调控。通过调节单个miRNA 来调控多种功能相关基因,为基于 miRNA 的治疗带来了希望。随着对 miRNA 特定作用的认识不断增加,基于miRNA 的治疗方法的出现(特别是上调有益的 miRNA 和/或下调潜在有害的 miRNA)将成为临床上有用的工具。创面愈合中特定阶段的 miRNA 依赖性调控在"慢性创面"部分提及。

急性创面

任何对活体组织完整性的破坏,都可以被视为一个创伤。皮肤是人体最大的器官,成年人皮肤平均面积约7 620cm^2。皮肤对于陆生动物至关重要。皮肤能够保护富含水分的内脏在干燥的外部环境中不被损害。作为抵御外部威胁的第一道防线,保持皮肤的完整性是保证健康生存的前提条件。在大多数情况下,健康的皮肤有再生和自我修复的能力。当出现撕裂伤、切伤、穿刺伤时,皮肤创面可能是开放的。钝力外伤可能会导致闭合性损伤或挫伤,虽然皮肤看起来是完整的,但其皮下层组织已经受损。

开放性损伤通常可以分为:

- 撕裂伤:边缘不齐的撕扯和切割;底部大量裂伤组织;由钝刀、爆炸碎片和机械切割造成的损伤,可能包括组织破碎;通常是污染创面(图 12.9)。
- 穿刺伤:例如,由钉、针、金属丝或子弹所致的锐利的穿透伤(见图 12.9)。糖尿病患者应该高度关注并留意此类损伤,因为许多糖尿病患者存在多发性神经病变,足部没有知觉,会导致隐匿性损伤。很多时候,这些患者会踩到图钉、别针或其他尖锐的家用物品,却没有知觉。再加上血管处在受损状态,就会导致创面慢性感染。
- 擦伤:皮肤浅层的缺失;例如,膝部或肘部皮肤损伤以及绳子烧伤;摩擦伤本身会导致感染。
- 撕脱伤:部分皮肤结构被部分(未离体)或全部(离体)撕裂开;大量出血是其常见表现。
- 截肢:创伤性截肢,即非手术性去除患者肢体,伴随大量出血。

撕裂伤　　　　　　　　穿刺伤

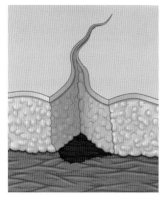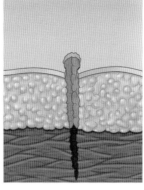

图 12.9　撕裂伤和穿刺伤

创面愈合的 3 种方式:

1. 一期愈合　所有的组织(包括皮肤)在手术完成之后用缝合材料闭合。

2. 二期愈合　创面保持开放并自然闭合。

3. 三期愈合　创面持续开放数天,如确认创面洁净,随后闭合创面。

促进愈合的因素

营养

多年来,人们已经确定了充足的营养补充对维持高能量密集的创面愈合过程的重要性[89-92]。经观察,在营养不良或缺乏足够的营养补充的情况下,创面愈合的关键过程受到阻碍,这突显了对碳水化合物、蛋白质、脂肪、氨基酸、维生素和矿物质补充剂等营养物质的需求。其中包括延迟新生血管形成,胶原合成减少导致皮肤机械强度受损,以及炎症持续时间延长导致免疫反应功能失调[89,93-96]。自从营养不良被确定为压疮发展的可逆风险因素以来[97],已有人提出建议,纳入经验证的营养筛查和评估工具,以确定营养状况。血清前白蛋白(转氰菊酯)的半衰期比白蛋白短,可作为蛋白质-能量状态变化的更敏感指标。建议将其与 CRP 水平间隔 3~5 天进行两次测量,作为营养不良的良好筛查工具[98]。

脂肪(特别是短链脂肪酸,如丁酸,乙酸和丙酸)和碳水化合物(如葡萄糖)是胶原合成、沉积和血管生成的主要能量来源。根据美国肠外和肠内营养协会及创面愈合协会的最佳创面愈合指南,正常成年人推荐摄入 30~35kcal/kg/d,营养不良的成年人推荐摄入 35~40kcal/kg/d。

成纤维细胞增殖、胶原沉积、血管供应的形成和免疫反应都依赖于蛋白质的获取,而蛋白质是创面修复的基础。正常成人创面愈合的蛋白质摄入量推荐范围为 0.8~1g/kg/d,慢性创面患者的蛋白质摄入量推荐范围为 2g/kg/d。精氨酸和谷氨酰胺在创面愈合中的作用已被研究,特别是与胶原沉积、血管生成和免疫功能相关的作用[89,93,99-101]。然而,这些氨基酸和其他氨基酸在创面愈合的具体方面有多重要

仍不清楚。

维生素 A、C 和 E 具有强大的抗氧化和抗炎作用,有助于促进适当的组织修复。免疫反应的刺激,再上皮化和胶原沉积都与这些维生素中每种维生素的适当水平相关[95]。

微量营养素(如镁、铜、锌和铁)是支持创面愈合过程的酶的辅助因子[89,93,99]。

氧疗

氧气通过靶向多种目标分子和细胞类型直接影响创面愈合。成纤维细胞增殖和迁移增加,胶原合成增加,从而增加胶原纤维的抗拉强度,刺激血管生成,促进巨噬细胞趋化等免疫功能,白细胞抗菌和生理性创面清创功能,这些都归因于氧气在创面愈合中的重要作用[102,103]。因此,使用直接补充氧气来促进创面愈合是这些观察结果的自然延伸。用于治疗创面的治疗性氧疗方式将在本章后续部分更详细地描述。

慢性创面

导致创面慢性化的因素

感染和菌膜

感染是慢性创面的常见问题,经常导致创面不愈合和严重的患者发病率和死亡率[104]。创面感染和随后释放的促炎调节因子会导致疼痛和延迟愈合。疼痛反过来又削弱了免疫系统对感染的反应[105]。所有创面都会受到来自周围皮肤、局部环境和患者自体来源的细菌的污染。环境与住院患者特别相关。"定植"定义为没有明显宿主反应的细菌增殖。创面的细菌定植可增强或阻碍创面愈合,这取决于细菌的负载量。细菌负载量超过 10^5 个/g 组织,就不利于创面愈合,尽管这一阈值可因宿主免疫系统的现状和定植细菌种类的数量和种类而改变。以细菌负荷增加或隐蔽感染为特征的临界定植的概念存在争议,并未被普遍接受。大量定植可能不会引起明显炎症的迹象,但可能会影响创面愈合,甚至是导致不愈合或愈合进展放缓。定植的迹象是萎缩或肉芽组织恶化,肉芽组织变色至深红色或灰色、创面脆性增加和引流增加。直至细菌繁殖到抵抗宿主的免疫应答,并且宿主出现损伤反应时,即发生了感染。从定植到感染的过渡,由几个因素决定:细菌负载量本身、细菌的毒力、不同的细菌种类的协同作用和宿主启动免疫应答的能力[104]。

先天性免疫能识别微生物组分,其在宿主防御抵抗感染的过程中起到了关键作用,过去十年,人们对于这一作用的认知得到了迅速发展。先天性免疫的早期概念是它能非特异地识别细菌;然而,20 世纪 90 年代中期 Toll 样受体(TLR)的发现(见图 12.7)表明,先天性免疫系统对病原体的识别是特异性的,其依靠种系编码模式识别受体(pattern recognition receptor,PRR),检测外来病原体的成分,这被称

为病原体相关分子模式(pathogen-associated molecular pattern,PAMP)[106]。TLR 受体调节先天性免疫和获得性免疫应答,是创面愈合反应中炎症的重要调节者。研究发现,一些不存在感染的患者在出现组织损伤时也会激活 TLR 信号,表明内源性分子也可以充当 TLR 激动剂,虽然目前还不清楚该反应是否在维持体内生理平衡(如组织修复等)上发挥重要作用,或者这种识别只是偶然现象。值得注意的是,微生物感染触发生成修饰过的内源性分子(如高速涌动族蛋白 B1、氧化磷脂、β 防御素 2 和核酸),它们被 TLR 或其他胞质 PRR 识别。这可能表明这些内源性分子与 PAMP 一起充当辅助剂,经由 TLR 和/或其他 PRR 激活先天性免疫系统,并在促进获得性免疫抵抗微生物感染过程中起关键作用。

慢性创面的定植菌群复杂,并随时间发生改变。金黄色葡萄球菌和凝固酶阴性葡萄球菌是最常见的可分离出的菌属。慢性创面有多种细菌菌属定植,许多细菌一旦感染则持续定植在创面。在慢性下肢静脉溃疡创面中,最常见的细菌分别为金黄色葡萄球菌、粪肠球菌、铜绿假单胞菌、凝固酶阴性葡萄球菌、变形杆菌属和厌氧菌。驻留(定植)在溃疡处的细菌种类通常类似。溃疡不愈合的时间越久,就越有可能获得多种需氧菌群和厌氧菌群。慢性创面常常底层缺血严重。因此,它们往往处在一个低血氧水平。这有利于厌氧菌在缺血创面处生长。创伤组织充足的氧供对于良好的愈合和抗感染至关重要[107]。住院治疗、外科手术、长期或广谱抗生素治疗,可能使细菌容易定植或造成感染,或者两者皆有。定植菌群有耐药性,包括金黄色葡萄球菌[耐甲氧西林葡萄球菌 S(methicillin-resistant S. aureus,MRSA)],或耐万古霉素肠球菌,或同时感染两者[108]。在糖尿病或其他免疫抑制情况下,微生物入侵引起的炎症反应可能减弱[108]。

微生物不是总以分散的单细胞纯培养物的方式生长,而是积聚形成微生物集落,如薄层、团块、絮状物、沉淀或菌膜(图 12.10)。微生物的菌膜状态可能导致细菌的毒力增加,对抗生素的耐药性增强,逃避宿主的免疫反应。在大多数菌膜中,微生物占干质量的 10% 以下,而基质可以占干质量的 90% 以上。大多数菌膜中微生物占干重的 10% 以下,而基质可占 90% 以上。基质是细胞外物质,大多由生物体本身合成,菌膜细胞包埋其中。它由不同类型的聚合物聚集而成,被称为细胞外聚合物(extracellular polymeric substance,EPS),这些聚合物有助于黏附到表面,形成菌膜的支架,并提供相对不能被抗菌物质和免疫反应穿透的物理屏障。菌膜的生存状态与浮游的细胞状态完全不同。虽然各种分泌性菌膜基质聚合物,以及其分子间的相互作用尚不明确,且人们对构成基质完整性的成分在分子水平上也了解甚少,但是 EPS 的几个功能已经明确,其对菌膜的生存模式具有很多好处。菌膜的结构受许多因素影响,包括流体动力学条件、营养物浓度、细菌的活动度、细菌间的交流以及细胞外多糖和蛋白质[109]。这些涉及使用非生物材料(如 Calgary 菌膜装置、改良的 Robbins 装置、Bioflux 系统等)或生物表面[如重组人上皮(reconstituted human epithelia,RHE)、Lubbock 模型、组织工程等效物(如 Graftskin)]的研究有助于理解菌膜生长的许多机制方面,如涉及群体感应的细胞间通信、抗生素耐受性,以及抗菌膜治疗效果的检测。然而,这些研究的临床相关性是有限的,因为无法解决宿主对菌膜存在的反复反应,菌膜的存在定义了慢性感染的建立。对菌膜的体内研究包括从普通果蝇(黑腹果蝇)到脊椎动物(例如大鼠、小鼠、兔子和猪)等一系列常见模型生物,各有其优缺点[110,111]。猪和人皮肤之间的高度同源性,与啮齿动物模型相比,在免疫反应方面的相似性,以及观察到在创伤治疗方面,猪的研究与人类的一致率为 78%,而啮齿动物和体外研究的一致率分别为 53% 和 57%,这使得猪的模型具有转化相关性,正如创面愈合协会所推荐的那样[112]。最近,研究人员开发了一种慢性创面菌膜模型,目的是了解导致创面慢性化宿主-菌膜间的长期相互作用。该模型被用于证明,持续性菌膜感染通过干扰对维持皮肤屏障功能至关重要的紧密连接蛋白而影响创面愈合[113]。

创面为菌膜的形成提供了理想的环境。细胞外基质成分如胶原、纤维粘连蛋白和层粘连蛋白可作为细菌附着的配体,以启动细菌的定植。创面床是湿润和营养丰富的,如果最初的定植成功,它提供的条件可以让微小菌落在基质

浮游生物

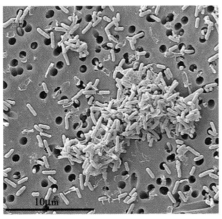

菌膜

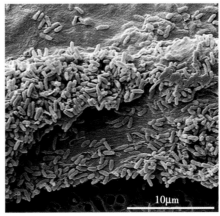

图 12.10 铜绿假单胞菌的浮游生物和菌膜模式的扫描电子显微镜图像

保护性屏障的包围下生长。事实上,据估计,60% 的人类慢性创面感染了细菌菌膜,强调了定植、聚集的细菌生长模式在慢性疾病中的重要作用[114]。相较于非附着的自生浮游的细菌形式,驻留在成熟菌膜的细菌,对传统抗生素治疗具有高度的耐药性。菌膜中的细菌生长更缓慢,这可能导致其对的药物吸收减少,而其他一些生理变化也会影响药效[109]。

创面菌膜感染有几个特征,这些特征代表着重大的临床和诊断挑战。首先,处于生物被膜状态的细菌不能用标准的培养方法进行可靠的培养,而且革兰氏染色通常不会显示炎性细胞,所以即使在革兰氏染色上看到细菌,它们也被诊断为定植生物,而非病原体。在一系列胸骨创面感染病例中,6 例葡萄球菌菌膜感染患者中只有 2 例培养阳性,但在扫描电镜下,所有 6 例患者胸骨钢丝上均检测到葡萄球菌菌膜[115]。其次,单纯清创并不能有效地根除菌膜感染。这会使产生菌膜的细菌深入周围组织,并在 7 天内复发[113]。此外,宿主对菌膜感染的异常免疫应答与感染的持续性和创面的慢性化有关[61,116-124]。假单胞菌和葡萄球菌的菌膜通过将多态核白细胞募集到菌膜位点来触发宿主应答反应。然而,在被招募后,这些宿主细胞在清除感染的预期功能上受到阻碍,因为菌膜特有的武器库,例如藻酸盐和鼠李糖脂(假单胞菌特有的)或多糖细胞间黏附素(polysaccharide intercellular adhesin,PIA,葡萄球菌特有的),抑制了宿主的反应[123]。根据定义,处于菌膜状态的细菌附着在表面上,例如创面中的导管、置入物、软组织或骨骼[124],因此

它们不会导致菌血症和全身感染。由于扫描电子显微镜不能在临床上使用,而且目前的培养方法也不可靠,因此对菌膜感染的诊断主要基于临床表现。菌膜感染是一种临床模式,可以一致地应用于所有慢性创面,并可能代表一种统一的病理特征。因此,人们迫切需要了解临床菌膜。

确定临床终点

美国食品药品管理局(Food and Drug Administration,FDA)将慢性不愈合创面的完全闭合定义为"在间隔 2 周的两次连续研究访问中确定无引流或敷料需求的皮肤闭合(如目测评估)",并要求设计慢性创面治疗试验,以便纳入的患者在完全愈合后至少接受 3 个月的评估[125]。在这里,预期成功的干预应使创面保持闭合至少 90 天。创面闭合的判定主要基于目测评估。然而,这种视觉上闭合的创面有时容易出现闭合后并发症,如复发。事实上,据报道,慢性创面的复发率很高[压力性溃疡(pressure ulcer,PU)为 40% ~ 79%,静脉性腿部溃疡(venous leg ulcer,VLU)为 24% ~ 57%,糖尿病足溃疡(diabetic foot ulcer,DFU)为 60% 以上][126-131]。最近的证据表明,菌膜感染的创面在视觉上是闭合的,但由于菌膜诱导的 miRNA(miR-146a 和 miR-106b)和失调的紧密连接蛋白(ZO-1 和 ZO-2)水平升高,在功能上保持开放[高经表失水(TEWL$_{hi}$)](图 12.11)。这对目前对目测创面闭合的评估提出了挑战,并强调了在客观和全面的创面愈合监测中需要额外的测量措施,如 TEWL[113]。

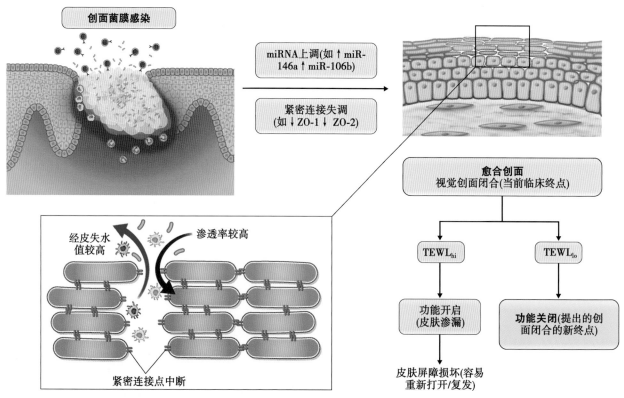

图 12.11 在感染创面中诱导菌膜诱导的微 RNA,然后沉默紧密连接蛋白 ZO-1 和 ZO-2,导致皮肤屏障功能受损,这是通过高经皮失水(TEWL)测量(TEWL$_{hi}$)显示的。这样的创面可能在视觉上是闭合的,但在功能上是开放的(皮肤渗漏/脱落)

miRNA 对皮肤屏障功能的调节

来自肠上皮 Dicer 消融和 miRNA 过表达研究的证据支持 miRNA 调节上皮屏障功能的作用[132]。在皮肤上皮中，最近的研究确定了 miRNA 在调节皮肤屏障功能中的作用。最近发现，细胞紧密连接蛋白的 miRNA 依赖性沉默导致上皮屏障受损，且 miR146b 被证实可以直接靶向 ZO-1 和 ZO-2[133]，关键的紧密连接蛋白，对建立皮肤细胞间的正确连接至关重要[133-135]，有助于正常的皮肤屏障功能。miR-146a 和 miR-106b 也被确定为生物被膜诱导型。最近，在小鼠模型上的角质形成细胞特异性 Dicer 消融研究也支持 miRNA 调节通路在创伤后通过 p21$^{waf1/Cip1}$ 通路正确建立屏障功能中的作用[136]。

缺血与组织氧合

创面相关的血管并发症是导致创面缺血的主要原因。血管将富氧血液输送到创伤组织的能力有限，导致创面缺氧以及其他问题。缺氧是氧气输送减少且低于组织需求。而缺血是缺乏血液灌注，其特征不仅是缺氧而且养分供应也不足[103]。缺氧，顾名思义，是一个相对的概念。它的定义是组织氧分压低于特定组织维持体内健康所需要的最低氧分压。根据缺血组织的体积不同，细胞面对缺氧时，要么诱发加快糖酵解速率并减少耗能的代偿反应，要么死亡。一般情况下，急性、轻度至中度的缺氧机体能够适应并生存。相比之下，慢性、极度缺氧常导致组织损伤。

肿瘤组织的代谢机制决定其能在缺氧的条件下生长，而在某些条件下（例如感染、疼痛、焦虑和高热），血管限制因素导致的创面缺氧则会加剧，并导致创面不愈合。氧化代谢产生的能量生成、蛋白质合成和细胞外基质（如胶原）的成熟（羟基化）需要氧气和其反应衍生物（图 12.12）。分子氧也用于一氧化氮（nitric oxide，NO）合成，NO 在调节血管张力以及血管生成中发挥关键作用。在创伤部位，大量分子氧被部分还原成活性氧（reactive oxygen species，ROS）。ROS 包括氧自由基，例如超氧阴离子以及其非自由基衍生物过氧化氢（H_2O_2）。超氧阴离子自由基，是氧气的单电子还原产物。NADPH 氧化酶是创伤部位超氧阴离子自由基的一个主要来源。在吞噬细胞中 NADPH 氧化酶有助于抵抗感染。超氧阴离子也推动内皮细胞信号转导，例如在血管生成过程中。在生物组织中，超氧阴离子自由基迅速歧化成过氧化氢，该过程自发进行或通过超氧化物歧化酶诱导进行。内源性过氧化氢驱动氧化还原信号，氧化还原信号传播是一个复杂的分子网络，能够支持创面愈合各个重要方面，如细胞迁移、增殖和血管生成。中性粒细胞衍生的过氧化氢，通过 MPO 介导的氯离子过氧化作用，生成一种有效的消毒剂——次氯酸（hypochlorous acid，HOCL）（见图 12.12）。

3 个导致创面缺氧的主要因素是：①周围血管疾病阻断氧气供应；②组织愈合增加了对氧的需求；③通过呼吸爆发和氧化还原信号途径产生活性氧[137]。其他相关因素，如动脉缺氧（例如，肺纤维化或肺炎、交感神经性疼痛、低体温、大量失血引起的贫血、发绀型先天性心脏病、高海拔地区），也可能引起创面缺氧。依据这些因素，判别创面附近处于轻度至中度哪种程度的缺氧十分重要。同样重要的是，在创伤组织进行某点测量可能无法提供创伤组织完整的生物学信息。因为创面缺氧的程度在受损组织中的分布并不均匀，特别是在一些大的创面中。这是临床上慢性创面最有可能出现的情况，而不同于实验性创面更受控制和更均匀的情况。在临床上任何一个创面问题，都或多或少地存在一些甚至不同程度的缺氧（图 12.13）。作为链中最薄弱的环节，在接近缺氧部位的组织容易坏死，并可能继续传播导致次级组织损伤和感染。极端缺氧时，组织中可能会充满缺氧诱导的血管生成因子，但因修复所必需的燃料（氧气）不足，而不能进行血管化。事实上，血管内皮生长因子及其受体不受控制地表达会导致皮肤血管生成不充分[138]。细胞在极端缺氧时对氧气的反应是另一个需要考虑问题。即使这些细胞可能已经跨过临界点，组织氧合的改善还是可以帮助清理死亡或濒临死亡的组织，并通过促使相邻细胞增殖来填补缺损。只要其他障碍（如感染和表观遗传学改变）保持在最低限度，中度或轻度的缺氧就很可能是血管成功生成的起始。

有限供给与高需求：氧气不平衡

周围血管病变可影响动脉、静脉以及淋巴管。周围血管疾病最常见且最重要的类型是外周动脉疾病（peripheral arterial disease，PAD），影响了大约 800 万美国人。踝肱压力指数是一种简单且无创的检测肢体内动脉供血不足的方法。动脉疾病，特别是与糖尿病相关的动脉疾病，是影响创面愈合的一个重要复杂因素。PAD 是大约 10% 腿部溃疡病变的唯一可识别病因。在缺血的肢体中，随着 PAD 进展，外

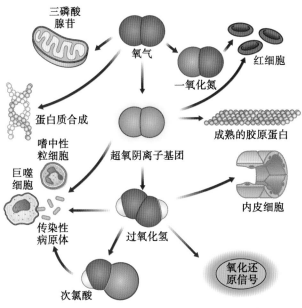

图 12.12 创面愈合过程中的分子氧及其衍生物

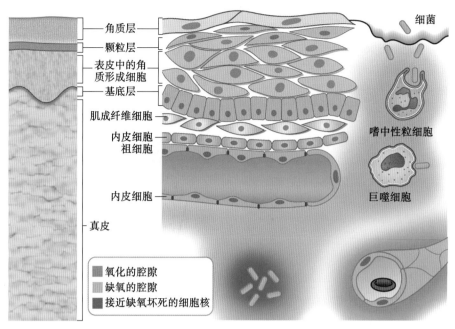

图 12.13   创面组织中氧的不均匀分布:分级缺氧水平的腔隙。蓝色代表缺氧程度。红色或粉红色的阴影代表含氧的组织。每个血管周围的组织均为深粉红色,代表着良好含氧的区域(富含氧的腔隙)。细菌和细菌感染由开放创面表面的绿色阴影呈现

周组织血液供应减少,引起组织缺损、溃疡和坏疽。

另一方面,静脉功能不全是大多数腿部溃疡的根本原因。慢性静脉功能不全的特点是下肢血液反流,这与静脉壁和瓣膜的变化有关。这种变化一般是由静脉高压以及流体剪切力引起的炎症病变引起。导致动脉性低氧血症的因素,也可能会限制创伤组织的氧气供应。肺部受损、肝功能损害、血液透析、贫血、高原低氧血症、硝酸甘油治疗影响、鼻腔填塞、危重疾病、疼痛和低温,这些都是与动脉性低氧血症相关的病症。血管收缩药物也有可能导致组织缺氧[103]。

其中额外的能量需要经由氧化代谢产生,这增加了组织对氧的需求。腺苷三磷酸(adenosine triphosphate,ATP)为修复组织产生能量。在损伤部位,细胞外 ATP 可由血小板和其他崩解细胞生成。缺氧或炎症时,细胞外 ATP 释放出来可以直接作用于嘌呤受体,或经由磷酸水解代谢,激活表面腺苷受体。嘌呤信号可能会影响创面生物学效应的诸多方面,包括免疫反应、炎症、血管和上皮细胞生物学效应。ATP 可以起免疫刺激作用或者起相反作用,这取决于其细胞外的浓度,以及嘌呤受体和胞外酶的表达形式。细胞外 ATP 诱导受体激活上皮细胞。ATP 在上皮损伤时释放,作为一个早期信号触发细胞反应,如增加肝素结合性表皮样生长因子(epidermal growth factor,EGF)的脱落,随后反式激活 EGF 受体及其下游传导信号,从而诱导创面愈合。ATP 从损伤的上皮细胞中释放,目前已知其也能激活 NADPH 氧酶,此活性对于创面愈合所需的氧化还原信号极其重要[137]。人类内皮细胞中富含嘌呤受体,因此能对细胞外 ATP 产生反应。ATP 诱导内皮依赖性的血管舒张。ATP 以及腺苷都能调节平滑肌和内皮细胞的增殖。人们已经了解到缺血创伤组织的低氧环境会限制 ATP 合成,并且已经开始研究治疗性 ATP 递送系统对创面愈合的影响。虽然这些

方法可以补偿 ATP 本身在缺血创伤组织中的不足,但无法补偿氧气及其衍生物在创面愈合中的其他基本功能,下文将会对其进行讨论。

在血管生成的过程中,有几个时间点必须需要氧气。例如,所有的血管都需要网状或鞘状的细胞外基质(主要由胶原和蛋白聚糖构成),可以引导血管的形成并抵抗血液流动的压力。只有通过脯氨酰和赖氨酰羟化酶,使分子氧结合到新生胶原结构中,胶原才能沉积和聚合。如果没有必需的细胞外羟基化胶原,新生毛细管的管状结构将会形成不良,并且十分脆弱[139]。目前有一个令人信服的临床相关调查,即抗坏血酸缺乏。坏血病由抗坏血酸摄入不足引起,抗坏血酸是人类胶原正确合成所必需的。抗坏血酸是胶原翻译后羟基化过程所必需的,可以使成熟的胶原分子逸出到细胞外空间,并提供必要的抗拉伸强度。坏血病患者的胶原鞘不能形成,因为在抗坏血酸缺乏的条件下,胶原不能被羟基化。因此,新生血管不能成熟。陈旧的血管脆弱且易被破坏,使创面不愈合。因此,缺氧启动分子信号促使血管新生,但同时也阻碍了非癌组织的血管自身生长。在整个生理范围胶原的沉积量与氧分压成正比,从零到数百毫米汞柱。这个反应中氧气的 K_m 值大约是 25,V_{max} 值大约是 250mmHg,这表明新的血管无法达到其最大生长率,除非创伤组织氧分压很高[140]。创伤组织中血管生长与氧分压成正比[141,142]。缺氧创面沉积胶原不佳并容易感染,这两个问题都具有重要的临床意义[103]。

氧化还原信号

对氧的额外高需求通常是靠 NADPH 氧化酶家族解决,众所周知,该家族在创伤部位具有高活性[143]。近期的研究

表明,氧气不仅是创面消毒时必需的,还为创面愈合提供能量,而且是创面级联愈合过程中氧依赖性氧化还原敏感性信号转导过程的一个组成部分[142]。目前,广泛接受的观点认为,生物自由基是必需的破坏介质,但这种观点现在面临着严峻的挑战[143]。10 多年前曾有人提出,生物系统中的氧化剂,不一定总是氧化损伤的触发因素,氧化剂(如过氧化氢)可能实际上充当信号转导分子,驱动细胞信号通路的几个环节[143]。如今,这一概念得到了更深的发展并日益成熟。很多证据支持氧化剂(如过氧化氢)作为信号转导分子的作用[144-156]。

一氧化氮

在创伤部位,一氧化氮(NO)由氧依赖的生物合成过程产生。20 世纪 70 年代末,研究证实了 NO 参与血管扩张的过程。1986 年,研究结果表明 NO 是内皮源性血管舒张因子,负责维持血管张力,因此证明 NO 可作为潜在的创面愈合剂[157]。受伤后在皮肤创面愈合的早期,能观察到 NO 合成酶的活性达到最大,并能持续 10 天产生 NO。创面的巨噬细胞,是创面愈合早期阶段 NO 产生的主要来源[158]。创面 NO 的合成抑制降低了创面胶原的积累和创面抗撕裂的强度,这表明,NO 的合成对创面胶原的积累以及提高机械强度至关重要。后来的研究证明,创面成纤维细胞在愈合过程中,会改变表型来合成 NO,其反过来也会调节其胶原合成和创面收缩[159]。阻碍 NO 的合成会妨碍皮肤创面愈合,对于创伤修复早期和晚期阶段都一样[160]。有趣的是,糖尿病患者创面愈合的抑制与创面 NO 合成减少有关[161]。

miRNA 与缺氧反应

组织损伤通常与损伤部位的血管供应中断有关。因此,受伤的组织经常遭受供氧不足或缺氧。在额外的潜在缺血条件下,缺氧是严重的,严重限制了创面的愈合[103]。缺氧诱导特定的 miRNA,统称为 hypoxamir(缺氧诱导的 miRNA)[162]。miRNA-210 是典型的 hypoxamir。缺氧诱导因子 1(HIF-1)的表达也受特定 miRNA 的调控。反过来,HIF-1 控制在损伤组织中诱导的 hypoxamir 的表达[163]。hypoxamir 也是由 HIF 非依赖性途径诱导的。虽然 hypoxamir 通常有利于血管生成,但其代谢和细胞周期阻滞功能与创面愈合相冲突,特别是在缺血情况下。因此,沉默特异性的 hypoxamir 可能是促进组织修复的谨慎方法。miRNA-210 抑制线粒体呼吸[164]并夸大不需要的线粒体 ROS 的产生[164]。这些结果和与组织修复相关的更高能量需求不相容。miRNA-210 还通过成纤维细胞生长因子(FGF)[165]沉默信号,FGF[165]是创面愈合的关键因素。损伤组织中富含 ROS[166]。此外,在损伤部位,过渡金属离子从蛋白结合状态释放出来。这种情况会导致 DNA 损伤,从而阻碍组织修复。因此,DNA 修复系统在实现组织修复方面具有关键意义。miRNA-210 拮抗 DNA 修复[166]。这是另一种与创面愈合相冲突的 hypoxamir 功能。与通常观察到的缺血性创面难以愈合反应相一致的是,缺血性创面中 miRNA-210 的升高减弱了角质形成细胞的增殖,并损害创面愈合[86,167]。

miRNA 对血管生成的调控

2005—2008 年,确立 miRNA 在哺乳动物血管生物学调控中关键意义的第一系列观察,来自参与阻止 miRNA 生物合成以耗尽血管组织和细胞的 miRNA 库的实验研究[168]。胚胎发生期间血管发育需要 Dicer 依赖性的 miRNA 生物合成。血管内皮细胞缺失特异性 Dicer 酶(一种支持 miRNA 生物合成的关键酶)的小鼠显示出生后血管生成障碍。NADPH 氧化酶衍生的 ROS 驱动创面血管生成。内皮细胞 NADPH 氧化酶受 miRNA 控制[169]。缺氧被广泛认为是驱动血管生成的信号,是缺氧宿主组织血管化的适应性反应的一部分。缺氧诱导的 miR-200b 抑制通过直接靶向 GA-TA2、VEGFR2 和 ETS-1 参与血管新生的诱导[170,171]。血管新生的各个方面,如内皮细胞的增殖、迁移和形态发生,都可以由特定的 miRNA 以内皮特异性的方式进行调节。已知的在体内调节血管生成的 miRNA 被称为 angiomiR[172]。miRNA-126 特异性地作用于内皮细胞,调节血管完整性和发育中的血管生成。在组织修复中操纵 angiomiR 代表了一种新的治疗方法,可以有效地促进创面血管新生。

炎症消退障碍

创面愈合的炎症阶段是短暂的、自溶的,愈合才能正常进行。受时间和空间控制的机制严格控制创面炎症和消退,其中包括功能性巨噬细胞清除凋亡的中性粒细胞。在糖尿病患者中,血糖水平升高会导致巨噬细胞上磷脂酰丝氨酸受体糖基化,从而阻止对凋亡细胞的识别。创面巨噬细胞的这种无效的胞吐作用(吞噬凋亡细胞)导致促炎细胞因子如 TNF-α、IL-1α、β 和 IL-6[173]的产生增加,并阻碍炎症的消退。

miRNA 对炎症的调节作用

miRNA 生物合成的中断对整个免疫系统有重大影响。新的研究表明,miRNA,特别是 miR-21、miR-146a/b 和 miR-155,在调节炎症过程的几个枢纽中发挥关键作用[174,175]。miRNA 直接参与了骨关节炎和类风湿性关节炎等炎症性疾病的发病机制。消退素调控的特异性 miRNA 靶基因参与炎症消退,建立涉及 RvD1 受体依赖的特异性 miRNA 调控的新的消退回路[176]。最近证实,巨噬细胞特异性 miR-21 诱导通过下调 PTEN 和 PDCD4 促进抗炎表型的产生,从而升高抗炎细胞因子 IL-10[177]。并且,miR-21 在巨噬细胞中可诱导泡沫化,调节向抗炎表型的转换,促进炎症的消退。此外,大脑特异性 miRNA-124 可通过关闭活化的小胶质细胞和巨噬细胞来推动抑制炎症[178]。与组织修复相关的还有调节回路,其中细胞因子(包括损伤后引起的细胞因子)受 miRNA 调控,并调节 miRNA 表达[179,180]。

干细胞

成人损伤组织的再生潜能,提示生理上存在能够参与修复过程的细胞。皮肤上皮层（即表皮）是生长和分化达到持续性平衡的产物，并具有出色的完全自我更新的能力，而这依赖于干细胞库。哺乳动物有两种干细胞类型：即从胚泡的内细胞团分离的胚胎干细胞，和存在于各种组织中的成体干细胞。在成年个体中，干细胞和祖细胞组成机体的修复系统，补充成年组织。干细胞具有未经分化的自我更新能力，并具有分化成任何类型细胞的潜力。全能性干细胞具有发育成整个有机体的能力，因为它们具有分化成胚胎和胚外细胞的能力。多能干细胞来源于全能细胞，可分化成所有类型的细胞，但不能发育成新的有机体（图12.14）。胚胎干细胞是从发育中的胚胎中获得，通常来源于胚泡的内细胞团或更早的彩椹胚阶段。丢失或损伤的细胞可以通过分化、去分化和横向分化（图 12.15）而被取代。近期研究表明，有一组基因不仅可以恢复处在完全分化阶段的细胞的多能多态性（分化），还能诱导其细胞增殖（去分化），甚至能将其转变成另一种细胞类型（横向分化）。去分化是终末分化细胞恢复到一个较少分化阶段的过程。这个过程允许细胞在重新分化前再次增殖，从而替换那些已丢失的细胞。横向分化是另一个自然发生的机制，该机制比去分化再进一步，可将细胞逆转到一个改变细胞谱系的状态，并允许它们分化成另一种细胞类型。此外，重新编码的目的是恢复分化细胞的多能性。通过这个过程，干细胞可以分化成几乎任何类型的细胞。尽管重新编码发生在受精过程，并产生能够分化成任何细胞类型的全能干细胞，但学界尚未正式证明这是一个真正的再生反应过程。此外，重新编码使患者可以使用其已分化的细胞，而避免了使用胚胎进行再生治疗的必要性。从临床角度，这可以避免产生免疫问题，如移植排斥以及移植相关的移植物抗宿主病[181]。

骨髓（图 12.16）是干细胞和祖细胞的发源地，皮肤组织的细胞很大一部分来源于骨髓。正常的皮肤含有骨髓来源的细胞，参与宿主防御和炎症过程，包括创面愈合。然而最近的研究表明，骨髓不仅贡献炎性细胞，还生成皮肤的角质形成细胞和成纤维细胞状细胞。与白细胞运输过程类似，骨髓分化的干/祖细胞可以回巢到受损组织，参与修复和再生。此外，培养扩增骨髓来源的骨髓间充质干细胞，已经证明可以促进糖尿病创面愈合，这提示了一种潜在可行的治疗皮肤缺损（如慢性创面和烧伤）的方法[182]。

在炎症阶段，迁移到创伤部位的白细胞，是从骨髓来源

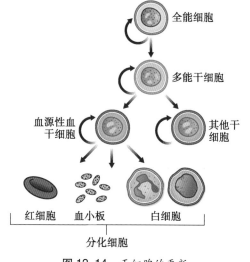

图 12.14　干细胞的更新

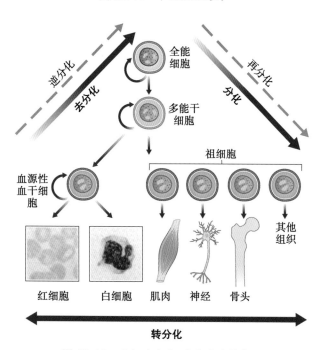

图 12.15　干细胞分化、去分化和转分化

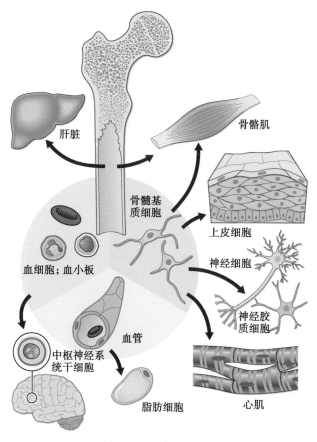

图 12.16　骨髓干细胞

的造血细胞。皮肤上毛囊的隆起区(图 12.17),可作为干细胞的一个储存库。在小鼠中已经证明,该区域含有造血细胞,且其与骨髓来源的细胞是同源的,并能在胎儿循环中发现[183]。此外,该区域也可以作为肥大细胞前体的储存库。毛囊隆起区表皮干细胞的发现导致了一种假设的提出:这些细胞是表皮重建以及创面愈合所必需的[184,185]。有证据表明,毛囊隆起区的细胞并没有促进表皮再生;而是毛囊隆起区损伤的细胞被募集进入表皮,并以线性的模式迁移到创面中心[185]。这些细胞寿命短暂,仅仅存活几周,因此它们代表了一种针对损伤的急性反应过程。

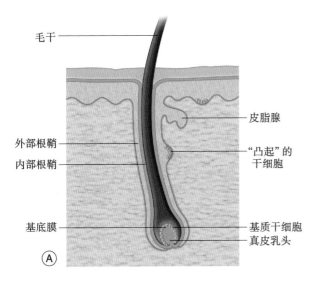

毛干

外部根鞘

内部根鞘

基底膜

皮脂腺

"凸起"的
干细胞

基质干细胞
真皮乳头

(A)

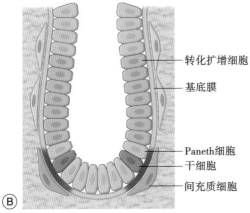

转化扩增细胞

基底膜

Paneth 细胞
干细胞
间充质细胞

(B)

图 12.17 表皮中的干细胞。毛囊是皮肤干细胞的来源。(A)毛囊横切面。基质干细胞分化成毛发的不同部位,而长期干细胞则存在于凸起区域。突起的干细胞维持皮脂腺和表皮干细胞。(B)哺乳动物的肠道隐窝。干细胞与 Paneth 细胞一同位于基底区。转化扩增(transit amplifying, TA)细胞是干细胞的子代,向上移动并分化

骨髓中的干细胞有两个主要分支,分别为造血干细胞(hematopoietic stem cell, HSC)和骨髓间充质干细胞(MSC)。成人骨髓来源的造血干细胞长久以来一直被认为是所有血细胞谱系的前体,包括红细胞、血小板和白细胞。此外,造血干细胞也可能促进纤维细胞和内皮祖细胞的生长。循环

内皮前体细胞在血管生成过程中具有重要作用,并且是创面愈合必不可少的[186,187]。骨髓来源干细胞有助于创面处 Ⅲ 型胶原的沉积[188],还能分化为成纤维细胞[189]、角质形成细胞[190]和纤维细胞[191]。来源于骨髓的 MSC,也被称为骨髓间充质基质细胞,或骨髓基质细胞,是具有自我更新和增殖能力的干细胞。尽管 MSC 在骨髓的含量很少,在有核细胞中占 0.001%~0.01%,比 HSC 的 1/10 还少,但 MSC 在培养时是可增殖且多能的,能够分化成多种细胞类型。

由于干细胞具有再生和分化的特性,利用其来治愈创面的问题一直备受关注。事实上,自体骨髓抽取物和培养的细胞,对于慢性创面的愈合很有帮助[192]。对于烧伤创面,骨髓来源干细胞治疗也显示出了成效[193]。成体干细胞的另一个主要来源是脂肪组织[194]。脂肪来源的成体干细胞可以分化成骨骼、肌肉、脂肪、软骨或间充质细胞,并将它们用于治疗。已有研究表明,在小鼠模型中,成体干细胞能够促进创面愈合[195,196]。然而,最近的一项研究表明,糖尿病脂肪源性干细胞(adipose-derived stem cell, ASC)启动血管形成的能力受到损害,在创面愈合中无效,这对在创面愈合中不加选择地使用自体干细胞治疗提出了警告[197]。

毛囊是哺乳动物皮肤的一部分,可以协助表皮维持身体的保护屏障作用,抵抗外部环境危害。除了极少数例外部位(如手掌和眼睑),毛囊遍布皮肤各处,并在损伤后的组织更新和再生中起重要作用。毛囊是自主性微器官,它为研究成人干细胞的生物学性能提供了一个很好的模型系统[198]。人类和小鼠皮肤存在明显的差异,但是从小鼠谱系追踪实验中获得的知识极大地扩展了人们对在生理状态下和损伤诱导组织再生时,不同角质形成细胞群的细胞行为的理解。与大多数机体器官一样,皮肤在不断更新。由终末分化细胞组成的表皮角质层,会脱落并被下方活跃增殖层的细胞取代。而毛囊则经历生长(生长期)和休息(休止期)的周期。内皮干细胞群具有维持增殖、终生持续补充损失的正常细胞以及修复偶然损伤组织的潜力。毛囊隆起区含有干细胞,有助于皮肤的重建和修复。术语"bulge",词源是"der Wulst",于 1903 年由德国形态学家 P. Stöhr 提出,描述附着在人体毛囊立毛肌部位一个明显的结构[199]。类似于许多其他成体干细胞,隆起区细胞本质上处在缓慢循环的过程。这一特点使它们一开始被鉴定及分类标记为滞留细胞,它可以长时间保留核苷酸的标志性脉冲信号,这常被视为毛囊干细胞的特征。此外,包括角蛋白-15 和 CD34 在内的几种免疫组织化学标志物的出现,使研究人员能够仔细检查成人干细胞激活和更新所需的信号。人们现在知道,毛囊隆起区是长效多能干细胞的储存库,其构成毛囊下方环状部分,具有分化成所有类型细胞的能力。创伤修复过程中存在的滤泡间上皮也具有这种能力[198-200]。

虽然利用干细胞的再生医学研究进展很快,但距离临床成功还有很长一段距离。这主要归因于缺乏干细胞基本生物学信息,仍然不足以证明其临床研究有效性。目前大多数临床研究都是在静脉中应用 MSC,因此了解它们在血流中的转运十分重要。此外,由于很难了解移植的 MSC 定位于何处,更好地了解其归巢机制有可能揭示 MSC 如何发

挥治疗作用。例如,目前还不清楚在创面处应用的机制是否具有位置特异性,这种募集是否可以根据治疗目的而进行调节。此外,最近有研究提出,血小板可能在将干细胞募集到损伤部位的过程中起到了重要作用。更好地理解组织归巢过程中干细胞的应用机制,将使人们能够制定新的策略,以促进这些稀有细胞募集[201]。

诱导多能干细胞

多能干细胞具有分化为人体所有其他类型细胞的独特特性。诱导多能干细胞(induced pluripotent stem cell,iPSC)在 2006 年被发现,这开辟了临床医学的新道路[202,203]。近期的突破性研究通过 4 个因子的组合来重新编程,使人类体细胞转化为多能干细胞,而无须使用胚胎或受精卵,这引发了干细胞研究中的一次重要革命。如今,人们可将体细胞(如皮肤的成纤维细胞、B 淋巴细胞)转换成类似于胚胎干细胞的多能干细胞。最近,功能性神经元细胞、心肌细胞、胰岛细胞、肝细胞和视网膜细胞均被发现来源于人类 iPS 细胞,从而证实这些细胞具有多能性和分化能力。这些发现进一步开拓了在各种疾病(包括慢性创面)中应用 iPS 细胞的替代疗法的可能性。

miRNA 调控干细胞

在小鼠胚胎干细胞(embryonic stem cell,ESC)中已经发现内源性 miRNA 结合位点。miRNA 通过作为控制中枢管理调控网络来控制 ESC 功能。观察发现,缺少 miRNA 的 ESC 失去了它们的“茎”,这凸显了这种治疗的核心重要性。具有缺陷 miRNA 生物发生系统的 ESC 转变为持续的细胞分裂模式。由于未能关闭多能性调控计划,它们不能按需分化[204]。miRNA 在干细胞中指挥着由多能性因子控制的关键基因调控网络。目前,人们已经确定了促进体细胞重新编程为 iPS 细胞的单个 miRNA 依赖途径。操纵特定的细胞 miRNA 有助于促进体细胞重新编程为 ESC 样表型,帮助产生 iPS 细胞[205]。miRNA 的表达也受表观遗传因素的调控[83,206]。这种调控影响干细胞增殖和分化之间的平衡。在执行这种控制时,表观遗传学的 miRNA 元件与染色质结构的变化以及 DNA 甲基化的变化相互作用。总体而言,这提供了一种机制,通过该机制,组织损伤微环境可影响 miRNA 依赖的修复和再生过程。

非侵入性创面测量

激光散斑流量测量

通过应用激光散斑成像技术的应用,创面血管形成的功能评估成为可能,该技术提供了动态响应和空间分辨率,从而产生感兴趣区域的实时图形和视频记录。仪器产生的斑点图案(暗区域和亮区域)反映了所考虑区域的运动程度。斑点图案的模糊表明血液中粒子的运动。因此,模糊(运动)区域可以与未模糊(无运动)的区域进行对比,并用颜色编码以生成灌注图。因此,这是一种强有力的血液灌注成像方法。激光散斑成像已被用于评估切除和烧伤创面愈合过程中的时空血流动力学变化[207-209]。图 12.18 所示的是愈合过程中 6 周内整个创面区域灌注变化的纵向测量结果。在创面愈合的早期阶段,沿着创面边缘的灌注增加反映了最初的血管扩张(第 3 天),随后是新血管形成,随着边缘的愈合,新生血管逐渐向创面床移动(第 21~42 天)。

高分辨率谐波超声成像

现代超声系统已经被应用于血管成像,可视化三维结构的运动和测量组织的刚度。对于皮肤而言,低频声波可以获得更高的空间分辨率,使表皮、真皮、皮下脂肪和肌肉层得以区分。利用彩色多普勒成像(color Doppler imaging,CDI)技术,首次对供血于创面的门控外周供血动脉的功能血流参数进行了纵向成像,显示了创面愈合过程中动脉血流动力学的双峰模式(图 12.19)。此外,创面区域的 B 型成像和弹性成像提供了创面深度、空洞/隧道、瘢痕形成和机械特征的三维可视化和测量,否则这些将无法被当前的临床标准检测到[209]。

经皮失水（TEWL）

TEWL 测量是皮肤屏障功能的可靠指标[210],是皮肤健康和功能的重要参数。TEWL 测量表明,通过扩散和蒸发过程从体内通过表皮层到外部环境的水分量。这些可能会受湿度、温度、皮肤水分状况等的影响,应谨慎解读。TEWL 测量的增加可能表明屏障功能的丧失或损害,这表明这样的皮肤不仅容易丧失湿气,也是微生物和其他刺激物进入的门户。来自临床前研究的最新证据强调,使用 TEWL 等测量方法对创面闭合进行功能评估的必要性。菌膜感染的创面在视觉上看起来是闭合的,若显示出高 TEWL 读数,则表明功能屏障失效,这与菌膜诱导的微 RNA(miR146a 和 miR-106b)下调关键细胞紧密连接蛋白(ZO-1 和 ZO-2)有关[113]。

高光谱成像

该技术是一种非侵入性、非破坏性、无化学物质的评估,可提供含氧组织的图谱,从而能够以高光谱分辨率进行定性和定量测量。一种高灵敏度的电荷耦合器件(charge-coupled device,CCD)和红外相机的组合,可以检测血管闭塞和再灌注时组织血红蛋白浓度和温度分布的动态变化,从而生成氧合图。OxyVu-2 软件用于执行成像分析,允许对组织氧合(StO$_2$)的高光谱图像进行后处理。该成像方法已经被用来在小鼠模型中表征组织缺血的缺氧成分[167],并结合激光散斑和热成像方法,已应用于正常人类受试者闭塞后反应性充血过程的研究[211]。

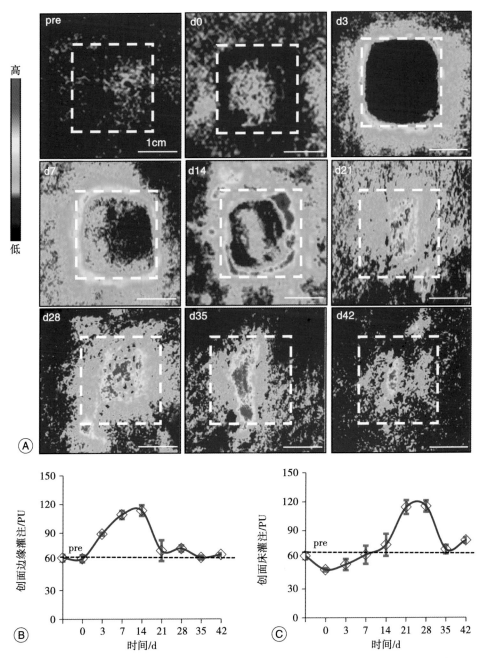

图 12.18 激光散斑灌注成像显示创伤部位血流随时间的动态变化。pre，创伤前。（*Reproduced from Gnyawali S，Barki KG，Mathew-Steiner SS，et al. High-resolution harmonics ultrasound imaging for non-invasive characterization of wound healing in a pre-clinical swine model.* Plos One，*2015；10；e0122327.* ）

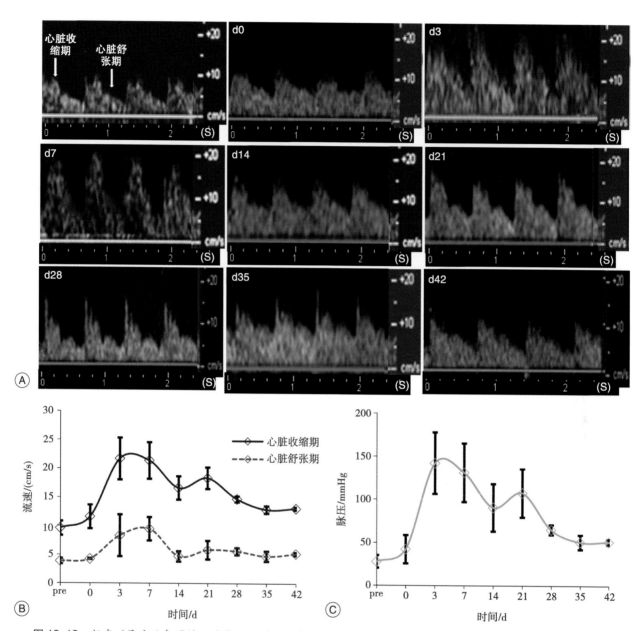

图 12.19　超声测量脉压表明供血动脉供血创面边缘血流增强。pre，创伤前。(*Reproduced from Gnyawali S，Barki KG，Mathew-Steiner SS，et al. High-resolution harmonics ultrasound imaging for non-invasive characterization of wound healing in a pre-clinical swine model.* Plos One，2015；10：e0122327.)

近红外热成像

红外热成像是一种适用于组织炎症的非侵入性成像技术。热成像摄像机 Thermovision™ A40 型用于实时捕获和记录体内的热分布和变化，作为炎症指标。相机的灵敏度允许检测到低至 0.02℃ 的变化。ResearchIR 软件允许对快速变化的热事件进行高速记录和高级后处理。热成像技术已应用于糖尿病足和压疮，以确定潜在的炎症。在这些类型的创面中测量到的温度升高可能表明炎症或其他影响创面愈合的因素。结合激光散斑和高光谱成像，热

成像技术以多模式成像模式被用于在临床试验中持续监测创面愈合过程，证明其在创面愈合评估中的临床适用性[211]。

创面愈合是一系列协调良好的生物事件。创面愈合失调的临床表现包括增生性瘢痕、瘢痕疙瘩和突出的肉芽组织，这是愈合旺盛的例子，而慢性创面则停滞在炎症期。每次外科医生用手术刀切开皮肤时，都会造成创口。了解创面愈合的基本原理将使外科医生能够优化手术条件，以获得良好的手术结果。首先，应注意为患者和创面床做好愈合或手术覆盖/闭合的准备。

临床创面处理

临床要点——急性创面与择期手术患者

诊断/患者表现

术前评估应包括完整的病史、诊治经过（包括确定提供创面护理或术后护理的人员或方式）、脉搏检查（若创面位于下肢）和营养评估。如患者患有糖尿病，则应检查血红蛋白 A1c。蛋白质合成，尤其是胶原蛋白，对愈合至关重要，前白蛋白是蛋白质合成能力的良好基本指标。然而，它是一种急性期反应物，因此在伴随脓毒症发作或其他全身炎症反应期间，它会被抑制。为解决这一问题，可以每周连续跟踪前白蛋白水平 2 次（半衰期为 2 天，而白蛋白的半衰期为 20 天），因为它会随着炎症状态的消退或蛋白质补充的开始而升高。稳定的前白蛋白值是患者营养状况的指标，已被证明与临床结局相关[212]。

患者选择

一旦手术刀切开皮肤，每个手术患者都是创面患者。谨慎的外科医生通过为患者准备及创面进行手术闭合来优化创面愈合和手术效果。

治疗（特定创面愈合）

1. 若存在蛋白质营养不良，则有理由假设其他营养因子也已耗尽。多种维生素和必需元素补充应包括在营养优化计划中。
2. 对于长期服用糖皮质激素的患者，补充维生素 A 可以克服这些激素对创面愈合的一些不利影响[213]。可以每天 10 000IU 的速度给予 2 周，对于手术患者，应该在术后立即开始。
3. 根据血红蛋白 A1c 或血糖监测结果优化血糖控制。糖尿病控制不佳的患者应择期治疗，因为有大量文献表明，血糖控制不佳会导致手术和创面愈合不良。
4. 清创术必须完全清除所有失活或感染的组织，否则它会延迟创面愈合从炎症期到增殖期的进展（见炎症期部分）。
5. 必须用手指探查所有开放性创面，若不便探查，则使用棉签，以确保没有异物、潜在骨损伤或瘘管。
6. 闭合创面前必须确保没有感染，或在手术闭合时同时进行感染治疗，以防止创面复发。每周创面清创是实现这一目标的良好临床措施。
7. 优化围手术期组织灌注条件，以获得良好的创面愈合效果*——以下建议得到 1 级证据的支持，尤其有利于皮瓣患者。
   a. 术中保持正常体温（≥36℃）——显著降低术后创面感染率[214]。
   b. 术中和术后提供足够的液体复苏——增加组织氧合和毛细血管血流量[215]。对于开腹手术患者，在手术期间每小时给予 16~18mL/kg。
   c. 围手术期补充氧气，例如术中和术后 2 小时给予 0.8% 吸入氧气（FiO_2），足以显著降低术后感染率、住院时间和死亡率。然而，只有当患者在常温下并充分灌注血管内时，才能实现这些结果[216]。

结果/预后/并发症

1. 由于纤维蛋白沉积在创面中，创面愈合的预期结果是在 24~48 小时内封闭切口。在这一时间段，创面进展到增殖期愈合。
2. 对于初步愈合的简单创面，其预后是切口将以以下速率获得拉伸强度：与完整的正常皮肤相比，2 周时为 10%，4 周时为 30%，6 周时为 80%。切口的最大抗拉强度在闭合后 6 周达到，自此无法达到与完整皮肤相同的抗拉强度[217]。
3. 感染是创面或外科手术中常见且极不理想的并发症。使用美国疾病控制中心定义的创面分类，可以粗略估计手术部位感染的预期率[218]。
   a. Ⅰ类/清洁——未感染的手术创面，其未出现炎症，且未进入呼吸道、消化道、生殖器或未感染的泌尿道。此外，清洁的创面主要是闭合的，如有必要，可通过闭合引流进行引流。**预期感染率：1%~2%。**
   b. Ⅱ类/清洁污染——在受控条件下进入呼吸道、消化道、生殖器或泌尿道且无异常污染的手术创面。具体而言，涉及胆道、阑尾、阴道和口咽的手术属于此类，前提是没有感染证据或遇到重大技术损伤。**预期感染率：3%。**
   c. Ⅲ类/污染——开放性、新鲜、意外创面。此外，无菌技术（如心内直视按摩）严重中断或胃肠道大面积溢出的手术，以及遇到急性非色素性炎症的切口也属于此类。**预期感染率：6%。**
   d. Ⅳ类/肮脏感染——陈旧创伤，有残留的失活组织，以及涉及现有临床感染或穿孔内脏的创伤。该定义表明，导致术后感染的微生物在手术前就存在于手术区。**预期感染率：7%~13%。**
4. 手术部位感染的风险因素[219]包括：
   a. 患者特征
      ⅰ. 年龄
      ⅱ. 肥胖
      ⅲ. 吸烟
      ⅳ. 糖尿病
      ⅴ. 营养状况
      ⅵ. 微生物定植
      ⅶ. 免疫反应改变
      ⅷ. 远端身体部位合并感染
      ⅸ. 术前住院时间
      ⅹ. 出院时的诊断≥3
   b. 手术特征
      ⅰ. 腹部手术
      ⅱ. 手术时间超过 2 小时
      ⅲ. 创面等级为Ⅲ级或Ⅳ级

c. 手术技术

　　ⅰ. 止血不良

　　ⅱ. 未能消除无效腔

　　ⅲ. 组织创伤

5. 切口裂开/创面复发——隐匿性生物膜感染（见"miRNA 对皮肤屏障功能的调节"部分）

a. 创面闭合的确定——皮肤作为一个器官，有 3 个主要功能：体温调节、防止蒸发失水和作为感染屏障。隐匿性生物膜感染的创面看起来是闭合的，但皮肤会出现功能缺陷，经皮皮肤失水程度升高（TEWL——见非侵入性成像模式）。细胞中让水流出皮肤的通道也会让细菌进入皮肤。TEWL 升高的发现最有可能发生在手术闭合先前存在生物膜感染的创面的临床环境中。

b. 未识别的软组织或骨感染，尤其是隐匿性生物膜感染，是导致大量皮瓣裂开/创面复发的可疑原因。生物膜产生菌表达高水平的神经酰胺酶，可通过酶消化皮肤脂质[220]。清创时使用外用抗生素或生物膜抑制敷料（见"电子药物"部分）以及全身抗生素进行辅助治疗，可能会降低术后生物膜感染的风险。

c. 术前测量 C 反应蛋白和红细胞沉降率可用于筛查骨髓炎（如果升高，则通过影像学检查确认诊断）。预期这些炎症标志物减少的连续测量可用于监测治疗反应。

---

* 提示与要点——优化皮瓣手术成功的术后条件的一种方法是使用以下方案：术后 24 小时内，每个鼻插管维持静脉注射 2mL/kg/h 和 4L 氧气。将房间温度设置为 26.6℃ 保持温暖（如果在单人房间），或将患者盖住并保持温暖，直到出院。这可以促进血管扩张、最佳灌注和向皮瓣输送氧气。它还将增加胶原蛋白沉积，促进创面愈合，降低感染风险。

临床要点——糖尿病足溃疡（diabetic foot ulcer，DFU）

诊断/患者表现

　　糖尿病足溃疡患者通常表现为典型的三联征临床表现：缺血、神经病变和足部畸形。溃疡通常由局部创伤引起，由于潜在的感觉神经病变，患者无法感觉到损伤事件。因此，糖尿病患者被指导永远不要赤脚。另一个常见的始发事件是由于脚部畸形导致不合脚鞋子的压力。足部受压的早期迹象是骨痂的形成，如果没有干预以减轻压力，则应将其解释为即将发生足部溃疡。足部畸形的发展可归因于多种因素。

　　神经病导致中足 Charcot 变化，伴有骨质减少、骨折/脱位和足弓塌陷。由于足部固有肌肉的运动神经病，随着脚趾在跖指骨关节处的伸展，跖骨头变得突出（图 12.20）。血糖水平升高会导致跟腱糖基化，从而限制运动。足背屈会降低运动范围，从而影响步态力学。通常情况下，当一个人跨步前进时，脚跟会被击打，然后滚到脚掌上。失去足背屈会导致脚部打击，这种打击更像是一个钉子，前脚

在跨步过程中吸收了比正常情况更多的冲击力，从而导致前脚溃疡。当跖骨头突出时，前掌溃疡的风险增加。血糖升高和血管神经病变的结合被认为是这些患者中观察到的运动和感觉神经病变的原因，但它也影响自主神经。血管舒缩调节丧失、动静脉分流，当与微血管病（基底膜增厚、血栓形成）合并时，会导致组织损伤部位的缺血。这意味着患者可能会出现粉红色的足部，脉搏明显，创面实际上灌注不足。

患者选择

　　在进行任何非紧急手术之前，患者都应检查血红蛋白 A1c 并优化血糖控制。在任何床边清创或非紧急手术之前，所有患者都需要进行彻底的血管检查，以确定足部是否有足够的血流来支持创面愈合。血流不足的患者需要血运重建，以实现闭合创面。

治疗

1. 畸形——减负干预是任何治疗计划的重要组成部分，可以包括：

a. 完全非负重——如拐杖或轮椅。

b. 完全接触石膏——不可拆卸，由医疗专业人员每周更换。

c. 可拆卸石膏助行器——如步行靴、石膏鞋。

d. 改良鞋——需要治愈和预防足部畸形患者的溃疡，请咨询矫形器医生进行评估。

2. 感染——创面开放时间越长，感染风险越高

a. 血糖控制至关重要——血糖控制不佳会导致巨噬细胞功能受损、无法解决炎症（见炎症解决部分）和开放性创面在愈合的炎症阶段停滞。

b. 骨髓炎

　　ⅰ. 如果骨暴露，感染/骨髓炎的可能性为 80%

　　ⅱ. 感染的骨骼应清创

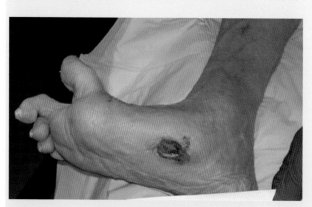

图 12.20　糖尿病足溃疡伴多种足部畸形，包括足弓塌陷、跖骨头突出和爪畸形/脚趾过度伸展

c. 生物膜——处于生物膜状态的细菌紧密黏附在创面表面

  ⅰ. 如果骨骼暴露,细菌将黏附在骨骼上,导致骨髓炎,不能单独用抗生素治疗。需要外科清创术和抗生素来根除感染*

  ⅱ. 生物膜的存在将导致慢性开放性创面——清创会破坏生物膜,但会复发[113],因此良好的临床实践是每周清创

3. 缺血——必须有足够的血流支持创面愈合

a. 诊断

  ⅰ. 具有脉冲波形的踝肱指数——必须包括脉搏波形,因为由于动脉粥样硬化疾病,指数值可能会虚假升高(ABI>1.2)

  ⅱ. 脚趾臂指数——检测脚踝远端的血管阻塞,应用于足部的所有溃疡,并应包括脉搏波形。充分灌注是 TBI>0.6

  ⅲ. 经皮氧测量(transcutaneous oxygen measurement, TcOM)——最接近创面附近组织灌注的测量。它以毫米汞柱为单位给出了组织氧合的绝对值,因此结果易于解释。充分灌注是 ≥30mmHg

  ⅳ. 皮肤灌注压力——阻断血流,并测量开放压力,在该压力下,灌注在受控解除阻塞后首先返回到皮肤微循环。它结合了激光多普勒和压力袖带的使用。充分灌注是 ≥30mmHg

  ⅴ. 血管造影——可能会错过下肢轴向血管外穿支的阻塞

  ⅵ. 激光散斑——提供血流的动态图像

b. 治疗

  ⅰ. 手术血管重建

  ⅱ. 支架置入术——用于膝盖以下的小血管,只需要足够长的通畅时间就可以使创面愈合

  ⅲ. 高压氧(hyperbaric oxygen, HBO)——可用于不适合手术血运重建或准备皮瓣或移植物的患者

4. 手术干预

a. 每周床边清创与改善愈合结果相关[221]。

b. 跟腱延长将促进膝关节屈曲和伸展时踝关节被动背屈小于 10°的患者前足溃疡愈合[222,223]。

c. 当创面没有感染,足部受伤区域适当减负,有足够的血液供应支持愈合,并且患者营养充足,血糖控制良好时,可以通过皮瓣或移植物成功完成手术闭合。

5. 高级疗法

a. 高压氧——刺激血管生成并消除特定病原体的感染。符合 HBO 治疗条件的 DFU 患者为 Wagner 3 级或以上,且在至少 30 天的标准治疗后未能改善。Meta 分析表明,每 4 名接受高压氧治疗的患者中,就有 1 例大截肢(即膝盖以下或膝盖以上截肢)将得到预防[224]。

b. 人工皮肤——如 Apligraf® 或 Dermagraft®。

c. 细胞外基质产品——如 Promogran Prisma®。

d. 生长因子

  ⅰ. 重组血小板衍生生长因子 BB-Regranex™ 是 FDA 批准的生长因子版本,适用于糖尿病足溃疡。然而,FDA 在 2008 年发出了黑框警告,对使用 3 根或更多管子治疗的患者在远离用药部位观察到的恶性肿瘤风险增加。它已不再使用,并提醒人们注意生长因子的潜在脱靶效应

  ⅱ. 自体血小板凝胶(autologous platelet gel, APG)是一种基于细胞的疗法,通过局部应用于创面向创面输送生长因子和细胞因子。关于 APG 疗效的数据参差不齐,并且没有 1 级证据。APG 的挑战是滴定生长因子和细胞因子的释放水平,使其在治疗范围内

结果/预后/并发症

1. 经验证的糖尿病足溃疡严重程度评分[225,226]

a. Wagner 分级

  ⅰ. 0 级:无开放性病变;可能有畸形或蜂窝织炎

  ⅱ. 1 级:局部或全层浅表溃疡

  ⅲ. 2 级:溃疡延伸至韧带、肌腱、关节囊或深筋膜;无脓肿或骨髓炎

  ⅳ. 3 级:深部溃疡伴脓肿、骨髓炎、肌腱炎或关节败血症

  ⅴ. 4 级:局限于前掌或足跟部分的坏疽

  ⅵ. 5 级:完全性足部坏疽

b. 得克萨斯大学分期是更敏感的预后指标

  ⅰ. 分期

    1) 1 期:无感染或缺血

    2) 2 期:感染

    3) 3 期:缺血

    4) 4 期:感染和缺血存在

  ⅱ. 分级:浅表溃疡,部分或全层

    1) 1 级:上皮化创面

    2) 2 级:浅表创面

    3) 3 级:创面穿透肌腱或包膜

    4) 4 级:创面穿透骨骼或关节

2. 预后

a. 与溃疡严重程度相关——预后较差,例如,随着严重程度的增加,愈合时间延长,截肢风险提高。

b. 糖尿病足溃疡平均开放 12 个月。

c. 终末期肾病(end stage renal disease, ESRD)的存在会恶化预后。

3. 并发症——截肢是令人担忧的并发症。截肢患者的预后比许多类型的癌症都差。如果患者接受良好的足部护理,截肢被认为可以通过 CMS 预防,并且它被用作基于人群的医疗保健的质量指标。

a. 80% 的糖尿病患者截肢术前会出现足部溃疡。

b. 膝下截肢术后存活率

  ⅰ. 无 ESRD:1 年 = 72.5%,5 年 = 35%

ⅱ．合并 ESRD：1 年 = 54.6%，5 年 = 16%

　c．糖尿病患者膝上截肢后的生存率

ⅰ．无 ESRD：1 年 = 48%，5 年 = 16%

ⅱ．合并 ESRD：1 年 = 26.8%，5 年 = 8.2%

* 提示与要点——在受感染的骨切除后，在创面中使用可吸收的抗生素浸渍珠，以直接在部位实现高水平抗生素的持续释放，防止复发性生物膜感染、骨髓炎和皮瓣开裂（图 12.21）。常用方法是将 1g 万古霉素和 1.2g 妥布霉素与珠子材料（Stimulan®，Novartis）混合使用。术后应检查血清水平，如果血清水平显著升高，则通过封闭的吸管冲洗，使珠子溶解。

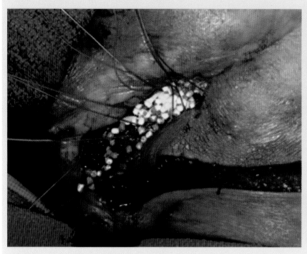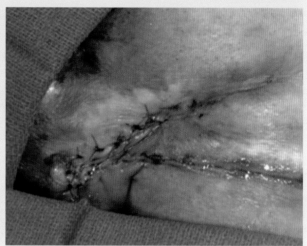

图 12.21　在已知骨髓炎的清创骨上放置可吸收的抗生素液体

临床要点——静脉性腿部溃疡（venous leg ulcer，VLU）

诊断/患者表现

　　VLU 存在于 1% 的人口中[5]。重要的前驱事件是严重下肢创伤、深静脉血栓形成（deep vein thrombosis，DVT）、静脉曲张和肥胖史。VLU 由腿部静脉瓣膜功能不全引起，导致下肢静态血柱聚集。静脉高压导致皮肤中真皮毛细血管数量增加，毛细血管压力增加，毛细血管通透性增加。这导致血液和纤维蛋白原/纤维蛋白外渗和血管周围沉积。纤维蛋白屏障阻止氧气从毛细血管床扩散到周围软组织，导致缺血、脂肪皮肤硬化和溃疡[227]。受脂肪性皮肤硬化症影响的组织僵硬、易碎、缺血、愈合不良。患者会抱怨疼痛、瘙痒、沉重、紧绷、疼痛或肌肉痉挛。溃疡为浅表性，边界不规则，通常位于内踝附近，周围有含铁血黄素沉积和脂肪皮肤硬化。溃疡也可能有大量的引流。VLU 的诊断可以通过非侵入性血管研究来证实。如果回流研究不确定，则采用双功能超声结合静脉近端压迫或 Valsalva 手法检查静脉回流是诊断的金标准，体积描记术是一种替代方法。静脉造影、螺旋静脉 CT 和 MR 也被用于确定诊断。VLU 患者发生血栓性事件的风险增加，尤其是有血栓性事件的个人或家族史、50 岁之前的早发型 VLU 以及复发或顽固性 VLU[228,229]。

患者选择

　　必须评估所有患者的外周动脉疾病，至少 30% 的 VLU 患者存在外周动脉疾病。外周动脉疾病的存在改变了 VLU 患者的治疗。血管外科医生学会和美国静脉论坛建议对有慢性或复发性 VLU 病史的患者进行血栓形成倾向性的实验室评估[230]。

治疗

　　重点在于记住，VLU 是症状，疾病是静脉瓣膜功能不全。针对溃疡的治疗不能治愈这种疾病。

1. 压迫是治疗的主要手段——VLU 患者应了解这将永久性需要。当患者有明显的外周动脉疾病（ABI<0.7 或 >1.2）时，不能压迫。趾肱指数 >0.6 或经皮测氧 >30mmHg 表明有足够的动脉流量可用于加压治疗。

　a．当患者没有 VLU 时，应每天穿带刻度的加压袜。

　b．当存在 VLU 时，可以使用每周更换的 4 层压缩包。如果 VLU 受到感染，可在压膜下方的溃疡上放置长效局部抗菌敷料。

　c．不能穿压缩袜的人可以使用间歇性气压压缩袜。

2. 抬高肢体——尽可能抬高受影响的腿，尤其是在不使用压迫的情况下，因为水肿会限制氧气向组织的扩散。

3. 增加小腿肌肉泵功能——有针对性的锻炼可以有所帮助。

4. 手术干预

　a．治疗瓣膜功能不全——仅当疾病局限于浅静脉系统时有效，当存在深静脉疾病、深静脉血栓或梗阻时不应使用，因为它会使溃疡更难治。

临床要点——静脉性腿部溃疡（venous leg ulcer，VLU）（续）

ⅰ. 腹股沟下内镜穿支手术——手术选择

ⅱ. 浅静脉消融

ⅲ. 静脉内激光消融

ⅳ. 瓣膜成形术

b. 创面清创——VLU 因多菌感染（疑似生物膜感染）而臭名昭著；建议每周例行清创以破坏并帮助预防生物膜感染[231]。

c. 组织活检——溃疡出现超过 3 个月或 4~6 周后治疗无效，应进行活检，以评估是否存在恶性肿瘤或腿部溃疡的其他非典型原因（如血管炎）或系统性疾病的皮肤表现。

d. 游离组织移植——通过改善静脉血流动力学和去除所有阻止溃疡愈合的受脂肪皮肤硬化影响的组织，可以为大型顽固性溃疡提供持久治疗[232,233]。

结果/预后/并发症

1. 接触性皮炎——由于多次长期接触外用药物。

2. 软组织坏死——当对伴有动脉供血不足的患者进行压迫时。

3. 恶性肿瘤——鳞状细胞癌和基底细胞癌最常见。

4. 感染*——如果没有诊断出创面感染，则不建议经常使用多菌、常规的局部抗菌敷料。

5. 深静脉血栓形成——淤滞和炎症是主要的促成因。

6. 溃疡复发——约 50% 的 VLU 在 10 年内复发[230]。

---

* 提示与要点——Hydrofera Blue®（Hollister, Inc.）是一种泡沫敷料，龙胆紫作为活性抗菌剂。泡沫敷料具有吸收性，可放置在压缩包装下，龙胆紫具有广泛的抗真菌和抗菌活性（包括耐甲氧西林金黄色葡萄球菌和假单胞菌属）[234]。

创面床准备

慢性开放性创面的患者通常有多种合并症，需要对这些并发症进行医学优化，以确保患者有能力愈合创面。戒烟、充足的蛋白质营养和良好的血糖控制（由血红蛋白 A1c 水平决定）是必不可少的。患有自身免疫疾病或其他炎症的患者也需要控制这些症状。对于慢性类固醇治疗的患者，围手术期维生素 A 补充可能有利于支持创面上皮化（表 12.1）[235]。

表 12.1　阻碍创面愈合的医学合并症

营养不良
吸烟
肾衰竭
放射
糖尿病——控制不良
心力衰竭
血红蛋白病
免疫抑制
自身免疫性炎症——控制不良

任何创面的查体，无论是急性还是慢性，都必须包括触诊。检查压疮时，应检查创面是否有潜在骨折、异物滞留、硬件外露、是否与其他关节间隙或体腔相通，以及是否有异位骨质。医疗记录中应记录隧道或潜行的存在。应检查创面周围的皮肤，寻找其他损伤的迹象，如硬结、紫红色变色、发红、肿胀和浸渍迹象，包括带有浅表溃疡的湿红色皮肤（图 12.22）和创面边缘的白色卷曲边缘，称为表皮（图 12.23）。应该寻找感染的主要症状（发红、肿胀、发热、疼痛）；对于慢性创面，疼痛也被认为是潜在感染的指标[236,237]。然而，除非创面明显受到感染，即恶臭、脓性引流或有无全身症状，否则仅凭临床检查诊断创面感染是不可

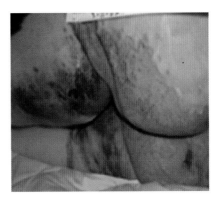

图 12.22　与运动相关的皮肤损伤

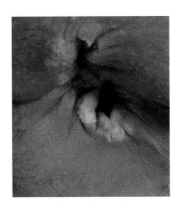

图 12.23　外包

靠的[238]。创面菌膜感染会抑制宿主的炎症反应，因此没有感染的体征。作为创面床准备的一部分，在进行清创时，需要考虑所有这些信息。

充足的创面清创包括去除所有坏死组织和表皮及创面周围的纤维组织，因为这些过度增殖的细胞不会通过创面表面迁移以促进愈合[239]。需要清除隧道或潜行区域，特别是去除覆盖这些区域的皮肤，即使皮肤是健康的也需要这

样做,以提供足够的创面护理,并便于规划手术覆盖范围。清创术完成后,应取创面组织进行活检,以确定创面内是否有残留细菌。将切除的坏死组织送去培养并不能提供信息。锐性清创术的替代方案包括胶原酶等酶清创剂、使用干湿敷料的机械清创、使用蛆的生物清创以及非接触式低频超声波疗法(MIST®-Aliqua Biomedical)。

确保足够的创面床灌注和氧合是创面愈合的绝对要求。呼吸爆发需要氧气来杀死细菌,它是 ATP 产生、细胞能量供给、细胞内信号传导和胶原合成所必需的。在确定有足够的灌注支持创面愈合之前,不应进行选择性清创。对于下肢创面,应该始终以足部脉搏的触诊为起点。如果足部脉搏减弱,可以使用非侵入性血管检查,如踝肱指数、趾肱指数、经皮氧分压测量或显示血流的成像方式,如激光散斑或激光多普勒血流计。对于不能再血管重建、有多种合并症、不能活动且无功能目标的患者,足跟部的干燥稳定型焦痂可以保留[240]。术语"干燥稳定型焦痂"指的是紧密附着在创面上黑色焦痂,没有引流、发红或异味。这些基本上就像干性坏疽一样,在创面愈合后可以自动切除。如果出现感染迹象,应清除焦痂。创面的灌注应以血管体为基础考虑,即为皮肤贯通的穿支血管和为穿支贯通的来源血管。如果由于来源血管阻塞或闭塞导致灌注和氧合不良,则改善灌注的选择包括外周血管搭桥术或血管内支架置入术。

虽然支架的永久性通畅是理想的,但其目标是有足够长的通畅期来愈合创面,并消除肢体丧失的风险。减少外周水肿也是改善组织氧合的重要辅助因素,因为随着组织水肿,分子氧从毛细血管扩散的距离显著减少。

如果压力是病因之一,则需要采用减压措施使创面愈合。对于糖尿病足部溃疡,这将包括改装鞋、完全接触式铸造或在患肢上无负重。对于压力损伤,这将包括使用软垫来垫轮椅和保护靴来减轻卧床患者的负担。

创面敷料

创面敷料的选择需要因人而异。根据英国国家医疗服务体系的规定,理想的敷料应该能够吸收和控制渗出物,不在创面中留下颗粒污染物,提供隔热,在移除时不会损伤创面床,不透水和细菌,最大限度地降低更换频率的敷料,并在使用时提供疼痛缓解和舒适感[241]。一般而言,首先应该尝试廉价的基本创面敷料。如果创面在创面床准备和使用一线治疗后没有反应,则医生应该进一步使用先进的治疗方法。值得注意的是,Cochrane 系统评论数据库对创面愈合敷料进行了许多 meta 分析,并指出没有证据表明任何类型的创面敷料的优越性[241-243]。不同类型的一线敷料及其使用适应证的清单见表 12.2。

表 12.2　常见创面敷料

敷料	适应证	示例
泡沫——亲水性聚氨酯纤维吸收液体	轻度至中度渗出,舒适,防止剪切	Mepilex®(Mölnlycke)
抗菌——此处列出的所有类型的敷料均具有抗菌特性	感染性创面	麦卢卡蜂蜜、银、碘、龙胆紫、洗必泰、聚六亚甲基双胍(polyhexamethylene biguanide,PHMB)、抗生素软膏
海藻酸盐——由海藻中提取的海藻酸钙制成,在液体中可吸收高达其重量 20 倍的海藻酸钙	高度渗出性创面——需要二次创面	海藻酸钙
水凝胶——交联明胶或其他不溶性纤维在高含水量溶液中	干燥创面的水合作用以促进愈合——需要二次包扎	Duoderm®凝胶(Convatec)
水胶体——明胶、果胶或羧甲基纤维素黏结在不透水和细菌的硬背衬上	表面创面有少量渗出物,无隧道或破坏,促进自溶清创	Duoderm®(Convatec)
氢纤维——柔软的吸收性材料,与创面接触后会变成凝胶	用于处理低至中度渗出液	Aquacel®(Convatec)
注入木炭	气味管理	真菌肿瘤、难闻的创面
隔离霜	保护创面周围皮肤免受浸渍或粪便污染	氧化锌、Aloe Vesta®保护油膏(Convatec)
蛋白酶调节基质——创面中存在的蛋白水解酶的胶原蛋白基质,以保护创面免受酶降解	慢性创面,中度渗出	Promogran™,Promogran Prisma®(Acelity),Puracol®(Medline),Endoform™(Hollister)

创面愈合的先进治疗

生长因子

这些都是通过跨膜糖蛋白受体刺激细胞(如成纤维细胞和角质形成)的可溶性因子[244]。血小板衍生生长因子(PDGF)是其中研究最多的,在一项针对 DFU 的随机双盲研究中,重组血小板衍生生长因子(rhPDGF)显示出积极的疗效[245]。rhPDGF 的市场名称为 Regranex®(也被称为 becaplermin),是市面上唯一一经 FDA 批准的生长因子产品,用于治疗 DFU。这种疗法已被证明依赖 ROS 的生物学功能[246]。它还被证明可以加速辐照创面和腹壁分离的创面愈合[247,248]。另一种被认为更接近自然愈合过程的基于生长因子的产品是自体血小板凝胶（autologous platelet gel，APG）治疗，它是从患者自身血液中提取的多种生长因子的混合物。APG 已经在慢性皮肤和软组织溃疡、烧伤、创伤手术等方面进行了应用，并显示出良好的前景[249,250]。

细胞外基质（ECM）

来源于人或猪真皮和猪小肠黏膜下层（small intestinal submucosa，SIS）中提取的脱细胞富胶原支架，已被用于面部重建和腹壁修复等各种手术。AllDerm®（人真皮）、OASIS®（SIS）和 MatriStem®（猪膀胱黏膜下层）都被用于治疗不同类型的不愈性创面（DFU、VLU 和 PU），并被发现可以加速创面的愈合过程[251-256]。这些 ECM 产品具有优势，因为它们提供了含有胶原和其他生长因子（如 TGF-β、VEGF 和 FGF）的支架，这些生长因子联合可以促进皮肤创面的肉芽和上皮化，从而促进愈合。也有不含生物活性生长因子的 ECM 产品，例如由氧化纤维素和胶原蛋白制成的 Prisma®，一项小型随机对照试验已经证明，它可以提高糖尿病足部溃疡的愈合率[257]。对 Prisma® 产品反应良好的患者创面处的 MMP-9 和弹性蛋白酶水平降低，这表明敷料可能提供酶消化的底物，以防止创面处的软组织成为靶向并限制炎症。

组织工程皮肤

自 20 世纪 80 年代以来，组织工程生物材料在慢性创面治疗中的应用已经发展到通过提供支架和释放生长因子来支持细胞生长和再上皮化，以加速创面愈合的水平。自体表皮移植是最早显示出前景的，但由于缺乏真皮成分而限制了其应用。Apligraf® 是一种源自新生儿包皮，并在牛胶原基质上生长的双层皮肤，在静脉性溃疡和 DFU 等慢性创面的 III 期临床试验中显示出良好的前景，目前已被 FDA 批准用于这些溃疡的治疗[258,259]。然而，这些细胞的同种异体来源，生长在牛胶原蛋白上，以及缺乏真皮结构（如毛囊和汗腺），使人们对其广泛的适用性提出了警示。Dermagraft® 是一种冷冻保存的三维人体真皮替代物，由包含人成纤维细胞的可溶性网状物组成，经 FDA 批准用于 DFU[260]。它还显示出在 VLU 和 PU 等其他应用中的前景[260]。Integra™ 是一种局部生物敷料，由牛胶原蛋白基质和鲨鱼软骨中的糖胺聚糖结合临时硅胶表皮膜组成[260,261]。该产品适用于部分或全部厚度烧伤创面和非烧伤创面，如 VFU、PU 和外露关节和骨骼上的创伤性软组织重建[262,263]。

氧疗

缺氧在创面愈合中是一把双刃剑，在创面中以从中心（缺氧最多）到外围（缺氧最少）的梯度存在。在急性暴露时，缺氧在新生血管形成的启动中起，而慢性缺氧已知会损害血管生成[264,265]。因此，应用氧疗来促进创面愈合是有价值的，事实上，应用系统性高氧疗法［高压氧疗法（hyperbaric oxygen therapy，HBOT）］已被证明能有效治疗坏死性感染，

增加血管生成、肉芽组织形成、创面收缩和二次闭合。目前有 15 个 CMS 批准的 HBOT 治疗适应证。这包括将患者封闭在一个特殊的腔室里，在 2~3 个大气压下施加 100% 的氧气 60~120 分钟。根据所治疗的创面类型，每周治疗 5 天，大约 10~60 次。这会导致血红蛋白的携氧能力饱和，血浆中携带的溶解氧水平较高。血浆中的溶解氧根据组织氧梯度在毛细血管床上扩散。这是一种高度专业化的治疗方式，由接受过高压医学和 HBO 治疗管理方面额外培训的医生和工作人员提供。这种治疗有一些相关风险，包括中耳气压伤并鼓膜穿孔、癫痫发作、低血糖和心力衰竭恶化。然而，HBO 具有显著的好处。一项关于高压氧治疗糖尿病足部溃疡的 meta 分析发现，每 4 名接受高压氧治疗的患者中，就有 1 名避免了严重的截肢，即膝盖以下或更高水平的截肢[224]。

局部氧疗（topical oxygen，TO）包括局部应用 100% 的氧气，略高于 1 个大气压，每天一次，每次 90 分钟，连续 4 天，然后 3 天不治疗。研究表明，在最佳治疗范围（40~80mmHg）内，它能氧合深达 2mm 的浅表创面组织[266]，从而增强人体创面中 VEGF 的表达（与 HBOT 不同）[267]和血管生成。这种治疗通常在患者家中进行。学界已经确定关于选择患者和 TO 疗法最佳使用方式的应用指南，并建议可以考虑将这种治疗方法用于难治性创伤的治疗[268]。

负压创面治疗技术

负压创面治疗（negative pressure wound therapy，NPWT）是一种众所周知的治疗方法，被用于促进急慢性创面愈合的治疗方法。NPWT 的基本概念包括使用湿润的泡沫或抗菌纱布敷料，上面覆盖一层透明的黏合剂，连接在真空泵上，从而为创面区域创造一个亚大气压的环境。使用这种治疗方式，可调节皮肤的内在机械传导特性，以产生有益的效果[269]。对创面表面施加外在拉力被认为是：(a)由于机械收缩导致创面面积缩小；(b)施加改变单个细胞的形状和功能的微应力；(c)排出液体和减少水肿，从而诱导渗透平衡的恢复；(d)保持有利于愈合的湿润和稳定的创面环境[269,270]。这种疗法可以与其他疗法（抗菌银、皮肤替代物，如 Apligraf® 和 Integra™ 以及无线电疗敷料）结合使用，以满足个别患者的需要[270-273]。研究已证明 NPWT 对 DFU 和 VLU 有用[274,275]。然而，与此治疗相关的严重并发症是出血，因此不应直接放置在血管修复或吻合区域[276]。

电子药物

皮肤中存在固有电场和自然直流电，这对于低等脊椎动物的正常再生必不可少，它们的逆转会导致退化。人类皮肤在完整的皮肤中保持固有的跨上皮电位（transepithelial potential，TEP）。当皮肤受伤时，创面和周围完整皮肤之间的电位差会在创面周围产生内生电场（10~100μA/cm²），并直接进入创口部位，该电场内的细胞对该电场的存在做出反应[277-282]。电刺激（electrostimulation，ES）疗法的前提

是,外部施加的电场可以导致电流沿创面表面流动,从而增强内生电场并促进愈合过程。这一领域已被证明促进了几个主要的信号级联反应,这些信号级联影响了许多细胞(如角质形成细胞、成纤维细胞、内皮细胞和免疫细胞)的定向迁移,这些细胞是创面愈合反应的组成部分[283]。虽然 ES 治疗的概念已经存在了 100 多年,但它主要影响神经刺激(人工耳蜗置入、脊髓、脑深部刺激)和心脏功能(起搏器),其中许多应用都获得了 FDA 的批准[284,285]。ES 用于创面护理的势头正在慢慢增强。一些临床试验研究了各种类型的电刺激,如直流(direct current,DC)、交流(alternating current,AC)、高压脉冲电流(high-voltage pulsed current,HVPC)和低强度直流电(low-intensity direct current,LIDC)在所有类型慢性创面中的应用[285,286]。然而,一些局限性包括这些治疗的易用性以及由于缺乏标准化参数[电压、电流类型(直流电和交流电)、治疗模式和时间长度]而导致不同 ES 治疗的疗效差异。2002 年,医疗补助/医疗保险服务中心批准了对标准疗法无效的慢性溃疡的 ES 治疗报销[287]。FDA 尚未批准 ES 用于创面护理的申请,除了一种嵌入微型电池的编织绷带,作为无线电疗敷料(wireless electroceutical dressing,WED)[288]。由银和锌组成的微电池在潮湿的环境中被激活,产生 0.1~1V 的电场,刺激创面愈合并提供抗菌保护(Procellera™,Vomaris Innovation)。体外实验研究了 ES 促进创面愈合的分子机制。这种敷料产生的电场通过氧化还原依赖的过程改善角质形成细胞的迁移[289],并通过抑制群体感应和氧化还原敏感的多药外排途径破坏细菌菌膜[290]。在一项随机临床试验中,新型的电敷料与 NPWT 联合使用,减少了敷料更换频率,并降低了相关创面护理成本[273]。

致谢

由美国国家糖尿病、消化与肾脏疾病研究所拨款 R01 DK076566(S. R.)、国家护理研究所拨款 NR015676(S. R.)、NR013898 和 NR015676(C. K. S.),以及国家全科医学科学研究所资助 RO1GM108014、GM069589 和 GM 077185(C. K. S.)。作者感谢 Shomita S. Mathew-Steiner 博士对撰写本文的支持。

参考文献

1. Mehra R. Historical survey of wound healing. *Bull Indian Inst Hist Med Hyderabad*. 2002;32:159–175.
2. Wangensteen OH. Surgeons and wound management: historical aspects. *Conn Med*. 1975;39:568–574.
3. Broughton G 2nd, Janis JE, Attinger CE. A brief history of wound care. *Plast Reconstr Surg*. 2006;117:6S–11S.
4. Eming SA, Krieg T, Davidson JM. Inflammation in wound repair: molecular and cellular mechanisms. *J Invest Dermatol*. 2007;127:514–525.
5. Sen CK, Gordillo GM, Roy S, et al. Human skin wounds: a major and snowballing threat to public health and the economy. *Wound Repair Regen*. 2009;17:763–771.
6. Mackman N, Tilley RE, Key NS. Role of the extrinsic pathway of blood coagulation in hemostasis and thrombosis. *Arterioscler Thromb Vasc Biol*. 2007;27:1687–1693.
7. Schecter AD, Spirn B, Rossikhina M, et al. Release of active tissue factor by human arterial smooth muscle cells. *Circ Res*. 2000;87:126–132.
8. Smyth SS, McEver RP, Weyrich AS, et al. Platelet functions beyond hemostasis. *J Thromb Haemost*. 2009;7:1759–1766.
9. Huntington JA. Molecular recognition mechanisms of thrombin. *J Thromb Haemost*. 2005;3:1861–1872.
10. Midwood KS, Williams LV, Schwarzbauer JE. Tissue repair and the dynamics of the extracellular matrix. *Int J Biochem Cell Biol*. 2004;36:1031–1037.
11. Sahni A, Odrljin T, Francis CW. Binding of basic fibroblast growth factor to fibrinogen and fibrin. *J Biol Chem*. 1998;273:7554–7559.
12. Tuan TL, Wu H, Huang EY, et al. Increased plasminogen activator inhibitor-1 in keloid fibroblasts may account for their elevated collagen accumulation in fibrin gel cultures. *Am J Pathol*. 2003;162:1579–1589.
13. He S, Blomback M, Bark N, et al. The direct thrombin inhibitors (argatroban, bivalirudin and lepirudin) and the indirect Xa-inhibitor (danaparoid) increase fibrin network porosity and thus facilitate fibrinolysis. *Thromb Haemost*. 2010;103:1076–1084.
14. Marin V, Montero-Julian FA, Gres S, et al. The IL-6-soluble IL-6Ralpha autocrine loop of endothelial activation as an intermediate between acute and chronic inflammation: an experimental model involving thrombin. *J Immunol*. 2001;167:3435–3442.
15. Mahdavian Delavary B, van der Veer WM, van Egmond M, et al. Macrophages in skin injury and repair. *Immunobiology*. 2011;216:753–762.
16. Baum CL, Arpey CJ. Normal cutaneous wound healing: clinical correlation with cellular and molecular events. *Dermatol Surg*. 2005;31:674–686, discussion 686.
17. Frank S, Kampfer H, Wetzler C, et al. Large induction of the chemotactic cytokine RANTES during cutaneous wound repair: a regulatory role for nitric oxide in keratinocyte-derived RANTES expression. *Biochem J*. 2000;347(Pt 1):265–273.
18. Maraganore JM. Thrombin, thrombin inhibitors, and the arterial thrombotic process. *Thromb Haemost*. 1993;70:208–211.
19. Klebanoff SJ. Myeloperoxidase: friend and foe. *J Leukoc Biol*. 2005;77:598–625.
20. Wilgus TA, Roy S, McDaniel JC. Neutrophils and wound repair: positive actions and negative reactions. *Adv Wound Care (New Rochelle)*. 2013;2:379–388.
21. Brinkmann V, Reichard U, Goosmann C, et al. Neutrophil extracellular traps kill bacteria. *Science*. 2004;303:1532–1535.
22. Urban CF, Ermert D, Schmid M, et al. Neutrophil extracellular traps contain calprotectin, a cytosolic protein complex involved in host defense against Candida albicans. *PLoS Pathog*. 2009;5:e1000639.
23. Urban CF, Reichard U, Brinkmann V, et al. Neutrophil extracellular traps capture and kill Candida albicans yeast and hyphal forms. *Cell Microbiol*. 2006;8:668–676.
24. Narasaraju T, Yang E, Samy RP, et al. Excessive neutrophils and neutrophil extracellular traps contribute to acute lung injury of influenza pneumonitis. *Am J Pathol*. 2011;179:199–210.
25. Saitoh T, Komano J, Saitoh Y, et al. Neutrophil extracellular traps mediate a host defense response to human immunodeficiency virus-1. *Cell Host Microbe*. 2012;12:109–116.
26. Hickey MJ, Kubes P. Intravascular immunity: the host-pathogen encounter in blood vessels. *Nat Rev Immunol*. 2009;9:364–375.
27. Fuchs TA, Abed U, Goosmann C, et al. Novel cell death program leads to neutrophil extracellular traps. *J Cell Biol*. 2007;176:231–241.
28. Wang Y, Li M, Stadler S, et al. Histone hypercitrullination mediates chromatin decondensation and neutrophil extracellular trap formation. *J Cell Biol*. 2009;184:205–213.
29. Leshner M, Wang S, Lewis C, et al. PAD4 mediated histone hypercitrullination induces heterochromatin decondensation and chromatin unfolding to form neutrophil extracellular trap-like structures. *Front Immunol*. 2012;3:307.
30. Li P, Li M, Lindberg MR, et al. PAD4 is essential for antibacterial innate immunity mediated by neutrophil extracellular traps. *J Exp Med*. 2010;207:1853–1862.
31. Peschel A, Hartl D. Anuclear neutrophils keep hunting. *Nat Med*. 2012;18:1336–1338.
32. Yipp BG, Petri B, Salina D, et al. Infection-induced NETosis is a dynamic process involving neutrophil multitasking in vivo. *Nat Med*. 2012;18:1386–1393.
33. Pilsczek FH, Salina D, Poon KK, et al. A novel mechanism of rapid nuclear neutrophil extracellular trap formation in response to Staphylococcus aureus. *J Immunol*. 2010;185:7413–7425.
34. Yipp BG, Kubes P. NETosis: how vital is it? *Blood*.

2013;122:2784–2794.

35. Malawista SE, De Boisfleury Chevance A. The cytokineplast: purified, stable, and functional motile machinery from human blood polymorphonuclear leukocytes. *J Cell Biol*. 1982;95: 960–973.

36. Daley JM, Reichner JS, Mahoney EJ, et al. Modulation of macrophage phenotype by soluble product(s) released from neutrophils. *J Immunol*. 2005;174:2265–2272.

37. Peters T, Sindrilaru A, Hinz B, et al. Wound-healing defect of CD18(−/−) mice due to a decrease in TGF-beta1 and myofibroblast differentiation. *EMBO J*. 2005;24:3400–3410.

38. DiPietro LA. Wound healing: the role of the macrophage and other immune cells. *Shock*. 1995;4:233–240.

39. Eming SA, Werner S, Bugnon P, et al. Accelerated wound closure in mice deficient for interleukin-10. *Am J Pathol*. 2007;170:188–202.

40. Martin P. Wound healing – aiming for perfect skin regeneration. *Science*. 1997;276:75–81. *The healing of an adult skin wound is a complex process requiring the collaborative efforts of many different tissues and cell lineages. This review discusses the key signals and processes that regulate the normal adult cutaneous wound repair.*

41. Martin P, Leibovich SJ. Inflammatory cells during wound repair: the good, the bad and the ugly. *Trends Cell Biol*. 2005;15:599–607.

42. Rappolee DA, Mark D, Banda MJ, et al. Wound macrophages express TGF-alpha and other growth factors *in vivo*: analysis by mRNA phenotyping. *Science*. 1988;241:708–712.

43. Leibovich SJ, Ross R. The role of the macrophage in wound repair. A study with hydrocortisone and antimacrophage serum. *Am J Pathol*. 1975;78:71–100.

44. Goren I, Allmann N, Yogev N, et al. A transgenic mouse model of inducible macrophage depletion: effects of diphtheria toxin-driven lysozyme M-specific cell lineage ablation on wound inflammatory, angiogenic, and contractive processes. *Am J Pathol*. 2009;175: 132–147.

45. Mirza R, DiPietro LA, Koh TJ. Selective and specific macrophage ablation is detrimental to wound healing in mice. *Am J Pathol*. 2009;175:2454–2462.

46. Martinez FO, Helming L, Gordon S. Alternative activation of macrophages: an immunologic functional perspective. *Annu Rev Immunol*. 2009;27:451–483.

47. Das A, Sinha M, Datta S, et al. Monocyte and Macrophage Plasticity in Tissue Repair and Regeneration. *Am J Pathol*. 2015;185:2596–2606.

48. Grinberg S, Hasko G, Wu D, et al. Suppression of PLCbeta2 by endotoxin plays a role in the adenosine A(2A) receptor-mediated switch of macrophages from an inflammatory to an angiogenic phenotype. *Am J Pathol*. 2009;175:2439–2453.

49. Porcheray F, Viaud S, Rimaniol AC, et al. Macrophage activation switching: an asset for the resolution of inflammation. *Clin Exp Immunol*. 2005;142:481–489.

50. Khanna S, Biswas S, Shang Y, et al. Macrophage dysfunction impairs resolution of inflammation in the wounds of diabetic mice. *PLoS ONE*. 2010;5:e9539.

51. Murray PJ, Allen JE, Biswas SK, et al. Macrophage activation and polarization: nomenclature and experimental guidelines. *Immunity*. 2014;41:14–20.

52. de Vries VC, Noelle RJ. Mast cell mediators in tolerance. *Curr Opin Immunol*. 2010;22:643–648.

53. Abraham SN, St John AL. Mast cell-orchestrated immunity to pathogens. *Nat Rev Immunol*. 2010;10:440–452.

54. Trautmann A, Toksoy A, Engelhardt E, et al. Mast cell involvement in normal human skin wound healing: expression of monocyte chemoattractant protein-1 is correlated with recruitment of mast cells which synthesize interleukin-4 *in vivo*. *J Pathol*. 2000;190:100–106.

55. Shiota N, Nishikori Y, Kakizoe E, et al. Pathophysiological role of skin mast cells in wound healing after scald injury: study with mast cell-deficient W/W(V) mice. *Int Arch Allergy Immunol*. 2010;151:80–88.

56. Gallant-Behm CL, Hildebrand KA, Hart DA. The mast cell stabilizer ketotifen prevents development of excessive skin wound contraction and fibrosis in red Duroc pigs. *Wound Repair Regen*. 2008;16:226–233.

57. Noli C, Miolo A. The mast cell in wound healing. *Vet Dermatol*. 2001;12:303–313.

58. Spite M, Serhan CN. Novel lipid mediators promote resolution of acute inflammation: impact of aspirin and statins. *Circ Res*. 2010;107:1170–1184.

59. Gordon A, Kozin ED, Keswani SG, et al. Permissive environment in postnatal wounds induced by adenoviral-mediated overexpression of the anti-inflammatory cytokine interleukin-10 prevents scar formation. *Wound Repair Regen*. 2008;16:70–79.

60. Li P, Liu P, Xiong RP, et al. Ski, a modulator of wound healing and scar formation in the rat skin and rabbit ear. *J Pathol*. 2011;223:659–671.

61. Loots MA, Lamme EN, Zeegelaar J, et al. Differences in cellular infiltrate and extracellular matrix of chronic diabetic and venous ulcers versus acute wounds. *J Invest Dermatol*. 1998;111:850–857.

62. Werner S, Krieg T, Smola H. Keratinocyte-fibroblast interactions in wound healing. *J Invest Dermatol*. 2007;127:998–1008.

63. Brauchle M, Angermeyer K, Hubner G, et al. Large induction of keratinocyte growth factor expression by serum growth factors and pro-inflammatory cytokines in cultured fibroblasts. *Oncogene*. 1994;9:3199–3204.

64. Takehara K. Growth regulation of skin fibroblasts. *J Dermatol Sci*. 2000;24(suppl 1):S70–S77.

65. Alizadeh N, Pepper MS, Modarressi A, et al. Persistent ischemia impairs myofibroblast development in wound granulation tissue: a new model of delayed wound healing. *Wound Repair Regen*. 2007;15:809–816.

66. Lohela M, Bry M, Tammela T, et al. VEGFs and receptors involved in angiogenesis versus lymphangiogenesis. *Curr Opin Cell Biol*. 2009;21:154–165.

67. Peters KG, Kontos CD, Lin PC, et al. Functional significance of Tie2 signaling in the adult vasculature. *Recent Prog Horm Res*. 2004;59:51–71.

68. Sottile J. Regulation of angiogenesis by extracellular matrix. *Biochim Biophys Acta*. 2004;1654:13–22.

69. Kubota Y, Kleinman HK, Martin GR, et al. Role of laminin and basement membrane in the morphological differentiation of human endothelial cells into capillary-like structures. *J Cell Biol*. 1988;107:1589–1598.

70. Carmeliet P. Angiogenesis in life, disease and medicine. *Nature*. 2005;438:932–936.

71. Raza A, Franklin MJ, Dudek AZ. Pericytes and vessel maturation during tumor angiogenesis and metastasis. *Am J Hematol*. 2010;85:593–598.

72. Paquet-Fifield S, Schluter H, Li A, et al. A role for pericytes as microenvironmental regulators of human skin tissue regeneration. *J Clin Invest*. 2009;119:2795–2806.

73. Regan MC, Kirk SJ, Wasserkrug HL, et al. The wound environment as a regulator of fibroblast phenotype. *J Surg Res*. 1991;50:442–448.

74. Baur PS Jr, Parks DH, Hudson JD. Epithelial mediated wound contraction in experimental wounds – the purse-string effect. *J Trauma*. 1984;24:713–720.

75. Sen CK, Roy S. Oxygenation state as a driver of myofibroblast differentiation and wound contraction: hypoxia impairs wound closure. *J Invest Dermatol*. 2010;130:2701–2703.

76. Follonier L, Schaub S, Meister JJ, et al. Myofibroblast communication is controlled by intercellular mechanical coupling. *J Cell Sci*. 2008;121:3305–3316.

77. Brauchle M, Angermeyer K, Hubner G, et al. Large induction of keratinocyte growth factor expression by serum growth factors and pro-inflammatory cytokines in cultured fibroblasts. *Oncogene*. 1994;9:3199–3204.

78. Takehara K. Growth regulation of skin fibroblasts. *J Dermatol Sci*. 2000;24(suppl 1):S70–S77.

79. Sivamani RK, Garcia MS, Isseroff RR. Wound re-epithelialization: modulating keratinocyte migration in wound healing. *Front Biosci*. 2007;12:2849–2868.

80. Field CK, Kerstein MD. Overview of wound-healing in a moist environment. *Am J Surg*. 1994;167:S2–S6.

81. Svensjo T, Pomahac B, Yao F, et al. Accelerated healing of full-thickness skin wounds in a wet environment. *Plast Reconstr Surg*. 2000;106:602–612.

82. Pilcher BK, Dumin JA, Sudbeck BD, et al. The activity of collagenase-1 is required for keratinocyte migration on a type I collagen matrix. *J Cell Biol*. 1997;137:1445–1457.

83. Pal D, Ghatak S, Sen CK. Epigenetic modification of microRNAs. In: Sen CK, ed. *MicroRNA in Regenerative Medicine*. New York: Academic Press; 2015:77–109.

84. Pasquinelli AE. Molecular biology. Paring miRNAs through pairing. *Science*. 2010;328:1494–1495.

85. Ghatak S, Sen CK. MicroRNA biogenesis in regenerative medicine. In: Sen CK, ed. *MicroRNA in Regenerative Medicine*. New York: Academic Press; 2015:3–46.

86. Banerjee J, Chan YC, Sen CK. MicroRNAs in skin and wound

healing. *Physiol Genomics*. 2011;43:543–556. *MicroRNAs (MiRNAs) are small endogenous RNA molecules about 22 nucleotides in length that are capable of post-transcriptional gene regulation by binding to their target messenger RNAs (mRNAs). This review focuses on the role of miRNAs in cutaneous biology, the various methods of microRNA modulation and the therapeutic opportunities in treatment of skin diseases and wound healing.*

87. Banerjee J, Sen CK. MicroRNAs in skin and wound healing. *Methods Mol Biol*. 2013;936:343–356.

88. Banerjee J, Sen CK. Skin wound healing. In: Sen CK, ed. *MicroRNA in Regenerative Medicine*. New York: Academic Press; 2015:631–648.

89. Arnold M, Barbul A. Nutrition and wound healing. *Plast Reconstr Surg*. 2006;117:42S–58S.

90. Stechmiller JK, Childress B, Cowan L. Arginine supplementation and wound healing. *Nutr Clin Pract*. 2005;20:52–61.

91. Posthauer ME. The value of nutritional screening and assessment. *Adv Skin Wound Care*. 2006;19:388–390.

92. Thompson C, Fuhrman MP. Nutrients and wound healing: still searching for the magic bullet. *Nutr Clin Pract*. 2005;20:331–347.

93. Campos AC, Groth AK, Branco AB, et al. Assessment and nutritional aspects of wound healing. *Curr Opin Clin Nutr Metab Care*. 2008;1:281–288.

94. Wild T, Rahbarnia A, Kellner M, et al. Basics in nutrition and wound healing. *Nutrition*. 2010;26:862–866.

95. Stechmiller JK. Understanding the role of nutrition and wound healing. *Nutr Clin Pract*. 2010;25:61–68.

96. Molnar JA, Underdown MJ, Clark WA, et al. Nutrition and chronic wounds. *Adv Wound Care (New Rochelle)*. 2014;3:663–681.

97. Allman RM, Laprade CA, Noel LB, et al. Pressure sores among hospitalized patients. *Ann Intern Med*. 1986;105:337–342.

98. Shenkin A. Serum prealbumin: Is it a marker of nutritional status or of risk of malnutrition? *Clin Chem*. 2006;52:2177–2179.

99. Shepherd AA. Nutrition for optimum wound healing. *Nurs Stand*. 2003;18:55–58.

100. Tong BC, Barbul A. Cellular and physiological effects of arginine. *Mini Rev Med Chem*. 2004;4:823–832.

101. da Costa MA, Campos AC, Coelho JC, et al. Oral glutamine and the healing of colonic anastomoses in rats. *JPEN J Parenter Enteral Nutr*. 2003;27:182–185, discussion 185–186.

102. Howard MA, Asmis R, Evans KK, et al. Oxygen and wound care: a review of current therapeutic modalities and future direction. *Wound Repair Regen*. 2013;21:503–511.

103. Sen CK. Wound healing essentials: let there be oxygen. *Wound Repair Regen*. 2009;17:1–18.

104. Siddiqui AR, Bernstein JM. Chronic wound infection: facts and controversies. *Clin Dermatol*. 2010;28:519–526.

105. White RJ. Wound infection-associated pain. *J Wound Care*. 2009;18:245–249.

106. Kawai T, Akira S. The role of pattern-recognition receptors in innate immunity: update on Toll-like receptors. *Nat Immunol*. 2010;11:373–384.

107. Gottrup F. Oxygen in wound healing and infection. *World J Surg*. 2004;28:312–315.

108. Gardner SE, Frantz RA. Wound bioburden and infection-related complications in diabetic foot ulcers. *Biol Res Nurs*. 2008;10:44–53.

109. Flemming HC, Wingender J. The biofilm matrix. *Nat Rev Microbiol*. 2010;8:623–633.

110. Coenye T, Nelis HJ. In vitro and in vivo model systems to study microbial biofilm formation. *J Microbiol Methods*. 2010;83:89–105.

111. Ganesh K, Sinha M, Mathew-Steiner SS, et al. Chronic wound biofilm model. *Adv Wound Care (New Rochelle)*. 2015;4:382–388.

112. Gordillo GM, Bernatchez SF, Diegelmann R, et al. Preclinical models of wound healing: is man the model? Proceedings of the Wound Healing Society Symposium. *Adv Wound Care (New Rochelle)*. 2013;2:1–4.

113. Roy S, Elgharably H, Sinha M, et al. Mixed-species biofilm compromises wound healing by disrupting epidermal barrier function. *J Pathol*. 2014;233:331–343.

114. James GA, Swogger E, Wolcott R, et al. Biofilms in chronic wounds. *Wound Repair Regen*. 2008;16:37–44.

115. Elgharably H, Mann E, Awad H, et al. First evidence of sternal wound biofilm following cardiac surgery. *PLoS ONE*. 2013;8:e70360.

116. Grice EA, Snitkin ES, Yockey LJ, et al. Longitudinal shift in diabetic wound microbiota correlates with prolonged skin defense response. *Proc Natl Acad Sci USA*. 2010;107:14799–14804.

117. Jensen PØ, Givskov M, Bjarnsholt T, et al. The immune system vs. Pseudomonas aeruginosa biofilms. *FEMS Immunol Med Microbiol*. 2010;59:292–305.

118. Bjarnsholt T, Kirketerp-Møller K, Jensen PØ, et al. Why chronic wounds will not heal: a novel hypothesis. *Wound Repair Regen*. 2008;16:2–10.

119. Kirketerp-Møller K, Jensen PØ, Fazli M, et al. Distribution, organization, and ecology of bacteria in chronic wounds. *J Clin Microbiol*. 2008;46:2717–2722.

120. Nguyen KT, Seth AK, Hong SJ, et al. Deficient cytokine expression and neutrophil oxidative burst contribute to impaired cutaneous wound healing in diabetic, biofilm-containing chronic wounds. *Wound Repair Regen*. 2013;21:833–841.

121. Zhao G, Usui ML, Underwood RA, et al. Time course study of delayed wound healing in a biofilm-challenged diabetic mouse model. *Wound Repair Regen*. 2012;20:342–352.

122. Grice EA, Segre JA. Interaction of the microbiome with the innate immune response in chronic wounds. *Adv Exp Med Biol*. 2012;946:55–68.

123. Hänsch GM. Host defence against bacterial biofilms: "Mission Impossible"? *ISRN Immunology*. 2012;2012:1–17.

124. Parsek MR, Singh PK. Bacterial biofilms: an emerging link to disease pathogenesis. *Annu Rev Microbiol*. 2003;57:677–701.

125. US Department of Health and Human Services, FDA. *Guidance for industry: Chronic cutaneous ulcer and burn wounds-developing products for treatment.* <https://www.fda.gov/downloads/drugs/guidances/ucm071324.pdf>; 2006.

126. Disa JJ, Carlton JM, Goldberg NH. Efficacy of operative cure in pressure sore patients. *Plast Reconstr Surg*. 1992;89:272–278.

127. Goodman CM, Cohen V, Armenta A, et al. Evaluation of results and treatment variables for pressure ulcers in 48 veteran spinal cord-injured patients. *Ann Plast Surg*. 1999;42:665–672.

128. Kuwahara M, Tada H, Mashiba K, et al. Mortality and recurrence rate after pressure ulcer operation for elderly long-term bedridden patients. *Ann Plast Surg*. 2005;54:629–632.

129. Norman PE, Eikelboom JW, Hankey GJ. Peripheral arterial disease: prognostic significance and prevention of atherothrombotic complications. *Med J Aust*. 2004;181:150–154.

130. Padberg FT Jr, Johnston MV, Sisto SA. Structured exercise improves calf muscle pump function in chronic venous insufficiency: a randomized trial. *J Vasc Surg*. 2004;39:79–87.

131. Werdin F, Tennenhaus M, Schaller HE, Rennekampff HO. Evidence-based management strategies for treatment of chronic wounds. *Eplasty*. 2009;9:e19.

132. Ye D, Guo S, Al-Sadi R, et al. MicroRNA regulation of intestinal epithelial tight junction permeability. *Gastroenterology*. 2011;141:1323–1333.

133. Yang Y, Ma Y, Shi C, et al. Overexpression of miR-21 in patients with ulcerative colitis impairs intestinal epithelial barrier function through targeting the Rho GTPase RhoB. *Biochem Biophys Res Commun*. 2013;434:746–752.

134. Furuse M. Molecular basis of the core structure of tight junctions. *Cold Spring Harb Perspect Biol*. 2010;2:a002907.

135. Kirschner N, Rosenthal R, Gunzel D, et al. Tight junctions and differentiation – a chicken or the egg question? *Exp Dermatol*. 2012;21:171–175.

136. Ghatak S, Chan YC, Khanna S, et al. Barrier function of the repaired skin is disrupted following arrest of Dicer in keratinocytes. *Mol Ther*. 2015;23:1201–1210.

137. Sen CK, Roy S. Redox signals in wound healing. *Biochim Biophys Acta*. 2008;1780:1348–1361.

138. Distler O, Distler JH, Scheid A, et al. Uncontrolled expression of vascular endothelial growth factor and its receptors leads to insufficient skin angiogenesis in patients with systemic sclerosis. *Circ Res*. 2004;95:109–116.

139. Berthod F, Germain L, Tremblay N, et al. Extracellular matrix deposition by fibroblasts is necessary to promote capillary-like tube formation *in vitro*. *J Cell Physiol*. 2006;207:491–498.

140. Myllyla R, Tuderman L, Kivirikko K. Mechanism of the prolyl hydroxlase reaction. 2. Kinetic analysis of the reaction sequence. *Eur J Biochem*. 1977;80:349–357.

141. Hunt TK, Aslam RS, Beckert S, et al. Aerobically derived lactate stimulates revascularization and tissue repair via redox mechanisms. *Antioxid Redox Signal*. 2007;9:1115–1124.

142. Hopf HW, Gibson JJ, Angeles AP, et al. Hyperoxia and angiogenesis. *Wound Repair Regen*. 2005;13:558–564.

143. Roy S, Khanna S, Nallu K, et al. Dermal wound healing is subject to redox control. *Mol Ther*. 2006;13:211–220. *H_2O_2 has been shown to support wound healing by inducing VEGF*

expression in human keratinocytes. This work presents the first in vivo evidence indicating that strategies to influence the redox environment of the wound site may have a bearing on healing outcomes.

144. Linnane AW, Kios M, Vitetta L. The essential requirement for superoxide radical and nitric oxide formation for normal physiological function and healthy aging. *Mitochondrion*. 2007;7:1–5.

145. Sen CK, Packer L. Antioxidant and redox regulation of gene transcription. *FASEB J*. 1996;10:709–720.

146. Cheng Y, Song C. Hydrogen peroxide homeostasis and signaling in plant cells. *Sci China C Life Sci*. 2006;49:1–11.

147. Gechev TS, Hille J. Hydrogen peroxide as a signal controlling plant programmed cell death. *J Cell Biol*. 2005;168:17–20.

148. Jones RD, Morice AH. Hydrogen peroxide – an intracellular signal in the pulmonary circulation: involvement in hypoxic pulmonary vasoconstriction. *Pharmacol Ther*. 2000;88:153–161.

149. Neill S, Desikan R, Hancock J. Hydrogen peroxide signalling. *Curr Opin Plant Biol*. 2002;5:388–395.

150. Reth M. Hydrogen peroxide as second messenger in lymphocyte activation. *Nat Immunol*. 2002;3:1129–1134.

151. Rhee SG. Redox signaling: hydrogen peroxide as intracellular messenger. *Exp Mol Med*. 1999;31:53–59.

152. Rhee SG, Bae YS, Lee SR, et al. Hydrogen peroxide: a key messenger that modulates protein phosphorylation through cysteine oxidation. *Sci STKE*. 2000;2000:PE1.

153. Sen CK. Antioxidant and redox regulation of cellular signaling: introduction. *Med Sci Sports Exerc*. 2001;33:368–370.

154. Sen CK. Cellular thiols and redox-regulated signal transduction. *Curr Top Cell Regul*. 2000;36:1–30.

155. Sen CK. The general case for redox control of wound repair. *Wound Repair Regen*. 2003;11:431–438. *At very low concentrations, reactive oxygen species may regulate cellular signaling pathways by redox-dependent mechanisms. Redox-based strategies may serve as effective adjuncts to jump-start healing of chronic wounds. The review focuses on the understanding of wound site redox biology and novel insights into the fundamental mechanisms that would help to optimize conditions for oxygen therapy.*

156. Stone JR, Yang S. Hydrogen peroxide: a signaling messenger. *Antioxid Redox Signal*. 2006;8:243–270.

157. Schaffer MR, Tantry U, Gross SS, et al. Nitric oxide regulates wound healing. *J Surg Res*. 1996;63:237–240.

158. Lee RH, Efron D, Tantry U, et al. Nitric oxide in the healing wound: a time-course study. *J Surg Res*. 2001;101:104–108.

159. Schaffer MR, Efron PA, Thornton FJ, et al. Nitric oxide, an autocrine regulator of wound fibroblast synthetic function. *J Immunol*. 1997;158:2375–2381.

160. Amadeu TP, Costa AM. Nitric oxide synthesis inhibition alters rat cutaneous wound healing. *J Cutan Pathol*. 2006;33:465–473.

161. Schaffer MR, Tantry U, Efron PA, et al. Diabetes-impaired healing and reduced wound nitric oxide synthesis: a possible pathophysiologic correlation. *Surgery*. 1997;121:513–519.

162. Chan SY, Zhang YY, Hemann C, et al. MicroRNA-210 controls mitochondrial metabolism during hypoxia by repressing the iron-sulfur cluster assembly proteins ISCU1/2. *Cell Metab*. 2009;10:273–284.

163. Loscalzo J. The cellular response to hypoxia: tuning the system with microRNAs. *J Clin Invest*. 2010;120:3815–3817.

164. Favaro E, Ramachandran A, McCormick R, et al. MicroRNA-210 regulates mitochondrial free radical response to hypoxia and Krebs cycle in cancer cells by targeting iron sulfur cluster protein ISCU. *PLoS ONE*. 2010;5:e10345.

165. Tsuchiya S, Fujiwara T, Sato F, et al. MicroRNA-210 regulates cancer cell proliferation through targeting fibroblast growth factor receptor-like 1 (FGFRL1). *J Biol Chem*. 2011;286:420–428.

166. Crosby ME, Kulshreshtha R, Ivan M, et al. MicroRNA regulation of DNA repair gene expression in hypoxic stress. *Cancer Res*. 2009;69:1221–1229.

167. Biswas S, Roy S, Banerjee J, et al. Hypoxia inducible microRNA 210 attenuates keratinocyte proliferation and impairs closure in a murine model of ischemic wounds. *Proc Natl Acad Sci USA*. 2010;107:6976–6981.

168. Sen CK, Gordillo GM, Khanna S, et al. Micromanaging vascular biology: tiny microRNAs play big band. *J Vasc Res*. 2009;46:527–540.

169. Shilo S, Roy S, Khanna S, et al. Evidence for the involvement of miRNA in redox regulated angiogenic response of human microvascular endothelial cells. *Arterioscler Thromb Vasc Biol*. 2008;28:471–477.

170. Chan YC, Khanna S, Roy S, et al. miR-200b targets Ets-1 and is down-regulated by hypoxia to induce angiogenic response of endothelial cells. *J Biol Chem*. 2011;286:2047–2056.

171. Chan YC, Roy S, Khanna S, et al. Downregulation of endothelial microRNA-200b supports cutaneous wound angiogenesis by desilencing GATA binding protein 2 and vascular endothelial growth factor receptor 2. *Arterioscler Thromb Vasc Biol*. 2012;32:1372–1382.

172. Wang S, Olson EN. AngiomiRs – key regulators of angiogenesis. *Curr Opin Genet Dev*. 2009;19:205–211.

173. Werner S, Grose R. Regulation of wound healing by growth factors and cytokines. *Physiol Rev*. 2003;83:835–870.

174. Roy S, Sen CK. miRNA in innate immune responses: novel players in wound inflammation. *Physiol Genomics*. 2011;43:557–565.

175. Das A, Roy S. Micromanaging inflammation and tissue repair. In: Sen CK, ed. *MicroRNA in Regenerative Medicine*. New York: Academic Press; 2015:739–756.

176. Recchiuti A, Krishnamoorthy S, Fredman G, et al. MicroRNAs in resolution of acute inflammation: identification of novel resolvin D1-miRNA circuits. *FASEB J*. 2011;25:544–560.

177. Das A, Ganesh K, Khanna S, et al. Engulfment of apoptotic cells by macrophages: a role of microRNA-21 in the resolution of wound inflammation. *J Immunol*. 2014;192:1120–1129.

178. Ponomarev ED, Veremeyko T, Barteneva N, et al. MicroRNA-124 promotes microglia quiescence and suppresses EAE by deactivating macrophages via the C/EBP-alpha-PU.1 pathway. *Nat Med*. 2011;17:64–70.

179. Asirvatham AJ, Magner WJ, Tomasi TB. miRNA regulation of cytokine genes. *Cytokine*. 2009;45:58–69.

180. Hata A, Davis BN. Control of microRNA biogenesis by TGFbeta signaling pathway-A novel role of Smads in the nucleus. *Cytokine Growth Factor Rev*. 2009;20:517–521.

181. Jopling C, Boue S, Izpisua Belmonte JC. Dedifferentiation, transdifferentiation and reprogramming: three routes to regeneration. *Nat Rev Mol Cell Biol*. 2011;12:79–89.

182. Wu Y, Zhao RC, Tredget EE. Concise review: bone marrow-derived stem/progenitor cells in cutaneous repair and regeneration. *Stem Cells*. 2010;28:905–915.

183. Kumamoto T, Shalhevet D, Matsue H, et al. Hair follicles serve as local reservoirs of skin mast cell precursors. *Blood*. 2003;102:1654–1660.

184. Cotsarelis G, Sun TT, Lavker RM. Label-retaining cells reside in the bulge area of pilosebaceous unit: implications for follicular stem cells, hair cycle, and skin carcinogenesis. *Cell*. 1990;61:1329–1337.

185. Ito M, Liu Y, Yang Z, et al. Stem cells in the hair follicle bulge contribute to wound repair but not to homeostasis of the epidermis. *Nat Med*. 2005;11:1351–1354. *The discovery of long-lived epithelial stem cells in the bulge region of the hair follicle led to the hypothesis that epidermal renewal and epidermal repair after wounding both depend on these cells. This paper discusses the implications of epithelial stem cells for both gene therapy and developing treatments for wounds.*

186. Kopp HG, Ramos CA, Rafii S. Contribution of endothelial progenitors and proangiogenic hematopoietic cells to vascularization of tumor and ischemic tissue. *Curr Opin Hematol*. 2006;13:175–181.

187. Morris LM, Klanke CA, Lang SA, et al. Characterization of endothelial progenitor cells mobilization following cutaneous wounding. *Wound Repair Regen*. 2010;18:383–390.

188. Fathke C, Wilson L, Hutter J, et al. Contribution of bone marrow-derived cells to skin: collagen deposition and wound repair. *Stem Cells*. 2004;22:812–822.

189. Ishii GH, Sangai T, Sugiyama K, et al. In vivo characterization of bone marrow-derived fibroblasts recruited into fibrotic lesions. *Stem Cells*. 2005;23:699–706.

190. Deng WM, Han Q, Liao LM, et al. Engrafted bone marrow-derived Flk-1(+) mesenchymal stem cells regenerate skin tissue. *Tissue Eng*. 2005;11:110–119.

191. Mori L, Bellini A, Stacey MA, et al. Fibrocytes contribute to the myofibroblast population in wounded skin and originate from the bone marrow. *Exp Cell Res*. 2005;304:81–90.

192. Badiavas EV, Falanga V. Treatment of chronic wounds with bone marrow-derived cells. *Arch Dermatol*. 2003;139:510–516.

193. Rasulov MF, Vasil'chenkov AV, Onishchenko NA, et al. First experience in the use of bone marrow mesenchymal stem cells for the treatment of a patient with deep skin burns. *Bull Exp Biol Med*. 2005;139:141–144.

194. Zuk PA, Zhu M, Ashjian P, et al. Human adipose tissue is a source of multipotent stem cells. *Mol Biol Cell*. 2002;13:4279–4295.

195. Ebrahimian TG, Pouzoulet F, Squiban C, et al. Cell therapy based on adipose tissue-derived stromal cells promotes physiological and pathological wound healing. *Arterioscler Thromb Vasc Biol*. 2009;29:503–510.

196. Kim WS, Park BS, Sung JH, et al. Wound healing effect of adipose-derived stem cells: a critical role of secretory factors on human dermal fibroblasts. *J Dermatol Sci*. 2007;48:15–24.

197. Rennert RC, Sorkin M, Januszyk M, et al. Diabetes impairs the angiogenic potential of adipose-derived stem cells by selectively depleting cellular subpopulations. *Stem Cell Res Ther*. 2014;5:79.

198. Jaks V, Kasper M, Toftgard R. The hair follicle – a stem cell zoo. *Exp Cell Res*. 2010;316:1422–1428.

199. Myung P, Andl T, Ito M. Defining the hair follicle stem cell (Part I). *J Cutan Pathol*. 2009;36:1031–1034.

200. Myung P, Andl T, Ito M. Defining the hair follicle stem cell (Part II). *J Cutan Pathol*. 2009;36:1134–1137.

201. Kavanagh DP, Kalia N. Hematopoietic stem cell homing to injured tissues. *Stem Cell Rev*. 2011;7:672–682.

202. Yamanaka S. Induction of pluripotent stem cells from mouse fibroblasts by four transcription factors. *Cell Prolif*. 2008;41(suppl 1):51–56.

203. Yoshida Y, Yamanaka S. iPS cells: a source of cardiac regeneration. *J Mol Cell Cardiol*. 2011;50:327–332.

204. Tiscornia G, Izpisua Belmonte JC. MicroRNAs in embryonic stem cell function and fate. *Genes Dev*. 2010;24:2732–2741.

205. Li Z, Yang CS, Nakashima K, et al. Small RNA-mediated regulation of iPS cell generation. *EMBO J*. 2011;30:828–834.

206. Liu C, Teng ZQ, Santistevan NJ, et al. Epigenetic regulation of miR-184 by MBD1 governs neural stem cell proliferation and differentiation. *Cell Stem Cell*. 2010;6:433–444.

207. Rege A, Thakor NV, Rhie K, et al. In vivo laser speckle imaging reveals microvascular remodeling and hemodynamic changes during wound healing angiogenesis. *Angiogenesis*. 2012;15:87–98.

208. Stewart CJ, Gallant-Behm CL, Forrester K, et al. Kinetics of blood flow during healing of excisional full-thickness skin wounds in pigs as monitored by laserspeckle perfusion imaging. *Skin Res Technol*. 2006;12:247–253.

209. Gnyawali SC, Barki KG, Mathew-Steiner SS, et al. High-resolution harmonics ultrasound imaging for non-invasive characterization of wound healing in a pre-clinical swine model. *PLoS ONE*. 2015;10:e0122327.

210. Pinnagoda J, Tupker RA, Agner T, et al. Guidelines for transepidermal water loss (TEWL) measurement. A report from the Standardization Group of the European Society of Contact Dermatitis. *Contact Dermatitis*. 1990;22:164–178.

211. Zhang S, Gnyawali S, Huang J, et al. Multimodal imaging of cutaneous wound tissue. *J Biomed Opt*. 2015;20:016016.

212. Beck FK, Rosenthal TC. Prealbumin: a marker for nutritional evaluation. *Am Fam Physician*. 2002;65:1575–1578.

213. Ehrlich HP, Tarver H, Hunt TK, et al. Effects of vitamin A and glucocorticoids upon inflammation and collagen synthesis. *Ann Surg*. 1973;177:222–227.

214. Kurz A, Sessler DI, Lenhardt R, et al. Perioperative normothermia to reduce the incidence of surgical-wound infection and shorten hospitalization. Study of Wound Infection and Temperature Group. *N Engl J Med*. 1996;334:1209–1215.

215. Arkiliç CF, Taguchi A, Sharma N, et al. Supplemental perioperative fluid administration increases tissue oxygen pressure. *Surgery*. 2003;133:49–55.

216. Greif R, Akça O, Horn EP, et al. Supplemental perioperative oxygen to reduce the incidence of surgical-wound infection. *N Engl J Med*. 2000;342:161–167.

217. Lawrence WT. Physiology of the acute wound. *Clin Plast Surg*. 1998;25:321–340.

218. Schaberg DR, Culver DH, Gaynes RP, et al. Major trends in the microbial etiology of nosocomial infection. *Am J Med*. 1991;91:72S–75S.

219. Mangram AJ, Horan TC, Pearson ML, et al. Guideline for prevention of surgical site infection, 1999. Hospital Infection Control Practices Advisory Committee. *Infect Control Hosp Epidemiol*. 1999;20:250–278.

220. Ohnishi Y, Okino N, Ito M, et al. Ceramidase activity in bacterial skin flora as a possible cause of ceramide deficiency in atopic dermatitis. *Clin Diagn Lab Immunol*. 1999;6:101–104.

221. Wilcox JR, Carter MJ, Covington S, et al. Frequency of debridements and time to heal: a retrospective cohort study of 312 744 wounds. *JAMA Dermatol*. 2013;149:1050–1058.

222. Chen L, Greisberg J. Achilles lengthening procedures. *Foot Ankle Clin*. 2009;14:627–637.

223. Nishimoto GS, Attinger CE, Cooper PS, et al. Lengthening the Achilles tendon for the treatment of diabetic plantar forefoot ulceration. *Surg Clin North Am*. 2003;83:707–726.

224. Kranke P, Bennett M, Roeckl-Wiedmann I, et al. Hyperbaric oxygen therapy for chronic wounds. *Cochrane Database Syst Rev*. 2004;(2):CD004123.

225. Huang Y, Xie T, Cao Y, et al. Comparison of two classification systems in predicting the outcome of diabetic foot ulcers: the Wagner grade and the saint elian wound score systems. *Wound Repair Regen*. 2015;23:379–385.

226. Oyibo SO, Jude EB, Tarawneh I, et al. A comparison of two diabetic foot ulcer classification systems: the Wagner and the University of Texas wound classification systems. *Diabetes Care*. 2001;24:84–88.

227. Burnand KG, Whimster I, Naidoo A, et al. Pericapillary fibrin in the ulcer-bearing skin of the leg: the cause of lipodermatosclerosis and venous ulceration. *Br Med J (Clin Res Ed)*. 1982;285:1071–1072.

228. Bradbury AW, MacKenzie RK, Burns P, et al. Thrombophilia and chronic venous ulceration. *Eur J Vasc Endovasc Surg*. 2002;24:97–104.

229. Wiszniewski A, Bykowska K, Bilski R, et al. Prevalence rate for inherited thrombophilia in patients with chronic and recurrent venous leg ulceration. *Wound Repair Regen*. 2011;19:552–558.

230. O'Donnell TF Jr, Passman MA, Marston WA, et al. Management of venous leg ulcers: clinical practice guidelines of the Society for Vascular Surgery® and the American Venous Forum. *J Vasc Surg*. 2014;60:3S–59S.

231. Wilcox JR, Carter MJ, Covington S. Frequency of debridements and time to heal: a retrospective cohort study of 312 744 wounds. *JAMA Dermatol*. 2013;149:1050–1058.

232. Kumins NH, Weinzweig N, Schuler JJ, et al. Free tissue transfer provides durable treatment for large nonhealing venous ulcers. *J Vasc Surg*. 2000;32:848–854.

233. Kawamura K, Yajima H, Kobata Y, et al. Long-term outcomes of flap transfer for treatment of intractable venous stasis ulcers in the lower extremity. *J Reconstr Microsurg*. 2007;23:175–179.

234. Maley AM, Arbiser JL. Gentian violet: a 19th century drug re-emerges in the 21st century. *Exp Dermatol*. 2013;22:775–780.

235. Ehrlich HP, Hunt TK. Effects of cortisone and vitamin A on wound healing. *Ann Surg*. 1968;167:324–328.

236. Pieper B. Vulnerable populations: considerations for wound care. *Ostomy Wound Manage*. 2009;55:24–37.

237. Gorecki C, Closs SJ, Nixon J, et al. Patient-reported pressure ulcer pain: a mixed-methods systematic review. *J Pain Symp Manage*. 2011;42:443–459.

238. Robson MC, Heggers JP. Bacterial quantification of open wounds. *Mil Med*. 1969;134:19–24.

239. Stojadinovic O, Brem H, Vouthounis C, et al. Molecular pathogenesis of chronic wounds: the role of beta-catenin and c-myc in the inhibition of epithelialization and wound healing. *Am J Pathol*. 2005;167:59–69.

240. National Pressure Ulcer Advisory Panel, European Pressure Ulcer Advisory Panel and Pan Pacific Pressure Injury Alliance. In: Haesler E, ed. *Prevention and Treatment of Pressure Ulcers: Quick Reference Guide*. Osborne Park, Australia: Cambridge Media; 2014.

241. Wu L, Norman G, Dumville JC, et al. Dressings for treating foot ulcers in people with diabetes: an overview of systematic reviews. *Cochrane Database Syst Rev*. 2015;(7):Cd010471.

242. Bouza C, Saz Z, Munoz A, et al. Efficacy of advanced dressings in the treatment of pressure ulcers: a systematic review. *J Wound Care*. 2005;14:193–199.

243. Vermeulen H, van Hattem JM, Storm-Versloot MN, et al. Topical silver for treating infected wounds. *Cochrane Database Syst Rev*. 2007;(1):Cd005486.

244. Bennett SA, Birnboim HC. Receptor-mediated and protein kinase-dependent growth enhancement of primary human fibroblasts by platelet activating factor. *Mol Carcinog*. 1997;20:366–375.

245. Steed DL. Clinical evaluation of recombinant human platelet-derived growth factor for the treatment of lower extremity diabetic ulcers. Diabetic Ulcer Study Group. *J Vasc Surg*. 1995;21:71–78, discussion 79–81.

246. Sundaresan M, Yu ZX, Ferrans VJ, et al. Requirement for generation of H2O2 for platelet-derived growth factor signal transduction. *Science*. 1995;270:296–299.

247. Shackelford DP, Fackler E, Hoffman MK, et al. Use of topical recombinant human platelet-derived growth factor BB in

abdominal wound separation. *Am J Obstet Gynecol.* 2002;186:701–704.

248. Hom DB, Manivel JC. Promoting healing with recombinant human platelet-derived growth factor–BB in a previously irradiated problem wound. *Laryngoscope.* 2003;113:1566–1571.

249. Lacci KM, Dardik A. Platelet-rich plasma: support for its use in wound healing. *Yale J Biol Med.* 2010;83:1–9.

250. Roy S, Driggs J, Elgharably H, et al. Platelet-rich fibrin matrix improves wound angiogenesis via inducing endothelial cell proliferation. *Wound Repair Regen.* 2011;19:753–766.

251. Shankaran V, Brooks M, Mostow E. Advanced therapies for chronic wounds: NPWT, engineered skin, growth factors, extracellular matrices. *Dermatol Ther.* 2013;26:215–221.

252. Mostow EN, Haraway GD, Dalsing M, et al. Effectiveness of an extracellular matrix graft (OASIS Wound Matrix) in the treatment of chronic leg ulcers: a randomized clinical trial. *J Vasc Surg.* 2005;41:837–843.

253. Shi L, Ronfard V. Biochemical and biomechanical characterization of porcine small intestinal submucosa (SIS): a mini review. *Int J Burns Trauma.* 2013;3:173–179.

254. Lev-Tov H, Li CS, Dahle S, et al. Cellular versus acellular matrix devices in treatment of diabetic foot ulcers: study protocol for a comparative efficacy randomized controlled trial. *Trials.* 2013;14:8.

255. Lecheminant J, Field C. Porcine urinary bladder matrix: a retrospective study and establishment of protocol. *J Wound Care.* 2012;21(476):478–480, 482.

256. Harding K, Kirsner R, Lee D, et al. *International consensus. Acellular matrices for the treatment of wounds. An expert working group review.* London: Wounds International; 2010.

257. Gottrup F, Cullen BM, Karlsmark T, et al. Randomized controlled trial on collagen/oxidized regenerated cellulose/silver treatment. *Wound Repair Regen.* 2013;21:216–225.

258. Falanga V, Sabolinski M. A bilayered living skin construct (APLIGRAF) accelerates complete closure of hard-to-heal venous ulcers. *Wound Repair Regen.* 1999;7:201–207.

259. Veves A, Falanga V, Armstrong DG, et al. Graftskin, a human skin equivalent, is effective in the management of noninfected neuropathic diabetic foot ulcers: a prospective randomized multicenter clinical trial. *Diabetes Care.* 2001;24:290–295.

260. Marston WA, Hanft J, Norwood P, et al. The efficacy and safety of Dermagraft in improving the healing of chronic diabetic foot ulcers: results of a prospective randomized trial. *Diabetes Care.* 2003;26:1701–1705.

261. Hansen SL, Voigt DW, Wiebelhaus P, et al. Using skin replacement products to treat burns and wounds. *Adv Skin Wound Care.* 2001;14:37–44.

262. Gottlieb ME. Management of complex and pathological wounds with Integra. In: Lee B, ed. *The Wound Management Manual.* New York: McGraw-Hill; 2004:226–289.

263. Lineen E, Namias NJ. Biologic dressing in burns. *Craniofac Surg.* 2008;19:923–928.

264. Semenza GL. HIF-1: using two hands to flip the angiogenic switch. *Cancer Metastasis Rev.* 2000;19:59–65.

265. Allen DB, Maguire JJ, Mahdavian M, et al. Wound hypoxia and acidosis limit neutrophil bacterial killing mechanisms. *Arch Surg.* 1997;132:991–996.

266. Fries RB, Wallace WA, Roy S, et al. Dermal excisional wound healing in pigs following treatment with topically applied pure oxygen. *Mutat Res.* 2005;579:172–181.

267. Gordillo GM, Roy S, Khanna S, et al. Topical oxygen therapy induces vascular endothelial growth factor expression and improves closure of clinically presented chronic wounds. *Clin Exp Pharmacol Physiol.* 2008;35:957–964.

268. Gordillo GM, Sen CK. Evidence-based recommendations for the use of topical oxygen therapy in the treatment of lower extremity wounds. *Int J Low Extrem Wounds.* 2009;8:105–111.

269. Wong VW, Akaishi S, Longaker MT, et al. Pushing back: wound mechanotransduction in repair and regeneration. *J Invest Dermatol.* 2011;131:2186–2196.

270. Huang C, Leavitt T, Bayer LR, et al. Effect of negative pressure wound therapy on wound healing. *Curr Probl Surg.* 2014;51:301–331.

271. Lerman B, Oldenbrook L, Ryu J, et al. The SNaP Wound Care System: a case series using a novel ultraportable negative pressure wound therapy device for the treatment of diabetic lower extremity wounds. *J Diabetes Sci Technol.* 2010;4:825–830.

272. González Alaña I, Torrero López JV, Martín Playá P, et al. Combined use of negative pressure wound therapy and Integra® to treat complex defects in lower extremities after burns. *Ann Burns Fire Disasters.* 2013;26:90–93.

273. Ghatak PD, Schlanger R, Ganesh K, et al. A wireless electroceutical dressing lowers cost of negative pressure wound therapy. *Adv Wound Care (New Rochelle).* 2015;4:302–311.

274. Expert Working Group. Vacuum assisted closure: recommendations for use. A consensus document. *Int Wound J.* 2008;5(suppl 4):iii–19.

275. Apelqvist J, Bakker K, van Houtum WH, et al. Practical guidelines on the management and prevention of the diabetic foot: based upon the International Consensus on the Diabetic Foot (2007) prepared by the International Working Group on the Diabetic Foot. *Diabetes Metab Res Rev.* 2008;24:S181–S187.

276. Orgill DP, Bayer LR. Update on negative-pressure wound therapy. *Plast Reconstr Surg.* 2011;127:105S–115S.

277. Foulds IS, Barker AT. Human skin battery potentials and their possible role in wound healing. *Br J Dermatol.* 1983;109:515–522.

278. Reid B, Nuccitelli R, Zhao M. Non-invasive measurement of bioelectric currents with a vibrating probe. *Nat Protoc.* 2007;2:661–669.

279. Nuccitelli R. A role for endogenous electric fields in wound healing. *Curr Top Dev Biol.* 2003;58:1–26.

280. Nuccitelli R, Nuccitelli P, Ramlatchan S, et al. Imaging the electric field associated with mouse and human skin wounds. *Wound Repair Regen.* 2008;16:432–441.

281. Zhao M. Electrical fields in wound healing-An overriding signal that directs cell migration. *Semin Cell Dev Biol.* 2009;20:674–682.

282. Kloth LC. Electrical stimulation technologies for wound healing. *Adv Wound Care (New Rochelle).* 2014;3:81–90.

283. Martin-Granados C, McCaig CD. Harnessing the electric spark of life to cure skin wounds. *Adv Wound Care (New Rochelle).* 2014;3:127–138.

284. U.S. Food and Drug Administration. *Center for Devices and Radiological Health medical device database.* <www.accessdata.fda.gov/scripts/cdrh/devicesatfda/index.cfm>; 2011.

285. Isseroff RR, Dahle SE. Electrical stimulation therapy and wound healing: where are we now? *Adv Wound Care (New Rochelle).* 2012;1:238–243.

286. Thakral G, Lafontaine J, Najafi B, et al. Electrical stimulation to accelerate wound healing. *Diabet Foot Ankle.* 2013;4:10.

287. Tunis S, Shuren J, Ballantine L, Chin J. *Decision memo for electrostimulation for wounds (CAG-00068N).* <https://www.cms.gov/medicare-coverage-database/details/nca-decision-memo.aspx?NCAId=27&NcaName=Electrostimulation+for+Wounds&TAId=13&ver=13&DocID=CAG-00068N&from2=viewtechassess.asp&id=27&bc=gAAAAgAAgEAAA%3D%3D&>; 2002.

288. Melkerson MN. *Memo to Vomaris Innovations, Inc. Center for Devices and Radiological Health.* <www.accessdata.fda.gov/cdrh_docs/pdf8/K081977.pdf>; 2008.

289. Banerjee J, Das Ghatak P, Roy S, et al. Improvement of human keratinocyte migration by a redox active bioelectric dressing. *PLoS ONE.* 2014;9:e89239.

290. Banerjee J, Das Ghatak P, Roy S. Silver-zinc redox-coupled electroceutical wound dressing disrupts bacterial biofilm. *PLoS ONE.* 2015;10:e0119531.

第13章

瘢痕的预防、治疗与修复

Michael S. Hu，Elizabeth R. Zielins，Michael T. Longaker，and H. Peter Lorenz

概要

- 在医生的工作中，无论是最精细的美容手术还是最具挑战性的修复重建手术，瘢痕的预防和治疗都与患者满意度和良好的手术效果息息相关。对瘢痕形成过程的理解程度会决定医生的手术方案、途径和拟采用的技术。在术后护理工作中，瘢痕最小化能带来形态和功能的改善。即使在术后远期，无论患者是病理性瘢痕还是异常瘢痕，都有可能寻求专业整形外科医生进行瘢痕修复。而即使最有经验的医生也不得不承认，瘢痕组织的再次手术非常有挑战性。

- 在着手处理这些问题的时候，整形外科医生们基于本学科的中心原则，创造出了许多工具。Gillies 和 Millard 在1957 年出版的《整形外科的原则与艺术》(*The Principles and Art of Plastic Surgery*) 中提出了整形外科的基本定义，也为整个学科奠定了理论基础[1]。瘢痕的手术治疗及修复就是以这些原则为基础的。一些观念，如诊断先于治疗、制订治疗方案、术前标记、"借用"赘余组织用于修复等，为现有的瘢痕治疗手段搭建了框架。对于整形外科医生的要求不是单纯地处理缺陷，而是要将这些原则巧妙组合，为每位患者提供个性化的治疗。

- 随着对瘢痕生物学理解的不断加深，处理瘢痕的手段也随之增加。胎儿模型的建立有助于决定创伤是瘢痕性愈合还是非瘢痕性愈合的因素。与此同时，人们也加深了对病理性瘢痕(增生性瘢痕和瘢痕疙瘩)形成机制的理解。上述进步从细胞组织生物学层面揭示了新的治疗靶点，而学界目前正对这些问题进行着积极的研究。

- 即使医生有丰富的方法和手段，但任何治疗都是从患者入手的。不了解患者的既往史、主诉和期望值，就不可能获得好的治疗效果。本章将详述瘢痕患者治疗的要点、对瘢痕的分析及对瘢痕生物学的理解。然后阐述瘢痕预防、治疗、修复的策略。这些策略也日益清晰地反映了现代医学的发展和那些久经考验的外科学原则。

瘢痕的个体与群体意义

对瘢痕的理解是多元化的。对医生而言，瘢痕代表着组织愈合的终点。然而，对患者而言，瘢痕却有更深层的个人和情感意义。由疾病、创伤或发育畸形引起的组织变形会导致终生的身心负担。治疗瘢痕时，需要医生对患者可能由此产生的社会学、心理学负担有充分理解。

瘢痕可产生于某些特定的文化或民俗。在非洲或澳大利亚的某些地区[2]，宗教性的瘢痕是区别部落归属的重要组成部分。在苏丹和巴布亚新几内亚的部落社会中，瘢痕疙瘩流行于某些种族，并被视为精神和文化的标记。同样，日本的文身艺术也承载着十足的文化砝码，一直被官方禁止，直到 1945 年职业化的文身出现才使其逐渐合法化。如今，文身和其他相对温和的标记方式，如烙印、划痕，仍然是流行的自我表达方式[3]。

性别不同，瘢痕的意义也有不同。最近一项研究表明，男性面部的一些瘢痕暗示着勇敢、富有冒险精神，且被认为能增加男性吸引力[4]。当这些瘢痕在女性身上同样部位出现，则没有这样的效果。即使如此，无论男女，许多瘢痕还是带有负面的社会暗示。对烧伤患者生活质量的调查研究表明，瘢痕对其生理、社交和工作均有影响[5]。抑郁和创伤后精神紧张性障碍(post-traumatic stress disorder，PTSD)被认为是潜在的远期后遗症。烧伤患者 1 年后 PTSD 发生率在23% 到 45% 之间[6]。而风险因素包括逃避心理、既往精神病史，以及手、面部的受伤程度[7]。充分了解患者生活哪些方面受到影响，对于医学和非医学的治疗都具有指导意义。

心理学家 Thomas F. Cash 在描述了治疗畸形时调节患者"外在"和"内在"的重要性[8]。因此，充分了解患者社会背景及其对瘢痕的情感认知对于治疗非常重要。在理解和评估以上变量时,2006 年出版的著作《整形美容外科的心理学考量:临床、经验及伦理学观点》(*Psychological Aspects of Reconstructive and Cosmetic Plastic Surgery:Clinical,Empirical, and Ethical Perspectives*)非常值得借鉴[9]。从题目即可看出,该著作汇集了多学科(心理学、精神病学和外科学)专家对真正存在畸形和自认为有畸形的患者在确定和实施治疗方案方面的努力。

病史与体格检查

像评估大多数疾病一样,在评估瘢痕患者时,首先要采集病史并进行体格检查(框 13.1)。明确病因和相关影响因素,如先前不太满意的手术、暴力损伤或感染。医生在沟通时,注意在同情患者的同时避免归责于先前进行治疗的医生。要做到这一点,可以通过将患者注意力集中到目前的问题和接下来的治疗上,而非集中到之前治疗的不当。

框 13.1　评估要点

病史
病因
感染史
相关症状(痛、痒)
放疗或激素治疗史
体格检查
大小、颜色、质地
与正常组织的关系
牵拉和挛缩
改变体位时的变化

检查瘢痕的同时,也要检查周围组织的情况。检查面部瘢痕时,要注意面部美学亚单位及其相应的正常皱褶和特征[10]。通过观察患者身上既往瘢痕的转归情况,对于判断目前瘢痕的预后也很有帮助。评估时要用文字和照片同时记录瘢痕的大小、颜色和质地。通过观察按压或活动时,瘢痕与周围正常组织的关系,可判断瘢痕的牵拉和挛缩情况。

瘢痕会导致功能、美学及情绪问题。开始治疗前,医生需要花时间分析并明确上述问题。瘢痕范围的界定要参考患者期望治疗的部分。达到现实的目标和期望值,需要医患双方进行多次面诊,或手术与沟通并用。通常医生最愿意看到的情况是,通过两三次沟通,确保患者理解了既定手术方案所能达到的目标。

瘢痕评估

临床评估对于瘢痕治疗方案的确定和疗效至关重要。

在对瘢痕进行分类的时候,人们设计了许多主观或客观的评价方法。理想的评价量表应该具有有效性、评估者之间的可靠性及临床可用性。目前对瘢痕分级尚无全球性的共识,而最常用的是烧伤瘢痕量表,也被称为温哥华瘢痕量表(Vancouver Scar Scale,VSS)(表 13.1)[11]。自 1990 年发布以来,VSS 被用于评估烧伤瘢痕随着成熟度而出现的变化及相应的治疗。该表从瘢痕的色素、血管分布、柔软度、厚度进行评估,然后根据与正常皮肤的差异对以上四个方面进行评分。此表在评估治疗和预后时非常有用。1995 年,Baryza 兄弟[12]发现,增加一个低成本的设备能改善评估者之间的可靠性。该工具由尺子、一块透明塑料片以及一张评分用备忘单组成,它可以分别辅助测量、进行苍白试验和记录评分。

表 13.1　温哥华瘢痕量表

色素	
0	正常:色泽与身体正常皮肤基本一致
1	色素减退
2	色素沉着
血管分布	
0	正常:色泽与身体正常皮肤基本一致
1	肤色偏粉红
2	肤色偏红
3	肤色呈紫色
柔软度	
0	正常
1	柔软:轻微按压能出现皮肤变形
2	易变形:压力能使之变形
3	坚韧:无弹性、不易推动、对手法压迫有明显抵抗力
4	带状:组织呈绳状,受牵拉时色泽变苍白
5	挛缩:永久性的瘢痕短缩,引发组织变形和扭曲
厚度	
0	正常:平整
1	<2mm
2	<5mm
3	>5mm

(Reproduced from Sullivan T,Smith J,Kermode J,et al. Rating the burn scar. *J Burn Care Rehabil*. 1990;11;256-260.)

VSS 可能是最常用的瘢痕评估工具,然而,由于其一直聚焦于烧伤瘢痕,也有一定的局限性,如未考虑患者的主观感受,未纳入痛痒感,对较大的异质性瘢痕应用性差等[13]。其他量表,如直观类比量表(Visual Analog Scale,VAS)、医患双向瘢痕评估量表(Patient and Observer Scar Assessment Scale,POSAS)、石溪瘢痕评估量表(Stony Brook Scar Evaluation Scale，SBSES），和 MCFONTZL 分类系统则有着不同程度的实用性和采用度[14]。不同量表之间的明显区别说明它们有着各自相对的缺点。

　　VAS 评估瘢痕颜色、外形和质地等方面，用以关联观察者及形态学、组织学表现[15]。VAS 可用于烧伤或手术瘢痕。与 VAS 类似，POSAS 于 2004 年发布，用于烧伤瘢痕，同时也有效地用于线状瘢痕评估。此表的优点是结合了患者主观感受，因此更能好地反映痛、痒等症状及瘢痕厚度[16,17]。另一个量表 SBSES 类似于 VAS，以照片为基础，最初用于急诊科医生在拆线时评估创面情况[18]，后来被改进用于远期瘢痕评估及 FDA 临床试验结果评价[19]。最后，MCFONTZL 分类系统用于面部创伤评价（表 13.2）[20]。该系统融入了目录，并用记忆符号将面部分为上颌、下颏、额部、眶周、鼻部、颞部、颧部及唇部。上述量表在比较各种瘢痕疗法的效果时非常有用，如传统疗法、微创手术、创面黏合剂及其他新疗法等。

表 13.2　MCFONTZL 评估系统

A 区域	MCFONTZL 美学单位标志
S 左右	
T 厚度	穿透深度
E 延伸状况	瘢痕延伸和分支
R 与皮肤松弛张力线的一致性	指向性（皮肤张力线）
I 撕裂指数	撕裂伤致皮肤延续性中断的长度
S 软组织缺损	
K 编码	现代程序术语编码

　　（Reproduced from Lee RH，Gamble WB，Robertson B，et al. The MCFONTZL classification system for soft-tissue injuries to the face. *Plast Reconstr Surg.* 1999；103：1150-1157.）

　　不少仪器也被用作客观的瘢痕测量工具：激光多普勒用于测量瘢痕血流，超声用于测量瘢痕深度，光谱测定用于确定瘢痕色泽[21]。以往用于评估硬皮病的皮肤弹力测试仪也被用在瘢痕测量中[22]。最后，三维系统也在很多研究中开始应用，以创造出高分辨率、易复制的瘢痕影像。尽管这些仪器表现出较高的准确性、可靠性和临床适用性，但额外的花费和更多的技术培训要求使其更多被用于研究而非临床工作中。

瘢痕生物学

　　瘢痕形成是人体对组织创伤的自然反应，其过程反映了人体趋于恢复组织正常的完整性和强度。由于这一过程本身不够完美，使得瘢痕组织和正常组织之间有形态学区别，这像是一种交换，用瘢痕组织换取创面的清洁和无菌。

瘢痕与正常组织的区别正好是组织学上对于瘢痕的定义。成熟瘢痕是创面正常愈合的最终产物，其特征是紊乱的胶原排列及皮肤附件的缺失。然而，瘢痕并非一成不变。相反，瘢痕的形成是一个动态的过程，始于创伤初期，并随创伤愈合的各个阶段逐渐演变，最终形成成熟的瘢痕（图 13.1）。

　　正常的创伤愈合是一个复杂的过程，可以粗略分为 3 个相互重叠的阶段：炎症期、增殖期和重塑期。修复的第一阶段是炎症期，其特征是创面处多种细胞因子、病原体和生长因子等诱导的免疫细胞浸润。血小板也聚集到受伤部位，导致凝血途径的激活和纤维血栓的形成[23]。这一初始的细胞反应的目的是吞噬受损细胞并止血。当创面没有感染时，炎症细胞在创伤修复的增生期很快被成纤维细胞取代，这一阶段的特征是细胞外基质（extracellular matrix，ECM）的合成与分泌。

　　细胞外基质的形成包含合成、沉积及降解，是受高度调控的过程，它们由受到转化生长因子 β、血小板源性生长因子和其他生长因子吸引来的成纤维细胞产生。创伤早期微环境中含有大量纤维蛋白及黏多糖透明质酸。待成纤维细胞逐渐在创面聚集，基质逐渐被酶解，胶原开始沉积。胶原的相互交联和机化最终为创面愈合提供牵引力。胶原沉积和降解的过程某种程度上受到基质金属蛋白酶（matrix metalloproteinase，MMP）的调节，而后者会被一类被称为金属蛋白酶组织抑制剂（tissue inhibitors of metalloproteinase，TIMP）的蛋白所灭活。这一 MMP-TIMP 功能的动态平衡，正是创伤愈合和瘢痕生理学的研究热点之一[24]。

　　在细胞层面，相对于周围正常组织结构，瘢痕的特点是缺乏结缔组织。大体上，早期/非成熟的瘢痕呈红色，这是因为其具有密集的毛细血管网。经过几个月，毛细血管逐渐退化，仅留下少量供血，红色也随之消退。瘢痕再经过数月至数年的重塑过程，成为成熟瘢痕。成熟的瘢痕通常伴随着局部的色素减退，且与周围皮肤相比具有一定的光泽度。当然，瘢痕也可能出现色素沉着，呈现比周围组织更深的颜色。瘢痕色素沉着在深色皮肤的人中更易发生，而其他肤色较浅的人种，如果瘢痕受到过度日晒，也有可能出现色素沉着。因此，医生建议患者在早期对容易暴露的头皮、面部、颈部等部位的瘢痕采取防晒措施。

　　在瘢痕重塑期，创面强度逐渐增加，在创伤后 1~8 周，强度迅速增加。此后，增长速度放慢，在动物实验中，记录到的创面强度增加过程最长持续了 1 年（图 13.2）。即使如此，创口的强度最多也只能达到正常皮肤的大约 80%。创面愈合最终形成的成熟瘢痕，相对皮肤而言，弹性较差，有一定的脆性，且没有皮肤附件如毛囊、汗腺的存在。这样一个不完美的结果作为代价交换而来的，是损伤后维持创面清洁并迅速恢复组织完整性，或是对感染创面的灭菌。

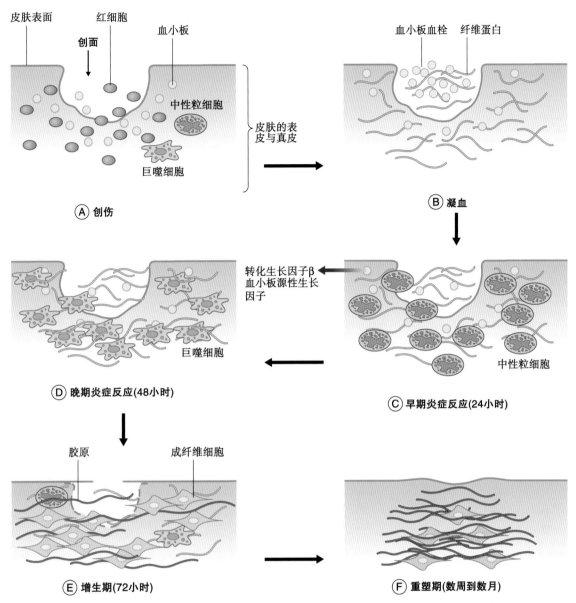

图 13.1　(A~F)创面愈合步骤。创面愈合经历炎症期、增生期,最后是重塑期

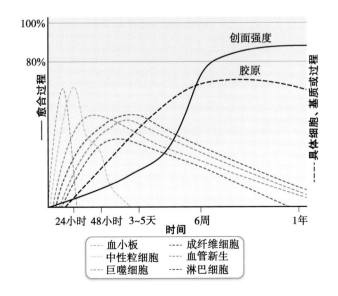

图 13.2　创面强度的时间变化曲线。创面大约 6 周恢复伤前 80% 的强度,之后还会随时间逐渐增强,但永远不会达到伤前水平

瘢痕过度增生的条件

创面愈合是一个受高度调节的过程,其中包括细胞间的信号传递及环境的影响。对于正常的创面,当皮肤的缺损关闭及上皮化过程完成后,修复过程即开始减速。而当这些信号缺乏或失效时,修复过程则以同样的强度持续,导致瘢痕的过度发展。增生性瘢痕及瘢痕疙瘩都是创面愈合过程中的纤维增生紊乱,这也反映了这一过度愈合过程。

总体而言,增生性瘢痕和瘢痕疙瘩都有胶原合成、沉积和聚集过程的上调。导致过度修复的调节机制尚不明确。目前已知可能的机制,一方面包括促进纤维化的生长因子,如转化生长因子 β1(transforming, growth factor-β1,TGF-β1),另一方面包括分泌 ECM 的激活成纤维细胞缺乏程序性细胞死亡或凋亡等[25,26]。处于尚未了解的原因,增生性瘢痕和瘢痕疙瘩是人类独有的,不会自然发生在其他动物身上。

正常瘢痕、增生性瘢痕和瘢痕疙瘩在组织学上区别并不大[27]。因此,病理学瘢痕类型的主要区分来自临床表现。增生性瘢痕持续变厚并突出皮面,而不像成熟瘢痕那样逐渐变平、缩小,但增生性瘢痕的生长会控制在原来瘢痕的范围内;瘢痕疙瘩的生长则会超出原来瘢痕的范围(表 13.3)。瘢痕从形成到成熟或者发生过度增生,可因各种因素而有时间上的不同,故而诊断有时并不准确。通过一系列频繁的检查来对瘢痕进展进行临床监测,是异常瘢痕诊断治疗中最重要的方法。对其早期进行干预和治疗,常常能预防其进一步发展甚至逆转其病理学进程,这些方法将在本章下文进一步深入探讨。

表 13.3 瘢痕分类

	外观	生长模式	成因
正常成熟瘢痕	平整、色素沉着或减退	随时间缓慢收缩	正常组织修复
未成熟瘢痕	红色、轻微隆起、偶有发痒	最终成为成熟瘢痕	正常组织修复
增生性瘢痕	突起、发痒、疼痛、不超出瘢痕边界	自限性,常需要数年	额外张力所致
瘢痕疙瘩	突起、发痒、生长会侵入正常组织	持续生长、复发率高	遗传倾向、微小创伤也可能导致

增生性瘢痕

增生性瘢痕的定义是一种过度增生、突起但不超出原有瘢痕界限的病理性瘢痕(图 13.3)。其形成过程可能由高水平的神经肽 P 物质介导,故常伴有痛痒症状[28]。这样的瘢痕通常会在创伤处形成额外的强度。增生性瘢痕好发于皮肤弯曲处、四肢、乳房、胸骨处及颈部。

增生性瘢痕具有自限性,会随时间逐渐消退。它们的颜色最终会消退,并萎缩至正常皮肤的高度,但这一自发过程可能需要数年。增生性瘢痕和瘢痕疙瘩之间没有非常清

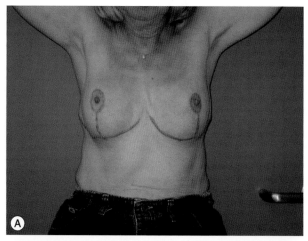

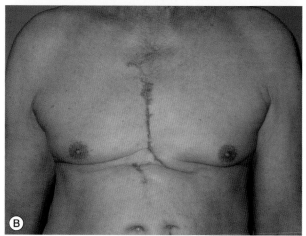

图 13.3 (A,B)增生性瘢痕

晰的组织学界线。早期研究发现,瘢痕疙瘩在其病灶的瘤状增生区含有束状胶原[29]。然而,后来的研究却推翻了这一观点。目前增生性瘢痕的临床治疗仍不满意,反映了人们对其发病机制理解的不完整性。创立持续、可重复的模型,尤其是动物模型,用于测试新的治疗方法,是理解增生性瘢痕生物学机制的关键[30,31]。

瘢痕疙瘩

过度生长并超出原创伤边界瘢痕被称为瘢痕疙瘩(图 13.4)。这一点在临床上被用于区分瘢痕疙瘩和增生性瘢痕。真正的瘢痕疙瘩并不常见,通常发生在皮肤颜色较深的个体上,如非洲黑人的发病率约为 6%~16%。瘢痕疙瘩具有遗传倾向,属于常染色体显性遗传。它能够持续生长,超出原创伤的边界,其生物学行为与缓慢持续生长的良性皮肤肿瘤相似。完全切除并直接缝合将导致极高的复发率。

瘢痕疙瘩的主要成分是胶原,其中央部分几乎没有细胞,而其扩张边界处分布有成纤维细胞,然而,瘢痕疙瘩的成纤维细胞含量并没有显著增多。其胶原沉积速度超过了降解速度,以致瘢痕疙瘩的体积不断增大。

过度的刺激或者对刺激的过度反应可能是瘢痕疙瘩形成的原因。体外试验发现,瘢痕疙瘩的角蛋白细胞和成纤

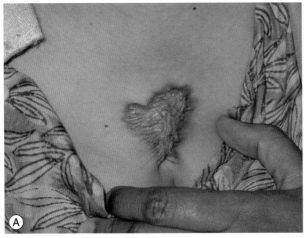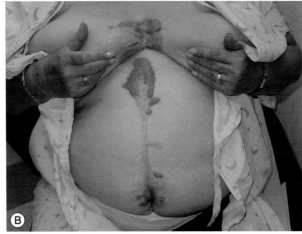
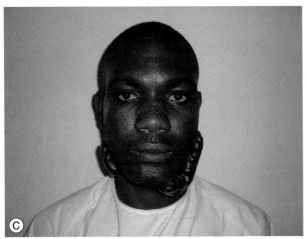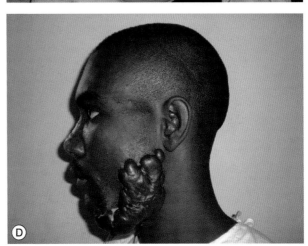

图 13.4　(A～D) 瘢痕疙瘩。(*With permission from Dr. Shelly Noland.*)

维细胞对损伤修复区域的生长因子的反应,与正常创伤修复细胞的反应不同。例如,TGF-β 会导致瘢痕疙瘩中胶原基因的过表达,正常创伤的成纤维细胞处则不会有这种情况[32]。此外,瘢痕疙瘩中的促纤维化生长因子的表达也较正常创伤更多[33]。上述研究及其他研究表明,增生性的生长因子的过表达及活性增加是导致瘢痕疙瘩发生的原因之一。

　　另一种理论认为,修复过程出现差错,导致了愈合进程缺少合适的"停止"信号。而缺少了停止信号将会导致创伤出现持续不受抑制的修复。对凋亡细胞数量的研究发现,在正常瘢痕或增生性瘢痕的边缘有着数量相当的凋亡细胞,而在瘢痕疙瘩中,凋亡基因的表达则有所减少[34]。对瘢痕疙瘩的生物学研究不断提出一些关于哪些因子影响着创伤正常或病理性的愈合的重要问题。

预防

手术技术

　　尽管瘢痕形成由分子机制调节,但精细的手术操作仍然是整形外科医生实现瘢痕最小化的关键技术(框 13.2)。首先,整形外科操作需要精良的器械和无创技术来尽可能

框 13.2　手术技术

无创技术
张力最小化
皮肤外翻缝合
切口完美对合
利用天然的皮肤张力

减小组织创伤。例如,利用皮肤拉钩拉拢皮肤,避免用镊子对切口反复夹捏,造成额外损伤。

　　创口边缘附近皮肤的减张对于实现瘢痕最小化同样重要(图 13.5)。过度的张力在瘢痕增宽甚至出现增生性瘢痕的过程中起到了重要的作用。张力会导致创面边缘逐渐分离、瘢痕逐渐增宽。创面边缘越锐利、对合越好、张力越小,则愈合后瘢痕也越小。这些可以通过缝合表皮前,对真皮进行减张缝合来实现。Gillies 近远缝合可以用于辅助张力较高的创面对合。缝合时外翻切口是无张力缝合的一个夸大应用。水平褥式缝合或"烧瓶"状单纯褥合能获得适当的创口外翻;但是要注意,缝线打结太紧会勒住局部组织。

　　为了预防 Burow 三角("猫耳")形成,创口两端可先进行缝合,将两端多余的组织往中间推。此外,缝合时要使创口两边的真皮对合整齐。缝合两边不同厚度的创口时,可以通过对较薄一侧组织缝得深一些、较厚一侧组织缝得浅

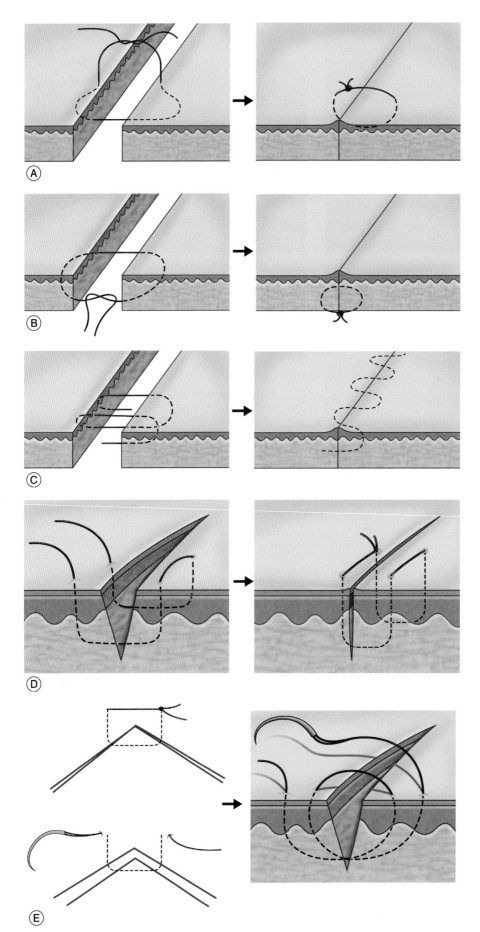

图 13.5　（A~E）外翻缝合技术。对组织深部的缝合能对合创口真皮，并减小表皮的张力，最终减少瘢痕的增宽

一些来对合创面。同样地,当创口两侧高度不一致的时候,为了对合平整,较矮的一侧应缝得深一些、较高的一侧应缝得浅一些。

缝合表皮的时候可用精细的间断缝合,有时为了迅速拆线,也可使用褥式缝合。面部创面拆线不应晚于理论时间的 3~5 天,拆线后可用创面胶带再加固。拆线太晚可能会因针脚印而导致铁轨样瘢痕。

皮内缝合或创面胶水也可以用于进行创口表皮闭合。永久性的缝线如聚丙烯缝线(如 Prolene,Ethicon)或尼龙线相对于可吸收缝线而言,对组织的炎症刺激更小。皮内缝合时,可吸收或不可吸收缝线都可以不打结,其缝线末端用胶带固定,以免线结引起异物肉芽肿。拆除不可吸收的皮内缝合线时,可间隔一定距离暴露缝线中段并剪断拉出,这样便不用将整根缝线牵拉通过整个缝区域。

选择切口时要顺皮肤张力线(Langer 线)(图 13.6),这样能将瘢痕最小化。这样做有两个好处:瘢痕会平行或隐藏于皮纹中,更加隐蔽;并且顺皮纹的切口张力也最小。

个体差异影响因素

影响创伤修复的因素也会导致瘢痕的加重。营养不足、糖尿病、肥胖以及放疗都可能影响修复过程、增加感染概率。拥有以上基础疾病的患者,其创伤并发症及瘢痕加重的概率都明显增高。一些药物,如糖皮质激素和异维甲酸,也会对创伤愈合造成负面影响。最后,遗传因素也在瘢痕形成中扮演着重要角色。

创伤感染及异物反应

创伤感染及异物反应可能导致创面裂开和严重瘢痕。

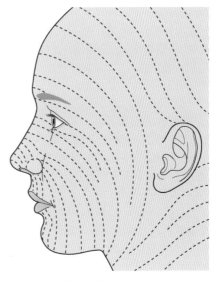

图 13.6　Langer 线

促炎症细胞因子的增加会引发成纤维细胞异常应答[35]。将最初的创面敷料保持 48~72 小时是常用的保持创面无菌的方法,这个时间可提供上皮细胞生长,以闭合切口。预防创面感染的措施应该优先考虑,如对坏死组织的清除及围手术期抗生素的应用等。

辅助疗法

如前所述,尽量减少张力可以减轻瘢痕[36]。最近,一种能够减轻机械张力的硅胶弹性敷料,在两项前瞻性随机对照试验中被证实能够在瘢痕修复术和腹壁成形术后减轻瘢痕(图 13.7)[37,38]。在创面闭合后,该敷料可应用 1~13 天,最长可达 12~13 周。这种减张装置是目前唯一有 I 级证据

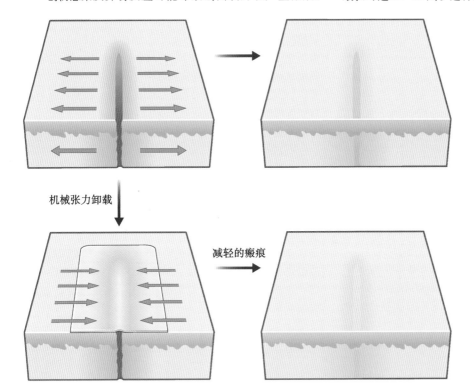

机械张力卸载

减轻的瘢痕

图 13.7　张力卸载敷料

支持减轻瘢痕的有效工具。未来的研究或将进一步表明这种疗法对于增生性瘢痕和瘢痕疙瘩治疗的有效性。

创面胶带,特别是近来出现的创面薄膜,一直被用作预防异常瘢痕的辅助疗法[39,40]。硅酮凝胶外敷也应该被视为一种一线预防方法,这将在下文详述。治疗应在创口上皮愈合后立即开始,每日保证 12~24 小时的使用时间,持续至少 1 个月。胸带或腹带可起到类似外夹板的作用,从而进一步减少皮肤张力。至于内缝合,则需注意不可打结太紧导致创口边缘缺血。目前的理念更鼓励预防性地运用上述方法,特别是对有异常瘢痕既往史的患者或者异常瘢痕的好发区域,如乳房和胸壁[41]。

对非处方药(如维生素 E 和洋葱提取物)的研究未能提供充分的证据证明其有效性[42-44]。相反,由于其研究样本太小,受到了不少非议[45]。还有一些物理疗法,如按摩、水疗、超声波治疗,则尚需进一步研究阐明其作用。

最后,伪装法在瘢痕治疗的社会心理学层面是一种有效的辅助。这些策略可整合到以护理为主导的治疗方案中,并显著提升患者生活质量[46,47]。近来,一种由电脑配色、喷涂到瘢痕上的"微发肤"新型伪装技术被应用于儿科烧伤患者,并显示出对其社会心理学的改善[48]。据称,这种产品能防水抗汗,每 4~5 天需要再次喷涂。

治疗

如今的整形外科医生在治疗难看的病理性瘢痕时,需要整合手术、非手术等多种策略。依据诊断制订治疗方案。而准确的诊断需要通过患者主诉、瘢痕特征分析以及明确瘢痕所处生物学阶段来判断。例如:一个 17 岁的男性,精神上受到面部多处痘印的困扰,就需要给予心理咨询和非手术物理治疗的结合。又如:一个 45 岁的女性,肘部增生性瘢痕导致局部活动受限、功能障碍,则需要创伤更大的措施来干预。总体而言,非侵入性治疗可以为联合治疗方案提供好的开始,下文详述。

增生性瘢痕的治疗

增生性瘢痕的治疗方法包括弹力套、硅酮凝胶、糖皮质激素、激光以及手术切除。手术最适用于感染或创面裂开造成的瘢痕。如果创伤本身就是按前文所述的原则缝合处理的,则再次手术切除加一期缝合不大可能对瘢痕有改善。并且此种情况下,增生性瘢痕复发率也比较高。因此,大多数医生不会考虑单纯地切除并一期缝合增生性瘢痕,除非手术与其他辅助治疗相结合。

硅酮凝胶薄膜能预防增生性瘢痕的形成并加速其消退。虽然一项 2006 年的循证医学综述发现硅酮凝胶薄膜的有效性尚缺乏有力证据,但其后仍有许多随机对照试验(randomized control trial,RCT)再次证实了其价值[49]。研究证实,硅酮凝胶膜能加速增生性瘢痕成熟,并减少局部痛、痒、僵硬的症状[50,51]。然而,含有硅酮的乳液和油也有一定的效果,硅治疗增生性瘢痕的机制也仍有争议[52]。一些证据表明,其对瘢痕的封闭引起的含水量增加,会导致炎症细胞因子的减少[53,54]。另一些证据则表明,其作用机制和硅酮分子的直接作用及静电场的增加有关[55,56]。还有研究发现,含聚氨酯和甘油的敷料对增生性瘢痕的效果与硅酮相当[57,58]。

弹力套自 20 世纪 70 年代开始采用以来,一直是治疗烧伤瘢痕的主要手段之一。然而,文献中对此的证据尚不够确凿。例如:由 Chang 等开展的一项包含 122 例烧伤患者的前瞻性随机对照试验的结果未能证实弹力套对瘢痕成熟度有显著改善[59]。此后,2005 年,在由 Van den Kerckhove 等进行的一组更为精确的 RCT 中,采用了主观和客观的评价标准,结果发现,当弹力套压力高于 15mmHg 时,对瘢痕厚度有显著改善[60]。然而,也许最令人沮丧的是在 2009 年,一个针对 6 项(包括上述两项)与此相关的 RCT 的 meta 分析发现,弹力套对瘢痕厚度的影响非常微小,临床意义缺乏可靠性[61]。

对于那些对硅酮凝胶薄膜反应差的增生性瘢痕,糖皮质激素的瘢痕内注射可作为一种二线选择。其确切机制尚不明确,但可能与抑制局部炎症细胞因子和成纤维细胞增生有关[62]。尽管学界对糖皮质激素瘢痕内注射的疗效有广泛共识,但目前的研究大都缺乏客观分析。尽管这些研究证实了此种疗法有效性超过 50%,但样本量均偏小,评价标准也不够清晰[63,64]。其中的一项研究联合了手术和糖皮质激素的注射,有效率达到 95%,且研究病例没有复发[65]。此种疗法也有一些局部的副作用,包括疼痛、皮肤萎缩、毛细血管扩张和局部色素异常,因此使用时也需谨慎。

脉冲染料激光和其他特定波长的激光也曾被尝试用于增生性瘢痕治疗。其具体机制尚不明确,但可能与血红蛋白吸收能量导致毛细血管灌注减少甚至封闭有关[66]。绝大多数研究由于样本量太小、随访期太短或者缺乏足够的对照试验,以致无法得出肯定的结论。对皮肤类文献的回顾认为,激光在单独治疗增生性瘢痕时有一定的疗效,特别是能缓解瘢痕发痒、发红的症状[67]。剥脱性二氧化碳激光和氩激光由于治疗后复发率高,逐渐被医生弃用。而最新的高能量脉冲二氧化碳激光和铒-钇铝石榴石激光已逐渐使用推广,在萎缩性瘢痕的治疗中大有前景[68]。激光在瘢痕治疗中的地位还需要大量研究来进一步明确。

增生性瘢痕的局部治疗更为方便、也更经济,然而,疗效好的制剂尚需进一步开发。非处方药物,如维生素 A、维生素 E 和洋葱提取物,在预防和治疗增生性瘢痕中疗效尚不明确。还有一些如处方类局部免疫制剂、5% 咪喹莫特也被用于防治增生性瘢痕。早期有研究证实了它们在改善术后瘢痕外观中的有效性,但后续的研究却又未能重复其疗效[69,70]。皮肤增白制剂是一种含有氢醌或维生素 A 成分的药物,能辅助色素沉着瘢痕的治疗[71]。然而,其副作用的风险也较高,使用应特别谨慎。2006 年,基于对其致癌性的考虑,氢醌制剂在欧洲被广泛禁用,在美国,含量超过 2% 的氢醌制剂被列为处方药。

瘢痕疙瘩的治疗

瘢痕疙瘩的治疗中没有哪种方法是广泛有效的,因此医生在实施具体方案之前会优先探讨复发率。然而，其本身难看的外观和给患者带来的心理负担，常常需要干预措施。瘢痕疙瘩常见的症状是疼痛和烧灼感，对于这类患者，新的治疗指南强调多种方案的结合。即使如此，治疗时也需设定恰当的目标，并且，应使患者意识到瘢痕疙瘩可能复发，甚至可能由于复发而比先前加重。对于成熟的瘢痕疙瘩，最常用的治疗是观察，或者是切除联合其他辅助治疗。单纯的切除后一期缝合，几乎一定会复发。

辅助治疗方案包括糖皮质激素注射、放疗、冷冻疗法、激光、抗肿瘤或免疫抑制药物。糖皮质激素瘢痕内注射对于瘢痕疙瘩而言是一种一线治疗方案。此外，该方案对于其他辅助治疗（如激光、放疗、冷冻治疗）也有协同作用。曲安奈德 10mg/mL 的剂量是常用的注射初始剂量，如果效果不好，则可加大到 40mg/mL。曲安奈德注射时需以 1:1 比例与 2% 利多卡因混合。当注射到致密的瘢痕组织中时，常常引发剧烈疼痛，同时也有渗入周围正常组织的风险。早期、生长迅速的瘢痕疙瘩疗效最好，而成熟、生长缓慢的瘢痕疙瘩疗效欠佳。瘢痕疙瘩切除术中和术后使用糖皮质激素注射能将复发率降到 50% 以下[64,72]。

大量回顾性研究发现，瘢痕疙瘩切除术后立即使用短时低剂量（20Gy）的放疗能降低复发率[73-75]。近期的前瞻性研究表明，使用切除加放疗后 1 年内，瘢痕疙瘩复发率为 72%，这对放疗的有效性提出了质疑[76]。放疗的短期或长期风险包括恶性肿瘤的发生，这也使得此方案需要进一步研究。尽管如此，对于其他方案无效或复发的成人，考虑使用放疗也是合理的。

冷冻疗法是一种经济有效的瘢痕疙瘩治疗方法。大量回顾性研究发现，液氮冷冻治疗能使 73%~85% 的患者瘢痕疙瘩完全平整或缩小 80% 以上[77-79]。1~2 年以内的新生瘢痕疙瘩疗效更好。后续的前瞻性研究发现，冷冻治疗对增生性瘢痕的疗效优于瘢痕疙瘩[80]。在这项研究中，反馈为良好或极佳的增生性瘢痕患者比例为 78.9%，而瘢痕疙瘩患者比例仅为 50.9%。然而，由于该研究采用的评估标准较为模糊，对上述结果的进一步阐明受到了限制。冷冻疗法与糖皮质激素注射具有协同作用，具体机制尚不明确[81,82]。尽管冷冻疗法疗效尚可，但由于有一定副作用，仅局限于治疗小面积瘢痕疙瘩。副作用包括疼痛、水疱、愈合期较长、皮肤萎缩以及几乎百分之百的色素异常。

至于瘢痕疙瘩的其他疗法，如激光治疗，情况则比较复杂，既往的研究通常样本量较小，诊断标准模糊，评估指标不合理，且缺乏长期随访。此外，激光和具体治疗方案的多样性也进一步加剧了对比性研究的难度。例如，1995 年《柳叶刀》杂志上发表的一项研究发现，脉冲染料激光能减少瘢痕的高度和瘙痒症状，但却没有区分增生性瘢痕和瘢痕疙瘩，并且其随访时间也仅为 6 个月[83]。尽管激光治疗瘢痕有近 20 年的历史，其间积累了大量的经验，但在进一步研究明确之前，还是建议谨慎使用。根据作者的经验，使用脉冲染料激光联合糖皮质激素瘢痕内注射能获得良好的效果。

总体而言，由于没有一种具体的治疗方法对瘢痕疙瘩特别有效，联合治疗是目前最有前景的方案。当前提倡使用糖皮质激素、硅酮凝胶、弹力套作为一线治疗，特别是对早期、较小的瘢痕疙瘩[35]。较大的、顽固的瘢痕疙瘩发病率更高，处理起来也更为棘手。其适合的方案包括手术、糖皮质激素、放疗以及其他疗法，最好由医生或对瘢痕疙瘩治疗有丰富经验的机构来完成。

新兴疗法

在增生性瘢痕和瘢痕疙瘩治疗的众多研究中，局部使用抗肿瘤或免疫调节药物是一个新领域。诸如 TGF-β 调节剂、干扰素（interferon，IFN）、5-氟尿嘧啶（5-fluorouracil，5-FU），以及博来霉素等药物拓展了人们对瘢痕生物学的认识，并为这一古老的问题带来了新的解决方案。虽然来源于人体的数据还不多，但一些早期证据已经表明这些药物有望提供一种安全有效的治疗方法。

TGF-β 是一种促纤维化的生长因子，在其诸多功能中，有诱导并刺激成纤维细胞、上调胶原合成、减少细胞外基质降解的作用。现已发现，TGF-β 的活性改变与肾、肺、心脏的纤维化病变有关。研究文献有力地证明，TGF-β 家族是体表瘢痕形态的决定因素[84,85]。随着对瘢痕信号通道以及 TGF-β 异构体认识的不断加深，这两者已经成为新的治疗探索方向。例如，在试验体瘢痕的 I/II 阶段预防性地注射重组 TGF-β3，能显著改善后期瘢痕外观[86]。

另一种药物 IFN 是抗纤维化的细胞因子，有抑制胶原形成的作用[87]。以此为基础，已有实验在创伤周围先后注射 IFN-α2b 和 IFN-γ，作为单一治疗或手术后的辅助治疗。7 个月的随访结果发现，通过术后注射 IFN-α2b，瘢痕疙瘩的复发率从单纯切除的 51.2% 下降到了 18.7%[88]。后续研究结果则有些复杂，有的实验发现，单独使用 IFN 出现了病理性瘢痕的早期复发，另一些则显示 IFNs 作为联合治疗是有效的[89,90]。尽管如此，从生物化学角度而言，用 IFN 开展的靶向治疗值得进一步地深入研究。

抗肿瘤药物——5-FU 和博来霉素——在病理性瘢痕的药物治疗中前景广阔。基于大量临床经验的小样本随机对照试验为 5-FU 治疗瘢痕疙瘩提供了有力的初步证据[91-93]。在一项研究中，针对胸骨正中切开术后的瘢痕疙瘩，对比性应用 5-FU 和糖皮质激素注射，结果发现两者效力相当，而 5-FU 没有皮肤萎缩、色素减退、毛细血管扩张等并发症[94]。虽然具体机制尚未阐明，但有观点认为，5-FU 可能是通过介导对 TGF-β 信号通路的干预来发挥作用[95]。至于博来霉素，则被认为是通过与 DNA 结合阻断有丝分裂来发挥作用[96]。来自欧洲的最初研究发现其有效且无全身毒性[97,98]。但其对增生性瘢痕和瘢痕疙瘩作用的具体机制仍不明确。就目前而言，以上药物的初步研究结论都是积极的，然而仍需大量研究以巩固这些早期小样本研究的结果。

瘢痕修复

简介

教育背景和技术使得整形外科医生可以为瘢痕患者提

供手术、非手术以及多方案联合治疗等选择。因此,治疗方案受到瘢痕病理性的影响而非受限于某种仪器设备。对于最糟糕的瘢痕,手术即使不是唯一方案,也是治疗中不可或缺的组成部分。在仔细分析瘢痕的特征(形态学、成熟度、组织变形程度)并尝试采用一些非侵入性治疗手段之后,医生就会尝试利用一系列的手术方式将瘢痕缩小。

适应证

患者希望修复瘢痕的动机是多种多样的。如前所述,瘢痕影响着患者的生理和心理两个层面。理解这些因素在患者治疗意愿中的成分,对于设定及达到患者的期望值十分重要。

由瘢痕引起的患者生理症状需要仔细地检查。通常,患者对于瘢痕的挛缩会感到紧绷和不适。剧烈疼痛的瘢痕应检查 Tinel 征,这可能是皮神经受压的表现。神经瘤的切除或修复常常是瘢痕修复的重要步骤。当瘢痕挛缩跨越关节部位,例如烧伤患者,可能导致关节活动受限。对于这类患者,治疗应以恢复功能为目的,并且应同时联合有效的理疗,以预防复发。

另一方面,瘢痕引起的畸形会给患者心理带来巨大负担。医生处理时应具有同情心且不能有所评判,因为瘢痕时刻提醒着患者过去的创伤。管理病患时由心理健康专家协同,会有助于区分并寻找其心理方面的并发症。对于医生而言,应小心确认患者具有现实的治疗期望值,并强化治疗目标。

治疗时机

瘢痕治疗时机的选择应该基于其成熟度和对瘢痕生物学的理解。柔软而成熟的瘢痕是修复的理想时机。未成熟的瘢痕由于含有大量脆弱的新生血管,可能在术中出血较多。此外,未成熟瘢痕及其周围组织有一定程度的水肿,且移动度差,使得切除后局部组织的位置调整更加困难。瘢痕修复时,相应的组织应该具有最大的软化程度和移动度。

因此,手术时机应该是基于对瘢痕的临床检查,当然,也有人认为最好在瘢痕形成 18 个月以后。在此期间,要随时检查以监控瘢痕的状态,明确其成熟度。如果对成熟度不确定,通常提示医生需要继续等待。做到这一点对于某些急于寻求解决方案的患者而言有点困难。等待的同时,可使用一些非手术的措施,如按摩和硅酮薄膜,这样会有助于获得最佳效果。另一方面,患者对于这类非手术治疗的依从性也能辅助分析其治疗动机和期望值。与此同时,这段时间还可用于医患之间建立良好的关系和信任。那些急于求成的患者可能有过高期望值,应小心应对。沟通的时候还应该告诉患者,过早的修复会增加并发症的风险,也可能使创面愈合和瘢痕修复回到起点。

增生性瘢痕可被视为一种慢性炎症状态。过早手术常常会遇到无法移动、出血等问题的困扰。除非准备完全切除瘢痕,否则应该待其完全成熟再行手术。这通常意味着比正常瘢痕恢复等待时间更长,而且仍需以临床检查为依据。Millard 的"不确定就不要做"这一原则需要一再强调[1]。

计划

除治疗时机外,在计划手术修复瘢痕时,还有几个重要因素需要考虑。对于涉及多区域的复杂手术,设计最好是先解决较大的问题,再处理精细的问题。例如包含头部和颈部的烧伤瘢痕,应该先处理头面颈皮肤覆盖问题,再处理睑外翻。

医生在术前也要考虑,患者每处瘢痕是一期修复还是分期修复。一期手术包括了单纯切除和更为复杂的软组织调整。除非原发瘢痕在形成时因感染和创面开裂而变大了,否则单纯切除带来的改善并不大。然而,当条件允许时,医生可以使用术前预缝合或术中预扩张,来减小瘢痕直接切除后的创面张力。皮下游离或皮瓣推进也能减小切口处张力。分离时可不对称,以便在减小张力的同时,减少邻近组织畸形。后续使用减张治疗能够进一步减小瘢痕[37]。

分次切除和组织扩张是瘢痕的分期治疗方法。尽管看起来很简单,分次切除却可能获得很好的效果(图 13.8)。

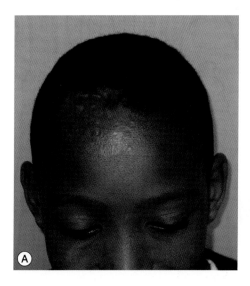
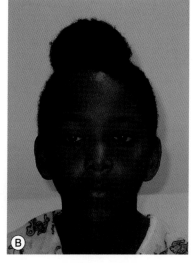
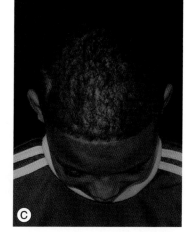

图 13.8　(A~C)分次切除

一次性切除风险很高或完全不可能的较大瘢痕,能通过 2~3 次分次切除来完成。分次切除最终通过切除瘢痕边缘,游离推进周围正常皮肤来闭合切口。瘢痕切除前,应该评估周围正常皮肤的柔软度,这能决定每次切除多少瘢痕,以及下一次手术的时间。

皮肤扩张术是分期切除瘢痕的另一种选择,虽然需要两次手术分别置入和取出扩张器,并且因此带来置入物感染的风险,然而在治疗烧伤性秃发患者头皮重建时,皮肤扩张术显得特别有价值。

瘢痕松解

瘢痕形成是一个三维的过程,会由浅层逐渐延伸进入深层。深层组织中的瘢痕挛缩会牵拉浅层组织。即使浅层皮肤没有损伤,此种牵拉也可能发生。例如,钝器伤所致的脂肪坏死可能导致表面皮肤凹凸不平,而在皮肤看不到损伤痕迹。处理这挛缩瘢痕需要深层组织的松解,有时还需利用肌肉或筋膜进行填充。软组织填充剂、自体脂肪移植以及脱细胞真皮均已成功用于凹陷性瘢痕,当然,目前这些应用还缺乏长期数据支持[99-101]。

在治疗痤疮瘢痕时又有一些特别的注意事项。由多发的“冰锥”样病理结构的痤疮导致的凹陷性瘢痕会对患者容貌及心理带来影响。轻中度的痤疮瘢痕可以使用除皱理纹治疗获得良好效果,如二氧化碳激光或化学剥脱术,它们能改善皮肤表面的不平整[102]。然而,绝大多数严重的痤疮瘢痕需要精细的手术切除来改善其凹陷状况。局灶性切除加松解术对此非常有效,但应该先局部尝试一到两个部位,以便评估患者个体差异。

组织位置调整的原则

瘢痕的手术修复应该参照瘢痕预防的原则。包括无创技术、无张力缝合,以及适当的外翻缝合。瘢痕修复中对组织进行重构,需要考虑解剖学的标志以及皮肤张力线,下文将详细介绍。一些解剖学标志(如唇红缘、眼睑、鼻翼基底)的位置恢复应优先于瘢痕外观的改善[1]。使用局部皮瓣来预防某些解剖学标志的变形移位的方法印证了这一原则。因此,医生有时宁可使用较大的皮瓣而不用局部组织的松解游离,尽管可能因此产生较大瘢痕,但前者能更好地避免解剖学标志移位。瘢痕修复的第一步应该考虑恢复邻近解剖学标志的正常位置。

瘢痕应该尽量隐藏在皮肤张力松弛线内。Karl Langer 在 1861 年首次发表了以其名字命名的 Langer 线,这是通过在尸体上划破多处皮肤而得出的[97]。修复瘢痕使其平行于这些线条会使张力最小化[103]。这一步可以通过瘢痕切除加组织重排的方法来实现,如 Z 成形术。皮肤张力松弛线是面部美学单位/亚单位划分和手术的基础[104,105]。然而,患者需要理解,面部是动态变化的,表情的变化可能使某些瘢痕更为明显。

瘢痕的延长或非规则化,也是调整瘢痕自身形成的张力线的方法。成熟瘢痕中的肌成纤维细胞会导致瘢痕在其轴向的收缩。一条长而直的瘢痕会出现一个方向上的收缩,最终导致周围组织更大的畸形和凹陷。而不规则的瘢痕又会出现局部活动受限及难看的外观。除了使瘢痕平行于张力线之外,重构局部组织能打破瘢痕的连续性。较长的瘢痕两端对其中部有一定的牵拉,收缩力贯穿整个轴向。而通过在瘢痕多处重构组织,使瘢痕不规则,能使收缩力分散到许多方向,从而减少组织畸形,且能使瘢痕更易隐藏。

瘢痕修复技术

局部组织的重排技术要求术者充分理解组织特性、认真计划以及精确操作。这些简单而基础的技术的恰当运用,体现了整形外科的精髓。它们在一些高难度瘢痕的方向调整、延长或非规则化中,发挥着重要而不可替代的作用。

Z 成形术的出现年代存在一些争议,但至少可以追溯到 1837 年的 Horner 和 1854 年的 Denonvilliers[106]。他们在松解瘢痕性睑外翻时使用的三角形转位皮瓣,是现代 Z 成形术的鼻祖。根据现代的命名法,Z 成形术是指两个三角形的转位皮瓣,通常其大小和角度都相同,可以互相填补缺损。

Z 成形术的设计和操作需要对几何学有一定的理解。1929 年,Limberg 首先发表了对 Z 成形术的数学分析[107]。文章以勾股定理为基础,理论上揭示了 Z 形皮瓣夹角的变化对延长度的影响(表 13.4)[108]。当然,在具体实践中,由于皮肤具有弹性而瘢痕具有一定硬度,会造成皮瓣近/远端的不对称形变[109]。形变会使最终得到的延长度比理论上要小。皮瓣过小或连续的 Z 形还会进一步放大这种形变。尽管如此,恰当地使用 Z 成形术能实现其四大基本功能:延长瘢痕、打断直线瘢痕、移位组织、消除或制造蹼状组织/组织缝隙(框 13.3)[110]。

表 13.4　Z 成形术的延长度

Z 成形术中皮瓣的角度/°	理论上的中轴延长度/%
30	25
45	50
60	75
75	100
90	120

框 13.3　Z 成形术的四大基本功能

1. 延长瘢痕
2. 打断直线瘢痕
3. 将组织从一个区域移位到另一个区域
4. 消除或制造蹼状组织/组织缝隙

Z 成形术还可被进一步细分为单纯 Z 成形术、平面 Z 成形术、倾斜 Z 成形术以及多重 Z 成形术。单纯或立体 Z 成

形术由两个相同角度和大小的皮瓣组成(图13.9)。一般两个皮瓣取60°夹角,因为此种角度能使得瘢痕延长度和侧向张力之间达到最佳平衡。为了避免瘢痕成形后再做修整,可先成形其中一个皮瓣并转位,以便精确观察其延伸度,再成形另一个皮瓣。

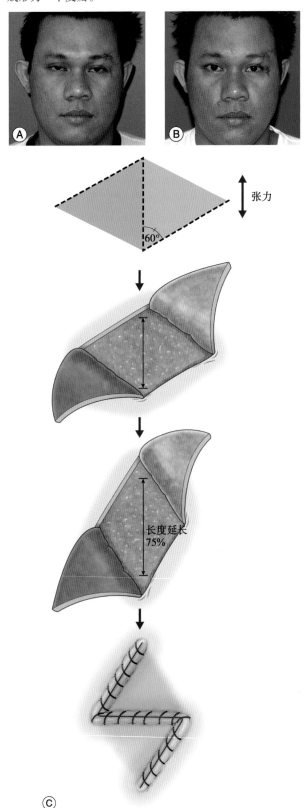

图 13.9 （A~C）单纯 Z 成形术

平面 Z 成形术是经典 Z 成形术的演化,其皮瓣都是处于一个平面的(图13.10)[111]。通过减少皮瓣旋转度并去除多余组织,这种皮瓣设计避免了单纯 Z 成形术可能出现的轮廓感和凹陷。理论上,该皮瓣尖端可设计成60°~90°,但实际操作时,绝大多数被设计成75°。对于松解处于一个平面的瘢痕,且操作目的以延长为主而对畸形矫正要求不多时,平面 Z 成形术是一种理想的选择。

倾斜 Z 成形术,其两个皮瓣尖端角度是不对称的(图13.11)。这种方式主要用于具有解剖学标志的部位需要皮瓣非对称移动的时候。Furnas 和 Fischer 在对狗的局部解剖研究中发现,较窄的皮瓣转位更容易,但也更容易形成“狗耳”,而较宽的皮瓣转位更难,却更易于在基底部延长[109]。这一点理解起来有些困难,因为窄皮瓣需要旋转较大的角度与宽皮瓣换位。因而,倾斜 Z 成形术可能产生一些难以预测的形变,应用时应十分谨慎。

多重 Z 成形术是指沿瘢痕进行多个 Z 形皮瓣设计,也指 Z 成形术设计中包含两个以上的皮瓣(图13.12)。当实施多重 Z 成形术时,前一个 Z 成形术会对后一个 Z 成形术的组织产生形变力量,进而影响对组织的实际延长度。因此,一个特定角度的较大的 Z 成形术比多个相同角度的小的 Z 成形术能得到更多的组织延长度。然而,大的 Z 成形术有时并不适合用于修复瘢痕的外观和功能。这时,使用多个小皮瓣的多重 Z 成形术应运而生。其中,Limberg 的四瓣 Z 成形术和 Mustarde 的“跳跃人”五瓣 Z 成形术在松解蹼状瘢痕挛缩时最为常用(图13.13)[107,112]。

无论如何设计,皮瓣成形时均须注意其尖端不能太窄,以避免发生坏死[113]。皮瓣的厚度受组织的质地和部位的影响。瘢痕处的组织血供紊乱且不可靠,因此皮瓣应做得厚一些。而对于无瘢痕的组织,分离皮瓣时应注意将真皮下血管网一并分离,使皮瓣中包含皮肤的微血管系统。

其他瘢痕修复技术包括 V-Y 和 Y-V 推进皮瓣、W 成形术和几何折线法等。V-Y 和 Y-V 推进皮瓣有周围组织参与,对供血系统的要求比 Z 成形术中的皮瓣要低(图13.14)。皮瓣不会换位,因而不需要皮下游离。经过仔细设计,这些皮瓣可以同 Z 成形术一样串联在一起。

W 成形术及几何折线法是瘢痕非规则化的技术(图13.15 和图13.16)[114]。W 成形术以锯齿状线条切开瘢痕,然后将交错的小皮瓣重新对合。此法不延长瘢痕,也不去除任何组织,因而能产生一个与瘢痕轴向垂直的张力网。与之相反,Z 成形术是用瘢痕轴向的松弛换取与瘢痕垂直的张力,其总体张力没有变化。Albert F. Borges 认为,对于面部皮肤松弛张力线以外的、不受其他额外张力影响瘢痕而言,W 成形术是一种非常适宜的修复技术[114]。

最后,几何折线法是一种精细的技巧,具体是在瘢痕两侧5~6mm 设计互补的、随机分布有三角形、正方形、四边形、半圆形的连续切口。这项技术极具挑战性且工作量很大,然而,它对于跨越面部美学亚单位的瘢痕的远期隐蔽性却有一定的效果。

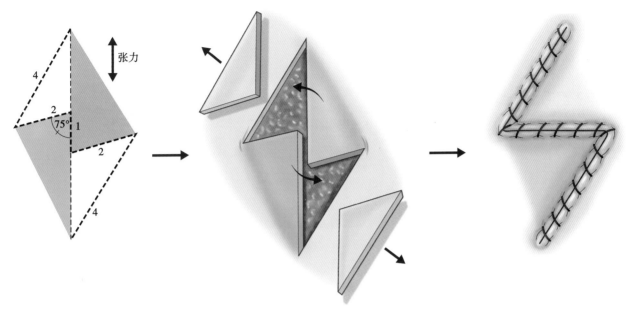

图 13.10　平面 Z 成形术

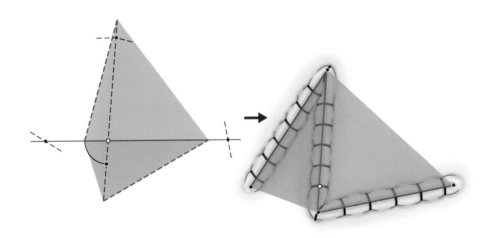

图 13.11　倾斜 Z 成形术。(*Reproduced from Furnas DW. Transposition of the screw z-plasty. Br J Plast Surg. 1966;19:88-89.*)

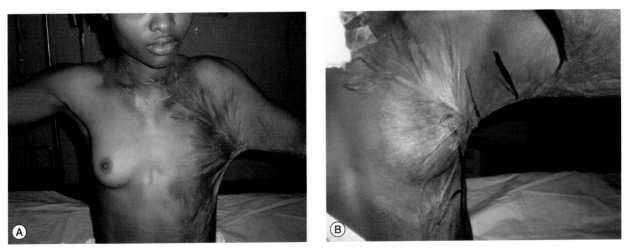

图 13.12　多重 Z 成形术。(*With permission from Dr. Shelly Noland.*)

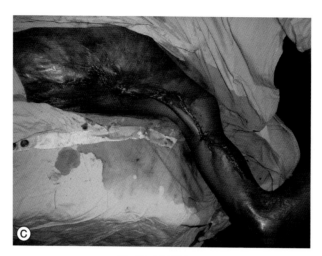

图 13.12(续)

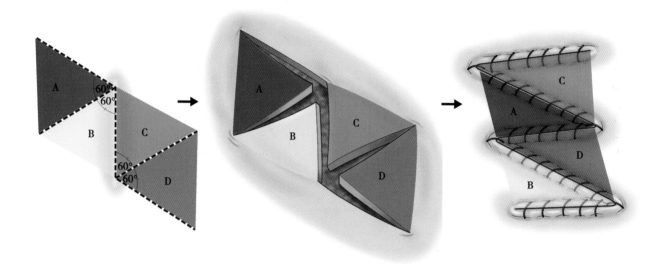

图 13.13　四瓣法 Z 成形术

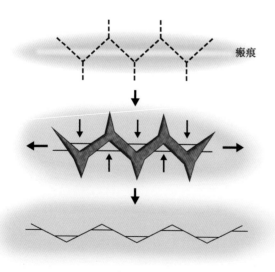

图 13.14　V-Y 和 Y-V 推进皮瓣

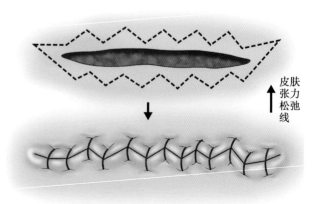

图 13.15　W 成形术

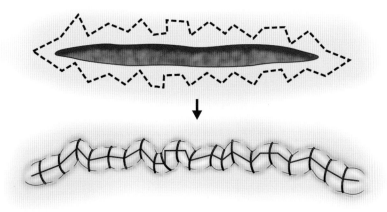

图 13.16 几何折线法

术后护理及随访

术后护理的目标是创面的最佳愈合,包括适当的营养、血糖控制、禁烟以及局部制动。远期的瘢痕控制应以预防和治疗为目标。瘢痕修复术后,应将复发的概率尽可能减小,这可以通过积极使用绷带、硅酮凝胶膜、压迫治疗和按摩来实现。其他一些特别的护理要依患者具体情况而定。尽管实现起来很复杂,但长期随访并评估相应的个性化治疗方案的效果,对患者和医生都十分有利。

参考文献

1. Gillies HD, Millard DR. *The Principles and Art of Plastic Surgery*. Boston: Little, Brown, and Company; 1957. *Gillies and Millard initially published 16 principles of plastic surgery in* The Principles and Art of Plastic Surgery. *These were later extended to 33 in* Principalization of Plastic Surgery. *Millard ultimately condensed these ideas into the plastic surgeon's creed: Know the ideal beautiful normal.*

2. Fisher A. *Africa Adorned*. New York: Harry N. Abrams, Inc; 1984:304.

3. Favazza AR. *Bodies Under Siege: Self-Mutilation and Body Modification in Culture And Psychiatry*. 2nd ed. Baltimore: Johns Hopkins University Press; 1996:xix, 373.

4. Burriss RP, Rowland HM, Little AC. Facial scarring enhances men's attractiveness for short-term relationships. *Personal Individ Differ*. 2009;46:213–217.

5. Brown BC, McKenna SP, Siddhi K, et al. The hidden cost of skin scars: quality of life after skin scarring. *J Plast Reconstr Aesthet Surg*. 2008;61:1049–1058.

6. Baur KM, Hardy PE, Van Dorsten B. Posttraumatic stress disorder in burn populations: a critical review of the literature. *J Burn Care Rehabil*. 1998;19:230–240.

7. Van Loey NE, Van Son MJ. Psychopathology and psychological problems in patients with burn scars: epidemiology and management. *Am J Clin Dermatol*. 2003;4:245–272.

8. Cash TF, Pruzinsky T. *Body Images: Development, Deviance, and Change*. New York: Guilford Press; 1990:xxi, 361.

9. Sarwer DB, Pruzinsky T. *Psychological Aspects of Reconstructive and Cosmetic Plastic Surgery: Clinical, Empirical, and Ethical Perspectives*. Philadelphia: JB Lippincott; 2006:xiii, 338.

10. Fattahi TT. An overview of facial aesthetic units. *J Oral Maxillofac Surg*. 2003;61:1207–1211.

11. Sullivan T, Smith J, Kermode J, et al. Rating the burn scar. *J Burn Care Rehabil*. 1990;11:256–260.

12. Baryza MJ, Baryza GA. The Vancouver Scar Scale: an administration tool and its interrater reliability. *J Burn Care Rehabil*. 1995;16:535–538.

13. Fearmonti R, Bond J, Erdmann D, Levinson H. A review of scar scales and scar measuring devices. *Eplasty*. 2010;10:e43.

14. Vercelli S, Ferriero G, Sartorio F, et al. How to assess postsurgical scars: a review of outcome measures. *Disabil Rehabil*. 2009;31:2055–2063.

15. Beausang E, Floyd H, Dunn KW, et al. A new quantitative scale for clinical scar assessment. *Plast Reconstr Surg*. 1998;102:1954–1961.

16. Draaijers LJ, Tempelman FR, Botman YA, et al. The patient and observer scar assessment scale: a reliable and feasible tool for scar evaluation. *Plast Reconstr Surg*. 2004;113:1960–1965; discussion 1966–1967.

17. Truong PT, Lee JC, Soer B, et al. Reliability and validity testing of the Patient and Observer Scar Assessment Scale in evaluating linear scars after breast cancer surgery. *Plast Reconstr Surg*. 2007;119:487–494.

18. Hollander JE, Singer AJ, Valentine S, et al. Wound registry: development and validation. *Ann Emerg Med*. 1995;25:675–685.

19. Singer AJ, Arora B, Dagum A, et al. Development and validation of a novel scar evaluation scale. *Plast Reconstr Surg*. 2007;120:1892–1897.

20. Lee RH, Gamble WB, Robertson B, et al. The MCFONTZL classification system for soft-tissue injuries to the face. *Plast Reconstr Surg*. 1999;103:1150–1157.

21. Nedelec B, Correa JA, Rachelska G, et al. Quantitative measurement of hypertrophic scar: interrater reliability and concurrent validity. *J Burn Care Res*. 2008;29:501–511.

22. Buchanan EP, Longaker MT, Lorenz HP. Fetal skin wound healing. *Adv Clin Chem*. 2009;48:137–161.

23. Kirby GT, Mills SJ, Cowin AJ, Smith LE. Stem cells for cutaneous wound healing. *Biomed Res Int*. 2015;2015:285869.

24. Dang CM, Beanes SR, Lee H, et al. Scarless fetal wounds are associated with an increased matrix metalloproteinase-to-tissue-derived inhibitor of metalloproteinase ratio. *Plast Reconstr Surg*. 2003;111:2273–2285.

25. Singer AJ, Clark RA. Cutaneous wound healing. *N Engl J Med*. 1999;341:738–746.

26. Aarabi S, Bhatt KA, Shi Y, et al. Mechanical load initiates hypertrophic scar formation through decreased cellular apoptosis. *FASEB J*. 2007;21:3250–3261.

27. Verhaegen PD, van Zuijlen PP, Pennings NM, et al. Differences in collagen architecture between keloid, hypertrophic scar, normotrophic scar, and normal skin: an objective histopathological analysis. *Wound Repair Regen*. 2009;17:649–656.

28. Scott JR, Muangman P, Gibran NS. Making sense of hypertrophic scar: a role for nerves. *Wound Repair Regen*. 2007;15(suppl 1):S27–S31.

29. Ehrlich HP, Desmouliere A, Diegelmann RF, et al. Morphological and immunochemical differences between keloid and hypertrophic scar. *Am J Pathol*. 1994;145:105–113.

30. Gallant CL, Olson ME, Hart DA. Molecular, histologic, and gross phenotype of skin wound healing in red Duroc pigs reveals an abnormal healing phenotype of hypercontracted, hyperpigmented scarring. *Wound Repair Regen*. 2004;12:305–319.

31. Kloeters O, Tandara A, Mustoe TA. Hypertrophic scar model in the rabbit ear: a reproducible model for studying scar tissue behavior with new observations on silicone gel sheeting for scar

reduction. *Wound Repair Regen*. 2007;15(suppl 1):S40–S45.

32. Bettinger DA, Yager DR, Diegelmann RF, et al. The effect of TGF-beta on keloid fibroblast proliferation and collagen synthesis. *Plast Reconstr Surg*. 1996;98:827–833.

33. Kikuchi K, Kadono T, Takehara K. Effects of various growth factors and histamine on cultured keloid fibroblasts. *Dermatology*. 1995;190:4–8.

34. Appleton I, Brown NJ, Willoughby DA. Apoptosis, necrosis, and proliferation: possible implications in the etiology of keloids. *Am J Pathol*. 1996;149:1441–1447.

35. Sandulache VC, Parekh A, Li-Korotky H, et al. Prostaglandin E2 inhibition of keloid fibroblast migration, contraction, and transforming growth factor (TGF)-beta1-induced collagen synthesis. *Wound Repair Regen*. 2007;15:122–133.

36. Wong VW, Rustad KC, Akaishi S, et al. Focal adhesion kinase links mechanical force to skin fibrosis via inflammatory signaling. *Nat Med*. 2012;18:148–152.

37. Lim AF, Weintraub J, Kaplan EN, et al. The embrace device significantly decreases scarring following scar revision surgery in a randomized controlled trial. *Plast Reconstr Surg*. 2013;133:398–405.

38. Longaker MT, Rohrich RJ, Greenberg L, et al. A randomized controlled trial of the embrace advanced scar therapy device to reduce incisional scar formation. *Plast Reconstr Surg*. 2014;134:536–546.

39. Reiffel RS. Prevention of hypertrophic scars by long-term paper tape application. *Plast Reconstr Surg*. 1995;96:1715–1718.

40. Atkinson JA, McKenna KT, Barnett AG, et al. A randomized, controlled trial to determine the efficacy of paper tape in preventing hypertrophic scar formation in surgical incisions that traverse Langer's skin tension lines. *Plast Reconstr Surg*. 2005;116:1648–1656; discussion 1657–1658.

41. Mustoe TA, Cooter RD, Gold MH, et al. International clinical recommendations on scar management. *Plast Reconstr Surg*. 2002;110:560–571. *In 2002, The International Advisory Panel on Scar Management brought together world leaders in plastic surgery, burn management, and dermatology to evaluate critically the literature on scar therapy and set evidence-based treatment guidelines.*

42. Baumann LS, Spencer J. The effects of topical vitamin E on the cosmetic appearance of scars. *Dermatol Surg*. 1999;25:311–315.

43. Jackson BA, Shelton AJ. Pilot study evaluating topical onion extract as treatment for postsurgical scars. *Dermatol Surg*. 1999;25:267–269.

44. Chung VQ, Kelley L, Marra D, et al. Onion extract gel versus petrolatum emollient on new surgical scars: prospective double-blinded study. *Dermatol Surg*. 2006;32:193–197.

45. Feldman SR, Fleischer AB. Clinical trial size and efficacy. *Dermatol Surg*. 1999;25:670–671.

46. Davies K, Nduka C, Moir G. Nurse-led management of hypertrophic and keloid scars. *Nurs Times*. 2004;100:40–44.

47. Holme SA, Beattie PE, Fleming CJ. Cosmetic camouflage advice improves quality of life. *Br J Dermatol*. 2002;147:946–949.

48. Martin G, Swannell S, Mill J, et al. Spray on skin improves psychosocial functioning in pediatric burns patients: a randomized controlled trial. *Burns*. 2008;34:498–504.

49. O'Brien L, Pandit A. Silicon gel sheeting for preventing and treating hypertrophic and keloid scars. *Cochrane Database Syst Rev*. 2006;(1):CD003826.

50. Li-Tsang CW, Lau JC, Choi J, et al. A prospective randomized clinical trial to investigate the effect of silicone gel sheeting (Cica-Care) on post-traumatic hypertrophic scar among the Chinese population. *Burns*. 2006;32:678–683.

51. Majan JI. Evaluation of a self-adherent soft silicone dressing for the treatment of hypertrophic postoperative scars. *J Wound Care*. 2006;15:193–196.

52. Stavrou D, Weissman O, Winkler E, et al. Silicone-based scar therapy: a review of the literature. *Aesthetic Plast Surg*. 2010;34:646–651.

53. Chang CC, Kuo YF, Chiu HC, et al. Hydration, not silicone, modulates the effects of keratinocytes on fibroblasts. *J Surg Res*. 1995;59:705–711.

54. Sawada Y, Sone K. Hydration and occlusion treatment for hypertrophic scars and keloids. *Br J Plast Surg*. 1992;45:599–603.

55. Hirshowitz B, Lindenbaum E, Har-Shai Y, et al. Static-electric field induction by a silicone cushion for the treatment of hypertrophic and keloid scars. *Plast Reconstr Surg*. 1998;101:1173–1183.

56. Quinn KJ, Evans JH, Courtney JM, et al. Nonpressure treatment of hypertrophic scars. *Burns Incl Therm Inj*. 1985;12:102–108.

57. de Oliveira GV, Nunes TA, Magna LA, et al. Silicone versus nonsilicone gel dressings: a controlled trial. *Dermatol Surg*. 2001;27:721–726.

58. Saulis AS, Chao JD, Telser A, et al. Silicone occlusive treatment of hypertrophic scar in the rabbit model. *Aesthet Surg J*. 2002;22:147–153.

59. Chang P, Laubenthal KN, Lewis RW 2nd, et al. Prospective, randomized study of the efficacy of pressure garment therapy in patients with burns. *J Burn Care Rehabil*. 1995;16:473–475.

60. Van den Kerckhove E, Stappaerts K, Fieuws S, et al. The assessment of erythema and thickness of burn related scars during pressure garment therapy as a preventive measure for hypertrophic scarring. *Burns*. 2005;31:696–702.

61. Anzarut A, Olson J, Singh P, et al. The effectiveness of pressure garment therapy for the prevention of abnormal scarring after burn injury: a meta-analysis. *J Plast Reconstr Aesthet Surg*. 2009;62:77–84.

62. Roques C, Teot L. The use of corticosteroids to treat keloids: a review. *Int J Low Extrem Wounds*. 2008;7:137–145.

63. Darzi MA, Chowdri NA, Kaul SK, et al. Evaluation of various methods of treating keloids and hypertrophic scars: a 10-year follow-up study. *Br J Plast Surg*. 1992;45:374–379.

64. Tang YW. Intra- and postoperative steroid injections for keloids and hypertrophic scars. *Br J Plast Surg*. 1992;45:371–373.

65. Chowdri NA, Masarat M, Mattoo A, et al. Keloids and hypertrophic scars: results with intraoperative and serial postoperative corticosteroid injection therapy. *Aust N Z J Surg*. 1999;69:655–659.

66. Bouzari N, Davis SC, Nouri K. Laser treatment of keloids and hypertrophic scars. *Int J Dermatol*. 2007;46:80–88.

67. Parrett BM, Donelan MB. Pulsed dye laser in burn scars: current concepts and future directions. *Burns*. 2009;36:443–449.

68. Cho SI, Kim YC. Treatment of atrophic facial scars with combined use of high-energy pulsed CO_2 laser and Er:YAG laser: a practical guide of the laser techniques for the Er:YAG laser. *Dermatol Surg*. 1999;25:959–964.

69. Berman B, Frankel S, Villa AM, et al. Double-blind, randomized, placebo-controlled, prospective study evaluating the tolerability and effectiveness of imiquimod applied to postsurgical excisions on scar cosmesis. *Dermatol Surg*. 2005;31:1399–1403.

70. Prado A, Andrades P, Benitez S, et al. Scar management after breast surgery: preliminary results of a prospective, randomized, and double-blind clinical study with aldara cream 5% (imiquimod). *Plast Reconstr Surg*. 2005;115:966–972.

71. Draelos ZD. Skin lightening preparations and the hydroquinone controversy. *Dermatol Ther*. 2007;20:308–313.

72. Rosen DJ, Patel MK, Freeman K, et al. A primary protocol for the management of ear keloids: results of excision combined with intraoperative and postoperative steroid injections. *Plast Reconstr Surg*. 2007;120:1395–1400.

73. Borok TL, Bray M, Sinclair I, et al. Role of ionizing irradiation for 393 keloids. *Int J Radiat Oncol Biol Phys*. 1988;15:865–870.

74. Chaudhry MR, Akhtar S, Duvalsaint F, et al. Ear lobe keloids, surgical excision followed by radiation therapy: a 10-year experience. *Ear Nose Throat J*. 1994;73:779–781.

75. Wagner W, Alfrink M, Micke O, et al. Results of prophylactic irradiation in patients with resected keloids – a retrospective analysis. *Acta Oncol*. 2000;39:217–220.

76. van de Kar AL, Kreulen M, van Zuijlen PP, et al. The results of surgical excision and adjuvant irradiation for therapy-resistant keloids: a prospective clinical outcome study. *Plast Reconstr Surg*. 2007;119:2248–2254.

77. Layton AM, Yip J, Cunliffe WJ. A comparison of intralesional triamcinolone and cryosurgery in the treatment of acne keloids. *Br J Dermatol*. 1994;130:498–501.

78. Rusciani L, Paradisi A, Alfano C, et al. Cryotherapy in the treatment of keloids. *J Drugs Dermatol*. 2006;5:591–595.

79. Rusciani L, Rossi G, Bono R. Use of cryotherapy in the treatment of keloids. *J Dermatol Surg Oncol*. 1993;19:529–534.

80. Zouboulis CC, Blume U, Buttner P, et al. Outcomes of cryosurgery in keloids and hypertrophic scars. A prospective consecutive trial of case series. *Arch Dermatol*. 1993;129:1146–1151.

81. Sharma S, Bhanot A, Kaur A, et al. Role of liquid nitrogen alone compared with combination of liquid nitrogen and intralesional triamcinolone acetonide in treatment of small keloids. *J Cosmet Dermatol*. 2007;6:258–261.

82. Yosipovitch G, Widijanti Sugeng M, Goon A, et al. A comparison of the combined effect of cryotherapy and corticosteroid injections versus corticosteroids and cryotherapy alone on keloids: a controlled study. *J Dermatolog Treat*. 2001;12:87–90.

83. Alster TS, Williams CM. Treatment of keloid sternotomy scars with 585 nm flashlamp-pumped pulsed-dye laser. *Lancet*. 1995;345:1198–1200.

84. Lin RY, Sullivan KM, Argenta PA, et al. Exogenous transforming growth factor-beta amplifies its own expression and induces scar formation in a model of human fetal skin repair. *Ann Surg*. 1995;222:146–154. *Landmark studies from the laboratories of pediatric surgeons, Michael R. Harrison and N. Scott Adzick, explored the molecular underpinnings of fetal development. This work enriched and corroborated the development of the field of in utero fetal surgery.*

85. Lorenz HP. TGF-beta isoform and receptor expression during scarless wound repair. *J Craniofac Surg*. 2001;12:387–388.

86. Ferguson MW, Duncan J, Bond J, et al. Prophylactic administration of avotermin for improvement of skin scarring: three double-blind, placebo-controlled, phase I/II studies. *Lancet*. 2009;373:1264–1274.

87. Granstein RD, Flotte TJ, Amento EP. Interferons and collagen production. *J Invest Dermatol*. 1990;95:75S–80S.

88. Berman B, Flores F. Recurrence rates of excised keloids treated with postoperative triamcinolone acetonide injections or interferon alfa-2b injections. *J Am Acad Dermatol*. 1997;37:755–757.

89. Granstein RD, Rook A, Flotte TJ, et al. A controlled trial of intralesional recombinant interferon-gamma in the treatment of keloidal scarring. Clinical and histologic findings. *Arch Dermatol*. 1990;126:1295–1302.

90. Davison SP, Mess S, Kauffman LC, et al. Ineffective treatment of keloids with interferon alpha-2b. *Plast Reconstr Surg*. 2006;117:247–252.

91. Fitzpatrick RE. Treatment of inflamed hypertrophic scars using intralesional 5-FU. *Dermatol Surg*. 1999;25:224–232.

92. Haurani MJ, Foreman K, Yang JJ, et al. 5-Fluorouracil treatment of problematic scars. *Plast Reconstr Surg*. 2009;123:139–148; discussion 149–151.

93. Nanda S, Reddy BS. Intralesional 5-fluorouracil as a treatment modality of keloids. *Dermatol Surg*. 2004;30:54–56; discussion 56–57.

94. Manuskiatti W, Fitzpatrick RE. Treatment response of keloidal and hypertrophic sternotomy scars: comparison among intralesional corticosteroid, 5-fluorouracil, and 585-nm flashlamp-pumped pulsed-dye laser treatments. *Arch Dermatol*. 2002;138:1149–1155.

95. Wendling J, Marchand A, Mauviel A, et al. 5-fluorouracil blocks transforming growth factor-beta-induced alpha 2 type I collagen gene (COL1A2) expression in human fibroblasts via c-Jun NH2-terminal kinase/activator protein-1 activation. *Mol Pharmacol*. 2003;64:707–713.

96. Bennett JM, Reich SD. Bleomycin. *Ann Intern Med*. 1979;90:945–948.

97. Shridharani SM, Magarakis M, Manson PN, et al. The emerging role of antineoplastic agents in the treatment of keloids and hypertrophic scars: a review. *Ann Plast Surg*. 2010;64:355–361.

98. Espana A, Solano T, Quintanilla E. Bleomycin in the treatment of keloids and hypertrophic scars by multiple needle punctures. *Dermatol Surg*. 2001;27:23–27.

99. de Benito J, Fernandez I, Nanda V. Treatment of depressed scars with a dissecting cannula and an autologous fat graft. *Aesthetic Plast Surg*. 1999;23:367–370.

100. Kasper DA, Cohen JL, Saxena A, et al. Fillers for postsurgical depressed scars after skin cancer reconstruction. *J Drugs Dermatol*. 2008;7:486–487.

101. Ramos Duron LE, Martinez Pardo ME, Olivera Zavaleta V, et al. Application of acellular dermis and autograft on burns and scars. *Ann Transplant*. 1999;4:74–77.

102. Shamban AT, Narurkar VA. Multimodal treatment of acne, acne scars and pigmentation. *Dermatol Clin*. 2009;27:459–471, vi.

103. On the anatomy and physiology of the skin. I. The cleavability of the cutis. (Translated from Langer, K. (1861). Zur Anatomie und Physiologie der Haut. I. Uber die Spaltbarkeit der Cutis. Sitzungsbericht der Mathematisch-naturwissenschaftlichen Classe der Kaiserlichen Academie der Wissenschaften, 44, 19.). *Br J Plast Surg*. 1978;31:3–8.

104. Borges AF. Relaxed skin tension lines (RSTL) versus other skin lines. *Plast Reconstr Surg*. 1984;73:144–150. *Cuban-born plastic surgeon Alberto F. Borges (1919–1990) extolled the importance of reorienting wounds to the relaxed lines of skin tension. Though himself a master craftsman, his work in examining the principles of scar revision beyond simple technique places him among historic artisans who have helped translate craft into science.*

105. Burget GC, Menick FJ. The subunit principle in nasal reconstruction. *Plast Reconstr Surg*. 1985;76:239–247.

106. Borges AF, Gibson T. The original Z-plasty. *Br J Plast Surg*. 1973;26:237–246.

107. Limberg AA. Skin plastic with shifting triangle flaps. In: *Collection of Scientific Works in Memory of 50th Anniversary of the Medial Postgraduate Institute*. Leningrad: Traumatological Institute; 1929:862.

108. Rohrich RJ, Zbar RI. A simplified algorithm for the use of Z-plasty. *Plast Reconstr Surg*. 1999;103:1513–1517; quiz 1518. *Rohrich and Zbar's review of the history and technique of Z-plasty highlights key points in flap design including flap thickness, angle, and location. Facile application of Z-plasty is necessary for all plastic surgeons to master.*

109. Furnas DW, Fischer GW. The Z-plasty: biomechanics and mathematics. *Br J Plast Surg*. 1971;24:144–160.

110. Furnas DW. The four fundamental functions of the X-plasty. *Arch Surg*. 1968;96:458–463.

111. Roggendorf E. The planimetric Z-plasty. *Plast Reconstr Surg*. 1983;71:834–842.

112. Mustarde JC. The treatment of ptosis and epicanthal folds. *Br J Plast Surg*. 1959;12:252–258.

113. Davis JS, Kitlowski EA. The theory and practical use of the z-incision for the relief of scar contractures. *Ann Surg*. 1939;109:1001–1015.

114. Borges AF. W-plasty. *Ann Plast Surg*. 1979;3:153–159.

第 14 章

皮片移植

Saja S. Scherer-Pietramaggiori，Giorgio Pietramaggiori，and Dennis P. Orgill

概要

- 皮片移植技术的发展历史反映了整形外科的许多重要进展。
- 复杂的生物学机制确保了皮片移植可以顺利进行。依据临床应用不同，有多种类型的皮片移植物可供选择。
- 技术应不断改善，以避免大多数并发症。
- 最大限度地缩小供区，并改善移植皮肤的功能和外观是目前研究的热门领域。

皮片移植术是一项将皮肤组织由身体一个部位移植到另一个部位的技术，通常用来覆盖大面积缺损。根据移植皮肤厚度的不同，可分为全厚皮片移植和中厚皮片移植。关于如何准备皮片移植物的逐步指南详见图 14.1、框 14.1 和视频 14.1。

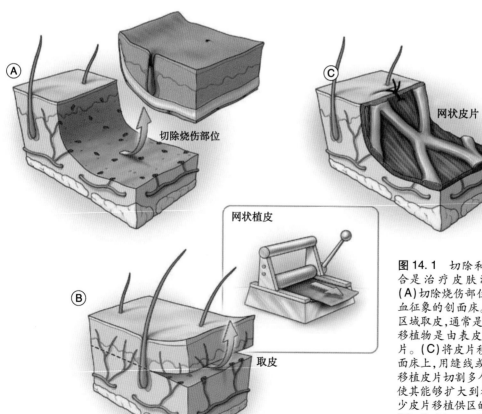

图 14.1 切除和植皮。切除和植皮的结合是治疗皮肤深层烧伤的首选方法。(A)切除烧伤部位直至达到有毛细血管出血征象的创面床。(B)从身体不受影响的区域取皮，通常是大腿前部和腹部，获取的移植物是由表皮和部分真皮组成的薄皮片。(C)将皮片移植物放置于切除后的创面床上，用缝线或皮钉固定。可以通过在移植皮片切割多个小缝，形成"网状皮片"，使其能够扩大到初始大小的 6 倍，从而减少皮片移植供区的大小(Adapted from Orgill DP. Excision and skin grafting of thermal burns. N Engl J Med. 2009;360:893-901.)

框 14.1　皮片移植的步骤

- 为移植准备创面床(清创和止血)
- 评估所需皮片移植物的大小
- 清洁供区残留的消毒剂
- 在供区使用石蜡
- 将皮片厚度设为 0.2mm
- 伸展供区皮肤
- 将取皮机倾斜 45° 轻轻按压进入皮肤组织
- 沿皮肤轻轻滑动取皮机同时助手用 2 个钳子夹起皮片
- 当获取足够的皮片时,向上提起取皮机
- 用凡士林纱布、干纱布和绷带覆盖供区

- 将绷带固定在皮肤上,以免敷料脱落
- 将移植物(移植物的真皮层朝上)均匀地分布在所需尺寸(1:5、1:3 等)的皮肤载体上(载体的粗糙面朝上)
- 将移植皮片通过移植平台,同时注意不能离开皮肤载体
- 利用缝合线、手术钉或纤维蛋白胶将皮片移植到受区
- 注意应用凡士林纱布、浸润贝他定或生理盐水的棉纱布逐层覆盖移植皮片,随后将创面边缘的缝线(4/0 尼龙或聚丙烯)相对结扎于敷料的上面
- 术后 5~7 天进行第一次换药

历史回顾

皮肤是人体最大的器官,成人的平均皮肤面积为 1.7m²。它是一种具有机械、免疫和美学功能的基本屏障。皮片移植长期以来一直吸引着人类,有证据表明,早在公元前 1500 年,印度人就为外伤性鼻截肢进行了皮片移植。现代科学教会了人们许多皮肤的解剖学和生理学知识。

Gaspare Tagliacozzi(1545—1599)是最早的重建外科医生之一[1],他描述了用于患者鼻重建的手臂带蒂皮瓣。两个世纪后,Giuseppe Baronio(1750—1811)也进行了这项研究,他首次在羔羊身上进行皮片移植并发表(*Degli innesti animali*,1804)[2]。波士顿的 Giuseppe Baronio 和费城的 Giuseppe Baronio 是最早一批使用手臂作为供区,在人类身上进行自体全厚皮片移植并发表的人。法国政治家 Paul Bert 在其论文中指出,只有当受区的血管能够使移植物血运重建时,皮片移植物才能存活。他的论著对这项技术起到了推广作用[3]。在技术层面,法国学生 Reverdin 描述了用手术刀尖割取皮岛,然后转移到第一个网状空间创面[4]。他发现这些皮岛不仅可以暂时覆盖,而且会积极刺激创面愈合。Reverdin 的论著很快被美国的多名外科医生接受和实施。Leopold Ollier(1830—1900)提出了"皮肤表皮样"移植这一术语,且首次使用中厚皮移植物(split-thickness skin graft,STSG)来闭合整个创面[5]。他注意到创面愈合更快,且收缩被最大程度减少。德国外科医生 Carl Thiersch(1822—1895)进一步发展了皮片移植技术,并引入了创面床准备的概念,即通过去除肉芽组织来获得干净的创面床,以促进移植物血运重建。来自格拉斯哥的英国眼科医生 John Reissberg Wolfe(1824—1904)发表了使用全厚度皮片移植矫正睑外翻的文章。

随着皮肤获取技术的发展,报告皮片移植临床试验的出版物数量呈指数级增长。后来,James Carlton Tanner(1921—1996)通过引入网状扩张皮片移植物,使烧伤手术发生了革命性的变化,以最少的供区并发症覆盖更大的创面[6]。

John S. Davis(1872—1946)对 Reverdin 的技术进行了改良,他于 1914 年用针头将皮肤抬高,以便于获取,他称之为"夹捏移植"[4]。1920 年,Ricardo Finochietto(1888—1962)开发了一种刀具,通过控制皮片移植的厚度手动抬高较大的皮肤区域。10 年后,Humby 发明的剃刀进一步促进了皮肤的获取。

Padgethood 和 Reese 的机械皮肤刀分别于 1940 年和 1948 年被引入。Harry Brown 开发的电动皮肤刀显著促进了大面积皮肤的可控获取。

解剖与生理学

皮肤约占人体总重量的 8%,其表面积为 1.2~2.2m²。皮肤厚为 0.5~4.0mm,覆盖机体的整个外表面,包括外耳道壁和鼓膜外侧。皮肤的主要功能是隔离体内和体外环境,包括隔绝病原体、隔离极端温度、避免过多的水分流失。皮肤的其他重要功能包括调节体温、免疫功能以及维生素 D 的合成。在受伤时,如果皮损达到较深的真皮层,则皮肤将会失去再生功能,最终形成瘢痕组织。

表皮

皮肤是由两层,即表皮和真皮组成的一个复杂三维结构。表皮以及神经系统,在神经外胚层原肠胚形成后派生而成。表皮是皮肤的外层或上层,它是一个薄的、半透明、不透水的组织,主要由角质形成细胞构成。这些细胞形成多层角化上皮,类似于砖墙。基底膜由基底角质形成细胞产生的蛋白质结构构成,分隔表皮和真皮组织。基底角质形成细胞是初级分化的表皮干细胞,为皮肤上皮提供增殖和再生能力。上皮细胞代谢活跃,不断地自我更新,以保持高效的屏障功能。因此,细胞稳态调节非常重要,增殖太少会导致屏障缺失,增殖过度会导致增殖异常疾病,例如银屑病。基底上皮细胞维持内稳态,其周期性循环,执行细胞的终末分化过程,一个周期性循环需要大约 28 天。

角质形成细胞的分化特征在于渐进产生 α-角蛋白,其具有向表面迁移的特性,直至细胞失去细胞间连接(桥粒),而后细胞死亡,并最终形成角质层。

这一过程被称为角化,基底角质形成细胞产生张力原纤维(角蛋白的前体),然后转化成棘层,显微镜下可见桥粒伸展进入细胞中的尖刺。在质膜中,张力原纤维连接到桥粒。旁边的细胞开始产生角质,并密集地汇聚在一起,同时产生嗜碱性粒,该层被称为颗粒层。这些颗粒富含组氨酸蛋白和丝聚合蛋白原,一旦细胞死亡和细胞膜降解,它们将逐渐形成聚角蛋白微丝,最终充当胶水的作用,将角蛋白丝连接在一起。

细胞分裂并经由表皮向上移动,它们最终转化为角质层,即一层死细胞,由于脂类和蛋白质之间存在化学键,使角质层最终具有高机械抗性和化学抗性。学界普遍认为细胞死亡开始于逐渐增加的蛋白质在其细胞质中激活溶酶体。角质层提供了一个非常有效的屏障,以保持水分、隔绝微生物。

表皮内还包含黑色素细胞、Langerhans 细胞、Merkel 细胞和感觉神经。大约 10% 的表皮细胞为黑色素细胞,由神经嵴分化而成。这些复杂的树突状细胞产生黑色素颗粒(含在黑素体中),然后通过树突输送到角化细胞,从而使皮肤产生颜色并保护基底上皮细胞核免受紫外线伤害。黑色素细胞通过半桥粒被固定到基底层,但不与其他细胞桥接。

Langerhans 细胞是表皮的免疫细胞,在对于异体介质产生的应答反应中十分重要,同时在同种异体移植物排斥和接触性皮炎中也起重要作用。这些细胞都位于棘层,具有长树突,能在上皮细胞之间滑动,但不与它们桥接。Langerhans 细胞与结缔组织的巨噬细胞具有一些相同的特点。

Merkel 细胞常见于手掌、脚掌、指甲床、口腔和生殖器区域的表皮。Merkel 细胞作为机械性感受器,在感觉神经传递过程中起作用。这些细胞位于表皮的基底层,通常像钉子一样突出到真皮层。Merkel 细胞通过桥粒与相邻细胞连接。

皮肤附属结构是通过上皮细胞衬内陷到真皮里的表皮衍生物。它们包括毛囊、汗腺和皮脂腺。这些结构为获取中厚皮片(split-thickness skin graft)之后的再上皮化提供了基础。

皮肤的感觉神经丰富,并通过基底膜延伸至表皮。神经纤维也到达皮肤附属器,使毛发变得挺拔,并促进汗腺分泌。

真皮

真皮是一层质硬的纤维层,可为皮肤提供机械特性。它主要由胶原、黏多糖和弹性蛋白组成。无真皮的皮片移植物会形成一块封闭但经常不稳定的皮肤。因此考虑到将来皮肤的功能,移植部分真皮非常重要。

真皮的上部有一个特定的组织结构,该结构被称作乳头,其包含血管和神经纤维。真皮乳头层包含细胶原纤维,并与上覆基底膜和表皮形成波浪形界面。这种结构增加了真皮和表皮之间的接触面积,从而保证了两层最大限度的机械稳定性,以及交换扩散界面。在更深层次,可以发现网状真皮层,其具有逐渐增厚的胶原纤维(主要是 I 型)。网状真皮层具有更多的胶原纤维并具有很大的强度。真皮的机械性能对于在运动以及在机械创伤时提供稳定性和保护起到至关重要的作用。真皮有显著的自愈特性,主要是由于肌成纤维细胞的存在及损伤后的激活。

皮肤血供

真皮血管形成十分重要,因为血管不直接存在于代谢活性相对旺盛的表皮层、腺体和毛囊。血管在真皮乳头层的基底膜正下方有丰富的浅表丛,从而促进营养物质运送到表皮。真皮乳头层中的血管汇集成乳头丛,在乳头层中形成丰富的毛细血管网,与表皮紧密接触。在真皮更深层是网状丛,小血管从网状丛中分布到皮下和深真皮组织,并血管化附属器,包括毛囊球。动脉毛细血管移行成静脉丛,其与动脉具有相同的分布。在真皮的深层有可能发现一些动静脉吻合,特别是在四肢(如手、足、耳),在这些部位它们表现为强壮的括约肌。这些结构的功能主要是在内脏神经系统控制下,调节体温和进行血管内容积的再分配。

盲端淋巴结构存在于真皮层,并从真皮层连接到网状丛和皮下组织中的大血管。在该区域内,淋巴管均直径较大并有瓣,向局部集合管的深层淋巴管引流。在皮肤上的淋巴引流非常活跃,多个交通支使淋巴可以交通引流。因此,环周的皮肤和皮下损伤可导致淋巴淤积在四肢或生殖器部位。

干细胞与皮肤再生

基底上皮角化细胞是表皮的定向干细胞。不断的自我更新为皮肤表层提供了一个新的保护层[7-12]。毛囊包含多能干细胞,多能干细胞在一个新毛发周期的开始时或者在受伤需要为毛囊和表皮再生提供细胞时被激活。在毛囊中,干细胞存在于隆起区域。与毛囊内的其他细胞相比隆起细胞是相对静止的[9-10]。然而,在毛发周期,隆起细胞受到刺激,退出干细胞状态,开始增殖[13]并分化形成毛囊的各种细胞类型[14]。此外,隆起细胞在创伤愈合过程中会被募集促进再上皮化[15-16]。

隆起细胞对于创伤愈合的相对重要性和确切贡献目前尚不清楚,因为身体的一些部位(如手掌和脚掌等)缺乏毛囊的部位仍表现出正常的愈合过程。

毛囊

在妊娠后的第 9 周,当间充质细胞填充皮肤以形成真皮时,头发开始区分头尾。真皮层中特化的细胞刺激上皮细胞增殖并向下迁移进入表皮,形成毛管。发育完全的毛囊包含外胚层衍生的基质与位于底层的中胚层衍生的毛囊乳

头层。有 3 个凸起附着到毛发束。基底部形成立毛肌,中间部分形成皮脂腺,表面隆起部分发育成一个大汗腺(见图 14.2)。

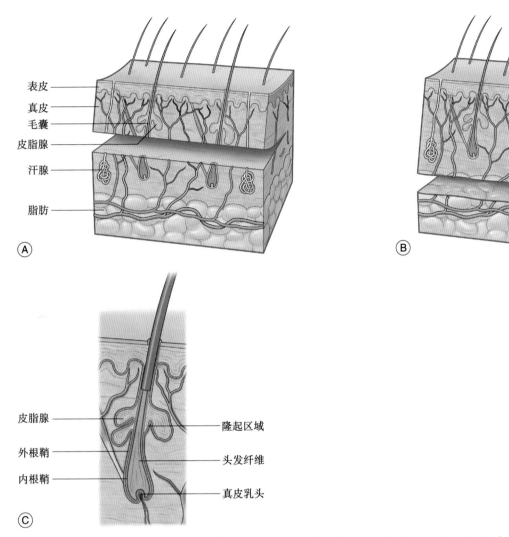

图 14.2 皮片移植。(A)中厚皮片(STSG)是治疗较大的浅表性皮肤缺损(如皮肤烧伤)的首选方法。中厚皮片由部分厚度的真皮和表皮构成。依据厚度,中厚皮片分为薄中厚皮片和厚中厚皮片。在厚中厚皮片中,表浅的毛囊可以包含在移植皮片中,在将来的皮肤中能够恢复毛发的生长并能重建有功能的汗腺。(B)全厚皮片的可用性有限,仅在美容(面部)或身体部位功能(手)的重建中使用。移植物一般取自耳后、腹股沟或肘窝。皮片由完整的真皮和表皮层组成,包括毛囊和腺体结构。(C)毛囊的组织学结构。就球部而言,表皮细胞的存在解释了供区获取 STSG 之后可以快速再上皮化的原因。漏斗部从毛囊的入口处一直到达皮肤的大汗腺。大汗腺和皮脂腺之间的区域被称为峡部。毛囊的杆部位于皮脂腺和立毛肌的基底部之间。球部是毛囊的最深部分,包含毛囊基质和乳头。这部分在毛发损伤后可以生长和再生。如果球部受损,受伤的毛发不会恢复。(Adapted from Orgill DP. Excision and skin grafting of thermal burns. N Engl J Med. 2009;360:893-901.[61])

毛囊的组织学结构可以如下划分。从毛囊的入口进入皮肤到达大汗腺的部分是漏斗。大汗腺和皮脂腺之间的区域被称为峡部。毛囊的杆部位于皮脂腺和立毛肌基底部之间。球部是毛囊的最深部分,包含毛囊基质和乳头。这部分在毛发损伤后可以生长和再生。如果球部受损,受伤的毛发不会恢复。

毛囊可以在不同的阶段中出现:生长期(增生期)、毛发生长中期(回归期)和休止期(静止期)。

虽然在出生后不会有新的毛囊生成,但是毛囊的下部

可以再生,以产生新的毛发。这种能力与多能上皮干细胞的存在有关。这些细胞可以在毛囊的最底部的永久部分(隆起区域)中找到[13]。从休止期到生长期的过渡期间,隆起区的干细胞被激活,以重新启动毛发生长。

腺体结构

皮脂腺是位于整个真皮层的小囊状结构,在较厚的部位更为普遍。这些腺体在皮肤的表面和毛干周围产生富含

脂质的皮脂。皮脂的功能仍然未知，但可能和保护毛发、皮肤不通透的性质，保护皮肤免受刺伤、寄生虫和气味侵害有关。皮脂腺在面部、躯干、肩膀、生殖器及肛周区域特别大。过量产生皮脂(如青春期)时，腺体管道可能堵塞，最终产生感染或形成囊肿。

汗腺分为小汗腺和大汗腺。除了鼓膜、嘴唇、甲床、乳头和阴蒂，身体的每个部位都有许多汗腺腺体存在。它们自身具有类似肾小球的结构，并且分泌清亮无臭的低渗液体。分泌的主要刺激是体温上升。在其他一些区域，如手掌、面部、腋窝，主要的刺激是情感。

大汗腺腺体仅在腋窝、肛周、脐周、乳晕、包皮、阴囊、耻骨和外阴部位存在。而它们的结构类似于外分泌腺，这些腺体的区别在于它们的排泄物，其特征是乳白色，富含蛋白质的液体，细菌定植后，其具有一种不好闻的气味。

基础科学

皮片获取的机制

皮片移植是保留皮肤解剖结构但没有完整血液供应的情况下进行自体皮肤细胞的转移。因此皮片的生命力受到时间和受区周围条件的限制。手术过程允许短时间内覆盖较大的创面部位。网状皮片移植可以应用于更大的缺损，但要遗留多个小网来实现再上皮化，网孔都是新切割形成的。皮肤也可通过多个小皮岛植片来扩张(如 Reverdin 技术)，这样会刺激肉芽组织，可能是通过分泌生长因子实现。在中厚皮片中，基底层角蛋白细胞呈现高增殖率，这最终可能会刺激生长因子的分泌[17]。

移植皮片获取的 3 个阶段的通常描述为：①血清渗吸；②血管重建；③成熟(见图 14.3)。

血清吸收

移植后第一天，在移植皮片再血管化之前，氧气和营养素通过移植皮片和创面床之间的血浆弥散，滋养移植皮片。Huebscher 在 1888 年[18]以及 Goldmann 在 1894 年[19]的理论认为，移植皮片可以在发生再血管化之前通过宿主体液得到滋养。他们称之为"血浆循环"[18,19]。后来，Converse 等[20]修改了该术语，称之为"血清渗吸"，即在没有真正的血浆流经创面的情况下，纤维蛋白原转变为纤维蛋白，将移植皮片固定在创面表面。Converse 等的研究表明，皮片移植后的第一个 24 小时内植片的重量增加其初始重量的 40%，然后在移植 1 周后，增加的重量减少到自身初始重量的 5%[20]。最初几小时，从创面床主动吸收的血清引起水肿，当血运重建后水肿消失(图 14.4)。

再血管化

再血管化对于移植皮片的存活至关重要。19 世纪早期的研究[21-24]提出，创面床和移植皮片血管之间的连接被称为吻合[3,8,19,25]，但这种再血管化的机制多年来一直不清楚。

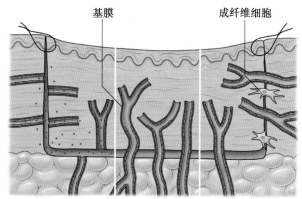

　　　基膜　　　　　　　　　　成纤维细胞

1. 血清渗吸　　　2. 血管连接　　　3. 再血管化

图 14.3　移植物再血管化的概念。移植皮片获取的 3 个主要阶段的特征：①血清渗吸：植片最初的营养通过创面区域的血浆循环获取。②血管连接：3 种不同的理论描述植片血管如何和创面床中的血管连接：(a)移植皮片血管退化，留下基底膜结构，受体内皮细胞增殖内向生长，定植在移植皮片基底膜；(b)移植皮片和受体血管断端连接；(c)内皮细胞从受体向移植皮片的向内生长。③移植皮片的再血管化。(Adapted from Capla JM, Ceradini DJ, Tepper OM, et al. Skin graft vascularization involves precisely regulated regression and replacement of endothelial cells through both angiogenesis and vasculogenesis. Plast Reconstr Surg. 2006；117：836-844.)

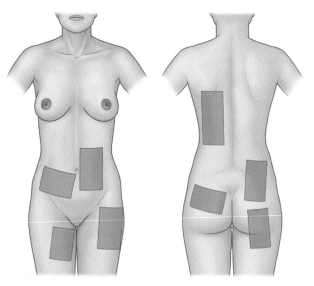

图 14.4　中厚皮片供区。中厚皮片供区通常选择大腿前部或者腹部。如果有健康皮肤可供选择，通常选择肤色匹配或者美学上不显眼的部位。对于几乎没有不受影响的皮肤的烧伤患者，供体皮肤应从身体各个可取的地方来选取。面部和手掌不作为移植皮片供体的首选。(Adapted from Knipper P. Mission：plastic surgery under challenging conditions. Maîtrice Orthopédique. 2002：118 and 2003：112.)

有文献支持的再血管化机制有 3 种，每一种都有可能对该过程有贡献：吻合、新血管形成和血管内皮细胞长入。吻合是受区的血管和移植皮片血管之间再连接的过程[21,23,24,26-28]。新生血管生成为新生血管从受区内生进入移植皮片的过程。最后一种机制描述内皮细胞增殖，从受区移动，最终定植在预先存在的血管基底膜，与之融为一个结构，而移植皮片内皮细胞则逐渐退化[22,24,29-31]。

再血管化过程在移植早期 24~48 小时后开始[32,33]。许多研究者描述血管内生长主要从创面床开始，很少从创面边缘开始生长，因为在皮片移植后在移植皮片边缘几乎没有显著的血管增殖[21,24,32-35]。对于支持受体血管内生长作为皮片移植再血管化机制的研究，目前在时间进程和受体-移植皮片血管相互作用机制上仍存在争议[23,36]。一些早期的研究通过静脉注射放射性同位素的方法发现，在移植后4 天移植皮片建立血流[37]。同样，使用墨水研究发现最早在移植后 2 天移植血管出现染色[23]。近期研究已证明，使用转基因 Tie2/pacZ 小鼠模型，从移植后第 3~21 天在移植皮片边缘出现血管内生长（随之移植皮片本身血管退化）[38]。Zarem 等[22]应用改良的透明皮肤窗技术发现，在小鼠上进行全厚皮片移植的血管化进程，由受体血管内生长起主要作用。Henry 和 Friedman 提出的理论认为移植皮片浅表血管内皮细胞退化，受体血管经由基底膜覆盖的部位增殖，使得新生血管内生长[36]。在 1967 年，其他研究人员通过移植地鼠颊囊证实了这一理论，发现在移植前后表现出相似的血管模型[39]。Converse 和 Ballantyne 用黄递酶对血管内皮进行标记，进一步研究了内皮细胞内生长进入移植皮片。他们发现，在移植后 4 天移植皮片植床处的黄递酶水平升高，支持了血管自受体内生长的理论。因为功能性吻合很少出现，作者总结各种机制，认为血管自然吻合和血管内生长在再血管化过程中都十分重要[31]。移植皮片移植后 4 天时，NADH 酶活性的丧失也支持血管退化，并且退化的血管会被新生的内生长血管代替[29,38,39]。研究观察到初始移植皮中流空的血管被白细胞浸润，内生长血管利用充满白细胞的移植皮片血管作为导管进而生长，从而得出结论：内皮细胞利用了预置的基底膜隧道[22]。后来的研究显示，早在移植 48 小时后，移植血管的中心已经填充，因此受体和移植皮片血管之间的早期吻合可能在移植皮片再血管化中起重要作用，因为血管生长速度大约为 $5\mu m/h$，血管至少需要 5 天才能达到 $600\mu m$ 厚的小鼠真皮[22,40]。1987年，Demarchez 等通过给裸鼠移植人类中厚皮片证实了这一假说[41]。Ⅷ因子抗体和人类特异Ⅳ型胶原抗体的交叉反应双重标记证实移植皮片和受体血管有早期吻合。鼠宿主细胞逐渐取代血管结构和移植皮片的细胞外基质。后来的研究通过观察移植后 96~120 小时供区移植皮片的类似血管网和皮片移植后的再血管化证实了这一假设[32]。

Capla 等进一步证实，在移植后第 7 天，由骨髓衍生的内皮祖细胞衍生形成新生血管后，约 20% 的血管参与微循环[38]。最近的研究测定移植后 24~240 小时的缺氧诱导新生血管相关生长因子（低氧诱导因子 1 和血管内皮生长因子），发现其表达水平增加，这一过程也可能有助于受体血管向内生长[32]（见图 14.3）。

成熟

一旦皮片移植整合完毕，移植皮片与周围组织将会重塑和连接，与创伤愈合再上皮化完成后的最后阶段类似。移植皮片至少需要 1 年才能完全成熟，这一过程对于烧伤患者和儿童可能更久，会持续数年。皮片移植的瘢痕恢复同样可能要持续数年，通常考虑长期保守治疗。

移植皮片血管形成有助于防止潜在的组织收缩。来自周围组织和血液循环的成纤维细胞被活化，并在移植皮片和受区的接口处重新填充。胶原沉积和交联使得细胞外基质可以抵抗机械损伤。成纤维细胞形成的被称为 α-平滑肌肌动蛋白（alpha-smooth-muscle actin，α-SMA）的纤维可以在细胞外基质产生收缩力。α-SMA 的生成与成纤维细胞分化成肌成纤维细胞以及创面收缩同时进行。在创面成熟过程中，源于创面边缘的上皮细胞在开放创面上产生一个基底层，同时横向移动并逐步覆盖未成熟的肉芽组织。

在重建阶段，初始阶段的所有不成熟供血血管开始消退并最终消失。创伤愈合的重塑阶段是最长的，持续时间从数月到数年不等。

皮肤附属器与功能结构

毛囊、汗腺和真皮神经通常可以经由厚皮片、中厚皮片和全厚皮片移植（见图 14.2）。薄中厚皮片不能移植毛发或其他附属器腺体，因为其没有获取再生球。毛发再生可发生在中厚皮片，但是由于获取的深度较浅，可能性也不大。全厚皮片和复合移植皮片在移植后 2~3 个月会出现毛发再生。

人们目前尚不清楚神经如何重新生长到移植皮片中。研究表明，受体神经使用基底膜组织中退化的血管和供体神经的施万细胞进行生长。尽管病理图像显示移植整合皮肤和健康的皮肤具有相似的神经结构，但患者会主诉感觉异常，包括过敏和疼痛，最长持续到术后 1 年。通常在 1 年后患者移植部位的感觉灵敏度会恢复，但并不完全正常。

在移植长达 3 个月后，汗腺的神经再连接才会重新激活汗腺的功能。出于这一原因，在移植皮片后建议至少保湿3 个月，避免干燥。

全厚皮片包括皮肤附属结构，可以在受体区域存活并具有功能，但中厚皮片不包含的深层皮肤附属器，无腺体功能或毛发生长。

临床应用

延伸到深真皮层的创面通过瘢痕和创面收缩机制修复。对于一些大的创面，该过程会给身体带来感染风险，当它发生在关节周围时，可能会导致显著瘢痕挛缩从而影响功能。例如，在前颈部创面，收缩可以很严重，随着时间的推移，颈部可能粘连到胸部，并伴有很厚的瘢痕。同样，处于开放状态数月到数年的创面可能发展成皮肤癌（Marjolin 溃疡）。由于上述原因，人们期望得到快速促进创面覆盖或重塑的方法。

皮片移植仍然是覆盖大面积的皮损的金标准。这一概念是把皮肤从供区移植到需要的部位,从而愈合创面并使瘢痕最小化。由于皮片移植总是会留下一些瘢痕,根据受区对皮片的需求考虑供区十分重要。

移植皮片可以是不同来源(表 14.1),不同的解剖部位(图 14.4),可以获得不同的厚度(表 14.2)。依据移植皮片的组织学水平,移植皮片类型可以分为薄层皮片、中厚皮片、全厚皮片和复合皮片(见图 14.2)。皮片按其厚度分为薄(0.15~0.3mm,Thiersch-Ollier)、中厚(0.3 ~ 0.45mm,Blair-Brown)和厚(0.45~0.6mm,Padgett)。移植皮片厚度大于 0.6mm 通常对应于全厚皮片移植,被称为 Wolfe-Krause 移植[42-44]。

表 14.1   不同皮片移植物的来源

移植类型	移植皮片来源:供体和受体
自体移植	同一个体
同种移植	同一物种不同个体
同基因移植	相同基因背景
同种异体移植	同一物种不同个体
异种移植	不同物种不同个体

(Adapted from Andreassi A,Bilenchi B,Biagioli M,et al. Classification and pathophysiology of skin grafts. *Clin Dermatol.* 2005;23.)

表 14.2   薄中厚皮片、厚中厚皮片和全厚皮片的适应证、优点和缺点

	适应证	优点	缺点
薄中厚皮片	清创后的烧伤创面 创面床血管化不佳的慢性创面 急性血管化好的创面	供区快速再上皮化 相同区域可多次取材 移植皮片易于成活	移植皮片收缩 因为真皮层厚度很薄,植皮片质量受限
厚中厚皮片	与薄中厚皮片适应证相同	与薄中厚皮片相比继发移植皮片收缩少 因为真皮层更厚,移植皮片更稳定 移植皮片易于成活	供区再上皮化缓慢
全厚皮片	面部或手部等功能区域的重建 非感染、血管化好的创面床	基本没有移植皮片收缩 皮肤质量好,稳定性好 毛发可再生,有皮肤附属器功能	应用范围小 在血管化欠佳的创面床部位移植失败风险高

中厚皮片

依据真皮层的厚度进行分类,可以将中厚皮片分为薄中厚皮片和厚中厚皮片两种。中厚皮片由表皮和不同厚度的真皮组成,真皮可以分为浅层真皮或深层(乳头层)真皮。因为真皮主要负责皮肤的黏弹性,所以其对将来皮肤的稳定性具有至关重要的作用。真皮移植的量对于预后至关重要:具有较高摩擦程度的身体部位应用具有较厚真皮层的移植皮片比较理想。如果供区不允许,可以应用皮肤和真

皮替代物组成的移植皮片来改善皮肤质量。

薄中厚皮片包括表皮和薄层真皮(图 14.2)。中厚皮片通常取自大腿侧面和躯干(图 14.4)。它们不包括全部附属物,因此不太可能长出毛发和产生全部的汗腺功能。薄中厚皮片的主要优点是减少供区并发症,并提供了自供体相同部位初次获取移植皮片两周后再次获取移植皮片这种多次取材的可能性。虽然更薄的移植皮片允许更频繁的再次取材,但这会增加创面收缩。在决定移植皮片的厚度时,临床医生必须权衡这些相互冲突的目标的优点和缺点。

厚中厚皮片包含更多数量的完整毛囊和腺体结构(图 14.2)。这些移植皮片在移植 2~3 个月后会长出毛发并具有汗腺功能。厚中厚皮片通常被选择用于覆盖摩擦程度高的部位,如关节、足底和手掌。由于厚中厚皮片常有毛发再生,因此应慎重选择供区,以避免不必要的毛发生长。厚中厚皮片的敏感度和汗腺功能比薄中厚皮片更好。由于养分扩散减少,厚中厚皮片在再血管化进程中需要更好的受体创面局部环境。因此,厚中厚皮片移植应避免不良创面床,如慢性溃疡。供区愈合后通常出现较为明显的瘢痕和变色,但很少出现移植皮片收缩。

技术

为了减少皮肤取材期间的出血,一些外科医生倾向于在供区提前皮下注射含肾上腺素的生理盐水进行浸润(稀释技术:图 14.5)。如果需要一些微小或者中度尺寸的皮肤并且没有取皮刀时,外科医生可以熟练地应用外科手术刀或辊轴刀进行皮肤取材(图 14.6)。

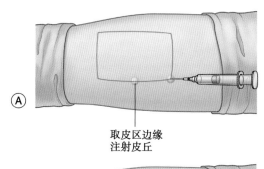

取皮区边缘
注射皮丘

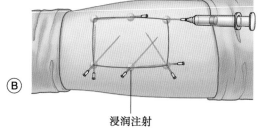

浸润注射

图 14.5   供区准备。出血是切割和取材过程中最主要的并发症之一。为了减少在切割过程中的严重出血,可以用含有肾上腺素的生理盐水浸润移植皮片下脂肪("肿胀技术")。(*Modified from King M,Bewes P. Skin grafts and flaps:the general method for split skin grafting. In:Primary Surgery, Vol. 2. Trauma. Oxford:Oxford University Press;2009. By permission of Oxford University Press Inc.*)

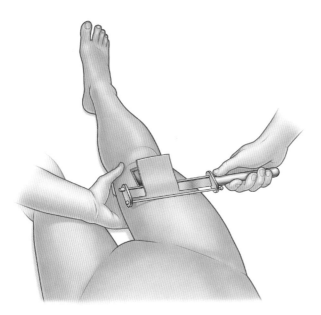

图 14.6 用手动辊轴刀取材中厚皮片。如果没有电驱动取皮工具可替代使用,可以用手动辊轴刀仔细地取材。此过程需要经验,并且取材得到均匀的厚度很困难。(*Adapted from Knipper P. Mission: plastic surgery under challenging conditions. Maîtrise Orthopédique. 2002: 118 and 2003:112.*)

手动取皮的缺点是难以保证均匀的厚度,这会影响供区和受区皮肤的美观。为了增加取材的一致性,并提升取材速度,人们目前研发了许多电动或者气动取皮刀,以实现从小到大不同移植皮片取材的一致性。动力学取皮刀可以调节档位来设定取材厚度。术者推动取皮刀的力度大小决定了移植皮片取材的厚度。鼓式取皮刀是一种精密的设备,可以很可靠地取大片移植皮片(图 14.7)。它们需要在皮肤上放置黏合剂,并由术者在皮肤上通过振荡运动取材。

如果可能,取皮后尽快覆盖供区,以避免创面污染。如果需要优先进行受区的切除准备,也应考虑使用一套独立的设备取皮。在取材前要对移植皮片的大小进行仔细精确的测量。移植皮片的厚度可以通过植皮刀边缘的杠杆来调节,调节范围在 0.1～1.0mm。从皮肤表面倾斜 45°下刀进入组织,并用均匀的力度和速度由远端向近端拉动植皮刀获取组织。在取材过程中,第二助手可以用解剖钳提起移植皮片,以避免损伤移植皮片。一旦取材长度合适,可以发动电机提起取皮刀切割皮肤边缘。如果不能马上进行移植,则用生理盐水浸透的纱布来保持移植皮片湿润十分重要。

较大的移植皮片应该用 11 号刀片多次切开,并对创面进行引流,防止移植皮片和创面床之间积液。

网状皮片

中厚皮片可以扩大到初始大小的 6 倍。可以应用 11 号刀片或手工打孔器打孔,或者应用手摇动力的压合装置(网

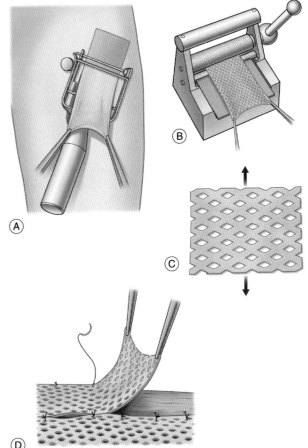

图 14.7 中厚皮片的取材和移植。(A)用电动取皮刀取大腿前部的中厚皮片;(B)移植皮片平整地放置在网孔模板上:这些皮片可以通过多个网孔;(C)扩大到初始大小的 6 倍以上;(D)网状中厚皮片是覆盖大型或者不平整创口的理想材料。修补大型移植皮片时应用钳子固定是一种节省时间的方法。(*Adapted from Orgill DP. Excision and skin grafting of thermal burns. N Engl J Med. 2009;360:893-901.*)

格打孔器)在移植皮片上形成等间隔狭缝来实现移植皮片的增大(见图 14.7)。网状皮片通常在大面积烧伤创面面积超过可用的健康供区时应用。网状皮片也可用于覆盖不规则的几何表面,如关节周围,因为它可以最大限度地减少皱褶。需要考虑功能区域的挛缩问题。如果在重要的美学或功能区域(如面部、颈部和手部)不需要或应避免啮合,则应多次穿孔移植物,以清除移植物下的液体(饼状痂痂),从而将移植物下血肿、血清瘤或感染的风险降至最低。未经处理的 STSG 可获得极好的美学和功能效果(图 14.8)。使用不同的网格模板,从 1:1 至 1:9,可以调节网状皮片的延展性。较小的创面最常用的网格比为 1:1.5,较大创面的网格比通常需要 1:3 至 1:6。

网格化设备是手动的,并配有不同的塑料模板,移植皮片应该倒放。用解剖钳钳取移植皮片,以避免机械损伤。网格间隙随后会被皮纹中的角质形成细胞填充(图 14.9)。网格扩张比越高,这一过程需要的时间越长。移植皮片的细胞分泌生长因子,会刺激下层肉芽组织增殖,直到发生完

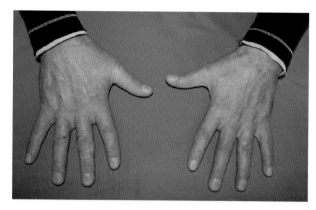
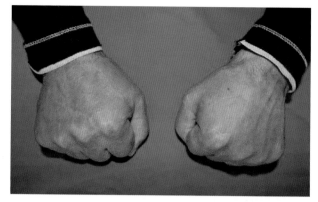

图 14.8   手部Ⅱ度深度烧伤清创后非网状中厚皮片移植覆盖 18 个月后。请注意良好的美学和功能效果

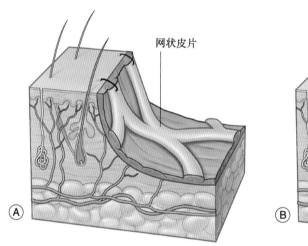
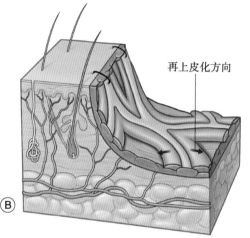

网状皮片

再上皮化方向

图 14.9   网状中厚皮片(STSG)和再上皮化。即使在皮肤完全愈合的情况下,网状中厚皮片的纹理仍然很明显,在使用大网格比率时尤其明显。因此,医生可能更倾向于使用 1:1.5 至 1:2 的扩张比。(A)网状皮片可以用订皮器或缝线固定。(B)沿皮肤条纹的开放创面会逐步再上皮化。在高度扩张的移植皮片中,来自移植皮片的细胞对创面床的刺激会引起皮肤过度颗粒化,导致不良的美学外观。(*Adapted from Orgill DP. Excision and skin grafting of thermal burns. N Engl J Med. 2009;360;893-901.*)

全的再上皮化,因此大网格化的网状植片在开口区域可能会出现过度生长的肉芽,从而影响美观,这通常会导致不均匀的鹅卵石状皮肤浮雕。在考虑应用此种方法时,应该考虑到可能留下长期的难看外观。可以考虑使用其他方法来改善,如薄网状皮片联合真皮替代物或联合角质形成细胞培养物共同移植(见图 14.8)。

全厚皮片

全厚皮片和复合皮片的可用性有限,但植入后具有良好的功能和感觉。全厚皮片一般考虑应用在美学要求较高的部位(如面部)或功能重要的部位(如手)。耳后区域和眉上方获取全厚皮片是一个不错的选择,可以保证组织的质量和面部周围皮肤的颜色一致(见图 14.11)。成人耳后皮肤对于面部重建很有帮助,如有需要,包皮也可以使用。成人耳后皮肤对于面部重建很有帮助。此外,如果患者出于美学外观考虑,眼睑上部和颏部区域多余的皮肤也可以考虑用于全层重建。

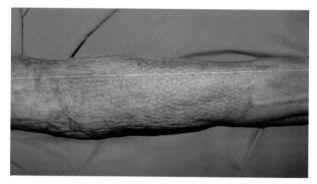

图 14.10   左前臂烧伤后给予清创和覆盖 1:3 比例的网状皮片移植后 3 年,可见前臂不均匀愈合后形成的"鹅卵石"图案

在手部重建时,有应用肘部折痕和手腕皱褶移植皮片的描述。但在不同文化中应当注意,这些供区的瘢痕可能会导致患者的耻辱感,并可能和他们的自杀行为有关。小鱼际皮肤对于重建无毛发皮肤十分有用,但是会遗留一个

材(见图 14.11)。

如果全厚皮片取材部位周围皮肤松弛可以直接缝合。皮片可以设计成椭圆形并用刀直接取材。取材时应当注意尽量不要抬高下层组织。大部分的全厚皮片需要去脂，去脂操作很简单，只需要将皮片拉平裹在示指上，然后沿着皮肤切线修剪掉多余的脂肪即可。移植皮片去脂将会促进取材(图 14.12)。

复合皮片

复合皮片包括表皮层、真皮层及真皮下的皮下脂肪组织。供区原则上和全厚皮片相同。因为脂肪组织较少含有血管，更容易缺血，因此需优先重建血运，以保证移植皮片存活。复合移植皮片可在儿童中使用，因为他们显示出对于较厚移植皮片再血管化的良好相容性。一些医生使用复合移植皮片。一些医生使用复合皮片重建鼻尖、鼻翼和唇裂患者的鼻小柱[45]。

随着时间的推移，皮片移植的外观在颜色和纹理上都趋于改善。然而，移植皮片很少能达到正常皮肤的美学外观，因此需要告知患者移植最终可能达到的效果。

皮片固定和包扎

一旦自体皮片移植到创伤部位，其再血管化取决于多种因素。达到稳态的一个重要的因素是在再血管化进程中移植皮片不要移动。开放技术就是需要密集监测移植皮片下可能形成的任何液体，并用棉签吸走这些液体。更多的时候，移植皮片通过一系列缝线的固定并加压包扎(加压敷料：见图 14.13)。应用均匀间断缝合的方法缝合移植皮片和创面床可以缝合更大的移植皮片。如果是像烧伤患者那样需要大面积或者多次移植的情况，可以应用订皮器缝合移植皮片和创面床来缩短手术时间。移除皮钉时会有痛感，并且皮肤可能会覆盖上去，尤其是一些大的移植皮片。

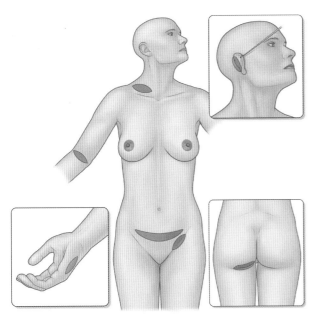

图 14.11 全厚皮片供区。全厚皮片(FTSG)的供区是有限的，并且需要在取材后进行创面闭合或者中厚皮片移植。全厚皮片适用于一些小面积的美学部位(如面部)或功能部位(如手部)重建。较大的全厚皮片可以从臀部皱褶或下腹部皱褶取材。手部的理想重建取材部位是小鱼际和腕前皱褶。在小鱼际部位取全厚皮片时，应该在相对无毛发区域沿主轴线稍微倾向于手背侧椭圆形取材，以避免过度瘢痕化。常用取自耳后的全厚皮片用于面部重建或用于儿童，眼眉上部的皮肤颜色匹配度好。腹股沟皱褶处经常使用，因为该供区的美学预后效果好。其他取材部位包括锁骨下、下腹部皱褶、肘部皱褶以及上臂内侧。(*Adapted from Knipper P. Mission：plastic surgery under challenging conditions. Maîtrise Orthopédique. 2002：118 and 2003：112.*)

有痛感的瘢痕，并且当手以一种放松的姿势放在桌子上时会有不舒适的感觉。因此，在小鱼际部位取全厚皮片时，应该在相对无毛发区域沿主轴线稍微倾向于手背侧椭圆形取

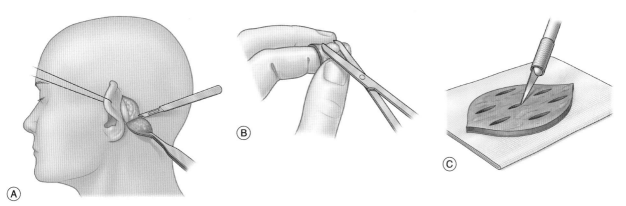

图 14.12 全厚皮片的取材和准备。全厚皮片被设计成椭圆形，在不改变周围组织的情况下能够直接闭合供区。移植皮片的长宽比通常为 1：3。(A)如有可能，在医生切掉移植皮片边缘时可以适当地提高移植皮片但不提高脂肪层，并使用皮肤钩或解剖镊子保护移植皮片。(B)移植后去脂是避免脂肪坏死，促进创面床再血管化的重要过程。去脂操作很简单，只需要将皮片拉平裹在示指上，然后沿着皮肤切线修剪掉多余的脂肪即可。(C)全厚皮片应用锋利的刀切开多个裂隙，以允许液体从创面流出。(*Adapted from Knipper P. Mission：plastic surgery under challenging conditions. Maîtrise Orthopédique. 2002：118 and 2003：112.*)

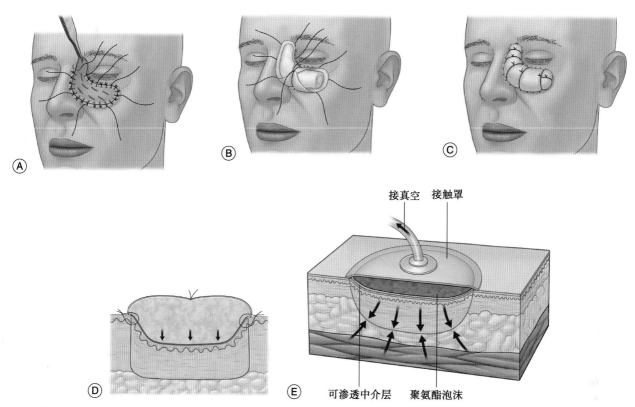

图 14.13 *移植皮片的固定。移植皮片需要与创面表面精确贴合，避免液体聚积和细微运动。加压包扎是压迫和稳定创面上移植皮片的好方法，尤其在面部和手部。(A) 移植皮片放置并缝合到创面上，线头留长。(B) 移植皮片上放置一层非黏附性脂肪敷料，其上覆盖加压棉纱或纱布，并面对面缝合第二层。(C) 第二层给移植皮片提供轻微的压力并稳定移植皮片，同时允许液体流出到加压敷料中。(D) 加压敷料将移植皮片精确贴合到创面床，为再血管化进程提供有利条件。(E) 真空辅助闭合敷料固定移植皮片。这是一种简便的固定移植皮片的方法，尤其是覆盖在关节或接口处的大面积或者不平整的部位。连续抽吸以及加压能确保流体流出和移植皮片稳定。移植皮片和平时一样固定，第一层敷料需要使用打孔的硅胶敷料或者油纱布，以避免移植皮片被开放聚氨酯泡沫浸泡。一些医生使用无接触面的潮湿白色泡沫来固定移植皮片。(A, C Adapted from Knipper P. Mission : plastic surgery under challenging conditions. Maîtrise Orthopédique. 2002 ; 118 and 2003 ; 112. B, Adapted from Chase RA. Atlas of Hand Surgery. Philadelphia : WB Saunders ; 1974.)*

可以应用真空辅助压力装置给予移植皮片连续不断的压力，以排除液体，但在接触面上需要用油纱布或硅酮片保护。如果创面位于关节处或者下肢，并且患者希望能够尽早活动，则吸水敷料十分有用（见图 14.13）。应对移植皮片到创面床进行 5~10 天的压迫，以稳定移植皮片，直到创伤愈合。

如果创面收缩的风险高，则夹板具有一定的辅助作用，例如，下颌瘢痕的松解或者手指关节和指缝的松解。在移植后的最初几个月中应该使用这些夹板或者石膏，开始时每天 24 小时，后期仅在夜间，以避免丧失运动能力。物理疗法和瘢痕按摩，也是移植皮片获得更好外观的重要因素。

负压引流装置对创伤愈合非常有效，对一些大面积的移植面和慢性溃疡尤其有效[46-48]。

密封剂（黏合剂）

纤维蛋白胶也有助于帮助移植皮片固定。在一些情况下，在将移植皮片放置到创面上之前，外科医生会将纤维蛋白胶喷洒到移植皮片真皮层。纤维蛋白网状结构甚至可以在移植皮片下充当临时细胞外基质[49]。

初次换药

应该在移植皮片出现再血管化并且与创面床形成稳定物理连接后进行初次换药。在移植后 3 天左右进行早期换药可以预测移植皮片的"成活率"，但是剪切力会影响新生血管连接，从而有继发性植片失活的风险。通常在移植后 5~10 天进行初次换药。

受区注意事项

在计划植皮之前，为了使覆盖到创面上的组织达到最佳状态，需要考虑几个因素。首先需要改善创面质量，来为移植皮片提供良好的"基石"，供区的皮肤颜色、厚度和机械抗性也应该能与受区的皮肤相匹配。存在慢性创面、不完全清创或者创面血管化程度低、高细菌负载量都不适合进行移植。

创面床准备

移植皮片的成功高度依赖于创面床的质量。再血管化尤其依赖于受体植床情况。创面附近血运良好是支持移植皮片存活的关键。受辐射部位、缺血部位、瘢痕组织、骨骼和肌腱通常无法提供足够的血供,不适宜移植。如果肌腱和骨膜周围高度血管化的结构完好,可以进行皮片移植。慢性创面的边缘会发生再上皮化,并且会长入组织中,抑制移植皮片横向再连接的形成。因此,在移植之前,应切除创面边缘。

实验数据表明,细菌水平必须降低到低于每克组织 10^5 个细菌的临界水平,才能够进行皮片移植。细菌定量培养的实际问题是,培养需要约 48 小时才能得到结果,远远滞后于决定移植的时间。因此,这种方法最常用于科研工作。外科医生往往会采取一个相当激进的方式来确保所有的坏死组织已经清除,并且保证创面在移植前是清洁的。

创面碎片和坏死组织会阻碍并减缓血管长入移植皮片。开放创面在几天后就会包含大量细菌,因此需要在植皮手术之前进行广泛清创。在准备受区时通常应用锐器进行切割,但也可以使用各种其他的清创技术,包括激光、喷射水流、超声波以及标准换药法。随着时间的推移,外科医生发现"肉芽化"的创面接受移植皮片的可能性很高。创面床的活动性出血可能会导致移植皮片和创面床之间积血,抑制移植皮片存活。可以用双极电凝灼烧血管精细止血,较大的血管可以用细的可吸收缝合线结扎止血。

如果暴露的肌腱或骨骼没有肌腱包膜和骨膜,在移植之前,周围的软组织通常可以用来覆盖一些重要组织。肌腱和骨骼的一些小区域可以通过负压封闭疗法来促进肉芽组织从侧面生长,或者用真皮皮下组织覆盖一些功能性结构。

功能注意事项

皮片移植通常可以提供功能和美观上的皮肤重建。需要考虑的内容包括需要移植皮片的大小、创面预期的收缩程度、皮肤的颜色和质地,以及需要的附属器腺体。创面收缩的预期量与移植皮片中真皮的数量呈负相关。

全厚皮片,包含全层表皮和真皮,能最大限度地抑制收缩,并提供良好的美学效果。全厚皮片常用于乳头乳晕重建、并指畸形松解或睑外翻松解。全厚皮片供区不足时,取材前可以进行组织扩张来增加取材量。

菲薄的移植皮片,例如表皮移植皮片,可以以最小的收缩量使供体区快速愈合,但对创面的收缩限制很小。在需要创面收缩的部位,医生可以利用这一优势。例如,在大的头皮创面或腹部创面,创面收缩可以使预期需要的移植皮片尽可能小,并且随着时间的推移可以将创面边缘向一起移动。在二次手术中,将收缩的移植皮片的切除并行创面一期缝合可以达到最佳的功能和美学效果。

由于全身皮肤厚度不同,因此会应用各种厚度的移植皮片。例如,全厚上睑皮肤很薄但是具有良好的创面收缩抗性。躯干和腿部的皮肤较厚,可以获取较厚的中厚皮片,留下足够的附属器结构和真皮厚度,以尽量减少供区瘢痕。

美学注意事项

皮肤颜色由皮肤纹理、黑色素沉着及血流量等综合因素决定。在一般情况下,从类似的或邻近部位获取替代组织时,颜色匹配最佳。面部往往是美学要求最高的区域,选择如锁骨上、耳后、上眼睑或头皮等供区,肤色搭配良好。对于肤色较深区域,如乳头乳晕复合体,可以应用对侧乳晕或生殖器部位的移植皮片。目前更常见的方法是,这些部位的移植皮片可以通过应用植物染料进行文身来实现更好的色彩搭配。

皮肤纹理是处理无毛发皮肤(手掌及脚底)最常见的问题。在这些部位,应用非无毛移植皮片来覆盖可能使外观非常不自然,通常有非常显著颜色差异。无毛移植皮片供区较少,但可以从小鱼际处获取。皮肤附属器腺体难以替换,但有时可以与全厚皮片一起成功地移植。

供区注意事项

在获取移植皮片时必须考虑到供区的瘢痕和变色问题(图 14.14)。对于大面积烧伤,医生必须使用一切可能的供区获取皮片来闭合创面;相反,对于较小的移植皮片,必须详细评估供区的潜在风险和好处,以实现皮肤的最佳匹配并减少医源性损伤。

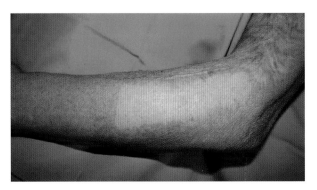

图 14.14　前臂中厚皮片移植 3 年后的供区。注意轻微的色素沉着

常见的供区包括大腿、躯干和臀部,以及日常被衣物覆盖的区域(见图 14.4)。

当需要覆盖面部缺损时,首选全厚皮片。面部缺损修复皮片的首选取材部位包括头皮、颈部和锁骨上区,以获得最佳的颜色匹配。很重要的一点是,移植皮片厚度、颜色和质地要与受区相匹配。

眼睑皮肤很薄,腺体结构较少,通常最好由眼睑皮肤代替。厚的、腺体丰富的鼻部皮肤,可以从鼻唇沟、锁骨上区或耳前区取材移植。

在外伤,撕脱伤(脱套样损伤)中撕下的皮肤通常可以通过广泛去脂,重新制备成移植皮片,或者可以存储起来以后使用[50]。

头部和颈部全厚皮片供区是耳前和耳后区域(第一个是通常较厚)、鼻唇沟区、锁骨上区、眼睑和颈部。

其他常见的供区包括腹股沟区,经常用于覆盖大的缺损。在这种情况下,从耻骨潜在有毛发区域外侧和远处取材是非常重要。该区域一般愈合良好并且很隐秘(见图 14.11)。

在乳房切除术后重建乳头乳晕,通常从对侧区域联合腹股沟部位取全厚皮片。

全厚皮片的供区通常能够完全愈合。当选择锁骨上区作为供区时应引起重视,因为该区域容易产生增生性瘢痕。当从供区获取较大面积皮片来覆盖广泛缺损时,供区很难一期愈合,如面部和关节。在这种情况下,可以应用中厚皮片来覆盖供区。

供区包扎

使用稀释肾上腺素溶液浸透的外用纱布对于供区的止血非常有用,并且在手术结束前可以一直留置在供区出血处,并起到镇痛的作用。依据获取的移植皮片的大小、厚度以及患者的年龄不同,中厚皮片的供区通常需要 7~21 天恢复(再上皮化)。有很多供区的敷料可供选择。细孔纱布(常浸泡在有机溶剂中)通常被放置在创面上并固定。棉纱布覆盖其上,手术后 1~2 天去除。创面在敷料下愈合,在创伤愈合后敷料自行脱落。此类敷料的优点是简单、成本低,并且基本不需要创面护理。

在 20 世纪 60 年代初,Winter 的研究表明[51],湿润创伤愈合得更快。随后许多人主张应用单一的半封闭胶或者半渗透聚氨酯敷料,但它会促进创面和敷料间的血清积累,而这些血清需要用引流器或注射器去除。这一过程非常耗费人力,会增加病房负担或增加门诊管理难度。此外,一旦出现感染,它可以迅速沿敷料扩散到整个供区。

大量其他类型的敷料,包括银基敷料、可吸收敷料和生化敷料,已在研究中。大多数情况下,供区可以自行愈合,使用简单的浸渍纱布仍是目前的金标准。当一些并发症发生时,主要为老年人、婴幼儿或危重患者感染时,供区的缺损可能加深,形成全层缺损。其结果是供区可能需要切除并进行移植。

移植皮片储存

移植皮片可以在 4℃ 条件下,在潮湿的纱布中储存长达 2 周,但是活性会随时间延长而降低。在实验中,可使用细胞培养基来延长储存时间。对于皮肤撕脱伤,皮肤可以在仔细去脂后作为全厚皮片重新利用。

并发症

血肿

创面和移植皮片之间的任何液体都会损害移植皮片。出血是切除和移植后最严重的并发症之一,每切除体表面积的 1%,将会有 100~200mL 的出血,尤其是头皮部[52]。医生必须在包扎创面前确定已经止血。缝扎结扎或烧灼可用于控制较大血管的出血;可以通过压力和/或药理学方法来控制渗血,例如局部应用凝血酶、肾上腺素或纤维蛋白胶。为了减少切除时出血,可以先注射盐水稀释的肾上腺素(肿胀技术:见图 14.5)[53]。如上所述,移植皮片应该做切口,以使液体在加压或敷料抽吸时可以流出。

血清肿

血清渗吸是早期移植皮片存活的关键。血清过量(如血清肿)将妨碍或延缓移植皮片成活。血清肿比血肿耐受性更好,足够的窗孔(饼型结痂)可以防止这一问题。

感染

当移植皮片发生感染时,脓液经常聚集的移植皮片下,并可以迅速播散。如果感染能在早期发现,及时切开并引流移植皮片下的液体往往能挽救部分或全部移植皮片。学界目前已经研发了大量携带各种外用抗菌药物的敷料。硝酸银、磺胺米隆乙酸酯以及银离子敷料最常用。细菌似乎对银制品不容易产生耐药性,这使得这些产品效果十分理想。

被污染的创面无法愈合,并排斥移植皮片。一些微生物,如假单胞菌属,会污染创面,并导致非化脓性感染。全身性或非皮肤局部感染已被证实会延缓或阻碍移植皮片存活。

失活

一些不利条件,如营养不良、血管炎、恶性疾病、类固醇和化疗药物的使用,都被证实会造成或加速移植皮片失活。

创面收缩

覆盖着移植皮片的创面仍然可以出现创面收缩并导致瘢痕挛缩。急性炎症期后收缩即开始。周围组织和血液循环中的成纤维细胞被激活,并且重新填充在移植皮片和创面床之间。接口处的细胞需要产生富含胶原的组织来代替纤维蛋白,并将移植皮片锚定在创面床上。纤维蛋白对于创面床上的早期细胞迁移十分重要,胶原沉积会促使创面成熟。一旦胶原沉积,发生交联,细胞外基质将会变得具有机械抗性。这些增加的机械抗性使得成纤维细胞之间可以产生机械作用并形成 α-SMA。α-SMA 的产生与成纤维细胞分化成肌成纤维细胞的过程一致,诱导创面收缩。

不稳定性

剪切力是皮片移植失败的主要原因,可以破坏新生脆弱血管之间的连接。薄移植皮片所含的胶原成分较少,由于剪切力的作用容易脱落。

美学问题

外观不佳的网状中厚皮片比非网状或全厚移植皮片更为显眼。如果不能选择最佳的供区,则颜色差异是常见的问题。如果移植皮片被多余的皮肤环绕,移植皮片可以多次切除,直到能一期缝合。

供区

供区可能在手术操作过程中或手术后因为细菌污染而

发生感染。这些感染可以用局部抗菌剂（包括银敷料）治疗。供区感染造成延迟愈合会导致瘢痕形成。深层供区或者瘢痕体质的患者也可能产生增生性瘢痕或瘢痕疙瘩。瘙痒是常见的反应，供区对温度反应敏感也比较常见。

展望

真皮替代物

　　Burke 等在 20 世纪 80 年代早期第一次描述了用胶原蛋白-黏多糖支架结构治疗皮肤缺陷[54]。真皮替代物（表 14.3）被广泛地用于大面积烧伤，即皮损面积广泛而未受影响的可作为供区的皮肤有限时。尸体皮肤（异体移植物）或真皮替代物可用于早期覆盖大的皮损。真皮替代物也可用于改善功能和美学效果。人体皮肤中的真皮再生有限，皮肤全层缺损愈合通过继发瘢痕组织形成。瘢痕组织和健康皮肤组织除了在外观上不同之外，在黏弹性和稳定性上也有所不同。瘢痕组织在组织学上是平行走向的胶原纤维，而健康的真皮由随机走向的胶原纤维构成。对于一些供区受限的患者，可尝试用角质形成细胞体外培养或非常薄的中厚皮片修复全层缺损。但此方法形成的皮肤通常较脆弱和干燥，在正常的机械摩擦情况下会再次裂开或发生溃疡。这就提出了一个特别的问题，即新生的薄层皮肤是否具有功能。第一种市售皮肤替代物 Integra 是 I 型牛衍生胶原与糖胺聚糖的基质交联产物，与真皮的结构类似，覆盖硅氧烷片后可以暂时重建表皮的功能。Integra 可以应用于血管化的创面床，2~3 周后血管和细胞可长入胶原基质形成血管化的新生真皮。在无血管期内，真皮移植皮片很容易感染，这是这种二期方案的最主要缺点之一。

表 14.3　永久性和临时性真皮与表皮替代物

产品名称	组织—细胞	制作可用性	来源
Epicel®（Genzyme，MA）	表皮—培养的自体表皮移植物薄片	在实验室里扩增数周的组织培养物	自体细胞和异种异体细胞（小鼠细胞的剩余量）
ReCell®（Avita，Medical，UK）	表皮—自体表皮细胞 真皮—成纤维细胞；细胞悬浮液，用喷雾剂传递	床旁入路（约需要 30 分钟）	自体细胞
Cellutome™ Epidermal Harvesting System（KCI，TX）	表皮—敷料转运的自体表皮岛	床旁入路（约需要 60 分钟）	自体细胞
Integra®（Integra Lifesciences，NJ）	真皮—牛肌腱 I 型胶原蛋白和糖胺聚糖在硅胶片上	支架	异种异体
MatriDerm®（MedSkin Solutions Dr. Suwelack，Germany）	真皮—涂有弹性纤维蛋白的非交联牛脱细胞	支架	异种异体
Alloderm®（LifeCell Corporation，NJ）	真皮—人冻干尸体脱细胞真皮	支架	同种异体
Dermagraft®（Organogenesis，MA）	真皮—多乙醇-聚乳酸网状上的人体成纤维细胞	支架	同种异体
EZ Derm（Mölnlycke Health Care，Sweden）	真皮—交联的猪脱细胞真皮胶原	支架	异种异体
Oasis® Matrix（Smith and Nephew，TN）	真皮—猪脱细胞小肠黏膜下层	支架	异种异体
Allograft	合成材料—低温保存的尸体皮肤	支架	同种异体
Apligraf®（Organogenesis，MA）	合成材料—牛 I 型胶原蛋白中的再生人成纤维细胞 再生人体角质形成细胞	支架	同种异体/异种异体

　　一旦再血管化完成，硅氧烷层可以被除去，并可以应用体外培养的角质形成细胞或者薄层中厚皮片置换表皮（见图 14.15）。为了提高真皮移植整合度，医生已经成功地将真皮替代物与角质形成细胞整合在一起[23]。新的临床研究表明，周边没有腱包膜或骨膜残留的暴露肌腱或骨骼部位可以应用 Integra 成功进行皮片移植。

　　在 Integra 问世之后，市场上出现一系列其他人类和动物衍生的真皮替代物。另一种合成真皮替代物 Matriderm（Dr. Suwelack Skin and Health Care）是牛衍生胶原基质和涂有弹性纤维蛋白的 I 型、III 型和 V 型非交联胶原纤维的混合产物。Integra 和 Matriderm 等合成真皮替代物是稳定的真皮再生模板，最终会被自体表皮植片覆盖。对于大型创面的临时覆盖，真皮同种异体移植物或异种移植物均可选择（见表 14.3）。同种异体移植物和异种移植物因为创伤后免疫抑制将会被受体排斥，在大面积烧伤患者皮肤表面会黏附数周。2~3 周后，皮肤敷料会被移除，其下方将会出现良好再血管化的创面床，以用于接受自体移植皮片，进行最终的皮肤重建。脱细胞真皮容易感染，需要仔细的创面换药并控制感染。另一个人源和猪源性真皮的缺点是可能存在病毒感染传播[55]。

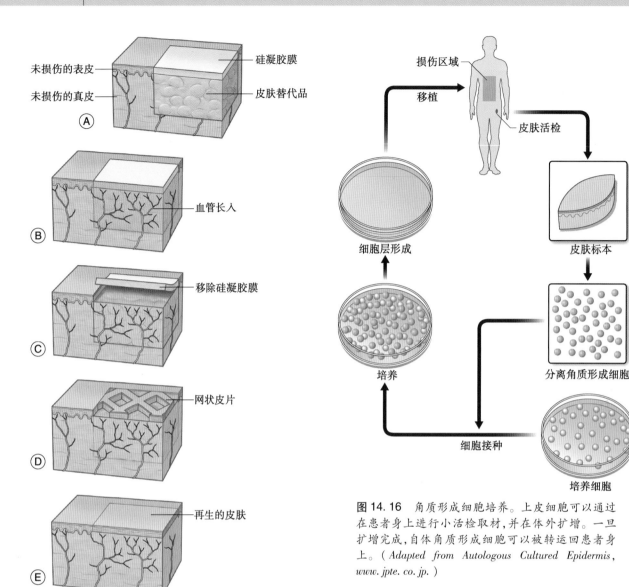

图 14.15 真皮替代物的皮肤重建。如果皮肤缺损又大又深，需要用薄中厚皮片覆盖皮损，真皮替代物可以用来扩增真皮层，可以达到美学和功能效果。(*Adapted from www. integra-ls. com.*)

图 14.16 角质形成细胞培养。上皮细胞可以通过在患者身上进行小活检取材，并在体外扩增。一旦扩增完成，自体角质形成细胞可以被转运回患者身上。(*Adapted from Autologous Cultured Epidermis, www. jpte. co. jp.*)

细胞培养

上皮细胞培养自体移植首先由 Rheinwald 和 Green 在 1975 年提出，是皮肤再生领域的一个里程碑[56]。大面积烧伤患者，供区往往有限。上皮细胞培养自体移植物 (cultured epithelial autograft, CEA) 使用来自同一个患者活检取材并在实验室扩增的角质形成细胞 (图 14.16)。

体外培养的角质形成细胞的扩增时间取决于转运方法。要使融合的角质形成细胞和正常表皮一样，可能需要长达 5 周。如果细胞在移植前黏附和增殖，并在生物支架上扩增培养，这个时间可以缩短到 2 周[57]。透明质酸和胶原支架已经被证实作为转运细胞接种片非常有用，可以汇集 80% 甚至更多层的上皮组织结构。细胞悬浮液转运速度更快，可将体外培养的时间减少到仅 5～7 天。最近，Fiona Wood 等发明了一种更快的方法——Recell，采用非培养的角质形成细胞，流程仅一步即可[58]。尽管对于深层创面，时间至关重要，但是这种方案提供了一种加速转运的方法，是很有前景的，不过其特性尚不是很好。主要的问题是细胞直接喷洒在创面表面是否能够找到附着位点来进行桥接和生存。另一种床旁入路的表皮移植物以 Cellutome™ (KCI, TX) 为代表，该移植物允许在基底层获取表皮岛。皮岛随后通过敷料转移至受区创面，而供区会在数日内自行愈合。

CEA 在临床实践的历史可以追溯到 20 多年前，但最佳的转运方式以及疗效和适应证仍尚未确定。在已发表的研究报告中，CEA 在生物材料中的成活率为 0～80%，这就为其有效性带来了很多疑问。Boyce 等[59]使用在胶原蛋白-黏多糖基质中的含有角质形成细胞和成纤维细胞的双层自体皮肤结构，在烧伤的治疗上表现出乐观的结果。自体双层皮肤结构与中厚皮片直接比较，表现出较高的失活率，并在治疗后出现更多需要再次手术的情况，而中厚皮片治疗部位可自行愈合。创面发生闭合后，在较长的时间内，两种方法在皮肤质量上的结果类似。结果的不同和变化可能是由于创面的异质性、创面分析时间点、治疗技术和测量体系的不同。

生物工程培养同种异体双层结构

通过细胞接种构建皮肤结构的技术最初出现在 20 世纪 80 年代早期，当时通过离心将自体角质形成细胞和成纤维细胞接种到胶原蛋白黏多糖基质中[60]。进一步的研究发现，新生儿皮肤细胞在加速创伤愈合过程中非常有效。在局部应用的同种异体皮肤中，联合应用新生儿包皮的角质形成细胞、成纤维细胞和生物工程或合成工程支架可以刺激创伤愈合。与看似是融入了创伤组织的自体细胞不同，同种异体结构通过生长因子释放和细胞外基质蛋白的生成刺激创伤愈合，但最终还是会被排斥。Apligraf（Organogenesis，Canton，MA，US and Novartis Pharmaceuticals，East Hanover，NJ，US）是由 I 型牛胶原蛋白和从新生儿包皮中获得的异体角质形成细胞和成纤维细胞构成，相当于一个双层的活性皮肤结构。成纤维细胞在胶原基质中培养。在培养基中成纤维细胞增殖，胞外基质和各种蛋白不断增加。然后加入角质形成细胞并建立表皮层。活皮肤结构能够在一些复杂创面（如烧伤创面）上支撑移植皮片，或加速慢性创面的愈合。Apligraf 在室温下的保质期为 5 天，因此只能作为临时敷料或应用于网状中厚皮片上。

未来一些免疫原性较低的产品可能对促进皮肤再生更有效，三维打印等新技术将很快在临床上提供更复杂的合成结构。

参考文献

1. Tagliacozzi G. *De curtorum chirurgia per insitionem*. Venezia. 1597.
2. Baronio G. *Degli innesti animali*. Milan: 1804.
3. Bert P. *De la Greffe Animale*. Paris: Bailliere et Fils; 1863.
4. Reverdin JL. Greffe epidermique. *Bull Soc Imperial Chir Paris*. 1869;10.
5. Ollier L. Greffes cutanées ou autoplastiques. *Bull de l'Acad de méd*. 1872;36:234.
6. Tanner JC Jr, Vandeput J, Olley JF. The mesh skin graft. *Plast Reconstr Surg*. 1964;34:287–292.
7. Myung P, Andl T, Ito M. Defining the hair follicle stem cell (Part II). *J Cutan Pathol*. 2009;36:1134–1137.
8. Myung P, Andl T, Ito M. Defining the hair follicle stem cell (Part I). *J Cutan Pathol*. 2009;36:1031–1034.
9. Levy V, Lindon C, Harfe BD, et al. Distinct stem cell populations regenerate the follicle and interfollicular epidermis. *Dev Cell*. 2005;9:855–861.
10. Levy V, Lindon C, Zheng Y, et al. Epidermal stem cells arise from the hair follicle after wounding. *FASEB J*. 2007;21:1358–1366.
11. Morris RJ, Liu Y, Marles L, et al. Capturing and profiling adult hair follicle stem cells. *Nature Biotechnol*. 2004;22:411–417.
12. Blanpain C, Fuchs E. Epidermal stem cells of the skin. *Annu Rev Cell Dev Biol*. 2006;22:339–373. *Review of the current knowledge of epidermal stem cells of the adult skin.*
13. Oshima H, Rochat A, Kedzia C, et al. Morphogenesis and renewal of hair follicles from adult multipotent stem cells. *Cell*. 2001;104:233–245.
14. Fuchs E. Scratching the surface of skin development. *Nature*. 2007;445:834–842. *Review article giving insight into recent developments that have focused on epidermal stem cell population to maintain hair follicle regeneration and re-epithelialization in response to wound healing.*
15. Argyris T. Kinetics of epidermal production during epidermal regeneration following abrasion in mice. *Am J Pathol*. 1976;83:329–340.
16. Tumbar T, Guasch G, Greco V, et al. Defining the epithelial stem cell niche in skin. *Science*. 2004;303:359–363.
17. Yamaguchi Y, Hosokawa K, Kawai K, et al. Involvement of keratinocyte activation phase in cutaneous graft healing: comparison of full-thickness and split-thickness skin grafts. *Dermatol Surg*. 2000;26:463–469.
18. Huebscher W. Beitraege zur Hautverpflanzung nach Thiersch. *Beitrklin Chir*. 1888;4.
19. Goldmann EE. Ueber das Schicksal der nach dem Verfahren von Thiersch verplfanzten Hautstuecken. *Beitrklin Chir*. 1894;11.
20. Converse JM, Uhlschmid GK, Ballantyne DL Jr. "Plasmatic circulation" in skin grafts. The phase of serum imbibition. *Plast Reconstr Surg*. 1969;43:495–499.
21. Marckmann A. Autologous skin grafts in the rat: vital microscopic studies of the microcirculation. *Angiology*. 1966;17:475.
22. Zarem H. The microcirculatory events within full-thickness skin allografts (homografts) in mice. *Surgery*. 1969;66:392.
23. Clemmesen TR, Ronhovde DA. Restoration of the blood-supply to human skin autografts. *Scand J Plast Reconstr Surg*. 1968;2:44–46.
24. Birch J, Branemark PI. The vascularization of a free full thickness skin graft: I. A vital microscopic study. *Scand J Plast Reconstr Surg*. 1969;3:1–10.
25. Garre C. Ueber die histologischen Vorgaenge bei der Abheilung der thiersch schen Transplantationen. *Beitrklin Chir*. 1889.
26. Smahel J. The revascularization of a free skin autograft. *Acta Chir Plast*. 1967;9:76–77.
27. Young DM, Greulich KM, Weier HG. Species-specific in situ hybridization with fluorochrome-labeled DNA probes to study vascularization of human skin grafts on athymic mice. *J Burn Care Rehabil*. 1996;17:305–310.
28. Okada T. Revascularisation of free full thickness skin grafts in rabbits: a scanning electron microscope study of microvascular casts. *Br J Plast Surg*. 1986;39.
29. Converse JM, Smahel J, Ballantyne DL Jr, et al. Inosculation of vessels of skin graft and host bed: a fortuitous encounter. *Br J Plast Surg*. 1975;28:274–282.
30. Goretsky MJ, Breeden M, Pisarski G, et al. Capillary morphogenesis during healing of full-thickness skin grafts: an ultrastructural study. *Wound Repair Regen*. 1995;3:213–220.
31. Converse JM, Ballantyne DL Jr. Distribution of diphosphopyridine nucleotide diaphorase in rat skin autografts and homografts. *Plast Reconstr Surg*. 1962;30.
32. Lindenblatt N, Calcagni M, Contaldo C, et al. A new model for studying the revascularization of skin grafts in vivo: the role of angiogenesis. *Plast Reconstr Surg*. 2008;122:1669–1680.
33. O'Ceallaigh S, Herrick SE, Bennett WR, et al. Perivascular cells in a skin graft are rapidly repopulated by host cells. *J Plast Reconstr Aesthet Surg*. 2007;60:864–875.
34. Hinshaw JR, Miller ER. Histology of healing split-thickness, full-thickness autogenous skin grafts and donor sites. *Arch Surg*. 1965;91:658.
35. Hinshaw JR, Miller ER. Histology of healing split-thickness, full-thickness autogenous skin grafts and donor sites. *Arch Surg*. 1965;91:658–670.
36. Henry LD, Friedman EA. A histologic study of the human skin autograft. *Am J Pathol*. 1961;39:317–332.
37. Ohmori SKK. Experimental studies on the isotope 32P. *Plast Reconstr Surg*. 1960;25.
38. Capla JM, Ceradini DJ, Tepper OM, et al. Skin graft vascularization involves precisely regulated regression and replacement of endothelial cells through both angiogenesis and vasculogenesis. *Plast Reconstr Surg*. 2006;117:836–844.
39. Haller JJBR. Studies of the origin of the vasculature in free skin grafts. *Ann Surg*. 1967;166:896–901.
40. Orr AW, Elzie CA, Kucik DF, et al. Thrombospondin signaling through the calreticulin/LDL receptor-related protein co-complex stimulates random and directed cell migration. *J Cell Sci*. 2003;116:2917–2927.
41. Demarchez M, Hartmann DJ, Prunieras M. An immunohistological study of the revascularization process in human skin transplanted onto the nude mouse. *Transplantation*. 1987;43:896–903.
42. Johnson TM, Ratner D, Nelson BR. Soft tissue reconstruction with skin grafting. *J Am Acad Dermatol*. 1992;27:151–165.
43. Stephenson AJ, Griffiths RW, La Hausse-Brown TP. Patterns of contraction in human full thickness skin grafts. *Br J Plast Surg*. 2000;53:397–402.
44. Padgett E. Calibrated intermediate skin grafts. *Plast Reconstr Surg*. 1967;39:195–209.

45. Kim YO, Park BY, Lee WJ. Aesthetic reconstruction of the nasal tip using a folded composite graft from the ear. *Br J Plast Surg.* 2004;57:238–244.

46. Barendse-Hofmann MG, van Doorn L, Steenvoorde P. Circumferential application of VAC on a large degloving injury on the lower extremity. *J Wound Care.* 2009;18:79–82.

47. Rozen WM, Shahbaz S, Morsi A. An improved alternative to vacuum-assisted closure (VAC) as a negative pressure dressing in lower limb split skin grafting: a clinical trial. *J Plast Reconstr Aesthet Surg.* 2008;61:334–337.

48. Korber A, Franckson T, Grabbe S, et al. Vacuum assisted closure device improves the take of mesh grafts in chronic leg ulcer patients. *Dermatology.* 2008;216:250–256.

49. Foster K, Greenhalgh D, Gamelli RL, et al. Efficacy and safety of a fibrin sealant for adherence of autologous skin grafts to burn wounds: results of a phase 3 clinical study. *J Burn Care Res.* 2008;29: 293–303.

50. Meara JG, Guo L, Smith JD, et al. Vacuum-assisted closure in the treatment of degloving injuries. *Ann Plast Surg.* 1999;42: 589–594.

51. Winter GD. Formation of a scab and the rate of epithelialization of superficial wounds in the skin of the young domestic pig. *Nature.* 1962;193:293–294.

52. Cartotto R, Musgrave MA, Beveridge M, et al. Minimizing blood loss in burn surgery. *J Trauma.* 2000;49:1034–1039.

53. Robertson RD, Bond P, Wallace B, et al. The tumescent technique to significantly reduce blood loss during burn surgery. *Burns.* 2001;27:835–838.

54. Burke JF, Yannas IV, Quinby WC Jr, et al. Successful use of a physiologically acceptable artificial skin in the treatment of extensive burn injury. *Ann Surg.* 1981;194:413–428.

55. Department of Health and Human Services. *Human Tissue Intended for Transplantation* (Final Rule). *Fed Regist.* 1997;62:40429–40447. Available online at:: <http://www.fda.gov/ohrms/dockets/ac/01/briefing/3681b1_02_01.htm>.

56. Rheinwald JG, Green H. Serial cultivation of strains of human epidermal keratinocytes: the formation of keratinizing colonies from single cells. *Cell.* 1975;6:331–343. *A milestone article in skin regeneration, introducing the cultivation of keratinocytes for autologous cell treatment.*

57. Zacchi V, Soranzo C, Cortivo R, et al. In vitro engineering of human skin-like tissue. *J Biomed Mater Res.* 1998;40:187–194.

58. Wood FM, Stoner ML, Fowler BV, Fear MW. The use of a non-cultured autologous cell suspension and Integra dermal regeneration template to repair full-thickness skin wounds in a porcine model: a one-step process. *Burns.* 2007;33:693–700.

59. Boyce ST, Goretsky MJ, Greenhalgh DG, et al. Comparative assessment of cultured skin substitutes and native skin autograft for treatment of full-thickness burns. *Ann Surg.* 1995;222:743–752. *Clinical study comparing an autologous bilayered skin construct based on keratinocytes, fibroblasts, and a collagen matrix versus the gold standard therapy: autologous skin graft in burn patients.*

60. Orgill DP, Butler CE, Barlow M, et al. *Method of skin regeneration using a collagen-glycosaminoglycan matrix and cultured epithelial autograft.* Vol. 5,716,411. U.S. Patent, Feb 10, 1998.

61. Orgill DP. Excision and skin grafting of thermal burns. *N Engl J Med.* 2009;360:893–901. *Review article on current guidelines of the treatment of thermal burns.*

第 15 章

组织工程

Andrea J. O'Connor, Diego Marre, Kiryu K. Yap, Daniel E. Heath,
and Wayne A. Morrison

概要

- 组织工程,即联合细胞生物学家、工程师和临床外科医生的技能与专长,构建细胞、支架和血供的三维立体组织培养。
- 旨在重现组织再生的胚胎发育过程,而非成熟组织的愈合。鉴于胚胎发育的复杂性,迄今为止,学界的工作仍处于基础阶段。
- 尽管如此,该领域的研究已经取得了很大的进步。本章概述了组织工程的历史,讨论了组织工程的现状,聚焦于组织的三大构成组分:细胞、基质和血供。
- 本章还对生物材料科学及应用进行了探讨,并对该领域的新兴技术进行了概述。
- 组织工程中的大部分实验都是体外实验,然而,大多数体外实验都不能预测细胞和基质在活体实验中的预后。
- 本章讨论了体内组织工程的模型以及在特定领域的进展。
- 学界进行的组织工程临床试验较少,因为难以设立实验的对照组和安慰剂组,并且很难追踪细胞植入人体后的预后。
- 尽管人们对组织工程产品有巨大的期望和投资,但迄今为止,真正上市的组织工程产品很少。

简介

传统的整形外科技术以"拆东墙补西墙"的形式呈现。而同种异体移植是人们一直最抱有期待的组织再造技术,但是其药物并发症使该项技术的风险-效益比过高,除了重要脏器的移植外,一般不考虑该项技术。组织工程学的出现已经成为可能的新方向,理想情况下,可以通过自我刺激生成自身替代组织。

组织工程学的定义

大多学者引用的组织工程学的定义是"一门将工程学和生命科学的原理相结合,以期开发组织的生物替代物,从而修复、维持和改善组织功能的交叉学科"[1]。这一定义强调了工程学技术、材料科学、生物化学以及细胞生物学的重要作用。但它忽略了血供的重要性,即构建的工程组织被移植到活体内后需要血供维持生存。整形外科学家可能掌握解开组织工程这一难题的关键,这也是为什么组织工程的临床应用将成为整形外科医生所涉及的领域。

再生医学

组织工程学是一门主要立足于细胞生物学和工程学的外科领域,而再生医学则是由细胞生物学家和内科医生主导的细胞治疗的现代诠释。组织工程已扩展到靶器官再生,现在两学科之间有相当多的相互影响。鉴于本章内容,作者将从三维结构组织再生的角度深入讨论组织工程。

组织工程的经典范例是 Jack Burke 的人工真皮皮肤模型,即将细胞种植于可生物降解的基质支架,然后移植至血管化组织床上[2]。这样,植入体内的移植物可快速获得营养,随着含细胞移植物的成活,这块"新生皮肤"将具备功能。骨和软骨的临床需求决定了组织工程的早期研究方向。工程材料的结构负荷、稳定性及理想的生物降解性是组织工程的关键与难题,早期在工程材料方面的研究已取得了很好的成绩。老鼠背上"人耳"的壮观图像(图 15.1)激发了科学家和公众对组织工程应用潜力的兴趣,并强化了细胞体外扩增培养后种植于基质支架上,然后将这复合物植入体内的理念[3]。《组织工程》(*Tissue Engineering*)杂志创刊于 1996 年,其发表的许多论文都聚焦于探索使用精

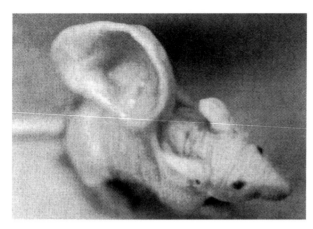

图 15.1 "耳鼠":培养的牛软骨细胞植入人耳形状的聚乙丙交酯支架上,并植入小鼠背部。(*Reproduced from Cao Y,Vacanti J,Paige K,et al. Transplantation of chondrocytes utilizing a polymer-cell construct to produce tissue-engineered cartilage in the shape of a human ear. Plast Reconstr Surg. 1997;100:297-302.*)

密的器具和数学建模的方法复制天然胞外基质的孔径和连接性合成新型生物材料方面。毒性、结构完整性、生物降解性、表面修饰、细胞存活、细胞黏附、细胞迁移和细胞增殖等参数均可在体外立体模型中测试。生物反应器可以极大程度地扩展细胞数量并且模仿体内的物理环境,从而可以进行更精细的体外实验。

当人们尝试将体外实验成果转化在活体动物上时,结果却不尽如人意。在某些情况下,生物材料被证实是具有一定的细胞毒性及排异性[4]。植入体内的生物材料的动态结构性能与体外实验有很大的不同,细胞并不适应体内的新环境。尽管多学科协作的必要性十分明显,但早期的研究基本都是孤立进行的,从而导致组织工程的进展缓慢。工程学家们主要关注支架结构、抗拉强度、生物相容性以及表面修饰性,生物学家则更关注细胞识别、细胞增殖以及细胞分化。支架模型的建立基于复杂的人体细胞外基质(extracellular matrix,ECM)的孔径大小复制,但大部分评价则是通过体外实验实现。工程学家和生物学家的研究都是基于实验室研究,观察在离体情况下的细胞应答情况,缺乏临床医生,尤其是整形外科医生对体内异物反应情况的观察。此外,外科医生由植皮的失败经验了解到,细胞在体外种植于支架然后再植入体内,很难在短时间内得到或建立血液供应,从而避免缺血性坏死。血管化对细胞存活至关重要,也是多学科协同成功将组织工程向临床转化的关键。然而,早期的组织工程研究者沉浸于寻找非常薄的组织(如皮肤),可以迅速获得血液供应;或者不需要血供的组织(如软骨)。然而,当人们尝试构建具有三维立体结构的软组织时,发现其细胞存活率很低,这表明血供至关重要[5-7]。

胚胎学

组织工程的核心是尝试重现胚胎学或胎儿愈合。新生组织由特定信号刺激产生,包括生物化学信号和生物力学信号[8]。基因引导的时间序列决定组织形成,在此时间序列中,生长因子及其化学梯度以及基质中不断变化的物理力,吸引、引导和分化原始细胞,形成有特定功能的细胞集落。在这个过程中,细胞与毛细血管基床建立联系,并深入基质中,产生适合其生长繁殖的环境。"自我募集"这种相对较新的概念对于理解将胚胎发生转化为组织工程模型时非常重要。当细胞改变其表型,例如前体细胞到分化细胞,以及从动态的、增殖的细胞到静态的、成群的细胞,细胞外基质都会随之改变。很多细胞会根据自己的需求分泌相应的基质。这种持续的变化不易在实验室中复制,认为把细胞种植在特定的基质上,然后其植入体内后即可满足细胞生长的需求的想法过于简单化;也不容易实现在合成基质上打印能够根据变化的细胞需求有序地释放功能的"智能表面",因为目前人们并不知道这些需求是什么。

自然界中的例子

自然界存在许多天然的组织再生或组织工程的例子,这些例子提示人们如何进行人工模拟。肝脏自古以来便一直被认为具有强大的自我再生能力,这也在普罗米修斯的传说中有所描述,泰坦巨人从宙斯手中偷取火焰并赠与凡人。为了惩罚他,宙斯把他束缚在岩石上,并让巨鹰啄食他的肝脏,待其肝脏再生了再继续啄食,就这样日复一日。

其他例子还包括蝾螈目动物的尾再生、婴儿的"无瘢痕愈合",以及人类短时间内的增肥及减肥。断裂的肌腱末端若保留在其滑膜鞘内,其基质和细胞环境得以维持,轴向机械力信号转化为生化刺激时,可以通过间隙再生(图 15.2)。肌肉也可以同样的方式再生。

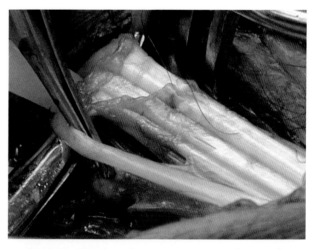

图 15.2 手腕部断裂的小指伸肌腱的自我再生(钳夹处为肌腱远端)

组织工程的组成

成人创面愈合包括受损组织不断被清除及通过创面快

速闭合、瘢痕形成及收缩完成的修复。如前所述,组织工程的主要目标是通过使用干细胞、基质和生长因子,根据胚胎学的序列和类型,实现无瘢痕的再生。

简而言之,人体组织可以被视为一个复合体,包括:①细胞(实质和间质);②基质;③血管。组织工程必须把每项都纳入考虑。细胞的生存和行为,包括生长和再生都受生物化学和生物力学的相互作用影响。以上因素被称为组织工程的组分。

历史回顾

"组织工程"一词是在 1987 年由美国国家科学基金会赞助的一次会议上创造的。组织工程的定义暗含了对活细胞,生物分子和/或生物材料的使用[9]。组织工程学的概念是在口腔外科手术中使用所谓的"引导骨再生"(guided bone regeneration,GBR)或引导组织再生(guided tissue regeneration,GTR)[10]。该手术利用屏障膜来引导骨骼和软组织的生长,并且主要应用于口腔,以支持牙槽上的新骨生长,从而使植入物得以稳定插入[11]。插入到黏膜骨膜下的膜形成了一个专用空间,用于收集成骨的原始成分——骨膜和骨源性成骨细胞、血管细胞、组织液,以及适合骨骼形成的生化信号的基质分泌物。膜的刚性表面向细胞诱导生物力学信号,以沿其表面增殖和迁移。有时会添加富含血小板的血浆,以通过增加生长因子的分布来促进组织生长[12]。

在"牵引成骨"中观察到类似的现象,其中长骨在其骨膜套筒内切骨,然后缓慢分散(图 15.3)。膨胀的空间自发地充满了新的骨头。就像在 GBR 中一样,新创建的空间中的环境完全有利于骨骼的形成。GBR 和分散性成骨都是目前称为内源性或内在性组织工程的例子,其中人体响应创伤、局部缺血、炎症和机械力的局部信号来生长自身的组织,这些信号会促进血管形成,并随后进行专门的组织再生。

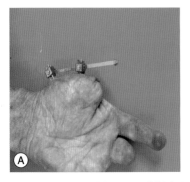 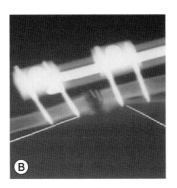 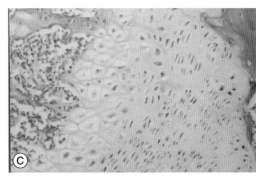

图 15.3　(A)拇指残端的牵引装置。(B)骨牵引时的 X 线片。(C)新生骨充填骨缺损处

新西兰整形外科医生 Rainsford Mowlem 首次描述了松质骨移植[13],这是组织工程概念的一个更早的例子,在这种情况下,采用的是非固有原理,其中将装有细胞的支架植入新的部位。大多数细胞可能死亡,但骨基质得以存活并充当具有适当信号的支架,以吸引新的血管和骨形成细胞进入其间隙,并通过"爬行替代"将其替代。根据 Wolf 定律,骨骼在新环境中根据生物力学力进行重塑。植入多孔支架材料(如 Proplast 和最近的 MEDPOR)可促进骨再生,通常使用自体血来吸引内源性组织向内生长。

如前所述,组织工程学和再生医学在概念上是不同的,但是两个学科现在都借鉴了彼此的进步。

组织工程的细胞来源

用于组织工程的细胞可以是自体、异体或异种的,类型可以是分化成熟的或前体干细胞形式。理想情况下,组织工程的细胞应该是自体细胞,它们从内部调动去参与再生的过程,因此不会有排斥反应,也不需要在体外进行细胞的处理。这本质上是一种创面愈合的过程,局部的或远处的关键细胞都会被调动起来,并对生物化学梯度和生物力学作用力产生应答。虽然这种内源性修复是理想的,但并不经常实现。

相反,早期的组织工程策略依靠从患者身上收集感兴趣的细胞类型,体外细胞扩增,然后结合组织工程支架再植入患者体内。许多细胞类型,如软骨细胞、骨细胞、神经施万细胞以及用于韧带和肌腱工程的成纤维细胞,在培养中增殖能力强,是早期的组织工程候选细胞。这些细胞在体外都有显著的增殖潜力,但一旦被移植入体内,其增殖能力便大打折扣,即使可以存活,也无法明显地扩增。其他已分化细胞,如成人心肌细胞、肝细胞和脂肪细胞,在体外难以培养和扩增,这严重限制了组织工程方法的应用。这种早期组织工程模型的第二个挑战在于,收集患者的原代细胞需要对患者的组织进行活检,这种活检轻则造成患者不适,重则由于组织的病变状态而无法实施。

为了规避这些障碍,现在的组织工程研究者将倾向于利用可以在体外扩增和分化的干细胞。学界已对多种类型的干细胞进行过探讨,包括胚胎干细胞、成体干细胞和诱导多能干细胞。本章将讨论胚胎干细胞,然后重点讨论与整形外科医生最相关的干细胞类型、细胞来源、它们的优缺点,并简要讨论它们在组织工程中的应用。

胚胎干细胞

胚胎干细胞是全能干细胞,可以无限增殖,并可以分化为任何组织类型,但它们并不稳定,还可以形成畸胎瘤。此外,它们的来源和应用受到道德或法律问题的限制。人们已发现成功的分化方案,可诱导胚胎干细胞沿着特定的谱系途径从所有胚层向许多特定组织和器官分化[14]。这些细胞可能具有免疫原性,伦理问题将持续存在。许多政策与法规问题使组织工程方法难以进入临床,特别是证明它不会致癌的问题。

成体干细胞

成体干细胞是多能干细胞,相对胚胎干细胞而言,其增殖和分化能力有限。从组织活检中,通过称为菌落形成单位(colony forming unit,CFU)测定的变化过程收集并扩增这些细胞[15]。这些祖细胞在患者样本中出现的频率较低,通常每约 10 万个有核细胞中出现 1 个祖细胞(尽管脂肪干细胞的频率较高)。对组织样本进行处理以去除部分杂质细胞,然后将剩余的单核细胞接种到组织培养皿中。这些祖细胞被分离出来,并通过它们黏附在基质上增殖的能力得到纯化。去除非黏附细胞,并在培养基中添加促进相关细胞存活和生长的因子。经过 2~3 代,实验者只剩下相对纯净的干细胞群。

最早的两类成体干细胞均于骨髓中发现:①造血干细胞(hematopoietic stem cell,HSC),可分化为白细胞系;②骨髓间充质干细胞(mesenchymal stem cell,MSC),是骨骼、软骨、脂肪和肌肉的前体细胞[16,17]。此外,内皮祖细胞(endothelial progenitor cell,EPC)已从成人外周血中分离和培养[18]。目前人们认为,MSC 和 EPC 不仅出现在骨髓,也存在于与微血管相关的脂肪组织中[19],它们被称为脂肪干细胞(adipose-derived stem cell,ASC)。近年来,组织特异性干细胞已经从几乎每种器官和间充质中分离出来,包括心脏、肝脏、肺、肾、脑、乳腺等。本章更关注整形外科医生最常用的成体干细胞:间充质干细胞、脂肪干细胞和内皮祖细胞。

间充质干细胞

传统上,MSC 来源于骨髓,用作结缔组织祖细胞(软骨、骨、脂肪和肌肉)。MSC 的优点是不表达 MHC Ⅱ 类标志物,多项研究表明,MSC 具有相对的免疫特权,可以作为同种异体移植物。对于可以从干细胞库用于组织工程而言,这是一个相当有吸引力的研究方向[14,20]。由于这些令人感兴趣的特性,间充质干细胞已成为间充质组织工程的细胞来源,间充质组织是用于整形和矫形重建的主要成分。

由于其免疫特异性,许多研究人员正在尝试扩大 MSC 的应用。一种研究途径是将这些细胞分化成来源于不同胚层的细胞类型。此外,可以通过侵入性较小的方法从已知组织中进行分离。在多种组织中可观察到间充质干细胞样细胞,包括皮肤、肌肉、脐带、胎盘、角膜基质和乳牙的牙髓。然而,所有这些来源产生的祖细胞群在其增殖和分化潜能上都有细微的差别,而骨髓来源的 MSC 仍然是目前所知最多的间充质干细胞样细胞。

MSC 注射作为细胞治疗的一种形式已被广泛探索,包括心脏病、外周血管疾病和人类的放射损伤等疾病的治疗。另外,在赛马业的大量经验证明了此类细胞的存活、分化和功能。然而,这些研究中很少有对照组,缺乏细胞追踪或难

以评估。除脑部外,几乎没有病例能证实 MSC 大量存活,或这些存活细胞分化为损伤组织类型。有趣的是,越来越多的研究表明,作为一种治疗方法,通过注射使 MSC 与损伤组织结合,并不能帮助其恢复。目前大多数研究证明,旁分泌生长因子激素-细胞因子的免疫调节作用可能得益于这些干细胞。例如,局部缺血会增加这些细胞向损伤部位的归巢,MSC 在该部位释放高水平的血管内皮生长因子(vascular endothelial growth factor,VEGF)来调节毛细血管的修复。在心肌梗死模型中,静脉注射 MSC 不会植入心脏或成为心脏组织,而是滞留在肺中,在那里它们被激活分泌抗炎蛋白 TSG-6[21],这很可能是抗炎因子引起的有益作用。最近,MSC 被以静脉输液的方式用于治疗多发性硬化症,取得了令人满意的效果。由于释放了大量的 M2 抗炎巨噬细胞,人们认为该反应本质上是抗炎反应[22]。尽管有明确证据表明这些细胞可用于有益的细胞治疗,但确切的作用机制和使用这些细胞的最佳方法仍不清楚。这些细胞的临床应用将继续增加。美国国立卫生研究院已经建立了一个从健康受试者的骨髓中制备的骨髓基质细胞移植计划,用于治疗炎症性肠病、心血管疾病和急性移植物抗宿主病患者[23]。

脂肪干细胞

由于 ASC 丰富且易于通过吸脂获得,因此是首选的自体干细胞来源。这种细胞类型具有与源自骨髓的干细胞相似的特性,但在衰老前,比骨髓干细胞来源丰富,更易于培养,增殖更快,并且可以培养更长的时间。骨髓来源的间充质干细胞的出现获取率极低,1g 脂肪组织可以获得 5 000 个干细胞,从而使脂肪成为比骨髓更丰富的干细胞来源[24]。此外,一些研究表明,ASC 可能也具有较低的免疫原性[25,26]。有趣的是,ASC 并不被认为是一个纯细胞群,很明显,为了组织工程和脂肪注射的目的强迫分离获取"纯ASC"的尝试可能会适得其反,因为其他细胞(特别是 EPC)可能有助于干细胞的功能效应。

与 MSC 一样,利用 ASC 的细胞疗法已显示良好的结果。部分纯化的 ASC 仍保留在凝胶培养系统中长成球状簇的 CD34 和 CD90 标志物,可分化为甲基纤维素中的内皮细胞和毛细血管结构,并产生高水平的 VEGF。它们还可以在脂肪形成培养基中迅速分化为脂肪细胞,使其有可能应用于脂肪组织工程[27]。ASC 释放的其他生长因子包括巨噬细胞集落刺激因子、GMCSF、VEGF、抗凋亡因子、肝细胞生长因子和转化生长因子。TGF-β1 在缺氧状态下,VEGF 水平显著升高,导致血管生成和凋亡减少。

内皮祖细胞

组织工程学的一个主要要求是在新组织中加入功能性血管网络。EPC 是在这一领域具有良好前景的一种细胞类型。内皮祖细胞于 1997 年由 Asahara 等首次鉴定[28],存在于成体循环中,可以从通过简单静脉穿刺收集的外周血中分离和扩增。随后的研究表明,实际上有两个不同的 EPC 群体通过不同的机制参与血管修复和血管生成。第一个群体被称为循环血管生成细胞(或集落形成单位-Hill 细胞),被认为不会直接分化为内皮细胞;相反,它们被认为会通过旁分泌信号来支持内皮细胞。另一方面,内皮细胞集落形

成细胞(endothelial colony forming cell,ECFC)可分化为具有内皮表型的细胞并再生内皮细胞群[18]。这两种细胞类型均可用于促进自体内皮化。

成体干细胞面临的挑战

成体干细胞在组织工程中具有优势,因为它们提供了自体和/或非免疫原性的细胞来源。然而,它们并非没有限制。成体干细胞在其获取率、增殖能力和分化潜能方面表现出患者间的差异[29-31]。此外,它们的应用也是供体年龄和疾病状态的一个影响因素。此外,在体外扩增过程中,细胞可能退出细胞增殖周期(过早衰老)或过早丧失分化潜能[32,33]。

诱导性多能干细胞

干细胞领域中最令人兴奋的发现之一出现在 2006 年,当时 Takahashi 等[34]描述了一种使用 4 种转录因子将鼠类体细胞完全分化的皮肤细胞(主要是成纤维细胞)转化为类胚胎状态的方法。2007 在人类细胞被成功验证。它们被称为诱导性多功能干(induced pluripotent stem,iPS)细胞,具有无限的增殖能力,并具有在体外和体内从所有生殖层分化为细胞的能力。另外,这些细胞可以是患者特异性的,因此不存在同种异体性问题,并且它们不受与胚胎干细胞相同的法律/道德问题的束缚。2012 年,人类 iPS 细胞甚至由尿液中存在的脱落的上皮细胞转化而成[35]。iPS 细胞的主要问题是需要对细胞进行基因操作。此外,此过程中使用的两个基因(c-Myc 和 KLF4)是癌基因。

近年来,许多与 iPS 细胞相关的研究都围绕着提高安全性展开,特别是在不进行基因改造的情况下诱导多能干细胞成为主要目标。Zhou 等在 2009 年通过将上述基因编码的四种蛋白质直接传递到细胞中完成了这项任务。这些细胞被称为蛋白质诱导多能干细胞(protein-induced pluripotent stem cell,piPSC),无需病毒或质粒转染,降低了致癌风险[36]。目前这种技术的一个缺点是蛋白质诱导的效率非常低,学界正在研究解决这一限制。小鼠通过植入自身 iPS 细胞中克隆出了去核卵子,并已繁殖,未发现致癌风险[37]。使用 iPS 细胞技术的另一个挑战在于,这些细胞没有免疫特权,需要收集、诱导、扩增,以及自体细胞的分化。这是一个昂贵且耗时的方案。使用自体细胞建立 iPS 细胞库,可以为白细胞抗原相匹配的患者提供选择。这些细胞的临床应用正在探索中。在组织工程领域之外,基于这些细胞的模型也成为药物发现和基因疾病研究的重要工具。

细胞与环境的相互作用

许多细胞对环境中出现的刺激非常敏感。这些刺激是多种多样的,包括可溶性分子、固体状态的分子识别位点(ECM 或生物材料)、细胞之间的相互作用、基质硬度和周围环境的微/纳米结构。本部分将讨论这些参数如何影响细胞的表型和行为,而"生物材料"部分将讨论如何将该知识转化为组织工程中新型材料的应用。

可溶性分子信号

许多可溶的生物分子,如金属蛋白、生长因子和趋化因子,在局部和全身的修复及组织发育中起着至关重要的作用。自生命之初,胚胎形成严格依赖于根据基因编码与时间而有序释放的大量生长因子。胚胎发生严重依赖于根据遗传密码和时间时钟顺序释放的生长因子级联,在成人中,这些细胞信号分子继续发挥关键作用。例如,炎性细胞因子和局部血管生成生长因子刺激内皮细胞迁移,增殖和有丝分裂,生长因子细胞因子向包括内皮祖细胞在内的远处前体细胞发出信号[10,38]。这些知识对组织工程领域有直接影响,在体内外培养时,有必要了解相应的可溶性信号分子在维持细胞活力、细胞表型及干细胞的特异性分化中的作用。但是,诸如生长因子之类的生物分子价格昂贵,半衰期短,而且血管生成生长因子在用于癌后切除重建时具有重新激活休眠期癌症的风险。对特定浓度的特定生物分子进行局部递送是组织再生成功的关键,下文将通过可控释特性的生物材料进行讨论。

基质信号

细胞除了与可溶性因子结合的表面受体外,还与 ECM 中存在的各种受体结合,例如整合素和蛋白聚糖。许多细胞是黏附依赖性的,即若它们不与细胞外基质发生生物学特异性结合,它们将无法生存。另外,与细胞外基质结合的数量和强度,对细胞行为影响极为广泛,从细胞黏附、黏着形成、迁移,至细胞形态学。此外,细胞外基质与生长因子的结合及分离影响着细胞功能。对细胞与其基质之间发生的生物特异性结合的认识,导致了能够促进特定细胞功能的生物功能化材料的发展。

细胞间信号

在体内组织和体外培养中,细胞与相邻细胞也存在相互作用。这些相互作用主要通过两种方式发生:通过受体(如钙黏蛋白)直接传导和通过旁分泌因子的可溶性信号传导。在传统的细胞培养中,单个细胞群是孤立地生长、移植并依靠募集支持的细胞结构和基质来发展成稳定的、有功能的组织。然而,在植入前与其他类型的细胞共培养可以促进它们的生存和功能,例如脉管的内皮细胞与骨髓间充质干细胞共培养[39],其旁分泌效应或其融入体内发育中的组织(如血管)能力[19],搏动心肌细胞与脂肪干细胞在体外共培养,可启动其分化为心肌细胞的能力[40]。

环境力学与结构

除了直接由受体与配体结合产生的生物信号外,细胞还对其环境的机械特性和维度作出反应。细胞衡量其底物细胞骨架肌球蛋白对黏着点的推拉作用。这种反应随后导致酪氨酸磷酸传导到细胞核的信号改变。在体内,这种现象通常在胚胎发育与创伤愈合等过程中观察到[41],例如 ECM 蛋白质的合成/降解、细胞运动、血流产生的流体剪切力调节细胞环境的机械特性。

组织及其组成部分的机械性能差异很大(表 15.1 和图 15.4A),因此体内特定细胞的物理微环境也有显著差异。

表 15.1　所选组织和组织成分的典型机械性能

材料	弹性模量	屈服应力	最大应变量
弹性蛋白	100kPa	300kPa	300%
软骨结构	10MPa	8~20MPa	70%~200%
皮肤	35MPa	15MPa	100%
肌肉筋膜	350MPa	15MPa	170%
筋腱	700MPa	60MPa	10%
皮质骨	17.4GPa	160MPa	1.8%

（Adapted from Palsson BO, Bhatia SN. *Tissue Engineering*. Upper Saddle River, NJ; Pearson Education; 2004; and Cowin SC. The mechanical properties of cortical bone tissue. In: Cowin SC（ed）. *Bone Mechanics*. Boca Raton, FL: CRC Press; 1989.）

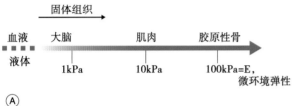

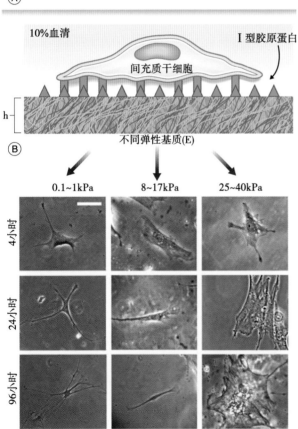

图 15.4　基质的机械性能对分化的影响。(A) 各种固体组织的微环境弹性范围。(B) 生长于表面涂有Ⅰ型胶原蛋白且具有不同弹性系数的水凝胶上的间充质干细胞（mesenchymal stem cell, MSC），可分化为与其水凝胶具有相同弹性的组织的对应表型。（*Adapted From Engler AJ, Sen S, Sweeney HL, et al. Matrix elasticity directs stem cell lineage specification. Cell. 2006; 126: 677-689.*）

在传统的细胞培养中，细胞生长在坚硬的二维组织培养塑料器皿上，相当于细胞在临床情况下被牢牢拉伸。然后它

们移动、迁移和增殖，直到汇合为止。当同样的细胞被置于软的三维凝胶环境中时，其模量促使细胞聚集成球状（图 15.5）。当细胞拉动柔软的基质时，它们将基质拉成一个球，停止分裂，凋亡。如果是干细胞，坚硬的环境可促进细胞系特异性分化[42-44]。Engler 等[44,45]发现，当细胞在不同硬度的基质上体外培养时，MSC 可以朝向特定细胞系分化（见图 15.4）。细胞形态、基因表达、迁移和增殖也受其微环境机械性能的调节[43,46-48]。

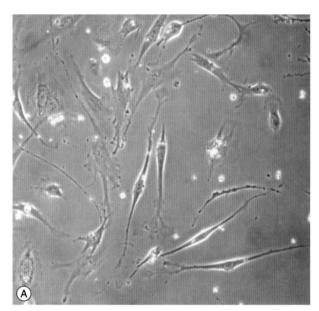

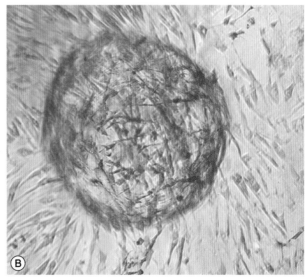

图 15.5　(A) 在二维组织培养皿上生长的前脂肪细胞。(B) 在三维凝胶培养基中生长的相同细胞形成球状体。（*Reproduced from Stillaert FB, Abberton KM, Keramidaris E, et al. Intrinsics and dynamics of fat grafts: an in vitro study. Plast Reconstr Surg. 2010; 126: 1155-1162.*）

细胞对环境硬度和维度的反应为组织工程师提供了可用于指导细胞功能的辅助工具。例如，软骨细胞在二维单层培养中会改变形态并丧失其成软骨能力，但可以在三维

培养中保持这些特征[49]。细胞对机械刺激的反应被用于组织工程策略中，例如牵引成骨。张力期可促进细胞增殖和迁移，而松弛期则可促使细胞聚集在一起并最终分化为骨骼。引导组织再生通过使细胞具有坚硬的表面来刺激细胞分裂和迁移，从而起到类似的作用。

随着对底物力学和结构对分化的影响的理解，干细胞的力学生物学越来越备受关注[45]。细胞可以在生物材料支架（如多孔支架、水凝胶或微球）上进行三维培养，培养条件是为所需的细胞附着、迁移、增殖和分化而设计的[50,51]。这些知识可以影响具有定制特性的新型生物材料的开发，并将这些材料的定向制造为三维支架，以最大程度地促进愈合过程。

组织工程中的生物材料

除细胞外，实体组织的另一主要组成分是细胞外基质，它可为细胞提供结构和生化信号。但是，当细胞在体外扩增时，它们主要以单层生长，而不是认知中的三维组织的复杂模式。因此，通常将细胞接种到三维支架上，生物材料支架可以被认为是人造 ECM。本部分讨论了用于组织工程的生物材料的主要分类，以及被用于创造得到所需细胞的材料的方法。

如框 15.1 所述，适用于组织工程应用的生物材料标准很多。各种各样合成的和天然的生物材料满足了这些需求，尽管它们通常并不能理想地满足所有标准[52]。早期的组织工程倾向于使用已经用于其他临床应用的材料（如可降解缝合线的聚合物）或天然材料（如珊瑚、海藻酸钠和胶原蛋白）。近年来，随着研究人员致力于开发多功能仿生生物材料以适应组织工程的特殊需求，已经提出了许多替代方案，与其他生物材料的应用有很大的不同。新材料在临床接受前需要在体外和体内进行广泛的测试，从实验室到临床的转换成本非常高，转换率相对较低[53]。尽管如此，许多研究仍在继续，一系列此类材料仍在测试中。

框 15.1　适合组织工程应用的生物材料标准

- 生物相容性，即在特定应用中引起适当的宿主反应。适合目标组织和植入部位的机械性能
- 生物降解性超过预期的时间范围，具有合适的机械性能和无害的降解产物
- 不含有害杂质
- 体内的宿主反应不能阻止所需的组织发育，即炎症和异物反应不过度
- 能够被制作成所需的结构
- 成本效益
- 能够在不改变其化学或物理性质的情况下进行消毒
- 足够的稳定性和保质期
- 促进细胞反应的能力，如增殖、分化、基因表达

用于组织工程的生物材料可以在人体内天然存在，也可以是其他天然或合成来源。它们可以是陶瓷、聚合物、水凝胶或这些材料的复合物。脱细胞组织也被用作支持组织

生长的生物材料。用于组织工程应用的生物材料的物理形式也呈现多样化以适应应用-固体材料、多孔支架、微球、水凝胶、可原位交联的可注射材料或可制造的其他形态。虽然生产影响细胞在体外命运的复杂的仿生材料是可行的，但同时也希望监管部门批准新材料并将其转化为临床应用的流程可以简化[54]。生物材料的选择将取决于靶组织的具体要求。

可生物降解的材料

组织工程应用中使用的大多数生物材料都是可生物降解的，因此，随着时间的推移，这些材料将以指定的速率消失，并被新组织所取代。降解速率变化很大，因此机械完整性可保留数天或数周，或长达 1 年以上。降解和完整性丧失的速率将取决于生物材料的类型、植入部位、生物材料结构的特性（如表面积与体积比、尺寸和表面化学）。图 15.6 显示了可生物降解聚合物机械强度损失。

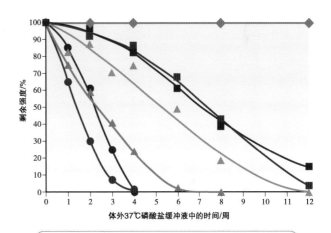

图 15.6　体外降解过程中生物可降解聚合物拉伸强度的变化。（*Reproduced from Suzuki M，Ikada Y. Biodegradable polymers in medicine. In：Reis RL，Román JS（eds）. Biodegradable Systems in Tissue Engineering and Regenerative Medicine. Boca Raton：CRC Press，2005.*）

图中图例：

- 聚乙交酯
- 单糖（糖内酯-ε-己内酯共聚物）
- BIOSYN（乙交酯对二氧杂酮-三亚甲基碳酸酯共聚物）
- MAXON（乙交酯-碳酸三甲酯共聚物）
- P(LA/CL)（L-丙交酯-ε-己内酯共聚物）75/25
- PDS（聚对二噁烷酮）
- PLLA（聚-L-内酯）

纵坐标：剩余强度/%；横坐标：体外37℃磷酸盐缓冲液中的时间/周

随着这些材料的降解，生物材料设计的主要挑战之一是防止突然失去物理完整性。此外，快速降解可能导致生物材料降解产物浓度过高，从而导致不良组织反应。众所周知，聚乳酸和聚乙醇可以自催化降解，降低厚壁结构内 pH，出现"酸爆"，导致局部 pH 降低和组织坏死。因此，在利用生物材料设计组织工程构建物的组成和结构时，考虑降解速率和机制非常重要。

天然生物材料

天然生物材料的优点是化学性质与人体内的分子相似

或相同,在体内容易降解,在分子水平上能够与细胞相互作用。然而,它们很难获得和纯化,在不同批次之间特性有异,难以灭菌,储存期间其性质发生改变,并且可引起显著的免疫原性反应。研究用于组织工程的天然衍生生物材料包括蛋白质(如胶原蛋白、明胶、丝)、多糖(如壳聚糖、透明质酸)、多核苷酸和 ECM 成分提取物。可对这些材料进行改造以调整其性能,例如通过化学交联来减缓降解并增加机械强度。

脱细胞细胞外基质(decellularized extracellular matrix,dECM)是一种愈发受到关注的天然生物材料。去细胞期间,从同种异体移植物或异种移植物中去除细胞,以降低免疫原性,ECM 的许多复杂组成和结构可能被保留[56]。合成材料的一个局限性是它们不可能包含 ECM 中所含的大量生物分子,而 dECM 有可能包含即使是尚未确认的一些重要因素。dECM 的一个有趣的应用是干细胞的扩增。最近,将骨髓间充质干细胞在 dECM 上培养,显示出更高的增殖率和干细胞表型的维持,这清楚地说明了细胞培养中环境控制的重要性[57]。

高分子生物材料

疏水性聚合物

许多合成聚合物用于医学,其中一些在体内可生物降解(或可生物吸收)。图 15.7 显示了可用于组织工程的可

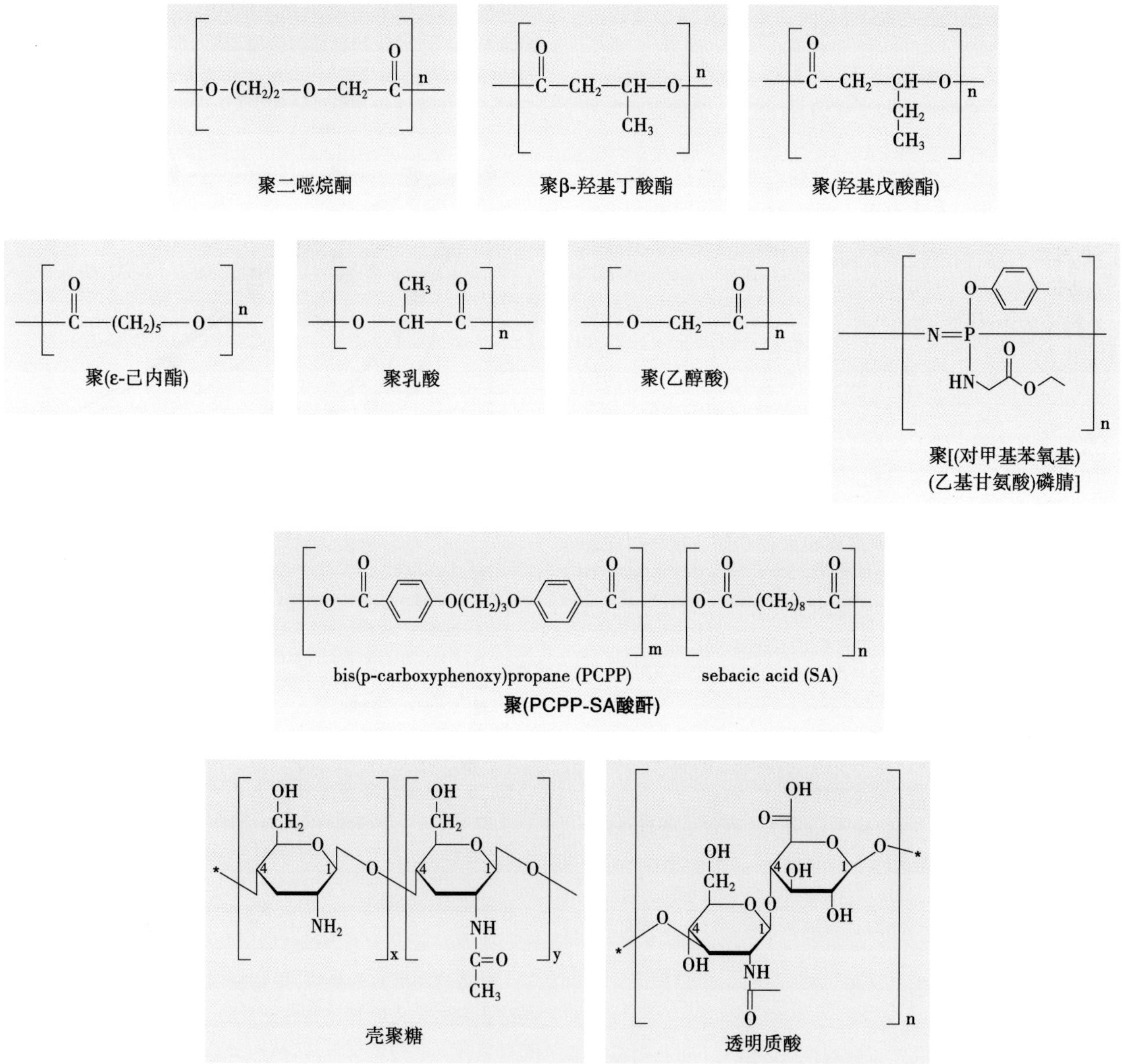

图 15.7　在组织工程中筛选的具有潜力的生物降解聚合物的化学结构。(*Reproduced from Kohn J, Abramson S, Langer R. Bioresorbable and bioerodible materials. In: Ratner BD, Hoffman AS, Schoen FJ, et al. (eds). Biomaterials Science. Amsterdam: Elsevier, 2004; 115-217. Chitosan reproduced from Guibal E, Vincent T, Blondet FP. Biopolymers as supports for heterogeneous catalysis: focus on chitosan, a promising aminopolysaccharide. In: SenGupta AK (ed). Ion Exchange and Solvent Extraction: A Series of Advances. Boca Raton: Taylor & Francis; 151-292. Hyaluronic acid reproduced from Yannas IV. Natural materials. In: Ratner BD, et al (eds). Biomaterials Science-An Introduction to Materials in Medicine. Amsterdam: Elsevier; 2004.*)

生物降解聚合物的化学结构示例。其中，聚乙醇酸［poly（glycolic acid），PGA］、聚乳酸［poly（lactic acid），PLA］和聚己内酯［poly（ε-caprolactone），PCL］及其共聚物如聚乙丙交酯［poly（lactide-co-glycolide），PLGA］已被广泛应用于组织工程方法中[58]。通过改变聚合物的性质（分子量、组成成分、分子结构、结晶度、疏水性），可以在很宽的范围内调节这些聚合物的机械强度和降解速率[59]。然而，与 ECM 不同，许多可生物降解的合成材料疏水性很强。体内出现此类表面会导致混合定向和变性状态的蛋白质发生非特异性吸收，从而可能导致与该物质发生异物反应（foreign-body reaction，FBR）[60]。

水凝胶

水凝胶是一种水膨胀的交联网状聚合物，可吸收高达其干重数千倍的水，这使得水凝胶更像大多数天然组织一样允许大量水分进出细胞[61]。水凝胶通过物理作用（氢键、离子相互作用、分子缠结、疏水相互作用）或化学相互作用（共价键）形成，这会影响其稳定性和降解速率。在有限的范围内调整水凝胶的机械强度，其降解可比其他生物材料快。水凝胶可以是天然来源的（例如胶原蛋白、明胶、透明质酸、藻酸盐），也可以是合成的{例如基于聚乙二醇［poly（ethylene glycol），PEG］的聚合物}。

陶瓷生物材料

陶瓷生物材料主要用于硬组织的组织工程。磷酸钙（如羟基磷灰石）和生物活性玻璃已发展成为骨组织工程的生物陶瓷。生物陶瓷易碎，但抗压强度高，能与骨牢固结合，并能诱导成骨。

用于组织工程的高级生物材料

在组织工程的早期，人们经常使用商品材料。然而，如前所述，这些材料通常不适合。如今人们正处在一个令人兴奋的生物材料科学时代，在这个时代，人们正在利用不断增长的有关细胞如何与环境相互作用的知识来设计材料以使其与生物学相互作用，从而改善治疗效果[62]。下文概述了其中一些策略及其在组织工程领域的应用。

定制运载系统

如前所述，可溶性生物活性分子在天然组织形态发生中起关键作用，控制其在空间和时间上向生长中的组织的输送可能会显著增强组织工程成果。可以将分子（例如生长因子、抗炎肽和药物）加入生物材料输送载体中，以便在组织发育过程中的特定时间点得以释放[63-65]。释放系统可以设计为通过连续性或脉冲性，通过编程或局部环境的某些变化触发，在不同时间范围内输送多个分子[66,67]。输送系统可由微米或纳米颗粒或胶囊形式的可生物降解聚合物制成，或整合到其他生物材料结构中，如支架或水凝胶的壁内或表面[47]。生物活性分子的有效载荷在整个装载和释放过程中保持其构象和生物活性对于设计有效的递送系统至关重要。另一个挑战是体内释放率的预测，这通常与体外释放率有显著差异。

由于生长因子在体内的半衰期较短，因体积大小导致

扩散速度较慢，作用于全身可能发生不良反应，因此其运载的控制十分重要。在小鼠的组织工程小室模型中，体内应用明胶微球来运载成纤维细胞生长因子-2（fibroblast growth factor-2，FGF-2）的实验，证明了生长因子在脂肪组织工程的应用有的潜力[68]。该模型的小室中含有自体的脂肪瓣及运载了 FGF-2 的明胶微球，研究表明该模型中的组织生长情况明显优于无 FGF-2 的对照组和空白微球组（图 15.8）。

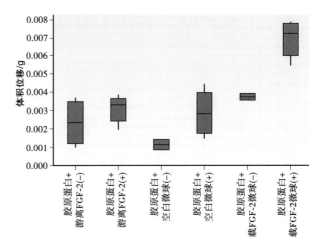

图 15.8　生长因子的控制释放对体内组织发育的影响。悬浮于胶原蛋白中的交联明胶微球，以管状小鼠组织工程腔室形式封于小鼠腹股沟处腹壁浅表血管内，用于释放成纤维细胞生长因子-2（fibroblast growth factor-2，FGF-2），伴（+）或不伴（−）自体脂肪移植。（*From Vashi AV, Abberton KM, Thomas GP, et al. Adipose tissue engineering based on the controlled release of fibroblast growth factor-2（FGF-2）in a collagen matrix. Tissue Eng. 2006;12:3035-3043.*）

类似的方法也可用于细胞的运载，使用可降解的微粒在体外承载细胞，细胞在其内或其表面可进行附着、迁移和增生等细胞行为，然后再植入靶点进行组织生长。该方法显著增加了细胞附着表面的面积，并且使用可生物降解的材料避免了在运输过程中使用其他方式将细胞从培养基表面上分离的过程[69]。事实证明，将脂肪干细胞整合入壳聚糖微球的方法是可行的，并且在体外培养后仍能保持干细胞的多功能分化特性[70]。

智能聚合物

环境条件的变化可导致许多材料的分子构象发生变化。利用这些由环境引起的变化，从而产生所谓的智能聚合物（图 15.9）。这些类型的变化可用于封装和释放细胞或药物的有效载荷，在体内注射后形成凝胶，或用于细胞片工程[60,71,72]。智能聚合物的经典例子是热敏性聚合物 N-异丙基丙烯酰胺（N-isopropylacrylamide，NIPAM），通常用于组织工程应用中。该材料可用于生长融合细胞片，然后将整个片与细胞沉积的 ECM 分离开[73]。

防污材料

与生物材料有关的另一个关键挑战在于，几乎所有临

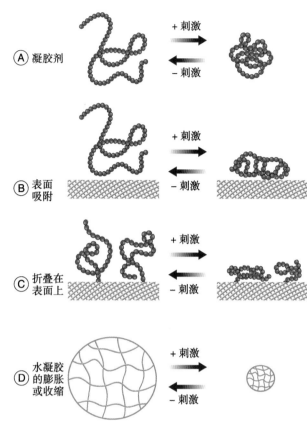

较成功的策略之一是使用化学表面改性来创建所谓的防污表面。FBR 的初始阶段是从体液中吸附生物分子的复合层,该复合层可能会变性并导致免疫反应。防污材料(或隐形材料)可抵抗这些蛋白质的吸附。通常这些表面修饰使材料具有亲水性和电中性,其作用机制是表面保持其附着水,而不是通过吸附生物大分子来将其取代。为了在生物材料上附有防污外层,已经采用了多种策略(例如,通过聚电解质的逐层组装且最外层为非黏附性[77]或 PEG[15,78]的附着)。但是,许多在体外结果优异的方法在体内创面愈合的急性炎症阶段,会受到酶的攻击,导致生物材料表面的变化,因此它们的体内结果并不理想。创造具有改善的体内性能的新一代防污材料是研究热点领域,包括两性离子聚合物,混合带电聚合物和聚噁唑啉等[79]。

生物功能化材料

细胞通常附着在植入体内的生物材料上,这种附着由一层含有细胞结合位点的吸附蛋白介导。上述防污技术生产的材料表面不能吸附蛋白质,因此细胞也不能附着。组织工程师称之为"白板"。防污材料表面可被生物活性分子修饰,大多是共价键修饰。这些生物功能化材料能够特异性地与细胞表面的受体相互作用,并以生物特异性驱动细胞行为。最常见的生物功能化方法是生成包含可连接特异性整合素受体的物质。因此,只有表达合适整合素的细胞才能黏附在材料上。细胞与这种表面的相互作用取决于表面是否具有适当的定位和构象的结合位点以使细胞能够附着,以及结合位点的密度。反之会影响细胞形态和迁移率(图 15.10)。这些配体大部分是在天然细胞外基质中发现的附着位点(例如纤维连接蛋白中发现的三肽)[80],但研究人员也进行了分析,以发现他们选择的细胞类型中的独特受体。例如,根据噬菌体展示文库进行筛选,以识别对内皮祖细胞生长而不是其他常见细胞类型特异的配体。这些配体被生物材料功能化,使所需的目标细胞聚集在一个界面上[81]。

除了黏附配体之外,其他生物活性分子也被纳入到合成材料中,用以调节生物相互作用。例如,ECM 作用是隔离局部生长因子,类似带有限制生长因子的合成 ECM 也已经

图 15.9　"智能聚合物"对环境刺激的潜在可逆反应。(A)凝胶剂。(B)表面吸附。(C)折叠在表面上。(D)水凝胶的膨胀或收缩。(*From Hoffman AS. Applications of "smart polymers" as biomaterials. In: Ratner BD, Hoffman AS, Schoen FJ, et al(eds). Biomaterials Science. Amsterdam: Elsevier, 2004; 107-115.*)

床中体内使用的合成生物材料均会发生的异物反应(foreign body response,FBR),它们可能是聚合物、陶瓷或水凝胶。利用生物材料的物理特性,可减少体内 FBR 的发生,例如通过创建减少纤维化的空间特征(例如,具有约 30 μm[74]的孔的多孔聚合物或小直径纤维[75])。表面化学性质也可用于减少生物材料的 FBR 的发生,例如通过附着定向的生物分子[76]。

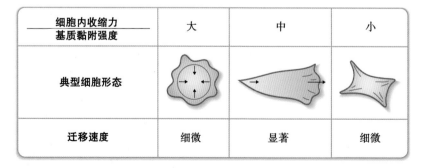

细胞内收缩力 / 基质黏附强度	大	中	小
典型细胞形态			
迁移速度	细微	显著	细微

图 15.10　细胞-基质相互作用对细胞迁移速度的影响。(*Reproduced from Palsson BO, Bhatia SN. Tissue Engineering. Upper Saddle River, NJ: Pearson Education; 2004.*)

产生。此外,生物功能化已被用于量身定制生物材料降解。上述生物降解材料会发生某种形式的降解反应,例如某种化学键的水解。这确实会导致材料的降解,而与细胞/组织的浸润无关。细胞通过分泌基质金属蛋白质穿过天然基质,在局部降解基质。人们已发现高级水凝胶可以与多肽位点交联,从而引起金属蛋白酶降解,因此生物材料的降解速度可以适应组织的生长速度。

组织工程构建

上述生物材料通常制成组织支架,以支持再生。通常,这包括将细胞嵌入水凝胶中或与微孔结构相结合,以实现细胞渗透和代谢物扩散。用于组织工程的生物材料结构的设计是复杂的,并且根据组织靶点的不同而有很大的差异。即使对于特殊的组织类型,也可以考虑各种设计标准(框15.2),而理想设计的定义尚未确定。组织工程的生物材料结构可以通过各种技术制成多孔支架、水凝胶、网格或微球等结构,包括聚合物相分离、颗粒或泡沫模板、冷冻凝胶、静电纺丝和三维打印(将在"新兴技术"部分详细阐述)等快速成型方法[51,82-86]。组织工程支架制造技术已经得到广泛的评论[53,87-90]。商业上可用于细胞培养的生物降解支架的范围有限,但仍在不断扩大,并且具有非常特殊的临床应用,本章末尾的案例研究部分将对此进行讨论。

各种内部结构的支架可以根据不同的机械性能和降解性能制作(图15.11)。孔隙必须相互连接并且有足够的大小,以便进行分子运输,细胞迁移和血管形成。所需的大小

框 15.2　组织工程支架主要设计标准

生物材料的选择,包括:
　　化学成分
　　分子量
　　多分散性
　　结晶度
　　杂质的存在(如催化剂残留物)
内部三维多孔结构:
　　孔径
　　孔隙形状
　　孔隙连通性
　　孔隙体积分数
　　壁厚
表面化学
表面拓扑结构
降解曲线及产物
机械性能(降解初期和降解过程):
　　弹性
　　强度
　　韧度
对细胞过程的影响
体内效应(如免疫反应、异物反应)
可重复且经济的制造
消毒时无不可接受的特性变化

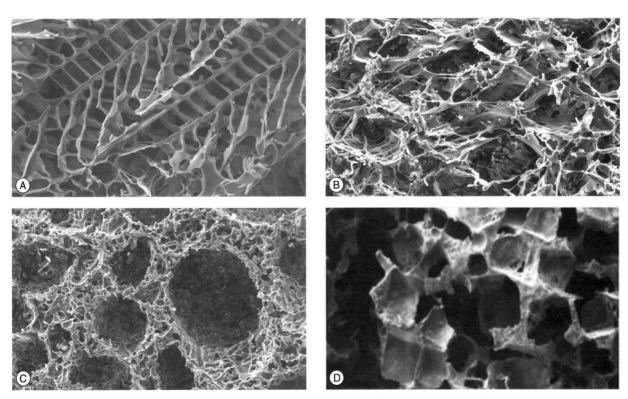

图 15.11　(A~C)热诱导相分离产生的支架形态。(D)颗粒沥滤技术

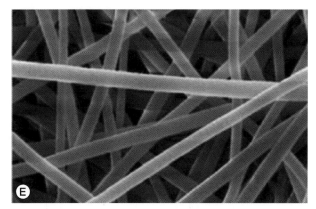
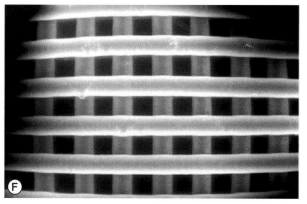

图 15.11(续) (E)静电纺丝法。(F)快速成型技术。(*A-C, Reproduced from Cao Y, Croll T, Cooper-White JJ, et al. Production and surface modification of polylactide-based polymeric scaffolds for soft tissue engineering. In: Hollander AP, Hatton PV(eds). Biopolymer Methods in Tissue Engineering. Totowa, NJ: Humana Press; 2004: 87-112. (D-E) Reproduced from Kretlow JD, Mikos AG. From material to tissue: biomaterial development, scaffold fabrication, and tissue engineering. AIChE J. 2008; 54: 3048-3067. (F) Reproduced from Shor L, Guceri S, Chang R, et al. Precision extruding deposition(PED) fabrication of polycaprolactone(PCL) scaffolds for bone tissue engineering. Biofabrication. 2009; 1: 1-10. *)

可能要大于细胞或毛细血管所需的最小尺寸。Cao 等发现，在 PLGA 支架中组织存活需要至少 300μm 的孔隙，支架内部发生了显著的异物反应[91]。

理想情况下，组织工程结构的机械强度与目标组织的机械强度相匹配，以支持所需的细胞行为，正如上文所讨论的，确保支架结构不会在体内施加的力量下塌陷，也不会对周围组织造成应力屏蔽，从而导致骨吸收等变化。在组织发育过程中，该结构应保持其强度，直到新形成的组织能够承受相应作用的机械力[92]。通过调整支架材料、制备过程、孔隙率（孔径、体积和结构）、晶粒尺寸（陶瓷）和复合材料（如聚合物基体中的羟基磷灰石纳米颗粒），以及纳米颗粒表面图案，可以改变支架力学[93,94]。孔隙率对陶瓷的影响如图 15.12 所示。陶瓷容易发生脆性失效，具有有效血管化所需孔隙率的纯陶瓷支架没有足够的强度和韧性来承载骨组织工程，这限制了它们的临床应用[95]。

制造过程可以通过适当的温和过程将活细胞和/或生物活性分子与生物材料结合起来，无支架的构建方法也在开发中，例如利用磁场来排列细胞[96]。

组织工程中的血管化

近年来组织工程的显著进展突出了血管化的重要性，人们已经清楚地认识到，工程结构的生存、生长和功能高度依赖于充足和及时的血液供应。尽管某些细胞和组织对氧气的需求各不相同，但一般而言，细胞在毛细血管 150μm 以外不能存活[6,97]。如前所述，尽管组织制造的最初尝试主要集中在氧气需求低的组织（如软骨和肌腱）或非常薄的组织（如皮肤）能够通过扩散生存，但现在人们普遍认为，如果不首先解决血管化问题，就不可能构想出更厚和更"需氧"的替代物。目前，血管化是将基于实验室的组织工程产品转化为人类实践的主要障碍之一。

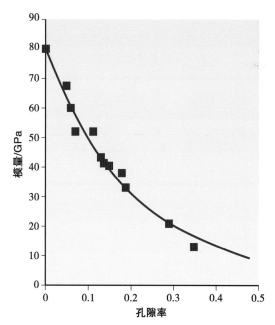

图 15.12 陶瓷支架的力学性能随孔隙率的变化而变化。(*From Boccaccini AR. Ceramics. In: Hench JRJ(ed.) Biomaterials, Artificial Organs and Tissue Engineering. Cambridge: Woodhead; 2005.*)

血管生成、血管形成及吻合

了解人体血管生成、增殖和吻合到移植组织的过程，对体外成功构建毛细血管网至关重要，体外构建的毛细血管网能与宿主体内毛细血管吻合，达到支持组织工程结构的生长、增殖和功能的作用。血管生成是指从胚胎干细胞发育出新的血管[98]。在胚期中，FGF-2 刺激中胚层细胞形成成血管细胞，成血管细胞是血管和血细胞形成的前体。位于血管外围的成血管细胞聚集成血岛后，首先分化为成血管细胞，然后分化为内皮细胞，内皮细胞开始融合形成初级血管丛[99]。虽然人们最初认为血管生成是胚胎期独有的，但人们现在知道，它也发生在成人骨髓来源的内皮细胞中[100]。血管形成描述了从已经存在的血管中的发芽过程。简而言之，在这个过程中，内皮细胞响应血管生成信号，增加血管通透性，允许血浆蛋白外渗形成瞬时基质。然后顶端细胞从血管迁移到之前沉积的基质中，并引导芽生，茎部细胞形成管腔。一旦邻近的芽苞融合，新血管开始被灌注，并通过周细胞的募集和基膜的重建进一步稳定[101]。吻合描述了毛细血管从移植组织吻合所供应创面床的过程。吻合发生的确切机制以及它是否依赖于移植组织的特性尚不完全清楚[102,103]。然而，可以明确的是，因为吻合需要几天的时间，所以其是影响组织工程构建物及时灌注的限制因素之一[104-107]。这段时间太长，以至于除了非常薄的组织外，任何东西都无法在移植缺氧中存活。尽管如此，一些研究已经通过使用成纤维细胞或 FGF-2 实现了更快的连接，为如何加速进程提供了有趣的见解，并最终使其在临床上变得可行[108,109]。

组织工程中血管化的要素与策略

如前所述，任何三维组织或器官的工程都高度依赖于充足的血液供应。这可以通过外在或内在的方法来实现。外在方法是指直接植入一个种子支架，该支架逐渐被宿主的血管系统侵入，同时仅依靠扩散来生存。另外，通过预血管化过程，可在体外制作毛细血管床，然后植入活体中，通过吻合而非毛细血管侵入来灌注毛细血管（图 15.13）。内在方法中，生物体被用作生物反应器，以便毛细血管在细胞分化和组织生长之前或同时发生[110]。但在深入了解每一种方法的细节之前，人们必须首先熟悉这两种方法共有的不同基本要素，这类似于组织工程本身，即细胞、支架和生长因子。

组成成分

细胞

人们已经对多种不同的细胞进行了试验，取得了不同程度的成功。一般而言，试图建立一个毛细血管网络的实验大多使用两种细胞系，即内皮细胞和支持细胞（表 15.2）。其逻辑是试图在一定程度上模拟血管发生和血管形成的过程，正如管腔由内皮细胞形成，而新生血管的稳定和成熟部分是血管周围支持细胞的结构和旁分泌作用的结果。

从表 15.2 可以看出，有众多可能的组合。无论选择何种混合物，大多数最新的研究指出，与单独培养内皮细胞相比，通过两种细胞共培养甚至 3 种细胞共培养能获得更好的结果[104,108,111,112]。此外，有趣的是，脂肪来源的干细胞已被用作支持性细胞和内皮细胞[113-115]，一项研究明确指出，在移植时仅 ASC 足以形成血管腔。同样值得注意的是成纤维细胞的作用。如前所述，使用这些细胞高浓度的实验已证明早在植入后 1 天即可使吻合速度加快[108]。在预血管形成中已经成功探索的另一个细胞成分是吸脂中的基质血管分数（stromal vascular fraction, SVF）。十多年前就有报道称内皮细胞祖细胞存在于在 SVF 细胞群体中，具有显著的促血管生成潜能[116,117]。最近，相关研究报道了仅使用 SVF 就

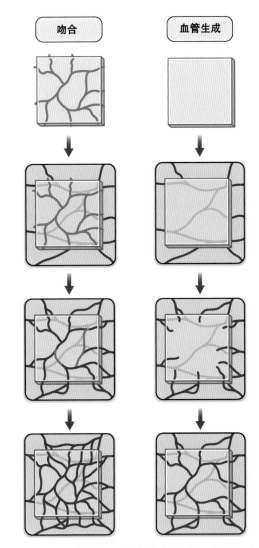

图 15.13 移植组织通过吻合和毛细血管浸润（血管生成）形成的血管示意图。当在植入前预构形成血管网时，支架的血管和构建体外围的毛细血管床之间的吻合为整个构建体提供了血液供应；相反，如果支架在没有预先形成的血管网的情况下植入，则只有在宿主毛细血管完全侵入构建体后才能提供足够的血液供应

表 15.2 最常用于建立毛细血管网络的细胞

内皮细胞	支持性细胞
人脐静脉胚胎干细胞	平滑肌细胞
人皮肤微血管人胚胎干细胞	周皮细胞
人内皮克隆形成细胞	成纤维细胞
人 iPS 来源的内皮前体细胞	骨髓间充质干细胞
脂肪来源干细胞	脂肪来源干细胞
血源性内皮祖细胞	人胚胎干细胞——间充质细胞
脂肪来源内皮祖细胞	人 iPS 间充质祖细胞
牛肺动脉动脉胚胎干细胞	10 T1/2 胎鼠间充质干细胞
大鼠主动脉肺动脉胚胎干细胞	

iPS，诱导性多功能干。

可以成功地促进功能性毛细血管床的生长[103,118]。目前人们认为，SVF 成分包括间充质干细胞、内皮细胞、内皮祖细胞、血管平滑肌细胞、周细胞和血管生成生长因子，这使吸脂来源的"鸡尾酒"混合物成为建立毛细血管网络所必需、合理且具吸引力的细胞元素[119,120]。

支架

组织工程支架材料的特性已在前文描述。对于血管化，多个模型已经被测试过，它们均有自身的优缺点。天然支架包括胶原蛋白、纤维蛋白、淀粉、人工基底膜®、脱细胞基质和丝原纤维。另一方面，合成材料主要包括聚乙二醇、聚乳酸-羟基乙酸共聚物和聚氨酯[121]。此外，临床批准的真皮替代物，如 Integra® 和 Matriderm®，也已用于预血管形成，方法是将内皮集落形成细胞（endothelial colony forming cell，ECFC）与人真皮成纤维细胞（human dermal fibroblast，hDF）或骨髓间充质干细胞（bone marrow-derived mesenchymal stem cell，BMSC）共同接种于真皮替代物上[122]。无论使用何种支架，重要的是要考虑细胞-细胞和细胞-基质的紧密的相互作用，以及最终引导和稳定新形成的血管的力学特征[123]。同样，由于血管生成和血管形成受到足够的 ECM 的深刻影响，同样重要的是，支架降解和细胞新 ECM 沉积之间的周转速度既不会因为太慢而阻碍血管网络的生长，也不会因为太快而使血管网络构建不稳定[121]。

生长因子

本章不包含血管生成过程的生长因子和信号传导途径的完整而详尽的解释，而是概述了参与新血管形成和生成的主要生长因子。

血管内皮生长因子 A（VEGF-A）主要通过与内皮细胞、造血干细胞和炎性细胞中表达的 VEGF 受体 1（VEGFR-1）及主要在内皮细胞中表达 VEGFR-2 的结合，是健康与疾患中参与血管生成的最重要的生长因子[124]。此外，神经纤毛蛋白（neuropilin，NRP）1 和 2 是 VEGF-A 共受体，可以起促进 VEGFR-2 活性或独立作用[101]。有趣的是，VEGF-A 对发育中的血管系统的作用取决于其亚型及其传递方式。因此，尽管可溶性亚型促进血管扩张，但基质结合的亚型却刺激分支[101]。同样，肿瘤、髓样细胞或其他基质细胞通过旁分泌释放的 VEGF-A 增加血管分支，使肿瘤血管异常阻碍其发展[125]，而内皮细胞通过自分泌释放的 VEGF-A 维持血管稳态[126]。尽管它在生物体内很重要，但也有人认为，VEGF-A 通过其血管生成作用和对间充质干细胞的化学趋化能力，在临床相关的组织再生移植物替代品的设计中起着至关重要的作用[127]。

成纤维细胞生长因子（FGF）家族由 18 个成员组成，可调节许多生物学和发育过程[128]。FGF-2（又称碱性成纤维细胞生长因子，basic fibroblast growth factor，bFGF）是一种主要参与血管生成的因子，由多种分化的细胞（如角质形成细胞、肥大细胞、成纤维细胞、内皮细胞和平滑肌细胞）[129]，以及来自骨髓、脂肪和真皮组织的成年间充质干细胞生成[130]。FGF-2 已显示出许多与新生血管形成有关的重要作用，如刺激体内内皮细胞的迁移和增殖，促进平滑肌细胞和成纤维细胞的有丝分裂，从而诱导具有血管外膜的大侧支血管的发展[131,132]。FGF-2 已被成功用于支架的预血管化研究，一项研究表明，添加 FGF-2 后，支架在体内的吻合速度更快[109]。

内皮细胞释放的血小板衍生生长因子（platelet-derived growth factor，PDGF），特别是 PDGF-B，也主要通过吸引周细胞参与血管生成过程，周细胞随后为新形成的血管提供稳定性和结构支持[133,134]。

其他被鉴定的促血管生成因子包括胎盘衍生生长因子（placenta-derived growth factor，PLGF）、肝细胞生长因子（hepatocyte growth factor，HGF）和胰岛素生长因子 1（insulin growth factor，IGF）。虽然这些因子可能在发育和成年血管生成中扮演重要角色，但出于预血管化目的，由于这些因子及其功能的不稳定性，它们的作用很可能被前面列出的一些其他因子所取代。

策略

组织工程学的体外血管化模型

体外血管化模型依赖于即刻植入后血管化从周围直至其核心的扩散，这一过程可能需要数天或数周才能完全建立。体外血管化模型从发现伊始即成为三维组织工程的传统原型；然而，随着人们对充足、及时血液供应重要性的认识，它现已略显过时。如今，人们普遍认为，依靠通过植入床上毛细血管随机侵入三维预制结构使植入物存活不是一个可行的概念，尤其是对临床有用的足够大的组织而言。但是，它在薄的或无血管的组织工程中仍可能起作用，例如皮肤、软骨。许多动物模型均是利用的体外原理（框 15.3）。

框 15.3　组织工程体外血管化的动物模型

皮下植入术
聚二甲基硅氧烷孔皮下植入术[107]
背部皮肤视窗模型[335]
脑颅窗技术[335]

有趣的是，研究表明，与大脑相比，皮下模型中的血管生成需要大量的细胞和生长因子，这一事实凸显了将支架植入血管良好的环境中以优化灌注的重要性[112]。为加速这一过程，人们已尝试过多种修饰方法以促进植入后的快速血管形成，包括血管生成生长因子[127,135]、内皮细胞和 MSC 共同培养其血管生成和旁分泌作用[136,137]、合成方式或具有人工血管通道的胶原蛋白基质[138-141]、包含可控释放的生长因子的生物活性支架[142-145]、保留骨架化血管树的去细胞化全器官组织，该血管树可在体外与内皮细胞一起种植或在体内自发内皮化[146]。此外，在体内接种之前，可对细胞进行缺血预处理，使其更好地耐受新环境[5,147,148]。或者，当前的研究重点是预血管化，即在植入前先使用上述元素的组合在体外建立毛细血管床。植入后，构造物周围的毛细血管必须与宿主的血管系统相吻合，以将氧气和营养物输送到整体中（见图 15.13）。这种方法虽然有些慢，但似乎比等待宿主的毛细血管从周围组织侵入至整个组织更快、更可靠，尽管它仍不能解决大多数组织不能耐受的短暂性

缺血问题。即使有研究表明，可以在 1~4 天实现更快的血管吻合[108,109,149]，但仍需要进一步研究，以建立可作为大规模三维组织工程的可行策略外源性血管化模型。最后，尽管在预血管化的领域取得的令人瞩目的进步使人们相信，可以在合理范围内创建厚的、与临床相关的器官或组织，但仍有一个重要的障碍需要克服，即与临床情况相比，绝大多数的实验都在相对受控条件下的健康动物中进行。在临床中，患者是这些预血管化支架最终期望成活的受体，这些患者通常伴有创伤或瘢痕组织、合并症、吸烟及其他不利的条件。

体内血管化模型与体内生物反应器

预制皮瓣让组织工程师认识到血液供应的重要性，以及如何将这种血管化方法纳入体内生长的组织工程产品中[153]；预制皮瓣是将血管蒂植入到活组织中以血管化专用区域，例如皮肤[150,151]或预构皮瓣，预构皮瓣指在血管蒂周围有多种被移植组织，以便随后可以将其作为复合体进行移植[152]。此过程包括建立与组织工程产品同步生长并逐步滋养其的内在血管。当血管蒂或血管环穿入组织平面时，手术创伤、炎症和缺氧会刺激促血管生成生长因子的释放并促进血管新生，与已存在的脉管系统相连（图 15.14）。人们利用这一概念已在大鼠模型中进行组织工程设计，在该模型中，将血管环引导到无法塌陷的受保护空间中，例如腔室（图 15.15~图 15.18）[154]。由于腔室内持续缺血刺激血管环萌出新的毛细血管，且室内剪切力进一步促进血管生成。"创面"无法收缩或关闭，从而延长了缺血刺激，改变机械力和流体力会影响腔室内的细胞迁移和增殖。腔室的炎性环境吸引邻近和远处的细胞参与这难愈的修复过程，以试图关闭无效腔，无效腔逐渐被新的血管化的成纤维细胞为主的组织所取代（见图 15.18）。随着组织的生长，血管生成前沿向心性移动，与缺血消退区相对应[155]。当腔室内包含胶原蛋白基质时，会增强组织的生长，血管生成的组织将很容易接受皮肤移植，从而形成血管化的皮瓣。血管生成刺激可持续至少 20 周，高峰在 7 天和 10 天之间（图 15.19）[156]。Simcock 等[38]将人成血管细胞静脉注射到具有动静脉环腔室的大鼠中，观察到它们可以汇聚到该腔室

位置。通过将 SDF-1 直接输送到腔室中可以增强这种情况，这意味着血管生成在血管形成过程中发挥了作用（图 15.20）。Capla 等[157]曾对血管生成对皮肤移植和皮瓣愈合的贡献进行了大量的研究。如果在创建血管环时将成纤维细胞添加到腔室中，它们可以存活并增殖[158]。人们在小鼠身上开发了一个类似的组织工程模型，在腹股沟区使用"流穿"腹壁上动脉和静脉，周围是包括 Matrigel® 基质的密封的硅胶管，小鼠肉瘤提取物主要由层粘连蛋白和 FGF 组成[159]，Walton 等也对此进行了描述[160]（图 15.21 和图 15.22）。正如 Tigges 等在小鼠身上得出的研究结果一样，人们已经研究了血管生成入侵 Matrigel® 的机制[161]。这突出了骨髓来源的巨噬细胞和周细胞的重要作用。巨噬细胞钻入基质，形成最初由周细胞排列的通道。直到后来，内皮细胞才沿着中空管并排。最初形成血管样网时可以没有内皮细胞，但是不能没有巨噬细胞。这种血管化过程是 Matrigel® 特有的，不一定能反映包含其他基质的创面的血管化过程。血管化的内在系统可以支持种子细胞，其存活的组织学模式清楚地表明了新生血管在滋养细胞方面的密切作用。成纤维细胞[158]以及包括新生儿心肌细胞[162]（图 15.23）、胰岛细胞[163]、成肌细胞[5]在内的这些特化细胞可以在腔室内存活，但是存活的量化很困难，几乎可以肯定许多细胞都会凋亡。延迟将细胞植入预先血管化的腔室可提高大鼠和小鼠腔室中的细胞存活率[163]。当将 ASC 植入 Matrigel® 的小鼠腔室模型中，并通过性别不匹配或人与动物的染色进行追踪时，发现有新的脂肪组织形成，但干细胞仅有助于新血管的形成。新脂肪起源于宿主，这表明干细胞不会分化为脂肪，而是诱导内源性脂肪形成。众所周知，MSC 具有旁分泌作用，包括血管生成、细胞募集、归巢、抗炎和抗凋亡作用[164]。人们比较了在二维塑料皿上以细胞悬液形式培养的肝前体细胞与的细胞存活率[165]。在球体形态中，有更多的细胞植入并在腔室中存活，这表明细胞存活率不仅仅与单纯的血管化相关，与其他因素也有关，例如细胞间微环境。当将肌肉等实体组织块被植入腔室内时，它们无法生存，但通常坏死组织会诱导内源性脂肪替代[166]。

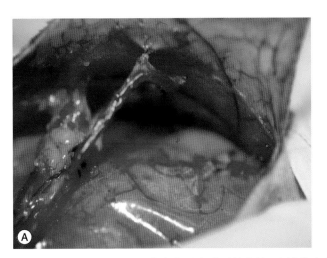
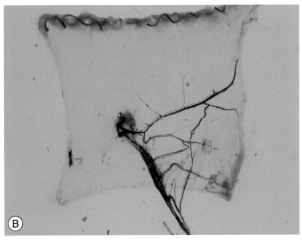

图 15.14　家兔大腿上的预制皮瓣。(A)将血管蒂植入兔大腿皮下层。(B)1 周时注射研究

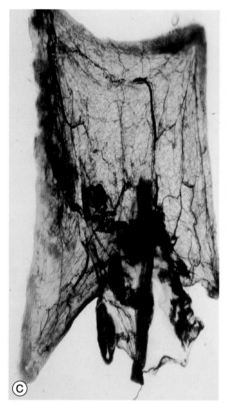

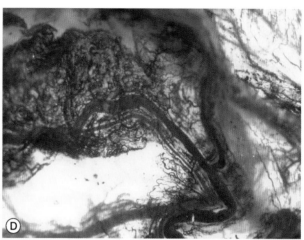

图 15.14(续)　(C)3 周时注射研究。(D)毛细血管芽特写(*Courtesy of M. Hickey, O'Brien Institute.*)

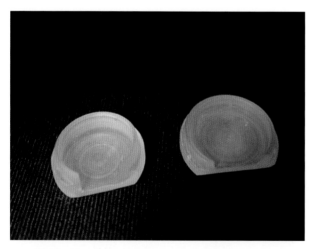

图 15.15　聚碳酸酯室(左),包括底板和盖子(右)

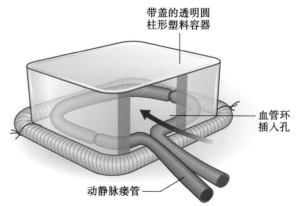

图 15.16　含动静脉环的腔室

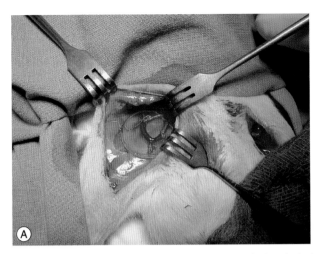 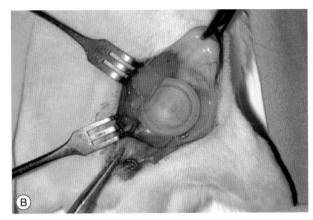

图 15.17　(A)腔室植入大鼠腹股沟处,(B)然后封闭腔室并埋入

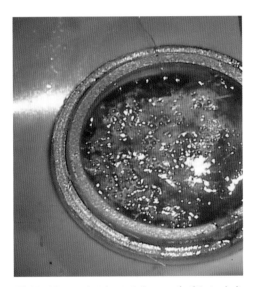

图 15.18　6 周后打开腔室可以看到组织生成

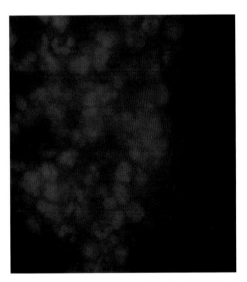

图 15.20　将 Dil 标记的人血管母细胞静脉注射到大鼠体内,可以回到动静脉腔室。(*Courtesy of J. Simcock and G. Mitchell,O' Brien Institute.*)

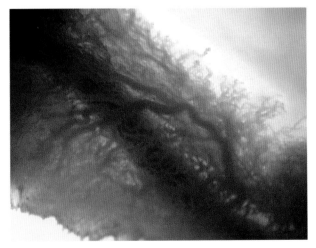

图 15.19　10 天后自血管环中生成的血管。(*Courtesy of Dr. Z. Lokmic.*)

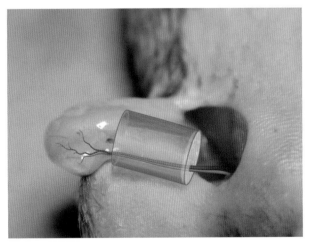

图 15.21　小鼠体内的组织工程硅胶管室。(*Reproduced from Cronin KJ,Messina A,Knight KR,et al. New murine model of spontaneous autologous tissue engineering,combining an arteriovenous pedicle with matrix materials. Plast Reconstr Surg. 2004;113:260-269.*)

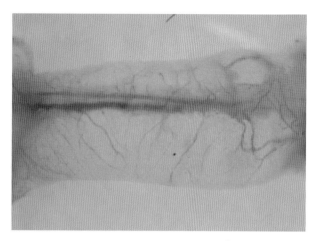

图15.22　4周后在小鼠腔室内 Matrigel® 基质血管化

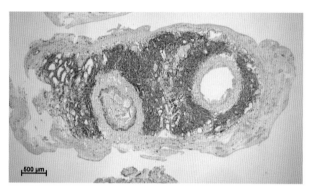

图15.23　将新生心肌细胞植入大鼠腔室,可以观察到在血管环周围存活率最高。(*Courtesy of A. Morritt, O'Brien Institute.*)

Khouri 等[167]设计了一个组织工程腔室(BRAVA®)来诱导脂肪增长,以进行乳房组织置换。它由置于乳房外表面的抽吸装置组成,当长期规律佩戴时,该装置会将组织从胸壁拉离,从而造成组织损伤、炎症及潜在间隙。这些是组织工程腔室的关键元素,炎症细胞因子可以刺激血管生成并引起干细胞聚集,而真空制造了空间。包括流体移位在内的生物力学力也会影响细胞行为。随后,Khouri 进行了大量的脂肪注射,这些脂肪能够存活主要归功于先前应用的抽吸产生的良好血管化环境[168,169]。这种调整类似于人们将细胞植入经过预处理的预血管化的腔室中的模型。在另一个使用"自体微循环床"的组织工程内在血管化的原始概念中,Chang 等[170]设计了一个体外灌注腔室,其中组织的移植皮瓣本质上是一个预制血管床,可通过血管蒂连续灌注含氧营养液长达 24 小时。在这段时间内,皮瓣被注入血管内的细胞(包括干细胞),这些细胞从微循环进入组织形成细胞簇。然后通过微血管吻合将皮瓣再植入动物体内。同样,Sekine 等[171]也使用一块附着在股动脉和静脉上的大鼠股骨肌肉组织收获了毛细血管床。将其连接到生物反应器上并进行灌注后,作者放置了包含心脏和内皮细胞的细胞

片,阐明了细胞片和血管床之间的功性连接。作者还发现,内皮细胞和心脏细胞共培养以及 FGF-2 的添加会使生物反应器中组织的血管更牢固。最后,他们能够使用颈动脉和颈静脉作为受体血管,将整个构建体作为显微外科手术游离皮瓣移植回大鼠。该模型为器官再生或细胞转染提供缺陷蛋白指明了新的方向。此外,它确实具有吸引力,因为避免了"人工"创建血管网的需要,并确保在血管蒂吻合后术后无须立即进行侵入或吻合即可立即血管化。乍一看,此方法似乎可以通过获得带蒂的少量组织进行软组织重建,即在体外进行扩张后移植回患者体内。然而,可惜的是,它仍然需牺牲一条带蒂血管,且难以避免供区并发症。

在体内三维组织工程的另一种模型中,当将脂肪组织的血管化皮瓣植入到空的腔室中时,它将增殖并试图填满该空间。最初,作者在小鼠 Matrigel® 模型中观察到,如果使用脂肪垫塞住内腔管的一端并打蜡另一端,则脂肪会通过直接从垫上伸出而逐渐替代 Matrigel®[159]。当作者将单独的脂肪垫放在大鼠体内腔室的血管蒂上时发现,即使没有基质脂肪组织也会增殖。当在腔室外壳穿孔时,腔室内完全充满了组织,其中约 40% 是新脂肪[172]。在一项猪的模型中此结果可重复,该实验中长出了超过 50mL 的新脂肪(图15.24)[173]。尽管外科手术创伤、局部缺血和炎症通过生化信号在新组织的生长中发挥作用,很可能是组织瓣认识到自己处于空旷的空间中,通过之前提及的局部黏着性跨膜途径对改变的生物力学环境做出了反应[41],从而刺激细胞迁移和成长。但是,在体内很难量化这种作用,确切的过程尚不清楚。

受动物研究成果的启示,人们质疑组织工程腔室在临床环境中是否具有类似的作用,因此人们将研究延伸到了一项人体试验[174]。该试验招募了五名患者,她们都希望尽可能避免假体乳房再造,但又不适合自体组织再造。研究人员获取了基于胸背系统的约 5~50mL 的带蒂脂肪瓣,转移至胸壁上,并置于 180~360mL 的穿孔丙烯酸定制腔室内。每 3 个月进行一次磁共振成像(magnetic resonance imaging,MRI),植入后 6 个月将腔室取出。一名患者在 7 周时因腔室边缘摩擦肋骨的疼痛退出试验。在另一位患者中,6 个月的 MRI 显示皮瓣得到了显著扩张,并且双方同意腔室置于原位共计 12 个月。探查时发现,整个腔室空间充满了被纤维囊包裹的纤维脂肪组织,皮瓣从约 30mL 扩张到 210mL(图15.25A,B)。相反,其余三名患者的皮瓣未能扩张,而是被包裹在厚厚的纤维囊中。尽管试验没有成功,但是毫无疑问地发现了其中一名患者的组织在腔室内生长稳定,并在移开腔室后 6 个月仍然稳定(图15.25C),这为在人体中使用组织工程腔室可以产生临床相关自体组织体积提供了理论依据。该试验与动物实验获得的结果相比较所体现的结果一致性的差异值得进一步研究。

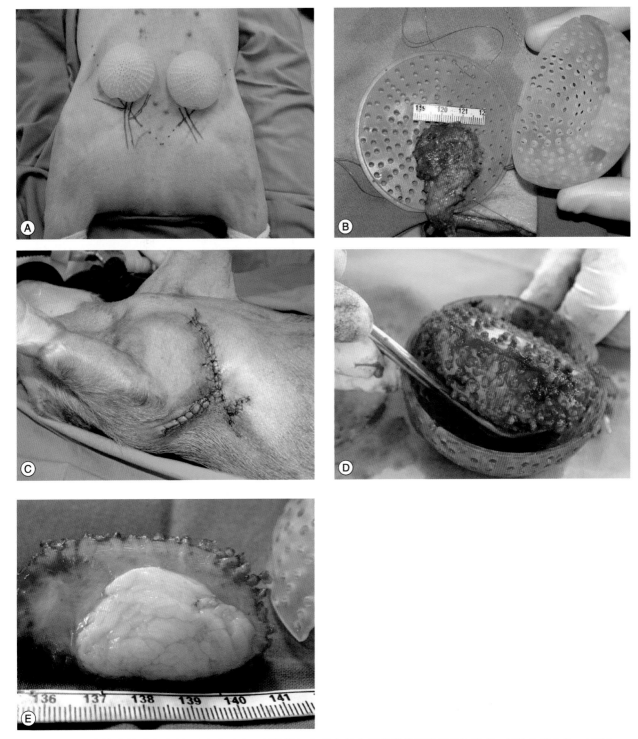

图 15.24　（A）猪模型中的 80mL 容积腔室。（B）将 5mL 容积的上腹部带蒂脂肪瓣植入腔室。（C）包埋 6 周。（D）6 周后取出切开，组织充满腔室。（E）大约 50% 的体积是新生脂肪组织

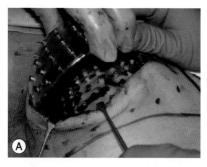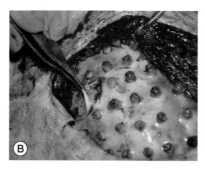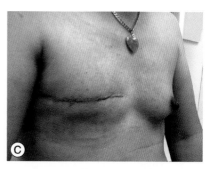

图15.25 　（A）移除腔室的术中视图。腔室中完全充满了被纤维囊包围的纤维脂肪组织。原皮瓣容积为 30mL，腔室容积为 210mL。（B）生长于腔室内组织结构显示为纤维包膜下的脂肪组织。（C）患者移除腔室 6 个月后。新形成的组织保持稳定并软化为"类脂肪"组织。（*From Morrison WA, Marre D, Grinsell D, et al. Engineering of adipose tissue in humans using the tissue-engineering chamber：a pilot study. EBioMedicine. 2016；in press.*）

新兴技术

近年来，一些工程和技术的发展可能对组织工程产生重大的影响。

三维打印

最引人注目的发展是通过三维打印进行增材制造，当包括生物成分时，有时也被称为生物打印或生物绘图。尽管这项技术在塑料加工方面已经有 30 多年的历史，但过去 10 年，其在降低相关成本并显著提高灵活性方面取得了重大进步。如图 15.26 所示，如今各种类型的打印设备可以用计算机辅助设计（computer-aided design，CAD）以简单、经济的方式制作三维结构体。简而言之，三维打印机类似于热熔胶枪或注射器输送系统，当打印机喷嘴和/或打印台根据 CAD 要求移动时，所选材料将以液滴或纤维方式以三维模式逐层建立起来。不同种类的三维打印机可以处理各种各样的材料，包括聚合物、水凝胶、金属、陶瓷，甚至是活细胞。近年来，关于该技术的各个方面及其在组织工程中的潜力，

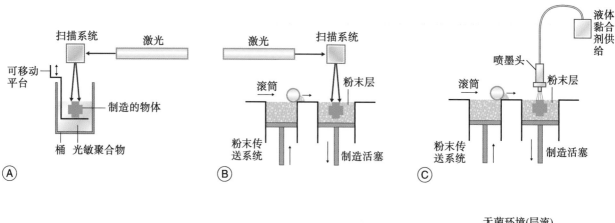

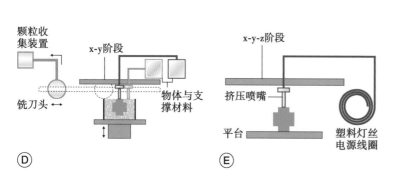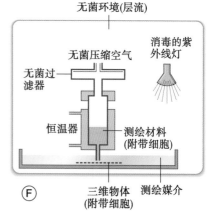

图15.26 　通过固体自由形态制造三维生物材料结构的方法。（A）立体光刻技术。（B）选择性激光烧结。（C）三维打印。（D）蜡染。（E）融合沉积建模。（F）生物绘图仪。（*A-E，From The Worldwide Guide to Rapid Prototyping website © Copyright Castle Island Co. All rights reserved. F，From Hollister SJ. Porous scaffold design for tissue engineering. Nat Mater. 2005；4：518.*）

已经发表了许多详细的综述[88,175]。

许多三维打印机和其他形式的快速成型设备仅限于某种原材料,例如具有特定物理特性的可光聚合或可熔融加工的聚合物。这些局限性也被三维生物绘图仪(Envision-TEC GmbH)等打印机所克服,该打印机能够打印大量用户开发的材料,包括熔融加工的聚合物、水凝胶和活细胞[175,176]。许多设备还可以按定义的模式打印多组分混合物,以创建更复杂的结构体。这种迅速发展的技术仍存在尚待解决的挑战,包括在打印过程中由于喷嘴中的剪切力而损坏细胞和生物分子的可能性,特别是在需要高空间分辨率时。不同的打印方法在材料选择和打印结构体的属性,例如孔径、纤维尺寸、物体表面属性(如粗糙度)等方面会受到限制,这些属性会影响细胞与材料之间的相互作用、精准性、加工成本和速度。在该技术广泛应用于组织工程之前,适当的质量控制、性能的可预测性(如制造物机械强度和缺陷率)、在各种医用级材料中打印的能力以及监管和行业指导,都是需要进一步改进的领域[177]。

三维打印聚合物支架已经在临床上得到了广泛的应用,主要用于质硬组织修复,特别是利用医学成像数据为某些组织缺损患者定制植入物。有名的例子包括用于颅面骨修复的支架和一些最近关于气道夹板治疗气管支气管软化症的报道[95,177]。这样的生物降解支架或植入物有时被称为"四维",因为它们随着时间的推移而变化,随着患者组织的发育而被理想地吸收。

另一个快速增长的领域是组织或器官芯片模块的生产,通常使用微流体装置和三维打印技术制造。这种结构依赖于组织工程原理,并提供了在更现实的体外环境中研究组织发育、疾病和筛选药物的机会[178,179]。

尽管通过三维打印的生物制造有助于定制设计的组织工程构建物的制造,对初始分布细胞和生物材料具有良好的空间控制能力,但是在三维组织工程构建物中实现血管时间化的主要挑战如前所述,对于以其他方式制造的构建物,仍然适用于三维打印结构。在有关这一技术潜力的报道中,这一点常常被忽视,尤其是有时媒体的炒作会超越现实。针对这一问题的研究包括将纳入在三维打印中加入互连通道,以允许体外灌注;在最近的一项研究中,Kolesky 等使用定制的生物打印机制造了包括多种细胞类型和以内皮细胞为内衬的血管通道的异质结构[180]。

体外生物反应器

在没有血液供应的情况下,在三维结构中进行细胞培养,对营养和废物的输送和清除方面存在挑战[181]。由于氧气在细胞培养基中的溶解度相对较低,并且扩散到人类规模的三维结构中所需的时间较长,因此氧气的输送具有挑战性。生长因子之类的大分子,由于其尺寸较大并因此扩散相对缓慢,其输送也面临挑战。此外,机械力、流体动力条件和电刺激可显著影响细胞过程和组织发育。因此,先进的生物反应器可能有助于体外控制细胞的微环境,以促进所需的细胞过程和组织发育,同时还优化氧气、营养物质和废物的大量运输,使三维组织构建体得以发展[182]。

计算机建模

数学建模可以协助组织工程设计的构造和过程的设计,提供有关控制组织生长的因素的见解。例如,可以在体内血管化过程中,使用组织工程支架的数学模型研究不同的细胞的接种模式和时间点,以提供对氧浓度分布和细胞迁移速率的见解。这种模型必然简化了生物过程的复杂性,但可能有助于实验设计和解释,因此有助于减少反复试验和动物使用[183,184]。

组织工程方法的试验和表征

用于组织工程的新的或改良的生物材料、细胞和方法的特点,对于其进入临床试验及最终的临床和商业成功的潜在途径至关重要。系统试验不仅是开发过程中监管和伦理的要求,而且是加深理解并因此进一步改善组织工程方法的关键。试验的目的应该是预测所考虑的组织工程方法的长期安全性和有效性。理想地,体外试验被用于筛选组织工程结构和方法,以最大程度地减少出于伦理原因的动物测试。然而,从体外试验中预测体内反应仍然是一项巨大的挑战,因此在临床试验之前通常需要进行大量的动物实验。

亟需标准化的试验方法,以便不同实验室的不同方法和构件之间进行客观比较。测试应在模拟目标组织工程应用的条件下进行,而不是依赖于现象可能有显著差异的相同材料在不同应用中的测试结果[185]。应进行生物材料和由生物材料制成的结构物的理化表征,以确保实现目标组成、无明显残留物或杂质,以及所需形态的目标。由于杂质的存在、聚合物分子量不同或多分散性的差异、表面性质的变化等原因,名义上相同的材料在组织工程应用中可能会有不同的表现。

风险、伦理及监管

风险管理是临床和商业组织工程工作中的一个重要考虑因素。21 世纪初开发的许多潜在产品都遇到了监管试验和产品发布的问题,同时在国际上具有挑战性的投资条件[186]。组织工程学方法对患者和卫生系统具有重大的潜在益处,但也存在风险,包括人为错误(如自体细胞混淆)、生物材料性能与预测的差异(如体内降解率的变化)、质量控制问题(如微生物污染)以及患者特异性反应。上述大多数风险都可以通过严格的管理和科学流程(例如通过 GMP 流程要求、流程自动化和质量控制)来减少,而只有在收集到足够的临床试验数据后,才能充分评估患者的特异性反应。迄今为止,组织工程领域的许多商业成功都避免了传递生物材料而非使用脱细胞产品所涉及的风险[186]。

回顾与组织工程有关的伦理问题[187,188]，其中许多都与其他医学和生物材料领域相同。所使用的生物材料的来源，特别是胚胎干细胞的潜在用途，毫无疑问是首要考虑因素。动物实验的程度是另一个值得关注的问题，这一问题可以通过有效的体外实验和精心设计的实验方法得到部分解决。动物实验的设计应该尽可能模拟最终临床应用，以避免在每个阶段都有大量的动物实验进入最终设计。

组织工程产品所需的监管批准取决于所涉及的司法管辖区，并且过去 10 年在全球范围内取得了显著发展。就美国食品药品管理局（Food and Drug Administration, FDA）而言，产品可能具有组织、生物产品、医疗设备或组合产品的特征，并且针对特定类别的产品已有了许多标准和指南[189,190]。ISO10993 系列标准强调了"医疗器械的生物学评估"问题，许多 ASTM 指南提供了不同类型的组织工程产品的测试和表征要求的详细信息。

特定组织的组织工程案例与现状

皮肤组织工程

长期以来，培养的角质形成细胞片已建立了生物创面敷料[191]，并与皮肤库一起拯救了许多烧伤患者的生命。然而，移植物的耐久性和功能性往往很差，除了移植物失败外，还存在创面收缩、瘢痕形成、感觉受损等常见并发症。为了改善这一点，皮肤组织工程除了表皮层之外，还专注于真皮成分的生成。这种组织工程皮肤替代品的功能将超越简单的创面覆盖和屏障保护。它们可用于治疗创伤愈合受损的慢性创面，如糖尿病溃疡、白癜风和银屑病等皮肤病模型，以及药物和化妆品测试。此外，口腔黏膜组织工程学与皮肤有许多相似之处[192]，将有助于颅面重建。

皮肤组织工程的原理和其他组织一样，包括细胞、支架和血管化。细胞来源包括促进胶原蛋白和其他 ECM 结构完整性的成纤维细胞，同时也解决了生物膜的基本问题：保护细菌免受中性粒细胞的攻击，致局部成纤维细胞衰老。成纤维细胞可以被纳入植入物，通过分泌促炎细胞因子和生长因子吸引和激活中性粒细胞[193,194]。其他细胞类型包括表皮源性干细胞[195]、间充质干细胞（特别是创伤愈合的间充质干细胞）[196]和黑素细胞[197]。毛囊和共同培养的隆起细胞，特别是与新生儿皮肤成纤维细胞共培养，为包括毛囊和皮脂腺在内的功能性皮肤成分的再生提供了一些希望[198]。加入施万细胞可促进皮神经再生，表皮来源干细胞和其他间充质干细胞能分化为神经元和施万细胞[199]。

支架对工程皮肤至关重要。替代物最初作为被动基质从充满血管和真皮成分的创面床向内生长，但复合结构已于近期被研发，该结构包含仿生蛋白和材料、三维培养技术，以及表面化学和图案的改变，可以影响细胞的黏附、生长和分化、趋同性、空间线索和机械调节[200,201]。它们还可以促进神经再生[199]，可能含有抗菌剂，如 PLGA 薄膜和载银离子的聚乳酸纳米纤维或纳米粒子[202-204]。

目前的产品由于血管化不足，与周围组织的吻合不良，从而影响了植入细胞的存活。学界近期为解决这一问题所做的努力包括使用血管生成的生物材料和构建物的预血管化（详见前文），以及使用干细胞，如脂肪来源干细胞，它能分泌大量的血管生成生长因子，也能直接促进分化为成纤维细胞、上皮细胞和内皮细胞的再生[205]。

脂肪组织工程

脂肪组织工程对于整形外科医生重建软组织畸形具有重要意义，如 Poland 综合征、Romberg 综合征、衰老、乳房切除术后和创伤性畸形、烧伤、放射后缺损等。

脂肪细胞脆弱，易于缺血性死亡[206]，在细胞培养中难以生长，不能在体内增殖，因此，来源于骨髓或脂肪 SVF 的前体细胞群，经过贴壁细胞培养或荧光激活细胞分选（fluorescence-activated cell sorting, FACS），是组织工程传统负载型模式的优选细胞来源。然而，无论选择哪种支架，这种方法对脂肪的治疗都是不成功的，大多数临床研究都回归到脂肪注射的改良上，可能使用基质材料作为更可靠的临床途径。

脂肪移植的命运可以追溯到近一个世纪前，当时 Marchand[207]将脂肪移植到动物的大脑上。经过探索，他确定了两种细胞类型：①脂肪，他将其解释为在移植物中存活了下来；②组织细胞，这些细胞来自宿主，有变成脂肪的趋势，他将其标记为替代脂肪。从那以后，关于移植脂肪中的细胞是存活还是引导内源性脂肪产生，引起了长期的争论。当研究人员将人类脂肪移植物插入包含 Matrigel® 和 FGF-2 的小鼠腔室组织工程模型中时，形成了新的脂肪，但它是小鼠来源的（图 15.27）。同样，当植入经 FACS 分选或 SVF 衍生的人 ASC 或骨髓干细胞时，会形成内源性脂肪[208]。如果脂肪移植物或干细胞被炎症原（例如酵母颗粒聚糖）替代，脂肪也会在 Matrigel® 中形成[209]。结合巨噬细胞在腔室中的早期出现及巨噬细胞消融研究[210]所示其在血管生成和脂肪生成中的关键作用，这表明脂肪移植物刺激脂肪生长的信号传导机制是一种炎症机制。这与新出现的观念相一致，即 MSC 在很大程度上通过其旁分泌作用发挥功能，尤其是在促进血管生成和细胞信号传导方面。小鼠腔室内容物的细胞因子谱清楚地显示出炎症血管生成在最初的 7 天中占主导地位，当出现过氧化物酶体增殖激活受体-γ 和其他标志物时，才转变为脂肪形成[211]。此事件序列是否为 Matrige®模型所特有尚不清楚。然而，越来越多的证据表明，新脂肪形成后脂肪移植物中的细胞开始死亡，这是由移植物中的干细胞或前体细胞及其在移植部位募集宿主细胞介导的[212,213]。最新的临床研究支持了这一点。与仅使用脂肪移植物相比，富含 SVF/ASC 的脂肪移植物的存活率有了显著提高[214,215]。然而，脂肪移植物本身是否存活至少部分存留仍未有答案，文献中的结果差异很大[216]。此外，对于干细胞本身是否存活并直接贡献新的脂肪，或者它们是否代表一定浓度剂量的炎症旁分泌因子诱导内源性脂肪产生，答案亦未可知。

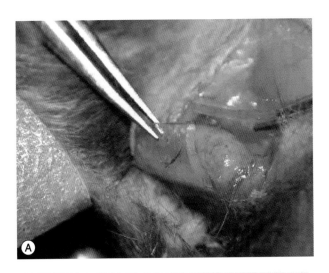

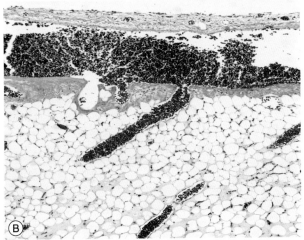

图 15.27 （A）在小鼠组织工程模型中，植入小块无血管化同种异体脂肪移植物后，于 Matrigel® 基质处自发形成内源性脂肪。（B）在腔室内生长的正常脂肪组织。观察到血管蒂中有广泛的血管化。（*Courtesy of F. Stillaert, O'Brien Institute.*）

基质在脂肪生成和血管生成中起着关键作用。多种合成和天然支架在有无 FGF 和/或种子细胞的情况下均已在体内外进行了试验。Matrigel® 同时具有血管生成和脂肪生成的功能[217]，几种 Matrigel® 替代品正在研究中，包括肌肉衍生物（肌凝胶）[55]和脂肪来源基质（adipose-derived matrix，ADM）[218]。最终的临床产品将是一种经过或不经过处理的脂肪抽吸物制成的脂肪注射基质凝胶。到目前为止，ADM 在体外和体内均能刺激 ASC 的成脂分化[218]，可作为现成产品用于在大鼠背部软组织缺损中再生皮下脂肪[219]。

另一个重要领域是影响细胞行为的机械张力的作用，例如细胞分化。作者认为这对腔室中的组织生长至关重要，尤其是在没有基质或种子细胞的模型中，如猪模型（见图 15.24）和临床研究（见图 15.25）中的脂肪组织生长，最近其他人使用兔子模型证实了这一点[220]。

肌肉组织工程

骨骼肌组织工程具有潜在的体内应用前景，可治疗肌萎缩、创伤后肌肉缺失、肿瘤切除后、慢性失神经支配等状况，以及通过基因转染肌肉细胞进行蛋白质和药物的靶向输送等。体外应用模型包括运动生理学、肌肉疾病、药物筛选等研究。理论上，它也可以找到利用动物干细胞生产组织工程肉类的商业用途[221]。

肌肉具有独特的功能，其紧密包裹的平行排列的多核肌纤维，通过肌钙动蛋白和肌球蛋白丝束实现轴向收缩，而这又涉及通过乙酰胆碱释放及其受体的功能性神经连接。利用血管和体感元件构建这种特殊的结构，创造出完全受神经支配的、血管化的骨骼组织，并在体内进行移植和功能运作，仍然是一个主要的挑战。

用于肌肉组织工程的细胞包括成肌细胞，是肌细胞的前体细胞，可以从骨骼肌中分离出来并在体外扩增。但是，延长传代后在二维培养中进行分化是困难的，需要 ECM 涂层或三维培养以促进成肌细胞排列和分化[222,223]。另一种细胞来源包括较不成熟的卫星细胞，它们是驻留在肌纤维基底层下方骨骼肌中的干细胞。它们占成年肌肉细胞总数的 2%~7%，并且在受到损伤和刺激后能够自我组装成新的肌管[224]。但是，分离后这些细胞的扩增存在问题，长时间的培养会降低其增殖和再生能力[225]。卫星细胞可以在小血管壁中被周细胞补充[226]。从包括骨骼肌在内的多种组织中分离出来的周细胞也能够在体内和体外发生肌生成，而与组织起源无关[227]。它们与中血管母细胞密切相关，中血管母细胞是在较大血管中发现的血管周细胞，也能够促进肌肉再生[228]。周细胞和中血管母细胞在表型上均与 MSC 相似，它们也是具有吸引力的候选者。如前所述，MSC 可以来自多种组织，它们可以归巢至损伤部位，分泌有用的旁分泌因子，并直接促进新肌肉的生长[228]。最近的研究也集中在来自多能干细胞（例如 iPS 或 ES 细胞）的成肌细胞、成肌 MSC 和中血管母细胞的生成上[229-232]。这为利用自体细胞进行组织工程以及为肌营养不良等疾病的基因校正细胞的移植打开了大门。

改善细胞成肌分化的策略包括使用三维灌注生物反应器系统[233]，以及将成肌细胞与各种其他细胞共培养，如 SVF（包含 ASC）[233]和成纤维细胞[234]。在三维基质中与神经组织共培养可以增强体外的肌肉功能[235]，并与功能性乙酰胆碱受体的产生神经肌肉连接[236]。在三维胶原蛋白培养物中对成肌细胞进行电刺激模拟神经刺激，可促进分肌管化和 ECM 沉积[237]。机械拉伸或力将成肌细胞组织成功能性对齐的肌管，并通过肌丝基因调控和蛋白质表达[240,241]，有利于纤维直径和细胞数量[238,239]。在生物反应器中通过循环应变对成肌细胞进行体外预处理可改善工程组织的收缩性[242]其他专门的培养系统包括成肌细胞与成纤维细胞在 Seran 包裹或针之间延伸的层粘连蛋白涂层板上的共培养。这导致成肌细胞轴向定位，分化时与包裹物分离，以销钉作为肌腱样锚固剂组装成收缩肌的圆柱状核，被称为肌突[243-245]。最近，细胞排列的复杂方法包括利用纳/微米图形技术操纵细胞培养表面拓扑结构、ECM 打印，以及应用机械应变和电磁场来产生肌管和骨骼肌片[246]。

胞外基质成分在成肌细胞排列和分化中起关键作用。

水凝胶促进悬浮细胞自我组合成可移植结构,使用了胶原蛋白[247]、纤维蛋白[248]、藻酸盐[249]、透明质酸[250]、聚乙二醇[251]、细胞外间质衍生物,如 Matrigel®[252] 和肌凝胶[253]。各种合成基质,包括聚丙烯酸酯网[254]、PCL[255]、壳聚糖[93]、种玻璃纤维[256]、电纺纳米纤维[257,258] 和波纹硅表面活性剂[259],影响细胞排列、分化和增殖,但弹性、毒性和生物降解性是其在体内应用的关键。脱细胞生物支架可能更符合生理学,因为它们的相对组成中含有相关的细胞外基质成分,无免疫原性,具有预制形状,并可能保留生物活性细胞因子、生长因子和功能因子。猪膀胱脱细胞支架(MatriStemm™)已被应用严重腿部损伤后肌肉容积性缺失的患者,刺激局部肌肉再生[260]。将脱细胞支架置于靠近活组织的损伤肌肉处,接受强化物理治疗,6~8 个月的活检显示有新的肌肉组织产生伴随支架的吸收,这与 CT/MRI 结果相一致。尽管

最初的肌肉损失范围在 58%~90% 之间,但 5 例患者中有 3 例报告功能结果有所改善。在支架中添加细胞有望使结果进一步得到优化,例如在一项研究中,将脱细胞骨骼肌中重新种植成肌细胞、成纤维细胞、血管周围干细胞及内皮细胞,可重建大鼠腹壁缺损[261]。这种方法也被用于利用脱细胞的大鼠和灵长类动物的前臂重建生物假肢[262]。将包括肌肉在内的软组织支架在生物反应器中与内皮细胞、成肌细胞和成纤维细胞一起重新细胞化,然后用电刺激并通过植皮覆盖前臂(图 15.28)。尽管没有神经组织的吻合,但在电刺激的作用下,大鼠爪仍会紧握和松开,强度约为新生大鼠的 80%。在保留对电刺激反应的前提下,前臂移植可实现血管的功能性吻合。尽管这项成果显著的概念验证研究仍需要许多步骤才能成为具有临床意义的研究,但它为脱细胞支架领域提供了支撑。

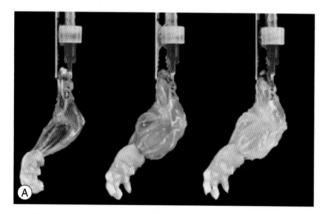
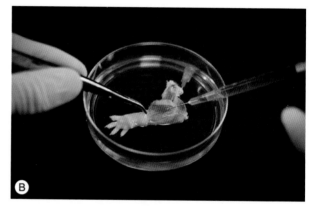

图 15.28 脱细胞大鼠臂支架的再细胞化。(A) 全大鼠臂的渐进式脱细胞化。(B) 大鼠臂支架的再细胞化。(A, Reprinted from Jank BJ, Xiong L, Moser PT, et al. Engineered composite tissue as a bioartificial limb graft. Biomaterials. 2015;61: 246-56, with permission from Elsevier. B, Reproduced with permission from Dr. Harald C. Ott and Dr. Bernhard J. Jank, Massachusetts General Hospital and Harvard Medical School.)

血管化仍然是体外工程组织规模扩大和移植组织存活的一大障碍。认识到这一点,体外方法可在三维支架内结合肌原性细胞与内皮细胞[263,264],或将生长因子(如 VEGF 或 IGF-1)的递送与支架细胞相结合[247,265]。支架本身可以使这些生长因子持续释放,以减轻其半衰期短的缺点,并在移植后促进血管由宿主生长进入工程组织[266]。应用内在血管化是另一种选择,人们已经使用了小鼠流通性椎弓根模型和大鼠动静脉环模型这两种方法证明了植入成肌细胞的存活[252,267]。细胞存活可以通过使用技术来提高,如体外预处理以刺激促存活信号通路(Akt 和 ERK1/2),或者体内预血管化和延迟接种以在细胞输送前准备致密毛细血管床等。然而,为了获得更大体积的血管化的三维骨骼肌,无论是在体外还是体内阶段均需要结合血管化策略,联合融合细胞共培养、生长因子传递、支架剪裁和体内血管化等。这需要伴随着适当的电刺激和神经元整合来维持生长的肌肉组织。

神经组织工程

不同位置的神经具有不同的微环境,因此每种神经的

最佳组织工程策略会有所不同。组织工程策略可用于使用例如可降解生物材料管或支架的引导性神经再生。目前有一系列 FDA/欧洲共同体认可的可用神经支架,主要由胶原蛋白 I 组成,但包括 PVA、PCL 和去细胞基质衍生物[268]。在某些临床情况下,空心管可以有效地作为周围神经系统中长达 10mm 间隙的神经导管。例如,管状胶原神经导管(NeuraGen®,Integra LifeSciences)正在临床上用于治疗周围神经损伤[269]。在灵长类动物中,使用神经导管可以成功治疗长度超过 10mm 的临界间隙,并且该距离可以通过添加细胞和细胞支持物(例如生物材料纤维或水凝胶)进一步增加[270]。学界已经证明,在神经导管内使用定向水凝胶基质(例如纤维蛋白或胶原)比使用相同基质而不对齐会导致更大的临界间隙长度。电纺纤维可根据其直径、排列和间距而提供机械支撑来引导神经再生,并且纳米纤维也可在水凝胶中形成[271]。包括诸如金纳米颗粒或碳纳米管等导电材料可促进电刺激的使用,可以促进神经突起的生长和成熟[272,273]。施万细胞移植物,包括由诱导多能干细胞产生的移植物[274,275],以及添加含有药物或神经营养因子的控释载体,也可以增加神经组织工程策略的成功率[268,276]。三维打印技术可以用于制造这些神经导管,并通过将生物工程支

架作为神经引导导管连接到假肢的电极,将这种技术与仿生肢体结合起来。

环境和细胞对中枢神经系统损伤的反应是抑制再生。包括几项人类试验在内的干细胞疗法治疗脊髓损伤显示出了一些再生反应,但是修复脊髓的机制尚不清楚[277]。对新组织的直接作用、营养因子的释放和炎症细胞因子的调节已经被假定,尤其是在损伤早期。组织工程可以应用于该领域,以提高再生细胞、支架和神经营养因子的传递,促进损伤后轴突的再生。支架/水凝胶有助于细胞黏附、保持和分化,或者用于传递生长因子和药物分子,定向孔和通道可以引导轴突的生长[278]。有趣的是,使用非细胞支架可能防止脊髓损伤后形成瘢痕,为再生提供一个更宽松的环境[279]。

血管组织工程

在体外或体内组织工程血管作为自体移植物、同种异体移植物或不可降解聚合物假体的替代物的许多策略已经被开发,已在动物模型和临床上进行了测试,结果令人满意[280]。本章前文已经介绍了支架中毛细血管网络的工程化,但在开发大型微血管方面也取得了进展。含有聚酯网的胶原基支架可商购获得(Omniflow Ⅱ,Bio Nova International),临床上用作血液透析通路的生物合成血管移植物[281]。脱细胞静脉被用作同种异体移植物,但动脉瘤和血栓并发症的发生率很高[282]。通过在 PGA 支架上培养同种异体平滑肌细胞,以促进 ECM 沉积和合成材料的重塑,然后去除这些细胞,仅保留 ECM 骨架,也可制成移植物[283]。这项 Humacyte 技术正在进行临床试验。人们还开发了更复杂的基于支架的血管移植物,利用天然和合成聚合物及依靠显微打印技术和电纺纳米纤维来仿制大血管的三层结构,其机械强度也相应增加[284]。这些方法依赖于植入后宿主细胞对支架的快速血管重建,以形成新的血管。人们也曾尝试在植入前将细胞装载在支架中[285,286],可以使用除内皮细胞以外的各种细胞,包括内皮前体细胞、ASC、周细胞和间充质干细胞[287]。细胞也可以作为微组织单元以球体的形式加入到支架中[288]。然而,在大血管组织工程学中细胞的使用更多地集中在无支架方法上。这依赖于细胞片工程,将培养的真皮成纤维细胞片及其周围的 ECM 卷成管状,然后植入患者的内皮细胞[289]。该技术自此作为 Lifeline 组织工程血管发展到临床试验[289-291]。在另一种方法中,Campbell 等已开发出一种腹膜内移植模型,其中将硅橡胶管置入体内腹膜腔,导致异物反应,该反应由内层胶原层、中间肌成纤维细胞层和外层间皮层组成,形成由自体细胞组成的管状"血管"。这些血管已成功移植到宿主动物的循环系统中,显示它们可以适应新环境而重塑,并在兔子模型中保持未闭状态长达 16 个月[292,293]。

骨组织工程

学界对承重骨和非承重骨的组织工程已经进行了大量的研究工作,以满足自体或同种异体骨移植物的需求,因其

自身的缺点及应用受限,到目前为止临床应用的转化还较为有限[294,295]。骨组织工程策略通常包括适当机械强度的生物材料支架,添加或不添加细胞和/或生物分子来促进骨生长。血管化在骨组织工程中往往被忽视,但人们越来越认识到血管化的作用超越了简单的细胞存活和营养/废物交换,因为正常的骨修复与血管和血管生成因子密切相关,特别是 VEGF,在启动和促进骨生成方面发挥作用[296]。

组织工程构建的骨骼应具有骨传导性,以允许骨细胞黏附、增殖和迁移。据报道,一些陶瓷(例如 β-磷酸三钙和羟基磷灰石)和聚合物可以满足这一要求,且在临床上许多已被用作骨替代物。缓慢降解的聚合物(例如 PLA 和 PCL)已被广泛研究,以生产用于骨组织工程的坚韧多孔支架。FDA 批准的基于 PCL 的支架已经开发用于骨组织工程(Osteopore International),并在临床上作为毛刺塞和薄片用于1 000 多名患者的眶底重建[95,297]。改变一些传统骨替代物的表面图案可能会进一步提高其再生潜力,例如用相同材料制成的纳米颗粒涂覆陶瓷二氧化钛支架[298]。

骨诱导支架也已经被制造出来,并被证明可以促进骨骼生长。广泛的天然生物聚合物已被研究用于骨组织工程,包括胶原蛋白、明胶、丝素蛋白、壳聚糖、海藻酸和透明质酸[299]。在无机化合物中,由含硅钙、钠和氧化磷组成的生物活性玻璃被称为"生物活性",因为它们能在活体内与质硬组织和质软组织形成强键[300]。这些材料中有种已作为生物玻璃上市,并主要用于临床非承重骨应用。

复合材料具有生物降解可控性和克服脆性的优点。这个策略模仿了骨骼的复合结构,是无机-有机复合结构。其包括结合了胶原蛋白和磷酸钙以及壳聚糖-明胶和陶瓷支架的纳米复合结构[299,301]。陶瓷或复合材料的混悬液或糊剂也可用于手术修复,或通过注射促进骨生长,以进行小体积修复。

除支架的影响外,骨诱导生长因子,骨形态发生蛋白(bone morphogenic protein, BMP)可用于增强骨组织生长。正如 van Gaalen 等总结出,其他生长因子(例如 TGF-β1、FGF-2、血小板衍生的生长因子)也能增强骨骼形成[300]。利用 BMP 的组织工程研究已经进行了多项临床试验,主要是在脊柱外科领域,结果表明其前景良好[92,300]。VEGF 在血管生成和成骨中起着双重作用,并且将其包裹在 PLGA 支架中可增加血管生成和骨形成[302]。但是,在临床环境中直接使用生长因子需要谨慎,尤其要注意其安全性和优化递送系统。使用分泌骨诱导性和血管生成性生长因子的细胞可能是另一种选择。这包括 MSC、内皮祖细胞在内的内皮细胞,这些细胞已被证明能分泌 BMP 和 TGF-β,有助于骨骼愈合[303,304]。此外,成骨细胞的加入,如在骨髓或骨膜中发现的骨祖细胞、骨髓间充质干细胞,以及最近发现的 iPSC 来源的骨髓间充质干细胞或成骨祖细胞,特别是在支持细胞和生长因子之外,可能通过直接作用于组织和 ECM 沉积以及与宿主环境的相互作用来加速骨修复[295,296]。

软骨组织工程

软骨组织工程的发展相对较好,因为不需要在发育中

的组织内进行血管化处理而得以简化。临床上已经有了几种用于软骨修复的细胞和组织工程治疗方法[305]。然而,由于疗效、一致性和适用性的限制,临床尚未广泛应用[305]。自体软骨细胞移植修复关节软骨缺损已获 FDA 批准,并已在临床上应用(Carticel®, Genzyme Biosurgery, US)[294]。虽然该方法已显示出良好的临床效果,但它在细胞扩张和多期手术中属劳动密集型,并且可治疗的缺损尺寸受限[306,307]。

生物材料支撑结构可用于治疗较大的软骨缺损,提供细胞,并提供关键的机械支持,直到组织充分发育。图 15.29 中的理想示意图显示了使用生物材料植入进行软骨修复的可能时间线。软骨细胞的三维排列对软骨功能和组织发育所需的细胞外基质的合成具有重要意义,合适的生物材料支架设计可能有助于这一研究[69,308]。天然关节软骨不是等向性的,而是包含不同的细胞外基质和细胞组织及功能的区域。目前的研究旨在开发生物材料支架,更有效地模拟软骨的这一特征,以获得具有正常区域组织结构的工程化组织[305,309]。

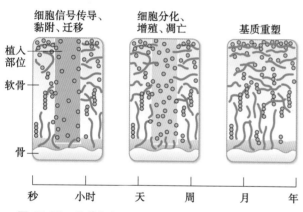

图 15.29　软骨组织工程从体内植入到最终组织形成的时间轴。(From Palsson BO, Bhatia SN. Tissue Engineering. Upper Saddle River, NJ: Pearson Education, 2004.)

一些可生物降解的聚合物,包括 PLGA、PCL、透明质酸、明胶和胶原蛋白,已被用于制作支架和微球来支持软骨形成[82,306,308,310]。基质诱导的自体软骨细胞移植与常规的自体软骨细胞移植相似,但它依赖于支架技术,即细胞在移植前在猪 I/III 胶原蛋白膜上扩增和培养[311]。Hyalograft (Hyaff-11 的一种生物材料产品, FIDIA Advanced Biopolymers, Italy)是一种基于透明质酸的软骨组织工程支架产品,已在临床应用[49,306]。

主要的软骨组织工程方法是在水凝胶或支架中输送细胞,特制的脱细胞支架植入促进软骨形成,或者无支架技术包括可能来源于干细胞(如 iPSC)的软骨形成球体的培养和植入[312]。细胞的物理微环境对组织发育很重要,在体外培养过程中,可以利用流体运动产生的重力和水动力等力量来影响软骨组织形成的质量和大小(图 15.30)[308,313]。许多生物反应器的设计已被设计用于为软骨细胞提供良好的体外生长条件[305,310]。人们正在探索的其他新方面,包括三维打印,其中包括使用 Biopen 技术,通过笔形喷嘴可以将

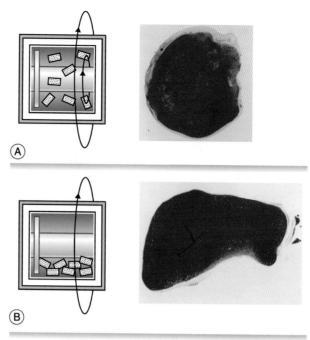

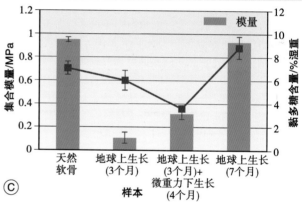

图 15.30　物理作用力对组织工程的影响:软骨在微重力和地球重力下的体外生长。(A)在地球上的旋转生物反应器中生长 3 个月和在微重力下生长 4 个月获得的组织结构。(B)仅在地球上生长 7 个月(组织用藏红花素-o 染色,显示红色的黏多糖)。(C)组织结构集合模量和黏多糖(GAG)含量图。(Based on data from Freed LE, Langer R, Martin I, et al. Tissue engineering of cartilage in space. Proc Natl Acad Sci USA. 1997; 94: 13885-13890. © 1997 National Academy of Sciences USA.)

ECM 载体墨水中的细胞输送到三维打印中,可以填充小的外科缺损以及精准覆盖骨头和软骨表面[314]。

其他器官的组织工程

学界在鉴定、表征和培养各种干细胞方面取得了惊人的进展,在定制支架中最大限度地组装组织,现在更加强调血管化在组织工程中的关键作用。通过这种综合方法,近年来组织工程研究出现了一个指数级增长,出现了大量引人注目的临床报告[315,316]。

利用固有的血管化模型,人们成功地从大鼠新生心肌

细胞[162]、人 ASC[317]和人 iPSC[318]中获得了许多组织,包括心脏组织。组织工程腔室还用于胰岛[319]和肝祖细胞[165]的植入。人们还设计了能够在将小鼠垂体干细胞植入血管化腔室后分泌生长激素的组织[320],并将人类胸腺组织植入血管化腔室后恢复了无胸腺大鼠的胸腺功能,这可以从血液中处理过的 T 细胞的术后外观和同种异体皮肤移植的排斥反应[321]。

最近,该领域特别关注使用脱细胞组织和整个器官的细胞外基质支架,包括人的心脏[322]、肺[323]、肝[324]和肾脏[325]。许多临床前研究已经证明了这些支架与各种细胞(包括器官特异性细胞和其他干细胞)的再细胞化,通过细胞附着和组织进入其固有的腔隙来再现组织结构。许多生物工程组织和器官已被移植到小动物模型中,其中一些领域已转化为临床研究。

Atala 等领导了有关器官组织工程的早期人类临床试验,集中在膀胱上。2006 年,工程化膀胱组织在膀胱成形术重建的临床试验结果是一个重要的里程碑[326,327]。来自膀胱活检的自体细胞被接种到可生物降解的支架上,移植前在体外生长(图 15.31)。结果表明,膀胱功能改善,并且持续长达 5 年。Atala 在 2014 年提供的轶事记录显示,这些患者直到 11 年后仍结果良好[328]。然而,另一小组最近使用同一方案进行的 II 期临床试验报告,膀胱顺应性或容量没有改善,每 10 例患者中就有 4 例肠梗阻和/或膀胱破裂等严重不良事件[329]。Atala 认为差异可能是由于多种原因造成的,其中包括患者细胞的差异性、个体化过程导致的批次间生产差异性、遗传差异性,以及脊柱裂患者在脊髓病理水平、膀胱神经支配和功能紊乱方面的临床频谱差异[328]。尽管人们正在努力解决再生医学中的这些独特问题,但在等待下一次膀胱试验的结果之前作任何肯定的结论时,仍应保持审慎和谨慎的乐观态度。

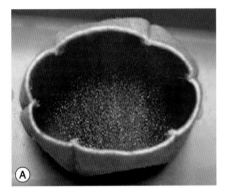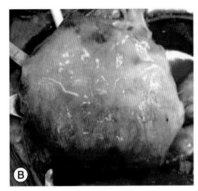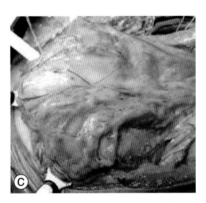

图 15.31 膀胱组织工程。(A)已播种自体细胞的可降解生物支架。(B)与患者自体膀胱吻合。(C)其上覆盖纤维蛋白胶和大网膜。(*From Atala A, Bauer SB, Soker S, et al. Tissue-engineered autologous bladders for patients needing cystoplasty. Lancet. 2006;367:1241-1246. © Elsevier 2006.*)

Macchiarini 等于 2008 年报道了在人类患者中进行的第一例生物工程气管的移植,其基础是将脱细胞的气管移植物与患者自身的上皮细胞和 MSC 来源的软骨细胞一起植入[330]。随访 5 年结果显示,该移植物尽管在吻合口附近的气管狭窄需要反复行腔内支架置入,但仍保持通畅、血管化和完全再细胞化,功能正常无排斥反应迹象[331]。该小组还开发了一种由纳米复合聚合物制成的合成气管移植物,在移植前将患者细胞再播种于生物反应器中[332]。已经有一名儿科患者接受了基于脱细胞基质的生物工程气管的移植[333]。然而,这些仍是个案研究,与膀胱组织工程学类似,在这些技术成为公认的治疗方法之前,需要扩大临床研究和长期随访。

2014 年,一项针对 4 名阴道发育不良患者的小型先导研究涉及了从外阴活检获得的自体上皮和肌肉细胞产生的阴道器官的移植,并植入了 Surgisis(脱细胞的猪肠黏膜下基质)[334]。该项技术不仅可用于阴道重建,也可用于其他软组织缺损,尽管缺乏完整的血管化可能会限制使用植入血管化相对良好部位的薄移植物。

尽管临床研究仍然很少,而且充满技术挑战,但人们正在逐渐从薄的扁平组织(皮肤、角膜)转移到管状组织(气管、血管)和空腔脏器(膀胱),将来可能会发展到实体器官,例如肾脏,心脏或肝脏。器官再生是组织工程学的一大挑战,随着 iPS 细胞的出现,该领域为个性化器官修复提供了新的方向——曾经是出现在科幻小说里的领域,但如今正在迅速产生令人难以置信的发现。

参考文献

1. Langer R, Vacanti JP. Tissue engineering. *Science*. 1993;260:920–926.
2. Burke JF. Observations on the development of an artificial skin: presidential address, 1982 American Burn Association Meeting. *J Trauma*. 1983;23:543–551.
3. Cao Y, Vacanti J, Paige K, et al. Transplantation of chondrocytes utilizing a polymer-cell construct to produce tissue-engineered cartilage in the shape of a human ear. *Plast Reconstr Surg*. 1997;100:297–302. *The paper reporting the spectacular image of the "human ear" in the mouse which attracted much attention to the potential of tissue engineering.*
4. Kroeze R, Helder M, Govaert L, Smit T. Biodegradable polymers in bone tissue engineering. *Materials*. 2009;2:833–856.
5. Tilkorn DJ, Bedogni A, Keramidaris E, et al. Implanted myoblast survival is dependent on the degree of vascularization in a novel delayed implantation/prevascularization tissue engineering model. *Tissue Eng Part A*. 2010;16:165–178.
6. Folkman J, Hochberg M. Self-regulation of growth in three dimensions. *J Exp Med*. 1973;138:745–753.
7. Patrick CW, Zheng B, Johnston C, Reece GP. Long-term implantation of preadipocyte-seeded PLGA scaffold. *Tissue Eng*. 2002;8:283–293.

8. Juliano RL, Haskill S. Signal transduction from the extracellular matrix. *J Cell Biol*. 1993;120:577–585.

9. Vacanti CA. History of tissue engineering and a glimpse into its future. *Tissue Eng*. 2006;12:1137–1142.

10. Hurley LA, Stinchfield FE, Bassett CAL, Lyon WH. The role of soft tissues in osteogenesis. An experimental study of canine spine fusions. *J Bone Joint Surg*. 1959;41-A:1243–1254.

11. Melcher AH. On the repair potential of periodontal tissues. *J Periodontol*. 1976;47:256–260.

12. Eppley BL, Pietrzak WS, Blanton M. Platelet-rich plasma: a review of biology and applications in plastic surgery. *Plast Reconstr Surg*. 2006;118:147e–159e.

13. Mowlem R. Bone grafting. *Br J Plast Surg*. 1963;16:293–304.

14. Dani C, Smith A, Dessolin S, et al. Differentiation of embryonic stem cells into adipocytes in vitro. *J Cell Sci*. 1997;110:1279–1285.

15. Heath DE, Sharif ARM, Ng CP, et al. Regenerating the cell resistance of micromolded peg hydrogels. *Lab Chip*. 2015;15:2073–2089.

16. Friedenstein A, Chailakhyan R, Gerasimov U. Bone-marrow osteogenic stem-cells – in vitro cultivation and transplantation in diffusion-chambers. *Cell Tissue Kinet*. 1987;20:263–272.

17. Caplan A. Mesenchymal stem-cells. *J Orthop Res*. 1991;9:1995.

18. Heath DE, Kobe C, Jones D, et al. In vitro endothelialization of electrospun terpolymer scaffolds: evaluation of scaffold type and cell source. *Tissue Eng Part A*. 2013;19:79–90.

19. Short B, Brouard N, Occhiodoro-Scott T, et al. Mesenchymal stem cells. *Arch Med Res*. 2003;34:565–571.

20. Kocher A, Schuster M, Szabolcs M, et al. Neovascularization of ischemic myocardium by human bone-marrow–derived angioblasts prevents cardiomyocyte apoptosis, reduces remodeling and improves cardiac function. *Nat Med*. 2001;7:430–436.

21. Lee R, Pulin A, Seo M, et al. Intravenous HMSCs improve myocardial infarction in mice because cells embolized in lung are activated to secrete the anti-inflammatory protein Tsg-6. *Cell Stem Cell*. 2009;5:54–63.

22. Martino G, Franklin R, Van Evercooren A, Kerr D. Stem cell transplantation in multiple sclerosis: current status and future prospects. *Nat Rev Neurol*. 2010;6:247–255.

23. Stroncek DF, Sabatino M, Ren J, et al. Establishing a bone marrow stromal cell transplant program at the National Institutes of Health Clinical Center. *Tissue Eng Part B Rev*. 2014;20:200–205.

24. Locke M, Windsor J, Dunbar P. Human adipose-derived stem cells: isolation, characterization and applications in surgery. *ANZ J Surg*. 2009;79:235–244.

25. Cui L, Yin S, Liu W, et al. Expanded adipose-derived stem cells suppress mixed lymphocyte reaction by secretion of prostaglandin E2. *Tissue Eng*. 2007;13:1185–1195.

26. Puissant B, Barreau C, Bourin P, et al. Immunomodulatory effect of human adipose tissue-derived adult stem cells: comparison with bone marrow mesenchymal stem cells. *Br J Haematol*. 2005;129:118–129.

27. De Francesco F, Tirino V, Desiderio V, et al. Human Cd34+/Cd90+ ASCs are capable of growing as sphere clusters, producing high levels of Vegf and forming capillaries. *PLoS ONE*. 2009;4:e6537.

28. Asahara T, Murohara T, Sullivan A, et al. Isolation of putative progenitor endothelial cells for angiogenesis. *Science*. 1997;275:964–967.

29. Jurgens W, Oedayrajsingh-Varma M, Helder M, et al. Effect of tissue-harvesting site on yield of stem cells derived from adipose tissue: implications for cell-based therapies. *Cell Tissue Res*. 2008;332:415–426.

30. Hattori H, Sato M, Masuoka K, et al. Osteogenic potential of human adipose tissue-derived stromal cells as an alternative stem cell source. *Cells Tissues Organs*. 2004;178:2–12.

31. Schipper B, Marra K, Zhang W, et al. Regional anatomic and age effects on cell function of human adipose-derived stem cells. *Ann Plast Surg*. 2008;60:538–544.

32. Li J, Pei M. Cell senescence: a challenge in cartilage engineering and regeneration. *Tissue Eng Part B Rev*. 2012;18:270–287.

33. Wagner W, Ho AD, Zenke M. Different facets of aging in human mesenchymal stem cells. *Tissue Eng Part B Rev*. 2010;16:445–453.

34. Takahashi K, Tanabe K, Ohnuki M, et al. Induction of pluripotent stem cells from adult human fibroblasts by defined factors. *Cell*. 2007;131:861–872.

35. Zhou T, Benda C, Dunzinger S, et al. Generation of human induced pluripotent stem cells from urine samples. *Nat Protoc*. 2012;7:2080–2089.

36. Zhou H, Wu S, Joo JY, et al. Generation of induced pluripotent stem cells using recombinant proteins. *Cell Stem Cell*. 2009;4:381–384.

37. Zhao X, Li W, Lv Z, et al. IPS cells produce viable mice through tetraploid complementation. *Nature*. 2009;461:86–90.

38. Simcock J, Penington A, Morrison W, et al. Endothelial precursor cells home to a vascularized tissue engineering chamber by application of the angiogenic chemokine Cxcl12. *Tissue Eng Part A*. 2009;15:655–664.

39. Marra K, DeFail A, Clavijo-Alvarez J, et al. Fgf-2 enhances vascularization for adipose tissue engineering. *Plast Reconstr Surg*. 2008;121:1153–1164.

40. Choi Y, Matsuda K, Dusting G, et al. Engineering cardiac tissue in vivo from human adipose-derived stem cells. *Biomaterials*. 2010;31:2236–2242.

41. Pelham R, Wang Y. Cell locomotion and focal adhesions are regulated by substrate flexibility. *Proc Natl Acad Sci USA*. 1997;94:13661–13665.

42. Boudreau N, Weaver V. Forcing the third dimension. *Cell*. 2006;125:429–431.

43. Discher D, Janmey P, Wang Y. Tissue cells feel and respond to the stiffness of their substrate. *Science*. 2005;310:1139–1143.

44. Engler A, Shamik S, Sweeney H, Discher D. Matrix elasticity directs stem cell lineage specification. *Cell*. 2006;126:677–689.

45. Reilly G, Engler A. Intrinsic extracellular matrix properties regulate stem cell differentiation. *J Biomech*. 2010;43:55–62.

46. Tayalia P, Mooney D. Controlled growth factor delivery for tissue engineering. *Adv Mater*. 2009;21:3269–3285.

47. Marklein R, Burdick J. Controlling stem cell fate with material design. *Adv Mater*. 2010;22:175–189.

48. Brandl F, Sommer F, Goepferich A. Rational design of hydrogels for tissue engineering: impact of physical factors on cell behaviour. *Biomaterials*. 2007;28:134–146.

49. Katopodi T, Tew S, Clegg P, Hardingham T. The influence of donor and hypoxic conditions on the assembly of cartilage matrix by osteoarthritic human articular chondrocytes on hyalograft matrices. *Biomaterials*. 2009;30:535–540.

50. Chin M, Ogawa R, Lancerotto L, et al. In vivo acceleration of skin growth using a servo-controlled stretching device. *Tissue Eng Part C Methods*. 2010;16C:397–405.

51. Henderson TMA, Ladewig K, Haylock DN, et al. Formation and characterisation of a modifiable soft macro-porous hyaluronic acid cryogel platform. *J Biomater Sci Polym Ed*. 2015;26:881–897.

52. Williams D. *Essential Biomaterials Science*. Cambridge: Cambridge University Press; 2014. *A recent textbook on biomaterials science which addresses the field in detail, including considerations in the design, selection, biocompatibility testing and use of biomaterials for tissue engineering.*

53. Hollister S. Scaffold design and manufacturing: from concept to clinic. *Adv Mater Weinheim*. 2009;21:3330–3342.

54. Place E, Evans N, Stevens M. Complexity in biomaterials for tissue engineering. *Nat Mater*. 2009;8:457–470.

55. Abberton K, Bortolotto S, Woods A, et al. Myogel, a novel, basement membrane-rich, extracellular matrix derived from skeletal muscle, is highly adipogenic in vivo and in vitro. *Cells Tissues Organs*. 2008;188:347–358.

56. He M, Callanan A. Comparison of methods for whole-organ decellularization in tissue engineering of bioartificial organs. *Tissue Eng Part B Rev*. 2013;19:194–208.

57. Ng CP, Sharif ARM, Heath DE, et al. Enhanced ex vivo expansion of adult mesenchymal stem cells by fetal mesenchymal stem cell ECM. *Biomaterials*. 2014;35:4046–4057.

58. Sabir M, Xu X, Li L. A review on biodegradable polymeric materials for bone tissue engineering applications. *J Mater Sci*. 2009;44:5713–5724.

59. Lam C, Savalani M, Teoh S, Hutmacher D. Dynamics of in vitro polymer degradation of polycaprolactone-based scaffolds: accelerated versus simulated physiological conditions. *Biomed Mater*. 2008;3:034108.

60. Castner D, Ratner B. Biomedical surface science: foundations to frontiers. *Surf Sci*. 2002;500:28–60.

61. Hoffman A. Hydrogels for biomedical applications. *Adv Drug Deliv Rev*. 2002;54:3–12.

62. Lund AW, Yener B, Stegemann JP, Plopper GE. The natural and engineered 3D microenvironment as a regulatory cue during stem cell fate determination. *Tissue Eng Part B Rev*. 2009;15:371–380.

63. Santo VE, Gomes ME, Mano JF, Reis RL. Controlled release strategies for bone, cartilage, and osteochondral engineering. Part I: recapitulation of native tissue healing and variables for the

design of delivery systems. *Tissue Eng Part B Rev*. 2013;19:308–326.

64. Go DP, Gras SL, Mitra D, et al. Multilayered microspheres for the controlled release of growth factors in tissue engineering. *Biomacromolecules*. 2011;12:1494–1503.

65. Go DP, Palmer JA, Gras SL, O'Connor AJ. Coating and release of an anti-inflammatory hormone from PLGA microspheres for tissue engineering. *J Biomed Mater Res A*. 2012;100A:507–517.

66. Go DP, Palmer JA, Mitchell G, et al. Porous PLGA microspheres for dual delivery of biomolecules via the layer-by-layer assembly technique. *J Biomed Mater Res A*. 2015;103:1849–1863.

67. Biondi M, Ungaro F, Quaglia F, Netti P. Controlled drug delivery in tissue engineering. *Adv Drug Deliv Rev*. 2008;60:229–242.

68. Vashi A, Abberton K, Thomas G, et al. Adipose tissue engineering based on the controlled release of fibroblast growth factor-2 in a collagen matrix. *Tissue Eng*. 2006;12:3035–3043.

69. Glattauer V, White J, Tsai W, et al. Preparation of resorbable collagen-based beads for direct use in tissue engineering and cell therapy applications. *J Biomed Mater Res A*. 2009;92A:1301–1309.

70. Natesan S, Baer DG, Walters TJ, et al. Adipose-derived stem cell delivery into collagen gels using chitosan microspheres. *Tissue Eng Part A*. 2010;16:1369–1384.

71. Tabata Y. Biomaterial technology for tissue engineering applications. *J R Soc Interface*. 2008;6:S311–S324.

72. Huebsch N, Mooney D. Inspiration and application in the evolution of biomaterials. *Nature*. 2009;462:426–432.

73. Rayatpisheh S, Heath DE, Shakouri A, et al. Combining cell sheet technology and electrospun scaffolding for engineered tubular, aligned, and contractile blood vessels. *Biomaterials*. 2014;35:2713–2719.

74. Ratner B. A Paradigm shift: biomaterials that heal. *Polym Int*. 2007;56:1183–1185.

75. Sanders J, Rochefort J. Fibrous encapsulation of single polymer microfibers depends on their vertical dimension in subcutaneous tissue. *J Biomed Mater Res A*. 2003;67A:1181–1187.

76. Liu L, Chen G, Chao T, et al. Reduced foreign body reaction to implanted biomaterials by surface treatment with oriented osteopontin. *J Biomater Sci Polym Ed*. 2008;19:821–835.

77. Croll T, O'Connor A, Stevens G, Cooper-White J. A blank slate? layer-by-layer deposition of hyaluronic acid and chitosan onto various surfaces. *Biomacromolecules*. 2006;7(5):1610–1622.

78. Heath DE, Cooper SL. Design and characterization of pegylated terpolymer biomaterials. *J Biomed Mater Res A*. 2010;94A:1294–1302.

79. Heath DE, Cooper SL. Design and characterization of sulfobetaine-containing terpolymer biomaterials. *Acta Biomater*. 2012;8:2899–2910.

80. Wang X, Heath DE, Cooper SL. Endothelial cell adhesion and proliferation to pegylated polymers with covalently linked rgd peptides. *J Biomed Mater Res A*. 2012;100A:794–801.

81. Veleva AN, Heath DE, Cooper SL, Patterson C. Selective endothelial cell attachment to peptide-modified terpolymers. *Biomaterials*. 2008;29:3656–3661.

82. Nisbet D, Forsythe J, Shen W, et al. Review paper: a review of the cellular response on electrospun nanofibers for tissue engineering. *J Biomater Appl*. 2009;24:7–29.

83. Cao Y, Croll T, O'Connor A, et al. Systematic selection of solvents for the fabrication of 3d combined macro- and microporous polymeric scaffolds for soft tissue engineering. *J Biomater Sci Polym Ed*. 2006;17:369–402.

84. Cao Y, Davidson MR, O'Connor AJ, et al. Architecture control of three-dimensional polymeric scaffolds for soft tissue engineering. I. establishment and validation of numerical models. *J Biomed Mater Res A*. 2004;71A:81–89.

85. Kretlow J, Mikos A. From material to tissue: biomaterial development, scaffold fabrication, and tissue engineering. *AIChE J*. 2008;54:3048–3067.

86. Heath DE, Lannutti JJ, Cooper SL. Electrospun scaffold topography affects endothelial cell proliferation, metabolic activity, and morphology. *J Biomed Mater Res A*. 2010;94A:1195–1204.

87. Schoichet M. Polymer scaffolds for biomaterials applications. *Macromolecules*. 2009;43:581–591.

88. Wu G-H, Hsu S-H. Review: polymeric-based 3D printing for tissue engineering. *J Med Biol Eng*. 2015;35:285–292.

89. Henderson TMA, Ladewig K, Haylock DN, et al. Cryogels for biomedical applications. *J Mater Chem B*. 2013;1:2682–2695.

90. Cosson S, Otte EA, Hezaveh H, Cooper-White JJ. Concise review: tailoring bioengineered scaffolds for stem cell applications in tissue engineering and regenerative medicine. *Stem Cells Transl Med*. 2015;4:156–164. *A recent review on scaffold design for tissue engineering and stem cell culture with a focus on mimicry of the biological microenvironment.*

91. Cao Y, Mitchell G, Messina A, et al. The influence of architecture on degradation and vascularisation of three dimensional poly(lactic-co-glycolic) scaffolds *in vitro* and *in vivo*. *Biomaterials*. 2006;27:2854–2864. *An in vivo study revealing the influence of scaffold pore architecture on vascularization and tissue survival in vivo using the commonly applied PLGA polymer as a biomaterial.*

92. Zaky SH, Cancedda R. Engineering craniofacial structures: facing the challenge. *J Dent Res*. 2009;88:1077–1091.

93. Masuko T, Iwasaki N, Yamane S, et al. Chitosan-Rgdsggc conjugate as a scaffold material for musculoskeletal tissue engineering. *Biomaterials*. 2005;26:5339.

94. Wang P, Zhao L, Liu J, et al. Bone tissue engineering via nanostructured calcium phosphate biomaterials and stem cells. *Bone Res*. 2014;2:14017.

95. Hutmacher DW, Schantz JT, Lam CXF, et al. State of the art and future directions of scaffold-based bone engineering from a biomaterials perspective. *J Tissue Eng Regen Med*. 2007;1:245–260.

96. Mattix BM, Olsen TR, Casco M, et al. Janus magnetic cellular spheroids for vascular tissue engineering. *Biomaterials*. 2014;35:949–960.

97. Colton CK. Implantable biohybrid artificial organs. *Cell Transplant*. 1995;4:415–436.

98. Velazquez OC. Angiogenesis and vasculogenesis: inducing the growth of new blood vessels and wound healing by stimulation of bone marrow-derived progenitor cell mobilization and homing. *J Vasc Surg*. 2007;45:A39–A47.

99. Sadler TW. Third to eighth weeks: the embryonic period. In: Sadler TW, ed. *Langman's Medical Embryology*. Baltimore: Lippincott Williams & Wilkins; 2012:63–85.

100. Tepper OM, Capla JM, Galiano RD, et al. Adult vasculogenesis occurs through in situ recruitment, proliferation, and tubulization of circulating bone marrow-derived cells. *Blood*. 2005;105:1068–1077.

101. Carmeliet P, Jain RK. Molecular mechanisms and clinical applications of angiogenesis. *Nature*. 2011;473:298–307.

102. Cheng G, Liao S, Kit Wong H, et al. Engineered blood vessel networks connect to host vasculature via wrapping-and-tapping anastomosis. *Blood*. 2011;118:4740–4749.

103. Koh YJ, Koh BI, Kim H, et al. Stromal vascular fraction from adipose tissue forms profound vascular network through the dynamic reassembly of blood endothelial cells. *Arterioscler Thromb Vasc Biol*. 2011;31:1141–1150.

104. Lesman A, Koffler J, Atlas R, et al. Engineering vessel-like networks within multicellular fibrin-based constructs. *Biomaterials*. 2011;32:7856–7869.

105. Merfeld-Clauss S, Gollahalli N, March KL, Traktuev DO. Adipose tissue progenitor cells directly interact with endothelial cells to induce vascular network formation. *Tissue Eng Part A*. 2010;16:2953–2966.

106. Melero-Martin JM, De Obaldia ME, Allen P, et al. Host myeloid cells are necessary for creating bioengineered human vascular networks in vivo. *Tissue Eng Part A*. 2010;16:2457–2466.

107. Chen X, Aledia AS, Ghajar CM, et al. Prevascularization of a fibrin-based tissue construct accelerates the formation of functional anastomosis with host vasculature. *Tissue Eng Part A*. 2009;15:1363–1371.

108. Chen X, Aledia AS, Popson SA, et al. Rapid anastomosis of endothelial progenitor cell-derived vessels with host vasculature is promoted by a high density of cotransplanted fibroblasts. *Tissue Eng Part A*. 2010;16:585–594.

109. Lin RZ, Melero-Martin JM. Fibroblast growth factor-2 facilitates rapid anastomosis formation between bioengineered human vascular networks and living vasculature. *Methods*. 2012;56:440–451.

110. Lokmic Z, Mitchell GM. Engineering the microcirculation. *Tissue Eng Part B Rev*. 2008;14:87–103.

111. Shandalov Y, Egozi D, Freiman A, et al. A method for constructing vascularized muscle flap. *Methods*. 2015;84:70–75.

112. Samuel R, Daheron L, Liao S, et al. Generation of functionally competent and durable engineered blood vessels from human induced pluripotent stem cells. *Proc Natl Acad Sci USA*. 2013;110:12774–12779.

113. Verseijden F, Posthumus-van Sluijs SJ, van Neck JW, et al. Vascularization of prevascularized and non-prevascularized

fibrin-based human adipose tissue constructs after implantation in nude mice. *J Tissue Eng Regen Med.* 2012;6:169–178.

114. Verseijden F, Posthumus-van Sluijs SJ, Pavljasevic P, et al. Adult human bone marrow- and adipose tissue-derived stromal cells support the formation of prevascular-like structures from endothelial cells in vitro. *Tissue Eng Part A.* 2010;16:101–114.

115. Strassburg S, Nienhueser H, Stark GB, et al. Human adipose-derived stem cells enhance the angiogenic potential of endothelial progenitor cells, but not of human umbilical vein endothelial cells. *Tissue Eng Part A.* 2013;19:166–174.

116. Planat-Benard V, Silvestre JS, Cousin B, et al. Plasticity of human adipose lineage cells toward endothelial cells: physiological and therapeutic perspectives. *Circulation.* 2004;109:656–663.

117. Miranville A, Heeschen C, Sengenes C, et al. Improvement of postnatal neovascularization by human adipose tissue-derived stem cells. *Circulation.* 2004;110:349–355.

118. Wittmann K, Dietl S, Ludwig N, et al. Engineering vascularized adipose tissue using the stromal-vascular fraction and fibrin hydrogels. *Tissue Eng Part A.* 2015;21:1343–1353.

119. Yoshimura K, Shigeura T, Matsumoto D, et al. Characterization of freshly isolated and cultured cells derived from the fatty and fluid portions of liposuction aspirates. *J Cell Physiol.* 2006;208:64–76.

120. Aronowitz JA, Ellenhorn JD. Adipose stromal vascular fraction isolation: a head-to-head comparison of four commercial cell separation systems. *Plast Reconstr Surg.* 2013;132:932e–939e.

121. Tian L, George SC. Biomaterials to prevascularize engineered tissues. *J Cardiovasc Transl Res.* 2011;4:685–698.

122. Athanassopoulos A, Tsaknakis G, Newey SE, et al. Microvessel networks [corrected] pre-formed in artificial clinical grade dermal substitutes in vitro using cells from haematopoietic tissues. *Burns.* 2012;38:691–701.

123. Lesman A, Rosenfeld D, Landau S, Levenberg S. Mechanical regulation of vascular network formation in engineered matrices. *Adv Drug Deliv Rev.* 2016;96:176–182.

124. Ferrara N. Vegf-A. A critical regulator of blood vessel growth. *Eur Cytokine Netw.* 2009;20:158–163.

125. Stockmann C, Doedens A, Weidemann A, et al. Deletion of vascular endothelial growth factor in myeloid cells accelerates tumorigenesis. *Nature.* 2008;456:814–818.

126. Lee S, Chen TT, Barber CL, et al. Autocrine Vegf signaling is required for vascular homeostasis. *Cell.* 2007;130:691–703.

127. Hokugo A, Li A, Segovia LA, et al. Development of chemotactic smart scaffold for use in tissue regeneration. *Plast Reconstr Surg.* 2015;135:877e–884e.

128. Beenken A, Mohammadi M. The Fgf family: biology, pathophysiology and therapy. *Nat Rev Drug Discov.* 2009;8:235–253.

129. Barrientos S, Stojadinovic O, Golinko MS, et al. Growth factors and cytokines in wound healing. *Wound Repair Regen.* 2008;16:585–601.

130. Hsiao ST, Asgari A, Lokmic Z, et al. Comparative analysis of paracrine factor expression in human adult mesenchymal stem cells derived from bone marrow, adipose, and dermal tissue. *Stem Cells Dev.* 2012;21:2189–2203.

131. Ware JA, Simons M. Angiogenesis in ischemic heart disease. *Nat Med.* 1997;3:158–164.

132. Scholz D, Cai WJ, Schaper W. Arteriogenesis, a new concept of vascular adaptation in occlusive disease. *Angiogenesis.* 2001;4:247–257.

133. Hellberg C, Ostman A, Heldin CH. PDGF and vessel maturation. *Recent Results Cancer Res.* 2010;180:103–114.

134. Gaengel K, Genove G, Armulik A, Betsholtz C. Endothelial-mural cell signaling in vascular development and angiogenesis. *Arterioscler Thromb Vasc Biol.* 2009;29:630–638.

135. Kampmann A, Lindhorst D, Schumann P, et al. Additive effect of mesenchymal stem cells and VEGF to vascularization of PLGA scaffolds. *Microvasc Res.* 2013;90:71–79.

136. Sun X, Altalhi W, Nunes SS. Vascularization strategies of engineered tissues and their application in cardiac regeneration. *Adv Drug Deliv Rev.* 2016;96:183–194.

137. Unger RE, Dohle E, Kirkpatrick CJ. Improving vascularization of engineered bone through the generation of pro-angiogenic effects in co-culture systems. *Adv Drug Deliv Rev.* 2015;94:116–125.

138. Druecke D, Langer S, Lamme E, et al. Neovascularization of poly(ether ester) block-copolymer scaffolds in vivo: long-term investigations using intravital fluorescent microscopy. *J Biomed Mater Res A.* 2004;68:10–18.

139. Hollister SJ. Porous scaffold design for tissue engineering. *Nat Mater.* 2005;4:518–524.

140. Gafni Y, Zilberman Y, Ophir Z, et al. Design of a filamentous polymeric scaffold for in vivo guided angiogenesis. *Tissue Eng.* 2006;12:3021–3034.

141. Sakaguchi K, Shimizu T, Horaguchi S, et al. In vitro engineering of vascularized tissue surrogates. *Sci Rep.* 2013;3:1316.

142. Richardson TP, Peters MC, Ennett AB, Mooney DJ. Polymeric system for dual growth factor delivery. *Nat Biotechnol.* 2001;19:1029–1034.

143. Nillesen ST, Geutjes PJ, Wismans R, et al. Increased angiogenesis and blood vessel maturation in acellular collagen-heparin scaffolds containing both FGF2 and VEGF. *Biomaterials.* 2007;28:1123–1131.

144. Laschke MW, Rucker M, Jensen G, et al. Incorporation of growth factor containing Matrigel promotes vascularization of porous PLGA scaffolds. *J Biomed Mater Res A.* 2008;85:397–407.

145. Rocha FG, Sundback CA, Krebs NJ, et al. The effect of sustained delivery of vascular endothelial growth factor on angiogenesis in tissue-engineered intestine. *Biomaterials.* 2008;29:2884–2890.

146. Ott HC, Matthiesen TS, Goh SK, et al. Perfusion-decellularized matrix: using nature's platform to engineer a bioartificial heart. *Nat Med.* 2008;14:213–221.

147. Pasupathy S, Homer-Vanniasinkam S. Ischaemic preconditioning protects against ischaemia/reperfusion injury: emerging concepts. *Eur J Vasc Endovasc Surg.* 2005;29:106–115.

148. Harder Y, Amon M, Laschke MW, et al. An old dream revitalised: preconditioning strategies to protect surgical flaps from critical ischaemia and ischaemia-reperfusion injury. *J Plast Reconstr Aesthet Surg.* 2008;61:503–511.

149. Allen P, Kang KT, Bischoff J. Rapid onset of perfused blood vessels after implantation of ECFCS and MPCS in collagen, puramatrix and fibrin provisional matrices. *J Tissue Eng Regen Med.* 2015;9:632–636.

150. Morrison WA, Penington AJ, Kumta SK, Callan P. Clinical applications and technical limitations of prefabricated flaps. *Plast Reconstr Surg.* 1997;99:378–385.

151. Khouri RK, Upton J, Shaw WW. Principles of flap prefabrication. *Clin Plast Surg.* 1992;19:763–771.

152. Pribaz JJ, Fine NA. Prelamination: defining the prefabricated flap–a case report and review. *Microsurgery.* 1994;15:618–623.

153. Ladewig K, Abberton K, O'Connor AJ. Designing in vivo bioreactors for soft tissue engineering. *J Biomater Tissue Eng.* 2012;2:1–12.

154. Tanaka Y, Tsutsumi A, Crowe DM, et al. Generation of an autologous tissue (matrix) flap by combining an arteriovenous shunt loop with artificial skin in rats: preliminary report. *Br J Plast Surg.* 2000;53:51–57. *This paper describes the first realization that the "tissue" that grows into a space is not only vascular tissue and demonstrates the tissue engineering concept where a vessel loop is directed into a protected space that cannot collapse, such as a chamber in a rat model.*

155. Hofer SO, Mitchell GM, Penington AJ, et al. The use of pimonidazole to characterise hypoxia in the internal environment of an in vivo tissue engineering chamber. *Br J Plast Surg.* 2005;58:1104–1114.

156. Lokmic Z, Stillaert F, Morrison WA, et al. An arteriovenous loop in a protected space generates a permanent, highly vascular, tissue-engineered construct. *FASEB J.* 2007;21:511–522. *This paper provides a detailed analysis of angiogenesis from a vascular loop in a dedicated space.*

157. Capla JM, Ceradini DJ, Tepper OM, et al. Skin graft vascularization involves precisely regulated regression and replacement of endothelial cells through both angiogenesis and vasculogenesis. *Plast Reconstr Surg.* 2006;117:836–844.

158. Mian RA, Knight KR, Penington AJ, et al. Stimulating effect of an arteriovenous shunt on the in vivo growth of isografted fibroblasts: a preliminary report. *Tissue Eng.* 2001;7:73–80.

159. Cronin KJ, Messina A, Knight KR, et al. New murine model of spontaneous autologous tissue engineering, combining an arteriovenous pedicle with matrix materials. *Plast Reconstr Surg.* 2004;113:260–269.

160. Walton RL, Beahm EK, Wu L. De novo adipose formation in a vascularized engineered construct. *Microsurgery.* 2004;24:378–384.

161. Tigges U, Hyer EG, Scharf J, Stallcup WB. FgfGF2-dependent neovascularization of subcutaneous matrigel plugs is initiated by bone marrow-derived pericytes and macrophages. *Development.* 2008;135:523–532.

162. Morritt AN, Bortolotto SK, Dilley RJ, et al. Cardiac tissue engineering in an *in vivo* vascularized chamber. *Circulation.* 2007;115:353–360. *Captures the imagination and potential of tissue engineering; significant because of the spectacular image of beating tissue*

grown in a chamber in vivo.

163. Hussey AJ, Winardi M, Han XL, et al. Seeding of pancreatic islets into prevascularized tissue engineering chambers. *Tissue Eng Part A.* 2009;15:3823–3833.

164. Shansky J, Creswick B, Lee P, et al. Paracrine release of insulin-like growth factor 1 from a bioengineered tissue stimulates skeletal muscle growth in vitro. *Tissue Eng.* 2006;12:1833–1841.

165. Yap KK, Dingle AM, Palmer JA, et al. Enhanced liver progenitor cell survival and differentiation in vivo by spheroid implantation in a vascularized tissue engineering chamber. *Biomaterials.* 2013;34:3992–4001.

166. Messina A, Bortolotto SK, Cassell OC, et al. Generation of a vascularized organoid using skeletal muscle as the inductive source. *FASEB J.* 2005;19:1570–1572.

167. Khouri RK, Schlenz I, Murphy BJ, Baker TJ. Nonsurgical breast enlargement using an external soft-tissue expansion system. *Plast Reconstr Surg.* 2000;105:2500–2512, discussion 13–14.

168. Khouri RK, Rigotti G, Cardoso E, et al. Megavolume autologous fat transfer: part II. practice and techniques. *Plast Reconstr Surg.* 2014;133:1369–1377.

169. Khouri RK, Rigotti G, Cardoso E, et al. Megavolume autologous fat transfer: part I. theory and principles. *Plast Reconstr Surg.* 2014;133:550–557.

170. Chang EI, Bonillas RG, El-ftesi S, et al. Tissue engineering using autologous microcirculatory beds as vascularized bioscaffolds. *FASEB J.* 2009;23:906–915.

171. Sekine H, Shimizu T, Sakaguchi K, et al. In vitro fabrication of functional three-dimensional tissues with perfusable blood vessels. *Nat Commun.* 2013;4:1399.

172. Dolderer JH, Abberton KM, Thompson EW, et al. Spontaneous large volume adipose tissue generation from a vascularized pedicled fat flap inside a chamber space. *Tissue Eng.* 2007;13:673–681.

173. Findlay MW, Dolderer JH, Trost N, et al. Tissue-engineered breast reconstruction: bridging the gap toward large-volume tissue engineering in humans. *Plast Reconstr Surg.* 2011;128:1206–1215.

174. Morrison WA, Marre D, Grinsell D, et al. Engineering of adipose tissue in humans using the tissue-engineering chamber: a pilot study. *EBioMedicine.* 2016.

175. Do A-V, Khorsand B, Geary SM, Salem AK. 3D printing of scaffolds for tissue regeneration applications. *Adv Healthc Mater.* 2015;4:1742–1762.

176. Fedorovich NE, De Wijn JR, Verbout AJ, et al. Three-dimensional fiber deposition of cell-laden, viable, patterned constructs for bone tissue printing. *Tissue Eng Part A.* 2008;14:127–133.

177. Morrison RJ, Hollister SJ, Niedner MF, et al. Mitigation of tracheobronchomalacia with 3d-printed personalized medical devices in pediatric patients. *Sci Transl Med.* 2015;7:1–11.

178. Esch EW, Bahinski A, Huh D. Organs-on-chips at the frontiers of drug discovery. *Nat Rev Drug Discov.* 2015;14:248–260.

179. Benam KH, Dauth S, Hassell B, et al. Engineered in vitro disease models. *Annu Rev Pathol.* 2015;10:195–262.

180. Kolesky DB, Truby RL, Gladman AS, et al. 3D bioprinting of vascularized, heterogeneous cell-laden tissue constructs. *Adv Mater.* 2014;26:3124–3130. *A demonstration of the potential to use 3D printing to create vascularized tissue engineering constructs comprising multiple cell types.*

181. Palsson BO, Bhatia SN. *Tissue Engineering.* Upper Saddle River, NJ: Pearson Education; 2004.

182. Grayson W, Vunjak-Novakovic G, Obradovic B. Bioreactors in tissue engineering. In: Obradović B, ed. *Cell and Tissue Engineering.* Berlin: Springer; 2012:217–227.

183. Croll TI, Gentz S, Mueller K, et al. Modelling oxygen diffusion and cell growth in a porous, vascularising scaffold for soft tissue engineering applications. *Chem Eng Sci.* 2005;60:4924–4934.

184. Landman KA, Cai AQ. Cell proliferation and oxygen diffusion in a vascularising scaffold. *Bull Math Biol.* 2007;69:2405–2428.

185. Williams DF. Biocompatibility. In: van Blitterswijk C, Thomsen P, Lindahl A, et al., eds. *Tissue Engineering.* Amsterdam: Elsevier; 2008:255–278.

186. Lysaght MJ, Jaklenec A, Deweerd E. Great expectations: private sector activity in tissue engineering, regenerative medicine, and stem cell therapeutics. *Tissue Eng Part A.* 2008;14:305–315.

187. Welin S. Ethical issues in tissue engineering. In: van Blitterswijk C, Thomsen P, Lindahl A, et al., eds. *Tissue Engineering.* Amsterdam: Elsevier; 2008:685–703.

188. Taylor DA, Caplan AL, Macchiarini P. Ethics of bioengineering organs and tissues. *Expert Opin Biol Ther.* 2014;14:879–882.

189. Lee MH, Arcidiacono JA, Bilek AM, et al. Considerations for tissue-engineered and regenerative medicine product development prior to clinical trials in the United States. *Tissue Eng Part B Rev.* 2010;16:41–54.

190. Tomlins P. Standards in cell and tissue engineering. In: Salih V, ed. *Standardisation in Cell and Tissue Engineering: Methods and Protocols.* Burlington: Elsevier Science; 2013.

191. Gallico GG 3rd, O'Connor NE, Compton CC, et al. Permanent coverage of large burn wounds with autologous cultured human epithelium. *N Engl J Med.* 1984;311:448–451.

192. Kinikoglu B, Damour O, Hasirci V. Tissue engineering of oral mucosa: a shared concept with skin. *J Artif Organs.* 2015;18:8–19.

193. Mansbridge J. Skin tissue engineering. *J Biomater Sci Polym Ed.* 2008;19:955–968.

194. Hu K, Shi H, Zhu J, et al. Compressed collagen gel as the scaffold for skin engineering. *Biomed Microdevices.* 2010;12:627–635.

195. Charruyer A, Ghadially R. Stem cells and tissue-engineered skin. *Skin Pharmacol Physiol.* 2009;22:55–62.

196. Fu X, Li H. Mesenchymal stem cells and skin wound repair and regeneration: possibilities and questions. *Cell Tissue Res.* 2009;335:317–321.

197. Liu Y, Suwa F, Wang X, et al. Reconstruction of a tissue-engineered skin containing melanocytes. *Cell Biol Int.* 2007;31:985–990.

198. Cotsarelis G. Epithelial stem cells: a folliculocentric view. *J Invest Dermatol.* 2006;126:1459–1468.

199. Blais M, Parenteau-Bareil R, Cadau S, Berthod F. Concise review: tissue-engineered skin and nerve regeneration in burn treatment. *Stem Cells Transl Med.* 2013;2:545–551.

200. Brown RA, Phillips JB, Kwang WJ. Cell responses to biomimetic protein scaffolds used in tissue repair and engineering. *Int Rev Cytol.* 2007;262:75–150.

201. Metcalfe AD, Ferguson MWJ. Bioengineering skin using mechanisms of regeneration and repair. *Biomaterials.* 2007;28:5100–5113.

202. Karahaliloglu Z, Ercan B, Chung S, et al. Nanostructured anti-bacterial poly-lactic-co-glycolic acid films for skin tissue engineering applications. *J Biomed Mater Res A.* 2014;102:4598–4608.

203. Mohiti-Asli M, Pourdeyhimi B, Loboa EG. Skin tissue engineering for the infected wound site: biodegradable PLA nanofibers and a novel approach for silver ion release evaluated in a 3d coculture system of keratinocytes and staphylococcus aureus. *Tissue Eng Part C.* 2014;20:790–797.

204. Tran PA, Hocking DM, O'Connor AJ. In situ formation of antimicrobial silver nanoparticles and the impregnation of hydrophobic polycaprolactone matrix for antimicrobial medical device applications. *Mater Sci Eng C Mater Biol Appl.* 2015;47:63–69.

205. Altman AM, Yan Y, Matthias N, et al. IFATS collection: human adipose-derived stem cells seeded on a silk fibroin-chitosan scaffold enhance wound repair in a murine soft tissue injury model. *Stem Cells.* 2009;27:250–258.

206. Patrick CW. Adipose tissue engineering: the future of breast and soft tissue reconstruction following tumor resection. *Semin Surg Oncol.* 2000;19:302–311.

207. Marchand F. Ueber die Verandeungen des Fettgewebes nach der Transplantation. *Beitr Pathol Anat Allg Pathol.* 1919;66:32.

208. Stillaert F, Findlay M, Palmer J, et al. Host rather than graft origin of matrigel-induced adipose tissue in the murine tissue-engineering chamber. *Tissue Eng.* 2007;13:2291–2300.

209. Thomas GP, Hemmrich K, Abberton KM, et al. Zymosan-induced inflammation stimulates neo-adipogenesis. *Int J Obes (Lond).* 2008;32:239–248.

210. Debels H, Galea L, Han XL, et al. Macrophages play a key role in angiogenesis and adipogenesis in a mouse tissue engineering model. *Tissue Eng Part A.* 2013;19:2615–2625.

211. Lilja HE, Morrison WA, Han XL, et al. An adipoinductive role of inflammation in adipose tissue engineering: key factors in the early development of engineered soft tissues. *Stem Cells Dev.* 2013;22:1602–1613.

212. Guo J, Widgerow AD, Banyard D, et al. Strategic sequences in fat graft survival. *Ann Plast Surg.* 2015;74:376–382.

213. Yoshimura K, Eto H, Kato H, et al. In vivo manipulation of stem cells for adipose tissue repair/reconstruction. *Regen Med.* 2011;6:33–41.

214. Gentile P, Orlandi A, Scioli MG, et al. A comparative translational study: the combined use of enhanced stromal vascular fraction and platelet-rich plasma improves fat grafting maintenance in breast reconstruction. *Stem Cells Transl Med.* 2012;1:341–351.

215. Kolle SF, Fischer-Nielsen A, Mathiasen AB, et al. Enrichment of

autologous fat grafts with ex-vivo expanded adipose tissue-derived stem cells for graft survival: a randomised placebo-controlled trial. *Lancet*. 2013;382:1113–1120.

216. Harrison BL, Malafa M, Davis K, Rohrich RJ. The discordant histology of grafted fat: a systematic review of the literature. *Plast Reconstr Surg*. 2015;135:542e–555e.

217. Kawaguchi N, Toriyama K, Nicodemou-Lena E, et al. de novo adipogenesis in mice at the site of injection of basement membrane and basic fibroblast growth factor. *Proc Natl Acad Sci USA*. 1998;95:1062–1066.

218. Poon CJ, Pereira ECMV, Sinha S, et al. Preparation of an adipogenic hydrogel from subcutaneous adipose tissue. *Acta Biomater*. 2013;9:5609–5620.

219. Debels H, Gerrand YW, Poon CJ, et al. An adipogenic gel for surgical reconstruction of the subcutaneous fat layer in a rat model. *J Tissue Eng Regen Med*. 2015. Doi: 10.1002/term.2025.

220. Zhan W, Chang Q, Xiao X, et al. Self-synthesized extracellular matrix contributes to mature adipose tissue regeneration in a tissue engineering chamber. *Wound Repair Regen*. 2015;23:443–452.

221. Post MJ. Cultured meat from stem cells: challenges and prospects. *Meat Sci*. 2012;92:297–301.

222. Cheng CS, El-Abd Y, Bui K, et al. Conditions that promote primary human skeletal myoblast culture and muscle differentiation in vitro. *Am J Physiol Cell Physiol*. 2014;306:C385–C395.

223. Kroehne V, Heschel I, Schugner F, et al. Use of a novel collagen matrix with oriented pore structure for muscle cell differentiation in cell culture and in grafts. *J Cell Mol Med*. 2008;12:1640–1648.

224. Yin H, Price F, Rudnicki MA. Satellite cells and the muscle stem cell niche. *Physiol Rev*. 2013;93:23–67.

225. Montarras D, Morgan J, Collins C, et al. Direct isolation of satellite cells for skeletal muscle regeneration. *Science*. 2005;309:2064–2067.

226. Dellavalle A, Maroli G, Covarello D, et al. Pericytes resident in postnatal skeletal muscle differentiate into muscle fibres and generate satellite cells. *Nat Commun*. 2011;2:499.

227. Crisan M, Yap S, Casteilla L, et al. A perivascular origin for mesenchymal stem cells in multiple human organs. *Cell Stem Cell*. 2008;3:301–313.

228. Berry SE. Concise review: mesoangioblast and mesenchymal stem cell therapy for muscular dystrophy: progress, challenges, and future directions. *Stem Cells Transl Med*. 2015;4:91–98.

229. Tedesco FS, Gerli MF, Perani L, et al. Transplantation of genetically corrected human ipsc-derived progenitors in mice with limb-girdle muscular dystrophy. *Sci Transl Med*. 2012;4:140ra89.

230. Awaya T, Kato T, Mizuno Y, et al. Selective development of myogenic mesenchymal cells from human embryonic and induced pluripotent stem cells. *PLoS ONE*. 2012;7:e51638.

231. Abujarour R, Bennett M, Valamehr B, et al. Myogenic differentiation of muscular dystrophy-specific induced pluripotent stem cells for use in drug discovery. *Stem Cells Transl Med*. 2014;3:149–160.

232. Darabi R, Gehlbach K, Bachoo RM, et al. Functional skeletal muscle regeneration from differentiating embryonic stem cells. *Nat Med*. 2008;14:134–143.

233. Cerino G, Gaudiello E, Grussenmeyer T, et al. Three dimensional multi-cellular muscle-like tissue engineering in perfusion-based bioreactors. *Biotechnol Bioeng*. 2016;113:226–236.

234. Cooper ST, Maxwell AL, Kizana E, et al. C2c12 co-culture on a fibroblast substratum enables sustained survival of contractile, highly differentiated myotubes with peripheral nuclei and adult fast myosin expression. *Cell Motil Cytoskeleton*. 2004;58:200–211.

235. Bach AD, Stern-Straeterb J, Beier JP, et al. Engineering of muscle tissue. *Clin Plast Surg*. 2003;30:589.

236. Larkin LM, Van der Meulen JH, Dennis RG, Kennedy JB. Functional evaluation of nerve-skeletal muscle constructs engineered in vitro. *In Vitro Cell Dev Biol Anim*. 2006;42:75.

237. Park H, Bhalla R, Saigal R, et al. Effects of electrical stimulation in C2C12 muscle constructs. *J Tissue Eng Regen Med*. 2008;2:279–287.

238. Goldspink G, Scutt A, Loughna PT, et al. Gene expression in skeletal muscle in response to stretch and force generation. *Am J Physiol*. 1992;262:R356–R363.

239. Noah EM, Winkel R, Schramm U, Kuhnel W. Impact of innervation and exercise on muscle regeneration in neovascularized muscle grafts in rats. *Ann Anat*. 2002;184:189–197.

240. Goldspink DF, Cox VM, Smith SK, et al. Muscle growth in response to mechanical stimuli. *Am J Physiol*. 1995;268:E288.

241. Powell CA, Smiley BL, Mills J, Vandenburgh HH. Mechanical stimulation improves tissue-engineered human skeletal muscle. *Am J Physiol Cell Physiol*. 2002;283:C1557.

242. Moon du G, Christ G, Stitzel JD, et al. Cyclic mechanical preconditioning improves engineered muscle contraction. *Tissue Eng Part A*. 2008;14:473.

243. Strohman RC, Bayne E, Spector D, et al. Myogenesis and histogenesis of skeletal muscle on flexible membranes in vitro. *In Vitro Cell Dev Biol*. 1990;26:201.

244. Dennis RG, Kosnik PE, Gilbert ME, Faulkner JA. Excitability and contractility of skeletal muscle engineered from primary cultures and cell lines. *Am J Physiol Cell Physiol*. 2001;280:C288.

245. Dennis RG, Kosnik PE. Excitability and isometric contractile properties of mammalian skeletal muscle constructs engineered in vitro. *In Vitro Cell Dev Biol Anim*. 2000;36:327.

246. Ostrovidov S, Hosseini V, Ahadian S, et al. Skeletal muscle tissue engineering: methods to form skeletal myotubes and their applications. *Tissue Eng Part B*. 2014;20:403–436.

247. Rhim C, Lowell DA, Reedy MC, et al. Morphology and ultrastructure of differentiating three-dimensional mammalian skeletal muscle in a collagen gel. *Muscle Nerve*. 2007;36:71–80.

248. Beier JP, Stern-Straeter J, Foerster VT, et al. Tissue engineering of injectable muscle: three-dimensional myoblast-fibrin injection in the syngeneic rat animal model. *Plast Reconstr Surg*. 2006;118:1113–1121, discussion 22–24.

249. Borselli C, Storrie H, Benesch-Lee F, et al. Functional muscle regeneration with combined delivery of angiogenesis and myogenesis factors. *Proc Natl Acad Sci USA*. 2010;107:3287–3292.

250. Rossi CA, Flaibani M, Blaauw B, et al. In vivo tissue engineering of functional skeletal muscle by freshly isolated satellite cells embedded in a photopolymerizable hydrogel. *FASEB J*. 2011;25:2296–2304.

251. Fuoco C, Rizzi R, Biondo A, et al. In vivo generation of a mature and functional artificial skeletal muscle. *EMBO Mol Med*. 2015;7:411–422.

252. Tilkorn DJ, Davies EM, Keramidaris E, et al. The in vitro preconditioning of myoblasts to enhance subsequent survival in an in vivo tissue engineering chamber model. *Biomaterials*. 2012;33:3868–3879.

253. Abberton KM, Bortolotto SK, Woods AA, et al. Myogel, a novel, basement membrane-rich, extracellular matrix derived from skeletal muscle, is highly adipogenic in vivo and in vitro. *Cells Tissues Organs*. 2008;188:347–358.

254. Saxena AK, Willital GH, Vacanti JP. Vascularized three-dimensional skeletal muscle tissue-engineering. *Biomed Mater Eng*. 2001;11:275.

255. Williamson MR, Adams EF, Coombes AG. Gravity spun polycaprolactone fibres for soft tissue engineering: interaction with fibroblasts and myoblasts in cell culture. *Biomaterials*. 2006;27:1019.

256. Shah R, Sinanan AC, Knowles JC, et al. Craniofacial muscle engineering using a 3-dimensional phosphate glass fibre construct. *Biomaterials*. 2005;26:1497.

257. Choi JS, Lee SJ, Christ GJ, et al. The influence of electrospun aligned poly(epsilon-caprolactone)/collagen nanofiber meshes on the formation of self-aligned skeletal muscle myotubes. *Biomaterials*. 2008;29:2899.

258. Huang NF, Patel S, Thakar RG, et al. Myotube assembly on nanofibrous and micropatterned polymers. *Nano Lett*. 2006;6:537.

259. Lam MT, Sim S, Zhu X, Takayama S. The effect of continuous wavy micropatterns on silicone substrates on the alignment of skeletal muscle myoblasts and myotubes. *Biomaterials*. 2006;27:4340.

260. Sicari BM, Rubin JP, Dearth CL, et al. An acellular biologic scaffold promotes skeletal muscle formation in mice and humans with volumetric muscle loss. *Sci Transl Med*. 2014;6:234ra58.

261. Wolf MT, Daly KA, Reing JE, Badylak SF. Biologic scaffold composed of skeletal muscle extracellular matrix. *Biomaterials*. 2012;33:2916–2925.

262. Jank BJ, Xiong L, Moser PT, et al. Engineered composite tissue as a bioartificial limb graft. *Biomaterials*. 2015;61:246–256. *A striking proof-of-concept study on recellularizing decellularised tissue scaffolds based on animal limbs using multiple cell types.*

263. Levenberg S, Rouwkema J, Macdonald M, et al. Engineering vascularized skeletal muscle tissue. *Nat Biotechnol*. 2005;23:879.

264. Koffler J, Kaufman-Francis K, Shandalov Y, et al. Improved vascular organization enhances functional integration of engineered skeletal muscle grafts. *Proc Natl Acad Sci USA*. 2011;108:14789–14794.

265. Wang L, Cao L, Shansky J, et al. minimally invasive approach to the repair of injured skeletal muscle with a shape-memory

scaffold. *Mol Ther*. 2014;22:1441–1449.

266. Borselli C, Cezar CA, Shvartsman D, et al. The role of multifunctional delivery scaffold in the ability of cultured myoblasts to promote muscle regeneration. *Biomaterials*. 2011;32:8905–8914.

267. Tilkorn DJ, Bedogni A, Keramidaris E, et al. Implanted myoblast survival is dependent on the degree of vascularization in a novel delayed implantation/prevascularization tissue engineering model. *Tissue Eng Part A*. 2010;16:165–178.

268. Gu X, Ding F, Williams DF. Neural tissue engineering options for peripheral nerve regeneration. *Biomaterials*. 2014;35:6143–6156.

269. Boeckstyns ME, Sorensen AI, Vineta JF, et al. Collagen conduit versus microsurgical neurorrhaphy: 2-year follow-up of a prospective, blinded clinical and electrophysiological multicenter randomized, controlled trial. *J Hand Surg Am*. 2013;38:2405–2411.

270. Dalton P, Harvey A, Oudega M, Plant G. Tissue engineering of the nervous system. In: van Blitterswijk C, Thomsen P, Lindahl A, et al., eds. *Tissue Engineering*. Amsterdam: Elsevier; 2008:611–647.

271. McMurtrey RJ. Novel advancements in three-dimensional neural tissue engineering and regenerative medicine. *Neural Regen Res*. 2015;10:352–354.

272. Park JS, Yang HN, Woo DG, et al. Exogenous Nurr1 gene expression in electrically-stimulated human MSCs and the induction of neurogenesis. *Biomaterials*. 2012;33:7300–7308.

273. Hwang JY, Shin US, Jang WC, et al. Biofunctionalized carbon nanotubes in neural regeneration: a mini-review. *Nanoscale*. 2013;5:487–497.

274. Ma MS, Boddeke E, Copray S. Pluripotent stem cells for schwann cell engineering. *Stem Cell Rev*. 2015;11:205–218.

275. Georgiou M, Bunting SC, Davies HA, et al. Engineered neural tissue for peripheral nerve repair. *Biomaterials*. 2013;34:7335–7343.

276. Zhang BG, Quigley AF, Myers DE, et al. Recent advances in nerve tissue engineering. *Int J Artif Organs*. 2014;37:277–291.

277. Mortazavi MM, Harmon OA, Adeeb N, et al. Treatment of spinal cord injury: a review of engineering using neural and mesenchymal stem cells. *Clin Anat*. 2015;28:37–44.

278. Kubinová Š. New trends in spinal cord tissue engineering. *Future Neurology*. 2015;10:129–145.

279. Hakim JS, Esmaeili Rad M, Grahn PJ, et al. Positively charged oligo[poly(ethylene glycol) fumarate] scaffold implantation results in a permissive lesion environment after spinal cord injury in rat. *Tissue Eng Part A*. 2015;21:2099–2114.

280. Chlupac J, Filova E, Bacakova L. Blood vessel replacement: 50 years of development and tissue engineering paradigms in vascular surgery. *Physiol Res*. 2009;58:S119–S139.

281. Palumbo R, Niscola P, Calabria S, et al. Long-term favorable results by arteriovenous graft with omniflow ii prosthesis for hemodialysis. *Nephron Clin Prac*. 2009;113:C76–C80.

282. Madden RL, Lipkowitz GS, Browne BJ, Kurbanov A. Experience with cryopreserved cadaveric femoral vein allografts used for hemodialysis access. *Ann Vasc Surg*. 2004;18:453–458.

283. Dahl SL, Kypson AP, Lawson JH, et al. Readily available tissue-engineered vascular grafts. *Sci Transl Med*. 2011;3:68ra9.

284. Liu Y, Xiang K, Chen H, et al. Composite vascular repair grafts via micro-imprinting and electrospinning. *AIP Adv*. 2015;5:041318.

285. Quint C, Kondo Y, Manson RJ, et al. Decellularized tissue-engineered blood vessel as an arterial conduit. *Proc Natl Acad Sci USA*. 2011;108:9214–9219.

286. Roh JD, Sawh-Martinez R, Brennan MP, et al. Tissue-engineered vascular grafts transform into mature blood vessels via an inflammation-mediated process of vascular remodeling. *Proc Natl Acad Sci USA*. 2010;107:4669–4674.

287. Krawiec JT, Vorp DA. Adult stem cell-based tissue engineered blood vessels: a review. *Biomaterials*. 2012;33:3388–3400.

288. Kelm JM, Lorber V, Snedeker JG, et al. A novel concept for scaffold-free vessel tissue engineering: self-assembly of microtissue building blocks. *J Biotechnol*. 2010;148:46–55.

289. Konig G, McAllister TN, Dusserre N, et al. Mechanical properties of completely autologous human tissue engineered blood vessels compared to human saphenous vein and mammary artery. *Biomaterials*. 2009;30:1542–1550.

290. McAllister TN, Maruszewski M, Garrido SA, et al. Effectiveness of haemodialysis access with an autologous tissue-engineered vascular graft: a multicentre cohort study. *Lancet*. 2009;373:1440–1446.

291. L'Heureux N, McAllister TN, de la Fuente LM. Tissue-engineered blood vessel for adult arterial revascularization. *N Engl J Med*. 2007;357:1451–1453.

292. Campbell GR, Campbell JH. Development of tissue engineered vascular grafts. *Curr Pharm Biotechnol*. 2007;8:43–50.

293. Hoenig MR, Campbell GR, Rolfe BE, Campbell JH. Tissue-engineered blood vessels - alternative to autologous grafts? *Arterioscler Thromb Vasc Biol*. 2005;25:1128–1134.

294. Bueno EM, Glowacki J. Cell-free and cell-based approaches for bone regeneration. *Nat Rev Rheumatol*. 2009;5:685–697.

295. Ma J, Both SK, Yang F, et al. Concise review: cell-based strategies in bone tissue engineering and regenerative medicine. *Stem Cells Transl Med*. 2014;3:98–107.

296. Liu Y, Chan JK, Teoh SH. Review of vascularised bone tissue-engineering strategies with a focus on co-culture systems. *J Tissue Eng Regen Med*. 2015;9:85–105.

297. Liu Y, Lim J, Teoh S-H. Review: development of clinically relevant scaffolds for vascularised bone tissue engineering. *Biotechnol Adv*. 2013;31:688–705.

298. Loca D, Narkevica I, Ozolins J. The effect of TiO2 nanopowder coating on in vitro bioactivity of porous TiO2 scaffolds. *Mater Lett*. 2015;159:309–312.

299. Pina S, Oliveira JM, Reis RL. Natural-based nanocomposites for bone tissue engineering and regenerative medicine: a review. *Adv Mater*. 2015;27:1143–1169.

300. van Gaalen S, Kruyt M, Meijer G, et al. Tissue engineering of bone. In: van Blitterswijk C, Thomsen P, Lindahl A, et al., eds. *Tissue Engineering*. Amsterdam: Elsevier; 2008:559–610.

301. Peter M, Binulal NS, Nair SV, et al. Novel biodegradable chitosan-gelatin/nano-bioactive glass ceramic composite scaffolds for alveolar bone tissue engineering. *Chem Eng J*. 2010;158:353–361.

302. Kaigler D, Wang Z, Horger K, et al. VEGF scaffolds enhance angiogenesis and bone regeneration in irradiated osseous defects. *J Bone Miner Res*. 2006;21:735–744.

303. Liu Y, Teoh SH, Chong MS, et al. Vasculogenic and osteogenesis-enhancing potential of human umbilical cord blood endothelial colony-forming cells. *Stem Cells*. 2012;30:1911–1924.

304. Keramaris NC, Kaptanis S, Moss HL, et al. Endothelial progenitor cells (EPCs) and mesenchymal stem cells (MSCs) in bone healing. *Curr Stem Cell Res Ther*. 2012;7:293–301.

305. Klein TJ, Malda J, Sah RL, Hutmacher DW. Tissue engineering of articular cartilage with biomimetic zones. *Tissue Eng Part B Rev*. 2009;15:143–157.

306. Nehrer S, Dorotka R, Domayer S, et al. Treatment of full-thickness chondral defects with hyalograft C in the knee a prospective clinical case series with 2 to 7 years' follow-up. *Am J Sports Med*. 2009;37:81S–87S.

307. Wendt D, Timmins N, Malda J, et al. Bioreactors for tissue engineering. In: van Blitterswijk C, Thomsen P, Lindahl A, et al., eds. *Tissue Engineering*. Amsterdam: Elsevier; 2008:483–506.

308. Brittberg M, Lindahl A. Tissue engineering of cartilage. In: van Blitterswijk C, Thomsen P, Lindahl A, et al., eds. *Tissue Engineering*. Amsterdam: Elsevier; 2008:533–557.

309. Steele JAM, McCullen SD, Callanan A, et al. Combinatorial scaffold morphologies for zonal articular cartilage engineering. *Acta Biomater*. 2014;10:2065–2075.

310. Glattauer V, White JF, Tsai WB, et al. Preparation of resorbable collagen-based beads for direct use in tissue engineering and cell therapy applications. *J Biomed Mater Res A*. 2009;92A:1301–1309.

311. Saris D, Price A, Widuchowski W, et al. Matrix-applied characterized autologous cultured chondrocytes versus microfracture: two-year follow-up of a prospective randomized trial. *Am J Sports Med*. 2014;42:1384–1394.

312. Yamashita A, Morioka M, Yahara Y, et al. Generation of scaffoldless hyaline cartilaginous tissue from human IPSCs. *Stem Cell Reports*. 2015;4:404–418.

313. Freed LE, Langer R, Martin I, et al. Tissue engineering of cartilage in space. *Proc Natl Acad Sci U S A*. 1997;94:13885–13890.

314. Han YL, Hu J, Genin GM, et al. Biopen: direct writing of functional materials at the point of care. *Sci Rep*. 2014;4:4872.

315. Lin X, Huang J, Shi Y, Liu W. Tissue engineering and regenerative medicine in applied research: a year in review of 2014. *Tissue Eng Part B Rev*. 2015;21:177–186. *Outlines the recent applied research activity in the tissue engineering field, with discussion of clinical trial and significant advances.*

316. Huang J, Lin X, Shi Y, Liu W. Tissue engineering and regenerative medicine in basic research: a year in review of 2014. *Tissue Eng Part B Rev*. 2015;21:167–176.

317. Choi YS, Matsuda K, Dusting GJ, et al. engineering cardiac tissue in vivo from human adipose-derived stem cells. *Biomaterials*. 2010;31:2236–2242.

318. Lim SY, Sivakumaran P, Crombie DE, et al. Trichostatin A

enhances differentiation of human induced pluripotent stem cells to cardiogenic cells for cardiac tissue engineering. *Stem Cells Transl Med*. 2013;2:715–725.

319. Forster NA, Penington AJ, Hardikar AA, et al. A prevascularized tissue engineering chamber supports growth and function of islets and progenitor cells in diabetic mice. *Islets*. 2011;3:271–283.

320. Lepore DA, Thomas GPL, Knight KR, et al. Survival and differentiation of pituitary colony-forming cells in vivo. *Stem Cells*. 2007;25:1730–1736.

321. Seach N, Mattesich M, Abberton K, et al. Vascularized tissue engineering mouse chamber model supports thymopoiesis of ectopic thymus tissue grafts. *Tissue Eng Part C Methods*. 2010;16:543–551.

322. Sanchez PL, Fernandez-Santos ME, Costanza S, et al. Acellular human heart matrix: a critical step toward whole heart grafts. *Biomaterials*. 2015;61:279–289.

323. Nichols JE, Niles J, Riddle M, et al. Production and assessment of decellularized pig and human lung scaffolds. *Tissue Eng Part A*. 2013;19:2045–2062.

324. Mazza G, Rombouts K, Rennie Hall A, et al. Decellularized human liver as a natural 3D-scaffold for liver bioengineering and transplantation. *Sci Rep*. 2015;5:13079.

325. Song JJ, Guyette JP, Gilpin SE, et al. Regeneration and experimental orthotopic transplantation of a bioengineered kidney. *Nat Med*. 2013;19:646–651.

326. Atala A, Bauer SB, Soker S, et al. Tissue-engineered autologous bladders for patients needing cystoplasty. *Lancet*. 2006;367: 1241–1246.

327. Orlando G, Di Cocco P, D'Angelo M, et al. Regenerative medicine applied to solid organ transplantation: where do we stand? *Transplant Proc*. 2010;42:1011–1013.

328. Atala A. Regenerative bladder augmentation using autologous tissue-when will we get there? *J Urol*. 2014;191:1204–1205.

329. Joseph DB, Borer JG, De Filippo RE, et al. Autologous cell seeded biodegradable scaffold for augmentation cystoplasty: phase II study in children and adolescents with spina bifida. *J Urol*. 2014;191:1389–1395.

330. Macchiarini P, Jungebluth P, Go T, et al. Clinical transplantation of a tissue-engineered airway. *Lancet*. 2008;372:2023–2030.

331. Gonfiotti A, Jaus MO, Barale D, et al. The first tissue-engineered airway transplantation: 5-year follow-up results. *Lancet*. 2014;383:238–244.

332. Jungebluth P, Alici E, Baiguera S, et al. Tracheobronchial transplantation with a stem-cell-seeded bioartificial nanocomposite: a proof-of-concept study. *Lancet*. 2011;378: 1997–2004.

333. Elliott MJ, De Coppi P, Speggiorin S, et al. Stem-cell-based, tissue engineered tracheal replacement in a child: a 2-year follow-up study. *Lancet*. 2012;380:994–1000.

334. Raya-Rivera AM, Esquiliano D, Fierro-Pastrana R, et al. Tissue-engineered autologous vaginal organs in patients: a pilot cohort study. *Lancet*. 2014;384:329–336.

335. Dellian M, Witwer BP, Salehi HA, et al. Quantitation and physiological characterization of angiogenic vessels in mice: effect of basic fibroblast growth factor, vascular endothelial growth factor/vascular permeability factor, and host microenvironment. *Am J Pathol*. 1996;149:59–71.

第 16 章

软骨的修复、移植及组织工程

Wei Liu and Yilin Cao

概要

■ 软骨是整形外科最常用的组织移植物之一,在耳廓重建、鼻整形及面部塑形中应用广泛。

■ 本章介绍了软骨移植物获取和供区处理所需的背景知识和手术方法。

■ 另外,本章还介绍了组织工程软骨构建方法的最新进展及其在整形外科的应用前景。

简介

软骨是一种结缔组织,其主要由软骨细胞以及由 II 型胶原纤维、蛋白多糖、弹性纤维组成的细胞外基质(extracellular matrix,ECM)构成。根据其组成不同,软骨可分为 3 类[1]:①透明软骨;②纤维软骨;③弹性软骨。图 16.1 展示了 3 种软骨的组织学表现。

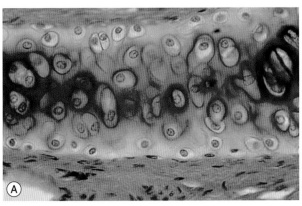

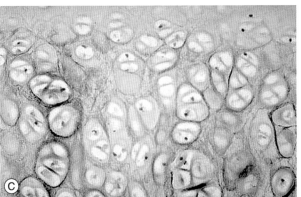

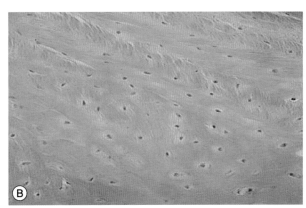

图 16.1 (A)透明软骨、(B)纤维软骨和(C)弹性软骨(银染)的组织学表现。(*Courtesy of Dr. Roger C. Wagner, Prof. Emeritus of Biological Sciences at University of Delaware and Prof. Fred E. Hossler, East Tennessee State University.*)

软骨中以透明软骨最为常见，主要见于肋软骨、关节软骨、支气管软骨和鼻软骨。除耳廓软骨外，大多数透明软骨的游离缘多有软骨膜覆盖。除 Ⅱ 型胶原之外，透明软骨还富含糖胺聚糖，使其较为坚韧，可以承受长期的压缩应力。

纤维软骨由成束的粗胶原纤维构成，其中夹杂小链式排列的单细胞软骨岛。由于这一独特结构，纤维软骨可以提供强有力的支撑，所以多见于承受反复应力的部位（例如半月板、椎间盘、耻骨联合以及骨和韧带的关节部分）。与其他种类的软骨相比，纤维软骨含有 Ⅰ 型胶原纤维。此外，纤维软骨还含有一定量的蛋白多糖，但几乎不含糖胺多糖。

弹性软骨的特点是因富含弹性纤维而具有良好的弹性。弹性软骨的组织学特性与透明软骨类似，但含有更多的弹性纤维。这些弹性纤维可以与胶原纤维一起形成弹性纤维网，这种特殊的结构使得弹性软骨可以承受反复的弯折。弹性软骨多见于外耳结构，也可见于咽部及会厌，通常由软骨膜包裹。

软骨膜是一层致密且不规则的结缔组织，其由外部的纤维层和内部的软骨生发层构成。纤维层由胶原纤维和成纤维细胞构成。与纤维层不同，软骨生发层仍有部分细胞未完全分化并可能含有间充质细胞和软骨祖细胞[2,3]。这些细胞在软骨的修复和再生中具有重要作用。

软骨组织中细胞稀少且无血管结构，所以代谢率很低。其糖代谢和耗氧量接近无氧状态，营养主要通过组织液的浸润供给。由于这一特性，软骨在进行移植时相对较易成活。在软骨移植领域，印度的 Sushruta Samhita 可能是第一个将软骨以复合组织移植物的形式移植的医生[4,5]。无论是单纯的软骨还是复合组织移植物，软骨均广泛用来修复或者重建鼻部及耳廓等部位的缺损。根据手术方法的不同，软骨可以作为游离移植物或者带蒂复合组织移植物进行移植。一般而言，自体软骨即使移植到不同的位置，其原有的形态也不会发生改变[6]。另外，由于人们很早之前就发现软骨膜有再生软骨的能力，因此游离软骨膜的移植也是软骨重建中的一个常用方法[7]。

自体软骨移植及其应用[6]

尽管软骨被认为具有"免疫特权"的特性，但异体软骨组织也可作为潜在的移植物，但是应用最多的仍然是自体软骨移植。通常，耳廓、鼻部和肋软骨是最常用的软骨供区。

耳廓软骨移植

耳廓软骨作为一种弹性软骨，由于其可根据不同的用途易于修剪塑形，所以是一种理想的移植物，也是软骨移植中应用最广泛的。局麻下即可轻易获取，即使切取大块的耳廓软骨也不易造成供区变形[6]。

但在实际操作中，获取整块外耳软骨可能导致外耳碗状结构和耳甲艇的塌陷以及外耳横径变短。为避免这一问题，Han 等提出了以下建议：①利用耳后切口，避免可见瘢痕；②分别获取整块耳甲艇和部分耳甲腔软骨，至少保留 5mm 宽的耳轮脚，并在两者之间向外侧延伸，一直向外包括耳甲外缘 2mm；③术后用缝线包压法以保留耳甲的碗状结构。图 16.2 展示了在切取大面积耳甲时避免耳廓变形的方法[8]。

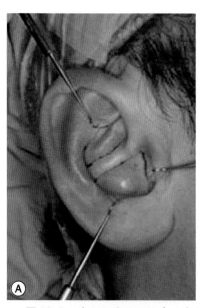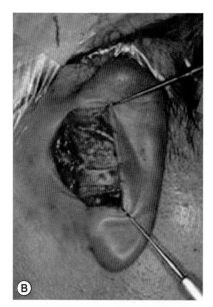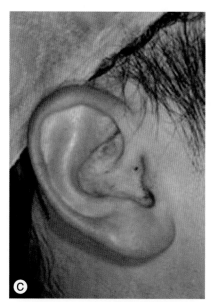

图 16.2　获取大量耳甲软骨的手术技巧。（A）标记。至少应保留 2mm 耳廓上外缘，以避免供体耳的外耳明显变形。注意保留耳甲腔和耳甲艇之间向外侧延伸的部分。（B）分别获取完整的耳甲艇及耳甲腔，保留至少 5mm 的耳轮脚，以避免塌陷。（C）从外观上，基本无法看出切除了大量的耳甲软骨

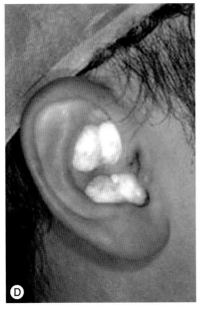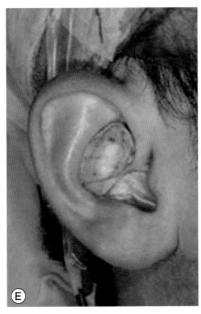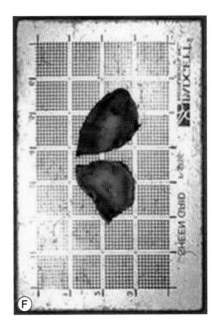

图 16.2(续)　(D)在获取软骨的区域各放置两个棉球,并用 4-0 尼龙线穿至对侧耳廓固定,缝线于术后 5 天拆去。(E)将获取的耳甲艇和耳甲腔软骨放回原来的位置,此时可以清楚地观察其与保留的耳轮脚和外侧延伸部分的关系。(F)移植物表面积分别为:耳甲艇 224.0mm²,耳甲腔 247.0mm²。(*Reproduced from Han K,Kim J,Son D,et al. How to harvest the maximal amount of conchal cartilage grafts.* J Plast Reconstr Aesthet Surg. 2008;61:1465-1471.)

根据 Brent[9]、Ono 等[10] 及 Firmin 等[11] 的观点,耳廓软骨在耳的重建和耳廓畸形手术中作为支架结构。此外,耳甲软骨可以作为单层移植物,用于鼻部、睑板和乳头的重建[6]。

耳廓软骨另一个重要应用是作为复合组织瓣进行移植用于鼻部重建。处理耳廓软骨复合组织瓣供区是成功应用此技术的关键。Singh 和 Bartlett 总结了不同情况下处理游离耳廓复合组织瓣供区的技巧[12]:

- 技巧 1:如果复合组织瓣宽度小于 1cm,可在耳轮根部切取移植物,将折角藏入发际线中,并一期缝合伤口(图 16.3)。
- 技巧 2:该技巧用于关闭复合组织瓣基底部 1~1.5cm 宽的供区创面,这种复合组织瓣多用于修复较宽的鼻翼缺损(图 16.4)。

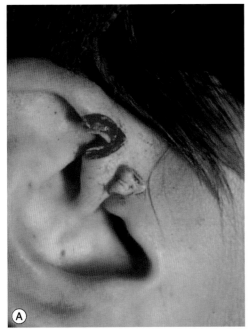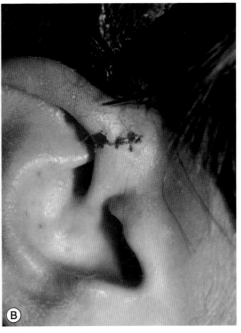

图 16.3　技巧 1:切取小于 1cm 的复合组织瓣,直接缝合并将折角藏于发际线中。这样的闭合方法可以避免外耳轮廓的变形。(*Reproduced from Singh DJ,Bartlett SP. Aesthetic management of the ear as a donor site.* Plast Reconstr Surg. 2007;120:899-908.)

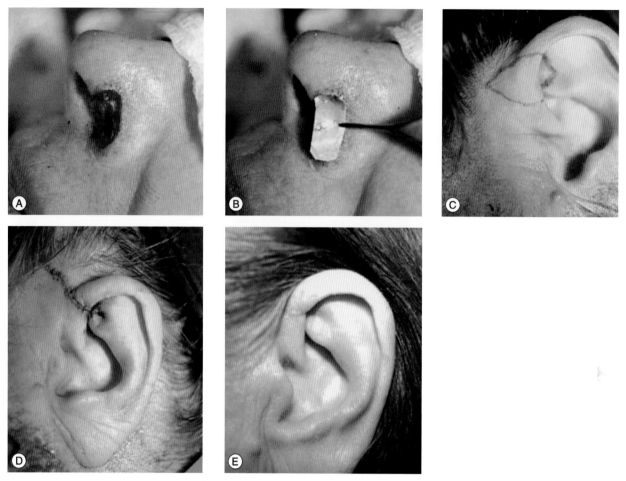

图16.4　技巧2:(A~C)较宽的鼻翼缺损需要从耳轮基底部获取较大的复合组织瓣,正如图中耳部的标记。
(D,E)为了直接闭合创面,将折角向前置于发际线中,向后藏于三角窝中。需要切除三角窝的楔形全层软骨,以避免耳部隆起。(*Reproduced from Singh DJ,Bartlett SP. Aesthetic management of the ear as a donor site.* Plast Reconstr Surg. 2007;120:899-908.)

- 技巧3:修复纵径(高度)较短的鼻部缺损,可以从耳轮根部的前面获取复合移植物,尽量将折角赶向上下两侧。如图16.5所示,该技巧可以为鼻部重建提供足够大的组织,并且美观地闭合创面,且不影响耳廓的大小。

- 技巧4:为了获取宽度1.0~1.2cm的移植物,从耳轮的基底部切取移植物,缺损可以通过向前推进耳轮缘的方法闭合。如果术后为"招风耳"的耳廓,可以以对侧耳廓为对照,通过耳后切口用耳舟乳突缝线固定的方法进行矫正(图16.6)。

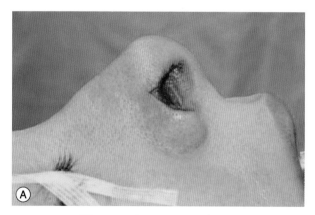
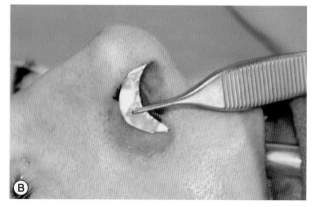

图16.5　技巧3:(A,B)鼻部缺损宽而纵径较短。这类缺损可以在耳轮的前下部分获取移植物

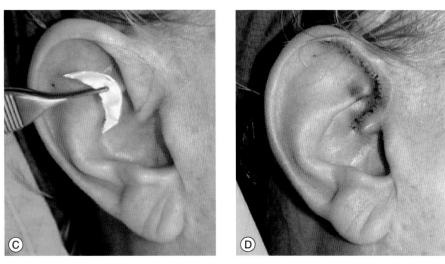

图 16.5(续)　(C,D) 将折角置于上侧和下侧,以利于一期闭合创面。(*Repro-duced from Singh DJ, Bartlett SP. Aesthetic management of the ear as a donor site.* Plast Reconstr Surg. *2007;120;899-908.*)

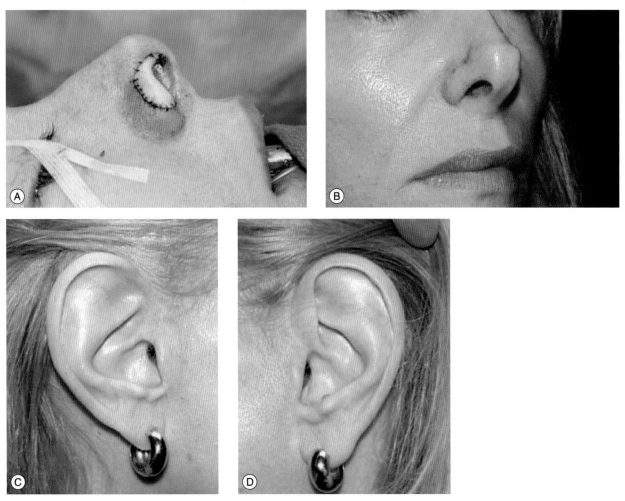

图 16.6　技巧 4:(A,B)移植物植入以及鼻部重建的美学效果。(C)耳廓供区与对侧耳廓(D)比较。(*Reproduced from Singh DJ, Bartlett SP. Aesthetic management of the ear as a donor site.* Plast Reconstr Surg. *2007;120;899-908.*)

■ 技巧 5：如果从耳轮基底部获取的复合组织瓣宽度超过 1.5cm，闭合这类创面将会很复杂。单纯的耳轮推进可能导致耳廓明显变形并呈"招风耳"状（图 16.7）。为避免这一问题，设计 V 形皮肤切口，在 V 形切口的尖端设计"半五角星"的方式切取软骨（图 16.8B~E），同时行耳后切口及耳舟乳突缝合。这些步骤可以防止耳廓在缝合后的变形（图 16.8F）。

■ 除复合组织瓣外，如果仍需要额外皮肤组织，可以在耳前和耳后设计复合组织瓣。切口的设计见图 16.9。

以上是闭合获取软骨皮肤复合组织瓣创面并获得良好外观效果的手术方法[12]。在文献中使用旋转皮瓣或者皮瓣移植等其他方法也有报道[13,14]。重要的是，在获取一定大小及形态的复合组织瓣的过程中，应当充分权衡对供区及受区的功能和美学单位的影响。

游离耳廓复合组织瓣的临床应用中，移植后早期因其缺乏血液供应，不宜使用过大的复合组织瓣。相比之下，使用显微外科重建耳廓复合组织瓣血运的方法则没有这样的限制，该方法对于修复较大的鼻部创面极为有用。最近 Zhang 等回顾了他们 63 例用以颞浅动脉为蒂的耳前及耳轮组织瓣修复鼻部缺损的临床经验。修复的缺损部位包括单侧鼻翼缺损、鼻翼及侧壁缺损、鼻尖及鼻小柱缺损、鼻部下 1/3 完全缺损，以及颊部和上颌区域的复合缺损。组织瓣的总体存活率高达 97%。这一结果证实，利用带血管蒂的耳前组织及耳轮组织是修复鼻部缺损的可靠手段[15]。图 16.10 展示了用带蒂的耳轮复合组织瓣和耳前皮肤修复鼻翼缺损的手术技巧[15]。

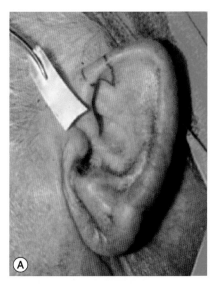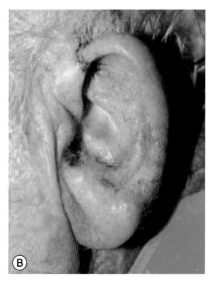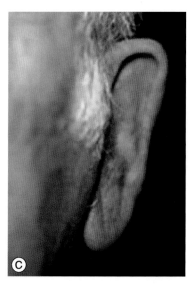

图 16.7 （A~C）如果获取 1~1.2cm 的复合组织瓣，可以通过耳轮缘推进闭合创面。但可能导致中耳廓呈"招风耳"外观的问题，如图所示。（*Reproduced from Singh DJ, Bartlett SP. Aesthetic management of the ear as a donor site.* Plast Reconstr Surg. *2007;120:899-908.*）

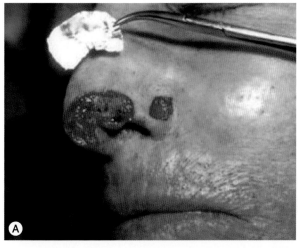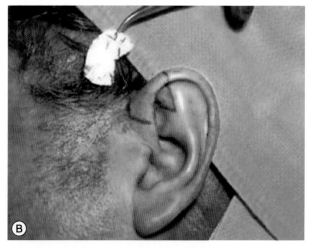

图 16.8 技巧 5：（A,B）该鼻部缺损需要 1.8cm 宽的复合组织瓣。耳廓组织瓣获取区域在图中以紫色线标出

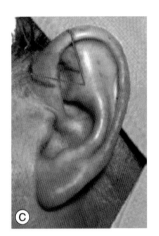
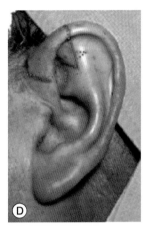
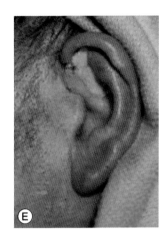
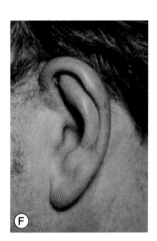

图 16.8(续)　(C~E)为了避免组织瓣获取所致的变形和"招风耳"问题,设计 V 形楔形皮肤切口并在 V 形的顶端以"半五角星"的方式切取软骨。图中实线标记的是皮肤切口位置,虚线则标记的是软骨切口位置。最后,做耳后切口并行耳舟乳突缝合术。(F)该方法可以避免耳廓过度收拢,并且保持相对正常的耳廓形态。(*Modified from Singh DJ,Bartlett SP. Aesthetic management of the ear as a donor site. Plast Reconstr Surg. 2007;120;899-908.*)

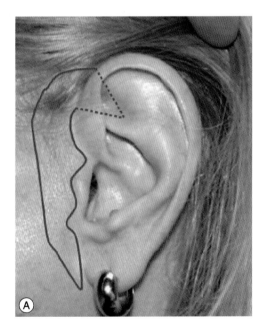
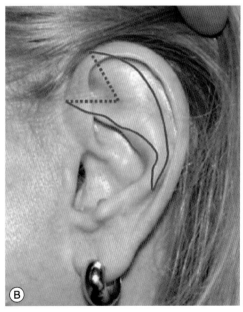

图 16.9　有些时候,除了复合组织瓣,还需要额外的皮肤组织来帮助修复鼻部缺损。(A)实线表示皮肤切口位置,虚线表示软骨切口的位置。(B)实线代表获取耳后全层皮瓣的位置。(*Reproduced from Singh DJ,Bartlett SP. Aesthetic management of the ear as a donor site. Plast Reconstr Surg. 2007;120;899-908.*)

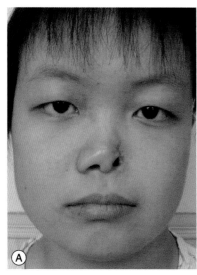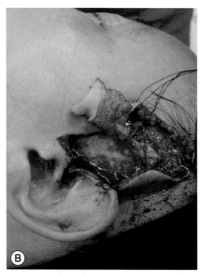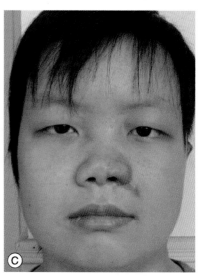

图 16.10　患者 17 岁，女性，激光治疗血管瘤术后，左侧鼻翼畸形。供区是包含同侧耳前皮肤及耳轮的逆行复合组织瓣，大小 2.8cm×1.8cm。从旋股外侧血管降支获取 11cm 长的血管桥接移植物，吻合部位位于颞浅动脉的近端。（A）术前以及（B）术中获取以远端颞浅动脉为蒂的复合组织瓣。（C）术后 3 个月回访。（*Reproduced from Zhang YX, Yang J, Wang D, et al. Extended applications of vascularized preauricular and helical rim flaps in reconstruction of nasal defects. Plast Reconstr Surg. 2008；121：1589-1597.* ）

鼻软骨移植

　　虽然鼻软骨可获取的组织量少，但是其作为软骨黏膜瓣是眼睑重建的常用方法。鼻中隔软骨是鼻软骨组织的重要成分。Murrell 等报道，可以通过半贯通切口剥离四边形软骨的尾缘，到达鼻中隔软骨。两侧黏膜软骨膜掀起后，即可获取鼻中隔软骨[16]。如图 16.11 所示，保护鼻中隔 L 形的支柱结构对于预防鼻部的塌陷极为重要[6,16]。但是，需要保留的支柱结构的大小则需要根据鼻中隔软骨的力量、厚度、大小以及其他鼻部组织（如上外侧软骨、下外侧软骨、鼻骨等）的条件来确定[16]。早在 1962 年，Millard 就发表了他用取自鼻中隔的软骨黏膜瓣修复上眼睑的手术方法。随后，Mustardé 在《眶区修复与重建》（*Repair and Reconstruction in the Orbital Region*）一书中也描述了类似的技巧[6]。

　　1979 年，Tessier 提出，其他可以获取软骨黏膜瓣的区域还包括上外侧鼻软骨区域[6]。在临床实践中，修复较大的上眼睑缺损一直非常困难。Scuderi 及其同事找到解决这一问题的手术方法。他们提出，以鼻背动脉末梢分支为基础，沿鼻侧壁设计带蒂鼻软骨黏膜瓣。该组织瓣包括上外侧软骨头侧部分，以及软骨上从皮下组织到骨膜的部分。可以采用同侧或对侧，并通过植皮来解决皮肤覆盖问题。在他们的 15 例患者中，所有的组织瓣均存活并获得良好的功能恢复，所以他们认为通过该方法一期再造薄而活动良好的眼睑是可行的[17]。图 16.12 展示了他们的切口设计、手术方法以及手术结果[17]。除了眼睑修复，鼻中隔软骨还可用于鼻部垫高[16]、支气管修复[18]，以及鼻尖形态控制[19]。

肋软骨移植

　　从组织量和机械力量的角度考虑，肋软骨是最佳的供

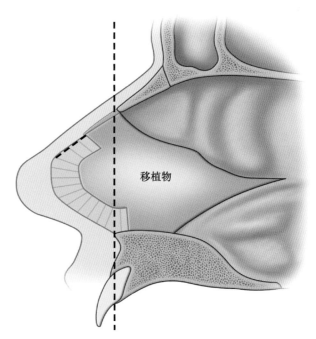

图 16.11　鼻中隔软骨组织瓣的获取。保持 L 形的支柱结构（图中条形部分）为鼻部提供支撑至关重要。与上外侧软骨连接的鼻中隔部分也应当保留。通常，图中位于虚线后的部分，不起支撑作用的四边形软骨可以放心切取。（*Reproduced and modified from Murrell GL. Dorsal augmentation with septal cartilage. Semin Plast Surg. 2008；22：124-135.* ）

区。只要遵守相应的手术原则，自体肋软骨可以修剪成任何所需的形状，并在移植后维持其形态和体积[6]。全耳重建手术中，肋软骨常作为软骨支架。Tanzer[20]、Thomson[21]、Brent[22] 等分别介绍了采集肋软骨构建耳支架的技术。在

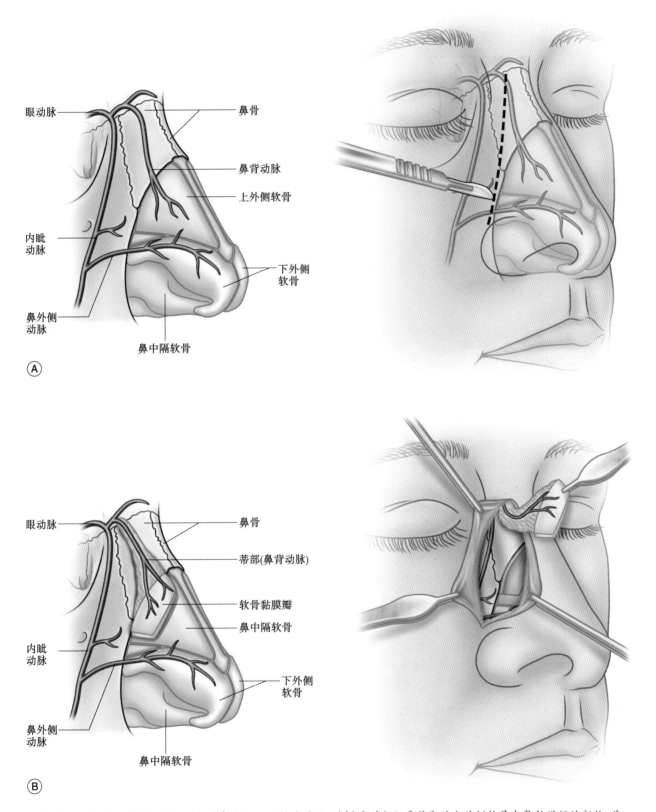

图 16.12　带蒂鼻部软骨黏膜瓣修复上眼睑缺损的图示。(A) 术前标记要获取的上外侧软骨在鼻黏膜瓣的部位,其以鼻背动脉的外侧终支为蒂。(B) 皮肤切开并剥离,切取部分上外侧软骨,将复合组织瓣掀起

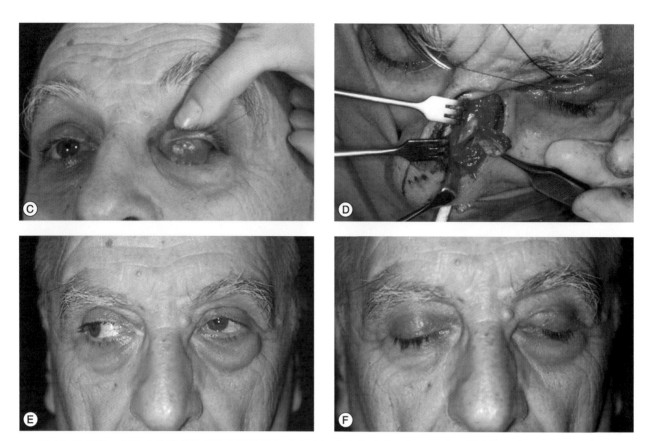

图 16.12(续)　(C)用带蒂鼻软骨黏膜瓣修复上眼睑缺损的临床效果。上眼睑癌。(D)鼻软骨黏膜膜瓣的获取。(E,F)鼻软骨黏膜瓣重建术后 1 年效果。(*Reprinted and modified from Scuderi N, Ribuffo D, Chiummariello S. Total and subtotal upper eyelid reconstruction with the nasal chondromucosal flap: a 10-year experience.* Plast Reconstr Surg. 2005; 115: 1259-1265.)

他们的手术方法中,最常使用第 6、7 软骨连接处及第 8 软骨,并且通常带着软骨膜[20-23]。与他们的方法不同的是,Nagata 在全耳重建手术中一期需要取 4 根肋软骨,并在二期取两根肋软骨[24-28]。图 16.13 是为耳廓重建和颏部塑形获

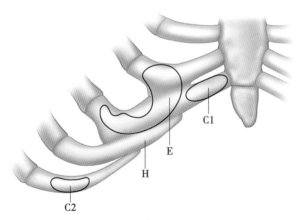

图 16.13　用于提供耳廓重建软骨支架和颏部移植物的供区部位。E,耳软骨整体块;H,耳轮;C1,颏部移植物,第一层;C2,颏部移植物,第二层。(*Reproduced and modified from Brent B. Repair and grafting of cartilage and perichondrium. In*: *McCarthy JC (ed). Plastic Surgery. Philadelphia*: *WB Saunders*; 1990: 559-582.)

取肋软骨的图示[29]。

在临床实践中,切取肋软骨可能会诱发供区的相应并发症。Uppal 等调查了接受全耳重建手术的 42 位患者术后供区的并发症。最常见的主诉是局部的疼痛和胸廓的异响,这些症状在术后第 1 周最为明显,3 个月内逐渐消失。其他问题包括瘢痕和胸廓畸形[30]。在这些问题中,最难解决的是术中气胸和术后胸廓畸形。由于 Nagata 的方法需要更多及额外的软骨进行耳廓重建,这些问题更为突出[24-28]。

为解决这一问题,Kawanabe 和 Nagata 改良了切取肋软骨的方法,以避免术中和术后并发症。在改良的方法中,肋软骨整体被切取下来,而在原位保留软骨膜。此外,在耳廓软骨支架轮廓修剪完毕后,将剩余的肋软骨切成小块填入切取软骨所形成的腔隙中。保留的软骨膜不仅可以避免损伤胸膜,还可能因保留的软骨干细胞而促进软骨的再生[2,3]。在对 270 例使用改良方法获取软骨移植物及 Nagata 重建耳廓的病例调查中,感染和气胸的发生率低于 1%。更重要的是,使用改良方法获取软骨移植物,没有一例患者发生术后胸廓畸形[31]。有趣的是,术后 6 个月随访研究发现重新回植的透明软骨与纤维软骨混合,并可见明显的边界。在一期手术后 12 个月,则可见局部产生了与原来软骨组织学相似及同质的软骨,再生的软骨硬度上与原有的软骨相似,甚至可供再次移植使用[32]。图 16.14 展示

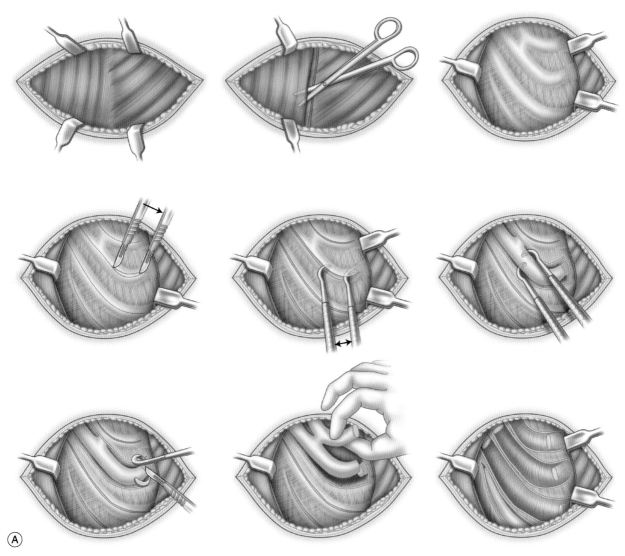

图 16.14　（A）改良后的切取肋软骨方法图示。（上，左）暴露腹直肌及腹外斜肌筋膜。（上，中）用精细剥离剪沿腹直肌和腹外斜肌之间做纵行切口。（上，右）充分暴露软骨膜。（中，左）在肋软骨中间做切口标记，用手术刀切开软骨膜，注意不要伤及其下的软骨。（中，中）首先用剥离子充分剥离软骨膜前表面。（中，右）为避免气胸，剥离软骨膜后表面时要非常小心。因此，剥离子的尖端需要一直朝向软骨一侧，以免不慎穿透胸膜。在软骨肋骨结合处剥离约1cm 的骨膜，以便于切取软骨。（下，左）将 Doyen 肋骨剥离子放在软骨肋骨结合处肋软骨和软骨膜之间。用手术刀切取肋软骨，肋软骨结合处则仍然原位保留。（下，中）从肋骨软骨结合部这侧切取第 6、第 7 肋软骨较从胸骨侧切取更为方便。（下，右）肋软骨切取后供区的情况。软骨膜原位保留完好

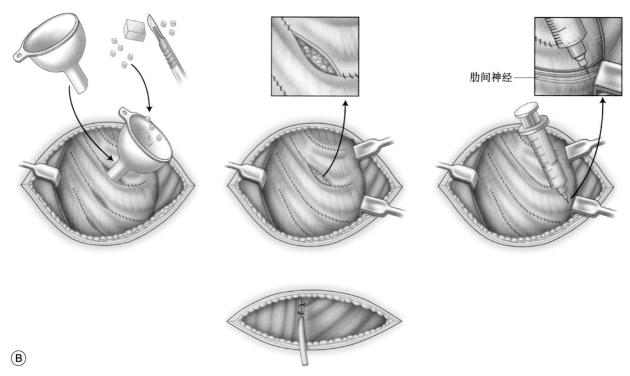

肋间神经

Ⓑ

图 16.14(续)　(B)(上,左)修剪成肋软骨支架后,将剩余的肋软骨切成 2~3mm 的小块。用 4-0 尼龙线,以 5mm 针距缝合软骨膜,仅留一个后续放置肋软骨块的小口。放置一个漏斗于保留的小口处,将肋软骨小块植入已形成的间隙中。(上,中)肋软骨小块放置后的局部外观,可见填入的肋软骨小块。(上,右)直视下注入 0.25% 的丁哌卡因进行肋间神经阻滞,以减少术后局部疼痛。每根肋骨注入 5mL。(下)用 4-0 尼龙线缝合肌肉及肌筋膜,在肌层下放置引流管。(*Reproduced from Kawanabe Y, Nagata S. A new method of costal cartilage harvest for total auricular reconstruction: part I. Avoidance and prevention of intraoperative and postoperative complications and problems. Plast Reconstr Surg. 2006;117: 2011-2018.*)

了保留软骨膜并将剩余软骨原位回植的改良方法[31]。

　　这一改良方法使得医生在制作耳廓支架的同时也避免获取过多的肋软骨,从而避免发生胸廓畸形。例如,Chin 等最近报道了对于耳廓支架制作的几个改进,这些方法需要的肋软骨更少,且可以制作出更加个性化及更加匀称的耳廓支架,以满足重建三维耳廓的需求[33]。这一支架包括耳轮、基础支架、Y 形对耳轮复合体,且可根据个体差异在耳屏

处额外添加一个软骨块(图 16.15)。此外,在耳部隆起阶段,使用骨水泥作为支撑材料,避免了使用其他肋软骨[34]。图 16.16 展示了用改良方法再造个体化三维耳廓的临床结果[33]。

　　除耳廓重建外,肋软骨还有其他用途,包括治疗严重鞍鼻畸形[35]、治疗上颌鼻部发育异常(Binder 综合征)[36]、乳头重建[37]、鼻中隔整形术[38]以及支气管重建术[39]。

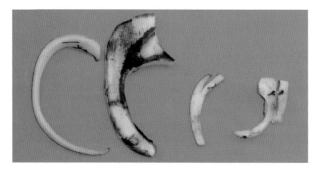

图 16.15　改良的肋软骨支架包括以下几个主要结构(从左至右):耳轮基础支架、Y 形对耳轮复合体、附有软骨块的耳屏。(*Reproduced from Chin W, Zhang R, Zhang Q, et al. Modifications of three-dimensional costal cartilage framework grafting in auricular reconstruction for microtia. Plast Reconstr Surg. 2009;124:1940-1946.*)

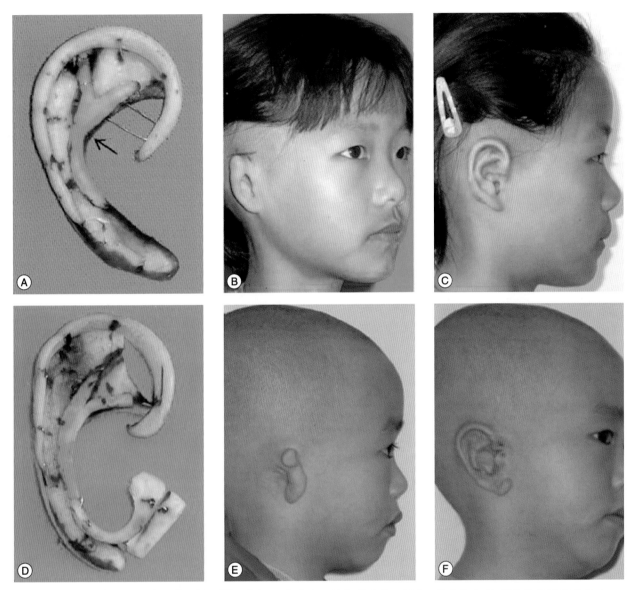

图 16.16　改良支架重建耳廓。(A~C) 7 岁女孩,患有先天性小耳畸形。(A) 三维软骨支架:箭头处为连接于基础支架的 Y 形对耳轮复合体。(B) 术前斜位照,耳甲型小耳畸形。(C) 植入软骨支架后 8 个月后近观照。(D~F) 6 岁男孩,患有先天性小耳畸形。(D) 完整的软骨支架包括 Y 形对耳轮复合体,以及附有软骨块的耳屏。(E) 术前侧面照,腊肠形小耳畸形。(F) 术后 3 个月斜位照。(*Modified from Chin W,Zhang R,Zhang Q,et al. Modifications of three-dimensional costal cartilage framework grafting in auricular reconstruction for microtia. Plast Reconstr Surg. 2009;124:1940-1946.*)

自体软骨膜移植

1959 年,Lester 首次提出了移植软骨膜后新生软骨形成的潜在性[40]。其他研究者也观察到了这一现象[41-44]。虽然这一开创性的发现给医生带来了希望,但是在临床实践中,自体软骨膜移植由于多种因素的限制,常多用于膝关节退行性变的软骨重建。获取技术不同,受区血管床氧饱和程度不同,受区是否有软骨祖细胞的存在都会影响新生组织的成分[45]。实验研究证实,在合适的微环境下,软骨膜是可以诱导软骨再生的。例如,Sari 等指出,将折叠的软骨膜置于兔子腹部肌肉下,6 周后可见新生软骨的生成[45]。

软骨膜的一个重要应用是修复关节软骨。早在 1975 年,Engkvist 等便报道了一项实验性研究,在兔子模型上用移植的耳软骨膜再生关节盂内的关节软骨。后来,研究人员对 5 例关节炎患者进行了临床试验。切除退变的关节软骨后,将肋软骨膜植入关节腔中,实现关节软骨再生[46]。早期的临床试验后,曾有过关于应用软骨膜移植修复膝关节软骨的报道[47,48],但是很少有修复人指关节软骨的研究[49]。然而,肋骨的骨软骨膜移植是修复受损手指关节软骨的主要移植组织[50,51]。

软骨膜移植的另外一个重要应用是作为单纯软骨膜或者软骨膜皮肤移植进行鼻部重建。最近,Boccieri 和 Marianetti 报道了鼻部手术中使用这一方法的病例。由于软骨膜薄且可塑性强,非常适于覆盖软骨移植物的各个部分,如果某些部位需要较厚的移植物,可将软骨膜折叠为多层,以达到填充的目的,所以其经常在二期鼻整形手术中使用[52,53]。图 16.17 展示了使用耳廓软骨膜进行鼻尖重建的手术方法[52]。

此外,软骨膜皮肤复合移植物也很常用。1978 年,Brent 和 Ott 报道了这种移植物,并提出将其用于面部重建手术

中[54]。该移植物供区必须限制在耳甲区域,以避免供区畸形的发生[6]。这类移植物具有广泛的应用前景。已有过将其用于面部重建[55,56]、鼻部缺损重建[57,58]、耳廓缺损重建[59]以及修复睑外翻[60]的报道。总体而言,虽然软骨膜及软骨膜皮肤移植物在临床中广泛用于修复组织缺损,但目前仍然缺乏软骨膜可以诱导大量软骨组织再生的可靠证据。

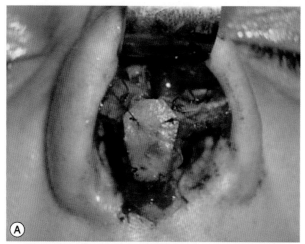

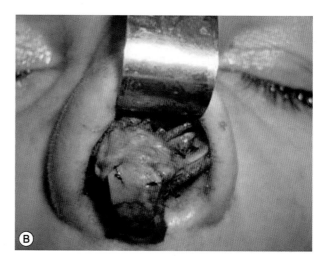

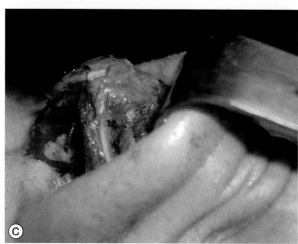

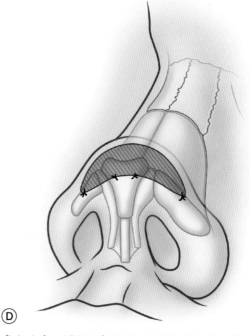

图 16.17　(A)用外侧脚与取自耳甲软骨的盾牌移植物进行鼻尖重建。(B)软骨膜移植物拉伸固定在软骨移植物上,使得轮廓平滑并掩盖鼻尖移植物。(C)相同移植物的外侧观。(D)软骨膜移植物的位置和固定的图示。大量移植物不可避免地会造成软骨轮廓的褶皱和不规则,而应用软骨膜移植物可以避免这一问题。(Modified from Boccieri A,Marianetti TM. Perichondrium graft: harvesting and indications in nasal surgery. J Craniofac Surg. 2010;21:40-44.)

软骨组织工程

简介与基本原则

在整形外科领域,软骨是最为常见的移植物,可应用

于耳廓重建、鼻整形及其他多个领域。但是自体软骨组织的用量是有限的,手术切取的过程可能导致供区各种并发症。

组织工程技术开始于 20 世纪 80 年代末和 90 年代初,其目的是通过工程技术生成自体组织,从而修补或者再生人体组织。实际上,软骨与组织工程的发展息息相关,因为

软骨是验证组织工程基本原则的目标组织[61,62]。组织工程在裸鼠模型中再造人耳形状软骨的成功证实了组织工程用于人体组织修复和重建的可行性[63]。

如 Stock 和 Vacanti 所概述的那样[64]，组织工程的基本概念是将种子细胞种植于可以提供骨架结构的材料上，这些细胞发育成为所需的器官或者组织，最终植入人体内。在种子细胞产生足够的细胞外基质之前，骨架结构为替代组织提供了基本的生物力学支撑。在新生基质的产生、沉积、重构的过程中，原有的骨架结构被降解或者代谢掉，最终产生具有一定功能的组织或器官，以用于恢复、维持、改善人体组织的功能。

总体而言，组织工程生成的组织包括 3 个部分：①种子细胞，它们可以产生、沉淀细胞外基质，最终形成组织；②支架结构，为种子细胞提供了适合生存、增殖、产生细胞外基质的三维空间；③适当的组织生成环境，种子细胞种植在骨架结构上后，细胞开始增殖，且细胞外基质在骨架结构上沉积。在合适的环境下，随着骨架结构的降解，细胞不断增殖并产生细胞外基质，所需的组织逐渐成形并成熟。

过去 20 年，软骨组织工程在基础和应用研究领域都取得了巨大的进步，其中包括寻找多种作为骨架结构的材料和种子细胞对软骨细胞分化的诱导，以及软骨组织生成的体外构建方法等。其中，某些领域已经展现出应用于整形外科的前景，如耳廓重建、鼻整形和面部塑形。下文将举例说明组织工程技术的方法及其应用于软骨修复与重建的效果。

耳廓软骨的组织工程

软骨组织工程的一个重要进展是产生类似人耳结构的软骨，在整形外科中具有很好的应用前景。下文将概述一例组织工程软骨的转化研究[63]。

为了生成具有人耳结构的组织工程软骨，需要根据上述原则选择种子细胞、支架材料以及动物模型。在这个实验中，来自小牛的软骨细胞、聚乙醇酸（polyglycolic acid，PGA）、非编织纤维和裸鼠被用于构建组织工程软骨。

为了分离细胞，从盂肱关节和肱骨尺骨关节的关节面获取软骨块，之后用 3mg/mL 的 I 型胶原酶 37℃酶解软骨 12~18 个小时。所得的组织消化液经过滤和离心后收集软骨细胞，体外扩增这些细胞。

为了获得人耳形状的支架，用藻酸盐根据 3 岁儿童的耳廓形状制作印模材料，再根据此材料构建最终的石膏模型。依据石膏模型，在厚约 100μm 非编织的 PGA 网眼上涂抹 1%（w/v）的溶于二氯甲烷的聚乳酸。浸泡完成之后，取出框架组织，根据石膏模型将其做成相应的形状。

为构建细胞支架结构，将人耳形状的支架放入培养皿中，并浸润到 3mL 的软骨细胞悬液中（1.5×10⁸中），将培养皿放入孵育箱中培养 4 个小时，以利于软骨细胞与支架结构紧密地结合，然后加入培养基（含有 10% 胎牛血清、5μg/mL 维生素 C、292μg/mL 左旋谷氨酰胺、100U/mL 青霉素、

100μg/mL 链霉素的 Hamm F12 培养基）。随后，将支架放入 5% 二氧化碳和 37℃条件下培养 1 周。如图所示，细胞支架保持了良好的人耳形态（图 16.18A），扫描电镜下（图 16.18B）可见种子细胞牢固地黏附在支架材料上，并可见新生基质的产生。

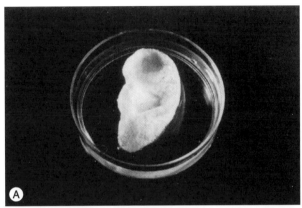

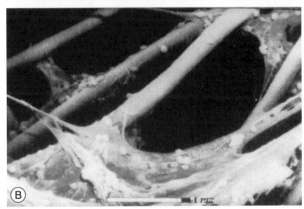

图 16.18　在体外将软骨细胞植于多聚耳模型上。（A）植入软骨细胞（1.5×10⁸）的多聚耳模型的大体表现。（B）扫描电镜显微照片显示植入体内之前软骨细胞黏附在聚乙醇酸材料上。（Reproduced from Cao Y, Vacanti JP, Paige KT, et al. Transplantation of chondrocytes utilizing a polymer-cell construct to produce tissue-engineered cartilage in the shape of a human ear. Plast Reconstr Surg. 1997;100;297-302.）

经过 1 周的体外培养，将细胞支架结构植入裸鼠的皮下，为维持其原有形态，在皮肤外加上一个外支架以固定（图 16.19）。如图 16.20 所示，植入体内后 12 周，支架结构保持了原有与人耳基本相似的三维结构。为了验证组织工程耳软骨是否已经形成，取出支架结构并切取少量皮下组织，其大体外观和组织学形态均证实为人耳形态的软骨（图 16.21）。这一开创性的实验为如何将组织工程软骨技术转化为可能的整形外科应用，尤其对于耳廓软骨的再造，提供了宝贵的示例[63]。

为了探索该技术临床应用的潜能，在计算机辅助设计（computer-aided design，CAD）和计算机辅助制造（computer-aided manufacture，CAM）技术的帮助下，人们发展了新的体外人耳形态软骨组织工程技术[65]。

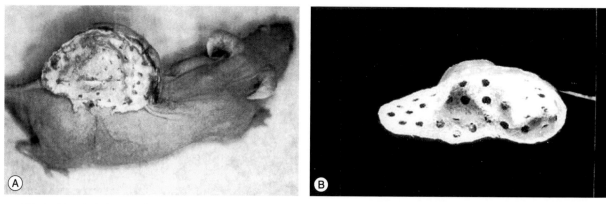

图 16.19　在多聚物耳移植物之上的皮肤,另外固定一个外部支架,以保持多聚模型的形态(A)和外部支架的外观(B)。(*Reproduced from Cao Y,Vacanti JP,Paige KT,et al. Transplantation of chondrocytes utilizing a polymer-cell construct to produce tissue-engineered cartilage in the shape of a human ear. Plast Reconstr Surg. 1997;100:297-302.*)

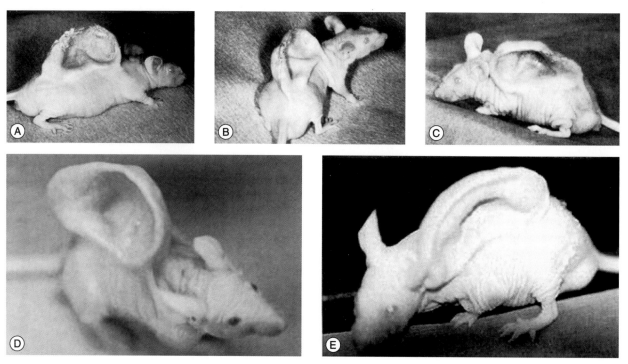

图 16.20　(A~E)移植物植入裸鼠皮下后 12 周的大体外观。其三维形态和人耳基本相同。(*Reproduced from Cao Y,Vacanti JP,Paige KT,et al. Transplantation of chondrocytes utilizing a polymer-cell construct to produce tissue-engineered cartilage in the shape of a human ear. Plast Reconstr Surg. 1997;100:297-302.*)

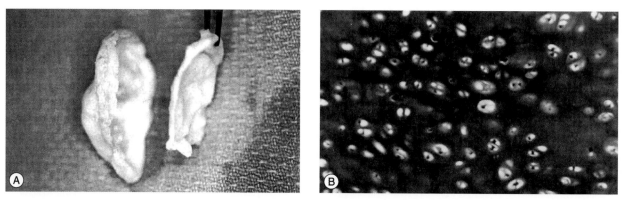

图 16.21　(A)有(左)或者没有(右)外支架的组织工程软骨大体外观。可见,有外支架支撑的软骨支架保持了良好的外观形态。(B)组织工程人耳形态软骨的组织学表现(苏木精伊红染色,×320)。(*Modified from Cao Y,Vacanti JP, Paige KT,et al. Transplantation of chondrocytes utilizing a polymer-cell construct to produce tissue-engineered cartilage in the shape of a human ear. Plast Reconstr Surg. 1997;100:297-302.*)

首先,对患者正常外耳进行 CT 扫描,获得相关的几何数据。通过 CAD 系统处理所得的数据,得到正常人耳的正反面图像。然后再通过 CAM 系统制作一半人耳大小的三维模型。随后,将 PGA 非编织纤维插入模型中,并用 0.3% 的 PLA 涂抹,这样就形成了一个相对坚硬的人耳支架材料。再对所得支架通过激光扫描生成三维图像,并与原始的耳部三维图像进行数字化比较,分析两者三维结构的相似性。如图 16.22 所示,所生成的人耳形态模型与原耳形态相似性高达 97%,表明使用 CAD/CAM 技术可以成功地合成与正常人耳镜像对称的支架结构。

随后,将 1mL 容积的含 $50×10^6$ 细胞的细胞悬液接种于支架材料上,体外培养并且定期换液。有趣的是,12 周的培养就可得到弹性良好的人耳形态软骨(图 16.23)。组织工程软骨也显示了良好的组织学形态,比如陷窝结构的形成(如图 16.24 所示),以及番红精-O 和 Ⅱ 型胶原染色的强阳性表现。更重要的是,经过体外培养的人耳模型可以达到与人耳模型正片 82.6% 的相似度,这表明该技术不仅可以在体外生成软骨组织,而且也可以维持设计好的三维组织结构(图 16.23)[65]。目前,作者所在机构正不断努力研究,体外生成的组织工程软骨在体内种植以后的长期变化,这些结果可以为组织工程人耳形态软骨的临床应用铺平道路。

人耳软骨的一个特性是极好的弹性和柔韧性,可以承受一定的扭转及弯曲而不会造成软骨的撕裂。在制作人耳形态的组织工程学软骨及其临床应用中,也应当考虑人耳软骨的这一特性。2005 年,Xu 等提出了他们合成高柔韧性软骨的新方法[66]。在他们的方法中,从猪耳软骨中分离提取耳廓软骨细胞作为种子细胞,而使用纤维素多聚体作为支架。另外,同时获取软骨膜并冻干。同等体积的软骨细胞纤维蛋白素原悬液和凝血酶素溶液混合形成软骨细胞-纤维素多聚体悬液。将悬液放入由骨蜡制成的人耳形态的模具槽中,使其慢慢形成多聚体。为了形成更加柔韧的移植物,他们将软骨细胞纤维素多聚体夹在两层经过冷冻脱水的软骨膜之间形成三层结构,然后植入无胸腺小鼠皮下。12 周后,实验组和对照组均可形成组织工程学软骨。

重要的是,用带有软骨膜的工程软骨的机械性能与天然猪耳相似,可以承受强烈的扭转和弯曲,而不发生软骨的撕裂,虽然其三维结构仍需改进。组织学也证明了组织工程软骨与冷冻后的软骨膜融合良好(图 16.25)。相反,对照组的工程软骨在扭转和弯曲试验后发生了断裂。这一结果证实,使用冷冻后的软骨膜加固是生成有弹性且柔韧的组织工程学软骨的可靠方法。未来,选择合适、坚韧的支架材料将有助于更好地控制精确和细微的结构,从而得到更好的三维结构[66]。

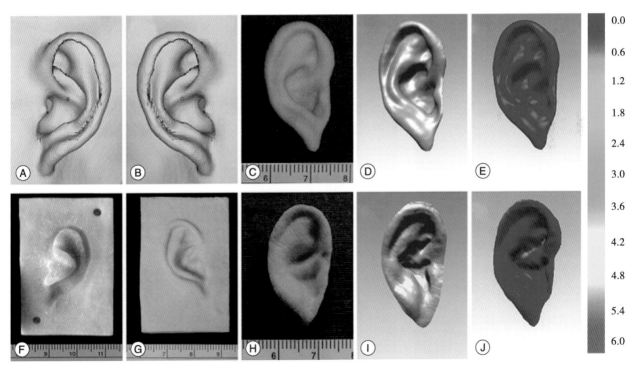

图 16.22　人耳支架的准备和形态分析。(A)正常人耳的三维图像;(B)A 的镜像;(C)一半大小的树脂正片模型;(D)C 的激光扫描图像;(E)D 的彩图;(F)通过三维打印出的树脂负片内面(G)硅胶合成的 F 负片外面;(H)人耳形状的多聚乳酸和多聚乙醇酸支架;(I)H 的激光扫描图像;(J)I 与 E 的颜色图,右边的颜色条表示从最高(顶部,蓝色)到最低的相似度(底部,红色)。(*Reproduced from Liu Y,Zhang L,Zhou G,et al. In vitro engineering of human ear-shaped cartilage assisted with CAD/CAM technology.* Biomaterials. *2010;31:2176-2183.*)

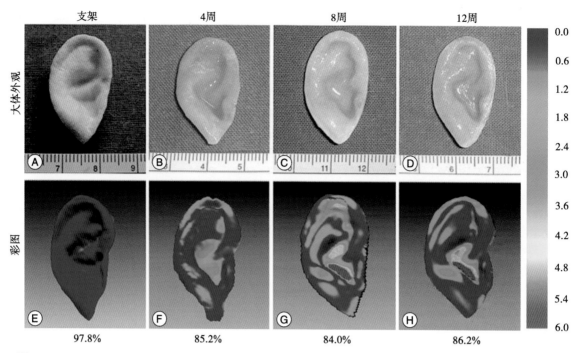

图 16.23　人耳形状移植物的形态分析。移植物与人耳高度相似(A)，与人耳正片高度相似(E)。大多数细胞支架结构在 4 周(B)、8 周(C)和 12 周(D)时保持了原有的人耳形态。定量分析显示,所有样本均与耳模型正片有超过 84% 的相似程度(F~H)。(*Reproduced from Liu Y, Zhang L, Zhou G, et al. In vitro engineering of human ear-shaped cartilage assisted with CAD/CAM technology. Biomaterials. 2010;31:2176-2183.*)

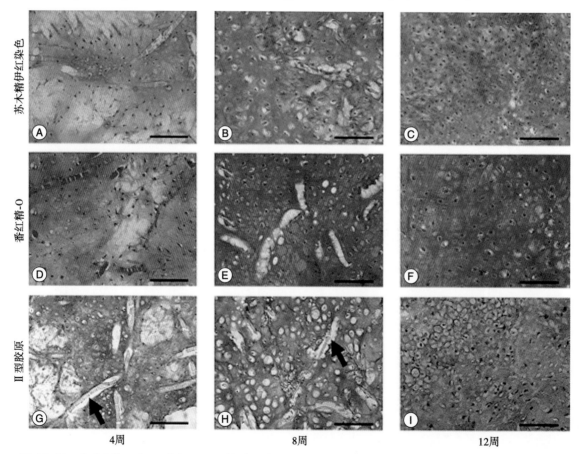

图 16.24　体外培养人耳形状支架的组织学检查。在 4 周时,支架中可见多处不同形态的类软骨组织和未降解的多聚乙醇酸纤维(A,D,G)。培养 8 周时,随着培养时间的延长,支架组织组织学结构变得更加紧密,陷窝结构不断增多(B,E,H)。培养 12 周以后,可见相同形态的软骨组织和成熟的陷窝(C,F,I),此时已经看不见原有骨架结构残留。黑箭头指的是未降解的多聚乙醇酸纤维。标尺=100μm。(*Reproduced from Liu Y, Zhang L, Zhou G, et al. In vitro engineering of human ear-shaped cartilage assisted with CAD/CAM technology. Biomaterials. 2010;31:2176-2183.*)

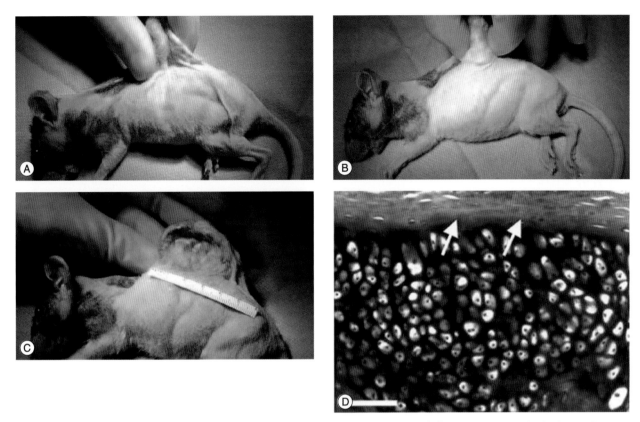

图 16.25　(A,B) 在植入 12 周后,对人耳形状支架力学测试的结果显示其具有高度的柔韧性。(C) 机械应力实验后,软骨支架可以恢复到原有的形态。(D) 对于柔韧的软骨支架组织进行苏木精伊红染色(原始放大倍数×100;示例条＝100μm),可见新生软骨和冷冻的软骨膜之间高度黏合(箭头处为两者交界面)。(*Modified from Xu JW,Johnson TS,Motarjem PM,et al. Tissue-engineered flexible ear-shaped cartilage.* Plast Reconstr Surg. 2005;115:1633-1641.)

　　除了使用动物软骨细胞的实验研究以外,也有对于人类软骨细胞的研究。Kamil 等比较了正常软骨细胞和隐耳患者的软骨细胞,发现两者细胞增殖和形成软骨组织的能力基本相同,这表明隐耳组织来源的软骨细胞也可以作为种子细胞,构建人耳组织工程学软骨[67]。

　　有趣的是,Yanaga 等报道了用人造软骨重建耳廓的临床研究。在他们的实验中,自隐耳患者的剩余软骨中提取软骨细胞,并在体外以多层培养的方式扩增,随后将扩增的细胞与他们自制的软骨样基质混合放入注射器中,浓度为 $(0.5 \sim 1) \times 10^7$/mL。随后,使用 16G 留置针,将 40～73mL 的细胞凝胶基质混合物注入患者下腹部皮下组织和筋膜之间,以获得用于雕琢耳廓支架的软骨材料(图 16.26)。移植后 6 个月,在腹部皮下的环境中形成了大块的弹性软骨,组织学结构也支持这一结论。更重要的是,这些软骨的体积足够为构建耳廓支架提供材料。即使在移植多年后,支架对重建的耳廓也能起到很好的支撑作用,且没有明显的吸收(图 16.26)。这一结果为以后组织工程学软骨的临床应用提供了有力的证据[68]。

组织工程学软骨在鼻整形和面部塑形中的应用

　　除了应用于耳廓重建,鼻整形是组织工程学软骨应用的另外一个重要领域。不同于耳廓重建,可注射软骨是一种鼻整形中组织工程学软骨的重要形式。

　　在组织工程早期的研究中,常使用藻酸钙胶[69]或者普鲁兰尼克胶[70]等慢聚合材料制成可注射的软骨,以探索软骨工程的可行性。在最近的研究中,已经证实人耳软骨细胞也可以与不同的可注射支架材料混合以形成可注射软骨[71,72]。

　　虽然大多数可注射软骨的研究限于动物及动物模型,但目前也有少量关于可注射软骨的临床报道[73,74]。Yanaga 等报道了用注射培养后的自体软骨细胞垫高鼻部的病例。首先,从耳甲获得一块软骨,从中获得软骨细胞并将细胞体外扩增,形成胶样组织。随后,在患者鼻背骨膜下剥离形成一个腔隙,将含有软骨细胞的组织注入腔隙中,闭合切口。术后移植区用夹板及胶带固定 3 周。注射组织活检确认,移植术后 1 个月,局部形成了软骨组织。

　　该方法用于 8 例一期隆鼻或者矫正因硅胶假体露出或偏斜造成畸形的患者。随访患者 6 个月到 2 年,注射的软骨可以保持其原有形态并且不被吸收[73]。随后,同一组医生在 32 例患者身上继续此项临床研究,将该技术用于隆鼻和面部塑形,大多数病例获得了良好的临床效果及患者满意度[74]。图 16.27 展示了可注射软骨用于隆鼻的临床效果。此外,该项技术被用于隆颏和矫正颞部与额部的凹陷畸形[73,74]。

　　除了可注射软骨,体内组织工程软骨也有用于鼻部重建的前景。例如,Farhadi 等使用了组织工程人鼻软骨。在

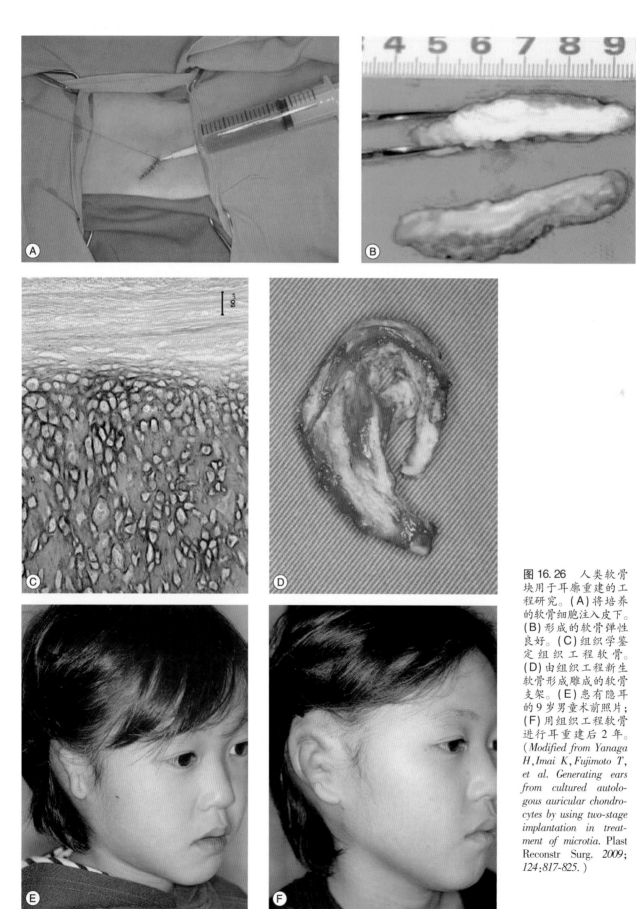

图 16.26   人类软骨块用于耳廓重建的工程研究。(A)将培养的软骨细胞注入皮下。(B)形成的软骨弹性良好。(C)组织学鉴定组织工程软骨。(D)由组织工程新生软骨形成雕成的软骨支架。(E)患有隐耳的9岁男童术前照片;(F)用组织工程软骨进行耳重建后2年。(*Modified from Yanaga H,Imai K,Fujimoto T, et al. Generating ears from cultured autologous auricular chondrocytes by using two-stage implantation in treatment of microtia.* Plast Reconstr Surg. *2009; 124:817-825.*)

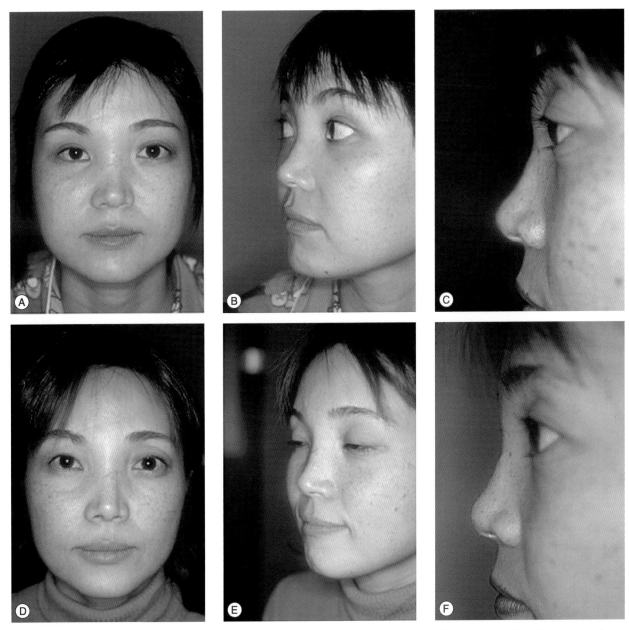

图 16.27　35 岁女性,接受可注射软骨,以矫正鞍鼻畸形。(A~C) 术前照片。培养后的自体耳廓软骨细胞注入鼻背。(D~F) 术后 34 个月。鼻根部明显高于术前。鼻背的外形得到了美学改善,移植的软骨细胞的轮廓保持良好,且无明显吸收。(*Reproduced from Yanaga H, Yanaga K, Imai K, et al. Clinical application of cultured autologous human auricular chondrocytes with autologous serum for craniofacial or nasal augmentation and repair. Plast Reconstr Surg. 2006; 117: 2019-2030.*)

研究中,从鼻中隔软骨中获得软骨细胞,将细胞种植到酯化透明质烷非编织网状结构(Hyaff-11)上。所构建的细胞支架材料在体外培养 2 周或 4 周,然后将其植入裸鼠皮下。结果显示,2 周后软骨组织已经形成且有良好的机械特性[75]。另一项研究也报道了类似的结果[76]。随着这些软骨机械力量的增强,这些体内生成的组织工程学软骨可以为鼻中隔和鼻翼的再造及隆鼻提供足够的自体软骨。很多年前,已经有人用带鼻尖的组织工程学软骨进行特定形态的鼻部重建[77],但相对较弱的机械力量是其用于鼻部重建的主要障碍。

组织工程学软骨在关节软骨修复与重建中的应用

组织工程学软骨也可以作为复合组织移植物进行关节软骨的修复和重建。两个可能的部位是颞下颌关节(temporomandibular joint, TMJ)和指关节。2001 年, Weng 等发表了使用骨和软骨组织工程复合物重建下颌骨茎突的初步研究。实验中,涂抹 PLA 的 PGA 材料支架被制成人下颌骨茎突的形状,并分别接种成骨细胞和软骨细胞,将支架植入裸鼠皮下。12 周后,可形成一个表面为关节软骨的骨性组织材料,组织学验证其中有松质骨及透明软骨的生成,提示其可用于颞下颌关节的临床重建[78]。另外,组织工程学软骨还可用于修复颞下颌关节盘,以恢复颞下颌关节的功能[79]。

软骨作为指间关节或者掌指关节的主要组成部分,发挥着重要的功能作用。早在 1999 年,Isogai 等便发表了用组织工程学软骨构建小指骨和整个关节的初步研究[80]。该方法使用 PLA 或者 PGA 作为支架,并用新鲜的牛骨膜包裹支架材料。另外,将软骨细胞和肌腱细胞植于骨架材料上,以形成关节软骨和相应的肌腱组织。结果证实,其可以形成人指骨大小及形态的复合组织及关节结构[80]。随后,他们也进行了更大样本量的实验来制作人指骨和小关节的组织工程复合物,同样成功地实现了效果[81]。虽然这些只是初步研究,但其结果表明了组织工程软骨用于关节重建的良好前景。

未来展望

虽然组织工程学软骨用于耳廓和鼻重建的研究取得了初步的成果,但在临床应用组织工程学软骨前,在基础和临床研究中还有许多工作要做。为了实现这一目标,以下几个领域可能代表未来的方向。

以干细胞为基础的组织工程学软骨

虽然耳廓软骨和鼻软骨均可获得软骨细胞,但可得到的细胞数量是有限的。虽然肋软骨组织量大,但由于软骨组织中细胞密度很低,得到的软骨细胞也是有限的。干细胞,特别是成体干细胞,因为其多向分化的潜能(包括向软骨细胞)和强大的增殖能力,有代替成熟软骨细胞的潜力。

干细胞中来自骨髓或者脂肪组织的间充质干细胞最有可能用于组织工程技术[82]。可以通过生长因子诱导[83]与软骨细胞共培养[84]或者与软骨基质组织共培养[85]等多种方法实现软骨细胞分化。最近几年,在支架设计过程中如何模拟软骨自身微环境的组织结构和分子信号通路,也被认为是诱导干细胞向软骨细胞分化和软骨形成的重要因素[86]。因此,如果可以将旁分泌因子、软骨基质和支架的拓扑结构适当组合,以优化软骨细胞分化的诱导方案,就可以增强干细胞的软骨分化,并改进基于干细胞的组织工程软骨的结构和功能。

增强体外生成的组织工程学软骨的机械力量

如前所述,应用于整形外科时,需要迅速获得软骨移植物来形成耳廓或鼻支架用于重建手术。体内工程软骨利用人体作为生化场所形成软骨组织,再将软骨修剪成所需的形态,这至少需要两次手术[68]。另外,如果组织工程软骨形成失败,就会给患者带来不必要的痛苦。因此,体外组织工程软骨不仅避免了做两次手术,而且可以在不给患者造成痛苦的情况下,通过体外同时制作多个备用的组织工程软骨来降低失败的概率。

现已证实使用软骨干细胞[65]和间充质干细胞[87]进行组织工程软骨的构建都是可行的。但是与体内形成的组织工程软骨相比,体外形成的软骨机械力量相对较弱[88]。其中可能的原因是两者的组织微环境不同,体内形成的组织工程软骨微环境可以促进如IX型胶原和吡啶诺林等关键基质分子的分化,从而增强力量[88]。虽然很难对于微环境的具体机制进行精确描述,但一定程度上模拟体内微环境也许可以帮助增加体外组织工程学软骨的力量。例如,当耳廓软骨在动态机械应力下培养,工程软骨的杨氏模量可以得到显著增强。另外,软骨中的低聚物基质蛋白、II 型胶原、XI型胶原的合成也明显增加[89]。找到除机械应力以外其他可以促进胶原成熟的方法是未来研究体外组织工程软骨的方向。

组织工程学软骨三维结构的设计与精确控制

如果要将组织工程学软骨用于耳廓重建和鼻重建中,就必须精确控制软骨的三维结构。如前所述,使用 CAD/CAM 系统对于收集三维信息和制作具有特定三维结构并符合患者自身耳廓和鼻部结构的支架结构非常关键。此外,制造一种合适的支架,使其能够在软骨形成过程中保持精确的三维结构可能是一个重要的考虑因素。而且,如果成熟软骨形成后核心支架开始降解,低降解率的核心支架可能有助于维持三维结构。

参考文献

1. Wheeless III CR, Nunley II JA, Urbaniak JR. *Wheeless' Textbook of Orthopaedics*. Available online from: <http://www.wheelessonline.com>.
2. Gelse K, von der Mark K, Aigner T, et al. Articular cartilage repair by gene therapy using growth factor-producing mesenchymal cells. *Arthritis Rheum*. 2003;48:430–441.
3. Dounchis JS, Goomer RS, Harwood FL, et al. Chondrogenic phenotype of perichondrium-derived chondroprogenitor cells is influenced by transforming growth factor-beta 1. *J Orthop Res*. 1997;15:803–807.
4. Sushruta S. *The Sushruta Samhita*. Bhishagratna KK (translator). Calcutta: Kaviraj Kunja Lal Bhishagratna; 1907.
5. Donald PJ. Cartilage grafting in facial reconstruction with special consideration of irradiated grafts. *Laryngoscope*. 1986;96:786–807.
6. Brent B. Repair and grafting of cartilage and perichondrium. In: McCarthy JC, ed. *Plastic Surgery*. Philadelphia: WB Saunders; 1990:559–582.
7. Ohlsén L. Cartilage regeneration from perichondrium. Experimental studies and clinical applications. *Plast Reconstr Surg*. 1978;62:507–513.
8. Han K, Kim J, Son D, et al. How to harvest the maximal amount of conchal cartilage grafts. *J Plast Reconstr Aesthet Surg*. 2008;61:1465–1471.
9. Brent B. The acquired auricular deformity. A systematic approach to its analysis and reconstruction. *Plast Reconstr Surg*. 1977;59:475–485.
10. Ono I, Gunji H, Sato M, et al. A method of treatment of constricted ears with a conchal cartilage graft to the posterior auricular plane. *Plast Reconstr Surg*. 1993;92:621–627.
11. Firmin F, Sanger C, O'Toole G. Ear reconstruction following severe complications of otoplasty. *J Plast Reconstr Aesthet Surg*. 2008;61(suppl 1):S13–S20.
12. Singh DJ, Bartlett SP. Aesthetic management of the ear as a donor site. *Plast Reconstr Surg*. 2007;120:899–908. *The ear is a popular donor*

site for chondrocutaneous grafts in nasal reconstruction. The authors review their experience with these procedures to offer insights in maximizing aesthetic donor site outcomes.

13. Haug MD, Rieger UM, Witt P, et al. Managing the ear as a donor site for composite graft in nasal reconstruction: update on technical refinements and donor site morbidity in 110 cases. *Ann Plast Surg*. 2009;63:171–175.

14. Schroeder WA Jr. Closure of conchal defects: The hinged retroconchal island flap with overlying cutaneous transposition flap. *Dermatol Surg*. 1995;21:560–562.

15. Zhang YX, Yang J, Wang D, et al. Extended applications of vascularized preauricular and helical rim flaps in reconstruction of nasal defects. *Plast Reconstr Surg*. 2008;121:1589–1597.

16. Murrell GL. Dorsal augmentation with septal cartilage. *Semin Plast Surg*. 2008;22:124–135.

17. Scuderi N, Ribuffo D, Chiummariello S. Total and subtotal upper eyelid reconstruction with the nasal chondromucosal flap: a 10-year experience. *Plast Reconstr Surg*. 2005;115:1259–1265. *A technique for upper eyelid reconstruction with a nasal chondromucosal flap is presented. Excellent flap viability and an average of 13-mm levator excursion is reported.*

18. Bozkurt AK, Cansiz H. Tracheal reconstruction with autogenous composite nasal septal graft. *Ann Thorac Surg*. 2002;74:2200–2201.

19. Byrd HS, Andochick S, Copit S, et al. Septal extension grafts: a method of controlling tip projection shape. *Plast Reconstr Surg*. 1997;100:999–1010.

20. Tanzer RC. Total reconstruction of the auricle. The evolution of a plan of treatment. *Plast Reconstr Surg*. 1971;47:523–533.

21. Thomson HG, Kim TY, Ein SH. Residual problems in chest donor sites after microtia reconstruction: a long-term study. *Plast Reconstr Surg*. 1995;95:961–968.

22. Brent B. The correction of microtia with autogenous cartilage grafts: II. Atypical and complex deformities. *Plast Reconstr Surg*. 1980;66:13–21.

23. Brent B. Auricular repair with autogenous rib cartilage grafts: two decades of experience with 600 cases. *Plast Reconstr Surg*. 1992;90:355–374.

24. Nagata S. A new method of total reconstruction of the auricle for microtia. *Plast Reconstr Surg*. 1993;92:187–201.

25. Nagata S. Modification of the stages in total reconstruction of the auricle: Part I. Grafting the three-dimensional costal cartilage framework for lobule-type microtia. *Plast Reconstr Surg*. 1994;93:221–230.

26. Nagata S. Modification of the stages in total reconstruction of the auricle: Part II. Grafting the three-dimensional costal cartilage framework for concha-type microtia. *Plast Reconstr Surg*. 1994;93:231–242.

27. Nagata S. Modification of the stages in total reconstruction of the auricle: Part III. Grafting the three-dimensional costal cartilage framework for small concha-type microtia. *Plast Reconstr Surg*. 1994;93:243–253.

28. Nagata S. Modification of the stages in total reconstruction of the auricle: Part IV. Ear elevation for the constructed auricle. *Plast Reconstr Surg*. 1994;93:254–266.

29. Brent B, ed. *The Artistry of Reconstructive Surgery*. St Louis: Mosby; 1987.

30. Uppal RS, Sabbagh W, Chana J, et al. Donor-site morbidity after autologous costal cartilage harvest in ear reconstruction and approaches to reducing donor-site contour deformity. *Plast Reconstr Surg*. 2008;121:1949–1955.

31. Kawanabe Y, Nagata S. A new method of costal cartilage harvest for total auricular reconstruction: part I. Avoidance and prevention of intraoperative and postoperative complications and problems. *Plast Reconstr Surg*. 2006;117:2011–2018.

32. Kawanabe Y, Nagata S. A new method of costal cartilage harvest for total auricular reconstruction: part II. Evaluation and analysis of the regenerated costal cartilage. *Plast Reconstr Surg*. 2007;119:308–315.

33. Chin W, Zhang R, Zhang Q, et al. Modifications of three-dimensional costal cartilage framework grafting in auricular reconstruction for microtia. *Plast Reconstr Surg*. 2009;124:1940–1946.

34. Zhang Q, Zhang R, Xu F, et al. Auricular reconstruction for microtia: personal 6-year experience based on 350 microtia ear reconstructions in China. *Plast Reconstr Surg*. 2009;123:849–858.

35. Ahmed A, Imani P, Vuyk HD. Reconstruction of significant saddle nose deformity using autogenous costal cartilage graft with incorporated mirror image spreader grafts. *Laryngoscope*.

2010;120:491–494.

36. Bhatt YC, Vyas KA, Tandale MS, et al. Maxillonasal dysplasia (Binder's syndrome) and its treatment with costal cartilage graft: A follow-up study. *Indian J Plast Surg*. 2008;41:151–159.

37. Cheng MH, Rodriguez ED, Smartt JM, et al. Nipple reconstruction using the modified top hat flap with banked costal cartilage graft: long-term follow-up in 58 patients. *Ann Plast Surg*. 2007;59:621–628.

38. Moshaver A, Gantous A. The use of autogenous costal cartilage graft in septorhinoplasty. *Otolaryngol Head Neck Surg*. 2007;137:862–867.

39. Shinohara H, Yuzuriha S, Matsuo K, et al. Tracheal reconstruction with a prefabricated deltopectoral flap combined with costal cartilage graft and palatal mucosal graft. *Ann Plast Surg*. 2004;53:278–281.

40. Lester CW. Tissue replacement after subperichondral resection of costal cartilage: two case reports. *Plast Reconstr Surg*. 1959;23:49–54.

41. Skoog T, Ohlsén L, Sohn SA. Perichondrial potential for cartilagenous regeneration. *Scand J Plast Reconstr Surg*. 1972;6:123–125.

42. Ohlsen L. Cartilage formation from free perichondrial grafts: an experimental study in rabbits. *Br J Plast Surg*. 1976;29:262–267.

43. Skoog T, Johansson SH. The formation of articular cartilage from free perichondrial grafts. *Plast Reconstr Surg*. 1976;57:1–6.

44. Upton J, Sohn SA, Glowacki J. Neo-cartilage derived from transplanted perichondrium: what is it? *Plast Reconstr Surg*. 1981;68:166–174.

45. Sari A, Tuncer S, Ayhan S, et al. What wrapped perichondrial and periosteal grafts offer as regenerators of new tissue. *J Craniofac Surg*. 2006;17:1137–1143.

46. Engkvist O, Johansson SH, Ohlsén L, et al. Reconstruction of articular cartilage using autologous perichondrial grafts. A preliminary report. *Scand J Plast Reconstr Surg*. 1975;9:203–206.

47. Bouwmeester SJ, Beckers JM, Kuijer R, et al. Long-term results of rib perichondrial grafts for repair of cartilage defects in the human knee. *Int Orthop*. 1997;21:313–317.

48. Bruns J, Steinhagen J. Treatment of deep hyalin cartilage defects with autologous perichondrial grafts. *Int J Sports Med*. 2003;24:382–388.

49. Sully L, Jackson IT, Sommerlad BC. Perichondrial grafting in rheumatoid metacarpophalangeal joints. *Hand*. 1980;12:137–148.

50. Sato K, Sasaki T, Nakamura T, et al. Clinical outcome and histologic findings of costal osteochondral grafts for cartilage defects in finger joints. *J Hand Surg Am*. 2008;33:511–515.

51. Fujiwara M, Kawakatsu M, Fukamizu H. Two-stage arthroplasty with joint distraction and costal osteochondral grafting for ankylosis of a metacarpophalangeal joint: nine years' follow-up. *J Plast Reconstr Aesthet Surg*. 2008;61:e1–e4.

52. Boccieri A, Marianetti TM. Perichondrium graft: harvesting and indications in nasal surgery. *J Craniofac Surg*. 2010;21:40–44.

53. Boccieri A. The perichondrium graft in revision rhinoplasty. *Plast Reconstr Surg*. 2008;122:216e–217e.

54. Brent B, Ott R. Perichondro-cutaneous graft. *Plast Reconstr Surg*. 1978;62:1–14.

55. Stucker FJ, Walsh WE, Dammert M, et al. The perichondrial cutaneous graft: a facial reconstructive option for the ages (ages 1 week to 94 years). *Laryngoscope*. 2008;118:1753–1757.

56. Patterson AR, Brady G, Walker PD, et al. The perichondrial cutaneous graft and "flip-flop" flap in facial reconstruction: a series of 41 cases. *Br J Oral Maxillofac Surg*. 2008;46:114–118.

57. Kalbermatten DF, Haug M, Wettstein R, et al. New posterior auricular perichondrial cutaneous graft for stable reconstruction of nasal defects. *Aesthetic Plast Surg*. 2005;29:489–495.

58. Gloster HM Jr, Brodland DG. The use of perichondrial cutaneous grafts to repair defects of the lower third of the nose. *Br J Dermatol*. 1997;136:43–46.

59. Stucker FJ, Sanders KW. A method to repair auricular defects after perichondrial cutaneous grafting. *Laryngoscope*. 2002;112:1384–1386.

60. Stucker FJ Jr, Shaw GY. The perichondrial cutaneous graft. A 12-year clinical experience. *Arch Otolaryngol Head Neck Surg*. 1992;118:287–292.

61. Vacanti CA, Langer R, Schloo B, et al. Synthetic polymers seeded with chondrocytes provide a template for new cartilage formation.

Plast Reconstr Surg. 1991;88:753–759.

62. Vacanti CA, Kim W, Upton J, et al. Tissue-engineered growth of bone and cartilage. *Transplant Proc.* 1993;25:1019–1021.

63. Cao Y, Vacanti JP, Paige KT, et al. Transplantation of chondrocytes utilizing a polymer-cell construct to produce tissue-engineered cartilage in the shape of a human ear. *Plast Reconstr Surg.* 1997;100:297–302. *This paper describes a strategy to tissue engineer cartilage in the shape of a human ear on the dorsum of athymic mice. Histological and morphometric outcomes are assessed.*

64. Stock UA, Vacanti JP. Tissue engineering: current state and prospects. *Annu Rev Med.* 2001;52:443–451.

65. Liu Y, Zhang L, Zhou G, et al. *In vitro* engineering of human ear-shaped cartilage assisted with CAD/CAM technology. *Biomaterials.* 2010;31:2176–2183. *The authors report their efforts in tissue engineering CAD/CAM-designed tissue engineered auricles on PLA/PGA scaffolds in vitro.*

66. Xu JW, Johnson TS, Motarjem PM, et al. Tissue-engineered flexible ear-shaped cartilage. *Plast Reconstr Surg.* 2005;115:1633–1641.

67. Kamil SH, Vacanti MP, Vacanti CA, et al. Microtia chondrocytes as a donor source for tissue-engineered cartilage. *Laryngoscope.* 2004;114:2187–2190.

68. Yanaga H, Imai K, Fujimoto T, et al. Generating ears from cultured autologous auricular chondrocytes by using two-stage implantation in treatment of microtia. *Plast Reconstr Surg.* 2009;124:817–825. *A technique for in vivo chondrogenesis in a heterotopic abdominal pocket is reported. Cartilaginous frameworks for auricular reconstruction were successfully modeled and implanted from this neocartilage in four patients, with promising reconstructive outcomes.*

69. Paige KT, Cima LG, Yaremchuk MJ, et al. Injectable cartilage. *Plast Reconstr Surg.* 1995;96:1390–1398.

70. Saim AB, Cao Y, Weng Y, et al. Engineering autogenous cartilage in the shape of a helix using an injectable hydrogel scaffold. *Laryngoscope.* 2000;110:1694–1697.

71. Dobratz EJ, Kim SW, Voglewede A, et al. Injectable cartilage: using alginate and human chondrocytes. *Arch Facial Plast Surg.* 2009;11:40–47.

72. Oliveira JT, Santos TC, Martins L, et al. Gellan gum injectable hydrogels for cartilage tissue engineering applications: *in vitro* studies and preliminary *in vivo* evaluation. *Tissue Eng Part A.* 2010;16:343–353.

73. Yanaga H, Koga M, Imai K, et al. Clinical application of biotechnically cultured autologous chondrocytes as novel graft material for nasal augmentation. *Aesthetic Plast Surg.* 2004;28:212–221.

74. Yanaga H, Yanaga K, Imai K, et al. Clinical application of cultured autologous human auricular chondrocytes with autologous serum for craniofacial or nasal augmentation and repair. *Plast Reconstr Surg.* 2006;117:2019–2030.

75. Farhadi J, Fulco I, Miot S, et al. Precultivation of engineered human nasal cartilage enhances the mechanical properties relevant for use in facial reconstructive surgery. *Ann Surg.* 2006;244:978–985.

76. Haisch A, Duda GN, Schroeder D, et al. The morphology and biomechanical characteristics of subcutaneously implanted tissue-engineered human septal cartilage. *Eur Arch Otorhinolaryngol.* 2005;262:993–997.

77. Kamil SH, Kojima K, Vacanti MP, et al. *In vitro* tissue engineering to generate a human-sized auricle and nasal tip. *Laryngoscope.* 2003;113:90–94.

78. Weng Y, Cao Y, Silva CA, et al. Tissue-engineered composites of bone and cartilage for mandible condylar reconstruction. *J Oral Maxillofac Surg.* 2001;59:185–190.

79. Allen KD, Athanasiou KA. Tissue Engineering of the TMJ disc: a review. *Tissue Eng.* 2006;12:1183–1196.

80. Isogai N, Landis W, Kim TH, et al. Formation of phalanges and small joints by tissue-engineering. *J Bone Joint Surg Am.* 1999;81:306–316.

81. Landis WJ, Jacquet R, Hillyer J, et al. Design and assessment of a tissue-engineered model of human phalanges and a small joint. *Orthod Craniofac Res.* 2005;8:303–312.

82. Caplan AI. Adult mesenchymal stem cells for tissue engineering versus regenerative medicine. *J Cell Physiol.* 2007;213:341–347.

83. Mueller MB, Fischer M, Zellner J, et al. Hypertrophy in mesenchymal stem cell chondrogenesis: effect of TGF-beta isoforms and chondrogenic conditioning. *Cells Tissues Organs.* 2010;192:158–166.

84. Lettry V, Hosoya K, Takagi S, et al. Coculture of equine mesenchymal stem cells and mature equine articular chondrocytes results in improved chondrogenic differentiation of the stem cells. *Jpn J Vet Res.* 2010;58:5–15.

85. Bosnakovski D, Mizuno M, Kim G, et al. Chondrogenic differentiation of bovine bone marrow mesenchymal stem cells (MSCs) in different hydrogels: influence of collagen type II extracellular matrix on MSC chondrogenesis. *Biotechnol Bioeng.* 2006;93:1152–1163.

86. Spadaccio C, Rainer A, Trombetta M, et al. Poly-L-lactic acid/ hydroxyapatite electrospun nanocomposites induce chondrogenic differentiation of human MSC. *Ann Biomed Eng.* 2009;37:1376–1389.

87. Liu K, Zhou GD, Liu W, et al. The dependence of *in vivo* stable ectopic chondrogenesis by human mesenchymal stem cells on chondrogenic differentiation *in vitro*. *Biomaterials.* 2008;29:2183–2192.

88. Yan D, Zhou G, Zhou X, et al. The impact of low levels of collagen IX and pyridinoline on the mechanical properties of *in vitro* engineered cartilage. *Biomaterials.* 2009;30:814–821.

89. Ng KW, Mauck RL, Wang CC, et al. Duty cycle of deformational loading influences the growth of engineered articular cartilage. *Cell Mol Bioeng.* 2009;2:386–394.

第 17 章

骨损伤的修复与移植

Iris A. Seitz，Chad M. Teven，and Russell R. Reid

概要

- 本章着重介绍骨修复、重建及移植的处理原则。
- 回顾骨的胚胎发育、生理特点、微观解剖结构及组织化学特性。
- 讨论骨的力传导方式及骨转换的细胞机制。
- 对各种创伤性骨损伤（骨折、节段性损伤、骨缺损）的病理生理学进行回顾并分类。
- 简述骨的重塑机制，包括骨传导、骨诱导、骨结合。
- 介绍自体骨移植发展简史，图表概述各种骨移植术。
- 简要介绍各种骨替代品。

骨的微观解剖结构与组织化学特点

骨具有复杂的结构，在人体各项生理功能中发挥重要作用，例如维持体内矿物质的动态平衡、保护腹腔脏器、参与人体生长发育以及多种运动功能。在成人体内，大多数器官的修复是以瘢痕组织替代原有组织，而骨可以在新旧组织的不断更替中发生重塑，骨的这种特点是其他器官所不具备的。

骨的形成包括膜内成骨和软骨内成骨两种机制。间充质干细胞（mesenchymal stem cell，MSC）可以直接启动膜内成骨，参与颅面扁骨的形成。膜内成骨依赖成骨细胞在骨组织表面不断形成骨质，而软骨内成骨则是通过 MSC 形成透明软骨，再由软骨转化为骨，后者主要参与四肢管状骨、脊柱及骨盆的发育[1-4]。

骨细胞位于骨组织内的开放空洞中，后者被称为骨陷窝。骨细胞呈放射状走行于一种微小管道中，这种管道与骨陷窝相邻并称之为微管。骨细胞胞浆之间通过缝隙连接进行细胞间的信号转导[5,6]。

皮质骨与松质骨

人体骨骼系统主要由皮质骨和松质骨构成（图 17.1），皮质骨又称密质骨，构成人体骨组织 80% 的外层骨质，其特点在于组织致密且坚硬、不易弯曲，担负着支撑人体、保护内脏器官的功能。骨皮质外层由骨外膜覆盖，骨外膜包括内外两层，外层为致密的纤维结缔组织膜，后者包含扁平的成纤维样细胞，为肌肉、肌腱所附着。骨外膜内层（新生层）

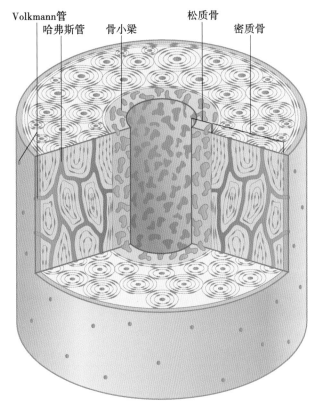

图 17.1　轴向致密皮质骨微观结构图示

含有一种大而圆的细胞,经刺激可分化为成骨细胞。此外,骨髓腔内面有一层薄且含有血管的结缔组织,即骨内膜。

皮质骨的主要功能单位是骨单位,又称哈弗斯系统(图17.2)。每一个骨单位由多层薄片状骨皮质以同心圆方式环绕中央管(哈弗斯管)构成。哈弗斯管中走行神经及血管,血管之间相互交织并为骨组织提供血供,并与骨髓腔及骨外膜中的血管相互吻合。Volkmann 管与哈弗斯管相互垂直,连通了哈弗斯系统、骨髓腔及骨外膜的血管。

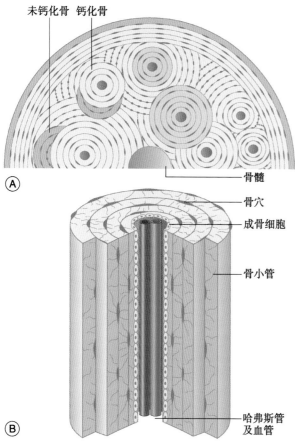

图 17.2 (A)密质骨微观结构横断面,骨单元沿长骨纵轴排列,深色区域代表未钙化骨单元,浅色区域代表成熟钙化的骨单元。(B)单个骨单元哈弗斯系统示意图

松质骨占约人体骨骼的 20%,位于骨皮质深面近髓腔处,其疏松的多孔结构是区别于皮质骨的主要特点,常见于管状骨末端,包含沿应力方向排列的骨小梁。从化学成分上讲,松质骨和密质骨相同,但是由于骨松质重构面积较大而具有更强的代谢能力,同时也为皮质骨和骨髓提供内部支撑。

骨的化学组成

无机物

骨组织是一种钙化组织,包含 60% 无机物、30% 有机物及 10% 水[7-9],无机物约占骨组织总体积的 40%,而有机成分及水分别占体积的 35% 和 25%[7-10]。无机成分主要由磷酸钙(羟基磷灰石)构成,其分子式为 $Ca_{10}(PO_4)_6(OH)_2$。羟基磷灰石是一种长 20~25nm、宽 15nm、高 20~25nm 的矿物晶体[7],磷灰石结构末端带有羟基分子,羟基可被钾离子、镁离子或钠离子取代,或磷酸盐基团被碳酸盐取代后使其具有多样性[7,10-14]。人体骨组织包含多种化学结构的羟基磷灰石,这些物质掺杂在一起储存于人体内成为矿物质库。

有机物

骨组织的有机成分是去除无机物后残留的细胞基质及类骨质,在骨形成过程中由破骨细胞分泌。类骨质主要由 I 型胶原蛋白构成,此外还包括 30 种非胶原类蛋白质[9]。胶原蛋白由 3 条多肽链构成,包括 2 条 α1 链和 1 条 α2 链,三者相互作用形成独特的右手螺旋结构。前胶原蛋白在破骨细胞的粗面内质网中羟基化和糖基化,而后转运至高尔基体包装及分泌,当到达细胞膜外侧时前胶原切割成为原胶原蛋白,赖氨酰氧化酶催化原胶原分子之间形成共价结合,进而形成成熟的胶原纤维。骨的强度主要源于胶原纤维与无机矿物质之间的相互作用[7]。

骨的细胞组成

骨组织的细胞主要包括 3 种:成骨细胞、骨细胞及破骨细胞(表 17.1)。

成骨细胞

组织学与功能

成骨细胞来源于具有多向分化潜能的 MSC,可分化为多种结缔组织细胞类型[15],在适当的成骨环境下,MSC 首先分化为骨母细胞且限定于成骨细胞系,虽然骨母细胞可继续分裂增殖,但随后都分化为前成骨细胞,最终分化为成熟的成骨细胞。骨母细胞在骨组织中广泛存在,包括哈弗斯管及 Volkmann 管、骨外膜形成层、骨内膜以及邻近骨组织的外周血管[16]。

成骨细胞呈圆形、立方体形或圆锥形,嗜碱性,位于骨发育及骨折修复期骨形成活跃部位的外层。成骨细胞具有发达的内质网及大量的线粒体和高尔基体,能够高效组装、分泌原胶原蛋白,最终生产大量的胶原蛋白,因此成骨细胞主要职能是合成骨组织的有机成分即骨基质。此外成骨细胞还可辅助羟基磷灰石沉积和基质囊泡释放,进而协助类骨质的矿化[16-18]。成骨细胞最终被骨基质包裹并分化为骨细胞。

成骨细胞分化的调控机制
重要信号通路

成骨细胞由前体成骨细胞通过多个信号通路调控分化成熟。Wnt 信号途经[23-26]、转化生长因子 β (transforming growth factor,TGF-β)/BMP 超家族[19,27-29]、notch 信号[30-32]、Hedgehog 蛋白[33-36] 以及成纤维细胞生长因子 (fibroblast growth factor,FGF)[37-40] 均参与骨的发生,由于骨发生的分子

表 17.1　骨细胞

细胞类型	形态学	位置	功能	细胞来源	前体细胞	可分化的细胞类型
成骨细胞	圆形,嗜碱性,碱性磷酸酶强染色	骨重构、骨形成部位外层 骨折处骨表面	产生骨基质	骨膜、内膜、骨髓、其他	前成骨细胞、骨衬细胞	骨细胞
骨细胞	具有薄细胞质突起的星状细胞	定植于骨陷窝中	确切功能未知,可能参与机械传感、维持无机物稳态及骨吸收	由成骨细胞定植于骨陷窝后形成	成骨细胞	终末分化细胞
破骨细胞	大而多核,边缘褶皱耐酒石酸磷酸酶染色阳性	骨重构部位内膜和骨膜表面 骨折处骨表面	参与骨吸收	骨髓、脾,也可能存在于肺、腹膜、外周血	造血干细胞	无

机制非常复杂,其具体机制仅部分得以阐明,目前研究仍处于骨发生启动及分子调控阶段。Wnt/β-catenin 信号通路参与成骨细胞和破骨细胞分化调控,可能与出生后骨质形成有重要关系[41],此外,该信号途径还参与胎儿骨骼形成、破骨细胞及软骨细胞的分化[42,43]。Notch 信号属于高度保守的信号系统,参与细胞间的信号转导、信息交流,从而决定细胞分化方向并维持机体稳态,Notch 信号途径通过 Notch-BMP-2 相互作用促进骨分化,参与骨发生[44]。Engin 等通过 Notch 信号功能研究发现,对成骨细胞的特异性调控机制体现在 Notch 信号可促进成骨细胞终末分化,同时在其非成熟阶段的增殖过程中也发挥重要作用。在 Notch 信号缺失情况下机体呈现骨质疏松表现[45]。

Hedgehog 信号通路在胚胎发育多个环节中发挥重要作用,并且参与维持成人干细胞稳态。Hedgehog 在哺乳动物中存在 3 种同源基因序列:Desert Hedgehog、Sonic Hedgehog 及 India Hedgehog。India Hedgehog 和 Sonic Hedgehog 在骨发生中发挥重要作用[33,34,46-49],前者参与软骨内成骨[50],后者参与骨骼形成[51]。

转录调控

参与骨发生的转录因子及信号途径众多,Runt 相关转录因子 2/核结合因子 α1(Runx2/cbf α-1)以及 osterix 转录因子在成骨细胞分化过程中发挥重要作用[52-57]。Runx2 存在于哺乳动物,与果蝇 Runt 转录因子同源,前者在人类进化中高度保守,并在成骨细胞再生过程中的多个环节发挥作用,包括成骨细胞的诱导、增殖以及成熟。Runx2 基因敲除可导致骨基质矿化能力完全丧失,对于纯合体小鼠是致死性的[53]。Runx2 单倍体缺陷可致锁骨颅骨发育不全,在人体中这是一种常染色体显性疾病,其特点为锁骨发育不全、牙齿畸形、身材短小、短头畸形、眼距过宽以及其他骨骼缺陷[58]。Runx2 确切的分子调控机制尚未完全研究清楚,但多项研究结果表明多种蛋白乙酰化转移酶作为 Runx2 的辅助因子参与调控[59,60]。此外,微 RNA 也参与 Runx2 蛋白表达[61],微 RNA 对干细胞的正常功能具有重要作用[62,63],因此可能与功能障碍的 MSC/Runx2 相互作用相关疾病有关。除此之外还有许多调控因子参与 Runx2 的转录[64-70],但其局部作用机制仍在研究当中。

Osterix(Osx)转录因子包含锌指结构,是骨生成的关键转录因子[55,71],Osx 缺失时无法形成皮质骨和松质骨,但与 Runx2 缺失小鼠不同之处在于前者仍可产生正常软骨[72]。研究证实在 Runx2 敲除小鼠中无法表达 Osx,然而 Osx 缺失小鼠中可正常表达 Runx2,因此 Osx 基因处于 Runx2 的下游[55]。Nishio 等利用过表达实验证实 Runx2 可反式激活基因启动子[73],因此推断 Runx2 结合原件位于启动子序列内。

骨细胞

组织学

骨细胞是成骨细胞分化的终末产物,其比例占所有骨组织细胞的 90%~95%。尽管骨细胞数量在骨组织中最多,但其特点又是最不显著的。骨细胞存在于骨陷窝内,其胞质呈辐射状由包体延伸穿过微管达到毗邻骨陷窝,邻近的骨细胞通过缝隙连接进行胞浆间的信号转导,骨细胞和成骨细胞间的信号转导也通过这种微管网络结构得以完成。骨细胞胞浆可通过微管延伸至哈弗斯系统,以排出代谢产物,并获取营养成分,维系细胞生存。与成骨细胞相比,骨细胞的细胞器种类与成骨细胞相近,但体积较小、数量较少[76]。

骨细胞的功能

骨骼是一种动态变化组织,通过不断适应其生存环境来保持其活力。针对机体的机械负荷和各种创伤,骨必须有办法识别这种压力因素。人们认为骨细胞是机械感受细胞,它将(通过机械转导)物理压力转化为化学和/或电信号来刺激骨骼重塑[77-79]。这一假说是从各种数据中得出的。解剖学上,骨细胞通过细胞突起与周围细胞形成合胞体。这种联系可能提供了机械刺激和效应细胞(成骨细胞和破骨细胞)之间的信号传导。最新证据表明,骨细胞附着在骨基质蛋白上,并可能通过放大细胞外基质所受剪切应力介导机械转导[80]。此外,机械负荷改变骨细胞基因表达。当骨细胞受到机械刺激时,其 c-fos、IGF-1、前列腺素(prostaglandin,PG)和一氧化二氮(nitrous oxide,NO)的水平会迅速升高[81-83]。这些分子和许多其他分子(见下文)对骨转换有许多影响。分子研究表明,Wnt/β-catenin 通路在负载反应中激活[84,85]。骨细胞 Wnt/β-catenin 通路似乎是在骨细胞感知负载应力时,通过与各种信号通路的串联触发,从而降低 Wnt/β-catenin 通路的负调控因子[82]，这是一种参与骨量调节的重要调节因子。Tatsumi 等[86]的研究表明，骨细胞的靶向消融可诱导具有机械转导缺陷的骨质疏松症。

目前人们对骨细胞的潜在溶骨（骨膜细胞溶骨）功能还知之甚少，骨细胞可能通过重吸收骨陷窝周围不同量的钙化骨基质，从而具有与破骨细胞相似的功能。骨膜细胞溶骨的证据来源于溶骨后的腔隙明显较正常骨陷窝大，符合骨质吸收的特点[87-89]，然而，上述溶骨理论的骨陷窝大小的测量方法遭到了一些学者的质疑。近期有研究报道称，甲状旁腺激素及甲状腺素的应用可导致骨陷窝增大，而非骨细胞的作用[90,91]。最近，Wysolmerski[92]提出，骨细胞在生殖周期中具有协调骨和矿物质代谢的作用。具体而言，在哺乳期间，骨细胞通过移除矿化组织来可逆地重塑血管和小管周围骨组织，以释放钙（和潜在的磷）来产奶。在断奶后的恢复期间，这些组织会被替换。

破骨细胞

组织学与功能

破骨细胞为多核细胞，主要担负骨质重吸收功能，以利骨生长、牙齿萌出、骨折修复以及维持体内钙的稳态。典型的破骨细胞含有 3~25 个细胞核，直径约 40μm。组织学染色间胞浆均染，密集的空泡、囊泡结构使其呈现泡沫样外观。破骨细胞起源于造血祖细胞，与单核巨噬细胞发育谱系有关。破骨细胞位于骨内膜及骨外膜表面骨组织重塑活跃部位。

骨的重吸收是一个复杂过程，包括结晶的羟基磷灰石溶解和有机的骨基质降解。体外骨重吸收模型主要是分离后的破骨细胞进行重吸收循环[93,94]，这种循环机制主要包括破骨细胞迁移至重吸收部位并贴附于骨表面、细胞膜发生极化、羟基磷灰石溶解、骨基质降解、各种降解产物的代谢以及破骨细胞的失活与凋亡[95]。骨的重吸收具有重要的临床意义，许多病理改变都与重吸收障碍有关，例如，破骨细胞功能过度活跃导致骨质过度溶解、吸收，形成骨质疏松，反之，若破骨细胞功能减退、重吸收下降，进而导致骨硬化症。

骨质重吸收对于受伤部位骨骼重塑及保持机体钙平衡机制具有重要意义。局部活化的破骨细胞可分泌生长因子及细胞因子，刺激其他破骨细胞对骨质的溶解、吸收[96]。当破骨细胞定植于需溶解吸收部位时，它们将骨质紧密封闭，将其与周围细胞外微环境之间隔绝，研究证实，这种封闭机制主要依靠实整合素（以整合素 αvβ3 为主）和钙黏素得以完成[97-99]，此外还有肌球蛋白和肌动蛋白的参与[100,101]。当封闭区形成后，破骨细胞发生极化，细胞靠近骨面的部分出现皱褶，这种细胞边缘形成的皱褶是一种特化的细胞膜结构，其中包含有大量聚合在一起的酸性囊泡，其功能与骨细胞中负责重吸收的细胞器相同[102,103]。皱褶形成类似于指样的突起，以便增大接触面积、提高溶骨效率。在有机质水解裂隙形成之前，破骨细胞通过皱褶处向重吸收凹陷（Howship 小凹）靶向分泌盐酸，溶解羟基磷灰石结晶[95]。当无机物溶解后，包括金属基质蛋白酶-9 和组织蛋白酶 K 在内的多种蛋白酶分泌至凹陷处降解有机成分[104,105]。随后，骨的

无机和有机骨通过胞体皱褶跨细胞转运至破骨细胞的分泌区，将降解产物输送至胞外的细胞间隙[106-108]。骨细胞标志物抗酒石酸酸性蛋白酶（tartrate-resistant acid protease，TRAP）位于破骨细胞重吸收胞体转运囊泡中，可产生活性氧分子，将骨基质降解产物在囊泡中分解[109]。

破骨细胞的分化

破骨细胞分化机制较为复杂，相关机制研究众多。在局部刺激作用下，造血干细胞可分化成破骨细胞、巨噬细胞及树突状细胞。巨噬细胞集落刺激因子（macrophage colony-stimulating factor，M-CSF）及其受体活化剂分别与核因子（receptor activator for nuclear factor，RANK）κB 及 RANK 配体（RANK ligand，RANKL）相互作用，早期介导破骨细胞再生[110-115]。在鼠科动物实验中，M-CSF 功能缺陷 op/op 小鼠可形成骨硬化症表型[116,117]。此外，破骨细胞再生启动必须依靠 RANKL 与 RANK 的相互作用，前者表达于破骨细胞膜，后者见于破骨细胞的前体细胞[118-120]。RANK-RANKL 相互作用使得破骨细胞前体细胞表达表型标志物如 TRAP。与 op/op 小鼠功能缺失相同，RANK 及 RANKL 敲除小鼠也形成骨硬化症表型[113,115,121]。

骨保护素（osteoprotegerin，OPG）是由破骨细胞分泌的一种肿瘤坏死因子相关蛋白，是一种可溶性蛋白分子，对破骨细胞再生具有重要调控作用。OPG 作为诱导受体与 RANK 作用，影响骨密度及骨总量。过表达 OPG 的转基因小鼠可形成骨硬化症[122]，而 OPG 敲除小鼠则表现为骨质疏松[123,124]。

RANK 分子缺乏酶促活性，因此在与 RANKL 作用刺激分化时需要募集辅助因子共同参与[125-127]，肿瘤坏死因子受体相关因子（TNF receptor-associated factor，TRAF）家族属于一类重要的辅助因子，其中 TRAF6 在破骨细胞分化中至关重要[128-130]。TRAF6 敲除小鼠可导致破骨细胞功能障碍或完全丧失，最终形成重度骨硬化症[131,132]。TRAF6 还可激活另一种重要的分化调控因子 NF-κB[133,134]，后者可进入细胞核与 RANKL 共同调控破骨细胞再生相关的靶基因转录[135]。

细胞外基质

细胞外基质（extracellular matrix，ECM）是构成骨组织的支架材料，是骨的机械强度及特征性结构的根源。大多数存在于 ECM 中的分子都是由成骨细胞产生，ECM 包含了近 30 种胶原类型及非胶原的磷蛋白和糖蛋白。ECM 中 I 型胶原占主导，几乎占据骨基质的 90%。I 型胶原的重要性可在成骨不全症（osteogenesis imperfecta，OI）中凸显，患者常表现为骨的脆性增加及反复骨折发生。OI 患者常表现为表达 pro-α1 或 pro-α2 蛋白序列的突变，也可由于负责胶原蛋白转录后羟化相关酶的基因突变导致[136]。骨质矿化的部位也在 ECM，在矿化过程中，成骨细胞分泌的羟基磷灰石晶体覆盖于有机基质表面并将胶原蛋白钙化。

除 I 型胶原蛋白外，许多非胶原类蛋白质也存在于 ECM 中（表 17.2）。磷酸化的骨桥蛋白以不同形式广泛存在于 ECM 中。ECM 中存在多种细胞类型，比如成骨细胞、骨细胞、破骨细胞及骨前体细胞[137-139]。骨桥蛋白在细胞核的羟基磷灰石结晶过程中发挥作用，此外还参与骨重构过程中破骨细胞的黏附[140-145]。

表 17.2 骨的细胞外基质分子

分子	蛋白结构	细胞来源	是否骨外表达	功能	基因敲除后动物表型改变或人体功能缺陷
I 型胶原蛋白	三螺旋结构 包含 2 条 α_1 链和 1 条 α_2 链	种类多 成熟及不成熟的成骨细胞	是	构成90%细胞外基质 骨组织的支架材料	人体成骨不全
碱性磷酸酶	金属酶	成熟及不成熟的成骨细胞 也可由心肌和干细胞产生异构体	是	酶促反应 调节细胞外基质矿化 调节细胞迁移、黏附及分化	基因敲除小鼠表现为低磷血症及骨骼矿化缺陷
骨桥蛋白	磷酸化糖蛋白	成骨细胞/破骨细胞 肿瘤细胞（如乳腺肿瘤）	是	参与破骨细胞活化及细胞外基质矿化 锚定破骨细胞到矿化基质	基因敲除小鼠发生细胞外基质病理改变
骨连接蛋白	糖蛋白	成骨细胞 内皮细胞 巨核细胞	是	与钙离子及 I 型胶原蛋白结合调节骨质矿化	未知
骨唾液酸蛋白	磷酸化糖蛋白	几乎完全由骨骼细胞产生（成骨细胞、骨细胞、肥大软骨细胞）	否	确切功能未知 参与细胞黏附调节	未知
骨钙素	维生素 K 依赖性含 γ-羧基谷氨酸蛋白	成骨细胞 成牙本质细胞 肥大软骨细胞	否	调节骨转换 调节破骨细胞迁移 与羟基磷灰石结合	基因敲除小鼠表现为骨质疏松
双聚糖	蛋白聚糖	成熟及不成熟的成骨细胞 非骨细胞	是	确切功能未知 参与调节功能性磷灰石的形成	基因敲除小鼠的骨质疏松和四肢瘦而短小

骨连接蛋白是一类糖蛋白，与钙离子、I 型胶原结合，参与骨质矿化的启动与调节[146,147]。BSP 是另一种重要的非胶原蛋白，与骨桥蛋白和骨连接蛋白不同，前者仅在骨骼系统中表达，后者还可表达于全身其他组织[148]。BSP 是一种酸化的磷酸白，可与胶原蛋白结合，也参与细胞核羟磷灰石的结晶过程[149]。BSP 缺失小鼠表现为骨骼短小及骨质矿化不足[150]。

骨钙蛋白是一种维生素 K 依赖的 γ-羧基谷氨酸酸化蛋白，与凝血机制中的 II、VII、IX 及 X 因子相似。骨钙蛋白是骨组织中的非胶原蛋白含量最高的蛋白质，由成骨细胞及成齿质细胞分泌，是骨转换的重要标志物[151]。骨钙蛋白还参与骨的转换[152,153]、破骨细胞分化[154]及能量代谢[155,156]。

成骨细胞还可产生蛋白多糖，并以双糖链蛋白多糖（biglycan，BGN）形式存在，BGN 属于富含亮氨酸的非胶原类蛋白，参与骨的矿化，BGN 缺陷小鼠表现为骨质疏松症[157]。然而，BGN 在骨外也发挥重要作用，BGN 敲除小鼠表现出自发的主动脉破裂及剥离[158]、齿及肌肉畸形、皮肤变薄及骨关节炎[159]。

骨组织细胞产生的一系列酶蛋白也在 ECM 中发挥作用，其中最主要的应属碱性磷酸酶（alkaline phosphatase，ALP）。与骨钙蛋白相似，ALP 常作为骨转换期的标志物[160]，在骨的矿化过程中参与调解磷灰石的形成，但 ALP

的具体作用机制目前尚不清楚。

骨稳态及骨转换原理

骨与其他组织不同之处在于具有再生能力，骨组织受损后的修复以再生为主而非瘢痕性愈合，瘢痕增生是机体其他组织重要的愈合方式。如前所述，机体骨骼系统处于持续重塑状态，这种重塑、重构过程主要由破骨细胞及成骨细胞完成。从生理学角度，骨骼系统的稳态是由骨的构建及溶骨、吸收两方面的均衡得以实现，反之亦然。当骨质形成与溶骨再吸收过程中任何一项出现功能异常，往往导致患者出现病理改变。过量的骨质吸收可导致骨组织过度丢失，形成骨质疏松[161]，而破骨细胞功能减退导致骨组织吸收不充分，表现为骨硬化症[162]。当骨质吸收量降低由成骨细胞功能亢进造成时，可表现为骨硬化症。

骨的结构与机体功能相适应、与矿物质构成及个人基因特点有关。此外在不同外力作用下也可改变骨的结构特征，这种结构的改变归因于骨的适应能力，以介导骨损伤后的修复或加强骨损伤前的保护作用。骨的重构及重吸收过程与局部骨组织微小损伤及累积性骨折有关[163,164]。研究证实，微小骨折区域可形成骨的重构[165-167]，以此推测骨的修复与重构常位于特定部位[168]。

Wolff 定律及骨的力学传导

德国科学家 Wolff 于 1892 年提出了一个数学方程式,用以描述骨骼排列及功能的改变与骨组织内外结构改变的关系[169]。Wolff 认为,在人的一生中,骨骼为了适应新的应力变化(如各种创伤),骨小梁重新调整排列方式以适应环境重量负载产生的新应力线。Wolff 的研究是早期理解骨骼适应的关键。最近,学者们认识到了骨骼受到动态负荷的影响[170]。

Wolff 时代过后,人们致力于骨适应的启动因素研究,张力被认为是重要因素,通过对骨组织物理形变作用刺激骨重构[171],骨细胞是骨的机械力学传导主要媒介[172],在参与分子间信号转导同时也能感受机械负载的变化。骨细胞在折弯力的作用下可发生直接形变,也可在周围组织间液的动作电位诱导下产生形变[173,174],此外当细胞膜周围的组织间液流动所产生的切应力作用下也使骨细胞受到刺激[175-179]。

当骨细胞受张力作用时,可将机械刺激转化为化学或电信号,进而通过一系列的信号转导途径诱导 NO 及 PG 产生[172]。NO 合酶作为一种钙离子/钙调蛋白依赖的酶,可在胞内钙离子浓度升高的情况下活化,而体液流动可增加细胞内钙离子浓度[180,181],因此不难理解 Klein-Nulend 等[182]研究发现脉冲式体液流动模型可促使骨细胞释放 NO 这一有趣现象。汇集各项研究结果不难看出,NO 可能在骨细胞机械力学传导机制中发挥重要作用[183]。还有研究表明,脉冲式流体流动疗法可刺激骨细胞 PGE$_2$ 及 PGI$_2$ 合成增加[184,185],同时也可提高环氧合酶-2(COX-2)mRNA 的水平[186]。COX-2 也可由机械负荷诱导产生[187,188],因此,COX-2 的诱导及 PG 的生成在机械应力转化为骨转换的细胞信号中发挥重要介导作用。

干细胞在骨组织再生中的作用

过去 10 年,随着细胞分离技术的成熟,将干细胞定向分化成为不同组织类型成为现实,因此再生医学也随之成为研究热点。骨髓间充质干细胞(MSC)被认为是在骨折修复及其他许多骨疾病中具有治疗价值的一类细胞(图 17.3)。Dominic 及其同事在研究中证实,MSC 用于临床治疗需达到以下标准[189]:①分离出的 MSC 必须能够在培养皿中贴壁;②MSC 应当表达 CD105、CD73 及 CD90 膜表面分子,同时不表达 CD34、CD45、CD14 或 CD11B、CD79A 或 CD19 及人白细胞抗原-DR(HLA-DR);③MSC 必须具备分化为成骨细胞、脂肪细胞及成软骨细胞的潜能。MSC 及 MSC 样细胞起源于骨髓,也可从众多组织中提取扩增,如骨骼肌[190]、脂肪组织[191]、牙髓[192]、循环系统[193]、滑膜组织[194]、羊水[195]、尿[196]、脐带[197]及胎儿体内组织[198,199]。

目前有关利用 MSC 分化潜能辅助骨损伤后修复重建的相关研究已广泛开展[200-203],MSC 在临床上用于多种骨疾病的治疗[204]。在治疗儿童成骨不全(OI)的临床试验中,MSC 的应用可使患者骨密度、生长速度及活动能力都有所改善。

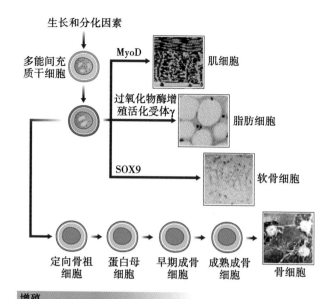

图 17.3　间充质干细胞(MSC)分化途径。MSC 属于多能干细胞,可沿特定分化线路分化为多种细胞谱系,主要细胞系包括骨细胞系、软骨细胞系、脂肪细胞系及肌细胞系。细胞分化是一个在调节因子作用下协调的分化过程,调节因子主要包括调节肌细胞系的 MyoD、调节脂肪细胞系的过氧化物酶体活化受体 γ、调节软骨细胞的 SOX9 以及调节骨细胞系的 RUNX2 和成骨细胞特异性转录因子。可利用不同分子对骨细胞分化阶段进行标记:分化早期标志物为碱性磷酸酶,分化晚期为骨桥蛋白和骨连接蛋白。(*From Tang N,Song W-X,Luo J,et al. Osteosarcoma development and stem cell differentiation. Clin Orthop Relat Res. 2008;466:2114-2130.*)

然而,MSC 在骨、皮肤及其他组织中的比例小于 1%。上述数据及其他研究结果[205,206]使得学者们提出假设:MSC 可能分泌一些可溶性细胞因子改变组织微环境,参与到组织修复过程中[207,208]。

骨再生的分子机制

骨的再生由众多分子间相互作用构成的复杂体系,包括 MSC 迁移、增殖以及分化过程,近年来致力于分析各分子机制的研究不胜枚举,其中部分研究取得进展,有利于人们对骨再生分子机制的理解。此外,一些有关骨再生的重要信号分子及转录调节因子已被发现(表 17.3)。

骨形成蛋白

20 世纪 60 年代,Urist 通过去除骨基质中的矿物质实验中发现了骨形成蛋白(BMP)功能[209],至今已有近 20 种 BMP 的同分异构体被发现。BMP 属于 TGF-β 超家族,对于胎儿宫内脑及骨的形成具有重要作用[210-212],此外,BMP 对

表 17.3 生长因子与骨折修复

分子	异位骨形成	节段损伤愈合	对骨折的作用	与其他生长因子相互作用	是否对低等脊椎动物有效	是否对灵长类有效	潜在临床应用价值
BMP	是	软骨内愈合++++ 膜内愈合++++	增加骨痂体积 增加机械强度 可能加速愈合	与 TGF-β 具有协同效应	是	是	脊柱融合术 骨节段缺损 扩大骨移植愈合 牙种植
TGF-β	否	软骨内愈合++ 膜内愈合++	增加骨痂面积 增加机械强度	与 BMP 有协同效应 上调 FGF$_2$ 及 VEGF 表达	是	否（局限性研究）	单独应用效果尚不明确
FGF	否	软骨内愈合+/- 膜内愈合+/-	增加骨痂及骨体积 增加机械强度	上调 VEGF 表达 可能与 TGF-β 有协同效应	是	是（局限性研究）	用于复合性创伤的再生治疗
PDGF	否	软骨内愈合- 膜内愈合-	增加骨痂及骨体积 增加机械强度	促进 VEGF 分泌 趋化 TGF-β	是	否	尚不清楚

++++,非常活跃;+/-,活跃度低;-,不活跃;BMP,骨形成蛋白;TGF-β,转化生长因子 β;FGF,成纤维细胞生长因子;PDGF,血小板源性生长因子。

骨细胞的诱导功能使其被学者们广泛认知[213]。

BMP 以较大的前体分子形式被细胞分泌,包含多个特征性亚单位,7 个半胱氨酸残基构成的肽段位于碳末端,对 BMP 蛋白分子折叠发挥重要作用。BMP 还包含一个信号肽、一个前导肽序列和一个成熟肽段[214]。BMP 以活化形式被细胞分泌。

BMP 是 I 型、II 型丝氨酸/苏氨酸激酶跨细胞膜受体的天然配体,I 型及 II 型各有 3 个配体可与 BMP 结合[212]。当配体(BMP)与受体结合后,II 型受体激酶结构域将 I 型受体激酶的甘氨酸-丝氨酸结构域磷酸化,形成异四聚体复合物,继而 I 型受体活化募集并磷酸化胞浆中的 Smad 蛋白(Smad 1、5、8),当 Smad 磷酸化后,Smad 1、5、8 与 Smad4 结合,形成复合体后进入细胞核,活化骨生成蛋白靶基因相关的转录因子[215,216]。

骨形成蛋白的功能

BMP 的多种生物学作用效果持续机体的整个生命周期,在机体生长发育早期,BMP 参与骨骼形成[211],与此同时其信号分子还诱导上皮形成[217]、神经鞘细胞发育[218]及交感肾上腺素表型[219]。BMP-2 缺失小鼠由于心脏缺损仅能在受孕后存活 7~10 天,此时骨组织尚未开始形成。

BMP 是唯一能够独立诱导新生骨形成的信号分子,有研究推测,BMP-2、BMP-6 及 BMP-9 异构体对骨细胞形成具有较强作用,BMP-4 和 BMP-7 作用较前者弱[220]。Luu 等[19]将包含 BMP 异构体(AdBMP)的腺病毒载体转染给 HEK293、C2C12 及 C3H10T1/2 细胞后,测量骨再生体外标志物 ALP 及骨钙蛋白表达量,他们还进行体内实验诱导异位骨生成,给裸鼠注射 AdBMP 并在术后第 3 周及第 5 周行影像学及组织病理学分析,BMP-2、BMP-4、BMP-6、BMP-7 较其他 BMP 具有更强的促 ALP 生成能力,此外 BMP-2、BMP-4、BMP-6、BMP-7、BMP-9 还具有较强的刺激骨钙蛋白合成作用,其研究结果证实,BMP-2、BMP-6、BMP-7、BMP-9 体内具有最强的诱导骨再生能力。综上所述,BMP-2、BMP-6、BMP-9 诱导骨再生能力最强,其次为 BMP-4、BMP-7。

BMP-2 通过 Smad 蛋白介导激活 Runx2 促进成骨细胞分化[221],BMP-2 还可通过激活 β-catenin 信号通路影响成骨细胞分化[222]。内源性活化的 β-catenin 可诱导碱性磷酸酶 mRNA 表达,而 BMP-2 必须参与 β-catenin 信号通路方可诱导骨钙蛋白表达[223]。因此,β-catenin 依赖的分化过程很有可能需要 BMP-2 参与后续成骨细胞分化过程。近期研究证实,BMP-2 介导成骨细胞分化还需要 Akt2 选择性信号通路[224]。IGF 对成骨细胞分化及正常骨生长具有重要作用[225-228],Akt2 是胰岛素信号通路中的关键分子,Mukherjee 等的研究结果表明,在 Akt2 敲除小鼠中尽管保留了正常 BMP-2 信号通路,成骨细胞仍无法正常分化[224]。给 Akt2 缺陷小鼠 Runx2 可重建其成骨细胞分化功能,因此 Akt 可能通过调控 Runx2 基因表达影响成骨细胞分化。

BMP-2 还可促进大面积骨缺损的愈合。重组人 BMP-2(recombinant human BMP-2,rhBMP-2)用于体内动物实验中的相关研究已广泛开展,在兔、大鼠、狗及非人灵长类动物模型中,rhBMP-2 不仅增强了骨的生长,还成功闭合了临界面积的骨缺损[229-231]。有关 rhBMP-2 对人体疗效的前瞻性及回顾性研究业已开展[232,233]。Slosar 等证实,在前腰椎同种异体移植结合 rhBMP-2 应用后,与不用 rhBMP-2 组对比,前者腰椎融合率更高,后者需行腰椎融合术[234],他们根据术后 6 个月及 2 年随访资料证实,联合使用 rhBMP-2 可缩短治疗周期,并且患者 Oswestry 功能障碍指数得分越低,恢复效果也就越好。研究人员据此推断,异体移植联合 rhBMP-2 用药是一种可靠且有效的治疗方法。

腺病毒介导的 BMP(adenoviral delivery of BMP,Ad-BMP)也能有效地促进间充质前体细胞的成骨分化。作者的研究小组分离并随后可逆地永生化了保留祖细胞表型的原代小鼠颅骨细胞[235]。与 AdGFP 处理的恒生颅骨细胞(immortalized calvarial cell,iCAL)相比,AdBMP-2 处理的 iCAL 显示成骨分化早期(如碱性磷酸酶活性、骨钙素 mRNA 转录)和晚期(如基质矿化)标志物表达增加(对照)。此外,体内干细胞植入试验显示,与对照组相比,暴露于 BMP-2 的 iCAL 异位骨生成增加。Teven 等在一项评估 BMP-9 诱导颅骨祖细胞成骨分化能力的相关研究中证实,AdBMP-9 处理的 iCAL 比 AdGFP 处理的细胞(对照)在体内和体外环境中表现为成骨分化的增强[236]。这些实验的转化可用于识别骨(如颅骨)组织再生的有效药物。然而,腺病毒介导的 BMP 的临床应用有限,需要进一步的研究。

目前获美国食品药品管理局(FDA)批准应用于人体的 BMP 有两种:rhBMP-2(INFUSE,Medtronic,Inc.)和 rhBMP-7(rhOP-1)。如前所述,rhBMP-2 常用于椎体融合术,同时也应用于骨创伤及牙科手术中。rhBMP-7 在椎体融合及胫骨修复中也表现出不错的疗效[237,238]。在体外研究中,BMP-2 的骨机械力学传导效果优于 BMP-7[29],但仍缺乏体内相关实验数据支持。Barr 等在鼠模型研究中利用镜下计算机断层扫描及组织学观察,将 rhBMP-7 与 rhBMP-2 进行对比,发现两者对于促进再生骨的生物质量效果相近,但前者诱导生成的骨容积更大[239]。也有相关研究得到不同结果[240],相互冲突的研究结果可能由实验设计上的差异所造成。

转化生长因子 β(TGF-β)

TGF-β 对人体细胞产生的作用多样且异变,TGF-β 参与调控细胞周期、血管再生、创面愈合及骨再生,同时也参与人体许多病理改变[241]。人类的 TGF-β 存在 3 种异构体:TGF-β1、TGF-β2 及 TGF-β3,三者虽然在分子结构上存在差异,但都具有相似的功能特点,即均参与骨再生及骨损伤修复调控。

与 BMP 相似,TGF-β 也含有多个半胱氨酸残基构成的多肽链[242],每种异构体都以前体分子产生,由一个前体肽区域及 TGF-β 构成,与 BMP 不同之处在于,TGF-β 以非活化状态分泌出来,并以静息状态储存于 ECM,当 TGF-β 与前体肽之间的非共价二硫键断裂后活化。

有关 TGF-β 信号转导的研究非常多,目前已发现 4 种 TGF-β 受体,包括 I 型受体、II 型受体、III 型受体及内皮素。与 BMP 相似,Smad 蛋白介导了 TGF-β 的起始信号,活化的 TGF-β 与 III 型或 II 型受体结合后将 I 型受体磷酸化,继而 Smad2 或 Smad3 发生磷酸化,随后 Smad4 与磷酸化的 Smad2 和 Smad3 结合形成复合体并转移至细胞核,使相关靶基因转录因子活化,产生效应蛋白发挥功能。

TGF-β 由成骨细胞产生[243],通过刺激胶原蛋白及骨桥蛋白的分泌参与骨的再生[244,245],还有许多体内实验研究证实 TGF-β 具有骨再生诱导作用[246]。在 TGF-β 亚型中 TGF-β1 发挥主导作用,主要由骨组织细胞分泌,对骨再生的诱导能力较其他亚型更强[247]。体外实验证实,TGF-β1 通过募集成骨细胞前体细胞并刺激其增殖,进而促进骨形成[248]。然而,TGF-β1 还可能参与成骨细胞的早期分化,晚期则发挥阻断效应[249]。

TGF-β1 在破骨细胞再生及骨质重吸收过程中发挥调节作用,TGF-β1 在的作用具有双重性,一方面,高浓度下(0.1～10ng/ml)抑制破骨细胞再生[248]。TGF-β1 与其受体相结合,在促进 OPG 表达的同时下调 RANKL 表达量,随之 RANKL/OPG 比率下降,导致两者高结合状态,进而阻止破骨细胞的成熟。另一方面,低浓度下,RANKL 及 RANK 均高表达,有利于破骨细胞再生。

TGF-β1 见于骨质重吸收部位,因此可能与骨的新生及重吸收平衡有关。Tang 及其同事用绿色荧光蛋白标记 Tgfb1+/+ 和 Tgfb1-/- 小鼠股骨髓腔的骨髓基质细胞(bone marrow stromal cell,BMSC)[250],标记后分别于 1 周和 4 周抗 GFP 抗体染色,1 周时在分别于 Tgfb1+/+ 和 Tgfb1-/- 小鼠股骨表面及骨髓中发现 BMSC,4 周时 BMSC 定植于 Tgfb1+/+ 小鼠的骨小梁,而 Tgfb1-/- 小鼠中未能检测到,以此得出结论,TGF-β1 通过诱导骨重吸收部位的 BMSC 来调节骨质形成与溶解的动态平衡。

有关 TGF-β 在骨折修复中的表达也有报道[251],由于 TGF-β 在骨形成的生理过程中的作用已较为明确,将其用于骨损伤修复、重建的治疗已被认可。相关研究表明 TGF-β 的同分异构体单独或联合其他细胞因子应用时可明显加快软骨内成骨过程[252],但对于颅骨缺损不具有明显的骨诱导功效。许多作者发现,成骨诱导潜力与 TGF-β 相关[253]。近年来,异位 TGF-β 被证实能促进兔颅骨缺损的愈合,促进正常的重建[254]。与单独治疗相比,BMP-2 和 TGF-β 联合治疗并未改善颅骨缺损修复。

成纤维细胞生长因子(FGF)

FGF 不仅参与细胞增殖、迁移、分化及有丝分裂,还在血管再生、胚胎发育以及创面愈合中发挥作用,是一类具有相似结构的蛋白质家族。目前发现的 FGF 家族成员至少 18 种,它们均与肝素有着高亲和力,大多数 FGF 同分异构体有一段相同的结构域,该结构域可与 FGF 受体结合[255]。当 FGF 或 FGF 受体相关基因突变时,可导致骨骼系统发育异常,如软骨发育异常及颅缝早闭[38]。有重要证据表明,FGF-FGFR 信号对中轴骨骼的发育至关重要。此外,信号级联对于颅骨膜内成骨以及维持颅缝稳态是必要的。关于 FGF 信号在生理发育和骨骼疾病发展中的作用的相关综述已经多次发表[256]。

已知的 FGF 受体(FGFR)有 4 种:FGFR1、FGFR2、FGFR3 和 FGFR4。当 FGF 和 FGFR 结合后,受体之间发生聚合,而后每个受体单体内源性酪氨酸激酶结构域相互磷酸化,磷酸化后的酪氨酸残基为相关配体蛋白提供结合区,以利下游信号分子活化[257]。基因研究已经明确多种骨骼系统疾病与 FGFR 异常有关,例如,Pfeiffer 综合征与 FGFR1 基因突变有关,Crouzon 综合征与 FGFR2 基因突变有关,FGFR3 相关基因突变可导致软骨发育不全[256]。

FGF 与多种骨再生机制有关,FGF-2 主要参与软骨内骨的生长。Coffin 等发现,在骨骺生长板特别是增殖活跃及肥大区域中 FGF-2 浓度较高[258],FGF-2 还可加快骨折后的愈合以及大面积软骨缺损修复的速度。FGF-2 可影响膜内成骨过程中的细胞功能[259]。FGF-2 的应用方式对治疗效果有所影响,长期持续使用可刺激成骨细胞增殖,但也降低了后者的分化水平,如标志物 ALP 有所下降,同时还可增强破骨细胞的形成,最终导致总骨量的丢失。相反,如果间断使用 FGF-2,体内及体外研究均证实可以增加骨的形成。

FGF-2 联合其他生长因子对成骨细胞影响的研究也已开展。Maegawa 团队在 BMP-2、FGF-2、BMP-2+FGF-2 辅助骨再生研究中测量 MSC 含量,其中 BMP-2 + FGF-2 组中 ALP、骨钙蛋白相关 mRNA 及骨基质表达量最高[260]。Sabbieti 等研究了 FGF-2 通过调节甲状旁腺激素(parathyroid hormone,PTH)对骨合成代谢的影响[261],他们从 FGF-2+/+(野生型)及 FGF-2-/-小鼠颅骨中分离出成骨细胞,在暴联合 PTH 使用的情况下,免疫组化结果显示 FGF-2 缺失小鼠与野生型小鼠相比细胞核内及核周 Runx2 基因表达下调、Runx2 蛋白合成减少。如前所述,Runx2 在骨再生早期发挥重要作用,不难推断 PTH 对于 FGF-2 的正常表达是必不可少的。

血小板源性生长因子(platelet-derived growth factor,PDGF)

PDGF 在许多生物学机制中发挥不可忽视的作用,其中包括胚胎发育、炎症反应、血管再生、器官再生以及创面愈合等,其同分异构体有 4 种,分别是 PDGF-A、PDGF-B、PDGF-C 和 PDGF-D,在单体形式下处于非活化状态,必须聚合形成二聚体后方可发挥活性功能,目前已证实 PDGF 具有 5 种二聚体形式:PDGF-AA、PDGF-BB、PDGF-CC、PDGF-DD 及 PDGF-AB[262]。所有 PDGF 都含有一个高度保守的 PDGF/VEGF 同源结构域,该结构域也存在于 VEGF 中[263]。PDGF 可与两种酪氨酸激酶受体(PDGFR-α 和 PDGFR-β)相互作用,后者也需要形成二聚体后才具有生物活性[264],当受体形成二聚体后其特异性酪氨酸残基会自动磷酸化,这一步骤是信号转导过程中不可或缺的。尽管在体外组织培养中 PDGF 与 PDGFR-α、PDGFR-β 两种受体结合后产生相同的细胞应答,但两种受体空间结构有所不同,在体内则是两个独立的信号通路[265]。

PDGF 具有类似丝裂原和趋化因子的功能,可作用于间叶来源的组织细胞,对维持骨组织体内稳态和修复也发挥着重要作用。在骨折发生部位血小板发生聚集,同时也产生大量的 PDGF,后者继而募集其他有助于组织修复及肉芽组织形成的细胞,其中包括特异性吸引颅骨、长骨骨外膜、骨小梁处的骨形成相关细胞以及 BMSC[266]。此外,血管再生对骨的修复也非常重要,PDGF 不仅可以直接刺激成骨细胞发生有丝分裂,还可以通过刺激 VEGF 等细胞因子加快血管新生,间接促进骨折愈合[267]。

PDGF 还可与其他生长因子相互作用间接促进骨的愈合[268]。Levi 研究团队采用 IGF-1、PDGF-A 以及两者联合使用诱导骨细胞系分化,IGF-1 可促进人脂肪基质细胞分化,但 PDGF-A 无此效应,但两者联合应用后骨再生促进作用超过单独使用 IGF-1,这一现象可能与 PDGF-A 促进 IGF-1 转录有关。

临床有关 PDGF 疗效研究主要集中在骨修复治疗,例如,在一项随机临床研究中,评估重组人 PDGF-BB(rhPDGF-BB)与 β-TCP 联合治疗牙周骨性缺损的有效性和安全性[269]。与 β-TCP 相比,β-TCP 联合 rhPDGF-BB 在 6 个月时显著提高了线性骨生长(linear bone growth,LBG)和缺损填充率。与未接受 rhPDGF-BB 治疗的患者相比,接受 rhPDGF-BB 治疗的患者的临床附着水平(clinical attachment level,CAL)也有显著提高。这些早期数据具有良好前景,因此

作者扩展了研究来测试 PDGF-BB 的长期稳定性和有效性。36 个月后,一项对 83 例局限性严重牙周骨性缺损患者的分析表明,基于 CAL 增益和 LBG 的复合结果,PDGF-BB 在合成支架基质中促进长期稳定的临床和影像学改善[270]。另一项随机试点研究在 β-TCP 基质中提供 rhPDGF-BB 给需要踝关节/后足融合的患者[271]与接受自体骨移植的受试者相比,PDGF 组表现出更大的跨越融合部位的骨桥。

骨折愈合

骨的修复是一个生理过程,机体可以愈合的方式完成骨折修复。骨折修复由骨的再生得以完成,是一个多步骤、多机制参与的复杂过程,良好的骨折愈合有赖于多种因素,损伤原因、骨折类型、固定方法及时机把握均可影响骨折修复效果,例如粉碎性骨折(同一骨上多于 2 处断端)应当立刻行手术干预,以达到最佳治疗效果。此外,损伤部位的局部微环境也与骨折预后息息相关。

以组织学为依据,可见骨修复分为两种类型(图 17.4),

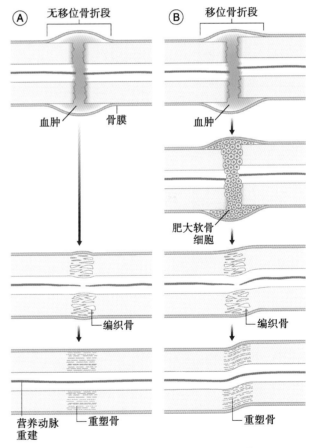

图 17.4　图示骨的一期及二期(骨痂)修复过程。(A)一期骨修复:无错位的骨折断端非软骨参与的修复过程。(B)二期(骨痂)骨修复:错位或不稳定骨折断端由软骨介导的修复过程。(*Modified from Mehrara BJ,McCarthy JG. Repair and grafting of bone. In:Mathes SJ,ed.* Plastic Surgery. Vol. 2. Philadelphia: *WB Saunders*;2005:639-718.)

一种是一期骨修复,即骨折断端骨皮质直接愈合,没有软骨参与;第二种是二期修复(骨愈合),由软骨组织介导的骨外膜、软组织及骨髓均参与的修复过程。绝大多数骨修复属于后者,即二期骨愈合。

一期骨修复

一期骨修复由成骨细胞直接将骨质沉积于损伤处,恢复骨折断端的连续性,与膜内成骨机制相同,骨外膜提供骨祖细胞和未分化的 MSC。为了达到一期修复的目的,骨折断端需恢复解剖学位置,常需行内固定手术且两断端间张力必须最小化,为直接骨愈合提供条件[272]。此外,骨损伤在轴向压力下可愈合,反之在反向张力下则无法愈合(图 17.5)。

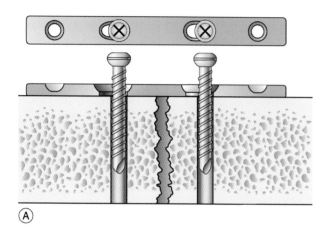

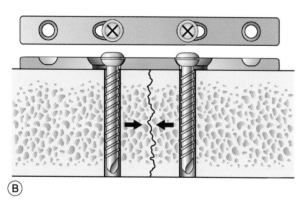

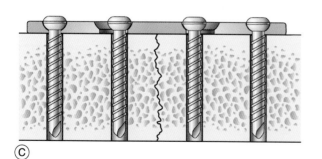

图 17.5　微型钛板固定术。(A)4 孔钛板中内侧两孔为偏心孔,当旋紧螺钉时其自动向螺孔宽处移动,进而带动骨折断端相互靠拢(B)。(C)固定术完成后图示

在骨的一期修复过程由位于断端存活及坏死骨之间的骨前体细胞启动,断端形成的锥形骨尖上存在以成骨细胞为主的多种细胞,成骨细胞向骨折断端爬行,同时新生血管及未分化 MSC 也逐渐向断端生长和迁移,继而 MSC 分化成为成熟的成骨细胞,成骨细胞合成新骨质并沿平行于骨的纵轴方向沉积,新的哈弗斯系统也逐渐形成,各种管道系统有利于新生血管长入。新生骨质与骨基质相互交织,数周后编织骨沿纵轴方向呈薄片状水平排列,再经几个月时间薄片骨质不断增加,最终完成骨折修复。骨折断端毛糙面的骨合成有利于增加骨的稳定性,降低骨对位不良及感染风险[273]。骨科及心外科医生常行此内固定术[274]。重建外科医生也使用刚性固定技术来修复或重建颅面骨骼[275,276]。

二期骨修复(骨痂修复)

二期的骨折修复主要发生于以下几种情况:未及时处理的骨折;行外固定或髓腔内固定术的骨折;滑动或不稳定性骨折,后者骨愈合不包含炎症期、愈合期及改建期(图 17.6)。二期骨愈合最少包含 5 个阶段[277]。

当骨折发生时,骨组织连续性中断,周围软组织及血管损伤启动局部炎症反应,骨的二期修复开始,伤后 48 小时进入炎症期高峰并持续 7 天,炎症期通过局部肿胀及疼痛限制患肢活动[290],骨折处血肿通过纤维蛋白网的形成可进一步制动患处。此外,血肿还为进一步参与骨折修复的细胞反应提供信号分子[279],血肿中血小板释放 PDGF 和 TGF-β,两者可促使 MSC 增殖与分化成为成骨细胞系。中性粒细胞、淋巴细胞、单核细胞及巨噬细胞募集于坏死组织碎片周围,刺激骨折区域的血管再生。

骨折后 3~4 天,炎症期尚未结束时即进入到骨折修复期,此时相持续数周至数月不等,其特征性改变是骨痂形成,骨痂可加强骨折断端的稳定性并且将骨折段替换为新生骨。骨痂主要由软骨构成,此外还包括编织骨、骨基质、纤维结缔组织以及血管。由骨外膜及骨髓腔来源的 MSC 成熟并分化为多种细胞,包括成骨细胞、软骨细胞、成纤维细胞,它们均参与骨痂形成。

骨痂内同时发生膜内成骨及软骨内成骨[277]。软骨内成骨发生在骨折修复期 2 周内,大量新生软骨包裹骨折部位并逐渐钙化。血管长入钙化的软骨骨痂中,同时也将成骨前体细胞带入。随着钙化的软骨被破骨细胞溶解重吸收,成骨细胞开始形成编织状的新生骨。与此同时,膜内成骨也在骨折区域进行。

骨的改建期特点在于,编织骨逐渐由薄片状骨质所取代,并且在之后的数年中均保持重塑活性。破骨细胞重吸收机械强度较弱的骨小梁,新生骨沿应力线生成。随着机械负载的改变,骨折区域的骨组织也逐渐发生变化直至最优化的骨再生得以完成。在改建、重构期中,疼痛逐渐减轻,正常运动功能逐渐恢复。

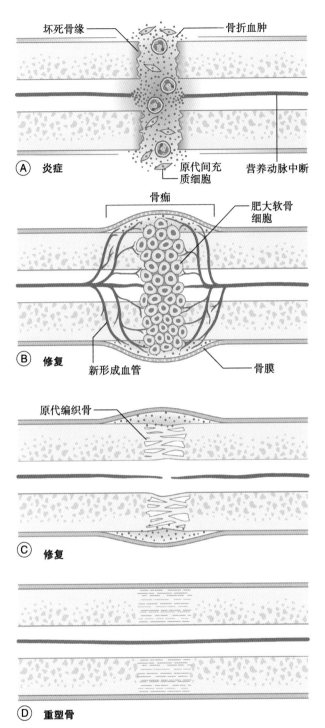

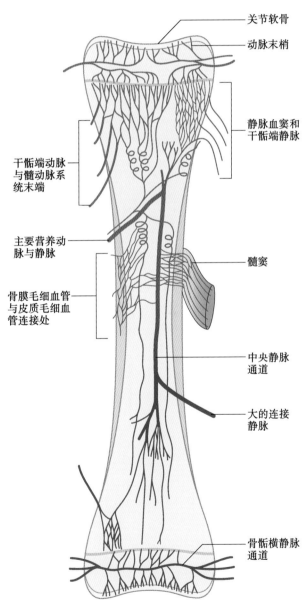

骨的血供属于典型的长骨类型[280]，成人长骨主要依赖 3 套动脉系统供养，它们各自独立但又存在广泛的吻合（图 17.7）。骨皮质内 2/3 层及骨髓腔血供来源于骨干滋养动脉，当滋养动脉穿越骨皮质后进入骨髓腔，而后分为升支和降支。骨骺-干骺端动脉为第二套重要血管系统，动脉起源于关节处，供给骨末端的骨松质。最后则是来源于骨膜的动脉，主要供养骨皮质外 1/3。

骨的血流方向由骨外膜向骨内膜流动，在跨越骨组织时由静脉窦及小动脉穿过哈弗斯系统来完成。骨单位中的交换血管（连接动脉及静脉系统）与骨长轴平行排列。收集静脉窦及静脉血管接收来自交换血管的去氧血液。髓内外较高的压力差成为血流由骨外向骨内流动的动力来源[281]。

图 17.6　软骨内骨痂骨折修复示意图。(A)以血肿形成、炎性细胞迁移和分化(多形核中性粒细胞)、散在的原始间充质细胞为特征的骨折修复早期阶段。(B)随着愈合的进展，骨边缘之间形成痂，可以看到肥大的软骨细胞。此外，新形成的血管从营养动脉和局部血管中萌发。(C)原始的编织骨桥接了骨折的骨段。(D)编织骨被重塑为板层骨

影响骨修复的因素

血运

供应骨骼系统的血流约占心输出量的 10%~20%，附肢

图 17.7　长骨的 3 种主要血供来源。滋养动脉为骨髓腔及骨皮质内侧主要供养血管；位于骨干的骨膜血管供给骨干皮质外侧；成人干骺端-骨骺动脉穿入骨皮质，并与滋养动脉相吻合，为髓腔及皮质内侧的滋养动脉受损时形成血供储备

血管再生对骨的生长、成熟及修复至关重要[282]。尽管骨折后血管再生调控机制尚未完全明确,但许多细胞因子在其中发挥的重要作用已被证实(表 17.4)。VEGF 在骨的发育和损伤愈合中促进血管再生中的作用不可小觑,此外还包括 BMP、TGF-β、FGF-2 以及 PDGF。VEGF 和 FGF-2 直接调控血管再生,其他细胞因子都是通过间接方式进行调控。此外缺氧诱导因子-1α(HIF-1α)信号途径在骨再生及血管再生两者之间发挥作用[283]。学者们通过对 HIF-1α 信号途径的相关研究提出假设:血管再生与骨再生的相互作用是骨生长的限速步骤,因此不难理解 HIF-1α 和 VEGF 的表达相互关联。

表 17.4　生长因子与血管生成

细胞因子	分子结构	调控血管再生	生理功能	骨折愈合中的作用	表达调控	受体
BMP	单链前体肽 水解形成二聚体活化 TGF-β 超级家族成员 羧基端七个半胱氨酸残基的保守序列 至少 15 个已知亚型	间接调控	在成骨细胞、间充质细胞分裂、趋化中发挥作用 细胞凋亡模式	骨折早期由间充质细胞表达 也表达于成骨细胞及破骨细胞 外源性 BMP 可促进缺损修复 参与异位骨生成 可能加快骨折愈合速度 可能与 TGF-β 协同作用	模式表达及转录因子调控(即 Cbfa1)	丝氨酸/酪氨酸激酶受体
TGF-β	前体肽水解后活化 最少已知 3 种同分异构体	间接调控	在成骨细胞、间充质细胞分裂、趋化中发挥作用 抑制成骨细胞分化 调节在血管生成和成骨中重要的其他生长因子的表达 促进骨基质形成	生成成骨细胞,间充质细胞,破骨细胞 增加愈合组织的形成和体积 骨外膜下注射可促进软再生及膜内成骨 外源性 TGF-β 可促进临界缺损修复	模式表达及转录因子调控 与机械张力有关	丝氨酸/酪氨酸激酶受体
FGF-2	肝素结合糖蛋白 最少 9 种同分异构体	直接调控	调节血管再生 调节骨发育及骨骼系统形成 能调节成骨细胞的分化和增殖(实际效果与剂量有关)	促进骨折部位血管再生 促进骨折修复期所需蛋白表达 外源性 FGF-2 可加强骨折区的机械强度 可能促进骨折修复或缺损重建	调控炎症细胞及急性炎症反应 模式表达及转录因子调控	酪氨酸激酶受体
VEGF	糖蛋白二聚体	直接调控	增加血管通透性、促进新生血管出芽 促进血管内皮细胞迁移、增殖及黏附 增加内皮细胞的迁移、增殖、黏附	骨折期表达增加 由成骨细胞、破骨细胞及间充质细胞表达 骨折期促进血管生长	调节微环境氧含量及乳酸浓度 调控生长因子(TGF-β、BMP、IGF)及炎症因子(PGE₂)的表达	酪氨酸激酶受体
PDGF	由二硫键相连的二聚体 α、β 亚基决定异构体组成(AA、AB)	α、β 亚基决定异构体组成(AA、AB)	促进成骨细胞和炎性介质的趋化 促进成骨细胞趋化 增加胶原蛋白的合成 增加胶原蛋白的降解和周转 可能促进骨细胞增殖	通过血小板脱颗粒释放,并增加成骨细胞的趋化性,并可能增殖 主要由骨折期成骨细胞、巨噬细胞和成熟或非成熟软骨细胞表达 促进血管生成分子的合成(如 VEGF) 促进细胞基质沉积和转化	炎症及组织损伤 TGF-β 表达下调	酪氨酸激酶受体

BMP,骨形态发生蛋白;FGF-2,成纤维细胞生长因子;IGF,胰岛素样生长因子;PDGF,血小板源性生长因子;PGE₂,前列腺素 E₂,转化生长因子 β;VEGF,血管内皮生长因子。

作为血管发生和血管新生的调控因子,VEGF 在胚胎发育及整个生命周期中均发挥重要作用。将母体子宫内的小鼠去除单个 VEGF 等位基因造成的后果都是致死的[284]。VEGF 在结构上与 PDGF 相关,表达于多种细胞类型,在血管密度高的组织中其含量也高。VEGF 通过与 VEGF 受体(VEGFR-1、VEGFR-2、VEGFR-3)的相互作用调节其对细胞的作用。

有关 VEGF 在骨再生过程中发挥作用的假说源于对软骨生成的研究,在长骨骨骺生长板中,增厚的软骨高表达VEGF[285]。在灵长类动物实验中,注射抗 VEGF 单克隆抗体后可阻断血管长入骨骺生长板,进而影响长骨的生长发育[286]。当给小鼠使用 VEGF 阻断剂后,可明显减少血管向骨内生长并抑制骨形成[287]。当停止拮抗 VEGF 用药后,小血管可再次进入骨组织,同时骨生长的能力也随之恢复。Yang 等的一篇综述综述了 VEGF 在骨血管生成和发育中的作用,强调了其在膜内和软骨内成骨中的作用[288]。

对于复合及单纯的骨折治疗,VEGF 及其他血管源性细胞因子的应用具有十分广阔的前景和应用价值。Luo 等研究了 VEGF 和 BMP-2 对种植体周围骨缺损修复的影响[289]。研究发现,壳聚糖/胶原支架中的骨髓基质细胞对 AdBMP-2有反应,但单独使用 VEGF 不能刺激骨形成。与 AdBMP-2组相比,AdBMP-2 和 VEGF 蛋白联合治疗组骨形成和骨-种植体接触显著增加,提示 BMP-2 基因和 VEGF 蛋白联合治疗对骨愈合有协同作用。此外,Liu 和 Olsen[290] 发现,成骨前体细胞中先天性 VEGF 缺失的小鼠骨量减少,骨髓脂肪增加,这与骨质疏松型表型一致。因此,VEGF 已成为减少骨丢失治疗的潜在靶点。

骨折固定

对于长骨而言,固定术后骨折处的活动幅度对骨折能否成功愈合起到关键作用[291]。骨的延迟愈合或不愈均与过度活动有关,然而微小幅度的活动有利于骨的修复。关于绝对制动延缓愈合的原因可能在于局部压力保护环境中骨质重吸收增加。此外骨折固定部位所承受的张力对于软骨及骨再生均有双重作用[292]。

患者年龄

年龄的增长对于骨的影响非常明显。儿童骨折恢复速度快于成人[293],部分原因在于,年龄增长会影响患者血管再生能力[294],以此为理论依据,Lu 及其同事[295] 对不同年龄段(青年 4 周龄、中年 6 月龄、老年 18 月龄)大鼠胫骨骨折模型进行了评估。骨折后第 7 天,青年组中骨痂表面血管密度明显高于中、老年组,并且在骨折后第 3 天前者的HIF-1α 及 VEGF 表达水平明显高于后两组。这些数据证实了大鼠生命周期中不同时间段其骨折愈合期的血管再生能力不同。年龄因素还可能通过影响骨膜结构、细胞构成、软骨再生能力、干细胞功能以及生物信号转导来影响骨折愈合[296,297]。

骨的改建与重构

骨诱导

成骨诱导是一个未分化的多能细胞被刺激成为成骨细胞谱系中的细胞的过程[298]。这种机制不仅发生在骨的正常生理过程中,也发生于骨折修复期。

虽然骨的诱导作用是一种固有生理过程,但此过程可通过外部干预进行调节。例如,纯化的重组人 BMP 蛋白分子及多种生物材料常用于诱导骨形成的相关研究。生物活性玻璃等具有力学传导功能的材料在颅颌面骨折中的应用显示出良好的前景[299]。当生物活性玻璃与生理盐水或血液接触后,其表面便可形成磷灰石表层,后者可以募集周边正常骨组织中的胶原蛋白及相关功能蛋白,在交界处形成化学骨质,此外磷灰石层还可刺激周围骨祖细胞分泌成骨过程必需的细胞因子,导致新骨的形成[300]。

治疗显著骨缺损的一个主要问题是可用于修复的原组织的量。如果不适当的供区发病,较大的缺损可能无法进行自体重建。在脂肪组织[191]、新生儿脐带和婴儿腭骨膜中发现了大量此类型的祖细胞[301]。通过骨诱导获取和操纵这些细胞的能力对于儿童和成人遭受临界大小的骨缺损具有重要的治疗意义。

有许多方式促进效应细胞的骨诱导以产生骨,例如骨移植、带血管蒂的骨瓣、生物活性支架、成骨生长因子和生物物理刺激的使用等[302]。关于骨再生和骨诱导的详细讨论可见本书其他部分[303,304]。

骨传导

骨传导性指作为支架材料不仅起到支撑作用,还能为骨细胞黏附、骨的生长提供条件的能力。在骨的一期修复中,两断端骨折部位具有介导骨传导能力。二期修复中,骨痂中的 ECM 为新生骨质的贴附及相关骨细胞的生长提供支架。在再生医学研究中,许多学者通过植入性材料发挥骨传导作用。用于骨传导的支架材料必须具备多孔特性,以利于新骨和成纤维细胞的生长[305]。目前已有多种骨传导材料用于临床骨损伤愈合治疗中。外科医生可选用预处理后的异体骨移植、自体骨移植、纯化后的胶原、磷酸钙(calcium phosphate,CaP)替代物以及人工合成多聚物。在某些情况下,骨传导材料也可能具有骨诱导特性。例如,天然骨刺激骨传导和骨诱导。此外,单纯的骨传导材料(如 CaP 替代品)在植入缺损前通过与骨诱导因子(如 BMP)结合来增强[306]。

骨结合

骨结合现象指骨与移植物之间形成稳定的功能和结构连接。与原发性骨折愈合相似,在骨结合过程中,天然骨和种植体结合时没有中间软骨。原发性骨折修复与骨整合的关键区别在于骨整合过程中原生组织与异物的融合,因此植入物的结构和组分会影响骨结合的过程。

骨结合的发生需要一定条件[307],外源性材料需要具备生物活性或生物惰性特质,惰性生物材料植入后不对周围组织产生有害效应。钛合金是一种惰性材料,广泛用于口腔科、颅颌面外科及骨科手术中。反之,对于生物活性材料而言必须具备良好的组织反应性,能够促进植入物和原位骨之间的骨生成。生物活性剂常用作植入物的外层包被,植入物和原位骨的结合程度及机械强度取决于植入物表面材质。为了增加骨和植入物之间的接触面积,植入物表面改良为毛面,而非光面[308],毛面可增强植入物对抗切应力的能力,但光面植入物无法对抗切应力作用。Buts 等评估了不同表面粗糙度钛合金与骨组织结合后的生物力学强度(硬度和弹性指数)[309],结果发现,酸洗后的钛合金植入物周围骨组织沉积后形成较强的生物力学强度,而打磨光滑后的钛合金形成的骨结合生物力学强度较弱。与之类似,与打磨光滑的材料相比,电化学阳极氧化后的钛合金植入物能与周围骨组织形成更大的接触面积[330]。

牵引成骨技术

牵引成骨指在成骨端逐渐给予拉力形成新骨的过程,由 Codvilla 于 20 世纪之交首次提出,之后 Ilizarov 将这一技术用于骨科手术[311-313]。经过一系列缜密的实验,Ilizarov 建立了一项重要假说[313],即凿骨术后逐渐给予适当拉力,形成张力效应,可促进骨再生和骨合成。上述经典实验及其结果主要针对长骨。直至 20 世纪 70 年代,颅面牵引概念才诞生,相关研究首先选用犬科动物模型[314],医源性反咬和可被外部牵引装置逐渐纠正,牵引过程每天 1mm,持续 2 周。McCarthy 等于 20 世纪 90 年代将牵引技术用于人的颅颌面骨骼中[315-317],从早期仅应用于人下颌骨开始,牵引成骨适应证由先天畸形扩大至肿瘤、创伤及医源性损伤导致的颅颌面骨骼疾病。

牵引成骨需要经历以下几个阶段方可形成满意的骨再生:潜伏期、活跃期及巩固期。骨切开后即进入潜伏期,此阶段开始发生骨缝隙之间骨愈合、骨膜连续性重建以及骨痂开始形成。典型的潜伏期持续 1~7 天,其长短与年龄有关,年龄越小时间越短。活跃期主要完成骨再生及非成熟骨的形成。牵引主要依靠按预设速度旋转轴向螺丝,持续牵引一段时间至预定牵引目标。巩固期主要发生骨组织的成熟,此阶段由牵引后期开始直至拆除装置。上述几个阶段的参数指标是颌面外科医生根据患者特异性症状及局部骨骼牵引后的表现所建立的。

随着对牵引成骨进展的了解和经验,相关的不良事件发生的频率较低,然而这个数字可能被低估了[319,320]。并发症可能是由于手术技术、患者因素(见下文)、硬件故障或未知因素导致。许多作者试图对特定身体部位的并发症(如下颌牵引)进行分类[318,320-322];然而,目前尚无统一的标准分类方案。

组织学

成功的牵引成骨基于膜内成骨的组织学过程,软骨没有参与介导此类型骨再生[323-327]。在骨生成早期,牵引作用主要是组织细胞在缺血和张力状态下的改变,此阶段特征性改变主要包括多能前体细胞及 I 型胶原在牵引区域表达。Cetrulo 等近期的研究证实,大鼠下颌骨动脉内注射 MSC 后,后者可迁移至骨牵引部位[328],这一现象与局部组织由于缺血以旁分泌形式释放趋化因子(如 HIF-1α)有关,最终可诱导骨再生,在活跃期中期至巩固期 1~2 周时,实验组与对照组相比,前者局部出现大量血管内皮细胞前体细胞[338]。免疫组化染色可探及新生血管标志物 CD31、CD34、Flk-1 以及干细胞、内皮细胞前体细胞。此外,活跃期还产生大量的胶原纤维,并沿牵引方向板样排列、矿化[325,329-331]。

骨组织中的前体细胞可在机械力的作用下分化,此机制也发生于牵引成骨过程。Rhee 等在大鼠模型中证实,牵引早期,胞核内 ERK1/ERK2 相关通路蛋白表达上调[332],并与诱导骨再生的 BMP2/BMP4 同步上调。施加牵引力 10~14 天,骨断端活化的成熟成骨细胞启动骨组织的矿化,由外周向血管化的纤维区域移行[313,325,329,333](图 17.8),形成早期骨的矿化端。薄壁血管及细小的骨片逐渐转变为薄层骨板及骨髓。在婴幼儿牵引成骨活跃晚期,其骨质仍可在外力作用下重塑。因此,人们可以利用上述特点,通过缓慢牵引并精确调节骨的牵引方向,以达到更佳腭咬合度。这种基于牵引区缓慢的组织形态变化的临床操作被称为塑造再生[334,335]。目前,许多报道证实,上述牵引成骨技术用于骨科处置时,对骨组织再生及骨结合没有影响[334,335]。

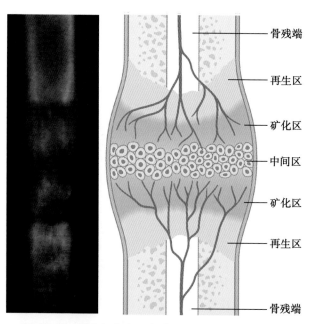

骨残端

再生区

矿化区

中间区

矿化区

再生区

骨残端

图 17.8　牵引成骨过程中骨的再生。牵引第 10 天左右,再生组织可划分为 3 个区域:①血管化的纤维中间区;②两个矿化区;③两个再生区。再生区与骨残端毗邻。(From Samchukov ML, Cope JB, Cherkashin AM. Craniofacial Distraction Osteogenesis. *St. Louis*: *Mosby*; 2001.)

骨再生的影响因素

为了更好地把握牵引成骨过程中骨再生的有利及不利因素,人们必须理解影响骨单元生成的几点因素,Ilizarov 将其归纳如下[336]:①装置稳定性如何;②牵引再生存在潜伏期;③牵引过程缓慢;④足够的巩固时间。骨细胞的活力间接反映了成骨细胞的活跃程度,因此选择具有较大强度的部位进行骨切开及牵引至关重要。稳定的牵引装置放置于稳定的部位,进而形成稳定的牵引效果,为形成强度理想的骨皮质提供良好基础,并将纤维不连接的概率降至最低。此外,热损伤及机械损伤均可影响骨的血供,继而诱发组织缺血性纤维增生。纤维增生受损会导致动脉供血不足引起的不正常及无序的胶原形成,或静脉回流不畅引起的增生纤维结缔组织。之前人们认为,骨膜损伤可形成骨再生不良,但近期颅颌面外科医生的研究结果证实,即便行完全的骨切开术,仅存的骨膜组织也足够骨再生,且不影响骨再生骨的强度。

在牵引周期中,时机把控不当可致骨组织无法再生,手术失败。对潜伏期而言,过早(即刻牵引)或过晚(延迟牵引)的牵引都是不利的。由于患者年龄、骨切开部位、血供情况以及其他影响因素的不同,潜伏期在 0~7 天之间,对潜伏期的正确处理有利于形成原始骨痂,最终得到满意的再生骨量,大多数研究表明,最佳潜伏期一般为 5~7 天。理论上,即刻牵引可能减轻血肿、阻碍原始骨痂形成、增加不良再生组织极端情况下还有可能形成纤维骨连接,干扰骨折初期血肿形成,影响到后者对潜伏期的作用,使跨切口处的骨痂形成降低 26%,对新生骨的机械强度不利[337]。另一方面,如果将牵引开始时间推迟至 14 天后,此时骨的再生及愈合已进入巩固期,导致牵引无效[323,329,338,339]。

总体而言,潜伏期的长短目前在颅颌面外科医生之间尚未达成共识,其意义目前也未完全明晰,因此对比 7、14 及 21 天潜伏期对骨再生的影响也就失去了意义[340,341]。Hollier 等在临床工作中证实,在其儿童患者中,骨切开后即刻行骨牵引术,并将牵引速度调整为 2mm/天,术后并发症发生率很低[342]。该研究中还有一点值得注意:术后骨不连的发生率为 4.5%,且都是由于牵引移植骨造成的。目前公认的观点是,对于儿童患者而言,缩短潜伏期、适当加快牵引速度可增加局部血供、有利于骨再生,最终达到较好的手术效果。Slack 等[343]的一项研究表明,在接受下颌牵引治疗的儿童患者(4~12 岁)中,无论其牵引方式是否包含 48 小时的潜伏期,术后 1 年的效果均无差异。牵引时机及牵引速度的把握应当根据患者自身情况灵活掌控,才能获得良好的治疗效果。

患者自身因素

年龄

年龄增长不利于牵引条件下骨的再生,对总体治疗效果也有影响,可能原因在于年长者损伤后骨祖细胞的募集能力较弱。相关研究证实,儿童患者接受牵引治疗(385mm/d),其骨再生率及骨矿化程度均优于年长者(213mm/d)[340]。这种年龄相关差异并非牵引术的手术禁忌证,高龄患者也可获得较为满意的手术效果,但需要延长其潜伏期及巩固期时间,有利于骨的再生及形成。

血供

多项研究证实,从分子水平角度,血管新生对于骨的形成及矿化至关重要,不良因素造成的阻碍血管再生可导致牵引部位骨生成障碍。骨细胞的存活依赖于相邻距离小于 0.1mm 的滋养血管[344]。然而,对于长骨而言,骨膜的保留相对于骨再生在颅面骨中发挥的作用更为重要[312,323,333,337,339,345,346]。然而,有一些因素使这两个区域统一起来。

放疗/化疗

放射治疗可影响血管分布、细胞结构及局部组织含氧量,进而阻碍骨再生。在这方面进行了有限的临床[347-349]和动物研究[350-353];这些研究的结果好坏参半。在动物实验中,研究人员利用微量光密度仪检测证实,36Gy 的术前照射量可明显降低骨的矿化能力[354]。因此,学界致力于找到最佳治疗剂量,在颈部及头部肿瘤患者中,既能控制肿瘤的发展,又能形成良好的牵引骨再生。除放疗剂量和放疗区域血管分布的因素外,人们还应延长潜伏期及巩固期时间,减慢牵引速度,以期达到更好的骨再生效果。

许多恶性骨肿瘤患者将接受化疗作为其治疗计划的一部分。化疗药物通常不仅对肿瘤细胞有细胞毒性,对正常细胞也有。就化疗对牵引成骨形成的骨的有害影响而言,时机似乎非常重要。Monsell 及其同事[355]在转移的兔子身上发现,术前化疗降低了再生骨密度、骨矿物质含量和体积骨密度,但没有改变再生结构的完整性(即形成的痂质量良好)。相反,围手术期化疗不改变骨矿化,但会对力学性能造成负面影响,包括屈曲和屈曲应变[355,356]。后者可能有临床意义,需要进一步的人体研究。

骨移植的临床应用

骨移植的手术指征

在整形外科领域,有许多方法可以用于治疗骨缺损。为了达到最佳的治疗效果,对于所需修复缺损的特点及其所需重建的机械强度进行精确分析尤为重要。骨缺损可通过自体骨移植(骨组织来源于患者自身)、异体骨移植(骨组织来源于其他个体)、异种骨移植(骨组织来源于其他物种)、骨替代物及植入物手术来修复。医生首先应当考虑自体骨移植手术,移植骨的选取应结合临床场景、患者自身情况、是否有放疗史、受区是否存在感染以及严重的瘢痕增生,此外还应考虑供区获得骨组织的难易程度,同时与手术医生习惯及患者的接受程度也有关。

常用的骨移植指征是创伤、肿瘤切除和先天性疾病引起的临界大小的骨缺损。其他适应证包括骨折不愈合、关节固定术、肢体延长手术和脊柱融合术。移植物的结构和生物力学性能决定了其临床应用。

移植骨的修复与成活

移植骨与受区的连接过程与骨折修复经历同样的过程，移植骨需要经历骨的吸收、新生骨取代坏死骨以及骨的血管化步骤，被称为爬行替代[357]。移植骨与受体区域的结合受多种因素影响：移植骨的类型（如自体与异体移植骨、血管化和非血管化移植）；供体骨及受区组织优劣；移植骨的机械强度；是否存在系统性疾病或局部病变。移植骨的修复过程也受多种因素影响，主要包括移植骨的分子及力学环境，移植骨和受区的接触面积，移植骨的骨诱导、骨传导及骨结合的能力。

在重构与改建过程中骨质形成与局部压力密切相关，压力促使骨外膜及骨内膜形成，相反，拉力可促使骨膜的吸收及皮质内骨溶解[358]。成功的骨移植需要创面具有良好的血运及可靠的固定[359]。缺损修复处的机械稳定性决定移植物血管化是否能够顺利完成[360]。适当的压力及稳妥的固定可以避免移植骨被吸收[361-363]，此外，完整的骨膜有利于移植骨的存活[361]。

皮质骨与松质骨移植的对比

在骨损伤修复重建中，皮质骨与松质骨的应用有所不同。与皮质骨相比，松质骨的机械强度较弱，但其再生能力、骨诱导及传导效应均较强。松质骨移植后一般 2 周内便可与周围骨组织结合并发生血管化，较皮质骨快。在移植的松质骨表面存在的细胞主要包括成骨细胞及内皮细胞，参与基底部的骨传导作用并协助骨组织爬行[364-367]。在非负重区，缺损桥接距离小于 5~6cm。松质骨的主要来源为髂嵴、颅骨板障、胫骨前突及桡骨远段。

皮质骨的再生能力有限，其骨诱导及骨传导效应弱于松质骨[368]，爬行替代过程是皮质骨完成骨结合的机制，其外层骨细胞移植术后的存活主要依赖于创面血管床的血浆渗入[365]。皮质骨的结合及血管化速度慢于松质骨，常持续约 1~2 个月[369-371]。然而皮质骨的优点在于术后即可提供骨性支撑，能够桥接长达 12cm 的缺损。皮质骨移植时需按缺损处形状仔细裁剪，以保证良好的固定，以利术后骨的愈合[372]。单纯的皮质骨移植常用于修补局部轮廓缺失，主要的供体来源为腓骨、肋骨及髂嵴。

临床注意事项

为确保移植骨的存活率，骨移植需注意以下几点[373]：

1. 室温下移植骨暴露于空气中的时间应尽可能缩短（理想状态下应小于 1 小时，以保证细胞活性）[374]，然而骨组织细胞的耐缺氧时间相对较长，在带血供骨移植手术及带有滋养血管的移植中[375]，血供重建可稍后完成。

2. 为了在 4~6 小时中保证骨的活性，可用血液与生理盐水混合物浸泡后的海绵盖于移植骨表面。当手术时间需要延长时，血浆与平衡盐溶液按 1∶9 配制成 Collins-Terasaki 溶液，3℃下可进一步延长移植骨组织的细胞活性[375]。

3. 移植物需低温保存，当温度超过 42℃时则会发生组织细胞坏死。

4. 抗生素冲洗不仅可以杀灭细菌，对正常细胞也具有一定毒性，需谨慎使用。

5. 移植物周围无效腔需要闭合。

6. 松质骨缺损部位需由松质骨填充，同时需要与基底部血管床相接触。

7. 最好将移植骨置于预先处理过的血管创基上，有利于骨组织存活。

供区手术：自体骨移植

髂骨

髂骨是皮质/松质骨移植的常用供体（图 17.9 和图 17.10），髂骨具有以下优点：多功能性、皮质及松质骨骨量较大、可作为带血供的组织瓣进行转移，因此其临床适应证也较为广泛，此外，髂骨嵴入路相对简单，操作过程中稳定性较好。常见的手术并发症包括供区慢性疼痛、感觉改变及步态异常[376]。

原则上，手术操作应当仔细，剥离时应当尽可能保留髂嵴外形。正确处理髂骨翼可保留其再生能力，为再次手术奠定基础。此外，金属线缝合剥离开的髂嵴可减轻术后疼痛。术中还应当减小股外侧皮神经张力，同时也应避免过多的组织切除，以避免臀大肌术后疼痛以及髂嵴的缺失。

手术中保留附着于髂嵴的腹部及臀部肌肉也很重要，根据组织切取量的不同，髂骨翼的内外侧或双层皮质均需保留。髂骨中能够用于移植的松质骨量很大，可达关节窝以上至髂嵴以下范围。髂嵴下皮质/松质骨取骨量为达 11cm，内板取骨量为 6cm×10cm，外板取骨量达 5cm×8cm。患者仰卧位时，髂骨前入路取骨较为方便（图 17.9）。但髂骨后入路取骨量较大，且降低了进入腹腔的风险。为防止手术造成髂骨前上棘（anterior superior iliac spine，ASIS）撕脱，前入路应定位于髂前上棘后方 3cm 处。后入路时，为避免损伤骶髂关节，入路应位于髂后上棘前方 4cm 处[368]。

前入路手术时患者取仰卧位，同时也可用棉垫将臀部适度抬高，画线笔标记髂前上棘至髂骨结节，手术切口位于髂嵴，长约 6~10cm，于切口处拉开皮肤，向两侧分离皮下组织，切口范围约 3~5cm，显露髂嵴。皮下组织无须去除；拉开腹部软组织，触及髂嵴、粗隆和脊柱。手术中常见软骨帽覆盖于髂嵴处，需将其剥离，以暴露髂骨皮质。而后于髂嵴下方剥离骨质，剥离范围至脊柱后平面。将剥离骨块分离，但需保留腹部肌肉的附着点。对外侧翼进行相同的操作，须留意髂嵴外侧的凸度。取骨量根据缺损面积决定[377]。手术时过度牵拉可能损伤股外侧神经皮支，后者走行于腹膜后髂部肌肉表面至腹股沟韧带近 ASIS 处，损伤可导致皮肤感觉异常。

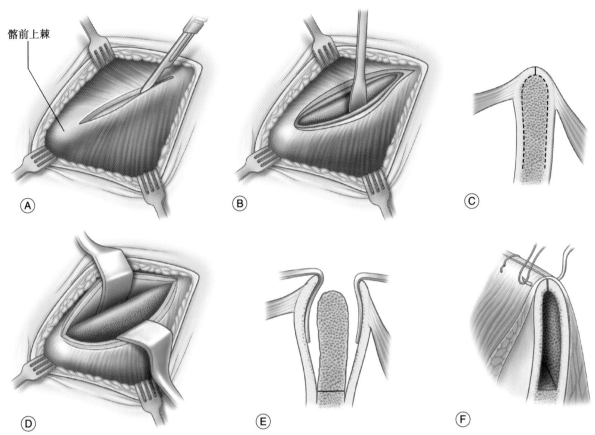

髂前上棘

Ⓐ Ⓑ Ⓒ

Ⓓ Ⓔ Ⓕ

图 17.9 髂骨松质骨切取。(A)显露髂嵴后切开骨膜;(B)骨凿分离骨皮质;(C)横断面显示松质骨骨皮质剥离线;(D)暴露松质骨;(E)横断面显示松质骨的显露;(F)金属线缝合骨皮质。((A-F) From Cutting CB, McCarthy JG, Knize DM. Repair and grafting of bone. In: McCarthy JG (ed). Plastic Surgery. Vol 1. Elsevier; 1990. (F) After Tessier P, Kawamoto H, Matthews D, et al. Taking bone grafts from the anterior and posterior ilium-tools and techniques: a 6800-case experience in maxillofacial and craniofacial surgery. Plast Reconstr Surg. 2005; 116 (Suppl): 25S-37S; see also Wolfe SA, Kawamoto HK. Taking the iliac-bone graft. J Bone Joint Surg Am. 1978; 60: 411.)*

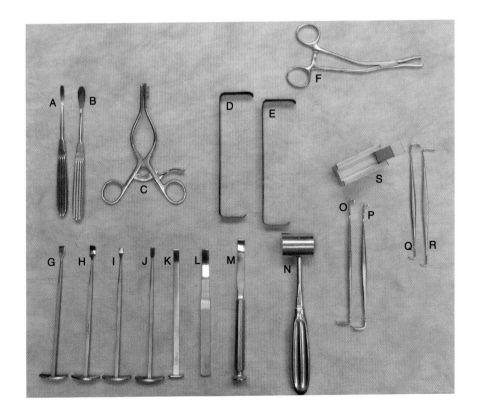

图 17.10 手术切取髂骨时所用器械。(A) 6mm Obwegeser 骨膜剥离子;(B) 12mm Obwegeser 骨膜剥离子;(C) Wheatlander 牵引器;(D, E) Farabeuf 拉钩;(F) Digman 持骨钳;(G~M) 4~12mm 直、弯骨凿;(N) 骨锤;(O, P) Senn 双头拉钩;(Q, R) Ragnel 双头拉钩;(S) Cottle 压骨器

取骨结束后关闭伤口之前需止血,可用骨蜡或电凝止血,当手术损伤髂骨中央动脉时必须彻底止血,方可关闭伤口。

取骨后骨膜形成腔隙可用明胶海绵填塞,髂翼可用金属丝对位缝合,放置引流后肌肉、皮下组织及皮肤减张缝合。术后伤口局部可用麻醉泵给药以缓解术后疼痛[378]。后方髂骨切取时可采用前入路或后入路,当患者取俯卧位时,应当采取措施保护臀部神经[378]。为防止髂关节受损,切取骨块时于不应超过髂嵴后部向前 4cm[368]。

如手术操作得当,则并发症发生率很低,相关统计显示,在 5 600 例手术中,并发症发生率仅 0.5%[377]。

胫骨与腓骨

在两次世界大战期间,胫骨作为骨移植的主要来源,用以治疗战创伤,随后由于供区易发病理性骨折及外形改变,其临床应用减少。在北欧及英国,修复小面积松质骨缺损时(如牙槽骨缺损的骨移植术),胫骨仍是主要供体来源[379,380]。具体手术操作见图 17.11[381]。

腓骨移植物的使用随着同种异体移植物的使用而减少。目前,腓骨主要用于带血管蒂的下颌骨重建,以及中面部和肢体重建。

股骨大转子及肘部鹰嘴的应用

股骨大转子及肘部鹰嘴处是潜在的松质骨切取部位,适用于骨需求量较小的缺损。手术过程与骨活检术相似:在供区做一小切口,分离皮肤及皮下组织至骨面,切开骨膜,骨刀或小骨钻插入皮质骨后,再用骨刀切取椭圆形骨块并用刮勺取出。取骨完成后,可将皮质骨块重新移入,或如有需要,也可将其用作移植物。明胶海绵或止血酶止血后,逐层缝合关闭伤口,适当加压包扎[376]。

肋骨

肋骨不仅用于单纯的骨移植,也可用于带血管组织瓣转移。肋骨的主要优点在于具有良好的可塑性,易于弯曲和固定,此外肋骨与受区骨更易结合。其不足之处在于肋骨较脆,无法行稳定的螺丝固定,并且松质骨骨量很少,再生能力差,无法二次取骨。

切取肋骨时,应做短切口,取多处肋骨时应当至少跨越 1 根肋骨,以维持胸壁外形及稳定性(图 17.12 和图 17.13)。手术过程中尽可能保留皮下组织,避免横断腹直肌。术中还应密切留意肋间血管是否出血以及是否发生气胸。患者既可取仰卧位,也可取侧卧位。手术切口位于切取肋骨的下方,当需切取 2 根肋骨时,切口应选在两者之间的肋骨上方。剥离肋骨膜应当在肋软骨连接处沿骨膜下掀起并沿肋骨的一侧剥离,肋骨采用横断方式截取,应当根据缺损大小截取适当长度的肋骨。1 根长段肋骨优于 2 根短肋骨段。根据手术需要还可切取肋软骨。

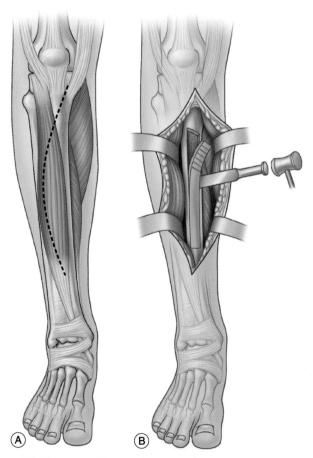

图 17.11　胫骨切取示意图。(A)手术切口线;(B)显露胫骨后骨刀取骨

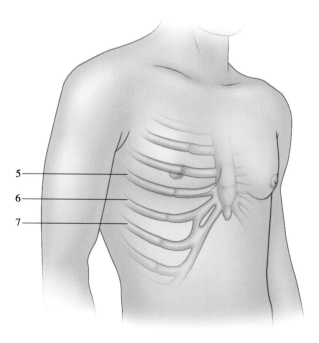

图 17.12　第 5～7 肋为常用供体肋骨。(*From Tessier P,Kawamoto H,Matthews D,et al. Taking long rib grafts for facial reconstruction- tools and techniques: III. A 2900-case experience in maxillofacial and craniofacial surgery. Plast Reconstr Surg. 2005;116;38S.*)

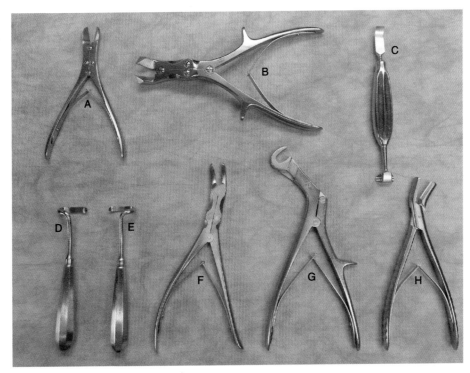

图 17.13　肋骨切取所用手术器械。(A) 咬骨钳；(B) Stille-Listor 弯形咬骨钳；(C) Alexander-Farabeuf 骨膜剥离子；(D,E) Doyen 剥离子；(F) Frykholm 咬骨钳；(G) 肋骨剪；(H) Tessier 弯骨钳

取骨完成后，术区应彻底止血并检查胸膜密闭性，而后逐层缝合关闭伤口，缝合顺序为：首先沿骨膜缘缝合骨膜，继而依次缝合肌肉、皮下组织及皮肤。根据情况决定是否放置引流管，也可给予麻醉泵缓解术后疼痛。

肋骨切取后供区可能病发气胸，但术中精细操作可避免气胸的发生。此外，连续多根肋骨的切取可导致胸部变形。术后疼痛及呼吸困难均会延长恢复时间。术后并发症发生率较低，但表现形式多样，主要包括疼痛、术中出血、气胸、继发性出血、胸壁变形及脊柱侧弯[382]。

颅骨

颅骨移植物属于外胚层间质组织，富含板障血管网，术后能够很快形成新生血管及哈弗斯系统，从而有利于骨细胞成活，减少骨质吸收，增强骨结构的支撑性[383]。颅骨移植适用于头颅、中面部、鼻骨及眶骨修复术[384]。颅骨可被全层或劈开后使用，但对于儿童患者而言，由于颅骨很薄，颅骨劈开难度很大。原位切取颅骨时可通过全层或劈开颅骨外板实现，在颅骨板障层取骨可扩大取骨面积[385]。手术过程中选择恰当的手术器械尤为重要，同时也应保证器械的良好使用状态(图 17.14)。手术医生还应注意矢状缝和冠状缝的位置，截骨部位应距离冠状缝至少 1cm，距离矢状缝至少 1.5cm。此外，熟悉近矢状缝后方的穿支血管解剖位置也很重要。

颅骨切取手术入路可经头皮及帽状腱膜作冠状切口，而后切开并掀起颅骨骨膜。骨蜡及明胶海绵用于止血。手术的体表标记包括冠状缝、矢状缝(包含后穿支血管)、前方

颞肌崤以及骨内静脉。当行外板片层取骨时，可用摆锯切割出所取骨块的轮廓，深达板障层。使用直形或弯形骨凿劈开颅骨外板，至内板表面，板障层也可连同一起切取，尤其当取骨范围到较厚的达人字缝部位时。手术过程中如果硬脑膜暴露，可由骨片覆盖。颅骨骨膜可由止血纱布覆盖，继而逐层缝合皮下及皮肤组织，并放置引流管。

颅骨内入路用于颅骨切取优点很多，如适用于颅骨薄的儿童患者、移植骨量较大患者、颅骨外形不正常患者、移植骨块的设计等，内板入路可行性更高。此类手术建议神经外科医生共同参与。当全层颅骨切取后，可由内板劈开骨质。不建议使用骨锯，因为骨锯的使用不仅造成骨质浪费，还可造成一定程度的热损伤，取而代之的是骨凿。手术操作应避免造成脑脊液漏并且应当严密止血。颅骨劈开部分回植于供区，另一半用于覆盖创面。

颅骨移植并发症发生率较低(仅 0.25%)，手术过程中的并发症主要包括骨组织出血、硬脑膜出血及撕裂术，术中即可控制并处理妥当。术后并发症主要包括轻微疼痛、头皮下血肿、感觉异常、颅骨外形不平整以及感觉，脑损伤发生概率很小，即便发生，其病理过程也是短暂的[386]。

带血管蒂的骨瓣移植

带有血管蒂骨瓣转移术无需历经无血管供血的过程，其成活不依赖受区创基的血管床。对于接受术前放疗的患者、大面积创伤患者或慢性瘢痕增生患者，带蒂移植优于单纯的骨组织移植术[387-390]。带血管蒂骨瓣移植优于骨移植

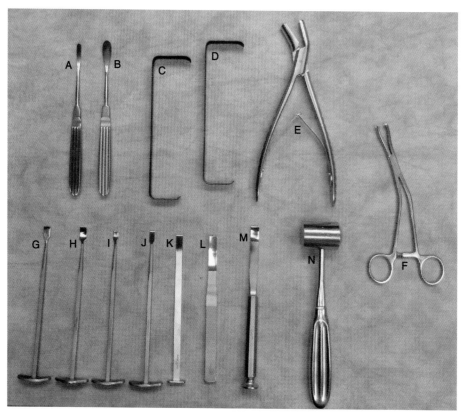

图 17.14   颅骨切取所用手术器械。(A) 6mm Obwegeser 骨膜剥离子;(B) 12mm Obwegeser 骨膜剥离子;(C,D) Farabeuf 双头拉钩;(E) Tessier 弯骨钳;(F) Digman 持骨钳;(G~K) 直形与弯形 Dautry-Munro 骨凿;(L) 直形骨凿;(M) 15mm Stille 骨凿;(N) 骨锤

之处在于骨细胞成活率高,进而减低了骨组织血管再生过程中骨质的改建,增强了骨的机械强度,以及更好地维持移植骨组织量[391-394]。此外,带蒂骨瓣移植还具备以下优点:可增加受区血供;可制备包括皮肤、肌肉、神经等多种组织的复合组织瓣;当带有内板障时移植骨具有一定的生长潜力[395-400]。带蒂骨瓣移植手术指征主要包括肿瘤或创伤导致缺损长度大于 6~8cm、复合组织缺损、骨不连、骨组织缺血性坏死、骨髓炎,此外还可用于感染、瘢痕增生及放疗后的并发症[401-404]。

带蒂髂骨移植

髂骨不仅组织含量大,其除滋养动脉以外的骨膜血供也极为丰富。许多髂骨瓣血管选择的相关研究已开展[405,406]。旋髂浅动脉常与腹股沟皮瓣联合使用,但旋髂深动脉可为移植骨块提供更好的血供(图 17.15)。此外,带蒂髂骨瓣也可与股前外侧皮瓣联合使用,其血供基础为旋股外血管系统,旋股外动脉升支可到达髂前上棘[407,408]。更多有关带蒂骨瓣转移的细节见本丛书其他章节。

带蒂腓骨移植

游离腓骨移植主要用于下颌骨及中面部损伤的重建手术,也可用于长骨缺损及骨不连的治疗。腓骨移植可提供长达 30cm 的皮质骨,其主要血来源于滋养动脉,后者是腓总动脉的分支,直径约 1.5~3mm(图 17.16)。此外腓骨还由腓总动脉骨膜分支及远端肌肉骨膜血管分支供养。取骨即可通过前入路,也可采用后入路术式。骨可与毗邻肌肉(比目鱼肌、腓肠肌、蹋长屈肌)联合移植。穿筋膜可使皮瓣面积达到 10cm×20cm[409]。具体手术步骤见相关章节。骨切取必须距离踝关节至少 6cm 以保证关节稳定性。术中稳妥的固定可促进移植骨与受区骨之间的愈合。主要并发症:关节稳定性减退、持续疼痛、神经损伤、伤口裂开以及皮瓣延迟愈合。不同并发症发生率也不尽相同(20%~50%)[410,411]。

带血管蒂的腓骨游离移植的一个独特优势是能够将腓骨赘包含在以胫骨前动脉和静脉为基础的皮瓣内[412]。这对于患有恶性骨肿瘤的儿童尤其有用,该肿瘤位于需要全部或部分长骨摘除的部位。

带蒂肩胛骨移植

带有血管蒂的肩胛骨瓣可与许多复合组织瓣联用,其中包括肌瓣和皮瓣。肩胛骨可在营养动脉的基础上作为带血管的骨转移,该动脉进入肩胛骨板的外侧附着点下方。含带血管蒂的肩胛骨、肋骨和/或髂骨的嵌合游离皮瓣特别适用于吸烟、放疗或瘢痕造成的敌对性缺损和复合缺损[413,414]。

肩胛骨瓣(如肩胛外侧骨皮瓣)的血供主要来源于外侧缘的旋肩胛动脉、肩胛中部血管以及骨膜血管[415-417],此外还可利用胸背血管的分支,为肩胛翼提供血运[418]。基于旋

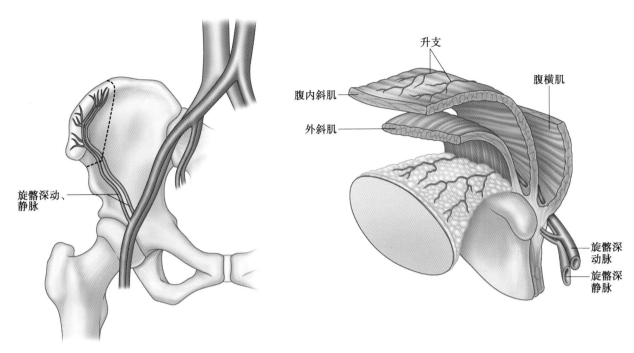

图 17.15　旋髂深动脉骨瓣。以旋髂深动、静脉为血供来源的带蒂骨瓣掀起，可与皮岛联合使用

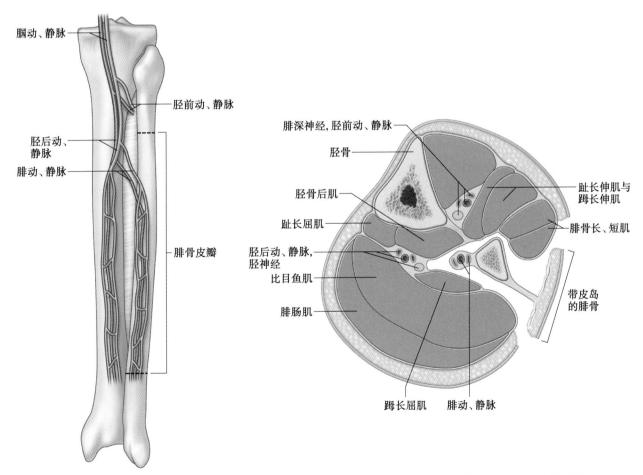

图 17.16　游离腓骨瓣示意图，带有血管的腓骨血供来源于腓总动脉，可单独移植，也可与皮岛共同移植

肩胛血管系统的骨瓣蒂部平均长度可达 7.5cm,当结扎旋肩胛动脉穿支后可将骨瓣长度延长至 13~15cm,此时肩胛骨外侧角的血管也参与供血[419]。

当切取骨瓣时,需要分开小圆肌和大圆肌,但该操作会影响肩部功能。当分离前锯肌时可能出现肩胛翼相关的并发症。与腓骨及髂骨相比,肩胛骨移植对于术后恢复需要离床活动的老年患者而言具有明显优势[420]。

带蒂肋骨移植

肋骨具有一定的弧度和可塑性,长度可达 30cm,由滋养血管及骨膜提供营养支持。滋养血管起自肋间后血管,骨膜血运来自其周围组织(胸背血管穿支、腹壁上血管、乳内血管、胸外侧血管以及胸肩峰血管)。相应部位的皮肤、皮下组织以及肌肉均可连同骨组织一同转移[421]。复合组织瓣有许多优点,例如可修复复杂的颅骨缺损[422,423]。如果以滋养动脉为蒂,则需要开胸,这会增加相关手术风险及并发症的发生概率。因此,肋骨移植主要依靠骨膜血管。

带蒂颅骨移植

带蒂颅骨移植主要用于条件较差的受区缺损,如放疗后或瘢痕增生处的缺损区域,也用于中面部的缺损修复[424]。对于颅骨顶颞部解剖学的掌握有助于修复术充分利用供区血管。颅骨由内到外依次覆盖有骨膜、颞肌、颞筋膜、帽状腱膜、颞浅筋膜、皮下组织及皮肤。根据颞部浅、深血管系统可形成多种皮瓣,主要修复以中面部为主的面部缺损[424]。

颞筋膜瓣掀起时可带一部分骨组织,该骨组织血供主要来源于颞部浅层血管穿支供应的骨膜血管(图 17.17)。切取带蒂颅骨瓣时可联合颞浅、深筋膜瓣,范围不可超越眶缘以上 2cm[385],血供来源于颞浅动脉顶支。颞筋膜骨肌瓣将颞肌、颞浅筋膜及颅骨形成一个完整的单元进行移植,其血供来源于颞部深层血管[425]。骨的切取既可以是全层的,也可以只含有外板,但不可伤及矢状窦(图 17.18)。

手术步骤主要包括:沿耳前做切口至发际线,掀起皮肤,剥离至顶颞部筋膜,根据受区需要确定皮瓣所需组织层次并选取最佳血管作为蒂部血供。蒂部血管的剥离应位于颅骨骨膜下方。颅骨骨瓣应根据缺损区域的需求来设计。多层次剥离可用于复杂的三维结构缺损修复。颅骨骨瓣的稳妥固定对早期与受区的骨结合至关重要。

骨移植手术原则

理解骨移植的手术的基本原则有利于人们更好地开展移植手术并获得良好的手术效果,移植手术相关原则主要来自 3 个方面的贡献:医生个人的临床经验、其他医生的经验(包括文献回顾)以及相关基础研究[426],其中不仅包含骨移植的总体原则,也包括关于不同手术而细化的处置原则。骨移植术总体应当考虑的问题包括:确定手术目标及重点;缺损区的部位、面积、深度及病因;缺损周围组织状态;是否存在感染;是否有放疗史或术后需要接受放疗;患者年龄及整体健康状况;其他疾病是否得到控制或减轻;术后功能及外观[427]。细化的特殊原则主要考虑:掌握供区解剖学特点;供体骨和受区缺损处的契合程度;固定术应尽可能保证无张力操作;确保移植物制动;注意儿童和成人患者的差

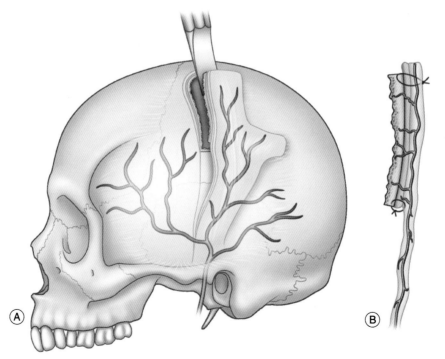

图 17.17   (A)弯形骨凿掀起顶骨外板,骨瓣的血供来源于保留的骨膜血管,后者为颞浅血管的延续,该血管属于浅表肌肉腱膜及颞深筋膜血供系统。(B)将骨组织与其表面的帽状腱膜、骨膜相缝合,以保证骨瓣血运。

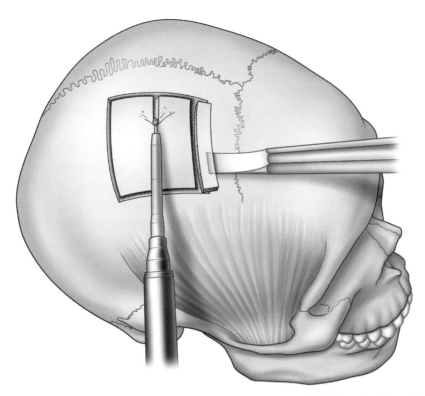

图 17.18　顶骨供区。(*From Tessier P, Kawamoto H, Posnick J, et al. Taking calvarial grafts, either split in situ or splitting of the parietal bone flap ex vivo-tools and techniques: V. A 9650-case experience in craniofacial and maxillofacial surgery. Plast Reconstr Surg. 2005;116:55S.*)

异;严格无菌操作;正确处理移植骨块,确保其血供;定期评估移植骨的情况[426]。

　　如果受区因瘢痕、感染或照射而受损,或者如果在承重区域大于 6cm 的节段性缺损需要更大的生物力学强度,则应考虑带血管的骨移植。维持/重建对转移骨的血管供应导致快速愈合,吸收更少,生物力学强度更大[392,393]。

同种异体骨移植

　　异体骨移植主要指相同物种中不同个体之间的骨移植,随着骨的保存及灭菌技术的进步,用异体骨修复大面积中轴骨和附肢骨缺损手术在过去十年逐渐增多。非血管化的异体骨移植时,其骨组织细胞经去抗原化或自溶,形成脱细胞的骨组织,移植后在受区为间充质细胞提供支架供其生长。异体骨移植优点包括组织来源不受限、患者不存在供区损伤、缩短手术时间。缺点包括供体骨处理后失去再生能力,以及对异体组织的相关免疫应答。由于该移植术骨结合发生较慢,应适度延长固定时间。

　　虽然在自体骨不足或只需要非常有限的同种异体骨重建的情况下,异体骨是一种合理的选择,但自体骨重建可获得更好的移植骨结合和结果[428]。异体骨移植也可以与自体骨移植联合用于缺损修复[429]。这些混合移植物提供了自体骨的促成骨特性,同时最大限度地减少了主要的缺点。

处理与保存

　　异体骨直接植入受体时会发生免疫应答,所以需要通过一定手段去除其组织内的活细胞,以减轻术后免疫排斥反应。异体骨的处理目的在于制备无菌、脱细胞、组织相容性好,并具有一定骨传导作用的骨组织,与此同时,其骨再生及骨诱导功能不复存在。

　　异体骨处理过程主要包括组织清创、超声或脉冲水洗、乙醇洗脱、抗生素浸泡、中等放射剂量消毒(<20kGy)。大剂量放射(>20kGy)虽然可以去除病毒,但同时对骨质破坏明显[430]。异体骨可储存于-70℃环境下,也可以经过冻干处理,冻干后的骨组织机械强度弱于低温保存下的骨组织[431]。

疾病传播风险

　　供体通过疾病筛查加之异体骨组织去细胞处理过程,异体骨移植疾病传播可能性很低[432,433]。学界关注最多的传染病病原体包括人类免疫缺陷病毒(human immunodeficiency virus,HIV)、乙肝病毒(hepatitis B virus,HBV)及丙肝病毒(hepatitis C virus,HCV)。HIV 传播风险很低,比例约 1/160 万[433]。然而,目前的筛查和处理技术可能降低这种风险。

免疫原性

　　由于供受体间组织配型差异,同种异体移植手术后免疫应答程度也不尽相同。对于新鲜的异体组织,免疫应答主要包括体液免疫及细胞免疫两方面,对于冰冻异体组织而言,其免疫应答主要是由 T 细胞介导的细胞免疫,而非体液免疫。细胞免疫主要由存在于细胞表的主要组织相容性复合体(major histocompatibility class,MHC)Ⅰ及Ⅱ介导。有趣的是,冻干后的骨组织细胞及体液免疫应答程度很低[434]。异体骨移植术后移植物排斥的表现没有器官移植那么明显和典型,前者主要表现为骨的重吸收及运动功能障碍。异体骨移植后在其表面会形成纤维包膜,进而影响移植骨的改建过程。环孢素可用于控制移植术后免疫应答[435]。

异体移植骨的结合

异体骨移植术后骨结合过程与骨折后修复阶段的骨结合相同,包括起始期、炎症反应期、血管化阶段、骨质重吸收、新骨形成及改建。松质骨的结合快于皮质骨。相对于自体骨移植,异体骨移植术后其生物力学强度较弱,因此对于负重区的异体骨移植应当谨慎。

异体骨移植物的构成

异体骨移植可由多种成分组成:具有骨诱导能力的脱钙骨基质(decalcified bone matrix,DBM)、具有骨传导功能的骨皮质薄层、移植的皮质骨和松质骨以及完整的骨段发挥支撑作用。脱钙后的骨虽然不具备再生能力,但仍可为新骨形成提供骨传导及支架作用[436-438]。

异种骨移植

异种骨移植供体来源于其他物种,移植后重吸收率高,由于异种细胞基质及血清蛋白具有很高的免疫原性,因此限制了临床应用。将异种骨经去蛋白及脱脂处理后其免疫原性降低,但同时也破坏了成骨蛋白及其他相关生长因子,因此异种骨移植治疗效果不及自体或异体移植[439]。

骨替代物

颅骨成形术的历史起源与环锯术同样久远,骨替代物的起源可追溯到印加人用贵重金属开始,到 16 世纪解剖学家 Fallopius 首次记载了合成金属用于颅骨缺损修复,再到 Meekeren 利用犬类骨替代人骨,不难看出,人类为寻找到适合非自身骨组织替代物的渴望[440]。理想的骨替代物应具备以下特点:①化学惰性;②植入后机体不发生异物反应或低变应原性;③易于塑形;④结构稳定,并具有一定的形态保持度;⑤非致癌性;⑥与受区活体组织能够融合。虽然目前完全具备上述优点的骨的理想替代物尚未出现,但一些新型替代物已经用于临床,主要包括:①予以骨水泥;②生物材料;③多聚物材料。最后,本文讨论了仿生支架在骨组织工程方面的应用。

骨水泥

磷酸钙

1994 年,FDA 批准使用羟基磷灰石及相关材料用于合成骨的无机结构,磷酸钙具有许多优点,例如化学结构与骨更相近、更好的组织相容性、重吸收少等,从而取代了硫酸钙。磷酸钙主要以陶瓷浆和水泥浆两种形式用于临床。动

物实验证实,陶瓷羟基磷灰石虽然塑形困难,但骨传导效果较好,且重吸收量小[300]。有学者证实,磷酸钙替代物的孔径越大,其骨传导及骨诱导效果越好,比如纯陶瓷羟基磷灰石或 TCP 含量大于 80% 的羟基磷灰石(80% TCP/20% 羟基磷灰石),通过组织学观察可见其可更好地被薄骨片取代[300]。后者凭借较高的 TCP 含量而具有更多的微孔,有利于骨诱导再生。但是水泥态形式的羟基磷灰石临床应用较为普遍,其优点在于组织相容性好、柔韧性好、易于操作。由于篇幅有限,本章仅介绍 BoneSource 和 Norian 两种材料。对更多相关研究感兴趣的读者可见其他内容[441,442]。

BoneSource

作为第一个商品化的生物材料[443],BoneSource(Stryker Leibinger,Inc.)是一种由磷酸四钙和二水磷酸钙二钙按 4:1 比例混合而成,使用时加入水活化,继而发生等温反应,而后 20~25 分钟形成纯羟基磷灰石,具有可塑性,反应持续 4~6 小时[444]。术区需要保持干燥,以利于材料最终塑形,在此阶段,BoneSource 可承受 50MPa 压力及 8MPa 径向拉力。

多年来,BoneSource 主要用于颅面骨手术中,是截至目前应用最多的材料,Burstein 等[445] 在其回顾性研究中对 61 名患者进行了为期 20 个月的随访调查,术后并发症发生率为 11%,且以血清肿为主。另一项大范围调查显示,在 103 名接受颅骨整形手术并使用 BoneSource 患者中,感染率仅为 5.8%[446]。

Norian SRS/CRS

Norian(Synthes,Inc.)模仿了骨组织中的无机相,在酸性环境下可溶,理论上可被骨组织重吸收及替代[447]。在手术过程中将骨粉(包含硫酸钙、一水化物、α-TCP 及碳酸钙)与磷酸钠室温混合[448],即可得到磷酸钙,两者作用 5 分钟后即可植入体内,24 小时后形成含有微孔的多聚晶体磷灰石,最大可承受 50MPa 压力和 2.1MPa 拉力。相较而言,松质骨可承受最大压力及拉力分别为 1.9MPa 和 2.42MPa[448]。商用产品有常规和快速凝固剂型。

自 1998 年被 FDA 批准使用以来,Norian CRS 已历经长时间的临床疗效分析,颅颌面医生在手术中获得了大量相关临床数据。Gilardino 等[449] 报道称,Norian CRS 使用后并发症发生率达 26%,并且与手术方式无关,大多数并发症是因其使用量大,或术区本身存在感染因素导致。Norian 应用的限制因素主要包括:①缺损面积大于 $25cm^2$ 时,应用该骨水泥会增加术后并发症发生率;②当术区本身存在感染因素时(如鼻窦),增加术后感染风险。还有多项研究证实 Norian 不具有骨传导作用[450]。

骨活性材料

具有骨活性的材料主要包括生物活性玻璃(Nova Bone,Porex Surgical Inc.)及 DBM,其主要成分包括二氧化硅、氧化钠、过氧化钙以及磷酸盐,将上述无机盐混合后可在表层形成磷灰石,能够募集骨祖细胞并刺激其分泌细胞因子,通过自分泌和旁分泌作用促骨再生。成骨细胞可在磷灰石表层增殖、分化,形成新骨。生物活性玻璃最终可被活化的破骨细胞降解。

Urist、Strates、Reddi 以及 Huggins 是 DBM 合成的奠基者[451,452]，目前 DBM 的合成方法已经有了统一标准：将尸体长骨骨干研磨成 250~600mm 微粒,盐酸脱钙后去离子水、乙醇、乙醚洗脱。与生物活性玻璃不同,DBM 含有少量 BMP,不仅具有骨传导性,还具有一定的骨诱导能力。DBM 以原材料形式应用于临床时,操作难度较大,不好控制。为了优化 DBM 的临床应用,生产厂家加入了不同物质作为载体,如丙三醇、凝胶、硫酸钙。因此,DBM 的制备工艺不尽相同。Acarturk 和 Hollinger 对比了不同 DBM 产品[453],他们在裸鼠颅骨缺损模型中通过骨组织形态学测定证实不同类型的 DBM 具有不同的促进骨再生作用,DBM + glycerol（Grafton,Osteotech,Inc.）和 DBM + hyaluronan（DBX,Synthes US）作用效果明显优于其他配伍,但整体对于骨的再生功能促进效果并未达到作者预期,可能原因在于 DBM 微粒的数量不足以满足缺损区骨再生的需求量。正如 Gruskin 及其同事所回顾的,DBM 的许多配方已被用于各种应用[454]。

多聚物

异丁烯酸甲酯

异丁烯酸甲酯含有丙烯酸结构,由甲基丙烯酸甲酯聚合物[455-457]、苯乙烯甲基丙烯酸甲酯聚合物和过氧化苯甲酰单体混合形成的粉末,三者相互作用具有腐蚀性,并产生刺鼻的致癌烟雾,产热过程可达 85℃,因此混合反应必须在通风橱中进行。混合反应一般持续 8~10 分钟,聚合反应后,所形成的聚合物具有一定机械强度和可塑性,并且能在颅骨术区形成可靠的固定。异丁烯酸甲酯材料的优点在于生产成本相对较低、可在局部塑形,以及生物降解率低。根据患者个体特点预制的异丁烯酸甲酯（Hard Tissue Replacement,Biomet Corporation,Jacksonville,FL）主要包括聚甲基丙烯酸甲酯~聚甲基丙烯酸甲酯,预制过程根据术前计算机形态学数据完成[458]。这种硬组织替代聚合物已被用于颅骨缺损重建、下颌和颧骨扩大,以及颞部"沙漏形"畸形矫正[459]。丙烯酸基树脂,特别是甲基丙烯酸甲酯的主要缺点是固化过程中涉及大量的放热反应,这可能导致严重的热组织损伤。硬性基质有很高的细菌黏附表面,因此行感染的颅骨成形术时,使用该物质的有很高的感染发生率。

多孔聚乙烯

多孔聚乙烯（Medpor）是一种高密度的多孔乙烯材料,在颅面外科修复骨缺损手术中应用广泛,目前主要用于隆鼻术、颧骨成形术、眶底重建术、颏成形术及颅骨成形术。由于 Medpor 具有多孔结构,因此植入后局部组织可顺利长入,具有一定抗感染能力。Medpor 可在术中塑形或术前根据三维立体参数（DICOM）行计算机形态预构。Medpor 的主要缺点包括感染、外漏及排出,其应用受限于具有良好血运的受区。对于颅骨成形术而言,术区放疗是 Medpor 植入的相对禁忌证。最近,Medpor 已成功与三维建模结合,用于上颌切除术后上颌结构缺损的重建[460]。当使用同种异体植入治疗复杂的颅颌面缺陷时,使用三维建模和虚拟手术计划可能会改善手术结果和美学效果。

实验支架

对天然 ECM 的作用和结构以及与当前骨再生技术相关的缺陷的认识,促进了对实验性支架的研究,以增强骨工程策略。仿生支架可用于改善前体细胞和生长因子对缺陷的传递和抑制。这些复杂的三维结构发挥着与天然 ECM 类似的作用[461]。有效支架具有生物相容性,表现出与周围组织相似的力学性能,并支持细胞黏附和增殖。此外,支架必须允许自体组织的生长（即可生物降解）。许多实验支架已经被研究过,包括聚合物基、帽基和复合材料基支架。对近期重大研究的深入回顾可见其他内容[442]。

参考文献

1. Olsen BR, Reginato AM, Wang W. Bone development. *Annu Rev Cell Dev Biol*. 2000;16:191–220.
2. Ducy P, Schinke T, Karsenty G. The osteoblast: a sophisticated fibroblast under central surveillance. *Science*. 2000;289:1501–1504.
3. Reddi AH. Bone morphogenetic proteins: an unconventional approach to isolation of first mammalian morphogens. *Cytokine Growth Factor Rev*. 1997;8:11–20.
4. Karsenty G. The genetic transformation of bone biology. *Genes Dev*. 1999;13:3037–3051.
5. Doty SB. Morphological evidence of gap junctions between bone cells. *Calcif Tissue Int*. 1981;33:509–512.
6. Yellowley CE, Li Z, Zhou Z, et al. Functional gap junctions between osteocytic and osteoblastic cells. *J Bone Miner Res*. 2000;15:209–217.
7. Morgan EF, Barnes GL, Einhorn TA. *Osteoporosis*. San Diego: Academic Press; 2008.
8. Zhu W, Robey PG, Bosky AL. *Osteoporosis*. San Diego: Academic Press; 2008.
9. Feng X. Chemical and biochemical basis of cell-bone matrix interaction in health and disease. *Curr Chem Biol*. 2009;3:189–196.
10. Brommage R, Neuman WF. Passive accumulation of magnesium, sodium, and potassium by chick calvaria. *Calcif Tissue Int*. 1979;28:57–63.
11. McConnell D, Foreman DW Jr, Drew I, et al. Texture and composition of bone. *Science*. 1971;172:971–973.
12. McConnell D. Bone mineral. *Science*. 1964;145:1336.
13. Lian J, Stein GS. *Osteoporosis*. San Diego: Academic Press; 2008.
14. Ou-Yang H, Paschalis EP, Mayo WE, et al. Infrared microscopic imaging of bone: spatial distribution of CO3(2. *J Bone Miner Res*. 2001;16:893–900.
15. Peng Y, Kang Q, Luo Q, et al. Inhibitor of DNA binding/differentiation helix-loop-helix proteins mediate bone morphogenetic protein-induced osteoblast differentiation of mesenchymal stem cells. *J Biol Chem*. 2004;279:32941–32949.
16. Safadi FF, Barbe MF, Abdelmagid SM. *Bone Pathology*. New York: Humana Press; 2009.
17. Landis WJ, Song MJ, Leith A, et al. Mineral and organic matrix interaction in normally calcifying tendon visualized in three dimensions by high-voltage electron microscopic tomography and graphic image reconstruction. *J Struct Biol*. 1993;110:39–54.
18. Hohling HJ, Barckhaus RH, Krefting ER, et al. Quantitative electron microscopy of the early stages of cartilage mineralization. *Metab Bone Diesease Res*. 1978;1:109–114.
19. Luu HH, Song WX, Luo X, et al. Distinct roles of bone morphogenetic proteins in osteogenic differentiation of mesenchymal stem cells. *J Orthop Res*. 2007;25:665–677.
20. Lian JB, Stein GS, Stein JL, van Wijnen AJ. Transcriptional control of osteoblast differentiation. *Biochem Soc Trans*. 1998;26:14–21.
21. Zhu J, Zhang Y, Nacksung K. Osteoblasts support early B lymphoiesis as well as stem cell proliferation and myelopoiesis: identification of the mammalian cellular analog of the bursa of Fabricius. *Blood*. 2004;104:508.
22. Knothe Tate ML, Adamson JR, Tami AE, Bauer TW. The osteocyte. *Int J Biochem Cell Biol*. 2004;36:1–8.
23. Bergwitz C, Wendlandt T, Kispert A, Brabant G. Wnts differentially regulate colony growth and differentiation of chondrogenic rat calvaria cells. *Biochim Biophys Acta*.

2001;1538:129–140.

24. Fischer L, Boland G, Tuan RS. Wnt signaling during BMP-2 stimulation of mesenchymal chondrogenesis. *J Cell Biochem*. 2002;84:816–831.

25. Wang J, Wynshaw-Boris A. The canonical Wnt pathway in early mammalian embryogenesis and stem cell maintenance/differentiation. *Curr Opin Genet Dev*. 2004;14:533–539.

26. Gregory CA, Gunn WG, Reyes E, et al. How Wnt signaling affects bone repair by mesenchymal stem cells from the bone marrow. *Ann N Y Acad Sci*. 2005;1049:97–106.

27. Luo J, Sun MH, Kang Q, et al. Gene therapy for bone regeneration. *Curr Gene Ther*. 2005;5:167–179.

28. Kang Q, Sun MH, Cheng H, et al. Characterization of the distinct orthotopic bone-forming activity of 14 BMPs with recombinant adenovirus-mediated gene delivery. *Gene Ther*. 2004;11:1312–1320.

29. Cheng H, Jiang W, Phillips FM, et al. Osteogenic activity of the fourteen types of human bone morphogenetic proteins (BMPs). *J Bone Joint Surg Am*. 2003;85-A:1544–1552.

30. Tezuka K, Yasuda M, Watanabe N, et al. Stimulation of osteoblastic cell differentiation by Notch. *J Bone Miner Res*. 2002;17:231–239.

31. Sciaudone M, Gazzerro E, Priest L, et al. Notch 1 impairs osteoblastic cell differentiation. *Endocrinology*. 2003;144:5631–5639.

32. Schnabel M, Fichtel I, Gotzen L, Schlegel J. Differential expression of Notch genes in human osteoblastic cells. *Int J Mol Med*. 2002;9:229–232.

33. Hooper JE, Scott MP. Communicating with Hedgehogs. *Nat Rev Mol Cell Biol*. 2005;6:306–317.

34. Lum L, Beachy PA. The Hedgehog response network: sensors, switches, and routers. *Science*. 2004;304:1755–1759.

35. Ehlen HW, Buelens LA, Vortkamp A. Hedgehog signaling in skeletal development. *Birth Defects Res C Embryo Today*. 2006;78:267–279.

36. Lai LP, Mitchell J. Indian hedgehog: its roles and regulation in endochondral bone development. *J Cell Biochem*. 2005;96:1163–1173.

37. Ornitz DM, Marie PJ. FGF signaling pathways in endochondral and intramembranous bone development and human genetic disease. *Genes Dev*. 2002;16:1446–1465.

38. Chen L, Deng CX. Roles of FGF signaling in skeletal development and human genetic diseases. *Front Biosci*. 2005;10:1961–1976.

39. Ornitz DM. FGF signaling in the developing endochondral skeleton. *Cytokine Growth Factor Rev*. 2005;16:205–213.

40. Jackson RA, Nurcombe V, Cool SM. Coordinated fibroblast growth factor and heparan sulfate regulation of osteogenesis. *Gene*. 2006;379:79–91.

41. Holmen SL, Zylstra CR, Mukherjee A, et al. Essential role of beta-catenin in postnatal bone acquisition. *J Biol Chem*. 2005;280:21162–21168.

42. Day TF, Guo X, Garrett-Beal L, Yang Y. Wnt/beta-catenin signaling in mesenchymal progenitors controls osteoblast and chondrocyte differentiation during vertebrate skeletogenesis. *Dev Cell*. 2005;8:739–750.

43. Hill TP, Spater D, Taketo MM, et al. Canonical Wnt/beta-catenin signaling prevents osteoblasts from differentiating into chondrocytes. *Dev Cell*. 2005;8:727–738.

44. Nobta M, Tsukazaki T, Shibata Y, et al. Critical regulation of bone morphogenetic protein-induced osteoblastic differentiation by Delta1/Jagged1-activated Notch1 signaling. *J Biol Chem*. 2005;280:15842–15848.

45. Engin F, Yao Z, Yang T, et al. Dimorphic effects of Notch signaling in bone homeostasis. *Nat Med*. 2008;14:299–305.

46. Cohen MM Jr. The hedgehog signaling network. *Am J Med Genet A*. 2003;123A:5–28.

47. McMahon AP, Ingham PW, Tabin CJ. Developmental roles and clinical significance of hedgehog signaling. *Curr Top Dev Biol*. 2003;53:1–114.

48. Baron MH, Fraser ST. The specification of early hematopoiesis in the mammal. *Curr Opin Hematol*. 2005;12:217–221.

49. Lupo G, Harris WA, Lewis KE. Mechanisms of ventral patterning in the vertebrate nervous system. *Nat Rev Neurosci*. 2006;7:103–114.

50. St-Jacques B, Hammerschmidt M, McMahon AP. Indian hedgehog signaling regulates proliferation and differentiation of chondrocytes and is essential for bone formation. *Genes Dev*. 1999;13:2072–2086.

51. Chiang C, Litingtung Y, Lee E, et al. Cyclopia and defective axial patterning in mice lacking Sonic hedgehog gene function. *Nature*. 1996;383:407–413.

52. Otto F, Thornell AP, Crompton T, et al. Cbfa1, a candidate gene for cleidocranial dysplasia syndrome, is essential for osteoblast differentiation and bone development. *Cell*. 1997;89:765–771.

53. Komori T, Yagi H, Nomura S, et al. Targeted disruption of Cbfa1 results in a complete lack of bone formation owing to maturational arrest of osteoblasts. *Cell*. 1997;89:755–764.

54. Komori T. Regulation of bone development and extracellular matrix protein genes by RUNX2. *Cell Tissue Res*. 2010;339:189–195.

55. Nakashima K, Zhou X, Kunkel G, et al. The novel zinc finger-containing transcription factor osterix is required for osteoblast differentiation and bone formation. *Cell*. 2002;108:17–29.

56. Kaback LA, Soung do Y, Naik A, et al. Osterix/Sp7 regulates mesenchymal stem cell mediated endochondral ossification. *J Cell Physiol*. 2008;214:173–182.

57. Tu Q, Valverde P, Li S, et al. Osterix overexpression in mesenchymal stem cells stimulates healing of critical-sized defects in murine calvarial bone. *Tissue Eng*. 2007;13:2431–2440.

58. Mundlos S, Otto F, Mundlos C, et al. Mutations involving the transcription factor CBFA1 cause cleidocranial dysplasia. *Cell*. 1997;89:773–779.

59. Pelletier N, Champagne N, Stifani S, Yang XJ. MOZ and MORF histone acetyltransferases interact with the Runt-domain transcription factor Runx2. *Oncogene*. 2002;21:2729–2740.

60. Sierra J, Villagra A, Paredes R, et al. Regulation of the bone-specific osteocalcin gene by p300 requires Runx2/Cbfa1 and the vitamin D3 receptor but not p300 intrinsic histone acetyltransferase activity. *Mol Cell Biol*. 2003;23:3339–3351.

61. Huang J, Zhao L, Xing L, Chen D. MicroRNA-204 regulates Runx2 protein expression and mesenchymal progenitor cell differentiation. *Stem Cells*. 2010;28:357–364.

62. Gangaraju VK, Lin H. MicroRNAs: key regulators of stem cells. *Nat Rev Mol Cell Biol*. 2009;10:116–125.

63. Lakshmipathy U, Hart RP. Concise review: MicroRNA expression in multipotent mesenchymal stromal cells. *Stem Cells*. 2008;26:356–363.

64. Jensen ED, Schroeder TM, Bailey J, et al. Histone deacetylase 7 associates with Runx2 and represses its activity during osteoblast maturation in a deacetylation-independent manner. *J Bone Miner Res*. 2008;23:361–372.

65. Lamour V, Detry C, Sanchez C, et al. Runx2- and histone deacetylase 3-mediated repression is relieved in differentiating human osteoblast cells to allow high bone sialoprotein expression. *J Biol Chem*. 2007;282:36240–36249.

66. Tintut Y, Parhami F, Le V, et al. Inhibition of osteoblast-specific transcription factor Cbfa1 by the cAMP pathway in osteoblastic cells. Ubiquitin/proteasome-dependent regulation. *J Biol Chem*. 1999;274:28875–28879.

67. Jones DC, Wein MN, Glimcher LH. Schnurri-3: a key regulator of postnatal skeletal remodeling. *Adv Exp Med Biol*. 2007;602:1–13.

68. Glimcher LH, Jones DC, Wein MN. Control of postnatal bone mass by the zinc finger adapter protein Schnurri-3. *Ann N Y Acad Sci*. 2007;1116:174–181.

69. Selvamurugan N, Pulumati MR, Tyson DR, Partridge NC. Parathyroid hormone regulation of the rat collagenase-3 promoter by protein kinase A-dependent transactivation of core binding factor alpha1. *J Biol Chem*. 2000;275:5037–5042.

70. Selvamurugan N, Jefcoat SC, Kwok S, et al. Overexpression of Runx2 directed by the matrix metalloproteinase-13 promoter containing the AP-1 and Runx/RD/Cbfa sites alters bone remodeling in vivo. *J Cell Biochem*. 2006;99:545–557.

71. Komori T. Regulation of osteoblast differentiation by transcription factors. *J Cell Biochem*. 2006;99:1233–1239.

72. Inada M, Yasui T, Nomura S, et al. Maturational disturbance of chondrocytes in Cbfa1-deficient mice. *Dev Dyn*. 1999;214:279–290.

73. Nishio Y, Dong Y, Paris M, et al. Runx2-mediated regulation of the zinc finger Osterix/Sp7 gene. *Gene*. 2006;372:62–70.

74. Deng ZL, Sharff KA, Tang N, et al. Regulation of osteogenic differentiation during skeletal development. *Front Biosci*. 2008;13:2001–2021.

75. Jensen ED, Gopalakrishnan R, Westendorf JJ. Regulation of gene expression in osteoblasts. *Biofactors*. 2010;36:25–32.

76. Dudley HR, Spiro D. The fine structure of bone cells. *J Biophys Biochem Cytol*. 1961;11:627–649.

77. Bonucci E. The osteocyte: the underestimated conductor of the bone orchestra. *Rend Fis Acc Lincei*. 2009;20:237–254.

78. Banes AJ, Tsuzaki M, Yamamoto J, et al. Mechanoreception at the cellular level: the detection, interpretation, and diversity of responses to mechanical signals. *Biochem Cell Biol*. 1995;73:349–365.

79. Civitelli R. Cell-cell communication in the osteoblast/osteocyte lineage. *Arch Biochem Biophys*. 2008;473:188–192.

80. Wang Y, McNamara LM, Schaffler MB, Weinbaum S. A model for

the role of integrins in flow induced mechanotransduction in osteocytes. *Proc Natl Acad Sci USA.* 2007;104:15941–15946.

81. Inaoka T, Lean JM, Bessho T, et al. Sequential analysis of gene expression after an osteogenic stimulus: c-fos expression is induced in osteocytes. *Biochem Biophys Res Commun.* 1995;217:264–270.

82. Lean JM, Mackay AG, Chow JW, Chambers TJ. Osteocytic expression of mRNA for c-fos and IGF-I: an immediate early gene response to an osteogenic stimulus. *Am J Physiol.* 1996;270:E937–E945.

83. Mullender M, El Haj AJ, Yang Y, et al. Mechanotransduction of bone cells in vitro: mechanobiology of bone tissue. *Med Biol Eng Comput.* 2004;42:14–21.

84. Robinson JA, Chatterjee-Kishore M, Yaworsky PJ, et al. Wnt/beta-catenin signaling is a normal physiological response to mechanical loading in bone. *J Biol Chem.* 2006;281:31720–31728.

85. Bonewald LF, Johnson ML. Osteocytes, mechanosensing and Wnt signaling. *Bone.* 2008;42:606–615.

86. Tatsumi S, Ishii K, Amizuka N, et al. Targeted ablation of osteocytes induces osteoporosis with defective mechanotransduction. *Cell Metab.* 2007;5:464–475.

87. Bonucci E, Gherardi G. Osteocyte ultrastructure in renal osteodystrophy. *Virchows Arch A Pathol Anat Histol.* 1977;373:213–231.

88. Krempen B, Ritz E. Effects of parathyroid hormone on osteocytes. Ultrastructural evidence for anisotropic osteolysis and involvement of the cytoskeleton. *Metab Bone Disease Relat Res.* 1978;1:55–65.

89. Baylink D, Sipe J, Wergedal J, Whittemore OJ. Vitamin D-enhanced osteocytic and osteoclastic bone resorption. *Am J Physiol.* 1973;224:1345–1357.

90. Tazawa K, Hoshi K, Kawamoto S, et al. Osteocytic osteolysis observed in rats to which parathyroid hormone was continuously administered. *J Bone Miner Metab.* 2004;22:524–529.

91. Sbaihi M, Kacem A, Aroua S, et al. Thyroid hormone-induced demineralisation of the vertebral skeleton of the eel, Anguilla anguilla. *Gen Comp Endocrinol.* 2007;151:98–107.

92. Wysolmerski JJ. Osteocytes remove and replace perilacunar mineral during reproductive cycles. *Bone.* 2013;54:230–236.

93. Boyde A, Ali NN, Jones SJ. Resorption of dentine by isolated osteoclasts in vitro. *Br Dent J.* 1984;156:216–220.

94. Chambers TJ, Revell PA, Fuller K, Athanasou NA. Resorption of bone by isolated rabbit osteoclasts. *J Cell Sci.* 1984;66:383–399.

95. Vaananen HK, Zhao H, Mulari M, Halleen JM. The cell biology of osteoclast function. *J Cell Sci.* 2000;113:377–381.

96. Rodan GA, Martin TJ. Role of osteoblasts in hormonal control of bone resorption–a hypothesis. *Calcif Tissue Int.* 1981;33:349–351.

97. Horton MA, Taylor ML, Arnett TR, Helfrich MH. Arg-Gly-Asp (RGD) peptides and the anti-vitronectin receptor antibody 23C6 inhibit dentine resorption and cell spreading by osteoclasts. *Exp Cell Res.* 1991;195:368–375.

98. Lakkakorpi PT, Horton MA, Helfrich MH, et al. Vitronectin receptor has a role in bone resorption but does not mediate tight sealing zone attachment of osteoclasts to the bone surface. *J Cell Biol.* 1991;115:1179–1186.

99. Fisher JE, Caulfield MP, Sato M, et al. Inhibition of osteoclastic bone resorption in vivo by echistatin, an "arginyl-glycyl-aspartyl" (RGD)-containing protein. *Endocrinology.* 1993;132:1411–1413.

100. McMichael BK, Cheney RE, Lee BS. Myosin X regulates sealing zone patterning in osteoclasts through linkage of podosomes and microtubules. *J Biol Chem.* 2010;285:9506–9515.

101. Jurdic P, Saltel F, Chabadel A, Destaing O. Podosome and sealing zone: specificity of the osteoclast model. *Eur J Cell Biol.* 2006;85:195–202.

102. Vaananen HK, Karhukorpi EK, Sundquist K, et al. Evidence for the presence of a proton pump of the vacuolar H(+)-ATPase type in the ruffled borders of osteoclasts. *J Cell Biol.* 1990;111:1305–1311.

103. Blair HC, Teitelbaum SL, Ghiselli R, Gluck S. Osteoclastic bone resorption by a polarized vacuolar proton pump. *Science.* 1989;245:855–857.

104. Drake FH, Dodds RA, James IE, et al. Cathepsin K, but not cathepsins B, L, or S, is abundantly expressed in human osteoclasts. *J Biol Chem.* 1996;271:12511–12516.

105. Tezuka K, Nemoto K, Tezuka Y, et al. Identification of matrix metalloproteinase 9 in rabbit osteoclasts. *J Biol Chem.* 1994;269:15006–15009.

106. Nesbitt SA, Horton MA. Trafficking of matrix collagens through bone-resorbing osteoclasts. *Science.* 1997;276:266–269.

107. Salo J, Lehenkari P, Mulari M, et al. Removal of osteoclast bone resorption products by transcytosis. *Science.* 1997;276:270–273.

108. Stenbeck G, Horton MA. Endocytic trafficking in actively resorbing osteoclasts. *J Cell Sci.* 2004;117:827–836.

109. Halleen JM, Raisanen S, Salo JJ, et al. Intracellular fragmentation of bone resorption products by reactive oxygen species generated by osteoclastic tartrate-resistant acid phosphatase. *J Biol Chem.* 1999;274:22907–22910.

110. Wiktor-Jedrzejczak W, Bartocci A, Ferrante AW Jr, et al. Total absence of colony-stimulating factor 1 in the macrophage-deficient osteopetrotic (op/op) mouse. *Proc Natl Acad Sci USA.* 1990;87:4828–4832.

111. Yoshida H, Hayashi S, Kunisada T, et al. The murine mutation osteopetrosis is in the coding region of the macrophage colony stimulating factor gene. *Nature.* 1990;345:442–444.

112. Lagasse E, Weissman IL. Enforced expression of Bcl-2 in monocytes rescues macrophages and partially reverses osteopetrosis in op/op mice. *Cell.* 1997;89:1021–1031.

113. Dougall WC, Glaccum M, Charrier K, et al. RANK is essential for osteoclast and lymph node development. *Genes Dev.* 1999;13:2412–2424.

114. Li J, Sarosi I, Yan XQ, et al. RANK is the intrinsic hematopoietic cell surface receptor that controls osteoclastogenesis and regulation of bone mass and calcium metabolism. *Proc Natl Acad Sci USA.* 2000;97:1566–1571.

115. Kong YY, Yoshida H, Sarosi I, et al. OPGL is a key regulator of osteoclastogenesis, lymphocyte development and lymph-node organogenesis. *Nature.* 1999;397:315–323.

116. Marks SC Jr, Seifert MF, McGuire JL. Congenitally osteopetrotic (oplop) mice are not cured by transplants of spleen or bone marrow cells from normal littermates. *Metab Bone Dis Relat Res.* 1984;5:183–186.

117. Marks SC Jr, Lane PW. Osteopetrosis, a new recessive skeletal mutation on chromosome 12 of the mouse. *J Hered.* 1976;67:11–18.

118. Yasuda H, Shima N, Nakagawa N, et al. Identity of osteoclastogenesis inhibitory factor (OCIF) and osteoprotegerin (OPG): a mechanism by which OPG/OCIF inhibits osteoclastogenesis in vitro. *Endocrinology.* 1998;139:1329–1337.

119. Yasuda H, Shima N, Nakagawa N, et al. Osteoclast differentiation factor is a ligand for osteoprotegerin/osteoclastogenesis-inhibitory factor and is identical to TRANCE/RANKL. *Proc Natl Acad Sci USA.* 1998;95:3597–3602.

120. Lacey DL, Timms E, Tan HL, et al. Osteoprotegerin ligand is a cytokine that regulates osteoclast differentiation and activation. *Cell.* 1998;93:165–176.

121. Kong YY, Feige U, Sarosi I, et al. Activated T cells regulate bone loss and joint destruction in adjuvant arthritis through osteoprotegerin ligand. *Nature.* 1999;402:304–309.

122. Simonet WS, Lacey DL, Dunstan CR, et al. Osteoprotegerin: a novel secreted protein involved in the regulation of bone density. *Cell.* 1997;89:309–319.

123. Bucay N, Sarosi I, Dunstan CR, et al. osteoprotegerin-deficient mice develop early onset osteoporosis and arterial calcification. *Genes Dev.* 1998;12:1260–1268.

124. Mizuno A, Amizuka N, Irie K, et al. Severe osteoporosis in mice lacking osteoclastogenesis inhibitory factor/osteoprotegerin. *Biochem Biophys Res Commun.* 1998;247:610–615.

125. Darnay BG, Haridas V, Ni J, et al. Characterization of the intracellular domain of receptor activator of NF-kappaB (RANK). Interaction with tumor necrosis factor receptor-associated factors and activation of NF-kappab and c-Jun N-terminal kinase. *J Biol Chem.* 1998;273:20551–20555.

126. Wong BR, Besser D, Kim N, et al. TRANCE, a TNF family member, activates Akt/PKB through a signaling complex involving TRAF6 and c-Src. *Mol Cell.* 1999;4:1041–1049.

127. Wong BR, Josien R, Lee SY, et al. The TRAF family of signal transducers mediates NF-kappaB activation by the TRANCE receptor. *J Biol Chem.* 1998;273:28355–28359.

128. Gohda J, Akiyama T, Koga T, et al. RANK-mediated amplification of TRAF6 signaling leads to NFATc1 induction during osteoclastogenesis. *EMBO J.* 2005;24:790–799.

129. Kadono Y, Okada F, Perchonock C, et al. Strength of TRAF6 signalling determines osteoclastogenesis. *EMBO Rep.* 2005;6:171–176.

130. Kobayashi N, Kadono Y, Naito A, et al. Segregation of TRAF6-mediated signaling pathways clarifies its role in osteoclastogenesis. *EMBO J.* 2001;20:1271–1280.

131. Naito A, Azuma S, Tanaka S, et al. Severe osteopetrosis, defective interleukin-1 signalling and lymph node organogenesis in TRAF6-deficient mice. *Genes Cells.* 1999;4:353–362.

132. Lomaga MA, Yeh WC, Sarosi I, et al. TRAF6 deficiency results in osteopetrosis and defective interleukin-1, CD40, and LPS signaling. *Genes Dev.* 1999;13:1015–1024.

133. Iotsova V, Caamano J, Loy J, et al. Osteopetrosis in mice lacking NF-kappaB1 and NF-kappaB2. *Nat Med.* 1997;3:1285–1289.

134. Franzoso G, Carlson L, Xing L, et al. Requirement for NF-kappaB in osteoclast and B-cell development. *Genes Dev.* 1997;11:3482–3496.

135. Asagiri M, Takayanagi H. The molecular understanding of osteoclast differentiation. *Bone.* 2007;40:251–264.

136. Basel D, Steiner RD. Osteogenesis imperfecta: recent findings shed new light on this once well-understood condition. *Genet Med.* 2009;11:375–385.

137. Denhardt DT, Guo X. Osteopontin: a protein with diverse functions. *FASEB J.* 1993;7:1475–1482.

138. Denhardt DT, Noda M. Osteopontin expression and function: role in bone remodeling. *J Cell Biochem Suppl.* 1998;30–31:92–102.

139. Sodek J, Ganss B, McKee MD. Osteopontin. *Crit Rev Oral Biol Med.* 2000;11:279–303.

140. Sodek J, Chen J, Kasugai S. *Elucidating the Functions of Bone Sialoprotein and Osteopontin in Bone Formation.* New York: Elsevier Science; 1992.

141. Glimcher MJ. Mechanism of calcification: role of collagen fibrils and collagen-phosphoprotein complexes in vitro and in vivo. *Anat Rec.* 1989;224:139–153.

142. Butler WT. The nature and significance of osteopontin. *Connect Tissue Res.* 1989;23:123–136.

143. Kasugai S, Nagata T, Sodek J. Temporal studies on the tissue compartmentalization of bone sialoprotein (BSP), osteopontin (OPN), and SPARC protein during bone formation in vitro. *J Cell Physiol.* 1992;152:467–477.

144. Reinholt FP, Hultenby K, Oldberg A, Heinegard D. Osteopontin–a possible anchor of osteoclasts to bone. *Proc Natl Acad Sci USA.* 1990;87:4473–4475.

145. McKee MD, Farach-Carson MC, Butler WT, et al. Ultrastructural immunolocalization of noncollagenous (osteopontin and osteocalcin) and plasma (albumin and alpha 2HS-glycoprotein) proteins in rat bone. *J Bone Miner Res.* 1993;8:485–496.

146. Guweidhi A, Kleeff J, Adwan H, et al. Osteonectin influences growth and invasion of pancreatic cancer cells. *Ann Surg.* 2005;242:224–234.

147. Watkins G, Douglas-Jones A, Bryce R, et al. Increased levels of SPARC (osteonectin) in human breast cancer tissues and its association with clinical outcomes. *Prostaglandins Leukot Essent Fatty Acids.* 2005;72:267–272.

148. Bianco P, Riminucci M, Silvestrini G, et al. Localization of bone sialoprotein (BSP) to Golgi and post-Golgi secretory structures in osteoblasts and to discrete sites in early bone matrix. *J Histochem Cytochem.* 1993;41:193–203.

149. Baht GS, Hunter GK, Goldberg HA. Bone sialoprotein-collagen interaction promotes hydroxyapatite nucleation. *Matrix Biol.* 2008;27:600–608.

150. Malaval L, Wade-Gueye NM, Boudiffa M, et al. Bone sialoprotein plays a functional role in bone formation and osteoclastogenesis. *J Exp Med.* 2008;205:1145–1153.

151. Polak-Jonkisz D, Zwolinska D. Osteocalcin as a biochemical marker of bone turnover. *Nephrology.* 1998;4:339–346.

152. Ducy P, Desbois C, Boyce B, et al. Increased bone formation in osteocalcin-deficient mice. *Nature.* 1996;382:448–452.

153. Boskey AL, Gadaleta S, Gundberg C, et al. Fourier transform infrared microspectroscopic analysis of bones of osteocalcin-deficient mice provides insight into the function of osteocalcin. *Bone.* 1998;23:187–196.

154. Glowacki J, Rey C, Glimcher MJ, et al. A role for osteocalcin in osteoclast differentiation. *J Cell Biochem.* 1991;45:292–302.

155. Lee NK, Sowa H, Hinoi E, et al. Endocrine regulation of energy metabolism by the skeleton. *Cell.* 2007;130:456–469.

156. Reinehr T, Roth CL. A new link between skeleton, obesity and insulin resistance: relationships between osteocalcin, leptin and insulin resistance in obese children before and after weight loss. *Int J Obes (Lond).* 2010;34:852–858.

157. Xu T, Bianco P, Fisher LW, et al. Targeted disruption of the biglycan gene leads to an osteoporosis-like phenotype in mice. *Nat Genet.* 1998;20:78–82.

158. Heegaard AM, Corsi A, Danielsen CC, et al. Biglycan deficiency causes spontaneous aortic dissection and rupture in mice. *Circulation.* 2007;115:2731–2738.

159. Young MF, Bi Y, Ameye L. Biglycan knockout mice: new models for musculoskeletal diseases. *Glycoconj J.* 2002;19:257–262.

160. Delmas PD. Biochemical markers of bone turnover. *Acta Orthop Scand Suppl.* 1995;266:176–182.

161. Raisz LG. Pathogenesis of osteoporosis: concepts, conflicts, and prospects. *J Clin Invest.* 2005;115:3318–3325.

162. Stark Z, Savarirayan R. Osteopetrosis. *Orphanet J Rare Dis.* 2009;4:5.

163. Mashiba T, Hirano T, Turner CH, et al. Suppressed bone turnover by bisphosphonates increases microdamage accumulation and reduces some biomechanical properties in dog rib. *J Bone Miner Res.* 2000;15:613–620.

164. Odvina CV, Zerwekh JE, Rao DS, et al. Severely suppressed bone turnover: a potential complication of alendronate therapy. *J Clin Endocrinol Metab.* 2005;90:1294–1301.

165. Burr DB, Martin RB. Calculating the probability that microcracks initiate resorption spaces. *J Biomech.* 1993;26:613–616.

166. Burr DB, Martin RB, Schaffler MB, Radin EL. Bone remodeling in response to in vivo fatigue microdamage. *J Biomech.* 1985;18:189–200.

167. Mori S, Burr DB. Increased intracortical remodeling following fatigue damage. *Bone.* 1993;14:103–109.

168. Burr DB. Targeted and nontargeted remodeling. *Bone.* 2002;30:2–4.

169. Wolff J. *Das Gesetz der Transformation der Knochen.* Berlin: Hirchwild; 1892.

170. Cowin SC. *The False Premise of Wolff's Law.* Vol. 30. Boca Raton: CRC Press; 2001.

171. Ruff C, Holt B, Trinkaus E. Who's afraid of the big bad Wolff?: "Wolff's law" and bone functional adaptation. *Am J Phys Anthropol.* 2006;129:484–498.

172. Santos A, Bakker AD, Klein-Nulend J. The role of osteocytes in bone mechanotransduction. *Osteoporos Int.* 2009;20:1027–1031.

173. Chakkalakal DA. Mechanoelectric transduction in bone. *J Mater Res.* 1989;4:1034–1036.

174. Pavalko FM, Norvell SM, Burr DB, et al. A model for mechanotransduction in bone cells: the load-bearing mechanosomes. *J Cell Biochem.* 2003;88:104–112.

175. Turner CH, Pavalko FM. Mechanotransduction and functional response of the skeleton to physical stress: the mechanisms and mechanics of bone adaptation. *J Orthop Sci.* 1998;3:346–355.

176. Cowin SC, Moss-Salentijn L, Moss ML. Candidates for the mechanosensory system in bone. *J Biomech Eng.* 1991;113:191–197.

177. Klein-Nulend J, van der Plas A, Semeins CM, et al. Sensitivity of osteocytes to biomechanical stress in vitro. *FASEB J.* 1995;9:441–445.

178. You J, Yellowley CE, Donahue HJ, et al. Substrate deformation levels associated with routine physical activity are less stimulatory to bone cells relative to loading-induced oscillatory fluid flow. *J Biomech Eng.* 2000;122:387–393.

179. Cowin SC, Weinbaum S, Zeng Y. A case for bone canaliculi as the anatomical site of strain generated potentials. *J Biomech.* 1995;28:1281–1297.

180. Hung CT, Pollack SR, Reilly TM, Brighton CT. Real-time calcium response of cultured bone cells to fluid flow. *Clin Orthop Relat Res.* 1995;256–269.

181. Hung CT, Allen FD, Pollack SR, Brighton CT. What is the role of the convective current density in the real-time calcium response of cultured bone cells to fluid flow? *J Biomech.* 1996;29:1403–1409.

182. Klein-Nulend J, Semeins CM, Ajubi NE, et al. Pulsating fluid flow increases nitric oxide (NO) synthesis by osteocytes but not periosteal fibroblasts–correlation with prostaglandin upregulation. *Biochem Biophys Res Commun.* 1995;217:640–648.

183. Pitsillides AA, Rawlinson SC, Suswillo RF, et al. Mechanical strain-induced NO production by bone cells: a possible role in adaptive bone (re)modeling? *FASEB J.* 1995;9:1614–1622.

184. Ajubi NE, Klein-Nulend J, Nijweide PJ, et al. Pulsating fluid flow increases prostaglandin production by cultured chicken osteocytes–a cytoskeleton-dependent process. *Biochem Biophys Res Commun.* 1996;225:62–68.

185. Klein-Nulend J, Burger EH, Semeins CM, et al. Pulsating fluid flow stimulates prostaglandin release and inducible prostaglandin G/H synthase mRNA expression in primary mouse bone cells. *J Bone Miner Res.* 1997;12:45–51.

186. Westbroek I, Ajubi NE, Alblas MJ, et al. Differential stimulation of prostaglandin G/H synthase-2 in osteocytes and other osteogenic cells by pulsating fluid flow. *Biochem Biophys Res Commun.* 2000;268:414–419.

187. Bakker AD, Klein-Nulend J, Burger EH. Mechanotransduction in

bone cells proceeds via activation of COX-2, but not COX-1. *Biochem Biophys Res Commun.* 2003;305:677–683.

188. Forwood MR. Inducible cyclo-oxygenase (COX-2) mediates the induction of bone formation by mechanical loading in vivo. *J Bone Miner Res.* 1996;11:1688–1693.

189. Dominici M, Le Blanc K, Mueller I, et al. Minimal criteria for defining multipotent mesenchymal stromal cells. The International Society for Cellular Therapy position statement. *Cytotherapy.* 2006;8:315–317.

190. Williams JT, Southerland SS, Souza J, et al. Cells isolated from adult human skeletal muscle capable of differentiating into multiple mesodermal phenotypes. *Am Surg.* 1999;65:22–26.

191. Zuk PA, Zhu M, Mizuno H, et al. Multilineage cells from human adipose tissue: implications for cell-based therapies. *Tissue Eng.* 2001;7:211–228.

192. Gronthos S, Mankani M, Brahim J, et al. Postnatal human dental pulp stem cells (DPSCs) in vitro and in vivo. *Proc Natl Acad Sci USA.* 2000;97:13625–13630.

193. Kuznetsov SA, Mankani MH, Gronthos S, et al. Circulating skeletal stem cells. *J Cell Biol.* 2001;153:1133–1140.

194. De Bari C, Dell'Accio F, Tylzanowski P, Luyten FP. Multipotent mesenchymal stem cells from adult human synovial membrane. *Arthritis Rheum.* 2001;44:1928–1942.

195. In 't Anker PS, Scherjon SA, Kleijburg-van der Keur C, et al. Amniotic fluid as a novel source of mesenchymal stem cells for therapeutic transplantation. *Blood.* 2003;102:1548–1549.

196. Bharadwaj S, Liu G, Shi Y, et al. Multipotential differentiation of human urine-derived stem cells: potential for therapeutic applications in urology. *Stem Cells.* 2013;31:1840–1856.

197. Erices A, Conget P, Minguell JJ. Mesenchymal progenitor cells in human umbilical cord blood. *Br J Haematol.* 2000;109:235–242.

198. Campagnoli C, Roberts IA, Kumar S, et al. Identification of mesenchymal stem/progenitor cells in human first-trimester fetal blood, liver, and bone marrow. *Blood.* 2001;98:2396–2402.

199. Fan CG, Tang FW, Zhang QJ, et al. Characterization and neural differentiation of fetal lung mesenchymal stem cells. *Cell Transplant.* 2005;14:311–321.

200. Kraus KH, Kirker-Head C. Mesenchymal stem cells and bone regeneration. *Vet Surg.* 2006;35:232–242.

201. Krampera M, Pizzolo G, Aprili G, Franchini M. Mesenchymal stem cells for bone, cartilage, tendon and skeletal muscle repair. *Bone.* 2006;39:678–683.

202. Teven CM, Liu X, Hu N, et al. Epigenetic regulation of mesenchymal stem cells: a focus on osteogenic and adipogenic differentiation. *Stem Cells Int.* 2011;2011:201371.

203. Teven CM, Greives M, Natale RB, et al. Differentiation of osteoprogenitor cells is induced by high-frequency pulsed electromagnetic fields. *J Craniofac Surg.* 2012;23:586–593.

204. Horwitz EM, Gordon PL, Koo WK, et al. Isolated allogeneic bone marrow-derived mesenchymal cells engraft and stimulate growth in children with osteogenesis imperfecta: Implications for cell therapy of bone. *Proc Natl Acad Sci USA.* 2002;99:8932–8937.

205. Iso Y, Spees JL, Serrano C, et al. Multipotent human stromal cells improve cardiac function after myocardial infarction in mice without long-term engraftment. *Biochem Biophys Res Commun.* 2007;354:700–706.

206. Fukuda K, Yuasa S. Stem cells as a source of regenerative cardiomyocytes. *Circ Res.* 2006;98:1002–1013.

207. Prockop DJ. "Stemness" does not explain the repair of many tissues by mesenchymal stem/multipotent stromal cells (MSCs). *Clin Pharmacol Ther.* 2007;82:241–243.

208. Phinney DG, Prockop DJ. Concise review: mesenchymal stem/multipotent stromal cells: the state of transdifferentiation and modes of tissue repair–current views. *Stem Cells.* 2007;25:2896–2902.

209. Urist MR. Bone: formation by autoinduction. *Science.* 1965;150:893–899.

210. Adachi T, Takanaga H, Kunimoto M, Asou H. Influence of LIF and BMP-2 on differentiation and development of glial cells in primary cultures of embryonic rat cerebral hemisphere. *J Neurosci Res.* 2005;79:608–615.

211. Hogan BL. Bone morphogenetic proteins: multifunctional regulators of vertebrate development. *Genes Dev.* 1996;10:1580–1594.

212. Zou H, Choe KM, Lu Y, et al. BMP signaling and vertebrate limb development. *Cold Spring Harb Symp Quant Biol.* 1997;62:269–272.

213. Wagner ER, Luther G, Zhu G, et al. Defective osteogenic differentiation in the development of osteosarcoma. *Sarcoma.*

2011;2011:325238.

214. Xiao YT, Xiang LX, Shao JZ. Bone morphogenetic protein. *Biochem Biophys Res Commun.* 2007;362:550–553.

215. Heldin CH, Miyazono K, ten Dijke P. TGF-beta signalling from cell membrane to nucleus through SMAD proteins. *Nature.* 1997;390:465–471.

216. Chenard KE, Teven CM, He TC, Reid RR. Bone morphogenetic proteins in craniofacial surgery: current techniques, clinical experiences, and the future of personalized stem cell therapy. *J Biomed Biotechnol.* 2012;2012:601549.

217. Munoz-Sanjuan I, Brivanlou AH. Neural induction, the default model and embryonic stem cells. *Nat Rev Neurosci.* 2002;3:271–280.

218. Christiansen JH, Coles EG, Wilkinson DG. Molecular control of neural crest formation, migration and differentiation. *Curr Opin Cell Biol.* 2000;12:719–724.

219. Chen D, Zhao M, Mundy GR. Bone morphogenetic proteins. *Growth Factors.* 2004;22:233–241.

220. Luther G, Wagner ER, Zhu G, et al. BMP-9 induced osteogenic differentiation of mesenchymal stem cells: molecular mechanism and therapeutic potential. *Curr Gene Ther.* 2011;11:229–240.

221. Bae SC, Lee KS, Zhang YW, Ito Y. Intimate relationship between TGF-beta/BMP signaling and runt domain transcription factor, PEBP2/CBF. *J Bone Joint Surg Am.* 2001;83-A(suppl 1):S48–S55.

222. Mbalaviele G, Sheikh S, Stains JP, et al. Beta-catenin and BMP-2 synergize to promote osteoblast differentiation and new bone formation. *J Cell Biochem.* 2005;94:403–418.

223. Bain G, Muller T, Wang X, Papkoff J. Activated beta-catenin induces osteoblast differentiation of C3H10T1/2 cells and participates in BMP2 mediated signal transduction. *Biochem Biophys Res Commun.* 2003;301:84–91.

224. Mukherjee A, Wilson EM, Rotwein P. Selective signaling by Akt2 promotes bone morphogenetic protein 2-mediated osteoblast differentiation. *Mol Cell Biol.* 2010;30:1018–1027.

225. Kawai M, Rosen CJ. Insulin-like growth factor-I and bone: lessons from mice and men. *Pediatr Nephrol.* 2009;24:1277–1285.

226. Mukherjee A, Rotwein P. Insulin-like growth factor-binding protein-5 inhibits osteoblast differentiation and skeletal growth by blocking insulin-like growth factor actions. *Mol Endocrinol.* 2008;22:1238–1250.

227. Zhang M, Xuan S, Bouxsein ML, et al. Osteoblast-specific knockout of the insulin-like growth factor (IGF) receptor gene reveals an essential role of IGF signaling in bone matrix mineralization. *J Biol Chem.* 2002;277:44005–44012.

228. Zhao G, Monier-Faugere MC, Langub MC, et al. Targeted overexpression of insulin-like growth factor I to osteoblasts of transgenic mice: increased trabecular bone volume without increased osteoblast proliferation. *Endocrinology.* 2000;141:2674–2682.

229. Boyne PJ. Application of bone morphogenetic proteins in the treatment of clinical oral and maxillofacial osseous defects. *J Bone Joint Surg Am.* 2001;83-A(suppl 1):S146–S150.

230. Boyne PJ, Salina S, Nakamura A, et al. Bone regeneration using rhBMP-2 induction in hemimandibulectomy type defects of elderly sub-human primates. *Cell Tissue Bank.* 2006;7:1–10.

231. Yasko AW, Lane JM, Fellinger EJ, et al. The healing of segmental bone defects, induced by recombinant human bone morphogenetic protein (rhBMP-2). A radiographic, histological, and biomechanical study in rats. *J Bone Joint Surg Am.* 1992;74:659–670.

232. Burkus JK, Gornet MF, Dickman CA, Zdeblick TA. Anterior lumbar interbody fusion using rhBMP-2 with tapered interbody cages. *J Spinal Disord Tech.* 2002;15:337–349.

233. Singh K, Smucker JD, Gill S, Boden SD. Use of recombinant human bone morphogenetic protein-2 as an adjunct in posterolateral lumbar spine fusion: a prospective CT-scan analysis at one and two years. *J Spinal Disord Tech.* 2006;19:416–423.

234. Slosar PJ, Josey R, Reynolds J. Accelerating lumbar fusions by combining rhBMP-2 with allograft bone: a prospective analysis of interbody fusion rates and clinical outcomes. *Spine J.* 2007;7:301–307.

235. Shenaq DS, Teven CM, Seitz IA, et al. Characterization of reversibly immortalized calvarial mesenchymal progenitor cells. *J Craniofac Surg.* 2015;26:1207–1213.

236. Teven CM, Rossi M, Shenaq D, et al. Bone morphogenetic protein-9 effectively induces osteogenic differentiation of reversibly immortalized calvarial mesenchymal progenitor cells. *Genes Dis.* 2015;2:268–275.

237. Vaccaro AR, Whang PG, Patel T, et al. The safety and efficacy of OP-1 (rhBMP-7) as a replacement for iliac crest autograft for posterolateral lumbar arthrodesis: minimum 4-year follow-up of a pilot study. *Spine J.* 2008;8:457–465.

238. Ristiniemi J, Flinkkila T, Hyvonen P, et al. RhBMP-7 accelerates the healing in distal tibial fractures treated by external fixation. *J Bone Joint Surg Br.* 2007;89:265–272.

239. Barr T, McNamara AJ, Sandor GK, et al. Comparison of the osteoinductivity of bioimplants containing recombinant human bone morphogenetic proteins 2 (Infuse) and 7 (OP-1). *Oral Surg Oral Med Oral Pathol Oral Radiol Endod.* 2010;109:531–540.

240. Li JZ, Li H, Sasaki T, et al. Osteogenic potential of five different recombinant human bone morphogenetic protein adenoviral vectors in the rat. *Gene Ther.* 2003;10:1735–1743.

241. Blobe GC, Schiemann WP, Lodish HF. Role of transforming growth factor beta in human disease. *N Engl J Med.* 2000;342:1350–1358.

242. Massague J. TGF-beta signal transduction. *Annu Rev Biochem.* 1998;67:753–791.

243. Robey PG, Young MF, Flanders KC, et al. Osteoblasts synthesize and respond to transforming growth factor-type beta (TGF-beta) in vitro. *J Cell Biol.* 1987;105:457–463.

244. Centrella M, McCarthy TL, Canalis E. Transforming growth factor beta is a bifunctional regulator of replication and collagen synthesis in osteoblast-enriched cell cultures from fetal rat bone. *J Biol Chem.* 1987;262:2869–2874.

245. Noda M, Yoon K, Prince CW, et al. Transcriptional regulation of osteopontin production in rat osteosarcoma cells by type beta transforming growth factor. *J Biol Chem.* 1988;263:13916–13921.

246. Noda M, Camilliere JJ. In vivo stimulation of bone formation by transforming growth factor-beta. *Endocrinology.* 1989;124:2991–2994.

247. Bismar H, Kloppinger T, Schuster EM, et al. Transforming growth factor beta (TGF-beta) levels in the conditioned media of human bone cells: relationship to donor age, bone volume, and concentration of TGF-beta in human bone matrix in vivo. *Bone.* 1999;24:565–569.

248. Janssens K, ten Dijke P, Janssens S, Van Hul W. Transforming growth factor-beta1 to the bone. *Endocr Rev.* 2005;26:743–774.

249. Alliston T, Choy L, Ducy P, et al. TGF-beta-induced repression of CBFA1 by Smad3 decreases cbfa1 and osteocalcin expression and inhibits osteoblast differentiation. *EMBO J.* 2001;20:2254–2272.

250. Tang Y, Wu X, Lei W, et al. TGF-beta1-induced migration of bone mesenchymal stem cells couples bone resorption with formation. *Nat Med.* 2009;15:757–765.

251. Cho TJ, Gerstenfeld LC, Einhorn TA. Differential temporal expression of members of the transforming growth factor beta superfamily during murine fracture healing. *J Bone Miner Res.* 2002;17:513–520.

252. Ripamonti U, Crooks J, Matsaba T, Tasker J. Induction of endochondral bone formation by recombinant human transforming growth factor-beta2 in the baboon (Papio ursinus). *Growth Factors.* 2000;17:269–285.

253. Ripamonti U, Ferretti C, Teare J, Blann L. Transforming growth factor-beta isoforms and the induction of bone formation: implications for reconstructive craniofacial surgery. *J Craniofac Surg.* 2009;20:1544–1555.

254. Shakir S, MacIsaac ZM, Naran S, et al. Transforming growth factor beta 1 augments calvarial defect healing and promotes suture regeneration. *Tissue Eng Part A.* 2015;21:939–947.

255. Ornitz DM, Itoh N. Fibroblast growth factors. *Genome Biol.* 2001;2:REVIEWS3005.

256. Teven CM, Farina EM, Rivas J, Reid RR. Fibroblast growth factor (FGF) signaling in development and skeletal diseases. *Genes Dis.* 2014;1:199–213.

257. Eswarakumar VP, Lax I, Schlessinger J. Cellular signaling by fibroblast growth factor receptors. *Cytokine Growth Factor Rev.* 2005;16:139–149.

258. Coffin JD, Florkiewicz RZ, Neumann J, et al. Abnormal bone growth and selective translational regulation in basic fibroblast growth factor (FGF-2) transgenic mice. *Mol Biol Cell.* 1995;6:1861–1873.

259. Radomsky ML, Thompson AY, Spiro RC, Poser JW. Potential role of fibroblast growth factor in enhancement of fracture healing. *Clin Orthop Relat Res.* 1998;355(suppl):S283–S293.

260. Maegawa N, Kawamura K, Hirose M, et al. Enhancement of osteoblastic differentiation of mesenchymal stromal cells cultured by selective combination of bone morphogenetic protein-2 (BMP-2) and fibroblast growth factor-2 (FGF-2). *J Tissue Eng Regen Med.* 2007;1:306–313.

261. Sabbieti MG, Agas D, Xiao L, et al. Endogenous FGF-2 is critically important in PTH anabolic effects on bone. *J Cell Physiol.* 2009;219:143–151.

262. Fredriksson L, Li H, Eriksson U. The PDGF family: four gene products form five dimeric isoforms. *Cytokine Growth Factor Rev.* 2004;15:197–204.

263. Joukov V, Kaipainen A, Jeltsch M, et al. Vascular endothelial growth factors VEGF-B and VEGF-C. *J Cell Physiol.* 1997;173:211–215.

264. Heldin CH, Westermark B. Mechanism of action and in vivo role of platelet-derived growth factor. *Physiol Rev.* 1999;79:1283–1316.

265. Tallquist M, Kazlauskas A. PDGF signaling in cells and mice. *Cytokine Growth Factor Rev.* 2004;15:205–213.

266. Hollinger JO, Hart CE, Hirsch SN, et al. Recombinant human platelet-derived growth factor: biology and clinical applications. *J Bone Joint Surg Am.* 2008;90:48–54.

267. Bouletreau PJ, Warren SM, Spector JA, et al. Factors in the fracture microenvironment induce primary osteoblast angiogenic cytokine production. *Plast Reconstr Surg.* 2002;110:139–148.

268. Levi B, James AW, Wan DC, et al. Regulation of human adipose-derived stromal cell osteogenic differentiation by insulin-like growth factor-1 and platelet-derived growth factor-alpha. *Plast Reconstr Surg.* 2010;126:41–52.

269. Nevins M, Giannobile WV, McGuire MK, et al. Platelet-derived growth factor stimulates bone fill and rate of attachment level gain: results of a large multicenter randomized controlled trial. *J Periodontol.* 2005;76:2205–2215.

270. Nevins M, Kao RT, McGuire MK, et al. Platelet-derived growth factor promotes periodontal regeneration in localized osseous defects: 36-month extension results from a randomized, controlled, double-masked clinical trial. *J Periodontol.* 2013;84:456–464.

271. Lin S, DiGiovanni C, Baumhauer J. A prospective, randomized, controlled multicenter human clinical feasibility trial to evaluate the preliminary safety and efficacy of rhPDGF versus autologous bone graft as a bone regenerative device. *Read at the Annual Summer Meeting of the American Orthopedic Foot and Ankle Society.* Toronto, Canada.2007.

272. McKibbin B. The biology of fracture healing in long bones. *J Bone Joint Surg Br.* 1978;60-B:150–162.

273. Cawood JI. Small plate osteosynthesis of mandibular fractures. *Br J Oral Maxillofac Surg.* 1985;23:77–91.

274. Raman J, Song DH, Bolotin G, Jeevanandam V. Sternal closure with titanium plate fixation–a paradigm shift in preventing mediastinitis. *Interact Cardiovasc Thorac Surg.* 2006;5:336–339.

275. Manson PN, Clark N, Robertson B, Crawley WA. Comprehensive management of pan-facial fractures. *J Craniomaxillofac Trauma.* 1995;1:43–56.

276. Evans GR, Clark N, Manson PN, Leipziger LS. Role of mini- and microplate fixation in fractures of the midface and mandible. *Ann Plast Surg.* 1995;34:453–456.

277. Einhorn TA. The cell and molecular biology of fracture healing. *Clin Orthop Relat Res.* 1998;355(suppl):S7–S21.

278. Sfeir C, Ho L, Doll BA. *Fracture Repair.* New Jersey: Humana Press; 2005.

279. Bolander ME. Regulation of fracture repair by growth factors. *Proc Soc Exp Biol Med.* 1992;200:165–170.

280. Brookes M, Revell WJ. *The Blood Supply of Bone: Scientific Aspects.* New York: Springer; 1998.

281. McCarthy I. The physiology of bone blood flow: a review. *J Bone Joint Surg Am.* 2006;88:4–9.

282. Towler DA. The osteogenic-angiogenic interface: novel insights into the biology of bone formation and fracture repair. *Curr Osteoporos Rep.* 2008;6:67–71.

283. Wan C, Gilbert SR, Wang Y, et al. Activation of the hypoxia-inducible factor-1alpha pathway accelerates bone regeneration. *Proc Natl Acad Sci USA.* 2008;105:686–691.

284. Ferrara N, Carver-Moore K, Chen H, et al. Heterozygous embryonic lethality induced by targeted inactivation of the VEGF gene. *Nature.* 1996;380:439–442.

285. Carlevaro MF, Cermelli S, Cancedda R, et al. Vascular endothelial growth factor (VEGF) in cartilage neovascularization and chondrocyte differentiation: auto-paracrine role during endochondral bone formation. *J Cell Sci.* 2000;113:59–69.

286. Ryan AM, Eppler DB, Hagler KE, et al. Preclinical safety evaluation of rhuMAbVEGF, an antiangiogenic humanized monoclonal antibody. *Toxicol Pathol.* 1999;27:78–86.

287. Gerber HP, Vu TH, Ryan AM, et al. VEGF couples hypertrophic cartilage remodeling, ossification and angiogenesis during endochondral bone formation. *Nat Med.* 1999;5:623–628.

288. Yang YQ, Tan YY, Wong R, et al. The role of vascular endothelial growth factor in ossification. *Int J Oral Sci.* 2012;4:64–68.

289. Luo T, Zhang W, Shi B, et al. Enhanced bone regeneration around dental implant with bone morphogenetic protein 2 gene and vascular endothelial growth factor protein delivery. *Clin Oral Implants Res.* 2012;23:467–473.

290. Liu Y, Olsen BR. Distinct VEGF functions during bone development and homeostasis. *Arch Immunol Ther Exp (Warsz).* 2014;62:363–368.

291. Kwong FN, Harris MB. Recent developments in the biology of fracture repair. *J Am Acad Orthop Surg.* 2008;16:619–625.

292. Palomares KT, Gleason RE, Mason ZD, et al. Mechanical stimulation alters tissue differentiation and molecular expression during bone healing. *J Orthop Res.* 2009;27:1123–1132.

293. Desai BJ, Meyer MH, Porter S, et al. The effect of age on gene expression in adult and juvenile rats following femoral fracture. *J Orthop Trauma.* 2003;17:689–698.

294. Shimada T, Takeshita Y, Murohara T, et al. Angiogenesis and vasculogenesis are impaired in the precocious-aging klotho mouse. *Circulation.* 2004;110:1148–1155.

295. Lu C, Hansen E, Sapozhnikova A, et al. Effect of age on vascularization during fracture repair. *J Orthop Res.* 2008;26:1384–1389.

296. Fan W, Crawford R, Xiao Y. Structural and cellular differences between metaphyseal and diaphyseal periosteum in different aged rats. *Bone.* 2008;42:81–89.

297. Meyer MH, Meyer RA Jr. Altered expression of mitochondrial genes in response to fracture in old rats. *Acta Orthop.* 2006;77:944–951.

298. Albrektsson T, Johansson C. Osteoinduction, osteoconduction and osseointegration. *Eur Spine J.* 2001;10:S96–S101.

299. Gosain AK. Bioactive glass for bone replacement in craniomaxillofacial reconstruction. *Plast Reconstr Surg.* 2004;114:590–593.

300. Chim H, Gosain AK. Biomaterials in craniofacial surgery: experimental studies and clinical application. *J Craniofac Surg.* 2009;20:29–33.

301. Caballero M, Reed CR, Madan G, van Aalst JA. Osteoinduction in umbilical cord- and palate periosteum-derived mesenchymal stem cells. *Ann Plast Surg.* 2010;64:605–609.

302. Polini A, Pisignano D, Parodi M, et al. Osteoinduction of human mesenchymal stem cells by bioactive composite scaffolds without supplemental osteogenic growth factors. *PLoS ONE.* 2011;6:e26211.

303. Miron RJ, Zhang YF. Osteoinduction: a review of old concepts with new standards. *J Dent Res.* 2012;91:736–744.

304. Nazirkar G, Singh S, Dole V, Nikam A. Effortless effort in bone regeneration: a review. *J Int Oral Health.* 2014;6:120–124.

305. Cornell CN. Osteoconductive materials and their role as substitutes for autogenous bone grafts. *Orthop Clin North Am.* 1999;30:591–598.

306. De Long WG Jr, Einhorn TA, Koval K, et al. Bone grafts and bone graft substitutes in orthopaedic trauma surgery. A critical analysis. *J Bone Joint Surg Am.* 2007;89:649–658.

307. Schenk RK, Buser D. Osseointegration: a reality. *Periodontol 2000.* 1998;17:22–35.

308. Buser D, Schenk RK, Steinemann S, et al. Influence of surface characteristics on bone integration of titanium implants. A histomorphometric study in miniature pigs. *J Biomed Mater Res.* 1991;25:889–902.

309. Butz F, Aita H, Wang CJ, Ogawa T. Harder and stiffer bone osseointegrated to roughened titanium. *J Dent Res.* 2006;85:560–565.

310. Shibli JA, Grassi S, de Figueiredo LC, et al. Influence of implant surface topography on early osseointegration: a histological study in human jaws. *J Biomed Mater Res B Appl Biomater.* 2007;80:377–385.

311. Codivilla A. On the means of lengthening in the lower limbs, the muscles and tissues which are shortened through deformity. *J Bone Joint Surg Am.* 1905;S2–S3:353–369.

312. Ilizarov GA. The tension-stress effect on the genesis and growth of tissues. Part I. The influence of stability of fixation and soft-tissue preservation. *Clin Orthop Relat Res.* 1989;238:249–281.

313. Ilizarov GA. Clinical application of the tension-stress effect for limb lengthening. *Clin Orthop Relat Res.* 1990;250:8–26.

314. Snyder CC, Levine GA, Swanson HM, Browne EZ Jr. Mandibular lengthening by gradual distraction. Preliminary report. *Plast Reconstr Surg.* 1973;51:506–508.

315. McCarthy JG, Schreiber J, Karp N, et al. Lengthening the human

316. McCarthy JG. *Distraction of the Craniofacial Skeleton.* New York: Springer-Verlag; 1999.

317. McCarthy JG, Stelnicki EJ, Mehrara BJ, Longaker MT. Distraction osteogenesis of the craniofacial skeleton. *Plast Reconstr Surg.* 2001;107:1812–1827.

318. Verlinden CR, van de Vijfeijken SE, Jansma EP, et al. Complications of mandibular distraction osteogenesis for congenital deformities: a systematic review of the literature and proposal of a new classification for complications. *Int J Oral Maxillofac Surg.* 2015;44:37–43.

319. Nagy K, Kuijpers-Jagtman AM, Mommaerts MY. No evidence for long-term effectiveness of early osteodistraction in hemifacial microsomia. *Plast Reconstr Surg.* 2009;124:2061–2071.

320. Mofid MM, Manson PN, Robertson BC, et al. Craniofacial distraction osteogenesis: a review of 3278 cases. *Plast Reconstr Surg.* 2001;108:1103–1114, discussion 1115–1107.

321. Davidson EH, Brown D, Shetye PR, et al. The evolution of mandibular distraction: device selection. *Plast Reconstr Surg.* 2010;126:2061–2070.

322. Shetye PR, Warren SM, Brown D, et al. Documentation of the incidents associated with mandibular distraction: introduction of a new stratification system. *Plast Reconstr Surg.* 2009;123:627–634.

323. Ilizarov GA. The tension-stress effect on the genesis and growth of tissues: Part II. The influence of the rate and frequency of distraction. *Clin Orthop Relat Res.* 1989;239:263–285.

324. Karp NS, McCarthy JG, Schreiber JS, et al. Membranous bone lengthening: a serial histological study. *Ann Plast Surg.* 1992;29:2–7.

325. Karaharju-Suvanto T, Karaharju EO, Ranta R. Mandibular distraction. An experimental study on sheep. *J Craniomaxillofac Surg.* 1990;18:280–283.

326. Karaharju EO, Aalto K, Kahri A, et al. Distraction bone healing. *Clin Orthop Relat Res.* 1993;297:38–43.

327. Ganey TM, Klotch DW, Slater-Haase AS, Sasse J. Evaluation of distraction osteogenesis by scanning electron microscopy. *Otolaryngol Head Neck Surg.* 1994;111:265–272.

328. Cetrulo CL Jr, Knox KR, Brown DJ, et al. Stem cells and distraction osteogenesis: endothelial progenitor cells home to the ischemic generate in activation and consolidation. *Plast Reconstr Surg.* 2005;116:1053–1064, discussion 1065–1057.

329. Aronson J. *The Biology of Distraction Osteogenesis.* Philadelphia: JB Lippincott; 1993.

330. Karp NS, Thorne CH, McCarthy JG, Sissons HA. Bone lengthening in the craniofacial skeleton. *Ann Plast Surg.* 1990;24:231–237.

331. McCarthy JG, Staffenberg DA, Wood RJ, et al. Introduction of an intraoral bone-lengthening device. *Plast Reconstr Surg.* 1995;96:978–981.

332. Rhee ST, El-Bassiony L, Buchman SR. Extracellular signal-related kinase and bone morphogenetic protein expression during distraction osteogenesis of the mandible: in vivo evidence of a mechanotransduction mechanism for differentiation and osteogenesis by mesenchymal precursor cells. *Plast Reconstr Surg.* 2006;117:2243–2249.

333. Aronson J, Good B, Stewart C, et al. Preliminary studies of mineralization during distraction osteogenesis. *Clin Orthop Relat Res.* 1990;250:43–49.

334. Luchs JS, Stelnicki EJ, Rowe NM, et al. Molding of the regenerate in mandibular distraction: part 1: laboratory study. *J Craniofac Surg.* 2002;13:205–211.

335. McCarthy JG, Hopper RA, Hollier LH Jr, et al. Molding of the regenerate in mandibular distraction: clinical experience. *Plast Reconstr Surg.* 2003;112:1239–1246.

336. Ilizarov GA. The principles of the Ilizarov method. *Bull Hosp Jt Dis Orthop Inst.* 1988;48:1–11.

337. Grundnes O, Reikeras O. The role of hematoma and periosteal sealing for fracture healing in rats. *Acta Orthop Scand.* 1993;64:47–49.

338. Komuro Y, Takato T, Harii K, Yonemara Y. The histologic analysis of distraction osteogenesis of the mandible in rabbits. *Plast Reconstr Surg.* 1994;94:152–159.

339. Kojimoto H, Yasui N, Goto T, et al. Bone lengthening in rabbits by callus distraction. The role of periosteum and endosteum. *J Bone Joint Surg Br.* 1988;70:543–549.

340. Aronson J, Shen X. Experimental healing of distraction osteogenesis comparing metaphyseal with diaphyseal sites. *Clin Orthop Relat Res.* 1994;301:25–30.

341. Bab I, Passi-Even L, Gazit D, et al. Osteogenesis in vivo diffusion chamber cultures of human marrow cells. *Bone Miner.*

mandible by gradual distraction. *Plast Reconstr Surg.* 1992;89:1–8, discussion 9–10.

1988;4:373–386.

342. Hollier LH Jr, Higuera S, Stal S, Taylor TD. Distraction rate and latency: factors in the outcome of pediatric mandibular distraction. *Plast Reconstr Surg.* 2006;117:2333–2336.

343. Slack GC, Fan KL, Tabit C, et al. Necessity of latency period in craniofacial distraction: investigations with in vitro microdistractor and clinical outcomes. *J Plast Reconstr Aesthet Surg.* 2015;68:1206–1214.

344. Ham AW. Some histophysiological problems peculiar to calcified tissues. *J Bone Joint Surg Am.* 1952;24A:701–728.

345. Ilizarov GA. Transosseous osteosynthesis. In: *Theoretical and Clinical Aspects of the Regeneration and Growth of Tissue.* Berlin: Springer-Verlag; 1992.

346. Yu JC, Fearon J, Havlik RJ, et al. Distraction osteogenesis of the craniofacial skeleton. *Plast Reconstr Surg.* 2004;114:1E–20E.

347. Holmes SB, Lloyd T, Coghlan KM, Newman L. Distraction osteogenesis of the mandible in the previously irradiated patient. *J Oral Maxillofac Surg.* 2002;60:305–309.

348. Raghoebar GM, Jansma J, Vissink A, Roodenburg JL. Distraction osteogenesis in the irradiated mandible. A case report. *J Craniomaxillofac Surg.* 2005;33:246–250.

349. Sawaki Y, Hagino H, Yamamoto H, Ueda M. Trifocal distraction osteogenesis for segmental mandibular defect: a technical innovation. *J Craniomaxillofac Surg.* 1997;25:310–315.

350. Shao Z, Liu B, Liu Y, et al. Distraction osteogenesis in the irradiated rabbit mandible. *J Plast Reconstr Aesthet Surg.* 2006;59:181–187.

351. Gantous A, Phillips JH, Catton P, Holmberg D. Distraction osteogenesis in the irradiated canine mandible. *Plast Reconstr Surg.* 1994;93:164–168.

352. Muhonen A, Muhonen J, Lindholm TC, et al. Osteodistraction of a previously irradiated mandible with or without adjunctive hyperbaric oxygenation: an experimental study in rabbits. *Int J Oral Maxillofac Surg.* 2002;31:519–524.

353. Clark CL, Strider J, Hall C, et al. Distraction osteogenesis in irradiated rabbit mandibles with adjunctive hyperbaric oxygen therapy. *J Oral Maxillofac Surg.* 2006;64:589–593.

354. Fregene A, Jing XL, Monson LA, Buchman SR. Alteration in volumetric bone mineralization density gradation patterns in mandibular distraction osteogenesis following radiation therapy. *Plast Reconstr Surg.* 2009;124:1237–1244.

355. Monsell FP, Barnes JR, Bellemore MC, et al. Cytotoxic agents are detrimental to bone formed by distraction osteogenesis. *Strategies Trauma Limb Reconstr.* 2013;8:173–180.

356. Ehrhart N, Eurell JA, Tommasini M, et al. Effect of cisplatin on bone transport osteogenesis in dogs. *Am J Vet Res.* 2002;63:703–711.

357. Barth H. Histologische untersuchungen uber knochen transplantation. *Beitr Pathol Anat Allg Pathol.* 1895;17:65–142.

358. Chamay A, Tschantz P. Mechanical influences in bone remodeling. Experimental research on Wolff's law. *J Biomech.* 1972;5:173–180.

359. Enneking WF, Eady JL, Burchardt H. Autogenous cortical bone grafts in the reconstruction of segmental skeletal defects. *J Bone Joint Surg Am.* 1980;62:1039–1058.

360. Claes L, Eckert-Hubner K, Augat P. The effect of mechanical stability on local vascularization and tissue differentiation in callus healing. *J Orthop Res.* 2002;20:1099–1105.

361. Thompson N, Casson JA. Experimental onlay bone grafts to the jaws. A preliminary study in dogs. *Plast Reconstr Surg.* 1970;46:341–349.

362. LaTrenta GS, McCarthy JG, Breitbart AS, et al. The role of rigid skeletal fixation in bone-graft augmentation of the craniofacial skeleton. *Plast Reconstr Surg.* 1989;84:578–588.

363. LaTrenta GS, McCarthy JG, Epstein M, et al. Bone graft survival in expanded skin. *Plast Reconstr Surg.* 1988;81:406–413.

364. Gray JC, Elves MW. Early osteogenesis in compact bone isografts: a quantitative study of contributions of the different graft cells. *Calcif Tissue Int.* 1979;29:225–237.

365. Heslop BF, Zeiss IM, Nisbet NW. Studies on transference of bone. I. A comparison of autologous and homologous bone implants with reference to osteocyte survival, osteogenesis and host reaction. *Br J Exp Pathol.* 1960;41:269–287.

366. Williams RG. Comparison of living autogenous and homogenous grafts of cancellous bone heterotopically placed in rabbits. *Anat Rec.* 1962;143:93–105.

367. Burwell RG. Studies in the transplantation of bone. VII. The fresh composite homograft-autograft of cancellous bone; an analysis of factors leading to osteogenesis in marrow transplants and in

368. Finkemeier CG. Bone-grafting and bone-graft substitutes. *J Bone Joint Surg Am.* 2002;84-A:454–464.

marrow-containing bone grafts. *J Bone Joint Surg Br.* 1964;46:110–140.

369. DeLacure MD. Physiology of bone healing and bone grafts. *Otolaryngol Clin North Am.* 1994;27:859–874.

370. Burchardt H. The biology of bone graft repair. *Clin Orthop Relat Res.* 1983;174:28–42.

371. Burchardt H. Biology of bone transplantation. *Orthop Clin North Am.* 1987;18:187–196.

372. Tessier P, Kawamoto H, Matthews D, et al. Autogenous bone grafts and bone substitutes–tools and techniques: I. A 20,000-case experience in maxillofacial and craniofacial surgery. *Plast Reconstr Surg.* 2005;116:6S–24S, discussion 92S–94S.

373. Bassett CA. Clinical implications of cell function in bone grafting. *Clin Orthop Relat Res.* 1972;87:49–59.

374. Akahane M, Ono H, Ohgushi H, Takakura Y. Viability of ischemia/reperfused bone determined at the gene expression level. *J Reconstr Microsurg.* 2001;17:203–209.

375. Berggren A, Weiland AJ, Dorfman H. The effect of prolonged ischemia time on osteocyte and osteoblast survival in composite bone grafts revascularized by microvascular anastomoses. *Plast Reconstr Surg.* 1982;69:290–298.

376. Kurz LT, Garfin SR, Booth RE Jr. Harvesting autogenous iliac bone grafts. A review of complications and techniques. *Spine.* 1989;14:1324–1331.

377. Tessier P, Kawamoto H, Matthews D, et al. Taking bone grafts from the anterior and posterior ilium–tools and techniques: II. A 6800-case experience in maxillofacial and craniofacial surgery. *Plast Reconstr Surg.* 2005;116:25S–37S, discussion 92S–94S.

378. Jager M, Westhoff B, Wild A. Knochenspanentnahme am Becken. Techniken und Probleme. *Orthopäde.* 2005;34:976–994.

379. Johanson B, Ohlsson A. Bone grafting and dental orthopaedics in primary and secondary cases of cleft lip and palate. *Acta Chir Scand.* 1961;122:112–124.

380. Hughes CW, Revington PJ. The proximal tibia donor site in cleft alveolar bone grafting: experience of 75 consecutive cases. *J Craniomaxillofac Surg.* 2002;30:12–16, discussion 17.

381. Tessier P, Kawamoto H, Matthews D, et al. Taking tibial grafts in the diaphysis and upper epiphysis–tools and techniques: IV. A 650-case experience in maxillofacial and craniofacial surgery. *Plast Reconstr Surg.* 2005;116:47S–53S, discussion 92S–94S.

382. Tessier P, Kawamoto H, Matthews D, et al. Taking long rib grafts for facial reconstruction–tools and techniques: III. A 2900-case experience in maxillofacial and craniofacial surgery. *Plast Reconstr Surg.* 2005;116:38S–46S, discussion 92S–94S.

383. Zins JE, Whitaker LA. Membranous versus endochondral bone: implications for craniofacial reconstruction. *Plast Reconstr Surg.* 1983;72:778–785.

384. Marx RE. Clinical application of bone biology to mandibular and maxillary reconstruction. *Clin Plast Surg.* 1994;21:377–392.

385. McCarthy JG, Zide BM. The spectrum of calvarial bone grafting: introduction of the vascularized calvarial bone flap. *Plast Reconstr Surg.* 1984;74:10–18.

386. Tessier P, Kawamoto H, Posnick J, et al. Taking calvarial grafts, either split in situ or splitting of the parietal bone flap ex vivo–tools and techniques: V. A 9650-case experience in craniofacial and maxillofacial surgery. *Plast Reconstr Surg.* 2005;116:54S–71S, discussion 92S–94S.

387. Berggren A, Weiland AJ, Dorfman H. Free vascularized bone grafts: factors affecting their survival and ability to heal to recipient bone defects. *Plast Reconstr Surg.* 1982;69:19–29.

388. Arai K, Toh S, Harata S. Experimental study on vascularized island pedicle bone graft: bony fusion between the graft and the recipient floor. *Microsurgery.* 1999;19:239–246.

389. Ostrup LT, Fredrickson JM. Distant transfer of a free, living bone graft by microvascular anastomoses. An experimental study. *Plast Reconstr Surg.* 1974;54:274–285.

390. Buncke HJ, Furnas DW, Gordon L, Achauer BM. Free osteocutaneous flap from a rib to the tibia. *Plast Reconstr Surg.* 1977;59:799–804.

391. Cutting CB, McCarthy JG. Comparison of residual osseous mass between vascularized and nonvascularized onlay bone transfers. *Plast Reconstr Surg.* 1983;72:672–675.

392. Davis PK, Mazur JM, Coleman GN. A torsional strength comparison of vascularized and nonvascularized bone grafts. *J Biomech.* 1982;15:875–880.

393. Moore JB, Mazur JM, Zehr D, et al. A biomechanical comparison

of vascularized and conventional autogenous bone grafts. *Plast Reconstr Surg*. 1984;73:382–386.

394. Weiland AJ, Phillips TW, Randolph MA. Bone grafts: a radiologic, histologic, and biomechanical model comparing autografts, allografts, and free vascularized bone grafts. *Plast Reconstr Surg*. 1984;74:368–379.

395. Nettelblad H, Randolph MA, Weiland AJ. Free microvascular epiphyseal-plate transplantation. An experimental study in dogs. *J Bone Joint Surg Am*. 1984;66:1421–1430.

396. Bowen V. Experimental free vascularized epiphyseal transplants. *Orthopedics*. 1986;9:893–898.

397. Brown K, Marie P, Lyszakowski T, et al. Epiphysial growth after free fibular transfer with and without microvascular anastomosis. Experimental study in the dog. *J Bone Joint Surg Br*. 1983;65:493–501.

398. Donski PK, O'Brien BM. Free microvascular epiphyseal transplantation: an experimental study in dogs. *Br J Plast Surg*. 1980;33:169–178.

399. Tsai TM, Ludwig L, Tonkin M. Vascularized fibular epiphyseal transfer. A clinical study. *Clin Orthop Relat Res*. 1986;210:228–234.

400. Yoshizaki K. [Experimental study of vascularized fibular grafting including the epiphyseal growth plate–autogenous orthotopic grafting]. *Nihon Seikeigeka Gakkai Zasshi*. 1984;58:813–828.

401. Moran CG, Wood MB. Vascularized bone autografts. *Orthop Rev*. 1993;22:187–197.

402. Mathoulin C, Gilbert A, Azze RG. Congenital pseudarthrosis of the forearm: treatment of six cases with vascularized fibular graft and a review of the literature. *Microsurgery*. 1993;14:252–259.

403. Evans HB, Brown S, Hurst LN. The effects of early postoperative radiation on vascularized bone grafts. *Ann Plast Surg*. 1991;26:505–510.

404. Weiland AJ, Moore JR, Daniel RK. Vascularized bone autografts. Experience with 41 cases. *Clin Orthop Relat Res*. 1983;174:87–95.

405. Taylor GI, Townsend P, Corlett R. Superiority of the deep circumflex iliac vessels as the supply for free groin flaps. *Plast Reconstr Surg*. 1979;64:595–604.

406. Taylor GI, Townsend P, Corlett R. Superiority of the deep circumflex iliac vessels as the supply for free groin flaps. Clinical work. *Plast Reconstr Surg*. 1979;64:745–759.

407. Koshima I, Fukuda H, Soeda S. Free combined anterolateral thigh flap and vascularized iliac bone graft with double vascular pedicle. *J Reconstr Microsurg*. 1989;5:55–61.

408. Dorafshar AH, Seitz IA, DeWolfe M, et al. Split lateral iliac crest chimera flap: utility of the ascending branch of the lateral femoral circumflex vessels. *Plast Reconstr Surg*. 2010;125:574–581.

409. Chen ZW, Yan W. The study and clinical application of the osteocutaneous flap of fibula. *Microsurgery*. 1983;4:11–16.

410. Arai K, Toh S, Tsubo K, et al. Complications of vascularized fibula graft for reconstruction of long bones. *Plast Reconstr Surg*. 2002;109:2301–2306.

411. Friedrich JB, Moran SL, Bishop AT, et al. Free vascularized fibular graft salvage of complications of long-bone allograft after tumor reconstruction. *J Bone Joint Surg Am*. 2008;90:93–100.

412. Erdmann D, Garcia RM, Blueschke G, et al. Vascularized fibula-based physis transfer for pediatric proximal humerus reconstruction. *Plast Reconstr Surg*. 2013;132:281e–287e.

413. Fong AJ, Lemelman BT, Lam S, et al. Reconstructive approach to hostile cranioplasty: a review of the University of Chicago experience. *J Plast Reconstr Aesthet Surg*. 2015;68:1036–1043.

414. Lee JC, Kleiber GM, Pelletier AT, et al. Autologous immediate cranioplasty with vascularized bone in high-risk composite cranial defects. *Plast Reconstr Surg*. 2013;132:967–975.

415. Thoma A, Archibald S, Payk I, Young JE. The free medial scapular osteofasciocutaneous flap for head and neck reconstruction. *Br J Plast Surg*. 1991;44:477–482.

416. Swartz WM, Banis JC, Newton ED, et al. The osteocutaneous scapular flap for mandibular and maxillary reconstruction. *Plast Reconstr Surg*. 1986;77:530–545.

417. Teot L, Bosse JP, Moufarrege R. The scapular crest pedicled bone graft. *Int J Microsurg*. 1981;3:257–263.

418. Deraemaecker R, Thienen CV, Lejour M. *The serratus anterior-scapular free flap: a new osteomuscular unit for reconstruction after head and neck surgery*. Paper presented at: Second International Conference on Head and Neck Cancer. 1988; Boston, MA.

419. Wagner AJ, Bayles SW. The angular branch: maximizing the scapular pedicle in head and neck reconstruction. *Arch Otolaryngol Head Neck Surg*. 2008;134:1214–1217.

420. Urken ML, Bridger AG, Zur KB, Genden EM. The scapular osteofasciocutaneous flap: a 12-year experience. *Arch Otolaryngol Head Neck Surg*. 2001;127:862–869.

421. Papanastasiou VW, Lalonde DH, Williams HB. The vascular pattern and viability of microvascularized rib grafts based on periosteal circulation–an experimental study. *Ann Plast Surg*. 1984;13:375–382.

422. Schmidt DR, Robson MC. One-stage composite reconstruction using the latissimus myoosteocutaneous free flap. *Am J Surg*. 1982;144:470–472.

423. Seitz IA, Adler N, Odessey E, et al. Latissimus dorsi/rib intercostal perforator myo-osseocutaneous free flap reconstruction in composite defects of the scalp: case series and review of literature. *J Reconstr Microsurg*. 2009;25:559–567.

424. Davison SP, Mesbahi AN, Clemens MW, Picken CA. Vascularized calvarial bone flaps and midface reconstruction. *Plast Reconstr Surg*. 2008;122:10e–18e.

425. Wong TY, Chung CH, Huang JS, Chen HA. The inverted temporalis muscle flap for intraoral reconstruction: its rationale and the results of its application. *J Oral Maxillofac Surg*. 2004;62:667–675.

426. Habal MB. Bone grafting in craniofacial surgery. *Clin Plast Surg*. 1994;21:349–363.

427. Seitz IA, Gottlieb LJ. Reconstruction of scalp and forehead defects. *Clin Plast Surg*. 2009;36:355–377.

428. Spin-Neto R, Stavropoulos A, Coletti FL, et al. Graft incorporation and implant osseointegration following the use of autologous and fresh-frozen allogeneic block bone grafts for lateral ridge augmentation. *Clin Oral Implants Res*. 2014;25:226–233.

429. Fernandez-Bances I, Perez-Basterrechea M, Perez-Lopez S, et al. Repair of long-bone pseudoarthrosis with autologous bone marrow mononuclear cells combined with allogenic bone graft. *Cytotherapy*. 2013;15:571–577.

430. Stevenson S. Biology of bone grafts. *Orthop Clin North Am*. 1999;30:543–552.

431. Kang JS, Kim NH. The biomechanical properties of deep freezing and freeze drying bones and their biomechanical changes after in-vivo allograft. *Yonsei Med J*. 1995;36:332–335.

432. Food and Drug Administration CfBEaR. *Screening and testing of donors of human tissue intended for transplantation*. In: Services UDoHaH, ed. Washington, DC; 1997.

433. Buck BE, Malinin TI, Brown MD. Bone transplantation and human immunodeficiency virus. An estimate of risk of acquired immunodeficiency syndrome (AIDS). *Clin Orthop Relat Res*. 1989;240:129–136.

434. Elves MW, Ford CHJ. A study of the humoral immune response to massive osteoarticular allografts in sheep. *Clin Exp Immunol*. 1976;23:360–366.

435. Gornet MF, Randolph MA, Schofield BH, et al. Immunologic and ultrastructural changes during early rejection of vascularized bone allografts. *Plast Reconstr Surg*. 1991;88:860–868.

436. Urist MR, Iwata H, Ceccotti PL, et al. Bone morphogenesis in implants of insoluble bone gelatin. *Proc Natl Acad Sci USA*. 1973;70:3511–3515.

437. Urist MR, Dawson E. Intertransverse process fusion with the aid of chemosterilized autolyzed antigen-extracted allogeneic (AAA) bone. *Clin Orthop Relat Res*. 1981;154:97–113.

438. Dahners LE, Jacobs RR. Long bone defects treated with demineralized bone. *South Med J*. 1985;78:933–934.

439. Salama R. Xenogeneic bone grafting in humans. *Clin Orthop Relat Res*. 1983;174:113–121.

440. Sanan A, Haines SJ. Repairing holes in the head: a history of cranioplasty. *Neurosurgery*. 1997;40:588–603.

441. Bose S, Tarafder S. Calcium phosphate ceramic systems in growth factor and drug delivery for bone tissue engineering: a review. *Acta Biomater*. 2012;8:1401–1421.

442. Teven CM, Fisher S, Ameer GA, et al. Biomimetic approaches to complex craniofacial defects. *Ann Maxillofac Surg*. 2015;5(1):4–13.

443. Brown W, Chow L. *A New Calcium Phosphate, Water-Setting Cement*. Westerville: American Ceramic Society; 1986.

444. Fukase Y, Eanes ED, Takagi S, Chow LC, Brown WE. Setting reactions and compressive strengths of calcium phosphate cements. *J Dent Res*. 1990;69:1852–1856.

445. Burstein FD, Cohen SR, Hudgins R, et al. The use of hydroxyapatite cement in secondary craniofacial reconstruction. *Plast Reconstr Surg*. 1999;104:1270–1275.

446. Friedman CD, Costantino PD, Takagi S, Chow LC. BoneSource hydroxyapatite cement: a novel biomaterial for craniofacial skeletal tissue engineering and reconstruction. *J Biomed Mater Res*.

1998;43:428–432.

447. Baker SB, Weinzweig J, Kirschner RE, Bartlett SP. Applications of a new carbonated calcium phosphate bone cement: early experience in pediatric and adult craniofacial reconstruction. *Plast Reconstr Surg*. 2002;109:1789–1796.

448. Rohl L, Larsen E, Linde F, et al. Tensile and compressive properties of cancellous bone. *J Biomech*. 1991;24:1143–1149.

449. Gilardino MS, Cabiling DS, Bartlett SP. Long-term follow-up experience with carbonated calcium phosphate cement (Norian) for cranioplasty in children and adults. *Plast Reconstr Surg*. 2009;123:983–994.

450. Kirschner RE, Karmacharya J, Ong G, et al. Repair of the immature craniofacial skeleton with a calcium phosphate cement: quantitative assessment of craniofacial growth. *Ann Plast Surg*. 2002;49:33–38, discussion 38.

451. Urist MR, Strates BS. Bone formation in implants of partially and wholly demineralized bone matrix. Including observations on acetone-fixed intra and extracellular proteins. *Clin Orthop Relat Res*. 1970;71:271–278.

452. Reddi AH, Huggins CB. Formation of bone marrow in fibroblast-transformation ossicles. *Proc Natl Acad Sci USA*. 1975;72:2212–2216.

453. Acarturk TO, Hollinger JO. Commercially available demineralized bone matrix compositions to regenerate calvarial critical-sized bone defects. *Plast Reconstr Surg*. 2006;118:862–873.

454. Gruskin E, Doll BA, Futrell FW, et al. Demineralized bone matrix in bone repair: history and use. *Adv Drug Deliv Rev*. 2012;64:1063–1077.

455. Eppley BL. Alloplastic implantation. *Plast Reconstr Surg*. 1999;104:1761–1783, quiz 1784–1765.

456. Mason JM, Grande DA, Barcia M, et al. Expression of human bone morphogenic protein 7 in primary rabbit periosteal cells: potential utility in gene therapy for osteochondral repair. *Gene Ther*. 1998;5:1098–1104.

457. Ousterhout DK, Stelnicki EJ. Plastic surgery's plastics. *Clin Plast Surg*. 1996;23:183–190.

458. Ripamonti U, Petit JC, Moehl T, et al. Immediate reconstruction of massive cranio-orbito-facial defects with allogeneic and alloplastic matrices in baboons. *J Craniomaxillofac Surg*. 1993;21:302–308.

459. Eppley BL, Kilgo M, Coleman JJ 3rd. Cranial reconstruction with computer-generated hard-tissue replacement patient-matched implants: indications, surgical technique, and long-term follow-up. *Plast Reconstr Surg*. 2002;109:864–871.

460. Echo A, Wolfswinkel EM, Weathers W, et al. Use of a three-dimensional model to optimize a MEDPOR implant for delayed reconstruction of a suprastructure maxillectomy defect. *Craniomaxillofac Trauma Reconstr*. 2013;6:275–280.

461. Zaky SH, Hangadora CK, Tudares MA, et al. Poly (glycerol sebacate) elastomer supports osteogenic phenotype for bone engineering applications. *Biomed Mater*. 2014;9:025003.

第 18 章

周围神经的移植与修复

Kirsty Usher Boyd，Renata V. Weber，Andrew Yee，and Susan E. Mackinnon

概要

- 在所有神经修复手段中，一期修复至关重要。
- 在所有神经修复手段中，神经修复最多 1mm/d，从而使得神经末端距离靶端肌肉的距离成为最重要的预后指标。
- 张力过高会阻碍神经修复，然而一期神经缝合可以在较小张力下完成。
- 神经缺损的修复方式选择包括：
  - 适度游离神经后一期吻合；
  - 自体神经移植；
  - 去细胞化的异体神经移植（去细胞的或者新鲜的尸体）；
  - 神经导管移植；
  - 远端神经移植。
- 影响神经修复的主要因素如下：
  - 患者年龄；
  - 损伤部位（周围神经远端或近端）；
  - 损伤原因（切割伤、碾压伤或撕脱伤）；
  - 手术时机的选择；
  - 手术技术的掌控（张力、对合及术后瘢痕的形成）。

简介

　　神经损伤是患者治疗过程中出现的一个独特的问题，这是由于恢复时间长，并且在不可逆的萎缩和纤维化之前必须有存活的轴突达到运动末端。这类患者会受到严重的负面影响，例如慢性疼痛、抑郁和对日常生活的影响[1]。在预后中，时机的把握对神经修复至关重要，周围神经损伤修复的时限受制于神经再生时长，永久性肌肉损伤发生在失神经后 1 年。虽然在过去几十年，一期神经修复和移植技术并没有显著变化，但随着对内部神经结构理解的增进以及新技术和新产品的出现，神经修复已经发生了一些思考模式的转变。神经修复的金标准仍然是一期神经修复，然而在神经纤维缺损的情况下，需要其他替代品来避免神经高张力状态，从而导致修复部位的永久性瘢痕。自体神经移植术是解决神经经纤维缺损的选择，但自体神经移植供区较为受限。虽然神经自体移植供区被视为神经纤维缺损重建的"金标准"，但它实际上应该被视为"铜标准"，因为结果从来不正常。其他替代方案包括去细胞异体神经移植、神经导管和自体神经转移术。本章回顾了治疗神经损伤的各种方法，重点在于手术决策、修复时机和预后。

历史回顾

神经损伤的历史

　　学界有几种周围神经损伤的分类方法。历史上首个分类系统由 Herbert Seddon 于 1943 年提出，他根据肉眼观察及组织病理学变化，而非损伤机制进行分类[2]。他描述了 3 种类型的神经损伤：

1. 神经失用（沿神经走行的离散区域的局部传导阻滞）；
2. 轴突断裂（直接导致轴突受损）；
3. 神经断裂（周围神经连续性中断）。

　　在神经失用性损伤中，Wallerian 变性不会发生，而且预后良好，可以预期完全的力量和功能恢复。轴突断裂和神经断裂虽都存在损伤区远端不同程度的 Wallerian 变性，但前者可愈。但 Seddon 还提出了在轴突损伤中不连续的瘢痕愈合。如出现神经断裂，则不可能恢复。Sunderland 对早期的 Seddon 分类法进行了扩展,并强调了 5 种程度的神经损伤[3]。随后,Mackinnon 又在此基础上将 5 度损伤拓展为 6 度(见表 18.1)[4,5]。了解损伤的程度有助于预测恢复。预计一度神经失用损伤将会得到充分和快速的恢复。二度损伤轴突损伤可充分恢复,通常生长速度为 1～1.5mm/d[6]。4 度轴索损伤也被称为连续性神经瘤,不能恢复;五度神经损伤也无法恢复。3 度轴突损伤和 6 度(多层次)损伤由于不同的原因,可部分恢复。手术修复六度损伤的困难在于仅限于修复受 4 度和 5 度损伤影响的神经束,且不损伤有自发恢复可能的邻近肌束。

神经移植的历史

目前神经移植成功的做法是使用小而薄的移植物,必要时进行导管移植。过去,使用神经干作为移植物的效果很差[7]。小而薄的移植物比大的神经更容易恢复血供,这有助于功能的恢复。神经移植物连接的最大长度存在争议。一般而言,当长度大于 6cm 时,移植物会脱落,并且难以预测。但是,20cm 以上的神经移植已经得到了不同程度的成功[8,9]。Taylor 和 Ham 在 1976 年引入了带血管蒂的游离神经移植来治疗较长的神经离断[10]。对于较小的离断,带血管蒂的神经移植物和常规的神经移植物在临床预后上似乎没有区别,但 Doi 等建议,当间隙大于 6cm 且修复区域软组织缺失时,使用带血管蒂的神经移植物[11]。目前,带血管蒂游离神经移植物的适应证是重建臂丛撕脱伤中较大直径的神经移植物,如尺神经[11-13]。

导管的历史

生物导管已被使用,包括骨、动脉、胶原蛋白、静脉、肌肉和小肠黏膜下层[14-17]。可生物降解的合成导管(如聚乙醇酸)目前正在使用,而不可降解的神经导管硅树脂已经不再受欢迎[18]。它们的主要缺点是会留下异物,这可能会导致过度瘢痕形成的慢性反应。

刺伤

刺伤可以是尖锐或钝性穿透的结果,通常会伴有邻近结构(如血管、肌腱和肌肉)的损伤。锐器(如刀或玻璃)撕裂伤需要进行探查。神经部分或完全被切断的可能性很高。如果在最初的临床检查中出现神经缺损,需要使用术中神经刺激器进行远端刺激,则应在 72 小时内探查这类损伤。此外,离损伤时间越长,对近端和远端进行预适应的活动就越困难。在穿透性创伤伴血管损伤的情况下,有必要立即探查。然而,在需要动脉重建的重大近端损伤中,无论有无骨折,由于更紧急的血管和骨科损伤,神经损伤可能被忽略。在这些情况下,当术后发现神经缺损时,尚不清楚神经损伤是由致伤事件本身造成的,或是由于其他损伤修复过程中的医源性损伤造成的,还是继发于水肿

或血肿造成的。虽然计算机断层扫描(computed tomography,CT)或磁共振成像(magnetic resonance imaging,MRI)可能有助于评估后者,但并不总能清楚地确定神经的内部瘢痕。

对于钝性穿透伤和爆炸伤,如枪伤或由燃烧装置造成的损伤,通常进行保守处理,类似于闭合性挤压伤和牵引伤。此类损伤有自发恢复的能力。局部组织水肿常引起神经功能失用,这种症状应在 12 周内消失。如果在连续的临床检查和神经电生理检查 4 个月后发现恢复不明显,则应遵循挤压伤的处理方法(图 18.1)。

挤压伤

挤压伤是四肢神经损伤的常见伤因,外部压力常致骨折、血肿、局部组织水肿,从而增加了组织内部压力,使病情复杂化。轻度挤压伤会造成暂时性的神经失用,而随着压力的增加,永久性损伤的可能性也随之增大。挤压伤最严重的后果是发展为间室综合征,这需要进行紧急手术。间室综合征即将发生前的早期表现往往是不同程度的局部感觉减弱[19]。

由于神经的弹性,神经对损伤具有相当的抵抗力,混合性神经损伤也经常发生。较广泛性挤压伤可引起局部组织损伤,比原神经损伤更容易导致功能丧失。肌肉组织最容易受到外力的影响。即使损伤不足以引起筋膜室综合征,肌肉的局部破坏也可能导致肌肉坏死。肌腱和皮肤更有抵抗力,在细胞不可逆损伤之前可以承受更高的压力。

挤压伤的神经部分通常采用保守治疗。如果神经恢复没有遵循损伤到靶端肌肉的距离的预期模式,则需要进行探查。除撕脱伤外,挤压伤的治疗还包括一系列临床检查和根据预期恢复情况进行的肌电诊断研究(图 18.2)。

牵拉与撕脱伤

当神经的张力超过一定限度时,神经的内部结构就会受到损伤,而没有任何明显的损伤的外部证据。从近端向撕脱点的神经撕脱伤常由高冲力或高速运动撞击造成,此类损伤常伴有严重的肢体损伤,保肢处置优先于神经修复。此类损伤也常导致"神经中继站"如各种神经出入的骨性孔洞及脊髓等部位的损伤。如果近端神经可探及如骨盆闭孔神经损伤时,则可通过闭孔处行神经移植术。对于脑神经和脊神经根撕脱伤而言,其撕脱近端可达中枢神经组织,由于骨性结构的限制,常需行神经转位术[20]。对于此类损伤,手术治疗应当确保神经修复,如有必要可行肌腱移位术减张以利神经修复(见图 18.2)[21]。

对于远端神经肌肉接头处的损伤,处理与近端不同,主要原因在于运动神经常由肌腹中撕脱,其远端常无法探及,所以可将远端神经直接插入肌组织中,此种处理方法存在争议,有研究证实,直接将神经植入肌肉组织中,术后 1～2

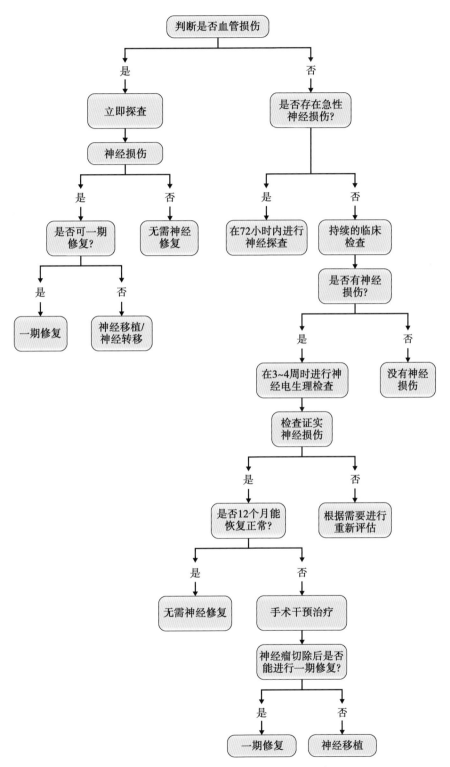

图 18.1　穿透性损伤、撕脱伤的处置程序

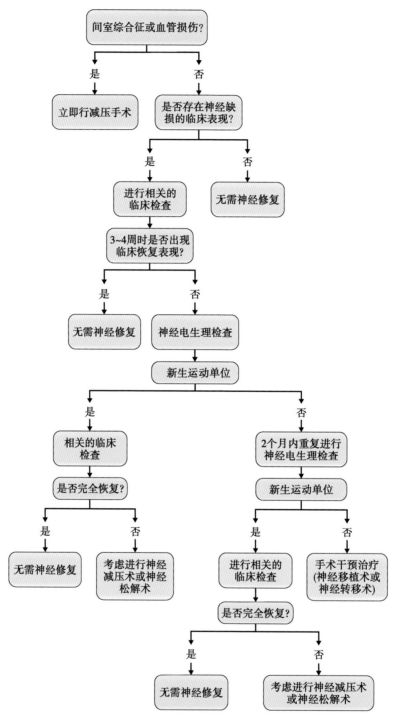

图 18.2　闭合性牵拉、撕脱伤的处置程序

年运动功能可达 M4 级,但实验研究并不支持这些观点,更确切地说,这种方法修复效果远差于神经吻合术[22,23]。

提示与要点

　　如需刺激远端进行一期神经修补术,急性神经损伤的锐器穿透伤应尽早(72 小时内)进行探查。而碾压及牵拉伤应以保守治疗为主,若未出现神经修复的临床改变,则应结合肌电图等相关检查制定进一步治疗方案。

基础科学/疾病进程

神经损伤分类

　　如表 18.1 所示,神经损伤可根据神经损伤的程度和损伤神经的组成部分进行分类。虽然这种分类方法有助于预后判断和手术决策,但闭合或开放性神经损伤可以根据损伤机制进行分类,根据损伤机制可分为刺伤、挤压/碾压性损伤、牵拉/撕脱性损伤。

表 18.1　神经损伤分类

Seddon 分类	Sunderland 分类	损伤	恢复
神经失用	1 度	传导阻滞可自行恢复	速度快、预后佳
轴突断裂	2 度	轴突断裂但未伤及基底膜管	速度慢、预后佳
	3 度	轴突及基底膜管断裂伴瘢痕组织浸润	速度慢、不完全恢复
	4 度	瘢痕完全占位	无法恢复
神经断裂	5 度	神经完全离断	无法恢复
	6 度(Mackinnon)	1~4 度损伤伴或不伴神经束损伤	多种可能

诊断/患者表现

　　详尽的病史和体格检查仍然是诊断周围神经损伤的主要手段。认识神经损伤常见模式的经验可提高诊断效率。

　　感觉功能评估常采用 Semmes-Weinstein 单丝检查,静止、运动两点辨识觉检测或 ten 测试。ten 测试简单而快捷,通过患者对轻微接触诱导触觉的主观感知进行感觉功能评估[24],这种方法特别适用于无法配合两点辨识觉检查的儿童,或者对因相关血管损伤而被送往手术室的患者进行快速评估。运动障碍可以通过集中检查上肢所有肌肉群的模式来识别肌无力或不活动,用于诊断受累的周围神经。

　　在急性运动神经功能障碍或感觉麻痹的患者中,准确判断该损伤是否能够自愈或需要外科手术干预往往较为困难,而损伤机制对术前评估具有重要意义。对于任何利器造成的刺伤,均应在 72 小时内探查。对于高度怀疑神经断伤的损伤,应尽早探查及修复术,2 周之内神经断端尚未回缩,有利于一期神经吻合。对于伴有神经麻痹的闭合性牵拉伤、撕脱伤及碾压伤的损伤,评估更加困难,伤后 3~4 个月在保守治疗的过程中应当进行序贯的神经检查,以便更好地判断神经损伤自我修复程度。

　　轴索损伤的肌电诊断体征,特别是纤颤和正尖波,一旦出现 Wallerian 变性,可能在受伤后至少 3 周内无法出现。因此,除了记录任何损伤前病理外,不建议在损伤时进行神经电生理监测。由于肌电扫描信号的改变常早于临床恢复,所以提倡定期进行神经电生理监测,特别是肌电图。在闭合性损伤中,若 3~4 个月后仍未出现任何神经修复迹象时,则需要手术探查或修复。3 个月出现神经修复迹象,

最坏的情况为三级损伤,应以每天 1mm 的速度进行自我修复。

　　影像学在神经损伤的临床研究中的作用存在争议。新型超声设备具有检测手指神经瘤的分辨率,但该技术仍处于研究阶段,并高度依赖于操作者的水平。一些早期证据表明,超声波(93%)比 MRI(67%)更敏感,特异性相似(86%),但这在神经病理学中更为典型[25]。

提示与要点

　　尽早进行临床评估,随后进行一系列体格检查及神经电生理监测,对于神经损伤的诊断与评估至关重要。识别损伤的恢复模式或难以自愈的性质有助于手术干预时机的决策。

患者选择

　　神经损伤常发生在并发损伤的情况下,有时还会发生多器官系统损伤。与择期手术患者不同,选择一个理想的患者很难。

　　认识到并发的伤害的影响的重要性,无论如何强调都不过分。患者应稳定病情,以危及生命的损伤(如血管撕裂伤)的修复为主。骨固定和骨折固定通常先于神经修复,因为医源性损伤对显微神经修复的影响很大。

　　在可能的情况下,神经修复应在白天进行,使用适当的手术设备和熟练的操作人员。使用手术显微镜和放大镜探查和鉴别离断的神经末梢。经验丰富的外科医生将根据神经损伤的方式和程度选择最佳的手术方法。

治疗/手术修复

即刻无张力神经吻合被公认为最佳手术方式,大量动物实验研究证实,两个部位的缝合对于单根神经损伤能够达到良好效果[26]。由于手术缝合必定会有部分神经纤维损失,因此尽量减少缝合操作可以保留更多的近端轴突到达靶器官。有学者认为,50% 的感觉或运动轴突可能无法到达正确的靶器官[27]。近期的研究也表明,随着移植物长度的增加,施万细胞的衰老也随之发生。

对于无法一期神经吻合的损伤,如果缺损距离小于5mm,断端是可以跨越的,因为神经具有一定的延展性[28]。如果手术在高张力或污染情况下实施,术后则会形成瘢痕,在这种情况下,两部位单根神经吻合效果较好[29,30]。对于

神经游离后组织动员量有限,无法一期行吻合手术者,可有多种方式的神经移植手术(表 18.2)[31,32]。

神经导管

使用神经导管桥接主要的神经间隙已经被广泛应用,但在目前很大程度上已经不再适用。适用于小于 3cm 的感觉神经缺损修补,对感觉神经起到保护作用,某些患者甚至有很好的感觉功能恢复[33]。此外,作者建议将近端神经的一小段置于套管中提供一定数量的施万细胞[34]。更常见的情况是,神经导管现在被用作保护一期神经缝合的神经包裹物,但这可能成本高昂。作者还将 Seprafilm 生物膜(Genzyme,Cambridge,MA)置于神经吻合段的上、下方,以防神经与周围组织粘连。

表 18.2   处理神经间隙的方法

	优点	缺点
自体神经移植	修复的金标准 在细胞外基质中重建施万细胞	第二个手术部位 导致供者感觉丧失 可能引起神经瘤形成/疼痛 感觉神经自移植不支持运动再生以及运动或混合感觉运动神经 可用长度有限
同种异体神经移植	有可能允许进行相当于自体移植物的功能恢复 不存在供体部位的并发症	需要患者全身免疫抑制(约 18 个月)易遭受机会性感染
神经导管	防止自体移植物和异体移植物的不良影响 引导再生神经达到靶器官	长度限制(<3cm) 仅适用于小直径的感觉神经 没有施万细胞 没有模型 昂贵
去细胞异体神经移植	保留神经组织的支架基质 非免疫原性和惰性的 神经再生的生物底物,不需要免疫抑制	长度限制(<5cm) 没有施万细胞 仅针对小直径的神经 非常昂贵
端端吻合术	无长度限制	感觉功能恢复较差 运动神经需行供体神经切除术
反向端端吻合术	增强部分运动/感觉神经损伤	需要掌握解剖学知识 需要了解一次性供体 可能需要进行自体神经移植或去细胞移植
神经转移术	更早的运动/感觉功能障碍恢复	需要一次性供体 需要运动(感觉)功能的再训练 需要了解神经解剖

神经移植

自体神经移植

最常见的神经移植的技术是间置神经移植。自体神经移植是金标准,或者更好的说法是铜标准。移植神经可指引轴突向远端生长(图 18.3)。虽然腓肠神经是最常用的供体神经,但选择自体移植供体的方法各有不同(表

18.3)[32,35-37]。在可能的情况下,选择受累肢体内的供体神经,并通过相同的手术切口获得供体神经[38]。有实验研究比较了运动、感觉及混合神经作为供体哪种较为理想,其中感觉及混合神经移植具有较强的再生能力[39,40]。然而,限制运动神经作为供体的主要原因在于其供体来源非常有限,临床中,股薄肌神经及骨间前神经远端是为数不多可以用的运动神经,自体移植明显的缺点是组织来源的局限性以及供区所遭受的破坏。

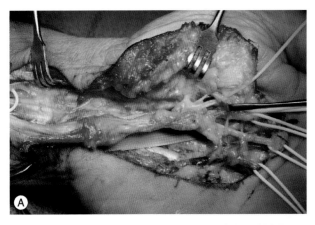
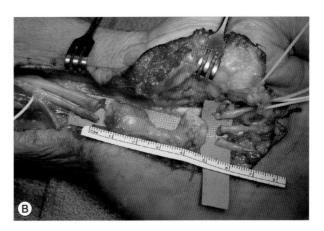
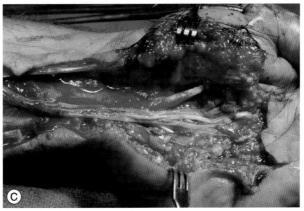

图 18.3　自体神经移植。患者表现为 (A) 腕管水平正中神经的连续性神经瘤。神经瘤 (B) 切除后，用前臂内侧皮神经。(C) 作为供体进行导管移植

表 18.3　基于已发表文献的自体神经移植供体特征

供体神经	可提供长度	神经束计数	横截面积	缺点	优点
内侧前臂皮神经	最长 28cm	7~10	2~3.15mm²	• 手臂内侧瘢痕	• 适用于较大的神经离断和/或需要多条导管 • 可将供体并发症降至最低，端侧吻合远端修复内侧前臂皮神经到正中神经
前臂外侧皮神经	5~8cm	4~9 5~18 6~15 5~7	1.3~1.8mm²	• 前臂可见瘢痕	• 适合短距离缺损 • 长度与指神经吻合良好 • 径向感觉神经具有良好的神经移植效果受伤 • 与径向感觉神经重叠的皮肤组减少了供体并发症
正中神经第三分支[a]	24.5cm	2~13	4.43mm²	• 手部感觉丧失(一般)	• 容易通过前臂掌侧远端切口进入
正中神经掌皮支[a]	平均长度 5.24cm			• 手掌感觉丧失	• 前臂掌侧切口易于进入
尺神经背侧皮支[a]	最长达 26cm 手背尺侧达 5~6cm		2.4mm²	• 手背尺侧和手指感觉丧失	• 如果尺神经已受损并在同一手术部位手术，则有用
骨间前神经[a]		3~5	0.6~0.7mm²	• 深度解剖入旋前方肌 • 可用短段	• 无感觉功能障碍 • 长短与指神经匹配

供体神经	可提供长度	神经束计数	横截面积	缺点	优点
骨间后神经[b]	2.5cm	2	0.5~0.8mm²	• 可见背侧切口 • 小直径移植物	• 无皮肤感觉功能障碍
径向感觉神经[a]				• 供体区域可能出现过敏反应	• 考虑桡神经是否已受损
腓肠神经	30~50cm	9~14 腓肠内侧皮肤 1~3 外侧腓肠皮肤 5~7	2.5~4mm² 腓肠内侧皮肤1.5 外侧腓肠皮肤1.5	• 定位困难 • 需要第二肢体	• 长度
闭孔神经	9.9~13.6cm 平均长度11.5cm	2~4		• 股薄肌丧失,其是未来可能的游离功能皮瓣	• 无感觉丧失 • 一次性运动神经移植

[a] 用作神经损伤的非关键部分。

[b] 终端分支。

（From Poppler LH, Davidge K, Lu JC, et al. Alternatives to sural nerve grafts in the upper extremity. *Hand*(*N Y*). 2015；10：68-75.）

去细胞神经移植

去细胞异体神经移植物（Acellular human processed nerve allograft，ANA）是一种跨越神经间隙的方法。初步临床试验证实,去细胞化的异体神经移植修复小的感觉神经缺损效果优于神经导管及异体神经移植,更类似于自体移植[41]。去除细胞的神经属于人体结构,保持了正常的三维构象,如神经外膜、神经束、神经鞘内的管道结构、层粘连蛋白,给受体神经提供了与异体移植神经组织相同的支架结构以利生长（图18.4）。

这类移植物不仅能缩短手术时间,还可减少供区损伤,但价格较高。ANA类似于自体移植物,可以对位缝合或覆盖以生物蛋白胶加以保护。ANA已被证明优于空导管,但不如自体移植[42]。

在作者的实践中,ANA已经在很大程度上取代了导管的使用,并且适用于小直径、短缺损（小于或等于3cm）的神经缺损。这些移植物不适用于大直径的缺损、运动神经缺损或用于桥接长缺损。ANA依赖于宿主组织中增殖的施万细胞。轴突再生和功能恢复已被证明随着移植物长度的增加而减少,仍无法与自体神经移植媲美[43]。其机制可能与缺血和细胞增殖诱导的施万细胞衰老有关。在实验室环境下,将施万细胞移植到ANA中,其促进功能再生的能力接近同种移植物水平[44]。

ANA经过不同的处理方法,有证据表明这可能影响功能结果。在大鼠模型中研究了三种去细胞同种异体神经移植模型,发现在制备ANA过程中去除细胞成分的差异处理对体内恢复有影响[45]。

神经转移术

过去10年,使用神经转移术来恢复神经损伤后的功能恢复已经发生了一种思维模式上的转变。2011年,Garg等进行了系统的分析,在汇集国际数据时,神经转移术治疗上

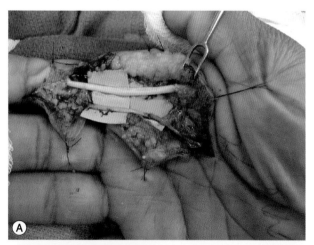

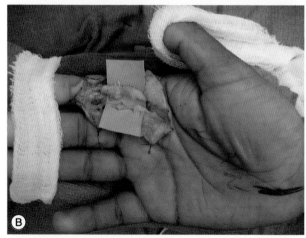

图18.4 异体神经移植物（A）可以选择与受伤部位宽度相匹配的神经。示指神经瘤切除术后2根不同直径的神经移植,9-0尼龙线缝合（B）

臂丛神经损伤明显优于神经移植[46]。

神经转移术仅适用于供体神经具有多余束支的情况下,因此分支或束支多的神经就成为良好的供体。肌腱转

移术需要扩大手术范围,以游离足够的肌肉肌腱单位,并且需以单根肌腱、独立功能区以及直线拉力为原则,而神经转移则不受上述限制。相较于肌腱转移,神经转移术的诸多优势包括:①神经转移可以同时修复感觉及运动功能障碍;②单根神经转移可修复某一神经所支配的肌肉群;③对于神经附着或走行不明确的肌肉不受干扰,因此原有肌肉功能和张力得以保留。因为易于康复,协同神经转移是首选。

相比长度较长的神经移植手术而言,神经转移术具有明显优势,它可以将近端的高位神经损伤转变为低位损伤,这一点对于正中神经和尺神经的高位损伤尤为关键。神经转移术便于在损伤区之外进行手术,而且具有单一神经缝合术的优点。

神经转移术的可行性某种程度上归因于近端存在的大量混合神经纤维,基于神经内部的局部解剖学认知,有助于将神经束支分离,即便是近端的肢体神经。以往人们认为,神经纤维在近心处分别走行于各自的束膜中,在远端近靶器官处相互融合,但目前的理论则认为,神经纤维到达肢体近端时仍保持相互毗邻关系,尽管在这之间存在广泛的神经丛通路[47]。术中用手持设备(Vari-Stimfi, Bio-Medicine)进行电刺激可用于识别和确认特定功能。

生物工程

专家们早就认识到,在神经缺损的情况下,需要一种桥或者支架来成功地使再生突触到达最终的目标肌肉,虽然多个生物工程项目已经开始研究解决这一挑战的办法,但迄今为止没有一个项目取得成功[48-51]。

Johnson 等最近描述了一种理想的组织工程构造的特征,包括创造的目标[52]。

修复方法

修复时机

对于怀疑可能存在神经离断伤的情况,应当在 72 小时内行神经探查及一期修复手术。受伤后 48 小时内的修复术为一期修复,2~7 天则为延期一期修复,对于后者,损伤神经的近端与远端应清创并且行端端吻合。伤后 1 周的神经修复术则为二期修复。当然,以第 2 天和第 7 天作为判断修复时机显然有些教条化,但有一点可以肯定:即便在损伤神经近端及远端均有较大活动度的情况下,伤后拖延时间越长,一期神经吻合手术成功率越低。

张力

众所周知,修复张力过大可造成神经吻合处瘢痕,进而阻碍神经纤维再生。对于未损伤的神经,15% 的张力可造成局部微循环血量的下降和峰值速度延迟[53]。在临床工作中,作者常常进行无张力吻合,很少测量神经吻合部位的张力。但作者不提倡采用体位操作来促进无张力修复,这是因为长时间的关节制动存在导致伤口裂开和关节强直的可能性[29]。

修复类型

吻合后神经纤维保留轻微的活动度即可被视为无张力吻合,Giddins 等在尸体实验中证实,9-0 尼龙线缝合的正中神经抗拉伸能力最强[54],在较低的张力下,10-0 缝线承受拉力很小,容易断裂,8-0 缝线机械强度大,但易造成神经组织损伤。一些外科医生提倡使用纤维蛋白胶来代替缝合线,特别是在没有缝合线的情况下。激光技术用于神经外膜的修复的实验也在进行中,但激光在局部造成的高温可造成神经组织的损伤及局部张力增加,因此目前神经吻合的可靠方法仍是显微镜下的显微缝合技术。作者通常使用缝合线和纤维蛋白胶的组合。

神经外膜缝合适用于多断端清创后的神经吻合,局部表浅血管可作为吻合的基准,在对位神经束膜时可较准确对位,以避免交错或重叠(图 18.5)。对于较粗的周围神经,逐个缝合神经纤维束膜的对位优于单纯缝合外膜,但临床研究表明,只要保证神经束膜不交错,二者修复效果相当(图 18.6)[55]。周围神经修复的主要缺点在于,如果神经离断广泛,神经内缝合缝线可形成局部组织纤维化[56]。在临床操作中,创伤、水肿以及瘢痕形成均可改变神经的正常结构,从而对神经吻合的准确造成困难。

> **提示与要点**
>
> 使用局部标志物,如纵向血管或神经束群进行定位,并且尽可能减少缝合,通过温和的全范围修复实现无张力神经外膜修复,是神经缝合的最佳方法。

吻合方式

无论是一期的神经吻合还是神经移植手术,大多数吻合方式采用端端吻合,端侧吻合的优缺点仍在争论当中。对于运动神经、重要部位的感觉神经以及混合神经,作者建议采用端端吻合。非重要部位的感觉神经,与感觉神经纤维不同,运动神经轴突无法自我修复,只有在外界损伤刺激下才能新生[57]。

增压端侧吻合(supercharge end-to-side, SETS)技术用于促进早期运动轴突到达运动终板,同时等待高位损伤的近端再生。这在近端 Sunderland 二度和三度损伤中尤为重要,因为再生距离长会延长肌肉再神经支配的时间使肌肉功能恢复欠佳[58]。这种断端转位方法的有效性已在动物实验中得到证实[59]。在经典的修复手术中,在高位尺神经损伤的情况下,对尺神经运动支进行前骨间前路 SETS 手术,预期会实现一些恢复效果。

术中神经刺激

在闭合性牵拉损伤中,特别是臂丛神经或四肢较大的

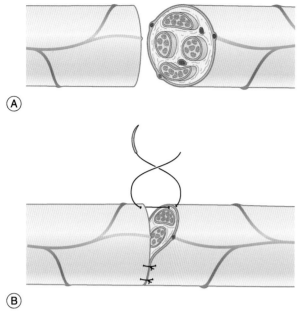

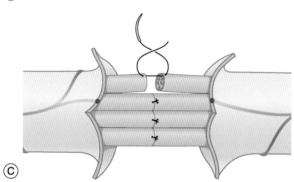

图18.5　神经离断伤吻合手术示意图,伴行动脉可作为神经束支对位的引导,术中采用9-0尼龙线缝合。(A)离断的神经;(B)神经外膜缝合;(C)在伴行动脉指引下的神经束膜缝合

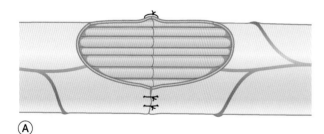

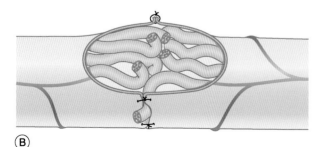

图18.6　良好的神经束膜对位(A)是最佳修复的关键,而神经束膜的交错或重叠(B)则会产生较差的修复结果

混合神经损伤时,预后往往复杂多变,常规的手持式神经刺激仪对手术方式的选择具有指导意义。作者常在术中运用神经刺激仪确定神经支配区域,进而确定手术方式。如果某一神经存在多段损伤或部分臂丛受损,这种方法也是有效的。

当术前神经电刺激检查不能明确时,为了确保在检查和手术修复之间没有出现额外的恢复,术中电生理监测对手术方式的选择具有指导意义。

手持式神经刺激仪可以提供支配区肌肉收缩信息,但无法获取感觉神经信号,因此常用于运动神经转位手术,在转位术中可以有助于术者挑出多余的运动神经束,以修复失能的运动神经。

术后护理

在无张力一期神经缝合或移植术后,理论上不需要固定,因为在手术闭合之前,肢体已经在手术室中进行了全方位的手术。当近端轴突穿过修复部位生长时,长达7天的术区制动可以促进神经愈合。然而,因为早期有保护的轻微活动对于神经滑动、预防粘连有重要意义[60]。大多数患者在72小时内可在有效保护范围内行轻微活动。

患者如果合并肌腱或骨损伤,术后管理应当遵从最为严格的康复原则。例如,如患者伴有神经、肌腱离断的手指撕脱伤,应首先保证屈指肌腱的最大滑动范围,而后期的神经修复相对简单。对于伴有神经及软组织损伤的骨折而言,良好的骨折复位及固定最为重要。

术后疼痛管理是神经损伤患者更全面治疗的关键部分,并能显著影响预后。许多患者在术后出现感觉异常、灼烧或电击。这些症状可以延伸到受伤区域之外。这些症状大多可以通过服用去甲替林或普瑞巴林等神经药物来控制。在一些患者中,恢复期的神经疼痛非常严重,他们需要大量的麻醉和安定类药物来缓解,疼痛专家的参与对于治疗这类患者所承受的相关慢性疼痛至关重要。焦虑和抑郁也应该得到处理和治疗。

物理治疗及职业疗法常作为后恢复期治疗手段,以防止神经恢复过程中造成关节挛缩,同时还可以促进运动及感觉神经的重塑,此外恢复期还应制作并佩戴骨折夹板,并监测恢复情况。

预后与结果

预后

多种因素均可影响神经修复效果。这些因素可进一步细分为患者相关因素、损伤相关因素和修复相关因素。

患者相关因素

首先,患者年龄是最主要的因素。根据既往文献资料,儿童和青少年的感觉及运动神经恢复效果均优于成年人,某种程度上可能是由于儿童体型较小,继而运动和感觉神经分别到靶器官肌肉或感觉器官的距离较成人短,而神经再生速度均为 1mm/d,相同速度距离越短所用时间也就更少。此外,儿童大脑的可塑性较强,其大脑皮质处理运动及感觉神经信号也更为容易,因此对于损伤后的神经修复速度明显更快。

损伤相关因素

损伤程度及损伤类型影响修复的预后和转归。近端损伤常累及包含运动纤维及感觉纤维的混合神经,此类修复手术难度明显高于远端的单纯感觉或运动神经损伤。神经碾压伤及脱套伤常伴随软组织损伤,因此其严重程度高于利器损伤。神经内部损伤程度往往被低估,再次探查时可见神经恢复状况欠佳。

修复相关因素

既往病例资料证实,修复时机越早,修复预后越好,这很可能是由于早期进行一期神经缝合的可能性更大。修复 6 个月之内的神经损伤其预后较好,3 周以内的修复预后最佳。总之,神经修复术后功能恢复程度与去神经支配时间长短呈负相关,与神经轴突到达运动终板的数量呈正相关,时机的把握对神经修复至关重要。

$$\frac{FR\alpha \text{ 运动轴突到达运动终板数目}}{\text{去神经时间}}$$

> **提示与要点**
>
> 影响神经损伤后预后的因素有很多。一般而言,最重要的因素是在尽可能短的时间内使尽可能多的运动轴突到达目标终板。

结果

周围神经修复的效果与前文讨论的预后因素有很大的关系。单纯的运动神经或感觉神经远端的锐切损伤预后明显优于合并其他损伤的复杂损伤。

近年来,学界已经研究了几种可能改善修复结果的方法。专家们对增强轴突再生和克服抑制信号的药物治疗的兴趣引发了这一领域的基础学科研究[61]。衰老施万细胞的作用是另一个潜在的目标研究[61]。

二期手术

神经修复,无论是一期修复还是神经移植或神经转移修复,只要发生神经损伤,且损伤是单纯的离断,通常都能

获得很好的手术效果。然而,当出现较为广泛的神经损伤或伴随损伤的情况下,手术效果通常较差。

在后期的恢复中,有许多可进行二期手术来改善神经功能。特别是在再生停滞的情况下,对于已知的恢复神经的高张力处进行减压可改善轴突的再生。远端的神经转移术可同时进行,进一步改善已恢复的肌肉。如果移植失败,鉴于神经修复将在大约 12 个月后到达靶器官,可在后期再次进行神经移植(图 18.7)。

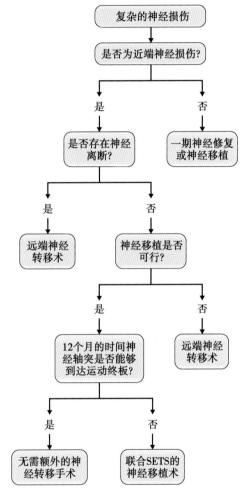

图 18.7 将神经转移纳入神经损伤管理过程中处置流程。SETS,增压端侧吻合

肌腱移位术是一种非常有效的,能够辅助治疗重大神经损伤的一种手术方式,其重要性不应被忽视。对于不适合接受长时间神经移植手术的患者,或者对神经移植后的恢复不适应或不能配合的患者,肌腱移位术仍是治疗的关键。一些肌腱移位,如桡神经支配的肌腱移位术,通常比桡神经转移术更成功,并且在肌腱愈合固定一段时间后,活动的恢复要更快。

总结

所有神经损伤修复首先应考虑一期吻合,它是神经损

伤的金标准,自体神经首先应选择自体神经移植来桥接缺损区域。自 1870 年 Philipeaux 和 Vulpian 开展第一例异体神经移植术以来,随着神经吻合技术、神经解剖学以及神经再生学的发展,神经修复方法已发生了巨大转变。除一期神经吻合及自体神经移植作为最为常用手术方式之外,还有许多新方法、新技术可供选择。神经转移术可谓革新了臂丛神经毁损伤的手术方式,将损伤转化为高选择性的上位及下位运动、感觉神经损伤,并使医生得以在创伤区之外进行手术。生物工程仍然是一个长期的研究目标,但目前并不是最佳选择。

参考文献

1. Wojtkiewicz DM, Saunders J, Domeshek L, et al. Social impact of peripheral nerve injuries. *Hand.* 2015;10:161–167.
2. Seddon HJ. Three types of nerve injury. *Brain.* 1943;66:237–288.
3. Sunderland S. *Nerves and Nerve Injuries.* 2nd ed. Edinburgh: Churchill Livingstone; 1978. *An excellent summary of addressing nerve injuries, this review explores some of the recent literature, specifically addressing recent basic science advances in end-to-side and reverse end-to-side recovery, Schwann cell migration, and neuropathic pain. The management of nerve gaps, including the use of nerve conduits and acellularized nerve allografts, is examined. Current commonly performed nerve transfers are detailed with focus on both motor and sensory nerve transfers, their indications, and a basic overview of selected surgical techniques.*
4. Mackinnon SE. Double and multiple "crush" syndromes. Double and multiple entrapment neuropathies. *Hand Clin.* 1992;8:369. *This study reviews 86 patients receiving 109 nerve grafts over an 11 year period. Outcomes from alternate donor nerves to the sural nerve are comparable with the added benefit of restricting surgical intervention to a single limb. An algorithm for selecting nerve graft material that has evolved with growing understanding of nerve internal topography and the drive to minimize additional incisions, maximize ease of harvest, and limit donor morbidity is presented.*
5. Mackinnon SE. New directions in peripheral nerve surgery. *Ann Plast Surg.* 1989;22:257–273. *This important meta-analysis pooled the international data for the treatment of C5/C6 nerve injuries and looked at recovery of elbow flexion and shoulder function assessed by MRC grade. The data strongly favored dual nerve transfers over traditional nerve grafting for restoration of both shoulder and elbow flexion. This paper has both highlighted and validated the paradigm shift away from nerve grafting in favor of distal nerve transfers and may be helpful to surgeons considering intraoperative options, particularly in cases where grafting may be suboptimal such as root avulsion, long gaps, and traumatized soft tissue.*
6. Seddon HJ, Medawar PB, Smith J. Rate of regeneration of peripheral nerves in man. *J Physiol.* 1943;102:191–215.
7. Brunnell S. Nerve grafts. *Am J Surg.* 1939;44–64. *This basic science paper performed in a rat model studied the potential for reverse end-to-side coaptation (now known as supercharge end-to-side (SETS)) to reinnervate distal motor endplates. Compared to negative controls, muscle-mass preservation was improved with both end-to-end and reverse-end-to-side coaptation and nerve generation was robust. Translating this paper to the clinical setting suggests that SETS is a viable option in the treatment of nerve injury, and one that would also allow for spontaneous recovery while functioning as a babysitting procedure to keep motor endplates viable while waiting for axonal regrowth from proximal injuries.*
8. Lenoble E, Sokolow C, Ebelin M, et al. [Results of the primary repair of 28 isolated median nerve injuries in the wrist]. *Ann Chir Main.* 1989;8:347–351. *This basic science paper compared conduits, isografts, and several processed allografts using measurement of muscle force as an outcome. The findings that detergent-processed allografts promoted isograft-equivalent levels of motor recovery and were superior to AxoGen-processed and cold-preserved allografts suggest that the differential processing for removal of cellular constituents in preparing acellular nerve allografts does affect in vivo recovery. In addition, all acellular allografts promoted better motor recovery than silicone conduits. This may influence surgeons in the selection of materials to address a nerve gap.*
9. Millesi H. Indication, technique, and results of nerve grafting. *Handchirurgie.* 1977;2(suppl):1–24.
10. Taylor GI, Ham FJ. The free vascularized nerve graft. A further experimental and clinical application of microvascular techniques.
11. *Plast Reconstr Surg.* 1976;57:413–426.
12. Doi K, Tamaru K, Sakai K, et al. A comparison of vascularized and conventional sural nerve grafts. *J Hand Surg Am.* 1992;17:670–676.
13. Doi K, Kuwata N, Kawakami F, et al. The free vascularized sural nerve graft. *Microsurgery.* 1984;5:175–184.
14. Hasegawa T, Nakamura S, Manabe T, Mikawa Y. Vascularized nerve grafts for the treatment of large nerve gap after severe trauma to an upper extremity. *Arch Orthop Trauma Surg.* 2004;124:209–213.
15. Kim DH, Connolly SE, Zhao S, et al. Comparison of macropore, semipermeable, and nonpermeable collagen conduits in nerve repair. *J Reconst Microsurg.* 1993;9:415–420.
16. Chen LE, Seaber AV, Urbaniak JR, Murrell GA. Denatured muscle as a nerve conduit: a functional, morphologic, and electrophysiologic evaluation. *J Reconstr Microsurg.* 1994;10:137–144.
17. Chiu DT, Strauch B. A prospective clinical evaluation of autogenous vein grafts used as a nerve conduit for distal sensory nerve defects of 3 cm or less. *Plast Reconst Surg.* 1990;86:928–934.
18. Smith RM, Wiedl C, Chubb P, Greene CH. Role of small intestine submucosa (SIS) as a nerve conduit: preliminary report. *J Invest Surg.* 2004;17:339–344.
19. Meek MF, Coert JH. Clinical use of nerve conduits in peripheral-nerve repair; review of the literature. *J Reconstr Microsurg.* 2002;18:97–109.
20. Phillips JH, Mackinnon SE, Beatty SE, et al. Vibratory sensory testing in acute compartment syndromes: a clinical and experimental study. *Plast Reconstr Surg.* 1987;79:796–801.
21. Weber RV, Mackinnon SE. Nerve transfers in the upper extremity. *J Am Soc Surg Hand.* 2004;4:200–213.
22. Rostoucher P, Alnot JY, Touam C, Oberlin C. Tendon transfers to restore elbow flexion after traumatic paralysis of the brachial plexus in adults. *Int Orthop.* 1998;22:255–262.
23. Becker M, Lassner F, Fansa H, et al. Refinements in nerve to muscle neurotization. *Muscle Nerve.* 2002;26:362–366.
24. Bielecki M, Skowronski R, Skowronski J. A comparative morphological study of direct nerve implantation and neuromuscular pedicle methods in cross reinnervation of the rat skeletal muscle. *Rocz Akad Med Bialymst.* 2004;49:10–17.
25. Strauch B, Lang A, Ferder M, et al. The ten test. *Plast Reconstr Surg.* 1997;99:1074–1078.
26. Zaidman CM, Seelig MJ, Baker JC, et al. Detection of peripheral nerve pathology: comparison of ultrasound and MRI. *Neurology.* 2013;80:1634–1640.
27. Myckatyn TM, Mackinnon SE. A review of research endeavors to optimize peripheral nerve reconstruction. *Neurol Res.* 2004;26:124–138.
28. Trumble TE, Archibald S, Allan CH. Bioengineering for nerve repair in the future. *J Am Soc Surg Hand.* 2004;4:134–142.
29. Millesi H. The nerve gap. Theory and clinical practice. *Hand Clin.* 1986;2:651–663.
30. Millesi H. Microsurgery of peripheral nerves. *Ann Chir Gynaecol.* 1982;71:56–64.
31. Seddon HJ. *Surgical Disorders of Peripheral Nerves.* Edinburgh: Churchill Livingstone; 1975.
32. Ray WZ, Mackinnon SE. Management of nerve gaps: autografts, allografts, nerve transfers, and end-to-side neurorrhaphy. *Exp Neurol.* 2010;223:77–85.
33. Boyd KU, Nimigan AS, Mackinnon SE. Nerve reconstruction in the hand and upper extremity. *Clin Plast Surg.* 2011;38:643–660.
34. Weber RA, Breidenbach WC, Brown RE, et al. A randomized prospective study of polyglycolic acid conduits for digital nerve reconstruction in humans. *Plast Reconstr Surg.* 2000;106:1036–1045.
35. Saito H, Oka Y, Odaka M. Promoting nerve regeneration through long gaps using a small nerve tissue graft. *Surg Neurol.* 2003;59:148–154.
36. Dvali L, Mackinnon S. Nerve repair, grafting, and nerve transfers. *Clin Plast Surg.* 2003;30:203–221.
37. Myckatyn TM, Mackinnon SE. Surgical techniques of nerve grafting (standard/vascularized/allograft). *Oper Tech Orthop.* 2004;14:171–178.
38. Novak CB, Mackinnon SE. Distal anterior interosseous nerve transfer to the deep motor branch of the ulnar nerve for reconstruction of high ulnar nerve injuries. *J Reconstr Microsurg.* 2002;18:459–464.
39. Poppler LH, Davidge K, Lu JC, et al. Alternatives to sural nerve grafts in the upper extremity. *Hand.* 2015;10:68–75.
40. Brushart TM. Preferential reinnervation of motor nerves by regenerating motor axons. *J Neurosci.* 1988;8:1026–1031.

40. Moradzadeh A, Borschel GH, Luciano JP, et al. The impack of motor and sensory nerve architecture on nerve regeneration. *Exp Neurol*. 2008;212:370–376.

41. Karabekmez FE, Duymaz A, Moran SL. Early clinical outcomes with the use of decellularized nerve allograft for repair of sensory defects within the hand. *Hand*. 2009;4:245–249.

42. Whitlock EL, Tuffaha SH, Luciano JP, et al. Processed allografts and type I collagen conduits for repair of peripheral nerve gaps. *Muscle Nerve*. 2009;39:787–799.

43. Saheb-Al-Zamani M, Yan Y, Farber SJ, et al. Limited regeneration in long acellular nerve allografts is associated with increased Schwann cell senescence. *Exp Neurol*. 2013;247:165–177.

44. Jesurai NJ, Santosa KB, Macewan MR, et al. Schwann cells seeded in acellular nerve grafts improve functional recovery. *Muscle Nerve*. 2014;49:267–276.

45. Moore AM, MacEwan M, Santosa KB, et al. Acellular nerve allografts in peripheral nerve regeneration: a comparative study. *Muscle Nerve*. 2011;44:221–234.

46. Garg R, Merrell GA, Hillstrom JH, Wolfe SW. Comparison of nerve transfers and nerve grafting for traumatic upper plexus palsy: a systematic review and analysis. *J Bone Joint Surg Am*. 2011;93:819–829.

47. Brandt KE, Mackinnon SE. Microsurgical repair of peripheral nerves and nerve grafts. In: Aston SJ, Beasley RW, Thorne DHM, eds. *Grabb and Smiths' Plastic Surgery*. New York: Lippincott-Raven; 1997:79–90.

48. McCallister WV, Tang P, Smith J, Trumble TE. Axonal regeneration stimulated by the combination of nerve growth factor and ciliary neurotrophic factor in an end-to-side model. *J Hand Surg Am*. 2001;26:478–488.

49. Bothwell M. Functional interactions of neurotrophins and neurotrophin receptors. *Annu Rev Neurosci*. 1995;18:223–253.

50. Fansa H, Schneider W, Wolf G, Keilhoff G. Influence of insulin-like growth factor-I (IGF-1) on nerve autografts and tissue-engineered nerve grafts. *Muscle Nerve*. 2002;26:87–93.

51. Santos X, Rodrigo J, Hontanilla B, Bilbao G. Local administration of neurotrophic growth factor in subcutaneous silicon chambers enhances the regeneration of the sensory component of the rat sciatic nerve. *Microsurgery*. 1999;19:275–280.

52. Johnson PJ, Wood MD, Moore AM, Mackinnon SE. Tissue engineered constructs for peripheral nerve surgery. *Eur Surg*. 2013;45(3).

53. Driscoll PJ, Glasby MA, Lawson GM. An in vivo study of peripheral nerves in continuity: biomechanical and physiological responses to elongation. *J Orthop Res*. 2002;20:370–375.

54. Giddins GE, Wade PJ, Amis AA. Primary nerve repair: strength of repair with different gauges of nylon suture material. *J Hand Surg [Br]*. 1989;14:301–302.

55. Cabaud HE, Rodkey WF, McCarroll HR Jr, et al. Epineurial and perineurial fascicular nerve repairs: a critical comparison. *J Hand Surg Am*. 1976;1:131–137.

56. Zhao Q, Dahlin LB, Kanje M, Lundborg G. Specificity of muscle reinnervation following repair of the transected sciatic nerve. A comparative study of different repair techniques in the rat. *J Hand Surg [Br]*. 1992;17:257–261.

57. Hayashi A, Pannucci C, Moradzadeh A, et al. Axotomy or compression is required for axonal sprouting following end-to-side neurorraphy. *Exp Neurol*. 2008;211:539–550.

58. Farber SJ, Glaus SW, Moore AM, et al. Supercharge nerve transfer to enhance motor recovery: a laboratory study. *J Hand Surg Am*. 2013;38:466–477.

59. Kale SS, Glaus SW, Yee A, et al. Reverse end-to-side nerve transfer: from animal model to clinical use. *J Hand Surg Am*. 2011;36:1631–1639.

60. Yu RS, Catalano LW 3rd, Barron OA, et al. Limited, protected postsurgical motion does not affect the results of digital nerve repair. *J Hand Surg Am*. 2004;29:302–306.

61. Wood MD, Mackinnon SE. Pathways regulating modality-specific axonal regeneration in peripheral nerve. *Exp Neurol*. 2015;265:171–175.

第 19 章

脂肪移植重建手术

Wesley N. Sivak and J. Peter Rubin

概要

■ 脂肪移植是整形外科中修复、增加组织的重要技术。

■ 脂肪移植可用作微创辅助手段，以恢复因衰老、创伤或疾病而缺失的体积和再生组织。

■ 本章综述了脂肪组织的生物学和主要成分，特别是脂肪干细胞。

■ 本章对脂肪移植的安全性——特别关注肿瘤学意义——从基础科学和临床的角度进行了综述。

■ 大量美容和重建问题可以通过脂肪移植来解决，患者的选择仍然至关重要。

简介

自体脂肪移植已经成为整形外科中解决体积和轮廓异常的一种常见技术，在美容和重建手术中证明了其有效性。虽然早期脂肪移植的使用在很大程度上是一种美学上的辅助手段，但最近的进步使得脂肪移植成为许多重建难题的一种有吸引力的替代方案。2013 年进行的一项调查显示，约 70% 的整形外科医生已将脂肪移植纳入其临床乳房实践[1]。脂肪移植已成功用于面部年轻化、隆乳、辐射损伤、乳房包膜挛缩、创伤后畸形、先天性异常和烧伤的治疗[2-8]；技术不断发展，新的应用迅速出现。自体脂肪移植物具有许多有益于重建的特征，包括供区发病率低、操作简单、费用低以及在治疗部位产生活的自体组织。此外，移植脂肪具有诱人的生物活性因子。套管脂肪组织颗粒包括脂肪干细胞（adipose stem cell，ASC）或前脂肪细胞、成纤维细胞、血管内皮细胞和各种免疫细胞[9]。过去 10 年的大量研究表明，基质血管部分细胞和其中的脂肪干细胞可以提高脂肪移植物的存活率，主要是通过其血管生成特性[10,11]。脂肪组织细胞分离物的应用也在组织工程和再生医学领域得到

应用。基础科学研究继续揭示了脂肪移植物中包含的关键细胞成分，这将最终导致现有技术的改良和进步，以改善长期结果。

历史回顾

德国外科医生 Gustav Neuber 于 1983 年首次发表了关于脂肪移植的临床报告，他从患者上臂获取皮下脂肪矫正骨髓炎导致的面部凹陷瘢痕[12]。2 年后，Vincenz Czerny 紧接着发表了第 2 篇临床报告，他将臀部的一个脂肪瘤进行移植，用于治疗术后乳房缺损的患者[13]。尽管那时脂肪移植技术十分超前，但学界普遍认为该技术操作困难、耗费时间且结果不可预测。

为了寻找解决这些问题的方法，Eugene Holländer 首次使用小直径导管进行脂肪注射[14,15]，然而注射后却出现脂肪的大量吸收。随后在 1919 年，Erich Lexer 出版了一部关于脂肪移植技术的两卷本著作[16]。他在书中介绍了利用脂肪移植成功治愈的相关疾病，包括凹陷性瘢痕、双乳不对称、膝关节强直、肌腱粘连及小颌畸形等。1926 年，Charles Miller 利用自体脂肪注射来矫正面部褶皱和皱纹[17]。尽管早期取得了一些良好的治疗效果，但脂肪移植整体的治疗效果仍难以预测，因此也再次淡出了人们的视野。

直到 20 世纪 60 年代，随着 Lyndon Peer 对移植后脂肪进行了系统性的大体观察和组织学研究，人们对移植后脂肪有了更深入的理论认识和效果判断[18]。他证实了移植后的脂肪在 1 年内丢失约 45% 的自重和体积。存活的脂肪细胞会维持原来的自然体积。移植前和移植过程中对脂肪的不当处理会降低移植后脂肪成活率。单个核桃大小体积的移植物比多个总重量相似但单个体积更小的移植物在移植后更容易损失组织量，其原因可能是多个小体积移植物之间相互作用的体表面积更多。Peer 通过显微观察认为再血

管化也是脂肪移植后存活的关键因素。

20 世纪 80 年代，随着 Fournier 和 Illouz 提出吸脂术，人们对脂肪移植产生了新的兴趣[19,20]。脂肪现在是吸脂术的副产品，随时可以被临床再次应用。脂肪组织提取物移植的早期结果并不算完全成功，当时学界的观点是，仍需要更好的制备技术来提高脂肪的存活率。Chajchir 和 Benzaquen 根据自己的有效成果总结了一些初步建议[21]。直到 20 世纪 90 年代，Coleman 完善了自己的标准技术，学界对真正有效地提高脂肪成活的方法才有了明显进展。该技术被称为结构性脂肪移植，主要强调了吸脂时操作要轻柔、获取后脂肪需离心和移植时在组织多层次多角度进行连续小分子注射。Coleman 已经使用这项技术近 30 年，并多次记录了该方法进行移植后脂肪的较高成活率[22-25]。此后，无数研究人员利用 Coleman 的前期成果在进行脂肪技术的相关研究，为该技术成为组织工程和再生医学领域的新兴方向而奠定了科学基础。

尽管早在 19 世纪，Neuber，Czerny 和 Holländer 就发表了脂肪移植用于面部和乳房重建潜在疗效的报道[12-14]，但直到 20 世纪 90 年代，脂肪移植才被学界广泛接受。尽管脂肪移植技术早期取得了不少成功病例，但后续的报道中却出现了不同程度的失败案例，通常与不可预测的脂肪吸收有关[26,27]。从 20 世纪 80 年代初开始，随着几篇成功的脂肪移植报告问世，脂肪移植再次受到欢迎[20,28,29]。整形外科医生开始认识到为了提高移植后脂肪的成活率，在脂肪获取、加工和注射各方面的技术操作都很重要。Coleman 在 20 世纪 90 年代提出的结构性脂肪移植证实了这些说法，此后其他学者便开始制定关于脂肪移植技术的科学框架和原则指南。

基础科学

脂肪组织：结构与生理学

脂肪组织主要由大量富含脂质的脂肪细胞组成，这些脂肪细胞被各种基质血管细胞包围，每种细胞都具有独特的作用。基质血管细胞包括成纤维细胞、免疫细胞、周细胞和内皮细胞。将脂肪细胞相互连接并在脂肪组织内形成脂肪小叶的细胞外基质提供了脂肪组织的结构框架。脂肪组织一般有两种：棕色脂肪和白色脂肪。在人类中，棕色脂肪组织主要在新生儿期发现，并负责从甘油三酯产生热。棕色脂肪沉积似乎在成人新陈代谢中没有发挥重要作用，尽管近期的研究已经开始显示棕色脂肪的重要性[30,31]。本章的讨论将仅限于白色脂肪的作用，因为它专门被用于脂肪移植手术。

白色脂肪参与多种生理作用，包括储存富含能量的甘油三酯、重要结构和器官的缓冲、代谢稳态的维持、免疫调节、生殖和血管生成[32-35]。脂肪组织的不平衡会导致脂肪过多（如全身性肥胖）或脂肪过少（如遗传性或获得性脂肪营养不良和衰老），这是一个日益普遍的世界性问题。相关

疾病通常与胰岛素代谢、甘油三酯和胆固醇储存的生理紊乱以及参与这些途径的终末器官的全身损伤有关。对这些问题越来越多的发现凸显了对脂肪生物学更完整的理解的需要。

脂肪组织通过产生各种激素、细胞因子、生长因子和其他肽来影响代谢稳态。脂肪组织分泌的因子涉及广泛的生理过程和分子途径，包括脂质和类固醇代谢、生长因子信号传导、蛋白质结合、细胞因子信号转导、血管活性、类花生酸活性、替代性补体系统激活和细胞外基质沉积。这些效应分子被称为脂肪因子，以内分泌、旁分泌和自分泌方式发挥作用。主要的脂肪因子瘦素和脂联素通过调节食欲和能量消耗与肥胖和功能有关[32-35]。肿瘤坏死因子-α、白细胞介素-8 和白细胞介素-6 在肥胖中均增加；它们起促炎细胞因子的作用，促进胰岛素抵抗的增加。此外，1 型纤溶酶原激活物抑制剂（type 1 plasminogen activator inhibitor，PAI-1）在肥胖症中也增加，并通过抑制纤维蛋白溶解作用促进血栓形成，作为凝血系统的主要内源性调节剂[36]。

脂肪细胞分化始于间充质干细胞向成脂细胞、前脂肪细胞的转化，最后是成熟的合成脂质、储存脂质的脂肪细胞。前脂肪细胞在细胞结构和细胞骨架排列方面与早期成纤维细胞非常相似。分化涉及参与产生脂肪细胞表型的特定基因的协调表达[37]。发育期间脂肪细胞分化的转录调节主要由过氧化物酶体增殖物激活受体-γ（peroxisome proliferator-activated receptor-γ，PPAR-γ）控制。PPAR-γ 是被证明对成脂分化最特异的因子。当其受体在靶细胞中被其激动剂配体激活时，分化为脂肪细胞的过程开始于形态学变化、脂质积累和成熟脂肪细胞特异性表达的基因的激活。分化过程中的额外支持来自 CCAAT/增强子结合蛋白（CCAAT/enhancer-binding protein，C/EBP），其中 C/EBP-β 和 C/EBP-α 在早期分化过程中特异性刺激 PPAR-γ 的表达，而 C/EBP-α 在后期途径中具有类似的作用。最近，脂蛋白脂肪酶（lipoprotein lipase，LPL）、特定的 Krüppel 样因子（KLF5、KLF15 和 KLF2）、早期生长反应 2（Krox20）和早期 B 细胞（O/E-1）因子也与脂肪细胞分化有关[38-42]。已知脂肪细胞分化需要胰岛素和胰岛素样生长因子-1（insulin-like growth factor-1，IGF-1）。同时，前脂肪细胞因子-1（preadipocyte factor-1，pref-1）在脂肪细胞分化过程中降低，其作用是维持前脂肪细胞现象类型。分化的晚期标志是脂肪细胞成熟后产生的因子，包括脂联素、血管紧张素 II、酰基辅酶 a 结合蛋白 [acylcoenzyme A（Co-A）-binding protein，ACBP]、瘦素和两种脂肪酸结合蛋白（fatty acid-binding protein，FABP），被称为脂肪细胞脂质结合蛋白（aP2）和角质细胞脂质结合蛋白。当前脂肪细胞分化为脂肪细胞时，由于 I 型和 III 型胶原蛋白表达减少，以及 IV 型胶原蛋白、层粘连蛋白、内含肽和糖胺聚糖产量增加，它们失去了与成纤维细胞的形态学相似性。事实上，在这一阶段抑制胶原合成实际上阻断了前脂肪细胞的分化[43]。

脂肪干细胞生物学

1976 年，Dardick 首次在大鼠模型中描述了前脂肪细

胞[44]；后来从人类脂肪组织中分离出类似的细胞[45-47]。分离的前脂肪细胞最初用于体外探索脂肪细胞生物学，从而认识到不同的解剖位置和脂肪库表达不同的生物学特征，如脂肪细胞大小和脂肪分解潜力。2001 年，Zuk[48] 首次讨论了前脂肪细胞的分化可塑性，最终采用了术语脂肪干细胞（adipose stem cell，ASC）来包含自我更新、不对称分裂和多谱系潜能的特征。尽管干细胞在培养物中增殖并迅速扩增，但仍需要外源性生长因子来诱导谱系特异性分化[49]。干细胞向其他间充质表型的分化已在体外和体内得到很好的证实。ASC 向外胚层和内胚层细胞谱系的分化在几项研究中也是成功的[50-68]。

ASC 在人体脂肪组织、血管周围和结缔组织框架内广泛存在。这些不含脂质的基质细胞很容易通过胶原酶消化从抽吸的脂肪组织或切除的人体脂肪中分离出来。文献中出现了许多关于细胞分离方法的描述[69-71]。最终新分离的细胞沉淀是高度异质性的，被称为基质血管部分（stromal vascular fraction，SVF）。当 SVF 细胞被置于培养物中时，在 37℃和 5% CO_2 下孵育 6~8 小时后，ASC 附着在未处理的组织培养瓶的表面。一旦干细胞黏附在培养瓶表面，代表约 7%~15% 的 SVF，且主要由造血来源细胞组成的非黏附群体，用无菌磷酸盐缓冲溶液和/或新鲜培养基冲洗掉。常用的 ASC 扩增培养基由 Dul-becco 改良鹰培养基（Dulbecco's Modified Eagle Medium，DMEM）和 DMEM/F12 培养基组合组成，含 10% 血清、抗生素（如青霉素、链霉素）和少量地塞米松以阻止向另一间充质谱系的分化。一旦处于培养状态，可以应用特定的生长因子或其他添加剂来引导分化为特定的表型，例如脂肪、骨、软骨或肌肉。

SVF 在治疗上很有吸引力，因为它可以在 60~90 分钟内从组织中获得，并且可以在手术室附近的洁净室中进行隔离，甚至可以在手术室中使用可用的自动化设备进行隔离。胶原酶消化导致每克脂肪组织中约有（2~5）×10^5 个有核 SVF 细胞。然而，完整的 ASC 分离需要 24 小时，并且需要进入细胞培养设施。细胞培养的好处还包括有能力不同地扩大细胞数量，选择特定的亚群，或控制微环境定向分化，或支架材料的播种。可以对新分离和培养的脂肪来源细胞的表面标记进行流式细胞术表征，并显示早期祖细胞标记（如 CD34 和 CD90）的存在[49,72]。

从获取的脂肪组织直接获得的新鲜分离的 SVF 具有通过流式细胞术鉴定的细胞表面标志物的不同模式[50,72]。Zimmerlin 及其同事在与骨髓来源的干细胞（bone marrow-derived stem cell，BMSC）比较的 ASC 中鉴定了几种相似的细胞表面标志物[72,73]。Lee 及其同事报告了可以分离和培养的 4 个感兴趣的亚群[70]。第一个亚群是 CD31+/CD34-，并被分类为"成熟内皮"，因为它表达 CD31 的内皮标志物，但缺乏前生成标志物 CD34。第二个亚群被归类为"内皮干细胞"，是 CD31+/CD34+，表达内皮和祖细胞标志物。第三个亚群 CD31/CD34+ 被归类为"脂肪干细胞"（即 ASC），仅显示祖细胞标记。第四个亚群代表以表面标记 CD146+/CD90+/CD31/CD34 为特征的"周细胞群"。周细胞起着收缩细胞的作用，调节血流并位于血管壁附近，如免疫染色所示[51]。与骨髓间充质干细胞类似，骨髓间充质干细胞不表达主要组织相容性复合体 Ⅱ（major histocompatibility complex-Ⅱ，MHC-Ⅱ），也不抑制活化的外周血单核细胞的增殖，提示其在炎症性疾病或同种异体移植中对免疫系统有调节作用[50]。事实上，骨髓间充质干细胞是血管化复合组织移植领域许多研究的活跃目标，希望有助于诱导对移植的同种异体移植组织的耐受性。

在潜在的限制性较小的调节途径的驱动下，ASC 和 SVF 的非酶分离是最近学界感兴趣的话题。研究策略集中在机械力（如超声波），但没有证据表明其作用等同于酶消化。人们的研究兴趣还在于脂肪抽吸物的含水部分是否有活的 ASC，从而避免了将组织移植物暴露于消化酶的需要。虽然存在一些细胞，但数量不足以用于临床。因为 ASC 牢固地嵌入结缔组织中，因此酶消化是目前临床应用中大量释放 ASC 所必需的。

脂肪获取、制备与移植技术

过去 30 年，许多脂肪移植技术被描述为每次迭代都有望提高一致性和获得更可靠的结果。迄今为止，尚无一个标准被所有官方部门普遍采用。大多数仍有疑问的变量与脂肪移植的 3 个主要步骤有关：①从供区获取；②离体处理脂肪；③重新引入受区。除了利用体外和体内脂肪生成模型之外，研究人员还依赖于临床结果来改进脂肪收集、制备和移植技术。到目前为止，缺乏共识是由大量研究造成的，这些研究在比较各种方法时显示出模棱两可的结果。2009 年，美国整形外科医师协会（American Society of Plastic Surgeons，ASPS）脂肪移植工作小组基于对现有文献的全面回顾，发布了自体脂肪移植循证指南。

获取脂肪的常用方法包括注射器抽吸法和吸脂术[25,74,75]。组织获取过程中的主要关注点是尽量降低侵入性（即安全性）和尽量提高组织存活性（即有效性）。ASPS 脂肪移植特别工作组在其 2009 年的报告中建议使用 3~4mm 的钝套管进行组织采集，同时使用组织提取所需的最小抽吸量[76]。然而，2013 年的报告显示，当通过标准 4mm 套管以 0.83mm 的抽吸压力采集脂肪时，包裹大小或组织结构在统计学上没有显著差异[77]。此外，超声辅助脂肪抽吸术的应用似乎对细胞存活率和整体移植物存活率的影响也很小，无论采用何种采集技术，都存在相似数量的上腔静脉细胞群[78]。

一旦脂肪被收集，可以通过几种方法中的一种制备用于注射，包括用生理缓冲液洗涤、离心（用于从碎片中分离细胞）、倾析或浓缩（即在吸收介质上滚动）[28,79-83]。为避免污染并尽量提高组织存活能力，应再次尽量避免暴露在空气中和机械损伤。ASPS 脂肪移植工作小组在 2009 年的报告中建议，通过离心（3 000 转/min，3 分钟）从血液、血清和受损脂肪细胞中分离出有活力的脂肪细胞，同时保留在获取注射器中，以限制暴露[76]。然而，Fisher 等证明了纱布卷脂肪具有较高的移植物保留率，这部分归因于 SVF 成分的更大保留[78]。在 2012 年的脂肪移植技术综述中，Gir 及其同事得出结论,迄今为止的证据并不支持一种处理技术凌驾于另一种之上[6]。然而,他们警告称,当使用离心法时,几项研究表明,大于3 000转/min(1 200G)的力会造成更大程度的细胞损伤,从而对整体移植物保留率产生负面影响。

一旦提炼,脂肪随即通过钝头针以各种输送方法皮下注射。为了优化脂肪移植物的生存能力,在注射过程中必须尽量减少组织的机械损伤。ASPS脂肪移植工作组2009年的报告建议使用2~2.5mm钝头输注套管(或类似的钝针)进行注射;小份脂肪应连续沉积,在增大区域的多个组织平面内进行多次注射[76]。Ozsoy等比较了3种不同的注射直径的Coleman型套管,并发现脂肪细胞的生存能力。与直径较小的套管(1.6或2mm)相比,直径为2.5mm的注射套管具有显著更大的剪切应力[84]。脂肪细胞对剪切应力的影响非常敏感,剪切应力与注射过程中的流速成比例。Lee等证明,通过类似大小的套管,缓慢注射(0.5~1mL/s)比快速注射(3~5mL/s)使脂肪移植物存活率提高了38%[77]。应特别考虑将增加移植物剪切应力的因素降至最低。黏度、浓度、插管长度、插管直径和流速等变量起着重要作用,如果不采用适当的技术,会在很大程度上对脂肪移植物的存活产生负面影响。

脂肪移植整体技术中另一个需要考虑的变量是理想的供区。当从4个常用供区(腹部脂肪、大腿脂肪、侧面脂肪或膝盖脂肪)获取时,对来自五名受试者的常用供区(腹部脂肪、大腿脂肪、侧面脂肪或膝盖脂肪)进行了评估,未观察到脂肪细胞活力的直接差异[85]。这些结果得到了另一项研究的证实,在该研究中,当从一名受试者的3个供区(大腿、腹部和乳房)采集脂肪并注射到裸鼠模型中时,未观察到脂肪活力的差异[86]。然而,这些结果受到了Schipper等的质疑,其研究显示,从不同皮下贮库采集的自体干细胞的生理功能存在可变性,其中腹部浅贮库最具弹性,并提供了较高的移植物保留率[87]。此外,作者证明了与年龄相关的自体干细胞功能变化可能会影响移植物的总体存活率,而与所使用的贮库无关,这强调了合理选择患者的重要性。此外,研究观察到获取组织中的ASC计数因患者而异,并且不仅仅是库与库之间的差异。

迄今为止,已发表的数据未能产生一个成功、一致和持久的自体脂肪移植所需成分的一致法则。人们倾向于采用以下方法:用钝头插管技术收集腹部脂肪,不经洗涤或其他操作进行离心,通过多次操作立即注射少量脂肪[7]。经过近30年不同的脂肪转移应用,外科医生和科学家都在试图深入了解脂肪移植技术,以便为患者提供最佳的临床结果。需要大规模的、设计良好的前瞻性随机临床试验,但考虑到存在问题的变量的数量以及外科医生适当致盲的困难,这些试验仍然难以实现。

安全担忧

脂肪移植手术的总体安全性已得到很好的证实,发病率低,围手术期并发症相对较少。总体而言,患者对手术的耐受性非常好。然而,当关于脂肪移植安全性的问题出现

时,它们通常与肿瘤相关。脂肪移植物与受区组织的假定相互作用是主要关注的问题——要么是瘢痕和扭曲细胞结构的能力,要么是后代细胞推动和(或)加速异常过程的能力。乳腺癌相关缺陷仍然是最常见的自体脂肪再造的肿瘤缺陷[88]。由于乳腺癌是女性最常见的癌症,也是女性癌症相关死亡的主要原因,1987年,ASPS主要出于对正在进行的癌症监测的考虑,禁止了乳房脂肪移植。这被认为是由于低移植物保留率和高脂肪坏死率干扰了常规癌症监测。后来,人们开始关注脂肪移植物中ASC的相互作用和切除后可能残留的微小残留疾病。

2007年,ASPS成立了脂肪移植特别工作组,重新检查乳房脂肪移植的潜在危险和众多益处。在20世纪90年代,Coleman引入并完善了结构性脂肪移植的概念,导致了保留率的提高和对移植物可预测性的更好理解。在此后的几十年里,乳房X线照相术、核磁共振成像和超声波技术也取得了进展,推动了癌症筛查技术的显著进步。令人惊讶的是,由于缺乏涉及自体脂肪转移的高质量数据,这种担忧持续存在。

关于脂肪移植的肿瘤风险的担忧主要有4个方面:①干扰癌症监测;②生长因子释放;③干细胞恶性转化;④增强癌细胞的迁移和转移。尽管有这些担心,但脂肪移植已经成为乳腺癌重建的常规操作。这是由于能够可靠地转移自体组织,而不需要显微外科手术、简单的门诊手术以及发病率极低的大量供区。尽管存在上述担忧,但自20世纪90年代初以来,随着从业者不断完善和扩展该技术及其适应证,文献中检查脂肪移植的文章数量稳步上升[1]。

文献中已经基本解决了与干扰癌症监测相关的问题,没有研究证明在接受脂肪移植手术的患者中乳腺癌筛查或监测存在障碍。一项对接受乳房切除术后乳房再造的患者进行的配对队列分析发现,在脂肪移植组中,乳房活检以澄清异常影像的发生率并无显著提高(17.6% vs 7.8%,$P=0.14$)[89]。事实上,在脂肪移植组中,不到10%的影像学研究是为了调查与先前脂肪注射占据相同乳房象限的临床或影像学异常。Rubin等的另一项研究检查了接受乳房脂肪移植或乳房缩小手术的患者的乳房X线照片,发现需要活检的瘢痕($P<0.001$)和肿块($P<0.001$)在乳房缩小队列中显著较高[90]。此外,商业智能评分系统的得分在乳房缩小术患者中明显更高($P<0.001$)。最后,2015年的一项对脂肪移植到乳房的系统综述包括35项研究和3 624名患者,其发现脂肪坏死是最常见的并发症(4.4%),2.7%的患者需要对随后的乳房肿块进行活检,11.5%的患者需要进行间隔乳房X线照相[91]。对比研究的meta分析显示,脂肪移植组和非脂肪移植组之间的肿瘤事件率没有显著差异($P=0.10$)。

目前,关于脂肪移植和乳腺癌的文献存在差异。基础科学研究反复证明了ASC和癌细胞之间的强相互作用。然而,临床研究未能证明任何显著的有害作用,只有一个例外。体外实验模型表明,ASC可以创造一个促进肿瘤发生的增强环境。然而,癌症治疗后接受脂肪移植的患者的复发率与未接受脂肪移植的患者相当。这种差异在很大程度上是由于在实验室研究中使用永生化乳腺癌细胞系(breast cancer cell，BCC）来代表原发性或复发性乳腺癌。

永生化细胞系通常在实验室中被用作替代品，以探索各种组织类型的生物学行为。人们必须记得，目前使用的乳腺癌细胞系是几十年前从远处转移中分离出来的，并且在表型上与原发性癌细胞系不同。在解释研究时，必须非常谨慎地将它们用作原发性癌症的代表。然而，多项研究确实证明了基底细胞癌和鳞状细胞癌之间的强相互作用。在一项评估 PDGF-β 信号通路在癌症转移中的作用的研究中，来自丙二醛-甲基溴-231 和 4T1 碱性成纤维细胞的条件培养基被证明是通过趋化作用吸引癌细胞的[92]。在另一项研究中，三阴性骨髓间充质干细胞共培养增强了三阴性骨髓间充质干细胞-231 的体外迁移；ASC 条件培养基也获得了类似的结果[93]。在研究中，在小鼠异种移植模型中，肝、肺和脾的转移也增加了，这表明 ASC 在血管生成和 BCC 转移潜能的总体增加中起作用。在另一项研究中，肝细胞癌和基底细胞癌之间的细胞间接触导致基底细胞癌中恶性肿瘤标志物的表达增加[94]。特别是，肝细胞生长因子基础水平较高的肝细胞癌导致共培养的基底细胞癌中 c-Met 的表达增加，这表明肝细胞癌在促进肿瘤发生中起作用。当与基底细胞癌共同注射到裸鼠体内时，研究人员发现，基底细胞癌可分化为内皮样细胞并支持较大的原发性肿瘤的发展[95]。来自脂肪的 CD34+ 祖细胞已显示在内皮细胞中分化，并形成支持肿瘤生长和转移的毛细血管[96]。有趣的是，基底细胞癌还可促进侵袭性基底细胞癌细胞系 T4-2 的进展和渗透，但不能促进其前侵袭性变体 HMT-3522-S3，提示浸润前病变可能对急性冠脉综合征的局部效应不敏感[97]。对上述实验结果的解释应非常谨慎，因为实验场景是高度理想化的，不代表任何现实的临床场景。基底细胞癌也不代表临床恶性肿瘤，实验中使用的 ASC 剂量比临床情况下获得的剂量高几个数量级。尽管如此，在乳腺癌高危患者中，对细胞富集疗法保持谨慎态度肯定不无道理。

那么脂肪移植到乳房的临床风险到底是什么呢？乳腺癌手术后未进行脂肪移植的患者的乳腺癌复发率在 5.2%～10.6% 之间[98,99]。一项检查乳房脂肪移植的肿瘤学安全性的系统综述回顾了包括 2 100 名患者在内的 16 项临床研究，发现脂肪移植手术后的局部复发率为 2.2%[100]。100 项评估脂肪移植肿瘤学安全性的案例对照研究报告称，脂肪移植后患者在局部复发（0.95% vs 1.90%，$P=0.33$）、区域复发（0.95% vs 0%，$P=0.16$）和远处复发（3.32% vs 2.61%，$P=0.65$）方面没有显著的过度肿瘤学事件[101]。在同一研究中，对文献进行的并行系统综述确定了 1 573 名在肿瘤乳房手术后进行脂肪移植的妇女，发现局部复发率为 2.92%（或每年 0.95%）。对文献的另一项系统综述包括 35 项研究和 3 624 名患者，发现在接受乳房自体脂肪移植的患者中，24.6 个月的加权平均复发率为 4.4%[91]。同一研究的 meta 分析显示，脂肪移植组和非脂肪移植组之间的肿瘤学事件率没有显著差异。一项配对队列研究评估了 321 名乳腺癌患者和 642 名配对对照组脂肪移植后的局部风险，发现脂肪移植组和对照组之间的复发率无差异（$P=0.792$）[102]。然而，当病例仅限于上皮内瘤变（$n=37$）时，脂肪移植可能

导致 4 例复发事件（$P<0.001$）。同一作者随后的一项研究专门针对 59 名患者与 118 例匹配对照组相比，上皮内瘤变的 5 年局部复发率分别为 18% 和 3%（$P=0.02$）[103]。

许多系统综述/meta 分析表明，接受脂肪移植的乳腺癌患者的局部复发率与对照组相似。然而，一个病例系列和一项临床研究（均来自同一组作者）指出，上皮内瘤变患者脂肪移植后局部乳腺癌复发率较高。在 2015 年的一项综述中，这两项研究的作者指出，复发率的增加表明，明确的结论需要大量的研究、符合癌症标准的对照和至少 5 年的随访[104]。然而，脂肪移植的肿瘤学安全性已经在文献中得到证明，并有力证明了乳腺癌患者脂肪移植手术的总体安全性。

诊断/患者表现

虽然脂肪移植的美容应用早已被描述，但该技术还有许多重建应用。重建方面的应用包括先天性畸形，如偏颌畸形和 Treacher Collins 综合征。此外，既往遭受创伤导致明显瘢痕或组织丢失的患者通常可以受益于脂肪移植[105]。既往接受过美容手术的患者也可能出现医源性畸形，如上眼睑凹陷、后颌线变平或吸脂术导致的轮廓畸形。通过深思熟虑和明智的脂肪移植，这些区域可以恢复到更年轻和自然的外观。

脂肪的新用途似乎来自其对受损组织的再生特性。Rigotti 将脂肪移植到放射治疗后出现的乳房组织溃疡下方，并注意到相关组织的显著恢复和愈合[106]。僵硬和不顺从的受照射组织可以恢复到更正常的一致性和纹理，并允许填充轮廓畸形。此外，有传闻称脂肪移植后瘢痕外观和皮肤质量有所改善[5,105]。假体安装不良的截肢者似乎也能从假体界面残端的重塑中获益，重塑治疗提供了更坚固的组织覆盖和更好、更持久的安装[107]。

患者选择

患者选择必须从详细的病史开始，注意可能限制治疗潜力的相关医学共病。候选人必须能够承受手术的麻醉要求，因此为患有严重全身疾病的人提供脂肪移植可能并非总是明智。小面积脂肪移植当然可以在局部麻醉下进行，但任何涉及超过几毫升的情况通常都至少需要镇静。除了评估潜在的供区外，体检还需要对有问题的缺陷进行彻底评估。这使得医生可以制订一个计划来矫正有问题的缺陷。抱有不切实际期望的患者不适合该手术或其他任何手术。必须告知患者，可能需要几轮脂肪移植才能达到预期的效果。

相对禁忌证是较瘦的患者没有足够的脂肪储备来获取脂肪。因为面部通常不需要大量脂肪，所以这些手术通常可以从面部获取足够的脂肪。对于乳房或身体的脂肪移植，通常需要更多的脂肪；考虑到一些患者体内脂肪的缺

乏,通常可以进行的矫正是有限度的。只有当患者愿意并能够在手术后保持体重时,在手术前要求患者增加体重才是可行的。脂肪移植后的体重减轻会导致容量减少和不能保持足够的矫正效果。

治疗/手术技术

外科医生必须熟悉潜在的放置水平(如皮下、肌内和骨周上)以及每一水平所需的量,以实现理想的改变。这些量在身体的不同部位以及不同患者之间会有所不同。确定脂肪的放置量和脂肪的放置水平,以产生微妙、持久的轮廓变化,需要复杂的手术计划。

从大约30年前创立开始,Coleman脂肪移植方法就基本上保持不变[24]。该方法依赖于轻柔地获取脂肪,以保持其结构,用离心法提炼脂肪,以去除不可存活的成分,并提供可预测的容量,以及将脂肪以小份的形式放置,以增加表面积,并确保移植组织的稳定血液供应[23]。当这些原则得到遵守时,脂肪移植可以是一种可重复且安全的方法。组织学研究表明,这种用离心法获取和提炼的方法产生的脂肪存活率高,脂肪细胞酶活性接近正常[108],对于小容量移植,在无菌条件下过滤脂肪纱布(泰发卷)可导致更高的注射脂肪滞留率。然而,这种方法缺乏效率。在大容量脂肪注射的情况下,必须调整采集和注射的原则,以便在手术室中有效地处理更大容量的脂肪(图19.1~图19.6)。

获取

由于在科学研究中,不同部位之间的存活率或移植物摄取没有决定性的差异,因此脂肪移植供区的选择取决于患者的愿望和脂肪的可及性。一般而言,腹部、"爱柄"、臀部后部、背部和大腿外侧是有用的部位。对于较瘦的患者,尤其是男性,大腿内侧是一个经常被忽视但富有成效的贮藏处。如有可能,切口应该隐藏在折痕、瘢痕、妊娠纹或毛发区域。通过这些切口,使用钝器渗入局部麻醉剂溶液渗透套管。局部麻醉混合物应由0.2%利多卡因和1:200 000肾上腺素组成。一般而言,渗透的溶液量等于去除的脂肪量(1:1比例,超湿技术)。

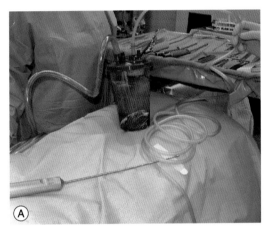 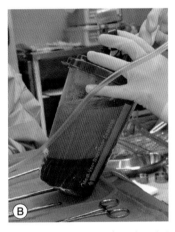 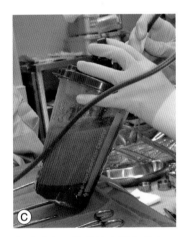

图19.1 大容量脂肪的采集和处理代表了手术室中的后勤挑战。一个简单的装置包括一个设置在无菌区的无菌收集室。从标准吸脂吸引器产生的吸力通过该系统施加,并且标准吸脂套管直径为3mm或4mm,用于将脂肪收集到容器中(A)。让抽吸物倾析,直到脂肪从水层中分离出来。然后用抽吸套管抽吸除去水层(B、C)。商用的用于大容量脂肪收集的容器也在底部设有塞子,以排出水层

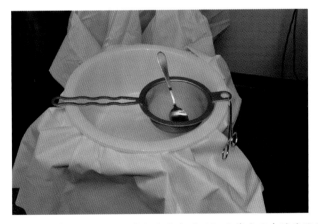

图19.2 倾析脂肪的另一种方法是在医用级无菌滤网中过滤脂肪

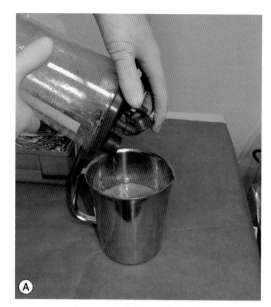
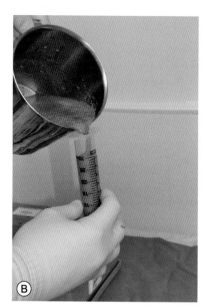
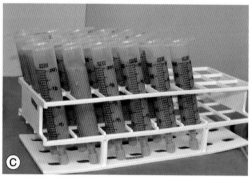

图 19.3 无菌移植材料可通过将其放入带倾倒口的容器中处理(A),然后从后面填充加盖的 30mL 注射器筒(B、C)

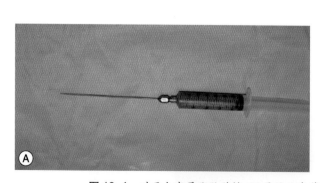
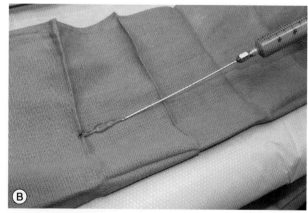

图 19.4 对于大容量脂肪移植,16 号钝头套管可用于 30mL 注射器(A),脂肪应易于流动(B)

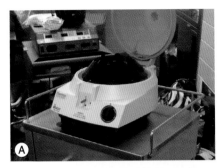 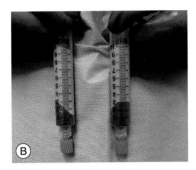 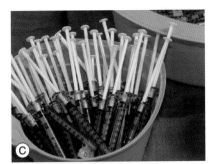

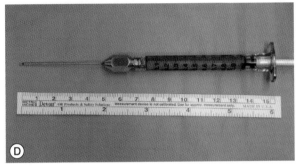 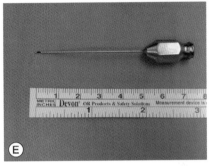

图 19.5 对于小容量脂肪移植,Coleman 处理方法是高效和可重复的。台式离心机(A)带有无菌转子和试管,装有 10mL 注射器(B),在 3 000 转/min 时产生 1 200G 的力。脂肪离心 3 分钟,以分离油、脂肪和水层。在排出水层并用棉纱布芯吸油后,可以使用 Luer 接头或从后面填充注射器,将脂肪填充到 1mL 注射器(C)中。1mL 注射器配有孔径和直径非常小的钝头套管,用于在面部或手部等区域精确放置脂肪。这些钝头插管也有弯曲的形状(D、E),用于进入狭窄的空间

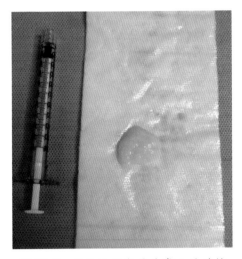

图 19.6 对于处理容量非常小的移植物,一种简单的方法是将脂肪移植物过滤在 Telfa 非黏附纱布上。这种方法保留率高,但效率低

在等待大约 10 分钟,使局部麻醉溶液生效后,使用桶柄获取套管获取脂肪。这种采集套管设计用于采集完整的脂肪组织包,其大到足以存活,但又小到足以穿过用于移植的标准 17 号渗透套管。该套管可以与任何真空或动力辅助吸脂设备一起使用,或者简单地连接到 10mL 注射器上。如果使用 10mL 的注射器,只需将柱塞拉回几毫升,以免产生过多的负压并损伤抽吸物。切口用间断的 5-0 快速吸收缝线缝合。

提炼

随着脂肪的收集,插管的前几个通道将比后续通道回收更多的局部麻醉剂。随着抽吸的继续,后面的通道可能包含更少的抽吸物和更多的血液。获取后,将脂肪抽吸物转移到 10mL 注射器中;Luer-Lok™ 塞用于盖住注射器。使用 10mL 注射器进行抽吸避免了转移的需要。取出柱塞,将注射器放入无菌离心机中。维护离心过程中的无菌性至关重要——带有无菌中心转子和(或)无菌套筒的离心机至关重要。以 3 000 转/min(1 200G)离心 3 分钟,浓缩脂肪,以便通过释放 Luer-Lok™ 塞去除和丢弃水性成分(局部麻醉剂和血液)。此外,任何油都可以从顶部倒出和(或)用纱布垫吸走。然后将处理过的脂肪转移到 1mL 注射器中,放入缺损处。

放置

计划的切口部位用 0.5% 利多卡因和 1∶200 000 肾上腺素麻醉,并通过 17 号 Coleman 注射套管进行小刺伤切口以放置脂肪。这不仅有助于减少瘀伤,还降低了脂肪意外血管内栓塞的概率。脂肪移植手术的成功不仅取决于获取和提炼,还取决于脂肪的放置方式,以增加其最佳存活的概率。这意味着尽量扩大脂肪包与周围组织的接触表面积,从而可以向新移植的脂肪提供血液供应。转移大的脂肪球会导致肿块中心坏死,以及随后的吸收和容量损失,甚至可能形成囊肿。

在取出钝的 Coleman 渗透套管的过程中,轻轻地放置脂肪。回忆脂肪可以放置在不同的水平,以实现不同的效果——决定脂肪的放置位置和水平取决于外科医生的技能和经验。例如,移植脂肪直接在真皮下可以改善皮肤质量,减少皱纹,缩小毛孔,甚至可以减少瘢痕。然而,当表面放置脂肪时,必须特别小心,因为表面不规则更容易显现。在皮肤较薄的区域(如下眼睑)尤其如此。为了改变与底层骨骼相关的身体形状,可以将脂肪放在骨膜上方。为了堆积脂肪,可以肌内注射。这种结构应该有目的地用少量的脂肪来构建,而

不是尝试插入更大的等分试样,然后在放置组织后对其进行成型。成型可能会置换脂肪,或导致某个区域的部分或全部脂肪坏死,从而降低预测能力,并增加不均匀的轮廓。唯一应该考虑的成型情况是在放置时注意到不规则,因为在离开手术室之前表面必须是光滑的。用于放置脂肪的刺伤切口可以用单个中断的 5-0 快速吸收缝线闭合。一个小容量移植到面部重建的例子如图 19.7~图 19.10。大容量乳房脂肪移植的图片包括乳房肿瘤切除术的缺陷(图 19.11)、假体的替换(图 19.12~图 19.14)和全乳房再造(图 19.15)。

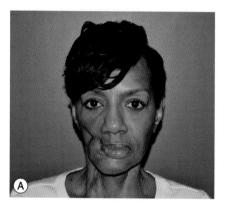
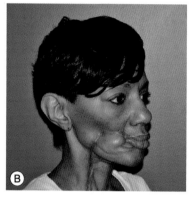
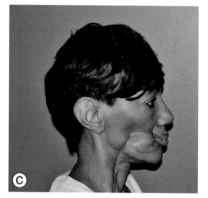

图 19.7　使用脂肪移植物重建头颈癌。这位 57 岁的女性接受了侵袭性鳞状细胞癌的治疗,采用前臂桡侧游离皮瓣全厚切除和重建,随后进行了放射治疗。她在癌症重建 3 年后前来求诊,没有疾病,希望进一步重建,这次是通过脂肪移植重建

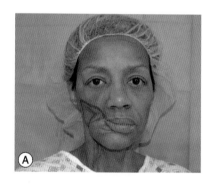
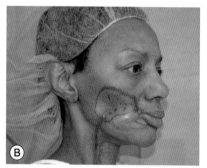
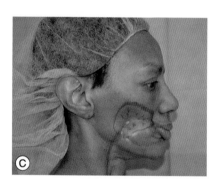

图 19.8　术中标记

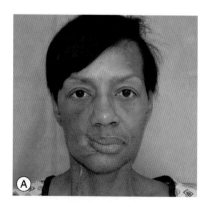
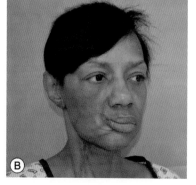
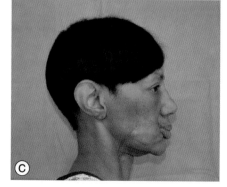

图 19.9　第一期治疗后 6 个月的结果

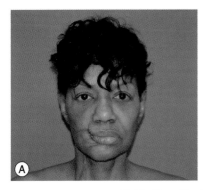
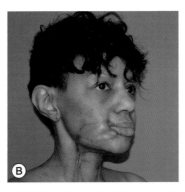
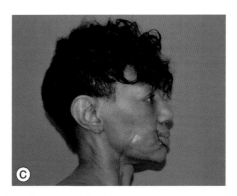

图 19.10　第二轮脂肪移植后 8 个月的结果。所有脂肪移植手术均为门诊手术

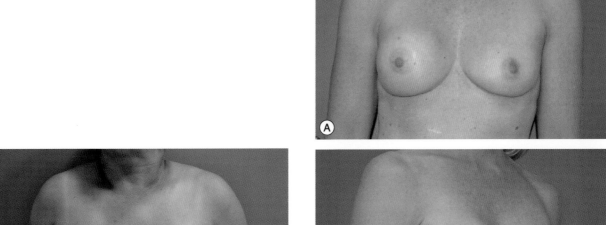

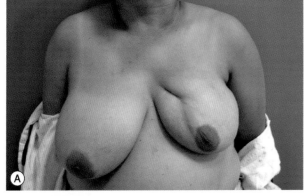

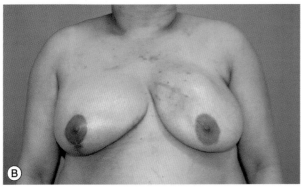

图 19.11　54 岁女性,左乳房象限切除术和放射治疗浸润性乳腺癌 3 年后的状况(A)。患者在脂肪移植后 5 个月表现出左乳房瘢痕松解的状态,同时右乳房对称缩小(B)

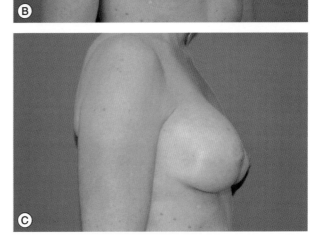

图 19.12　在同一手术中移除乳房假体,并用脂肪移植物替代。这位 48 岁的女性有严重的右乳房包膜挛缩和疼痛。这是该患者反复出现的问题。她要求移除假体

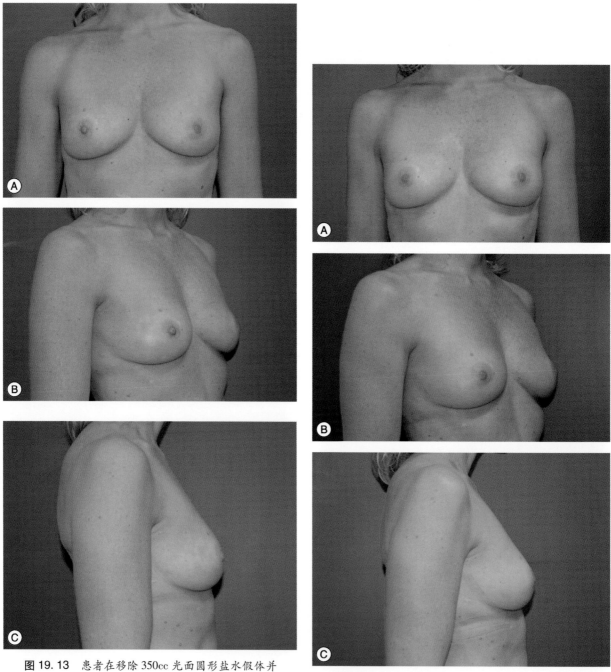

图 19.13　患者在移除 350cc 光面圆形盐水假体并同时在每个乳房移植 380cc 脂肪后 6 个月

图 19.14　同一患者一期脂肪移植后 18 个月的外观

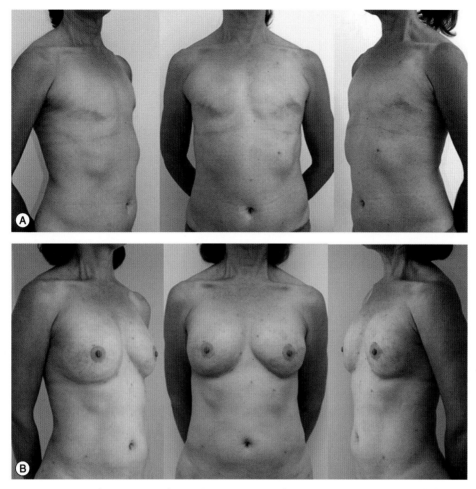

图 19.15 (A)45 岁女性双侧乳房切除术后的状况。她未接受过放射治疗。(B)患者在乳房再造 3 年后接受了外部扩张(BRAVA)和 3 次脂肪移植治疗。(*Case courtesy of Dr. Roger Khouri.*)

术后护理

脂肪移植后患者的护理仍然相对简单。移植部位没有常规的包扎,患者可以在手术后 48 小时淋浴。如果可能,手术后 72 小时内,移植区域应保持高于心脏水平。术后 1 周应避免对移植区域直接施加压力。面部的缝线在 4~5 天内移除,其他部位的可吸收缝线可以在 1 周内移除或自行溶解。如果从供区获取了大量脂肪,可以用加压服或腹带包扎供区。术后 1 个月内避免深度按摩。大多数患者术前使用抗生素便足够,而手术部位感染风险高的患者可以在术后服用 3~5 天的抗生素。

结果、预后及并发症

一般而言,脂肪移植手术被认为是低风险的,如果选择合适的患者,其围手术期的发病率较低。疼痛和肿胀较为常见,但并非每个患者都会经历。最大的风险仍然是移植物的不可预测性,受区可能会简单地重新吸收大部分转移的脂肪。此时无法预测特定个体的吸收程度,但每个患者都会发生一定程度的吸收。罕见但可能的脂肪转移风险和并发症包括对局部麻醉剂的过敏反应、血管破裂引起的永久性变色、脂肪坏死、油囊肿形成、钙化、过度矫正、围手术期出血、治疗或供区的血凝块、血源性感染(如果与另一种美容手术结合则可能性更大)、瘢痕和直接将脂肪注射到血管中引起的脂肪栓塞。最大的问题是大概率的通过皮肤可见的轮廓不规则性,这在受区和供区均会发生。在受区,多余的移植脂肪会在皮肤下呈肿块状,通常是由于在薄皮肤下放置的脂肪量过大。多余的脂肪可能很难后续清除,因此在放置移植物时应谨慎。对过量脂肪导致的不规则性的潜在补救措施包括吸脂、直接切除、脂溶性产品(美国食品药品监督管理局未批准),以及潜在的脱氧胆酸衍生物 ATX-101(Kybella®)的标签外使用[109-111]。供区轮廓不规则可能非常明显,特别是从一个区域移除的脂肪量过大时。体重的显著变化也会导致移植部位面积的相关变化,因此鼓励患者在达到理想体重时进行脂肪移植手术,并无限期地保持体重。

二期手术

对于脂肪移植,如果最初放置的脂肪量不正确,则可能需要进行二次手术或修补手术。手术时的浸润和肿胀,以及不可预测的脂肪吸收,使得一次手术达到完美效果非常困难。应告知患者可能需要多轮移植才能达到预期目的。对于重建病例,软组织包膜经常对外科医生造成限制,随着最初脂肪移植后组织质量的改善,该区域可能变得更容易接受更大的后续容量。如有必要,对缺损部位一期矫正不足,后续再回到手术室进行二期手术是更好的选择。对于复杂的吸脂病例,二期手术通常是最初计划的一部分,因为一次手术很难使一个区域完美。一般而言,一期手术的目标是用大量的脂肪填充大的缺损,后续再进行二期手术,利用额外的移植物来完善该区域。

参考文献

1. Kling RE, Mehrara BJ, Pusic AL, et al. Trends in autologous fat grafting to the breast: a national survey of the American Society of Plastic Surgeons. *Plast Reconstr Surg*. 2013;132:35–46. *This article presents survey data that highlights the common use of breast fat grafting in plastic surgery practice. The survey of board-certified plastic surgeons revealed a 70% incidence of breast fat grafting, with twice as many surgeons using fat grafting for reconstructive applications than cosmetic applications.*

2. Choi M, Small K, Levovitz C, et al. The volumetric analysis of fat graft survival in breast reconstruction. *Plast Reconstr Surg*. 2013;131:185–191.

3. Clauser LC, Tieghi R, Galiè M, Carinci F. Structural fat grafting: facial volumetric restoration in complex reconstructive surgery. *J Craniofac Surg*. 2011;22:1695–1701.

4. Coleman SR. Structural fat grafts: the ideal filler? *Clin Plast Surg*. 2001;28:111–119.

5. Coleman SR. Structural fat grafting: more than a permanent filler. *Plast Reconstr Surg*. 2006;118:108S–120S.

6. Gir P, Brown SA, Oni G, et al. Fat grafting: evidence-based review on autologous fat harvesting, processing, reinjection, and storage. *Plast Reconstr Surg*. 2012;130:249–258.

7. Kaufman MR, Miller TA, Huang C, et al. Autologous fat transfer for facial recontouring: is there science behind the art? *Plast Reconstr Surg*. 2007;119:2287–2296.

8. Wetterau M, Szpalski C, Hazen A, Warren SM. Autologous fat grafting and facial reconstruction. *J Craniofac Surg*. 2012;23:315–318.

9. Bourin P, Bunnell BA, Casteilla L, et al. Stromal cells from the adipose tissue-derived stromal vascular fraction and culture expanded adipose tissue-derived stromal/stem cells: a joint statement of the International Federation for Adipose Therapeutics and Science (IFATS) and the International Society for Cellular Therapy (ISCT). *Cytotherapy*. 2013;15:641–648.

10. Condé-Green A, Wu I, Graham I, et al. Comparison of 3 techniques of fat grafting and cell-supplemented lipotransfer in athymic rats. *Aesthet Surg J*. 2013;33:713–721.

11. Philips BJ, Grahovac TL, Valentin JE, et al. Prevalence of endogenous CD34+ adipose stem cells predicts human fat graft retention in a xenograft model. *Plast Reconstr Surg*. 2013;132:845.

12. Neuber F. Fettransplantation. *Verh Dtsch Ges Chir*. 1893;22:66.

13. Czerny V. Drie plastische operationen III. Plastischer Ersatz der Brustdrüse durch ein Lipom. *Verhandlungen der Deutschen Gesellschaft für Chirurgie*. 1895;II:216–217.

14. Holländer E. *Die kosmetische Chirurgie*. Leipzig: Veit; 1912.

15. Posner C, Kohn H. *Berliner Klinische Wochenschrift*. Vol. 45, No. 3. 1908.

16. Lexer E. *Die freien Transplantationen*. Vol. 25. Stuttgart: Enke; 1917.

17. Miller CC. *Cannula Implants and Review of Implantation Technics in Esthetic Surgery: In Two Parts*. Chicago: Oak Press; 1926.

18. Peer LA. The neglected "free fat graft," its behavior and clinical use. *Am J Surg*. 1956;92:40–47.

19. Fournier P. Reduction syringe liposculpturing. *Dermatol Clin*. 1990;8:539–551.

20. Illouz Y-G. The fat cell "graft": a new technique to fill depressions. *Plast Reconstr Surg*. 1986;78:122.

21. Chajchir A, Benzaquen I. Fat-grafting injection for soft-tissue augmentation. *Plast Reconstr Surg*. 1989;84:921–934.

22. Coleman S. Lipoinfiltration of the upper lip white roll. *Aesthet Surg J*. 1994;14:231–234.

23. Coleman S. *Structural Fat Grafting*. St Louis: Quality Medical Publishing; 2004. *This work describes the Coleman fat grafting technique, which has evolved as a widely used method across the globe. The reproducibility and simplicity of the methodology has led to the broad adoption of fat grafting in plastic surgery practice.*

24. Coleman SR. The technique of periorbital lipoinfiltration. *Oper Tech Plast Reconstr Surg*. 1994;1:120–126.

25. Coleman SR. Long-term survival of fat transplants: controlled demonstrations. *Aesthetic Plast Surg*. 1995;19:421–425.

26. Ersek RA. Transplantation of purified autologous fat: a 3-year follow-up is disappointing. *Plast Reconstr Surg*. 1991;87:219–227.

27. Peer LA. Loss of weight and volume in human fat grafts: with postulation of a "cell survival theory". *Plast Reconstr Surg*. 1950;5:217–230.

28. Coleman SR. Facial recontouring with lipostructure. *Clin Plast Surg*. 1997;24:347–367.

29. Ellenbogen R. Free autogenous pearl fat grafts in the face-a preliminary report of a rediscovered technique. *Ann Plast Surg*. 1986;16:179–194.

30. Kajimura S, Saito M. A new era in brown adipose tissue biology: molecular control of brown fat development and energy homeostasis. *Annu Rev Physiol*. 2014;76:225.

31. Kajimura S, Spiegelman BM, Seale P. Brown and beige fat: physiological roles beyond heat generation. *Cell Metab*. 2015;22:546–559.

32. Haque WA, Garg A. Adipocyte biology and adipocytokines. *Clin Lab Med*. 2004;24:217–234.

33. Niemelä S-M, Miettinen S, Konttinen Y, et al. Fat tissue: views on reconstruction and exploitation. *J Craniofac Surg*. 2007;18:325–335.

34. Rosen ED, Spiegelman BM. Adipocytes as regulators of energy balance and glucose homeostasis. *Nature*. 2006;444:847–853.

35. Sethi JK, Vidal-Puig AJ. Thematic review series: adipocyte biology. Adipose tissue function and plasticity orchestrate nutritional adaptation. *J Lipid Res*. 2007;48:1253–1262.

36. Landin K, Stigendal L, Eriksson E, et al. Abdominal obesity is associated with an impaired fibrinolytic activity and elevated plasminogen activator inhibitor-1. *Metabolism*. 1990;39:1044–1048.

37. Gregoire FM, Smas CM, Sul HS. Understanding adipocyte differentiation. *Physiol Rev*. 1998;78:783–809.

38. Akerblad P, Lind U, Liberg D, et al. Early B-cell factor (O/E-1) is a promoter of adipogenesis and involved in control of genes important for terminal adipocyte differentiation. *Mol Cell Biol*. 2002;22:8015–8025.

39. Banerjee SS, Feinberg MW, Watanabe M, et al. The Krüppel-like factor KLF2 inhibits peroxisome proliferator-activated receptor-γ expression and adipogenesis. *J Biol Chem*. 2003;278:2581–2584.

40. Chen Z, Torrens JI, Anand A, et al. Krox20 stimulates adipogenesis via C/EBPβ-dependent and-independent mechanisms. *Cell Metab*. 2005;1:93–106.

41. Mori T, Sakaue H, Iguchi H, et al. Role of Krüppel-like factor 15 (KLF15) in transcriptional regulation of adipogenesis. *J Biol Chem*. 2005;280:12867–12875.

42. Oishi Y, Manabe I, Tobe K, et al. Krüppel-like transcription factor KLF5 is a key regulator of adipocyte differentiation. *Cell Metab*. 2005;1:27–39.

43. Ibrahimi A, Bonino F, Bardon S, et al. Essential role of collagens for terminal differentiation of preadipocytes. *Biochem Biophys Res Commun*. 1992;187:1314–1322.

44. Dardick I, Poznanski WJ, Waheed I, Setterfield G. Ultrastructural observations on differentiating human preadipocytes cultured in vitro. *Tissue Cell*. 1976;8:561–571.

45. Aksu AE, Rubin JP, Dudas JR, Marra KG. Role of gender and anatomical region on induction of osteogenic differentiation of human adipose-derived stem cells. *Ann Plast Surg*. 2008;60:306–322.

46. Green H, Kehinde O. An established preadipose cell line and its differentiation in culture II. Factors affecting the adipose conversion. *Cell*. 1975;5:19–27.

47. Hollenberg C, Vost A. Regulation of DNA synthesis in fat cells and stromal elements from rat adipose tissue. *J Clin Invest*. 1968;47:2485.

48. Zuk PA, Zhu M, Mizuno H, et al. Multilineage cells from human adipose tissue: implications for cell-based therapies. *Tissue Eng*. 2001;7:211–228. *One of the landmark articles describing adult stem cells within adipose tissue. While "preadipocytes" had been described as the precursors for mature adipocytes, the stromal cells within adipose tissue were now shown to have plasticity and properties of adult stem cells.*

49. Rubin JP, Marra KG. Soft tissue reconstruction. *Methods Mol Biol.* 2011;702:395–400.

50. Brayfield C, Marra K, Rubin J. Adipose stem cells for soft tissue regeneration. *Handchir Mikrochir Plast Chir.* 2010;42:124–128.

51. Bunnell BA, Estes BT, Guilak F, Gimble JM. Differentiation of adipose stem cells. *Methods Mol Biol.* 2008;456:155–171.

52. Choi YS, Cha SM, Lee YY, et al. Adipogenic differentiation of adipose tissue derived adult stem cells in nude mouse. *Biochem Biophys Res Commun.* 2006;345:631–637.

53. Frye CA, Patrick CW Jr. Three-dimensional adipose tissue model using low shear bioreactors. *In Vitro Cell Dev Biol Anim.* 2006;42:109–114.

54. Gaustad KG, Boquest AC, Anderson BE, et al. Differentiation of human adipose tissue stem cells using extracts of rat cardiomyocytes. *Biochem Biophys Res Commun.* 2004;314:420–427.

55. Gerlach JC, Lin YC, Brayfield CA, et al. Adipogenesis of human adipose-derived stem cells within three-dimensional hollow fiber-based bioreactors. *Tissue Eng Part C Methods.* 2011;18:54–61.

56. Kang SK, Lee DH, Bae YC, et al. Improvement of neurological deficits by intracerebral transplantation of human adipose tissue-derived stromal cells after cerebral ischemia in rats. *Exp Neurol.* 2003;183:355–366.

57. Kimura Y, Ozeki M, Inamoto T, Tabata Y. Adipose tissue engineering based on human preadipocytes combined with gelatin microspheres containing basic fibroblast growth factor. *Biomaterials.* 2003;24:2513–2521.

58. Lee J-H, Kemp DM. Human adipose-derived stem cells display myogenic potential and perturbed function in hypoxic conditions. *Biochem Biophys Res Commun.* 2006;341:882–888.

59. Lin Y, Chen X, Yan Z, et al. Multilineage differentiation of adipose-derived stromal cells from GFP transgenic mice. *Mol Cell Biochem.* 2006;285:69–78.

60. Mehlhorn A, Niemeyer P, Kaiser S, et al. Differential expression pattern of extracellular matrix molecules during chondrogenesis of mesenchymal stem cells from bone marrow and adipose tissue. *Tissue Eng.* 2006;12:2853–2862.

61. Miranville A, Heeschen C, Sengenès C, et al. Improvement of postnatal neovascularization by human adipose tissue-derived stem cells. *Circulation.* 2004;110:349–355.

62. Miyahara Y, Nagaya N, Kataoka M, et al. Monolayered mesenchymal stem cells repair scarred myocardium after myocardial infarction. *Nat Med.* 2006;12:459–465.

63. Ning H, Lin G, Lue TF, Lin CS. Neuron-like differentiation of adipose tissue-derived stromal cells and vascular smooth muscle cells. *Differentiation.* 2006;74:510–518.

64. Planat-Benard V, Menard C, André M, et al. Spontaneous cardiomyocyte differentiation from adipose tissue stroma cells. *Circ Res.* 2004;94:223–229.

65. Rodríguez LV, Alfonso Z, Zhang R, et al. Clonogenic multipotent stem cells in human adipose tissue differentiate into functional smooth muscle cells. *Proc Natl Acad Sci USA.* 2006;103:12167–12172.

66. Stiles J, Francendese A, Masoro E. Influence of age on size and number of fat cells in the epididymal depot. *Am J Physiol.* 1975;229:1561–1568.

67. Strem BM, Hicok KC, Zhu M, et al. Multipotential differentiation of adipose tissue-derived stem cells. *Keio J Med.* 2005;54:132–141.

68. Zuk PA, Zhu M, Ashjian P, et al. Human adipose tissue is a source of multipotent stem cells. *Mol Biol Cell.* 2002;13:4279–4295.

69. Ando H, Yanagihara H, Hayashi Y, et al. Rhythmic messenger ribonucleic acid expression of clock genes and adipocytokines in mouse visceral adipose tissue. *Endocrinology.* 2005;146:5631–5636.

70. Li H, Zimmerlin L, Marra KG, et al. Adipogenic potential of adipose stem cell subpopulations. *Plast Reconstr Surg.* 2011;128:663.

71. Minteer D, Marra KG, Rubin JP. Adipose-derived mesenchymal stem cells: biology and potential applications. *Adv Biochem Eng Biotechnol.* 2013;129:59–71.

72. Zimmerlin L, Donnenberg VS, Pfeifer ME, et al. Stromal vascular progenitors in adult human adipose tissue. *Cytometry A.* 2010;77:22–30.

73. Minteer DM, Marra KG, Rubin JP. Adipose stem cells: biology, safety, regulation, and regenerative potential. *Clin Plast Surg.* 2015;42:169–179.

74. Nguyen A, Pasyk KA, Bouvier TN, et al. Comparative study of survival of autologous adipose tissue taken and transplanted by different techniques. *Plast Reconstr Surg.* 1990;85:378–386.

75. Shiffman MA, Mirrafati S. Fat transfer techniques: the effect of harvest and transfer methods on adipocyte viability and review of the literature. *Dermatol Surg.* 2001;27:819–826.

76. Gutowski KA, ASPS Fat Graft Task Force. Current applications and safety of autologous fat grafts: a report of the ASPS fat graft task force. *Plast Reconstr Surg.* 2009;124:272–280.

77. Lee JH, Kirkham JC, McCormack MC, et al. The effect of pressure and shear on autologous fat grafting. *Plast Reconstr Surg.* 2013;131:1125–1136.

78. Fisher C, Grahovac TL, Schafer ME, et al. Comparison of harvest and processing techniques for fat grafting and adipose stem cell isolation. *Plast Reconstr Surg.* 2013;132:351–361.

79. Boschert MT, Beckert BW, Puckett CL, Concannon MJ. Analysis of lipocyte viability after liposuction. *Plast Reconstr Surg.* 2002;109:761–765.

80. Carraway JH, Mellow CG. Syringe aspiration and fat concentration: a simple technique for autologous fat injection. *Ann Plast Surg.* 1990;24:293–297.

81. Ersek RA, Chang P, Salisbury M. Lipo layering of autologous fat: an improved technique with promising results. *Plast Reconstr Surg.* 1998;101:820–826.

82. Hörl H, Feller A-M, Biemer E. Technique for liposuction fat reimplantation and long-term volume evaluation by magnetic resonance imaging. *Ann Plast Surg.* 1991;26:248–258.

83. Kononas TC, Bucky LP, Hurley C, May JW Jr. The fate of suctioned and surgically removed fat after reimplantation for soft-tissue augmentation: a volumetric and histologic study in the rabbit. *Plast Reconstr Surg.* 1993;91:763–768.

84. Özsoy Z, Kul Z, Bilir A. The role of cannula diameter in improved adipocyte viability: a quantitative analysis. *Aesthet Surg J.* 2006;26:287–289.

85. Rohrich RJ, Sorokin ES, Brown SA. In search of improved fat transfer viability: a quantitative analysis of the role of centrifugation and harvest site. *Plast Reconstr Surg.* 2004;113:391–395.

86. Ullmann Y, Shoshani O, Fodor A, et al. Searching for the favorable donor site for fat injection: in vivo study using the nude mice model. *Dermatol Surg.* 2005;31:1304–1307.

87. Schipper BM, Marra KG, Zhang W, et al. Regional anatomic and age effects on cell function of human adipose-derived stem cells. *Ann Plast Surg.* 2008;60:538.

88. Kohler BA, Sherman RL, Howlader N, et al. Annual Report to the Nation on the Status of Cancer, 1975-2011, Featuring Incidence of Breast Cancer Subtypes by Race/Ethnicity, Poverty, and State. *J Natl Cancer Inst.* 2015;107:djv048.

89. Pinell-White XA, Etra J, Newell M, et al. Radiographic implications of fat grafting to the reconstructed breast. *Breast J.* 2015;21:520–525.

90. Rubin JP, Coon D, Zuley M, et al. Mammographic changes after fat transfer to the breast compared with changes after breast reduction: a blinded study. *Plast Reconstr Surg.* 2012;129:1029–1038. *A major concern with fat grafting to the breast has been the risk that fat necrosis and calcifications can obscure cancer detection and/ or result in false positive imaging results and increased biopsy rates. This study compared mammographic changes after fat grafting with changes after reduction mammoplasty, and found that breast reduction patients have more pronounced mammographic changes and a higher BI-RADS score than fat grafting patients.*

91. Agha RA, Fowler AJ, Herlin C, et al. Use of autologous fat grafting for breast reconstruction: A systematic review with meta-analysis of oncological outcomes. *J Plast Reconstr Aesthet Surg.* 2015;68:143–161.

92. Gehmert S, Prantl L, Vykoukal J, et al. Breast cancer cells attract the migration of adipose tissue-derived stem cells via the PDGF-BB/PDGFR-β signaling pathway. *Biochem Biophys Res Commun.* 2010;398:601–605.

93. Rowan BG, Gimble JM, Sheng M, et al. Human adipose tissue-derived stromal/stem cells promote migration and early metastasis of triple negative breast cancer xenografts. *PLoS ONE.* 2014;9:e89595.

94. Eterno V, Zambelli A, Pavesi L, et al. Adipose-derived mesenchymal stem cells (ASCs) may favour breast cancer recurrence via HGF/c-Met signaling. *Oncotarget.* 2014;5:613–633.

95. Muehlberg FL, Song YH, Krohn A, et al. Tissue-resident stem cells promote breast cancer growth and metastasis. *Carcinogenesis.* 2009;30:589–597.

96. Orecchioni S, Gregato G, Martin-Padura I, et al. Complementary populations of human adipose CD34+ progenitor cells promote growth, angiogenesis, and metastasis of breast cancer. *Cancer Res.* 2013;73:5880–5891.

97. Zhao M, Sachs PC, Wang X, et al. Mesenchymal stem cells in mammary adipose tissue stimulate progression of breast cancer resembling the basal-type. *Cancer Biol Ther.* 2012;13:782–792.

98. Brewster AM, Hortobagyi GN, Broglio KR, et al. Residual risk of breast cancer recurrence 5 years after adjuvant therapy. *J Natl Cancer Inst.* 2008;100:1179–1183.

99. Clarke M, Collins R, Darby S, et al. Effects of radiotherapy and of differences in the extent of surgery for early breast cancer on local recurrence and 15-year survival: an overview of the randomised trials. *Lancet.* 2006;366:2087–2106.

100. Charvet HJ, Orbay H, Wong MS, Sahar DE. The oncologic safety of breast fat grafting and contradictions between basic science and clinical studies: a systematic review of the recent literature. *Ann Plast Surg.* 2015;75:471–479. *This paper highlights the fact that basic science studies suggest that bioactive components of fat grafts can induce tumor growth. However, available clinical studies are suggesting that fat grafting to the breast is a safe approach. More strong clinical data is needed to further support this position.*

101. Gale KL, Rakha EA, Ball G, et al. A case-controlled study of the oncologic safety of fat grafting. *Plast Reconstr Surg.* 2015;135:1263–1275.

102. Petit J, Botteri E, Lohsiriwat V, et al. Locoregional recurrence risk after lipofilling in breast cancer patients. *Ann Oncol.* 2012;23:582–588.

103. Petit J, Rietjens M, Botteri E, et al. Evaluation of fat grafting safety in patients with intra epithelial neoplasia: a matched-cohort study. *Ann Oncol.* 2013;24:1479–1484.

104. Petit JY, Maisonneuve P, Rotmensz N, et al. Safety of lipofilling in patients with breast cancer. *Clin Plast Surg.* 2015;42:339–344.

105. Mojallal A, Lequeux C, Shipkov C, et al. Improvement of skin quality after fat grafting: clinical observation and an animal study. *Plast Reconstr Surg.* 2009;124:765–774.

106. Rigotti G, Marchi A, Galiè M, et al. Clinical treatment of radiotherapy tissue damage by lipoaspirate transplant: a healing process mediated by adipose-derived adult stem cells. *Plast Reconstr Surg.* 2007;119:1409–1422.

107. Bavikatte G, Kulkarni J, Choukairi F, Lees V. Use of lipomodeling to forearm residuum to assist fitting of below-elbow prosthesis. *J Prosthet Orthot.* 2012;24:50–51.

108. Pu LL, Coleman SR, Cui X, et al. Autologous fat grafts harvested and refined by the Coleman technique: a comparative study. *Plast Reconstr Surg.* 2008;122:932–937.

109. Coleman SR. Lower lid deformity secondary to autogenous fat transfer: A cautionary tale. *Aesthetic Plast Surg.* 2008;32:415–417.

110. Duncan DI, Chubaty R. Clinical safety data and standards of practice for injection lipolysis: a retrospective study. *Aesthet Surg J.* 2006;26:575–585.

111. Spector JA, Draper L, Aston SJ. Lower lid deformity secondary to autogenous fat transfer: a cautionary tale. *Aesthetic Plast Surg.* 2008;32:411–414.

第20章

血管分布

Steven F. Morric and G. Ian Taylor

概要

- 本章提供了血管体区概念的概述及人体血管解剖结构的回顾。"历史回顾"部分对血管基础知识的发展以及组织瓣在重建外科领域的临床应用进行了总结。

- 本章概述了血管体区解剖基础、闭合吻合血管、动脉供养范围及静脉回流,并描述了皮肤和肌肉的神经血管分布。同时,本章通过将人体和其他动物进行比较,强调了人体血管解剖的恒定性,阐明了在使用动物血管解剖模型的研究中需要注意的问题。

- 本章以组织瓣设计为重点,对每个区域的皮肤、肌肉、骨骼的血管解剖进行了讨论,旨在避免手术并发症以及概述人体血管体区。

- 本章回顾了人体组织血供的总概念,借临床案例强调这一概念对组织瓣设计的重要性。这些概念也是解释组织瓣各种生理、病理现象的基础。

- 人体总体的血管构筑是恒定的,但也有不少变异,因此需进行多样化的手术规划,以实现成功的组织瓣设计。

- 本章回顾了术前对血管解剖的评估以及各类组织瓣的设计,包括皮瓣、筋膜皮瓣、肌皮瓣和穿支血管皮瓣。

- 本章探讨了延迟现象的解剖学基础及相关手术操作。

简介

血管体区(angiosome)理论在整形与重建外科领域已被广泛接受,并使血管供养人体所有组织这一理论概念化。一个血管体区是一块由主血管供养的复合组织块。各血管体区之间由管径减小或不减小的闭合吻合血管相连接,管径未变小者属旁支动脉的真性吻合支,此类吻合支在很多肌肉和皮肤(尤其是有神经伴行的皮肤血管)中很常见。沿着有真性吻合支的轴型血管设计的组织瓣,其活性长度和经过延迟的皮瓣类似。吻合动脉常有不含瓣膜、血流可呈双向流动的静脉伴行。整个人体含有大量这样的弓形连接

血管,所有组织由其供养。

1977年,Converse[1]曾提出,没有一种既简单又全面的系统来对皮瓣进行分类。现今,以血管解剖为基础,可将皮瓣进行精确分类。这使得医生间的交流更为简明,为整形重建外科的向前发展提供了便利。遍布全身的主要知名血管为皮瓣的描述提供了方便。

人体血管构筑是一系列连续的血管环,就像罗马具有层次的排水渠。动脉在逐渐靠近毛细血管床时,其数量增多,而管径逐渐变细;静脉则相反(图 20.1)。Tompsett[2]应

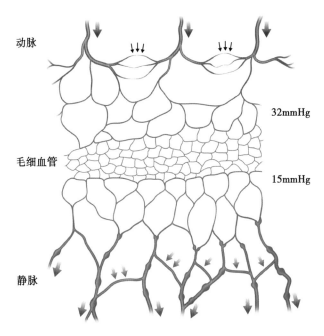

图 20.1 毛细血管床、动脉、静脉的结构示意图。图中显示闭合动脉(黑色小箭头)、双向血流无瓣膜静脉(小虚箭头),它们使来自小动脉(红色箭头)的毛细血管床和通过小静脉(蓝色箭头)的毛细血管床之间的流量和压力达到平衡

345

用保留血管的腐蚀技术对新生儿尸体进行了处理,精彩地呈现了人体的血管架构,陈列在伦敦皇家外科学院的亨特博物馆中(图 20.2),该标本显示了主要动脉如何围绕骨骼、如何分支进入肌间、肌内。这些弓形动脉的"基石"通常由管径减小的动脉(闭合吻合动脉)和微动脉构成。后者有无瓣膜,且血液可双向流动的静脉伴行。闭合动脉和无瓣膜静脉对控制毛细血管床及其两端的梯度压力起着至关重要的作用(见图 20.1)。

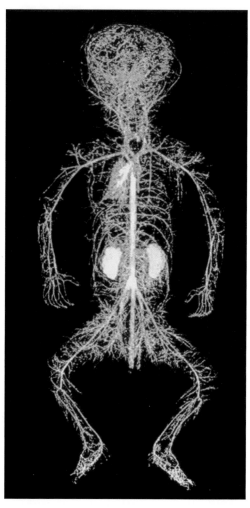

图 20.2　Tompsett 的人体动脉框架图。图示新生儿的动脉架构。(*From Taylor GI, Palmer JH. The vascular territories [angiosomes] of the body: experimental study and clinical applications. Br J Plast Surg. 1987; 40: 113.*)

历史回顾

经历了两次世界大战,为恢复伤员被毁损的器官和组织,整形外科在欧洲和北美得以从外科学中衍生为一门专科。借助几何学原理和医生的艺术才华,人体组织得以推进和旋转,所形成的随意型皮瓣可以局部转移或通过肢体进行远位转移,以避免时有发生的组织坏死。Gillies 经常感叹:"整形外科是在血供和良好外形之间一个恒久的战场。"[3] 二战后的一段时期里,各部位皮瓣的长宽比例被严格控制。由于当时人们对各部位皮瓣的血供缺乏精确的认知,尚未认识到血供对皮瓣的存活是如何起着至关重要的作用,且对其下的血管解剖了解甚少,所以在这个时期内,皮瓣的设计是"随意"的。

然而,血管解剖的信息虽然得以利用,但并没有得到足够重视。1889 年,Manchot[4] 对人体皮肤血供进行了首次研究,他的论著《人体皮肤动脉》(*The Cutaneous Arteries of the Human Body*)先是在法国发表,之后以英文发表[5]。Manchot 在文中确认了各部位皮肤穿支血管及其主支来源,并绘出了人体皮肤血管分布图(图 20.3)。由于 X 线在几年之后才问世,Manchot 未能利用这一先进的技术来展示其研究结果。但无论如何,Manchot 精确的研究成就仍然经得起时间的考验。

1893 年,Spateholz[6] 发表了一篇论文,阐述了成人和新生儿皮肤血管的来源、走行和分布。他使用凝胶和各种色素混合后注入动脉,软组织则用酒精固定,用二甲苯透明,呈现的血管框架被嵌入加拿大香脂中。Spateholz 研究的重点是皮肤血管循环,他提出了直接皮肤血管和间接皮肤血管的重要区别。前者专门供养皮肤,后者是供养肌肉或其他深层组织血管的终末支。Timmons[7] 后来发表了关于皮肤血供解剖学研究的里程碑式的综述。他对 Spateholz 的研究又作了详尽说明。

接着,到 20 世纪 30 年代,法国的解剖学家兼外科医生 Salmon[8,9] 作了重要的研究。Manchot 界定了除了头颈、手足部之外近 40 支皮肤动脉的分布范围。Salmon 重新评估了 Manchot 的工作,并利用 X 线技术显示了更细的皮肤血管,描绘了包含全身 80 多支皮肤血管的分布范围(图 20.4)。他发现了皮肤血管之间的连接,并观察到身体各部位的血管密度和粗细是不同的。于是,他划分出人体血管密集区和稀疏区。1936 年,他的研究成果以英文出版[10]。Raymond Grégoire 为 Salmon 的专著作序,序中写到:"这是 Salmon 潜心研究的新作,其成果是外科医生所不能忽视的,解剖学专家中很少有人有勇气去做类似的研究。"[8] 然而,Raymond 的这句话当时没有引起同行的足够重视。如若不然,整形外科的进步理应更快。

1975 年,Schafer[11] 发表了一篇关于下肢动静脉解剖的重要论著。他用 Scribtol 和墨汁血清混合物注入胎儿和新生儿尸体的循环系统中,以显示下肢的血管架构。Schafer 的结论是,大多数皮肤动脉由肌间隔排穿出,少数从肌内隔穿出。另外,他强调有两套穿支静脉:一是交通静脉,将浅表静脉丛经深筋膜引入深静脉,管径较粗;二是伴行静脉,通常是与皮肤穿支动脉成对伴行,管径较细。

20 世纪早期,临床工作的进展得益于这些伟大解剖学家的研究成果。1906 年,Tensini[12] 报道了由胸背动脉供养的背阔肌肌皮瓣。1919 年,Davis[13] 出版了《整形外科学》(*Plastic Surgery*),书中他引用了很多 Manchot 著作里的很多章节,并附上例图说明。1921 年,Blair[14] 描述了颞浅血管供养的前额皮瓣。1929 年,Esser[15] 出版了《动脉皮瓣》(*Artery Flaps*)一书。1937 年,Webster[16] 描述了由胸外侧动脉和腹壁下动脉供养的长形双蒂皮瓣,皮瓣的上端达腋部,下达腹股沟。文中他再次引用了 Manchot 著作中的内容。Shaw 和 Payne[17]在战争时期借助可用的临床资讯,应用直接转移皮瓣一期完成手部的修复重建。1965 年,Bamjian[18]注意到了胸廓内动脉的胸骨旁长穿支的开发利用。

20 世纪 70 年代是见证了"解剖革命"的年代。McGregor 和 Morgan[19]将由知名轴型血管供养的大皮瓣和随意型皮瓣区分开来。Daniel 和 Williams[20]对 Manchot 和其他学者的研究成果进行再次评价,并将供养皮肤的动脉分成直接动脉和肌皮动脉。

Taylor 和 Daniel[21,22]关于游离皮瓣的研究成果于 1973 年发表。之后几年,McCraw[23-25]、Mathes 和 Nahai[26]对肌皮瓣的研究成果相继发表。上述两种组织瓣的转移都需要对供养血管解剖的精确掌握。为了寻找新的供区,外科医生们回到了解剖室,对皮瓣的供养血管进行了大量的研究。20 世纪 80 年代,带蒂的、吻合血管的组织瓣的应用变得流行和普遍。然而,这些技术时常忽略了美学要求,手术结果

有时像 McDowell[27]所说的像"一团或一块肉"。

20 世纪 80 年代初期,医生们又发现血管沿筋膜平面走行,因而对筋膜皮瓣给予了更多的关注[28]。这些发现给皮肤血液循环的分类和命名提供了依据。但皮瓣的分类也因此变得繁杂,包括轴型血管皮瓣、随意型血管皮瓣、直接皮肤动脉皮瓣、肌皮动脉皮瓣、筋膜皮肤血管皮瓣、浅表皮肤血管皮瓣、肌间隔皮肤血管皮瓣、迷路血管皮瓣、逆行动脉皮瓣、反流血管皮瓣、穿行血管皮瓣等等。有学者试图以皮肤动脉来源为基础,将皮瓣分成 10 类或亚型[29]。很多分类和命名的方式的依据都是基于 Manchot[4]和 Salmon[8]的研究成果。根据文献报道,出于将皮瓣分类标准化的考量,作者之前曾建议用主要供养血管来对皮瓣进行命名和定义[30,31]。Cormack 和 Lamberty[32]出版了《皮瓣血管解剖》(*Arterial Anatomy of Skin Flaps*),该书对皮瓣外科的历史、解剖和临床应用作了简明的阐述。该书作者还对血管管径和分布范围的关系以及皮肤筋膜血管轴向作了描述[33]。

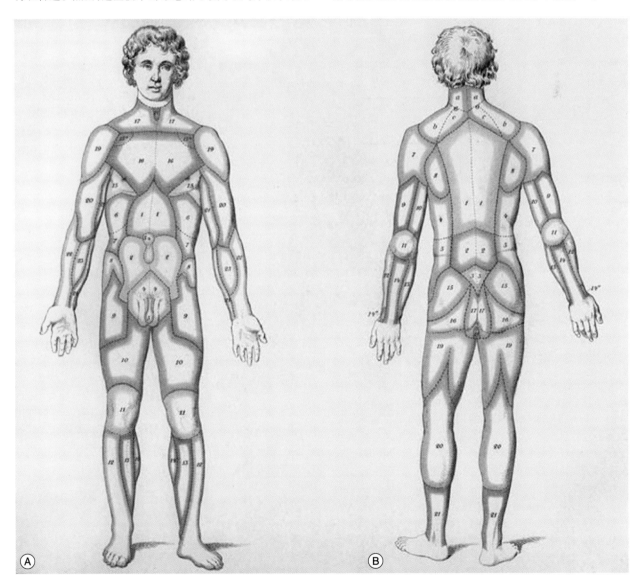

图 20.3　Carl Mancot 的人体皮肤血管分布区域图。(A)腹面;(B)背面。(*From Manchot C. Die Hautarterien des menschlichen Körpers. Leipzig:FCW Vogel,1889.*)

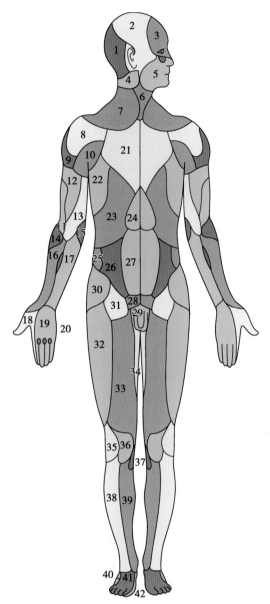

图 20.4 1936 年 Michel Salmon 的人体皮肤血管分布区域图。人体腹侧皮肤动脉供血分布概要。(*From Salmon M. Artères de la peau. Paris: Masson, 1936.*)

1977 年,Michael Drever[34] 描述了垂直腹直肌肌皮瓣。Hartrampf[35] 首先报道了横行腹直肌(transverse rectus abdominis muscle,TRAM)肌皮瓣,说明了瓣上皮肤的存活靠的是腹壁上血管肌皮瓣支的供养。带蒂 TRAM 皮瓣及后来的吻合血管 TRAM 皮瓣被广泛应用于乳腺切除后的乳房再造。随着对肌皮动脉穿支解剖的更深入了解[36,37],医生在这一肌皮瓣形成过程中只切除腹直肌的一部分,以保留供肌的功能。更后来的研究对穿出血管有了更全面的认知,认为可以在腹直肌上掀起皮瓣而保留肌肉的完整性,降低了腹壁疝和腹壁支持力减弱的发生率。这些逐渐改进的皮瓣设计催生了以腹壁下深动脉穿支(deep inferior epigastric artery perforator,DIEAP)供养的皮瓣[38]。至此,乳房再造技术得以不断改进——从带蒂的到游离的腹直肌肌皮瓣,到保留肌肉的 TRAM 皮瓣,再到 DIEAP 皮瓣。这反映了医生对肌皮血管解剖的精确认知,对减少供区损伤和改善手术效果给予了更高度的重视。随着对身体各部位皮肤穿支血管认识的提高,组织瓣的选择范围得以显著扩大[39],有关皮肤穿支血管皮瓣的已发表的外科论著数量出现了爆发式增长。

近来,对穿支血管组织瓣的研究热点在于对各种组织血供的探讨[40]。与之前 10~20 种已命名的动脉皮瓣相比,现在全身各部位超过 400 支穿支动脉都有形成组织瓣的可能。这一进步加深了人们对于看似具有无限可能的定制皮瓣的理解。

血管解剖学研究

血管体区

血管体区(angiosome)一词来源于希腊语"angeio",意为血管,而后缀"somite"意为身体节段,是指一支主要供养动脉所供养范围内的复合组织块。而主要供养动脉(节段动脉)指的是主管皮肤及其深层结构供养的动脉。把这些众多节段并在一起,就形成了三维的人体血管分布图。本部分主要阐述作为血管体区概念基础的血管解剖。

Salmon 血管影像研究是用水与氧化铝凝胶混合后进行血管内注射,他的工作无疑是杰出的,但他的研究技术被其他学者作了改良,并进一步改善了结果[41,42]。其中,降低氧化铝浓度对计算机断层扫描(computed tomography,CT)血管显像具有显著改善作用[43]。有关血管注射显影技术的综述为研究者提供了很多可利用的方法[44]。

起初,人体皮肤血管和其他结构的显示是通过往尸体血管内注射放射线不能穿透的物质,如硫酸钡、氧化铝,或者是带颜色的可视物质,如乳胶、墨汁等。通过特殊技术,研究者可对感兴趣的区域进行解剖和显像。随着摄影胶片质量的提高,小血管解剖图片质量也随之改善。然而,后来这些简单的显像技术大部分被 CT 所取代[43,45,46]。这些观察是在新鲜尸体上进行,其中大部分研究是在面临某例具体的患者时,为了用手术手段去解决问题而萌生进行解剖观察的渴望而去实施。人们已经对大量新鲜尸体进行过解剖,包括全身各部位皮肤及其深层组织的动脉解剖观察[47]。这些动脉解剖观察引出了血管体区概念,下文将作详细讨论。后来,人们对静脉[48]、神经血管分布[49]、前臂[50]、腿部[51]、头颈部[52]血管体区进行了观察研究,同时还将人体和动物进行比较,观察两者血管体区的异同[53]。另外,人们还对肌瓣的血管体区(包括缝匠肌[54]、股直肌[55]、股薄肌[56]、胸大肌[57])及皮瓣的血管体区(包括逆行腓动脉皮瓣[58]、胸背动脉穿支皮瓣[59]、股前动脉穿支皮瓣[60]以及臀上和臀下动脉穿支皮瓣[61])进行了详尽的观察分析。

上述研究最初主要是对各部位形成游离皮瓣转移的可能性进行分析[62]。后来则着重于其他组织转移的解剖学基础观察,包括骨骼[63]、神经[64]和某些肌肉组织[21,65]。这些研究使得一些临床手术获得了成功,学者们也由此得到了鼓励。于是他们将研究范围扩展到由单个血管系统供养的复合组织瓣移植上,包括皮肤加肌腱[66]、肌肉和神经[67]，以及皮肤加肌肉加骨骼[68~70]。正是这些研究工作催生了血管体区的概念。学者对全身各部位（包括前腹壁[21,36,65,71]、前胸壁[72,73]、下肢、上肢）的血管系统都作了观察研究。这些研究结果更有力地支持了血管体区的概念，并揭示了各血管分布区域之间的联系[74]。

在进行尸体解剖时，学者们使用各种技术来识别和研究感兴趣区域的血管。过去，人们通常先把皮肤被覆（皮肤和皮下组织）移除，在导向珠的引导下能在深筋膜表面观察到穿支血管的穿出点（直径≥5mm）。目前，通过CT血管造影（CT angiography，CTA）就能轻易地将不同区域的血管清晰显示。每个躯体平均有大约400支皮肤穿支血管[40,47]。三维图像能将主支血管的分叉情况清晰显示。以前的研究者（包括Salmon）不得不在各区域（尤其是在腹股沟、腋窝、颈部和肢体关节部位）的边界皮肤上划切口线（图20.5）。这些交界部位具有重要的临床意义，所以切口线的设计要尽可能保留血管的延续性。近来，由于CTA技术的应用，解剖切口线显得没有以前重要，因为在解剖之前，每支血管的分支和走行已经得以清晰记录。

在最初的人体组织血供研究中，皮肤血管通过放射线显示，然后利用拼图的手段将皮肤血管拼成"平面图"（图20.6和图20.7）[47]。虽然Manchot和Salmon描述了皮肤动脉的来源和走行，Salmon[9]还专门研究了肌肉血管的来源和走行，但两人均未阐述皮下深层组织和皮肤之间动脉的走行情况。因此，需将皮肤、皮下组织作平行片切，然后用放射拍照技术来显示不同部位各片切层所呈现的血管形态（图20.8）。目前的CTA技术能够更精细地显示各种组织的三维血管形态（图20.9）。

所有直径超过0.5mm的皮肤穿支动脉都追溯到其来源，取每具尸体的平均值，标绘于体表（图20.10）。后来的研究则跟随在皮肤和肌肉的神经血管分布进行静脉分布图的描绘（静脉单元）[48]。这些研究结果最终形成了全身的血管分布图。本章后续内容将展示人体动脉、静脉和神经分布的简明全景图。

动脉分布

人体各种组织的动脉网由很多由小口径闭合血管或真性吻合的动脉环相连而成，遍及全身。皮肤穿支动脉的走行依深筋膜下近心端的来源动脉而异。如Salmon于1936年所述[8]，动脉走行中的分支会供养其经过的组织，包括肌间隔、肌内隔、筋膜、神经和肌腱。动脉通常分为直接和间接动脉两类（图20.11）。作者的解剖观察到，动脉的走行和粗细个体差异很大；然而，主要来源血管相对恒定。直接动脉在穿出深筋膜前在深层组织间走行，其主要的供养末端是皮肤，通常是皮肤的主要供养血管。这类动脉常有管径较粗的分支供养皮肤，在皮肤内的分布范围大（如旋肩胛动脉）。这些直接的血管分支包括直接皮肤动脉（有时被称为轴型血管）和肌间隔动脉。间接皮肤动脉可以理解为皮肤的二级供养血管，其终末分支从深筋膜穿出，供养肌肉和其他深层组织。大部分间接动脉是供养皮

肤的肌皮动脉穿支。事实上，每支直接的和间接的皮肤动脉的分布范围都存在显著差异，两种动脉各自之间有着广泛的吻合联系。各皮肤穿支动脉及其邻近动脉的分布范围遵循Salmon所述的所谓平衡法则，作者的研究结果也支持这一点。

直接皮肤动脉来源于：①深筋膜下动脉的分支（如腹壁下浅动脉）；②来源动脉的直接延续（如颈外动脉的皮肤穿支）；③肌间隔动脉的分支（如旋股外动脉的肌皮分支）。间接动脉通常是肌肉深面的动脉分支，穿过肌肉到达皮肤，如腹壁下深动脉（deep inferior epigastric artery，DIEA）的肌皮穿支。人体约有400支皮肤穿支动脉，其中40%属于直接动脉，60%属于间接动脉。

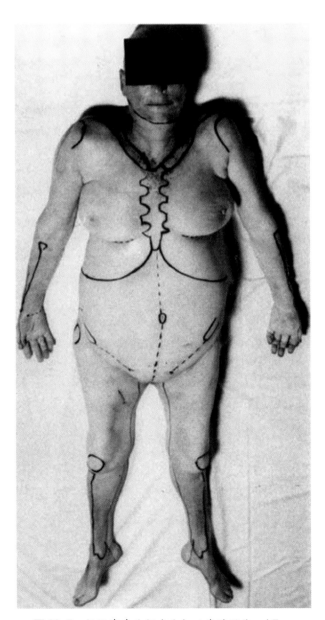

图20.5　标记有身体标志和切口线的尸体。（From Taylor GI, Palmer JH. The vascular territories [angiosomes] of the body: experimental study and clinical applications. Br J Plast Surg. 1987; 40: 113. ）

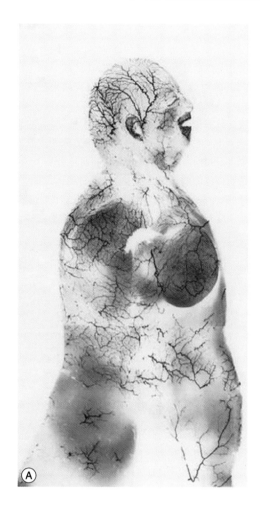 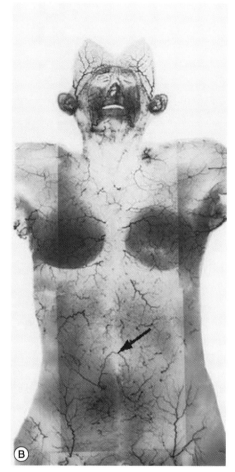

图 20.6 一位女性的侧视图(A)和另一位女性的前视图(B)。(A)手臂已被移除。请注意从腹中线和背中线横向延伸的大血管网络,从腹股沟上升,从肩带下降,汇聚在头皮和乳房的顶部。这证明了血管从固定凹区辐射到移动凸区的原理。(B)中线下方的瘢痕中断血管,脐上方的大阻塞血管补偿性开放(箭头),以重新建立穿过中线的血流。(*From Taylor GI, Palmer JH. The vascular territories [angiosomes] of the body: experimental study and clinical applications. Br J Plast Surg. 1987; 40: 113.*)

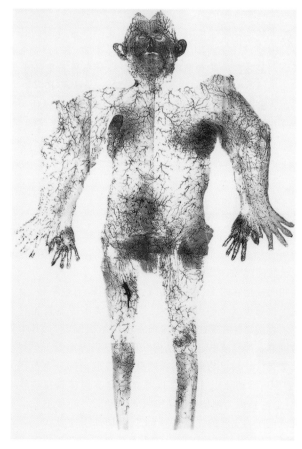

图 20.7 人体皮肤动脉的拼集图片。在上肢,皮肤切口位于尺侧边界,左侧皮肤及深筋膜均已切除,右侧保留了深筋膜。注:①穿支血管的方向、大小和密度,在躯干和头部,穿支血管较大,越向四肢远端,穿支血管越细小,密度越大;②直径减小的阻力性吻合血管将穿支血管连接成连续的网状结构。(*From Taylor GI, Palmer JH. The vascular territories [angiosomes] of the body: experimental study and clinical applications. Br J Plast Surg. 1987; 40: 113.*)

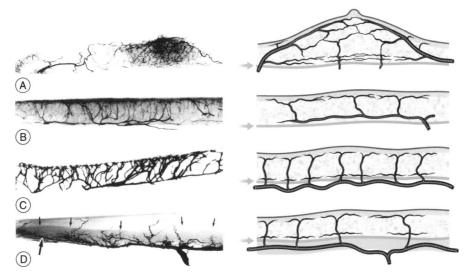

图20.8 乳房(A)、大腿(B)、足底(C)和臀部(D)的磨削断层影像学研究。(D)包括其下的臀大肌。该示意图说明了在每种情况下营养皮肤的主要的水平轴向血管,以及其与深筋膜的关系(箭头所示)。(A)它们主要分布在真皮下血管丛。注意影像上从左至右,胸廓内动脉穿支和胸外侧动脉在躯干皮肤组织较松弛,在乳头区域相汇聚。(B)可见它们在皮肤相对固定的区域走行于深筋膜表面。(C)源动脉本身是营养皮肤的主要水平血管,在皮肤固定牢固的区域走行于深筋膜下方。(D)小箭头指示深筋膜,大箭头指示较臀部动脉较大的筋膜皮支,该支与后侧皮神经一起下行支配大腿。(*From Taylor GI,Palmer JH. The vascular territories*[*angiosomes*]*of the body:experimental study and clinical applications.* Br J Plast Surg. *1987;40:113.*)

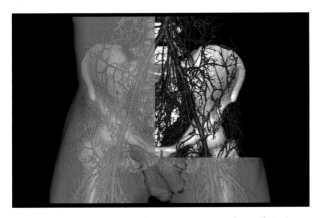

图20.9 一个尸体的骨盆的 CTA,显示骨、血管和皮肤三维解剖结构。通过 MIMICS 软件,各种解剖结构可以被包含或移除。(*From Morris SF, Tang M, Al-mutairi K,et al. The anatomic basis of perforator flaps.* Clin Plast Surg. *2010;37:553-570.*)

直接皮肤动脉由深筋膜穿出,而深筋膜和骨膜、肌间隔肌内隔连接延伸(见图 20.10),其固定的穿出位点和皮肤的分布区域是相对应的。通常,动脉在分支后进入身体的突起区域,突起度越高,血管越长(见图 20.8)。不同部位的直接皮肤动脉的粗细和密度都不同,例如在头颈部、背部、上臀部、股部,动脉更加粗长,密度更小,而在前臂、小腿、手足背,动脉要更加细短,密度更大。手掌侧和足底皮肤较固定,皮肤穿支动脉密度较大,管径较细。因此,因血管来源的不同,皮肤血管的供养范围各异,而且有直接皮肤动脉供养的区域也有来自间接皮肤动脉的供养。

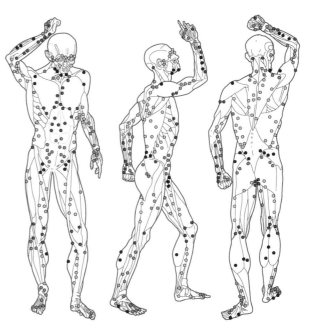

图20.10 直径 0.5mm 以上的穿支动脉的分布图,相同颜色为来源于其下的同一动脉,并与相关的穿支静脉伴行。这是穿支血管皮瓣的基础。(*From Taylor GI,Palmer JH. The vascular territories*[*angiosomes*]*of the body:experimental study and clinical applications.* Br J Plast Surg. *1987;40:113.*)

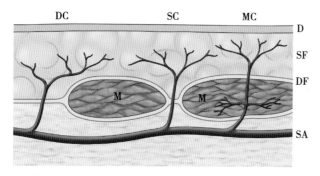

图20.11　直接和间接皮肤血管的示意图。D,真皮; DC,直接皮肤血管;DF,深筋膜;M,肌肉;MC,肌皮皮肤;SA,源动脉;SC,肌间隔皮血管;SF,浅筋膜。(*From Geddes CR. MSc Thesis. Dalhousie University, Halifax, Nova Scotia, Canada.*)

皮肤穿支动脉的走行也因部位而异,但无论哪个部位,血管都沿浅筋膜结缔组织的框架而行,并在各分支水平上发生连接,在深筋膜的脂肪层上分叉,沿脂肪小叶间隔走行,到真皮下形成网丛。较细的血管倾向于垂直走向皮肤,而较粗者则多以某个轴向平行于皮肤走行并呈星状分叉。

在头部和肢体这些皮肤和深筋膜联系较紧密的区域,血管贴紧深筋膜在蜂窝层走行相当长的距离,与皮下脂肪分开(见图20.8),当有皮肤神经相伴时这种特征更为明显。

在皮肤与深筋膜联系较为疏松的区域,直接皮肤血管平行于深筋膜,走行不同的距离,与皮下脂肪贴得更紧,血管外有一层薄薄的筋膜袖套,将之与深面的血管丛分开。而血管丛由直接皮肤穿支动脉穿出深筋膜后与更细的间接动脉之间分叉吻合而成,位于深筋膜表面疏松的蜂窝组织中。粗大的直接皮肤穿支行于浅筋膜层(皮下脂肪层)一段距离后到达真皮下血管网(见图20.8)。

深层组织,无论是肌肉、肌腱、神经还是骨骼,其血管供养形式与皮肤相近,各血管供养区域之间存在三维的连接网,即由闭合动脉相连。在肌肉内,这种闭合动脉在血管造影中常呈螺旋状。

静脉回流

皮肤静脉也形成三维的连接通道,遍布全身(图20.12)。静脉可分为有瓣膜段和无瓣膜段,有瓣膜段的血流是定向的,无瓣膜段的血流呈摆动或双向流动。无瓣膜静脉存在于相邻的静脉分布区域之间,将有瓣膜的静脉连接起来调整血流和压力平衡。其实,在汇入血流向着近心端的静脉之前,很多静脉瓣膜将血流引向远心端。例如,腹壁下浅静脉将腹壁皮肤静脉血流引向腹股沟。在一些部位,静脉瓣膜将血流从无瓣膜静脉丛放射状地引向外周,如乳头乳晕复合体静脉丛。在其他部位(如肢体),静脉呈形状分叉,静脉瓣膜将血流引向中央。

通常,静脉解剖与动脉相对应(图20.13)。从真皮和真皮下静脉丛开始,静脉要么归汇入水平走行的较粗静脉,要么归汇入与穿支动脉伴行的垂直穿入深筋膜的静脉,最终汇入与穿支动脉母支相伴的深层静脉。

一般情况下,深静脉(伴行静脉)的来源、走行和分布就如同名动脉的镜像,但管径更粗,数量也多于动脉。尽管不同个体、不同侧的静脉解剖有所不同,但静脉弓都是全身都可见。越靠终末端,其管径越细,数量越多。浅静脉则独立于动脉之外(如大隐静脉、头静脉),其分布范围也与动脉不同。例如,前臂的尺动脉和桡动脉都有相应的静脉伴行,但却有另外一套浅静脉即贵要静脉、头静脉和前臂静脉。

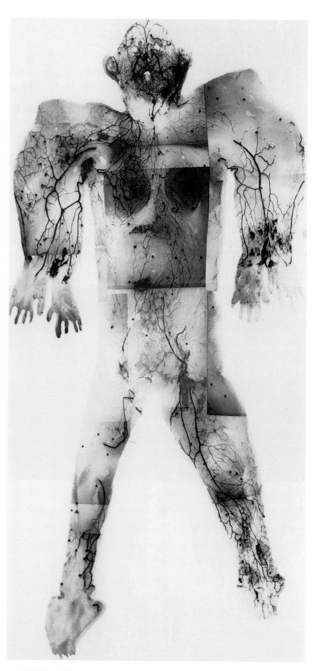

图20.12　一位女性的皮肤的静脉网络。此为血管注射研究获得的静脉血管拼图。(*From Taylor GI, Caddy CM, Watterson PA, et al. The venous territories [venosomes] of the human body: experimental study and clinical implications. Plast Reconstr Surg. 1990;86:185.*)

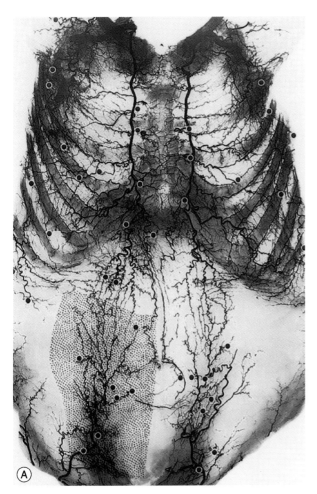
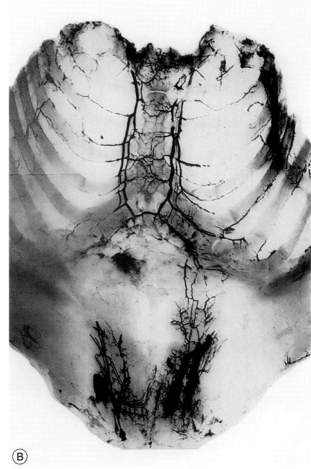

图 20.13 躯干前部的动脉(A)和静脉(B)。注意在动脉图中连接邻近的血管区域的"螺丝锥样"的阻力性吻合动脉。由下腹壁深静脉挤出的混合物是静脉瓣阻力的结果。动脉图中,铅珠影显示皮肤穿支血管的起始处。(*From Taylor GI, Caddy CM, Watterson PA, et al. The venous territories [venosomes] of the human body: experimental study and clinical implications. Plast Reconstr Surg. 1990; 86: 185.*)

各部位深静脉的位置和密度不同。沿骨骼和肌间隔走行者常伴随着相应动脉。一些部位的静脉为单支,另一些部位则为两支。肢体远端(如手足)的深静脉开始是单支,由静脉弓连接,当靠近腕部和踝部时,静脉弓逐渐变粗,到前臂和小腿静脉变两支。两支静脉之间由梯形的无瓣膜静脉连接,再到近端又合二为一。下肢的汇合点在腘窝,而上肢是在上臂近端甚至到腋窝才汇合。

躯干部的静脉解剖与肢体有区别,静脉弓更明显(见图 20.13),以纵形或横形弓与动脉相伴,明确的血管体区多见。闭合动脉存在于各血管分布区域之间,呈现区域间的明确界线,由血流呈摆动或双向流动的无瓣膜静脉相匹配。

肌肉里的静脉网分布与动脉相对称,各动脉分布区域间由闭合动脉(真性吻合动脉)相连,其管径粗细不变。与之相对应的是血流方向相反的静脉分布区域,由无瓣膜的血流呈摆动或双向的静脉连接。依据静脉的架构,可将肌肉分成 3 种类型。Ⅰ 型有单一的静脉分布区域,血流方向单一。Ⅱ 型有两套静脉分布区域,有两个血流向。Ⅲ 型有 3 个以上的静脉分布区域,血流呈多向性

(图 20.14)。

肌肉外的静脉有两型,第一型是输出型静脉,将静脉血流引向主支;第二型是输入型静脉,起于皮肤、筋膜穿支或附近的肌肉(见图 20.14)。

神经血管分布

作者在研究神经血管分布区域时,使用不透 X 线的氧化铅混合物灌注血管,神经予以分离并用计算机微丝标记[49],之后用血管减影技术显示神经血管。

皮肤和肌肉的神经分布特点是点状排列,其分支有环状血管网相伴,两点之间的神经总是以最短的路径走行。通常,肢体的神经是纵行的,躯体是横行或斜行的,头颈部常以某一点为中心呈放射状(星状)分布。皮肤神经像皮肤动脉一样,其在深筋膜层的穿出点在皮肤上有固定的投影点。

每支皮神经都有动脉伴行,但两者的关系因部位而异。图 20.15 展示了部分区域皮肤神经血管关系,每种情形都有纵长的或链状的动脉"搭便车状"相伴。

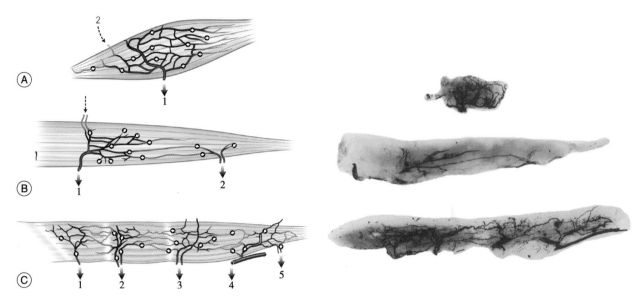

图 20.14 静脉注射研究的冈上肌(A)、股薄肌(B)和缝匠肌(C)的示意图及影像图。注意将肌肉分成Ⅰ、Ⅱ、Ⅲ型血流摆动的静脉和进入冈上肌和股薄肌的输出静脉(点状箭头)。(*From Taylor GI, Caddy CM, Watterson PA, et al. The venous territories[venosomes] of the human body: experimental study and clinical implications. Plast Reconstr Surg. 1990; 86: 185.*)

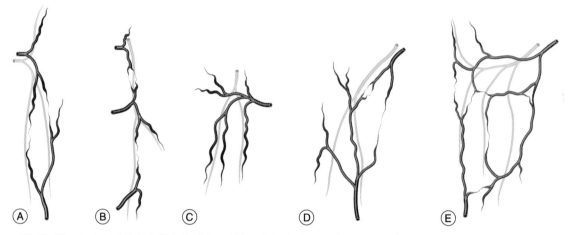

图 20.15 皮肤中的神经血管分布模式。(A)一条长动脉通过神经伴行的真正吻合动脉与相邻动脉相连。(B)一个链式动脉系统与神经伴行。(C)神经和动脉在不同的部位穿出深筋膜。血管分支在跨越主要的动脉干后离开与神经伴行。(D)神经先平行于动脉走行,之后与另一条邻近的动脉的分支相遇,沿着其分支向其主干走行。(E)神经在和血管网平行走行前穿过初级和次级的动脉弓。(*From Taylor GI, Gianoutsos MP, Morris SF. The neurovascular territories of the skin and muscles: anatomic study and clinical implications. Plast Reconstr Surg. 1994; 94: 1.*)

当皮神经与动脉一同从深筋膜穿出,两者的关系就此定型(如肋间神经血管外侧支、隐动脉)。然而,有时神经和动脉的穿出点相距较远(如股外侧皮神经和旋髂浅动脉;图20.16)。还有些情况是神经开始与动脉平行相伴,之后则离开跨入另一径路(如肋间神经外侧支开始与肋间动脉相伴,之后离开后者向下与腹壁下浅动脉相伴)。此种情况下,动脉常分出其中一支来与神经相伴(见图 20.16)。Sunderland 指出,周围神经都受其周围动脉网的逐级供养,血供很丰富[75]。

肌肉内的动静脉结构已在前文阐述,每块肌肉的情形基本相同。为方便描述,此处只阐述动脉与神经的关系。

将肌肉内的神经与肌束分离,能观察到如下结果:

1. 神经沿结缔组织结构分布,解剖分离时可见运动神经从主干开始到进入肌肉中央都在结缔组织鞘内走行。随后,神经及其分支沿肌肉内结缔组织走行,到达肌束。

2. 神经的走行不像血管那样走曲径,而是在肌内和肌外都走直线。

3. 神经和血管的关系因不同的肌外走行和肌内分支而异。一些肌肉由单一的神经支配,有些则受多重神经支配。所有肌肉都接受多个血管蒂供养。尽管有变化,但以下情形是肯定的:

● 每支运动神经都有血管相伴行并供养,但反之则不然。

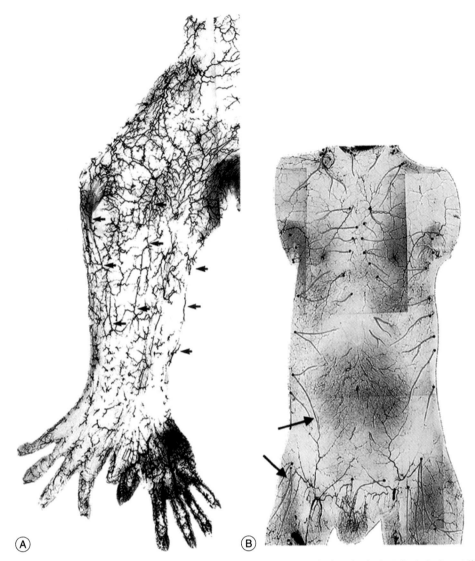

图 20.16 右上肢和躯干的动脉注射研究。(A) 注意与上肢皮神经相连的链式动脉系统(箭头)。(B) 在躯干上,在动脉研究中标记神经。它们沿着皮肤动脉走行,以一定角度穿过,收集动脉分支,或从相反方向接近动脉(箭头)。(*From Taylor GI, Palmer JH. The vascular territories [angiosomes] of the body: experimental study and clinical applications.* Br J Plast Surg. *1987; 40: 113; and Taylor GI, Gianoutsos MP, Morris SF. The neurovascular territories of the skin and muscles: anatomic study and clinical implications.* Plast Reconstr Surg. *1994; 94: 1.*)

- 运动神经通常由占优势的血管分支相伴供养,但也有例外,如胸锁乳突肌神经则由相对较小的血管分支供养。
- 神经在可在分支之前就进入肌肉。
- 一旦进入肌肉,神经很快分叉就位,其分支与肌纤维平行,血管则形成一级和二级的弓状结构,横跨肌束和神经,最后以四支一组的形式供养肌纤维。

最终,血管和神经末支相互靠近,一起进入肌肉结缔组织,平行进入肌束。

人体肌肉的神经血管解剖

基于形态、功能、血供、神经支配的肌肉分类有很多种(表 20.1)。人们以神经支配的形式来将肌肉分类(图 20.17)。肌肉神经血管解剖的类型直接影响到肌肉组织是

表 20.1 基于神经支配的肌肉分类

Ⅰ型	Ⅱ型	Ⅲ型	Ⅳ型
背阔肌	三角肌	腓肠肌	腹直肌
示指伸肌	臀大肌	缝匠肌	肩胛提肌
拇长伸肌	斜方肌	胫骨前肌	内斜肌
掌长肌	股外侧肌	指浅屈肌	二腹肌
小圆肌	前锯肌	肩胛下肌	竖脊肌
踇长伸肌	尺侧腕屈肌	大圆肌	
跖肌	肱二头肌	肱三头肌	
腘肌	肱肌	尺侧腕伸肌	
	拇长屈肌	趾长伸肌	
	踇长屈肌	臀中肌	
	耻骨肌	臀小肌	
	长收肌	股内侧肌	
	短收肌	股中间肌	
		腓骨长肌	
		比目鱼肌	
		胫骨后肌	

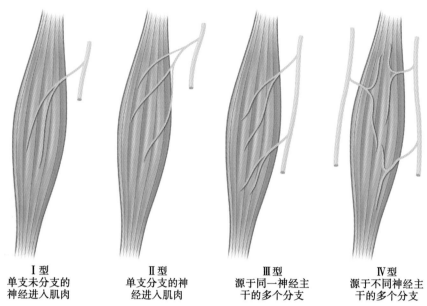

Ⅰ型
单支未分支的
神经进入肌肉

Ⅱ型
单支分支的神
经进入肌肉

Ⅲ型
源于同一神经主
干的多个分支

Ⅳ型
源于不同神经主
干的多个分支

图 20.17　依据神经支配进行的肌肉分类。(*From Taylor GI, Gianoutsos MP, Morris SF. The neurovascular territories of the skin and muscles: anatomic study and clinical implications. Plast Reconstr Surg. 1994; 94: 1.*)

部分或全部转移。如果肌肉的每个节段都有其独立的神经血管,则有可能将此肌肉分为几个独立的亚单位。临床应用中,前锯肌、背阔肌、股薄肌、股直肌常被分成几个亚单位加以使用[55,56]。

- Ⅰ型,肌肉由单一的运动神经支配,神经进入肌肉后分叉(图 20.18),拥有多个供养血管蒂,这就可能形成带神经的血管化部分肌瓣进行转移,不需要的肌肉则原位保留。
- Ⅱ型,单支神经支配,但进入肌肉前就分叉,该类型肌肉包括三角肌(见图 20.18)、臀大肌、斜方肌、股外侧肌、前锯肌、尺侧腕屈肌。
- Ⅲ型,同一神经主干发出多个分支(见图 20.18),由于有多个血管蒂和数个神经分支,该型肌肉有可能分成几个功能单位,腓肠肌常以此形式加以使用,用其中一头作转移重建,另一头则连同神经血管加以保留。
- Ⅳ型,从不同神经干分出数个运动支(见图 20.18)。由于数个节段神经血管蒂的存在,该类型肌肉显然可分为数个解剖功能单元。事实上,这类肌肉可将邻近的肌肉相整合形成需要的肌瓣(如腹直肌和腹内斜肌整合)。

比较解剖学

在关于动物血管模型的比较研究中发现,各动物种类的血管解剖具有相似性。但是,研究者也必须清楚其中重要的差别。本部分旨在提供更完整的血管体区图片。由此可知,血管体区的概念同时适用于除了人类之外的其他动物种类[76]。

在整形手术的研究中,如何选择研究皮瓣生理学的动物模型,除了对动物脉管系统的深刻认识而外,更取决于费用、便利性、有效性及伦理学考虑。例如,猪是皮肤固定的动物,因为人的皮肤在多数区域也是固定的,所以在皮瓣研究中,猪被认为是最合适的模型。理解动物模型的血管解剖基础很重要,因为其结果有可能无法推广到人类。

对这些动物的学习也有助于加深人们对脉管系统的发育排列的理解,以及确定其他实验的理想动物模型,如延迟现象的研究、组织扩张器的应用、血管训练、组织瓣的预制——无论是皮瓣、其他组织瓣还是复合组织瓣。

对 4 种动物行放射照片回顾对比(图 20.19),结果发现,动物与人类皮肤脉管系统有明显差异(见图 20.7)。然而,令人惊讶的是,哺乳动物躯干深层组织的放射照片有明显的相似性(图 20.20)。

无论是猪的固定皮肤(半侧躯体由大量的小血管供血)还是兔子的移动皮肤,皮肤脉管系统的架构都具有相当的相似性,均由四支大的血管供应。而毫不奇怪,鸭子皮肤的脉管系统有显著的差异。然而,脉管基本的架构形式是根据物种生长及功能需要而改变。

深部组织脉管系统的相似性并不局限于躯干前侧。如图 20.21 所示,物种之间的一些肌肉有显著的相似性。

躯干深层组织的脉管蓝图相对恒定,从胎儿到成人,从小型到大型哺乳动物,均在相当程度上相符合。因为每个哺乳动物的躯干的功能要求基本相同,包括呼吸系统、内脏的保护、体内容物的排出。除了躯干深层组织以外,每种动物的皮肤组织、头颈、四肢的脉管系统都根据其功能需要而进化,正如 Hunter[76] 在 200 多年前所预测的那样。

躯干血管的研究表明,哺乳动物和其他种类动物(如鸟类)有相似性。每一种动物的动脉弓都起源于 3 个主要的地方:头颅来源于锁骨下动脉及腋血管动脉(主动脉弓),体侧面来源于主动脉弓(降支),尾部来源于髂动脉及股动脉(终末动脉)。来源于基本血管环的三个血管弓在包括人类在内的哺乳动物中非常常见。

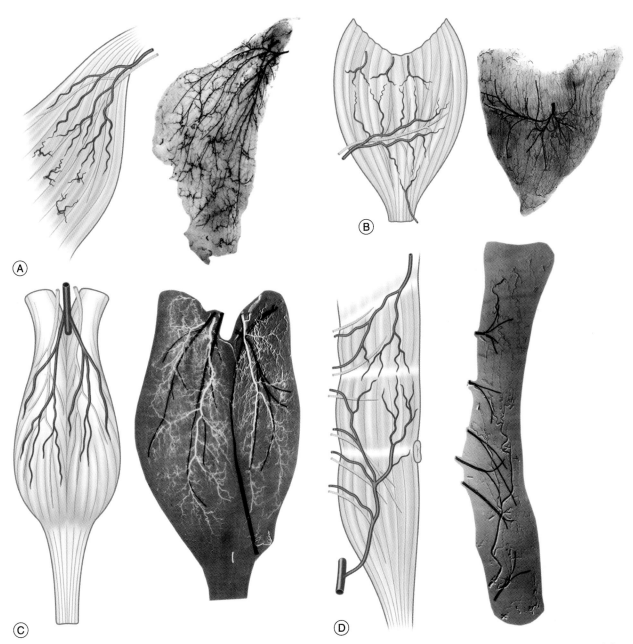

图 20.18　(A) Ⅰ型(背阔肌、(B) Ⅱ型(三角肌)、(C) Ⅲ型(腓肠肌)和(D) Ⅳ型(腹直肌)肌肉的示意图(左)和与其相配的影像图(右)。在影像图中同时可见神经和血管。神经较直,血管呈螺旋形。神经呈黑色,血管呈苍白,在这种减影研究中呈现"恐怖的"画风。(*From Taylor GI , Gianoutsos MP , Morris SF. The neurovascular territories of the skin and muscles : anatomic study and clinical implications.* Plast Reconstr Surg. *1994 ; 94 : 1.*)

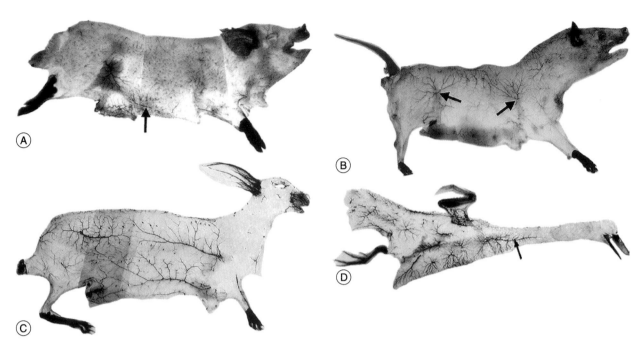

图20.19 （A）猪的皮肤动脉分布图。躯干侧面可见大量动脉穿支，浅静脉已被灌注（箭头所示），靠近腹部及背部中线有较粗的节段血管，靠近臀部可见旋髂深动脉较大的穿支。（B）狗的皮肤动脉分布图。靠近臀部及肩部，分别可见旋髂深动脉和胸背动脉（箭头所示）较粗大的穿支。（C）兔子的皮肤动脉分布图。显示旋髂深动脉、背侧的胸背动脉，腹侧的腹壁下浅动脉和胸外侧动脉的粗大穿支。并显示了耳部的大血管。（D）鸭子的皮肤动脉分布图。显示颈部皮肤活动部位不连续的血管体区之间的界限由闭合动脉连接界定，并显示了伸长的颈横动脉穿支（箭头所示）。（*From Taylor GI, Minabe T. The angiosomes of the mammals and other vertebrates. Plast Reconstr Surg. 1992;89:181.* ）

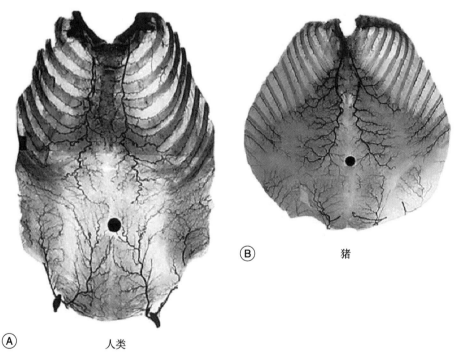

图20.20 移除皮肤并进行脐部定位（大黑点）的前躯体的血管灌注研究。人类与狗（A，C）基本一致，腹壁下深动脉比腹壁上动脉更粗大。

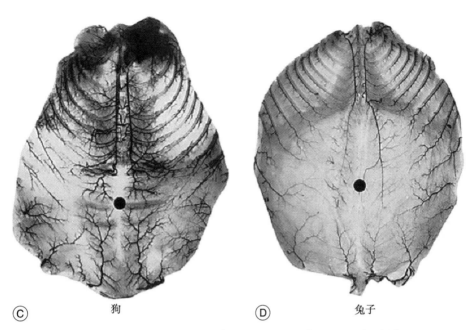

Ⓒ　　　　　　狗　　　　　　　　Ⓓ　　　　　　兔子

图 20. 20(续)　兔子与猪(B,D)的结果相反。(*From Taylor GI,Minabe T. The angiosomes of the mammals and other vertebrates.* Plast Reconstr Surg. *1992;89:181.*)

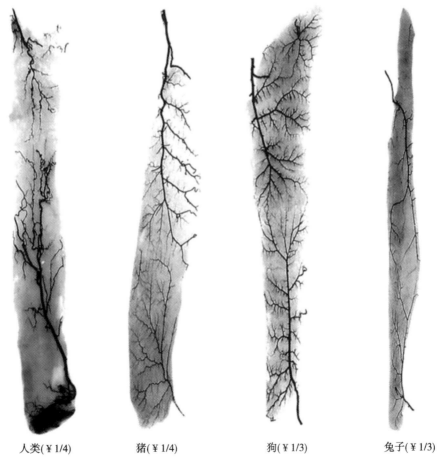

人类(¥1/4)　　　　猪(¥1/4)　　　　　狗(¥1/3)　　　　兔子(¥1/3)

图 20. 21　不同动物腹直肌的对比研究,发现有惊人的相似性。然而,从头颅延伸到胸廓的肌肉中,除猪以外的所有动物都比人类的要长,肌肉的范围都获得了胸廓内动脉额外的分支供血。腹壁上深动脉及腹壁下深动脉的相互关系是自然平衡法则的最好例子。(*From Taylor GI, Minabe T. The angiosomes of the mammals and other vertebrates.* Plast Reconstr Surg. *1992;89:181.*)

脉管结构的主体就是血管环及血管弓。对人类及其他动物的脉管结构进行对比发现有相似的排列。在皮肤松弛的动物中,皮肤中的血管弓会延伸很长距离(见图 20.18)。在昆虫的翅膀及植物的树叶中,"静脉"会承担类似于肠系膜的连接弓的作用。

血管体区的概念

根据 Manchot 和 Salmon 既往的工作以及人们对全身皮肤及深层组织血供的研究,可以在解剖学上把身体划分成许多三维的血管分布区,被称为血管体区。这些三维的血管分布区域中的每一个血供来源于动脉(分段的)及其伴行的静脉(图 20.22~图 20.24)。每一个血管体区再细分为相匹配的动脉体区及静脉体区,或根据皮肤的穿支进一步分为亚单位。最初被描述的血管体区有 40 个[73],后续研究发现了更多可以细分的血管体区,同时也发现有些血管体区未达到皮肤表面。在随后的研究中,有 61 个血管体区被确认[40]。最近的研究表明,头颈部有不少于 13 个血管体区,其中有 8 个血管体区的血供主要来源于颈外动脉、颈内动脉及锁骨下动脉[52]。血管体区的概念表明,三维的组织块的血供来源于主要的动脉及其伴行静脉,更重要的是,血管体区的分割取决于血管分支的形式。

由皮肤、骨骼、肌肉及其他组织组成的复合组织块像七巧板一样组成身体。在某些血管体区,皮肤组织广泛而深层组织较少,而其他血管体区则相反。各个血管体区之间通过口径不变的吻合动脉相连,或者通过口径逐渐减小的动脉吻合(闭合动脉)连接。在静脉端,静脉体区之间的连接与动脉相似,由无瓣膜的静脉(双向或摆动的血流)连接,并决定了静脉体区的边界(见图 20.24)。

血管体区的概念有重要的临床意义:

1. 每个血管体区决定了每层组织安全的解剖范围。依靠深层的血管供养,每层组织可以单独形成组织瓣,也可以形成复合组织瓣进行转移(如皮肤和肌肉、肌肉和骨等)。在进行包含各种来源血管的组合组织瓣设计时,将各血管

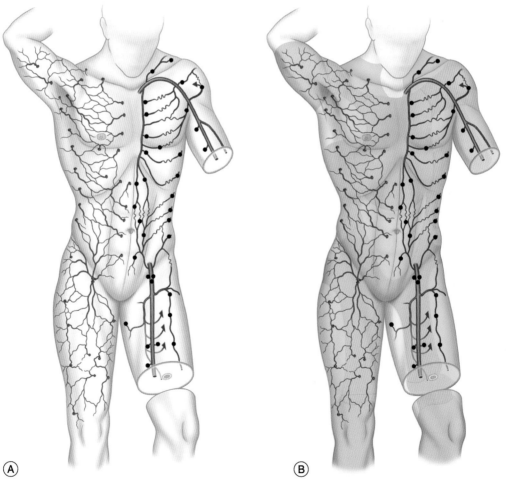

图 20.22 血管体区界定技术。(A)左半图显示皮肤穿支血管与各体区之间的吻合血管(闭合动脉),右半图显示深面的来源动脉及其肌内分支。(B)左半图显示来源血管在皮肤层的分布范围,右半图显示来源血管在深层组织的分布范围(以体区间的吻合动脉,即闭合动脉为界)。A 和 B 两图显示了在两个层次相对应的血管体区的表面分布以及肢体横断面的分布。(*From Taylor GI, Palmer JH. The vascular territories [angiosomes] of the body: experimental study and clinical applications. Br J Plast Surg. 1987;40;113.*)

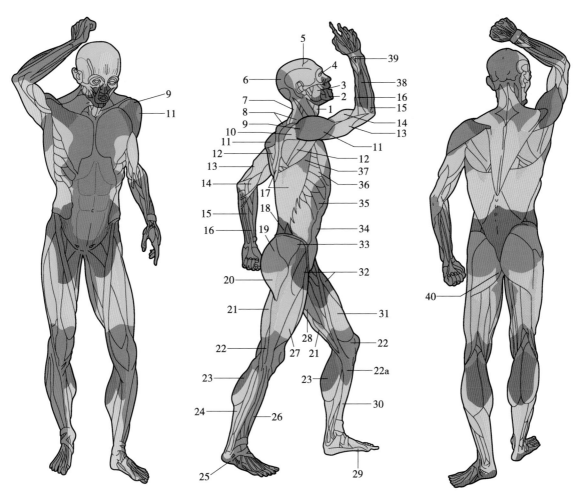

图 20.23　来源动脉血管体区的体表投影(对应图 20.10)。这些血管体区包括:(1)甲状腺血管区;(2)面血管区;(3)颊血管区(颌内血管);(4)眼血管区;(5)颞浅血管区;(6)枕血管区;(7)颈深血管区;(8)颈横血管区;(9)胸肩峰血管区;(10)肩胛上血管区;(11)肱后血管区;(12)环肩胛血管区;(13)肱二头肌深血管区;(14)肱血管区;(15)尺血管区;(16)桡血管区;(17)肋间后血管区;(18)腰血管区;(19)臀上血管区;(20)臀下血管区;(21)股上血管区;(22)腘血管区;(22a)膝下动脉(隐静脉区);(23)腓血管区;(24)腓总血管区;(25)跖侧血管区;(26)胫前血管区;(27)股侧血管区;(28)收肌(长)血管区;(29)足底内侧血管区;(30)胫后血管区;(31)股浅血管区;(32)股总血管区;(33)旋髂深血管区;(34)腹壁下深血管区;(35)胸部内血管区;(36)胸外侧部血管区;(37)胸背血管区;(38)前臂骨间后血管区;(39)前臂股间前血管区;(40)阴部内血管区

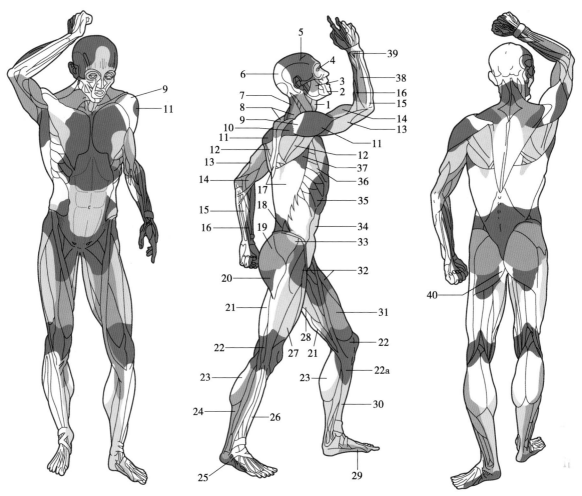

图 20.24 身体的静脉体。与图 20.22 相比。(*From Taylor GI, Caddy CM, Watterson PA, et al. The venous territories (venosomes) of the human body: experimental study and clinical implications*. Plast Reconstr Surg. *1990;86:185.*)

体区附近的组织包含在内是安全的。

2. 相邻血管体区的交界处(血管吻合处)常常出现在深层肌肉组织内,而非组织之间;如果主要的动静脉闭合,这些肌肉组织将会提供重要的血管吻合旁路,以提供一定的供养。

3. 大多数肌肉骑跨两个以上血管体区并受其供养,在设计肌皮瓣时,可以用肌肉的一个血管体区为蒂,而将相邻血管体区供养的皮肤形成皮岛。这也是下文将阐述的肌皮瓣设计的依据。

皮肤穿支的解剖与临床范围

血管体区概念提供了理解人体血管解剖的框架。整形外科医生倾向于关注皮肤的血管解剖,但血管体的概念同样适用于所有组织。供应每个血管体区的主要血管干在大小和位置上相对一致,但是各个皮肤穿孔的大小和位置变化很大。每一个单独的皮肤穿支区域都像一个巨大的拼图玩具,与其邻近区域结合在一起(图 20.25)。相邻皮肤穿支之间的动脉连接可以通过口径缩小的吻合血管,也可以通过口径不缩小的血管(真性吻合)[77]。真性吻合在全身多

变,最常见的是沿皮神经或皮肤活动的区域[78]。

真性吻合的重要性与单个皮肤穿支的临床范围有关。通常,在对包括猪、狗、豚鼠和兔在内的一系列动物的实验工作中发现,皮瓣的生存能力极限与皮瓣蒂和周围穿支血管体区的解剖有关[78]。基于皮瓣穿支,可以可靠地在任何方向捕获邻近的皮肤区域。在大约 80% 的动物研究中,皮瓣存活的极限是在第二和第三区域的交界处。

然而,如果在血管体区之间存在真性吻合,则第三区域可能基于单个穿孔而被捕获。这类似于延迟手术(见图 20.53),在延迟手术中,吻合口阻塞血管在血管区域之间扩张,增加皮瓣存活率。因此,个体穿支的血管解剖和穿支之间的血管连接决定了基于穿支的皮瓣的存活。据报道,一种非侵入性和非辐射性的、使用动态热成像的新技术,可以在术前绘制皮肤穿支及其之间相互连接。作为预测皮瓣存活的工具,其具有良好的前景[79]。

人体血管分布

血管体区的概念在解剖学上把人体分为许多三维的血管分布区域。更多的研究工作揭示了特定身体部位的血管

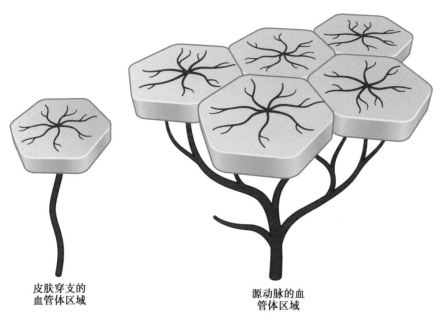

皮肤穿支的
血管体区域

源动脉的血
管体区域

图 20.25　单个穿支血管体和源动脉不同穿支之间的关系

体区的更多细节,其中一些部位的研究则强调了血管体区概念含义的扩展和分类。血管体区的概念描述对于全身的皮瓣设计非常重要。

前臂血管分布

前臂是皮瓣的重要供区,因为在全世界范围内,手及上肢的损伤发生率很高[50]。

前臂皮肤

前臂的皮肤穿支血管直接起源于动脉或其肌间隔分支,沿肌间隔向远侧走行。近端的皮肤穿支是靠近肌肉在骨头的起点的肌腹间穿行,或从肌间隔穿出。越靠远端,穿支血管数量越多,管径越小,到皮肤比较固定的手掌,穿支的数量达到最多。在前臂前面和后面,皮肤穿支血管沿桡动脉及尺动脉的走行成排穿出(图 20.26)。

肌肉

通常,肌肉都由其横跨的血管体区的血管蒂供血,可以被分为前组及后组。前组可以进一步分为浅层及深层。浅层肌肉近端血供来源于肱动脉、尺动脉、尺侧返动脉的分支,肌肉远端血供来源于桡动脉及尺动脉的分支(图 20.27)。

前组的深部肌肉血供来源于桡动脉、骨间前动脉、尺动脉。注意图 20.27 所示,血管体区间的功能区常常出现在肌肉内,而大多数的肌肉横跨至少两个血管体区。

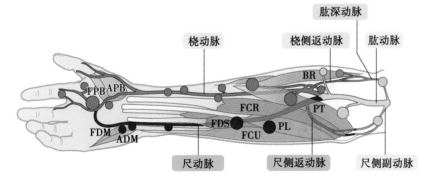

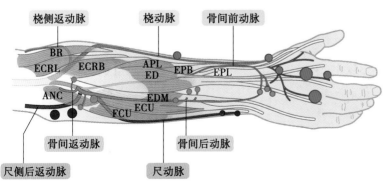

图 20.26　前臂的皮肤血管穿支断面,血管体区被颜色标记。较大及较小的皮肤穿孔被不同形状的颜色标记所表明。与图 20.22 相比。ADM,小指展肌;ANC,肘后肌;APB,拇短展肌;APL,拇长展肌;BR,肱桡肌;ECRB,腕关节桡侧短伸肌;ECRL,腕关节桡侧长伸肌;ECU,腕关节尺侧伸肌;ED,指伸肌;EDM,小指伸肌;EPB,拇短伸肌;EPL,拇长伸肌;FCR,桡侧腕屈肌;FCU,尺侧腕屈肌;FDM,小指屈肌;FDS,趾浅屈肌;FPB,拇短屈肌;PL,掌长肌;PT,旋前圆肌。(From Inoue Y, Taylor GI. The angiosomes of the forearm: anatomic study and clinical applications. Plast Reconstr Surg. 1996;98:195.)

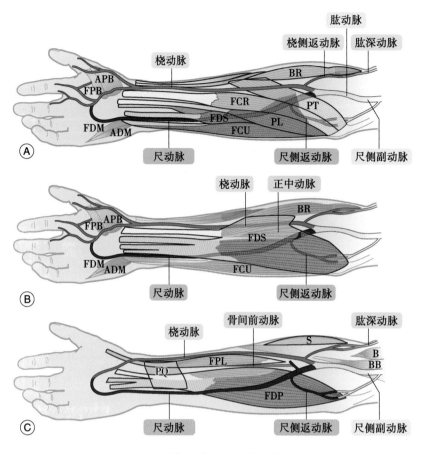

图 20.27   前臂屈肌的浅层(A)、中层(B)及深层(C)的血管体区。注意,血管体区间的功能区通常出现在肌肉之间,而大多数的肌肉骑跨至少两个血管体区。与图 20.3 和图 20.24 相比。ADM,小指展肌;APB,拇短展肌;B,肱肌;BB,肱二头肌;BR,肱桡肌;FCR,桡侧腕屈肌;FCU,尺侧腕屈肌;FDM,小指屈肌;FDP,跖深屈肌;FDS,趾浅屈肌;FPB,拇短屈肌;FPL,拇长屈肌;PL,掌长肌;PQ,旋前方肌;PT,旋前圆肌;S,旋后肌。(*From Inoue Y, Taylor GI. The angiosomes of the forearm:anatomic study and clinical applications.* Plast Reconstr Surg. *1996;98;195.*)

前臂后群的肌肉同样可以分为浅层及深层。浅层肌肉血供来源于桡侧返动脉,主要供应近端及侧面的肌腹。肌肉的末端及中端血供来源于骨间后动脉及骨间返动脉(图 20.28)。深层肌肉血供来源于桡侧返动脉、骨间返动脉、骨间后动脉、骨间前动脉。

前臂的横断面的回顾研究发现,每个血管体区均纵跨骨骼到皮肤(图 20.29)。值得注意的是,前臂各血管体区的来源动脉在各个相应水平都有差异。在前臂,虽然骨间前动脉的血管体区没有包括皮肤,如图 20.29 所示,但其最终还是到达前臂末端的皮肤,或者,如果该动脉没有到达前臂末端皮肤,那也会分出占优势的正中支。对于后者的情况,正中支供应了手掌侧的皮肤。

前臂骨骼

前臂骨骼血供同样与其他组织血管体区的概念相一致。桡骨血供主要来源于桡动脉,由数个近端较大的分支以及远端较小的骨膜隔分支、肌骨膜分支供血。中段由骨

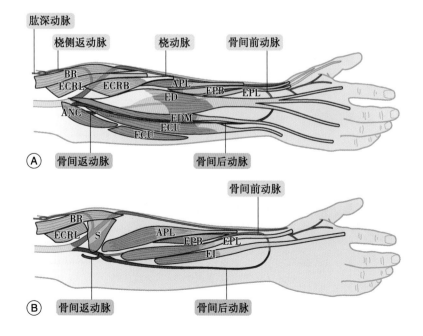

图 20.28   前臂浅层(A)及深层(B)伸肌的血管体区,再次显示功能区域位于肌肉之间。ANC,肘后肌;APL,拇长展肌;BR,肱桡肌;ECRB,桡侧腕短伸肌;ECRL,桡侧腕长伸肌;ECU,尺侧腕伸肌;ED,指伸肌;EDM,小指伸肌;EI,示指伸肌;EPB,拇短伸肌;EPL,拇长伸肌;S,旋后肌。(*From Inoue Y, Taylor GI. The angiosomes of the forearm:anatomic study and clinical applications.* Plast Reconstr Surg. *1996;98;195.*)

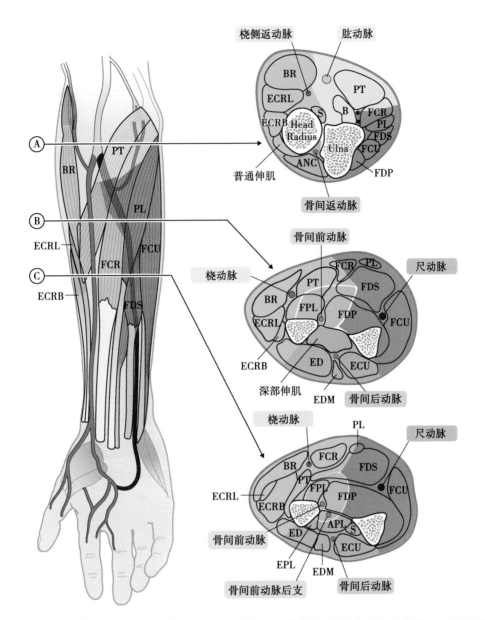

图 20.29　前臂在桡骨头(A)、旋前圆肌插入点(B)及前臂中段(C)3个水平的横断面,显示前臂的血管体区:桡侧(黄色)、桡侧(蓝色)、尺侧(红色)、前侧骨间肌(绿色)、后侧骨间肌(橙色)。注意血管体区的功能区发生在皮肤间、肌肉间及骨间。ANC,肘后肌;APL,拇长展肌;B,肱肌;BR,肱桡肌;ECRB,桡侧腕短伸肌;ECRL,腕关节桡侧长伸肌;ECU,尺侧腕伸肌;ED,指伸肌;EDM,小指伸肌;EPL,拇长伸肌;FCR,桡侧腕屈肌;FCU,尺侧腕屈肌;FDP,跖深屈肌;FDS,趾浅屈肌;FPL,拇长屈肌;PL,掌长肌;PT,旋前圆肌;S,旋后肌。(*From Inoue Y, Taylor GI. The angiosomes of the forearm: anatomic study and clinical applications.* Plast Reconstr Surg. *1996;98:195.*)

间前动脉的营养分支供应。骨远端血供同样也由骨间前动脉的一两个小的骨膜隔分支供血。同时,有骨间后动脉的分支通过肌肉对桡骨进行供血。

尺骨主要由尺动脉供血,同样由近端数个较大的分支以及远端较小的骨膜隔分支供血。中段由骨间后动脉的营养分支供应。与桡骨相同的是,另外的血来源于骨间前动脉的分支,通过附着在尺骨上的肌肉来供养尺骨。

临床意义

供区发病率

从上述资料中可以看出,桡骨、尺骨以及前臂几乎每块

肌肉都至少有两支源动脉供血。同时,肘部周围的肌肉内外均有发育良好的血管吻合支,特别是在桡侧。除了在皮肤与肌肉之间有丰富的血管连接,在皮神经及深部神经周围同样存在着发育良好的动脉吻合支。

在形成桡动脉皮瓣时,位于该血管体区内的肌肉由肱桡肌、桡侧腕长伸肌、桡侧腕短伸肌,由桡动脉返支供血。桡动脉返支与深层的肱动脉有很好的吻合支。临床经验证实了人们的观察所见,即在形成桡侧皮瓣时,可以从桡动脉的最起始段开始解剖,这一操作是安全的,无论皮瓣是包含桡动脉的返支,还是包括整个桡动脉,肌瓣可由一块或多块"可变动"的肌肉组合。

对来源于肱动脉的尺动脉行近端解剖时,如果发现桡动脉的管径比通常的小,则可能会导致问题。

指深屈肌与尺侧腕屈肌是单独由尺动脉及其分支骨间前动脉、骨间返动脉供血的肌肉(见图 20.27)。如果将这些分支(或者骨间动脉主干)在其源头分离,而形成以尺动脉为蒂的皮瓣,尺侧腕屈肌与指深屈肌的部分或者全部存活依赖于:①近端尺侧返动脉与尺侧副动脉的吻合动脉,但有时此吻合支没有很好发育;②前臂中段桡动脉分支与骨间前动脉的吻合支,特别是在拇长屈肌内段;或者③前臂远端骨间前动脉与骨间后动脉的连接血管。

与指深屈肌相比,指浅屈肌的血供更为可靠,因为可以从桡动脉血管体区中获得额外的血供。

游离皮瓣的供区

根据血管体区的概念,以及前文所述的解剖知识,依靠不同来源的动脉及伴行静脉的供养,前臂不同的组织可形成联合或者单独组织瓣。临床经验显示,一个血管体区的组织瓣可以延展至邻近的血管体区组织的每一层。

在前臂近端,皮肤的血供来源于桡动脉及尺动脉的肌皮分支。在肌肉分离前,此种情形在肌肉与骨骼附着处或与总腱膜相连处很容易看到。在这种情况下,(如在总屈肌或总伸肌起始处),皮肤的血管常起源于肌肉分支,后者从肌肉附着在骨骼处附近或筋膜穿出。

小腿的血管分布

小腿的主要动脉与其各自的伴行静脉靠近坚韧的筋膜层走行,而不是在筋膜层内[51]。在本文中,其在疏松结缔组织中进行观察。

小腿皮肤

小腿的皮肤血管如同前臂一样,起自源动脉或者肌肉分支。这些血管以纵向排列方式紧靠肌间隔或肌腱穿出。其分支供应最近的血管穿过的组织,无论是骨骼、肌肉、神经、脂肪、腱膜或筋膜。在胫骨前、胫骨后和腓血管上往往有一排皮肤穿支。这些穿支为小腿重建提供了局部穿支或"螺旋桨"皮瓣的血管基础。在靠近前端的皮肤,如血管穿支起源于胫前动脉,则常在胫骨前肌与趾长伸肌间出现;如血管穿支起源于胫后动脉,则常在比目鱼肌与趾长屈肌间出现(图 20.30)。起源于胫前动脉的分支,同样可出现在胫骨前肌以及趾长伸肌与腓骨肌之间。在远端,血管来源于胫前动脉,常在肌腹间出现,或者在趾长伸肌、拇长伸肌、腓骨肌腱膜出现。由于胫骨处皮肤固定,在皮下的深层筋膜与骨膜相连续。在该区域,胫前动脉与胫后动脉内的分支在骨膜表面自由吻合。

在小腿后方,血管在靠近肌腱或者肌间隔从深层筋膜穿出。有时,血管会从肌肉内长距离穿行而成为肌肉血管的终末支,此种情形在腓动脉近端穿支中很常见。

小腿肌肉

一张与前臂相似的图可显示小腿的肌肉,肌肉由来自其横跨的血管体区的血管蒂供血。

小腿前侧肌肉

这一区域的肌肉只由胫前动脉供血(图 20.31)。血管主干穿过一块肌肉的肌腹到另一块肌肉供血,并发出皮肤穿支。

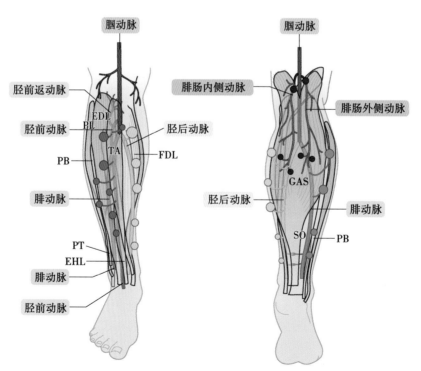

图 20.30 小腿的血管体区。有颜色的圆点代表从深筋膜发出的皮肤穿支及相关血管。EDL,趾长伸肌;EHL,拇长伸肌;FDL,趾长屈肌;GAS,腓肠肌;PB,腓骨短肌;PL,腓骨长肌;PT,第三腓骨肌;SO,比目鱼肌;TA,胫骨前肌。(*From Taylor GI, Pan WR. The angiosomes of the leg: anatomic study and clinical applications. Plast Reconstr Surg. 1998; 102: 599.*)

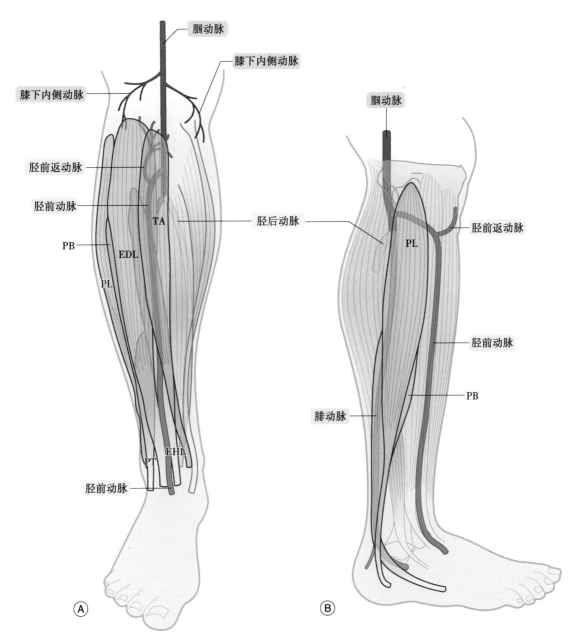

图 20.31　小腿的血管分布。(A) 图解前侧肌肉群,位于前胫骨血管体区(蓝色)。该血管体区一直延伸到部分的腓骨肌。(B) 图解侧面肌肉及肌肉的血供来源于胫前(蓝色)和腓骨血管体区(绿色)。EDL,趾长伸肌;EHL,拇长伸肌;PB,腓骨短肌;PL,腓骨长肌;PT,第三腓骨肌;TA,胫骨前肌。(*From Taylor GI, Pan WR. The angiosomes of the leg:anatomic study and clinical applications. Plast Reconstr Surg. 1998;102:599.*)

这组肌肉很容易缺血,因为肌肉被限制在坚韧的筋膜套内,而穿过这层筋膜套的血管联系(吻合支)稀少。小腿前内侧胫骨位置表浅,胫前动脉与胫后动脉的唯一联系就是骨膜及皮肤的血管网。从表 20.2 可以看出,这一层所有肌肉均位于同一个血管体区。

小腿侧面肌肉

腓骨长肌和腓骨短肌由胫前动脉和腓动脉供血,两支源动脉之间形成的联系虽然较为纤细,但很重要(见图 20.31)。这些肌肉位于由腓骨、前肌间隔、后肌间隔、深筋膜围绕组成的紧致的空间中。与小腿前侧的肌肉相同,血管常包绕着腓骨,穿过腓骨肌给另一块紧靠腓骨的肌肉供血。

小腿后侧肌肉

小腿后侧肌肉分为两层:浅层肌肉,包括腓肠肌和比目鱼肌;深层肌肉,包括拇长屈肌、趾长屈肌、胫骨后肌和腘肌。

浅层肌肉位置表浅,由腘动脉、胫骨后动脉和腓动脉供血。值得注意的是,腓肠肌的血供来源于腘窝近端的腘动脉的分支,即由内、外腓肠动脉供应腓肠肌的各个头,肌腹处血供重叠区域很少。这与比目鱼肌有显著差异,比目鱼肌的血供来源于胫后动脉、腘动脉、腓动脉的大量较短的分支,在肌肉内广泛吻合,形成了小腿关键的血管吻合网。

表 20.2 腿部肌肉血管体区

一个血管体区供血	胫骨前肌
	趾长伸肌
	拇长伸肌
	第三腓骨肌
两个血管体区供血	腓骨长肌
	腓骨短肌
	趾长屈肌
	拇长屈肌
三个血管体区供血	腓肠肌
	比目鱼肌
	腘肌
	胫骨后肌

深层肌肉由腘动脉的膝下分支、胫后动脉、腓动脉、胫前动脉供血(图 20.32)。

各血管体区之间以及相邻源动脉之间的吻合支,常常出现在组织里,特别是在肌肉里,而不是在各种组织之间(图 20.33)。

小腿皮肤血供

在小腿近端,皮肤血管通常是肌肉血管的终末支,紧靠肌内隔或肌间隔(不是其内)穿行至皮肤。

在小腿中部,血管更倾向于直接穿行至皮肤,也靠近肌间隔、肌旁或肌内穿行,行程中有较粗的分支血管供应骨骼、肌肉及其他组织。

在小腿远端,血管更直接穿行至皮肤。同时,血管在穿行过程中有向肌腱的分支(特别是跟腱)、骨骼及深层脂肪组织,这一解剖特点在形成腓骨肌皮瓣的皮岛时要引以注意。

胫骨骨膜到皮下层包含了胫后及胫前动脉的吻合支。绝大多数的胫骨区撕裂伤发生在骨膜表面,由该吻合支发

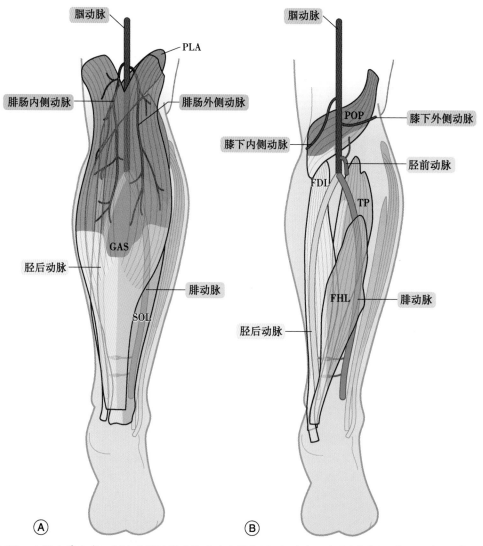

图 20.32 小腿血管分布。(A)浅层肌群及其动脉血供来源,分别为腘动脉(紫色)、腓肠动脉(橙色)、胫前动脉(黄色)、腓动脉(绿色)的血管体区。所有的肌肉都跨过至少两个血管体区,并接受各支源动脉的分支血管供血。(B)深层肌群的供养血管及血管体区。FDL,趾长屈肌;FHL,拇长屈肌;GAS,腓肠肌;PLA,跖肌;POP,腘;SOL,比目鱼肌;TP,胫骨后肌。(*From Taylor GI,Pan WR. The angiosomes of the leg:anatomic study and clinical applications. Plast Reconstr Surg. 1998;102:599.*)

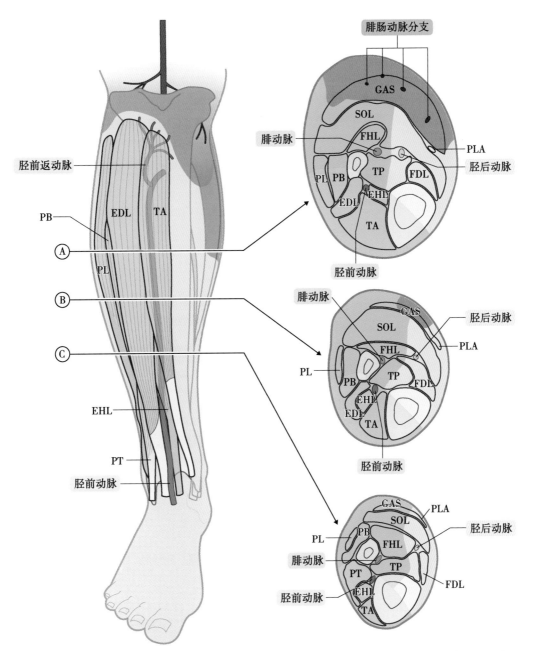

图20.33　(A~C)小腿的血管体区。在小腿的3个横断面进行前后向观察。这些图片显示了各血管体区,包括胫前(蓝色)、胫后(黄色)、腓骨(绿色)、腓肠(橘色)的血管体区。每个断面的血管体区从皮肤一直延伸至骨骼,体区界限由吻合血管所界定,吻合血管通常在组织内,特别是在肌肉内,而不是在肌肉之间。EDL,趾长伸肌;EHL,拇长伸肌;FDL,趾长屈肌;FHL,拇长屈肌;GAS,腓肠肌;PB,腓骨短肌;PL,腓骨长肌;PLA,跖肌;PT,第三腓骨肌;SOL,比目鱼肌;TA,胫骨前肌;TP,腓骨后肌。(*From Taylor GI,Pan WR. The angiosomes of the leg:anatomic study and clinical applications.* Plast Reconstr Surg. 1998;102:599.)

出的皮肤动脉被破坏,这是胫骨区撕裂伤皮瓣坏死发生率高的原因。

结缔组织框架

坚韧的筋膜将小腿分成若干个隔室,动脉及其伴行静脉靠近这些筋膜走行,而不是进入筋膜鞘内。它们通常靠近筋膜的一侧走行在疏松的结缔组织内。这在外科临床层面具有重要意义,如利用这些血管来作为游离皮瓣的血管

蒂,或作为受区的吻合血管,或避免在为间隔综合征患者进行小腿隔室减压术时损伤这些血管。

筋膜间隔综合征

筋膜间隔的解剖学特点使得隔内组织更容易发生缺血。胫前筋膜间隔最容易在运动中受累,局部解剖特点为胫前间隙综合征的疼痛症状给出了解释。该间隔唯一的供应的血管是胫前动脉,有同名静脉伴行。

小腿皮瓣供区

继 McGraw、Dibbell[23,25] 及 Pontén[28] 对小腿皮肤肌肉血管体区及血管与深筋膜和肌间隔之间关系的研究工作之后,该区域的组织瓣的开发利用引起了人们的重视,大量以近端或远端血管为蒂的皮瓣被应用和描述。大多数病例的皮瓣设计是在对小腿血管解剖进行综述复习之后进行。Wei 等[80]的研究表明,在小腿可以形成包含腓骨在内的游离复合组织瓣。对小腿外侧皮肤穿支血管进行研究表明,皮瓣远端应该设计在小腿的远端,以便获得腓动脉直接的皮肤筋膜穿支血管的供应。解剖腓动脉的皮肤筋膜穿支表明该血管笔直,近端的分支有较长的肌肉内走行。

膝周血管吻合网

前文关于前臂的部分侧重于肘关节周围的血管吻合网。在该区域内,如果肱动脉闭塞,肱桡肌、肱肌及屈伸肌群内的血管发挥着重要的旁路的作用。前臂外侧桡动脉和肱深动脉之间的吻合,以及前臂内侧尺动脉及尺侧副动脉之间的吻合形成肌群内血管体区,成为肌肉外血管体区的重要补充。

膝部与肘部情况完全不同。很少有肌腹越过膝关节,大多数情况是肌腱经过。其中最大一块肌肉是腓肠肌,其血供来源于腘窝内的腘动脉,而不是在腘窝上方,该动脉与其他小腿的血管连接较少。大腿与小腿之间的血管吻合主要是在肌肉外(除了腘肌)的膝部血管网。这有助于解释 Hunter 和 Salmon[8,9]观察到的现象,即如果在腓肠动脉起始部近端结扎腘动脉,对小腿远端的血供将有很大的影响。

在腘窝的远端,比目鱼肌的血供来源于腘动脉较粗大的分支,肌内有胫后动脉及腓动脉的吻合连接。这样就能解释在腘窝远端腘动脉分支到比目鱼肌之后结扎腘动脉,对小腿的血液灌注影响很小的原因,正如 Salmon[8,9]观察到的一样。

头颈部血管分布

头颈部与腿部及前臂有相似之处,血管体区之间的连接常位于组织之内,如位于肌肉、皮肤、特殊器官、腺体内,而不是位于这些组织之间[52]。肌肉通常由两个以上血管体区供血。根据血供类型不同,可将头颈部肌肉分为3个主要的肌群(表 20.3 和表 20.4)。在某些区域,正中线区的吻合血管很丰富,特别是在头皮、额部、唇部的皮肤黏膜。在其他区域,如舌与腭部,正中线上的血管连接——来自两侧的椎动脉、舌动脉、咽升动脉——只供养深部组织,没有分支到皮肤。

头颈部皮肤及表浅肌肉腱膜系统

面部、头皮、颈部的皮肤血管分布依从结缔组织的框架。主要的皮肤穿支血管从皮肤较固定的区域穿过深筋膜,特别是在颅骨底周围、眼眶周围、鼻孔周围、腮腺表面的筋膜穿出,沿面部的皮肤皱褶线或颈部肌肉旁走行,呈放射状延伸到皮肤较活动的区域。血管的走行与面部表浅肌肉腱膜系统(superficial musculoaponeurotic system,SMAS)、颈部的颈阔肌以及头部的帽状腱膜层关系很密切(图 20.34)。

表 20.3　头颈部血管体区

咀嚼肌	
1 个血管体区供血	翼外肌
	翼内肌
2 个血管体区供血	颊肌
	颞肌
	咬肌
颈后肌	
1 个血管体区供血	头上斜肌
2 个血管体区供血	肩胛提肌
	头后大直肌
	头后小直肌
3 个血管体区供血	头夹肌
	颈夹肌
	头半棘肌
	颈半棘肌
	头下斜肌
	颈最长肌
4 个血管体区供血	斜方肌
5 个血管体区供血	斜方肌 *
	头最长肌
颈侧肌	
2 个血管体区供血	前斜角肌
	中斜角肌
	后斜角肌
4 个血管体区供血	胸锁乳突肌
颈前肌	
1 个血管体区供血	甲状舌骨肌
2 个血管体区供血	胸骨舌骨肌
	颈长肌
	头长肌
3 个血管体区供血	二腹肌
	肩胛舌骨肌

*注释:斜方肌的血管体区划分由肩胛背动脉的解剖变异性决定。

表 20.4　呼吸消化道血管体区

鼻(双侧)	
2 个血管体区供血	外鼻
3 个血管体区供血	内鼻
舌与口底(双侧)	
外部	
1 个血管体区供血	颏舌骨肌
	茎突舌肌
	颏舌肌
	舌骨舌肌
2 个血管体区供血	下颌舌骨肌
	茎突咽肌
内部	
2 个血管体区供血	
上腭、咽、食管与气管(双侧)	
从硬腭到食管上段有 5 个血管体区供血,上腭中线区血管较少	

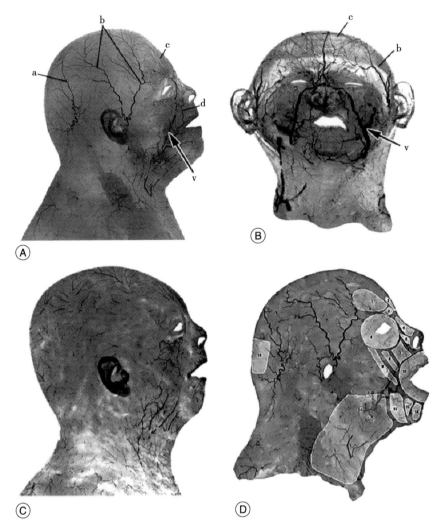

图 20.34　头颈部新鲜尸体动脉氧化铅灌注后,皮肤及 SMAS 的侧面(A)及前面(B)观。枕动脉(a)、颞浅动脉(b)、眼动脉(c)被标注。图示面静脉(v)更近直线的走行,与其伴行的面动脉(d)距离较远。(C)单独皮肤及其血管的矢状面观,可见"腮红"区皮肤及 SMAS 层的大量动脉。图示:①头皮中丰富的动脉吻合"波"在枕动脉、颞浅动脉、眼动脉的分支之间形成;②数量众多管径细小的血管供应腮腺咬肌区较固定的皮肤,而面动脉的较粗大的血管分支供应给活动度大的前面部皮肤,两区形成了明显对比;除颈前三角区外,颈部较粗的血管相对较少。(D)单独 SMAS 和面部表情肌层概况图,包括:(1)额肌;(2)降眉间肌;(3)皱眉肌;(4)眼轮匝肌;(5)提上唇鼻翼肌;(6)鼻肌;(7)提上唇肌;(8)颧小肌;(9)颧大肌;(10)口轮匝肌;(11)降口角肌;(12)降下唇肌;(13)颏肌;(14)颈阔肌。(*From Houseman ND,Taylor GI,Pan WR. The angiosomes of the head and neck:anatomic study and clinical applications.* Plast Reconstr Surg. 2000;105:2287.)

　　动脉连接弓在头皮区广泛出现,在颈外动脉来源的枕动脉、耳后动脉、颞浅动脉之间出现,在颈内动脉来源的眶上动脉、滑车上动脉、鼻背动脉之间出现。头颈部的主要动静脉走行线路常不同,两者之间往往相隔较远距离。

　　颈部的血管较头面部稀疏,主要的穿支血管从皮肤固定处的源动脉发出(在斜方肌的前缘,胸锁乳突肌前后缘,颈上区沿舌骨、下区沿锁骨和胸骨上端)。在颈前区血管在行经颈阔肌途中在肌内(相当于 SMAS 的延续)形成丰富的血管网。外耳由来源于颞浅及耳后动脉的两个血管体区供血(图 20.35)。

　　外鼻血供丰富,有来源于颈内动脉的眼动脉和来源于颈外动脉的面动脉供血。眼动脉的外鼻分支沿每一侧的鼻背向下,与面动脉的鼻外侧分支及上唇动脉相吻合。因此,外鼻与外耳一样,每一侧有两个血管体区供血,同时是颈内

动脉与颈外动脉的主要连接区域(图 20.35 和图 20.36)。

　　头颈部的主要静脉都是无瓣膜的。大多数有瓣膜的静脉,其瓣膜多位于双向或摆动血流静脉的入口处。

头颈部肌肉

　　头颈部的肌肉可根据其血供来源以及接受血管体区数量多少进行分组(见表 20.3),又可根据不同部位将这些肌肉被分成亚组。通过肌肉内的分支吻合,在颈内动脉、颈外动脉和锁骨下动脉之间形成重要的血管联系。

表情肌

　　表情肌位于头皮活动层、面部、颈部和 SMAS 层。表情肌与枕动脉、颞浅动脉、眼动脉、面动脉、甲状腺上动脉、甲状腺下动脉关系密切,这些动脉分支通常穿行于表情肌内,并供养表情肌(见图 20.34 和图 20.36)。整个肌肉腱膜层在颅骨周围多个位点起始,从枕部跨过头面部一直到颈根

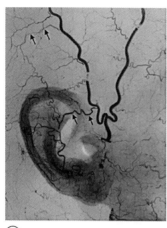
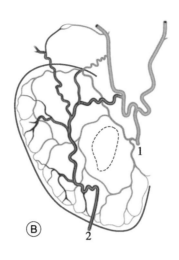
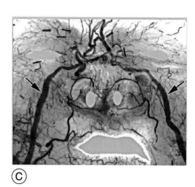

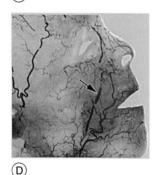

图20.35　（A）耳部及其相邻组织的氧化铅血管灌注显影。箭头所指的是颞浅动脉和耳后动脉间形成的拱形血管连接。（B）图中显示颞浅动脉分支（深色）和耳后动脉分支（浅色）分别是耳前和耳后区的供养血管，还显示这两支动脉在头皮层的真性和假性吻合。（C,D）外鼻动脉解剖的特写。显示上唇动脉的鼻小柱分支和面动脉分支在鼻翼穹窿处形成的拱形交通血管。面部静脉也被部分灌注了氧化铅（箭头所指）。（*From Houseman ND, Taylor GI, Pan WR. The angiosomes of the head and neck: anatomic study and clinical applications. Plast Reconstr Surg. 2000;105:2287.*）

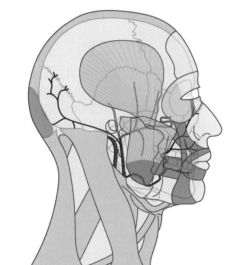

图20.36　面部表情肌和咀嚼肌的血管体区。（*From Houseman ND, Taylor GI, Pan WR. The angiosomes of the head and neck: anatomic study and clinical applications. Plast Reconstr Surg. 2000; 105:2287.*）

部，在肌肉腱膜内形成一个丰富而连续的血管吻合层次。由于较大的活动度，在外伤时，头皮或面部皮肤可形成脱套性损伤，或两者兼有。然而，由于在跨越中线的纵向和横向动脉间存在丰富的吻合，加之该区域的静脉缺少瓣膜，在不需要作大量血管吻合的情况下进行脱套皮肤再植是可

行的[81]。

颈外动脉和锁骨下动脉在颈阔肌内形成连接，在上部通过甲状腺上动脉或面动脉颏下分支，在下部通过颈横动脉及甲状腺下动脉的分支形成吻合网。因此，在形成颈阔肌瓣时，可以其上部为蒂，也可以下部为蒂。

面动脉的分支——上、下唇动脉从左右两侧在口轮匝肌内形成恒定的口周动脉环。这一动脉环为 Abbé 瓣[1,82]的形成提供了可靠的血供，Abbé 瓣用于唇部重建已有超过100 年的历史。

眼肌

6 块眼肌都位于眼动脉血管体区范围内。因此，如果眼动脉堵塞，就可能导致这些眼肌缺血。然而，由于眼动脉在面部与面动脉相吻合，在颞窝、鼻腔、颅腔与颌内动脉的分支吻合，这些吻合血管在眼动脉堵塞时会发挥旁路保护作用。

咀嚼肌

咀嚼肌群横跨 3 个血管体区，颞浅动脉、颌内动脉及面动脉在这些肌肉内形成肌内血管联系（见图 20.36）。颊肌、颞肌和咬肌的血供至少受两个血管体区供养，因此，可形成其中任一血管蒂供血的组织瓣。

颈后区肌肉

颈后部肌群横跨 6 个以上血管体区。在肌内，尤其是斜方肌内形成阶梯状的血管吻合网。这一吻合网由主动脉的分支肋间动脉、锁骨下动脉的分支肩胛上动脉、颈横动脉、颈深动脉、椎动脉以及颈外动脉的分支枕动脉之间形成（图20.37）。

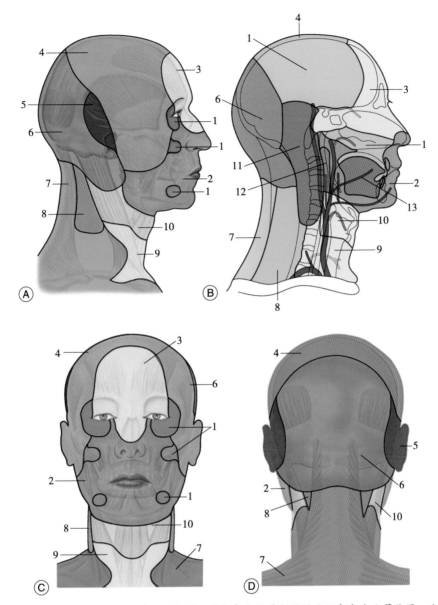

图 20.37　(A~D) 本图结合图 20.22 和图 20.25, 用不同颜色和编号标注了头颈部各个血管体区。血管体区:(1) 上颌内动脉区;(2) 面动脉区;(3) 眼动脉区;(4) 颞浅动脉区;(5) 耳后动脉区;(6) 枕动脉区;(7) 颈横动脉区;(8) 颈深动脉区;(9) 甲状腺下动脉区;(10) 甲状腺上动脉区; 矢状面图 (B) 显示 3 个血管体区:(11) 椎动脉区;(12) 咽升动脉区;(13) 舌动脉区, 这 3 个体区均未到达皮肤层。(*From Houseman ND, Taylor GI, Pan WR. The angiosomes of the head and neck: anatomic study and clinical applications. Plast Reconstr Surg. 2000;105:2287.*)

对于斜方肌, 为其供养的血管肩胛背动脉的起源存在较明显的解剖变异[83]。肩胛背动脉可能是颈横动脉的一个分支, 也可能是锁骨下动脉第三段直接分出。因此, 斜方肌可有 5 个或 5 个血管体区(见表 20.3)。

颈侧区肌肉

颈侧部肌群包括胸锁乳突肌和深部的斜角肌。这两组肌肉都跨越两个以上的血管体区。锁骨下动脉的分支颈横动脉、甲状腺下动脉与颈外动脉的分支甲状腺上动脉、枕动脉在肌内连接吻合, 为源动脉之间提供了一条通路(见图 20.37)。

需要指出, 胸锁乳突肌内有 4 个血管体区, 主要的两个来自颈外动脉的分支枕动脉和甲状腺上动脉。而下部的两个血管体区源于甲状腺下动脉和颈横动脉, 其血供往往不占主导地位。在头颈部重建术中, 胸锁乳突肌已经被应用多年。其肌皮瓣设计可基于其上部或者是下部的血供。然而, 基于上部血供的肌皮瓣, 其远端的皮岛因血供欠佳而发生坏死的概率较高。这与从肌皮瓣上端血供要逐一跨越数个血管体区到达远端有关。这种蒂在上的胸锁乳突肌皮瓣的设计和血供也许并不可靠。

颈前区肌肉

除了甲状舌骨肌这块小肌肉只占据甲状腺上动脉的血管体区之外, 其余颈前肌至少占有两个血管体区(见表 20.3)。枕动脉、舌动脉和面动脉之间在这些肌肉内形成吻合联系(见图 20.37)。

呼吸消化系统

该系统至少占有 7 个血管体区（见表 20.4 和图 20.37）。

内鼻

内鼻有 3 个主要的血供来源，包括来自于眼动脉、上颌动脉和面动脉的血管体区。内鼻和外鼻之间有丰富的血管吻合（见图 20.37）。

舌与口底

舌部肌肉可分为舌外肌和舌内肌。舌外肌包含一个或两个血管体区。值得注意的是，下颌舌骨肌由位于其表面的面动脉的分支颏下动脉供血，两侧血管在中线吻合形成一个动脉环。在其深面，则由舌动脉和颌内动脉的下颌舌骨肌支供血。舌内肌大部由从舌后外侧部进入舌肌的舌动脉终末分支供血，小部分由来自面动脉的分支血供。然而，值得注意的是，舌的正中线很少有血管跨越形成吻合（图 20.38）。这一点在舌肿瘤切除术中相当重要，若舌动脉被切除结扎，将增加同侧舌尖坏死的可能性。

腭、咽、喉、食管与气管

从硬腭一直到食管的上半部分，由 5 个血管体区供血，包括颌内动脉、面动脉、咽升动脉、甲状腺上动脉以及甲状腺下动脉。自硬腭区到咽部，中线区很少有左右侧的血管吻合，这种情形类似于舌的正中区。

腺体

唾液腺各自拥有单独的血管体区。腮腺接受从颞浅动脉分出的面横动脉和其他数量多管径细的分支供养。

颌下腺由走行于腺体与下颌骨间凹槽内的面动脉供血。舌下腺则接受舌动脉的舌下分支供血。

每侧甲状腺在同侧占有两个血管体区，由甲状腺上动脉及甲状腺下动脉供血。这些血管在甲状腺各叶内相互吻合形成丰富的血管网，并借此吻合网在锁骨下动脉及颈外动脉之间形成重要的血管联系。

皮瓣设计相关解剖概念

以下概念对皮肤和深层组织的血供进行了概述（框 20.1）。这些概念是绘制血管体区、预设切口和皮瓣设计的基础，是解释不同部位的血管解剖变异的依据，有助于更好地理解文献中关于皮肤血供的分类。最后，这些解剖概念还提供了解释各种生理和病理过程的依据，包括对延迟现象和皮瓣坏死界线的解释。

框 20.1　解剖概念

血管分布依从于身体的结缔组织框架

动脉分布由组织固定的区域向组织活动的区域呈放射状分布，而静脉则由组织活动活动的区域向组织固定的区域汇聚

血管与神经伴行

血管的大小和走向是组织生长和分化的结果

血管之间形成一个连续的三维拱形血管网

血管解剖遵循平衡法则

血管有一个相对稳定的供应区域，但可能有不同的起源

静脉网由有瓣膜和无瓣膜静脉相连接，以平衡流量和压力

肌肉的运动是静脉回流的原动力

血管分布依从人体结缔组织架构

这一概念是皮瓣设计的基础，对于筋膜皮瓣和肌间隔皮瓣则更是如此。身体的结缔组织是一个连续的合胞体，像蜂巢壁。某些部位的结缔组织会钙化形成骨架，分隔、连接、支撑各种特定的组织。在微观层面上，血管的分布依从这一结构。在胚胎学上，血管与结缔组织同样起源于中胚层，通过发育，与之保持密切相关。这一概念的临床应用就是筋膜皮瓣和肌间隔皮瓣的形成。

一般而言，如果结缔组织较坚韧，如肌间隔、骨膜或深筋膜，则血管在其旁或其表面走行。如果结缔组织较疏松，血管则穿行其中。血管偶尔走行在一个纤维鞘或一个骨性管道内，这种骨性管道总是包含松散的结缔组织，其生理意义是保证静脉的扩张和动脉的搏动[82]。

从心脏到外周血管的路径可以很好地说明动脉网络的分布形式。主要的动脉总是与轴心骨骼密切联系（见图

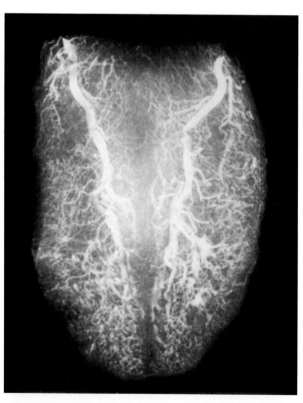

图 20.38　舌的血管造影图像。显示中线区血管稀少。（*From Houseman ND, Taylor GI, Pan WR. The angiosomes of the head and neck: anatomic study and clinical applications. Plast Reconstr Surg. 2000;105:2287.*）

20.2)。动脉分支首先沿肌间隔走行,在深层组织,它们往往穿过肌肉(通常在肌肉的深面)、肌腱、骨骼、神经和深层脂肪组织。当血管在特定的组织内分支和再分支时,其分支再次沿结缔组织走行,体现了特定组织的架构。Last 和 Tompsett 的血管铸型研究完美地呈现了动脉网络的框架(见图 20.2)[2,85]。

皮肤穿支血管显示出相同的分布形式。它们从其源动脉(节段或分支动脉)或其肌支发出,沿肌间隔或肌内隔走向皮肤层(见图 20.8)。这些穿支血管穿过深筋膜,并在深筋膜表面分支形成血管网,在浅筋膜结缔组织内向上,沿脂肪组织间隔到达真皮下血管网。在此过程中,皮肤的血管有分支到达邻近的肌肉、神经、骨骼、筋膜或脂肪等组织。

皮肤穿支静脉沿肌间或肌内隔走行到达深筋膜外层,在该层深面或浅面形成丰富的血管丛。此层之后,再沿浅筋膜的结缔组织框架走行,在脂肪组织隔内穿行,直到在真皮层下相遇并相互吻合,形成连续的同平面的静脉丛。

动脉由组织固定区向活动区呈放射状分布,而静脉由组织活动区向固定区汇聚

很少有动脉跨越活动的组织层,大部分动脉都跨越固定的组织区,然后在组织活动区的某个平面长距离平行走行。皮肤的血管从深筋膜外层之附着处穿出,深筋膜外层或附着于其深层间隔,或附着于骨骼表面。这些部位的深筋膜的被覆层也与深筋膜紧密相连而较为固定。固定的皮肤区域很容易在肌肉发达的个体看到,通常是肌肉的凹槽或沟壑区。在肌肉周围,尤其是在肌肉相互交错的部位,在发达的肌间隔区,在关节屈侧,在身体的前后正中线及其附近,在颅底及某些骨骼凸起的部位,常常是皮肤固定区域(见图 20.16)。

从深筋膜的凹槽中,动脉血向身体表面的凸起部位走行,并在深筋膜的被覆层分支。凹槽区和凸起区之间的距离越远,血管就越长。这种结构模式使血液很好地流向头皮、鼻、外耳、乳房、生殖器、关节伸侧及肌肉突起表面(见图 20.8)。

在皮肤与深筋膜广泛固定的部位(如头皮和四肢的多个区域),血管紧贴深筋膜表面距离走行。而在皮肤松弛的区域,尤其是胸大肌、髂窝和关节伸肌表面,血管贴近深筋膜短距离走行,然后被一层薄而呈亮白色的筋膜袖包裹,进入皮下脂肪层,斜行进入真皮下血管网,在真皮下血管网内继续长距离走行。

静脉常常平行于可移动的平面远距离走行,然后在组织与深筋膜或骨骼附着处穿过,位置和动脉相同。

在真皮下血管网和皮下脂肪层内,静脉和动脉常常保持一定距离走行,只有当其穿过深筋膜外层时才紧挨在一起。静脉离开皮下组织层后在皮肤与深筋膜附着处穿入深筋膜。这种现象常发生在肌肉周围,尤其是在肌肉纤维相互交错或肌间隔发达的部位。此种情况在四肢体现得更为突出,血管都在关节屈侧纵向排列(如腋窝、肘窝、腘窝、腹股沟);在靠近身体背侧和腹侧的正中线附近、颅底、帽状腱膜附着的眶缘,以及深筋膜在骨骼的附着点(如胫骨的皮下缘)也常见到(见图 20.10)。

在深层组织,静脉通常从肌肉与深筋膜或骨骼附着点的深面穿出。如果一群肌肉有一个共同的起点(例如屈肌和伸肌都起自肱骨内上髁),则各自的回流静脉常汇入到肌肉深层贴近骨骼的大静脉弓。

因此,在组织活动的区域,无论是肌肉、皮肤、肌腱或神经,都可以形成大的皮瓣,皮瓣的蒂部设计在组织固定区的边缘或活动区的末端。在临床实践中,这一原理很常用。例如,蒂部设计在组织比较固定的腹股沟、脐旁的大型轴型皮瓣,蒂部在胸骨旁的前腹壁和胸壁皮瓣。肌肉和肌腱的转移也是基于这一原理。如果组织之间有滑动性,则这是一个相对无血管的平面。

血管与神经伴行

在皮肤、皮下组织以及深层组织内,神经和血管之间有着密切的联系。当神经在深筋膜表面走行时,这种关系更为明显。动脉可伴随神经走行相当长的距离,并常与邻近的动脉形成链环状吻合,这为轴型神经血管皮瓣的轴向提供了基础。血管和神经只是偶尔紧贴长距离并行,在很多情况下,两者都是保持一定距离平行走行。当皮神经穿过皮肤固定区后,常常有新的血管伴行(见图 20.15 和图 20.16)。

全身有很多神经和血管伴行分布于皮肤的例子。这包括眶上、眶下神经血管束、枕神经血管束、锁骨上神经血管束、肋间神经血管束,以及上臂、前臂、大腿、小腿、手指、足趾的神经血管束。

与皮神经伴行的血管在血液供应中通常占主导地位。与神经伴行的静脉通常是比较大的静脉,如头静脉、贵要静脉、大隐静脉、小隐静脉。与神经伴行的动脉有的较长(如眶上动脉、肋间外侧动脉、隐动脉),有的则由管径不变的吻合支连接形成链环状的皮肤穿支动脉(见图 20.16)。

神经在血管伴随下穿越深筋膜,之后两者成一定角度分开走行,或者神经从反方向向血管靠近。血管的主干或一些分支平行于神经走行(见图 20.15),要么紧贴神经,要么在神经附近走行(见图 20.16B)。

这种神经血管的关系为长皮瓣修复缺损后局部感觉的恢复提供了另一个基础。目前许多轴型皮瓣或筋膜皮瓣实际上就是神经血管皮瓣,原先的大隐静脉皮瓣和小隐静脉皮瓣也属于神经血管皮瓣。

血管生长与走向是组织生长与分化的结果

两个世纪前,John Hunter[84] 提出,在胎儿发育过程中的某个阶段(如出生时),体内的动脉的数量是一定的。印象

中,作者在儿童和成人的同一部位掀起同样的皮瓣时所遇到的皮肤穿支血管数目是相同的。如果这一概念是正确的,那就似乎可以解释人体不同区域皮肤动脉的密度和形态各异的现象,可以解释血管为什么在组织凹陷处发出而凸起处聚集,以及为什么有些部位血管细而密集,另一些部位的血管粗而稀疏(图 20.39)。

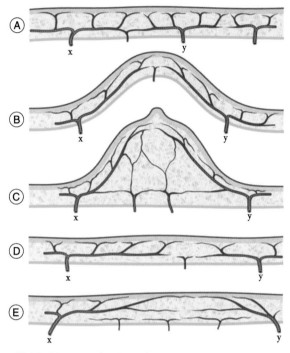

图 20.39   图示直接皮肤穿支血管 x 和 y 的粗细和走行。血管从深筋膜固定的位置穿出,在出生前或出生后的生长过程中可能发生改变。(A)一定数目和固定位置的穿支血管在深筋膜表面形成网状,这些穿支血管处于一种"休眠状态"。(B)随着皮下组织的扩张,穿支血管和深筋膜一起被拉长。(C)随着乳房的发育,穿支血管向真皮层生长并向乳头延伸汇聚。(D)随着四肢长骨的生长变长,血管伸展延长,但原先与深筋膜的关系仍然维持。(E)在生长过程中,穿支血管继续被拉伸,由于血管斜行生长的原因,皮下组织层与深筋膜之间可以滑动,这是躯干皮肤松弛部位的特征。(*From Taylor GI, Palmer JH. The vascular territories[angiosomes] of the body:experimental study and clinical applications.* Br J Plast Surg. 1987;40:113.)

有无数例子支持这一假说。胸锁乳突肌和斜方肌从同一体节发育分化而来[86],斜方肌将供养血管颈横动脉和神经连同其供养的大面积的皮肤从颈根部横跨地"拖"到背部。Manchot[4,5]提出,腹壁上浅动脉和腹壁下浅动脉的长度和走行方向是由胎儿的躯干发育扩张所致。如果人们还记得皮肤穿支血管在固定的位置穿过深筋膜后彼此广泛吻合这一现象,这就可以解释,为什么随着大脑和颅骨的扩张,头发的血管增多并由头底部向头顶部延伸。

在胎儿期,最原始的皮肤穿支血管从各个方向穿出深筋膜后呈星形分布。这种分布方式在成人的许多部位也仍然存在。当穿支血管偏离这种生长方式而呈定向生长时,

凸显出血管生长量的差异受生长轴向或皮神经发育的影响。就此生长方式而言,相较于穿支血管小而密集的地方,穿支血管粗而稀疏的部位的生长和增殖更明显。通过对比,四肢近端和远端的穿支血管分布就很好地说明了这一点。

血管之间的连接形成连续的三维网状血管弓

动脉

人体各部位的每支血管及其分支都与邻近的血管和分支相互形成拱状连接。两支血管之间的这种弓状连接的关键结构有时是管径不变的真性吻合血管,但大多数情况下是管径逐渐变小的闭合动脉或细小动脉。这两种吻合血管的边界决定了每支动脉的解剖分布范围(图 20.40)。每一支动脉的解剖分布区(血管体区)周围都围绕着口径逐渐变小处于堵塞状态的吻合动脉。因此,每一块组织都有一系列相互连接、或大或小的血管体区供血。

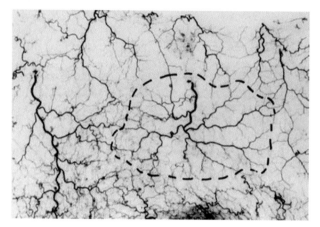

图 20.40   经过胸肩峰动脉的血管体区边缘的关闭连接血管所画的虚线表示胸肩峰动脉的解剖分布范围,与图 23.19 左侧胸部相比。(*From Taylor GI, Palmer JH. The vascular territories[angiosomes] of the body:experimental study and clinical applications.* Br J Plast Surg. 1987;40:113.)

血管连接的三维结构概念由 Hunter[76]于 1794 年提出。以手和足的血管为例,这种弓状吻合常常发生在血管远端的终末动脉(图 20.41)。因此,像罗马排水道一样,动脉的框架由多层的血管弓组成,从主动脉到毛细血管,管径逐渐变小。一般而言,大的动脉弓由节段动脉或主支动脉(如肋间动脉、桡动脉、尺动脉、腹壁下动脉)在组织内走行形成。逐层的动脉弓由动脉、小动脉和毛细血管形成。

肠系膜动脉弓是人体内血管弓的典型例子(图 20.42)。动脉在接近小肠时管径变小数量变多。这种基本分布模式存在于所有的组织中,并根据组织的形态和功能不同而有所变化。即使在组织修复过程中,血管弓也在肉芽组织中得到再生。毫无疑问,动脉之间的相互连接有很多影响因素,但几乎可以肯定的一个因素是在灌注毛细血管床之前跨血管弓压力的平衡。

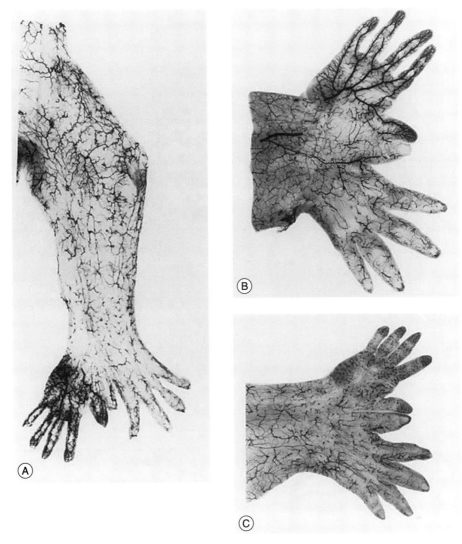

图20.41　上肢与手的皮肤血管造影图。（A）沿尺侧缘切开皮肤（B）带深筋膜层（C）移除深筋膜后。注意：（1）比较在上肢不同部位的血管大小及密度，尤其是手的背侧和掌侧；（2）拇指及其他指关节背侧血管的聚合。（*From Taylor GI, Palmer JH. The vascular territories［angiosomes］of the body：experimental study and clinical applications. Br J Plast Surg. 1987；40：113.*）

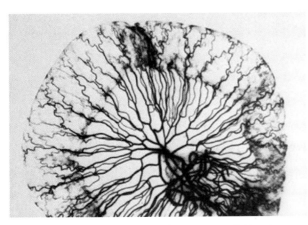

图20.42　小肠肠系膜血管间的弓状连接。（*From Crosthwaite GL, Taylor GI, Palmer JH. A new radio-opaque injection technique for tissue preservation. Br J Plast Surg. 1987；40：497.*）

通过对比人类和其他动物或物种的血管结构，人们发现各物种都有相似的血管弓状结构。昆虫的翅膀和植物叶子的纹理与肠系膜动脉的弓状结构相似（图20.43）。

静脉

静脉从毛细血管床开始,静脉弓结构与动脉弓类似,只是方向和动脉弓相反。从远心到近心端,静脉弓逐级增粗、变少,直到形成最终的静脉弓——与心脏直接相连的上下腔静脉。这些静脉弓在组织间或组织内将邻近的静脉体区连接起来。

在这些静脉网中,有一个基本的结构在逐级的静脉网中重复出现,其粗细和形状被包绕组织的结构和功能以及胚胎生长分化所修饰,后者决定了成年后静脉的解剖结构（图20.44A）。这种结构如星形或水母状,由大量小静脉汇聚到静脉蒂部。说明这种分布一个很好的例子就是下肢车轮状的浅静脉通过大隐静脉汇聚到腹股沟处。在某些区域,

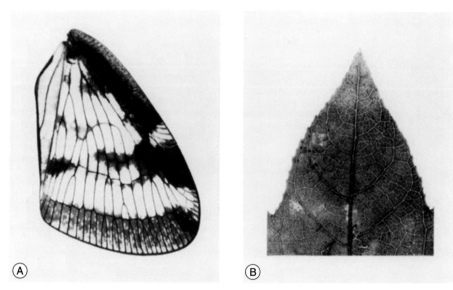

图 20.43　（A）飞蛾的翅膀纹理和（B）树叶的纹理,显示相似的"静脉"弓。（*From Taylor GI, Palmer JH. The vascular territories[angiosomes] of the body: experimental study and clinical applications*. Br J Plast Surg. *1987; 40: 113.*）

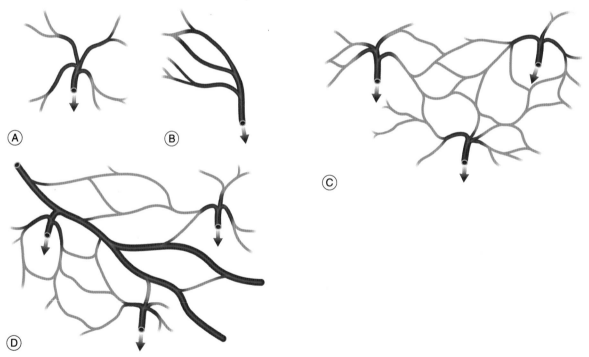

图 20.44　（A）基本静脉模式、（B）不同部位有变化的静脉模式和（C）这些模式相互连接形成网的示意图。（D）穿支静脉在真皮下再组合,形成一个平面的血管网络,深蓝色为有瓣膜的静脉,浅蓝色为无瓣膜的静脉。（*From Taylor GI, Caddy CM, Watterson PA, et al. The venous territories[venosomes] of the human body: experimental study and clinical implications*. Plast Reconstr Surg. *1990; 86: 185.*）

属支静脉向同一个方向汇聚（图 20.44B），如头皮、肌肉以及小隐静脉靠近腘窝的部位。

　　在每一"静脉树"的分支之间通过如梯子横木或蜘蛛网环般的静脉通道相互连接，这些静脉通道常常没有瓣膜。这些静脉弓在手、足、肘窝以及与动脉伴行的两支静脉之间都得到了很好的诠释。在外周，放射状"静脉树"的分支之间也是通过无瓣膜的静脉连接成网（图 20.44C）。皮肤有大量的水平面网状通道，具有调节体温的特殊功能（图 20.44D）。该层静脉网通过管径较大的静脉、交通静脉或皮肤穿支动脉的伴行静脉与深静脉相连（图 20.45）。

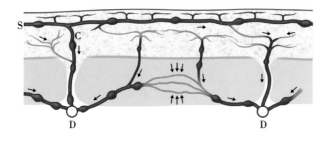

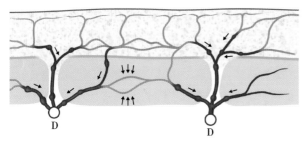

图 20.45　上图：四肢皮肤与肌肉（阴影部分）的静脉示意图。浅静脉（S）和深静脉（D）之间相互吻合成网状。同时显示了连接深浅静脉的大交通支（C）和四支并行静脉的旁路途径。深蓝色为有瓣膜的静脉，浅蓝色为无瓣膜的静脉。下图：其他部位主要经并行静脉途径回流。注意每张图中皮肤和皮下深层组织的静脉体区之间都是通过无瓣膜（摆动血流）的静脉相互连接。（*From Taylor GI, Caddy CM, Watterson PA, et al. The venous territories [venosomes] of the human body: experimental study and clinical implications. Plast Reconstr Surg. 1990; 86: 185.*）

血管解剖遵循平衡法则

　　这一概念由 Debreuil chambardel 提出，并由 Salmon 在皮肤动脉的描述中提及[8,10]。这一概念的基本观点是"相邻的动脉动体区之间的存在着血流相反（当其中一个体区堵塞时，相邻的体区会逆向地向该体区灌注），又共同供养同一区域组织的关系。"如果其中一支血管比较细，则另一支血管会较粗以补偿，反之亦然。这就很好地解释了腹壁下浅动脉和腹壁下深动脉（deep inferior epigastric artery，DIEA）穿支的相对粗细关系。当腹壁下浅动脉的体区较大时，则 DIEA 的体区相对较小，反之亦然（见图 20.7）。这是一个重要的发现，因为如果确认了腹壁下浅静脉是粗大的，则 DIEAP 皮瓣下部的静脉回流将可能依赖于浅静脉系统。

血管有一个相对恒定的供养区域，但其起源可能有变化

　　典型的例子是从腹股沟穿出的腹壁下浅动脉和旋髂浅动脉，这两条动脉可能分别从股动脉直接发出，或者先从股动脉共干，之后再分出，但无论怎样分支，其供养的都是下腹部和臀上部的皮肤（见图 20.7 和图 20.16）。

静脉网由有瓣膜和无瓣膜的静脉连接组成，这种结构能调整流量与压力的平衡

　　相比于动脉系统，学界对静脉网络的研究不够充分。静脉网络由具有方向一致的瓣膜的静脉和无数或大或小、无瓣膜、血液可双向流动的静脉通道组成。相反，许多小静脉有瓣膜，瓣膜就在其进入大静脉的入口处（见图 20.44）。

血流定向的静脉

　　血流定向的静脉是有瓣膜的，这种静脉或呈长形平面分布，或呈放射状分布，后者的分支汇入其蒂部。有瓣膜静脉在皮下层及四肢深层组织很发达。皮肤的穿支静脉和分支汇入蒂部的肌肉静脉就是后一种分布形式的很好例子。因为许多分支都有瓣膜，瓣膜方向朝远端。这一解剖特性为蒂在远端的皮瓣提供了解剖学基础（见图 20.44）。

血流摆动的无瓣膜静脉

　　血流摆动的无瓣膜静脉数量众多，管径较粗。这种静脉连接相邻的有瓣膜的静脉体区，使得两体区之间的血流可以自由双向流动，而体区内的静脉瓣膜与血流方向相反（见图 20.44 和图 20.45）。这种静脉也存在于体区内有瓣膜的静脉之间，常与闭合动脉伴随匹配，和闭合动脉一样界定静脉体区的边界（见图 20.45）。肌肉血管的研究结果（见图 20.14）和躯干、头部、颈部皮肤的血管分布很好地说明了这一点。在四肢，这种分布特征被真皮下血管网的大量浅静脉通道所掩盖，但在横断面的观察中却非常明显。如果从四肢的静脉图像中排除长而大的静脉影像，留下放射状分布的穿支静脉及其匹配的穿支动脉的影像，就会发现股前区有丰富的血流摆动的无瓣膜静脉网，这一点值得注意。这为游离静脉皮瓣的动脉化提供了一种可能的解释。

肌肉是静脉回流的原动力

　　大多数外科医生一直注重于各种转移肌肉的动脉血供，而认为与动脉伴行的静脉提供足够的回流。

　　然而，这只是事情的一面。从皮肤、邻近肌肉、骨骼起始，静脉几乎进入所有的肌肉。当肌肉收缩时，瓣膜将血流引向心脏。在"舒张期"，瓣膜通过输入静脉将血流引向肌肉。如果下肢肌肉内静脉瓣膜功能不全（如深静脉血栓后期），反向的压力将影响输入的皮肤静脉血流进入肌肉，成为静脉曲张和静脉性溃疡的发病因素，这是不难想象的。

　　许多静脉将一对或一群肌肉的静脉连成静脉弓。值得注意的是，作者的灌注研究观察到，输入供给很充足的肌肉

静脉很容易被充盈,例如腓肠肌-比目鱼肌复合体、股四头肌、肱三头肌、肩胛提肌,尤其是三角肌。

浅静脉与神经伴行,而深静脉与动脉伴行

研究发现,皮肤的静脉回流由两部分组成。

1. 真皮下平面静脉网倾向于跟随神经走行。这在四肢中特别常见,知名的浅静脉伴随知名的皮神经(图 20.46)。

2. 穿支静脉垂直穿过深筋膜处常有动脉相伴,如前所述,这多见于皮肤固定的部位(见图 20.39)。

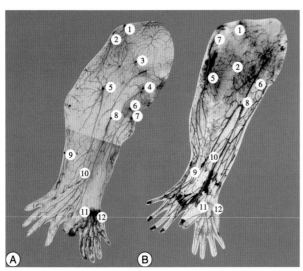

图 20.46　上肢皮肤的动脉(A)与静脉(B)观察:(1)腋动静脉;(2)上臂外下区血管;(3)锁骨上动静脉;(4)骨间动静脉;(5)前臂后动静脉;(6)前臂内侧动静脉;(7)肱内侧动静脉;(8)前臂外侧动静脉;(9)尺动脉背侧分支;(10)桡动脉浅支;(11)正中动静脉;(12)标记的尺神经。(*From Taylor GI, Gianoutsos MP, Morris SF. The neurovascular territories of the skin and muscles: anatomic study and clinical implications. Plast Reconstr Surg. 1994;94:1.*)

血管体区概念的应用

本章关于血管解剖内容是总论性质的,旨在为读者提供重点与皮瓣设计相关的一般信息。从广泛的解剖学研究结果来看,作者认定的规则是:人体血管构筑在一般情况下是恒定的,但不同个体之间以及同一个体不同侧之间存在一定的变化和差异。随着人们对人体血管解剖认识的不断进步,成功设计和转移皮瓣的能力也不断提高。尽管人们对人体动脉架构的已经有了广泛深入的认识,但对于静脉和神经的架构的认识仍然较为有限。虽然血管系统解剖知识可以应用于外科学各个分支领域,但在整形与重建外科领域,血管解剖最重要的作用是帮助皮(组织)瓣的成功设计。因此,本章所述的临床适用范围主要是如何识别皮肤穿支血管,如何利用这些血管来设计皮瓣,以及在需要的情况下如何增加供养血管对皮瓣的血液供应。

皮肤血管供应的术前评估

皮瓣设计

临床和实验研究已明确,识别供瓣区的皮肤穿支血管及其邻近穿支,然后在两者之间画线,这样就可以确定各种皮瓣的轴向[87-89]。在最简单的情况下,这种方法是有效可行的,但大多数情况下需要依赖术前对穿支血管非常精确的评估。

多普勒

各种超声设备已经用于识别皮肤血管。多普勒探头使外科医生得以在个别情况下精确定位皮肤穿孔。如解剖概念部分所述,很多皮肤动脉都从皮肤固定的部位穿出,利用这一知识,穿支血管的起源与定位可很快预知(见图 20.10)。最简单的是笔式多普勒探头[87],该种多普勒设备易于使用,价格低廉,携带方便,但其提供的信息有限(图 20.47)。所有的多普勒设备都要清楚其局限性。多普勒可能探测到不需要的背景血管,可能无法明确供养血管的准确走行线路。多普勒因使用者不同,其探测结果会有差异。肥胖的患者会降低多普勒的效能,原因有二。一是皮肤皮下组织层厚,影响血管从深筋膜穿出点的探测;二是脂肪组织的增多会造成皮肤皱褶,穿支血管的走行和供养目标因此而扭曲变形。但无论如何,简单的多普勒设备仍然是识别皮肤血管的一种方便的工具。

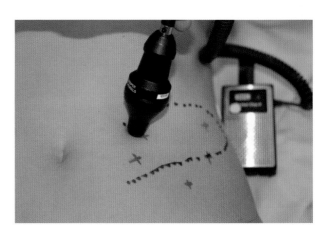

图 20.47　用多普勒探头进行皮瓣设计。手持式多普勒可用于识别皮肤穿支血管。在该患者中,多普勒被用于设计腹壁下深血管穿支皮瓣

应用多普勒探头来给皮肤穿支血管起源进行定位并非新技术,过去已广泛使用[87]。由于因显而易见的原因,并非每一例患者都要使用。但是,在游离皮瓣移植中,多普勒的应用非常重要,小皮瓣的设计更是如此。一个典型的例子就是腓骨肌皮瓣,该复合组织瓣的皮岛较小,多普勒探测的目的就是要明确吻合血管的状况或者皮岛作为重建组织一部分的可靠性。多普勒是探测和界定穿支血管的一个快速而简单的方法。

彩色双功能多普勒

更复杂的多普勒设备是彩色双功能多普勒,它具有更高的分辨率,成本更高,使用操作并不简便,但能提供更多细节的信息[90-92]。该设备可准确探测到血管直径和血流速度[92],在血管检查方面比 CTA 有更多优势,包括无需静脉注射造影剂、成本低、无辐射暴露等[92]。目前许多医院放射科已经配备彩色多普勒,但为了获得可靠和一致的结果,通常需要培训。

CT 血管造影

确定穿支血管位置、直径、走行线路最准确的方法是 CT 血管造影(CTA)。Masia 等首先报道,在形成 DIEAP 皮瓣之前使用 CT 扫描来绘制相关穿支血管图[93]。目前,CTA 技术已在全世界普及,术前皮瓣设计时,常用来确定穿支血管的大小、路径及其他具体细节(图 20.48)。人们比较了多普

勒与 CTA 的准确性,发现 CTA 更准确、更实用(见图 20.48)[94]。高分辨率 CTA 能为医生提供更广泛的信息,直径只有 0.3mm 的穿支血管都能清晰辨认[95]。在用 DIEAP 皮瓣进行乳房再造时,人们开发了一个穿支血管检查系统,以提高放射科医生和外科医生之间的沟通效率(见图 20.48C)。而且,在进行游离的穿支血管皮瓣移植手术前,对供养血管的准确走行等相关知识和信息的掌握有助于提高手术效率,节约时间。CTA 主要的缺点是费用昂贵和辐射暴露。CTA 支持者强调手术时间可明显缩短,而且通过辐射供区靶位检查可以减少辐射暴露。此外,对造影剂过敏以及有恐惧症的患者也是潜在的问题[92]。

皮瓣轴向

皮肤动脉为整形与重建外科所广泛应用的轴型皮瓣提供了基础。图 20.49 显示了皮肤穿支血管的详细信息,包括

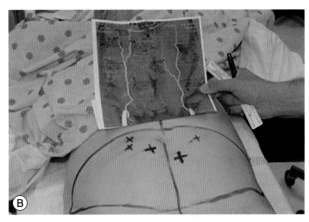

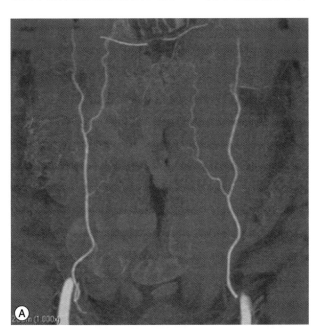

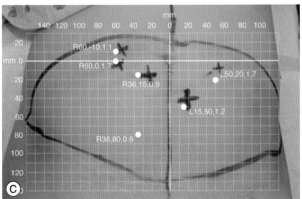

图 20.48 CTA 在腹壁下深动脉穿支皮瓣设计中的应用。(A)腹壁下深动脉皮瓣重建乳房,术前设计的皮瓣轴向。(B)应用 CTA 和多普勒进行手术设计,标记出手持式多普勒检测出的穿支血管。(C)白色网格坐标图是放射科医生对穿支血管 CTA 检查结果的描述:右侧/左侧。CTA 与中线的距离、与脐的距离以及血管的粗细都用毫米表示。(*From Al-Dhamin A, Berry R, Prasad MA, et al. Coding system for computed tomographic angiography of inferior epigastric artery perforators in DIEAP flaps.* Plast Reconstr Surg. 2012;129:387e-388e.)

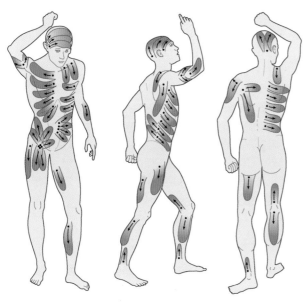

图 20.49　根据皮肤血管放射影像学研究结果,用特定的穿支动脉和伴随静脉为供养血管形成一些大型轴型皮瓣。在头皮和四肢,深筋膜应包含在皮瓣中。与图 20.10 和图 20.16 相比。(*From Taylor GI, Palmer JH. The vascular territories[angiosomes] of the body:experimental study and clinical applications. Br J Plast Surg. 1987;40:113.*)

起始、走行线路、粗细、密度及相互间的联系。这为皮瓣的蒂和轴向的设计提供了根据。横断面的观察确定了在头皮和四肢的皮瓣形成过程中需连深筋膜外层一起掀起。这种情况下,术中可见血管紧贴深筋膜层走行相当远的距离。这就是要将深筋膜外层连同皮瓣掀起的原因。如果皮瓣沿皮神经走向设计(如隐或腓肠神经),则长皮瓣的掀起是安全的。Pontén[28] 最初的皮瓣就是这样设计的,隐神经血管

皮瓣的设计方式也与之类似[97]。在躯干皮肤活动的区域设计形成皮瓣则不必包含深筋膜,因为皮动脉在蒂部就已经走行于在筋膜之上的皮瓣内,并与皮神经伴行[98]。

远端皮瓣

穿支动脉呈星状放射分布时,常常包含由远端向近端走行的分支,同时有相同方向和长度的静脉伴行。因此,如果蒂部设计在远端的皮瓣能将这样的动脉作为供养血管,则有瓣膜的静脉也返回到蒂部,承担皮瓣血液的回流。因此,皮瓣蒂部的穿支血管的这种分布形式非常重要,能使蒂在远端的皮瓣得以形成[99-101]。所谓的螺旋桨状皮瓣也是这种血管蒂的拓展应用(图 20.50),即蒂部血管周围都已分离的局部岛状筋膜皮瓣[102]。螺旋桨皮瓣的概念是穿支皮瓣概念的扩展。基本的问题在于,要设计充分血管化的皮瓣的最重要的元素是必须将供血充足的穿支动脉及其对应静脉包含在蒂部。只要血管包含在皮瓣中,在皮瓣形成过程中血管蒂不受损害、不扭曲,这类皮瓣在全身各部位就能以不同的轴向安全形成。因此,轻柔细致的手术操作很重要,同时,充分分离血管蒂周围的深筋膜也很重要,这样可以避免皮瓣旋转后导致蒂部扭曲。

皮瓣尺寸

由于供养皮肤的动静脉是由多个血管体区相连而成的系统,因此皮瓣存活的长度依赖于以下因素:①蒂部供养血管的粗细和长度;②被包含在皮瓣内、与供养血管相邻的动静脉的粗细和跨度;③连接各血管体区之间的闭合动脉的粗细和长度;④静脉回流状况以及皮瓣组织量。

在穿支动脉大而分得比较开的区域,血管体区宽大,长

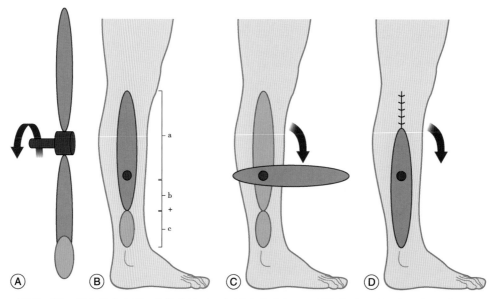

图 20.50　螺旋桨状皮瓣。(A)皮瓣形状与螺旋桨叶相似。(B)皮瓣以创面邻近部位最大的穿支血管为蒂;a=b+c+1cm。(C)以穿支血管为蒂掀起皮瓣;(D)皮瓣的一部分用于覆盖供区,大部分用于覆盖创面。(*From Teo TW. The propeller flap concept. Clin Plast Surg. 2010;37: 615-626.*)

而宽的皮瓣可以安全掀起。躯干皮肤松动部位和头皮是这种特征的体现。相反，在穿支动脉细而靠得近的区域，血管体区范围小，皮瓣的长度就短，除非能将穿支动脉的来源血管包含在内。这种情况常见于足底。

如果需要很大的皮瓣或者需要大口径的血管进行显微吻合，可以循着穿支动脉在肌间隔或肌内隔解剖，将穿支的来源血管包含在皮瓣内。合理地使用延迟手段也可以将邻近的血管体区包含在皮瓣，以此增加皮瓣血供。

四肢皮下纵行走向的粗大静脉为蒂在近端的皮瓣提供充分的静脉回流，因为瓣膜的方向利于回流。然而，从解剖学角度，蒂在近端的下腹部皮瓣就不利于静脉回流，因为腹壁下浅静脉瓣膜的方向朝向腹股沟。皮下蒂并作脂肪切除的横向腹部皮瓣就是一个例子，有时候，术中因为静脉回流障碍而将皮瓣远端部分切除。头皮的静脉没有瓣膜，任何轴向的皮瓣的静脉回流都没有问题。然而，许多区域的静脉网是由许多有瓣膜的静脉体区组成，各静脉体区之间由无瓣膜的血流处于摆动状态的静脉连接。

虽然动静脉短路理论为皮瓣坏死的机制提供了可能的解释，但坏死的明确原因尚不清楚。无论发生任何情况，动脉端的闭合动脉和有瓣膜的静脉体区的机械性阻塞都可能导致皮瓣坏死。

筋膜皮瓣

在皮肤比较固定的区域，如头部和四肢，筋膜皮瓣设计时，应当将深筋膜包含在皮瓣中。此种情况下，重要的皮肤血管在深筋膜上或附件走行。虽然在某些情况下，血管可与筋膜分离，但将筋膜包含在皮瓣内仍然是容易且安全的。但是，在皮肤和皮下组织活动的部位，如髂窝或乳房，则不必将筋膜一同掀起，因为主要血管已离开筋膜表面。随着对相关解剖知识的深入了解，早期对筋膜皮瓣的热衷程度已经在一定程度上被降温，将筋膜包含在皮瓣内的指征已减少。

"肌间隔"这一术语有时容易导致误解，与其说是一种解剖结构，倒不如说是一个因手术需要的产物。例如，在疏松的蜂窝组织内分离解剖桡侧或尺侧穿支动脉时，这种情况是存在的。再者，肌间隔皮瓣可能会使粗心的外科医生掉入陷阱。在某些情况下，皮肤动脉及其伴行静脉在从来源血管分出后走向易于外科手术的组织界面，靠近白色纤维组成的真正肌间隔。上臂外侧的皮肤穿支动脉从肱深动脉的降支发出，沿肌间隔走向皮肤，这就是这种血供形式的一个典型例子。这种血供形式常见于肌肉在肌间隔的其中一面逐渐移行或消失的情况。

然而，如果肌肉附着于肌间隔的某一面，皮肤穿支血管的走行路线就会有改变。这种改变在腓肠肌上部的外侧很常见。如果在该部位的外侧肌间隔上设计以腓动脉为供养血管的复合骨肌皮瓣，则皮肤穿支血管要么直接进入肌间隔表面，利于手术；要么靠近肌间隔或进入比目鱼肌或踇长屈肌靠近腓骨的附件处；要么从腓动脉的比目鱼肌支或踇长屈肌支间接分出，并在外侧肌间隔走行相当长的距离后

成为终末支。在这种情况下，为成功获取复合组织瓣，皮肤供养血管的解剖就要在肌肉内长距离艰苦进行。

肌皮瓣

肌皮瓣最初的流行是由于人们当时认为供养肌肉的大血管的血供比细小的皮肤血管更可靠，被覆在肌肉上面的皮肤组织的转移也应该更可靠[23~26]。当需要大的血管化的组织块时，肌皮瓣是适宜的选择。然而，目前的观点认为肌皮穿支血管的获取并非一定需要肌肉。当皮肤和深筋膜与肌肉紧密结合时（如臀大肌和背阔肌），肌皮动脉对该区域皮肤的供养是有保证的。在皮肤和深筋膜固定的部位，血管充足地供养皮肤；而在肌肉在筋膜下容易滑动的部位（如股薄肌），皮肤所获得的血供是纤弱而不可靠的。

一般情况下，如果肌皮瓣的皮岛位于肌皮动脉所供养的肌肉之上，或者与邻近肌肉的血管体区接壤，则解剖掀起是安全的。相反，如果超越此范围去设计皮岛，又没有采取延迟手段，则容易造成血供不足。由于前文所述的原因，此类情况在胸大肌肌皮瓣和 TRAM 皮瓣中比较普遍。

根据肌肉血管类型和皮岛的位置不同，静脉回流可能是有利或不利的。无论哪种情形，静脉回流都必须依靠肌肉内的静脉丛。Ⅰ型的肌肉上的皮岛，无论在哪个部位，静脉回流都是良好的，因为血液都在同一方向回流。如果皮岛位于Ⅱ型和Ⅲ型的肌肉远端的血管体区，因为静脉瓣膜的方向与回流方向相反，这不利于静脉回流。Costa 等[103]曾在关于下区 TRAM 瓣的静脉回流研究中强调这个问题。

很多肌皮瓣已经被以肌皮穿支血管为蒂的局部或吻合血管的游离皮瓣所取代。这些肌皮穿支血管的粗细和定位变化较大，因此，解剖入路也需要随机应变。这种"穿支血管皮瓣"为显微吻合提供更粗的血管，必要时可以保留肌肉功能。例如，可以利用腹壁下深动脉的一个或多个穿支为蒂设计横行下腹部皮瓣[38,39]。

然而，所有皮瓣均由皮肤穿支血管供血，无论是直接的还是间接的皮肤血管，也无论是血管经过肌肉之间还是穿过肌肉到达皮肤。因此，将"穿支血管皮瓣"限定为其供养血管从肌肉分出并穿过被覆肌表的深筋膜到达皮肤的皮瓣，有误导之嫌。"穿支血管皮瓣"这一术语应该包含各种以皮肤穿支血管为蒂的岛状皮瓣，无论穿支血管是从哪里分支而来。早期的一些游离皮瓣，如腹股沟皮瓣，是真正意义上的穿支血管皮瓣，这种皮瓣以旋髂浅动脉或腹壁下浅动脉为蒂[22]。

穿支血管皮瓣

"穿支血管皮瓣"已经被定义为由肌皮穿支血管或任何皮肤血管供养的皮瓣[30,104-106]。然而，与作为组织移植持续进步的代表，穿支血管皮瓣的概念远比语义上的讨论更为重要。首先报道穿支血管皮瓣的文献[38,107,108]指出，形成以肌皮穿支血管为蒂的皮瓣是可行而可靠的。穿支血管皮瓣的优点是利用供养肌肉的粗大血管，而无须将大块的肌肉

包含在皮瓣中,因此也没有损害肌肉的功能。自从第一次穿支血管皮瓣手术技术报道后,从全世界范围内的整形外科文献可见,穿支血管皮瓣的应用非常盛行。

解剖学认识的深入为穿支血管皮瓣的成功移植提供了基础[47]。如果没有穿支血管详尽的解剖知识,穿支血管皮瓣移植非常困难。人们已经编辑了人体穿支血管图谱,并将其分布范围细分为 61 个血管体区(图 20.51)[39,40,109]。大约有 400 支穿支血管供养皮肤,其中约 60% 属于肌皮血管,40% 是肌间隔血管[39,40,109]。由于医生热衷于穿支血管皮瓣技术的学习,目前该领域已经为皮瓣的选择提供了更广阔的空间。但穿支皮瓣愈发受到欢迎的根本原因还是患

者的修复结果得到了改进。此外,穿支血管皮瓣的研究重点在于皮肤血管的解剖。有多达 400 多支皮肤穿支血管可以利用,可以设计成局部皮瓣,也可以设计成吻合血管的游离皮瓣,选择范围显著增大。穿支血管皮瓣的应用是灵活可变的,能给患者带来更理想的修复重建效果。然而,穿支皮瓣只是增加了整形医生的技术选择,精确的临床判断对于针对特定病例选择最佳皮瓣或手术技术而言仍然很重要[100]。

早期有关穿支血管皮瓣的报道只从描述的角度将其称为皮瓣,这造成了后来对此类皮瓣的多种称呼。某些情况下,一种皮瓣有多种术语,这容易造成混淆和交流的滞

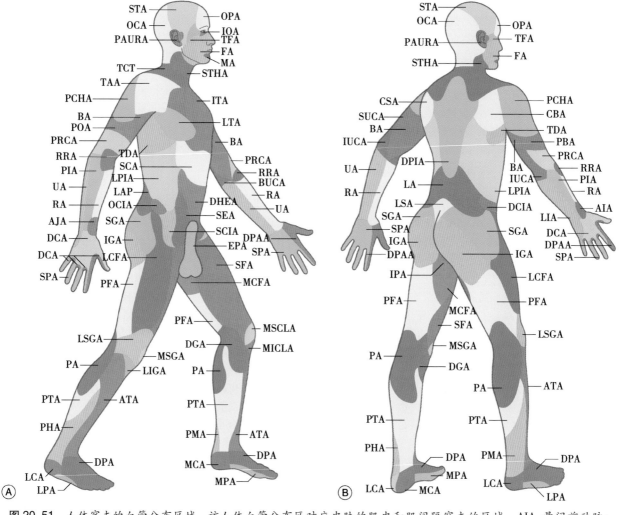

图 20.51　人体穿支的血管分布区域。该人体血管分布区对应皮肤的肌皮和肌间隔穿支的区域。AIA,骨间前动脉;ATA,胫前动脉;BA,肱动脉;CSA,旋肩胛动脉;DCA,腕背侧弓;DCIA,旋髂深动脉;DGA,膝降动脉;DIEA,腹壁下深动脉;DPA,足背动脉;DPAA,掌深弓;DPIA,肋间动脉背侧支;EPA,阴部外动脉;FA,面动脉;IGA,臀下动脉;IOA,眶下动脉;IPA,阴部内动脉;ITA,胸廓内(乳腺)动脉;IUCA,尺侧副动脉;LA,腰动脉;LCA,跟骨外侧动脉;LCFA,旋股外侧动脉;LIGA,膝下外侧动脉;LPA,足底外侧动脉;LPIA,肋间动脉外侧支;LSA,腓肠外侧动脉;LSGA,膝上外侧动脉;LTA,胸外侧(乳腺)动脉;MA,颏动脉;MCA,足底跟骨动脉;MCFA,股内旋动脉;MIGA,膝下内侧动脉;MSA,腓肠内侧动脉;MSGA,膝上内侧动脉;OCA,枕骨动脉;OPA,眼动脉;PA,腘动脉;PAURA,耳后动脉;PBA,肱深动脉;PCHA,旋肱后动脉;PFA,股深动脉;PIA,骨间后动脉;PNA,腓动脉;PRCA,后桡侧副动脉;PTA,胫后动脉;RA,桡动脉;RRA,桡侧返动脉;SCIA,旋髂浅动脉;SEA,腹壁上动脉;SFA,股浅动脉;SGA,臀上动脉;SIEA,腹壁下浅动脉;SMA,颏下动脉;SPA,掌浅弓;STA,颞浅动脉;STHA,甲状腺上动脉;SUCA,尺侧上副动脉;TAA,胸肩峰动脉。(From Geddes CR. MSc thesis. Dalhousie University, Halifax, Nova Scotia, Canada.)

后[104,110]。为了穿支血管皮瓣描述的标准化,学界引入了应用穿支的来源血管命名[30]。字母 AP 表示动脉穿支(artery perforator),而血管经过的肌肉则作为名称的后缀(图 20.52)。因此出现 DIEAP、DIEAP-ra(rectus abdominis,腹直肌)这样的命名。肌肉名称作后缀只在血管经过不同肌肉时才使用,带后缀"-s"的穿支血管皮瓣表示是肌间隔穿支皮瓣。

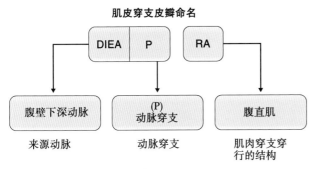

肌皮穿支皮瓣命名

图 20.52　穿支皮瓣的命名。(*From Geddes CR, Morris SF, Neligan PC. Perforator flaps-evolution, classification and applications. Ann Plast Surg. 2003;50;90-99.*)

肌皮穿支血管皮瓣的选择及其蒂部的解剖分离需要专业培训和轻柔细致的手术技术。术前设计通常需要手持式多普勒、彩色多普勒或 CTA 的检查[92,111],选择最粗的穿支作为供养血管。皮瓣解剖开始之后,遇到直径超过 0.5mm 的血管都要保留,直到所需的蒂部血管能清楚看见并解剖完毕。解剖过程需轻柔细致,尤其是在筋膜层面,以免牵拉损伤到细的穿支血管。一般情况下,蒂部血管尽可能固定在一个位置,且术野要保持干燥[111,112]。

过去 10 年,有几十个新的穿支血管皮瓣诞生。但是,最具应用价值并已标准化的集中在如下几种:DIEAP[38,107,108]皮瓣、股前外侧皮瓣[基于通过股外侧肌的旋股外侧动脉(lateral circumflex femoral vessels through vastus lateralis, LCFAP-vl)降支][113]、颏下动脉皮瓣(submental artery flap, SMAP)[114]、骨间背侧皮瓣(posterior interosseous flap, PIO-AP-s)[115]、胸背动脉穿支皮瓣(thoracodorsal artery perforator flap, TAP-ld)[116]、臀上动脉(superior gluteal artery, SGAP-gm)[117]和臀下动脉穿支皮瓣(inferior gluteal artery perforator flap, IGAP-gm)[118]。取决于外科医生的经验和偏好,这些皮瓣已经取代了传统的皮瓣。尤其是股前外侧皮瓣,因为在临床应用中具有广泛的实用性,而被称为理想的游离皮瓣[119]。穿支皮瓣在该主题的教科书中已有详细描述[39]。最近,局部穿支皮瓣因具有相似颜色和轮廓,且常免于游离组织移植,被广泛应用于创面闭合[120,121]。

正如 Pribaz 和 Chan 所说:"穿支皮瓣的使用在重建外科手术领域是一个全新的、令人兴奋的范例。"[122]

延迟现象

目前有记载的提高皮瓣存活率的唯一方法是延迟法。延迟过程有各种各样的方式,从围绕设计皮瓣边缘的切口,结扎非主要皮瓣供血血管,到部分甚至完全掀起皮瓣,以阻断周围血流(图 20.53)。延迟可以包含一期或多期手术,从而大大提高皮瓣存活率。延迟的生理效应是对现有轴向血管的放大,这一点在动物模型中已得到很好的验证(图 20.54 和图 20.55)[86,123,124]。通过皮瓣基底的皮动脉可以安全地获取一个相邻的解剖血管分布区。血管的吻合的重点通常是减少相邻的皮肤穿支动脉阻塞的口径,这在延迟现象中发挥着不可或缺的作用。当掀起一个皮瓣时,这些

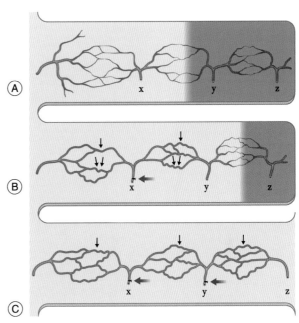

图 20.53　该图解表示相同的皮瓣有或没有手术延迟,说明了坏死线和阻塞血管的变化。(A)x 相邻的区域被安全获取,坏死线发生在血管 y 或更远处的阻塞血管界面。(B)x 血管被延迟。注意对吻合血管和坏死线部位的影响。(C)血管 x 和 y 在双蒂皮瓣中都被延迟。血管 z 被离断,成为二期成型皮瓣的远端,从而提供了最长的皮瓣。(*From Callegari PR, Taylor GI, Caddy CM, et al. An anatomic review of the delay phenomenon I: experimental studies. Plast Reconstr Surg. 1992;89;397-418.*)

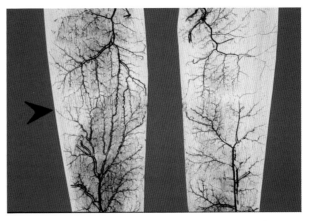

图 20.54　狗的腹直肌术后 7 天的动脉造影,对照侧(左)与延迟侧(右)。注意深腹壁下动脉结扎术后的延迟皮瓣中扩张的闭合血管(箭头所指)。(*From Dhar SC, Taylor GI. The delay phenomenon:the story unfolds. Plast Reconstr Surg. 1999;104;2079.*)

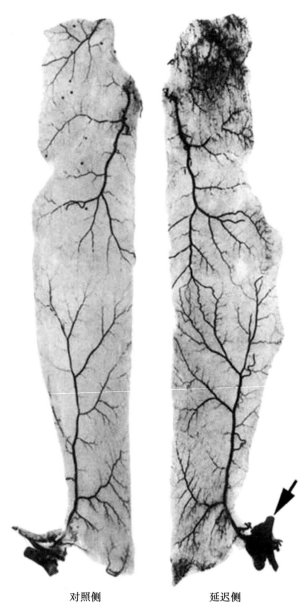

对照侧　　　　　延迟侧

图 20.55 狗的腹直肌术后 12 周的动脉造影，对照侧（左）与延迟侧（右）。注意闭合血管仍然弯曲且扩张，表明延迟效应永久且不可逆（*From Dhar SC, Taylor GI. The delay phenomenon：the story unfolds. Plast Reconstr Surg. 1999；104：2079.* ）

隔绝不同血管体区之间的闭合血管的口径开始变粗。然而，这个血管增粗的过程是逐渐变化的，且需要一定的时间。这是一个永久的和不可逆过程，包括血管壁各层细胞的增多和肥大，其最大效应发生于术后 48～72 小时内（图 20.56）[123]。可以观察到，坏死通常发生在吻合血管的邻近区域或更远处。从手术层面来看，随着设计皮瓣长度的增加，策略性地增加皮瓣血管离断的时间间隔，能提高皮瓣存活率，这就是"皮瓣延迟"过程。

复合皮瓣

　　由构成同一血管体区的所有有血供的组织，为复合单

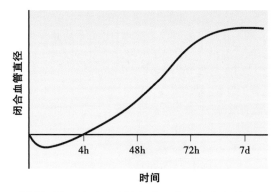

图 20.56 延迟的时间顺序。手术抬高皮瓣后，总血管直径立即因血管收缩而缩小，然后在最初的 48 小时内逐渐扩张，然后在 48～72 小时内急剧扩张。血管扩张的速度随后开始平稳，之后血管逐渐增加

元（由皮肤、肌肉、神经、肌腱和骨组成，并由单一动静脉系统供血）的移植提供了基础。这一理念被广泛应用于游离复合组织移植。血管体区内的血管各层之间的相互连接。腹股沟区域复合组织的移植很好地阐释了这种互连。旋髂浅动脉的直接皮肤穿支与旋髂深动脉的间接穿支相互连接。当复合皮瓣基于深层系统时，旋髂深动脉的穿支结合了旋髂浅动脉的供应区域，进而灌注到皮肤[66]。当利用浅层系统时，前髂嵴和附着的肌肉也会得到相应灌注[68]。

血管体区的概念与皮瓣设计

　　本章呈现了各种支持血管体区概念的解剖信息，它们为皮瓣的成功设计提供了蓝图。一直以来，手术技术不断发展，其理念也会不断发展进步，反映出新的发现和外科医生的开拓性工作。外科手术的进步像钟摆摆动的过程，离真相越来越近。

参考文献

1. Converse JM, ed. *Reconstructive Plastic Surgery.* 2nd ed. Philadelphia: WB Saunders; 1977:193.

2. Tompsett DH. *Anatomical Techniques.* 2nd ed. London: E & S Livingstone; 1970.

3. Gillies HD, Millard DR. *The Principles and Art of Plastic Surgery.* Boston: Little, Brown; 1957.

4. Manchot C. *Die Hautarterien des menschlichen Körpers.* Leipzig: FCW Vogel; 1889.

5. Manchot C. *The Cutaneous Arteries of the Human Body.* Ristic J, Morain WD (trans). New York: Springer-Verlag; 1983.

6. Spalteholz W. Die Vertheilung der Blutgefässe in der Haut. *Arch Anat Entwicklungsgesch (Leipz).* 1893;1:54.

7. Timmons MJ. Landmarks in the anatomical study of the blood supply of the skin. *Br J Plast Surg.* 1985;38:197–207.

8. Salmon M. *Artères de la peau.* Paris: Masson; 1936.

9. Salmon M. *Artères des muscles des membres et du tronc.* Paris: Masson; 1936.

10. Taylor GI, Tempest M. *Salmon's Arteries of the Skin.* Edinburgh: Churchill Livingstone; 1988.

11. Schafer K. Das subcutane Gefäss-System (untere Extremität). *Mikropräparatorische Untersuchungen. Gegenbaurs Morphol Jahrb.* 1975;121:492.

12. Tansini I. Sopra il mio nuovo processo di amputazione della mammella. [Coverage of the anterior chest wall following mastectomy.]. *Gazz Med Ital.* 1906;57:141.

13. Davis JS. *Plastic Surgery, its Principles and Practice*. Philadelphia: Blakiston; 1919.

14. Blair VP. The delayed transfer of long pedicle flaps in plastic surgery (face). *Surg Gynecol Obstet*. 1921;33:261.

15. Esser JFS. *Artery Flaps*. Antwerp: De Vos-van Kleef; 1929.

16. Webster JP. Thoraco-epigastric tubed pedicles. *Surg Clin North Am*. 1937;17:145.

17. Shaw DT, Payne RL Jr. One-stage tubed abdominal flaps; single pedicle tubes. *Surg Gynecol Obstet*. 1946;83:205–209.

18. Bakamjian VY. A two stage method for pharyngoesophageal reconstruction with a primary pectoral skin flap. *Plast Reconstr Surg*. 1965;36:173–184.

19. McGregor IA, Morgan G. Axial and random pattern flaps. *Br J Plast Surg*. 1973;26:202–213.

20. Daniel RK, Williams HB. The free transfer of skin flaps by microvascular anastomoses. *Plast Reconstr Surg*. 1973;52:16–31.

21. Taylor GI, Daniel RK. The free flap: composite tissue transfer by vascular anastomosis. *Aust N Z J Surg*. 1973;43:1–3. *This is the authors' first report of vascularized free tissue transfer. A free flap was required for coverage of a lower-extremity wound unsuited to then-more-common techniques.*

22. Daniel RK, Taylor GI. Distant transfer of an island flap by microvascular anastomoses. *Plast Reconstr Surg*. 1973;52:111–117.

23. McCraw JB, Dibbell DG, Carraway JH. Clinical definition of independent myocutaneous vascular territories. *Plast Reconstr Surg*. 1977;60:341–352.

24. McCraw JB. The recent history of myocutaneous flaps. *Clin Plast Surg*. 1980;7:3–7.

25. McCraw JB, Dibbell DG. Experimental definition of independent myocutaneous vascular territories. *Plast Reconstr Surg*. 1977;60:212–220.

26. Mathes SJ, Nahai F. *Clinical Atlas of Muscle and Musculocutaneous Flaps*. St. Louis: Mosby; 1979. *This landmark reference offers detailed schematics of key flaps for reconstructive procedures. Vivid photos enhance the text.*

27. McDowell F. Logs vs. harpsichords, blobby flaps vs. finished results. *Plast Reconstr Surg*. 1979;64:249.

28. Pontén B. The fasciocutaneous flap: its use in soft tissue defects of the lower leg. *Br J Plast Surg*. 1981;34:215–220.

29. Nakajima H, Fujino T, Adachi S. A new concept of vascular supply to the skin and classification of skin flaps according to their vascularization. *Ann Plast Surg*. 1986;16:1–19.

30. Geddes CR, Morris SF, Neligan PC. Perforator flaps – evolution, classification and applications. *Ann Plast Surg*. 2003;50:90–99. *The authors provide a historical review of the evolution of perforator flaps, and the advantages of these flaps are described. A system of perforator flap nomenclature is offered.*

31. Taylor GI, Corlett RJ, Dhar SC, et al. The anatomical (angiosome) and clinical territories of cutaneous perforating arteries: development of the concept and designing safe flaps. *Plast Reconstr Surg*. 2011;127:1447–1459.

32. Cormack GC, Lamberty BGH. *The Arterial Anatomy of Skin Flaps*. Edinburgh: Churchill Livingstone; 1986.

33. Cormack GC, Lamberty BGH. Measurement of geometric parameters in plastic surgery research: use of the departmental microcomputer. *Br J Plast Surg*. 1986;39:307–311.

34. Drever JM. The epigastric island flap. *Plast Reconstr Surg*. 1977;59:343–346.

35. Hartrampf CR, Scheflan M, Black PW. Breast reconstruction with a transverse abdominal island flap. *Plast Reconstr Surg*. 1982;69:216–225.

36. Boyd JB, Taylor GI, Corlett RJ. The vascular territories of the superior epigastric and the deep inferior epigastric systems. *Plast Reconstr Surg*. 1984;73:1–16.

37. Moon HK, Taylor GI. The vascular anatomy of rectus abdominis musculocutaneous flaps based on the deep superior epigastric system. *Plast Reconstr Surg*. 1988;82:815–829.

38. Allen RJ, Treece P. Deep inferior epigastric perforator flap for breast reconstruction. *Ann Plast Surg*. 1994;32:32–38.

39. Blondeel PN, Morris SF, Hallock GG, et al. *Perforator Flaps. Anatomy, Technique and Clinical Applications*. 2nd edition. St. Louis: Quality Medical Publishing; 2013.

40. Morris SF, Tang M, Almutairi K, et al. The anatomic basis of perforator flaps. *Clin Plast Surg*. 2010;37:553–570. *This report stresses the importance of understanding the cutaneous blood supply in designing perforator flaps. While individual perforator anatomy may be variable, source artery anatomy is relatively consistent.*

41. Rees MJW, Taylor GI. A simplified lead oxide cadaver injection technique. *Plast Reconstr Surg*. 1986;77:141–145.

42. Crosthwaite GL, Taylor GI, Palmer JH. A new radio-opaque injection technique for tissue preservation. *Br J Plast Surg*. 1987;40:497–501.

43. Tang M, Yin Z, Morris SF. A pilot study of three-dimensional visualization of perforator flaps by using angiography in cadavers. *Plast Reconstr Surg*. 2008;122:429–437.

44. Bergeron L, Tang M, Morris SF. A review of vascular injection techniques for the study of perforator flaps. *Plast Reconstr Surg*. 2006;117:2050–2057.

45. Rozen WM, Chubb D, Ashton MW, et al. Achieving high quality 3D computed tomographic angiography (CTA) images for preoperative perforator imaging: now easily accessible using freely available software. *J Plast Reconstr Aesthet Surg*. 2011;64:e84–e86.

46. Tang M, Mao Y, Almutairi K, et al. Three-dimensional analysis of perforators of the posterior leg. *Plast Reconstr Surg*. 2009;123:1729–1738.

47. Taylor GI, Palmer JH. The vascular territories (angiosomes) of the body: experimental study and clinical applications. *Br J Plast Surg*. 1987;40:113–141.

48. Taylor GI, Caddy CM, Watterson PA, et al. The venous territories (venosomes) of the human body: experimental study and clinical implications. *Plast Reconstr Surg*. 1990;86:185–213.

49. Taylor GI, Gianoutsos MP, Morris SF. The neurovascular territories of the skin and muscles: anatomic study and clinical implications. *Plast Reconstr Surg*. 1994;94:1–36. *Extensive human and animal cadaveric studies were performed to characterize the anatomy of fasciocutaneous skin flaps. Cutaneous and motor nerves were found to be accompanied by a vascular system which often provided the regions' dominant blood supply.*

50. Inoue Y, Taylor GI. The angiosomes of the forearm: anatomic study and clinical applications. *Plast Reconstr Surg*. 1996;98:195–210.

51. Taylor GI, Pan WR. The angiosomes of the leg: anatomic study and clinical applications. *Plast Reconstr Surg*. 1998;102:599–616.

52. Houseman ND, Taylor GI, Pan WR. The angiosomes of the head and neck: anatomic study and clinical applications. *Plast Reconstr Surg*. 2000;105:2287–2313.

53. Taylor GI, Minabe T. The angiosomes of the mammals and other vertebrates. *Plast Reconstr Surg*. 1992;89:181–215.

54. Yang D, Morris SF, Sigurdson L. The sartorius muscle: anatomic considerations for reconstructive surgery. *Surg Radiol Anat*. 1998;20:307–310.

55. Yang D, Morris SF. Neurovascular anatomy of the rectus femoris muscle related to functioning muscle transfer. *Plast Reconstr Surg*. 1999;104:102–106.

56. Morris SF, Yang D. Gracilis muscle – arterial and neural basis for subdivision. *Ann Plast Surg*. 1999;42:630–633.

57. Yang D, Marshall G, Morris SF. Variability in the vascularity of the pectoralis major flap. *J Otolaryngol*. 2003;32:12–15.

58. Yang D, Morris SF. Reversed sural island flap supplied by the lower septocutaneous perforator of the peroneal artery. *Ann Plast Surg*. 2002;49:375–378.

59. Thomas BP, Geddes CR, Tang M, et al. The vascular basis of the thoracodorsal artery (TAP) flap. *Plast Reconstr Surg*. 2005;116:818–822.

60. Ahmadzadeh R, Bergeron L, Tang M, et al. The posterior thigh perforator flap or profunda femoris artery perforator flap. *Plast Reconstr Surg*. 2007;119:194–200.

61. Ahmadzadeh R, Bergeron L, Tang M, et al. The superior and inferior gluteal artery perforator flaps. *Plast Reconstr Surg*. 2007;120:1551–1556.

62. Taylor GI, Daniel RK. The anatomy of several free flap donor sites. *Plast Reconstr Surg*. 1975;56:243–253.

63. Taylor GI, Miller GDH, Ham FJ. The free vascularized bone graft. *Plast Reconstr Surg*. 1975;55:533–544.

64. Taylor GI, Ham FJ. The free vascularized nerve graft. *Plast Reconstr Surg*. 1976;57:413.

65. Taylor GI, Corlett RJ, Boyd JB. The extended deep inferior epigastric flap: a clinical technique. *Plast Reconstr Surg*. 1983;72:751–765.

66. Taylor GI, Townsend PL. Composite free flap and tendon transfer: an anatomical study and a clinical technique. *Br J Plast Surg*. 1979;32:170–183.

67. Taylor GI. Nerve grafting with simultaneous microvascular reconstruction. *Clin Orthop*. 1978;133:56–70.

68. Taylor GI, Watson N. One stage repair of compound leg defects with revascularized flaps of groin skin and iliac bone. *Plast*

Reconstr Surg. 1978;61:494–506.

69. Taylor GI, Townsend PL, Corlett RJ. Superiority of the deep circumflex iliac vessels as the supply for free groin flaps: experimental work. *Plast Reconstr Surg.* 1979;64:595–604.

70. Taylor GI, Townsend PL, Corlett RJ. Superiority of the deep circumflex iliac vessels as the supply for free groin flaps: clinical work. *Plast Reconstr Surg.* 1979;64:745–759.

71. Taylor GI, Corlett RJ. The vascular territories of the body and their relation to tissue transfer. *Plast Surg Forum.* 1981;4:113–141.

72. Reid CD, Taylor GI. The vascular territory of the acromiothoracic axis. *Br J Plast Surg.* 1984;37:194–212.

73. Palmer JH, Taylor GI. The vascular territories of the anterior chest wall. *Br J Plast Surg.* 1986;39:287–299.

74. Taylor GI. Foreword. In: Manchot C, ed. *The Cutaneous Arteries of the Human Body.* Risic J, Morain WD (trans). New York: Springer-Verlag; 1983.

75. Sunderland S. Blood supply of the sciatic nerve and its popliteal divisions in man. *Arch Neurol Psychiatry.* 1945;54:283–289.

76. Hunter J. *A Treatise on the Blood, Inflammation and Gunshot Wounds.* London: John Richardson; 1794.

77. Taylor GI, Pan WR, Dodwell P. *The Angiosome Concept and Tissue Transfer.* St Louis: QMP; 2014.

78. Taylor GI, Chubb DP, Ashton MW. True and choke anastomoses between perforator angiosomes: part 1. Anatomical location. *Plast Reconstr Surg.* 2013;132:1447–1456.

79. Chubb DP, Taylor GI, Ashton MW. True and "choke" anastomoses between perforator angiosomes: part 2. Dynamic thermographic identification. *Plast Reconstr Surg.* 2013;132:1457–1464.

80. Wei FC, Chen HC, Chuang CC, et al. Fibular osteoseptocutaneous flap: anatomic study and clinical application. *Plast Reconstr Surg.* 1986;78:191–200.

81. Morris SF, MacGill KA, Taylor GI. Scalp replantation by arterialized venous network flow-through. *Br J Plast Surg.* 1992;45:187–192.

82. Abbé R. A new plastic operation for the relief of deformity due to double harelip. *Med Rec.* 1898;53:477.

83. Yang D, Morris SF. Trapezius muscle: anatomic basis for flap design. *Ann Plast Surg.* 1998;41:52–57.

84. Johnston TB, Davies IES, Davies F, eds. *Gray's Anatomy.* 32nd ed. London: Longmans; 1958.

85. Last RJ, Tompsett DH. Corrosion cast of the blood vessels of stillborn babies. *Acta Anat.* 1962;51:338.

86. Patten BM. *Human Embryology.* 3rd ed. New York: Blakiston Division, McGraw-Hill; 1968.

87. Taylor GI, Doyle M, McCarten G. The Doppler probe for planning flaps; anatomical study and clinical applications. *Br J Plast Surg.* 1989;43:1–16.

88. Morris SF, Taylor GI. Predicting the survival of experimental skin flaps with a knowledge of the vascular architecture. *Plast Reconstr Surg.* 1993;92:1352–1361.

89. Callegari PR, Taylor GI, Caddy CM, et al. An anatomic review of the delay phenomenon I: experimental studies. *Plast Reconstr Surg.* 1992;89:397–418.

90. Blondeel PN, Beyers G, Verhaeghe R, et al. Doppler flowmetry in the planning of perforator flaps. *Br J Plast Surg.* 1998;51:202–209.

91. Hallock GG. Doppler sonography and color duplex imaging for planning a perforator flap. *Clin Plast Surg.* 2003;30:347–357.

92. Mathes DW, Neligan PC. Preoperative imaging techniques for perforator election in abdomen-based microsurgical breast reconstruction. *Clin Plast Surg.* 2010;37:581–591.

93. Masia J, Clavero JA, Larranaga J, et al. MDCT in the preoperative planning of abdominal perforator flaps. *J Plast Reconstr Aesthet Surg.* 2006;59:594.

94. Al-Dhamin A, Berry R, Prasad MA, et al. Coding system for computed tomographic angiography of inferior epigastric artery perforators in DIEAP flaps. *Plast Reconstr Surg.* 2012;129:387e–388e.

95. Martin AL, Bissell MB, Al-Dhamin A, Morris SF. Computed tomographic angiography for localization of the cutaneous perforators of the leg. *Plast Reconstr Surg.* 2013;131:792–800.

96. Wallace CG, Kao HK, Jeng SF, et al. Free style free flaps: a further step forward for perforator flap surgery. *Plast Reconstr Surg.* 2009;124:419–426.

97. Acland RD, Schusterman M, Godina M, et al. The saphenous neurovascular free flap. *Plast Reconstr Surg.* 1981;67:763–774.

98. Badran HA, El-Helaly MS, Safe I. The lateral intercostal neurovascular free flap. *Plast Reconstr Surg.* 1984;73:17–26.

99. Amarante J, Costa H, Reis J, et al. Venous skin flaps: an experimental study and report of two clinical distal island flaps. *Br J Plast Surg.* 1988;41:132–137.

100. Costa H, Soutar DS. The distally based island posterior interosseous flap. *Br J Plast Surg.* 1988;41:221–227.

101. Masquelet AC, Beveridge J, Romana C. The lateral supramalleolar flap. *Plast Reconstr Surg.* 1988;81:74–81.

102. Teo TW. The propeller flap concept. *Clin Plast Surg.* 2010;37:615–626.

103. Costa MAC, Carriquiry C, Vasconez LO, et al. Study of the venous drainage of the transverse rectus abdominis musculocutaneous flap. *Plast Reconstr Surg.* 1987;79:208–217.

104. Blondeel PN, Van Landuyt KH, Monstrey SJ, et al. The Gent consensus on perforator flap terminology: preliminary definitions. *Plast Reconstr Surg.* 2003;112:1378–1383.

105. Hallock GG. Muscle perforator flaps: the name game. *Ann Plast Surg.* 2003;51:630–632.

106. Appleton SE, Morris SF. Anatomy and physiology of perforator flaps of the upper limb. *Hand Clin.* 2014;30:123–136.

107. Koshima I, Soeda S. Inferior epigastric artery skin flap without rectus abdominis muscle. *Br J Plast Surg.* 1989;42:645–648.

108. Blondeel PN, Boeckx WD. Refinements in free flap breast reconstruction: the free bilateral deep inferior epigastric perforator flap anastomosed to the internal mammary artery. *Br J Plast Surg.* 1994;47:495–501.

109. Geddes CR. *MSc thesis.* Dalhousie University, Halifax, Nova Scotia, Canada.

110. Neligan PC, Blondeel PN, Morris SF, et al. Perforator flaps: overview, classification and nomenclature. In: Blondeel PN, Morris SF, Hallock GG, et al., eds. *Perforator Flaps. Anatomy, Technique and Clinical Applications.* St. Louis: Quality Medical Publishing; 2006.

111. Voet DVAM, Petrovic M, Masia J, et al. Preoperative planning. In: Blondeel PN, Morris SF, Hallock GG, et al., eds. *Perforator Flaps. Anatomy, Technique and Clinical Applications.* St. Louis: Quality Medical Publishing; 2006.

112. Blondeel PN, Neligan PC. Complications: avoidance and treatment. In: Blondeel PN, Morris SF, Hallock GG, et al., eds. *Perforator Flaps. Anatomy, Technique and Clinical Applications.* St. Louis: Quality Medical Publishing; 2006.

113. Song YG, Chen GZ, Song YL. The free thin thigh flap: a new free flap concept based on septocutaneous arteries. *Br J Plast Surg.* 1984;37:149–159.

114. Martin D, Pascal JF, Baudet J, et al. The submental island flap: a new donor site. Anatomy and clinical applications as a fee or pedicled flap. *Plast Reconstr Surg.* 1993;92:867–873.

115. Zancolli EA, Angrigiani C. Posterior interosseous island forearm flap. *J Hand Surg Br.* 1988;13:130–135.

116. Angrigiani C, Grilli D, Siebert J. Latissimus dorsi musculocutaneous flap without muscle. *Plast Reconstr Surg.* 1995;96:1608–1614.

117. Allen RJ, Tucker C Jr. Superior gluteal artery perforator free flap for breast reconstruction. *Plast Reconstr Surg.* 1995;95:1207–1212.

118. Guerra AB, Metzinger SE, Bidros RS, et al. Breast reconstruction with gluteal artery perforator (GAP) flaps. A critical analysis of 142 cases. *Ann Plast Surg.* 2004;52:118–125.

119. Wei FC, Jain V, Celik N, et al. Have we found an ideal soft tissue flap? An experience with 672 anterolateral thigh flaps. *Plast Reconstr Surg.* 2002;109:2219–2226.

120. Maciel A, Morris SF, Hallock GG. Local flaps including pedicled perforator flaps. Anatomy, technique and applications. *Plast Reconstr Surg.* 2013;131:896e–911e.

121. Prasad V, Morris SF. Propeller DICAP flap for a large defect on the back. Case report and review of the literature. *Microsurgery.* 2012;32:617–621.

122. Pribaz JJ, Chan RK. Where do perforator flaps fit in our armamenatarium? *Clin Plast Surg.* 2010;37:571–579.

123. Dhar SC, Taylor GI. The delay phenomenon: the story unfolds. *Plast Reconstr Surg.* 1999;104:2079–2091.

124. Morris SF, Taylor GI. The time sequence of delay. *Plast Reconstr Surg.* 1995;95:526–533.

第21章

组织瓣的分类与应用

Joon Pio Hong

概要

- 组织瓣是具有血管供应的自体移植组织。
- 组织瓣有各种形式、形状和功能，可由简单的皮肤组织或多种复合组织构成。
- 对组织瓣进行分类的目的是了解每种组织瓣的解剖和特征。这有利于同行及医患间的交流，实现修复重建这一共同目标。
- 组织瓣的分类方法众多，但最常基于位置、供应血管及组织成分进行分类。
- 将准确而全面的皮肤、肌肉、骨骼、筋膜以及其他组织的解剖学知识运用到修复重建手术中，整形外科医生有能力对先天或后天造成的组织缺损进行功能修复。
- 本章回顾了组织瓣分类，并给出了应用实例。

历史

组织瓣在整形外科领域中的应用可以追溯到公元前600年由 Sushruta Samhita 进行（1916年由 Bhishagratna 翻译）的带蒂皮瓣鼻部重建手术[1]。最早期的组织瓣应用集中在头部、颈部及下肢远端，因为这些部位的创面往往难以愈合。最初应用的皮瓣如今被视为随意型皮瓣，因为并无知名血管供血，所以其存活方式并不为当时的人们所知晓。所有合适的皮瓣都是基于随意型皮瓣的简单想法[2]。Tagliacozzi 在一个两期手术当中运用了上臂的远端蒂皮瓣[3]，此项工作于1597年发表于威尼斯，但并没有引起业内人士的注意。直到19世纪，英国外科医生 Carpue 成功应用前额皮瓣为两名患者进行了鼻部重建[4]。Von Graefe 在1818年出版的《鼻整形术》（Rhinoplastik）进一步推动了此项技术的进步[5]。20世纪早期，人们仍专注于管状随意型皮瓣。人们发现提高这些皮瓣存活能力的唯一方法就

是进行手术延迟。德国外科医生 Carl Manchot 提出了皮肤血供的解剖学概念，并于1889年发表在 Die Hautarterien des Menschlichen Korpers 上[6]。Tansini 在1906年介绍了背阔肌肌皮瓣的皮岛分布范围，进一步发展成现代皮瓣的形状[7]。Davis 与 Manchot 在1919年提出了轴型及带蒂的肌瓣和筋膜瓣，以及相应的复合皮瓣[8]。McGregor 发现了颞肌肌瓣联合之前流行的前额皮瓣对中面部和下面部进行组织修复，不会造成供瓣区的继发畸形[9]。Bakamjian 利用胸三角皮瓣完成了下1/3面部以及口腔和食管缺损的修复[10]。额部皮瓣、颞肌肌瓣及胸三角皮瓣的应用改变了头颈部肿瘤毁损性手术的手术方案，更加注重了相关部位的即刻组织重建。皮瓣的缓慢演变是基于经验和对解剖学的逐渐理解。

肌瓣的应用首先由 Stark 报道，用于下肢远端骨髓炎清创后的创面修复[11]。遗憾的是，相关报道并未引起足够的重视，直到 Ger 证实了腿部肌肉作为富血运组织可以成为腿部缺损的组织修复来源[12]。虽然1955年 Owens 便应用了包含胸锁乳突肌及其表面皮肤组织的复合组织瓣进行面颈部创面修复，但是肌皮穿支血管能够为表浅肌肉的表面皮肤提供血供的理念直到1972年才由 Orticochea 首次报道[13]。此后短时期内，外科医生在组织瓣的定义、组织扩张、肌瓣及肌皮瓣在修复重建外科中的应用方面做了大量重要的工作。其中包括了浅表肌肉携带表面皮肤的理念[14]；肌肉的解剖及其确切的转移范围[15,16]；用于乳房、胸壁、四肢以及头颈部修复重建的肌瓣和肌皮瓣；以及显微外科游离移植技术[17-22]。1981年，Ponten 发现了皮肤组织由肌间隔穿支血管直接供血的现象[23]。在此观察基础上，学界引入了筋膜皮瓣的概念。和肌瓣一样，肌间隔穿支血管皮瓣最初用于下肢远端的修复重建手术，但是基于肌肉、筋膜和相同供血范围的皮肤的筋膜皮瓣很快便应用于全身各个部位（表21.1）。

表 21.1　皮瓣外科发展时间轴

公元前 600 年	Sushruta Samhita[1]	面部及额部的带蒂皮瓣用于鼻部重建
1597 年	Tagliacozzi[3]	上臂管型带蒂皮瓣用于鼻部重建；引入了带蒂皮瓣的延迟概念
1896 年	Tansini[207]	背阔肌肌皮瓣用于乳房再造（乳腺癌术后）
1920 年	Gillies[397]	管型带蒂皮瓣
1946 年	Stark[11]	肌瓣用于骨髓炎治疗
1955 年	Owens[190]	复合颈部皮瓣
1963 年	McGregor[9]	颏肌肌瓣
1965 年	Bakamjian[398]	胸三角皮瓣
1971 年	Ger[12]	下肢肌瓣
1972 年	McGregor and Jackson[399]	腹股沟皮瓣
1972 年	Orticochea[369]	肌皮瓣
1977 年	McCraw et al.[14]	肌皮瓣的皮肤组织界限
1981 年	Mathes and Nahai[16]	基于血管解剖的肌瓣分类
1981 年	Ponten[23]	筋膜皮瓣

20 世纪 70 年代末开始，大量创新技术争先在外科文献中发表，并传播到整个世界，其中既有新的解剖概念，也有肌瓣、肌皮瓣、筋膜瓣以及筋膜皮瓣的创新应用。这些在组织瓣定义和应用上的进步推动了整个整形外科领域的发展。当理想的组织瓣无法通过传统的方法安全有效的移动到受区位置时，医生可以将血管蒂分离出来，运用显微外科技术进行游离移植。限于肌皮瓣和筋膜皮瓣所定义的范围大小，医生可以使用扩张器来增大组织瓣的面积，而仍能确保供区创面 I 期闭合。1982 年，重建阶梯的概念被引入，以确保在软组织修复重建过程中选择手术方法上的安全性和有效性[24]。随着对皮瓣解剖、生理甚至是供体发病率理解的深入，人们可以在保证安全的前提下，通过复杂的手术来达到理想的形态和功能重建。这种新的方法可以被认为是一种针对缺陷的改良方案，能够解决大部分问题，以达到最少分期和理想的功能重建[25]。此外，对供区皮瓣的精确剪裁最大程度避免了供区继发畸形的发生。1997 年，重建三角的概念被引入指导复杂重建的思路[26]。外科医生为达到受区形态和功能的恢复、避免供区形态异常、手术安全最大化的目的，可以选择易位皮瓣、显微游离移植或组织扩张。最近，穿支血管皮瓣的出现再次扩大了外科医生的选择范围，并将整形外科带入了游离型皮瓣的新纪元[27]。随着新皮瓣、新思想和新发现的爆炸性引入，一种分类可能无法描述重建领域涉及的所有创新点。并且相应的概念和术语的引入增加了混淆的风险。

本章介绍了基于皮瓣重要特征的皮瓣分类。Tolhurst 的原子分类自然而然地包括了早期的皮瓣特征，Lamberty 和 Healy 的进一步完善描述了皮瓣选择的最重要因素：循环、成分、构造、连续性、结构和条件[28,29]。为了适应近期皮瓣的引入，皮瓣分类进行了进一步修改。此外，本章将介绍这些皮瓣的应用。

组织瓣的分类

组织瓣是基于其血供解剖单位的组织结构。组织瓣可以由皮肤（包括皮下脂肪）、皮肤和筋膜、皮肤和肌肉，或皮肤、肌肉和骨组织，或各种组织成分构成。因为血供对于组织瓣的存活至关重要，所以皮瓣外科的发展依托于人们对于皮肤及皮下组织的血管解剖的认识程度。

最早的分类针对随意型皮瓣和知名轴型血管供养的皮瓣。早期附属于皮瓣外科的血管解剖概念认为皮肤血供来源于沿身体长轴走行的真皮下血管网。基于这种真皮下血管网的随意型皮瓣要求皮肤及皮下组织的长宽比范围为 2:1～1.5:1。由于血液循环简单，皮瓣的形状和转移是重要的区别因素（图 21.1）。但随后 Milton 反驳了长宽比例的概念，这是由于生存能力取决于血供的范围[30]。他通过延迟手术可以增加猪模型中皮瓣的范围进一步证明了自己的观点[31]。历史上，利用基于真皮下血管网的随意型皮瓣修复远距离创面的尝试最终导致了管型带蒂皮瓣的出现。通过运用双蒂皮瓣的设计方式进行一系列的延迟，皮瓣的转移范围可以有效增加。另外也可以通过上臂作为携带载体，将随意型皮瓣从身体的一个区域（供区）转移到另外一个区域（受区）。这种通过多次延迟或者利用上臂作为携带载体的随意型皮瓣可以对远位尤其是头颈部的复杂性创面进行修复重建，抑或是面对复合性创伤而附近组织严重损毁或不足时进行创面覆盖。尽管如此，随意型皮瓣转移到远位后并不能提供新的血供来源，所以最终皮瓣存活与否取决于受区创面环境对皮瓣的滋养情况。虽然仍要限定在这个比例内，但随意型皮瓣可以获取后通过转移来提供有活性的皮肤和皮下组织对附近的创面进行修复。常见的基于真皮下血管网或潜在不明血供来源的皮瓣包括双蒂皮瓣、推进皮瓣（如 V-Y）、旋转皮瓣及易位皮瓣。今天，这些技术仍然可以广泛应用于需要局部皮肤重建的中小型缺损。类似应用于躯干和四肢较大创面的是梯形皮瓣。Behan 描述了一种曲线形的梯形皮瓣，实质上是两个沿皮瓣长轴的 V-Y 型推进皮瓣（图 21.2）[32]。皮瓣的纵向张力被释放，从而中间部分的皮肤松弛，皮瓣以最小的张力向着缺损部位水平移动。由于皮瓣的尺寸较大，因此不需要明确的血供来源，且假定有来自从深筋膜的穿支进行血液供应。但当使用多普勒来识别穿支时，也可以称之为梯形设计的穿支岛状皮瓣[32]。

过去，转移类型、皮瓣形状和解剖区域是区分随意型皮瓣类型的重点。但是随着血管解剖的深入及对其重要性的了解，描述皮瓣时增加了血液循环的描述[28]。从随意型皮瓣到筋膜瓣、肌皮瓣，再到近年来穿支皮瓣演变的基础是全身血管解剖的发展的结果。Manchot、Salmon、Cormack、Lam-

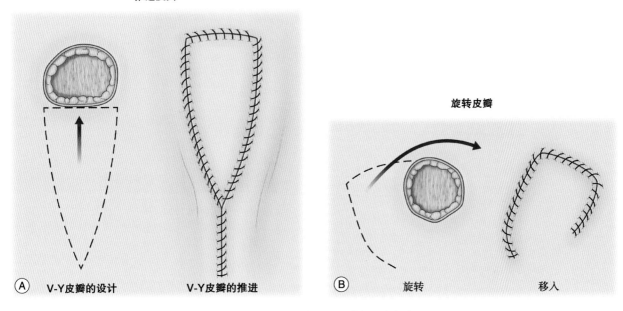

图 21.1　(A) 推进皮瓣。(B) 旋转皮瓣

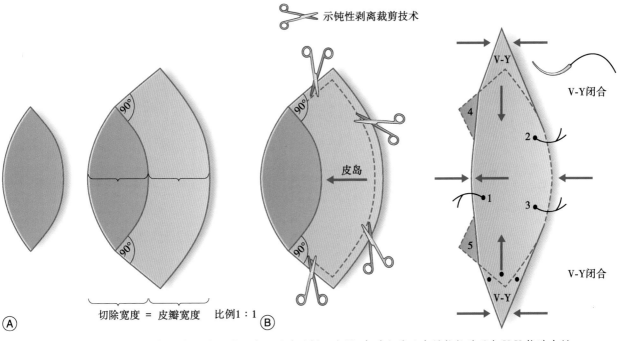

图 21.2　梯形皮瓣。梯形皮瓣是一种曲线形设计的梯形皮瓣,本质上是沿皮瓣长轴的两个 V-Y 推进皮瓣

berty、Taylor、Morris、Tang 和 Nakajima 等开拓性的研究阐明了皮肤区域来源血管的血管解剖结构[6,29,33-37]。随着 Taylor 和 Palmer 提出血管体区的概念,组织瓣发展迅速,增加了人们对组织瓣血供范围的认识[33]。如今,血管体区的概念已经从认为血管体区是基本单位发展到应用穿支作为基本单位,被称为"穿支体区"[38]。

显然,血液循环是带蒂组织瓣最重要的特征,Cormack 和 Lamberty 首先主张循环的来源是组织瓣选择最重要的特征[29]。除了循环(circulation)之外,6 个 C 还包括成分(constituents,组成)、构象(conformation,形式/形状)、邻接(conti-guity,目的地)、构造(construction,蒂的类型)和条件(conditioning,准备)(图 21.3)。Hallock 根据 6 个 C 进一步概述了这种分类,并将其命名为"组织瓣的完全分类"[39]。随着最近组织瓣的增加和进步,组织瓣分类基础的修正大纲如表 21.2 所示。

这种肌瓣的分类方法可以用图 21.4 所示的股薄肌肌瓣来举例说明:

■ 循环:旋股内侧动脉
■ 成分:股薄肌
■ 邻接:游离皮瓣
■ 构造:顺行

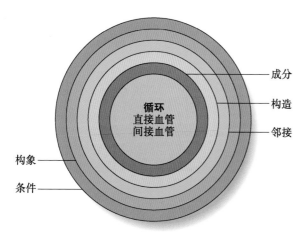

图 21.3　更新的"原子系统"有"6 个 C"的皮瓣特性，特别是"原子核"或皮瓣血液循环，其中每一个都在确定皮瓣命名方面有独特的作用。（ *From Hallock GG. The complete classification of flaps. Microsurgery. 2004;24:157-161.* ）

表 21.2　皮瓣分类的依据

1. 循环(血液供应)	远位(游离)
直接血管	4. 构造(血流)
轴型	单蒂*
筋膜皮型	双蒂
骨内膜型	整合*
间接血管	逆行(反向)
肌皮型	涡轮增压
骨膜型	增压
	动脉化静脉
2. 成分(组成)	5. 条件
皮肤(含皮下脂肪)	延迟
筋膜皮肤/筋膜	组织扩张
肌肉/肌肉皮肤	预处理
内脏	感觉(感觉神经)
神经	功能(运动神经)
骨	无*
软骨	6. 构象
淋巴结(含皮下脂肪)	特殊形状
其他	管状
3. 邻接(目的地)	组合皮瓣
原位	无*
邻接	

* 表示皮瓣的默认或标准，在使用完整分类时可以省略。

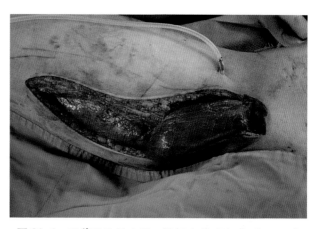

图 21.4　股薄肌肌瓣示例。根据完整的分类，它可以被命名为基于旋股内侧动脉的(循环)股薄肌(成分)游离(邻接)瓣，具有顺行血流(构造)，没有条件(准备)，仅肌肉(构象)

■ 条件：无
■ 构象：仅肌肉

　　因此，图 21.4 中的股薄肌肌瓣可以被命名为基于旋股内侧动脉的(循环)股薄肌(成分)游离(邻接)瓣，其具有顺行血流(构造)而没有条件(准备)并且根据完全分类仅具有肌肉(构象)。"无条件顺行"默认情况下可以从命名法中省略。此外，由于仅有一种构象成分，"肌肉"不必重复，且由于循环来自"旋股内侧动脉"对于任何肌瓣而言都是确定的，也不必重复。因此，"完全分类"进行最终分类可以描述为"股薄肌游离瓣"。

　　对于肌瓣而言，循环可以是多种多样的，这对每个肌瓣的存活与否起着至关重要的作用。因此，应对肌瓣进行进一步分类[16]。

　　下一个例子是来自同一区域的肌筋膜皮瓣，如图 21.5 所示：

■ 循环：旋股内侧动脉
■ 成分：股薄肌和大腿内侧上部皮肤
■ 邻接：游离皮瓣
■ 构造：顺行
■ 条件：无
■ 构象：肌肉和筋膜组合皮瓣

　　图 21.5 中的皮瓣可命名为基于旋股内侧动脉的(循环)股薄肌和大腿内侧上部皮肤(成分)游离(邻接)瓣，顺行血流(构造)，无条件(准备)，按完整分类肌肉和筋膜皮成分(构象)组合。由于命名法中省略了默认值，因此"完整分类"应为："股薄肌(筋膜)游离皮瓣"。

　　在 Cormack 和 Lamberty 的三方系统中描述了皮肤真皮下神经丛的实际循环来源[29]。该系统由轴型(直接皮肤)、肌皮型和筋膜皮型游离皮瓣组成，进一步将筋膜皮瓣分类为亚型[40]。这种分类依赖于皮瓣的解剖血管系统，并且改善了皮瓣的设计和生存，应被学界所认可。

　　当该皮瓣的皮肤部分从单一穿支上分离时，其成分为旋股内侧动脉穿支瓣和股薄肌皮瓣的组合，具有确定循环的组合皮瓣也可以进行组合/复合皮瓣的分类[41,42]。因

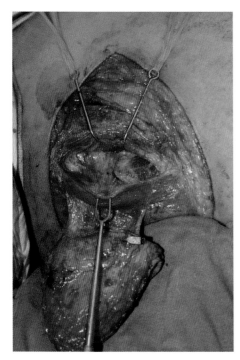

图 21.5　肌肉筋膜皮瓣示例,包括股薄肌和皮肤筋膜组合

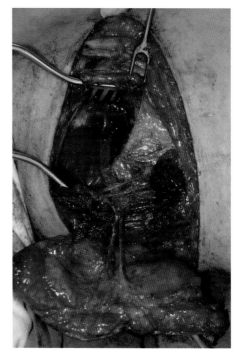

图 21.6　大腿内侧上部皮瓣示例,仅有一个穿支,没有股薄肌和筋膜

此,这种变异皮瓣应命名为"旋股内侧穿支和股薄肌游离皮瓣的组合(联合)"。

最后一个例子如图 21.6 所示。值得注意的是,大腿内侧上部的皮瓣仅有一个穿支。

- 循环:旋股内侧动脉(穿支)
- 成分:大腿内侧上部皮肤(含脂肪)
- 邻接:游离皮瓣
- 构造:顺行
- 条件:无
- 构象:仅皮肤(含脂肪)

该皮瓣的循环与股薄肌或肌皮瓣是同一来源血管。但这是一个带有穿支的皮瓣,所以应该把穿支定为主要循环。因此,根据完整的分类,该皮瓣应命名为"旋股内侧动脉穿支型(循环)大腿内侧上部皮肤(含脂肪)(成分)游离(邻接)皮瓣",顺行血流(构造),无条件(准备)和仅含皮肤成分(构象)。由于命名法中省略了默认值,"完全分类"应为"旋股内侧动脉穿支皮瓣"。

由于多种分类的存在,这种类型的穿支皮瓣一直饱受争议。穿支皮瓣分类的 Gent 共识将其作为穿支皮瓣分类的一个例子进行回顾。

组织瓣的成分分类

肌瓣与肌皮瓣

1981 年,Mathes 和 Nahai 两人基于以下肌肉和其血管蒂的解剖关系建立了肌瓣的分类体系:

1. 肌肉供血血管的上级局部区域动脉
2. 血管蒂的数量及血管级别

3. 肌肉起止点附着部位的血管蒂位置
4. 血管造影下的肌肉内血管分布

该分类体系使整形医生可以根据血管解剖将各种不同的肌瓣及肌皮瓣归类到差异明显且临床适用的组别中去。各种不同的肌肉可以归纳为五种血供模式(图 21.7)[16]。

Ⅰ型:单一血管蒂供血——Ⅰ型肌肉的血供来源于单一血管蒂(表 21.3)。

Ⅱ型:单支优势血管蒂及次级血管蒂供血——Ⅱ型肌肉的血供来源于单支优势血管蒂及次级血管蒂。当肌瓣或肌皮瓣获取后,往往是牺牲次级血管蒂而保留优势血管蒂继续为组织供血。这也是人体肌肉组织最为常见的血供模式(表 21.4)。

Ⅲ型:两支优势血管蒂供血——Ⅲ型肌肉由两支不同来源的优势血管蒂供血。两支血管蒂要么来自不同的知名动脉,要么各自负责一端肌肉的血供。在获取组织瓣的过程中牺牲一支血管蒂极少会造成其血供范围内肌肉的坏死,因此肌肉往往可以依靠任一优势血管蒂存活。这种血供模式允许肌肉进行分割,仅将其中的一部分作为肌瓣或肌皮瓣使用(表 21.5)。

Ⅳ型:节段性血管蒂供血——Ⅳ型肌肉的血供来源于肌腹沿途进入肌肉的节段性血管蒂,每支血管蒂提供一个节段肌肉的血液供应。在获取肌瓣或肌皮瓣过程中,若牺牲两三支以上的血管蒂,可能会造成远端肌肉缺血坏死(表 21.6)。

Ⅴ型:单支优势血管蒂及次级节段性血管蒂供血——Ⅴ型肌肉的血供来源于单支优势血管蒂及次级节段性血管蒂。这些肌肉在止点附着处具有一支粗大的优势血管蒂,在起始点附近则具有多支节段性血管蒂。肌肉的血供既来源于优势血管蒂,也来源于节段性血管蒂,因此在获取肌瓣或肌皮瓣时可以以任一血供系统为蒂(表 21.7)。

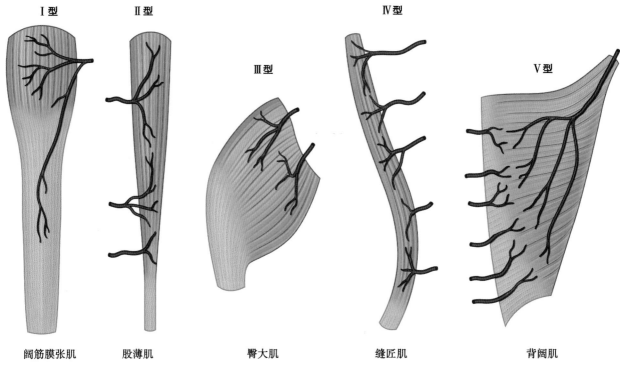

图 21.7 肌瓣与肌皮瓣的 Mathes-Nahai 分类体系

表 21.3 I 型血供模式的肌肉

小趾展肌	舌骨舌肌
蹈短展肌	空肠
肘肌	舌纵肌
结肠	茎突舌骨肌
旋髂深动脉	阔筋膜张肌
第一骨间背侧肌	舌横肌和舌垂直肌
腓肠肌,内侧及外侧	股外侧肌
颏舌肌	

表 21.4 II 型血供模式的肌肉

小趾展肌	腓骨长肌
蹈展肌	颈阔肌
肱桡肌	股直肌
喙肱肌	比目鱼肌
尺侧腕屈肌	胸锁乳突肌
趾短屈肌	斜方肌
股薄肌	三头肌
腘绳肌(股二头肌)	股内侧肌
腓骨短肌	

表 21.5 III 型血供模式的肌肉

臀大肌	胸小肌
肋间肌	腹直肌
大网膜	前锯肌
口轮匝肌	颞肌

表 21.6 IV 型血供模式的肌肉

趾长伸肌	蹈长屈肌
蹈长伸肌	缝匠肌
腹外斜肌	胫骨前肌
趾长屈肌	

表 21.7 V 型血供模式的肌肉

腓骨肌	背阔肌
内斜肌	胸大肌

当用于转移的组织瓣获取完成后,其优势血管蒂要加以保护。影响组织瓣成功转移的一个因素是其转移范围。肌瓣的转移范围受制于两个因素,一个是肌肉从原解剖位置游离的程度,另一个是肌肉转移到邻近部位而不引起血管蒂供血障碍的能力。肌瓣的移动能力依赖于血管蒂的数量,以及优势血管蒂与肌肉起止附着点的相对位置关系(图21.8)。组织瓣转移所能覆盖的范围因人而异。基于组织瓣远端至其旋转点的长度和血管蒂的长度,每个组织瓣的安全转移范围是可以衡量的。通过设计上的完善以及对组织瓣进行特殊的改良,可以使组织瓣的转移范围得到改善。精确掌握组织瓣安全转移的相关知识,可以有效避免因组织瓣张力过大或游离血管蒂过于积极而出现的组织瓣血供障碍。

大致上,组织瓣转移范围与血管蒂的数量成反比例关系。如果肌肉含有大量血管蒂,通常其转移范围会明显受限。IV 型血供模式的肌肉,如缝匠肌和胫骨前肌,就是含有较多数量的节段性血管蒂而转移范围明显受限的典型例子。同样,优势血管蒂与肌肉起止附着点间的位置关系也

割并独立进行转移[44]。在进行胸壁和颈部重建时,需要分割出单一肋间部位的胸肌组织进行节段性转移,其血供来自胸廓内动脉单一的内侧穿支血管(图 21.11 和图 21.12)[45]。节段性转移肌瓣的概念允许将独立的节段性神经肌肉组织(单一神经束支配的节段性肌肉)进行游离移植[46]。

选择出最为适合的修复重建方法非常困难,要对所有可以使用的方法的优点及缺点进行认真的权衡和比对。

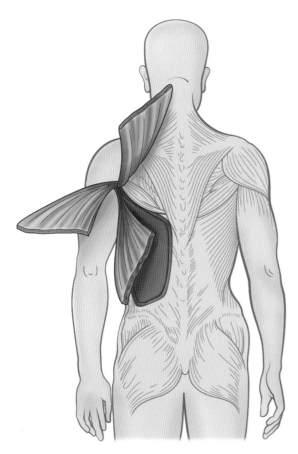

图 21.8 肌肉旋转的弧度(背阔肌)

在很大程度上影响着组织瓣的转移范围。优势血管蒂距离肌肉的起点或是止点越近,则肌肉的转移范围越大。血供模式为 Ⅰ 型、Ⅱ 型、Ⅲ 型及 Ⅴ 型的肌肉,其扭转点大多位于肌肉的一端或是近端 1/3 处。例如,Ⅴ 型血供模式的肌肉,如胸大肌和背阔肌,其优势血管蒂距肌肉止点较近,相应的便具有较大的转移范围。一些肌肉,如 Ⅴ 型血供模式的肌肉,具有两个转移范围,一个基于优势血管蒂,另一个基于次级节段性血管蒂。而逆向转移的范围就代表了基于次级节段性血管蒂的组织瓣的转移能力。

一块肌肉组织可以进行分割,其中与优势血管蒂相连的部分可以当作节段性肌肉的转移皮瓣应用。学界已描述过肌肉分割过程中保留肌肉组织和功能的技术方法。分割后残余的还保留起止点附着的肌肉可以用于维持功能。另外一种应用方式是将整块肌肉组织分割成两部分,同时分别修复两处组织缺损。但更为常用的方式仍是将与优势血管蒂相近部分的肌肉组织分割后进行显微游离移植。皮肤层面上同样可以根据设计而分割成两块独立的皮岛,或是仅获取节段性肌瓣表面的部分。然而,皮肤区域必须包含有自节段性组织瓣发出的与肌皮穿支血管相连的吻合支(图 21.9 和图 21.10)。

胸大肌的分割解剖基础最早由 Tobin 于 1985 年提出[43]。胸大肌含有 3 个基于神经血管分布的节段:锁骨段、胸肋段及外侧段。3 个节段的血管蒂分别来源于胸肩峰动脉、乳内动脉及胸外侧动脉,每个节段均可通过手术进行分

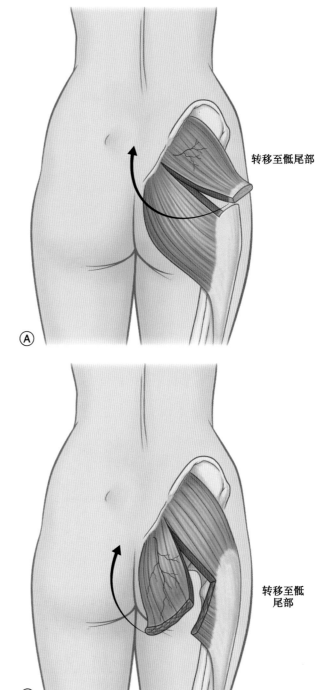

图 21.9 臀大肌节段性转移肌瓣。(A)上半臀大肌,转移至骶尾部;(B)下半臀大肌

转移至骶尾部

转移至骶尾部

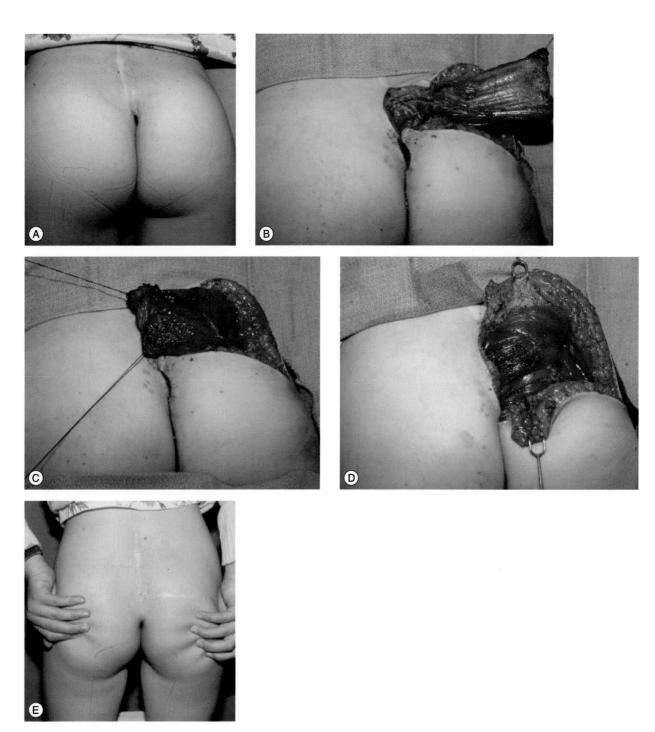

图 21. 10　（A～E）保留肌肉功能的肌瓣设计

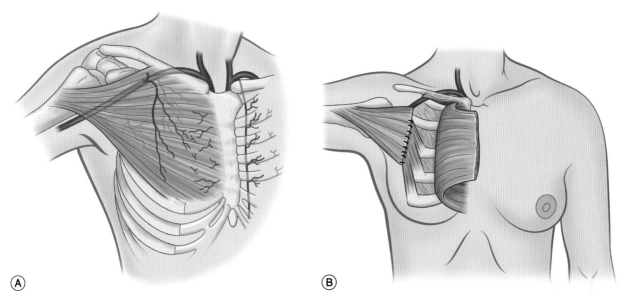

图 21.11　(A,B)胸大肌肌瓣的节段性转移

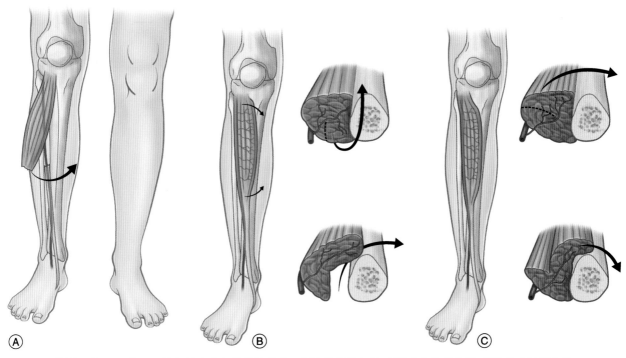

图 21.12　胫前肌肌瓣分割后进行节段性转移。(A)节段性肌瓣;(B)后方肌瓣推进;(C)前方肌瓣翻转

肌肉或肌皮瓣的优点包括：

1. 血管蒂确切而稳定。

2. 血管蒂通常位于缺损区之外,这一点对于潜在损伤面积大于实际创面面积的伤口尤为重要(如放射性溃疡、创伤)。

3. 肌肉能够提供足够的组织量应对深而广泛的组织缺损,并且可以为暴露在外的重要组织结构提供保护性覆盖(如肌腱、神经、血管、骨骼以及假体)。

4. 肌肉组织可以根据需要进行自身塑形(如自身折叠)。

5. 血供良好的肌瓣具有抗感染的作用[47]。

6. 利用肌瓣或肌皮瓣进行的修复重建手术通常一期可以完成。

7. 利用一些特定的肌肉组织瓣,可以实现感觉或运动功能的恢复。

8. 当拉拢缝合的方法无法完成创面的闭合或作用有限时,运用可靠而有效的肌瓣和肌皮瓣进行修复重建是完美的替代方法。

肌肉和肌皮瓣的缺点包括：

1. 供瓣区可能会出现一定程度的肌肉功能丧失。

2. 供瓣区的继发性损伤可能会对美观造成影响。

3. 利用肌瓣或肌皮瓣进行修复重建可能会因组织量过剩,造成受区外观异常。

4. 肌瓣或肌皮瓣可能会随着时间出现肌肉组织萎缩,导致修复效果变差。

5. 供区的肌瓣或肌皮瓣转移后可能会造成继发的外观畸形。

当重要肌肉组织作为组织瓣使用时,肌肉功能的保留就显得至关重要。保留供区肌肉功能的组织瓣获取技术大致上就是获取部分肌肉并避免完全破坏肌肉的起止附着点。例如,为修复下肢截瘫患者出现的骶尾部创面,只需要转移上半部臀大肌进行覆盖,剩余的臀大肌组织完全可以保持大腿伸展功能及臀部的稳定性[48,49]。

筋膜瓣与筋膜皮瓣

自从理解了肌瓣及肌皮瓣的血供模式后,整形外科医生进一步探究皮肤血供来源,并开始关注出现在肌肉间的血管蒂(肌间隔血管)以及进入到深筋膜的血管蒂。对于皮肤及其深在筋膜的获取,展现出了一种新的血供基础的组织瓣设计形式。

筋膜瓣中的筋膜组织需要从其正常的起止点部位分离开并转移到另一部位。因转移的筋膜并不携带其上覆盖的皮肤及脂肪组织,使得此组织瓣在应用上更加灵活。筋膜皮瓣,原来被称为轴型皮瓣,包含有皮肤、皮下组织以及下方的筋膜,此筋膜与人们所说的覆盖在肌肉上的筋膜截然不同。其血供来源于组织瓣基底部位的肌皮穿支血管或是知名动脉的肌间隔分支血管。

最早的筋膜瓣及筋膜皮瓣的临床应用由 Ponten 于 1981 年报道用于下肢远端的修复重建,以及 Tolhurst 于 1983 年报道用于躯干和腋窝的修复重建[23,28]。研究显示筋膜皮肤系统包含有穿支血管,其发自局部区域动脉并走行于肌间

膜或肌间隔之间,之后血管于深筋膜水平上下分布开来,形成血管丛并逐步发出分支为皮肤供血。1975 年,Schafer 发现了深筋膜的 3 种主要血供模式[50]。

1. 来源于肌肉的穿支动脉辐射出多个分支,分支血管穿透筋膜后延续为皮下血管丛。

2. 皮下动脉走行于脂肪层,并且频繁与深筋膜的浅表血管丛相互吻合。

3. 来源于肌间隔的筋膜下动脉走行于深筋膜下的网状疏松组织内,并与深部及浅层血管丛毗邻。

这些血管蒂包含一支动脉(通常为知名动脉分布在局部筋膜和肌肉的属支)及其伴行静脉,伴行静脉则回流入局部静脉主干。直接皮肤动脉及肌间隔动脉作为血管蒂在定位上基本稳定不变,而肌皮穿支动脉作为血管蒂则存在很大的变异性。这些血管蒂构成了特定筋膜瓣及筋膜皮瓣的血供基础。在此基础上,Mathes 和 Nahai 将筋膜瓣及筋膜皮瓣分为 A、B、C 3 种类型(图 21.13)[26]。

解剖学研究指出,A 型筋膜皮瓣的血管蒂由局部区域动脉发出,初始走行于深筋膜下并最终浅行至深筋膜,此血管蒂向皮肤发出大量的筋膜皮肤穿支血管。由于血管蒂从局部区域动脉起始到末端皮肤分布结束,通常呈放射状走

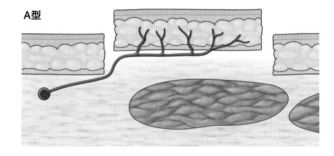

A 型

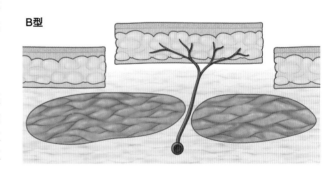

B 型

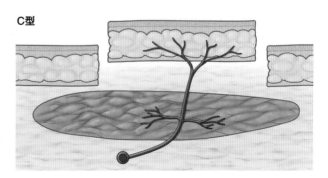

C 型

图 21.13 筋膜瓣与筋膜皮瓣的 Mathes-Nahai 分类

行,故相应组织瓣常被归类为轴型皮瓣。走行距离较长且相对表浅的优势供血血管可以通过触诊或多普勒进行探查评估(表 21.8)。

表 21.8 A 型血供模式的筋膜瓣与筋膜皮瓣

阴部外深动脉	隐静脉
指(趾)动脉	头皮
掌背动脉	第二足趾
臀股	标准前额
大足趾	阴部外浅动脉
腹股沟	腹壁浅动脉
胸外侧(腋窝)	腓动脉
阴股	颞肌筋膜

B 型筋膜皮瓣具有肌间隔血管蒂,其走行于大肌肉群间的肌间隔中或邻近肌肉之间。肌间隔血管蒂位于肌间隔内或在相邻肌肉间的潜在间隙内,并为局部筋膜系统提供血供。对于明确的筋膜皮瓣,其最大的肌间隔血管蒂是其优势血管蒂,且在定位上相当稳定(表 21.9)。

表 21.9 B 型血供模式的筋膜瓣与筋膜皮瓣

股前外侧	足底内侧动脉
胫前动脉	大腿内侧
三角肌	腓动脉
足背	骨间后
肘下动脉(肘前)	胫后动脉
上臂外侧	前臂桡侧
足底外侧动脉	桡侧返动脉
大腿外侧	肩胛
上臂内侧	尺侧返动脉

在某些区域,较大的肌皮穿支血管进入到深筋膜,为深筋膜及皮肤同时供血。筋膜皮瓣的设计可以基于这些优势穿支血管而不携带其下方的肌肉组织,以这种血管模式供血的即为 C 型筋膜皮瓣。然而,在组织瓣设计时为增加蒂部长度,需要剥开肌肉、在血管蒂与局部区域动脉相连的近端断开,或者携带部分或者全部肌肉。C 型血供模式的组织瓣多作为穿支皮瓣显微游离移植的解剖学模型(表 21.10)。

表 21.10 C 型血供模式的筋膜瓣与筋膜皮瓣

股前外侧	额部正中
胸三角	胸腹(横行腹部)
鼻唇沟	横行背部

Cormack 和 Lamberty 同样依据血管解剖对筋膜皮瓣进行了分类[29,40]。A 型血供模式的皮瓣由多重筋膜皮肤穿支血管供血,血管进入皮瓣基底部后沿皮瓣的纵轴延伸,皮瓣可基于近端设计,远端设计,或设计为岛状瓣。B 型血供模式皮瓣具有单一的筋膜皮肤穿支血管,此血管中等口径且解剖定位相当稳定,此种皮瓣适宜用作游离皮瓣。C 型血供模式皮瓣由多重走行于筋膜隔中的小穿支血管供

血,供血动脉要包含在设计的皮瓣当中,皮瓣可基于近端设计,远端设计,或作为游离皮瓣应用。D 型血供模式皮瓣为骨肌筋膜皮瓣,其血供方式与 C 型皮瓣相似为多重小穿支血管供血,但会包含一部分相邻的肌肉和骨组织,皮瓣可基于近端或远端的血管蒂设计,或用作显微组织游离移植(图 21.14)。

Nakajima 等扩展了筋膜皮瓣的类型,并描述了它们起源于 6 种不同类型的穿通深筋膜的穿支(图 21.15)[37]。A 型为肌血管直接皮支,描述与 McGregor 和 Morgan 的轴型皮瓣相同[51];B 型为筋膜皮支,与 Cormack 和 Lamberty 分类的 B 型相同[40];C 型为直接皮支;D 型为供养筋膜皮瓣的肌皮穿支,在以前的分类中描述不多。这些类型,尤其是 Nakajima 等分类中的 D 型,进一步对建立真正的穿支皮瓣的概念起着关键作用[52]。E 型为直接筋膜皮支,对应 Cormack 和 Lamberty 分类中的 C 型。F 型为肌血管的皮支,类似于传统的肌皮瓣[22,29,40]。

筋膜皮瓣用作局部皮瓣,标准旋转弧度由深筋膜从其正常解剖位置到邻近缺损的高度决定。旋转点是主要血管蒂进入筋膜的位置。筋膜或筋膜皮瓣被抬高到皮瓣蒂的入口点,筋膜和覆盖在该点远端的皮肤被旋转到缺损处。

这些组织瓣的优缺点与肌瓣相似,仅有些许不同。优点包括:

1. 组织瓣薄且柔软。
2. 血供丰沛且稳定。
3. 供区的肌肉功能损伤很小。
4. 供瓣区的肌肉得以保留。
5. 可以用于重建缺损部位的感觉功能。
6. 可选择的供区较多。

筋膜瓣、筋膜皮瓣及穿支皮瓣的缺点包括:

1. 针对深部组织缺损的修复,组织量稍显不足。
2. 手术技术要求较高(血管蒂的分离;大多需要进行显微血管吻合或至少应用显微操作技术)。
3. 组织瓣大小受限。
4. 较同源的肌瓣有更长的血管蒂,但其转移范围仍然有限。
5. 供区继发创面可能需要皮片移植来覆盖,从而导致供区形态异常。

穿支血管皮瓣(带脂肪与带或不带筋膜的皮肤)

随着皮瓣应用中的不断改良,逐渐诞生了穿支血管皮瓣。穿支血管皮瓣由肌皮瓣及筋膜皮瓣发展而来,区别只在于剔除掉了携带的肌肉或筋膜组织。这是一种自然的进化,因为重建需要微调,同时旨在最大限度地减少供体发病率。这种演变的一个很好的例子是从横行腹直肌(transverse rectus abdominis muscle,TRAM)肌皮瓣到保留肌肉的 TRAM 皮瓣,再到腹壁下动脉穿支(deep inferior epigastic perforator,DIEP)皮瓣(图 21.16)。这些皮瓣的转变表明,对于皮瓣的存活而言,被动携带的肌肉载体以及筋膜下

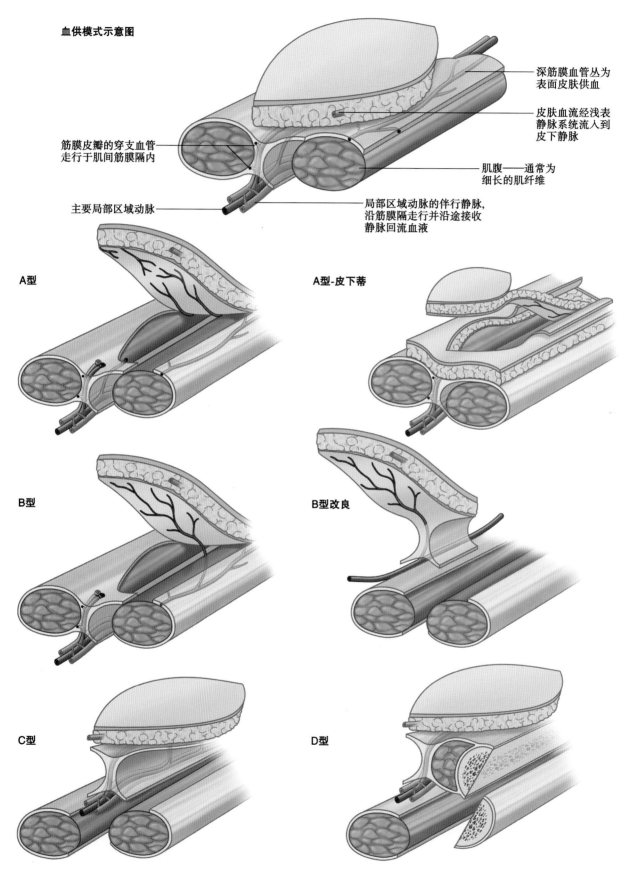

血供模式示意图

深筋膜血管丛为表面皮肤供血

皮肤血流经浅表静脉系统流入到皮下静脉

筋膜皮瓣的穿支血管走行于肌间筋膜隔内

肌腹——通常为细长的肌纤维

主要局部区域动脉

局部区域动脉的伴行静脉，沿筋膜隔走行并沿途接收静脉回流血液

A型

A型-皮下蒂

B型

B型改良

C型

D型

图 21.14　筋膜皮瓣的分类

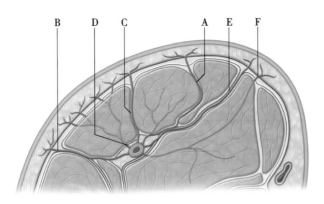

图 21.15 图示 Nakajima 及其同事的分类中的 6 个独特的深筋膜穿支。A, 肌血管直接皮支; B, 筋膜皮支; C, 直接皮支; D, 肌皮穿支; E, 直接筋膜皮支; F, 肌血管的皮支。一种单独的筋膜皮瓣可以用不同穿支来命名。(*Modified from Nakajima H, Fujino T, Adachi S. A new concept of vascular supply to the skin and classification of skin flaps according to their vascularization. Ann Plast Surg. 1986; 16:1-19.*)

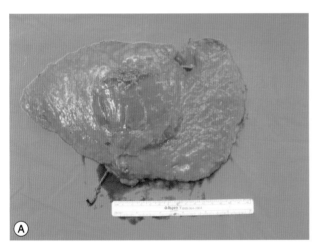

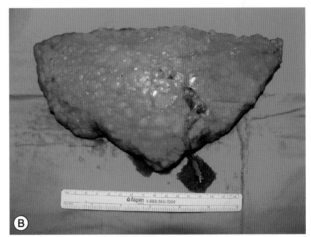

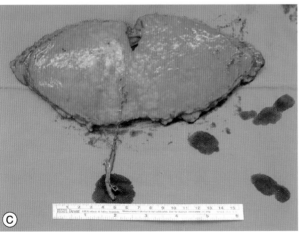

图 21.16 用于乳房重建的腹部皮瓣的演变, 从横行腹直肌(TRAM)肌皮瓣(A)到保留肌肉的 TRAM 皮瓣(B)到腹壁下动脉穿支(DIEP)皮瓣(C)

方的血管丛都不是必需的[53]。因此,穿支皮瓣是一种基于单一穿支的皮瓣(有或没有筋膜)[54]。类似血管体区显示血管来源的血管区域,人们必须了解单个穿支区域的解剖学和生理学,以获得穿支皮瓣的理想设计[33]。Saint-Cyr 的穿支皮瓣理论报告了穿支皮瓣的 4 个主要特征:①每个穿支体区通过直接和间接的连接血管与相邻穿支体区相连(图21.17);②皮瓣设计和皮岛定位应基于连接血管的方向,在四肢为轴向,在躯干垂直于中线(图 21.18);③穿支体区的填充首先发生在同一来源动脉的穿支体区内,随后是其他邻近来源动脉的穿支体区;④邻近关节的穿支的大量血管被引导远离同一关节(图 21.19)[38]。这一理论提供了穿支皮瓣血管的见解,并可在临床上指导获取更安全的游离或带蒂穿支皮瓣。

1989 年,Koshima 和 Soeda 在他们的研究中使用了术语

"穿支皮瓣",用于基于肌肉穿支的脐旁皮肤和脂肪岛状皮瓣[53]。从那时起,使用下腹部皮瓣的穿支皮瓣被用于乳房重建[55,56]。随后,其他基于穿支的皮瓣被从皮肤的不同部位引入。

穿支血管皮瓣的命名较为混乱,易使人混淆,通常依据皮瓣的位置(如股前外侧皮瓣)、供血动脉(如腹壁下动脉穿支皮瓣)或是肌肉来源(如腓肠肌穿支血管皮瓣)进行命名。因此,穿支皮瓣需要明确的定义和分类。Hallock 将穿支定义为穿透深筋膜的任意来源血管[54]。在关于穿支皮瓣术语的共识文件中,穿透深筋膜而不穿过任何其他结构组织的穿支被称为直接穿支,而间接穿支经过肌肉、筋膜和肌周等深部结构[54,57]。根据 Nakajima 等的 6 种筋膜穿支模式,共识文件根据解剖穿支的手术方法将其简化为 5 种穿支(图21.20)。1 型:直接穿支只穿透深筋膜。2 型:间接肌穿支主

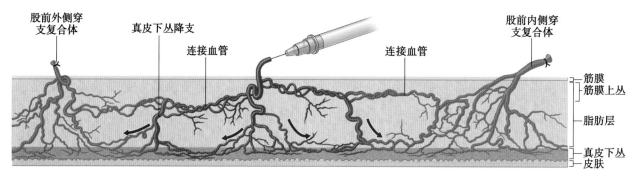

图 21.17　每个行为体通过直接和间接的连接血管与相邻的穿支体相连。直接连接血管与相邻穿支直接相通,间接连接血管通过真皮下丛相通

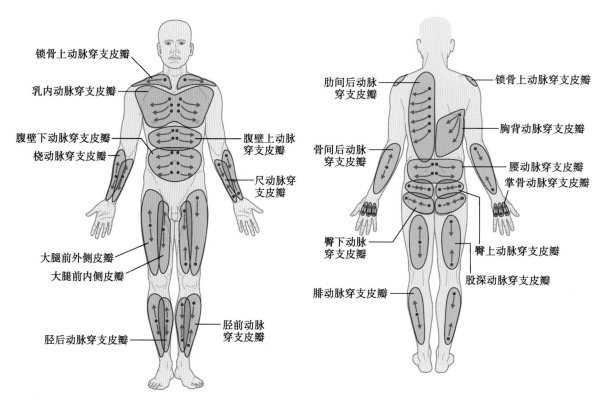

图 21.18　在设计皮瓣时,应了解并利用穿支的方向。皮岛的方向应基于连接血管的方向,该方向在四肢为轴向,与躯干中线垂直

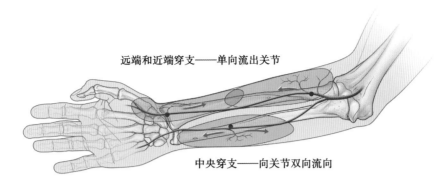

远端和近端穿支——单向流出关节

中央穿支——向关节双向流向

● 穿支位置
➡ 血流方向

图 21.19 关节之间穿支流动的方向

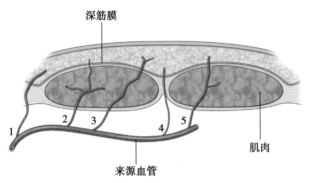

深筋膜

来源血管

肌肉

图 21.20 不同类型的直接和间接穿支血管在手术层面的重要性。1,直接穿支只穿透深筋膜;2,间接肌穿支主要供应皮下组织;3,间接肌穿支主要供应肌肉,但对皮下组织有次级分支;4,间接肌周穿支在穿入深筋膜之前在肌纤维之间的肌周内行进;5,间接筋膜穿支穿过深筋膜前的肌间隔。(Adapted from Blondeel PN, Van Landuyt KH, Monstrey SJ, et al. The "Gent" consensus on perforator flap terminology: preliminary definitions. Plast Reconstr Surg. 2003; 112: 1378-1383; quiz1383, 1516; discussion 1384-1387.)

要供应皮下组织。3 型:间接肌穿支主要供应肌肉,但对皮下组织有次级分支。4 型:间接肌周穿支在穿入深筋膜之前在肌纤维之间的肌周内行进。5 型:间接筋膜穿支穿过深筋膜前的肌间隔。基于不同穿支的这种区别,共识文件给出的穿支皮瓣的定义和分类如下:

定义 1:穿支皮瓣是由皮肤和/或皮下脂肪组成的皮瓣。向皮瓣供血的血管是孤立的穿支血管。这些穿支可能穿过深层组织(主要是肌肉)或在深层组织之间穿过。

定义 2:肌肉穿支是一种穿过筋膜供应覆盖皮肤的血管。

定义 3:筋膜穿支是一种血管,它仅穿过筋膜来供应表面的皮肤。

定义 4:由肌穿支血管化的皮瓣被称为肌穿支皮瓣。

定义 5:由筋膜穿支血管化的皮瓣被称为筋膜穿支皮瓣。

定义 6:穿支皮瓣应以营养动脉或血管命名,而不是以

下面的肌肉命名。如果有可能从一个血管中收获多个穿支皮瓣,每个皮瓣的名称应基于其解剖区域或肌肉。

这些术语和直接或间接穿支皮瓣的分类,以及进一步的筋膜和肌肉穿支皮瓣的分类,是为了在这些小的终末分支刺穿深筋膜之前清楚地识别其路线和外科手术过程中的技术含义[57,58]。表 21.11 显示了一些基于这些术语的流行穿支皮瓣。这一领域最近的创新使得一些术语和分类有些误导。随时间推移,新的分类和术语将不断更新。

穿支皮瓣的概念简化并克服了传统局部皮瓣的应用和局限性。通过确定穿支血管为蒂部,并进一步向来源血管解剖,可以改善皮瓣的运动和存活。螺旋桨皮瓣,基于穿支的局部皮瓣的一种形式,是一种通过轴向旋转到达受区的岛状皮瓣[59,60]。当穿支螺旋桨皮瓣被抬高时,穿支皮瓣从筋膜和脂肪粘连中分离出来,以尽量减少扭结的机会。尽量少的旋转减少了扭结的机会,皮岛可以安全地旋转到180°(图 21.21)。

穿支皮瓣的优点包括:

1. 供区发病率降低。
2. 皮瓣设计多变。
3. 保留肌肉(功能缺陷较少)。
4. 改善患者术后恢复[61-65]。

穿支皮瓣的缺点可能包括:

1. 需要细致的解剖来隔离穿支血管。
2. 增加手术时间,特别是肌肉穿支。
3. 穿支血管位置和大小的多变。
4. 学习曲线陡峭[66-67]。

无论如何,诸如游离方式和超显微外科手术等改进进一步简化了手术方式,增加了穿支皮瓣的使用[68-70]。游离方式首先识别供给皮瓣的穿支,然后向近侧朝来源血管切开,这与经典方法相反,在经典方法中,首先识别来源血管,然后朝穿支切开。这允许根据任何穿支自由设计皮瓣,并降低蒂部变异的风险[68]。超显微外科手术方法,穿支到穿支吻合术,允许将皮瓣作为短带蒂皮瓣获取,减少解剖时间并最大程度降低解剖过程中损伤蒂部的风险[69,71]。

表 21.11　穿支皮瓣术语

皮瓣-简称	皮瓣-全称	滋养动脉
肌肉穿支皮瓣		
DIEP	Deep inferior epigastric perforator,腹壁下动脉穿支	腹壁下动脉
TAP	Thoracodorsal artery perforator,胸背动脉穿支	胸背动脉
SGAP	Superior gluteal artery perforator,臀上动脉穿支	臀上动脉
IGAP	Inferior gluteal artery perforator,臀下动脉穿支	臀下动脉
IMAP	Inferior gluteal artery perforator, 乳房内动脉穿支	乳房内动脉
ICAP	Intercostal perforator,肋间穿支	肋间动脉
PLP	Paralumbar perforator, 腰椎旁肌穿支	腰椎旁肌动脉
GP	Gracilis perforator,股薄肌穿支	旋股内侧动脉
TFLP	Tensor fasciae latae perforato,阔筋膜张肌穿支	旋股外侧动脉的横支
ALTP	Anterolateral thigh perforator,股前外侧穿支	旋股外侧动脉降支
AMTP	Anteromedial thigh perforator,股前内侧支	旋股外侧动脉降支的无名支
SAP	Sural artery perforator, 腓肠动脉穿支	腓肠动脉
PTAP	Posterior tibial artery perforator,胫后动脉穿支	胫后动脉
ATAP	Anterior tibial artery perforator,胫前动脉穿支	胫前动脉
筋膜穿支皮瓣		
RAP	Radial artery perforator,桡动脉穿支	桡动脉
AP	Adductor perforator,内收肌穿支	旋股内侧动脉
AMTP	Anteromedial thigh perforator,股前内侧穿支	旋股外侧动脉降支的无名支(穿支仅在筋膜中走行)
ALTP	Anterolateral thigh perforator,股前外侧穿支	旋股外侧动脉的降支(穿支仅在筋膜中走行)

（From Blondeel PN, Van Landuyt KH, Monstrey SJ, et al. The "Gent" consensus on perforator flap terminology: preliminary definitions. *Plast Reconstr Surg.* 2003;112:1378-1383;quiz 1383,1516;discussion 1384-1387. ）

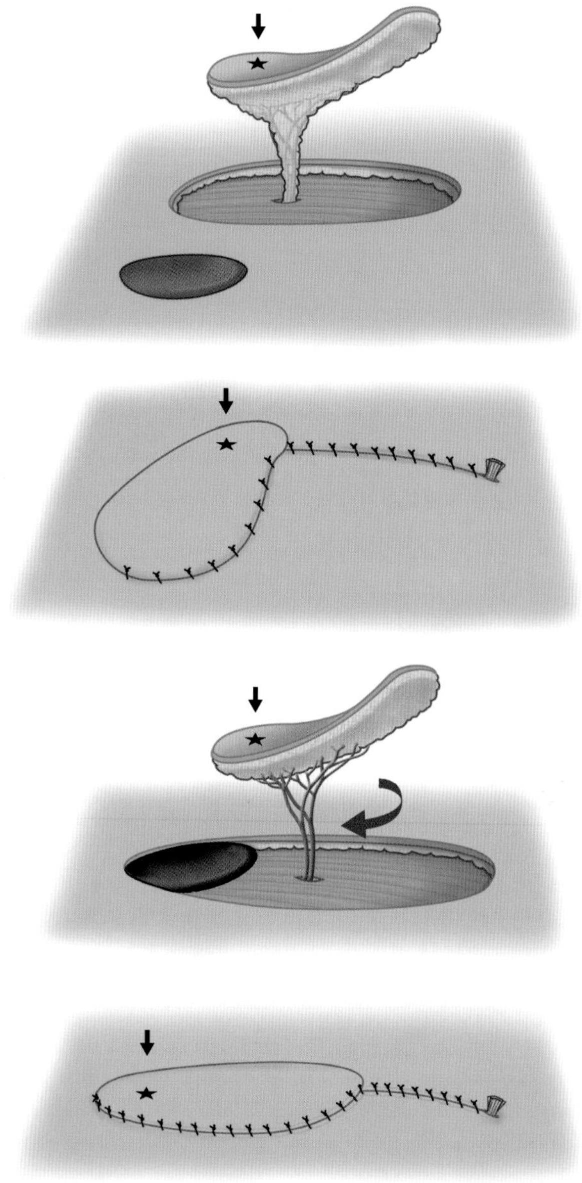

图 21.21　一种基于穿支的局部皮瓣——螺旋桨皮瓣,是通过轴向旋转到达受区的岛状皮瓣

脏器组织瓣

　　腹腔脏器组织瓣不易分类,然而,为了进行腹腔脏器组织瓣的转移或显微组织游离移植,结肠、空肠以及大网膜则方便地纳入肌瓣的分类系统当中(表21.12)。在进行显微游离移植时,节段性的肠管(空肠或结肠)按照单支优势血管蒂供血的动脉弓进行获取,其属于Ⅰ型血供模式。在一些少见的情况下,较长节段的肠管超出了单支供血动脉弓的供应范围,则必须将两支供血动脉弓包含在内以提供肠管可靠的血供,这种情况属于Ⅲ型血供模式(两支优势供血动脉弓或血管蒂)。食管全长的重建,即从舌部基底至胃部,是可以实现的,这需要使用一段较长的空肠,在上胸部或颈部对其中的一支血管蒂进行吻合再通,而另一支血管蒂予以保留,不作处理。结肠或空肠作为瓣组织的其他用途还可以用于进行阴道再造。阑尾是一种基于阑尾动静脉的 I 型结构,已被用于尿道重建和声音重建[72-74]。

表 21.12　腹腔脏器组织瓣分类

组织瓣	类型	血供模式	规格
结肠	肠管	I 型	长度 20~25cm 管腔直径 8cm
空肠	肠管	I 型	单支血管蒂供血长度 7~25cm 管腔直径 3~5cm
大网膜	大网膜	III 型	差异较大 最大可达 40cm×60cm

大网膜可被用作转移组织瓣,血供来源于右侧或左侧的胃网膜动脉,属于 III 型血供模式。同样它也常用于显微组织游离移植。大网膜能够用于较大范围的腹膜外组织缺损的修复,且被证实其具有免疫及血管生成的特性[75-77]。虽然大网膜在修复重建外科中具有应用价值,但是供区一旦出现并发症则比较严重,包括腹壁组织感染以及疝气[78,79]。借助微创外科的优势,腹腔脏器组织瓣可以通过腹腔镜获取,从而避免了较大的腹部正中切口,提供了更好的美学效果,并减少了供区并发症的发生[31,80,81]。

骨瓣(血管化骨、骨-骨膜瓣)

骨组织血运来自于骨内膜及骨膜的血液循环(图 21.22)。骨组织复杂的血供由直接进入骨的滋养血管以及肌肉和骨之间的吻合支血管构成,在肌肉巨大的骨性起始端

或附着处尤为典型。临床上可以利用的肌肉中的血管化骨组织瓣要么适宜进行显微游离移植,要么在设计皮瓣时与骨的血管连接位于皮瓣旋转点远端。临床上常用于转移的骨组织包括腓动脉供血的腓骨,旋髂深动脉供血的髂嵴(图 21.23)、旋肩胛动脉或胸背动脉供血的肩胛骨(图 21.24)以及桡动脉供血的桡骨(图 21.25)。基于颞浅动脉或枕动脉的颅骨骨瓣,具有部分或全部厚度的骨,也可用于重建面部畸形(图 21.26)[82-85]。

骨膜和部分皮质骨作为骨-骨膜瓣被广泛用于骨不连和小骨缺损。膝骨-骨膜瓣,也被称为股骨内髁瓣,基于膝降动静脉的关节支,带有骨膜和一层薄的(0.5~1.0mm)外层皮

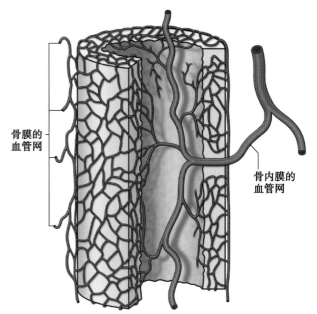

图 21.22　软组织瓣与骨之间的血管连接

（骨膜的血管网　骨内膜的血管网）

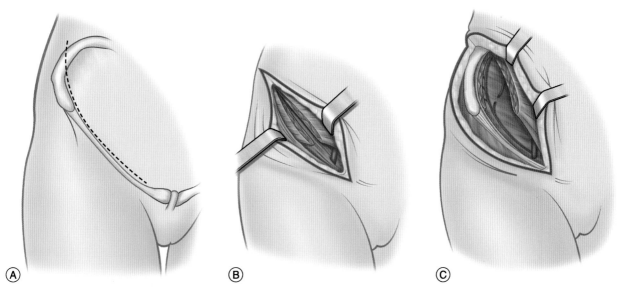

图 21.23　旋髂深动脉供血的复合组织瓣。(A)标记。(B)切开腹外斜肌腱膜辨认血管蒂。(C)切开腹内斜肌。

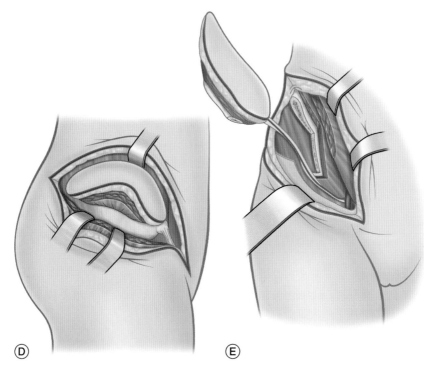

Ⓓ   Ⓔ

图 21.23(续)   (D)松解阔筋膜张肌。(E)完成皮瓣的获取

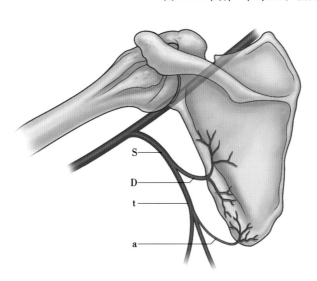

S
D
t
a

图 21.24   由旋肩胛动脉及胸背动脉供血的独立的血管
化肩胛骨节段。S,肩胛下动脉;D,旋肩胛动脉;t,胸背动
脉;a,肩胛动脉分支

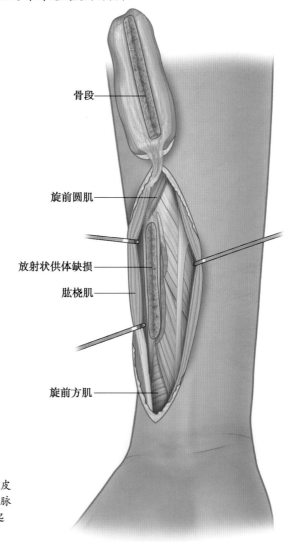

骨段

旋前圆肌

放射状供体缺损

肱桡肌

旋前方肌

图 21.25   由桡骨组成的骨皮
瓣和附着的筋膜皮瓣在桡动脉
和桡静脉近端蒂的基础上掀起

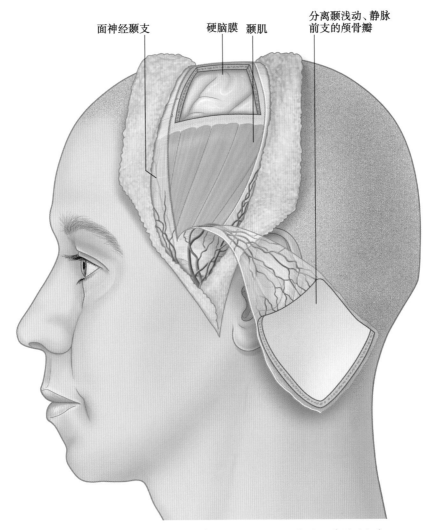

面神经颞支　硬脑膜　颞肌　分离颞浅动、静脉前支的颅骨瓣

图 21.26　基于颞浅动脉,带有一段颞筋膜和肌肉的颅骨瓣被掀起

质骨,首次被 Sakai 等报道用于治疗骨折不愈合(图 21.27)[86]。该瓣(含或不含皮肤和软骨)可进一步用于重建小骨缺损、骨缺血性坏死和手的其他复杂缺损[87-89]。

单纯骨瓣的分类暂无共识。或许是由于每块骨头的脉管系统复杂。最广泛使用的一种是腓骨,其血管来源于胫骨前动脉的分支,供应头颈和骨骺,而腓骨动脉沿着腓骨产生多个弓形血管,在腓骨的 1/3 处产生一个滋养血管(图 21.28)。因此,根据采集的腓骨部分,骨瓣的蒂部不仅在解剖区域上和骨的血供类型上均有差异。含或不含皮肤的腓骨瓣(筋膜皮瓣)经常被用于治疗节段性骨缺损,特别是在下颌骨切除、长骨切除和骨盆重建后(见图 21.23)[90]。腓骨(包括头部和骨骺生长板)用于需要长骨进一步生长的患者,如肱骨近端肉瘤切除后的重建[91,92]。

神经瓣

感觉神经由内部和外部的血供滋养。外周神经的外源性血供由直接从穿通血管上升的动脉神经组成。这些穿通血管可能起源于更深处的血管,如 Nakajima 的穿通分类所示[37]。这些小的神经动脉进入神经并在神经内终止。内源

性血供是位于神经外膜、神经束膜和神经内膜上的纵向小动脉。内侧血管与外侧神经动脉及其末端分支相通并接受血供(图 21.29)[93,94]。因此,神经瓣可以从基于起源于近侧源血管的穿通血管的浅定位感觉神经中获取。基于这种对由血管来源提供的组织的明确区分,术语"血管化神经移植物"可能是用词不当,应使用"神经瓣"来尽量减少混淆。目前为止,仍无神经瓣的分类共识。

神经瓣典型示例是基于桡动脉和伴随静脉的浅桡神经瓣,基于股动脉分支的近侧大隐神经瓣,基于股动脉的远端大隐神经瓣和以腓肠浅动脉或腓肠内侧动脉为蒂的腓肠神经瓣[95-99]。

若未发现通向浅神经的穿支,可以以动脉化的方式使用沿着浅神经的伴随静脉。典型的例子是腓肠神经皮瓣,其中动脉供应(例如腓肠浅动脉、腓肠内侧或外侧动脉)将丢失,小隐静脉将动脉化(图 21.30)[100-102]。

淋巴结瓣

每个淋巴结都有将淋巴输送到淋巴结的传入淋巴管和将液体输送到胸腔并进入乳糜胸导管的传出淋巴管。淋巴

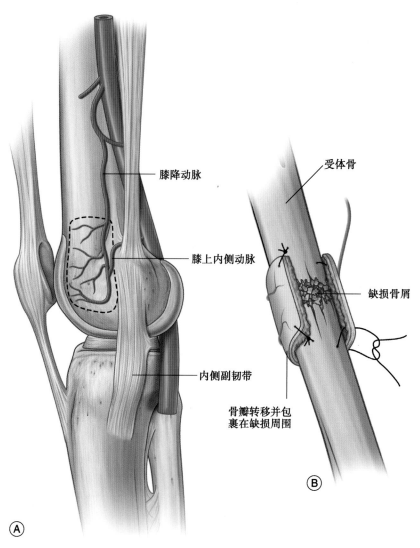

膝降动脉

膝上内侧动脉

内侧副韧带

受体骨

缺损骨屑

骨瓣转移并包
裹在缺损周围

Ⓐ

Ⓑ

图 21.27　膝骨-骨膜瓣,又称股骨内髁瓣,基于膝降动静脉的关节支,带有骨
膜和薄的(0.5~1.0mm)外层皮质骨(A)。常用于重建小骨缺损、骨缺血性坏
死等手部复杂缺损(B)

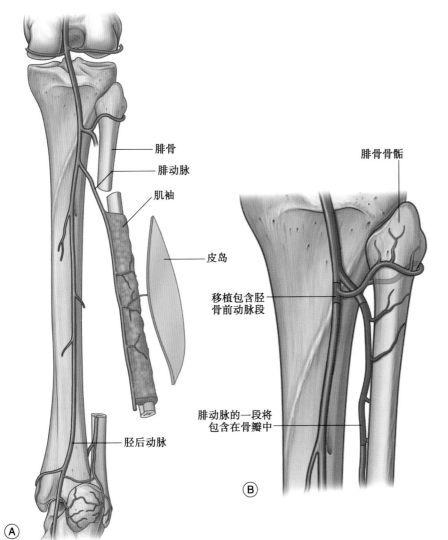

图 21.28　腓骨,最广泛使用的骨之一,有来自腓动脉的血管供应,沿腓骨产生多个血管和腓骨 1/3 的营养血管(A)。胫骨前动脉的分支供应头部、颈部和骨骺,腓骨的这一部分可用作骨瓣,以重建生长中儿童肱骨近端切除术后的缺损(B)

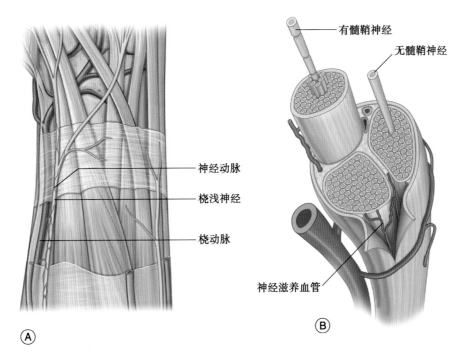

图 21.29　周围神经的外源性血供由直接从穿支血管上升的神经动脉组成(A)。这些小动脉进入神经并在神经内终止。内源性血供是位于神经外膜、神经束膜和神经内膜上的纵向小动脉。因此,神经瓣可以从基于起源于近侧源血管的穿通血管的浅定位感觉神经中获取

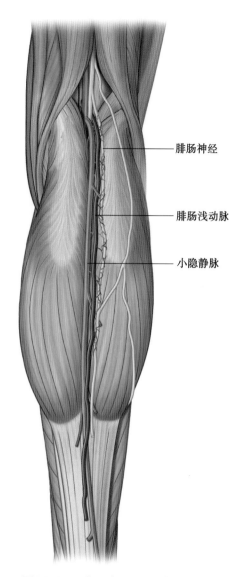

图 21.30　腓肠神经瓣,其中动脉供应（例如腓肠浅动脉、腓肠内侧或外侧动脉）将缺失,小隐静脉将动脉化

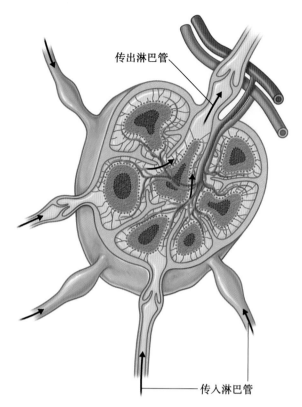

图 21.31　基于动脉流入和静脉流出的淋巴结血管供应随着周围脂肪组织的增加而增加

结本身也有基于动脉流入和静脉流出的血管供应（图 21.31）。这就是带有脂肪的淋巴结可以被认为是一个组织瓣的原因。淋巴结瓣的移植为淋巴水肿患者提供了一种治疗方案。淋巴结血管通常非常小,可能需要超显微外科技术才能与受体血管吻合,但是当向近侧来源血管（例如腹壁下动脉、旋髂浅动脉和锁骨上动脉）分离时可以轻易进行吻合[103-106]。虽然其机制尚不清楚,但临床研究提倡利用淋巴静脉分流治疗淋巴水肿[106,107]。

组织瓣的构造（血流）分类

大多数组织瓣,无论是肌肉、皮肤还是各种组织的组合,蒂部通常为血液流入的单一来源,致使单蒂成为最常见的形式。术语"单蒂"通常不作为命名法的一部分,而是作为交流的默认方式,顺行血流也是如此。双蒂皮瓣是一种带有两个蒂部的皮瓣,通常用作随意型皮瓣来覆盖四肢的缺损,或者可以抬起经腹双蒂皮瓣来覆盖手背（图 21.32）。

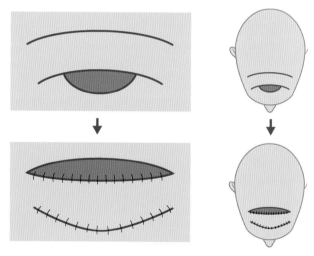

图 21.32　双蒂皮瓣是一种带有两个蒂部的皮瓣,通常被用作随意型皮瓣或经腹双蒂皮瓣来覆盖四肢的缺损

逆行皮瓣

顺行血流的皮瓣具有同向血流的主蒂,但近侧结扎其顺行蒂后,同一皮瓣的主蒂变为其远端,此时瓣的血流变为反向（图 21.33A）。这一概念最早由 Bostwick 等报道,其使用的是逆行颞动脉岛状皮瓣[108]。在实际应用中,一些随意型皮瓣或轴型皮瓣是以逆向方式使用的,并未顾及血流的轴线和方向,如肩峰胸导管蒂[109]。

自 1976 年首次报道以来,现已诞生了许多临床上有重

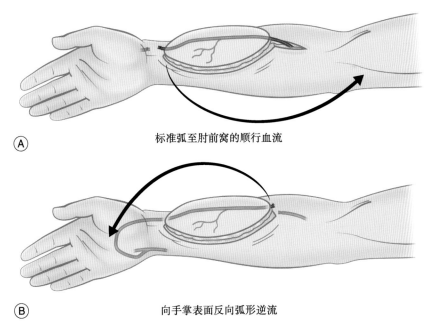

标准弧至肘前窝的顺行血流

Ⓐ

向手掌表面反向弧形逆流

Ⓑ

图 21.33　顺行血流的皮瓣具有同向血流的主蒂(Ⓐ),但近侧结扎其顺行蒂后,同一皮瓣的主蒂变为其远端,此时瓣的血流变为反向(Ⓑ)

要用途的逆行(反向)皮瓣,包括前臂远端桡侧筋膜皮瓣、骨间后皮瓣和用于手部重建的第一掌背动脉逆行皮瓣[110-112]。位于前臂远端桡侧皮瓣供血依靠掌深弓和相关静脉的逆行血流,其旋转点位于手腕水平(图 21.33B)。用于下肢重建的逆行皮瓣的典型例子有腓动脉穿支供血的腓肠筋膜皮瓣、跟骨外侧动脉逆行供血的跟骨外侧皮瓣和腓动脉逆行供血的踇长屈肌逆行皮瓣[113-115]。

逆行岛状腓肠皮瓣基于腓肠浅动脉。蒂部的解剖结构是浅筋膜和深筋膜、腓肠神经、短隐静脉和腓肠浅动脉。腓肠神经通常在腓肠肌的两个头之间下降,并穿透小腿中部的深筋膜。腓肠浅动脉的正中支沿腓肠神经走行,下行至踝部与腓动脉吻合。因此,当腓肠动脉和神经近端结扎,皮瓣远端定位后,皮瓣血流从腓动脉回流(图 21.34)[113,116]。虽然伴行静脉之间互有连接,但逆行岛状皮瓣在静脉引流方面尚存隐患,可能导致静脉充血。因此静脉功能不全和老年患者为皮瓣并发症的危险因素[117]。由于移植的皮瓣较大且足部外侧感觉迟钝,其余可能存在的问题是供区的美学效果较差。若显微外科手术不可行时,逆行岛状腓肠皮瓣可以很好地覆盖脚跟、脚踝和足背的缺损。

涡轮增压与增压皮瓣

该术语来源于 Semple 对汽车术语的观察[118]。"增压"是使用外部动力源来提高发动机的性能。因此,除了其原始血管来源外,使用不相关的远端血管源与皮瓣吻合可能增加血液流入或流出。典型例子是通过将胸或上肢血管源与对侧腹壁下深或浅血管吻合而挽救的 TRAM 皮瓣[42,119,120]。"涡轮增压"是利用发动机排气获得额外的动力。因此,使用主血管源从同一个皮瓣连接到附加蒂可产生到相连分支血管区域的直接流动。典型例子是直接连接 TRAM 皮瓣的同侧和对侧腹壁下深血管,以改善整个 TRAM 皮瓣的血管供应(图 21.35)[42,118,121]。

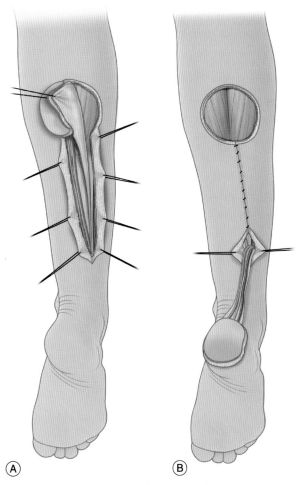

Ⓐ　　　　　Ⓑ

图 21.34　通过近端结扎腓肠动脉和神经(Ⓐ)和远端定位皮瓣,使剩余的腓肠皮瓣升高,导致从腓动脉回流(Ⓑ)。旋转的角度允许皮瓣到达脚跟,但通常需要植皮来覆盖供区

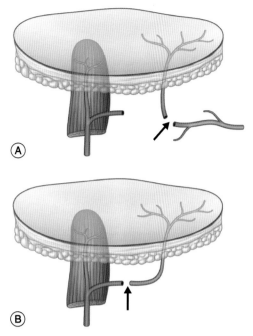

图 21.35　增压是使用外部动力源来提高发动机的性能(A)。涡轮增压是利用发动机的排气获得额外的动力,就像用同一个主血管源从同一个瓣(B)连接到一个附加蒂

静脉皮瓣（动脉化静脉皮瓣）

静脉皮瓣被定义为皮肤、皮下组织和其他组织(如神经、肌腱和骨骼)的复合瓣,其使用皮下静脉作为动脉流入和静脉流出。此类皮瓣由 Nakayama 等于 1981 年首次描述[122]。动脉化静脉皮瓣与传统皮瓣的不同之处在于动脉流入-毛细血管-静脉流出被动脉流入-无毛细血管网-静脉流出所取代。静脉皮瓣不需要供区动脉,可以在浅静脉的基础上薄且迅速地切取。当局部皮瓣和其他传统皮瓣难以获取时,静脉皮瓣广泛应用于手部和手指的软组织修复[123-125]。有关皮瓣存活机制有相当多的争议,现存在 3 个主要理论:①动-静脉分流,从静脉系统经由瘫痪的动-静脉分流逆行到动脉系统;②逆流,从微静脉流入毛细血管;③毛细血管旁路,通过静脉系统流动,不进入动脉侧,直到新血管形成[126]。

2007 年,根据 Thatte 和 Chen 的分类,Woo 等将手部和手指再造中使用的动脉化静脉皮瓣的分类改进为 3 种类型[125,127,128]。Woo 的分类基于静脉瓣膜的存在、供区的静脉网络、位置和受区的静脉数量。Ⅰ型是一种"直通阀"型,它模拟了与标准静脉移植物相似的血流,具有直的或 Y 形的模式。Ⅱ型是逆阀型,即动脉通过具有反向 Y 形或 H 形静脉网络的传入静脉流入逆瓣膜。在Ⅲ型静脉瓣中,静脉流通过输出静脉流向静脉瓣膜(图 21.36)。

这些皮瓣成功应用于手再造。具有确定动脉流入和静脉流出的小而薄的皮瓣的可用性是有限的。因此,当局部皮瓣不可用时,动脉化静脉游离皮瓣为软组织重建提供了一个很好的治疗方案(图 21.37)。

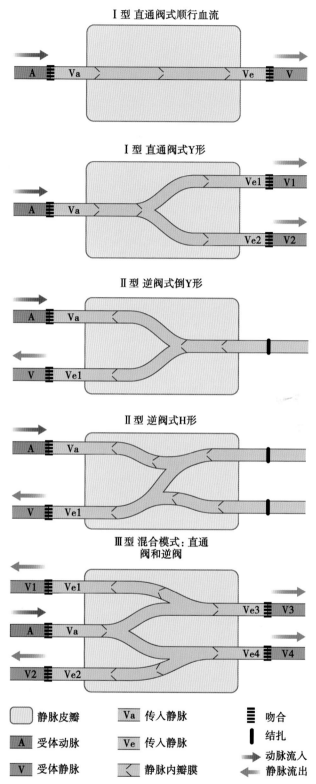

图 21.36　静脉皮瓣分类。Ⅰ型是一种"直通阀"型,它模拟了与标准静脉移植物相似的血流,具有直的或 Y 形的模式。Ⅱ型是逆膜,即动脉通过具有反向 Y 形或 H 形静脉网络的传入静脉流入逆膜。在Ⅲ型静脉瓣中,静脉流通过输出静脉流向静脉瓣膜

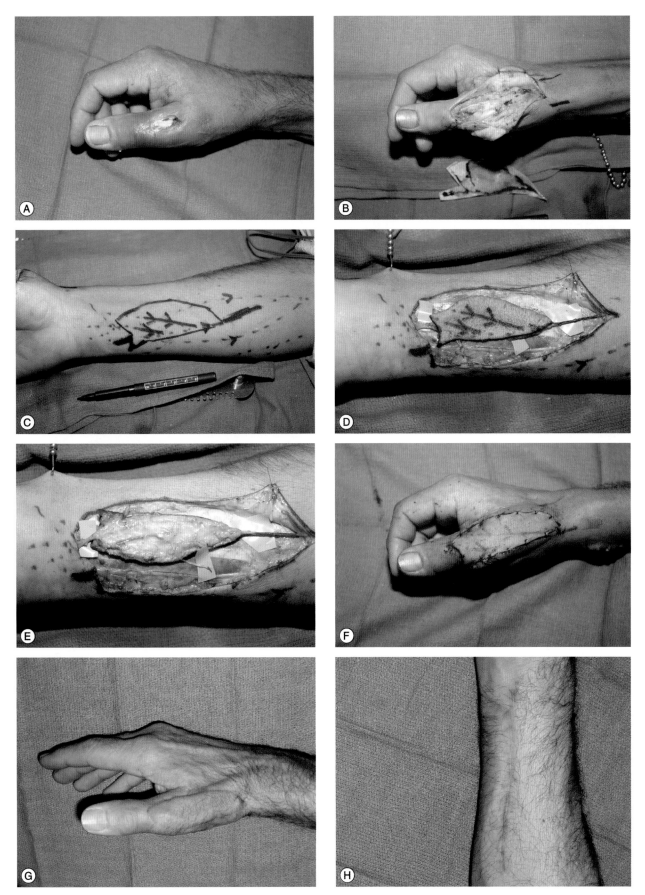

图 21.37　（A~H）拇指静脉瓣

组织瓣的条件

延迟

延迟手术自然是为了克服随意型皮瓣的局限性而开发的。考虑到随意型皮瓣的血管局限性,研究人员尝试了不同的方法来最大化皮瓣的潜在面积,因此皮瓣延迟的概念诞生。由于随意型皮瓣的血供范围有限,外科医生们尝试了不同的方法来扩大皮瓣面积,以致出现了皮瓣延迟的概念。虽然延迟技术已经应用了数百年,但直到 20 世纪早期,这一概念才被学界所认识。1921 年,Blair 介绍了延迟转移的方法[81]。16 世纪 Tagliacozzi 通过在肱二头肌表面的皮瓣上做两条平行的深达皮下层的切口线,对上臂皮瓣进行了延迟。1965 年,Milton 利用猪模型探究了四种不同皮瓣延迟方法的有效性,他发现设计成双蒂皮瓣后最有效的延迟方法就是在两切口间进行皮下组织的游离[31]。皮瓣延迟的目的是增强皮瓣的血供,以确保皮瓣在推进、易位或移植到缺损部位后能够存活。皮瓣延迟也可以用于增加肌肉或筋膜的血供或者增强其与表面皮肤或周围组织(肌腱、筋膜和骨骼)的血供连接。虽然通过生物化学的方法也可以增加皮瓣的血供,但当下最为有效的方法仍然是手术干预。在预防皮瓣坏死方面,迄今没有一种药理学方法能够在可重复性和程度上超越手术延迟的方法[77]。在探讨延迟方法可以预防皮瓣坏死的机制上目前有两种学说。第一种认为延迟要求皮瓣去适应缺血状态(提高耐受度),使皮瓣在低于常规血供的状态下能够存活,此学说认为血管性延迟引发了组织内细胞水平的适应性代谢改变[96]。第二种学说认为延迟一方面通过增大原有血管内的血流来改善血供,一方面使血管再分布来增强缺血部位的血供[103,104]。基于临床试验得出的数据认为手术延迟过程中两种机制都有参与。无论机制如何,大部分关于手术延迟的实验工作表明皮瓣的变化位于微循环水平[129,130]。

手术皮瓣延迟有两种方法:标准性延迟,在皮瓣的皮肤区域周边做切口或者将皮瓣部分游离;策略性延迟,选择性地将部分血管蒂离断以增强剩余血管蒂的血流灌注。

标准性延迟在技术上相对简单。标记皮瓣的皮肤边界,沿整个边界或部分边界做皮肤切口(图 21.38),皮瓣下做部分游离,然后缝合切口。10~14 天后再将皮瓣游离掀起。研究已证实,延迟 1 周后,延迟部分的皮瓣血供达到最大[131]。

策略性延迟需要在皮瓣的皮肤边界做切口,深度要达到进入皮瓣的血管蒂水平,根据皮瓣类型在深度上不是到达肌肉就是到达筋膜。将血管蒂离断,然后缝合切口。2 周后将皮瓣游离掀起。策略性延迟通过结扎优势血管蒂达到增加血供的目的,其有效性最初在逆向股薄肌肌皮瓣的应用中被证实[22]。此类延迟技术通常建议应用于有皮瓣缺血风险因素的患者(如吸烟史、肥胖、放疗、腹部瘢痕)。策略性延迟中,也出现了一些新的技术方法尽量减小切口长度和减少手术相关并发症。内镜技术的应用使得入路及血管蒂的离断可以通过很小的切口进行。介入放射技术可用于

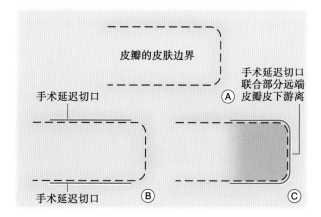

图 21.38 皮瓣的标准延迟。(A)皮瓣的皮肤边界。(B)手术延迟切口。(C)手术延迟切口联合部分远端皮瓣皮下游离

阻断皮瓣的优势或次级血管蒂,从而增加剩余蒂部血管的血流灌注。

虽然延迟技术在历史上具有重要的地位,但是目前的应用却越来越少,因为更多更好的技术不断出现,如轴型瓣、肌皮瓣、筋膜皮瓣、易位皮瓣、穿支血管皮瓣以及显微游离移植皮瓣。针对随意型皮瓣的延迟具有其局限性,在于平行型血供效率较低。皮瓣延迟同样具有其缺点:需要进行先期的延迟手术;可能会无意中损伤到皮瓣的血管蒂;皮瓣延迟切口的瘢痕组织可能会影响接下来的皮瓣转移操作以及受区的覆盖。

延迟现象可能是因切断部分血管系统的交感神经分布,从而出现抗交感状态导致血管扩张。可以抑制血管收缩或使血管扩张的药物理论上具有延迟价值。学界据此也进行了一些针对自主神经系统的药物学的尝试,以刺激延迟现象的出现[132]。虽然药物学延迟在理论上具有重要意义,但仍需更多的实验研究来证实其有效性。

组织扩张

修复创面时,首选使用其附近的皮肤和软组织,因为在颜色、质地和外形上与原创面处的组织最为接近。尤其当供区含有多余皮肤时,设计皮瓣多会选择局部推进皮瓣以利用附近多余组织。设计应用旋转皮瓣或推进皮瓣时大多需要在蒂部进行逆切或在供区进行皮片移植。缺损区域较大以及周围区域组织受损都会妨碍到周围区域组织的利用,进而无法完成创面的闭合以及缺损区域的修复。这种情况下,应用组织扩张术就可以达到利用周围组织进行修复重建的目的。组织扩张术是增大位于浅表位置的肌皮瓣和筋膜皮瓣的皮岛面积的有效方法。虽然此方法最常用于增大皮肤的面积,但组织扩张的理念同样适用于其他软组织,也包括筋膜和周围神经。现代组织扩张技术最早于1957 年由 Neumann 报道[133]。1976 年,Radovan 进一步报道了利用此技术进行乳房重建[134]。

技术上,组织扩张器置于皮肤层下面,通过机械性扩张增加皮肤表面积,从而能够提供足够的皮肤组织进行皮瓣的转移或推进。如果是筋膜皮瓣,扩张器要置于深筋膜下

面。如果是肌皮瓣,扩张器要置于深层肌肉下面。注意扩张器一定不要放置在血管蒂下方主要供血动脉进入皮瓣的位置,以避免在扩张过程中对血管蒂造成损伤。尽管即刻皮肤扩张是可行的,但通常是在获取皮瓣前进行延迟性扩张。延迟性扩张通常根据具体情况选择 6 周到 3 个月不等的时间,每周定期向扩张器内注射盐水。一旦扩张器达到所需要的容积,可将扩张器取出并将变形皮瓣的皮肤用于组织的修复重建。

组织扩张的安全性取决于整形外科医生针对具体临床问题考虑应用组织扩张术有效性所做出的判断。创伤部位的周围组织在修复重建外科中的应用优势不言而喻,然而,由于其接近于创伤部位或手术部位,由此造成的组织损伤不可避免地会影响这些组织的利用价值。组织扩张失败往往由于皮肤及相关软组织在扩张过程中稳定性较差造成。扩张器本身的破损及感染造成的伤口裂开预示着扩张器置入的失败。与皮瓣转移或移植手术失败的原因不同,扩张器置入失败通常与创面的复杂程度或供区情况无关[36,135]。

预构皮瓣与预制皮瓣

预构皮瓣的概念出现于 1994 年,指的是通过手术获取部分皮瓣,通过缝合塑造成修复重建部位所需要的形态[136],该过程中也可能会纳入新的组织到皮瓣内,形成多层的组织瓣结构。当塑形良好的预构皮瓣在供区愈合后,就可以通过转移或游离移植的方式到达受区。到位后,当缝合的伤口愈合且预构皮瓣存活,理论上,这种复杂的修复重建手术就在受区并发症发生率极大降低的前提下完成了。此方法通常用在头颈部修复重建手术当中。Baudet 和 Pribaz 等曾经利用前臂的预构皮瓣进行了鼻部和中面部的修复重建[32,137]。尽管此方法有效,但大多数重建外科医生还是愿意选择先将皮瓣移置于受区,待成活后再进行 Ⅱ 期塑形的手术方法,而不愿选择皮瓣的预构。

另外一种皮瓣的干预方法被称为预制。预制技术可以在皮瓣进行转移或游离移植前为其创造一支新的优势血管蒂。选择一支适宜的动脉和静脉,将其埋置于皮瓣设计区域内的筋膜层或皮下层,邻近肌肉的大血管蒂是常备之选。将此血管蒂和一小节段的肌肉游离出来并置入到皮瓣设计区域下,6 周后以新的血管蒂为供血动脉的皮瓣可以进行获取并用于转移或显微游离移植。预制技术在为皮瓣创造新的血管蒂方面并非总是可靠。因为可行且安全的皮瓣设计方案非常多,也使得皮瓣预置技术罕有应用[138]。

含感觉功能的组织瓣

用于修复重建手术的组织瓣中有很多在皮肤层中都含有确切的感觉神经。所有使用皮肤成分的组织瓣在设计时都可以将位于组织瓣基底部位的感觉神经包含在内。如果皮神经没有进入组织瓣内近血管蒂的基底部,也可以在获取组织瓣时将感觉神经游离出来,随后将其与受区适宜的感觉神经进行吻合。

具有完整运动神经的肌瓣,或运动神经与受区适宜的运动或感觉神经再吻合的肌瓣,都保留有保护性感觉功能,此现象可能通过本体感觉神经束传导来实现。保护性感觉功能的存在对于手、足及其他承重部位而言至关重要。另一个含感觉功能组织瓣的常见应用部位是口腔,此类组织瓣的应用可提高手术后口腔内功能[139-141]。Harris 等指出,承重部位的组织修复材料应当能够提供正常的足部轮廓、厚实耐磨的皮肤、保护性感觉功能及足以抵抗组织间剪切力的深层锚定连接[142]。已经有研究显示了使用含保护性感觉功能的组织瓣通过旋转转移及显微游离移植进行足踝和足跟重建的诸多益处[110,143,144]。游离组织瓣感觉神经移植表明感觉恢复较快,没有感觉神经移植的皮瓣可以恢复保护性感觉,但没有两点辨别能力[114,145]。

功能性肌瓣

为转移肌瓣而离断肌肉的起止附着点会造成肌肉功能的丧失。尽管如此,仍有相当多的肌瓣可以在设计时既兼顾创面覆盖,又兼顾肌肉功能的转移。为了延续肌肉功能,除了优势供血动脉还要将控制肌肉活动的运动神经一同留置在肌瓣内,同时转移的肌瓣需要跨关节与新的骨组织或肌腱重新附着,并且在新的附着点肌肉可以沿关节屈伸轴做直接的动力输出。适宜用作易位组织瓣或显微复合组织游离移植的,可以同时提供创面覆盖及功能输出的肌肉,包括背阔肌、臀大肌(节段性)、股薄肌、腓肠肌及前锯肌。恢复肌肉原始的长宽比例以及将转移的运动神经与受区适宜的运动神经吻合,对于转移到新位置的肌肉的功能恢复至关重要。

组织瓣的构象

在随意型皮瓣的时代,主要的侧重点在于组织瓣的形状及其移植至远位的方法,而非血液循环。如今,对于复杂缺陷,多采用复合组织来获得理想的重建。组织瓣的构象通常联合多个组织瓣。复合瓣通常由多种组织成分以一种方式连接在一起,这种方式使之同时移植,从而更有效地进行重建[39,41,42]。目前 Hallock 对复合瓣的分类已被简化,从而加强同行间沟通,并进一步推广复合瓣,不仅针对显微外科皮瓣,而且局部皮瓣也是如此(表 21.13)[41,42]。复合瓣可根据其主要血管形成方式分为两大类(图 21.39)。第一种是"孤立复合瓣",它是基于孤立循环的复合瓣。这是最简单的复合瓣形式,包含多种组织成分[29]。这些组成成分相互依赖,必须保持完整,由一个单独的来源提供[146]。大多数典型的肌皮瓣、鼻中隔皮瓣和骨皮瓣均可视为复合瓣,这是由于这类组织瓣基本上由肌肉或筋膜丛组成,与皮肤板连接,皮肤板由源自肌肉或筋膜的穿支供血(见图 21.39)。第二种是"复合瓣",这是一种多来源、联合血管化的复合瓣。有两种主要的亚型——联合组织瓣和嵌合组织

表 21.13   复合瓣的分类

孤立血管化

　复合组织瓣

联合血管化

　联合组织瓣

　　穿支型

　　分支型

　　　独立型

　　　共同型

　嵌合组织瓣

　　穿支型

　　分支型

　　　顺序型

　　　内部型

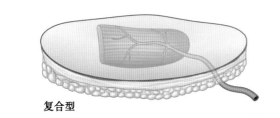

复合型

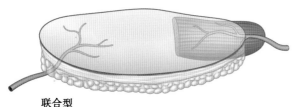

联合型

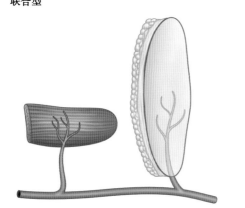

嵌合型

图 21.39　根据主要血管来源,复合瓣可细分为孤立型(复合型)或组合型(联合型和嵌合型)

瓣——它们的组成部分在物理关系上有所不同,但每个组成部分均保留了独立的血液供应[41,42]。"联合组织瓣"是具有至少两个解剖学上不同的区域的组织瓣,每个区域保留了独立的血管供应,但通过一些共同的物理边界连接[42]。联合组织瓣可以进一步分为两个亚组,即根据不同

的血管来源分为穿支型或分支型。基于分支的较大口径的分支,通常是血管下分支或轴向分支,可能与不同的血管体区(独立型)有完全无关的起源,或者这些分支可能来自同一来源的血管(共同型)(图 21.40)。"嵌合组织瓣"由多个独立的组织瓣组成,每个组织瓣都有独立的血管供应,所有的蒂部均依次与同一个较大的来源血管相连[42,146,147]。嵌合组织瓣可进一步分为 3 个亚型:①穿支型;②分支型;③组合型。组合型的各组分可连接到来源血管的末端以组合(顺序型)或连接到组织瓣内固有分支(内部型)(图 21.41 和图 21.42)。图 21.43 显示一位患者在创伤后出现胫骨和软组织缺损,使用一个嵌合的预制股前外侧穿支皮瓣进行重建,该皮瓣带有一条小股外侧肌,并与对侧腓骨皮瓣顺序结合。腓动脉依次与旋股外侧动脉的降支吻合。这种方法可以同时移植多种组织,能够填充较大的缺损,允许即刻覆盖,只需损失一条受体区的血管,并且能够自行设计手术方案[42]。当进行复杂重建时,术者应考虑简单的方法是否满足需求,有无必要选择组合型的复合瓣[41]。

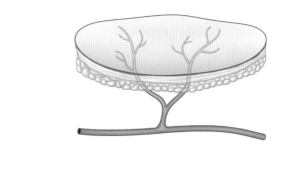

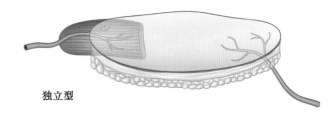

独立型

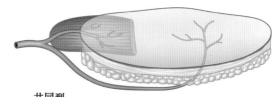

共同型

图 21.40　"联合组织瓣"是具有至少两个解剖学上不同的区域的组织瓣,每个区域保留了独立的血管供应,但通过一些共同的物理边界连接。联合组织瓣可以进一步分为两个亚组,即根据不同的血管来源分为穿支型或分支型。基于分支的较大口径的分支,通常是血管下分支或轴向分支,可能与不同的血管体区(独立型)有完全无关的起源,或者这些分支可能来自同一来源的血管(共同型)

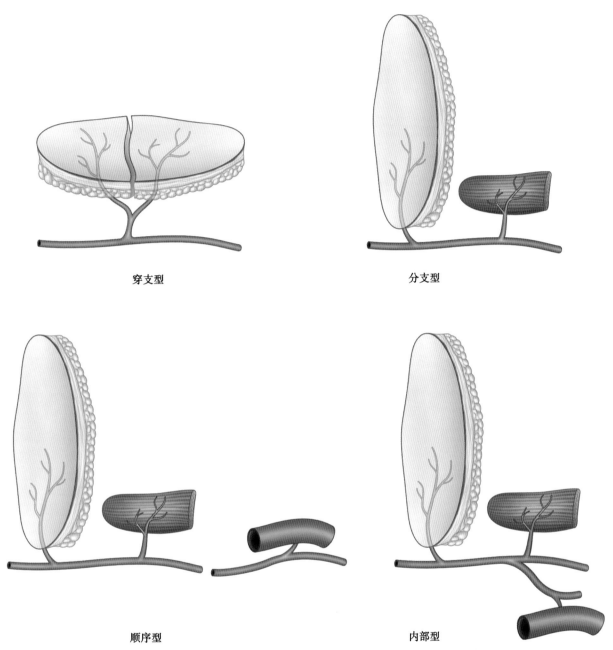

穿支型　　　　　　　　　　　　　　　分支型

顺序型　　　　　　　　　　　　　　　内部型

图 21.41　"嵌合组织瓣"由多个独立的组织瓣组成,每个组织瓣都有独立的血管供应,所有蒂部均依次与同一个较大的来源血管相连。嵌合组织瓣可进一步分为 3 个亚型:①穿支型;②分支型;③组合型。组合型的各组分可连接到来源血管的末端以组合(顺序型)或连接到组织瓣内固有分支(内部型)

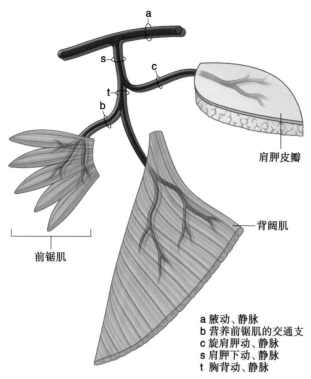

a 腋动、静脉
b 营养前锯肌的交通支
c 旋肩胛动、静脉
s 肩胛下动、静脉
t 胸背动、静脉

图 21.42　肩胛下动脉系统的嵌合皮瓣

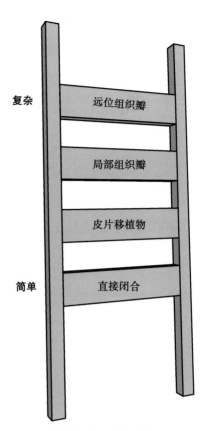

图 21.44　重建阶梯

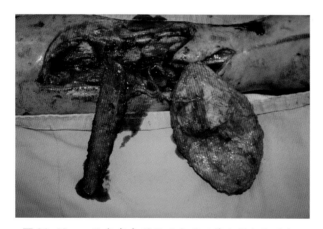

图 21.43　一位患者在创伤后出现胫骨和软组织缺损，使用顺序嵌合皮瓣修复。图示嵌合的预制股前外侧穿支皮瓣，该皮瓣带有一条小股外侧肌，并与对侧腓骨皮瓣顺序结合

组织瓣的应用

重建电梯

　　一旦确定了缺损的原因、解决了相关问题或计划了下一步干预措施，就需要考虑软组织覆盖缺损。术者还须通过与表面缺陷相比的真实缺陷尺寸来考虑缺损。"重建阶梯"的概念是指采取从简单到复杂的阶梯式治疗步骤，以达到充分闭合创面的目的（图 21.44）。依据技术的复杂程度和创面修复的要求，学界提出了重建阶梯概念来确定技术

选择的优先级。重建阶梯系统性地归纳了创面修复的方法，强调了要根据创面复杂程度和闭合要求遵循由简单到复杂的原则进行方法的选择。拉拢缝合代表了最为简单和直接的创面修复方法。但有时囿于创面面积或创缘张力无法完成组织对合，就需要应用更为复杂的修复方法，例如使用远位的皮肤组织进行移植完成创面的覆盖。创面修复的阶梯概念可追溯到现代重建外科时期，目前重建阶梯仍然受到重视且广泛传播[25]。虽然乳房切除术后的皮片移植可以覆盖创面，但是带蒂 TRAM 皮瓣在简单覆盖创面之余，效果也令人满意。现在随着 DIEP 皮瓣的引入，重建阶梯的方法似乎表现出了诸多缺陷。在现代重建外科的时期，术者不仅要考虑创面的闭合，还要考虑形态和功能。重建三角概念强调了修复重建方法的选择要同时考虑手术安全性及形态和功能的良好恢复（图 21.45）。经验的累积已经可以确保相关技术方法的安全性，如组织瓣移植、复合组织显微游离移植及组织扩张等。外科医生应当根据重建三角来选择最佳的手术方法，在不造成供区并发症的前提下，达到预期的修复重建效果。其他技术包括组织扩张、皮肤拉伸和真空辅助闭合已经改变了重建的方法。采用相对简单的重建方案，未必能获得最佳疗效。由 Gottlieb 和 Krieger 提出的"重建电梯"概念要求医生根据患者的具体要求和创面情况选择最为适合的修复重建方法[25]。因此，术者在梯级上下找寻最佳的形态和功能。改造后的重建电梯需要创造性的思维和对多种变量的考虑，以达到最佳的形态和功能，而非按顺序攀升阶梯（图 21.46）。这种思维方式并非弱化阶梯

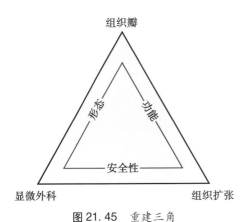

图 21.45　重建三角

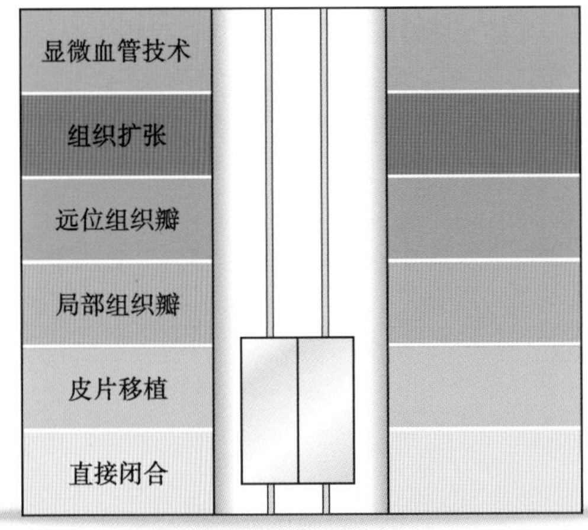

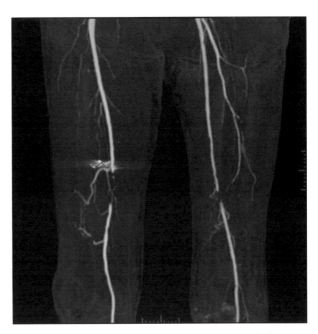

图 21.46　"重建电梯"概念要求医生根据患者的具体要求和创面情况选择最为适合的修复重建方法

式修复重建的概念,而是将其作为创面修复的一层阶梯,定位于许多先进的修复手术方式和修复技术无效时使用。使用重建电梯时,应根据最佳功能和外观的治疗目标,来选择具体方法。

组织瓣重建指南

无论是带蒂组织瓣还是游离组织瓣,均用于修复各种原因引起的缺损。然而,无论如何努力,部分或全部的组织瓣坏死仍无法避免。其存活率不仅取决于皮瓣的正确选择,还取决于重建的术前计划、术中技术和术后护理。

术前计划

术前评估是重建的第一步。术者在术前计划时须考虑最终结果和环境因素。环境因素可能包括患者是否会有心理支持,是否会受到辐射,是否会接受任何二次手术,是否需要假体,是否会走动等。一旦制订了大致的计划,关键是第一步外科医生对患者进行手术和可能结果的教育,获取知情同意[148]。

术者应该对受区缺损的垂直和水平方向进行评估。垂直方向可包括皮下组织,如骨、肌肉、腱、神经、主要血管和其他深层组织。水平方向应该解决皮岛的大小和组织瓣的

厚度。如需附加功能,如功能性肌肉或感觉组织瓣,应根据受体的需要进行规划。创面评估包括位置、大小以及组织结构成分。当缺损涉及较大面积的体表区域时(如烧伤或巨大黑毛痣),修复方法可能仅限于紧急的皮片移植来覆盖创面(如烧伤后)或是组织扩张进行选择性修复(如巨大的黑毛痣)。复杂的重建可能需要将各种组织瓣组合成连体或嵌合组织瓣,达到理想的修复重建效果。每一种组织结构成分都会影响缺损部位的功能和形态。要根据实际的可行性和缺损区每一种组织成分替代的相对重要性来选择修复方法。

重建前还应考虑全身性因素。众所周知,肥胖、吸烟、高血压、免疫抑制、心力衰竭、糖尿病、高凝状态、外周血管疾病、慢性肾功能不全等因素与供区和受区的并发症(例如皮瓣衰竭)有关[149-157]。随着显微外科器械和技术的发展,这些高危因素对组织瓣最终存活率的影响似乎有所减弱。尽管如此,医生仍应对这些全身性因素进行控制,以降低组织瓣相关并发症及供区并发症的发生率[151,153,158]。

使用计算机断层扫描(computed tomography,CT)、血管造影或磁共振(magnetic resonance,MR)血管造影进行成像有助于评估供区及受区的血管系统。使用 CT 血管造影可以评估受区的血管情况,且无发生腹股沟动脉穿刺并发症的风险,同时可以获取供区组织瓣的血管情况,利于术前计划和手术治疗[159,160]。图 21.47 显示旋股外侧动脉的降支负责将血液输送向远端腿部的侧支,若使用该降支获取股前外侧组织瓣,可能阻碍血液流向下肢。考虑到下肢损伤的风险,常规术前使用血管造影争议颇多,但可选择性地推荐给失去一个或多个外周脉搏、伤后继发的神经功能缺损或经过复位及外固定或内固定的四肢复合骨折的患者[161]。既往创伤或切口也可能导致组织瓣血管蒂部的受损,因此

图 21.47　血管造影显示旋股外侧动脉的降支负责将血液输送向远端腿部的侧支。这对维持腿部远端的血流至关重要,不应使用 ALT 皮瓣

需要术前成像确认蒂的状态。术前成像的使用范围现已扩展至收集穿支组织瓣蒂的信息。穿透深筋膜到达皮肤的臀上动脉的新穿支被显影。此图像清晰地显示出穿支,利于为组织瓣选择最好的穿支。CT 血管造影给出了诸如蒂部的口径、蒂部的肌内走行、相应组织瓣的位置以及蒂部的皮下分支等信息。这些信息利于术者对组织瓣进行更详细的术前计划。血管造影仍是术前成像的金标准[162]。

手持式多普勒仪可简单快速地收集穿支和主要轴型血管的信息。然而,其无法获取更多诸如蒂部走行路线等详细信息,且其实际的阳性发现也可能没有临床相关性。尽管如此,手持式多普勒仪仍是收集组织瓣蒂部信息的一线工具。彩色多普勒成像可提供质量更佳的信息,这利于外科医生识别血管的存在、血流的方向、血流的模式(静脉或动脉)以及血流的流速[163]。

若局部组织瓣的缺损位置超过标准旋转弧度,致使血管蒂部张力过大时,可能导致组织瓣移植失败。组织瓣蒂部血管区域以外的缺损范围可能导致组织瓣尺寸不适当增加或插入部位组织瓣张力过大。在缺损区选择带蒂组织瓣或患者既往血管损伤均可能导致组织瓣移植失败。组织瓣进行修改,包括节段和远端设计,血管也会受到损害及潜在的失败风险。因此,组织瓣的成功取决于术前的解剖设计和对具体重建要求的评估。

组织瓣的选择应根据缺损的形态和功能。安全可靠的肌瓣或肌皮瓣、筋膜瓣或筋膜皮瓣和穿支皮瓣在身体所有部位的应用已被描述。根据血管蒂部的精确血管区域对组织瓣进行准确设计,多数组织瓣在移植后可成功存活。选择用于缺损闭合或重建的技术应致力于恢复正常的形状或轮廓。早期肌皮瓣的使用虽然可安全地闭合伤口,但是过于烦冗的体积影响了修复后的外观形态,所以通常利用肌瓣结合皮片移植的方法来达到更好的外观效果。外科医生要根据缺损情况,选择适宜的肌肉或筋膜组织瓣进行转移或显微游离移植以闭合创面。当外观形态要求较高时,外科医生可以选择具有较薄皮下组织的组织瓣(如前臂桡侧皮瓣),或通过直接剪裁或负压吸脂来改善厚组织瓣的外形。临床上可以利用的供区组织瓣有很多,技术上既有传统组织瓣转移,也有显微复合组织游离移植,要以能够恢复缺损区域形态达到最佳重建效果的原则进行选择。修复重建区域的特殊机体功能包括毛发生长、皮肤感觉、骨性支撑(骨骼)以及活动能力。修复方法的选择必须考虑到这些特殊功能。尽管功能恢复可能需要阶段性的修复过程,尤其对于复合组织缺损,但还是可能通过一次手术恢复所有功能需求。在评估了缺损的特征后,表 21.2 可以基于循环、组成、邻接、构造、条件和构象来指导组织瓣的选择过程。最终的组织瓣设计通常会在确定缺陷尺寸后进行。术者应该同时权衡真正的缺陷与表面缺陷。理想的重建会用相似的组织或能提供最佳形态和功能的组织来修复缺损。

供瓣区的形态保留同样是组织瓣选择过程中需要考虑的问题。尽可能使供区可以直接拉拢缝合,当然若所选择的组织瓣较其他设计方法在修复效果上明显占优,则即使供区需要皮片移植也是可以接受的。如果在组织瓣获取手

术前可以先行组织扩张术,则皮瓣面积的增大使得创面修复更加容易,且附近皮肤组织的增大也使得供区创面的直接闭合更加容易。虽然受区的最终形态仍然是影响组织瓣选择的最重要因素,但也要尽可能避免供瓣区继发形态畸形的发生。因此,选择供区组织瓣修复创面时要掌握好受区形态恢复与供区形态和功能保留之间的平衡。为将供瓣区创伤降到最低,很多外科医生对内镜辅助下获取肌瓣的方法进行了系统的评估,微创方式下肌瓣的获取也频见报道,其中包括了背阔肌、腹直肌、股薄肌、股直肌、腹外斜肌及腓肠肌。作为内镜辅助肌肉获取技术的补充,腹腔镜技术也频繁用于大网膜的获取。内镜方法较传统组织获取方法具有明显的优势,其减小了手术瘢痕,减轻了术后疼痛,且理论上降低了供区并发症的发生率[164-166]。皮肤或穿支皮瓣已经发展到从隐蔽部位获取皮瓣。虽然在选择穿支皮瓣时需考虑诸多因素,但 DIEP(腹壁下动脉穿支)、SGAP(臀上动脉穿支)、SCIP(旋髂浅动脉穿支)和 TDAP(胸背动脉穿支)皮瓣在常规服装中隐藏良好,供区发病率极低,较为常用。

在进行术前计划时,外科医生同时设计备用组织瓣,以保证手术顺利进行。这要求术者在术前进行视觉练习,减少手术时间,最大限度避免意外发生,保持高度的精神专注[167,168]。

术中技术

如有可能,患者体位应能同时暴露供区和受区。允许两个团队同时操作,手术时无需额外的时间来改变患者体位。图 21.48 示慢性骨髓炎患者的足跟后侧缺损。彻底清创后,使用臀上动脉穿支皮瓣重建足跟缺损,术中并未改变患者体位[169]。若预计手术时间较长,须注意保护潜在受压部位以避免对损伤正常组织,积极保温以避免体温过低(注:可能导致外周血流减少),预防深静脉血栓形成以及控制糖尿病患者血糖,以确保积极的手术结果[148]。

在皮瓣覆盖前,受区须做好准备。若为癌症病灶,边缘须切除足够的范围,且创面须清创至正常组织。组织瓣的设计至关重要。用于标准转位、分期扩张或微血管移植的组织瓣应根据实际的缺损范围进行最终的设计。若缺损复发或需进一步修改,组织瓣的原始设计会影响后期的手术。最终的组织瓣设计通常会在伤口充分清创或肿瘤切除后进行。如果组织瓣分离和病灶切除同时进行,设计时应考虑最大缺损范围。如果进行组织扩张,在切除前,扩张器推进和移位组织瓣应掀起并推进至潜在的缺损部位。如果没有足够的组织覆盖切除产生的缺损,应考虑重复扩张。术者应仔细评估所需的清创范围,以清除因细菌侵入和血管受损造成的坏死组织。当无法准确预测所需清创范围时,可能需要连续进行多次创面清创,同时观察创面及细菌培养。当观察到创面局部血管功能不全时,可能需要在清创和修复的同时进行相关血管手术。最适合治疗慢性骨髓炎的组织瓣仍有争论,但越来越多的报道显示,通过充分的清创,无论是主要是肌肉还是皮肤成分的皮瓣都同样有效[170-174]。此外,与肌皮瓣相比,皮肤/筋膜瓣能更好地进行分期重建,

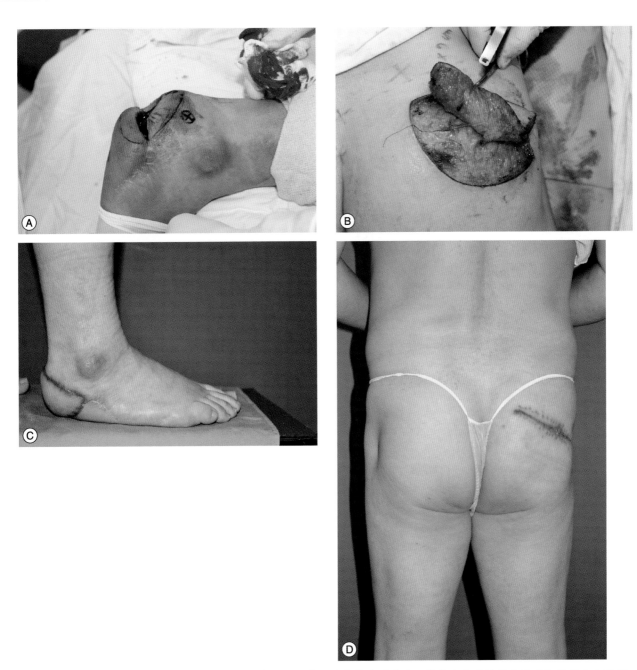

图 21.48　在不改变位置的情况下使用可用的皮瓣可以实现安全快速的手术。该患者在恶性黑色素瘤切除术后出现了脚跟垫后部缺损(A)。根据臀上动脉和浅神经设计并抬高皮瓣(B)。随访显示足跟和供区(C,D)轮廓良好

易于获取,瘢痕和纤维化发生较少。组织瓣较薄,可达到理想的美学效果[174]。

获取组织瓣需要精确的组织瓣解剖知识。随意型组织瓣仍普遍适用于较小的创面,随着组织瓣变大,蒂部的识别和血管体区增加了成功的概率。使用游离组织瓣时,受体血管需要在显微外科手术前准备好并确保通畅。

移入组织瓣时,必须避免张力过高,特别是血管蒂周围。由于肿胀会增加张力,术后肿胀也必须被考虑到。皮瓣和受体床的精细止血是手术后血肿最小化的关键。供区和受区通常会使用到负压吸引系统,需注意不要将引流管放在蒂部附近,这是由于引流管的负压可能会压迫蒂部[175]。患者起身活动后,需移除引流管,运动可能会暂时增

加血肿形成的风险。组织扩张器或假体植入物附近的引流管是潜在的感染源,应尽早移除。当引流液在 24 小时内减少至20ml 时,封闭引流系统可被移除。如有可能,在术后第 10 天移除引流系统,以避免潜在的感染从引流出口处蔓延。

术后护理

术后组织瓣护理对重建的成功同样至关重要。要点在于保持正确的体位、暂时制动和伤口的适当包扎。

术后期间应避免组织瓣蒂部的压力。如有可能,组织瓣移入的区域可适当抬高,例如在头颈部及四肢的重建手术。若组织瓣区域缺乏保护性感觉,则重建部位置于非悬垂位置。与此同时,建议使用空气流化床,以避免脊髓损

伤患者的受压区域形成损伤。

　　绷带过紧也应避免,尤其在组织瓣蒂部,组织瓣蒂部的压力可能损伤组织瓣的血液循环。术后初期应密切观察组织瓣是否存在潜在的循环问题。通过微血管组织转移行头颈部重建的患者应严禁在头或颈部周围放置任何东西。为了避免蒂部受压,应避免使用鼻插管、氧气面罩、护目镜和气管造口术项圈。

　　通过填充组织瓣移入位置的邻近区域,可以避免组织瓣移入区域的过度运动。在肢体重建时,建议使用石膏夹板将组织瓣移入部位近端和远端的关节固定。考虑到术后水肿导致的压力风险和皮瓣循环的观察困难,此时应避免圆形浇筑。

　　当皮瓣移入污染的缺损区时,建议在围手术期使用抗生素。若扩张器或永久性置入物的移入部位有既往感染,也建议在围手术期使用抗生素。创面细菌培养将决定是否需要术后进行抗生素治疗。术后抗生素治疗的持续使用应依据创面细菌培养和针对性抗生素的选择[176]。

　　整形手术后尽可能避免长时间卧床。除会阴和下肢重建的患者,多数患者在术后第一天就可以下床活动。上肢和下肢的抬高和固定通常建议持续 10 天,随后至少 6 周不可进行负重。4~6 周内避免修复压疮的组织瓣部受压。当伤口愈合后,通常在术后第 7~10 天,鼓励供区进行一系列运动锻炼,以避免关节僵硬和肌肉无力。

　　如果患者的供区或受区的功能难以恢复,建议进行物理治疗。对因复杂缺陷而接受治疗的患者进行疼痛管理时,可能需要与疼痛科和精神科医生沟通。职业治疗适用于无法重返工作岗位的患者。对接受过癌症治疗的患者,采用多专业方法十分必要,以便在需要时提供肿瘤监测和辅助治疗。对于有创面复发风险的患者,尤其是压疮愈合后以及脊髓损伤的患者,需要指导其学习避免组织瓣重建部位的压力和剪切力,以及帮助其使用避免皮肤损伤的装置(即带有适当衬垫的轮椅)。

　　虽然没有确切的证据表明术后需进行抗血栓治疗,但临床上仍有许多外科医生使用抗凝剂,尤其在微血管组织移植中[25]。常见的术后方案包括每日服用阿司匹林、肝素或葡聚糖。阿司匹林通过阻断环氧化酶使血小板失活。肝素是一种抗凝血酶 Ⅲ 抑制剂。葡聚糖降低血小板黏附性,抑制血小板聚集,降低血液黏度。外科医生对这些药物的使用各不相同。

　　组织瓣的术后监测是重建后患者护理的重要组成部分。目前已经开发了许多监测组织瓣的技术,并且主要集中在显微外科手术移植的组织瓣。这些监测方法评估显微吻合术后小血管的开放程度,其目的是尽早发现吻合术出现的问题,以挽救组织瓣。血管蒂部未行游离的肌皮瓣或穿支皮瓣,通常通过临床观察进行监测。临床观察通常包括评估皮肤颜色、组织肿胀、温度、毛细血管再充盈及针刺。理想的监测手段应可靠、可重复、灵敏、性价比高、易用且持续[148]。辅助手段,如激光流量计、置入式多普勒、氧分压探头、经皮氧张力、双重扫描和手持式多普勒,均可用于辅助组织瓣的主观监测。

具体组织瓣的选择

肌瓣与肌皮瓣

　　当决定使用肌瓣或肌皮瓣后,就需要选择具体的肌肉。以下是帮助外科医生进行肌肉选择时的总体指南:

　　1. 理想情况下,最好利用缺损部位附近的肌肉。

　　2. 肌肉应当在面积和体积上能够完全覆盖创面。组织瓣的设计应当在缺损大小确定后再进行。当肿物有破溃或创面需要进行清创,则最终的组织缺损通常要比最初预估得更大更深。清创之后再进行组织瓣设计,可以避免因组织量不足造成的皮瓣损失。如果创面不稳定或是最终创缘尚不明确(肿瘤性创面无法进行术中病理),推荐临时性的创面包扎或是皮片移植覆盖。整形外科医生必须要考虑到,如果肌肉的起止端或运动神经离断,肌肉会在将来出现明显的萎缩而导致组织量明显减少。

　　3. 尽量选择有功能替代的肌肉组织。作为瓣组织的肌肉通常都有协同肌来弥补该肌肉功能上的损失。若不具备协同肌群,则必须使用保留供区肌肉功能的手术技巧(如肌肉分割),或是选择另外的肌肉。

　　4. 拟行转移的组织瓣的血管蒂状况必须在术前明确。若设计的肌瓣其血管蒂附近区域曾有过手术史,或是在体检时发现相关肌肉麻痹,则必须考虑术前进行选择性血管造影检查。早期运动神经的离断也可能会同时结扎掉血管蒂造成供血动脉的损伤。临床中血管造影检查尤其适用的情况包括膝部手术后评估腓肠动脉(腓肠肌),颈部和肩部手术后评估颈横动脉(斜方肌),以及腋窝区术后评估胸背动脉(背阔肌)[149]。

　　5. 供瓣区的继发性创伤必须认真对待。一些患者并不接受在供区使用皮片移植,而有些肌瓣又确实更易残留较大创面而需要用皮片移植的方法来闭合。同样,一些患者对于遗留瘢痕的供区位置也有要求(如进行乳房再造时既可选择 TRAM 皮瓣而遗留腹部瘢痕,也可选择背阔肌肌皮瓣而遗留背部瘢痕)。

　　6. 肌皮瓣所携带的皮肤组织需要足够大的范围和适宜的质地。供区皮肤应当可以和受区皮肤匹配(如某些部位不能出现含有毛发的皮肤)。

　　7. 如果受区需要恢复一定程度的感觉或运动功能,则只有一些特定的肌瓣、肌皮瓣和筋膜皮瓣可以选择。常用于感觉或运动功能重建的肌肉组织包括前锯肌、腹直肌和背阔肌[177-181]。

　　8. 若缺损部位的修复除软组织外还需要骨组织,则可以应用骨肌皮瓣。临床应用实例包括斜方肌肌皮瓣联合血管化的锁骨和肩胛冈[150,182],胸大肌肌皮瓣联合血管化的肋骨[183,184],基于旋股外侧动脉系统的髂部骨肌皮瓣[167,185],及背阔肌-肩胛骨肌皮瓣[163,186]。

　　9. 手术中的技术运用要力求简洁。

筋膜瓣、筋膜皮瓣与穿支组织瓣的选择

　　选择筋膜瓣、筋膜皮瓣或基于穿支的穿支组织瓣的指

南性建议大致与前文所述的肌瓣和肌皮瓣的选择相似,仅有少数例外。

筋膜瓣、筋膜皮瓣或穿支组织瓣如果当作旋转或推进组织瓣应用则必须位于缺损部位附近,且组织瓣必须拥有足够的大小和组织量进行创面的充填。如果修复重建区域不需要很大的组织量,则筋膜瓣、筋膜皮瓣或穿支组织瓣是理想的选择。血供情况必须在术前进行评估,如果选择筋膜皮瓣或穿支组织瓣,则要在术前用多普勒对穿支血管进行探查,以规划皮肤区域范围,而是否具有足够多的穿支血管决定了该筋膜皮瓣或穿支组织瓣是否可用。根据血管体区原则,组织瓣应包括一个邻近区域在内确保整个组织瓣的血管形成[33]。对于穿支组织瓣,在确定主要穿支后,其他次要穿支最终在深筋膜水平横断。若小蒂与源血管一起解剖,穿支组织瓣将有更好的循环。供区继发性创面同样要认真对待,大部分情况下创面本身就是闭合的(筋膜瓣),但如果供区要携带皮肤组织且面积较大,则继发创面需要进行皮片移植。利用筋膜皮瓣来重建感觉功能是可行的。

穿支组织瓣(游离型)

与在先前识别的穿支上提升皮瓣相反,可以首先选择皮肤区域范围,并且可以按顺序选择皮瓣上的适当穿支。这是游离型方法的核心,可以有效处理组织瓣获取期间或解剖变异情况下发生的意外事件[187,188]。外科医生不会受到具体的供体或来源动脉限制。在确定组织瓣的位置和尺寸并选择具体的供区后,进而寻找合适的穿支。虽然这种方法为组织瓣的选择提供了最大的自由度,但需要学习曲线来适应[189]。

组织瓣的部位应用

头颈部重建

局部组织瓣:
1. 颞肌
2. 胸锁乳突肌
3. 颈阔肌
远位组织瓣:
1. 胸大肌
2. 斜方肌
3. 背阔肌
穿支组织瓣:
1. 面部动脉穿支
2. 颏下动脉穿支

肿瘤根治性手术或创伤性损伤会造成头颈部巨大的组织缺损。然而,很多简单的组织缺损仅用直接拉拢缝合、局部头皮瓣或皮片移植即可解决问题,而更为复杂的组织缺损则需要更大的重建手术来解决,此时肌瓣、肌皮瓣以及筋膜皮瓣则发挥了巨大作用。历史上,较大的头颈部组织缺损需要进行阶段性手术逐步完成创面的修复。现今最为常用的手段就是显微组织游离移植。

在头颈部重建手术中应用肌瓣或肌皮瓣的主要作用包括为严重的组织缺损提供组织量进行充填(如半侧下颌切除术后);为重要组织结构提供保护性覆盖(如颈动脉);为

口腔内提供衬里和包被;为颅骨、面部及颈部的缺损提供皮肤覆盖。

用于头颈部重建的局部肌瓣和肌皮瓣包括颞肌、胸锁乳突肌和颈阔肌。

颞肌属于Ⅲ型血供模式,是呈扇形羽毛状的肌肉。该肌瓣翻转后可用于覆盖眼眶、上颌及耳部。

胸锁乳突肌属于Ⅱ型血供模式,由 Owens 于 1955 年第一次报道用于头颈部重建[190]。历史上此组织瓣曾用于口腔内及咽部重建。其他用途包括上颈部及颌部的组织充填、大血管的保护性覆盖及咽部皮肤瘘管的闭合[191-193]。然而,在所有用于头颈部重建的肌肉中,胸锁乳突肌是可靠性最差的肌肉[20,193]。

颈阔肌属于Ⅱ型血供模式,是一块薄而宽大的片状肌肉,其延伸覆盖颈部整个前侧和外侧部分。1887 年,Gersuny 首次报道利用颈阔肌作为肌皮瓣进行颊部全层缺损的修复[194]。颈阔肌曾用作口腔内、唇部、中面部下方及颈前部的重建。由于颈阔肌很薄,重建外科医生在组织剥离时必须特别小心避免使肌纤维断裂,以及在组织瓣转移时避免血管蒂张力过大。

用于头颈部重建的远位肌瓣和肌皮瓣包括胸大肌、斜方肌和背阔肌。

胸大肌属于Ⅴ型血供模式,是一块大而宽的肌肉。1968 年,Hueston 和 McConchie 首次报道将胸大肌用作肌皮瓣,作为胸三角皮瓣的一部分进行应用[195]。1977 年,Brown 等报道应用胸大肌肌瓣进行纵隔创面的修复[18]。1979 年,Ariyan 将胸大肌肌皮瓣应用于头颈部重建(图 21.49 和图 21.50)[20]。

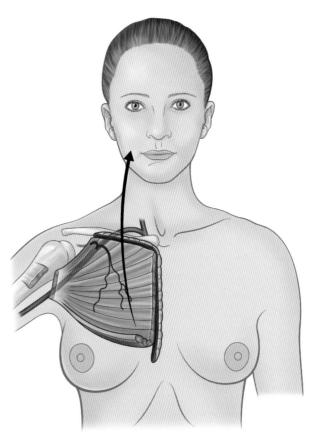

图 21.49　胸大肌肌瓣。标准转移至中 1/3 面部

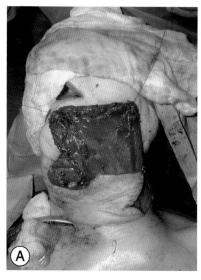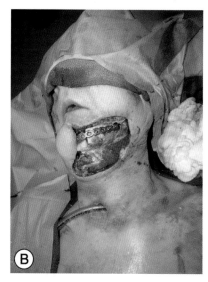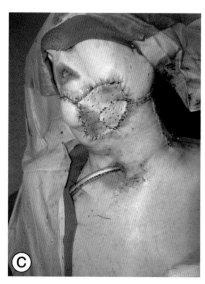

图 21.50　(A~C)胸大肌肌瓣用于头颈部重建

随后几年,胸大肌肌皮瓣在头颈部重建中被证实比胸三角皮瓣具有更高的应用价值,并取代其作为头颈部重建的第一选择(不包括显微组织游离移植)。

胸大肌肌皮瓣在头颈部重建中最常用于:面颈部外层皮肤皮被;口腔及咽部的衬里;携带血管化的肋骨联合进行颚部重建;食管重建[196-200]。历史上,胸大肌肌皮瓣是头颈部重建中最为常用的组织瓣。

斜方肌属于 II 型血供模式,其临床应用范围不如胸大肌,但凭借其较好的位置以及较大的前方转移范围,其临床应用价值仍然较高[14,22]。设计上的改良可以使斜方肌作为完全不同的上方或下方肌皮瓣进行应用[201],其中包括下面部重建,特别是耳及腮腺区域;上方侧面部及头皮(枕部及颞部)缺损的修复[202];颈前及颈后部位的重建[203];作为延伸型组织瓣进行眼窝的重建[204,205];口咽食管的重建。历史上,斜方肌也作为骨肌皮瓣进行应用,可携带外侧锁骨或肩胛冈(图 21.51 和图 21.52)[206]。

背阔肌属于 V 型血供模式,最早于 1896 年由 Tansini 作为上蒂组织瓣进行报道[207]。自从第一次报道后,此组织瓣经历了很多次的改良和完善。历史上,背阔肌肌皮瓣曾被用于头颈部巨大缺损的修复上,或是既往因放射治疗或手术造成的其他组织瓣无法应用的情况下。自从 1978 年 Quillen 等报道了利用背阔肌岛状瓣修复下颚及颈部肿瘤切除后的遗留创面,此后各种其他临床应用方法陆续被报道[208]。实际应用当中,背阔肌肌皮瓣最常用于口腔和咽部的重建[209]。背阔肌在头颈部其他位置的应用包括颈后、肩部、颈前、下面部、枕部头皮以及口咽食管区域的重建。

穿支组织瓣在头颈部的主要影响是增加这些组织瓣适应复杂重建的能力。随着血管解剖学知识的提高,穿支组织瓣的加入增加了选择合适组织瓣的多样性。面部动脉穿支皮瓣是一个越来越多的头颈部重建选择的例子[210]。它是鼻唇沟皮瓣的一种演变形式,通过提供更薄的组织瓣来克服其局限性,无需二次分离皮瓣,并且提供了更好的旋转和灵活性(图 21.53)。头颈部穿支皮瓣的第二个优点是增加了供区的选择。颏下动脉穿支供血的颏下穿支皮瓣提供了相似的质地、颜色以及毛发,是头颈部重建的理想选择(图 21.54)[211,212]。蒂部可长达 8cm,延伸至颞侧、中侧、下侧和口腔[213]。根据皮肤松弛程度,可初步闭合蒂部,瘢痕可很好地隐藏入颈角。

乳房重建

局部组织瓣:
1. 胸大肌
2. 前锯肌
3. 胸小肌

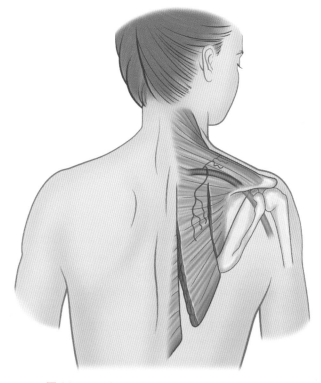

图 21.51　斜方肌肌瓣。向面部及颈前部转移

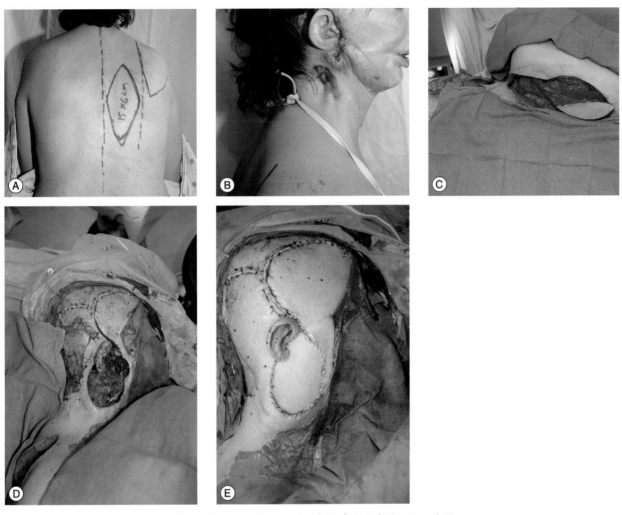

图 21.52　（A~E）用于头颈部重建的垂直斜方肌肌皮瓣

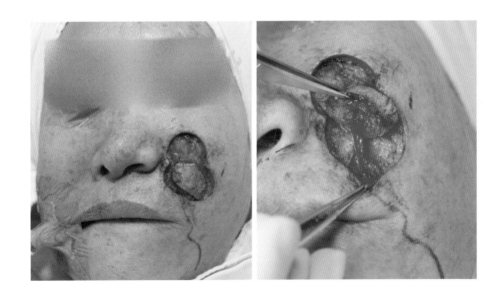

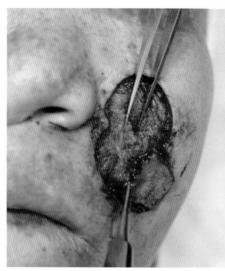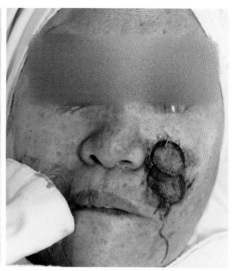

图 21.53 面动脉穿支皮瓣是鼻唇沟皮瓣的一种进化形式,通过提供更薄的皮瓣来克服限制,无需二次分割皮瓣,并提供更好的旋转度和活动度

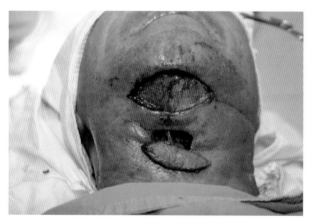

图 21.54 基于颏下动脉穿支的颏下穿支皮瓣提供了极好的纹理、颜色匹配和毛发承载特性,是头颈部重建的理想选择

远位组织瓣:

1. 腹直肌
2. 背阔肌

穿支组织瓣:

1. 肋间外侧动脉穿支

肌瓣和肌皮瓣对乳房重建领域的影响巨大,其为乳房切除术后的患者提供了更加美观的胸部形态。针对乳腺癌的治疗,创伤较小的手术方法,如乳癌改良根治术、保留皮肤或乳头的乳房切除术及乳房肿瘤切除术,已经替代了传统的乳癌根治术。手术治疗方法的改变使得术后继发创面减小,并且能够保留更多的局部组织用于术后重建。另外,越来越多的女性在发现乳腺癌前病变或具有乳腺癌家族史时,就选择了预防性乳腺切除并行即刻乳房重建。

局部可用于乳房重建的肌肉包括胸大肌、胸小肌和前锯肌。这些肌肉对于行假体置入或扩张器置入的患者尤为重要。对于胸大肌完整且有足够皮肤包被的患者而言,肌肉下(胸肌下或胸肌-前锯肌下)置入假体是常用的重建方法[214]。胸小肌和前锯肌大都作为胸大肌的辅助来进行假体的覆盖包被[215-217]。

可用于乳房重建的远位肌肉包括背阔肌、腹直肌和其他用于显微游离移植的肌肉,包括臀大肌和筋膜穿支皮瓣(腹壁下动脉穿支皮瓣、腹壁浅动脉皮瓣及横向上股薄肌皮瓣)。应用远位肌皮瓣或筋膜皮瓣进行重建的指征包括局部组织量不足、表面皮肤包被不够,以及放射治疗后创伤。

Tanzini 最早报道了背阔肌肌瓣在重建外科中的应用[207]。从此,背阔肌成为重建外科中应用最为广泛的肌肉组织。背阔肌的优势在于组织瓣血供稳定并能最终提供较好的美学效果[218]。而应用背阔肌进行乳房重建的最大劣势在于此肌皮瓣较薄,通常需要结合乳房假体才能达到足够的突度[219]。为此,出现了扩大的背阔肌肌皮瓣,其能够提供额外的软组织量,因此无须置入假体[220]。另外,背阔肌供区的瘢痕通常令人不悦,且出现血清肿的概率较高[221]。

腹直肌属于 III 型血供模式,其血供范围包括大量的腹部皮下脂肪及表面皮肤。腹直肌肌皮瓣乳房重建已经被证实为乳房重建中最有价值的方法之一。不同的设计方法创造了多种不同的腹直肌肌皮瓣(如纵行、横行、双蒂、上蒂和下蒂)。此组织瓣最初设计基于上蒂,即腹壁上动脉及伴行静脉,并携带纵行皮岛。随后,基于下蒂即腹壁下动脉的皮瓣设计才有报道[222]。1982 年,Hartrampf 等报道了一项改变整个乳房重建格局的技术方法[223]。通过在肚脐和盆骨间设计横行皮肤区域,此腹直肌肌皮瓣可以在为乳房重建提供软组织的同时改善腹壁外形。横行腹直肌(TRAM)肌皮瓣被认为是乳房重建中的首选肌皮瓣(图 21.55)。

应用 TRAM 皮瓣进行乳房重建的适应证包括:胸壁需要额外的软组织及包被皮肤,而又具有中等组织量的下腹部的患者;选择自体组织而非假体进行乳房重建的患者;接受下腹部瘢痕而不接受背部瘢痕的患者;经过其他方式重建乳房后对效果不满意的患者(图 21.56)[224]。

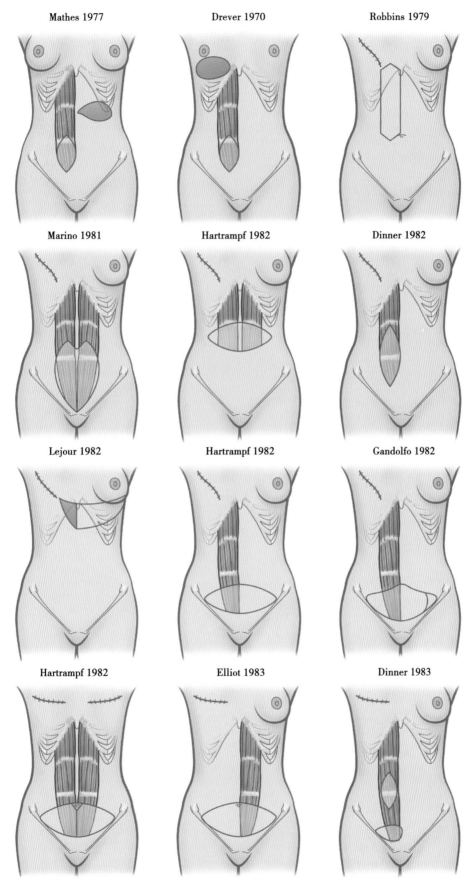

图 21.55 基于上蒂的 TRAM 皮瓣的不同设计形式

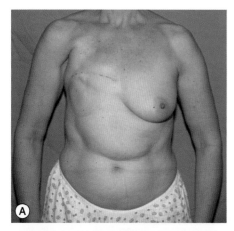

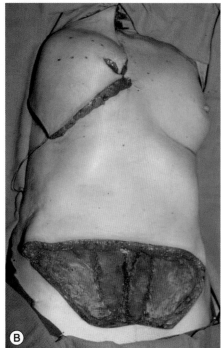

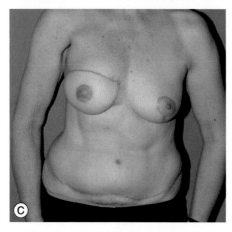

图 21.56 （A～C）TRAM 皮瓣乳房重建

应用 TRAM 皮瓣进行乳房重建的相对禁忌证包括：身体消瘦，下腹部组织量很少的患者；处于生育年龄的未产妇；既往有腹壁疝的患者；极度肥胖的患者；重度吸烟者；下腹壁有瘢痕的患者。应用上蒂的 TRAM 皮瓣行乳房重建的绝对

禁忌证是上部血管蒂已经离断，通常与患者上腹部横行开腹手术切口有关。

TRAM 皮瓣的优点包括：

1. 能够提供足够的组织量，往往不再需要假体。
2. 位于耻骨的供区水平切口瘢痕易于接受。
3. 组织瓣的获取和转移可以在同一手术体位下完成。
4. 组织瓣的皮岛面积要比背阔肌肌皮瓣大。
5. 可同时进行腹壁成形术使供区创面直接拉拢缝合。

TRAM 皮瓣的主要缺点是，获取皮瓣时截取了一侧或双侧腹直肌后，潜在的腹壁疝发生风险或出现腹壁薄弱的风险大大提高[225]。

很多学者都针对损失一侧或双侧腹直肌后的远期影响进行了相关临床研究[226]。大部分研究中关于术后腹壁力量的随访结果都是定性的而非定量的。尽管如此，研究结果还是显示了腹壁肌肉力量的减弱[227]。总体而言，大部分患者在经历 TRAM 皮瓣乳房重建后，能够恢复正常活动而不遗留功能限制。

乳房再造可采用 TDAP（胸背动脉穿支）、AICAP（肋间前动脉穿支）、LICAP（肋间外侧动脉穿支）和 SEAP（腹壁上动脉穿支）皮瓣作为局部皮瓣。这些局部皮瓣可用于乳房部分切除术后的乳房再造。LICAP 皮瓣经常用于乳房下外侧象限部分切除术后缺损的重建，这是带蒂背阔肌肌皮瓣或 TDAP 皮瓣的简单替代物[228]。LICAP 皮瓣由肋间后动脉的外侧支供血，位于腋中线和相应肋骨下边缘的连接处。在第 4 和第 6 肋间上升的穿支是部分乳房重建的理想选择（图 21.57）。

纵隔区重建

局部组织瓣：

1. 胸大肌

远位组织瓣：

1. 腹直肌
2. 背阔肌
3. 大网膜

纵隔区重建的最常见原因就是胸骨劈开术后的继发感染。虽然胸骨劈开术后感染概率很低，报道在 0.4% ～ 6.9%，但是随后出现的并发症和病死率却非常严重[229]。胸骨劈开术后的感染治疗取决于感染范围和组织坏死量。历史上，胸骨劈开术后感染的标准治疗包括清创和闭式引流灌洗，通常要利用肌瓣进行充填，以抵抗感染复发。目前，公认早期的肌瓣转移可以减少并发症的发生，所以胸骨劈开术后出现创面都应当考虑使用肌瓣覆盖。

作为纵隔区覆盖的首选局部肌瓣就是胸大肌。1980年，Jurkiewicz 等报道了利用胸大肌肌瓣填塞胸骨纵隔间的无效腔[230]。胸大肌可以通过多种方式进行移动，既可以基于优势的胸肩峰动脉转移，也可以基于节段性次级血管蒂进行翻转（来源于乳内动静脉的穿支血管）。Nahai 等报道了胸大肌作为翻转组织瓣应用的一种改良方式，其可以保留下基于优势血管蒂供血和运动神经控制的外侧 1/3 部分

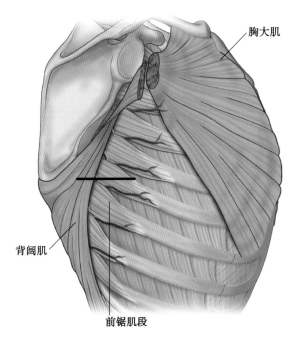

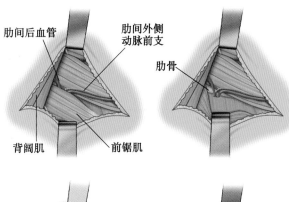

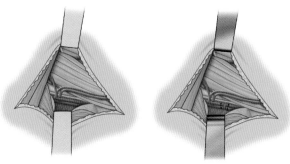

图 21.57　LICAP 皮瓣由位于腋中线和相应肋骨下缘交界处的肋间后动脉外侧支供血。在第 4 和第 6 肋间上升的穿支是部分乳房重建的理想选择

的肌肉[231]，此技术的优点在于保留了前腋皱襞线的轮廓外形。胸大肌肌瓣在成人和儿童胸骨创面感染的治疗中都是极为重要的治疗手段[232-234]。

　　根据缺损大小，外科医生可以使用一侧或双侧胸大肌进行创面的覆盖[235]，如果组织量还是不够，可以加用腹直肌来覆盖创面的下极[236]。无论作为肌瓣还是肌皮瓣来使用，腹直肌都是纵隔下区创面覆盖的可靠来源，同样也能对较大的无效腔进行良好的填塞[237,238]。在应用腹直肌前，要注意腹壁上动脉与乳内动脉在胸骨下端的连续性，避免在

清创过程中将其离断。另外，若乳内动脉曾被用于冠状动脉旁路移植术，则会影响同侧基于上蒂的腹直肌的血供，使得同侧的腹直肌无法利用。而在行冠状动脉旁路移植术时，乳内动脉结扎部位以远的侧支循环的建立大体上可以保证足够的血流灌注进入腹壁上动静脉，使得腹直肌向上转移至纵隔区得以实现（图 21.58 和图 21.59）。

　　大网膜同样可用于纵隔区创面的修复，其既可以单独使用，也可以与其他组织瓣联合使用[239]。大网膜以胃网膜右动脉或胃网膜左动脉为蒂。应用此组织瓣会将腹膜腔暴露于感染区域，所以大网膜主要用于胸大肌和腹直肌无法使用的患者[240]。利用腹腔镜技术进行大网膜的获取可以降低相关的腹部并发症发生率[241]。

　　背阔肌是另外一种可用于修复上纵隔区创面的组织材料[242]。通常在胸大肌缺如或损伤不可用的情况下才会选择背阔肌[243]。使用背阔肌肌瓣或肌皮瓣的优势在于其血管蒂及供区远离创伤感染部位[244]。缺点则包括从后背区域获取组织瓣不方便，以及背阔肌对于较深较广泛的纵隔区创面而言可能过薄。背阔肌同样可以通过显微外科技术游离移植到胸骨进行创面修复[245]。

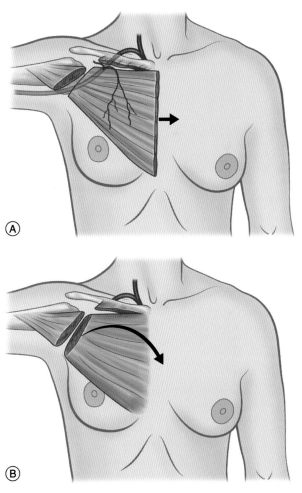

图 21.58　胸大肌肌瓣。（A）以胸肩峰动脉为蒂向纵隔区转移。（B）以乳内动脉的穿支血管为蒂向纵隔翻转

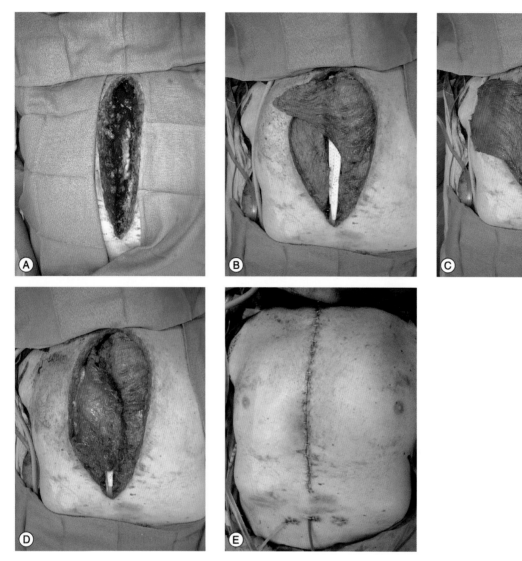

图 21.59　(A~E) 双侧胸大肌肌瓣进行纵隔创面的覆盖

胸壁重建

局部组织瓣：

1. 胸大肌
2. 背阔肌
3. 前锯肌

远位组织瓣：

1. 腹直肌
2. 大网膜

穿支组织瓣：

1. TDAP（胸背动脉穿支）
2. 梯形组织瓣

胸壁重建具有挑战性。因肿瘤、感染、放射性治疗及创伤而进行的损毁性手术会造成广泛性的胸壁全层缺损。况且需要进行胸壁重建的患者中，很多人针对原发病已经经历了一些形式的化学治疗或高剂量的放射治疗，创面区域的愈合能力在进行重建时已经严重受损。

历史上，胸壁重建的方法包括应用各种各样的随意型皮瓣及管型皮瓣，但通常需要经历多期手术才能完成。如今，胸壁重建已不再需要延迟或分期手术。非全层性缺损且基底为具有活性肌肉的创面可以进行皮肤游离移植；较大的全层缺损则要借助于组织瓣进行重建。当胸壁的连续性出现严重缺失时，聚丙烯材质的人工补片可以作为组织瓣重建的补充，为浅层组织瓣提供支撑以维护其稳定性[246,247]。

胸大肌和背阔肌的肌瓣及肌皮瓣是胸壁重建中最为常用的组织瓣。Larson 和 McMurtrey 指出，胸大肌肌皮瓣是下颈部和胸骨上 1/3 段组织缺损时重建的首选，而背阔肌肌皮瓣则适用于前胸壁的创面修复，但是需要去除两到三根肋骨并切除 <8cm 的皮肤。在这两位医生为 50 位患者施行的 53 例皮瓣修复手术中，没有利用筋膜、肋骨以及人工补片提供支撑，仅肌皮瓣自身即保证了胸壁的稳定性[248]。

既往行开胸手术会降低同侧背阔肌组织瓣血管蒂的可靠性和组织瓣转移后的稳定性，但开胸手术并不是此组织瓣应用的绝对禁忌证。事实上，Scheflan 等报道了标准的前外侧开胸术会将背阔肌分割为上 1/3 和下 2/3 两部分，但并不影响背阔肌作为组织瓣进行使用[249]。最近，对于既往行后外侧开胸术的患者，也成功进行了背阔肌的应用[250]。上 1/3 的背阔肌以胸背动脉为蒂，可以用于上部前外侧胸壁缺损的修复。下 2/3 的背阔肌靠作为次级血管蒂的脊旁穿支血管供血，可以作为逆向背阔肌肌瓣或肌皮瓣，进行下外侧和后侧胸壁缺损的修复。McCraw 等和 Bostwick 等的早期临床工作促进了逆向背阔肌组织瓣的发展[251,252]。背阔肌肌瓣和肌皮瓣在众多胸壁异常的疾病治疗中显示了极高的临床应用价值，其中包括 Poland 综合征[253,254]、脊柱裂[255,256] 及横膈疝[257,258]。

前锯肌同样能够作为局部肌瓣进行胸壁创面的修复。前锯肌血管蒂恒定而可靠，且其转移范围较大[259]。Arnold 等报道了应用前锯肌肌瓣重建胸壁、堵塞支气管胸膜瘘以及修复气道[260]。前锯肌可以通过手术分割只将其中一部分用于临床修复[44]。

腹直肌肌瓣或肌皮瓣可作为远位组织瓣进行胸壁重建。Larson 等认为，腹直肌肌皮瓣对于较大的胸壁缺损尤其适用[248]，而该组织瓣的使用依赖于乳内动脉的状况。相较于背阔肌，Miyamoto 等而更倾向于选择腹直肌肌皮瓣进行胸壁重建，原因在于操作更加方便（患者术中无须变换体位）、获取简单以及供区创口易于闭合[261]。另外，在多于 3 根肋骨被切除且重建手术中应用了补片的情况下，腹直肌展现了其显著的优势，其提供的组织厚度可以最大程度减少出现连枷胸的概率[262]。较大的胸壁创面，只要在腹直肌转移范围内均可以修复，腹直肌可以按照横行或纵行的肌皮瓣形式进行使用[263]。

如果乳内动脉已经被破坏，则腹直肌组织瓣通常以显微游离的方式进行应用[264]。

大网膜也同样应用于胸壁重建。大网膜可以通过腹腔镜进行获取，从而避免了腹部的巨大切口。作为易位组织瓣应用时，大网膜可以以胃网膜左动脉或胃网膜右动脉为蒂。大网膜具有较大的表面积，质地柔软，可以充填无效腔，并具有血管源性和免疫源性。大网膜可用于放射性骨坏死、肿瘤切除及慢性创面所致的胸壁缺损的修复[79]。

局部穿支组织瓣通常在胸部周围有短蒂。TDAP 皮瓣有一个长蒂，使胸壁上 2/3 的重建成为可能。然而，经常出现的无效腔可能需要额外的肌肉块来支持背阔肌肌皮瓣。筋膜皮穿支和肌皮穿支供血的梯形岛状皮瓣为穿支组织瓣提供了强大的血管供应，并使简单的局部组织瓣发展变得容易且迅速[32]。

腹壁重建

局部组织瓣：
1. 腹直肌
2. 腹外斜肌
远位组织瓣：
1. 阔筋膜张肌
2. 背阔肌
3. 股直肌
穿支组织瓣：

1. 股前外侧（ALT）
2. 腹壁下动脉穿支（DIEAP）
3. 腹壁上动脉深穿支（DSEAP）
4. 螺旋桨

在腹壁缺损的修复中，手术的目的是提供软组织覆盖并恢复腹壁的完整性。为设计安全而可靠的修复方式，有必要对复杂的腹壁创伤进行分类，依据为创伤的位置以及表面皮肤软组织覆盖的状况。按照位置来区分的话，腹壁可以分为 4 个区域：1A 区，水平中线以上横跨垂直中线的部分；1B 区，水平中线以下横跨垂直中线的部分；2 区，水平中线以上两个 1/4 象限的部分；3 区，水平中线以下两个 1/4 象限的部分（图 21.60 和表 21.14）。

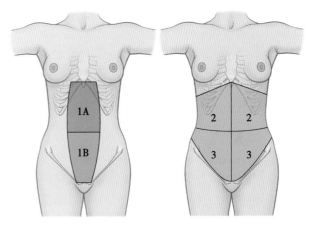

图 21.60　腹部重建区域

表 21.14　用于腹壁重建组织瓣的区域分类

组织瓣	区域			
	1A	1B	2	3
背阔肌			×	
腹直肌				
基于上蒂	×		×	
基于下蒂		×		×
推进	×	×		
腹外斜肌推进				×
阔筋膜张肌				
易位		×		×
扩张	×			×
股直肌		×		×

（Modified from Mathes SJ, Steinwald PM, Foster RD, et al. Complex abdominal wall reconstruction：a comparison of flap and mesh closure. *Ann Surg*. 2000；232：586-596.）

可以作为局部组织瓣应用的两个肌肉是腹直肌和腹外斜肌。腹直肌肌瓣和肌皮瓣是单侧腹壁缺损拟行修复时的首选组织瓣。1977 年，Mathes 和 Bostwick 报道了应用腹直肌肌皮瓣进行腹壁缺损的修复[222]。Parkash 和 Ramakrishnan 报道了应用岛状腹直肌肌皮瓣修复一例保守治疗失败的腹部广泛性放射坏死性溃疡[265]。1983年,Taylor等报道应用扩大的腹壁下动脉穿支血管皮瓣,其包含下蒂的腹直肌肌皮瓣及向上外侧延展的筋膜皮瓣,通过携带更大的皮肤面积,成功修复了广泛的腹壁缺损以及腹股沟和大腿部位的缺损[266]。

腹直肌可以通过离断外侧肌肉附着来修复位于腹部中线区域的创面。各种手术方式都有报道。其中一种方法称作层次分离,通过在半月线外侧做切口分离腹外斜肌腱膜,显露出腹外斜肌和腹内斜肌之间的层次[267],这样就可以使腹直肌向内侧移动。其他如滑动性肌筋膜分割或释放的方法也能够成功运用使腹直肌移动来修复腹中线组织缺损[222,268]。另外,腹直肌也可以作为翻转组织瓣来修复腹壁创面[269]。

腹外斜肌可用于修复缺如或缺损的腹直肌筋膜[270]。腹外斜肌肌皮瓣作为另外一个局部组织瓣,可用于修复小的全层的上腹部缺损[271-273]。腹外斜肌筋膜同样可以扩张后向中央推进,以修复腹壁缺损[274,275]。

用于腹壁重建的远位肌瓣和肌皮瓣包括背阔肌、阔筋膜张肌以及股直肌组织瓣。背阔肌肌皮瓣易位转移尤其适用于上外侧腹壁缺损的修复[276,277]。此组织瓣特别适用于创伤性缺损、烧伤创面以及毁损性术后创面的修复[278-280]。背阔肌同样可以通过显微游离移植来修复中央腹壁缺损[281]。此组织瓣同样可以携带运动神经,并表现出足够的肌肉收缩力量以替代原始腹壁肌肉的功能[282]。

阔筋膜张肌作为肌皮瓣和筋膜皮瓣可用于下腹壁重建。Wangensteen最早报道将此组织瓣用于下腹壁创面的修复[283]。阔筋膜张肌的特点包括可以提供大量的血管化的筋膜和皮肤组织,并且具有较低的供区并发症发生率[284-286]。阔筋膜张肌通常作为旋转组织瓣应用,但也有成功游离移植的报道[287]。作为旋转组织瓣,其转移范围限制在下腹壁区域,但若进行游离移植,则可用于腹壁的任意区域[288]。

股直肌肌皮瓣是腹壁重建的另一可靠选择[289,290]。股直肌组织瓣的各种变化应用,包括利用筋膜的扩展延长以及组织扩张,延伸了其转移范围[291,292]。此组织瓣的体积比阔筋膜张肌组织瓣大,所以在供区并发症发生率上也更高。此组织瓣的应用可能会影响到腿部的伸展活动,尽管随后的研究并未发现有此影响[291,293]。某些情况下要优先选择股直肌而非阔筋膜张肌,如治疗下腹壁放射坏死性溃疡时,股直肌能够提供更多的肌肉组织来充填缺损(图21.61)[294]。

穿支组织瓣修复腹部有许多选择。对于中小型的缺损,可以在缺损附近找到穿支,并可以旋转组织瓣作为螺旋桨组织瓣来覆盖腹部的皮肤缺损。这种穿支供血的旋转允许组织瓣旋转而不破坏深筋膜下的结构[58]。对于较大和复杂的伤口,可以使用较大的穿支组织瓣或具有复合组织的组织瓣。图21.62将腹部分为5个区域,显示用于重建的优选穿支组织瓣[58]。DIEP皮瓣可作为螺旋桨旋转修复下腹部和中腹部。如果组织瓣内有瘢痕,可能会危及组织瓣掀起后的血液循环。带蒂股前外侧(anterolateral thigh,ALT)皮瓣能够得到较大的组织,达到下腹部和侧腹部。ALT可以包含深筋膜作为复合组织瓣来掀起,以恢复腹壁的完整性[295]。DSEAP皮瓣可以设计成水平的,与肋缘稍微倾斜平行。螺旋桨式的采集和旋转可以修复上腹部区域[58]。掀起组织瓣时,应始终确认乳房内动脉的存在,因为这是穿支的主要来源血管。

腹股沟与会阴区重建

局部组织瓣:
1. 缝匠肌
2. 阴部大腿皮瓣

远位组织瓣:
1. 股薄肌

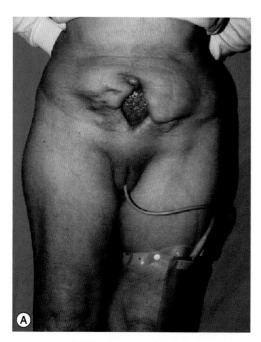 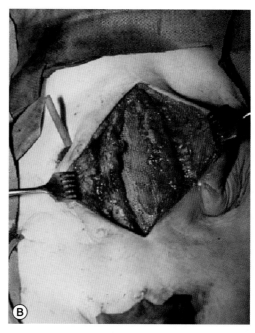

图21.61　(A~D)股直肌肌皮瓣联合腹部人工补片治疗Ⅱ型1B区慢性创面

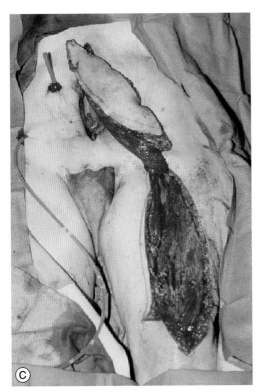
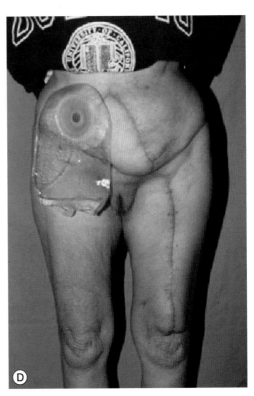

图 21.61（续）

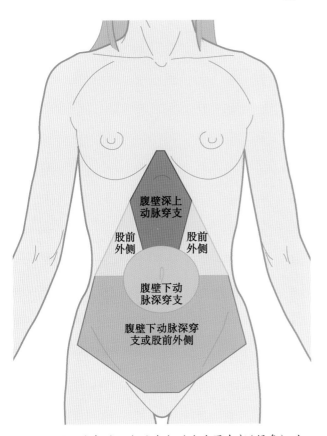

图 21.62　腹部的 5 个区域分别为脐周中部（绿色）、上腹部（红色）、左右两侧（黄色）和脐下（蓝色）。图示用于皮肤覆盖的首选穿支皮瓣（*From Blondeel PN, Morris SF, Hallock GG, Neligan PC. Perforator Flaps, 2nd edn. St. Louis: QMP; 2013.*）

2. 阔筋膜张肌

3. 股直肌

4. 腹直肌

5. 臀大肌

穿支组织瓣：

1. 游离穿支

腹股沟和会阴部位的重建主要针对由外伤、肿瘤切除和感染造成的创面。创面可以很广泛，并且因为毗邻肛门和尿道，易遭受粪便和尿液的污染。另外，腹股沟区的创面可能会暴露股动、静脉，而人工血管移植以及肿瘤患者的放射治疗都会使治疗更为复杂。

缝匠肌属于Ⅳ型血供模式，含有的多重节段性血管蒂限制了其转移范围。离断一到两支最近端的血管蒂还是能够使缝匠肌的上端部分向内侧转移至腹股沟区。此方法用于覆盖暴露的股动、静脉和人工血管移植物[296]。

阴部大腿皮瓣是一种阴部内动脉终末分支供血的轴型感觉筋膜皮瓣[297,298]。这种皮瓣的变形有臀肌折叠皮瓣、莲花皮瓣和阴股沟皮瓣[297,299,300]。也可以使用各种设计：沿臀沟内阴部内动脉的纵轴 V-Y 推进或是菱形皮瓣。

股薄肌属于Ⅱ型血供模式，既可以向前方转移，也可以向后方转移。向前转移，该肌肉可用于腹股沟区和会阴部位的重建；向后转移，可用于坐骨部位和直肠周围缺损的修复[301-303]。股薄肌肌瓣和肌皮瓣还常用于阴道、阴茎、阴囊及直肌括约肌的重建（图 21.63）[294,304-306]。

阔筋膜张肌在腹股沟和会阴重建中尤其重要[307,308]，其可以肌皮瓣形式也可以肌筋膜瓣形式应用。阔筋膜张肌同

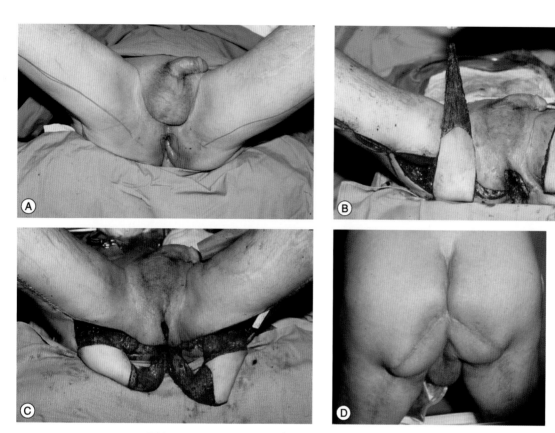

图 21.63　（A~D）双侧股薄肌肌瓣及臀股皮瓣修复会阴部放射性创面

样可用于女性外阴重建和修复复发性腹股沟疝[284]。

股直肌可用于腹股沟及会阴区的创面的修复[309,310]。此组织瓣含有较大体积的肌肉，其转移范围与阔筋膜张肌相似。虽然此组织瓣稳定可靠且肌肉组织量大，但是对于下肢功能正常的患者仍作为替补组织瓣来应用，因为在组织瓣获取过程中有可能会造成下肢功能的影响，即使最近的一些研究证据表明修复效果要比肌力的损失更为重要[284,311]。

基于下蒂的腹直肌肌瓣或肌皮瓣是进行骨盆前区和腹股沟区创面修复的可靠组织瓣来源[222,294,312]。其较大的转移范围和源于腹壁下动脉的良好血供使腹直肌成为该区域重建的完美选择。纵行腹直肌肌皮瓣可用于会阴区较大的放射性创面的修复（图 21.64 和图 21.65）[178,313,314]。

臀大肌可以为骨盆区和会阴区创面提供良好的覆盖。其组织量大的特点尤其适用于骨盆区无效腔的充填及会阴创面的覆盖，且同样适用于直肠括约肌的重建[315,316]。臀大肌筋膜皮瓣的 V-Y 推进可有效覆盖广泛的外阴切除及复发性直肠癌术后的创面（见图 21.63）[317,318]。由 Hurwitz 提出的臀股皮瓣包含臀大肌的下部及大腿后侧的大面积皮肤区域，由臀下动脉的降支供血[319]。臀大肌肌瓣和臀部筋膜皮瓣尤其适用于会阴及骨盆深部创面的修复[320,321]。

会阴重建通常比较复杂，需要多个皮瓣。术前需决定重建的最佳选择以及考虑理想的供区。由于该区域有丰富的可用穿支，因此引入了许多新的组织瓣和方法[322,323]。这些穿支组织瓣可起源于阴部内外动脉、闭孔动脉、腹壁下深动脉、臀下动脉、旋股内侧动脉降支等。术者可以依据这些

穿支设计单个或多个穿支组织瓣，并根据缺损的需要进行重建。游离法允许选择血管良好的、薄的、各种设计的组织瓣，并尽可能减少供区发病率。

下肢重建

局部组织瓣：
1. 腓肠肌
2. 比目鱼肌

远位组织瓣：
1. 交腿皮瓣

穿支组织瓣：
1. 螺旋桨组织瓣
2. 远位穿支皮瓣
3. 腓肠内侧动脉穿支（MSAP）

下肢的重建仍具挑战性。常见的组织缺损包括关节及假体外露、骨性感染及骨折。况且能用于创面覆盖的软组织量有限，尤其在小腿下 1/3 的部位。

小腿部位有两块肌肉组织可作为肌瓣或肌皮瓣用于重建，分别是腓肠肌和比目鱼肌。远位组织瓣的应用是依据创面大小及术者喜好，将各种肌瓣或穿支血管皮瓣进行显微游离移植。很多肌瓣的应用已被描述，包括股薄肌、背阔肌和腹直肌。在尽量减小供区继发损伤的理念下，股前外侧皮瓣、腹壁下动脉穿支血管皮瓣、腹壁浅动脉穿支血管皮瓣也可使用。交腿皮瓣也可应用，但基本上被局部肌肉组织瓣或显微复合组织游离移植所替代。

腓肠肌属于 I 型血供模式，其包含一个内侧头和一个

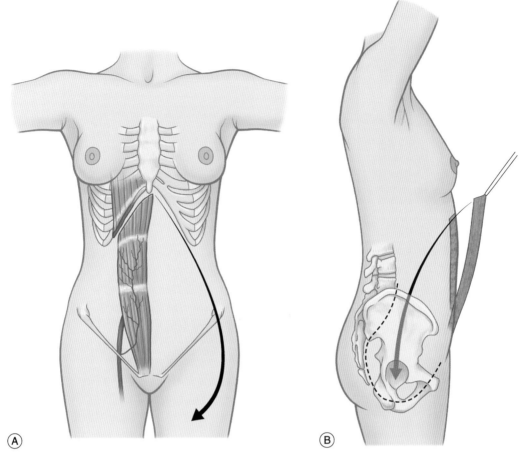

图 21.64　腹直肌肌瓣。(A) 向会阴转移。(B) 向盆腔内转移

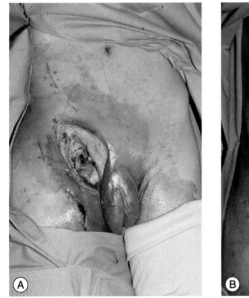
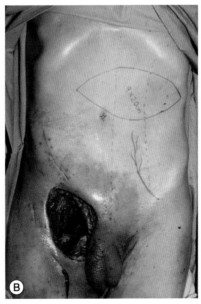
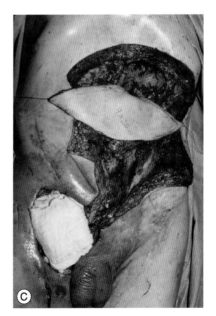

图 21.65　(A~E) 腹直肌肌皮瓣修复腹股沟区创面

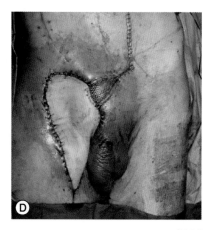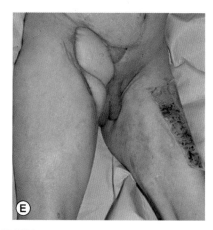

图 21.65(续)

外侧头。每一个头基于其单一血管蒂(内侧或外侧腓肠血管)都有较大的转移范围。腓肠肌肌瓣或肌皮瓣可用于膝部创面的覆盖及位于小腿上 2/3 暴露的骨组织或矫形器的覆盖[324,325]。小腿中 1/3 的组织缺损也可以由腓肠肌组织瓣进行修复[326,328]。行膝部广泛性清创且伸肌功能丧失的患者,也可通过腓肠肌肌瓣修复膝部功能(图 21.66 和图 21.67)[329]。

比目鱼肌肌瓣用于修复小腿中 1/3 部位的组织缺损。比目鱼肌是足踝部的跖屈肌,其作用在于人体移动时抵抗足踝的背屈力量以稳定足踝[330]。由于存在代偿机制,将比目鱼肌作为肌瓣使用并不会损伤足踝部功能。但若是患者不具有功能性的腓肠肌,则建议采用分离肌肉的方法,以保存比目鱼肌的功能[331,332]。比目鱼肌可以到达小腿近端 1/3

的位置,但需要通过广泛的游离[333]。针对小腿下 1/3 部位的组织缺损,比目鱼肌既可以近端为蒂也可以远端为蒂进行修复。尽管如此,此区域的修复仍以较小的组织缺损为主(图 21.68),较大的组织缺损则需要运用显微游离移植技术。

对于无效腔面积较小的中小型缺损,可考虑采用皮瓣修复功能和形态。供区通常局限于同一肢体,丰富的穿支可以进行有针对性的重建。基于单一穿支的螺旋桨皮瓣可以作为筋膜皮瓣或筋膜上方的皮瓣。组织瓣设计成围绕穿支作为中枢轴点,并形成两个不等长的叶片,可旋转以填补缺损(图 21.69)。旋转高达 180°的能力使其适用于大腿和小腿缺损。图 21.70 显示了大腿上部的一个游离穿支螺旋桨皮瓣,在肿瘤切除后旋转重建大腿中部后缺损。若有需

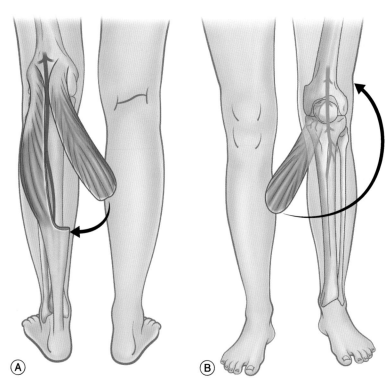

图 21.66　腓肠肌肌瓣。向膝部及小腿上 1/3 部位转移

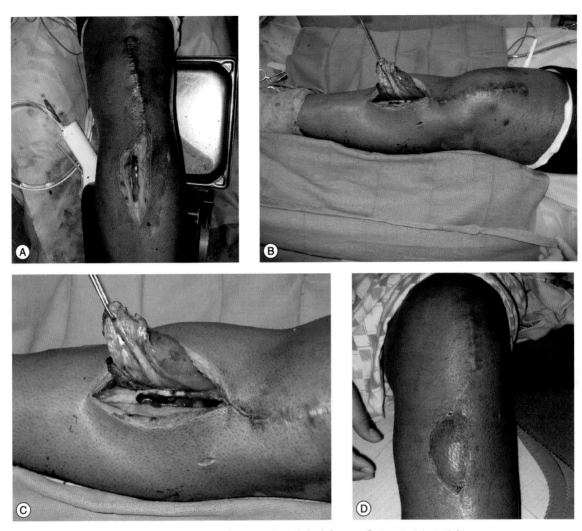

图 21.67 (A~D)腓肠肌肌皮瓣修复膝部及胫骨近 1/3 端组织缺损

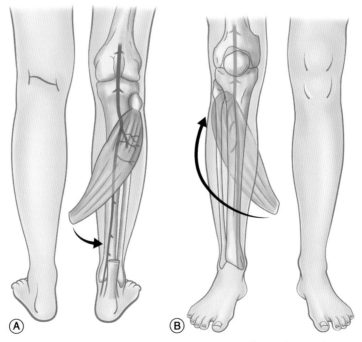

图 21.68 比目鱼肌肌瓣。(A,B)向小腿中 1/3 部位转移

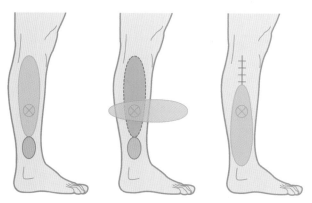

图 21.69　基于单一穿支的螺旋桨皮瓣可以作为筋膜皮瓣或筋膜上方的皮瓣。组织瓣设计成围绕穿支作为中枢轴点,并形成两个不等长的叶片,可旋转以填补缺损

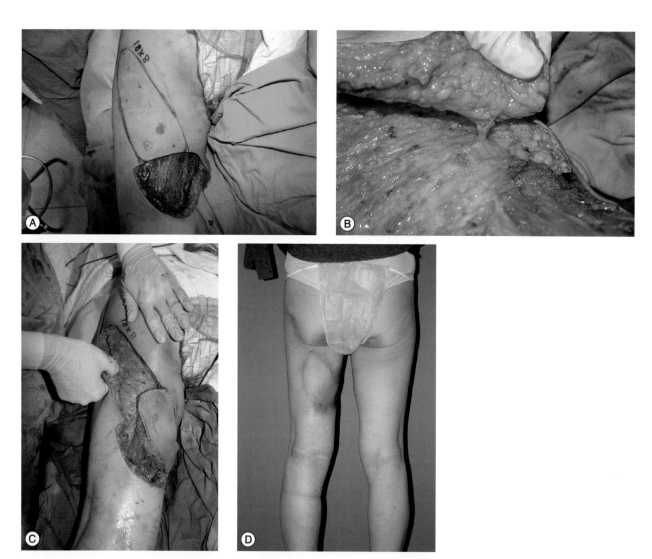

图 21.70　一位患者在大腿中后部肉瘤切除术后出现缺损。使用多普勒绘制最靠近缺陷的穿支(A)。检查穿支的状态后(B),在大腿上部设计一个基于穿支的游离螺旋桨皮瓣,抬高并旋转,以重建大腿中后部缺损(C,D)

要,通过进一步解剖到来源血管中,可以确保足够的瓣长,通过细致的解剖避免对蒂部的损伤,用良好的脉搏识别穿支,充分游离穿支周围的组织,以尽量减少扭转,以及增压或涡轮增压位于瓣远端的静脉,以减少静脉充血。虽然不理想,但当用于小腿时,可能需要在供区进行皮片移植。这种方法既简单又多样,额外的供区修复也是可以接受的。一些穿支组织瓣可以通过使其逆转来进行延伸。当 ALT 在基于近端的穿支逆向掀起时,皮瓣可以容易地到达膝盖的远端部分[334,335]。腓肠内侧动脉穿支(Medial sural artery perforator,MSAP)皮瓣是另一种可以作为局部穿支皮瓣到达膝盖的组织瓣。当从腘褶皱的中点到内踝的顶点画一条线时,来自腓肠内侧动脉的第一个蒂部通常从半径为 2cm、以腘褶皱远端 8cm 为中心的半圆形上升(图 21.71)[336]。组织瓣的平均长度为 8cm,可以轻易到达膝盖。

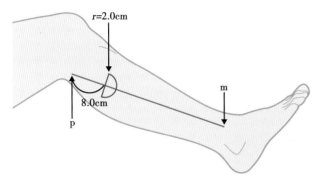

图 21.71 腓肠内侧动脉穿支皮瓣。图示第一个穿支通常在距离腘皱襞中点 8cm 处,以 2cm 半径绘制的远端半圆内检测到。m,内踝;p,腘皱襞中线。(*Adapted from Kim HH,Jeong JH,Seul JH,Cho BC. New design and identification of the medial sural perforator flap:an anatomical study and its clinical applications. Plast Reconstr Surg. 2006;117: 1609-1618.*)

足部重建

局部组织瓣:

1. 趾短屈肌
2. 姆展肌
3. 小趾展肌
4. 外侧跟骨动脉皮瓣

足部创面最多见于外伤或是由糖尿病、外周血管性疾病等系统性疾患所导致的远期并发症。这种创面难以治愈,往往需要旷置,直到深层组织逐步愈合(如通过血管再通方法恢复血供)。对于系统疾病严重且处于不可逆阶段的患者而言,局部创面的保守性治疗可能是唯一适用的方法。

当需要进行修复手术时,一些因素需要认真考虑,如创面的大小及患者的血管、神经感觉以及承重状况。对于小的创面,当创基含有足够量的保护性软组织时,通常首选皮片移植来覆盖创面。对于在承重区的小的创面,含有感觉神经的轴型皮瓣和筋膜皮瓣可以提供可靠的覆盖[143,337]。对于更深、更广泛的足部创面,通常需要利用肌瓣或肌皮

瓣。可利用的局部肌肉包括趾短屈肌、姆展肌及小趾展肌,但这些肌肉较小,无法覆盖较大的创面。对于较大创面(面积广层次深或是复合组织缺失)通常需要利用远位肌肉(如交足皮瓣)转移或是显微组织游离移植来进行修复。

1974 年,Mathes 等论证了趾短屈肌作为组织瓣应用的解剖学基础[15]。它属于 Ⅱ 型血供模式,大小约为 10cm×4cm。随后 Vasconez 等在 1974 年证实了此肌瓣可用于足跟部位创面的覆盖[19]。1980 年 Hartrampf 等报道了此肌瓣的改良应用方法,将其设计为岛状瓣增加了其转移范围。作为岛状瓣由足底外侧动脉供血,趾短屈肌可转移至足踝并能够覆盖足跟的整个后上方区域[338]。作者建议在离断足底外侧动脉前必须确认患者的足背动脉和胫后动脉均是通畅的,因为若有任意一支闭塞,则足底外侧动脉作为必需的侧支循环不能被离断。趾短屈肌作为肌瓣应用时,对于糖尿病患者和非糖尿病患者都可以提供稳定的覆盖(图 21.72)[339,340]。

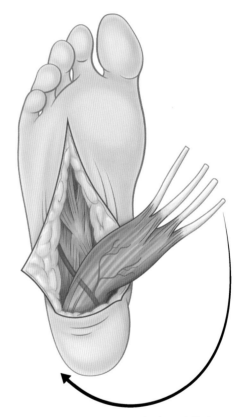

图 21.72 趾短屈肌肌瓣,向足跟转移

1980 年,Reiffel 和 McCarthy 提出了逆向足底外侧动脉组织瓣[341]。通过将足底外侧血管在近端断开,将足底筋膜和趾短屈肌游离形成以足底外侧血管远端逆向供血的逆向组织瓣。此组织瓣尤其适用于内侧或外侧跖骨头部位组织缺损的覆盖[342]。

姆展肌属于 Ⅱ 型血供模式,以足底内侧动脉的分支作为其优势供血血管[15]。基于此血管蒂,姆展肌可以作为肌瓣或肌皮瓣应用,其可转移到达内侧足踝下方及近端足背内侧。与足底外侧动脉相同,如果足背动脉或胫后动脉任

意一支闭塞,则不可离断足底内侧动脉。蹈展肌组织瓣可以远端为蒂来修复足前端的组织缺损[343]。

小趾展肌属于 Ⅱ 型血供模式,以足底外侧动脉的分支作为其优势供血血管[15]。基于此血管蒂,该小肌肉可转移至外侧足踝附近。尽管如此,限于此肌肉的大小,该肌瓣能够提供的组织覆盖范围很有限。1985 年,Yoshimura 等报道了远端为蒂的小趾展肌肌瓣[344]。此肌瓣以远端的足底外侧动脉和足底深部动脉弓的交通支为血供来源,可以用于修复足部远端 1/2 部位的小面积组织缺损。小趾展肌也可以携同跟外侧动脉神经皮瓣来修复足跟底部的创面[345]。

跟骨外侧动脉是腓动脉的终支。该皮瓣可设计为从外踝延伸至跟腱前部的 4cm 宽的筋膜皮瓣。该皮瓣可以从外踝垂直延伸到脚跟的足底面[346,347]。皮瓣转移后,供皮区经常需要植皮。

背部重建

局部组织瓣:

1. 斜方肌
2. 背阔肌
3. 臀大肌
4. 肩胛骨和肩胛骨旁
5. 棘旁肌

穿支组织瓣:

1. 肋间动脉穿支
2. 腰动脉穿支

用于重建中线和背部缺损的局部组织瓣包括 3 对背肌:用于上、中背部缺损的斜方肌和背阔肌皮瓣和用于下背部的背阔肌和臀大肌翻转皮瓣(图 21.73)。这 3 对肌肉都有大的皮肤区域,使之可用作肌皮瓣[348]。此外,其他选择包括肩胛皮瓣、肩胛旁皮瓣和棘旁肌皮瓣(表 21.15)。必须首先评估缺损,选择这些局部肌瓣中的一个,然后依据对解剖和旋转弧的理解来选择相关的肌瓣。但这些方法可能会导致组织瓣设计超出血管体区范围,组织瓣张力过大及血供较差。在复杂的情况下,可能需要多个皮瓣或双层重建,从而增加供区并发症发生的风险[348]。对于可能接受放射治疗的患者,重建后的愈合至关重要。虽然背部有多个肌肉群,但用局部组织瓣重建仍有困难。

穿支的概念为整形外科提供了一个新的维度。其定义了在一块皮肤区域内,在保留蒂部周围的组织同时,一个穿入深部肌肉筋膜的穿支血供范围。螺旋桨皮瓣基于单个穿支旋转皮瓣,进行成功的移植[59,60,349]。通过精确的设计,这种基于穿支的螺旋桨皮瓣可以局部应用于修复背部的各种缺损,在不损伤肌肉功能的同时,提供足够的体积来修复坏死区域,并且可以最大程度降低供区并发症发生的风险(图

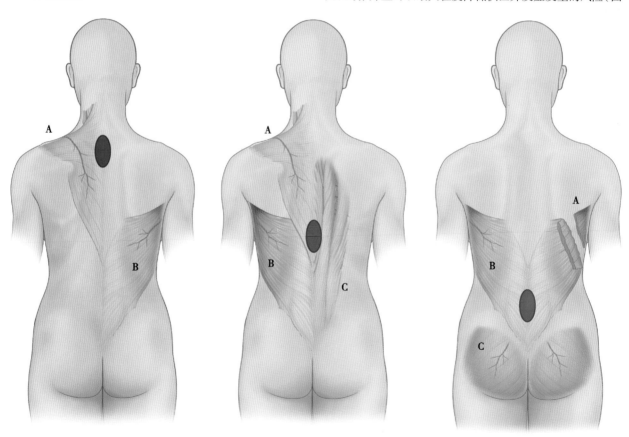

图 21.73　(左)可用于重建上胸颈部缺损的常见皮瓣包括(A)斜方肌肌皮瓣和(B)背阔肌肌皮瓣。(中)可用于重建中胸缺损的常见皮瓣包括(A)斜方肌肌皮瓣、(B)背阔肌肌皮瓣和(C)棘旁翻转皮瓣。(右)下腰部的缺损可以用(A)带皮岛的逆行背阔肌肌皮瓣、(B)复合阔肌和臀大肌肌皮瓣,或(C)臀上肌肌皮瓣重建。(*Adapted from Mathes DW, Thornton JF, Rohrich RJ. Management of posterior trunk defects*. Plast Reconstr Surg. *2006;118;73e-83e.*)

表 21.15 修复躯干后中线缺损的局部皮瓣

伤口位置	肌瓣
颈部	斜方肌肌皮瓣
	背阔肌肌皮瓣
上胸部	
小缺损	斜方肌中厚皮片移植术
大缺损	带皮岛的背阔肌肌皮瓣
	斜方肌（深层）
中胸部	
小缺损	背阔肌推进皮瓣
	背阔肌翻转皮瓣
	棘旁翻转皮瓣
大缺损	带皮岛的逆行背阔肌肌皮瓣
胸腰部及下腰部	带皮岛的逆行背阔肌肌皮瓣
	背阔肌单蒂皮瓣
	复合背阔肌和臀大肌肌皮瓣
	棘旁翻转皮瓣

21.74)[188]。基于任何穿支都可以用作组织瓣的理论，游离组织瓣使螺旋桨皮瓣的设计灵活多变，增加了即刻重建的

可能。背部的两个主要血管系统来自肋间动脉和腰动脉穿支。根据 SaintCyr 小组的报道，在腰椎区域，穿支的两个主要区域集中在尾骨的 10~20cm 之内和中线的 10cm 之内。在胸部区域，穿支的位置集中在距离中线 10cm 和距离 C7 0~15cm[350]。这些穿支中的任何一个都可以作为穿支组织瓣，但是具有最强脉搏和最粗直径的穿支更利于组织瓣血流，是作为蒂的首选[351]。其他来源穿支可以来自上腹部动脉、下腹部深动脉、下腹部浅动脉、旋髂上动脉、旋髂深动脉和臀上动脉[350,352]。若存在较大的无效腔，可以将组织瓣上皮化以消除。如果缺损对单个皮瓣而言过大，可以掀起和旋转多个穿支皮瓣[353]。

压疮重建

局部组织瓣：
1. 臀大肌

远位组织瓣：
1. 阔筋膜张肌
2. 股薄肌
3. 腘绳肌
4. 大网膜

穿支组织瓣：
1. 骶部：
臀上动脉穿支（SGAP）

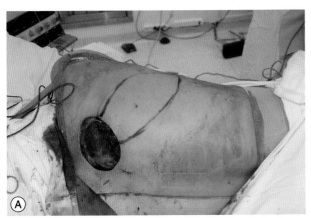
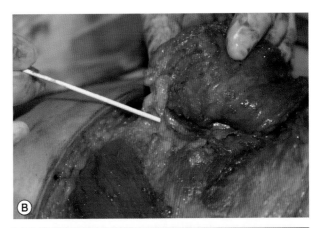
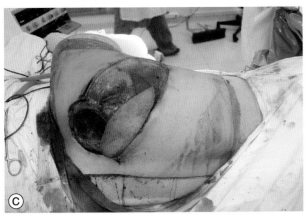
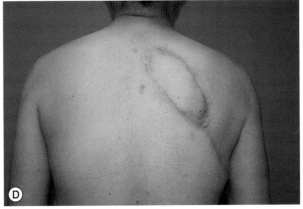

图 21.74 基于单个穿支的游离螺旋桨皮瓣具有精确的设计，可以覆盖背部的各种缺陷而不损害肌肉功能，提供足够的体积来消除无效腔，并且可以初步闭合，从而将供体部位的发病率降至最低。图示上背部有缺陷的患者（A）。在使用多普勒识别穿支后，完成设计以覆盖缺陷，然后基于单个穿支（B,C）抬高。随访期间，患者外形良好，供区发病率低（D）

臀下动脉穿支(IGAP)

腰动脉穿支(LAP)

肢端旁动脉穿支(PSAP)

肋间外侧动脉穿支(LICAP)

2. 坐骨区:

臀下动脉穿支(IGAP)

内收肌穿支

3. 转子区:

股前外侧(ALT)穿支

股深动脉穿支(PFAP)

臀大肌是手术方法治疗压疮中最为常用的局部组织瓣。其属于Ⅲ型血供模式,该组织瓣是修复骶尾部和坐骨部位压疮的首选。对于能够自主活动的患者而言,推荐保留肌肉功能的手术方法,如只利用双侧臀大肌的上半部分推进修复骶尾部创面[49,354,355]。还有很多手术方法也有报道,如滑动臀大肌肌瓣、易位臀大肌肌瓣以及基于肌皮穿支血管(保留肌肉)的岛状皮瓣[355-358]。滑动组织瓣适用于较小的骶尾部创面,而易位组织瓣(单侧或双侧)因具有更大的覆盖范围所以适用于较大面积的创面修复。对于广泛的组织压疮,臀股皮瓣也同样有效[319,320,359,360]。

近来,臀上动脉穿支皮瓣已被用于治疗骶尾部压疮[361]。它可以携带与臀大肌肌皮瓣相同大小的皮肤组织,并具有完全保留臀大肌以及血管蒂长度明显增大的优点。对于活动能力自主的患者是一个非常好的选择。

3 种远位肌肉组织可用于压疮的治疗,分别为阔筋膜张肌、股薄肌和腘绳肌。阔筋膜张肌属于Ⅰ型血供模式的肌肉,可用于修复股骨转子处压疮[285,357,362],也可用于修复坐骨压疮。阔筋膜张肌具有以下优点:相对较小的供区并发症发生率,尤其在能够自主活动的患者中;提供血管化的、持久耐用的筋膜组织;在一些情况下能够提供神经感觉。

一些学者已经报道了含神经支配的阔筋膜张肌在坐骨压疮治疗中的应用,其所含神经为股外侧皮神经(L2~L3)。对于下肢瘫痪的患者,均成功恢复了创区保护性感觉功能,L3 水平以下的压疮均未复发[284,363,364]。

阔筋膜张肌组织瓣最大的缺点在于其相对较薄,尤其在治疗深部压疮时更为明显。1981 年,Scheflan 报道了一种可以增加阔筋膜张肌皮瓣局部体积的手术技巧,他通过将皮瓣远端部位去表皮,然后将远端部位折叠至皮瓣下层以增加局部组织体积。此"三明治"样改良组织瓣经常用于充填深部创面[365]。为降低阔筋膜张肌供瓣区并发症的发生率,多种设计上的改良也频见报道。供瓣区常见问题包括遗留猫耳畸形、创口闭合后张力过大、创口边缘皮肤坏死、需行皮片移植。针对这些问题,出现了一些改良技术,包括两叶阔筋膜张肌组织瓣[366]以及 V-Y 移行阔筋膜张肌组织瓣[367,368]。这些改良方法在一些情况下有助于供区创面的闭合。

股薄肌属于Ⅱ型血供模式,由 Orticochea 于 1972 年作为肌皮瓣首次报道[369]。在压疮的治疗中,股薄肌主要用于坐骨部位创面的修复[370,371]。股薄肌治疗压疮后若溃疡复发,也不影响继续使用臀大肌或大腿后侧组织瓣进行修复。

该组织瓣的获取需要患者处于俯卧位,且在切开组织瓣的皮肤区域前应当标记远端肌肉的位置,以确保切取的皮岛准确地位于肌肉上方(图 21.75 和图 21.76)。

臀大肌(Ⅲ型血供模式)所处位置既可修复骶尾部压疮,也可修复坐骨部位压疮。该组织瓣在设计和应用上也有诸多改良方法,但大体上多选择部分转移的方法,利用臀上动脉供血的上半部分肌肉修复骶尾部压疮以及利用臀下动脉供血的下半部分肌肉修复坐骨部位压疮。

对于骶尾部压疮,上部臀大肌肌皮瓣的皮肤部分可以设计在近端(位于肌肉起点附近)以 V-Y 推进的形式进行应用,或者设计在远端(位于肌肉止点附近)以易位的形式进行应用。针对 V-Y 推进的方法,上部臀大肌的起点和止点均需离断,肌肉联合表面软组织皮肤共同覆盖骶尾部压疮的创面。尽管穿支血管供血使得双侧上部臀大肌均可离断,并携其表面皮肤行 V-Y 推进,但是为了保证骶尾部创面获得长期稳定的组织覆盖,仍要尽量提供足够多的血供良好的软组织及肌肉(图 21.77、图 21.78)。针对易位转移的方法,皮岛及下方的肌肉需行 180°旋转以提供骶尾部的覆盖。此方法并不需要离断上部臀大肌的起点,当然部分或完全离断肌肉的起点附着有利于皮瓣向骶尾部转移。如前所述,臀上动脉穿支皮瓣已经成为臀大肌肌皮瓣的有效替代方案。

下部臀大肌是修复坐骨部位压疮的理想组织材料。皮岛设计在肌肉止点附近。臀大肌分割后,下部臀大肌及其表面皮岛可以轻易旋转 90°到达坐骨部位。堆积压缩的肌肉和皮肤组织可以为坐骨区提供可靠的组织覆盖

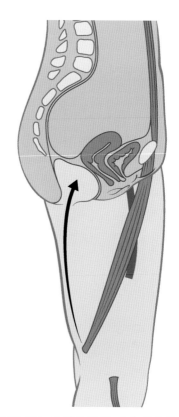

图 21.75   股薄肌肌瓣,向会阴区转移

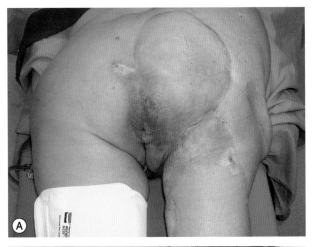

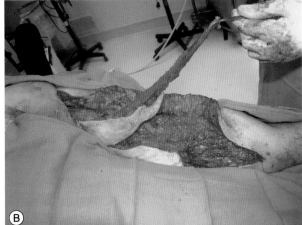

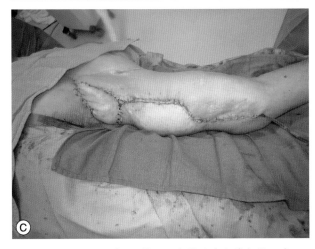

图 21.76　（A~C）股薄肌肌皮瓣治疗坐骨部位压疮

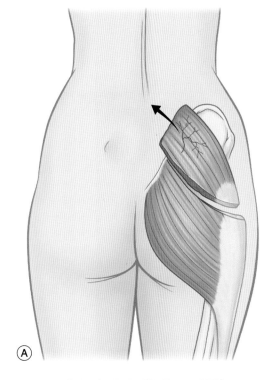

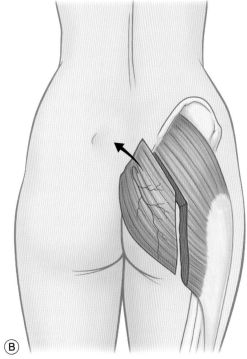

图 21.77　臀大肌-臀股皮瓣。（A）部分肌肉 V-Y 推进（上部臀大肌）修复骶尾部创面。（B）部分肌肉 V-Y 推进（下部臀大肌）修复骶尾部创面

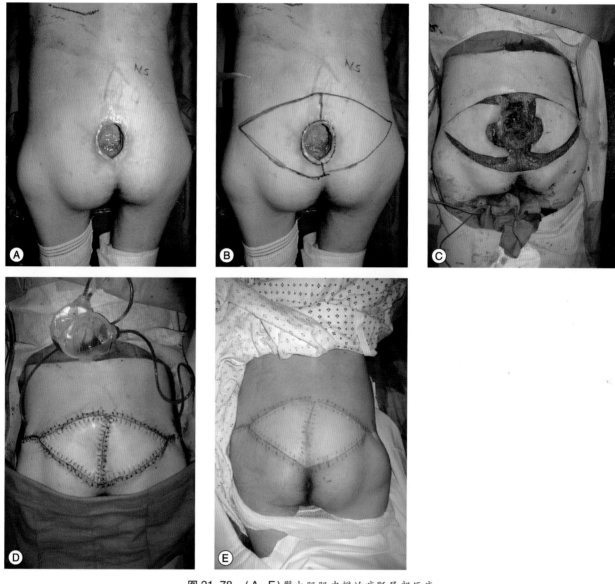

图 21.78　（A～E）臀大肌肌皮瓣治疗骶尾部压疮

（图 21.79;另见图 21.9）。

　　腘绳肌是一组包含了股二头肌、半腱肌和半膜肌的股后肌群。这些肌肉均起始于坐骨结节,其中股二头肌还有一个短头起始于股骨粗线。这些肌肉作为肌群可有效修复坐骨部位压疮。根据创面大小,利用腘绳肌的一支或多支肌肉通过易位转移可修复坐骨区创面。Hurteau 等报道了腘绳肌肌皮瓣 V-Y 推进治疗坐骨压疮[372]。腘绳肌表面的皮肤区域设计为坐骨区创面下缘的三角形皮岛,腘绳肌在皮岛远端断开,将整个肌群向上方游离。腘绳肌从坐骨起始点断开,使组织瓣的推进更加到位,并将组织瓣缝合到坐骨创面。长期随访结果证实其治疗坐骨压疮效果可靠[373]。

　　肌瓣或肌皮瓣重建骨盆区压疮的标准现正受到穿支皮瓣或筋膜皮瓣应用的挑战[58,63,361,374-378]。穿支组织瓣在该区域使用时保留了肌肉功能,避免了骶骨中部的中线瘢痕,这类瘢痕在使用 V-Y 皮瓣时经常可能开裂,但缺损周围有

多个穿支,能够修复复发性压疮。图 21.80 显示了臀部的血管体区和可用于该区域的潜在穿支组织瓣。

　　臀动脉穿支皮瓣由臀上或臀下动脉穿支供血。使用手持多普勒或 CT 血管造影,可以识别骶骨缺损周围的潜在穿支(图 21.81A)。在基于穿支的皮瓣的初始设计之后,应该在一个边缘上进行切开。通过筋膜下或筋膜上的方法进行皮肤穿支的探查。如果没有足够的穿支,可以一个简单的旋转皮瓣进行,因此切口在单侧(图 21.81B)。在确定穿支后,最终设计应完全覆盖缺陷。然后游离边缘的其余组织及穿支。一旦获得足够的长度,基于穿支的皮肤或筋膜皮瓣可以轻易推进旋转以覆盖缺损,同时闭合供区(图 21.81C)。如果单个组织瓣不足以覆盖缺损同时实现供区闭合,可以使用多个组织瓣来闭合缺损及供区。对于腰动脉穿支(lumbar artery perforator,LAP)、肢端旁动脉穿支(parasacral artery perforator,PSAP)和肋间外侧动脉穿支(lateral intercostal artery perforator,LICAP)皮瓣,可根据其穿支和缺

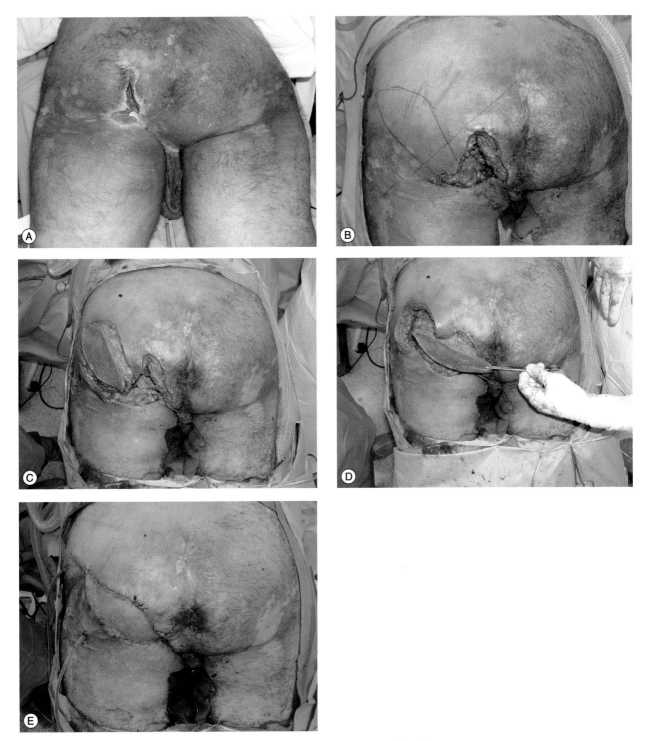

图 21.79 （A~E）下部臀大肌肌皮瓣修复坐骨区创面

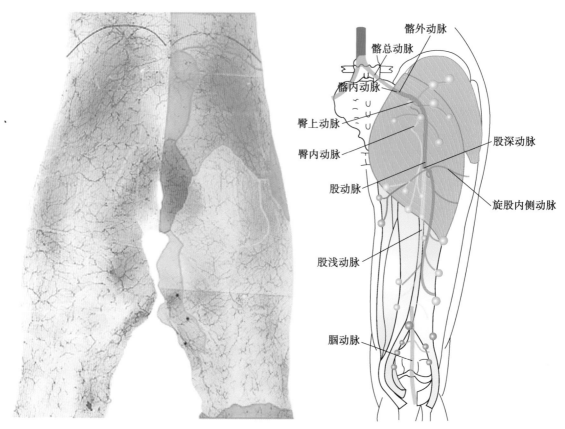

图 21.80 臀部血管体区和可用于该区域的潜在穿支组织瓣。重点:橙色,腰椎;顶部蓝色,臀上部;顶部绿色,骶骨外侧;顶部紫色,内侧阴部;黄色,臀下肌;外侧绿色,旋股外侧;下部蓝色,内收肌;下部紫色,源血管。(*Image from Pan WR, Taylor GI. The angiosomes of the thigh and buttock.* Plast Reconstr Surg. 2009;123:236-249.)

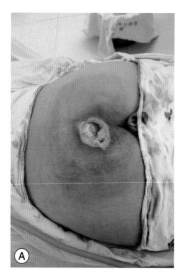
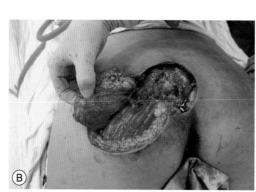
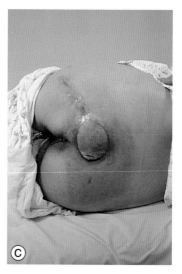

图 21.81 (A)压疮患者。在确定缺损附近的一个穿支(在该病例中是臀下动脉穿支)后,根据游离原理设计皮瓣的其余部分,然后旋转以覆盖缺损(B,C)

损部位采用类似的方法。

内收肌穿支皮瓣可用作岛状皮瓣来覆盖会阴缺损或坐骨压疮。由于其位置特殊,常无既往手术及受伤史。大收肌的皮肤穿支可以可靠地在腹股沟皱襞远端 8cm 处和股薄肌后缘后 2cm 处找到。蒂部长度可长达 8~9cm,易于覆盖坐骨压疮[58,376]。但由于皮下脂肪过多,该皮瓣可能较臃

肿,但可以修剪以覆盖缺损。

大腿后侧,像大腿前侧、外侧和内侧一样,有丰富的穿支。其最大的皮肤区域来自股深部动脉,特别是四根中的第一根和第二根穿刺动脉[58,378-380]。任何一个穿通动脉都可以用作覆盖转子和坐骨缺损的局部皮瓣。这些皮瓣均是从大腿后侧的筋膜皮瓣演化而来[320,359,381,382]。

组织瓣的显微外科应用

基本上所有局部皮瓣都可以作为游离皮瓣在蒂部掀起。显微外科手术技术以及术前、术中和术后所涉及的步骤至关重要。这些关键步骤将在其他章节中进行回顾。大部分肌肉和肌皮瓣已在局部皮瓣部分描述。本部分将简要回顾被用作游离皮瓣的常见穿支皮瓣。

游离穿支皮瓣

股前外侧（ALT）皮瓣

ALT 皮瓣仍然是最常用的穿支组织瓣之一。穿支位于相对恒定的区域,当与源血管一起获取时,蒂部可能很长。ALT 皮瓣也可作为股外侧肌复合瓣,深筋膜可用于肌腱缺损的修复,被广泛用于头颈部重建和四肢重建。

在供体大腿的髂前上棘和髌骨的外侧上缘之间画一条线。可以使用多普勒来识别在这条线的中点附近的穿支分支。根据临床经验,大约90%的穿支在中点3cm直径范围内(图 21.82)[67,383-385]。皮瓣包含穿支,从其中间边缘抬起,在深筋膜下掀起并转移到股直肌和股外侧肌之间的肌间隔。此时,旋股外侧肌的降支与皮瓣的穿支一起被探查(图 21.83)。蒂部长度可达 20cm,最大尺寸可达 40cm×20cm[67,386]。一些有关穿支变异的报道称,ALT 皮瓣的优势穿支可能起源于旋股外侧动脉的横支、斜支和升支[387]。因此,游离掀起皮瓣可能更适应这些变异[27]。ALT 皮瓣也是一种极佳的局部皮瓣,可以逆行到达下腹部、骨盆、会阴和膝盖[388]。该皮瓣既可以用作仅包括皮肤穿支的穿支皮瓣,也可以作为旋股外侧系统降支供血的含股外侧肌的组合皮瓣。皮岛可以脱脂至 5~8mm 厚。同时可保留旋股外侧动脉降支内侧的股神经运动支。为了用作感觉皮瓣,应该包括股外侧皮神经的一个分支。供区可以根据皮肤松弛程度进行早期封闭。

腹壁下动脉穿支（DIEAP）皮瓣

DIEAP 皮瓣是由 Holmstrom 提出的腹部皮瓣和 Har-

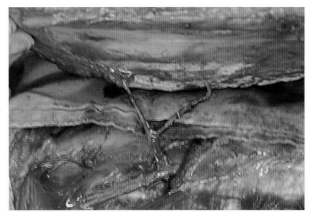

图 21.83 沿皮瓣穿支探查旋股外侧动脉降支

trampf 等提出的带蒂皮瓣发展而来[223,389]。Koshima 和 Soeda 报道了在不牺牲直肌的情况下将下腹部皮肤和脂肪组织用于乳房再造的首次临床应用,从那时起,为了以较低的供区并发症风险进行安全、可靠、可复制的研究,人们开始使用穿支皮瓣进行自体乳房再造[53,55,56,64]。DIEAP 皮瓣现在是自体乳房重建的首选之一。腹壁下动脉(deep inferior epigastric artery,DIEA)起源于髂外动脉的末端,深入腹股沟韧带,然后从腹直肌的外侧向肚脐上升。在穿透腹直肌之前在横筋膜和腹膜之间上升。动脉最常进入肌肉的中间 1/3 (78%),不太常见于下 1/3(17%)和上 1/3(5%)[390]。在穿透肌肉后,DIEA 平均发出 5 个(3~7 个)供皮肤使用的分支。大多数穿支血管位于 2cm 的颅侧和 6cm 的尾侧,以及脐外侧周围 1 到 6cm 的范围内[58,391,392]。外侧穿通管可能型更大,也更容易解剖,但中线通向第三区和第四区的血管血流更丰富(图 21.84)。

术前计划包括皮瓣设计,其中建议的皮肤区域应位于确定的穿支中心。手持式多普勒可用于辅助识别皮瓣设计的穿支。CT 血管造影有助于选择直径最大、解剖最少的穿支。

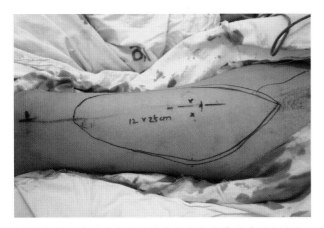

图 21.82 在供体大腿的髂前上棘和髌骨的外侧上缘之间画一条线。可以使用多普勒来识别在这条线的中点附近的穿支分支。根据临床经验,大约90%的穿支在中点3cm直径范围内

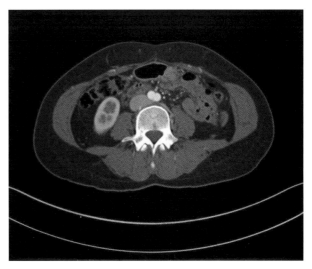

图 21.84 CT 血管造影有助于选择直径最好、解剖最少的穿支

切口一直延伸到腹部筋膜。精心保护 Scarpa 筋膜,操作仅在侧面和 Scarpa 筋膜下方进行。使用电灼术,皮瓣可在筋膜上水平快速分离至前直肌筋膜的外侧边界。当遇到穿支时,需对血管的口径和位置进行评估,尽可能应该保持这种状态,直到选择最大的穿支(图 21.85)[56,62]。然后继续分离通过前直肌筋膜和直肌到达源血管(图 21.86)。尽可能减少肌肉和神经损伤。虽有时因人而异,但单个穿支的皮瓣的尺寸可以达到 30~45cm 宽和 11~16cm 高[393]。供区可以根据皮肤松弛程度进行早期封闭。

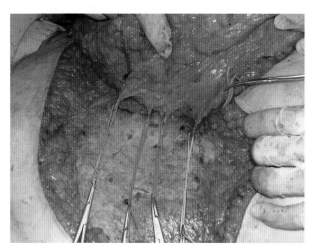

图 21.85 当遇到穿支时,需对血管的口径和位置进行评估,应尽可能保持这种状态,直到选择最大的穿支

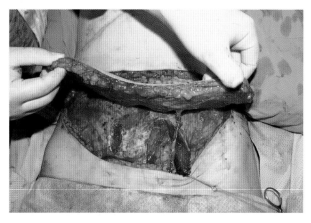

图 21.86 分离继续通过前直肌筋膜和直肌到达源血管

胸背动脉穿支皮瓣

背阔肌肌瓣是最受欢迎的肌瓣之一,这是由于其具有恒定的血管解剖结构、大块肌肉和获取皮岛的能力。同样的解剖适用于胸背动脉穿支(thoracodorsal artery perforator, TDAP)皮瓣,但不需要牺牲肌肉,这可以尽量减少供区并发症,并使其成为主要的穿支皮瓣之一[58,394]。皮瓣可以水平、纵向和双叶形状获取,但皮瓣的尺寸可能受到早期闭合的限制,通常用于软组织重建。

获取皮瓣可以取仰卧位,肩部由枕头稍微支撑,手臂固定成 90° 外展,侧卧位也可以轻松获取皮瓣。标记背阔肌的

前边缘增加了包含该区域所有穿支的可能性。也可用多普勒来标记穿支。切口从皮板的前下边缘开始,这使术者得以识别背阔肌的前边缘,并相应地调整皮瓣设计,将皮岛的前边缘置于背阔肌前边缘的前面。主要的穿支为胸背动脉的降支[395]。在最大口径和最大搏动的穿支之后,可以向来源血管解剖肌肉(图 21.87)。蒂部长度可达 14~18cm,包括胸背血管,皮肤尺寸可达 14cm×25cm[58,396]。供区可根据皮肤松弛程度初步闭合。

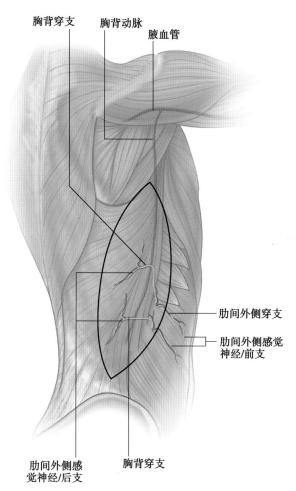

图 21.87 标记背阔肌的前边缘增加了包含该区域所有穿支的可能性。也可以用多普勒来标记穿支。切口从皮板的前下边缘开始,使术者得以识别背阔肌的前边缘,并相应地调整皮瓣设计,将皮板的前边缘置于前边缘的前面

并发症

应用肌瓣和肌皮瓣出现并发症的原因可以归纳为 3 类:外科判断、手术技巧和患者护理。最常见的并发症包括血清肿、血肿、表皮坏死、伤口裂开、创面覆盖不全、感染、部分或全部组织瓣坏死。通过分析并发症的出现与外科判断、手术技巧和患者护理之间的关系,临床医生应当能够了解每种并发症发生的原因,并预防今后并发症的发生。

外科判断失误通常是由于准备不足、皮瓣设计失误或未能掌握相关解剖知识。

准备不足即在实施重建手术前未将手术所需资料准备充分。例如，面对一位小腿远端 1/3 广泛性难愈性创面的老年患者，医生选择了肌瓣显微游离移植的方法，但在患者具有外周血管疾患的高危因素的前提下，并未在术前进行动脉造影，以致于手术当中创面区域未找到足够的受区血管，而导致了手术的失败。此案例强调了术前准备的重要性，尤其当术前的判断会直接影响手术方案的设计时。

皮瓣设计失误通常由于外科医生没能全面考虑到外科性缺损的变化性。不应在创面清创之前行组织瓣的设计和获取，否则可能出现缺损面积较大而组织瓣较小的尴尬。只能在创面彻底清创后再进行组织瓣的设计。

外科解剖知识不足会导致在手术中损伤血管蒂，从而造成组织瓣失活。除了直接损伤，血管蒂也可因为位于创伤区域而受到间接损伤，如缺损部位发生感染或出现放射性坏死，血管蒂位于此类环境中会累及受损。例如，在远端蒂的组织瓣中，次级血管蒂通常距离缺损区域较近，因此可能会受到缺损区潜在损伤的影响。这是远端蒂组织瓣与依靠优势血管、主要血管或节段性次级血管蒂供血的肌瓣相比较，其可靠性相对较差的一个原因。通过对这些细微解剖差异的了解和掌握，就可以做出适当的选择，使转移组织瓣更加安全可靠。外科医生必须掌握精确的肌瓣和肌皮瓣的解剖以及组织瓣与其血管蒂之间的解剖关系。

手术技巧直接影响每个手术的结果。组织的处理，尤其是血管蒂的处理，是重建手术成功最为重要的影响因素。手术中的任何阶段都有可能损伤血管蒂，造成血管痉挛、卷曲以及撕裂。可以通过将皮瓣的皮肤和下面的肌肉或筋膜暂时性缝合固定在一起，来防止肌皮穿支血管在皮瓣获取过程中的撕裂。其他手术技巧包括避免将血管蒂骨骼化，以避免造成血管的痉挛和损伤。最后，对于位于皮下的组织瓣，要避免表面皮肤可能造成的止血带式压力效应。

最终的组织瓣失败可归结为内在或外在的原因。内在原因多数在于血供不足。外在原因则包括感染、低血压以及外部压力过大。血肿的出现对组织瓣造成的压力是造成组织瓣失败的另一外在原因。当组织瓣出现问题后，应及时进行手术探查。

供瓣区并发症包括无效腔造成的积液（血清肿、血肿）、伤口裂开、感染以及获取组织瓣时对邻近组织造成的损伤。

患者护理中的失误是造成术后并发症的常见原因。对于行肌瓣或肌皮瓣转移的患者而言，最为常见的护理失误包括：①对于患者的基础医疗状况关注不足；②对于患者的血管内容量评估不正确；③对于组织瓣的活性及灌注状况监测不力。

肌瓣和肌皮瓣的安全性与可靠性已经被反复证实。目前手术较高的成功率促使医生开始选择更为复杂的手术方式，尤其当形态和功能可以得到更好重建的情况下。例如，修复小腿创面时，使用比目鱼肌和腓肠肌可以安全可靠地覆盖创面。然而，对于一些患者而言，可能无法接受最终的外观和功能的恢复效果。针对这部分患者，更为复杂的手术方法（如穿支供血的螺旋桨皮瓣和显微组织游离移植）较为适合，并成为根据重建电梯概念进行的手术选择。

针对某些创面的修复，显微组织游离移植已经明确成为首选方法。事实上，利用显微组织游离移植修复头颈部毁损性巨大创面，已经能够在外观和功能两个方面提供令人满意的结果，从而对这一领域产生了颠覆性的影响。术语"显微外科"已经演变为超显微外科的概念，并且皮瓣的种类和概念正在从肌皮瓣演变为穿支皮瓣。尽管重建的复杂性和方法仍在不断发展，但皮瓣选择和应用的基本原则保持不变：显微组织游离移植在修复效果中的获益要远大于手术风险。

参考文献

1. Bhishagratna KK. *An English translation of the Sushruta Samhita based on original Sanskrit text.* Calcutta: Bose; 1916.
2. Pearl RM, Johnson D. The vascular supply to the skin: an anatomical and physiological reappraisal–Part II. *Ann Plast Surg.* 1983;11:196–205.
3. Tagliacozzi G *De curtorum chirurgia per institione.* Venice; 1597.
4. Carpue JC. *An Account of Two Successful Operations for Restoring a Lost Nose from the Integuments of the Forehead.* London: Longman; 1816.
5. Von Graefe CF. *Rhinoplastik, oder die kunst den verlust der nase organisch zu ersetzen.* Berlin: Realschulbuchhandlung; 1818.
6. Manchot C. *Die hautarterien des menschlichen korpers.* Vogel: Leipzig; 1889.
7. Tansini I. Sporo il mio nuova processo di amputazione della mammella. *Gazz Med Ital.* 1906;57:141.
8. Davis JS. *Plastic Surgery: Its Principles and Practices.* Philadelphia: Blakiston; 1919.
9. McGregor IA. The temporal flap in intra-oral cancer: its use in repairing the post-excisional defect. *Br J Plast Surg.* 1963;16:318–335.
10. Bakamjian VY. A technique for primary reconstruction of the palate after radical maxillectomy for cancer. *Plast Reconstr Surg.* 1963;31:103–117.
11. Stark WJ. The use of pedicled muscle flaps in the treatment of chronic osteomyelitis resulting from compound fractures. *J Bone Joint Surg.* 1946;28:343–350.
12. Ger R. The technique of muscle transposition in the operative treatment of traumatic and ulcerative lesions of the leg. *J Trauma.* 1971;11:502–510.
13. Orticochea M. History of the discovery of the musculocutaneous flap method as a substitute for the delay method. *Ann Plast Surg.* 1983;11:63–68.
14. McCraw JB, Dibbell DG, Carraway JH. Clinical definition of independent myocutaneous vascular territories. *Plast Reconstr Surg.* 1977;60:341–352.
15. Mathes SJ, McCraw JB, Vasconez LO. Muscle transposition flaps for coverage of lower extremity defects: anatomic considerations. *Surg Clin North Am.* 1974;54:1337–1354.
16. Mathes SJ, Nahai F. Classification of the vascular anatomy of muscles: experimental and clinical correlation. *Plast Reconstr Surg.* 1981;67:177–187. *The muscle flap vascularization classification scheme is described based on the anatomy of the vasculature. It plays a vital role in elevating the muscle flaps.*
17. Schneider WJL, Brown RG. Latissimus dorsi myocutaneous flaps for breast reconstruction. *Br J Plast Surg.* 1977;30:277–281.
18. Brown RG, Fleming WH, Jurkiewicz MJ. An island flap of the pectoralis major muscle. *Br J Plast Surg.* 1977;30:161–165.
19. Vasconez LO, Bostwick J 3rd, McCraw J. Coverage of exposed bone by muscle transposition and skin grafting. *Plast Reconstr Surg.* 1974;53:526–530.
20. Ariyan S. One-stage reconstruction for defects of the mouth using a sternomastoid myocutaneous flap. *Plast Reconstr Surg.* 1979;63:618–625.
21. Ariyan S. The pectoralis major myocutaneous flap. A versatile flap for reconstruction in the head and neck. *Plast Reconstr Surg.* 1979;63:73–81.

22. Mathes SJ, Vasconez LO. Myocutaneous free-flap transfer. Anatomical and experimental considerations. *Plast Reconstr Surg.* 1978;62:162–166.

23. Ponten B. The fasciocutaneous flap: its use in soft tissue defects of the lower leg. *Br J Plast Surg.* 1981;34:215–220.

24. Mathes SJNF. *Clinical Applications for Muscle and Musculocutaneous Flaps.* St. Louis: CV Mosby; 1982.

25. Gottlieb LJ, Krieger LM. From the reconstructive ladder to the reconstructive elevator. *Plast Reconstr Surg.* 1994;93: 1503–1504. *The reconstruction in the modern age should be focused to address the issues of function and cosmetics to achieve the overall best result in an optimal way.*

26. Mathes SJNF. *Reconstructive Surgery: Principles, Anatomy & Technique.* New York: Churchill Livingstone; 1997.

27. Mardini S, Tsai FC, Wei FC. The thigh as a model for free style free flaps. *Clin Plast Surg.* 2003;30:473–480.

28. Tolhurst DE. A comprehensive classification of flaps: the atomic system. *Plast Reconstr Surg.* 1987;80:608–609.

29. Cormack GCLB. *The Arterial Anatomy of Skin Flaps.* 2nd ed. Edinburgh: Churchill Livingstone; 1994.

30. Milton SH. Pedicled skin-flaps–the fallacy of the length: width ratio. *Br J Surg.* 1969;56:381.

31. Milton SH. The effects of "delay" on the survival of experimental pedicled skin flaps. *Br J Plast Surg.* 1969;22:244–252.

32. Behan FC. The keystone design perforator island flap in reconstructive surgery. *ANZ J Surg.* 2003;73:112–120.

33. Taylor GI, Palmer JH. The vascular territories (angiosomes) of the body: experimental study and clinical applications. *Br J Plast Surg.* 1987;40:113–141. *Cadaveric dissections were performed to characterize cutaneous blood supply. The angiosome concept is described.*

34. Salmon M. *The Arteries of the Skin.* London: Churchill Livingston; 1988.

35. Morris SF, Taylor GI. Predicting the survival of experimental skin flaps with a knowledge of the vascular architecture. *Plast Reconstr Surg.* 1993;92:1352–1361.

36. Tang M, Yin Z, Morris SF. A pilot study on three-dimensional visualization of perforator flaps by using angiography in cadavers. *Plast Reconstr Surg.* 2008;122:429–437.

37. Nakajima H, Fujino T, Adachi S. A new concept of vascular supply to the skin and classification of skin flaps according to their vascularization. *Ann Plast Surg.* 1986;16:1–19.

38. Saint-Cyr M, Wong C, Schaverien M, et al. The perforasome theory: vascular anatomy and clinical implications. *Plast Reconstr Surg.* 2009;124:1529–1544.

39. Hallock GG. The complete classification of flaps. *Microsurgery.* 2004;24:157–161. *The six Cs in addition to circulation included constituents (composition), conformation (form/shape), contiguity (destination), construction (type of pedicle), and conditioning (preparation). This paper further outlined this classification in accordance with the six Cs and named it "complete classification of flaps".*

40. Cormack GC, Lamberty BG. A classification of fascio-cutaneous flaps according to their patterns of vascularisation. *Br J Plast Surg.* 1984;37:80–87.

41. Hallock GG. Simplified nomenclature for compound flaps. *Plast Reconstr Surg.* 2000;105:1465–1470, quiz 71–72.

42. Hallock GG. Further clarification of the nomenclature for compound flaps. *Plast Reconstr Surg.* 2006;117:151e–160e.

43. Tobin GR. Pectoralis major segmental anatomy and segmentally split pectoralis major flaps. *Plast Reconstr Surg.* 1985;75:814–824.

44. Tobin GR. Segmentally split pectoral girdle muscle flaps for chest-wall and intrathoracic reconstruction. *Clin Plast Surg.* 1990;17:683–696.

45. Morain WD, Colen LB, Hutchings JC. The segmental pectoralis major muscle flap: a function-preserving procedure. *Plast Reconstr Surg.* 1985;75:825–830.

46. Manktelow RT, Zuker RM. Muscle transplantation by fascicular territory. *Plast Reconstr Surg.* 1984;73:751–757.

47. Chang N, Mathes SJ. Comparison of the effect of bacterial inoculation in musculocutaneous and random-pattern flaps. *Plast Reconstr Surg.* 1982;70:1–10.

48. Mathes SJ, Nahai F. Muscle flap transposition with function preservation: technical and clinical considerations. *Plast Reconstr Surg.* 1980;66:242–249.

49. Parry SW, Mathes SJ. Bilateral gluteus maximus myocutaneous advancement flaps: sacral coverage for ambulatory patients. *Ann Plast Surg.* 1982;8:443–445.

50. Schafer K. The subcutaneous vascular system (lower extremity): studies on micro-preparations. *Gegenbaurs Morphol Jahrb.* 1975;121:492–514.

51. McGregor IA, Morgan G. Axial and random pattern flaps. *Br J Plast Surg.* 1973;26:202–213.

52. Wei FC, Jain V, Suominen S, Chen HC. Confusion among perforator flaps: what is a true perforator flap? *Plast Reconstr Surg.* 2001;107:874–876.

53. Koshima I, Soeda S. Inferior epigastric artery skin flaps without rectus abdominis muscle. *Br J Plast Surg.* 1989;42:645–648.

54. Hallock GG. Direct and indirect perforator flaps: the history and the controversy. *Plast Reconstr Surg.* 2003;111:855–865, quiz 66.

55. Allen RJ, Treece P. Deep inferior epigastric perforator flap for breast reconstruction. *Ann Plast Surg.* 1994;32:32–38.

56. Blondeel PN. One hundred free DIEP flap breast reconstructions: a personal experience. *Br J Plast Surg.* 1999;52:104–111.

57. Blondeel PN, Van Landuyt KH, Monstrey SJ, et al. The "Gent" consensus on perforator flap terminology: preliminary definitions. *Plast Reconstr Surg.* 2003;112:1378–1383, quiz 83, 516; discussion 84–87.

58. Blondeel M, Hallock GG, Neligan PC. *Perforator Flaps.* 2nd ed. St. Louis: QMP; 2013.

59. Hyakusoku H, Ogawa R, Oki K, Ishii N. The perforator pedicled propeller (PPP) flap method: report of two cases. *J Nippon Med Sch.* 2007;74:367–371.

60. Pignatti M, Ogawa R, Hallock GG, et al. The "Tokyo" consensus on propeller flaps. *Plast Reconstr Surg.* 2011;127:716–722.

61. Geddes CR, Morris SF, Neligan PC. Perforator flaps: evolution, classification, and applications. *Ann Plast Surg.* 2003;50:90–99.

62. Hamdi M, Weiler-Mithoff EM, Webster MH. Deep inferior epigastric perforator flap in breast reconstruction: experience with the first 50 flaps. *Plast Reconstr Surg.* 1999;103:86–95.

63. Higgins JP, Orlando GS, Blondeel PN. Ischial pressure sore reconstruction using an inferior gluteal artery perforator (IGAP) flap. *Br J Plast Surg.* 2002;55:83–85.

64. Blondeel N, Vanderstraeten GG, Monstrey SJ, et al. The donor site morbidity of free DIEP flaps and free TRAM flaps for breast reconstruction. *Br J Plast Surg.* 1997;50:322–330.

65. Hong JP, Sun SH, Ben-Nakhi M. Modified superficial circumflex iliac artery perforator flap and supermicrosurgery technique for lower extremity reconstruction: a new approach for moderate-sized defects. *Ann Plast Surg.* 2013;71:380–383.

66. Hallock GG. Anatomic basis of the gastrocnemius perforator-based flap. *Ann Plast Surg.* 2001;47:517–522.

67. Wei FC, Jain V, Celik N, et al. Have we found an ideal soft-tissue flap? An experience with 672 anterolateral thigh flaps. *Plast Reconstr Surg.* 2002;109:2219–2226, discussion 27–30.

68. Wallace CG, Kao HK, Jeng SF, Wei FC. Free-style flaps: a further step forward for perforator flap surgery. *Plast Reconstr Surg.* 2009;124:e419–e426.

69. Hong JP. The use of supermicrosurgery in lower extremity reconstruction: the next step in evolution. *Plast Reconstr Surg.* 2009;123:230–235.

70. Koshima I, Yamamoto T, Narushima M, et al. Perforator flaps and supermicrosurgery. *Clin Plast Surg.* 2010;37(4):683–689, vii–iii.

71. Hong JP, Koshima I. Using perforators as recipient vessels (supermicrosurgery) for free flap reconstruction of the knee region. *Ann Plast Surg.* 2010;64:291–293.

72. Buyukunal SN, Cerrah A, Dervisoglu S. Appendix interposition in the treatment of severe posterior urethral injuries. *J Urol.* 1995;154(2 Pt 2):840–843.

73. Koshima I, Inagawa K, Okuyama N, Moriguchi T. Free vascularized appendix transfer for reconstruction of penile urethras with severe fibrosis. *Plast Reconstr Surg.* 1999;103: 964–969.

74. Chen SH, Yeong EK, Tang YB, Chen HC. Free and pedicled appendix transfer for various reconstructive procedures. *Ann Plast Surg.* 2012;69:602–606.

75. Zhang QX, Magovern CJ, Mack CA, et al. Vascular endothelial growth factor is the major angiogenic factor in omentum: mechanism of the omentum-mediated angiogenesis. *J Surg Res.* 1997;67:147–154.

76. Liebermann DM, Kaufmann M. Utilization of the greater omentum in surgery: a historical review. *Neth J Surg.* 1991;43:136–144.

77. Bikfalvi A, Alterio J, Inyang AL, et al. Basic fibroblast growth factor expression in human omental microvascular endothelial cells and the effect of phorbol ester. *J Cell Physiol.* 1990;144: 151–158.

78. Hultman CS, Carlson GW, Losken A, et al. Utility of the omentum in the reconstruction of complex extraperitoneal wounds and defects: donor-site complications in 135 patients from 1975 to 2000.

Ann Surg. 2002;235:782–795.

79. Hultman CS, Culbertson JH, Jones GE, et al. Thoracic reconstruction with the omentum: indications, complications, and results. *Ann Plast Surg.* 2001;46:242–249.

80. Corral CJ, Prystowsky JB, Weidrich TA, Harris GD. Laparoscopic-assisted bipedicle omental flap mobilization for reconstruction of a chest wall defect. *J Laparoendosc Surg.* 1994;4:343–346.

81. Domene CE, Volpe P, Onari P, et al. Omental flap obtained by laparoscopic surgery for reconstruction of the chest wall. *Surg Laparosc Endosc.* 1998;8:215–218.

82. McCarthy JG, Cutting CB, Shaw WW. Vascularized calvarial flaps. *Clin Plast Surg.* 1987;14:37–47.

83. Casanova R, Cavalcante D, Grotting JC, et al. Anatomic basis for vascularized outer-table calvarial bone flaps. *Plast Reconstr Surg.* 1986;78:300–308.

84. Cutting CB, McCarthy JG, Berenstein A. Blood supply of the upper craniofacial skeleton: the search for composite calvarial bone flaps. *Plast Reconstr Surg.* 1984;74:603–610.

85. Lee HB, Hong JP, Kim KT, et al. Orbital floor and infraorbital rim reconstruction after total maxillectomy using a vascularized calvarial bone flap. *Plast Reconstr Surg.* 1999;104:646–653.

86. Sakai K, Doi K, Kawai S. Free vascularized thin corticoperiosteal graft. *Plast Reconstr Surg.* 1991;87:290–298.

87. Giessler GA, Schmidt AB. Thumb salvage with skin grafted medial femoral corticoperiosteal free flap. *J Plast Reconstr Aesthet Surg.* 2011;64:1693–1696.

88. Iorio ML, Masden DL, Higgins JP. Cutaneous angiosome territory of the medial femoral condyle osteocutaneous flap. *J Hand Surg.* 2012;37:1033–1041.

89. Wong VW, Higgins JP, Katz RD. Functional reconstruction of subtotal thumb metacarpal defect with a vascularized medial femoral condyle flap: case report. *J Hand Surg.* 2014;39:2005–2008.

90. Hubert DM, Low DW, Serletti JM, et al. Fibula free flap reconstruction of the pelvis in children after limb-sparing internal hemipelvectomy for bone sarcoma. *Plast Reconstr Surg.* 2010;125:195–200.

91. Innocenti M, Ceruso M, Manfrini M, et al. Free vascularized growth-plate transfer after bone tumor resection in children. *J Reconstr Microsurg.* 1998;14:137–143.

92. Erdmann D, Garcia RM, Blueschke G, et al. Vascularized fibula-based physis transfer for pediatric proximal humerus reconstruction. *Plast Reconstr Surg.* 2013;132:281e–287e.

93. Breidenbach WC, Terzis JK. The blood supply of vascularized nerve grafts. *J Reconstr Microsurg.* 1986;3:43–58.

94. Breidenbach W, Terzis JK. The anatomy of free vascularized nerve grafts. *Clin Plast Surg.* 1984;11:65–71.

95. Taylor GI, Ham FJ. The free vascularized nerve graft. A further experimental and clinical application of microvascular techniques. *Plast Reconstr Surg.* 1976;57:413–426.

96. Daniel RK, Terzis J, Schwarz G. Neurovascular free flaps. A preliminary report. *Plast Reconstr Surg.* 1975;56:13–20.

97. Acland RD, Schusterman M, Godina M, et al. The saphenous neurovascular free flap. *Plast Reconstr Surg.* 1981;67:763–774.

98. Gilbert A. Vascularized sural nerve graft. *Clin Plast Surg.* 1984;11:73–77.

99. Doi K, Kuwata N, Kawakami F, et al. The free vascularized sural nerve graft. *Microsurgery.* 1984;5:175–184.

100. Terzis JK, Kostopoulos VK. Vascularized nerve grafts for lower extremity nerve reconstruction. *Ann Plast Surg.* 2010;64:169–176.

101. Terzis JK, Kostopoulos VK. Vascularized ulnar nerve graft: 151 reconstructions for posttraumatic brachial plexus palsy. *Plast Reconstr Surg.* 2009;123:1276–1291.

102. Terzis JK, Skoulis TG, Soucacos PN. Vascularized nerve grafts. A review. *Int Angiol.* 1995;14:264–277.

103. Lin CH, Ali R, Chen SC, Wallace C, et al. Vascularized groin lymph node transfer using the wrist as a recipient site for management of postmastectomy upper extremity lymphedema. *Plast Reconstr Surg.* 2009;123:1265–1275.

104. Cheng MH, Chen SC, Henry SL, et al. Vascularized groin lymph node flap transfer for postmastectomy upper limb lymphedema: flap anatomy, recipient sites, and outcomes. *Plast Reconstr Surg.* 2013;131:1286–1298.

105. Althubaiti GA, Crosby MA, Chang DW. Vascularized supraclavicular lymph node transfer for lower extremity lymphedema treatment. *Plast Reconstr Surg.* 2013;131:133e–135e.

106. Cheng MH, Huang JJ, Wu CW, et al. The mechanism of vascularized lymph node transfer for lymphedema: natural lymphaticovenous drainage. *Plast Reconstr Surg.* 2014;133:192e–198e.

107. Ito R, Suami H. Overview of lymph node transfer for lymphedema treatment. *Plast Reconstr Surg.* 2014;134:548–556.

108. Bostwick J, Briedis J, Jurkiewicz MJ. The reverse flow temporal artery island flap. *Clin Plast Surg.* 1976;3:441–445.

109. Gillies HD, Millard DR. *Principles and Art of Plastic Surgery.* Boston: Little Brown; 1957.

110. Matthews RN, Fatah F, Davies DM, et al. Experience with the radial forearm flap in 14 cases. *Scand J Plast Reconstr Surg.* 1984;18:303–310.

111. Angrigiani C, Grilli D, Dominikow D, Zancolli EA. Posterior interosseous reverse forearm flap: experience with 80 consecutive cases. *Plast Reconstr Surg.* 1993;92:285–293.

112. Dautel G, Merle M. Dorsal metacarpal reverse flaps. Anatomical basis and clinical application. *J Hand Surg [Br].* 1991;16:400–405.

113. Almeida MF, da Costa PR, Okawa RY. Reverse-flow island sural flap. *Plast Reconstr Surg.* 2002;109:583–591.

114. Orgill DP, Pribaz JJ. Reverse peroneal flaps: two surgical approaches. *Ann Plast Surg.* 1994;33:17–22.

115. Ishikawa K, Isshiki N, Hoshino K, Mori C. Distally based lateral calcaneal flap. *Ann Plast Surg.* 1990;24:10–16.

116. Hasegawa M, Torii S, Katoh H, Esaki S. The distally based superficial sural artery flap. *Plast Reconstr Surg.* 1994;93:1012–1020.

117. de Blacam C, Colakoglu S, Ogunleye AA, et al. Risk factors associated with complications in lower-extremity reconstruction with the distally based sural flap: a systematic review and pooled analysis. *J Plast Reconstr Aesthet Surg.* 2014;67:607–616.

118. Semple JL. Retrograde microvascular augmentation (turbocharging) of a single-pedicle TRAM flap through a deep inferior epigastric arterial and venous loop. *Plast Reconstr Surg.* 1994;93:109–117.

119. Takayanagi S, Ohtsuka M. Extended transverse rectus abdominis musculocutaneous flap. *Plast Reconstr Surg.* 1989;83:1057–1060.

120. Harashina T, Sone K, Inoue T, et al. Augmentation of circulation of pedicled transverse rectus abdominis musculocutaneous flaps by microvascular surgery. *Br J Plast Surg.* 1987;40:367–370.

121. Yamamoto Y, Nohira K, Shintomi Y, et al. Turbo charging" the vertical rectus abdominis myocutaneous (turbo-VRAM) flap for reconstruction of extensive chest wall defects. *Br J Plast Surg.* 1994;47:103–107.

122. Nakayama Y, Soeda S, Kasai Y. Flaps nourished by arterial inflow through the venous system: an experimental investigation. *Plast Reconstr Surg.* 1981;67:328–334.

123. Yan H, Zhang F, Akdemir O, et al. Clinical applications of venous flaps in the reconstruction of hands and fingers. *Arch Orthop Trauma Surg.* 2011;131:65–74.

124. Yan H, Fan C, Zhang F, et al. Reconstruction of large dorsal digital defects with arterialized venous flaps: our experience and comprehensive review of literature. *Ann Plast Surg.* 2013;70:666–671.

125. Woo SH, Kim KC, Lee GJ, et al. A retrospective analysis of 154 arterialized venous flaps for hand reconstruction: an 11-year experience. *Plast Reconstr Surg.* 2007;119:1823–1838.

126. Yan H, Brooks D, Ladner R, et al. Arterialized venous flaps: a review of the literature. *Microsurgery.* 2010;30:472–478.

127. Thatte MR, Thatte RL. Venous flaps. *Plast Reconstr Surg.* 1993;91:747–751.

128. Chen HC, Tang YB, Noordhoff MS. Four types of venous flaps for wound coverage: a clinical appraisal. *J Trauma.* 1991;31:1286–1293.

129. Chang XZ, Yin J, Sun J, et al. A retrospective study of different local treatments in breast cancer patients with synchronous ipsilateral supraclavicular lymph node metastasis. *J Cancer Res Therapeutics.* 2013;9(suppl):S158–S161.

130. Chen SC, Chang HK, Lin YC, et al. Prognosis of breast cancer after supraclavicular lymph node metastasis: not a distant metastasis. *Ann Surg Oncol.* 2006;13:1457–1465.

131. Guba AM Jr. Study of the delay phenomenon in axial pattern flaps in pigs. *Plast Reconstr Surg.* 1979;63:550–554.

132. Banbury J, Siemionow M, Porvasnik S, et al. Muscle flaps' triphasic microcirculatory response to sympathectomy and denervation. *Plast Reconstr Surg.* 1999;104:730–737.

133. Neumann CG. The expansion of an area of skin by progressive distention of a subcutaneous balloon; use of the method for securing skin for subtotal reconstruction of the ear. *Plast Reconstr Surg (1946).* 1957;19:124–130.

134. Radovan C. *Adjacent flap development using expandable silastic implant. Annual ASPRS meeting.* Boston, 1976.

135. Casanova D, Bali D, Bardot J, et al. Tissue expansion of the lower limb: complications in a cohort of 103 cases. *Br J Plast Surg.* 2001;54:310–316.

136. Pribaz JJ, Fine NA. Prelamination: defining the prefabricated flap–a case report and review. *Microsurgery.* 1994;15:618–623.

137. Pribaz JJ, Weiss DD, Mulliken JB, Eriksson E. Prelaminated free flap reconstruction of complex central facial defects. *Plast Reconstr Surg.* 1999;104:357–365, discussion 66–67.

138. Khouri RK, Upton J, Shaw WW. Principles of flap prefabrication. *Clin Plast Surg.* 1992;19:763–771.

139. Cicconetti A, Matteini C, Cruccu G, Romaniello A. Comparative study on sensory recovery after oral cavity reconstruction by free flaps: preliminary results. *J Craniomaxillofac Surg.* 2000;28:74–78.

140. Kuriakose MA, Loree TR, Spies A, et al. Sensate radial forearm free flaps in tongue reconstruction. *Arch Otolaryngol Head Neck Surg.* 2001;127:1463–1466.

141. Kimata Y, Uchiyama K, Ebihara S, et al. Comparison of innervated and noninnervated free flaps in oral reconstruction. *Plast Reconstr Surg.* 1999;104:1307–1313.

142. Harris PG, Letrosne E, Caouette-Laberge L, Egerszegi EP. Long-term follow-up of coverage of weight bearing surface of the foot with free muscular flap in a pediatric population. *Microsurgery.* 1994;15:424–429.

143. Chen SL, Chen TM, Chou TD, et al. The distally based lesser saphenous venofasciocutaneous flap for ankle and heel reconstruction. *Plast Reconstr Surg.* 2002;110:1664–1672.

144. Santanelli F, Tenna S, Pace A, Scuderi N. Free flap reconstruction of the sole of the foot with or without sensory nerve coaptation. *Plast Reconstr Surg.* 2002;109:2314–2322, discussion 23–24.

145. Hong JP, Kim EK. Sole reconstruction using anterolateral thigh perforator free flaps. *Plast Reconstr Surg.* 2007;119:186–193.

146. Hallock GG. Simultaneous transposition of anterior thigh muscle and fascia flaps: an introduction to the chimera flap principle. *Ann Plast Surg.* 1991;27:126–131.

147. Belousov AE, Kishemasov SD, Kochish AY, Pinchuk VD. A new classification of vascularized flaps in plastic and reconstructive surgery. *Ann Plast Surg.* 1993;31:47–52, discussion 52–3.

148. Roehl KR, Mahabir RC. A practical guide to free tissue transfer. *Plast Reconstr Surg.* 2013;132:147e–158e.

149. Pluvy I, Panouilleres M, Garrido I, et al. Smoking and plastic surgery, part II. Clinical implications: a systematic review with meta-analysis. *Ann Chir Plast Esthet.* 2015;60:e15–e49.

150. Fischer JP, Nelson JA, Sieber B, et al. Free tissue transfer in the obese patient: an outcome and cost analysis in 1258 consecutive abdominally based reconstructions. *Plast Reconstr Surg.* 2013;131:681e–692e.

151. Suominen S, Asko-Seljavaara S. Free flap failures. *Microsurgery.* 1995;16:396–399.

152. Davison SP, Kessler CM, Al-Attar A. Microvascular free flap failure caused by unrecognized hypercoagulability. *Plast Reconstr Surg.* 2009;124:490–495.

153. Khouri RK, Cooley BC, Kunselman AR, et al. A prospective study of microvascular free-flap surgery and outcome. *Plast Reconstr Surg.* 1998;102:711–721.

154. Endara M, Masden D, Goldstein J, et al. The role of chronic and perioperative glucose management in high-risk surgical closures: a case for tighter glycemic control. *Plast Reconstr Surg.* 2013;132:996–1004.

155. Moran SL, Salgado CJ, Serletti JM. Free tissue transfer in patients with renal disease. *Plast Reconstr Surg.* 2004;113:2006–2011.

156. Moran SL, Illig KA, Green RM, Serletti JM. Free-tissue transfer in patients with peripheral vascular disease: a 10-year experience. *Plast Reconstr Surg.* 2002;109:999–1006.

157. Chen CL, Shore AD, Johns R, et al. The impact of obesity on breast surgery complications. *Plast Reconstr Surg.* 2011;128:395e–402e.

158. Genden EM, Rinaldo A, Suarez C, et al. Complications of free flap transfers for head and neck reconstruction following cancer resection. *Oral Oncol.* 2004;40:979–984.

159. Duymaz A, Karabekmez FE, Vrtiska TJ, et al. Free tissue transfer for lower extremity reconstruction: a study of the role of computed angiography in the planning of free tissue transfer in the posttraumatic setting. *Plast Reconstr Surg.* 2009;124:523–529.

160. Masia J, Larranaga J, Clavero JA, et al. The value of the multidetector row computed tomography for the preoperative planning of deep inferior epigastric artery perforator flap: our experience in 162 cases. *Ann Plast Surg.* 2008;60:29–36.

161. Reddy V, Stevenson TR. MOC-PS(SM) CME article: lower extremity reconstruction. *Plast Reconstr Surg.* 2008;121:1–7.

162. Pratt GF, Rozen WM, Chubb D, et al. Preoperative imaging for perforator flaps in reconstructive surgery: a systematic review of the evidence for current techniques. *Ann Plast Surg.* 2012;69:3–9.

163. Hallock GG. Acoustic Doppler sonography, color duplex ultrasound, and laser Doppler flowmetry as tools for successful autologous breast reconstruction. *Clin Plast Surg.* 2011;38:203–211.

164. Seify H, Jones G, Sigurdson L, et al. Endoscopic harvest of four muscle flaps: safe and effective techniques. *Ann Plast Surg.* 2002;48:173–179.

165. Schoeller T, Wechselberger G, Hussl H, et al. Aesthetic improvements in endoscopic gracilis muscle harvest through a single transverse incision in the groin crease. *Plast Reconstr Surg.* 2002;110:218–221.

166. Avital S, Rosin D, Brasesco O, et al. Laparoscopic mobilization of an omental flap for reconstruction of an infected sternotomy wound. *Ann Plast Surg.* 2002;49:307–311.

167. Huang SC, Zhnag Y. All roads lead to Rome: the impact of multiple attainment means on motivation. *J Pers Soc Psychol.* 2013;104:236–248.

168. Webb TL, Sheeran P. Mechanisms of implementation intention effects: the role of goal intentions, self-efficacy, and accessibility of plan components. *Br J Soc Psychol.* 2008;47:373–395.

169. Hong JP, Yim JH, Malzone G, et al. The thin gluteal artery perforator free flap to resurface the posterior aspect of the leg and foot. *Plast Reconstr Surg.* 2014;133:1184–1191.

170. Hong JP, Shin HW, Kim JJ, et al. The use of anterolateral thigh perforator flaps in chronic osteomyelitis of the lower extremity. *Plast Reconstr Surg.* 2005;115:142–147.

171. Nenad T, Reiner W, Michael S, et al. Saphenous perforator flap for reconstructive surgery in the lower leg and the foot: a clinical study of 50 patients with posttraumatic osteomyelitis. *J Trauma.* 2010;68:1200–1207.

172. Park G, Kim H. Treatment of chronic osteomyelitis using the medial sural perforator flap. *J Plast Reconstr Aesthet Surg.* 2010;63:153–159.

173. Yazar S, Lin CH, Lin YT, et al. Outcome comparison between free muscle and free fasciocutaneous flaps for reconstruction of distal third and ankle traumatic open tibial fractures. *Plast Reconstr Surg.* 2006;117:2468–2475, discussion 76–77.

174. Tintle SM, Levin LS. The reconstructive microsurgery ladder in orthopaedics. *Injury.* 2013;44:376–385.

175. Riaz M, Khan K, Leonard AG. Complications associated with suction drains after microvascular anastomeses. *Microsurgery.* 1996;17:51–52.

176. Mathes SJ, Feng LJ, Hunt TK. Coverage of the infected wound. *Ann Surg.* 1983;198:420–429.

177. Logan SE, Alpert BS, Buncke HJ. Free serratus anterior muscle transplantation for hand reconstruction. *Br J Plast Surg.* 1988;41:639–643.

178. Hui K, Zhang F, Pickus E, et al. Modification of the vertical rectus abdominis musculocutaneous (VRAM) flap for functional reconstruction of complex vulvoperineal defects. *Ann Plast Surg.* 2003;51:556–560.

179. Wong AK, Joanna Nguyen T, Peric M, et al. Analysis of risk factors associated with microvascular free flap failure using a multi-institutional database. *Microsurgery.* 2015;35:6–12.

180. Al-Qattan MM. Latissimus dorsi transfer for external rotation weakness of the shoulder in obstetric brachial plexus palsy. *J Hand Surg [Br].* 2003;28:487–490.

181. Ninkovic M, Stenzl A, Schwabegger A, et al. Free neurovascular transfer of latisstmus dorsi muscle for the treatment of bladder acontractility: II. Clinical results. *J Urol.* 2003;169:1379–1383.

182. Shapiro MJ. Use of trapezius myocutaneous flaps in the reconstruction of head and neck defects. *Arch Otolaryngol.* 1981;107:333–336.

183. Cuono CB, Ariyan S. Immediate reconstruction of a composite mandibular defect with a regional osteomusculocutaneous flap. *Plast Reconstr Surg.* 1980;65:477–484.

184. Pikani J, Ulla A, Tuulik E. Clinical evaluation of the pectoralis major flap for reconstruction in head and neck cancer. *Scand J Plast Reconstr Surg Hand Surg.* 1994;28:217–223.

185. Koshima I, Hosoda M, Ohta S, et al. Free vascularized iliac osteomusculocutaneous flaps based on the lateral circumflex femoral system for repair of large mandibular defects. *Ann Plast Surg.* 1994;33:581–588.

186. Hardin JC Jr. Reconstruction of maxilla with free latissimus

dorsi-scapular osteomusculocutaneous flap. *Plast Reconstr Surg.* 2003;111:965, author reply 965–966.

187. Wei FC, Mardini S. Free-style free flaps. *Plast Reconstr Surg.* 2004;114:910–916. *In contrast to elevating a flap on a previously identified perforator, the skin island can be selected first and the appropriate perforator located on the flap can be selected in a sequence. This is the core of the free-style approach and allows the surgeon to efficiently handle unexpected events occurring during flap harvest or in cases with anatomical variations.*

188. Oh TS, Hallock G, Hong JP. Freestyle propeller flaps to reconstruct defects of the posterior trunk: a simple approach to a difficult problem. *Ann Plast Surg.* 2012;68:79–82.

189. Hallock GG. Is there a "learning curve" for muscle perforator flaps? *Ann Plast Surg.* 2008;60:146–149.

190. Owens N. A compound neck pedicle designed for the repair of massive facial defects: formation, development, and application. *Plast Reconstr Surg.* 1955;15:369–389.

191. Littlewood M. Compound skin and sternomastoid flaps for repair in extensive carcinoma of the head and neck. *Br J Plast Surg.* 1967;20:403–419.

192. Conley J. Use of composite flaps containing bone for major repairs in the head and neck. *Plast Reconstr Surg.* 1972;49:522–526.

193. Larson DL, Goepfert H. Limitations of the sternocleidomastoid musculocutaneous flap in head and neck cancer reconstruction. *Plast Reconstr Surg.* 1982;70:328–335.

194. Gersuny R. Plastischer ersatz der mangenscheimhunt. *Zentralbl Chir.* 1887;14:706.

195. Hueston JT, McConchie HA. A compound pectoral flap. *Aust N Z J Surg.* 1968;38:61–63.

196. Maruyama Y, Nakajima H, Fujino T. A dynamic reconstruction of a facial defect with a pectoralis major myocutaneous flap. *Br J Plast Surg.* 1980;33:145–149.

197. Withers EH, Franklin JD, Madden JJ, et al. Immediate reconstruction of the pharynx and cervical esophagus with the pectoralis major myocutaneous flap following laryngopharyngectomy. *Plast Reconstr Surg.* 1981;8:898–904.

198. Ariyan S. The pectoralis major muscle for single-stage reconstruction of the difficult wounds of the orbit and pharyngoesophagus. *Plast Reconstr Surg.* 1983;72:468–477.

199. Morgan RF, Sargent LA, Hoopes JE. Midfacial and total nasal reconstruction with bilateral pectoralis major myocutaneous flaps. *Plast Reconstr Surg.* 1984;73:824–826.

200. Lam KH, Wei WI, Siu KF. The pectoralis major costomyocutaneous flap for mandibular reconstruction. *Plast Reconstr Surg.* 1984;73:904–910.

201. Mathes SJ, Nahai F. *Clinical Atlas of Mmuscle and Musculocutaneous Flaps.* St. Louis: CV Mosby; 1979.

202. Haas F, Weiglein A, Schwarzl F, et al. The lower trapezius musculocutaneous flap from pedicled to free flap: anatomical basis and clinical applications based on the dorsal scapular artery. *Plast Reconstr Surg.* 2004;113:1580–1590.

203. Lynch JR, Hansen JE, Chaffoo R, et al. The lower trapezius musculocutaneous flap revisited: versatile coverage for complicated wounds to the posterior cervical and occipital regions based on the deep branch of the transverse cervical artery. *Plast Reconstr Surg.* 2002;109:444–450.

204. Baek S, Biller HF, Krespi YP, et al. The lower trapezius island myocutaneous flap. *Ann Plast Surg.* 1980;5:108–114.

205. Yoshimura Y, Maruyama Y, Takeuchi S. The use of lower trapezius island flaps in head and neck reconstruction. *Br J Plast Surg.* 1981;34:334–337.

206. Dufresne C, Cutting C, Valauri F, et al. Reconstruction of mandibular and floor of mouth defects using the trapezius osteomyocutaneous flap. *Plast Reconstr Surg.* 1987;79:687–696.

207. Tansini I. Nuovo processo per I'amputazione della mammella per cancre. *Riforma Med.* 1896;12:3.

208. Quillen CG, Shearin JC, Georgiade NG. Use of the latissimus dorsi myocutaneous island flap for reconstruction in the head and neck area. *Plast Reconstr Surg.* 1978;62:113–117.

209. Barton FE, Spicer TE, Byrd HS. Head and neck reconstruction with the latissimus dorsi myocutaneous flap: anatomic observations and report of 60 cases. *Plast Reconstr Surg.* 1983;71:199–204.

210. Hofer SO, Posch NA, Smit X. The facial artery perforator flap for reconstruction of perioral defects. *Plast Reconstr Surg.* 2005;115:996–1003, discussion 4–5.

211. Kim JT, Kim SK, Koshima I, Moriguchi T. An anatomic study and clinical applications of the reversed submental perforator-based island flap. *Plast Reconstr Surg.* 2002;109:2204–2210.

212. Rahpeyma A, Khajehahmadi S, Razmara F. Submental flap in intraoral reconstruction after pathologic resections: indications and limitations. *J Maxillofac Oral Surg.* 2015;14:57–62.

213. Vural E, Suen JY. The submental island flap in head and neck reconstruction. *Head Neck.* 2000;22:572–578.

214. Salgarello M, Seccia A, Eugenio F. Immediate breast reconstruction with anatomical permanent expandable implants after skin-sparing mastectomy: aesthetic and technical refinements. *Ann Plast Surg.* 2004;52:358–364.

215. Manstein CH, Manstein G, Somers RG, et al. Use of pectoralis minor muscle in immediate reconstruction of the breast. *Plast Reconstr Surg.* 1985;76:566–569.

216. Troilius C. Total muscle coverage of a breast implant is possible through a transaxillary approach. *Plast Reconstr Surg.* 1995;95:509–512.

217. Tebbetts JB. Dual plane breast augmentation: optimizing implant-soft-tissue relationships in a wide range of breast types. *Plast Reconstr Surg.* 2001;107:1255–1272.

218. Delay E, Gounot N, Bouillot A. Autologous latissimus breast reconstruction: a 3-year clinical experience with 100 patients. *Plast Reconstr Surg.* 1998;102:1461–1478.

219. Giacalone PL, Bricout N, Dantas MJ, et al. Achieving symmetry in unilateral breast reconstruction: 17 years experience with 683 patients. *Aesthetic Plast Surg.* 2002;26:299–302.

220. Chang DW, Youssef A, Cha S, et al. Autologous breast reconstruction with the extended latissimus dorsi flap. *Plast Reconstr Surg.* 2002;110:751–759.

221. Menke H, Erkens M, Olbrisch RR. Evolving concepts in breast reconstruction with latissimus dorsi flaps: results and follow-up of 121 consecutive patients. *Ann Plast Surg.* 2001;47:107–114.

222. Mathes SJ, Bostwick J 3rd. A rectus abdominis myocutaneous flap to reconstruct abdominal wall defects. *Br J Plast Surg.* 1977;30:282–283.

223. Hartrampf CR, Scheflan M, Black PW. Breast reconstruction with a transverse abdominal island flap. *Plast Reconstr Surg.* 1982;69:216–225.

224. Dinner MI, Labandter HP, Dowden RV. The role of the rectus abdominis myocutaneous flap in breast reconstruction. *Plast Reconstr Surg.* 1982;69:209–215.

225. Shestak KC, Fedele GM, Restifo RJ. Treatment of difficult TRAM flap hernias using intraperitoneal synthetic mesh application. *Plast Reconstr Surg.* 2001;107:55–62.

226. Simon AM, Bouwense CL, McMillan S, et al. Comparison of unipedicled and bipedicled TRAM flap breast reconstructions: Assessment of physical function and patient satisfaction. *Plast Reconstr Surg.* 2004;113:136–140.

227. Dulin WA, Avila RA, Verheyden CN, et al. Evaluation of abdominal wall strength after TRAM flap surgery. *Plast Reconstr Surg.* 2004;113:1662–1665.

228. Hamdi M, Spano A, Van Landuyt K, D'Herde K, Blondeel P, Monstrey S. The lateral intercostal artery perforators: anatomical study and clinical application in breast surgery. *Plast Reconstr Surg.* 2008;121:389–396.

229. Ottino G, De paulis R, Pansini S, et al. Major sternal wound infection after open heart surgery: a multivariate analysis of risk factors in 2579 consecutive operative procedures. *Ann Thorac Surg.* 1987;44:173–179.

230. Jurkiewicz MJ, Bostwick J 3rd, Hester TR, et al. Infected median sternotomy wound: successful treatment by muscle flap. *Ann Surg.* 1980;191:738–743.

231. Nahai F, Morales L Jr, Bone DK, et al. Pectoralis major muscle turnover flaps for closure of the infected sternotomy wound with preservation of form and function. *Plast Reconstr Surg.* 1982;70:471–474.

232. Hugo NE, Sultan MR, Ascherman JA, et al. Single-stage management of 74 consecutive sternal wound complications with pectoralis major myocutaneous advancement flaps. *Plast Reconstr Surg.* 1994;93:1433–1441.

233. Erez E, Katz M, Sharoni E, et al. Pectoralis major muscle flaps for deep sternal wound infection in neonates. *Ann Thorac Surg.* 2000;69:572–577.

234. Gursel E, Pummill K, Hakimi M, et al. Pectoralis major muscle flap for the treatment of mediastinal wound infection in the pediatric population. *Plast Reconstr Surg.* 2002;110:844–848.

235. Klesius AA, Dzemali O, Simon A, et al. Successful treatment of deep sternal infections following open heart surgery by bilateral pectoralis major flaps. *Eur J Cardiothorac Surg.* 2004;25:218–223.

236. Clarkson JH, Probst F, Niranjan NS, et al. Our experience using the

vertical rectus abdominis muscle flap for reconstruction in 12 patients with dehiscence of a median sternotomy wound and mediastinitis. *Scand J Plast Reconstr Surg Hand Surg.* 2003;37:266–271.

237. Neale HW, Kreilein JG, Schreiber JT, et al. Complete sternectomy for chronic osteomyelitis with reconstruction using a rectus abdominis myocutaneous island flap. *Ann Plast Surg.* 1981;6:305–314.

238. Iacobucci JJ, Stevenson TR, Hall JD, et al. Sternal osteomyelitis: treatment with rectus abdominis muscle. *Br J Plast Surg.* 1989;42:452–459.

239. Weinzweig N, Yetman R. Transposition of the greater omentum for recalcitrant median sternotomy wound infections. *Ann Plast Surg.* 1995;34:471–477.

240. Moor EV, Neuman RA, Weinberg A, et al. Transposition of the great omentum for infected sternotomy wounds in cardiac surgery. Report of 16 cases and review of published reports. *Scand J Plast Reconstr Surg Hand Surg.* 1999;33:25–29.

241. Salameh JR, Chock DA, Gonzalez JJ, et al. Laparoscopic harvest of omental flaps for reconstruction of complex mediastinal wounds. *JSLS.* 2003;7:317–322.

242. Fansa H, Handstein S, Schneider W. Treatment of infected median sternotomy wounds with a myocutaneous latissimus dorsi muscle flap. *Scand Cardiovasc J.* 1998;32:33–39.

243. Tizian C, Borst HG, Berger A. Treatment of total sternal necrosis using the latissimus dorsi muscle flap. *Plast Reconstr Surg.* 1985;76:703–707.

244. Dejesus RA, Paletta JD, Dabb RW. Reconstruction of the median sternotomy wound dehiscence using the latissimus dorsi myocutaneous flap. *J Cardiovasc Surg.* 2001;42:359–364.

245. Banic A, Ris HB, Erni D, et al. Free latissimus dorsi flap for chest wall repair after complete resection of infected sternum. *Ann Thorac Surg.* 1995;60:1028–1032.

246. Mathes SJ. Chest wall reconstruction. *Clin Plast Surg.* 1995; 22:187.

247. Deschamps C, Tirnaksiz BM, Darbandi R, et al. Early and long-term results of prosthetic chest wall reconstruction. *J Thorac Cardiovasc Surg.* 1999;117:588–591.

248. Larson DL, McMurtrey MJ. Musculocutaneous flap reconstruction of chest-wall defects: an experience with 50 patients. *Plast Reconstr Surg.* 1984;73:734–740.

249. Scheflan M, Bostwick J 3rd, Nahai F. Chest wall reconstruction-management of the difficult chest wound. *Ann Plast Surg.* 1982;8:122–131.

250. Koch H, Tomaselli F, Pierer G, et al. Thoracic wall reconstruction using both portions of the latissimus dorsi previously divided in the course of posterolateral thoracotomy. *Eur J Cardiothorac Surg.* 2002;21:874–878.

251. Bostwick J 3rd, Scheflan M, Nahai F, et al. The "reverse" latissimus dorsi muscle and musculocutaneous flap: anatomical and clinical considerations. *Plast Reconstr Surg.* 1980;65:395–399.

252. McCraw JB, Penix JO, Baker JW. Repair of major defects of the chest wall and spine with the latissimus dorsi myocutaneous flap. *Plast Reconstr Surg.* 1978;62:197–206.

253. Shamberger RC, Welch KJ, Upton J 3rd. Surgical treatment of thoracic deformity in Poland's syndrome. *J Pediatr Surg.* 1989;24:760–765.

254. Arslan E, Unal S, Demirkan F, et al. Poland's syndrome with rare deformities: reconstruction with latissimus dorsi muscle through a single short incision. *Scand J Plast Reconstr Surg Hand Surg.* 2003;37:304–306.

255. Scheflan M, Mehrhof AI Jr, Ward JD. Meningomyelocele closure with distally based latissimus dorsi flap. *Plast Reconstr Surg.* 1984;73:956–959.

256. Ozveren MF, Erol FS, Topsakal C, et al. The significance of the percentage of the defect size in spina bifida cystica in determination of the surgical technique. *Childs Nerv Syst.* 2002;18:614–620.

257. Whetzel TP, Stokes RB, Greenholz SK, et al. Reconstruction of the toddler diaphragm in severe anterolateral congenital diaphragmatic hernia with the reverse latissimus dorsi flap. *Ann Plast Surg.* 1997;39:615–619.

258. Paletta CE, Huang DB. Intrathoracic application of the reverse latissimus dorsi muscle flap. *Ann Plast Surg.* 1999;43:227–231.

259. Vu P, Guedon C, Gehanno P, et al. Anatomic basis of serratus anterior muscle flap transposition. *Surg Radiol Anat.* 1988;10:173–185.

260. Arnold PG, Pairolero PC, Waldorf JC. The serratus anterior muscle: intrathoracic and extrathoracic utilization. *Plast Reconstr Surg.* 1984;73:240–248.

261. Miyamoto Y, Hattori T, Niimoto M, et al. Reconstruction of full-thickness chest wall defects using rectus abdominis musculocutaneous flap: a report of fifteen cases. *Ann Plast Surg.* 1986;16:90.

262. Galli A, Raposio E, Santi P. Reconstruction of full-thickness defects of the thoracic wall by myocutaneous flap transfer: latissimus dorsi compared with transverse rectus abdominis. *Scand J Plast Reconstr Surg Hand Surg.* 1995;29:39–43.

263. Papadopoulos O, Georgiou P, Christopoulos A, et al. Chest wall reconstruction. *Ann Plast Surg.* 2002;48:105.

264. Chang RR, Mehrara BJ, Hu Q-Y, et al. Reconstruction of complex oncologic chest wall defects a 10 year experience. *Ann Plast Surg.* 2004;52:471–479.

265. Parkash S, Ramakrishnan K. A myocutaneous island flap in the treatment of a chronic radionecrotic ulcer of the abdominal wall. *Br J Plast Surg.* 1980;33:138.

266. Taylor GI, Corlett R, Boyd JB. The extended deep inferior epigastric flap: a clinical technique. *Plast Reconstr Surg.* 1983;72:751–765.

267. Ramirez OM, Ruas E, Dellon AL. "Components separation" method for closure of abdominal wall defects: an anatomical and clinical study. *Plast Reconstr Surg.* 1990;86:519–526. *Loss of abdominal domain is a common surgical problem. The anatomical basis and technical details of the now-ubiquitous components separation are described.*

268. Levine JP, Karp NS. Restoration of abdominal wall integrity as a salvage procedure in difficult recurrent abdominal wall hernias using a method of wide myofascial release. *Plast Reconstr Surg.* 2001;107:707–716.

269. DeFranzo AJ, Kingman GJ, Sterchi JM, et al. Rectus turnover flaps for the reconstruction of large midline abdominal wall defects. *Ann Plast Surg.* 1996;37:18–23.

270. Spear SL, Walker RK. The external oblique flap for reconstruction of the rectus sheath. *Plast Reconstr Surg.* 1992;90:608–613.

271. Hershey FB, Butcher HR Jr. Repair of defects after partial resection of the abdominal wall. *Am J Surg.* 1964;107:586–590.

272. Hodgkinson DJ, Arnold PG. Chest-wall reconstruction using the external oblique muscle. *Br J Plast Surg.* 1980;33:216–220.

273. Moschella F, Cordova A. A new extended external oblique musculocutaneous flap for reconstruction of large chest-wall defects. *Plast Reconstr Surg.* 1999;103:1378–1385.

274. Hobar PC, Rohrich RJ, Byrd HS. Abdominal-wall reconstruction with expanded musculofascial tissue in a posttraumatic defect. *Plast Reconstr Surg.* 1994;94:379–383.

275. Jacobsen WM, Petty PM, Bite U, et al. Massive abdominal-wall hernia reconstruction with expanded external/internal oblique and transversalis musculofascia. *Plast Reconstr Surg.* 1997;100:326–335.

276. Bostwick J 3rd. Latissimus dorsi flap: current applications. *Ann Plast Surg.* 1982;9:377–380.

277. Sharma RK, Singh G, Naidu PM. Abdominal wall defects: anatomic classification and a scheme for management. *Ann Plast Surg.* 1998;41:180–184.

278. Brenneman FD, Boulanger BR, Antonyshyn O. Surgical management of abdominal wall disruption after blunt trauma. *J Trauma.* 1995;39:539–544.

279. Sharma RK, Verma GR, Biswas G. Reconstruction of a major abdominal and chest wall defect using latissimus dorsi and extended deep inferior epigastric artery flap. *Ann Plast Surg.* 1992;28:366–369.

280. Kumar P, Varma R. Immediate reconstruction of chest and abdominal wall defect following high voltage electrical injury. *Burns.* 1994;20:557–559.

281. Olvera-Caballero C, Victoria-Morales G. Neurovascular latissimus dorsi free-flap transfer for reconstruction of a major abdominal-wall defect in a 13-month-old child: late follow-up. *J Reconstr Microsurg.* 2004;20:237–240.

282. Ninkovic M, Kronberger P, Harpf C, et al. Free innervated latissimus dorsi muscle flap for reconstruction of full-thickness abdominal wall defects. *Plast Reconstr Surg.* 1998;101:971–978.

283. Wangensteen OH. Repair of recurrent and difficult hernias and other large defects of the abdominal wall employing the iliotibial tract of fascia lata as a pedicled flap. *Surg Gynecol Obstet.* 1934;59:766.

284. Nahai F, Hill HL, Hester TR. Experiences with the tensor fascia lata flap. *Plast Reconstr Surg.* 1979;63:788–799.

285. Withers EH, Franklin JD, Madden JJ, et al. Further experience with the tensor fascia lata musculocutaneous flap. *Ann Plast Surg.* 1980;4:31–36.

286. White DN, Pearl RM, Laub DR, et al. Tensor fascia lata myocutaneous flap in lower abdominal wall reconstruction. *Ann Plast Surg*. 1981;7:155–162.

287. Chevrey PM, Singh NK. Abdominal wall reconstruction with the free tensor fascia lata musculofasciocutaneous flap using intraperitoneal gastroepiploic recipient vessels. *Ann Plast Surg*. 2003;51:97–102.

288. Penington A, Theile D, MacLeod A, et al. Free tensor fasciae latae flap reconstruction of defects of the chest and abdominal wall: selection of recipient vessels. *Scand J Plast Reconstr Surg Hand Surg*. 1996;30:299–305.

289. Ger R, Duboys E. The prevention and repair of large abdominal-wall defects by muscle transposition: a preliminary communication. *Plast Reconstr Surg*. 1983;72:170–178.

290. Wei CY, Chuang DC, Chen HC, et al. The versatility of free rectus femoris muscle flap: an alternative flap. *Microsurgery*. 1995;16:698–703.

291. Brown DM, Sicard GA, Flye MW, et al. Closure of complex abdominal wall defects with bilateral rectus femoris flaps with fascial extensions. *Surgery*. 1993;114:112–116.

292. Matthews MS. Abdominal wall reconstruction with an expanded rectus femoris flap. *Plast Reconstr Surg*. 1999;104:183–186.

293. Caffee HH. Reconstruction of the abdominal wall by variations of the tensor fasciae latae flap. *Plast Reconstr Surg*. 1983;71:348–353.

294. Mathes SJ, Hurwitz DJ. Repair of chronic radiation wounds of the pelvis. *World J Surg*. 1986;10:269–280.

295. Lannon DA, Ross GL, Addison PD, et al. Versatility of the proximally pedicled anterolateral thigh flap and its use in complex abdominal and pelvic reconstruction. *Plast Reconstr Surg*. 2011;127:677–688.

296. Graham RG, Omotoso PO, Hudson DA. The effectiveness of muscle flaps for the treatment of prosthetic graft sepsis. *Plast Reconstr Surg*. 2002;109:108–113.

297. Wee JT, Joseph VT. A new technique of vaginal reconstruction using neurovascular pudendal-thigh flaps: a preliminary report. *Plast Reconstr Surg*. 1989;83:701–709.

298. Monstrey S, Blondeel P, Van Landuyt K, et al. The versatility of the pudendal thigh fasciocutaneous flap used as an island flap. *Plast Reconstr Surg*. 2001;107:719–725.

299. Hashimoto I, Murakami G, Nakanishi H, et al. First cutaneous branch of the internal pudendal artery: an anatomical basis for the so-called gluteal fold flap. *Okajimas Folia Anat Jpn*. 2001;78:23–30.

300. Yii NW, Niranjan NS. Lotus petal flaps in vulvo-vaginal reconstruction. *Br J Plast Surg*. 1996;49:547–554.

301. Dev VR, Gupta A. Plastic and reconstructive surgery approaches in the management of anal cancer. *Surg Oncol Clin N Am*. 2004;13:339–353.

302. Burke TW, Morris M, Roh MS, et al. Perineal reconstruction using single gracilis myocutaneous flaps. *Gynecol Oncol*. 1995;57:221–225.

303. Shibata D, Hyland W, Busse P, et al. Immediate reconstruction of the perineal wound with gracilis muscle flaps following abdominoperineal resection and intraoperative radiation therapy for recurrent carcinoma of the rectum. *Ann Surg Oncol*. 1999;6:33–37.

304. Anthony JP, Mathes SJ. The recalcitrant perineal wound after rectal extirpation. Applications of muscle flap closure. *Arch Surg*. 1990;125:1371–1376.

305. Lacey CG. Vaginal reconstruction after exenteration with use of gracilis myocutaneous flaps: the University of California, San Francisco experience. *Am J Obstet Gynecol*. 1988;158:1278–1284.

306. Soper JT. Short gracilis myocutaneous flaps for vulvovaginal reconstruction after radical pelvic surgery. *Obstet Gynecol*. 1989;74:823–827.

307. Schoeman BJ. The tensor fascia lata myocutaneous flap in reconstruction of inguinal skin defects after radical lymphadenectomy. *S Afr J Surg*. 1995;33:175–178.

308. Russo P, Saldana EF, Yu S, et al. Myocutaneous flaps in genitourinary oncology. *J Urol*. 1994;151:1658.

309. Ramasastry SS, Liang MD, Hurwitz DJ. Surgical management of difficult wounds of the groin. *Surg Gynecol Obstet*. 1989;169:418–422.

310. Santanelli F, Berlin O, Fogdestam I. The combined tensor fascia latae/rectus femoris musculocutaneous flap: a possibility for major soft tissue reconstruction in the groin, hip, gluteal, perineal, and lower abdominal regions. *Ann Plast Surg*. 1993;31:168–174.

311. Caulfield WH, Curtsinger L, Powell G, et al. Donor leg morbidity after pedicled rectus femoris muscle flap transfer for abdominal wall and pelvic reconstruction. *Ann Plast Surg*. 1994;32:377–382.

312. Logan SE, Mathes SJ. The use of a rectus abdominis myocutaneous flap to reconstruct a groin defect. *Br J Plast Surg*. 1984;37:351–353.

313. Buchel EW, Finical S, Johnson C. Pelvic reconstruction using vertical rectus abdominis musculocutaneous flaps. *Ann Plast Surg*. 2004;52:22–26.

314. Tei TM, Stolzenburg T, Buntzen S, et al. Use of transpelvic rectus abdominis musculocutaneous flap for anal cancer salvage surgery. *Br J Surg*. 2003;90:575–580.

315. Henz VR. Construction of a rectal sphincter using the origin of the gluteus maximus muscle. *Plast Reconstr Surg*. 1982;70:82–85.

316. Guelinckx PJ, Sinsel NK, Gruwez JA. Anal sphincter reconstruction with the gluteus maximus muscle anatomic and physiologic considerations concerning conventional and dynamic gluteoplasty. *Plast Reconstr Surg*. 1996;98:293–302.

317. Arkoulakis NS, Angel CL, DuBeshter B, et al. Reconstruction of an extensive vulvectomy defect using the gluteus maximus fasciocutaneous V-Y advancement flap. *Ann Plast Surg*. 2002;49:50–54.

318. Goi T, Koneri K, Katayama K, et al. Modified gluteus maximus V-Y advancement flap for reconstruction of perineal defects after resection of intrapelvic recurrent rectal cancer: report of a case. *Surg Today*. 2003;33:626–629.

319. Hurwitz DJ. Closure of large defects of the pelvic cavity by an extended compound myocutaneous flap based on the inferior gluteal artery. *Br J Plast Surg*. 1980;33:256–261.

320. Hurwitz DJ, Swartz WM, Mathes SJ. The gluteal thigh flap: a reliable, sensate flap for the closure of buttock and perineal wounds. *Plast Reconstr Surg*. 1981;68:521–532.

321. Baird WL, Hester TR, Nahai F, et al. Management of perineal wounds following abdominoperineal resection with inferior gluteal flaps. *Arch Surg*. 1990;125:1486–1489.

322. Sinna R, Qassemyar Q, Benhaim T, et al. Perforator flaps: a new option in perineal reconstruction. *J Plast Reconstr Aesthet Surg*. 2010;63:e766–e774.

323. Kim JT, Ho SY, Hwang JH, Lee JH. Perineal perforator-based island flaps: the next frontier in perineal reconstruction. *Plast Reconstr Surg*. 2014;133:683e–687e.

324. Casanova D, Hulard O, Zalta R, et al. Management of wounds of exposed or infected knee prostheses. *Scand J Plast Reconstr Surg Hand Surg*. 2001;35:71–77.

325. Anract P, Missenard G, Jeanrot C, et al. Knee reconstruction with prosthesis and muscle flap after total arthrectomy. *Clin Orthop Rel Res*. 2001;384:208–216.

326. McCraw JB, Fishman JH, Sharzer LA. The versatile gastrocnemius myocutaneous flap. *Plast Reconstr Surg*. 1978;62:15–23.

327. Salibian AH, Menick FJ. Bipedicle gastrocnemius musculocutaneous flap for defects of the distal one-third of the leg. *Plast Reconstr Surg*. 1982;70:17–23.

328. Linton PC. The combined medial and lateral gastrocnemius musculocutaneous V-Y island advancement flap. *Plast Reconstr Surg*. 1982;70:490–493.

329. Patel NS, Ibrahim DT, Finn HA. Knee extensor mechanism reconstruction with medial gastrocnemius flap. *Clin Orthop Rel Res*. 2002;398:176.

330. Simon SR, Mann RA, Hagy JL, et al. Role of the posterior calf muscles in normal gait. *J Bone Joint Surg*. 1978;60A:465–472.

331. Vaca FJ, Garramone R. Hemimuscular transfer of the soleus muscle. *Cir Plast Argent*. 1983;7:12.

332. Tobin GR. Hemisoleus and reversed hemisoleus flaps. *Plast Reconstr Surg*. 1985;76:87–96.

333. Beck JB, Stile F, Lineaweaver W. Reconsidering the soleus muscle flap for coverage of wounds of the distal third of the leg. *Ann Plast Surg*. 2003;50:631–635.

334. Zhang Q, Qiao Q, Yang X, et al. Clinical application of the anterolateral thigh flap for soft tissue reconstruction. *J Reconstr Microsurg*. 2010;26:87–94.

335. Gravvanis AI, Tsoutsos DA, Karakitsos D, et al. Application of the pedicled anterolateral thigh flap to defects from the pelvis to the knee. *Microsurgery*. 2006;26:432–438.

336. Kim HH, Jeong JH, Seul JH, Cho BC. New design and identification of the medial sural perforator flap: an anatomical study and its clinical applications. *Plast Reconstr Surg*. 2006;117:1609–1618.

337. Rashid M, Hussain SS, Aslam R, et al. A comparison of two fasciocutaneous flaps in the reconstruction of defects of the weight-bearing heel. *J Coll Physicians Surg Pak*. 2003;13:216–218.

338. Hartrampf CR Jr, Scheflan M, Bostwick J 3rd. The flexor digitorum brevis muscle island pedicle flap: a new dimension in heel reconstruction. *Plast Reconstr Surg*. 1980;66:264–270.

339. Attinger CE, Ducic I, Cooper P, et al. The role of intrinsic muscle

flaps of the foot for bone coverage in foot and ankle defects in diabetic and nondiabetic patients. *Plast Reconstr Surg.* 2002;110:1047–1054.

340. Sakai N, Yoshida T, Okumura H. Distal plantar area reconstruction using a flexor digitorum brevis muscle flap with reverse-flow lateral plantar artery. *Br J Plast Surg.* 2001;54:170–173.

341. Reiffel RS, McCarthy JG. Coverage of heel and sole defects: a new subfascial arterialized flap. *Plast Reconstr Surg.* 1980;66:250–260.

342. Sakai S, Soeda S, Kanou T. Distally based lateral plantar artery island flap. *Ann Plast Surg.* 1988;21:165–169.

343. Schwabegger AH, Shafighi M, Harpf C, et al. Distally based abductor hallucis muscle flap: anatomic basis and clinical application. *Ann Plast Surg.* 2003;51:505–508.

344. Yoshimura Y, Nakajima T, Kami T. Distally based abductor digiti minimi muscle flap. *Ann Plast Surg.* 1985;14:375–377.

345. Al-Quattan MM. Harvesting the abductor digiti minimi as a muscle plug with the lateral calcaneal artery skin flap. *Ann Plast Surg.* 2001;46:651–653.

346. Grabb WC, Argenta LC. The lateral calcaneal artery skin flap (the lateral calcaneal artery, lesser saphenous vein, and sural nerve skin flap). *Plast Reconstr Surg.* 1981;68:723–730.

347. Mahan KT. Lateral calcaneal artery skin flap for posterior heel coverage. *Clin Podiatr Med Surg.* 1986;3:277–287.

348. Mathes DW, Thornton JF, Rohrich RJ. Management of posterior trunk defects. *Plast Reconstr Surg.* 2006;118:73e–83e.

349. Ayestaray B, Ogawa R, Ono S, Hyakusoku H. Propeller flaps: classification and clinical applications. *Ann Chir Plast Esthet.* 2011;56:90–98.

350. Aho JM, Laungani AT, Herbig KS, et al. Lumbar and thoracic perforators: vascular anatomy and clinical implications. *Plast Reconstr Surg.* 2014;134:635e–645e.

351. Dusseldorp JR, Pennington DG. Quantifying blood flow in the DIEP flap: an ultrasonographic study. *Plast Reconstr Surg Global Open.* 2014;2:e228.

352. Offman SL, Geddes CR, Tang M, Morris SF. The vascular basis of perforator flaps based on the source arteries of the lateral lumbar region. *Plast Reconstr Surg.* 2005;115:1651–1659.

353. Park SW, Oh TS, Eom JS, et al. Freestyle multiple propeller flap reconstruction (jigsaw puzzle approach) for complicated back defects. *J Reconstr Microsurg.* 2015;31:261–267.

354. Fischer J, Arnold PG, Waldorf J, et al. The gluteus maximus musculocutaneous V-Y advancement flap for large sacral defects. *Ann Plast Surg.* 1983;11:517–522.

355. Ramirez OM, Orlando JC, Hurwitz DJ. The sliding gluteus maximus myocutaneous flap: its relevance in ambulatory patients. *Plast Reconstr Surg.* 1984;74:68–75.

356. Lee HB, Kim SW, Lew DH, et al. Unilateral multilayered musculocutaneous V-Y advancement flap for the treatment of pressure sore. *Plast Reconstr Surg.* 1997;100:340–345.

357. Scheflan M, Nahai F, Bostwick J 3rd. Gluteus maximus island musculocutaneous flap for closure of sacral and ischial ulcers. *Plast Reconstr Surg.* 1981;68:533–538.

358. Baran CN, Celebioglu S, Civelek B, et al. Tangentially split gluteus maximus myocutaneous island flap based on perforator arteries for the reconstruction of pressure sores. *Plast Reconstr Surg.* 1999;103:2071–2076.

359. Hurwitz DJ, Walton RL. Closure of chronic wounds of the perineal and sacral regions using the gluteal thigh flap. *Ann Plast Surg.* 1982;8:375–386.

360. Foster RD, Anthony JP, Mathes SJ, et al. Flap selection as a determinant of success in pressure s ore coverage. *Arch Surg.* 1997;132:868–873.

361. Verpaele AM, Blondeel PN, Van Landuyt K, et al. The superior gluteal artery perforator flap: an additional tool in the treatment of sacral pressure sores. *Br J Plast Surg.* 1999;52:385–391.

362. Foster RD, Anthony JP, Mathes SJ, et al. Ischial pressure sore coverage: a rationale for flap selection. *Br J Plast Surg.* 1997;50:374–379.

363. Cochran JH Jr, Edstrom LE, Dibbell DG. Usefulness of the innervated tensor fascia lata flap in paraplegic patients. *Ann Plast Surg.* 1981;7:286–288.

364. Luscher NJ, de Roche R, Krupp S, et al. The sensory tensor fasciae latae flap: a 9-year follow-up. *Ann Plast Surg.* 1991;26:306–310.

365. Scheflan M. The tensor fascia lata: variations on a theme. *Plast Reconstr Surg.* 1981;68:59–68.

366. Lynch SM. The bilobed tensor fascia lata myocutaneous flap. *Plast Reconstr Surg.* 1981;67:796–798.

367. Lewis VL Jr, Cunningham BL, Hugo NE. The tensor fascia lata V-Y retroposition flap. *Ann Plast Surg.* 1981;6:34–37.

368. Siddiqui A, Wiedrich T, Lewis VL Jr. Tensor fascia lata V-Y retroposition myocutaneous flap: clinical experience. *Ann Plast Surg.* 1993;31:313–317.

369. Orticochea M. The musculocutaneous flap method: an immediate and heroic substitute for the method of delay. *Br J Plast Surg.* 1972;25:106.

370. Akguner M, Karaca C, Atabey A, et al. Surgical treatment for ischial sores with gracilis myocutaneous flap. *J Wound Care.* 1998;7:276–278.

371. Jiburum BC, Achebe JU, Akpuaka FC. Early results of operative closure of pressure sores in traumatic paraplegics. *Int Surg.* 1995;80:178–180.

372. Hurteau JE, Bostwick J, Nahai F, et al. V-Y advancement of hamstring musculocutaneous flap for coverage of ischial pressure sores. *Plast Reconstr Surg.* 1981;68:539.

373. Tavakoli K, Rutkowski S, Cope C, et al. Recurrence rates of ischial sores in para- and tetraplegics treated with hamstring flaps: an 8-year study. *Br J Plast Surg.* 1999;52:476–479.

374. Ao M, Mae O, Namba Y, Asagoe K. Perforator-based flap for coverage of lumbosacral defects. *Plast Reconstr Surg.* 1998;101:987–991.

375. Eom JS, Hong JP. Lower back defect coverage using a free-style gluteal perforator flap. *Ann Plast Surg.* 2011;67:516–519.

376. Hallock GG. The buttock crease adductor magnus peninsular perforator flap as another local flap option for repair of the ischial pressure sore transverse adductor magnus flap. *Plast Reconstr Surg.* 2013;132:183e–184e.

377. Koshima I, Moriguchi T, Soeda S, et al. The gluteal perforator-based flap for repair of sacral pressure sores. *Plast Reconstr Surg.* 1993;91:678–683.

378. Pan WR, Taylor GI. The angiosomes of the thigh and buttock. *Plast Reconstr Surg.* 2009;123:236–249.

379. Cormack GC, Lamberty BG. The blood supply of thigh skin. *Plast Reconstr Surg.* 1985;75:342–354.

380. Ahmadzadeh R, Bergeron L, Tang M, et al. The posterior thigh perforator flap or profunda femoris artery perforator flap. *Plast Reconstr Surg.* 2007;119:194–200, discussion 1–2.

381. Ramirez OM, Hurwitz DJ, Futrell JW. The expansive gluteus maximus flap. *Plast Reconstr Surg.* 1984;74:757–770.

382. Paletta C, Bartell T, Shehadi S. Applications of the posterior thigh flap. *Ann Plast Surg.* 1993;30:41–47.

383. Kimata Y, Uchiyama K, Ebihara S, et al. Anatomic variations and technical problems of the anterolateral thigh flap: a report of 74 cases. *Plast Reconstr Surg.* 1998;102:1517–1523.

384. Luo S, Raffoul W, Luo J, et al. Anterolateral thigh flap: A review of 168 cases. *Microsurgery.* 1999;19:232–238.

385. Gedebou TM, Wei FC, Lin CH. Clinical experience of 1284 free anterolateral thigh flaps. *Handchir Mikrochir Plast Chir.* 2002;34:239–244.

386. Chen HC, Tang YB. Anterolateral thigh flap: an ideal soft tissue flap. *Clin Plast Surg.* 2003;30:383–401.

387. Lakhiani C, Lee MR, Saint-Cyr M. Vascular anatomy of the anterolateral thigh flap: a systematic review. *Plast Reconstr Surg.* 2012;130:1254–1268.

388. Neligan PC, Lannon DA. Versatility of the pedicled anterolateral thigh flap. *Clin Plast Surg.* 2010;37:677–681, vii.

389. Holmstrom H. The free abdominoplasty flap and its use in breast reconstruction. An experimental study and clinical case report. *Scand J Plast Reconstr Surg.* 1979;13:423–427.

390. Milloy FJ, Anson BJ, McAfee DK. The rectus abdominis muscle and the epigastric arteries. *Surg Gynecol Obstet.* 1960;110:293–302.

391. Heitmann C, Felmerer G, Durmus C, et al. Anatomical features of perforator blood vessels in the deep inferior epigastric perforator flap. *Br J Plast Surg.* 2000;53:205–208.

392. El-Mrakby HH, Milner RH. The vascular anatomy of the lower anterior abdominal wall: a microdissection study on the deep inferior epigastric vessels and the perforator branches. *Plast Reconstr Surg.* 2002;109:539–543, discussion 44–47.

393. Hamdi M, Rebecca A. The deep inferior epigastric artery perforator flap (DIEAP) in breast reconstruction. *Semin Plast Surg.* 2006;20:7.

394. Angrigiani C, Grilli D, Siebert J. Latissimus dorsi musculocutaneous flap without muscle. *Plast Reconstr Surg.* 1995;96:1608–1614.

395. Mun GH, Lee SJ, Jeon BJ. Perforator topography of the

thoracodorsal artery perforator flap. *Plast Reconstr Surg.* 2008;121:497–504.

396. Park BY, Seo SW, Mun GH. Microsurgical pedicle lengthening for pedicled thoracodorsal artery perforator flap transfer. *Ann Plast Surg.* 2014;73:174–176.

397. Gillies HD. *Plastic Surgery of the Face.* London: Frowde; 1920:364.

398. Bakamjian VY. A two-stage method for pharyngoesophageal reconstruction with a primary pectoral skin flap. *Plast Reconstr Surg.* 1965;36:174–184.

399. McGregor IA, Jackson IT. The groin flap. *Br J Plast Surg.* 1972;25:3–16.

第 22 章

皮瓣的病理生理与药理学

Cho Y. Pang and Peter C. Neligan

概要

- 简介
- 皮瓣坏死的病理生理原因
- 提高带蒂皮瓣存活率的手术操作
- 提高带蒂皮瓣存活率的药物治疗
- 提高游离皮瓣存活率的药物治疗
- 结论与未来展望

缩写词

$5HT_2$	serotonin	5-羟色胺
Ad. $VEGF_{165}$	adenoviral vectors encoding the cDNA of VEGF165	编码血管内皮生长因子 165 基因的腺病毒载体
ATP	adenosine triphosphate	三磷酸腺苷
$EDCF_5$	endothelium-derived contracting factors	内皮源性收缩因子
EDRF	endothelium-derived relaxing factor	内皮源性舒张因子
ET-1	endothelin-1	内皮素-1
FGF	fibroblast growth factor	成纤维细胞生长因子
MPO	myeloperoxidase	髓过氧化物酶
mPTP	mitochondrial permeability transitional pores	线粒体通透性过渡孔
NADPH	neutrophilic nicotinamide adenine diphosphate	中性烟酰胺腺嘌呤二磷酸
NE	norepinephrine	去甲肾上腺素
NHE-1	Na^+/H^+ exchange isoform-1	钠/氢离子交换亚型-1
NO	nitric oxide	一氧化氮
O_2^-	superoxide radicals	超氧自由基
• OH	cytotoxic hydroxyl radical	细胞毒性羟基自由基
PDGF	platelet-derived growth factor	血小板衍生生长因子
PGI_2	prostacyclin	前列环素
TRAM flaps	transverse rectus abdominis myocutaneous flaps	横行腹直肌肌皮瓣
TXA_2	thromboxane A_2	血栓素 A_2
VEGF	vascular endothelial growth factor	血管内皮生长因子

简介

皮瓣(包括带蒂皮瓣和游离皮瓣)常被用于对由损伤、肿瘤切除、溃疡或先天性畸形所造成的缺损进行修复[1-3]。带蒂皮瓣和游离皮瓣治疗中的问题是由于缺血坏死造成的皮瓣坏死。单独就游离皮瓣而言,即使是有经验的医生进行的手术,仍有 5% ~ 10% 的患者会出现皮瓣缺血坏死[4-10]。皮瓣可能是部分坏死或是全部坏死[11-13]。皮瓣坏死造成了时间的浪费,并且由于需要反复手术和住院时间延长,也使治疗费用高昂。在美国,每个由于游离皮瓣完全坏死的病例需多支付的手术室费用从 40 000 美元可浮动至 68 000 美元,每例手术附加的手术赔偿金从 5 000 美元可浮动至 35 000 美元[14,15]。另外,重复手术使供区缺损和/或畸形的发生率增加,并会对患者造成巨大的影响。因此,人们需要理解缺血坏死皮瓣的病理生理机制,通过了解这些信息,人们可能会据此开发治疗或抢救坏死皮瓣的有效药物。

皮瓣坏死的病理生理原因

带蒂皮瓣与游离皮瓣血管痉挛及血栓形成引起坏死时的发病机制

临床和实验研究,缺血性坏死主要发生在带蒂皮瓣和

游离皮瓣的远端部分。目前人们普遍认为,由于手术创伤和远端血管灌注不足所致的血管痉挛及血栓形成是皮瓣坏死的主要发病原因[3],但对其致病机制却知之甚少。尽管如此,目前也有一些关于在正常及疾病状态下血管活性神经体液物质在局部调控外周血管张力中作用的回顾性文章已发表[16-21]。这些文章对皮瓣术后血管痉挛及血栓形成的发病机制进行了一些探索,如图 22.1 所示。主要观点就是血管内皮细胞舒张因子(EDRF),如前列环素(PGI2)和一氧化氮(NO),可引起血管平滑肌松弛,抑制血小板聚集。另一方面,血管内皮收缩因子(EDCF),如血栓素 A2(thromboxane A2,TXA2)和内皮素-1(ET-1),则能提高血管张力。在生理条件下,EDCF 和 EDRF 对血管施加的不同作用间的平衡可以保持足够的组织灌注。然而,手术创伤会打破这个平衡,如图 22.1 所示。具体而言,受损的交感神经末梢释放去甲肾上腺素(norepinephrine,NE),引起血管收缩和血小板聚集。由交感神经末梢释放的 NE,由血小板释放的白三烯 B4、5-羟色胺(5-HT2)和 TXA2,以及由创伤血管内皮细胞释放的 ET-1 可引起血管收缩和血管内血小板聚集,尤其是在灌注压力低的皮瓣远端小动脉,由于作为下游这些缩血管物质的浓度更高。红细胞发生溶血时(如血肿)释放的血红蛋白也是一种强效的血管收缩剂。由肥大细胞释放的组胺会改变细胞膜的通透性,导致细胞水肿。此外,受损的血管内皮细胞对 EDRF,如 PGI2 和 NO,的合成和释放量也减少了。此外,在内皮功能受损时儿茶酚-O-甲基转移酶和单胺氧化酶均会

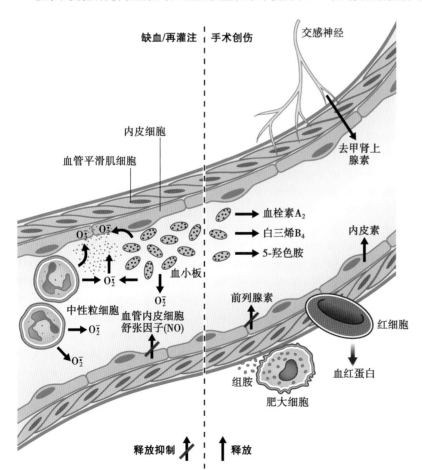

图 22.1　手术创伤中的血管收缩和缺血-再灌注所致的血管损伤。出现手术创伤时,由交感神经末梢释放的去甲肾上腺素和由受损血小板释放的血栓素 A2、白三烯 B4 以及 5-羟色胺和由红细胞释放的血红素共同造成血管收缩。同时,受损的内皮细胞对造成血管舒张的前列腺素和血管内皮细胞舒张因子/一氧化氮(EDRF/NO)的分泌也有所减少。在缺血血管再灌注时,血小板和中性粒细胞会产生超氧自由基(O2⁻)。这些自由基会破坏血管

减少,内皮通过其降解 NE 和 5HT₂ 的速度也会降低。最终的结果是在手术创伤后局部造成血管收缩和血栓形成的神经体液物质含量较高,这些物质会加剧皮瓣的血管痉挛和造成血栓形成。

在缺血血管再灌注时,血小板、中性粒细胞及内皮细胞会产生超氧自由基(O_2^-),这些自由基会在再灌注时损伤血管壁(图 22.2)。

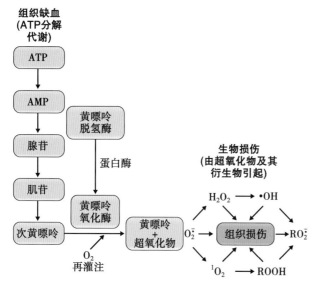

图 22.2　氧自由基在缺血组织再灌注损伤中的发病机制。ATP,三磷酸腺苷;AMP,单磷酸腺苷;O_2^-,超氧化物;H_2O_2,过氧化氢;·OH,过氧化氢[1],O_2,单线态氧;R O_2^-,过氧自由基;ROOH,过氧化氢

黄嘌呤脱氢酶/黄嘌呤氧化酶系统在游离皮瓣缺血再灌注损伤中的发病机制

在进行游离皮瓣手术时,由于需要在从供区转移至受区进行再吻合前对瓣血管进行血管夹阻断,皮肤及肌肉会经历一个热(室温)缺血过程。人类的肌肉和皮肤分别可以承受 2~2.5 小时和 6~8 小时的热缺血时间[22-26]。过度的缺血损伤会导致由于能量消耗及氧自由基形成造成的缺血-再灌注损伤,如图 22.2 所示。具体而言,在长时间的缺血过程中,三磷酸腺苷(adenosine triphosphate,ATP)在皮肤和肌肉中逐步分解代谢为次黄嘌呤,这与细胞质中 Ca^{2+} 的增加是同步进行的[27]。与此同时,细胞质内的一种蛋白酶被细胞内的 Ca^{2+} 所激活并将黄嘌呤脱氢酶转化为黄嘌呤氧化酶[28,29]。再灌注期间,当存在次黄嘌呤时,黄嘌呤氧化酶通过一价还原氧分子产生超氧离子(O_2^-)[30]。不稳定的O_2^-会自发歧化形成 H_2O_2。此外,不稳定的O_2^-也能在过渡金属(如铁)存在时通过 Haber-Weiss(Fenton)反应与 H_2O_2 相互作用以形成具有最强细胞毒性羟基自由基(·OH)[31],如图 22.2 所示。有证据表明,在大鼠缺血的皮肤和肌肉中次黄嘌呤/黄嘌呤氧化酶系统是一个氧自由基的主要来源[32,33]。此外,通过别嘌醇抑制黄嘌呤氧化酶存活率与钨饮食消耗黄

嘌呤氧化酶已被证明可以减轻经过缺血 2 小时和 30 分钟再灌注后大鼠骨骼肌的微血管损伤[34]。

也有证据表明,在猪和人的皮肤和骨骼肌中次黄嘌呤/黄嘌呤氧化酶系统不是氧自由基的主要来源。具体而言,在猪和人的皮肤样本中发现仅含有微量的黄嘌呤氧化酶的活性,比大鼠低近 40 倍,在皮肤经历缺血的前 8 小时内黄嘌呤氧化酶活性也并没有上升[35]。在进行猪试验时,在缺血 60 分钟前静脉注射别嘌醇并没有起到预防经历了 8 个小时热缺血和 5 天再灌注过程的皮瓣或肌皮瓣坏死的作用[36]。与之类似,据报道,在猪和人类的骨骼肌样本中黄嘌呤氧化酶活性(0.5mU/g 湿重)相比于大鼠非常小[37]。此外,在缺血发生 2 天前开始进行 5 天对黄嘌呤氧化酶的竞争抑制治疗(别嘌醇 25mg/kg,静脉注射,每日 2 次)或是在再灌注 15 分钟前开始进行 3 天的黄嘌呤氧化酶非竞争抑制治疗(别嘌呤二醇,25mg/kg,静脉注射,每日 2 次)并没有减轻经历了 5 小时缺血和 48 小时再灌注的猪背阔肌的坏死程度[37]。

烟酰胺腺嘌呤二核苷酸磷酸与中性粒细胞髓过氧化物酶系统在游离皮瓣缺血/再灌注损伤中的发病机制

有累积性的证据表明,中性粒细胞可能在游离皮瓣的缺血-再灌注过程中起到重要的作用。例如,众所周知,激活的中性粒细胞借由烟酰胺腺嘌呤二核苷酸磷酸(neutrophilic nicotinamide adenine,NADPH)氧化酶产生大量的O_2^-,这些O_2^-歧化产生高浓度的 H_2O_2 和 OH^-,而这会造成组织的损伤[38]。中性粒细胞髓过氧化物酶(myeloperoxidase,MPO),大量并仅存在于中性粒细胞中,可以催化 H_2O_2 向次氯酸(hypochlorous acid,HOCl)的转化,而次氯酸是一种强力的细胞毒性氧化剂($H_2O_2+Cl+H^+\rightarrow HOCl+H_2O$)[39,40]。此外,据报道,使用针对中性粒细胞内皮黏附分子的中性粒细胞抗体进行治疗可以减少家兔耳皮肤[41]、大鼠腹部岛状皮瓣皮肤[42]和猪背阔肌肌皮瓣的皮肤和肌肉[43]缺血-再灌注引起的坏死。使用针对中性粒细胞内皮黏附分子的中性粒细胞抗体进行治疗也减轻了缺血-再灌注造成的小动脉血管收缩[44]。最后,中性粒细胞减少(约 95%)与氮芥显著地降低了经过 5 个小时热缺血和 48 小时再灌注的猪背阔肌肌瓣的坏死程度[37]。同样地,中性粒细胞减少使经历了 4 小时热缺血和 1 小时再灌注的犬股薄肌血管损伤减轻[45]。

矛盾的是,目前对于中性粒细胞在动物或人的心肌缺血-再灌注损伤中的重要作用存在一些反对的观点[46-48]。一些研究人员发现,在中性粒细胞缺如的系统,如培养动物的心肌细胞[49]、人类心房束[50,51]和离体动物心脏[52-54]中也可以对其造成缺血-再灌注损伤。在临床研究中,游离氧自由基清除剂并不能对心肌的缺血-再灌注损伤起到保护作用[55,56]。此外,细胞黏附分子-1的单克隆抗体和抗 CD18 抗体虽然在保护实验动物心肌免受缺血-再灌注损伤中是有效的[57,58],但在临床试验中这些药物的效果却得出了阴性的结果[59-61]。最近,据报道在中性粒细胞缺乏的缓冲液中培养的人腹直肌肌条上诱导出了缺血-再灌注损伤[62]。可能

在缺血-再灌注的发病机制中中性粒细胞的作用存在种属差异。因此,阐明中性粒细胞在人类皮肤和骨骼肌的缺血-再灌注损伤中的因果作用非常重要。

细胞内 Ca^{2+} 超量在游离皮瓣的缺血-再灌注损伤中的发病机制

最近,有实验数据表明,过量的细胞内 Ca^{2+} 在引起心肌再灌注时的细胞凋亡起到重要的作用[63],其致病机制如图 22.3 所概述。在持续缺血时,线粒体似乎会停止合成 ATP,并随即进行糖酵解,这导致了 ATP 净含量的衰减和乳糖及细胞内 H^+ 的积累[64],并引起了细胞内的酸中毒。细胞内 H^+ 的累积激活了 Na^+/H^+ 交换蛋白-1(Na^+/H^+ exchange isoform-1,NHE-1)的逆向转运子,导致了 H^+ 的排出和细胞内 Na^+ 的积累以恢复细胞内的 pH。由于 Na^+ 的排出受能量依赖的 Na^+-K^+-ATPase 泵失活的限制,因此细胞内 Na^+ 会进一步累积[65,66]。细胞内 Na^+ 浓度的升高会激活 Na^+/Ca^{2+} 交换器导致 Ca^{2+} 内流引起细胞内 Ca^{2+} 的增加[65,67-70]。如果这些

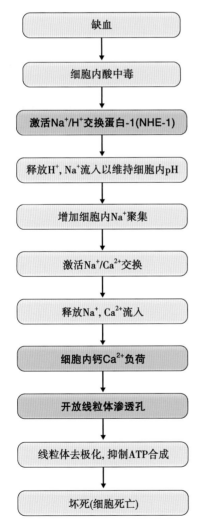

图 22.3　胞内 Ca^{2+} 过量在缺血-再灌注损伤病生理中作用的示意图。ATP,三磷酸腺苷

反应持续进行,胞内 Ca^{2+} 将会过量,线粒体会发生从胞内对 Ca^{2+} 的显著摄取,这会引起线粒体内 Ca^{2+} 的过量[71],并由此导致线粒体的去极化及对 ATP 合成的抑制,这些最终会引起细胞的凋亡[52](见图 22.3)。然而,如果经历了长期缺血后胞外酸中毒比胞内酸中毒更明显[73]时 NHE-1 则可能被抑制[72]。当再灌注时,细胞外 H^+ 被快速稀释,这激活了 NHE-1,导致细胞内 H^+ 进一步排出和细胞内 Na^+ 进一步累积,导致胞内 Ca^{2+} 通过 Na^+/Ca^{2+} 转运子进一步聚集[67,74]。胞内 Ca^{2+} 超量再一次引起了线粒体 Ca^{2+} 超量,影响了 ATP 合成并导致细胞凋亡[52,71]。最近,有证据表明,线粒体 Ca^{2+} 超量在骨骼肌的缺血-再灌注损伤中扮演了重要的角色,这将在下文讨论,同时会对旨在防止线粒体 Ca^{2+} 过量的治疗方式进行探讨。

游离皮瓣术后无复流现象的发病机制

May 等使用家兔的上腹部岛状游离皮瓣来研究游离皮瓣无复流现象的病生理机制[75]。由此观察到了缺血致使内皮细胞和实质细胞水肿,导致了毛细血管管腔狭窄,血管内血液细胞的聚集,血管内液体渗漏至组织间形成水肿的过程。随着缺血时间由 1~8 小时逐步增加,其病理改变逐步加重,经过 12 个小时的缺血后血流阻断将变得不可逆,这引起了皮瓣的无复流现象和最终的皮瓣坏死。有 3 个病理机制被提示在实验动物骨骼肌的无复流现象的发展中起了核心作用:①氧自由基会对内皮细胞及实质细胞造成伤害;②这种细胞膜的损伤会引起 Ca^{2+} 内流,导致其细胞内过量;③花生四烯酸的代谢改变引起了内皮细胞对使血管舒张和抗血栓形成的 PGI_2 合成减少,以及血小板对使血管收缩和血栓形成的 TXA_2 合成增加[76]。

提高带蒂皮瓣存活率的手术操作

在临床上和实验中,有一些手术操作已被证明对于提高皮瓣存活率有效。

皮瓣设计在提高带蒂皮瓣存活率中的作用

在整形外科手术中经常会引起误会的原则之一就是皮瓣的可行长度取决于蒂的宽度。Milton 首先证明了这条原则是错误的[1,77-79]。对实验猪采用随意型皮瓣模型,并由此证明了带蒂皮瓣最终存活的长度取决于灌注压与血管阻力的平衡。增加皮瓣蒂的宽度仅仅增加了同样类型同样灌注压的额外血管,这并不能增加皮瓣存活的长度(图 22.4)。然而,在其他身体部位,增加蒂的宽度可能会增加其内包含大血管的概率。因此,增加皮瓣存活概率的手术操作之一是由做随意型皮瓣改为包含有直接动脉或大的贯穿血管的动脉供血皮瓣。

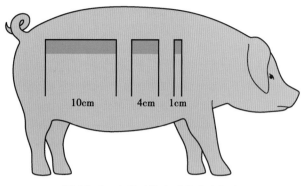

图 22.4 皮瓣设计中的长宽比概念

延迟手术在提高带蒂皮瓣存活率中的作用

延迟手术及血管延迟已经被证明可提高患者的皮瓣存活率[80-84]，在实验动物(如小鼠、大鼠、家兔和猪)中也是如此[85-98]。在增加带蒂皮瓣存活的延迟手术中需要两到三个步骤。具体而言，在供区先标记出皮瓣并切开其两个长边。在皮瓣其下进行剥离以形成一双蒂瓣之后将其缝合回供区。在构建双蒂瓣2~3周后，在第三边(远端)一次或间隔2~3天分两次切开。在这个阶段之后，一个单蒂皮瓣便完全形成，随后将其远端部分转移至受区，以覆盖创面且不伴随皮肤坏死[1,99]。通过猪的随意型皮瓣实验显示，延迟手术通过2到7天的延迟可以增加皮瓣毛细血管血流[100,101]。毛细血管血流的增加主要在延迟皮瓣的远端部分[101]。

血管延迟在提高带蒂皮瓣存活率中的作用

在小鼠、大鼠和家兔的实验中，血管延迟是通过在制作肌瓣之前1~2周分离远端贯穿动脉，以增加背阔肌远端部分的血流和存活率[93,95,96]。在实验动物和患者的横行腹直肌(transverse rectus abdominis myocutaneous, TRAM)肌皮瓣上也可实现这一现象。在皮瓣术前2~3周前分离为腹直肌供血的贯穿血管或1~2个主要动脉可以显著增加大鼠的TRAM皮瓣的存活率[91,92,94,97]及猪TRAM皮瓣的皮肤、肌肉血流及存活率[91,92]。在患者中，在皮瓣术前2~4周前结扎腹壁下动脉可增加TRAM皮瓣的皮肤血供[83,102,103]及存活率[80-82,84]。

延迟手术及血管延迟在增加皮瓣存活率方面被证明临床有效，但这一过程昂贵且耗时，这是由于其需要至少一个在全麻下进行的额外手术步骤[104]。近来，对TRAM皮瓣进行"替换"已被描述为一个可增加皮瓣血供的替代技术[105]。显微外科的变革见证了游离皮瓣的发展。该方法是为了提高皮瓣的血流及存活率。游离TRAM皮瓣就是一个很好的例子，游离TRAM皮瓣不同于带蒂TRAM皮瓣主要由腹壁上血管灌注，其灌注更多地依赖于腹壁下血管[105-110]。然而，并不总能实施游离皮瓣手术，由于其费用昂贵，需要专业的显微外科手术团队和设备及较长手术时间。此外，游

离皮瓣不能避免由于血栓形成和血管痉挛造成的发病率约5%~10%的皮瓣缺血坏死[4-10,110]。因此，有必要了解延迟手术现象的机制，通过研究找出药理学对策，以预防或治疗缺血坏死。

延迟手术在增强带蒂皮瓣存活率中的机制

许多研究者已经对实验动物中的延迟手术现象进行了研究，以了解皮瓣缺血坏死的发病机制及药物治疗方法。人们从这些研究中得出了几种假说。

延迟手术减少动静脉短路

Reinisch报道了猪的皮瓣术后荧光素染色与最终皮肤的存活情况具有良好相关性。在猪的皮瓣远端部分，他检测出皮温温暖的部分比荧光染料标记的区域更远[111]。他还证明了在猪的急性皮瓣中，在比荧光染料染色了的更远的部分存在铬[51]标记的红细胞和锝及锶[85]微球(15μm)的放射活性[111]。综上所述，他推测在急性皮瓣手术中，远端的缺血坏死是由交感神经失神经支配导致的动静脉(arterio-venous, AV)短路开放所致的。他推测短路在皮瓣的各处均存在，在皮瓣的近端部分的血供足够供应AV短路及毛细血管(营养血管)的流量，但在皮瓣总血流量较低的远端部分，AV短路就变得致命了。而延迟手术中，双蒂皮瓣在交感神经失神经支配和AV短路开放的早期阶段血供充足。Pearl提供的大鼠腹部动脉皮瓣的数据支持了Reinish的假设，同时也表明延迟手术可以使皮瓣在从双蒂瓣变为单蒂瓣前从交感神经兴奋的阶段恢复过来[113]。然而，这些论点并未被其他研究者所印证。如Prather等利用不同的实验技术(荧光素染色试验、氙间隔、血管造影、铬[51]标记红细胞以及测温法)并未在猪的急性轴型皮瓣无荧光染色的远端部分检测到存在血供的任何证据[114]。不同于Palmer在大鼠背部皮瓣中的发现[114]，Cutting等并未在延迟双蒂皮瓣手术中观察到持续的肾上腺素能神经的去神经支配现象[115,116]。之后，Guba采用15μm和50μm的放射性微球，分别测量猪双蒂轴型皮瓣的毛细血管(营养血管)血流和总血供，并计算AV短路流量。毛细血管及AV短路的流量在猪的延迟双蒂皮瓣术后2~7天中均有增加，在延迟双蒂皮瓣中毛细血管血流的增加并不是AV短路血流减少的结果[100]。

随后，Kerrigan也使用15μm和50μm放射性微球作为荧光染料，在猪的急性随意型皮瓣及动脉皮瓣的远端部分未发现AV短路与坏死(由缺乏荧光素沾染显示)存在绝对关系的证据[117]。最后，使用一个类似的放射性微球技术，Pang等证明了AV短路在猪的随意型皮瓣远端缺血坏死的病生理机制中并未起重要的作用，同时通过延迟手术提高远端皮肤存活率也并不依赖于AV短路关闭，而是开放现存的血管[101,118]。需要指出的是，通过放射性微球估算出的皮肤AV短路长度存在物种差异。具体而言，Pang等在猪的实验中观察对照组皮肤、急性及延迟随意型皮瓣中AV短路血流量，发现术后6小时内AV短路流量是总流量的约60%[101]。然而，Sasaki和Pang观察到在大鼠的腹部岛状皮

瓣中 AV 短路流量在术后 6 小时内约是总皮肤血流量的 10%[119]。最近,Kreidstein 等观察到在离体灌注的人类脐旁皮肤中 AV 短路约占总灌注量的 1%[120]。总之,AV 短路似乎在急性带蒂皮瓣远端缺血坏死的发病机制中并未起到重要的作用。

延迟手术对使皮瓣血管收缩及血栓形成的物质的消耗作用

局部组织含有使血管收缩及血栓形成的物质,如 NE、TXA$_2$、5HT 和 ET-1,已知手术创伤会引起其增加[3,121-135]。这些物质是由局部的受损血细胞、内皮细胞和交感神经末梢释放的(图 22.1)。这些都是作用于皮肤血管的有效的血管收缩剂[134,136-143]。学界有一个普遍的认识,即血管痉挛和血栓形成在急性皮瓣缺血坏死的发病机制中发挥了重要的作用,延迟手术过程减少了局部上述物质的产生并在将双蒂瓣改为单蒂瓣前为消耗掉致血管收缩及血栓形成物质预留了时间。曾经,针对皮瓣的研究主要集中于血管舒张及抗血栓的药物以增加皮瓣存活率的方面。到目前为止,药物治疗对带蒂皮瓣缺血坏死的预防或治疗的结果令人失望,下文将进行讨论。

延迟手术通过开放现存阻流动脉导致血管分布区扩张

Pang 等研究了猪的延迟随意型皮瓣的毛细血管血流量。作者发现,毛细血管流量在延迟后 2 天内增加明显,在皮瓣毛细血管流量的最大增值出现在延迟后第 2 天和第 3 天,在延迟后第 4 到 14 天流量无变化,同时组织学评估也未发现动脉密度的增加。毛细血管流量的增加主要发生在皮瓣的远端部分[101]。类似的毛细血管流量增加现象也见于猪的 TRAM 皮瓣血管延迟后 3~4 天内,在这么短的时间段内不太可能出现动脉密度的增加。因此,研究人员称这一现象为通过启动(开放)现存动脉所致的血管分布区扩张,如图 22.5 所示[90]。Taylor 及其同事证明了在豚鼠、家兔、犬及人的经过血管延迟的皮瓣中存在现存血管的开放[144-147],Yang 和 Morris 则证明了其在大鼠经过血管延迟的皮瓣中也存在这样的现象[148,149],这种现象被上述研究者视为现存阻流血管开放后致使血管分布区扩张的标志。

延迟手术过程诱导血管再生

Lineaweaver 等报道称,血管延迟增加了大鼠 TRAM 皮瓣皮岛的存活率,而血管延迟所起到的保护性作用与血管内皮生长因子(VEGF)和碱性成纤维细胞生长因子(FGF)在大鼠 TRAM 皮瓣血管延迟后 12 小时内皮岛中基因表达的显著增加相关。这些研究人员推测这些细胞因子诱导了血管扩张和血管再生以增加大鼠 TRAM 皮瓣皮岛的存活率[150]。延迟手术的血管机制目前仍不清楚。而据之前报道在小鼠背部随意型皮瓣中血管再生抑制因子内皮抑素抑制了缺血诱导的微血管密度和存活率[151]。因此,内皮抑素在将来可被用于实验动物延迟手术后皮瓣的血管再生和动脉生成的研究。

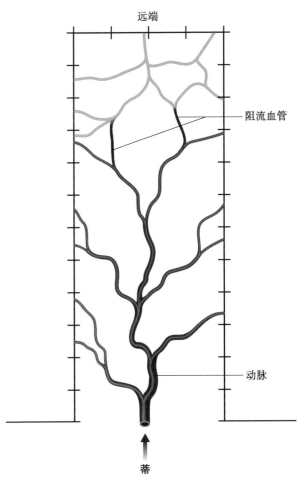

图 22.5 延迟手术后皮瓣远端部分现存血管(阻流血管)的开放

提高带蒂皮瓣存活率的药物治疗

如前所述,延迟手术过程昂贵且费时。因此,很多研究已将焦点集中在增加带蒂皮瓣血流及存活率的药物治疗方面。

带蒂与游离皮瓣术后应对血管收缩和血栓形成的药物治疗

促血管收缩和血栓形成的物质(如 NE、TX$_2$、5HT 和 ET-1)已知会因手术创伤而在皮瓣中升高[121-131,135]。这些物质都是非常有效的血管收缩剂[134,136-142]。过去,针对皮瓣的研究主要集中在扩管抗血栓药物对于增加皮瓣存活率的作用方面。多位研究者对自 1990 年以来的这些研究进行了详细的回顾,本文不作讨论[3,117,152,153]。药物主要包括以下几类:α-肾上腺素受体拮抗剂;引起神经末梢的儿茶酚胺耗竭的药物;预防神经末梢释放儿茶酚胺的药物;β-肾上腺素受体激动剂;直接血管扩张剂,钙通道阻滞剂,改变血管血流的药物;引起血管扩张的类花生酸类物质及其合成抑制剂;抗炎药物;抑制中性粒细胞的黏附和聚集的药物以及自由基清除剂。最近,在提高皮瓣存活率的药物治疗方面的研究也集中在扩管[154-170]、抗血栓[171]和抑制中性粒细胞黏附和聚集[172]的药物方面。一般情况下,这些扩管和抗血栓药物在增加带蒂皮瓣存活率方面的效果是有争议的、不明确的,或是相较于延迟手术只有非常轻微的效果。最后,大部分研究的实验针对的是皮肤松弛的动物(如大鼠、家兔),而这些动物皮肤的血管和解剖与人类不同[78]。使用了与临床相关度更高的猪带蒂皮瓣模型,Pang 及其同事测试了以下药物,这些药物曾被其他研究者报道过可增加大鼠皮瓣的存活率。下列药物被观察到既未显著提高皮肤血流,也没有明显提高皮肤存活率:糖皮质激素[173]、α-肾上腺素受体拮抗剂[88]、血管平滑肌松弛剂[174,175]、β-肾上腺素受体激动剂[174]、TXA_2 合成抑制剂[174]、TXA_2 受体拮抗剂[174] 及血管扩张前列腺素[176]。据观察,$5HT_2$ 受体拮抗剂可增加猪的皮瓣存活率,但相较于延迟手术其效果并不大[174,177]。总之,延迟手术及血管延迟的机制并不清楚。到目前为止,尚无可以媲美延迟手术或是血管延迟对于皮瓣存活率增加程度药物治疗方法。

增加带蒂皮瓣存活率的血管生成细胞因子蛋白或基因治疗

血管生成细胞因子如 VEGF、FGF 和血小板衍生生长因子(platelet-derived growth factor,PDGF)众所周知可以引起血管密度增加(血管生成)。最近,关于皮瓣的研究一直集中在局部血管生成细胞因子蛋白对增加皮瓣存活率的治疗作用上。例如,在大鼠背部随意型皮瓣中观察到的继发于即刻局部 $VEGF_{165}$ 皮内注射后的存活率增加[178,179];在大鼠腹部岛状皮瓣术后即刻进行局部动脉内注射 $VEGF_{165}$[180,181] 及在对大鼠进行 TRAM 皮瓣前 20 天对腹直肌进行 $VEGF_{165}$ 的肌内注射后[182]也均观察到了存活率增加的现象。也有证据表明,FGF 可以增加皮瓣的成活率。在大鼠腹部随意型皮瓣术前 30 分钟进行皮内 FGF 注射[183]、大鼠背部随意型皮瓣术后即刻和术后 48 小时后进行皮下 FGF 注射[184],以及小鼠耳部动脉皮瓣术前 18 天进行皮下 FGF 注射[185]均观察到了皮瓣存活率增加的现象。最后但同样重要的一点,据报道,在提高小鼠背阔肌存活率的方面,局部 PDGF 治疗的效果可以媲美延迟手术[186]。到目前为止,这些血管生成因子均没有在如猪这样皮肤紧实的动物中进行过试验。由于血管生成因子在术前几天或术后即刻使用后在增加皮瓣存活率方面是有效的,这可能是血管扩张在这个机制中起到了关键作用。Khan 等采用了大鼠背部随意型皮瓣模型来研究急性局部皮内注射 $VEGF_{165}$ 的机制[187]。研究表明,在手术时进行皮下注射 $VEGF_{165}$ 剂量依赖性地有效地减少了带蒂皮瓣的缺血坏死,主要是通过诱导合成/释放血管舒张因子 NO 来实现。$VEGF_{165}$ 增加皮瓣存活率所依赖的这一机制似乎取决于 $VEGF_{165}$ 在术后早期(6 小时内)的扩管作用,以及之后的术后晚期的促血管生成(即毛细血管密度增加)的作用。需要指出的是,对皮肤血管而言 $VEGF_{165}$ 是有效的血管扩张剂。更具体地说,据报道,在离体灌注的猪臀部皮岛中 $VEGF_{165}$ 在诱导皮肤血管扩张方面的作用是乙酰胆碱的七倍[188]。

$VEGF_{165}$ 的生物半衰期在常氧状态下是 30~45 分钟,在缺氧状态下是 6~8 小时[189]。$VEGF_{165}$ 蛋白的治疗效果可能是被其短暂的半衰期所限制了,$VEGF_{165}$ 基因治疗可能是为围手术期提供稳定的 $VEGF_{165}$ 释放的关键[190]。具体而言,在术前 0.5 天、2 天、3 天、7 天或 14 天进行局部皮内或皮下注射对 $VEGF_{165}$ cDNA 编码的脂质体或腺病毒载体(Ad. $VEGF_{165}$),显示大鼠皮瓣存活率增加[191-194]。术前 7 天进行局部皮下注射 $VEGF_{165}$ 质粒 DNA 也可提高大鼠肌皮瓣(TRAM)的皮肤存活率[195]。有趣的是,在大鼠肌皮瓣(TRAM)术前 14 天皮下注射 Ad. $VEGF_{165}$ 后可观察到其皮肤中毛细血管及小动脉显著增加[196]。然而,需要指出的是,回顾迄今为止的文献数据表明 $VEGF_{165}$ 蛋白治疗与其基因治疗在大鼠背部皮瓣存活率增加方面的疗效近似,皮瓣存活率均较延迟手术后的效果低约 15% ~ 20%[187,197]。因此,较之于 $VEGF_{165}$,更需要的是模拟延迟手术在皮瓣存活率增加方面的效果。

提高游离皮瓣存活率的药物治疗

血管痉挛、血栓形成和缺血-再灌注损伤是游离皮瓣坏死的主要原因。目前,临床上有相对安全的药物用于预防或治疗皮瓣术中的血管痉挛和血栓形成。不过,针对于缺血-再灌注损伤的药物治疗仍是动物研究的一个课题方向。

预防游离皮瓣血管痉挛和血栓形成的药物治疗

部分手术医生会使用药物来预防或是治疗游离皮瓣术后的吻合口痉挛及血栓形成。这些药物可被分为 3 类,学界从剂量、疗效及治疗指南方面对其进行过综述[198-200]。

抗凝剂

肝素、阿司匹林和葡聚糖是显微外科手术中 3 种常见的抗凝剂,但其疗效尚不清楚。例如,据报道,当在家兔试验中恢复血流前静脉注射肝素可减少吻合口血栓的形成[201]。之后,在游离皮瓣的两个临床研究中,其结果表明术中使用低剂量的肝素治疗(3 000U 或 5 000U 静脉滴注)并不会增加大鼠的血肿形成或是术中出血。然而,这些低剂量的肝素治疗也并未对预防微血管血栓形成起到明显的效果[202,203]。显然,这需要一个更高的全身剂量的肝素治疗。一些医生建议以 100~150U/kg 在术中血管阻断前静推一次肝素,并之后每 45~50 分钟以 50U/kg 补充一次肝素直到血管吻合后血流重新建立[204]。然而,这并非常见的做法。需要更多的临床研究来确定在游离皮瓣手术中肝素能有效预防吻合口血栓形成且不形成血肿的剂量。在家兔的试验中观察到小剂量的阿司匹林(10mg/kg)能引起的抗血栓形成的作用是由于相比于减少了内皮细胞中 PGI_2(血管扩张剂)

的生成,其更大程度上地减少了血小板内 TXA_2(血管收缩剂)的形成[205]。小剂量的阿司匹林也曾在大鼠的试验中被观察到可以抑制吻合口血栓及改善微循环[206]。据观察,在人类中,小剂量的阿司匹林(40~325mg)可抑制血小板通过环氧合作用产生 TXA_2,同时仅最小限度地抑制内皮衍生物 PGI_2 的产生[207-209]。然而,需要超过 24 小时才能达到抑制环氧合作用的最大效果[207,210]。另据报道,在临床中口服小剂量阿司匹林(325mg/d)并不会造成游离皮瓣术后血肿[211]。此外,有临床证据表明,在术前或是术后 24 小时内给予小剂量阿司匹林在预防冠脉移植术后冠脉闭塞方面是有效的[212,213]。

低分子右旋糖酐 40(分子量 40 000)和右旋糖酐 70(分子量 70 000)已知在人类中有扩充血容量和抗凝血作用[213]。右旋糖酐 40 是在游离皮瓣手术中最常用的减少血小板聚集和提高血流量的葡聚糖。已有其他文献对关于其有效剂量方面的内容进行过综述[200]。尽管如此,右旋糖酐 40 也有不良的副作用,如过敏、肺和脑水肿以及肾衰[214]。此外,越来越多的临床证据也表明,在游离皮瓣术前或是术后给予低分子量右旋糖酐治疗有可能对于增加皮瓣存活概率并无效果[215-217]。

溶栓剂

在游离皮瓣中早期检查和再探查是挽救坏死皮瓣的关键,对于标准的干预措施反应不佳的皮瓣可能会从选择性使用溶栓剂中获益[218]。已成功用于临床的常用的溶栓药物是链激酶[219-227]和重组组织型纤溶酶原激活剂(tissue plasminogen activator,tPA)[228-231]。这些溶栓药物的有效剂量也已被讨论过[119,200]。这些研究结果令人鼓舞,特别是在收回的情况下,这些试剂现在被普遍使用。然而,绝大多数研究规模很小,或只是个案报道形式。

解痉剂

罂粟碱、硝苯地平和利多卡因是显微外科临床工作中最常用的局部抗痉挛药。罂粟碱是一种阿片生物碱,可使血管平滑肌松弛,尤其是当血管痉挛时。它能抑制参与环磷酸腺苷(cyclic adenosine monophosphate,cAMP)分解的磷酸二酯酶,导致 cAMP 的积累,从而引起血管扩张[232]。硝苯地平为钙通道阻滞剂。其作用机制是抑制钙离子流入动脉平滑肌细胞,从而引起平滑肌细胞松弛[233]。利多卡因的扩血管作用是通过作用于 Na^+/Ca^{2+} 离子交换器泵引起的细胞内钙含量减少,导致血管舒张[234]。

缺血前后针对游离皮瓣缺血/再灌注损伤的药理调控

过去 20 年,针对心肌及骨骼肌缺血/再灌注损伤的研究一直专注于缺血前后应对缺血-再灌注损伤调控的效果及机制[235]。这方面知识的重要之处在于它可以预见、识别对游离皮瓣和断肢再植术后皮肤和骨骼肌缺血-再灌注损伤起预防或是抢救作用的新药。

应对骨骼肌缺血-再灌注损伤的局部缺血前调控

缺血前针对缺血-再灌注损伤的调控现象最早于犬心肌中发现[236]。随后,Mounsey 等在猪的肌瓣中首次证明了这一现象[237,238]。他们报道称,在猪背阔肌肌瓣中使用血管钳诱导了 3 次 10 分钟的夹闭/再灌注的过程,使 40%~50% 的肌肉梗死,之后再对肌瓣进行 4 个小时的热缺血和 8 个小时的再灌注。这一观察结果在作者的猪股薄肌肌瓣试验观察中得到了确认[239,240]。随后,其他研究报道了在大鼠骨骼肌中[241-243]和大鼠肌皮瓣的皮肤中[244,245]也观察到了局部缺血前调控可增加缺血/再灌注损伤耐受性的现象。局部缺血前预调节也减少了大鼠骨骼肌中的血管功能障碍[246]也减少了持续缺血和再灌注诱导的大鼠及犬的骨骼肌毛细血管无复流现象[247,248]。不过,局部缺血前调控也有其临床局限性,这是由于其需要通过反复夹紧血管蒂以诱导缺血和再灌注的短暂周期,而这存在损伤血管的风险。然而,了解局部缺血前调控的机制可能为探索鉴别模拟局部缺血前调控的治疗药物提供了方向。通过使用药物探针,在猪的背阔肌瓣中发现了局部缺血前调控的机制涉及腺苷 A_1 受体-蛋白激酶 C-线粒体 K_{ATP} 通道这一系列物质[249-254]。Martou 等证明了缺血前调控对抗缺血/再灌注损伤存在功效[62]。这个试验模型现在被用来研究在离体人类骨骼肌条缺血/再灌注损伤中的缺血前的药物调控。

应对骨骼肌缺血/再灌注损伤的远程缺血前调控

有趣的是,Oxmen 等的报告中称在大鼠后肢使用止血带诱导 10 分钟的闭塞和再灌注的循环对大鼠心脏进行预调控以应对再灌注性快速心律失常[255]。这被称为远程缺血前调控。基于这一技术,Addison 等首次证明了非侵入性下肢远程缺血前调控对骨骼肌的缺血-再灌注损伤可提供有效的全面保护[256]。具体而言,在全身麻醉下,对猪后肢使用止血带(约 300mmHg)诱导 3 个 10 分钟的闭塞/再灌注循环被证明可以对随后经历了 4 个小时缺血和 48 小时再灌注的不同远近位置的骨骼肌梗死起保护作用(图 22.6)。研究人

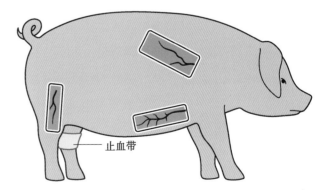

止血带

图 22.6　非侵入性远程缺血前调控为骨骼肌缺血-再灌注提供了全面的保护。在猪后肢使用止血带(约 300mmHg)诱导 3 个 10 分钟闭塞/再灌注的循环后,对之后经历了 4 小时缺血和 48 小时再灌注的背阔肌、股薄肌和腹直肌肌瓣梗死提供了保护作用

员们还观察到线粒体 K_{ATP} 通道在触发和介导猪后肢对骨骼肌梗死的远程缺血前调控的机制中发挥了关键作用[257]。

Tourniquet 止血带

随后，Moses 等还证明了远程缺血前调控对猪骨骼肌的梗死预防作用是双相的[258]，这样类似的时间过程在家兔[259-261]和犬[262]心肌以及大鼠的骨骼肌[263,264]的局部缺血前调控中也有体现。早期的梗死预防作用在后肢远程缺血前调控后即刻开始，4 小时内逐步降低，其作用在远程缺血前调控后 6 小时内完全消失（图 22.7）。后期（第二窗口）的梗死预防作用在后肢远程缺血前调控后 24 小时内（重新）出现，并可持续到 72 小时。更重要的是，细胞膜及线粒体 K_{ATP} 通道被观察到分别在触发和介导机制中发挥了核心作用[258]。在未来，理想的状态是选择出一种非降压预防药物（例如细胞膜 K_{ATP} 通道开放剂），通过在择期显微外科手术前 24 小时口服用来为预防骨骼肌出现缺血-再灌注损伤提供长达 48 小时不间断的保护。最近，人们在猪身上观察到临床药物尼可地尔在静脉注射后 24 小时诱导 48 小时不间断的肌肉梗死保护[265]。

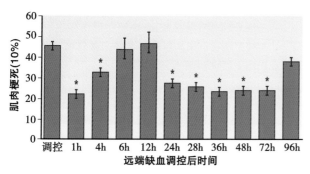

图 22.7　远程缺血调控的梗死保护作用的双相时间过程。对照组和治疗组的肌瓣都经历了 4 小时缺血和 48 小时再灌注。在治疗组中，分别在远程缺血调控 0、4、6、8、24、28、36、48、72 或 96 小时后经历 4 个小时的缺血。梗死保护作用出现在远程缺血调控后的 0~4 小时和 24~72 小时。数值是平均值的标准偏差；$n=8$ 例皮瓣。带星号的数值很接近，并且与不带星号的数值有显著区别（$n=8$ 例皮瓣，$P<0.05$）

提高游离皮瓣存活率的缺血后调节

Khiabani 与 Kerrigan 报道称，在猪的背阔肌瓣及臀部皮瓣经历 6 小时的缺血后，通过导管对其进行 18 个小时的局部动脉内注射 NO 供体 SIN-1，可有效地对缺血的皮肤和肌肉起到针对再灌注损伤中的抢救作用[266]。然而，这项技术对于常规的临床工作而言太过激进。McAllister 等报道称，在经历了 4 小时缺血后的猪背阔肌皮瓣中诱导再灌注开始的 4 个 30 秒再灌注/再闭塞的循环后，在再灌注 48 小时后评估的结果显示，如此操作减少了约 50% 的梗死率[267]。这一现象被称为缺血后调节，最早在犬心肌中被验证[268]。随后，Park 等证明了缺血后调控也为经历了 3 小时缺血和 5 天再灌注的大鼠趾长伸肌的收缩功能提供了保护[269]。McAl-

lister 等证明了猪骨骼肌的缺血后调控机制涉及降低线粒体游离 Ca^{2+} 含量，关闭线粒体通透性转换孔（mitochondrial permeability transitional pore，mPTP），以及增加肌肉内 ATP 含量。通过在再灌注 5 分钟前静脉内注射 mPTP 开放抑制剂环孢素可模仿缺血后调控的梗死保护作用[267]。观察结果提示，环孢素是可能对缺血的移植物和游离肌瓣免受再灌注损伤起到抢救作用的有效的临床治疗药物。Mowlavi 等报道了缺血前或缺血后使用环孢素治疗可使经历了 4 小时缺血和 24 小时再灌注的大鼠股薄肌瓣存活率增加[270]。然而，缺血前的治疗存在统计学的显著差异，但缺血后治疗却不存在。根据 McAllister 等的说法，缺血后治疗可能需要更高剂量的环孢菌素 A 口服，因为根据 McAllister 等的研究，由于环孢素治疗猪骨骼肌瓣缺血后调控的静脉内给药的有效剂量是 10mg/kg，故而缺血后治疗可能需要口服更高剂量的环孢素[267]。目前，有一种离体模型被用于研究在从再灌注损伤中挽救人类的在体缺血的腹直肌的环孢素的疗效和作用机制[271,272]。

最近，McAllister 等还报道了使用 Na^+/H^+ 交换抑制剂卡立泊来德（3mg/kg，静脉注射）于缺血前或缺血后进行治疗，可使经历了 4 小时缺血和 48 小时再灌注的猪背阔肌肌瓣的线粒体游离 Ca^{2+} 含量及梗死面积显著降低[273]。这一结果进一步支持了他们的发现，即缺血后调控的机制涉及了对线粒体游离 Ca^{2+} 含量的降低及对 mPTP 开放的抑制，环孢 A 作为 mPTP 开放抑制剂在挽救缺血的猪骨骼肌瓣免于再灌注损伤中是有效的。

结论与未来展望

皮瓣病理生理学

延迟手术及血管延迟是唯一被证实的可增加皮肤和肌肉瓣存活率的临床技术。然而，这些手术操作既耗时又昂贵。类似地，缺血前及缺血后调控在保护实验动物的游离皮瓣免于遭受缺血-再灌注损伤方面也是有效的，但由于缺血调控为侵入性技术和/或耗时较长，外科医生不愿对其能否有效保护游离皮瓣免于缺血-再灌注损伤进行临床试验。因此，有必要继续寻找能增加皮肤、肌肉血流及带蒂皮瓣远端灌注并能在游离皮瓣或是移植手术中保护皮肤、肌肉免于遭受缺血-再灌注损伤的药物治疗。

皮瓣药理学

血管生成因子 $VEGF_{165}$ 已知可引起血管扩张及毛细血管密度增加（血管再生），这可引起大鼠随意型皮瓣皮肤存活率的增加。然而，回顾迄今为止的文献表明，无论是 $VEGF_{165}$ 的基因治疗或是其蛋白治疗，其皮瓣存活率较延迟手术约低 15% ~ 20%[187,197]。血管生成素-2 已知可诱导小鼠缺血后肢的血管生成[274]。有建议认为，未来的研究方向应为探寻联合局部 $VEGF_{165}$ 及血管生成素-2 的蛋白或基因治疗是否会协同作用增加毛细血管及小动脉密度，从而最大程度提高随意型皮瓣的皮肤存活率。

在应对游离皮瓣出现缺血-再灌注损伤的情况时，需要更多的研究以理解在实验动物中的缺血前和缺血后调控保护骨骼肌免于缺血-再灌注损伤的机制。这可能包括对于炎症、Na^+/H^+ 交换器、线粒体游离 Ca^{2+} 含量及开放 mPTP 在缺血-再灌注损伤发病机制中的作用的研究。这方面的研究将最有可能致使可于缺血前或缺血后给予的，能保护皮肤及骨骼肌免受缺血-再灌注损伤的药物被识别出来。还有建议认为，进一步的研究应探讨合并缺血前及缺血后的药理调控在保护皮肤及骨骼肌免受缺血-再灌注损伤方面的加成作用。最后但同样重要的一点在于，建议使用已公布的人类骨骼肌条培养技术[62]来为使骨骼肌免于缺血-再灌注损伤的缺血前和缺血后药理调节的临床研究进行药物筛选[62,272,275]。

致谢

作者感谢 Dianne Mclntyre 和 Laura-Anne Male 进行的手稿文字处理以及 Luke Itani 进行的图形绘制。Cho Y. Pang 是来自加拿大健康研究机构运营基金的首席研究员（MOP81149 和 MOP82833）。

参考文献

1. Grabb WMM. Basic techniques of plastic surgery. In: Grabb WC, Smith JW, eds. *Plastic Surgery*. Boston: Little Brown; 1979.
2. Manktelow RT. *Microvascular Reconstruction: Anatomy, Application and Surgical Technique*. New York: Springer-Verlag; 1987.
3. Daniel RK, Kerrigan CL. Principles and physiology of skin flap surgery. In: McCarthy JG, ed. *Plastic Surgery*. Philadelphia: WB Saunders; 1990.
4. Mathes SJ, Nahai F. *Reconstructive Surgery: Principles, Anatomy and Technique*. St. Louis: QMP and Churchill Livingstone; 1997.
5. Schusterman MA, Miller MJ, Reece GP, et al. A single center's experience with 308 free flaps for repair of head and neck cancer defects. *Plast Reconstr Surg*. 1994;93:472–478, discussion 479–480.
6. Nakatsuka T, Harii K, Yamada A, et al. Versatility of a free inferior rectus abdominis flap for head and neck reconstruction: analysis of 200 cases. *Plast Reconstr Surg*. 1994;93:762–769.
7. Malata CM, Cooter RD, Batchelor AG, et al. Microvascular free-tissue transfers in elderly patients: the leeds experience. *Plast Reconstr Surg*. 1996;98:1234–1241.
8. Khouri RK, Cooley BC, Kunselman AR, et al. A prospective study of microvascular free-flap surgery and outcome. *Plast Reconstr Surg*. 1998;102:711–721.
9. Serletti JM, Higgins JP, Moran S, et al. Factors affecting outcome in free-tissue transfer in the elderly. *Plast Reconstr Surg*. 2000;106:66–70.
10. Afridi NS, Paletz JL, Morris SF. Free flap failures: what to do next? *Can J Plast Surg*. 2000;8:30–32.
11. Weinzweig N, Gonzalez M. Free tissue failure is not an all-or-none phenomenon. *Plast Reconstr Surg*. 1995;96:648–660.
12. Yan XQ, Yang HY, Zhao YM, et al. Deep inferior epigastric perforator flap for breast reconstruction: experience with 43 flaps. *Chin Med J*. 2007;120:380–384.
13. Sailon AM, Schachar JS, Levine JP. Free transverse rectus abdominis myocutaneous and deep inferior epigastric perforator flaps for breast reconstruction: a systematic review of flap complication rates and donor-site morbidity. *Ann Plast Surg*. 2009;62:560–563.
14. Serletti JM, Moran SL. Free versus the pedicled TRAM flap: a cost comparison and outcome analysis. *Plast Reconstr Surg*. 1997;100:1418–1424, discussion 1425–1427.
15. Heinz TR, Cowper PA, Levin LS. Microsurgery costs and outcome. *Plast Reconstr Surg*. 1999;104:89–96.
16. Rubanyi GM. *Endothelium-derived vasoactive factors in health and disease. Cardiovascular significance of endothelium-derived vasoactive factors*. New York: Future; 1991:xi.
17. Shepherd JT, Vanhoutte PM. *Endothelium derived relaxing (EDRF) and contracting factors (EDCF) in the control of cardiovascular homeostasis: the pioneering observation. Cardiovascular Significance of Endothelium-Derived Vascular Factors*. New York: Future; 1991:39.
18. Weller R. Nitric oxide – a newly discovered chemical transmitter in human skin. *Br J Dermatol*. 1997;137:665–672.
19. Vanhoutte PM. Endothelial control of vasomotor function: from health to coronary disease. *Circ J*. 2003;67:572–575.
20. Singel DJ, Stamler JS. Chemical physiology of blood flow regulation by red blood cells: the role of nitric oxide and S-nitrosohemoglobin. *Annu Rev Physiol*. 2005;67:99–145.
21. Guyton AC, Hall JE. *Textbook of Medical Physiology*. Missouri: Saunders Elsevier; 2006:195.
22. Blaisdell FW, Steele M, Allen RE. Management of acute lower extremity arterial ischemia due to embolism and thrombosis. *Surgery*. 1978;84:822–834.
23. May JW Jr, Gallico GG 3rd. Upper extremity replantation. *Curr Probl Surg*. 1980;17:633–717.
24. Sjostrom M, Neglen P, Friden J, Eklof B. Human skeletal muscle metabolism and morphology after temporary incomplete ischaemia. *Eur J Clin Invest*. 1982;12:69–79.
25. Eckert P, Schnackerz K. Ischemic tolerance of human skeletal muscle. *Ann Plast Surg*. 1991;26:77–84.
26. Rutherford RB. Nutrient bed protection during lower extremity arterial reconstruction. *J Vasc Surg*. 1987;5:529–534.
27. McCord JM. Oxygen-derived radicals: a link between reperfusion injury and inflammation. *Fed Proc*. 1987;46:2402–2406.
28. Korthius RJ, Granger DN. Ischemia-reperfusion injury: role of oxygen-derived free radicals. In: Taylor AE, Matalon S, Ward PA, eds. *Physiology of Oxygen Radicals*. Bethesda, MD: American Physiological Society; 1986:217.
29. Granger DN. Role of xanthine oxidase and granulocytes in ischemia-reperfusion injury. *Am J Physiol*. 1988;255:H1269–H1275.
30. Singal OK, Grepta M. Role of free radicals in drug-induced myocardial effects. In: Miguel J, Quintanilha AT, Heber H, eds. *CRC Handbook of Free Radicals and Antioxidants in Biomedicine*. Boca Raton, Florida: CRC Press; 1989:287.
31. Grisham MB. Chemistry and cytotoxicity of reactive oxygen metabolite. In: Taylor AE, Matalon S, Ward PA, eds. *Physiology of Oxygen Radicals*. Bethesda, MD: American Physiological Society; 1986:1.
32. Im MJ, Hoopes JE, Yoshimura Y, et al. Xanthine:acceptor oxidoreductase activities in ischemic rat skin flaps. *J Surg Res*. 1989;46:230–234.
33. Im MJ, Shen WH, Pak CJ, et al. Effect of allopurinol on the survival of hyperemic island skin flaps. *Plast Reconstr Surg*. 1984;73:276–278.
34. Smith JK, Carden DL, Korthuis RJ. Role of xanthine oxidase in postischemic microvascular injury in skeletal muscle. *Am J Physiol*. 1989;257:H1782–H1789.
35. Picard-Ami LA Jr, MacKay A, Kerrigan CL. Pathophysiology of ischemic skin flaps: differences in xanthine oxidase levels among rats, pigs, and humans. *Plast Reconstr Surg*. 1991;87:750–755.
36. Picard-Ami LA Jr, MacKay A, Kerrigan CL. Effect of allopurinol on the survival of experimental pig flaps. *Plast Reconstr Surg*. 1992;89:1098–1103.
37. Dorion D, Zhong A, Chiu C, et al. Role of xanthine oxidase in reperfusion injury of ischemic skeletal muscles in the pig and human. *J Appl Physiol*. 1993;75:246–255.
38. Thomas EL, Grisham MB, Jefferson MM. Myeloperoxidase-dependent effect of amines on functions of isolated neutrophils. *J Clin Invest*. 1983;72:441–454.
39. Grisham MB, Jefferson MM, Melton DF, et al. Chlorination of endogenous amines by isolated neutrophils. Ammonia-dependent bactericidal, cytotoxic, and cytolytic activities of the chloramines. *J Biol Chem*. 1984;259:10404–10413.
40. Grisham MB, Jefferson MM, Thomas EL. Role of monochloramine in the oxidation of erythrocyte hemoglobin by stimulated neutrophils. *J Biol Chem*. 1984;259:6757–6765.
41. Vedder NB, Winn RK, Rice CL, et al. Inhibition of leukocyte adherence by anti-CD18 monoclonal antibody attenuates reperfusion injury in the rabbit ear. *Proc Natl Acad Sci USA*. 1990;87:2643–2646.
42. Tosa Y, Lee WP, Kollias N, et al. Monoclonal antibody to intercellular adhesion molecule 1 protects skin flaps against

ischemia-reperfusion injury: an experimental study in rats. *Plast Reconstr Surg*. 1998;101:1586–1594, discussion 1595–1596.

43. Stotland MA, Kerrigan CL. E- and L-selectin adhesion molecules in musculocutaneous flap reperfusion injury. *Plast Reconstr Surg*. 1997;99:2010–2020.

44. Zamboni WA, Stephenson LL, Roth AC, et al. Ischemia-reperfusion injury in skeletal muscle: CD 18-dependent neutrophil-endothelial adhesion and arteriolar vasoconstriction. *Plast Reconstr Surg*. 1997;99:2002–2007, discussion 2008–2009.

45. Korthuis RJ, Grisham MB, Granger DN. Leukocyte depletion attenuates vascular injury in postischemic skeletal muscle. *Am J Physiol*. 1988;254:H823–H827.

46. Baxter GF. The neutrophil as a mediator of myocardial ischemia-reperfusion injury: time to move on. *Basic Res Cardiol*. 2002;97:268–275. *Due to its ubiquity in toxicity in the context of reperfusion, the neutrophil has long been thought to play a key role in ischemia–reperfusion tissue damage. A thorough review is presented to demonstrate that this supposition is not as grounded in the literature as it may initially seem.*

47. Lefer DJ. Do neutrophils contribute to myocardial reperfusion injury? *Basic Res Cardiol*. 2002;97:263–267.

48. Vinten-Johansen J. Involvement of neutrophils in the pathogenesis of lethal myocardial reperfusion injury. *Cardiovasc Res*. 2004;61:481–497.

49. Sun HY, Wang NP, Kerendi F, et al. Hypoxic postconditioning reduces cardiomyocyte loss by inhibiting ROS generation and intracellular Ca^{2+} overload. *Am J Physiol Heart Circ Physiol*. 2005;288:H1900–H1908.

50. Zhang JG, Ghosh S, Ockleford CD, et al. Characterization of an in vitro model for the study of the short and prolonged effects of myocardial ischaemia and reperfusion in man. *Clin Sci*. 2000;99:443–453.

51. Shanmuganathan S, Hausenloy DJ, Duchen MR, et al. Mitochondrial permeability transition pore as a target for cardioprotection in the human heart. *Am J Physiol Heart Circ Physiol*. 2005;289:H237–H242.

52. Miyamae M, Camacho SA, Weiner MW, et al. Attenuation of postischemic reperfusion injury is related to prevention of $[Ca^{2+}]m$ overload in rat hearts. *Am J Physiol*. 1996;271:H2145–H2153.

53. Darling CE, Jiang R, Maynard M, et al. Postconditioning via stuttering reperfusion limits myocardial infarct size in rabbit hearts: role of ERK1/2. *Am J Physiol Heart Circ Physiol*. 2005;289:H1618–H1626.

54. Przyklenk K, Maynard M, Darling CE, et al. Aging mouse hearts are refractory to infarct size reduction with post-conditioning. *J Am Coll Cardiol*. 2008;51:1393–1398.

55. Flaherty JT, Pitt B, Gruber JW, et al. Recombinant human superoxide dismutase (h-SOD) fails to improve recovery of ventricular function in patients undergoing coronary angioplasty for acute myocardial infarction. *Circulation*. 1994;89:1982–1991.

56. Tsujita K, Shimomura H, Kawano H, et al. Effects of edaravone on reperfusion injury in patients with acute myocardial infarction. *Am J Cardiol*. 2004;94:481–484.

57. Perez RG, Arai M, Richardson C, et al. Factors modifying protective effect of anti-CD18 antibodies on myocardial reperfusion injury in dogs. *Am J Physiol*. 1996;270:H53–H64.

58. Zhao ZQ, Lefer DJ, Sato H, et al. Monoclonal antibody to ICAM-1 preserves postischemic blood flow and reduces infarct size after ischemia-reperfusion in rabbit. *J Leukoc Biol*. 1997;62:292–300.

59. Baran KW, Nguyen M, McKendall GR, et al. Double-blind, randomized trial of an anti-CD18 antibody in conjunction with recombinant tissue plasminogen activator for acute myocardial infarction: limitation of myocardial infarction following thrombolysis in acute myocardial infarction (LIMIT AMI) study. *Circulation*. 2001;104:2778–2783.

60. Rusnak JM, Kopecky SL, Clements IP, et al. An anti-CD11/CD18 monoclonal antibody in patients with acute myocardial infarction having percutaneous transluminal coronary angioplasty (the FESTIVAL study). *Am J Cardiol*. 2001;88:482–487.

61. Faxon DP, Gibbons RJ, Chronos NA, et al. The effect of blockade of the CD11/CD18 integrin receptor on infarct size in patients with acute myocardial infarction treated with direct angioplasty: the results of the HALT-MI study. *J Am Coll Cardiol*. 2002;40:1199–1204.

62. Martou G, O'Blenes CA, Huang N, et al. Development of an in vitro model for study of the efficacy of ischemic preconditioning in human skeletal muscle against ischemia-reperfusion injury. *J Appl Physiol*. 2006;101:1335–1342. *Ischemic preconditioning has been shown to improve tolerance to ischemia in animal models. This study demonstrates a protective effect of hypoxic preconditioning on human skeletal muscle exposed to reperfusion conditions.*

63. Murphy E, Cross HR, Steenbergen C. Na+/H+ and Na+/Ca2+ exchange: their role in the rise in cytosolic free (Ca2+) during ischemia and reperfusion. *Eur Heart J*. 1999;(suppl K):K18–K30.

64. Dennis SC, Gevers W, Opie LH. Protons in ischemia: where do they come from; where do they go to? *J Mol Cell Cardiol*. 1991;23:1077–1086.

65. Frelin C, Vigne P, Lazdunski M. The role of the Na+/H+ exchange system in cardiac cells in relation to the control of the internal Na+ concentration. A molecular basis for the antagonistic effect of ouabain and amiloride on the heart. *J Biol Chem*. 1984;259:8880–8885.

66. Lazdunski M, Frelin C, Vigne P. The sodium/hydrogen exchange system in cardiac cells: its biochemical and pharmacological properties and its role in regulating internal concentrations of sodium and internal pH. *J Mol Cell Cardiol*. 1985;17:1029–1042.

67. Tani M, Neely JR. Role of intracellular Na+ in Ca2+ overload and depressed recovery of ventricular function of reperfused ischemic rat hearts. Possible involvement of H+-Na+ and Na+-Ca2+ exchange. *Circ Res*. 1989;65:1045–1056.

68. Tani M, Neely JR. Na+ accumulation increases Ca2+ overload and impairs function in anoxic rat heart. *J Mol Cell Cardiol*. 1990;22:57–72.

69. Doering AE, Lederer WJ. The mechanism by which cytoplasmic protons inhibit the sodium-calcium exchanger in guinea-pig heart cells. *J Physiol*. 1993;466:481–499.

70. Yao A, Su Z, Nonaka A, et al. Effects of overexpression of the Na+-Ca2+ exchanger on [Ca2+]i transients in murine ventricular myocytes. *Circ Res*. 1998;82:657–665.

71. Toda T, Kadono T, Hoshiai M, et al. Na+/H+ exchanger inhibitor cariporide attenuates the mitochondrial Ca2+ overload and PTP opening. *Am J Physiol Heart Circ Physiol*. 2007;293:H3517–H3523.

72. Yan GX, Kleber AG. Changes in extracellular and intracellular pH in ischemic rabbit papillary muscle. *Circ Res*. 1992;71:460–470.

73. Vaughan-Jones RD, Wu ML. Extracellular H+ inactivation of Na(+)-H+ exchange in the sheep cardiac Purkinje fibre. *J Physiol*. 1990;428:441–466.

74. du Toit EF, Opie LH. Modulation of severity of reperfusion stunning in the isolated rat heart by agents altering calcium flux at onset of reperfusion. *Circ Res*. 1992;70:960–967.

75. May JW Jr, Chait LA, O'Brien BM, et al. The no-reflow phenomenon in experimental free flaps. *Plast Reconstr Surg*. 1978;61:256–267.

76. Allen DM, Chen LE, Seaber AV, et al. Pathophysiology and related studies of the no reflow phenomenon in skeletal muscle. *Clin Orthop Relat Res*. 1995;314:122–133.

77. Milton SH. Pedicled skin-flaps: the fallacy of the length: width ratio. *Br J Surg*. 1970;57:502–508.

78. Daniel RK. The anatomy and hemodynamics of the cutaneous circulation and their influence on skin flap design. In: Grabb WC, Myers MB, eds. *Skin Flaps*. Boston: Little, Brown; 1975:111.

79. Kaplan EN, Knapp TR. Flap design: the anatomical and physiological bases. In: Kernaban DA, Visntes CM, eds. *Biological Aspects of Reconstructive Surgery*. Boston, Massachusetts: Little, Brown; 1977:241–263.

80. Hartrampf CR, Scheflan M, Black PW. Breast reconstruction with a transverse abdominal island flap. *Plast Reconstr Surg*. 1982;69:216–225.

81. Jensen JA, Handel N, Silverstein MJ, et al. Extended skin island delay of the unipedicle TRAM flap: experience in 35 patients. *Plast Reconstr Surg*. 1995;96:1341–1345.

82. Codner MA, Bostwick J 3rd, Nahai F, et al. TRAM flap vascular delay for high-risk breast reconstruction. *Plast Reconstr Surg*. 1995;96:1615–1622.

83. Ribuffo D, Muratori L, Antoniadou K, et al. A hemodynamic approach to clinical results in the TRAM flap after selective delay. *Plast Reconstr Surg*. 1997;99:1706–1714.

84. O'Shaughnessy KD, Mustoe TA. The surgical TRAM flap delay: reliability of zone III using a simplified technique under local anesthesia. *Plast Reconstr Surg*. 2008;122:1627–1630.

85. Mcfarlane RM, Deyoung G, Henry RA. The Design of a Pedicle Flap in the Rat to Study Necrosis and its Prevention. *Plast Reconstr Surg*. 1965;35:177–182.

86. Myers MB, Cherry G. Augmentation of tissue survival by delay: an experimental study in rabbits. *Plast Reconstr Surg*. 1967;39:397–401.

87. Myers MB, Cherry G. Differences in the delay phenomenon in the rabbit, rat, and pig. *Plast Reconstr Surg*. 1971;47:73–78.

88. Forrest CR, Pang CY, Zhong AG, et al. Role of noradrenaline in the pathogenesis of skin flap ischemic necrosis in the pig. *J Surg Res.* 1990;48:237–244.

89. Boyd JB, Markland B, Dorion D, et al. Surgical augmentation of skin blood flow and viability in a pig musculocutaneous flap model. *Plast Reconstr Surg.* 1990;86:731–738.

90. Dorion D, Boyd JB, Pang CY. Augmentation of transmidline skin perfusion and viability in transverse rectus abdominis myocutaneous (TRAM) flaps in the pig. *Plast Reconstr Surg.* 1991;88:642–649.

91. Ozgentas HE, Shenaq S, Spira M. Study of the delay phenomenon in the rat TRAM flap model. *Plast Reconstr Surg.* 1994;94:1018–1024, discussion 1025–1026.

92. Hallock GG, Rice DC. Evidence for the efficacy of TRAM flap delay in a rat model. *Plast Reconstr Surg.* 1995;96:1351–1357.

93. Barker JH, van Aalst VC, Keelen PC, et al. Vascular delay in skeletal muscle: a model for microcirculatory studies. *Plast Reconstr Surg.* 1997;100:665–669.

94. Restifo RJ, Ahmed SS, Rosser J, et al. TRAM flap perforator ligation and the delay phenomenon: development of an endoscopic/laparoscopic delay procedure. *Plast Reconstr Surg.* 1998;101:1503–1511.

95. Morris SF, Yang D. Effect of vascular delay on viability, vasculature, and perfusion of muscle flaps in the rabbit. *Plast Reconstr Surg.* 1999;104:1041–1047.

96. Wan C, Maldonado C, Papanicolaou G, et al. Reducing the vascular delay period in latissimus dorsi muscle flaps for use in cardiomyoplasty. *Plast Reconstr Surg.* 2002;109:1630–1637.

97. Wong MS, Erdmann D, Sweis R, et al. Basic fibroblast growth factor expression following surgical delay of rat transverse rectus abdominis myocutaneous flaps. *Plast Reconstr Surg.* 2004;113:2030–2036.

98. Seyhan T, Deniz M, Borman H, et al. Comparison of two different vascular delay methods in a rat cranial epigastric perforator flap model. *Ann Plast Surg.* 2010;64:89–92.

99. Bakamjian VY. The deltopectoral flap. In: Grabb WC, Smith JW, eds. *Skin Flaps.* Boston, Massachusetts: Little, Brown; 1975: 225–258.

100. Guba AM Jr. Arteriovenous shunting in the pig. *Plast Reconstr Surg.* 1980;65:323–327.

101. Pang CY, Forrest CR, Neligan PC, et al. Augmentation of blood flow in delayed random skin flaps in the pig: effect of length of delay period and angiogenesis. *Plast Reconstr Surg.* 1986;78:68–74.

102. Restifo RJ, Ward BA, Scoutt LM, et al. Timing, magnitude, and utility of surgical delay in the TRAM flap: II. Clinical studies. *Plast Reconstr Surg.* 1997;99:1217–1223.

103. Restifo RJ, Syed SA, Ward BA, et al. Surgical delay in TRAM flap breast reconstruction: a comparison of 7- and 14-day delay periods. *Ann Plast Surg.* 1997;38:330–333, discussion 333–334.

104. Scheufler O, Andresen R, Kirsch A, et al. Clinical results of TRAM flap delay by selective embolization of the deep inferior epigastric arteries. *Plast Reconstr Surg.* 2000;105:1320–1329.

105. Berrino P, Santi P. Hemodynamic analysis of the TRAM. Applications to the "recharged" TRAM flap. *Clin Plast Surg.* 1994;21:233–245.

106. Holmstrom H. The free abdominoplasty flap and its use in breast reconstruction. An experimental study and clinical case report. *Scand J Plast Reconstr Surg.* 1979;13:423–427.

107. Friedman RJ, Argenta LC, Anderson R. Deep inferior epigastric free flap for breast reconstruction after radical mastectomy. *Plast Reconstr Surg.* 1985;76:455–460.

108. Grotting JC, Urist MM, Maddox WA, et al. Conventional TRAM flap versus free microsurgical TRAM flap for immediate breast reconstruction. *Plast Reconstr Surg.* 1989;83:828–841, discussion 842–844.

109. Yamada A, Harii K, Hirabayashi S, et al. Breast reconstruction with the free TRAM flap after breast cancer surgery. *J Reconstr Microsurg.* 1992;8:1–6, discussion 7–8.

110. Banic A, Boeckx W, Greulich M, et al. Late results of breast reconstruction with free TRAM flaps: a prospective multicentric study. *Plast Reconstr Surg.* 1995;95:1195–1204, discussion 1205–1206.

111. Reinisch JF. The pathophysiology of skin flap circulation. The delay phenomenon. *Plast Reconstr Surg.* 1974;54:585–598.

112. Pearl RM. A unifying theory of the delay phenomenon–recovery from the hyperadrenergic state. *Ann Plast Surg.* 1981;7:102–112.

113. Prather A, Blackburn JP, Williams TR, et al. Evaluation of tests for predicting the viability of axial pattern skin flaps in the pig. *Plast Reconstr Surg.* 1979;63:250–257.

114. Palmer B. Sympathetic denervation and reinnervation of cutaneous blood vessels following surgery. An experimental study on rats by means of a histochemical fluorescence method. *Scand J Plast Reconstr Surg.* 1970;4:93–99.

115. Cutting CB, Robson MC, Koss N. Denervation supersensitivity and the delay phenomenon. *Plast Reconstr Surg.* 1978;61: 881–887.

116. Cutting C, Bumsted R, Bardach J, et al. Changes in quantitative norepinephrine levels in delayed pig flank flaps. *Plast Reconstr Surg.* 1982;69:652–655.

117. Kerrigan CL. Skin flap failure: pathophysiology. *Plast Reconstr Surg.* 1983;72:766–777.

118. Pang CY, Neligan PC, Forrest CR, et al. Hemodynamics and vascular sensitivity to circulating norepinephrine in normal skin and delayed and acute random skin flaps in the pig. *Plast Reconstr Surg.* 1986;78:75–84.

119. Sasaki GH, Pang CY. Hemodynamics and viability of acute neurovascular island skin flaps in rats. *Plast Reconstr Surg.* 1980;65:152–158.

120. Kreidstein ML, Zacks SL, Pang CY. Study of the microcirculation in the isolated perfused human skin flap model. *Surg For.* 1990;41:664–666.

121. Jurell G, Hjemdahl P. Degeneration release of noradrenaline in skin flaps in rats. *Acta Physiol Scand.* 1981;113:285–289.

122. Hendel PM, Lilien DL, Buncke HJ. A study of the pharmacologic control of blood flow to delayed skin flaps using xenon washout. Part II. *Plast Reconstr Surg.* 1983;71:399–407.

123. Jurell G, Hjemdahl P, Fredholm BB. On the mechanism by which antiadrenergic drugs increase survival of critical skin flaps. *Plast Reconstr Surg.* 1983;72:518–525.

124. Edstrom LE, Balkovich M, Slotman GJ. Effect of ischemic skin flap elevation on tissue and plasma thromboxane A2 and prostacyclin production: modification by thromboxane synthetase inhibition. *Ann Plast Surg.* 1988;20:106–111.

125. Jurell G. Adrenergic nerves and the delay phenomenon. *Ann Plast Surg.* 1986;17:493–497.

126. Angel MF, Knight KR, Mellow CG, et al. The effect of prior elevation of skin flaps and ischemia on blood thromboxane levels. *Ann Plast Surg.* 1989;22:501–504.

127. Samuelson UE, Heden P, Jernbeck J, et al. Endothelin reduces blood flow in experimental skin flaps. *Scand J Plast Reconstr Surg Hand Surg.* 1992;26:241–245.

128. Matsuzaki K. Effect of skin flap ischemia on plasma endothelin-1 levels. *Ann Plast Surg.* 1993;31:499–503.

129. Tane N, Inoue H, Aihara M, et al. The effects of endothelin-1 on flap necrosis. *Ann Plast Surg.* 1995;35:389–395.

130. Tuominen HP, Svartling NE, Tikkanen IT, et al. Perioperative plasma endothelin-1 concentrations and vasoconstriction during prolonged plastic surgical procedures. *Br J Anaesth.* 1995;74:661–666.

131. Pang CY, Chiu C, Zhong A, Xu N. Pharmacologic intervention of skin vasospasm and ischemic necrosis in pigs. *J Cardiovasc Pharmacol.* 1993;21:163–171.

132. He W, Neligan P, Lipa J, et al. Comparison of secondary ischemic tolerance between pedicled and free island buttock skin flaps in the pig. *Plast Reconstr Surg.* 1997;100:72–81, discussion 82–83.

133. Inoue H, Aihara M, Tomioka M, et al. Changes in endothelin-1, 6-keto-PG-F1 alpha, and TX-B2 in random pattern flaps. *J Cardiovasc Pharmacol.* 1998;31(suppl 1):S477–S479.

134. Pang CY, Xu H, Huang N, et al. Amplification effect and mechanism of action of ET-1 in U-46619-induced vasoconstriction in pig skin. *Am J Physiol Regul Integr Comp Physiol.* 2001;280:R713–R720.

135. Lantieri LA, Carayon A, Maistre O, et al. Tissue and plasma levels of endothelin in free flaps. *Plast Reconstr Surg.* 2003;111:85–91.

136. Kreidstein ML, Pang CY, Levine RH, et al. The isolated perfused human skin flap: design, perfusion technique, metabolism, and vascular reactivity. *Plast Reconstr Surg.* 1991;87:741–749.

137. Kreidstein ML, Pang CY, Carlsen LN, et al. Evidence for endothelium-dependent and endothelium-independent vasodilation in human skin flaps. *Can J Physiol Pharmacol.* 1992;70:1208–1216.

138. Zhang J, Lipa JE, Black CE, et al. Pharmacological characterization of vasomotor activity of human musculocutaneous perforator artery and vein. *J Appl Physiol.* 2000;89:2268–2275.

139. Pang CY, Yang RZ, Neligan P, et al. Vascular effects and mechanism of action of endothelin-1 in isolated perfused pig skin. *J Appl Physiol.* 1995;79:2106–2113.

140. Pang CY, Zhang J, Xu H, et al. Role and mechanism of

endothelin-B receptors in mediating ET-1-induced vasoconstriction in pig skin. *Am J Physiol*. 1998;275:R1066–R1074.

141. Lipa JE, Neligan PC, Perreault TM, et al. Vasoconstrictor effect of endothelin-1 in human skin: role of ETA and ETB receptors. *Am J Physiol*. 1999;276:H359–H367.

142. Black CE, Huang N, Neligan PC, et al. Effect of nicotine on vasoconstrictor and vasodilator responses in human skin vasculature. *Am J Physiol Regul Integr Comp Physiol*. 2001;281:R1097–R1104.

143. Black CE, Huang N, Neligan PC, et al. Vasoconstrictor effect and mechanism of action of endothelin-1 in human radial artery and vein: implication of skin flap vasospasm. *J Cardiovasc Pharmacol*. 2003;41:460–467.

144. Callegari PR, Taylor GI, Caddy CM, et al. An anatomic review of the delay phenomenon: I. Experimental studies. *Plast Reconstr Surg*. 1992;89:397–407, discussion 417–418. *This paper presents an elegant series of experiments demonstrating the arterial basis for the delay phenomenon. Subjects ranging from tissue expansion as delay phenomenon to details of delay technique are addressed.*

145. Taylor GI, Corlett RJ, Caddy CM, et al. An anatomic review of the delay phenomenon: II. Clinical applications. *Plast Reconstr Surg*. 1992;89:408–416, discussion 417–418.

146. Morris SF, Taylor GI. Predicting the survival of experimental skin flaps with a knowledge of the vascular architecture. *Plast Reconstr Surg*. 1993;92:1352–1361.

147. Dhar SC, Taylor GI. The delay phenomenon: the story unfolds. *Plast Reconstr Surg*. 1999;104:2079–2091.

148. Yang D, Morris SF. Comparison of two different delay procedures in a rat skin flap model. *Plast Reconstr Surg*. 1998;102:1591–1597.

149. Yang D, Morris SF. An extended dorsal island skin flap with multiple vascular territories in the rat: a new skin flap model. *J Surg Res*. 1999;87:164–170.

150. Lineaweaver WC, Lei MP, Mustain W, et al. Vascular endothelium growth factor, surgical delay, and skin flap survival. *Ann Surg*. 2004;239:866–873, discussion 873–875. *It has previously been demonstrated that VEGF administration enhances skin flap survival in an animal model. VEGF is implicated as a possible mediator of pharmacologic delay in this study, which shows surgical delay to increase VEGF expression and skin flap survival.*

151. Dobryansky M, Galiano RD, Cetrulo CL Jr, et al. Endostatin inhibits ischemia-induced neovascularization and increases ischemic tissue loss. *Ann Plast Surg*. 2004;52:512–518, discussion 518.

152. Pang CY, Forrest CR, Morris SF. Pharmacological augmentation of skin flap viability: a hypothesis to mimic the surgical delay phenomenon or a wishful thought. *Ann Plast Surg*. 1989;22:293–306.

153. Pang CY. Ischemia-induced reperfusion injury in muscle flaps: pathogenesis and major source of free radicals. *J Reconstr Microsurg*. 1990;6:77–83.

154. Hira M, Tajima S, Sano S. Increased survival length of experimental flap by calcium antagonist nifedipine. *Ann Plast Surg*. 1990;24:45–48.

155. Emery FM, Kodey TR, Bomberger RA, et al. The effect of nifedipine on skin-flap survival. *Plast Reconstr Surg*. 1990;85:61–63.

156. Knight KR, Kawabata H, Coe SA, et al. Prostacyclin and prostanoid modifiers aid ischemic skin flap survival. *J Surg Res*. 1991;50:119–123.

157. Galla TJ, Saetzler RK, Hammersen F, et al. Increase in skin-flap survival by the vasoactive drug buflomedil. *Plast Reconstr Surg*. 1991;87:130–136, discussion 137–138.

158. Matsuo K, Kushima H, Noguchi M, et al. Continuous intraarterial infusion of prostaglandin E1 and heparin to extend and improve the survival of pedicled musculocutaneous flaps through unusual routes: a clinical preliminary report. *Ann Plast Surg*. 1992;29:314–320.

159. Suarez Nieto C, Suarez Garcia MJ, Barthe Garcia P. A comparative study on the effect of various pharmacological agents on the survival of skin flaps in the rat. *Br J Plast Surg*. 1992;45:113–116.

160. Okamoto Y, Nakajima T, Yoneda K. Augmentation of skin flap survival by selective intraarterial infusion of prostaglandin E1: experimental and clinical studies. *Ann Plast Surg*. 1993;30:154–158.

161. Price MA, Pearl RM. Multiagent pharmacotherapy to enhance skin flap survival: lack of additive effect of nitroglycerin and allopurinol. *Ann Plast Surg*. 1994;33:52–56.

162. Senderoff DM, Israeli D, Zhang WX, et al. Iloprost improves survival of ischemic experimental skin flaps. *Ann Plast Surg*. 1994;32:490–495.

163. Kuwahara H, Fazhi Q, Sugihara T, et al. The effects of lipo-prostaglandin E1 on axial pattern flaps in rabbits. *Ann Plast Surg*. 1995;35:620–626.

164. Asai S, Fukuta K, Torii S. Topical administration of prostaglandin E1 with iontophoresis for skin flap viability. *Ann Plast Surg*. 1997;38:514–517.

165. Komorowska-Timek E, Chen SG, Zhang F, et al. Prolonged perivascular use of verapamil or lidocaine decreases skin flap necrosis. *Ann Plast Surg*. 1999;43:283–288.

166. Hong JP, Chung YK, Chung SH. The effect of prostaglandin E1 versus ischemia-reperfusion injury of musculocutaneous flaps. *Ann Plast Surg*. 2001;47:316–321.

167. Komorowska-Timek E, Timek TA, Brevetti LS, et al. Oral administration of L-arginine decreases necrosis of the epigastric skin flap in the rat. *Ann Plast Surg*. 2004;53:73–78.

168. Um SC, Suzuki S, Toyokuni S, et al. Involvement of nitric oxide in survival of random pattern skin flap. *Plast Reconstr Surg*. 1998;101:785–792.

169. Huemer GM, Wechselberger G, Otto-Schoeller A, et al. Improved dorsal random-pattern skin flap survival in rats with a topically applied combination of nonivamide and nicoboxil. *Plast Reconstr Surg*. 2003;111:1207–1211.

170. Engel H, Sauerbier M, Germann G, et al. Dose-dependent effects of a nitric oxide donor in a rat flap model. *Ann Plast Surg*. 2007;58:456–460.

171. Ono I, Ohura T, Murazumi M, et al. A study on the effectiveness of a thromboxane synthetase inhibitor (OKY-046) in increasing the survival length of skin flaps. *Plast Reconstr Surg*. 1990;86:1164–1173.

172. Vedder NB, Bucky LP, Richey NL, et al. Improved survival rates of random flaps in rabbits with a monoclonal antibody that blocks leukocyte adherence. *Plast Reconstr Surg*. 1994;93:1035–1040.

173. Nakatsuka T, Pang CY, Neligan P, et al. Effect of glucocorticoid treatment on skin capillary blood flow and viability in cutaneous and myocutaneous flaps in the pig. *Plast Reconstr Surg*. 1985;76:374–385.

174. Pang CY, Neligan PC, Nakatsuka T, et al. Pharmacologic manipulation of the microcirculation in cutaneous and myocutaneous flaps in pigs. *Clin Plast Surg*. 1985;12:173–184.

175. Neligan P, Pang CY, Nakatsuka T, et al. Pharmacologic action of isoxsuprine in cutaneous and myocutaneous flaps. *Plast Reconstr Surg*. 1985;75:363–374.

176. Forrest CR, Pang CY, Zhong AG, et al. Efficacy of intravenous infusion of prostacyclin (PGI$_2$) or prostaglandin E$_1$ (PGE$_1$) in augmentation of skin flap blood flow and viability in the pig. *Prostaglandins*. 1991;41:537–558.

177. Zhong A, Pang CY, Sheffield WD, et al. Augmentation of acute random pattern skin flap viability in the pig. *J Surg Res*. 1992;52:177–183.

178. Kryger Z, Zhang F, Dogan T, et al. The effects of VEGF on survival of a random flap in the rat: examination of various routes of administration. *Br J Plast Surg*. 2000;53:234–239.

179. Zhang F, Oswald T, Lin S, et al. Vascular endothelial growth factor (VEGF) expression and the effect of exogenous VEGF on survival of a random flap in the rat. *Br J Plast Surg*. 2003;56:653–659.

180. Padubidri A, Browne E Jr. Effect of vascular endothelial growth factor (VEGF) on survival of random extension of axial pattern skin flaps in the rat. *Ann Plast Surg*. 1996;37:604–611.

181. Komorowska-Timek E, Timek TA, Brevetti LS, et al. The effect of single administration of vascular endothelial growth factor or L-arginine on necrosis and vasculature of the epigastric flap in the rat model. *Br J Plast Surg*. 2004;57:317–325.

182. Seify H, Bulky U, Jones G. Effect of vascular endothelial growth factor-induced angiogenesis on TRAM flap harvesting after abdominoplasty. *Plast Reconstr Surg*. 2003;111:1212–1216.

183. Im MJ, Kim YS, Edwards RJ, et al. The effect of bovine basic fibroblast growth factor on skin flap survival in rats. *Ann Plast Surg*. 1992;28:242–245.

184. Ishiguro N, Yabe Y, Shimizu T, et al. Basic fibroblast growth factor has a beneficial effect on the viability of random skin flaps in rats. *Ann Plast Surg*. 1994;32:356–360.

185. Uhl E, Barker JH, Bondar I, et al. Improvement of skin flap perfusion by subdermal injection of recombinant human basic fibroblast growth factor. *Ann Plast Surg*. 1994;32:361–365, discussion 365–366.

186. Carroll CM, Carroll SM, Schuschke DA, et al. Augmentation of skeletal muscle flap survival using platelet derived growth factor. *Plast Reconstr Surg*. 1998;102:407–415.

187. Khan A, Ashrafpour H, Huang N, et al. Acute local subcutaneous VEGF165 injection for augmentation of skin flap viability: efficacy and mechanism. *Am J Physiol Regul Integr Comp Physiol*.

2004;287:R1219–R1229.

188. Ashrafpour H, Huang N, Neligan PC, et al. Vasodilator effect and mechanism of action of vascular endothelial growth factor in skin vasculature. *Am J Physiol Heart Circ Physiol*. 2004;286: H946–H954.

189. Shima DT, Deutsch U, D'Amore PA. Hypoxic induction of vascular endothelial growth factor (VEGF) in human epithelial cells is mediated by increases in mRNA stability. *FEBS Lett*. 1995;370:203–208.

190. Waller W, Lee J, Zhang F, et al. Gene therapy in flap survival. *Microsurgery*. 2004;24:168–173.

191. Gurunluoglu R, Ozer K, Skugor B, et al. Effect of transfection time on the survival of epigastric skin flaps pretreated with adenovirus encoding the VEGF gene. *Ann Plast Surg*. 2002;49:161–169.

192. Lubiatowski P, Goldman CK, Gurunluoglu R, et al. Enhancement of epigastric skin flap survival by adenovirus-mediated VEGF gene therapy. *Plast Reconstr Surg*. 2002;109:1986–1993.

193. Liu PY, Tong W, Liu K, et al. Liposome-mediated transfer of vascular endothelial growth factor cDNA augments survival of random-pattern skin flaps in the rat. *Wound Repair Regen*. 2004;12:80–85.

194. Giunta RE, Holzbach T, Taskov C, et al. AdVEGF165 gene transfer increases survival in overdimensioned skin flaps. *J Gene Med*. 2005;7:297–306.

195. Zhang F, Yang F, Hu EC, et al. Vascular endothelial growth factor gene therapy in improvement of skin paddle survival in a rat TRAM flap model. *J Reconstr Microsurg*. 2005;21:391–396.

196. Zacchigna S, Papa G, Antonini A, et al. Improved survival of ischemic cutaneous and musculocutaneous flaps after vascular endothelial growth factor gene transfer using adeno-associated virus vectors. *Am J Pathol*. 2005;167:981–991.

197. Huang N, Khan A, Ashrafpour H, et al. Efficacy and mechanism of adenovirus-mediated VEGF-165 gene therapy for augmentation of skin flap viability. *Am J Physiol Heart Circ Physiol*. 2006;291:H127–H137.

198. Johnson PC, Barker JH. Thrombosis and antithrombotic therapy in microvascular surgery. *Clin Plast Surg*. 1992;19:799–807.

199. Conrad MH, Adams WP Jr. Pharmacologic optimization of microsurgery in the new millennium. *Plast Reconstr Surg*. 2001;108:2088–2096, quiz 2097.

200. Addison PD, Neligan PC, Pang CY. Drugs in Microsurgery. In: Neligan PC, Wei FC, eds. *Microsurgical Reconstruction of the Head and Neck*. St. Louis, MO: Quality Medical Publishing; 2010:159.

201. Greenberg BM, Masem M, May JW Jr. Therapeutic value of intravenous heparin in microvascular surgery: an experimental vascular thrombosis study. *Plast Reconstr Surg*. 1988;82:463–472.

202. Kroll SS, Miller MJ, Reece GP, et al. Anticoagulants and hematomas in free flap surgery. *Plast Reconstr Surg*. 1995;96:643–647.

203. Chen CM, Ashjian P, Disa JJ, et al. Is the use of intraoperative heparin safe? *Plast Reconstr Surg*. 2008;121:49e–53e.

204. Jackson MR, Clagett GP. Antithrombotic therapy in peripheral arterial occlusive disease. *Chest*. 1998;114(suppl):666S–682S.

205. Moncada S, Korbut R. Dipyridamole and other phosphodiesterase inhibitors act as antithrombotic agents by potentiating endogenous prostacyclin. *Lancet*. 1978;1:1286–1289.

206. Peter FW, Franken RJ, Wang WZ, et al. Effect of low dose aspirin on thrombus formation at arterial and venous microanastomoses and on the tissue microcirculation. *Plast Reconstr Surg*. 1997;99:1112–1121.

207. Weksler BB, Pett SB, Alonso D, et al. Differential inhibition by aspirin of vascular and platelet prostaglandin synthesis in atherosclerotic patients. *N Engl J Med*. 1983;308:800–805.

208. Clarke RJ, Mayo G, Price P, et al. Suppression of thromboxane A2 but not of systemic prostacyclin by controlled-release aspirin. *N Engl J Med*. 1991;325:1137–1141.

209. Bochner F, Lloyd J. Is there an optimal dose and formulation of aspirin to prevent arterial thrombo-embolism in man? *Clin Sci*. 1986;71:625–631.

210. Patrignani P, Filabozzi P, Patrono C. Selective cumulative inhibition of platelet thromboxane production by low-dose aspirin in healthy subjects. *J Clin Invest*. 1982;69:1366–1372.

211. Chien W, Varvares MA, Hadlock T, et al. Effects of aspirin and low-dose heparin in head and neck reconstruction using microvascular free flaps. *Laryngoscope*. 2005;115:973–976.

212. Collaborative overview of randomised trials of antiplatelet therapy–III: reduction in venous thrombosis and pulmonary embolism by antiplatelet prophylaxis among surgical and medical patients. Antiplatelet Trialists' Collaboration. *Br Med J*. 1994;308:235–246.

213. Atik M. Dextran 40 and dextran 70. A review. *Arch Surg*. 1967;94:664–672.

214. Nearman HS, Herman ML. Toxic effects of colloids in the intensive care unit. *Crit Care Clin*. 1991;7:713–723.

215. Disa JJ, Polvora VP, Pusic AL, et al. Dextran-related complications in head and neck microsurgery: do the benefits outweigh the risks? A prospective randomized analysis. *Plast Reconstr Surg*. 2003;112:1534–1539.

216. Sun TB, Chien SH, Lee JT, Cheng LF, et al. Is dextran infusion as an antithrombotic agent necessary in microvascular reconstruction of the upper aerodigestive tract? *J Reconstr Microsurg*. 2003;19:463–466.

217. Ridha H, Jallali N, Butler PE. The use of dextran post free tissue transfer. *J Plast Reconstr Aesthet Surg*. 2006;59:951–954.

218. Panchapakesan V, Addison P, Beausang E, et al. Role of thrombolysis in free-flap salvage. *J Reconstr Microsurg*. 2003;19:523–530.

219. Cange S, Laberge LC, Rivard GE, et al. Streptokinase in the management of limb arterial thrombosis following free-flap surgery. *Plast Reconstr Surg*. 1987;79:974–976.

220. Lipton HA, Jupiter JB. Streptokinase salvage of a free-tissue transfer: case report and review of the literature. *Plast Reconstr Surg*. 1987;79:977–981.

221. Schubert W, Hunter DW, Guzman-Stein G, et al. Use of streptokinase for the salvage of a free flap: case report and review of the use of thrombolytic therapy. *Microsurgery*. 1987;8:117–121.

222. Goldberg JA, Pederson WC, Barwick WJ. Salvage of free tissue transfers using thrombolytic agents. *J Reconstr Microsurg*. 1989;5:351–356.

223. Tonks AM, Rees M. Streptokinase salvage of a rectus abdominis free flap. *Plast Reconstr Surg*. 1995;95:933–934.

224. Rooks MD, Rodriguez J Jr, Blechner M, et al. Comparative study of intraarterial and intravenous anticoagulants in microvascular anastomoses. *Microsurgery*. 1994;15:123–129.

225. Serletti JM, Moran SL, Orlando GS, et al. Urokinase protocol for free-flap salvage following prolonged venous thrombosis. *Plast Reconstr Surg*. 1998;102:1947–1953.

226. Yii NW, Evans GR, Miller MJ, et al. Thrombolytic therapy: what is its role in free flap salvage? *Ann Plast Surg*. 2001;46:601–604.

227. Trussler AP, Watson JP, Crisera CA. Late free-flap salvage with catheter-directed thrombolysis. *Microsurgery*. 2008;28:217–222.

228. Atiyeh BS, Fuleihan NS, Musharafieh RS. Pharmacologic partial salvage of a failing free flap with recombinant tissue plasminogen activator (rt-PA). *J Reconstr Microsurg*. 1999;15:585–590.

229. Parry DJ, Byrne P, Kessel D, et al. Pharmacological salvage of a combined distal bypass and free flap with catheter-directed thrombolysis. *Br J Plast Surg*. 2002;55:140–144.

230. Tran NV, Bishop AT, Convery PA, et al. Venous congestive flap salvage with subcutaneous rtPA. *Microsurgery*. 2006;26:370–372.

231. Rinker BD, Stewart DH, Pu LL, et al. Role of recombinant tissue plasminogen activator in free flap salvage. *J Reconstr Microsurg*. 2007;23:69–73.

232. Bevan JA. Antianginal and Vasodilator Drugs. In: Bevan JA, ed. *Essentials of Pharmacology*. Hagerstown, MD: Harper & Row; 1976:276.

233. Benowitz NL. Antihypertensive Agents. In: Katzung BG, ed. *Basic and Clinical Pharmacology*. New York: McGraw-Hill; 2004:159.

234. Puckett CL, Winters RR, Geter RK, et al. Studies of pathologic vasoconstriction (vasospasm) in microvascular surgery. *J Hand Surg Am*. 1985;10:343–349.

235. Granfeldt A, Lefer DJ, Vinten-Johansen J. Protective ischaemia in patients: preconditioning and postconditioning. *Cardiovasc Res*. 2009;83:234–246.

236. Murry CE, Jennings RB, Reimer KA. Preconditioning with ischemia: a delay of lethal cell injury in ischemic myocardium. *Circulation*. 1986;74:1124–1136.

237. Mounsey RA, Pang CY, Boyd JB, et al. Augmentation of skeletal muscle survival in the latissimus dorsi porcine model using acute ischemic preconditioning. *J Otolaryngol*. 1992;21:315–320.

238. Mounsey RA, Pang CY, Forrest C. Preconditioning: a new technique for improved muscle flap survival. *Otolaryngol Head Neck Surg*. 1992;107:549–552.

239. Pang CY, Forrest CR. Acute pharmacologic preconditioning as a new concept and alternative approach for prevention of skeletal muscle ischemic necrosis. *Biochem Pharmacol*. 1995;49:1023–1034.

240. Pang CY, Yang RZ, Zhong A, et al. Acute ischaemic preconditioning protects against skeletal muscle infarction in the

pig. *Cardiovasc Res.* 1995;29:782–788.

241. Schroeder CA Jr, Lee HT, Shah PM, et al. Preconditioning with ischemia or adenosine protects skeletal muscle from ischemic tissue reperfusion injury. *J Surg Res.* 1996;63:29–34.

242. Mattei A, Sutter PM, Marx A, et al. Preconditioning with short cycles improves ischemic tolerance in rat fast- and slow-twitch skeletal muscle. *Eur Surg Res.* 2000;32:297–304.

243. Zhang F, Oswald T, Holt J, et al. Regulation of inducible nitric oxide synthase in ischemic preconditioning of muscle flap in a rat model. *Ann Plast Surg.* 2004;52:609–613.

244. Zahir TM, Zahir KS, Syed SA, et al. Ischemic preconditioning of musculocutaneous flaps: effects of ischemia cycle length and number of cycles. *Ann Plast Surg.* 1998;40:430–435.

245. Zahir KS, Syed SA, Zink JR, et al. Ischemic preconditioning improves the survival of skin and myocutaneous flaps in a rat model. *Plast Reconstr Surg.* 1998;102:140–150, discussion 151–152.

246. Loke KE, Woodman OL. Effect of ischaemic preconditioning on vascular dysfunction induced by ischaemia and reperfusion in rat hindquarters. *Cardiovasc Res.* 1996;32:1081–1087.

247. Wang WZ, Anderson G, Maldonado C, et al. Attenuation of vasospasm and capillary no-reflow by ischemic preconditioning in skeletal muscle. *Microsurgery.* 1996;17:324–329.

248. Jerome SN, Akimitsu T, Gute DC, et al. Ischemic preconditioning attenuates capillary no-reflow induced by prolonged ischemia and reperfusion. *Am J Physiol.* 1995;268:H2063–H2067.

249. Forrest CR, Neligan P, Zhong A, et al. Acute adenosine treatment is effective in augmentation of ischemic tolerance in muscle flaps in the pig. *Plast Reconstr Surg.* 1997;99:172–182.

250. Pang CY, Neligan P, Zhong A, et al. Effector mechanism of adenosine in acute ischemic preconditioning of skeletal muscle against infarction. *Am J Physiol.* 1997;273:R887–R895.

251. Pang CY, Neligan P, Xu H, et al. Role of ATP-sensitive K+ channels in ischemic preconditioning of skeletal muscle against infarction. *Am J Physiol.* 1997;273:H44–H51.

252. Hopper RA, Forrest CR, Xu H, et al. Role and mechanism of PKC in ischemic preconditioning of pig skeletal muscle against infarction. *Am J Physiol Regul Integr Comp Physiol.* 2000;279:R666–R676.

253. Pang CY, Forrest CR. Pharmacological preconditioning of skeletal muscle against infarction. In: Preedy V, Peters T, eds. *Skeletal Muscle: Pathophysiology, Diagnosis and Management of Disease.* London: Greenwich Medical Media; 2002:623.

254. Addison P, Neligan P, Forrest C, et al. Acute adenosine treatment is effective in augmentation of ischemic tolerance in muscle flaps in the pig: an update. *Plast Reconstr Surg.* 2003;111:842–845.

255. Oxman T, Arad M, Klein R, et al. Limb ischemia preconditions the heart against reperfusion tachyarrhythmia. *Am J Physiol.* 1997;273:H1707–H1712.

256. Addison PD, Neligan PC, Ashrafpour H, et al. Noninvasive remote ischemic preconditioning for global protection of skeletal muscle against infarction. *Am J Physiol Heart Circ Physiol.* 2003;285:H1435–H1443. *This animal study demonstrates that tourniquet-based ischemic preconditioning protects against distal muscle against infarction. Direct antagonism was employed to implicate opioid receptor activation as a mechanism for this phenomenon.*

257. Moses MA, Addison PD, Neligan PC, et al. Mitochondrial K$_{ATP}$ channels in hindlimb remote ischemic preconditioning of skeletal muscle against infarction. *Am J Physiol Heart Circ Physiol.* 2005;288:H559–H567.

258. Moses MA, Addison PD, Neligan PC, et al. Inducing late phase of infarct protection in skeletal muscle by remote preconditioning: efficacy and mechanism. *Am J Physiol Regul Integr Comp Physiol.*

2005;289:R1609–R1617.

259. Baxter GF, Goma FM, Yellon DM. Characterisation of the infarct-limiting effect of delayed preconditioning: timecourse and dose-dependency studies in rabbit myocardium. *Basic Res Cardiol.* 1997;92:159–167.

260. Burckhartt B, Yang XM, Tsuchida A, et al. Acadesine extends the window of protection afforded by ischaemic preconditioning in conscious rabbits. *Cardiovasc Res.* 1995;29:653–657.

261. Yang XM, Baxter GF, Heads RJ, et al. Infarct limitation of the second window of protection in a conscious rabbit model. *Cardiovasc Res.* 1996;31:777–783.

262. Kuzuya T, Hoshida S, Yamashita N, et al. Delayed effects of sublethal ischemia on the acquisition of tolerance to ischemia. *Circ Res.* 1993;72:1293–1299.

263. Quan EE, Ramirez S, Tecimer T, et al. Late-phase ischemic preconditioning in skeletal muscle: is the phenomenon protective? *Microsurgery.* 2004;24:151–156.

264. Harralson T, Grossi FV, Quan EE, et al. Ischemic preconditioning of skeletal muscle: duration of late-phase protection. *Ann Plast Surg.* 2005;55:216–222.

265. Cahoon NJ, Naparus A, Ashrafpour H, et al. Pharmacologica prophylactic treatment for perioperative protection of skeletal muscle from ischemia – reperfusion injury in reconstructive surgery. *Plast Reconstr Surg.* 2013;131:473–485.

266. Khiabani KT, Kerrigan CL. The effects of the nitric oxide donor SIN-1 on ischemia-reperfused cutaneous and myocutaneous flaps. *Plast Reconstr Surg.* 2002;110:169–176.

267. McAllister SE, Ashrafpour H, Cahoon N, et al. Postconditioning for salvage of ischemic skeletal muscle from reperfusion injury: efficacy and mechanism. *Am J Physiol Regul Integr Comp Physiol.* 2008;295:R681–R689.

268. Zhao ZQ, Corvera JS, Halkos ME, et al. Inhibition of myocardial injury by ischemic postconditioning during reperfusion: comparison with ischemic preconditioning. *Am J Physiol Heart Circ Physiol.* 2003;285:H579–H588.

269. Park JW, Kang JW, Jeon WJ, et al. Postconditioning protects skeletal muscle from ischemia–reperfusion injury. *Microsurgery.* 2010;30:223–229.

270. Mowlavi A, Ghavami A, Song YH, et al. Limited use of cyclosporin A in skeletal muscle ischemia–reperfusion injury. *Ann Plast Surg.* 2001;46:426–430.

271. Cahoon NJ, McAllister SE, Ashrafpour H, et al. Postischemic conditioning of ischemic human skeletal muscle against reperfusion injury: the role of the mitochondrial permeability transitional pore (mPTP). *Can J Plast Surg.* 2009;17:53.

272. Naparus A, Ashrafpour H, Hofer SOP, et al. Efficacy and mechanism of hypoxic post conditioning in salvage of ex vivo human rectus abdominis muscle form hypoxia/reoxygenation injury. *Eur J Pharmacol.* 2012;686:90–96.

273. McAllister SE, Moses MA, Jindal K, et al. Na+/H+ exchange inhibitor cariporide attenuates skeletal muscle infarction when administered before ischemia or reperfusion. *J Appl Physiol.* 2009;106:20–28.

274. Tressel SL, Kim H, Ni CW, et al. Angiopoietin-2 stimulates blood flow recovery after femoral artery occlusion by inducing inflammation and arteriogenesis. *Arterioscler Thromb Vasc Biol.* 2008;28:1989–1995.

275. Naparus A, Ashrafpour H, Huang N, et al. Combination of hypoxic preconditioning and post conditioning does not induce additive protection of ex vivo human skeletal muscle from hypoxia/reoxygenation injury. *J Cardiovasc Pharmacol.* 2012;60:347–356.

第23章

显微血管外科的原理与技术

Fu-Chan Wei, Nidal F. Al Deek, and Sherilyn Keng Lin Tay

概要

- 显微血管外科手术是指在显微镜放大下对直径约为 1mm 的小血管进行手术吻合。显微外科是一个更广义的术语,不仅限于血管,也指微小神经和淋巴管的吻合。

- 从 1960 年的血运重建和再植到游离皮瓣手术,这项技术在过去 40 年有了长足的发展。

- 手术显微镜、显微器械和超精细缝合线的发展均极大地促进了它的广泛开展。

- 尽管处理小血管的技术多种多样,但最常用的技术仍然是端端吻合、端侧吻合和利用吻合对接设备进行吻合。针对血管吻合的困难情况,比如血管口径不一,血管长度不足和血管质量差,使用特殊的技术通常是可以克服的。

- 显微外科技术的进步带来了持续的高成功率,使游离组织移植成为现代重建手术中成本效益高的一线选择,与常规方法比较具有卓越的效果和较高的患者满意度。然而,显微外科手术对精神和身体都有很高的要求。特殊培训的必要性无论怎样强调都不过分。

- 周密的术前计划、灵活的手术方案和完美的操作是游离皮瓣手术成功的必要条件。

- 临床评估仍然是游离皮瓣监测的金标准。早期发现游离皮瓣失败并及时干预可大大提高抢救成功率。药物如低剂量肝素、前列腺素 E_1 和右旋糖酐也很有用。游离组织移植的并发症不仅是由于血管损伤,不充分的计划、不恰当的皮瓣选择和/或有缺陷的执行也会影响皮瓣功能和美学效果。

- 精细的显微外科技术和改进的术后护理,如专门的显微外科重症监护室,使当今一些技术发达的机构的成功率达到 96% ~ 98%。如果第一次显微手术重建失败,在识别和处理潜在的原因后,第二次显微手术重建仍然可以尝试,并取得良好的效果。

- 显微外科手术不会衰退,而是会继续发展。显微外科确

实彻底改变了人们面对重建挑战的方法,随着进一步的改进,人们将看到更广泛的应用,特别是在超显微外科、游离皮瓣移植和同种异体复合组织移植领域。

简介

显微外科手术是需要使用手术显微镜的外科手术的总称。根据结构和它的大小,可以创造一些术语,如微血管手术(血管上的手术约 1mm)、微耳道手术、微淋巴手术和微管手术等。

超显微外科是一种极端的显微外科手术,指直径约 0.5mm(0.3~0.8mm)的血管吻合,在淋巴重建和穿支-穿支吻合方面非常重要[1,2]。

重建显微外科在血管重建、再植和自体或同种异体移植等手术中利用显微外科和显微外科技术来解决创伤、先天性畸形和肿瘤消融引起的问题。然而,其中一些手术是在放大镜(2.5~8 倍)下进行的,包括血管吻合,特别是当直径不太小(通常在 3mm 左右)时。

值得注意的是,显微外科技术和在较小程度上的超显微外科手术并不局限于整形手术;然而,整形外科的实践范围仍然是现代外科中最多样化的。

显微外科手术时代始于 1920 年显微镜的发明。但放大倍率和光照的改善以及微型仪器和超细缝合线的发展是该技术广泛应用的主要因素。

随着时间的推移,人们进行显微和超显微手术的方法发生了变化。与其他技术相比,持续报道的 97% ~ 100% 的成功率,成本效益,卓越的功能、美学和心理效果使显微手术的适应证从其他方法失败后的最后选择变成了首选,并逆转了重建阶梯。

然而,显微手术并不是一把"双刃剑",它需要付出高昂的费用,同时也需要大量的经验和资源。但有了专业的培训、专业的基础设施、敬业精神和支持,显微外科手术每天

都可以方便地进行。

本章的重点是基本的原则和先进的显微手术技术及游离组织转移的原则和技术，包括无穿支瓣、自由式游离皮瓣、同种异体移植以及可能的未来方向。血管重建和再植术在其他章节中有专门介绍。

设备仪器

从 Carrel 提出血管修复开始，吻合血管的直径越来越小，这主要基于手术技术、手术器械、显微缝线和现代显微镜光学系统的进步。

有充足照明的放大设备，可使术野中组织的解剖结构更加清晰，手术器械的定位更加准确，从而有利于手术操作和术后效果。而且，由于放大设备在人体工学方面的改善，其亦可减轻医生术中的疲劳。手术显微镜和放大镜是实现放大的两种工具。

手术显微镜

如今的手术显微镜的基本包括一个具有可调节镜头的双头目镜，以及可以让两人在术区视野进行放大下操作的教学镜头；可能还有第三个镜头负责数码资料采集。这个镜头应可单独自由旋转，并具有独立的放大倍率，通过加装摄像机可以在 SD 卡或 DVD 上记录手术操作过程，并允许同事实时观看手术操作。

倾斜、聚焦和缩放可以通过脚踏板或手控制面板来控制；第一种方法可以使外科医生的双手解放出来不受干扰地进行手术，但需要协调；第二个选项可能更实用，因为它将所有功能集合在一个便捷的面板上。

表面抗菌涂层和内部电缆的布线非常重要，因为控制、照明和文档技术都需要连接电线；接线松动会阻碍外科团队的工作，并会藏匿细菌。

一些显微镜可以放大 40 倍，并同时具有放大倍数即时调节、工作距离可变和精确的 XY 坐标定位功能。

一些显微镜，如 Leica 和 OPMI Pentero 配备术中荧光工具来帮助外科医生，这是一项宝贵的技术，在进行淋巴显微手术重建之前和之后检查灌注情况，以及在神经外科手术中进行精确的肿瘤消融。

现代手术显微镜可以安装在支架上，放置在桌面上，也可以戴在外科医生的头上。其中一些可以挂在天花板或墙壁上，以节省手术室的地面空间。显微镜可以从一个房间移动到另一个房间，并由不同的外科专业使用是非常理想和经济的；然而，眼科手术显微镜由于特殊的照明、聚焦和放大要求可能是一个例外。

在使用显微镜时，选择合适的放大倍数对于操作器械和有效地进行吻合非常重要。低放大倍率（6~12 倍）可用于血管准备和缝合打结，而中间放大倍率（15~19 倍）可用于缝合定位。高倍镜通常只有非常小的血管吻合和吻合情况检查才需要。相关使用提示见框 23.1。

框 23.1　使用注意事项

- 熟悉显微镜
- 调整好操作的体位，调节目镜间距和屈光度
- 如果需要坐着操作，使用可调节高度的座椅
- 坐着时双脚着地，确保操作过程中身体平稳
- 上肢需依靠良好，前臂下方可垫支撑物，减少疲劳和手颤
- 操作开始前，将焦距调节至最高放大倍数

历史回顾

血管修复的概念由 Paré 于 1552 年首次提出。然而，两个世纪以后的 1759 年[3]，学界才第一次成功完成了肱动脉修复，直到 1897 年，Murphy 报告了他通过细丝使血管断端套叠的方式成功端对端完成了股动脉吻合[4]。在 Murphy 的工作的基础上，Alexis Carrel 于 1902 年报告了用三角定位法进行端对端血管吻合的技术突破[5]。这项工作随着与 Guthrie 合作进一步深入，凭借他在"血管吻合和血管和器官移植"方面的贡献，Alexis Carrel 于 1912 年获得诺贝尔奖。

在狗和其他模型上通过显微血管外科手术进行的肢体再植实验一直在继续。然而，正是一名医学生 McLean 从肝脏中分离出的肝素[6]，并在 20 年后作为一种抗凝剂用于临床对抗凝血[7]，以及手术显微镜的使用，才使显微血管外科手术的发展向前迈进了一大步。

复合显微镜由 Janssen 于 1590 年发明，后来由 Carl Zeiss 于 19 世纪头十年的后期为实验室研究而批量生产。直到 1921 年，瑞典耳科医生 Carl-OlofSiggesson Nylen 才首先使用改良的单眼 Brinell-Leitz 显微镜进行动物手术，随后在同年 11 月下旬，在一位有慢性中耳炎和假性瘘管症状的患者中使用[8]。Nylen 的显微镜很快就被他的同事 Gunnar Holmgren 于 1922 年开发的双目显微镜所取代。1946 年，Perritt 将显微镜应用于眼科手术。

1960 年，血管外科医生 Jacobson 和 Suarez[9,10]使用双人双目显微镜（一种立体显微镜，可同时供两个医生使用，并且可吻合直径小到 1mm 的血管），标志着进入了现代显微血管外科的时代。自那时起，显微镜才在周围神经损伤修复[11,12]、整形和再造外科[13]、组织移植实验[14]以及神经外科中广泛开展起来。

显微外科技术在临床上首先应用于再植。Malt 和 McKhann 于 1964 年[15]首次报告了几例手臂的成功再植，而 Konatsu 和 Tamai 于 1965 年在显微镜下进行了第一次完整的拇指再植[3]。Yang 于 1966 年[16]报道了他们一系列的第二足趾移再造手指的病例，1 年后，Cobbett 成功施行首例第一足趾再造拇指的手术[17]。1965 年，Krizek 等报道了狗腹壁浅血管皮瓣移植[18]，Antia 首次临床应用游离皮瓣，但直到几年后的 1971 年才被报道[19]。但是，这次修复面部缺损的腹股沟游离皮瓣因感染而病情复杂，至少发生了部分坏死。1970 年，McLean 和 Buncke 实施的大网膜皮瓣移植才是

真正成功的第一例游离皮瓣移植[20]。1973 年, Daniel 和 Taylor 报道了第一例腹股沟游离皮瓣移植[21]。

而后设计的新皮瓣,主要是肌皮瓣,并在接下来的几十年里扩大了其适应证。并发症和失败率下降[22,23],如今的成功率在 95.9% ~ 99%[24,25],而早期的成功率在 74% ~ 91%[22]。

20 世纪 80 年代末到 90 年代初,研究的重点是解剖学、皮瓣生理学、更好的皮瓣供区和提高生存率。但直到 20 世纪 80 年代末,以穿支血管为基础的皮瓣才最终从传统的肌皮瓣进化而来,肌内剥离的前提是功能和主要血管的保留。第一个真正的穿支皮瓣是 1989 年 Koshima 和 Soeda 首次报道的腹壁下深动脉穿支皮瓣[26]。游离皮瓣手术的下一个里程碑是自由设计皮瓣,通过手持多普勒探测血流声音确定皮瓣蒂部,允许在一个既往没有得到充分研究的区域获取皮瓣,并减少有关血管异常的担忧,这使得学界开发出了多达 400 个穿支皮瓣。

1998 年在法国里昂和 1999 年 1 月在美国路易斯维尔进行的首次成功的手部移植手术后,同种异体移植成为现实,重建显微外科又取得了另一项巨大成就[27,28]。到 2014 年[28],国际经验已达到 72 名患者的 107 例手/上肢移植。

2005 年在法国里昂也进行了第一例部分面部移植。而第一例全面部移植于 2010 年在西班牙塞罗那进行。到目前为止,学界已经进行了 29 例部分、接近全面部和全面部移植手术[29]。

然而,值得一提的是,同种异体移植的广泛应用主要取决于免疫移植技术的进步,而非显微外科技术的进步。

放大镜

放大镜可以提供 2.5 ~ 8 倍的放大率,可以安装在眼镜或头带上。放大镜成本效益高、便携,并可为操作人员提供自由[30]。增强可视化变形提供放大镜对精确的解剖组织和位置都是非常宝贵的工具和缝合。对于经验丰富的术者,高倍率放大镜甚至可以为手术显微镜提供有效的替代,操作小至 1mm 的血管。一项回顾性研究包含了 200 个连续的游离微血管组织移植,比较了 3.5 倍放大镜和手术显微镜下游离组织移植的性能[24]。两组结果无差异,放大镜组和显微镜组游离皮瓣成功率均为 99%。然而,在儿童和直径小于 1.5mm 的血管上进行吻合术时需要显微镜。尽管有这些研究,大多数机构仍然使用显微镜,因为它有更大的放大范围和光源。在穿支皮瓣、游离式和超显微外科手术实践的时代,这对于小血管吻合尤其重要。

类型

手术使用两类放大镜:复合放大镜(伽利略放大镜)和棱镜放大镜。复合放大镜有良好的光学系统,实现放大倍数更高,视野更深,工作距离更远。但是,当放大倍数高达 2.5 倍时,成像开始扭曲,视野周围有一圈光晕,影响医生操作。不过,由于复合放大镜相对便宜,质量轻且生产广泛,有时可忽略这些不足[31]。

棱镜放大镜有更好的成像质量,原因在于 Schmidt 棱镜可以加长光线在经过一系列放光镜反射的距离,从而提高放大倍数,增加视野的宽度和深度,增加工作距离,但是比复合放大镜重 30% ~ 40%,价格更高且易碎[31]。

如何选择放大镜

医生依据个人喜好选择放大镜的放大倍数。本文有几点原则可以作为参考:对于手部的手术和皮瓣切取,放大 2.5 倍便足够。穿支血管分离吻合则需放大 3.5 ~ 4.5 倍。随着放大倍数增加,视野宽度和深度均下降,而放大镜的重量增加。超过 4.5 倍的放大镜的重量会导致肩颈酸痛,不适合手术使用(尤其是棱镜)。此时,应选择显微镜。

放大倍数确定后,还需要确定安放位置、角度和工作距离等。放大镜可以固定在眼镜或头盔上,也可以固定在镜头上。固定在镜头上的放大镜更换起来更加容易。一些厂商可以提供头灯,尤其是当放大倍数增加需要增加光线时。

显微外科手术器械

显微外科技术进步离不开手术器械和缝线材料的改良。大多数显微外科器械是在血管、淋巴管及神经显微外科的研究中发展进步的。虽然现有的器械很多,但是经验丰富的医生只需要很少的器械便可完成手术,大多数显微外科医生利用一小套器械便可练就熟练的操作技能。

精良的显微外科手术器械应具备以下特点:尖端锐利,便于分离、夹持、切开细微组织以及缝合,不反光,手柄操作起来舒适,易开闭,从而减少疲劳[32]。对于装有弹簧的器械,应选择松紧合适的。太松,在操作过程中器械前端总处于闭合状态;太紧,操作易疲劳。

大多数显微器械由热淬灭的不锈钢制成,更加耐磨。由于易磁化,应该存放在减磁或无磁的架子上。如果器械磁化,则将其置于接通稳定交流电的去磁线圈中,并且在他人帮助下慢慢取出。有些材料,比如钛,因其抗磁、抗生锈及质量轻等特性而受到欢迎,但是这些材料也可以被磁化。大多数显微器械的手柄是圆的或平的,长度从 10 ~ 18cm 不等,依据医生的喜好及术区深度而选择。当吻合血管较表浅时,应选择长度较短的器械,然而如果术区较深比如手部的手术,则用长度大于 18cm 的器械完成游离组织转移。把手柄放于虎口处可以稳定器械末端,从而减少术者的疲劳,能够更好地控制器械,完成精细操作。

所有仪器制造商均提供了维护指南,要遵守器械的保养原则,将其存放在专门的盒子里,用硅胶或橡胶套保护其尖部,且尖端要对合良好。除了处理血管及神经,显微器械不能用于其他方面,以便最大程度进行保护。术中,血和污物要不断冲洗掉,并且术后用蒸馏水或去离子水冲洗切屑以免生锈。避免使用高氯离子浓度的冲洗液,以免器械受腐蚀。

种类

剪刀

显微剪刀为弹簧式,分为弯剪和直剪。弯剪尖端圆润、刀锋利且轻度弯曲。当尖端闭紧时,可用于分离血管而不损伤血管;直剪尖端锐利,刀刃为直的,用于修剪血管末端的动脉外膜,也可用于剪线。

持针器

簧式持针器抓持时如同握笔,靠在虎口处。手柄是圆柱状的,可于拇、食、中指间灵活转动,也有平的手柄。尖部细且轻度弯曲,有些持针器后部有锁扣,有利于夹持缝针,然而经验不足的医生使用锁扣可能损坏缝针且导致组织损伤。

组织镊

最初的显微镊由瑞士一家工厂设计并生产,头尖儿细,平手柄。显微镊的手柄也有圆的,而平的更常用。尖部的精度为 1/1 000 英寸(约 0.025mm),为 10-0 尼龙线的直径。轻捏时,至少有 3mm 长的接触面才能持线。2 号镊子前端较宽,适合夹线,3 号镊子前端直而细,5 号更细,它们适用于夹持、提取、分离组织,持线、打结。7 号镊子前部弯曲。依据镊子尖端构造不同,分为平镊、齿镊、弯镊、角镊或前端有洞的镊子,便于抓持。通常用平镊。角镊的前端可平行或垂直于操作平面,利于伸至血管下方、打结及行血管通畅实验。改良的镊子前端细长、平滑,经过打磨消磁,可用于轻度扩张管腔。

血管夹

Jacobson 首先发明了 bulldog 血管夹,之后经过多次改良,早期的血管夹已被淘汰。Henderson 等[33] 于 1970 年发明的血管夹不适用于直径 < 1.5mm 的血管。1974 年,Acland[34] 发明了将双只血管夹固定在金属框上,尽管现在还有人使用,但是比不上 Tamai[35] 的将双只血管夹固定在可滑动的杆上的改良设计。

理想的血管夹应该具有无创、压力足够夹闭血管、能够滑动但不损伤血管壁的特点。有单只及双只之分。通常,血管夹分为静脉夹及动脉夹。静脉夹压力较小且接触面平;动脉夹压力较大且尖端有内弧度,防止损伤动脉壁。标有 V 的血管夹适用于静脉和大部分动脉,厚壁静脉可能需要标有 A 的血管夹。

应用于不同血管直径(自然充盈状态下的血管外径)的血管夹的型号不同。血管夹的压力与管径成反比——血管越小,血管夹对其压力越大。理想情况下,血管夹的压力在最大的血管上为 $5 \sim 10g/mm^2$,在最小的血管上为 $15 \sim 20g/mm^2$。在可行范围内,尽量选择最小的血管夹,以减少管壁损伤。用辅助杆固定及滑动血管夹比手或镊子准确,且不会损伤血管壁。

尽管不断完善,但血管夹仍可导致内膜损伤,在狭小部位占据空间,并具有因血管受压变平而产生血管壁损伤的风险。带有斑块的动脉粥样硬化血管可能是一个挑战。由于所有上述原因,无夹吻合术可能会吸引一些外科医生。报道称,初步的临床经验表明,经 CE 认证的热敏性凝胶在心血管手术中的成功率很高[36]。凝胶为血管提供圆形支撑和温和的扩张,以实现安全和无血的吻合,在吻合完成后用冷盐水冲洗可完全溶解。这项技术可能在动脉粥样硬化动脉和狭窄部位的吻合发挥其优势,但还有必要进行更多的研究。

双极电凝

1956 年发明的双极电凝可实现术区少血,极大促进了显微外科的发展。双极电凝前端的电流仅限于镊爪之间,热损伤范围极小,可于主干血管(两只血管夹之间的)外仅 2mm 处精确凝结分支[37,38]。注意调节能量,避免扩大损伤。有些医生将其取代刀和剪刀,用于组织分离。

冲洗与抽吸

少量的血液也可能使视野模糊,因此血管壁的清晰视野是成功吻合的必要条件。吻合血管过程中用林格液或肝素盐水冲洗术区是有用的[39-41]。冲洗有几个目的:防止血管破裂;防止缝线与组织粘连;将血液及血凝块冲走,保持清洁的视野;将促凝因子冲走,避免血栓形成,影响血管通畅[42-44]。这可以通过一个连续的冲洗系统[45],使用光滑而钝的冲洗头,或者更简单地使用 $5 \sim 10ml$ 注射器和泪道插管或 24 号血管导管。

抽吸的方法有很多,各不相同,如通过一小段水分子凝胶海绵或纱布,或通过一个穿孔背景板引流的抽吸管以及自制的抽吸头,将血管内导管与 10ml 注射器连接放置在普通的抽吸管上[46]。有时,当只有少量的渗出时,聚丙烯柄上的纤维素原可以提供精确的控制和即刻吸收。

显微针线

Buncke 在 75mm 不锈钢针上打洞后制成第一根显微针[47],穿入单股尼龙线后,完成再植兔耳上 1mm 直径的血管吻合。不久之后,Acland 与一家公司合作生产了商用显微缝针[48]。

从那时起,显微手术缝合线已经可以结合不同的材料、缝合线大小(8-0 到 12-0)、拉伸强度和针配置。显微手术缝合被认为是标准的血管吻合术。最常用的是 9-0 单股带弯针(100μm 或 75μm)尼龙线。依据管壁厚度和血管直径选择缝线,方法如下:管径 ≥2mm 用 9-0 尼龙线,管径在 $1 \sim 2mm$ 之间用 10-0 尼龙线。更细的缝线被经验丰富的医生用于指趾末端再植、儿童血管吻合、淋巴管吻合。显微缝针通常做成圆周 3/8 的弧度,也有 1/2 或直的(很少见),圆针细且尖锐利,防止损伤血管壁。显微外科手术中最常用的缝合线是不可吸收的尼龙线,其组织反应性和打结能力都很低;聚丙烯是一些人的首选,因为它在组织内滑动和处理更好。

超显微外科的特殊注意事项

超显微外科由 Isao Koshima 提出,用于描述小于 1mm(0.3 至 0.8mm)的血管吻合[1]。该技术有其应用,主要应用于远端再植、淋巴-静脉吻合和穿支皮瓣[1,2]。特殊仪器对成功至关重要。这些仪器包括目前可用放大倍率最高的手术显微镜,放大倍数为 50 倍,最薄的钛钳,最小的手术针(12-0 尼龙)。

这台显微镜有 50 倍的高倍放大率,允许 20cm 的工作距离,这是 20 倍放大率的显微镜不可能做到的[2]。

血管吻合装置

尽管目前的显微针线相对低价、可靠且现成,但并未完全符合"理想"血管吻合的标准。许多非缝合的血管吻合方法出现,目的是实现更快、更微创的吻合。

1962 年,Nakayama 等[49]发明了一种血管吻合装置,由两个金属环组成,环上有内嵌的钉突,吻合血管后永久植入体内。1986 年,Unilink 系统[50]——3M 和 ACE 吻合装置,采用先前的环加钉突组合,目前以"血管吻合系统"命名上市。血管吻合系统由两个一次性吻合环组成(材质为高密度聚乙烯),其上有分布均匀的 6~8 个不锈钢钉突,每个钉突直径 0.16mm,吻合环固定于可重复利用的吻合手柄上。

吻合器使用简单、快捷、高效、对内膜损伤小,并取得非常高的通畅率(高达 100%),甚至可放射线治疗过的区域[51-53]。吻合环直径从 1mm 至 4mm 不等,允许直径从 0.8mm 至 4.5mm 的血管(管壁最厚可至 0.5mm)穿过,端端及端侧吻合均适用。术区存在以下情况被视为禁忌:外周血管疾病,正在行放射治疗,有活动性炎症,并发糖尿病,糖皮质激素治疗。

实验比较静脉吻合的 3 种方法(血管吻合器、套管吻合及标准的端端缝合),血管通畅率分别为 100%、80% 和 95%。Jandali 等[54]研究了 1 000 例游离皮瓣移植行乳房再造中使用血管吻合器进行静脉吻合的情况,发现吻合时间为 2~4 分钟,通畅率为 99.4%,没有出现皮瓣全部坏死的情况。应用于头颈部游离皮瓣移植的静脉端侧吻合,通畅率为 99%~100%[53,55]。为了解决永久性体内异物的问题,现代吻合环为可降解材料制成,并应用于实验和临床,通畅率分别为 92.9%~100%[56-58] 和 95%[59]。吻合后 70 天到 30 周时完全降解吸收。虽然血管吻合器主要用于静脉吻合,在动脉吻合中亦可使用,且通畅率高达 100%[60-63]。动脉使用血管吻合器的禁忌证包括:厚壁动脉,末端血管壁无法翻出;吻合口两端管径比值>1.5;放射治疗或钙化所致管壁僵硬;直径<1.5mm 的动脉[60]。

Kirsch 等[64]发明了非穿透微血管铆合器(VSC 血管夹应用系统),方法是将两末端血管外翻对合后,用钛夹将其夹在一起。钛夹有 4 种型号,从 0.9mm 至 0.3mm 不等,可减少吻合时间,增加血管通畅率。在端端吻合中,先相隔 180°用两定点缝合,将管壁外翻同时上钛夹,过程中要有经验丰富的助手协助完成管壁外翻。在端侧吻合中,建议先用缝线将前后左右定四点(12 点、6 点、3 点、9 点处)后将管壁外翻并用钛夹铆合。Yamamoto 等报道,铆合器平均吻合血管时间为 12 分钟[65],Cope 等报道 153 例血管吻合,动静脉通畅率均为 100%[66]。用扫描电镜的方法检查发现,缝合法与铆合器吻合血管的结果无明显差异[67]。

所有吻合器基本上只用于健康的血管;静脉应该是柔韧的,动脉应该柔软到允许外翻[52],血管末端管径的大小差异最小。

其他非缝合的血管吻合方法

黏合及凝接血管的方法受到关注,人们开展了大量动物实验进行研究。

用于血管吻合的黏合剂有两种:纤维蛋白胶及氰基丙烯酯黏合剂。为避免黏合剂进入血管,先用传统缝合法将两血管贴近,再使用黏合剂。黏合剂的使用可以减少缝合次数。纤维蛋白胶的原理是模拟凝血机制,其成分有两种:一种为纤维蛋白原,凝血因子及血浆蛋白;另一种为凝血酶、抑肽酶及氯化钙。当混合时,形成局部凝块。此方法已被应用于实验[68]和临床[69,70],与传统缝合吻合法对比,可减少缝合次数,有效减少吻合时间,但是不减少缺血时间[71],而传统只行缝合法的皮瓣成活率较之有轻微下降。尽管使用纤维蛋白胶可节约手术时间,并且不影响通畅率[70,71],但临床应用很少,部分原因可能是担心它进入管腔及潜在的过敏反应[72-74]。氰基丙烯酯黏合剂在实验中证实有组织毒性[75]、形成异物肉芽肿、使血管壁变薄、破坏管壁弹性膜、使中膜钙化等缺点而被否定[76,77]。2-辛基-氰基丙烯酯也许毒性较小[78,79]。

学界过去倡导用热力[80,81]或激光[82]凝固血管,尽管开展了很多实验,但是临床应用几乎为零。目前为止,没有临床使用热凝吻合血管的报道。学界已经尝试过不同的激光凝接血管(钇铝柘榴石激光[82]、二氧化碳激光[83,84]、氩激光、二极管激光[85,86]),通畅率为 100%,且吻合后的静脉血流情况比传统缝合方法好。激光凝固蛋白增加了吻合强度[87]。一项实验研究表明,二极管激光辅助的颈动脉端端吻合与缝合法的皮瓣成活率相同,但吻合时间缩短,且电镜显示激光吻合后血管愈合速度快[86,88]。尽管激光在加强吻合强度方面有优势,但临床应用受限,主要是因为可能损伤吻合处的血管壁并继发假动脉瘤。一项研究对 27 名患者行了激光辅助血管吻合,整体成功率为 96.6%,其中,一例动脉吻合失败,3 例术后血肿需要手术清除[89]。

其他仅限于实验中的血管吻合方法包括圆柱形或 T 形血管内支架[90,91]。外固定金属圈,使吻合口保持圆柱状,防止贯穿缝合[92-94]。

显微外科手术总体原则

显微外科手术的成功受多种因素影响。在成功的诸多因素中,血管吻合的技术是一项必须具备的技能,学习如何进行精细的显微吻合是成为一名合格的显微外科医生的第一步。

工作环境

首先,医生应具备沉稳的心态和良好的耐心。术中要保持注意力高度集中,不要轻易被打扰,也不能草率手术。术中不要长时间保持同一姿势,应当适当休息。一个得力的助手和具备专业知识并培训过的器械护士可以大大提高手术速度,降低手术难度。然而,对于显微外科医生而言,在深夜独自手术或解决具有挑战性的血管情况并不罕见。因此,耐力和毅力是其优秀品质。

培训

虽然有些外科医生先天就具备手术操作的灵性,但是一个好的显微外科医生必须经过长时间培训。

由于显微外科操作固有的复杂性,以及对灵敏度和手眼协调能力的要求不断提高,传统的手术训练模式不适用于显微外科手术;显微外科必须实行特殊的学员模式。

虽然可以跟上级医生学习,但是显微外科操作应该从实验室练起[95,96],熟悉在显微镜下使用器械,缝合应先在手术手套[97]或硅胶管[98]上练习,再在活体老鼠身上吻合血管[99-102]。随后在临床操作中,学员通常会首先练习吻合第二条静脉,当能够稳定实现静脉通畅后,再在监督下练习动脉吻合。只有当学员能够在监督下多次完成动静脉两种吻合后,才会被允许独立操作。有难度的情况会交由团队中经验更丰富的成员来处理。

术前计划与体位

外科手术前周密安排位置在显微外科手术中尤其重要。首先,术者要有合理的位置,这样术中移动方便,手术时间缩短,术者要有舒服的操作体位,这直接关系到手术成功[37],如果体位不合理,会导致疲劳、烦躁甚至手术失败。

随着术者经验的增加,选择正确的切口和患者的正确位置变得更加容易。两组手术可以缩短手术时间,适当的患者体位可以减少手术中对患者体位的需要。

术者应使自己处于舒适的体位。如果处于坐位,最好能自行调节椅子的高度,双腿着地,这样的坐姿较平稳,可保持较长时间。注意在双前臂下垫折叠的巾单,保持双臂在同一水平面。这些细节可以减少疲劳。

要合理安排显微镜的位置,勿妨碍术者移动,同时保证术者操作方便。然而,吻合血管的位置通常才是决定显微镜最终摆放位置的最关键因素。显微镜底座固定,使术者有足够空间将放大镜调整至准确的位置。

皮瓣固定或皮瓣移入

皮瓣移入受区应在血管吻合前完成,因为血液复流后,皮瓣肿胀,边缘出血,这时再将皮瓣移入恐怕难度大,尤其在头颈部又紧又深的受区。先移入皮瓣再行血管吻合的好处包括:可以进一步准确判断血管蒂是否够长,避免张力过大或皮瓣组织量不足;可以在出血较少的环境下裁剪或修薄皮瓣。一些情况下,如游离皮瓣移植修复乳房缺损,血管吻合位置在皮瓣深面,此时只能先吻合血管,再移入皮瓣,此时将皮瓣被置于受区周围,便于充分暴露和摆放血管蒂。

选择与分离受体血管

另一个影响手术的因素是受体血管是否健康,管径是否合适且通畅性是否良好。理想的受体血管不能位于创伤或经放射线照射过的区域。健康的血管具有柔软的血管壁和易分离的血管鞘。创伤区的血管被纤维结缔组织包裹,难以分离且易出血。评估血管的位置和质量很重要,尤其是经历过大创伤或者有顽固糖尿病或有动脉硬化症的患

者。双侧足背动脉搏动较弱是术前行血管造影的指征,但是没有证据表明一侧足背动脉搏动是否需要行血管造影[103],而且,造影结果正常不代表受区有良好的受体血管。

对于肢体游离皮瓣,如果怀疑血管受损,测定外周血压、足趾末梢血压及多普勒超声仪探查血管情况后也许可以决定是否需行正规的血管造影检查。选择受体血管要考虑的其他因素包括是否为单血供肢体、是否有供区吻合的静脉等。

在头颈部重建中,多个游离皮瓣重建、放疗伴冰冻颈部、伴有周围动脉疾病的严重动脉粥样硬化、复杂的骨放射性坏死等都需要进一步的血管造影研究。

找到受体血管后,在放大镜下将其分离出足够长度,保证吻合时无张力。分离的长度取决于皮瓣血管蒂的长度、受体血管的位置和深度、血管大小以及吻合血管的方式等。有证据表明,静脉移植(静脉桥接)可能降低手术成功率,因此最好不用。如果受体血管位置很深,则需分离出更长,以便将其摆放至方便操作的位置,不妨碍术者的观察视角(图23.1)。大致修剪血管外膜,便于上血管夹。必须检查动静脉的质量,利用放大镜查看是否存在血管损伤。

查看血管内血流情况很重要。强有力的血管搏动通常说明血流充足,但应根据断蒂后是否有血液喷出来进一步确认。如果没有,且患者血压正常,则说明有血管痉挛,

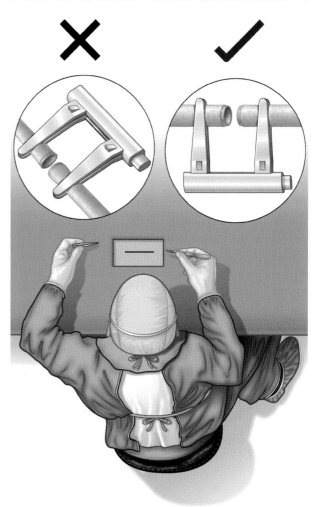

图 23.1　血管水平放置,方便术者看清双侧管腔

处理方法将在后续章节中详述。经过以上处理仍未见血液喷出，则需修剪血管至有血液喷出的部位，上血管夹后备用。

理想的受体静脉至少应和皮瓣静脉口径一致，如果受体静脉口径较小，则会产生瓶颈效应从而减少皮瓣血液回流。断开静脉后检查静脉质量，血液回流良好说明其健康。如果有所怀疑，则通过导管向静脉腔内注入肝素盐水，如果注水时无阻力或阻力很小，则说明静脉回流良好；如果阻力大，则结扎吻合口周围的血管分支，减少血液回流量。

血管分离时及分离后均应用肝素盐水灌注冲洗，而且完成分离后，常规用2%~4%利多卡因或者3%罂粟碱湿纱布覆盖血管，防止干燥和血管痉挛。

当供区及受区血管都准备好后，双侧血管末端用双头血管夹固定，大小合适的血管夹之间血管长度合适，血管腔及内膜暴露，便于缝合。湿纱布置于血管下面可以抬升吻合平面，将血管固定在水平位，还可以吸附可能影响视野的液体。此外，在吻合口处置入硅橡胶管吸引器装置，并覆盖湿纱布，可以进一步促进引流，且不会有吸入吻合血管的风险。血管及血管夹下的背景材料无黏性且不反光，如果血管夹不平，一块湿纱布足以将其压下并且处于合适的位置。吻合区域周围铺四块湿纱布，防止缝线黏附于周围材料上。术中始终保持彻底止血，即便一个小出血点也会妨碍操作、减少皮瓣复流[104]，还可能导致血栓形成和吻合失败。

血管准备

血管腔常规检查内容包括内膜是否有破损、是否与中膜分离、是否有血栓、动脉粥样硬化斑块、是否有钙化的管壁等（图23.2）。将上述组织用水冲走或用无创器械钳夹（图23.3）。如果无法去除，在不影响血管蒂长度的前提下，剪除不健康血管至正常血管。有时，不得不接受不太理想的血管内膜，吻合后是否成功取决于精细的血管吻合技术。有些医生将不健康血管彻底切除直至健康血管暴露，牺牲了血管蒂长度，然后行静脉桥接，这样做的原因在于，未彻底切除不健康的血管常是导致皮瓣坏死的主要因素。

血管壁主要分3层：内膜、中膜及外膜。内膜包括内皮

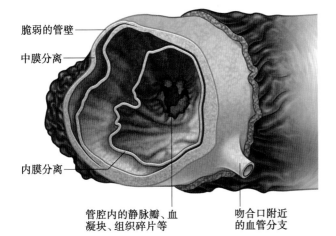

脆弱的管壁 ——
中膜分离 ——

内膜分离 ——

管腔内的静脉瓣、血　　吻合口附近
凝块、组织碎片等　　　的血管分支

图23.2　内膜松弛

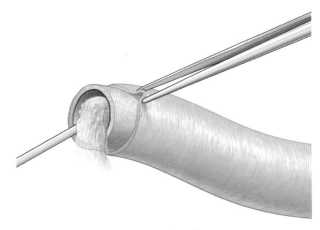

图23.3　冲洗管腔

细胞及内膜下层，最内层为单层的内皮细胞，其外为内皮下层（连接组织，与内弹性膜相连，内弹性膜将内膜与中膜分开）。中膜主要由平滑肌细胞构成，在动脉管壁中为最厚的一层，在静脉中，这层相比动脉薄很多，甚至在有些静脉壁中无法区分出中膜。中膜外为一层外弹性膜，最外层为外膜，包含疏松连接组织，其中有营养血管，滋养血管壁[105]。静脉的血管壁层次与动脉相同，但分层较不清晰，尤其是中膜，在一些较小的静脉中几乎无法辨别（图23.4）。

去除吻合口外膜时可用两种方法。一种用显微镊将外膜钝性剥离，一种将外膜拉出吻合口外，平行于管腔面剪除3~4mm外膜（图23.5）。研究表明，两种方法都无法彻底去除所有外膜，后一种锐性修剪外膜的方法对血管损伤较小[106,107]。去除的主要目的是清晰暴露血管末端，防止打结时将外膜脱垂于管腔。另外一种更彻底去除外膜的方法是沿着管腔纵轴直接修剪外膜（图23.6）。注意，修剪外膜不可过度，以免损伤吻合口周围的血管壁而形成假性动脉瘤。对于中膜较薄的小静脉，只去除血管末端悬垂的外膜即可。

将管腔轻度扩张并持续几秒（图23.7），有助于缝合，防止血管痉挛，促使带有肝素盐水的血液排出。血管夹外侧的血液（血管未受损的情况下）未暴露于促血栓形成的创面，因此不存在凝固的危险。用动脉止血钳将两个止血夹靠拢，从而两侧血管末端亦靠拢或轻度重叠（图23.8）。

吻合顺序

关于先吻合静脉还是动脉，学界尚未形成共识。实际操作中，血管的位置可以决定吻合顺序，较深的、较难触及的血管应先行吻合。

如果解剖结构不影响选择，先吻合动脉可减少热缺血时间，且血流再灌注后可显示主要的回流静脉，利于静脉的选择。然而，不足之处在于动脉吻合成功后，皮瓣开始出血，影响静脉吻合，且静脉充血后血液不能有效流走，形成氧自由基聚集。预防措施包括在动脉吻合后，在静脉吻合完毕前不放开动脉处的血管夹（长时间夹闭有损伤血管的危险），或再找一条静脉间断引流血液。也可以先吻合静脉，有利于调节血管蒂的长度，但这会延迟皮瓣血液复流。

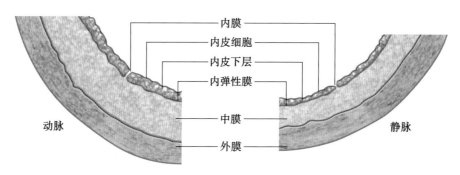

图 23.4　血管横截面。动脉(左)与静脉(右)

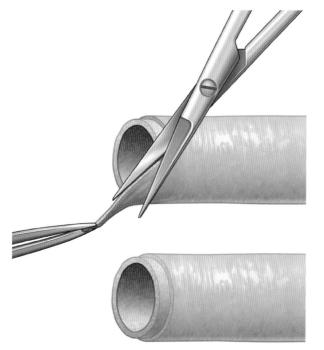

图 23.5　锐性修剪外膜

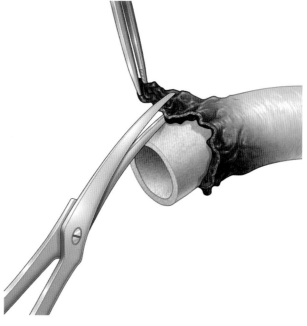

图 23.6　更彻底地修剪外膜

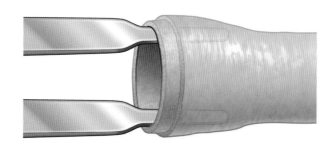

图 23.7　轻度扩张管腔末端

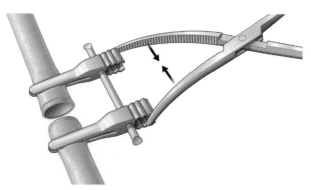

图 23.8　用动脉止血钳将两个止血夹靠拢

早期实验表明,先行动脉吻合并立即打开动脉的血管夹所致的皮瓣坏死率最高,原因是静脉充血[108]。而后续的其他研究未能给出皮肤或肌肉中血管吻合的合理顺序[109,110]。人们每年实施超过1 000例皮瓣游离移植手术,常规先吻合动脉并且不打开血管夹,直至静脉吻合完毕再打开动脉血管夹,并没有出现与静脉充血相关的问题。如果有第二条伴行静脉,用纱布将其内的血液不断吸引,可作为皮瓣的临时引流。

有些专家提出,尽可能吻合两条静脉,以避免因静脉回流不足所致的并发症。Khouri等报道只吻合一条静脉,皮瓣失败率明显增高(4.3%,吻合两条静脉的失败率是0%)[111]。不过,只将一条静脉与合适的受体血管吻合,如果回流良好,可节约手术时间,且不会增加并发症。Futran和Stack研究了43例前臂游离皮瓣移植并指出,吻合一条和吻合两条静脉的皮瓣成活率相当[112]。操作时需要仔细检查,如果吻合的静脉不可靠或通畅情况不确定,则需要吻合第二条静脉,以确保皮瓣的静脉回流。

显微血管吻合技术

在讨论了总体原则后,本节将重点讨论如何将原则应用于不同的血管吻合技术并实现成功吻合。

吻合方法

端端吻合

血管吻合的具体方法很大程度上依据个人习惯而决定。间断缝合的端端吻合法因其简单易行、适用于大多数动静脉吻合,目前使用最多。吻合血管时,可以使用二定点吻合、三定点吻合或把后壁翻转吻合的方法(图23.9)。

Carrel提出的吻合原则沿用至今:吻合口不能形成管腔狭窄;血管内壁须保持平整,不能折叠;内膜边缘紧密对合。在他最初的描述中,吻合两血管断端,先固定3针,每针相隔120°[113]。Cobbett提出只固定两针,之间相隔120°,当提起固定线时,较长的后壁与较短的前壁分离,这样可以避免贯穿缝合。另外一种方法是将两针相隔180°固定,可以使缝合间距均衡。

最初的两针最重要也最困难。需要包含血管壁各层,尤其是包含血管内膜。针距由管壁厚度、缝线粗细决定,并且始终保持一致。第一针打结时先打一个双结,以确保牢固(图23.10),然后打两个单结。结打紧与否需要目视观察,而不是靠手感判断,当两侧血管边缘对合并且轻度外翻时,结便打好了。如果结打得太紧,轻微撕裂血管壁,造成血管内皮下膜暴露,血小板聚集易形成血栓[114],而且会损伤动脉中膜,如果1/3圈管壁坏死,血管内皮不能再生,会形成不同程度管腔狭窄[115,116]。

定点之间还需要缝合,原则是用最少的缝针数防止吻

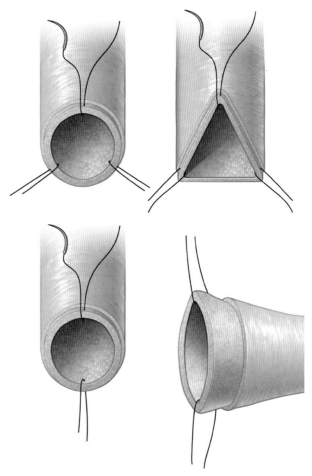

图23.9 吻合两血管断端,先固定三针,每针相隔120°,或固定两针(相隔120°),可以降低后续缝合的难度

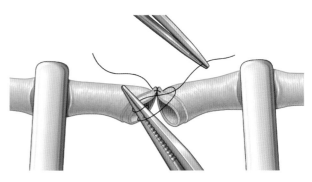

图23.10 打双结

合口瘘,过程中血管夹要将血管翻转。缝合血管后壁时,可在之前固定的两针中点处缝针,或者依据经验缝合将管壁吻合完全。随着缝合进行,管腔视野越来越小,这时可以将最后几针不打结,直至最后一针缝完再一起打结。血管夹松开血管复流前,可留一点缝隙查看管腔,避免前后管壁贯穿缝合。如果因为血管构造而导致血管夹无法翻转,就需要使用"后壁翻转吻合"技术。第一针于后壁中点固定,然后在缝针上下继续完成半个圆周的缝合。当后壁缝完后,前壁可以使用间断缝合、连续缝合或开环缝合法(图23.11和图23.12)。

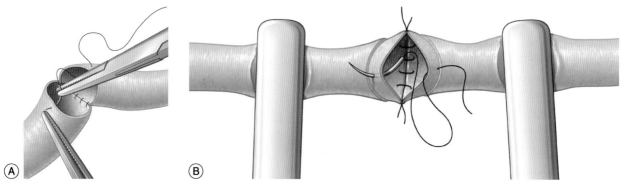

图 23.11　做血管端端间断吻合时,半圈缝合可提高精准度

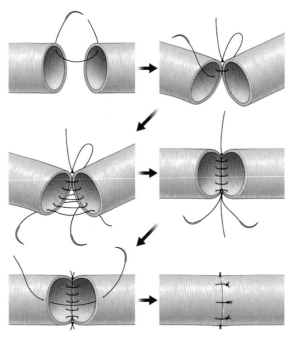

图 23.12　后壁先行缝合

连续缝合适用于直径在 2~3mm 以上的中等大小的血管,不仅可以减少吻合血管的时间,更能止血[117]（图23.13A）,但是会出现缝线缠绕的问题。因此,每次进针都要特别仔细,并且最后的打结要精确,避免出现像收紧袋口时的现象造成管腔狭窄。可以先定两点或三点,最后定的那针向另一个定点行连续缝合并与其打结,继而将血管夹翻转后继续缝合,这样可减少类似袋口紧收的情况发生（图23.13B）。缝合时,如果保持注意力高度集中,血管通畅率可达到 97.5%~100%[118-120]。

开环缝合法将连续缝合与间断缝合的优势融合。这种缝合方法先将第一针打紧,线头剪短,再连续缝合形成一个个小环,将第二针的环拉紧,以此类推将环逐个拉紧（图23.14）。这种方法可以减少缝合过程中调整针次数,管腔视野可最大程度保持始终,而且避免了袋口收紧似的情况发生。不过,这些线环很容易发生缠绕,松解缠绕很耗时,因此需要多加练习。

1978 年,Lauritzen 提出端端吻合血管的其中一种套管吻合法[121],将一侧血管断端套入另一侧血管腔内,缝两针于管腔外固定（图23.15）。少缝几针即可完成血管吻合,从而

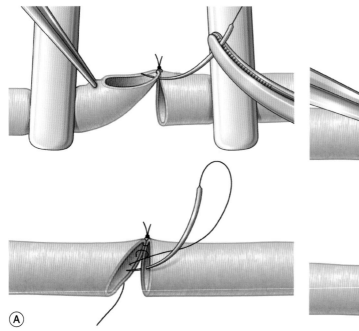

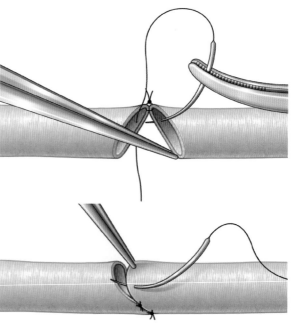

图 23.13　连续缝合。(A)通过一次连续缝合完成血管吻合

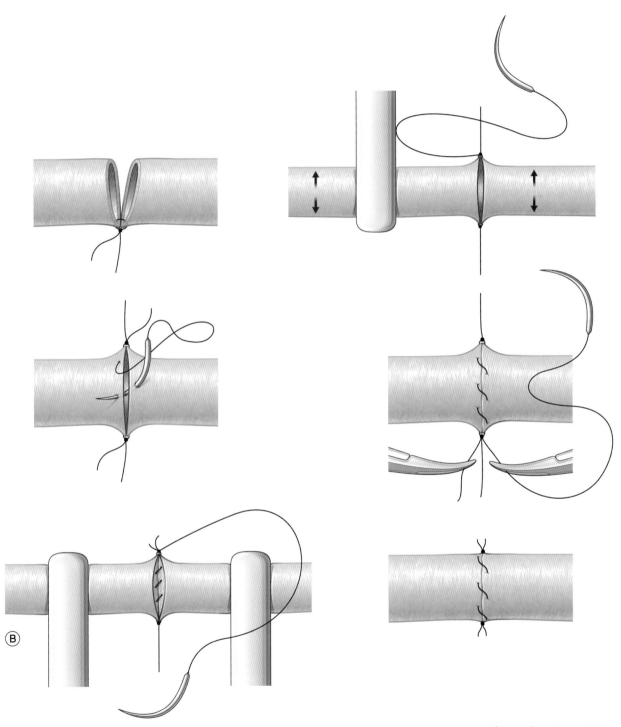

图 23.13(续)　(B)相隔 180°定两针,在两针之间进行连续缝合分别打结,避免类似袋口紧收的情况发生。(*From Chen YX,Chen LE,Seaber AV,Urbaniak JR. Comparison of continuous and interrupted suture techniques in microvascular anastomosis. J Hand Surg Am. 2001;26;530-539.*)

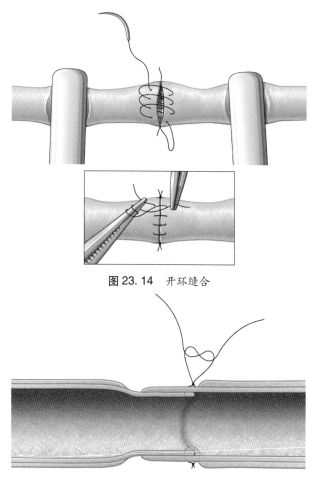

图 23.14　开环缝合

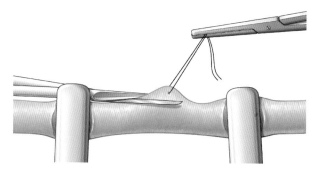

图 23.16　端侧吻合。在血管侧壁作开口

夹的尖端切出一个椭圆形开口。理想情况下,开口长度不能超过供体血管直径,因为放开血管夹后,开口会伸长。

如果皮瓣血管足够长,无须将血管拉向术者,便可以在吻合后壁之前完成前壁的吻合[125];如果血管不够长,则先要吻合离术者远的血管壁(图 23.17),缝合后的针脚呈放射状围绕吻合口,如果呈横行,将出现严重的吻合口瘘。

图 23.15　套管吻合法

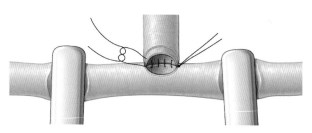

图 23.17　端侧吻合。只要血管长度不够,不能旋转血管,则需要先吻合后壁

节省时间和减轻血管损伤,但是通畅率低(Sully 等报道[122]),影响此方法普及,尽管在通畅率方面有相反的报道,但建议此方法仅限于吻合的血管直径有差别的情况。Riggio 等提出了改良的"半反折"法[123],将重叠的部分切断,于顶端固定一针,可使通畅率增至 95% ~ 100%,有效扩张血管,可用于两断端直径相当的血管吻合。

端侧吻合

此方法尤其适合两侧血管直径或管壁厚度差异大[124],或需要保留末梢血供的情况,如下肢的单支血管供血。研究表明,与端端吻合相比,端侧吻合更不易发生血管痉挛,成功率更高[125],但通畅率不一定更高[126]。

端侧吻合前,受体动脉或静脉侧面需作开口,可以为三角形、椭圆形或单纯纵向的裂隙,当血管肌肉收缩时,裂隙会张开。开口边缘要平整,否则容易造成血管壁脆弱和血栓形成。如果分离出来的血管足够长,则可以在吻合位点两侧各上一只血管夹,并将动脉外膜修成近似圆形。Satinsky 血管夹比动脉夹对管壁的损伤小,更利于吻合。或者,将吻合的两端悬吊,线绕双环分别套在两侧血管末端,系紧后起固定和阻断血流的作用。在吻合位点缝合固定一针,拉起固定线,用显微剪将缝线周围的血管壁剪除,还可用 11 号刀扩大开口(图 23.16)。除了上述方法,还可以用 Acland-Banis 血管夹夹持血管需要切除的部分,刀片于血管

Godina 指出,他首选端侧吻合,因其具有成功率高、手术计划灵活、对接血管时技术相对简单的优点[125]。但是,一项研究(在 900 例组织移植中的超过 2 000 次血管吻合)表明,如果操作得当,端端吻合与端侧吻合的效果相当,通畅率均接近 100%[126]。在一项 90 只大鼠的实验中,尽管两种吻合方式在动脉应用时的通畅率相近,但是应用于静脉时,则端侧吻合的成功率高[127]。进一步研究表明,无论端侧吻合的开口是一个洞还是一条裂隙,其通畅率无显著差别,不过在直径小于 1.5mm 的血管上,作裂隙比开洞更容易[128]。

Coupler 血管吻合器

与传统的缝合吻合方法相比,血管吻合器不仅省时,且通畅率高。将血管轻度扩张后,用测量器测血管外径。当吻合的血管管径有差别时,吻合器内径要和外径较小的血管相一致。

吻合器为两个圆环,环上有钉突,圆环安装在辅助手柄上,确保其固定良好。手柄与血管垂直,将血管末端穿入吻合器圆环,并将边缘向外翻折,先穿入一个小钉突,保证内膜要充分固定,边缘留有约 1~2 个钉突直径的距离,然后每隔一个钉突固定,再将两个钉突中间的血管膜固定,确保分布均匀。先固定皮瓣血管,因为放置吻合器比在相对移动度小的受体血管上容易。顺时针转动手柄,吻合器合拢,再使用止血钳加强,逆时针转动手柄,吻合器移除(图 23.18)。

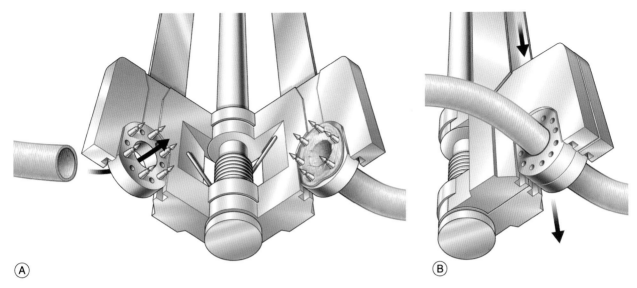

图 23.18　应用血管吻合器。(A)血管与吻合器手柄垂直,末端外翻,均匀固定在吻合针上。(B)转动手柄以吻合或松开血管

显微吻合中的难点或少见情况

吻合血管管径不一

即便精心设计,吻合血管管径有差别仍是常见问题。如果受体动脉血流小而皮瓣血管粗,或皮瓣血流小而受体静脉粗,则问题不大。管径差异大可形成涡流从而形成血栓,许多技术可以解决这一问题。用端端吻合的方法能够解决管径比值大于 4 的管径不匹配问题。最简单的方法是将管径较小的一侧管腔轻度扩张,以匹配较大一侧管腔,剩余管腔间断缝合封闭。或者将较小血管末端修剪成鱼嘴样或斜面,但是倾斜角度不能超过 30°,否则血管易扭曲。

当吻合侧枝时,可将末端管壁切开成 V 形,从而形成面积增大的血管末端。当两侧管腔比大于 3 时,可以考虑端侧吻合,或者使用静脉桥接,或者在大血管上找一个分支进行吻合。以上方法都不能选择时,可以考虑将较小血管最大程度扩张后,与较大血管最大程度进行缝合,较大血管的残端行缝合后封闭,亦可将残端修成斜面减少涡流(图 23.19)。

血管壁之间的差异也可能会遇到,但通常不会造成问题。轻柔的扩张使管壁变薄,但如果仍然存在较大差异,关键是两个血管内膜的均匀吻合,厚壁血管的中膜和外膜可做相对少的对接。

垂直方向吻合

这是最具挑战的血管构象。可以改变患者体位、术者自己的位置、操作台的位置或分离出更长的血管,尽量使血管从纵向转为接近水平位。如果位置无法调整或血管无法旋转,则降低放大倍数增加术区深度,从而避免频繁对焦的繁琐。

血管硬化与内膜分离

由于越来越多有基础心血管疾病或老年患者行游离皮瓣移植,动脉硬化也成为常见问题。然而,放射治疗辐射也是引起的动脉粥样硬化的原因[129],进一步增加了显微外科重建中动脉粥样硬化血管的风险。

如果吻合血管中发现典型的斑块,切除斑块至健康内膜或选择其他血管进行吻合。血管内膜要干净且无瓣。血管夹压力不可过大,否则会损伤血管导致管壁钙化或斑块形成。有时,动脉粥样硬化斑块可形成假管腔,或可能呈现为另一个血管壁,这些斑块中的不规则性可在管腔内部变成腔内瓣,从而引起血栓形成。因此,切开动脉后,应仔细寻找动脉粥样硬化斑块,并用细剪刀修剪切开的边缘。修整应缓慢进行,类似于打开罐头的方式,而非直接垂直于血管剪断[130]。

血管夹压力不可过大,因为这可能导致钙化的管壁或斑块破裂。因此,只有在不受动脉粥样硬化影响的区域才可以使用微型血管夹施加适度的压力(如果使用)。可以考虑夹闭动脉和静脉时都使用静脉血管夹,静脉血管夹在夹闭时施加的压力较少。

缝合时,用圆针细线仔细操作,内膜缝合必须始终在直视下进行。当一侧的吻合血管硬化时,可以继续吻合,从管腔内进针,穿透硬化的管壁出针,确保内膜没有进一步分离,但是此方法不能用于双侧血管硬化,此时可选择双针缝合。如果没有,可以用镊子撑起管腔,来对抗进针时的压力,减少内膜分离(图 23.20)。有血管硬化或内膜分离的情况时,不可扩张血管;修剪血管时要认真,避免形成暴露于血流的裸露区;夹持张力不可过大,避免斑块破裂或血管壁受损。

端端缝合比端侧缝合更可取,因为后者通常会使动脉粥样硬化斑块及其边缘更直接暴露,从而增加血栓形成的风险。

如果不可避免地要进行端端吻合,例如在单支血管中,则应在提供 T 或 Y 静脉移植物后使用端对端吻合。但是,在这些情况下,静脉移植物更容易发生血栓形成,应尽快完成吻合术,因为延长持续时间可能会增加血栓形成的风险,从而导致长期瘀血和机械性微创手术的暴露[130]。

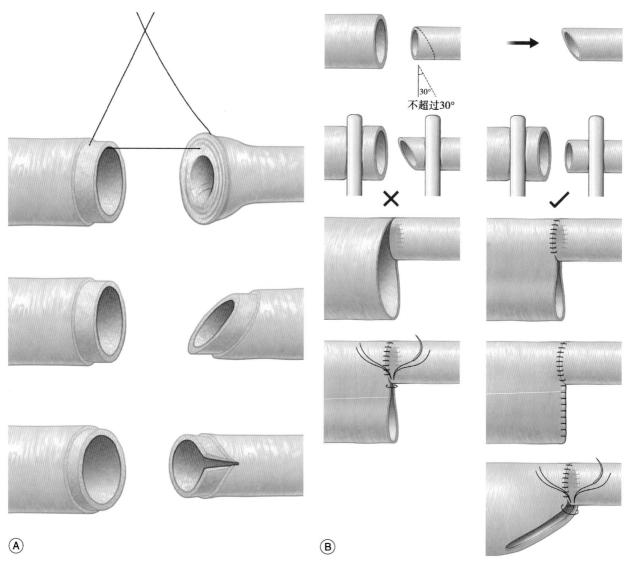

Ⓐ　　　　　　　　　　　Ⓑ

图 23.19　*吻合血管管径不一。(A)将较小的血管扩张,以匹配较大血管,将较小血管末端修剪成斜行增加直径。(B)较小血管与较大血管最大程度进行缝合,较大血管残端修成斜面减少涡流*

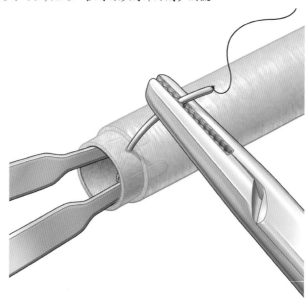

图 23.20　*血管钳撑起管腔,对抗进针时的压力,减少损伤和内膜分离*

微血管移植

由于皮瓣蒂长度保证、技术进步及术前良好规划,静脉移植率大大降低[22,131]。但是,有时会不可避免地被需要,尤其是创伤病例。静脉移植与皮瓣游离移植的并发症和皮瓣坏死相关[111,132,133],但是相比静脉移植,患者情况复杂、血管质量差[134]、血肿形成[135]等因素更能独立成为皮瓣坏死的原因。而且有研究表明,在遵循原则的前提下,静脉移植可快速安全进行,且不会减少吻合血管的通畅率和皮瓣成活率[136,137]。

静脉移植的指征包括皮瓣蒂短造成吻合血管之间存在空隙,或直接吻合张力较大,或吻合两端管径差异大,或需要在损伤区外进行吻合。有时,选用Y形静脉可以恢复远端血供[138]。

切取静脉和后续的吻合一样重要,操作应在放大镜下进行。理想的移植静脉应和供吻合的血管口径相当[139]。如果条件允许,上肢血管缺损应选上肢的静脉行吻合。头静脉和大隐静脉是目前应用最多的供血管,但是要先进行预扩张以形成合适的管壁厚度。如果同时存在被覆软组织缺损,一个窄静脉皮瓣能够解决血管和软组织缺损两种问题[140]。分离过程中,对静脉进行最小限度的处理,结扎或凝结分支,所需静脉的长度要标记,只有被拉伸过长时,静脉切取后才会回缩,当高压血流注入后,有发生扭曲的危险。

再短的静脉也有瓣,静脉方向很重要,一定要保证血流顺行。用血管夹标记邻近的血管末端,用生理盐水冲洗静脉管腔,可增加其长度,避免扭曲,同时注入罂粟碱,并观察潜在出血点。松开的血管末端先进行吻合,松开双侧血管夹后要检查静脉走向是否正确,是否出现扭曲。

填补动脉间的缺损时,动脉移植相比静脉移植有明显优点,比如动脉内没有瓣膜、与吻合血管管腔相近、管壁厚度一致等。而且,动脉移植可保持其内皮结构并且内膜下肿胀较轻。另外,在移植后的3周内,动脉血管内皮细胞生成的前列环素比静脉多,可有效抗血栓形成[141]。但是,在应用显微外科技术方面,动脉移植没有体现出比静脉移植的明显优势[142]。移植动脉来源可包括肩胛下动脉[143]、骨间前后动脉[144]、桡、尺动脉、腹壁下动脉深、浅支[145]、足背动脉等。

检测通畅情况

吻合完毕后,检查血管是否通畅,在手术全过程中,时不时要检查皮瓣是否有充足的血液灌注。可以通过简单观察或通畅试验完成上述检查。

动脉搏动的特点很重要,可为膨胀性,也可为纵向性。后者出现在血管长轴上,是部分或全部血栓形成的标志。如果皮瓣血液循环没有恢复的迹象,则需重新吻合血管。血管通畅的其他标志包括静脉回流通畅。如果受体静脉充盈良好,管腔外形圆润,表示通畅的可能性大。如果静脉过度充盈,血液颜色比其将回流入的静脉血颜色深,则可能表示血栓形成,需重新吻合。其他静脉不通畅的标志包括皮瓣的分支静脉过度充盈,皮瓣边缘持续流出颜色发暗的血液等。

如果怀疑吻合血管通畅障碍,则可于远端做两个简单的测试。第一个测试为"抬高测试",将薄壁血管轻轻勾起,将血流几乎完全阻断,如果血管通畅,则每次心搏均可看到血管交替充盈和塌陷。第二个测试为"缺血-充盈测试"[37](图23.21)。该测试对血管造成一定损伤,除非需要,否则

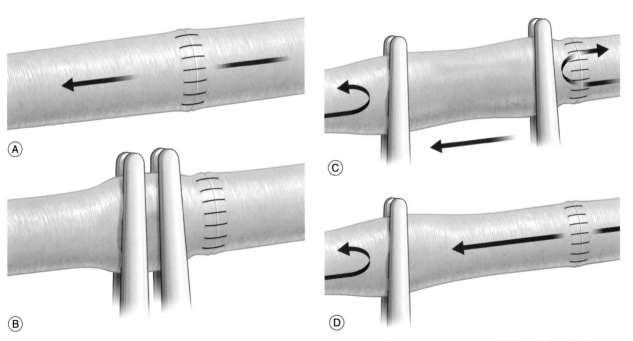

图23.21 缺血-充盈试验。(A)流经吻合口的血流方向;(B)两个无创血管夹置于吻合口下游;(C)远端的血管夹顺血流方向捋向远端,以排空血液;(D)放开近端的血管夹,保持远端的血管夹,血管即刻充盈,说明血管吻合通畅

不要轻易尝试。具体方法为:用一只血管夹阻断吻合口远端的血流,在其旁边放置另一只血管夹,并顺血流的方向挤向远端,使一段血管无血液。放开第一只血管夹,血管立即重新充盈。如果充盈缓慢或不充盈,则说明血管吻合不通畅。

游离皮瓣移植概述

显微外科技术最先用于再植领域,但很快进入再造领域,开创了再造外科学的新纪元,填补了该领域过去的缺陷和空白。过去30年,"重建阶梯"理论框架为再造外科医生提供了选择手术方案时的理论依据。随着显微外科出现及技术不断改良,再造阶梯理论的背景及患者治疗的目的均发生变化,现代损伤较大的手术(如肿瘤根治术、扩大清创术等)形成的创面情况复杂,需要更加微创、直接、有效的方式修复缺损,显微外科无疑是不错的选择。功能重建与外形修复同等重要,"重建阶梯"理论框架已经常规被"重建电梯"理论框架所替代(选择手术方法时,直接升级选择较复杂的术式,如显微外科技术)。

如今,可以恰当地说,重建外科医生在显微外科手术中是不受任何限制的。这总结了学界到目前为止已经取得的成就以及在今后几年将要见证的发展。

优点与缺点

游离皮瓣相比传统的局部或远位带蒂皮瓣转移的优势在于:①能够自由选择供区皮瓣,尤其当邻近皮瓣组织量不足时;②可以根据受区情况,如大小、形态、组织构成、功能等进行切取及修剪;③一期手术即可完成重建,不像传统手术需要分期完成,从而减少卧床时间、住院时间及整体费用;④受区有了新鲜血供,可加强创面愈合,减少感染[146];⑤可选择切取皮瓣后并发症较少的供区。

当手术和恢复均按计划进行时,组织游离移植的优势显而易见。但是,必须权衡这些好处与一些风险的利弊,包括长期手术的风险、麻醉性痉挛、微血管血栓形成、再探查以及可怕的并发症——皮瓣坏死。

术前评估

患者情况

曾被认为具有皮瓣移植失败的高危因素的患者,其实可以行游离皮瓣移植手术,且通常会成功。但是,术前必须全面评估患者的健康状况,发现并降低导致术后不良并发症的危险因素。

术前,心血管及呼吸系统应调整至良好状态,包括将血压与血糖控制在允许范围。只要患者健康状况许可,并被医生认为可耐受麻醉,年龄大并不是游离皮瓣移植术的禁忌。尽管年龄大的患者术后出现并发症的概率大,但是皮瓣成活率与其他人群相近[111,147-152]。

没有证据表明吸烟会显著影响血管通畅率、皮瓣成活率及二次手术率,但是吸烟会影响供区创基愈合,从而增加供区并发症发生的风险[153-156]。患者术前应该戒烟,因为戒烟4周后,发生术后并发症的风险与不吸烟者接近。

肥胖会增加显微外科手术风险,而且与术后出血、血肿相关[111]。在936例横行腹直肌(transverse rectus abdominis myocutaneous,TRAM)肌皮瓣移植再造乳房的患者中,体重指数>30的人群发生皮瓣坏死、血肿、血清肿以及供区并发症的概率增高。

酒精戒断会增加皮瓣坏死率[157]及与皮瓣不相关的其他并发症[158]的发生率。术前具有戒酒综合征的高危患者应及时诊断并行预防性治疗。

糖尿病不是皮瓣坏死的独立危险因素,但糖尿病患者围手术期并发症的风险增加了1.76倍[159]。

肝硬化是围手术期并发症的危险因素。Kao等的研究结果表明,肝硬化患者的并发症较多,但是基于儿童评分系统,疾病严重程度对这些并发症的影响没有统计学意义。然而,肝病晚期肝硬化患者术后颈部血肿的风险明显更高[160]。

免疫抑制可能对游离皮瓣手术提出挑战。对24例免疫抑制患者的回顾发现,泼尼松与手术并发症发生率有统计学相关,这意味着在这组患者中可能会有伤口愈合延迟、部分皮瓣坏死和吻合口血栓形成的额外风险[161]。胶原血管疾病如雷诺现象、系统性红斑狼疮和硬皮病的患者增加了像深静脉血栓等血栓事件的发生率;然而,只要维持标准的抗凝预防措施,微血管血栓形成或皮瓣失败的风险就不会增加[162]。

受区与供区评估

放射线可损伤局部组织及血管,并可能导致受区并发症[163,164]。Khouri等发现,于放射过的受区行游离皮瓣移植很大程度上预示着皮瓣坏死,其坏死率增加了4.2倍[111],但是也有许多学者并没有证实放射显著影响皮瓣成活情况[163-165]。作者在其治疗的145例患者(于放射过的受区行皮瓣重建)中发现,放射剂量及时间长短(放射治疗距手术的时间)与皮瓣成活与否无关,但是增加了二次手术率及术后并发症[166]。行血管吻合时,需仔细分离血管,且注意力要高度集中。如果可以,受体血管最好选择于放射区域之外。

感染及创伤后的创面应行彻底清创。如有必要,手术应该延期,直至创面情况良好适合行游离皮瓣移植。应充分考虑损伤区域,而且尽量避免在此区域行血管吻合。对于末梢循环异常[167]、双侧足背动脉搏动弱的患者,应行术前血管造影[103]。血管造影正常不代表现有的血管适合吻合,而且不推荐术前常规行血管造影检查[168]。

应熟悉血管解剖及其变异,设计皮瓣时可以血管穿支为中心。术前,可用床旁多普勒仪描记血管[169],或者用更准确的彩超[170-172]、CT(有或没有三维重建均可)[173-175],或者磁共振进行描记[176-178]。术前准确的血管定位有助于选择穿支血管,提高分离血管的安全性,并减少手术时间[172,175,178]。

皮瓣选择

术前计划、选择、设计皮瓣比皮瓣的切取更重要。没有一个理想的皮瓣可以应对所有情况,医生在进行权衡后作出折中的选择,选择最适合患者的皮瓣。选择得当,则患者受益;选择不当,则手术失败。

首先确定是否需要用游离皮瓣,如有需要,接下来要考虑受区的大小、组织缺损类型以及重建的目的。例如,对于下颌骨良性肿瘤的年轻患者,功能重建与外形修复同等重要。因此,应选择骨皮瓣进行游离移植,同时或后期行牙种植术(图 23.22)。相反,对于下颌骨恶性肿瘤且预后差的老年患者,肿瘤切除后直接行游离皮瓣(如股前外侧皮瓣)再造也许更有利于患者的病情,而且手术主要目的是覆盖创面[179]。受区要有适合吻合的血管,依据吻合血管的情况决定供区皮瓣血管蒂的长度及口径。到底用哪个皮瓣,取决于是否需要使用静脉桥接来填补血管间的空隙。

供区在术后的情况也要事先考虑,比如切取皮瓣后行皮片移植是否美观,切取肌皮瓣后是否会减小肌肉力量或形成疝等等。还需要考虑切取皮瓣的顺序、患者的体位、两组手术人员是否可以分工流畅等。

手术时机

自 Godina 首次提出创伤后 72 小时内进行手术修复以来[180],游离皮瓣移植的时机一直被讨论。目前,游离皮瓣移植术施行的时机主要取决于医生的经验、对患者情况的评估、当地医疗水平及显微外科医疗设施等。医生对理想的手术时机的定义千差万别。在一些限期的手术中,创伤后距开始手术的时间间隔从急诊或 24 小时内立即手术到 72 小时内紧急手术不等,有些人将创伤后最初的 24 小时命名为"游离皮瓣移植时间窗"[181],也有人提倡 72 小时[182,183]或 5 天之内[184]手术。赞成延期手术的人认为,充足的时间可以对创面进行更好的评估,显微外科手术可以得到周密计划,手术条件得以更加完备等。作者的临床实践表明,彻底清创为后续手术提供新鲜创面,修复重建时间可任意选择,且到底在何时修复并不影响皮瓣最终的成活结果。但是,如果重要组织结构暴露,则需要立即修复覆盖创面。除了改善功能、外形以及缩短住院时间外,急诊行游离皮瓣移植有时也许可以保肢[185]。肿瘤切除后立即重建有利于创面愈合,而且可以适当推迟辅助治疗的时间[186]。乳癌术后乳房再造可延期至辅助放化疗结束后进行,但是应在保证能够关闭创面的前提下行辅助放疗。如果不能确定是否需要放疗,可先局部埋置扩张器,再行二期修复重建,这样可避免肿瘤切除的同时行修复重建后,再放疗所导致的创面不愈合问题[188]。在乳房再造中,如果患者将接受或已经接受乳房切除术后放疗,则最佳方法是放射治疗后延迟进行自体组织重建。但是,当出现乳房切除术后放疗的可能性很大,但又可能不需要时,可以考虑使用组织扩张术进行延迟-即刻重建[187]。最近的一项多中心研究表明,由于接受即刻重建的高危患者比例增加,即刻重建时假体

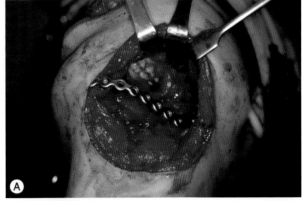

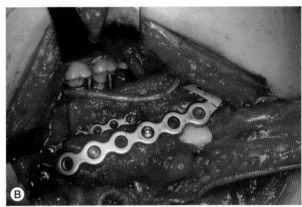

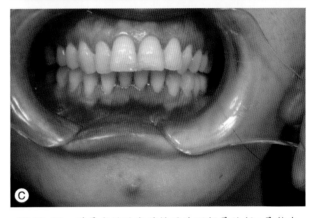

图 23.22　腓骨皮瓣游离移植再造下颌骨缺损+骨整合的牙种植。(A)下颌骨肿瘤切除后形成的局部缺损。(B)腓骨皮瓣切取。(C)骨整合的牙种植后下颌的最终形态

的使用率也有所增加。有趣的是,高风险组自体组织游离移植的患者也增加了,但不包括在乳房切除术前行放疗的患者[188]。

显微外科手术麻醉

由一个熟悉显微外科手术的麻醉团队保持术中麻醉稳定至关重要。术中应全程保持规范化疼痛处理、体温恒定、抑制交感神经兴奋,这样才能防止血管痉挛收缩。血压调节有助于手术平稳进行。分离皮瓣时,应降低血压以减少出血;当彻底止血及血管吻合后,应升高血压以保证受区灌注量和皮瓣血运。补液量要充足,以保持较高的心输出量和较低的外周血管阻力[189]。

特殊技术与皮瓣改良

熟悉了显微外科原则与技术之后,医生更加追求皮瓣的改良。手术目的已不仅限于关闭创面,还要减少供区并发症,缩短手术时间,以及达到功能和外观的最佳结果。

内镜辅助下切取皮瓣

内镜辅助下切取皮瓣允许使用小切口,且供区外形较好。但是,需要特殊仪器及艰苦的练习过程,一开始手术时间会较长。可用内径辅助切取的皮瓣包括股薄肌肌瓣[190]、腹直肌肌瓣[191]、背阔肌肌瓣[192]、颞浅筋膜瓣[193,194]和空肠瓣[195]。尽管并发症的发生率并没有降低,但是切口小,供区并发症少,疼痛减轻,患者满意度高。

机器人辅助的皮瓣手术

机器人代表了外科手术中的最新技术创新。它的平台可提供高清 12~15 倍数字放大倍率、更大的运动范围、精细的器械操控,可减少震颤,减少外科医生疲劳,提高手术效率[196,197]。机器人在泌尿外科、妇科、心脏科、普通外科和内分泌科手术中扮演的角色无可争议。但是,在显微重建手术中,机器人的应用仍处于初步阶段,但并非没有潜力。经口机器人手术淘汰了唇裂和腭裂的手术方法,并可通过消融治疗肿瘤,这些肿瘤直到最近才开始主要通过非手术治疗[198]。对于由机器人创造的缺陷,由机器人辅助的游离组织转移可能是安全的,但要付出延长手术时间的代价[199]。其他适应证包括受区血管的准备,特别是用游离皮瓣再造乳房时的乳房内部血管[200]和游离皮瓣获取,以及通过最小切口进行的背阔肌手术[201]。在臂丛神经手术中的使用也被提到可以改进手术[202]。

穿支皮瓣、游离型皮瓣及超显微外科

穿支皮瓣的概念是由肌皮穿支血管供养的皮瓣,穿支血管可直接看见并能从周围的肌肉中分离出足够长度的血管蒂(图 23.23)。优点是供区损伤小,可以只切取所需的组织成分。在血管解剖不清楚或变异较大的区域,超声多普勒仪探测的穿支动脉也许是皮瓣血供的基础[171]。穿支血管在深筋膜层,在切取皮瓣的过程中,如果发现较粗的穿支血管(直径≥0.5mm,可看到血管搏动),沿血管向深层解剖可发现其源动脉,此穿支血管可形成游离皮瓣,这一概念被称为“自由设计的游离皮瓣”[203],这类皮瓣可在身体任何具有穿支血管的部位进行切取,只要穿支血管口径可以施行显微吻合。

为了进一步减少供区损伤,Koshima 等提出了超显微外科概念[204-206],分离和吻合的血管直径<1mm。分离此类皮瓣时无须破坏深筋膜及肌肉,从而缩短手术时间。但是血管蒂较短,需要更高的操作技术及非常精密的器械。

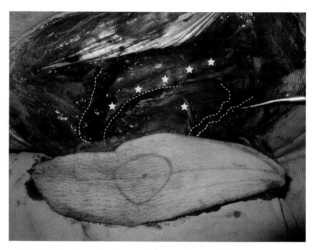

图 23.23　在肌肉内分离穿支血管切取穿支皮瓣。★表示穿支动脉。★★★★★表示穿支动脉的源动脉:旋髂动脉的降支。虚线表示分离时暴露的股外侧肌边缘

嵌合皮瓣

当皮瓣由多种组织成分组成,具有多个供血来源(通常对每个部分独立供血)时,被称为联合皮瓣。根据皮瓣之间的结构关系,将合并的皮瓣细分为连体式和嵌合式[207,208]。在连体皮瓣(以前被称为暹罗皮瓣)中,多个解剖区域由于某些共同的物理连接而相互依赖,但每个保留独立的血管供应[208]。另一方面,在嵌合皮瓣中,皮瓣、穿支血管、组织等之间没有物理连接,皮瓣具有提供广大表面积的优势,而嵌合皮瓣则允许自由放置每个皮瓣单元,并且通常可以完成复合缺陷最佳的一期重建[209,210](图 23.24)。经显微外科手术重构或连接的皮瓣是嵌合皮瓣的一种亚型,可以进行多目标重建[208],因此应将其视为“真正的嵌合体”。最后,联合皮瓣和嵌合皮瓣的概念也适用基于穿支血管的皮瓣。

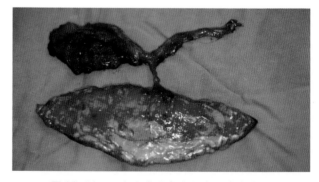

图 23.24　肌肉和皮肤复合组成的嵌合皮瓣

皮瓣修薄

较厚的皮瓣通常需要二期修薄,以改善最终结果。然而,由于对皮瓣血供及穿支皮瓣的深入了解,一期手术时即可修薄皮瓣。皮肤的滋养血管为皮下血管网,来自中间脂

肪层的血管蒂的分支,因此将皮瓣修薄 3~4mm 是安全的,但在血管蒂周围可以扩大至 2cm[211],这就避免了二次手术[212]。另一种修薄皮瓣的方法是显微分离血管,即利用显微镜放大后,将脂肪层中血管周围的脂肪组织去掉[213-215](图 23.25)。第三种方法看起来很有希望,但仍需要进一步的解剖学研究以在全身广泛应用,这种方法在 Scarpa 筋膜水平获取皮瓣,其中浅表回旋动脉穿支皮瓣是该方法的首选皮瓣[216]。

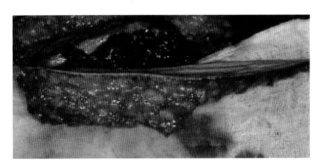

图 23.25　修薄一个厚皮瓣。可见皮瓣边缘,部分皮瓣已根据需要进行修薄

预构皮瓣/预制皮瓣

　　传统皮瓣有时解决不了多种组织缺损的复杂修复再造问题。在修复具有特殊外形和结构的组织缺损时,可行皮瓣预构,如再造食管、阴茎,修复某些头颈部缺损等等。

　　预构皮瓣需要两次手术。第一次将轴型血管移植入所需供区的皮下[217],当血管长出新芽并与皮下血管沟通吻合后,预制的皮瓣可供转移。第一次手术大约 8 周后,行第二次手术,将新生血管的组织转移修复缺损,血管蒂为预先移植的血管。用这种方法可以自己构制面积较大且薄的皮瓣,并且具备供区的特性。组合不同的血管蒂、供区组织、皮瓣位置等因素,可将皮瓣改良后适应不同的临床需求[218,219]。

　　预制皮瓣也需要两次手术。先将一种或几种组织置于可靠的血管床上,形成多层复合皮瓣。2 周后,再将成熟的复合组织瓣转移修复缺损。这种延迟利于预制组织愈合、稳定,形成预期的结构。可将皮片、骨、软骨、黏膜组织进行预制,用于再造耳[220]、鼻[221]、尿道[222,223]、阴茎[224]、食管[222]和喉[225]等。

术后管理、并发症及结果

　　手术顺利不代表游离皮瓣会成活,术后初期对患者的护理及皮瓣监测至关重要。良好的术后管理可减少术后并发症及降低死亡率。患者要处于温暖的环境中,当红细胞比容<0.3 时,应进行充分补液。对照术前血压,术后血压要控制在正常范围内。防止心动过速,因为交感神经兴奋可导致血管痉挛。控制血糖以减少并发症,必要时行胰岛素注射治疗。常规预防使用抗生素,防止创面感染。使用低分子量肝素,防止深静脉血栓。

监测

　　从血管吻合好,松开血管夹,到血液再次注入皮瓣的那一刻起,皮瓣监测就开始了。在后续皮瓣覆盖缺损、缝合关闭创面、包扎固定以及患者返回病房的所有过程中,均要严密监测皮瓣情况[226]。皮瓣血运障碍早发现、早处理可有效挽救皮瓣[227-229]。目前,监测皮瓣血运的方法很多,但是没有一种方法绝对有效且被所有医生认同。理想的监测方法应该具备以下特点:可靠、无创、客观重复性好、血运发生变化时检测指标反应灵敏、可在所有类型的游离皮瓣上实现持续监测、经验不足的医生也可以操作、经济实惠等等[230]。

　　医护人员的经验对于术后监测是无可替代的,无论是在重症监护室还是在普通病房。皮瓣监测方法的金标准是临床观察,术后第一个 24 小时需每半小时观察一次,第二个 24 小时需每 2 小时观察一次,接下来的 48 小时则每 4 小时观察一次。观察指标包括皮瓣颜色、毛细血管充盈反应、皮温、肿胀程度等。如果毛细血管充盈反应不明显,则可行针刺测试,观察出血的颜色及速度。注意,针刺时仅限于皮肤层,不可刺入过深伤及血管蒂,且这种监测方法可能不适合影响美观的部位。使用体表温度探测仪监测温度易操作,且价廉[231],当皮瓣温度比对照部位低 1.8℃时,监测到血运障碍的灵敏度为 98%,发生血运障碍的可能性为 75%[232]。皮瓣温度变化趋势也能有效反应皮瓣血运障碍[226],且皮温低于 30℃预示皮瓣坏死的可能[233]。

　　笔式多普勒血流探测仪(用于探测穿支血管)也可用于皮瓣血运监测[231],术中要标记血管蒂的位置,避免探测到假阳性结果。内置的多普勒探测器能用于监测无穿支血管的皮瓣或内置的皮瓣[234],其记录的信号形态不同,可以区分动静脉[235]。激光多普勒血流探测仪的原理为记录入射光被流动的血细胞反射后的波形图,为血液灌注提供客观依据。解读激光多普勒记录结果需要经验,但是结果非常准确,不会出现假阳性及假阴性[236],并可区分是动脉还是静脉血运障碍[237]。

　　此外,一些不常用的方法可辅助监测皮瓣血运,如用测定组织代谢的仪器监测再植手指/足趾或足趾再造手指[238]的血氧饱和度、组织氧分压测定、组织 pH 水平,还有荧光素测定、近红外线光谱测定、热稀释法技术、光电容积描绘仪测定、同位素清除率测定等[239]。

　　最近对美国显微外科重建学会成员的一项调查中,关于在各种临床情况下使用几种技术的看法和使用频率的调查问卷表明,手持多普勒技术是最常用的技术。然而,外科医生更愿意根据组织血氧饱和度测定的结果和多普勒信号的结果选择立即回到手术室[240]。这表明,在所有现有的辅助技术中,组织血氧饱和度可能对术后阶段的临床决策产生最大的影响。

　　尽管如此,临床观察仍是金标准,无论采用何种方法辅助,术后 72 小时均需严密监测皮瓣血运变化情况。

远程监控

临床检查仍然是游离皮瓣监测的金标准;然而,决策者必须对皮瓣进行评估,以决定是否回到手术室或"近距离"方法。为加强沟通,使临床检查更加友好和高效,可以使用智能手机。这些携带设备集成在皮瓣监测中显示出可比的准确率,但与现场检查相比,响应时间更短[241],这可能会提高挽救率和整体皮瓣成功率[242],使得智能手机和互联网的联合使用在现代数字技术时代具有吸引力和宝贵价值。

内置皮瓣

监测内置皮瓣血运情况是一个难题,并且已经有一些技术间接或直接应用于此。之前已经探讨了可植入式多普勒血流探测仪。然而,由于高灵敏度和正负性,它现在可被用作筛查工具,彩色多普勒可被用于确认结果或避免不必要的手术探查[243]。或者,彩色多普勒超声可以像在功能性肌肉转移研究中那样,核查通过蒂部的动脉和静脉正常血流[244]。

内置皮瓣的部分组织可以外置,以利于观察血运变化,比如空肠移植,可留一个观察窗,观察其蠕动和颜色变化。但是,要警惕外部的组织也许不能反映内部组织真实的血运情况,尤其在内外组织瓣由不同穿支供血的情况下[245]。血管蒂的末梢分支血管可以暂时外置,直接观察血管搏动情况,随访时将其结扎即可[246]。

皮瓣移植结果

随着显微外科技术提高,皮瓣移植失败越来越少见,成功率波动于 96% ~ 100%[22,66]。导致皮瓣移植失败的原因包括术前计划不周密、皮瓣血管或手术时选择不合适、显微外科操作技术不合格等。不过许多看似将会坏死的皮瓣可以挽救,经过严格培训的医护人员实施良好的术后管理,早发现早处理,皮瓣挽救成功率可达 54% ~ 100%[111]。

当皮瓣开始出现血运障碍,必须马上找出可能的原因并予以纠正。尽管大多数并发症与血运障碍有关,但是首先应进行床旁的简单处理,而不是立刻行手术探查。全身因素(如低血压、低血容量、低体温及疼痛)造成的交感神经兴奋应予以纠正。当血压及体温恢复正常后,再评估是否需要进行手术探查。局部因素包括术区外压力过大(包扎过紧)、血肿、皮瓣周边缝合过紧等。拆除部分缝线和/或松解包扎可解决外压力过大的问题,或者可以给手术探查进行全面处理前争取时间。如果皮瓣血运仍不好转,则需显微镜下手术探查吻合血管是否通畅,拆除缝线重新吻合血管或使用 Fogarty 血栓切除术[247]。药物治疗也可能有所帮助,如尿激酶、链激酶、组织纤维蛋白酶原激活物等[248-250]。

皮瓣坏死成因

吻合失败

导致吻合失败的原因可包括外因及内因,如吻合血管技术性错误、血管自身易形成痉挛及栓塞等。

导致吻合失败的主要错误包括管壁损伤、吻合口瘘、管腔狭窄、外膜嵌入[37]。血管损伤发生在修复区张力过大的情况,也可能由于外膜过分剥离,头颈部静脉尤其脆弱。吻合口瘘发生在缝针间距过大时,或者有血管壁损伤或吻合部位附近存在没有发现的极细小分支。即便很少的吻合口瘘,也可能导致血栓形成[251]。管腔狭窄可因过多缝合、线结缠绕或者连续缝合过紧所致。贯穿缝合是指将前后管壁缝合在一起,可致管腔阻塞。持续液体灌注管腔,或将前壁提起与后壁分离,使管腔始终暴露于视野下,可防止贯穿缝合。血管准备不充分,缝合时外膜脱垂进入管腔也可导致管腔狭窄。另外,血管干燥也可能导致吻合失败。

血管痉挛

5% ~ 10% 的显微外科手术会发生血管痉挛,并且是血管低灌注的重要病理因素,还可促进血栓形成,最终可能导致皮瓣部分或全部坏死。血管痉挛可发生在术中或术后 72 小时,前者更严重。血管痉挛的病理生理机制不清,目前归因于全身和局部因素。全身因素包括低体温、低血压、疼痛所致的交感神经兴奋;局部因素包括血管损伤、外膜过紧、局部出血后的肌源性反应,组织干燥以及血管疾病等等。外科手术可导致交感神经末端释放血管活性物质,加剧血管痉挛和血栓形成[252]。静脉比动脉更易形成血管痉挛,一旦形成痉挛,难以消除且损害较大[253]。

如果一段时间不碰触血管,它可能恢复正常直径。许多抗痉挛药或机械扩张的方法可以缓解痉挛。

大多数抗痉挛药为局部给药,最常用的为罂粟碱、利多卡因和钙通道阻滞剂(如硝苯地平、尼卡地平)。罂粟碱(30mg/ml)是一种磷酸二酯酶抑制剂,通过释放环磷酸腺苷直接作用于平滑肌。利多卡因是一种局麻药,浓度不同作用不同,低浓度可致血管收缩,高浓度可致血管舒张[254]。它的扩血管机制不详,可能与 Na^+-Ca^{2+} 交换泵有关。有研究表明,利多卡因浓度应增至 20% 或与罂粟碱合用[255]。当皮瓣外湿敷的肝素盐水利多卡因溶液耗尽时,利多卡因的局部作用依旧持续,且经创面吸收入血的量很少,其全身影响甚微[256]。但是在实际应用中,利多卡因浓度为 2% ~ 4%[257]。钙通道阻滞剂阻断血管平滑肌上的电压依赖的钙离子通道,阻止引起平滑肌收缩的钙内流,甚至可能比罂粟碱更有效[258]。臂丛神经阻滞阻断交感神经也有一定效果[259-261]。

机械扩张可以用特制的钝头血管扩张镊或持针器对血管末端进行扩张,也可行液压机械扩张。操作需谨慎,尤其对于硬化的血管,因为可能损失内皮细胞导致血栓形成[262]。切除血管外膜是缓解血管痉挛的有效方法,因其去交感作用和人为修薄血管壁使其较易舒张[263]。如果血管顽固性痉挛,可切除痉挛部分直至正常血管暴露,有时需要静脉桥接或者重新选择受体血管。

麻醉药应稳定、彻底。低血容量、疼痛、低体温(<36℃)均可导致血管痉挛。应始终监测患者体温,保持充入液体入量及术区创面湿润。

血栓形成

许多皮瓣并发症与主干血管血栓形成相关(4%~80%发生在术后 48 小时内),可能由血流改变、内皮细胞损伤、高凝血状态所致。引起血流改变的因素包括外包扎的机械压力、关闭创面时张力过大、皮瓣的重力压迫、旋转扭曲、血管痉挛等。技术错误引起的内膜不平整,缝线材料,双侧管腔直径差异等,可导致血管腔内涡流形成。

高凝血状态与全身及局部因素相关。孕妇、癌症患者及新发创伤患者为高凝状态人群,术前要及时发现并且预防血栓形成。高凝血障碍,如活化蛋白 C[264]、高纤维蛋白原血症[265]、抗磷脂综合征[266] 和反应性血小板增多症[267],应该术前治疗,虽然常规筛查这些并不具备成本效益。促凝血酶原激酶为可溶性,当其入血后,便会促使凝血块形成,肝素可有效防止血栓形成。即便吻合操作顺利,也可能形成血栓,当血液复流后的 5 分钟,血栓继续增大,10 分钟时开始分解,1 小时时彻底消失。如果吻合不顺利,血栓会持续增大最终阻塞血管。内皮细胞可有效控制血流,并释放内皮素-1[268,269] 和促血管舒张因子、一氧化氮和前列环素。损伤血管内皮成为血栓形成位点,导致血小板在此聚集,引发复杂的凝血级联反应[270]。

术后 48 小时为血栓形成的高发时间,术后 72 小时之后风险降至 10%[229],动静脉血栓形成的时间及机制均不同。大多数动脉血栓形成于术后 24 小时内,由于血小板聚集于吻合部位而形成[271]。静脉血栓更多是由于皮瓣血运障碍引起,出现较晚,而且形成纤维斑块。因此,抗凝预防的靶点在于干预血小板聚集,对抗凝血酶的作用,降低血黏度,增加血流量[272]。关于临床广泛应用的抗凝药物功效的报道不多,医生根据自己的习惯使用抗凝药。在使用抗凝药的种类、药物剂量、使用时机、药物联合及使用持续时间方面均无统一标准。目前,肝素,右旋糖酐、阿司匹林为最常用的抗凝药。

肝素具有减少血小板聚集、激活抗凝血酶Ⅲ(直接抑制促凝因子Ⅱ、Ⅸ、Ⅹ、Ⅺ,间接抑制Ⅴ、Ⅷ因子)、降低血黏度和直接扩血管[273] 的作用。肝素是第一个被报道的抗凝药物,临床应用已 50 年,可抗动静脉血栓[274]。而且,它还有预防缺血/再灌注损伤的保护效应(通过直接作用于微循环内皮细胞)[275]。肝素可提高皮瓣救治率[276] 并减少血栓形成[111]。在血管损伤、静脉移植、吻合口血栓形成的病例中应用肝素比在健康血管中应用更为重要[277]。血管内注入普通肝素也许增加血肿形成的风险[278,279],Chien 等[280] 及 Kroll 等[281] 发现,用其他药物代替普通肝素,皮瓣成活率相同,且降低血肿发生率。低分子量肝素就是一个例子,其原理是抑制促进血凝块形成的Ⅹa 因子,而不是抑制凝血酶活性[282]。普通肝素广泛用于显微外科手术中血管内灌注,实验表明,高浓度普通肝素可以增加血管通畅率[44,283,284],减少全身并发症。结合于内皮细胞的肝素半衰期为 5 小时[285],因此当血管断蒂后应立即注入肝素。但是,Khouri 指出临床应用肝素的浓度与血管通畅情况无关[111],而且 Yan 指出,高灌注压可能损伤内皮细胞及内膜组织[286],加之肝素可导致血小板减少,全身使用肝素需谨慎。

右旋糖酐系葡萄糖组成的多糖,由于葡萄糖部分的连接和数量不同,形成分子量不同的聚合物,有 40kDa 和 70kDa. 其抗凝机制为增加红细胞、血小板、内皮细胞的负电荷,减少血小板聚集,减少凝血因子Ⅷ,降低血小板功能,破坏纤维蛋白结构,扩充血容量,降低血黏度等。右旋糖酐-40(低分子右旋糖酐)在显微外科中使用更多[111,281,287],其比右旋糖酐-70 经肾脏代谢率快,且在体内作用时间相对较短。没有随机对照试验证实应用右旋糖酐与皮瓣坏死或防止血栓形成之间存在因果关联。而且,也没有证据表明右旋糖酐比其他的抗凝药物有效,1 周后其增加血管通畅率的作用消失[288,289]。尽管其副作用很少,但是都比较严重,包括过敏、循环超负荷、肺脑水肿、血小板功能障碍、急性肾衰竭等[290,291]。在游离皮瓣移植修复头颈部缺损的病例中,对比右旋糖酐和阿司匹林功能后表明,两者预防皮瓣坏死的效果相同,但是在使用右旋糖酐 48 小时和 120 小时后检测表明,右旋糖酐比阿司匹林导致全身并发症的风险分别高 3.9 倍和 7.2 倍[292]。

阿司匹林是抗血小板药物,通过抑制环氧酶,减少花生四烯酸分解为凝血噁烷(一种促进血管收缩和血小板聚集的物质),增加分解产物前列环素(可以促进血管舒张和抑制血小板聚集)。低剂量阿司匹林(75mg/d)可以选择性抑制吻合部位的凝血噁烷[293] 并促使内皮细胞持续产生前列环素。实验表明,阿司匹林可以增加血管通畅率和毛细血管灌流,并与给药时间有关[294,295]。但是,阿司匹林没有肝素有效[295,296]。虽然缺乏临床证据证明阿司匹林可以增加皮瓣血流,但其仍被广泛使用。阿司匹林副作用包括胃出血、肾衰竭、出血时间延长。应用低剂量阿司匹林可以减少其副作用。环氧酶Ⅱ抑制剂对胃和肾脏的副作用较小,但因其不能防止血小板聚集,从而不用于显微外科手术[297]。

前列腺素 E₁ 以其在外周动脉闭塞性疾病中的应用而闻名。它对缺血再灌注损伤具有长期的抗缺血和组织保护作用。它能够缓解微血管痉挛,增加红细胞的变形能力;此外,它还能对血流、黏度和血小板聚集产生积极影响[298]。在小动脉中使用低剂量,或在小静脉中使用高剂量,可以减少血栓形成[299]。它常被用于再植、足趾到手的显微外科移植和其他游离皮瓣移植。尽管先前报道了令人鼓舞的结果,但一项大型研究分析了前列腺素 E₁(prostaglandin-E₁,PGE₁)和右旋糖酐-40 在头颈部重建中与非抗栓治疗相比是否可以改善预后,结果表明 PGE₁、右旋糖酐-40 和对照组在皮瓣存活方面没有显著差异[300]。在动物模型中测试的其他抗血栓药物,以确定其增强皮瓣存活的有效性,包括己酮可可碱[301]、水蛭素[284]、非甾体抗炎药[302,303] 及其他抗血小板药,如双嘧达莫和噻氯匹定[304]。

溶栓剂链激酶、尿激酶和组织纤溶酶原激活物可用于行挽救措施后血运未改善的皮瓣[248],也许可以溶解显微外科手术后形成的血栓[249,250],但是临床证据不足[305-308]。一项多中心回顾性研究表明,溶栓治疗不能有效改善皮瓣血运[309]。链激酶促进纤溶酶原向纤溶酶转化,进而促进纤维蛋白溶解;尿激酶和组织纤溶酶原激活物直接激活纤溶酶原,具有更小的抗原性,因而引起较少的全身副反应。溶栓剂有引起出血的危险,局部动脉内给药和静脉引流可以降低出血风险[310]。

对于静脉回流障碍,经过手术和药物挽救失败后,水蛭吸附是有效的方法[311]。水蛭咬于皮瓣,释放水蛭素(有局麻、扩血管、抗凝的作用)。水蛭把血液当作食物,喝饱了就离开,但是其带来的抗凝及扩血管作用可持续 10 小时[312]。当作用减弱时,可放置新的水蛭继续治疗,直至形成有效的静脉回流及皮瓣周围有新生血管长入。由于这种疗法会导致患者大量失血,因此仅限于中小型皮瓣使用,并且要每天检查患者的血红蛋白浓度,并且预防性使用抗生素。

缺血耐受、缺血-再灌注损伤及无复流现象

热缺血时间(从断蒂到恢复血供的时间)延长意味着组织坏死和皮瓣坏死的可能性。原发性缺血发生在血管吻合时,皮瓣断蒂前将供区血管进行充分准备可以将此段缺血时间大幅减少;继发性缺血发生于后期的血管内阻塞。

不同组织,由于其代谢率不同,对缺血的耐受也不同。以下组织缺血耐受性依次降低:皮肤、神经、骨、肌肉、肠。复合组织瓣的缺血耐受时间取决于耐受性最低的组织。一项 700 例游离皮瓣移植失败的研究发现,成功和失败的皮瓣相比较,缺血时间有统计学差异,并证实如果缺血不超过 3 小时或没有形成无复流现象,缺血的时间与皮瓣成活与否无关。

虽然显微外科吻合的目的是皮瓣恢复血流,但是经历一段时间缺血后,这些混合了有害物质(如缺血时形成的氧自由基)的血液通过局部或全身炎症反应可能造成皮瓣损伤,称为缺血-再灌注损伤。氧自由基通过强大的氧化作用损伤组织,尤其是细胞膜,亦可促进扩大的炎症反应(通过趋化炎症细胞,促进炎症因子释放等)[313],同时抑制保护性分子生成,如一氧化氮合成酶、前列环素、血栓调节蛋白等。在临床游离皮瓣中,也发现了类似的病理生理学现象。从组织学和分子学的角度,炎症参数的显著上调,特别是白细胞介素-1β 和肿瘤坏死因子 α、炎症细胞浸润和血栓生成被记录了下来。补体 3 沉积和细胞凋亡增加,伴随间质水肿,是肌肉组织游离移植后组织内明显缺血后炎症反应的迹象[314]。在皮瓣中,总亲水性抗氧化能力(total hydrophilic antioxidant capacity,TEAC)明显下降[315]。这些发现提供了一些有效的治疗方法的见解,以最大程度减少缺血再灌注损伤所引起的损害,如下所述。

严重的缺血-再灌注损伤导致血管不可逆收缩及"无复流现象"[316]。由于缺血损伤内皮细胞,导致细胞及间质水肿,管腔狭窄;内皮下胶原暴露,血小板-白细胞黏附聚集,阻碍血流,如不干预,血栓形成,皮瓣坏死。

动物实验表明,血管内注入肝素[275,317],应用血管舒张药(肾上腺素 E₁、钙通道拮抗剂、前列环素),以及溶栓剂(尿激酶、链激酶)、非甾体抗炎药、氧自由基清除剂、超氧化物歧化酶[318,319]等方法可以起到保护作用。另外,单克隆抗体抑制选择蛋白、整合蛋白、细胞间黏附分子与炎症细胞黏附也有防止缺血-再灌注损伤的作用。但是以上实验结果还未应用于临床[320,321]。

临床上,几乎没有任何药物使用后被证明是有希望的。

一种以持续静脉注射精氨酸增加腹直肌肌皮瓣内微循环为目的的治疗方法,显示Ⅳ区灌注明显改善[322]。另一种是通过在移植肌瓣皮肤上应用减压切口来减轻炎症反应和间质水肿,而活检中白介素 1β 和肿瘤坏死因子 α 显著降低[323]。最后一种是利用他汀类药物的多向性作用来治疗内皮功能障碍[324];然而,一项更大的研究没有显示他汀类药物或其他心血管药物在缺血再灌注损伤中的明显优势[325]。因此,他汀类药物的益处仍然是理论上的,它们的使用仅限于心血管疾病患者。

供区并发症——取决于皮瓣选择

每一个皮瓣切取后,供区都会残留程度不等的并发症。因此,在考虑再造的优点同时,一定要权衡供区的后果。供区并发症发生率为 5.5% ~ 31%。早期并发症与创面愈合相关(血肿、血清肿、伤口裂开)[326,327]。肥胖、糖尿病或吸烟患者更容易出现这些并发症。任何皮瓣切取后都可能形成血肿,一旦形成,要彻底止血;血清肿发生在分离过度形成较大无效腔的情况下;伤口裂开发生在缝合后张力过大时。术前周密的设计可以避免此类情况的发生。

远期并发症包括供区不美观、功能减弱和慢性疼痛。供区切取皮瓣,残留术后不美观,可能导致患者不满意[327-330]。于筋膜上切取皮瓣可减少供区缺损,保留表浅神经,而且能够使用全厚皮片移植覆盖,既增加美观,皮片又相对比较容易成活,更能防止因延迟愈合所致的肌腱外露[330-332]。肌肉瓣切取可能导致供区脆弱或功能受损,如 TRAM 皮瓣切取后形成腹壁薄弱,甚至形成疝[333,334]。骨切取后可能引起供区易骨折,需要长时间复杂的外固定[326,335],甚至影响行走。皮神经受损后引起疼痛或难以忍受的麻木[335-337]。运动神经受损或骨筋膜室综合征可引起暂时性或永久性瘫痪[338]。

皮瓣坏死管理

皮瓣坏死对医生及患者均造成深远影响,已成为再造显微外科最为棘手的挑战。尽管现代显微外科技术已取得很大进步,但是仍出现一小部分皮瓣坏死。由于皮瓣坏死率低,关于坏死皮瓣如何管理的文章较少,如何解决皮瓣坏死的问也没有现成的指南。

皮瓣坏死后,人们不禁会问:"为什么会发生?什么样的缺损适合游离皮瓣移植再造?何时并且采用何种方法再造?"等。Olive 等[25]分析了 54 例游离皮瓣移植失败的患者后指出,当皮瓣被确认为坏死后,应该考虑 3 个问题:①皮瓣坏死的原因;②游离皮瓣移植的适应证;③残留创面的现状。

分析皮瓣坏死的原因很重要,因为其可能为后续的再造修复提供线索,如果遇到相同的问题,则可能预示再次手术也会失败。如果导致失败的因素可以逆转或可以预防(如技术错误、术后管理不到位、皮瓣血运障碍发现及处理不及时等),则会增加术者行再次游离皮瓣移植的信心。不

可逆因素(如患者自身血管疾病、放射性损伤、无正常的受体血管)不代表不能行游离皮瓣移植,但是在行第二次显微手术前,要仔细权衡利弊,如果风险大于益处,则应选择非显微外科手术。

医生需要评估是否要再次行再造手术,要分析的因素包括皮瓣坏死的程度[339]、是否有重要组织暴露、开放的创面对其他治疗的影响。其中,医生要考虑,是继续维持原先的追求(功能和外形修复),还是退而求其次,只保证覆盖创面而不要求美观及功能。皮瓣部分坏死可通过保守治疗(换药、持续真空负压吸引或皮片移植)来修复。全部坏死,比如动脉供血不足,则应进行彻底清除后重新修复缺损;静脉回流障碍所致皮瓣坏死则有缓转的希望,水蛭治疗或皮瓣边缘放血,挽救部分皮瓣,清创后植皮修复[339]。如果皮瓣坏死后有重要组织暴露,这种情况可能危及生命,必须用其他皮瓣修复[340]。对于乳房再造,如果患者追求外形美观,则要考虑是一期还是二期再造。对于肢体再造,由于威胁局限于肢体本身,只要金属板或重要组织不外露,便可采取进一步观察的方法,然而,不彻底治疗可能会导致截肢[341]。肿瘤切除后再造,最初目的是大致覆盖创面,尽快愈合后行辅助放疗。因此,普通皮瓣转移覆盖创面优于游离皮瓣,应尽早考虑。如果涉及因素不可逆转,或第二个游离皮瓣的风险大于益处,则带蒂肌瓣或皮瓣可能是游离皮瓣的合理替代。

一旦决定要再次手术,先要进行周密计划。考虑因素包括再次手术的时机、缺损所需的再造的类型、是否需要再次行游离皮瓣移植。如果需要游离皮瓣移植,是否有合适的供区和受体血管。而且,此次游离皮瓣移植的目的是否与上次相同。

手术时机取决于几方面。患者情况不稳定,则延期手术。坏死的皮瓣没有感染,则可暂时当生物敷料覆盖,直至患者行下次手术。受区感染或有重要组织结构外露,则应立即手术。如果患者健康状况良好,则在彻底清创后行二次游离皮瓣移植[25]。在作者的 101 个游离皮瓣坏死的病例中,34% 的人接受了第二个游离皮瓣[340]。作者建议以下情况应再次行游离皮瓣移植:不行血管吻合有截肢的可能,暴露颈部大血管或导致术后放化疗延迟。头颈部二次游离皮瓣移植的成功率(94.1%)高于四肢(82.2%~87.5%)[340,342]。退而求其次的修复方法会导致外形或功能结果不佳,仅当患者全身状况差或感染严重时采用。

二次手术的游离皮瓣要仔细选择设计。血管蒂要质优且长,因为清创后可能形成较大缺损,新的受体血管可能离受区较远。尽量不用原来的受体血管,因为可能存在炎症或受损。可能需要静脉桥接来填补血管长度不足,但可能导致皮瓣坏死和血管并发症[343,344]。作者常取对侧的同名皮瓣作为供区皮瓣[340],带骨组织的复合皮瓣切取与放置均不易,并且失败率较高[133],因此不要轻易尝试。以下情况出现,可以转而选择其他类型皮瓣移植(如肌皮瓣、筋膜皮瓣、带蒂皮瓣):没有对侧皮瓣(腹部皮瓣),对侧的同名皮瓣不可用(曾经被用过或位于损伤区),患者身体状况差等原因不得不放弃游离皮瓣移植。

显微外科未来展望

显微外科手术是否已经稳定在了目前的状况?或者说,创新和突破会继续存在吗?作者认为,这些问题没有明确的答案。然而,通过适当的规划和明智的选择,将来人们大概率会更好地利用显微外科。

以下的潜在方向反映了一些作者在数字时代对显微外科的想法。

数字技术一直在发展,并且很可能会继续发展。技术和显微外科技术的融合将成为医生实践中的"游戏规则改变者"。

智能手机应用程序可能会彻底改变游离皮瓣监护方式[345],并可能通过为外科医生提供易用、快速、高效的通信工具进行沟通、评估和建议,彻底改变围手术期检查。

借助 4G 或高速互联网实时流式传输手术过程的谷歌眼镜或任何类似产品,可以帮助受训者进行远程监督,以获得更安全的动手培训体验。

高倍率放大和成像领域的其他技术进步可以改善人们对皮肤、肌肉、骨骼等微循环的理解,从而实现定制设计的游离组织移植;这是超显微外科手术的一种更精致的形式。

机器人已经在使用中,但仍缺少专业的显微外科手术机器人,这可能是未来的产品。但是,机器人手术的广泛应用可能不会有太大改观,不仅是因为其成本,也因为其适应证有限。

技术部分本身如何,例如显微吻合、剥离技术、移入等?本章中描述的标准技术将继续大量使用,而无缝合和最小切口手术(换言之,无创伤方法)是最有可能持续发展的趋势。

对于皮瓣和供区,作者相信,每一个显微外科医生或机构都会有自己的主力皮瓣来实现重建目标;然而,由于可两队人员同时操作和选择多样性的优点,来自下肢的游离皮瓣很可能优于其他皮瓣。

许多学者已经提到,血管化复合组织同种异体移植(vascularized composite tissue allotransplantation,VCA)是需要攻克的前沿问题,它可能是显微外科的未来。本章作者不太赞同这种看法。这是因为显微外科是一种在 VCA 领域使用的技术,而不是相反。其次,VCA 更广泛应用的主要障碍是免疫抑制而不是显微外科。尽管手移植不是"另一种移植",但它依赖于再植和脚趾到手移植手术中使用的相同技术。面部移植起源于面部提升技术,以及面部创伤和正颌外科手术。因此,这些技术已经稳定,只有免疫抑制方面的突破才能引发VCA 的革命。VCA 记录中的第一名——手移植,可能会随着智能假体的发展而失去市场。但是,由于结果令人鼓舞,而且没有其他选择,加上当今战争导致的平民伤亡人数的增加,这些都会导致面部移植在未来可能快速发展。

最后是我们对历史的承诺——显微外科手术不会衰退:学习显微外科手术的兴趣的增长和类似技术的缺乏将确保这一点。此外,显微外科可能会成为一个独立的专业,而不是不同专业使用的一套技能(但主要是在整形外科中使用)。技术的改进和突破必将塑造未来显微外科的主题。

参考文献

1. Koshima I, Yamamoto T, Narushima M, et al. Perforator flaps and supermicrosurgery. *Clin Plast Surg*. 2010;37:683–689.

2. Mihara M, Hayashi Y, Iida T, Narushima M, Koshima I. Instruments for supermicrosurgery in Japan. *Plast Reconstr Surg*. 2012;129:404e–406e.

3. Tamai S. History of microsurgery – from the beginning until the end of the 1970s. *Microsurgery*. 1993;14:6–13.

4. Murphy JB. Resection of arteries and veins injured in continuity – end–to–end suture: experimental and clinical research. *Medical Record*. 1897;51:73–88.

5. Carrel A. La technique operatoire des anastomoses vasculaires et la transplantation des viscères. *Lyon Med*. 1902;98:859–863.

6. McLean J. The thromboplastic action of cephaline. *Am J Physiol*. 1916;47.

7. Charles AF, Scott DA. Studies on heparin I. The preparation of heparin. *J Biol Chem*. 1933;102:425–429.

8. Nylen CO. The microscope in aural surgery, its first use and later development. *Acta Otolaryngol Suppl*. 1954;116:226–240.

9. Kriss TC, Kriss VM. History of the operating microscope: from magnifying glass to microneurosurgery. *Neurosurgery*. 1998;42:899–907.

10. Jacobson JH, Suarez EL. Microsurgery in anastomosis of small vessels. *Surg Forum*. 1960;11:243–245.

11. Smith JW. Microsurgery of peripheral nerves. *Plast Reconstr Surg*. 1964;33:317–329.

12. Kurze T. Microtechniques in neurological surgery. *Clin Neurosurg*. 1964;11:128–137.

13. Buncke HJ Jr, Schulz WP. Experimental digital amputation and reimplantation. *Plast Reconstr Surg*. 1965;36:62–70.

14. Fisher B, Lee S. Microvascular surgical techniques in research, with special references to renal transplantation in the rat. *Surgery*. 1965;58:904–914.

15. Malt RA, McKhann C. Replantation of several arms. *JAMA*. 1964;189:716–722.

16. Anonymous. Replantation surgery in China: Report of the American Replantation Mission to China. *Plast Reconstr Surg*. 1973;52:476–489.

17. Cobbett JR. Free digital transfer. Report of a case of transfer of a great toe to replace an amputated thumb. *J Bone Joint Surg Br*. 1969;51:677–679.

18. Krizek TJ, Tani T, Desprez JD, et al. Experimental transplantation of composite grafts by microsurgical vascular anastomoses. *Plast Reconstr Surg*. 1965;36:538–546.

19. Antia NH, Buch VI. Transfer of an abdominal dermo–fat graft by direct anastomosis of blood vessels. *Br J Plast Surg*. 1971;24:15–19.

20. McLean DH, Buncke HJ Jr. Autotransplant of omentum to a large scalp defect, with microsurgical revascularization. *Plast Reconstr Surg*. 1972;49:268–274.

21. Daniel RK, Taylor GI. Distant transfer of an island flap by microvascular anastomoses. A clinical technique. *Plast Reconstr Surg*. 1973;52:111–117.

22. Khouri RK. Avoiding free flap failure. *Clin Plast Surg*. 1992;19:773–781.

23. Khouri RK. Free flap surgery. The second decade. *Clin Plast Surg*. 1992;19:757–761.

24. Serletti JM, Deuber MA, Guidera PM, et al. Comparison of the operating microscope and loupes for free microvascular tissue transfer. *Plast Reconstr Surg*. 1995;95:270–276.

25. Oliva A, Lineaweaver WC, Buncke HJ, et al. Salvage of wounds following failed tissue transplantation. *J Reconstr Microsurg*. 1993;9:257–263.

26. Koshima I, Soeda S. Inferior epigastric artery skin flaps without rectus abdominis muscle. *Br J Plast Surg*. 1989;42:645–648.

27. *International Registry on Hand and Composite Tissue Transplantation – World Exp*, 2009. Available at: <www.handregistry.com>.

28. Shores JT, Brandacher G, Lee WP. Hand and upper extremity transplantation: an update of outcomes in the worldwide experience. *Plast Reconstr Surg*. 2015;135:351e–360e.

29. Khalifian S, Brazio PS, Mohan R, et al. Facial transplantation: the first 9 years. *Lancet*. 2014;384:2153–2163.

30. Shenaq SM, Klebuc MJ, Vargo D. Free-tissue transfer with the aid of loupe magnification: experience with 251 procedures. *Plast Reconstr Surg*. 1995;95:261–269.

31. Baker JM, Meals RA. A practical guide to surgical loupes. *J Hand Surg Am*. 1997;22:967–974.

32. Nunley JA. Microscopes and microinstruments. *Hand Clin*. 1985;1:197–204.

33. Henderson PN, O'Brien BM, Parel JM. An adjustable double microvascular clamp. *Med J Aust*. 1970;1:715–717.

34. Acland RD. Microvascular anastomosis: a device for holding stay sutures and a new vascular clamp. *Surgery*. 1974;75:185–187.

35. Tamai S. History of microsurgery. *Plast Reconstr Surg*. 2009;124:e282–e294.

36. Giessler GA, Fischborn GT, Schmidt AB. Clampless anastomosis with an intraluminal thermosensitive gel: first application in reconstructive microsurgery and literature review. *J Plast Reconstr Aesthet Surg*. 2012;65:100–105.

37. Acland R. Techinical prerequisites and training in microsurgery: technique of small vessel anastomosis. In: Meyer V, Black M, eds. *Microsurgical Procedures*. Edinburgh: Churchill Livingstone; 1991.

38. O'Brien BM, Henderson PN, Bennett RC, et al. Microvascular surgical technique. *Med J Aust*. 1970;1:722–725.

39. Acland RD, Lubbers LL, Grafton RB, et al. Irrigating solutions for small blood vessel surgery – a histologic comparison. *Plast Reconstr Surg*. 1980;65:460–465.

40. Mazer N, Henrique Barbieri C, Pinto Goncalves R. Effect of different irrigating solutions on the endothelium of small arteries: experimental study in rats. *Microsurgery*. 1986;7:9–28.

41. Reichel CA, Croll GH, Puckett CL. A comparison of irrigation solutions for microanastomoses. *J Hand Surg Am*. 1988;13:33–36.

42. Braam MJ, Cooley BC, Gould JS. Topical heparin enhances patency in a rat model of arterial thrombosis. *Ann Plast Surg*. 1995;34:148–151, discussion 51–53.

43. Li X, Cooley BC, Gould JS. Influence of topical heparin on stasis–induced thrombosis of microvascular anastomoses. *Microsurgery*. 1992;13:72–75.

44. Sinclair S. The importance of topical heparin in microvascular anastomoses: a study in the rat. *Br J Plast Surg*. 1980;33:422–426.

45. Buchler U, Phelps DB, Winspur I, et al. The irrigation jet: an aid in microvascular surgery. *J Hand Surg Am*. 1977;2:24–28.

46. Caulfield RH, Niranjan NS. A novel suction device for microsurgery. *J Plast Reconstr Aesthet Surg*. 2008;61:561.

47. Buncke HJ. Microsurgery – retrospective. *Clin Plast Surg*. 1986;13:315–318.

48. Acland R. New instruments for microvascular surgery. *Br J Surg*. 1972;59:181–184.

49. Nakayama K, Yamamoto K, Tamiya T. A new simple apparatus for anastomosis of small vessels. Preliminary report. *J Int Coll Surg*. 1962;38:12–26.

50. Östrup LT, Berggren A. The UNILINK instrument system for fast and safe microvascular anastomosis. *Ann Plast Surg*. 1986;17:521–525.

51. Zhang L, Kolker AR, Choe EI, et al. Venous microanastomosis with the Unilink system, sleeve, and suture techniques: a comparative study in the rat. *J Reconstr Microsurg*. 1997;13:257–261, discussion 61–62.

52. De Lacure MD, Wong RS, Markowitz BL, et al. Clinical experience with a microvascular anastomotic device in head and neck reconstruction. *Am J Surg*. 1995;170:521–523.

53. De Lacure MD, Kuriakose MA, Spies AL. Clinical experience in end–to–side venous anastomoses with a microvascular anastomotic coupling device in head and neck reconstruction. *Arch Otolaryngol Head Neck Surg*. 1999;125:869–872.

54. Jandali S, Wu LC, Vega SJ, et al. 1000 consecutive venous anastomoses using the microvascular anastomotic coupler in breast reconstruction. *Plast Reconstr Surg*. 2010;125:792–798.

55. Chernichenko N, Ross DA, Shin J, et al. End–to–side venous anastomosis with an anastomotic coupling device for microvascular free–tissue transfer in head and neck reconstruction. *Laryngoscope*. 2008;118:2146–2150.

56. Daniel RK, Olding M. An absorbable anastomotic device for microvascular surgery: experimental studies. *Plast Reconstr Surg*. 1984;74:329–336.

57. Qu W, Muneshige H, Ikuta Y. An absorbable pinned–ring device for microvascular anastomosis of vein grafts: experimental studies. *Microsurgery*. 1999;19:128–134.

58. Joji S, Muneshige H, Ikuta Y. Experimental study of mechanical microvascular anastomosis with new biodegradable ring device. *Br J Plast Surg*. 1999;52:559–564.

59. Daniel RK, Olding M. An absorbable anastomotic device for

microvascular surgery: clinical applications. *Plast Reconstr Surg*. 1984;74:337–342.

60. Spector JA, Draper LB, Levine JP, et al. Routine use of microvascular coupling device for arterial anastomosis in breast reconstruction. *Ann Plast Surg*. 2006;56:365–368.

61. Berggren A, Ostrup LT, Lidman D. Mechanical anastomosis of small arteries and veins with the unilink apparatus: a histologic and scanning electron microscopic study. *Plast Reconstr Surg*. 1987;80:274–283.

62. Ragnarsson R, Berggren A, Ostrup LT, et al. Arterial end-to-side anastomosis with the UNILINK system. *Ann Plast Surg*. 1989;22:405–415.

63. Rad AN, Flores JI, Rosson GD. Free DIEP and SIEA breast reconstruction to internal mammary intercostal perforating vessels with arterial microanastomosis using a mechanical coupling device. *Microsurgery*. 2008;28:407–411.

64. Kirsch WM, Zhu YH, Hardesty RA, et al. A new method for microvascular anastomosis: report of experimental and clinical research. *Am Surg*. 1992;58:722–727.

65. Yamamoto N, Nakai H, Satoh Y, et al. Clinical application of a nonpenetrating microvascular stapling device for vascularized free tissue transfer. *Ann Plast Surg*. 1999;42:49–55.

66. Cope C, Lee K, Stern H, et al. Use of the vascular closure staple clip applier for microvascular anastomosis in free–flap surgery. *Plast Reconstr Surg*. 2000;106:107–110.

67. Boeckx WD, Darius O, van den Hof B, van Holder C. Scanning electron microscopic analysis of the stapled microvascular anastomosis in the rabbit. *Ann Thorac Surg*. 1997;63:S128–S134.

68. Padubidri AN, Browne E, Kononov A. Fibrin glue-assisted end-to-side anastomosis of rat femoral vessels: comparison with conventional suture method. *Ann Plast Surg*. 1996;37:41–47.

69. Isogai N, Cooley BG, Kamiishi H. Clinical outcome of digital replantation using the fibrin glue–assisted microvascular anastomosis technique. *J Hand Surg [Br]*. 1996;21:573–575.

70. Han SK, Kim SW, Kim WK. Microvascular anastomosis with minimal suture and fibrin glue: experimental and clinical study. *Microsurgery*. 1998;18:306–311.

71. Cho AB, Wei TH, Torres LR, et al. Fibrin glue application in microvascular anastomosis: comparative study of two free flaps series. *Microsurgery*. 2009;29:24–28.

72. Mitsuhata H, Horiguchi Y, Saitoh J, et al. An anaphylactic reaction to topical fibrin glue. *Anesthesiology*. 1994;81:1074–1077.

73. Berguer R, Staerkel RL, Moore EE, et al. Warning: fatal reaction to the use of fibrin glue in deep hepatic wounds. Case reports. *J Trauma*. 1991;31:408–411.

74. Milde LN. An anaphylactic reaction to fibrin glue. *Anesth Analg*. 1989;69:684–686.

75. Gottlob R, Blumel G. Anastomoses of small arteries and veins by means of bushings and adhesive. *J Cardiovasc Surg (Torino)*. 1968;9:337–341.

76. Goetz RH, Weissberg D, Hoppenstein R. Vascular necrosis caused by application of methyl 2–cyanoacrylate (Eastman 910 monomer): 7–month follow up in dogs. *Ann Surg*. 1966;163:242–248.

77. Hoppenstein R, Weissberg D, Goetz RH. Fusiform dilatation and thrombosis of arteries following the application of methyl 2–cyanoacrylate (Eastman 910 monomer). *J Neurosurg*. 1965;23:556–564.

78. Hall WW, Wrye SW, Banducci DR, et al. Microvascular anastomosis using 2–octyl cyanoacrylate in the rat femoral artery. *Ann Plast Surg*. 2000;44:508–511.

79. Ang ES, Tan KC, Tan LH, et al. 2–Octylcyanoacrylate–assisted microvascular anastomosis: comparison with a conventional suture technique in rat femoral arteries. *J Reconstr Microsurg*. 2001;17:193–201.

80. Sigel B, Acevedo FJ. Vein anastomosis by electrocoaptive union. *Surg Forum*. 1962;13:233–235.

81. Wintermantel E. The thermic vascular anastomosis (TVA). A new nonsuture method. I. History, instruments, and microsurgical technique. *Acta Neurochir (Wien)*. 1981;56:5–24.

82. Jain KK. Sutureless microvascular anastomosis using a neodymium–YAG laser. *J Microsurg*. 1980;1:436–439.

83. Kiyoshige Y, Tsuchida H, Hamasaki M, et al. CO_2 laser–assisted microvascular anastomosis: biomechanical studies and clinical applications. *J Reconstr Microsurg*. 1991;7:225–230, discussion 31–32.

84. Godlewski G, Pradal P, Rouy S, et al. Microvascular carotid end–to–end anastomosis with the argon laser. *World J Surg*. 1986;10:829–833.

85. Gelli R, Pini R, Toncelli F, et al. Vessel–wall recovery after diode laser–assisted microvascular anastomosis: clinical and histologic analysis on long–term follow–up. *J Reconstr Microsurg*. 1997;13:199–205.

86. Leclere FM, Schoofs M, Auger F, et al. Blood flow assessment with magnetic resonance imaging after 1.9 microm diode laser–assisted microvascular anastomosis. *Lasers Surg Med*. 2010;42:299–305.

87. Maitz PK, Trickett RI, Dekker P, et al. Sutureless microvascular anastomoses by a biodegradable laser–activated solid protein solder. *Plast Reconstr Surg*. 1999;104:1726–1731.

88. Godlewski G, Rouy S, Tang J, et al. Scanning electron microscopy of microarterial anastomoses with a diode laser: comparison with conventional manual suture. *J Reconstr Microsurg*. 1995;11:37–41, discussion 2.

89. Leclere FM, Schoofs M, Buys B, et al. Outcomes after 1.9–microm diode laser–assisted anastomosis in reconstructive microsurgery: results in 27 patients. *Plast Reconstr Surg*. 2010;125:1167–1175.

90. Okada Y, Shima T, Yamane K, et al. Cylindrical or T–shaped silicone rubber stents for microanastomosis – technical note. *Neurol Med Chir (Tokyo)*. 1999;39:55–57, discussion 7–8.

91. Mikaelsson C, Arnbjornsson E. Nonsuture end-to-end microvascular anastomosis using intravascular stents. *Ann Chir Gynaecol*. 1996;85:36–39.

92. Karamursel S, Kayikcioglu A, Safak T, et al. End–to–side microvascular anastomosis using an external metal ring. *Br J Plast Surg*. 2000;53:423–426.

93. Cheema TA, Schenck RR, Weinrib HP. The external ring technique for end-to-side microvascular anastomosis. *J Hand Surg Am*. 1985;10:151.

94. Schenck RT, Weinrib HP, Labanauskas IG. The external ring technique for microvascular anastomosis. *J Hand Surg Am*. 1983;8:105–108.

95. Klein I, Steger U, Timmermann W, et al. Microsurgical training course for clinicians and scientists at a German University hospital: a 10–year experience. *Microsurgery*. 2003;23:461–465.

96. Zarabini AG, Galeano M. From surgical gloves to the rat. The various stages of microsurgery learning. *Minerva Chir*. 2000;55:687–692.

97. Lahiri A, Lim AY, Qifen Z, et al. Microsurgical skills training: a new concept for simulation of vessel–wall suturing. *Microsurgery*. 2005;25:21–24.

98. Peled IJ, Kaplan HY, Wexler MR. Microsilicone anastomoses. *Ann Plast Surg*. 1983;10:331–332.

99. Ulusal BG, Ulusal AE, Yazar S, et al. Pectoral skin flap as a reliable and simple model for vascularized composite skin transplantation research. *J Reconstr Microsurg*. 2005;21:187–190.

100. Zhang F, Sones WD, Lineaweaver WC. Microsurgical flap models in the rat. *J Reconstr Microsurg*. 2001;17:211–221.

101. Schonauer F, La Rusca I, Gonzales YRE, et al. Laboratory model of a microvascular free flap in the rat: the epigastric flap. *Minerva Chir*. 2002;57:537–541.

102. Petry JJ. Microsurgical models. *Plast Reconstr Surg*. 1989;84:856.

103. Lutz BS, Wei FC, Machens HG, et al. Indications and limitations of angiography before free–flap transplantation to the distal lower leg after trauma: prospective study in 36 patients. *J Reconstr Microsurg*. 2000;16:187–191, discussion 92.

104. Hyza P, Vesely J, Schwarz D, et al. The effect of blood around a flap pedicle on flap perfusion in an experimental rodent model. *Acta Chir Plast*. 2009;51:21–25.

105. Drake RLPD, Vogl AW, Mitchell A, et al., eds. *Gray's Atlas of Anatomy*. Edinburgh: Churchill Livingstone; 2008.

106. Lohman R, Siemionow M, Rockwell WB, et al. Acute adverse effects of blunt adventitial stripping. *Ann Plast Surg*. 1995;35:60–65.

107. Kemler MA, Kolkman WF, Slootweg PJ, et al. Adventitial stripping does not strip the adventitia. *Plast Reconstr Surg*. 1997;99:1626–1631.

108. Thomson JG, Kim JH, Syed SA, et al. The effect of prolonged clamping and vascular stasis on the patency of arterial and venous microanastomoses. *Ann Plast Surg*. 1998;40:436–441.

109. Braun SA, Mine R, Syed SA, et al. The optimal sequence of microvascular repair during prolonged clamping in free flap transfer. *Plast Reconstr Surg*. 2003;111:233–241.

110. Zhang F, Pang Y, Buntic R, et al. Effect of sequence, timing of vascular anastomosis, and clamp removal on survival of microsurgical flaps. *J Reconstr Microsurg*. 2002;18:697–702.

111. Khouri RK, Cooley BC, Kunselman AR, et al. A prospective study of microvascular free–flap surgery and outcome. *Plast Reconstr Surg*. 1998;102:711–721.

112. Futran ND, Stack BC Jr. Single versus dual venous drainage of the radial forearm free flap. *Am J Otolaryngol*. 1996;17:112–117.

113. Carrel A. Anastomose bout a bout de la jugulaire et de la carotide

primitive. *Lyon Med*. 1902;99:114–116.

114. Spaet TH, Gaynor E. Vascular endothelial damage and thrombosis. *Adv Cardiol*. 1970;4:47–66.

115. Spaet TH, Gaynor E, Stemerman MB. Thrombosis, atherosclerosis, and endothelium. *Am Heart J*. 1974;87:661–668.

116. Baxter TJ, O'Brien BM, Henderson PN, et al. The histopathology of small vessels following microvascular repair. *Br J Surg*. 1972;59:617–622.

117. Chen YX, Chen LE, Seaber AV, et al. Comparison of continuous and interrupted suture techniques in microvascular anastomosis. *J Hand Surg Am*. 2001;26:530–539.

118. Cordeiro PG, Santamaria E. Experience with the continuous suture microvascular anastomosis in 200 consecutive free flaps. *Ann Plast Surg*. 1998;40:1–6.

119. Hudson DA, Engelbrecht GH, Seymour B, et al. A modified method of continuous venous anastomosis in microsurgery. *Ann Plast Surg*. 1998;40:549–553.

120. Wheatley MJ, Mathes SJ, Hassett C. Comparison of continuous and interrupted suture techniques in microvascular end–to–side anastomosis. *J Reconstr Microsurg*. 1986;2:93–96.

121. Lauritzen C. A new and easier way to anastomose microvessels. An experimental study in rats. *Scand J Plast Reconstr Surg*. 1978;12:291–294.

122. Sully L, Nightingale MG, O'Brien BM, et al. An experimental study of the sleeve technique in microarterial anastomoses. *Plast Reconstr Surg*. 1982;70:186–192.

123. Riggio E, Parafioriti A, Tomic O, et al. Experimental study of a sleeve microanastomotic technique. *Ann Plast Surg*. 1999;43:625–631.

124. Bas L, May JW Jr, Handren J, et al. End-to-end versus end-to-side microvascular anastomosis patency in experimental venous repairs. *Plast Reconstr Surg*. 1986;77:442–450.

125. Godina M. Preferential use of end–to–side arterial anastomoses in free flap transfers. *Plast Reconstr Surg*. 1979;64:673–682.

126. Dotson RJ, Bishop AT, Wood MB, et al. End-to-end versus end-to-side arterial anastomosis patency in microvascular surgery. *Microsurgery*. 1998;18:125–128.

127. Miyamoto S, Takushima A, Okazaki M, et al. Comparative study of different combinations of microvascular anastomosis types in a rat vasospasm model: versatility of end-to-side venous anastomosis in free tissue transfer for extremity reconstruction. *J Trauma*. 2009;66:831–834.

128. Adams WP Jr, Ansari MS, Hay MT, et al. Patency of different arterial and end-to-side microanastomosis techniques in a rat model. *Plast Reconstr Surg*. 2000;105:156–161.

129. Gujral DM, Shah BN, Chahal NS, et al. Carotid intima-medial thickness as a marker of radiation-induced carotid atherosclerosis. *Radiother Oncol*. 2016;118:323–329.

130. Chen HC, Coskunfirat OK, Ozkan O, et al. Guidelines for the optimization of microsurgery in atherosclerotic patients. *Microsurgery*. 2006;26:356–362.

131. Miller MJ, Schusterman MA, Reece GP, et al. Interposition vein grafting in head and neck reconstructive microsurgery. *J Reconstr Microsurg*. 1993;9:245–251, discussion 51–52.

132. Suominen S, Asko-Seljavaara S. Free flap failures. *Microsurgery*. 1995;16:396–399.

133. Kroll SS, Schusterman MA, Reece GP, et al. Choice of flap and incidence of free flap success. *Plast Reconstr Surg*. 1996;98:459–463.

134. Tsai TM, Bennett DL, Pederson WC, et al. Complications and vascular salvage of free–tissue transfers to the extremities. *Plast Reconstr Surg*. 1988;82:1022–1026.

135. Bayramicli M, Yilmaz B, San T, et al. Effects of hematoma on the short–term fate of experimental microvenous autografts. *J Reconstr Microsurg*. 1998;14:575–586.

136. Zhang F, Oliva A, Kao SD, et al. Microvascular vein–graft patency in the rat model. *J Reconstr Microsurg*. 1994;10:223–227.

137. Germann G, Steinau HU. The clinical reliability of vein grafts in free–flap transfer. *J Reconstr Microsurg*. 1996;12:11–17.

138. Tsao CK, Chen HC, Chen HT, et al. Using a Y–shaped vein graft with drain–out branches to provide additional arterial sources for free flap reconstruction in injured lower extremities. *Chang Gung Med J*. 2003;26:813–821.

139. Stewart D, Liau J, Vasconez H. Flap pedicle vena comitant as a vein graft donor source. *Microsurgery*. 2009;29:115–118.

140. Tang WR, Varkey P, Girotto R, et al. The venous flap – a safe alternative to the simple vein graft in a special situation. *J Plast Reconstr Aesthet Surg*. 2008;61:434–437.

141. Isomura T, Hisatomi K, Inuzuka H, et al. Morphological and functional study of free arterial grafts. *Heart Vessels*. 1992;7:148–154.

142. Lineaweaver W. Artery grafts in microsurgery. *Microsurgery*. 1998;18:246–247.

143. Valnicek SM, Mosher M, Hopkins JK, et al. The subscapular arterial tree as a source of microvascular arterial grafts. *Plast Reconstr Surg*. 2004;113:2001–2005.

144. Arnez ZM, Lister GD. The posterior interosseous arterial graft. *Plast Reconstr Surg*. 1994;94:202–206.

145. Rockwell WB, Hurst CA, Morton DA, et al. The deep inferior epigastric artery: anatomy and applicability as a source of microvascular arterial grafts. *Plast Reconstr Surg*. 2007;120:209–214.

146. Tuominen HP, Asko-Seljavaara S, Svartling NE. Cutaneous blood flow in the free TRAM flap. *Br J Plast Surg*. 1993;46:665–669.

147. Serletti JM, Higgins JP, Moran S, et al. Factors affecting outcome in free–tissue transfer in the elderly. *Plast Reconstr Surg*. 2000;106:66–70.

148. Parry SW, Toth BA, Elliott LF. Microvascular free-tissue transfer in children. *Plast Reconstr Surg*. 1988;81:838–840.

149. Coskunfirat OK, Chen HC, Spanio S, et al. The safety of microvascular free tissue transfer in the elderly population. *Plast Reconstr Surg*. 2005;115:771–775.

150. Beausang ES, Ang EE, Lipa JE, et al. Microvascular free tissue transfer in elderly patients: the Toron to experience. *Head Neck*. 2003;25:549–553.

151. Shestak KC, Jones NF. Microsurgical free-tissue transfer in the elderly patient. *Plast Reconstr Surg*. 1991;88:259–263.

152. Selber JC, Bergey M, Sonnad SS, et al. Free flap breast reconstruction in advanced age: is it safe? *Plast Reconstr Surg*. 2009;124:1015–1022.

153. Booi DI, Debats IB, Boeckx WD, et al. Risk factors and blood flow in the free transverse rectus abdominis (TRAM) flap: smoking and high flap weight impair the free TRAM flap microcirculation. *Ann Plast Surg*. 2007;59:364–371.

154. Chang DW, Reece GP, Wang B, et al. Effect of smoking on complications in patients undergoing free TRAM flap breast reconstruction. *Plast Reconstr Surg*. 2000;105:2374–2380.

155. Chang LD, Buncke G, Slezak S, et al. Cigarette smoking, plastic surgery, and microsurgery. *J Reconstr Microsurg*. 1996;12:467–474.

156. Reus WF 3rd, Colen LB, Straker DJ. Tobacco smoking and complications in elective microsurgery. *Plast Reconstr Surg*. 1992;89:490–494.

157. Kuo YR, Jeng SF, Lin KM, et al. Microsurgical tissue transfers for head and neck reconstruction in patients with alcohol–induced mental disorder. *Ann Surg Oncol*. 2008;15:371–377.

158. Weinfeld AB, Davison SP, Mason AC, et al. Management of alcohol withdrawal in microvascular head and neck reconstruction. *J Reconstr Microsurg*. 2000;16:201–206.

159. Rosado P, Cheng HT, Wu CM, Wei FC. Influence of diabetes mellitus on postoperative complications and failure in head and neck free flap reconstruction: a systematic review and meta-analysis. *Head Neck*. 2015;37:615–618.

160. Kao HK, Chang KP, Ching WC, et al. The impacts of liver cirrhosis on head and neck cancer patients undergoing microsurgical free tissue transfer: an evaluation of flap outcome and flap-related complications. *Oral Oncol*. 2009;45:1058–1062.

161. Sbitany H, Xu X, Hansen SL, et al. The effects of immunosuppressive medications on outcomes in microvascular free tissue transfer. *Plast Reconstr Surg*. 2014;133:552e–558e.

162. Wang TY, Serletti JM, Kolasinski S, et al. A review of 32 free flaps in patients with collagen vascular disorders. *Plast Reconstr Surg*. 2012;129:421e–427e.

163. Singh B, Cordeiro PG, Santamaria E, et al. Factors associated with complications in microvascular reconstruction of head and neck defects. *Plast Reconstr Surg*. 1999;103:403–411.

164. Mulholland S, Boyd JB, McCabe S, et al. Recipient vessels in head and neck microsurgery: radiation effect and vessel access. *Plast Reconstr Surg*. 1993;92:628–632.

165. Kroll SS, Robb GL, Reece GP, et al. Does prior irradiation increase the risk of total or partial free–flap loss? *J Reconstr Microsurg*. 1998;14:263–268.

166. Bourget A, Chang JTC, Wu DBS, et al. Free flap reconstruction in the head and neck region following radiotherapy: a cohort study identifying negative outcome predictors. *Plast Reconstr Surg*. 2011;127:1901–1908.

167. Dublin BA, Karp NS, Kasabian AK, et al. Selective use of preoperative lower extremity arteriography in free flap reconstruction. *Ann Plast Surg*. 1997;38:404–407.

168. Lutz BS, Ng SH, Cabailo R, et al. Value of routine angiography

before traumatic lower–limb reconstruction with microvascular free tissue transplantation. *J Trauma*. 1998;44:682–686.

169. Khan UD, Miller JG. Reliability of handheld Doppler in planning local perforator–based flaps for extremities. *Aesthetic Plast Surg*. 2007;31:521–525.

170. Blondeel PN, Beyens G, Verhaeghe R, et al. Doppler flowmetry in the planning of perforator flaps. *Br J Plast Surg*. 1998;51:202–209.

171. Giunta RE, Geisweid A, Feller AM. The value of preoperative Doppler sonography for planning free perforator flaps. *Plast Reconstr Surg*. 2000;105:2381–2386.

172. Isken T, Alagoz MS, Onyedi M, et al. Preoperative color Doppler assessment in planning of gluteal perforator flaps. *Ann Plast Surg*. 2009;62:158–163.

173. Rozen WM, Phillips TJ, Ashton MW, et al. Preoperative imaging for DIEA perforator flaps: a comparative study of computed tomographic angiography and doppler ultrasound. *Plast Reconstr Surg*. 2008;121:1–8.

174. Pacifico MD, See MS, Cavale N, et al. Preoperative planning for DIEP breast reconstruction: early experience of the use of computerised tomography angiography with VoNavix 3D software for perforator navigation. *J Plast Reconstr Aesthet Surg*. 2009;62:1464–1469.

175. Masia J, Clavero JA, Larranaga JR, et al. Multidetector–row computed tomography in the planning of abdominal perforator flaps. *J Plast Reconstr Aesthet Surg*. 2006;59:594–599.

176. Greenspun D, Vasile J, Levine JL, et al. Anatomic imaging of abdominal perforator flaps without ionizing radiation: seeing is believing with magnetic resonance imaging angiography. *J Reconstr Microsurg*. 2010;26:37–44.

177. Rozen WM, Stella DL, Bowden J, et al. Advances in the pre–operative planning of deep inferior epigastric artery perforator flaps: magnetic resonance angiography. *Microsurgery*. 2009;29:119–123.

178. Neil-Dwyer JG, Ludman CN, Schaverien M, et al. Magnetic resonance angiography in preoperative planning of deep inferior epigastric artery perforator flaps. *J Plast Reconstr Aesthet Surg*. 2009;62:1661–1665.

179. Wei FC, Jain V, Celik N, et al. Have we found an ideal soft–tissue flap? An experience with 672 anterolateral thigh flaps. *Plast Reconstr Surg*. 2002;109:2219–2226, discussion 27–30.

180. Godina M. Early microsurgical reconstruction of complex trauma of the extremities. *Plast Reconstr Surg*. 1986;78:285–292.

181. Ninkovic M, Mooney EK, Kleistil T, et al. A new classification for the standardization of nomenclature in free flap wound closure. *Plast Reconstr Surg*. 1999;103:903–914, discussion 15–17.

182. Brenner P, Lassner F, Becker M, et al. Timing of free microsurgical tissue transfer for the acute phase of hand injuries. *Scand J Plast Reconstr Surg Hand Surg*. 1997;31:165–170.

183. Sinclair JS, McNally MA, Small JO, et al. Primary free–flap cover of open tibial fractures. *Injury*. 1997;28:581–587.

184. Dunn RM, Lowenstein A. A new classificatino for the standardization of nomenclature in free flap wound closure – discussion. *Plast Reconstr Surg*. 1999;103:915–917.

185. Chen SH, Wei FC, Chen HC, et al. Emergency free–flap transfer for reconstruction of acute complex extremity wounds. *Plast Reconstr Surg*. 1992;89:882–888, discussion 9–90.

186. Alderman AK, Collins ED, Schott A, et al. The impact of breast reconstruction on the delivery of chemotherapy. *Cancer*. 2010;116:1791–1800.

187. Kronowitz SJ, Robb GL. Radiation therapy and breast reconstruction: a critical review of the literature. *Plast Reconstr Surg*. 2009;124:395–408.

188. Albornoz CR, Cordeiro PG, Pusic AL, et al. Diminishing relative contraindications for immediate breast reconstruction: a multicenter study. *J Am Coll Surg*. 2014;219:788–795.

189. Sigurdsson GH. Perioperative fluid management in microvascular surgery. *J Reconstr Microsurg*. 1995;11:57–65.

190. Lin CH, Wei FC, Lin YT. Conventional versus endoscopic free gracilis muscle harvest. *Plast Reconstr Surg*. 2000;105:89–93.

191. Lin CH, Wei FC, Lin YT, et al. Endoscopically assisted fascia–saving harvest of rectus abdominis. *Plast Reconstr Surg*. 2001;108:713–718.

192. Lin CH, Wei FC, Levin LS, et al. Donor–site morbidity comparison between endoscopically assisted and traditional harvest of free latissimus dorsi muscle flap. *Plast Reconstr Surg*. 1999;104:1070–1077, quiz 8.

193. Yano H, Fukui M, Yamada K, et al. Endoscopic harvest of free

194. Jackson IT, Miyawaki T. Endoscopic harvest of free temporoparietal fascial flap to improve donor–site morbidity. *Plast Reconstr Surg*. 2002;109:826.

195. Miller MJ, Robb GL. Endoscopic technique for free flap harvesting. *Clin Plast Surg*. 1995;22:755–773.

196. Saraf S. Role of robot assisted microsurgery in plastic surgery. *Indian J Plast Surg*. 2006;39:57–61.

197. Siemionow M, Ozer K, Siemionow W, et al. Robotic assistance in microsurgery. *J Reconstr Microsurg*. 2000;16:643–649.

198. Bonawitz SC, Duvvuri U. Robot-assisted oropharyngeal reconstruction with free tissue transfer. *J Reconstr Microsurg*. 2012;28:485–490.

199. Song HG, Yun IS, Lee WJ, et al. Robot-assisted free flap in head and neck reconstruction. *Arch Plast Surg*. 2013;40:353–358.

200. Boyd B, Umansky J, Samson M, et al. Robotic harvest of internal mammary vessels in breast reconstruction. *J Reconstr Microsurg*. 2006;22:261–266.

201. Chung JH, You HJ, Kim HS, et al. A novel technique for robot assisted latissimus dorsi flap harvest. *J Plast Reconstr Aesthet Surg*. 2015;68:966–972.

202. Garcia JC Jr, Lebailly F, Mantovani G, et al. Telerobotic manipulation of the brachial plexus. *J Reconstr Microsurg*. 2012;28:491–494.

203. Asko-Seljavaara S *Free style free flaps. Presented at: Seventh Congress of the International Society of Reconstructive Microsurgery*; NewYork 1983.

204. Koshima I, Inagawa K, Yamamoto M, et al. New microsurgical breast reconstruction using free paraumbilical perforator adiposal flaps. *Plast Reconstr Surg*. 2000;106:61–65.

205. Koshima I, Nanba Y, Tsutsui T, et al. Medial plantar perforator flaps with supermicrosurgery. *Clin Plast Surg*. 2003;30:447–455, vii.

206. Koshima I, Tsutsui T, Takahashi Y, et al. Free gluteal artery perforator flap with a short, small perforator. *Ann Plast Surg*. 2003;51:200–204.

207. Hallock GG. Simultaneous transposition of anterior thigh muscle and fascia flaps: an introduction to the chimera flap principle. *Ann Plast Surg*. 1991;27:126–131.

208. Hallock GG. The complete nomenclature for combined perforator flaps. *Plast Reconstr Surg*. 2011;127:1720–1729.

209. Koshima I, Yamamoto H, Hosoda M, et al. Free combined composite flaps using the lateral circumflex femoral system for repair of massive defects of the head and neck regions: an introduction to the chimeric flap principle. *Plast Reconstr Surg*. 1993;92:411–420.

210. Germann G, Bickert B, Steinau HU, et al. Versatility and reliability of combined flaps of the subscapular system. *Plast Reconstr Surg*. 1999;103:1386–1399.

211. Kimura N, Satoh K. Consideration of a thin flap as an entity and clinical applications of the thin anterolateral thigh flap. *Plast Reconstr Surg*. 1996;97:985–992.

212. Ohjimi H, Taniguchi Y, Kawano K, et al. A comparison of thinning and conventional free–flap transfers to the lower extremity. *Plast Reconstr Surg*. 2000;105:558–566.

213. Kimura N, Saitoh M, Okamura T, et al. Concept and anatomical basis of microdissected tailoring method for free flap transfer. *Plast Reconstr Surg*. 2009;123:152–162.

214. Kimura N, Satoh K, Hosaka Y. Microdissected thin perforator flaps: 46 cases. *Plast Reconstr Surg*. 2003;112:1875–1885.

215. Kimura N. A microdissected thin tensor fasciae latae perforator flap. *Plast Reconstr Surg*. 2002;109:69–77, discussion 8–80.

216. Goh TL, Park SW, Cho JY, et al. The search for the ideal thin skin flap: superficial circumflex iliac artery perforator flap–a review of 210 cases. *Plast Reconstr Surg*. 2015;135:592–601.

217. Yao ST. Microvascular transplantation of prefabricated free thigh flap. *Plast Reconstr Surg*. 1982;69:568.

218. Morrison WA, Penington AJ, Kumta SK, et al. Clinical applications and technical limitations of prefabricated flaps. *Plast Reconstr Surg*. 1997;99:378–385.

219. Pribaz JJ, Fine N, Orgill DP. Flap prefabrication in the head and neck: a 10–year experience. *Plast Reconstr Surg*. 1999;103:808–820.

220. Rath T, Millesi W, Millesi–Schobel G, et al. Mucosal prelamination of a radial forearm flap for intraoral reconstruction. *J Reconstr Microsurg*. 1997;13:507–513.

221. Chiang YC. Combined tissue expansion and prelamination of forearm flap in major ear reconstruction. *Plast Reconstr Surg*.

2006;117:1292–1295.

222. Papadopulos NA, Schaff J, Biemer E. The use of free prelaminated and sensate osteofasciocutaneous fibular flap in phalloplasty. *Injury*. 2008;39(suppl 3):S62–S67.

223. Pribaz JJ, Weiss DD, Mulliken JB, et al. Prelaminated free flap reconstruction of complex central facial defects. *Plast Reconstr Surg*. 1999;104:357–365, discussion 66–67.

224. Dabernig J, Shelley O, Cuccia G, et al. Urethral prelamination in penile reconstruction with an osteo–cutaneous free fibular flap. *J Plast Reconstr Aesthet Surg*. 2006;59:561–562.

225. Vranckx JJ, Den Hondt M, Delaere P. Prefabrication and prelamination strategies for the reconstruction of complex defects of trachea and larynx. *J Reconstr Microsurg*. 2014;30:145–152.

226. Jones NF. Intraoperative and postoperative monitoring of microsurgical free tissue transfers. *Clin Plast Surg*. 1992;19:783–797.

227. Chen KT, Mardini S, Chuang DC, et al. Timing of presentation of the first signs of vascular compromise dictates the salvage outcome of free flap transfers. *Plast Reconstr Surg*. 2007;120:187–195.

228. Goodstein WA, Buncke HJ Jr. Patterns of vascular anastomoses vs. success of free groin flap transfers. *Plast Reconstr Surg*. 1979;64:37–40.

229. Kroll SS, Schusterman MA, Reece GP, et al. Timing of pedicle thrombosis and flap loss after free–tissue transfer. *Plast Reconstr Surg*. 1996;98:1230–1233.

230. Jones BM. Monitors for the cutaneous microcirculation. *Plast Reconstr Surg*. 1984;73:843–850.

231. Disa JJ, Cordeiro PG, Hidalgo DA. Efficacy of conventional monitoring techniques in free tissue transfer: an 11–year experience in 750 consecutive cases. *Plast Reconstr Surg*. 1999;104:97–101.

232. Khouri RK, Shaw WW. Monitoring of free flaps with surface–temperature recordings: is it reliable? *Plast Reconstr Surg*. 1992;89:495–499, discussion 500–502.

233. Harrison DH, Girling M, Mott G. Experience in monitoring the circulation in free-flap transfers. *Plast Reconstr Surg*. 1981;68:543–555.

234. Swartz WM, Jones NF, Cherup L, et al. Direct monitoring of microvascular anastomoses with the 20–MHz ultrasonic Doppler probe: an experimental and clinical study. *Plast Reconstr Surg*. 1988;81:149–161.

235. Kempton SJ, Poore SO, Chen JT, Afifi AM. Free flap monitoring using an implantable anastomotic venous flow coupler: Analysis of 119 consecutive abdominal-based free flaps for breast reconstruction. *Microsurgery*. 2015;35:337–344.

236. Yuen JC, Feng Z. Monitoring free flaps using the laser Doppler flowmeter: five-year experience. *Plast Reconstr Surg*. 2000;105:55–61.

237. Yuen JC, Feng Z. Distinguishing laser Doppler flowmetric responses between arterial and venous obstructions in flaps. *J Reconstr Microsurg*. 2000;16:629–635.

238. Graham B, Paulus DA, Caffee HH. Pulse oximetry for vascular monitoring in upper extremity replantation surgery. *J Hand Surg Am*. 1986;11:687–692.

239. Salgado CJ, Moran SL, Mardini S. Flap monitoring and patient management. *Plast Reconstr Surg*. 2009;124:e295–e302.

240. Bellamy JL, Mundinger GS, Flores JM, et al. Do adjunctive flap-monitoring technologies impact clinical decision making? An analysis of microsurgeon preferences and behavior by body region. *Plast Reconstr Surg*. 2015;135:883–892.

241. Engel H, Huang JJ, Tsao CK, et al. Remote real-time monitoring of free flaps via smartphone photography and 3G wireless Internet: a prospective study evidencing diagnostic accuracy. *Microsurgery*. 2011;31:589–595.

242. Hwang JH, Mun GH. An evolution of communication in postoperative free flap monitoring: using a smartphone and mobile messenger application. *Plast Reconstr Surg*. 2012;130:125–129.

243. Rosenberg JJ, Fornage BD, Chevray PM. Monitoring buried free flaps: limitations of the implantable Doppler and use of color duplex sonography as a confirmatory test. *Plast Reconstr Surg*. 2006;118:109–113, discussion 114–115.

244. Vakharia KT, Henstrom D, Lindsay R, et al. Color Doppler ultrasound: effective monitoring of the buried free flap in facial reanimation. *Otolaryngol Head Neck Surg*. 2012;146:372–376.

245. Cho BC, Shin DP, Byun JS, et al. Monitoring flap for buried free tissue transfer: its importance and reliability. *Plast Reconstr Surg*. 2002;110:1249–1258.

246. Spyropoulou GA, Kuo YR, Chien CY, et al. Buried anterolateral thigh flap for pharyngoesophageal reconstruction: our method for monitoring. *Head Neck*. 2009;31:882–887.

247. Wheatley MJ, Meltzer TR. The role of vascular pedicle thrombectomy in the management of compromised free tissue transfers. *Ann Plast Surg*. 1996;36:360–364.

248. Panchapakesan V, Addison P, Beausang E, et al. Role of thrombolysis in free–flap salvage. *J Reconstr Microsurg*. 2003;19:523–530.

249. Cooley BC, Jones MM, Dellon AL. Comparison of efficacy of thrombolysin, streptokinase, and urokinase in a femoral vein clot model in rats. *Microsurgery*. 1983;4:1–4.

250. Rooks MD, Rodriguez J Jr, Blechner M, et al. Comparative study of intraarterial and intravenous anticoagulants in microvascular anastomoses. *Microsurgery*. 1994;15:123–129.

251. Olsson E, Sarlomo-Rikala M, Bohling T, et al. Immunohistochemical evaluation of failed vessel anastomoses in clinical microsurgery. *Br J Plast Surg*. 2000;53:567–573.

252. Angelini GD, Christie MI, Bryan AJ, et al. Surgical preparation impairs release of endothelium–derived relaxing factor from human saphenous vein. *Ann Thorac Surg*. 1989;48:417–420.

253. Zhang J, Lipa JE, Black CE, et al. Pharmacological characterization of vasomotor activity of human musculocutaneous perforator artery and vein. *J Appl Physiol*. 2000;89:2268–2275.

254. Jernbeck J, Samuelson UE. Effects of lidocaine and calcitonin gene–related peptide (CGRP) on isolated human radial arteries. *J Reconstr Microsurg*. 1993;9:361–365.

255. Gherardini G, Gurlek A, Cromeens D, et al. Drug–induced vasodilation: *in vitro* and *in vivo* study on the effects of lidocaine and papaverine on rabbit carotid artery. *Microsurgery*. 1998;18:90–96.

256. Chafin JB, Wax MK, Johnstone R, et al. The use of lidocaine in microvascular reconstruction. *Otolaryngol Head Neck Surg*. 1997;117:93–98.

257. Yu JT, Patel AJ, Malata CM. The use of topical vasodilators in microvascular surgery. *J Plast Reconstr Aesthet Surg*. 2011;64:225–228.

258. Evans GR, Gherardini G, Gurlek A, et al. Drug-induced vasodilation in an *in vitro* and *in vivo* study: the effects of nicardipine, papaverine, and lidocaine on the rabbit carotid artery. *Plast Reconstr Surg*. 1997;100:1475–1481.

259. Su HH, Lui PW, Yu CL, et al. The effects of continuous axillary brachial plexus block with ropivacaine infusion on skin temperature and survival of crushed fingers after microsurgical replantation. *Chang Gung Med J*. 2005;28:567–574.

260. Kurt E, Ozturk S, Isik S, et al. Continuous brachial plexus blockade for digital replantations and toe–to–hand transfers. *Ann Plast Surg*. 2005;54:24–27.

261. Phelps DB, Rutherford RB, Boswick JA Jr. Control of vasospasm following trauma and microvascular surgery. *J Hand Surg Am*. 1979;4:109–117.

262. Sawyer PN, Stanczewski B, Pomerance A, et al. Utility of anticoagulant drugs in vascular thrombosis: electron microscopic and biophysical study. *Surgery*. 1973;74:263–275.

263. Puckett CL, Winters RR, Geter RK, et al. Studies of pathologic vasoconstriction (vasospasm) in microvascular surgery. *J Hand Surg Am*. 1985;10:343–349.

264. Arnljots B, Soderstrom T, Svensson H. No correlation between activated protein C resistance and free flap failures in 100 consecutive patients. *Plast Reconstr Surg*. 1998;101:1850–1853.

265. Kuo YR, Jeng SF, Wu WS, et al. Hyperfibrinogenemia alone does not affect the patency of microvascular anastomosis: clinical experience and animal study. *Ann Plast Surg*. 2005;54:435–441.

266. Salgarello M, Cervelli D, Barone-Adesi L. A massive arterial thrombosis of a free anterolateral thigh flap in a patient with antiphospholipid syndrome. *Microsurgery*. 2008;28:447–451.

267. Kuo YR, Yang KD, Yang MY, et al. Reactive thrombocytosis alone does not affect the patency of microvascular anastomosis in the splenectomy rat. *Plast Reconstr Surg*. 2002;110:812–817.

268. Lipa JE, Neligan PC, Perreault TM, et al. Vasoconstrictor effect of endothelin-1 in human skin: role of ETA and ETB receptors. *Am J Physiol*. 1999;276:H359–H367.

269. Pang CY, Yang RZ, Neligan P, et al. Vascular effects and mechanism of action of endothelin–1 in isolated perfused pig skin. *J Appl Physiol*. 1995;79:2106–2113.

270. Lovenberg W, Miller RC. Endothelin: a review of its effects and possible mechanisms of action. *Neurochem Res*. 1990;15:407–417.

271. Khouri RK, Cooley BC, Kenna DM, et al. Thrombosis of microvascular anastomoses in traumatized vessels: fibrin versus

platelets. *Plast Reconstr Surg*. 1990;86:110–117.

272. Ketchum LD. Pharmacological alterations in the clotting mechanism: use in microvascular surgery. *J Hand Surg Am*. 1978;3:407–415.

273. Tangphao O, Chalon S, Moreno HJ Jr, et al. Heparin–induced vasodilation in human hand veins. *Clin Pharmacol Ther*. 1999;66:232–238.

274. Stockmans F, Stassen JM, Vermylen J, et al. A technique to investigate microvascular mural thrombus formation in arteries and veins: II. Effects of aspirin, heparin, r–hirudin, and G–4120. *Ann Plast Surg*. 1997;38:63–68.

275. Li X, Cooley BC, Fowler JD, et al. Intravascular heparin protects muscle flaps from ischemia/reperfusion injury. *Microsurgery*. 1995;16:90–93.

276. Kirschner RE, Xu J, Fyfe B, et al. Salvage of free flaps after secondary venous ischemia by local delivery of heparin. *Ann Plast Surg*. 1999;42:521–527, discussion 7–8.

277. Pederson WC. Clinical use of anticoagulants following free tissue transfer surgery. *J Hand Surg Am*. 2008;33:1435–1436.

278. Hemker HC, Beguin S, Kakkar VV. Can the haemorrhagic component of heparin be identified? Or an attempt at clean thinking on a dirty drug. *Haemostasis*. 1996;26:117–126.

279. Pugh CM, Dennis RH 2nd, Massac EA. Evaluation of intraoperative anticoagulants in microvascular free–flap surgery. *J Natl Med Assoc*. 1996;88:655–657.

280. Chien W, Varvares MA, Hadlock T, et al. Effects of aspirin and low–dose heparin in head and neck reconstruction using microvascular free flaps. *Laryngoscope*. 2005;115:973–976.

281. Kroll SS, Miller MJ, Reece GP, et al. Anticoagulants and hematomas in free flap surgery. *Plast Reconstr Surg*. 1995;96:643–647.

282. Ritter EF, Cronan JC, Rudner AM, et al. Improved microsurgical anastomotic patency with low molecular weight heparin. *J Reconstr Microsurg*. 1998;14:331–336.

283. Chen LE, Seaber AV, Korompilias AV, et al. Effects of enoxaparin, standard heparin, and streptokinase on the patency of anastomoses in severely crushed arteries. *Microsurgery*. 1995;16:661–665.

284. Fu K, Izquierdo R, Walenga JM, et al. Comparative study on the use of anticoagulants heparin and recombinant hirudin in a rabbit traumatic anastomosis model. *Thromb Res*. 1995;78:421–428.

285. Glimelius B, Busch C, Hook M. Binding of heparin on the surface of cultured human endothelial cells. *Thromb Res*. 1978;12: 773–782.

286. Yan JG, Yousif NJ, Dzwierzynski WW, et al. Irrigation pressure and vessel injury during microsurgery: a qualitative study. *J Reconstr Microsurg*. 2004;20:399–403.

287. Salemark L. International survey of current microvascular practices in free tissue transfer and replantation surgery. *Microsurgery*. 1991;12:308–311.

288. Salemark L, Knudsen F, Dougan P. The effect of dextran 40 on patency following severe trauma in small arteries and veins. *Br J Plast Surg*. 1995;48:121–126.

289. Salemark L, Wieslander JB, Dougan P, et al. Studies of the antithrombotic effects of dextran 40 following microarterial trauma. *Br J Plast Surg*. 1991;44:15–22.

290. Hardin CK, Kirk WC, Pederson WC. Osmotic complications of low–molecular–weight dextran therapy in free flap surgery. *Microsurgery*. 1992;13:36–38.

291. Nearman HS, Herman ML. Toxic effects of colloids in the intensive care unit. *Crit Care Clin*. 1991;7:713–723.

292. Disa JJ, Polvora VP, Pusic AL, et al. Dextran–related complications in head and neck microsurgery: do the benefits outweigh the risks? A prospective randomized analysis. *Plast Reconstr Surg*. 2003;112:1534–1539.

293. Undas A, Brummel K, Musial J, et al. Blood coagulation at the site of microvascular injury: effects of low–dose aspirin. *Blood*. 2001;98:2423–2431.

294. Buckley RC, Davidson SF, Das SK. The role of various antithrombotic agents in microvascular surgery. *Br J Plast Surg*. 1994;47:20–23.

295. Cooley BC, Gould JS. Experimental models for evaluating antithrombotic therapies in replantation microsurgery. *Microsurgery*. 1987;8:230–233.

296. Cooley BC, Ruas EJ, Wilgis EF. Scanning electron microscopy of crush/avulsion arterial trauma: effect of heparin and aspirin administration. *Microsurgery*. 1987;8:11–16.

297. Hawkey CJ. COX–2 inhibitors. *Lancet*. 1999;353:307–314.

298. Hataya Y, Matsuo K, Ishigaki M, et al. Retrograde intra–arterial infusion of prostaglandin E₁ and heparin for the no–reflow phenomenon after oromandibular reconstruction with a free fibular flap. *Ann Plast Surg*. 1999;42:92–95.

299. Hashimoto I, Nakanishi H, Shono Y, et al. The features of thrombus in a microvessel injury model and the antithrombotic efficacy of heparin, urokinase, and prostaglandin E1. *Plast Reconstr Surg*. 2003;111:2307–2314.

300. Riva FM, Chen YC, Tan NC, et al. The outcome of prostaglandin-E1 and dextran-40 compared to no antithrombotic therapy in head and neck free tissue transfer: analysis of 1,351 cases in a single center. *Microsurgery*. 2012;32:339–343.

301. Murthy P, Riesberg MV, Hart S, et al. Efficacy of perioperative thromboprophylactic agents in the maintenance of anastamotic patency and survival of rat microvascular free groin flaps. *Otolaryngol Head Neck Surg*. 2003;129:176–182.

302. Concannon MJ, Meng L, Welsh CF, et al. Inhibition of perioperative platelet aggregation using toradol (ketorolac). *Ann Plast Surg*. 1993;30:264–266.

303. Nichter LS, Bindiger A. Improving micrograft patency. *Microsurgery*. 1988;9:235–241.

304. Basile AP, Fiala TG, Yaremchuk MJ, et al. The antithrombotic effects of ticlopidine and aspirin in a microvascular thrombogenic model. *Plast Reconstr Surg*. 1995;95:1258–1264.

305. Serletti JM, Moran SL, Orlando GS, et al. Urokinase protocol for free–flap salvage following prolonged venous thrombosis. *Plast Reconstr Surg*. 1998;102:1947–1953.

306. Goldberg JA, Pederson WC, Barwick WJ. Salvage of free tissue transfers using thrombolytic agents. *J Reconstr Microsurg*. 1989;5:351–356.

307. D'Arpa S, Cordova A, Moschella F. Pharmacological thrombolysis: one more weapon for free–flap salvage. *Microsurgery*. 2005;25:477–480.

308. Fudem GM, Walton RL. Microvascular thrombolysis to salvage a free flap using human recombinant tissue plasminogen activator. *J Reconstr Microsurg*. 1989;5:231–234.

309. Yii NW, Evans GR, Miller MJ, et al. Thrombolytic therapy: what is its role in free flap salvage? *Ann Plast Surg*. 2001;46:601–604.

310. Schubert W, Hunter DW, Guzman-Stein G, et al. Use of streptokinase for the salvage of a free flap: case report and review of the use of thrombolytic therapy. *Microsurgery*. 1987;8: 117–121.

311. Soucacos PN, Beris AE, Malizos KN, et al. Successful treatment of venous congestion in free skin flaps using medical leeches. *Microsurgery*. 1994;15:496–501.

312. Conforti ML, Connor NP, Heisey DM, et al. Evaluation of performance characteristics of the medicinal leech (*Hirudo medicinalis*) for the treatment of venous congestion. *Plast Reconstr Surg*. 2002;109:228–235.

313. al-Qattan MM. Ischaemia–reperfusion injury. Implications for the hand surgeon. *J Hand Surg [Br]*. 1998;23:570–573.

314. Eisenhardt SU, Schmidt Y, Karaxha G, et al. Monitoring molecular changes induced by ischemia/reperfusion in human free muscle flap tissue samples. *Ann Plast Surg*. 2012;68:202–208.

315. Van Den Heuvel MG, Bast A, Haenen GR, et al. The role of antioxidants in ischaemia-reperfusion in a human DIEP flap model. *J Plast Reconstr Aesthet Surg*. 2012;65:1706–1711.

316. Ames A 3rd, Wright RL, Kowada M, et al. Cerebral ischemia. II. The no–reflow phenomenon. *Am J Pathol*. 1968;52:437–453.

317. Fowler JD, Li X, Cooley BC. Brief ex vivo perfusion with heparinized and/or citrated whole blood enhances tolerance of free muscle flaps to prolonged ischemia. *Microsurgery*. 1999;19:135–140.

318. Weiss AP, Carey LA, Randolph MA, et al. Oxygen radical scavengers improve vascular patency and bone–muscle cell survival in an ischemic extremity replant model. *Plast Reconstr Surg*. 1989;84:117–123.

319. Lepore DA, Knight KR, Bhattacharya S, et al. Drug mixture which improves survival of ischemic rabbit epigastric skin flaps. *Microsurgery*. 1994;15:685–692.

320. Pang CY, Forrest CR, Mounsey R. Pharmacologic intervention in ischemia–induced reperfusion injury in the skeletal muscle. *Microsurgery*. 1993;14:176–182.

321. Picard-Ami LA Jr, MacKay A, Kerrigan CL. Pathophysiology of ischemic skin flaps: differences in xanthine oxidase levels among rats, pigs, and humans. *Plast Reconstr Surg*. 1991;87:750–755.

322. Booi DI, Debats IB, Deutz NE, van der Hulst RR. Arginine improves microcirculation in the free transverse rectus abdominis myocutaneous flap after breast reconstruction: a randomized, double-blind clinical trial. *Plast Reconstr Surg*. 2011;127:2216–2223.

323. Eisenhardt SU, Schmidt Y, Thiele JR, et al. Negative pressure wound therapy reduces the ischaemia/reperfusion-associated inflammatory response in free muscle flaps. *J Plast Reconstr Aesthet Surg*. 2012;65:640–649.

324. Karsenti G, Le Manach Y, Bouvier S, et al. Statins: a new pharmacological agent for free flap surgery? *J Plast Reconstr Aesthet Surg*. 2010;63:870–874.

325. Koolen PG, Nguyen JT, Ibrahim AM, et al. Effects of statins on ischemia-reperfusion complications in breast free flaps. *J Surg Res*. 2014;190:378–384.

326. Mahoney J. Complications of free flap donor sites. *Microsurgery*. 1995;16:437–444.

327. Colen SR, Shaw WW, McCarthy JG. Review of the morbidity of 300 free–flap donor sites. *Plast Reconstr Surg*. 1986;77:948–953.

328. Hallock GG. Relative donor-site morbidity of muscle and fascial flaps. *Plast Reconstr Surg*. 1993;92:70–76.

329. Suominen S, Ahovuo J, Asko-Seljavaara S. Donor site morbidity of radial forearm flaps. A clinical and ultrasonographic evaluation. *Scand J Plast Reconstr Surg Hand Surg*. 1996;30:57–61.

330. Richardson D, Fisher SE, Vaughan ED, et al. Radial forearm flap donor–site complications and morbidity: a prospective study. *Plast Reconstr Surg*. 1997;99:109–115.

331. Lutz BS, Wei FC, Chang SC, et al. Donor site morbidity after suprafascial elevation of the radial forearm flap: a prospective study in 95 consecutive cases. *Plast Reconstr Surg*. 1999;103:132–137.

332. Chang SC, Miller G, Halbert CF, et al. Limiting donor site morbidity by suprafascial dissection of the radial forearm flap. *Microsurgery*. 1996;17:136–140.

333. Suominen S, Asko-Seljavaara S, Kinnunen J, et al. Abdominal wall competence after free transverse rectus abdominis musculocutaneous flap harvest: a prospective study. *Ann Plast Surg*. 1997;39:229–234.

334. Suominen S, Asko-Seljavaara S, von Smitten K, et al. Sequelae in the abdominal wall after pedicled or free TRAM flap surgery. *Ann Plast Surg*. 1996;36:629–636.

335. Forrest C, Boyd B, Manktelow R, et al. The free vascularised iliac crest tissue transfer: donor site complications associated with eighty-two cases. *Br J Plast Surg*. 1992;45:89–93.

336. Graham B, Adkins P, Scheker LR. Complications and morbidity of the donor and recipient sites in 123 lateral arm flaps. *J Hand Surg [Br]*. 1992;17:189–192.

337. Graf P, Biemer E. Morbidity of the groin flap transfer: are we getting something for nothing? *Br J Plast Surg*. 1992;45:86–88.

338. Lepantalo M, Tukiainen E. Combined vascular reconstruction and microvascular muscle flap transfer for salvage of ischaemic legs with major tissue loss and wound complications. *Eur J Vasc Endovasc Surg*. 1996;12:65–69.

339. Weinzweig N, Gonzalez M. Free tissue failure is not an all–or–none phenomenon. *Plast Reconstr Surg*. 1995;96:648–660.

340. Wei FC, Demirkan F, Chen HC, et al. The outcome of failed free flaps in head and neck and extremity reconstruction: what is next in the reconstructive ladder? *Plast Reconstr Surg*. 2001;108:1154–1160, discussion 61–62.

341. Benacquista T, Kasabian AK, Karp NS. The fate of lower extremities with failed free flaps. *Plast Reconstr Surg*. 1996;98:834–840, discussion 41–42.

342. Fearon JA, Cuadros CL, May JW Jr. Flap failure after microvascular free–tissue transfer: the fate of a second attempt. *Plast Reconstr Surg*. 1990;86:746–751.

343. Nahabedian MY, Singh N, Deune EG, et al. Recipient vessel analysis for microvascular reconstruction of the head and neck. *Ann Plast Surg*. 2004;52:148–155, discussion 56–57.

344. Miller MJ, Schusterman MA, Reece GP, et al. Use of interposition vein grafts in head and microsurgery. *J Reconstr Microsurg*. 1994;10:133–134.

345. Armstrong KA, Coyte PC, Semple JL. The first smartphone application for microsurgery monitoring: SilpaRamanitor. *Plast Reconstr Surg*. 2015;135:458e.

第 24 章

组织扩张术的原理与应用

Ivo Alexander Pestana , Louis C. Argenta and Malcolm W. Marks

概要

■ 组织扩张术是一种经过时间验证的、简单的组织重建技术。

■ 组织扩张术通过对缺损邻近组织的扩张，获得与需要修复的组织相同色泽、质地的皮肤和软组织。

■ 组织扩张术应用于乳房有特殊的意义，通过对现存组织的延伸扩展，以适合永久性假体的置入。

■ 组织扩张原理可以与其他重建技术相结合，为复杂的身体缺陷的修复提供安全的、个性化的重建方案。

简介

只要皮肤还能生长，就可以证明人类的皮肤具有可塑性。无论是出于治疗的需要还是美容手术的需要，外科医生都可以利用皮肤的可塑性获得新的自体皮肤。就好像胎儿的大脑发育会导致上覆的颅骨生长，骨骼的生长会导致包住骨骼的所有正常皮肤及软组织生长扩张。同样，体内其他结构的持续生长也可以导致皮肤和皮下组织的扩张，就像孕期胎儿发育使得腹部持续膨隆扩张。这种组织学上正常的皮肤的生长无论是由良性或恶性肿瘤的生长引起，还是在妊娠的腹部发生，都是对非基因的刺激的明确反应，允许必要的生长来适应其下方结构的变化。

组织扩张术引入以来，由于供体组织可以在原位生成并用于重建，而不受限于神经支配、血管分布或者外部外观，这些优点使治疗技术发生了重大的进展，组织扩张术的一个重要益处是皮肤、骨骼和其他组织的扩张方法多种多样。外科医生将扩张假体放置在软组织下，不断向假体内注射生理盐水，使皮肤和皮下组织得到扩张。使用外扩张装置，通过施加牵引力逐渐扩张断裂的骨骼，该技术已被应用于颅面骨及全身大部分长骨[1,2]。负压创面治疗(negative pressure wound therapy, NPWT)也是利用这种原理，通过负压吸引使创面周围的细胞不断受刺激，诱导新生组织的形成，这将有助于伤口的闭合[3]。

历史回顾

1905 年，Codvilla 通过应用外牵引力的原理实现骨组织的扩张[4]。1970 年，Ilizarov 等记录了骨组织再生，并通过骨骺分离实验提供了骨组织的再生的 X 线和形态学数据[2]。不久之后，Matev 报道拇指在掌指关节截指后骨组织的扩张[5]。

与此同时，医生们开始意识到，逐渐延长的骨结构同时会诱导邻近的新的软组织生长。1957 年，Neumann 在皮下置入气囊以诱导软组织增长扩张，以重建一个外耳畸形[6]，但不幸的是，他的报告当时被当作传闻，所以软组织扩张技术在外科手术的进展被延迟，直到 1982 年，通过置入硅胶假体成功扩张软组织的报道才发表。

Radovan[7]、Austad[8] 和 Rose[9] 几乎同时提出硅胶囊置入作为扩张器的概念。Austad 的假体是一种自膨胀装置，通过硅胶囊的半透膜，在硅胶囊内装入氯化钠，利用渗透梯度将组织内水分吸入扩张器内。他的大部分实验工作对阐明组织扩张的生理学原理至关重要。

Radovan 发明的设备包括一个自动封闭的注射阀，通过它定期向扩张器注射生理盐水增加扩张器的容量。最初大家对于他的发明持怀疑态度。尽管如此，Grabb 对 Radovan 的技术的热情接受，使 Radovan 的发明得以快速和广泛应用，从而开创了重建外科手术的新篇章[10-14]。随后的大量研究证实了该技术的安全性和有效性。

基础科学

组织扩张的细胞与分子基础

机械应力的应用影响了多种活细胞结构和高度集成的

信号转导通路(图 24.1)[15]。这些紧密集成的级联理论上解释了通过机械刺激如何使新组织再生[16]。一些体外拉伸系统的理论已经被用于更好地理解这些分子水平的变化[17]。机械变形力涉及多种细胞机制,包括细胞骨架系统、细胞外基质、酶活化、第二信使和离子通道。

细胞骨架系统在介导细胞外的机械应力转化至细胞内起到了至关重要的作用。胞浆内的微丝系统不仅维持细胞内的张力和细胞结构,同时也转导信号给相邻细胞,启动细胞内的转导级联(图 24.2)[16]。蛋白激酶 C 在信号转导中起着关键作用。细胞壁的机械张力激活肌醇磷酸酶、磷脂酶 A$_2$、磷脂酶 D 和其他的信号介质,激活这些信号传导介质可以导致蛋白质激酶 C 的激活,存在这种蛋白质激活的程序表明细胞内信号可以传递到细胞核,在人类细胞受到外在应力刺激后蛋白质激酶 C 激活的作用已经被关注[16]。

学界正在对负压创面治疗(NPWT)对损伤组织的力学效应及其后续的细胞和分子效应进行积极的研究。在细胞水平上,NPWT 改变创面基因表达,从而改变细胞因子/趋化因子/生长因子表达和基质金属蛋白酶表达。在人类和动物模型中,抗炎细胞因子(IL-10)和促血管生成生长因子(VEGF、FGF、PDGF)增加,这已经通过使用 NPWT 证实。上述结果与 MMP 表达的减少相结合,表明 NPWT 可能通过调节细胞因子至抗炎状态,改变机械受体和化学受体介导的信号通路,最终导致血管生成和肉芽组织沉积的细胞外基质重塑,从而促进愈合[18]。

组织扩张的生物特性

大量的信息有助于人们了解组织扩张的生物学特性。动物实验完成后[9,19],对于人体组织在组织扩张过程和术后的变化也进行了研究[20]。组织扩张对于神经、肌肉和骨骼的影响的研究也已发表。

皮肤

对置入的扩张器及其周围组织多个部位的厚度进行的统计分析显示,在扩张的过程中表皮厚度显著增加。且这

种增厚发生在扩张器放置后不久,这一现象在假手术对照组也可发现,可能部分表现为术后水肿。4~6 周内,表皮厚度一般恢复到最初的水平,但一些厚度增加会持续数月。

扩张区域皮肤面积的增加不仅包括邻近正常皮肤的牵拉延伸,也包括通过细胞有丝分裂增加的新皮肤[21]。人类的毛囊是不可以再生的,扩张过程中单个的毛囊被分散,这种分散在黑头发人群中比在金发人群中更明显。皮肤扩张过程中黑色素细胞活跃,但在重建手术后几个月内会恢复正常。扩张过程中,组织扩张器会压迫毛囊和皮肤附属结构,但没有证据显示他们会发生变性。

在扩张过程中,扩张器周围的真皮迅速变薄,这种现象在扩张器放置后的最初几周最为明显,而且持续到整个扩张周期,扩张完成后仍持续至少 36 周[22]。

纤维囊

随着扩张器置入体内,在扩张器周围逐渐形成一层致密的纤维囊,细胞数量会减少。超过 3 个月,胶原纤维逐渐有序地排列成束。分子学研究证明,炎症和包膜纤维增生的发病机制是 Wingless(Wnt)信号通路的上调,这种增生可能导致乳腺癌患者放射治疗后发生包膜挛缩,而不会发生在未放疗的组织。越来越多的证据表明,脱细胞真皮基质(acellular dermal matrix,ADM)的应用与炎症标志物的减少和纤维囊形成受限有关,这进一步支持了这一观点[23]。没有观察到不典型增生或失去正常成熟细胞的证据。血肿消散及假体对组织的反复创伤,扩张器周围会发生营养不良性钙化。扩张器取出后纤维囊会消退,没有临床或组织学证据证实纤维囊会持续存在。纤维囊的组织学检查显示在纤维囊的胶原纤维内有广泛的血管丛产生,因此纤维囊本身可以通过这些诱导产生的血管作为局部皮瓣进行移植。

肌肉

在组织扩张过程中,无论扩张器是埋置在特定肌肉深面还是浅面,该肌肉都会显著萎缩。在乳房重建过程中,肌肉中偶尔出现的组织学溃疡揭示了扩张对于肌肉的影响。糖原沉积和轻度间质纤维化引起的局灶性肌纤维变性也已被证实。此外,一些肌肉纤维显示出肌节中肌原纤维的紊

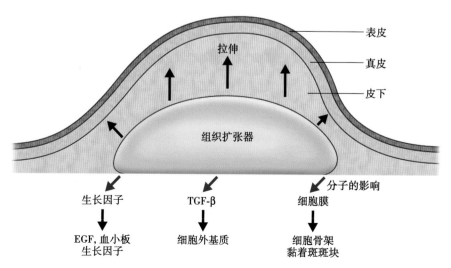

图 24.1 组织扩张对周围组织的影响。压力介导的应答介质是生长因子,如血小板生长因子(platelet-derived growth factor,PDGF),可刺激表皮细胞的增殖。其他生长因子如转化生长因子 β(transforming growth factor-β,TGF-β)可能会刺激细胞外基质产生。膜结合的分子,包括蛋白激酶在调节细胞内信号转导通路起到关键作用。EGF,表皮生长因子。(*Adapted from Takei T,Mills I,Arai K,et al. Molecular bases for tissue expansion:clinical implications for surgeon.* Plast Reconstr Surg. *1998;102:247-258.*)

图内文字:
表皮
真皮
皮下
拉伸
组织扩张器
分子的影响
生长因子 → EGF, 血小板生长因子
TGF-β → 细胞外基质
细胞膜 → 细胞骨架黏着斑斑块

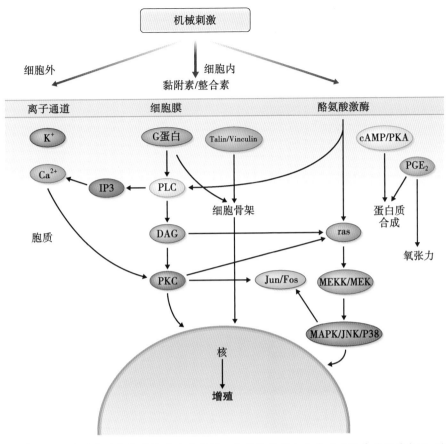

图 24.2 机械应力可能诱导的信号转导通路示意图。传导途径是由众多应变诱导的信号激活,通过不同的膜受体或离子通道传输。由这些细胞内的级联激活终端酶将这些信号传导到细胞核中。cAMP,环磷酸腺苷;DAG,甘油二酯;IP3,三磷酸肌醇;JNK,c-Jun 氨基末端激酶;MEKK/MEK/MAPK,丝裂原活化激酶;PGE₂,前列腺素 E₂;PKA,蛋白激酶 A;PKC,蛋白激酶 C;PLC,磷脂酶 C

乱[24]。动物实验中骨骼肌组织形态学变化表明,骨骼肌的扩张不仅是骨骼肌延伸扩展的过程,还包括因每个肌原纤维数量增加而引起的肌肉细胞数量增加的过程。扩张的骨骼肌在扩张器取出机体后会逐渐恢复原有的结构、血管系统和功能[25],肌肉质量也会恢复到正常水平。

骨骼

动物模型上已经研究了扩张对于颅骨的影响。在扩张器压迫下,颅骨的厚度和体积明显变小,发生成骨的骨吸收。相反,扩张器周围骨厚度增加,出现骨膜炎症反应,但骨密度不受影响。

选择在 1 岁以下的儿童颅骨表面进行扩张应该慎重。在 1 岁之前扩张,可能出现颅骨凹陷,但通常在扩张器取出后会自我矫正恢复正常。组织扩张对于颅骨厚度的影响较长骨明显,扩张器取出后 5 天内长骨开始修复重塑,2 个月内恢复正常。颅骨的重塑一般在 2~3 个月完成。

扩张组织的血管分布

在得到实验室数据很久以前,临床上已经观察到扩张组织丰富的血管(图 24.3)。临床及组织形态学研究已经证实,扩张组织在纤维囊壁周围形成大量的新生血管[26]。

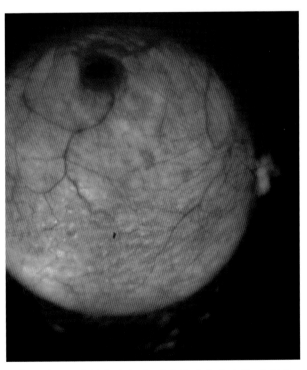

图 24.3 人类扩张的皮肤,透光显示出小动脉、小静脉以及相互连接的毛细血管床密集增殖。毛细血管床的增殖使覆盖的皮肤发红

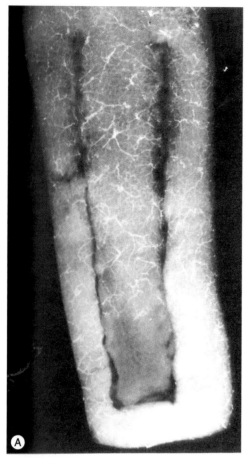

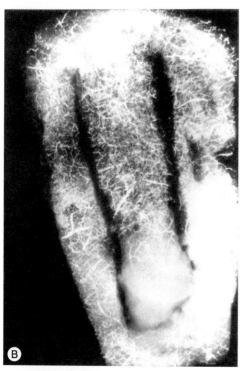

图 24.4　猪的皮肤任意皮瓣（A）和猪的扩张皮瓣（B）的钡注射血管 X 线片，扩张皮瓣的血管增加明显。（*From Cherry GW, Austad E, Pasyk K, et al. Increased survival and vascularity of random-pattern skin flaps elevated in controlled, expanded skin. Plast Reconstr Surg. 1983;72:680-687.*）

为应对组织扩张后的机械应力变化，扩张初期原有血管的胶原纤维数量减少，而弹性纤维数量增加。扩张组织的缺血诱导血管形成，细胞分泌血管生长因子（vascular endothelial growth factor, VEGF）的数量明显高于相同的未扩张的组织[27]。扩张的筋膜皮瓣显示，在皮下组织和筋膜间血管数量明显增多。末梢循环灌注增加使皮瓣更易成活，并且让更大的皮瓣移植成为可能[26]。类似的研究显示，在扩张的预制皮瓣带蒂转移时，皮瓣蒂以及周围相邻的随机区域血管分布增加[28]。

血管增加是对扩张皮瓣功能最有益的贡献。动物研究表明，扩张皮瓣的成活面积明显大于急性转移或延迟转移的非扩张皮瓣（图 24.4）[29]。采用标记微球的类似的研究也证实了扩张皮瓣血流增加，成活率增加。

诊断与患者表现

组织扩张的原则和技术可以应用于管理无数的诊断及其相关的重建难题，因此患者的表现是可变的。确诊可以利用组织扩张的例子包括但不限于创伤和烧伤、男性型脱发和其他形式的脱发、良性和恶性肿瘤摘除缺陷、乳房畸形和先天性或后天性颅面畸形。

患者与置入物选择

组织扩张是一个漫长的过程，可能涉及暂时的但非常明显的美容畸形。一般而言，情绪稳定的所有年龄的患者都能很好地耐受组织扩张。不服从或精神受损的患者不适合使用该技术。虽然不是绝对禁忌证，但吸烟者的组织扩张术并发症风险更高[30]。

组织扩张通常最好作为二次重建手术，而不是在急性创伤期进行。在确定闭合之前，就可以在开放伤口附近进行扩张，但这样的操作存在感染、置入物挤出和结果不理想的风险。组织扩张最适合那些需要确定的、最佳覆盖的，而且时间不是最重要的考虑因素的患者。

扩张器类型

Radovan 最初的扩张器包括一个带有两个阀门的硅胶假体，每个阀门通过硅胶管与主储液器连接[7]。一个阀门用来注射液体，另一个用来抽出液体。技术的进步使得各种现成的和定制的任何形状的置入物成为可能。这些进步也降低了与早期置入物相关的机械故障的并发症发生率。

置入技术的进步包括允许液体的注入或抽出的单阀的生产，以及扩张器扩张囊内的集成阀。与通常的圆形或矩形结构不同的是，还可以使用不同形状的假体。因为乳房下半部需要下垂和凸出，在乳房重建中应用最广泛的是差分扩张器。可自行折叠的异形置入物的设计，可以消除扩张过程早期的褶皱缺陷。学界已经对组织扩张器进行了进一步改进，以结合表面纹理，其理论上的优点是可以产生更好的组织黏附，降低扩张器移位和包膜挛缩的发生率。

注射壶分体型扩张器

扩张器的注射壶远位连接的优点是在扩张期间可以降低刺穿扩张囊的风险。位于扩张器末梢可自动封闭的注射壶与扩张囊通过适当长度的连接导管相连。这种设计的扩张器可以将注射壶放置在远离扩张囊的部位，当分离的放置扩张囊的腔穴表面的皮肤及软组织过薄或者过紧不适合放置集成注射壶型扩张器时更适合应用。

这种设计的扩张器还可以将注射壶外置于体外，这样方便注射扩张，尤其是当扩张需要家庭成员辅助完成时。对于扩张器置入的风险，人们更多关注的是扩张器的选择和并发症的控制。

注射壶集成型扩张器

扩张器的注射壶还可以设计成直接集成在扩张囊内。这种扩张器的优势是避免了远位连接注射壶型扩张器的连接机械问题。然而，因为集成的注射壶触诊时很难被触及，因此扩张期间将扩张囊刺穿导致手术失败的风险很大。磁性定位和超声定位装置已经设计用于定位注射壶位置。乳房部位皮肤及软组织较厚，剥离的间隙大，能够容纳扩张囊及注射壶，因此集成注射壶型扩张器多应用于乳房重建。

自动膨胀型扩张器

自动膨胀型扩张器已经在美国以外的地区广泛使用[31]，这种装置的扩张囊内含有亲水凝胶（乙烯基吡咯烷酮），利用渗透压差，导致细胞外水通过器件的硅酮膜迁移，从而导致膨胀器的逐步扩大。另一种自膨胀扩张器采用二氧化碳填充。通过一个由远程无线电控制操作的内部二氧化碳储层和阀门，将少量固定数量的气体释放到扩张器中，从而导致扩张器膨胀。

第一个此类的扩张器由 Austad 和 Rose 设计。第一代渗透性组织扩张器的设计没有包膜，在置入后的头几天内允许快速肿胀，导致某些情况下软组织缺血[9]。对这些扩张器进行改造，使其包括一层硅胶膜，该膜覆盖渗透组织扩张器，在完全扩张后显著降低了扩张速度，且硅胶膜与扩张器尺寸保持一致[32]。目前，美国食品药品管理局并没有批准这种置入物，在美国也不存在。

2011 年，Anthony cornell 首次报道了充气自膨胀扩张器在人体中的使用[33]。7 名女性置入 10 个二氧化碳扩张器并成功进行了扩张。在这个概念被系列验证之后，Connell 已经证明了 100% 的扩张成功率，只有轻微的不良反应，患者满意度很高[34]。

自动膨胀型扩张器理论上的优势是可以持续慢速扩张假体或由患者控制扩张，更具优势的是减少门诊次数，缓解扩张的痛感，不需要患者忍受注水时针刺的痛苦，以及更迅速的扩张。这类扩张器的缺点在于，当覆盖的扩张组织受损，扩张囊仍旧会持续扩张。

切口设计与扩张器选择

扩张成功的关键是术前对于切口进行详细周密的设计。不论是将扩张皮瓣设计成推进、旋转还是移入皮瓣，都应仔细规划，一般而言，皮瓣越简单，发生并发症的可能性越小。理想的设计计划是：①切口设计纳入皮瓣设计，成为扩张皮瓣的一个边缘；②重建美学单元；③切口设计应避免瘢痕在显露部位；④减小缝合线的张力。术后瘢痕的长度和位置在决定美容手术后的效果方面起重要作用。详细周密地设计切口并放置扩张器，能够最大限度减少扩张皮瓣并发症并得到良好的美学重建效果。

切口设计应减小缝合线的张力及避免扩张器受挤压。平行扩张囊的切口会比垂直扩张囊的切口承受更大的张力。游离范围应足够，而且切口应多层缝合，同时注射壶和连接导管应放置在远离切口的位置。

选择注射壶外置型扩张器可能会影响整个的手术计划。注射壶外置型扩张器的细菌培养显示，82% 的扩张器是有感染的；而且继续感染的风险略高于完全埋入体内的内置型扩张器[35]。虽然患者更容易接受注射壶外置的扩张器，且很少出现并发症，但是这种扩张器禁用于扩张完成后放置永久假体和进行骨移植的手术。

扩张器的大小应根据扩张区域的大小和形状来选择。选择与扩张区域的面积相等或略小的扩张器。扩张器扩张即使超过厂家设计容量的数倍，风险也很低，因此选择是否与所需扩张容量一致的扩张器进行手术并不那么重要。有时可能需要定做特定容量和形状的扩张器。

一般而言，多个小容量的扩张器比一个大容量的扩张器的更好用。多个小的扩张器扩张更迅速，并发症更少，多个扩张器也允许外科医生在扩张完成后改变重建计划。

基于功能、医学及手术的考虑，应根据患者个体考虑选择注射壶分体型扩张器或注射壶集成型扩张器，当然不能忽视感染控制及非医务人员辅助完成扩张的情况。

扩张器与注射壶的位置

如果选择注射壶分体型扩张器，注射壶必需放置在浅表的皮下组织内，这样即使很小也容易被触及。为减轻术后不适，有时可以将注射壶放置在一个相对不敏感区域，当患者卧位可以直接压迫扩张器的位置时，注射壶应该放置在一个不会受到压力的位置，以免注射壶受压。尽可能避免骨突起。

手术中小心避免扩张器的连接管弯折受压，使注射的生理盐水可以顺畅进入扩张器。连接管应避免通过切口和横跨关节。如果选择注射壶外置，连接管应置于皮下隧道内使注射壶远离扩张器。

扩张器通常放置在皮肤下与深筋膜上的皮下组织内。当皮下组织较薄或扩张器易受挤压时，扩张器可置于肌肉下。

治疗与手术技术

烧伤

对于烧伤患者,通过组织扩张的方法进重建,特别是涉及头皮和面部,已经彻底改变了烧伤患者的治疗方式和理念。因为烧伤患者总是缺乏足够的组织进行重建,所以要在烧伤创面痊愈、瘢痕成熟后进行重建。对于烧伤患者,手术设计特别重要,应尽量减少缝合线的数量以及避免缝合线穿过美学单位。烧伤后期器官变形和挛缩可能是因为过度的瘢痕增生和瘢痕挛缩,尤其是在面部。

对于受过浅层烧伤的皮肤或者因邻近组织烧伤瘢痕化牵拉变薄的皮肤,更易于进行扩张[36]。切口可以选择在以前的瘢痕上,但瘢痕应成熟而且相对较厚,这样就不会发生挤压,切口选择在烧伤瘢痕周围正常组织中,进一步降低了挤压的风险。烧伤患者更适合多个小容量扩张器进行扩张的原则。烧伤患者感染的发生率较高,需要围手术期使用抗生素和术前细致的准备。

儿童组织扩张术

儿童的皮肤和软组织比成人薄,这些组织更容易血管化,但是对创伤的抵抗力较低。儿童的组织扩张并发症发生率较成人更高。儿童应选择连续的重复扩张而不是使用超大的扩张器或过度扩张。这样选择的前提是了解主要的并发症风险,特别是挤压,挤压常发生第二、第三和第四次连续接力扩张时[37]。儿童头部和颈部(除头皮外)更容易发生并发症,面部和颈部的扩张尤其困难。

5 岁后,大多数儿童都能够充分配合,因此组织扩张术的并发症发生率降低。对于很多儿童,选择一个注射壶外置型扩张器可以使因注射引起的心理创伤最小化。对于注射壶埋置于皮下的患者,在皮肤上应用利丙双卡因乳膏(EMLA)可以有效减少疼痛。小容量高频次注射扩张尤其适用于儿童,因为产生的疼痛要少得多。

对于所有病例,手术都应细致规划,使皮瓣能用于尽可能多的解剖单元的重建。随着儿童生长,扩张皮瓣可能会发生挛缩,尤其口周和眼眶周围,需要手术矫正。

扩张肌皮瓣、筋膜皮瓣与游离皮瓣

肌皮瓣是修复大面积缺损的标准治疗,特别是涉及骨及其他重要的组织结构时。肌皮瓣的切取范围已被很好地描述。在标准的肌皮瓣下放置扩张器可以扩大肌皮瓣的切取范围,在短期内获得一个相当大的肌皮瓣。扩张可以增加肌皮瓣的血管化,使原有的肌皮瓣可以携带一个更大的随机相邻的区域[38]。扩张后肌皮瓣的血管蒂保持完整且被拉长,从而使皮瓣可以转移到更远的部位。

背阔肌肌皮瓣和胸大肌肌皮瓣可以扩展至其表面积的两倍,覆盖胸腹部几乎所有的缺损[39]。容量达 1 000mL 的

扩张器可以放置在皮瓣下,并快速扩张。例如,双侧背阔肌肌皮瓣可通过扩张到达中线覆盖大范围的脊柱裂脑膜膨出。手术中选择肌皮瓣的一侧边缘进行扩张器置入,应注意不损伤血管蒂。扩张的肌皮瓣既可作为带蒂皮瓣转移也可以游离皮瓣进行转移。这样的扩张皮瓣不只进行缺损修复同时也保持了原有肌肉的功能。

筋膜皮瓣既可以在转移前扩张,也可以转移后再进行扩张。当筋膜皮瓣在扩张之前转移,应尽可能使扩张器远离皮瓣蒂部,从而优先扩张需要自由转移的皮瓣区域。筋膜皮瓣转移后 6 个月内,足够的血液供应已经建立,这时允许扩张器置入皮瓣下的任何部位[40]。

扩张全厚皮片移植

由于全厚皮片移植后供区遗留组织缺损,所以很少应用。将一个大型组织扩张器放置在全厚皮供区皮下可以获得大面积的全厚皮片,对于面部大部分区域及整个手部、足部的重建特别有用。扩张的全厚皮片移植后极具弹性,皮片挛缩明显少于断层皮片移植,并已被证实儿童期可以随着时间的推移而生长。

当全厚皮片在尽可能接近受体部位的地方扩张和转移使用时,就会产生最佳的颜色匹配。眶周区和口周区特别适合用从锁骨上区得到的扩张的全厚皮片重建。扩张的全厚皮对于修复额部面积超过 70% 的缺损非常有帮助,可以从锁骨上或乳腺皱襞下获得单片的扩张全厚皮片。必须注意的是,毛发组织不能转移到没有头发的地方。通过周边切口放置与供位部位表面积相等的扩张器,然后将扩张器扩张到足够的体积,在产生足够的供体组织后,将受体部位制成模型并转移到扩张的供体区域,取全厚皮片,使其大约比受体面积大 10% ~ 15%,允许一些挛缩。然后取出扩张器,保持扩张囊完整,供区部位基本关闭,关闭供体部位时使瘢痕尽可能不明显。在受区部位,扩张全厚皮片移植比中厚皮片移植需要更多的固定。加厚的敷料或者理想情况下需要使用真空辅助闭合(vacuum-assisted closure, VAC)装置海绵敷料,将移植物缝合到位,在移植物上放置 VAC 装置海绵敷料,保持 125mmHg 负压 4 天。采用这种技术进行移植的成功率极高。

头颈部重建

头颈部包含很多特殊的组织结构,因此其重建需要与受区组织在颜色、质地、毛发生长的能力相匹配,以实现最佳的美学重建效果。美学的重建应最大化动员邻近组织,而不是转移远位组织。通过邻近的相似组织的扩张修复头、颈部缺损,可以在不增加供区缺损的基础上实现最佳的美学重建效果[1,4]。

面部皮肤可以细分为 5 个组织特殊区域:

1. 头皮是人体最特殊的组织,它所具有的特殊的毛发生长能力,是人体任何其他组织所不能模仿的。

2. 额部皮肤是头皮的延续,但它与头皮的区别在于,前

者皮肤很厚,有丰富的皮脂腺,无头发生长。

3. 鼻部与额部从胚胎发育学的角度存在相关性,因此鼻部皮肤在颜色、质地及皮脂腺数量上都与额部皮肤相似。

4. 面颊部、颈部和上唇皮肤皮脂腺较少,皮肤薄,毛发的数量和质量以及生长方式明显不同于身体其他部位的皮肤。

5. 眶周皮肤非常薄和柔韧,只有少量的皮脂腺。

面部组织的数量有限,因此术前设计应更加详尽,力争一次完成正确的重建手术。正确的手术规划应该考虑缺损组织的面积和形状,每个美学单位内的剩余组织的质地,原有的瘢痕,以及头、颈和其他部位的重建需求。由于存在并发症的风险,因此在选择组织扩张方式时应谨慎选择,如果面部有慢性感染或瘘管存在,或者需要重建面部的容量时,考虑其他的重建方案,以实现更好的修复效果。

头皮

组织扩张是理想的修复头皮缺损的手术方式(图24.5)[42]。头皮的扩张耐受性良好,也是唯一能使正常的毛发组织覆盖脱发区域的方法,与以往的一系列复位和复杂的多瓣手术相比,瘢痕和畸形的数量明显减少。

尽管一些动物实验已经证实,组织扩张过程中毛囊数目是增加的,但是临床经验则表明,人类不会形成大量的新毛囊。相反,原有数量的毛囊会被重新分布到一个更大的体表面积上。因为毛囊数目有限,医生应尽可能均匀地重新分配这些毛囊。为此,应用大容量或多个扩张器对剩余的正常头皮进行扩张以达到最好的效果。尽管毛囊分散后没有造成头发明显的头发稀疏,但头发颜色越深,这种视觉上的稀疏越明显。如果患者头皮缺损巨大,需要极限的扩张才能修复,则可以考虑通过染发来减轻这种视觉的差异,达到更好的效果。

尽管头皮血管区会有很多血管交通,但是优化合并为一条或几条主要血管供血的头皮瓣更有利于头皮的重建。皮瓣良好的血管化可以最大限度确保头发的生长。因此手术规划尤其重要,应考虑瘢痕及头皮原有的创伤。推进或旋转扩张的头皮瓣可以取得最好的结果,尤其是在前发际线重建时,同时扩张和动员额部皮肤也可以帮助实现正常发际线。

原有的瘢痕和切口可用于放置扩张器,切开到达帽状腱膜层后可以广泛钝性分离。通常要动员剩余的大部分正常头皮组织,使扩张器能平整放置。一个间隙不需要放置多个扩张器,但需要小心剥离,避免邻近的扩张器移位到同一个间隙内。也可在一个间隙内放置多个扩张器,但是患者常常感觉它们笨重的和不舒适。扩张器可以放置在头顶或额部,但要注意不要将扩张器放置在睡觉时容易受压的部位。

头皮扩张初期患者会感到不舒服,小剂量多频次地注射生理盐水比长间隔大剂量注射要好。一般几周后头皮就会松弛,每次注入大量生理盐水就会没有困难。大多数头皮扩张可在 6~8 周内可以完成,尤其是当多个扩张器同时扩张时[43]。

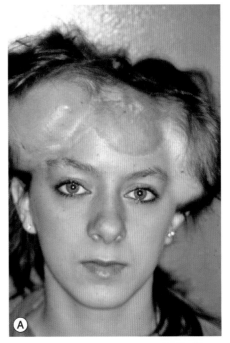

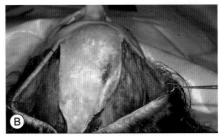

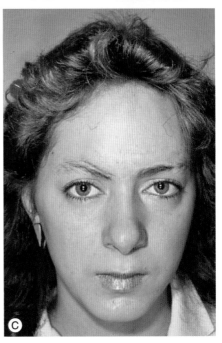

图 24.5 (A)一名年轻女性右侧头皮撕脱伤,应用左侧头皮瓣易位修复,头皮与额部植皮修复。两侧各放一个扩张器,尽可能多地扩张头发与额部。(B)扩张器取出,推进皮瓣准备重新定位。(C)术后患者发际线正常,眉毛正常,生长头发的头皮正常

一旦扩张完成,通过最初放置扩张器的切口或皮瓣边缘切口取出扩张器,扩张皮瓣应设计成推进、旋转或交叉皮瓣。不论形成任何皮瓣都应尽量减少头皮主要血管的横断,这样可以加快毛囊的恢复和再生。应避免清除或切除纤维囊和帽状腱膜,以保护皮瓣的血运。将大面积游离的头皮通过医用订皮器临时定位,因皮瓣旋转造成的猫耳畸形不需处理,因为它们可随时间推移自行消退,然后缝合创面。

对于大面积头皮缺损,一次扩张不可能得到足够的头皮组织去修复,需要进行连续扩张(图 24.6)。第一次扩张之后,应将扩张的头皮瓣尽可能推进,然后再切除可被覆盖区域的病变或秃发组织,然后将扩张器放置在皮瓣下继续扩张几个月,头皮可持续扩张。成年人可毫无困难地经受 3~4 次的连续扩张。婴儿和儿童的皮肤在经历两次连续扩张后可能会变得很薄,最好应经过 8~12 个月间隔后再延迟扩张。

处在生长期的儿童,瘢痕经常会随时间推移而变宽,当影响患者的外观时应考虑二次修复,最好在患者 16~18 岁以后进行修复。头皮经过积极的扩张后可能会失去一些毛囊,但这些毛囊通常会重新生长头发。任何区域的秃发经过 12 个月没有再生,就会被认为是永久性秃发。

儿童颅骨的一些侵蚀和凹陷在 X 线上可见,有时在临床上也可见。对于儿童,最好推迟到 1 岁左右。到这时,头骨已经足够坚固,没有必要担心严重的侵蚀。长期研究表明,在婴儿期经历过头皮扩张的儿童颅骨没有有害生长(图 24.7)。

男性型脱发

带毛发的头皮经组织扩张后,可以修复因男性脱发引起的秃顶[44,45]。组织扩张将剩余的毛囊均匀分布,并减少秃发的头皮切除后的张力。

顶秃的患者,颞部和枕部头皮一般需扩张 2 个月,扩张器通过拟切除头皮边缘切口放置,在最初几周扩张后,外观呈现明显的畸形,第二次手术中将扩张的头皮瓣尽可能向前推进并切除脱发的头皮区域。

不能接受单次大扩张所导致的畸形的患者,可以进行连续扩张及连续的头皮切除。在这些患者中,扩张器持续扩张直到畸形显现,将扩张器抽水,扩张的头皮瓣尽可能向远处推进,扩张器仍保留在原处,接着进行第二次和第三次的连续扩张,直到整个秃发区被完全切除。

扩张可用于大大增加用于男性秃发的标准交错皮瓣的面积,通过 Juri 交错皮瓣可以将前秃顶的发际线修正成一个

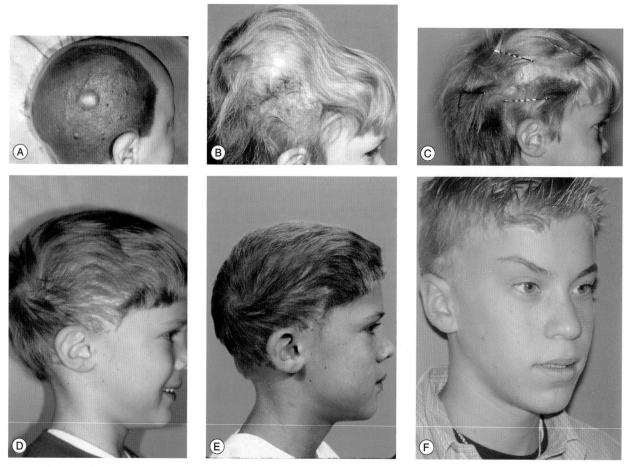

图 24.6　(A)患儿出生时,巨大黑毛痣占 1/3 的头皮面积。(B)扩张剩余的正常头皮,切除一半以上的病变组织。(C)扩张器保留在原位,4 个月后再次扩张,产生的组织允许将剩余病灶切除。(D)患儿扩张术后 1 年。(E)患儿扩张术后 10 年,发际线稳定,头发分布正常。(F)患者 18 岁,无需修复

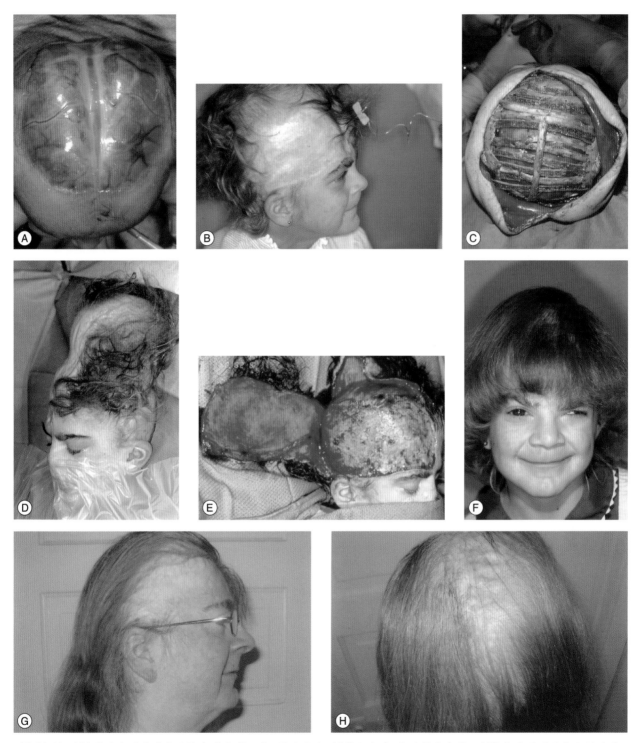

图 24.7　（A）婴儿患严重的先天性皮肤发育不良,累及头皮、颅骨和皮肤,大脑暴露在外。（B）出生后用两个大的头皮瓣、额部推进皮瓣覆盖大脑。因颅骨缺失,患者无法上学。（C）4 岁时将皮瓣与下方的脑组织分离,用增强的聚乙烯板固定在颅骨缺损部位,扩张器放置在材料上,头皮扩张 3 个月。（D）多条肋骨移植在扩张皮瓣下,重建颅骨。（E）1 年后,在重建的颅骨表面重新扩张头皮,超过 1 000mL。切除移植的皮肤,头皮和额部皮瓣重新进行定位。重建后的颅骨再扩张时没有受到不良的影响。（F）重建术后 1 年。（G）患者 36 岁时,颅骨完整,头皮正常,轻度脱发。（H）头皮后显示毛发稀疏,但在完整的颅骨上有柔软的有弹性的头皮覆盖。（*From Argenta LC, Dingman RO. Total reconstruction of aplasia cutis congenita involving scalp, skull, and dura.* Plast Reconstr Surg. *1986;77:650-653.*）

新的、更自然的发际线。然而,这些交错皮瓣的面积有限,可能需要多次延迟,以确保足够的头发生长[46]。扩张器放置在颞区能够大大增加 Juri 皮瓣的面积和安全性。双侧颞区扩张的皮瓣前后转位可以覆盖整个额部及其后的头皮部分,两侧交错皮瓣的推进是将大量头发转至额部的特别有效的方法[47]。

额部

除皮脂腺和毛囊数量不同外,额部在解剖学和组织学与头皮完全相同。增加或减少 20% ~ 25% 的额部面积,通过适当的发型修饰,通常并不会有明显的改变。头皮联合额部皮肤扩张,更好地实现了对称的眉毛定位,同时保持了正常的发际线。

发际线非常高的人,在头皮扩张后额部与头皮的界线会前移。一般而言,头皮组织的侧向移动术后更不明显。当缺损涉及眶周组织时,面颊部向头部的扩张有益于修复缺损。颞发际线和耳前侧发际线通过头皮推进皮瓣或交错皮瓣可以修复。

额部放置扩张器通常在头皮内做切口,扩张器应放置在额肌下,该层次是安全的,而且更利于皮瓣的血管化。通常需要多个扩张器,既能够产生足够的组织进行动员,同时也能让眉毛保持在一个适当对称的位置。扩张起初是困难和不适的,但像头皮一样,扩张常在几周内快速完成,扩张的头皮瓣可以向任何方向形成简单的推进皮瓣,同时相邻的头皮也应该动员,以便重建正常的发际线。

额部的组织扩张可以治疗许多发际线较低的颅颌面畸形患者,将额部的皮肤扩张后向头部推进,切除多余的头皮,用螺丝钉将扩张的额部皮瓣固定在颅骨上,防止发生挛缩。

如果整个额部必需重建,最佳选择是颈部皮肤扩张后行全厚皮片移植,移植后的皮片需放置封闭负压装置固定至少 4 天,以保证皮片安全成活。

侧面部与颈部

侧面部和颈部的皮肤类型基本相同。该区域的皮肤具有潜在的毛发生长能力,相对较薄,但含有大量的分泌油脂的皮脂腺。比额部和鼻部的皮肤薄很多。

颈部皮肤可以扩张形成大型 Mustardé 旋转皮瓣用于面部重建,皮瓣是设计在下方和内侧的。儿童这一区域的扩张有更高的对面部挤压的风险(图 24.8)。在成年人中,这样的重建相对容易完成。

扩张器通常通过耳前除皱切口置入。颈阔肌不应包含在皮瓣中,因为这样会暴露下颌缘的下颌神经从而限制皮瓣推进。注射壶通常放置在颈部或耳后皮下,患者对于扩张一般都可以耐受。尽管扩张器放置在颈总动脉和颈静脉表面,但很少有并发症发生。一旦足够的扩张组织形成,设计 Mustardé 皮瓣上提,切口通过耳前沿发际线的向上,然后沿外眦横向向内,扩张皮瓣向内上旋转覆盖脸颊需要重建的区域。一般而言,最好先把旋转皮瓣临时固定在受区需修复的区域,然后再将受区病变切除。尽量避免将皮瓣内侧瘢痕超过外侧联合部,因为这样瘢痕往往会牵拉口角引起畸形。皮瓣内侧和外侧两点应悬吊在高于内外眦水平,减少术后睑外翻畸形的发生。如果眶周组织需要修复,这一区域应作为一个独立的美学单位,通常用锁骨上区扩张的全厚皮片移植来修复。

下面部和颈部是一个美学单位,其毛发分布、皮脂腺密度和皮肤厚度相似。下面部和颈部的缺损可以通过扩张另一区域互换进行重建。最常见的是颈部扩张后皮瓣推进重建下面部组织。如有必要,在扩张皮瓣下植皮可以重建下颌骨和上颌骨。扩张器应放置在颈阔肌浅面,一旦扩张生成足够的组织,扩张皮瓣可以向上覆盖面部下缘,内侧覆盖颈中部或需修复的外侧部分(图 24.9)。当皮瓣从颈部推进至面部时,在与唇部结合处将皮瓣与深部肌肉进行永久缝合非常重要,如果没有做到这一点,口角可能逐渐发生歪斜。对于颈部扩张皮瓣转移修复面部后,合适的颈托可以将扩张皮瓣固定在颈部,防止挛缩。

鼻

鼻部主要缺损的重建,包括全鼻再造,可以通过预先扩

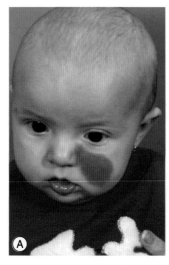
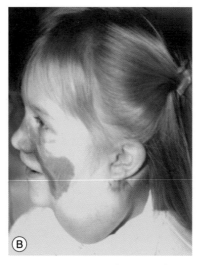
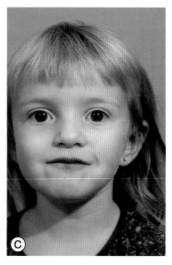

图 24.8　(A)婴儿面部一个巨大黑毛痣。(B)通过痣表面切口在颈部及侧面部放置扩张器进行扩张。将侧面部作为一个美学单位,用一个扩张的 Mustardé 旋转皮瓣旋转修复。(C)患者 5 岁时

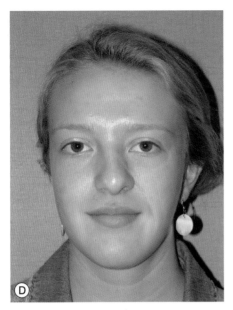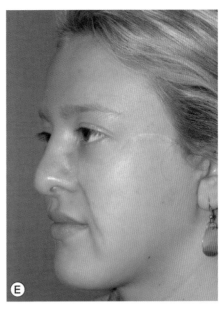

图24.8(续) (D)患者18岁时,瘢痕较小,通过化妆可以掩饰。(E)侧面观显示没有睑外翻,达到美学重建效果

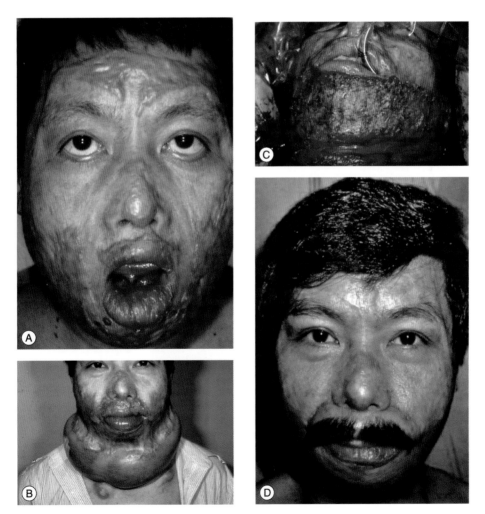

图24.9 (A)面部大面积烧伤的青年患者,颈部大部分未烧伤。(B)大容量扩张器放置在双侧颈部,整个颈部和上胸部充分扩张。(C)切除下面部烧伤瘢痕,颈部皮瓣向上推进。纤维包膜牢固地固定在横向联合上的肌肉上,以减少术后的下唇畸形。(D)患者术后2年,上唇作为一个美学单元,用带毛发的颞顶部皮瓣重建

张额部皮肤来修复。在组织扩张应用之前,可以预见到组织量不足和额部供区创面闭合困难同时存在。然而现在,当需要行全鼻再造时,使用400~600mL扩张器对额部皮肤足量扩张,形成范围足够大的、血管化良好的皮瓣,来同时完成全鼻再造及供区创面覆盖。因为额部皮肤颜色和质地是理想的鼻再造的组织,适合任何形式的鼻缺损重建。

任何形式的额部皮瓣都可以与扩张结合。如果需要重建鼻衬里,则扩张的额部皮瓣及头皮逆行皮瓣均可提供足够的组织,自身折叠修复鼻缺损。

术前应用多普勒检查确定眶上和滑车上血管的位置,并根据这两根轴型血管的位置来决定鼻再造皮瓣的位置。扩张器通过发际线内的切口放置在额肌下。第二步,取出扩张器,

切取皮瓣连同纤维囊一同向下旋转,在眶上缘上约2cm处切开纤维囊,使皮瓣保持在骨膜下平面,这样可以使皮瓣蒂进一步向眶内移动,甚至可以一直分离到眼角平面进行旋转。

全鼻再造手术成功与否的关键是有足够的骨和软骨的支撑,以避免扩张皮瓣挛缩。早期运用额部扩张皮瓣行鼻再造不成功,就是因为皮瓣下骨及软骨等支撑材料不足所引起的。取颅骨或肋骨移植来重建鼻背,它们要么固定在剩下的鼻骨上,要么通过一块金属板连接到颅骨上。鼻软骨的重建取自双侧耳甲腔,如果耳软骨不足,雕刻薄的肋软骨也可应用。皮瓣成活后,应使用鼻支架3~4个月,以保持气道通畅。额部皮瓣2周后断蒂,轻度肿胀和挛缩可能会发生,但是很少需要重要的修补(图24.10)。

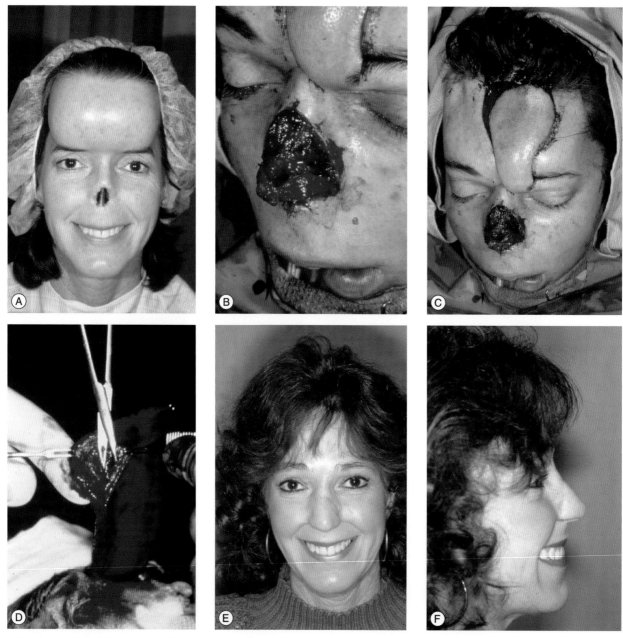

图24.10 (A)该女性患者的鼻部因恶性黑色素瘤而被切除。3年后,通过在额部置入450mL的扩张器开始重建。(B)第二次手术中,鼻部的基础支撑由髂骨和双侧耳廓软骨移植构成。(C)额部皮瓣在骨膜下平面,直到内眦水平才向下反转。(D)皮瓣的远端1/3修剪成超薄皮瓣,皮肤可以反转折叠重建鼻衬里。(E,F)患者重建了一个有呼吸功能的鼻子术后11年,在随后的24年没有进一步的整复需求

耳

多数情况下,小耳畸形和创伤性耳畸形可以不利用扩张来重建,当重建需要的皮肤及软组织不足时可利用组织扩张。与所有的耳部重建手术一样,儿童应该在 7 岁左右才能开始耳部重建。一个定制的或矩形扩张器应放置残耳相邻的无毛发生长区域的皮肤下。扩张器需扩张大约 3 个月,扩张皮瓣变薄且稳定,从而减少因扩张皮瓣挛缩引起的继发变形[48]。

扩张器置入的最佳切口在耳后毛发组织内,尽可能保留完整的颞浅筋膜,以备后续需要。扩张组织生成后,用肋软骨雕刻构成耳支架,支架的主要部分应略显夸张,减少置入后因软骨自身特性造成的变形。硅胶和其他合成耳支架往往初期会有很好的效果,但后期并发症多。因此一般而言,推荐自体组织进行耳再造。

眶周区域应用扩张后全厚皮片移植

眶周的皮肤柔软而有弹性,包含较少的腺体,没有毛发生长。然而,眶周几乎没有组织可以轻易扩张和转移。当眶周组织大面积区域需要修复时,推荐来自供区扩张的全厚皮片移植,更换美学单位——整个眶周区或上下眼睑会得到最好的修复效果(图 24.11)。

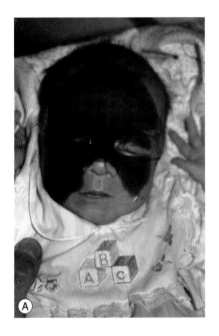
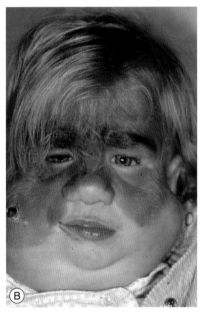
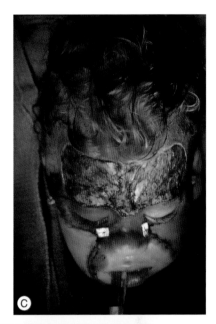
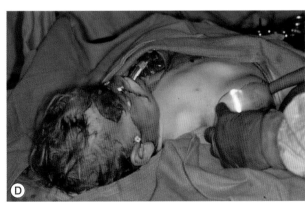
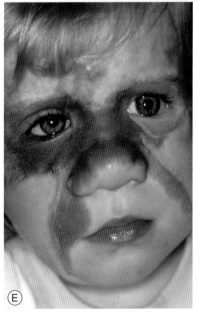

图 24.11　(A)新生儿面中部复杂的巨大黑毛痣。在 2.5 岁时开始多期重建。(B)在颈部双侧放置两个扩张器以重建侧面部,在侧胸壁放置第三个扩张器,以备全厚皮片移植。(C)双侧的 Mustardé 颊皮瓣作为一个美学单位向上推进,需要注意的是,在解剖的美学单位外的痣被保留在适当位置,以便后期再切除。(D,E)额部病变切除后,从扩张的右胸壁切取全厚皮片移植

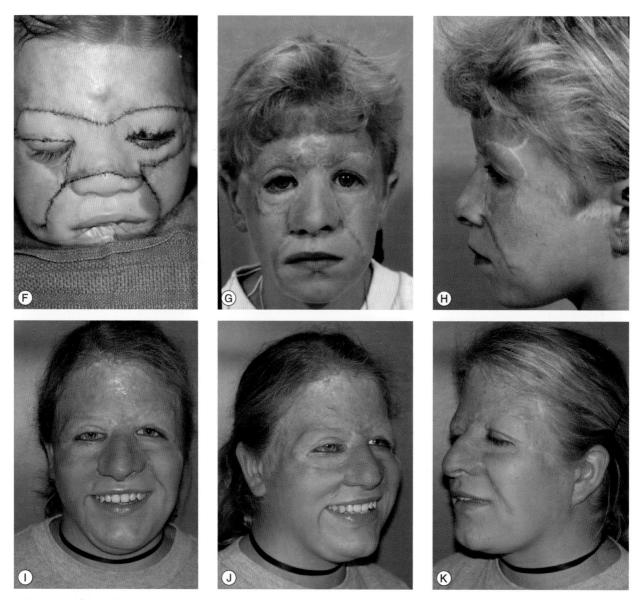

图 24.11(续)　(F)侧胸壁切取全厚皮片后继续放置扩张器,重新扩张。在随后的手术中,对两侧鼻唇沟,整个眼周和鼻部的痣进行切除,扩张的全厚皮片游离移植修复。(G,H)重建术后 5 年,结果稳定。(I~K)患者 21 岁,注意,患者的面部发育正常且对称,面部神经功能得到维持,通过淡妆可以掩饰残留的瘢痕

锁骨上区皮肤柔软,类似眶周皮肤。因此,锁骨上区皮肤扩张后真皮很薄,按缺损模板自颈阔肌表面切取全厚皮片,缝合固定于受区(详见"扩张全厚皮片移植"部分)。手术后长期效果可以在生长的儿童患者身上明显看到,瘢痕较小,很少需要二期修复。

乳房、胸部、躯干与四肢重建

乳房切除术后再造

Chemar Radovan 于 1982 年提出将组织扩张器应用在乳癌术后患者的乳房重建手术中,因为这类患者在假体置入时胸壁组织不足[7]。最初,扩张器被放置在皮下,导致再造的乳房轮廓圆而坚实,外观不太理想。随着扩张技术被广泛接受,外科医生更喜欢将乳房假体置入胸大肌下和肌肉

下。过去 40 年,乳房重建水平不断发展,自体组织移植技术不断改进,乳房重建的美学标准不断提高。组织扩张将保留的胸壁皮肤及软组织扩展,因此再造的乳房颜色、质地更理想。比起需要复杂手术过程的自体组织转移乳房重建,组织扩张后乳房重建是一种简单得多的手术方法。

在美国,运用组织扩张和乳房假体仍然是乳癌术后乳房重建的最常见的手术方式。四个因素促使了这种技术的广泛使用:①乳房切除手术持续改进;②保留胸大肌及其支配神经;③保护皮肤的乳房切除术中不再激进地切除乳房皮肤;④保留乳房下皱襞。因为这些实用技术的发展,更多的乳癌术后患者保留良好的胸壁皮肤和柔软组织,适合扩张后再造乳房。

置入扩张器进行乳房再造是一个简单的、直接的过程。在即刻乳房重建手术中,它增加的手术时间少,不延长乳癌患者的术后住院时间。组织扩张术进行延迟乳房重建可以

在门诊进行,也可以少住院。此外,它非常适合老年患者和希望尽量缩短术后康复时间的患者。

运用组织扩张技术行乳房重建的手术通常需要两个步骤。首先通过最初的乳房切除瘢痕置入组织扩张器,避免产生额外的瘢痕。第二步,扩张完成后取出组织扩张器置入永久乳房假体,这个手术操作简单,可以在门诊全身麻醉或局部麻醉下完成。然而,如果扩张的位置不理想,第二次手术将变复杂,需要切开或切除纤维囊。置入永久假体后,重建的乳房会有一些移位和下降,所以最好将乳头重建延迟几个月进行。

重建乳房下皱襞和保持乳房自然下垂仍然是一个困难的美学目标。扩张器放置的层次,是放在胸壁下还是完全放在肌肉下更好,是经常讨论的话题。乳房假体的下极用脱细胞真皮覆盖的方法在 2005 年被引入[49],近年来,因为它避免了前锯肌的解剖,而越来越受欢迎,这使得扩张过程中扩张器的移位更少。

乳房扩张器

最初设计的乳房扩张器是外壁光滑的硅胶囊,连接一个较远距离的注射壶。注射壶的放置往往是繁琐的,放置不当常导致注水困难。近年来,集成注射壶的扩张器已成为乳房重建的首选[50,51]。注射壶位于乳房的上极,因扩张注水时可能会刺穿扩张器,因此注射壶容易触及且在底部有一金属片防护,防止刺穿扩张器。集成注射壶的扩张器不需要再剥离一个单独用于放置连接管的囊腔或皮下隧道,也避免了远端放置的注射壶旋转和挤压,以及连接管扭转和渗漏等并发症。

毛面硅胶假体的应用在组织扩张乳房重建中具有重要的推动作用。假体粗糙的表面允许组织向内成长并黏附纤维囊,从而固定假体。重要的是毛面扩张器必须放置的理想的层次。毛面假体的稳固性具有两个美学意义;一个是乳房组织更具解剖特性的扩张,二是扩张更多的乳房下皱襞区域,有助于用一定程度的下垂形成乳房下皱襞。

乳房扩张器通常分为圆形或解剖型。每个装置的设计都是通过对乳房组织上部、中部和下部提供不同扩张,使再造的乳房更自然。然而,作者的经验表明,另外两个因素比扩张器的形状更加影响再造乳房的外形:乳房切除后皮肤和皮下组织的质量以及乳房下皱襞的保留量。

即刻乳房再造

在全麻下进行乳房切除术和扩张器置入术前,应于患者直立坐位标记乳房下皱襞的位置。乳房切除术应尽量控制局部,谨慎保护皮肤和皮下组织,特别是乳房下皱襞部位的组织。近年来,随着保留皮肤的乳房切除术和保留乳头的乳房切除术的发展,普通外科的医生开始小心地保护皮肤。如果过多的皮肤被保留下来,整形外科医生需要在扩张器置入手术完成后修剪多余的皮肤,避免猫耳畸形和皮肤松垂不齐。

乳房切除术完成后,根据外科医生的偏好和经验,扩张器放置在以下 3 个位置之一:肌肉下、胸大肌下(双平面)和胸大肌下联合脱细胞真皮基质。

乳癌术后即刻乳房再造时完整的肌肉覆盖比二期乳房再造时更重要,需要靠肌肉完全隔离扩张器与乳房的切口。如乳房切除术后发生皮肤与皮瓣坏死、切口裂开、延迟愈合(特别是胸壁有过放疗)或蜂窝织炎,完全肌肉下置入的假体也许可以挽救,而部分肌肉下置入的假体则无法挽救。

通过以上 3 种方法置入乳房假体后,在皮下放置负压引流管,如果腋窝淋巴结清扫后也可置于腋下。创面分层闭合后,应向扩张器注入足够剂量的盐水,使扩张器充满消灭无效腔,同时应避免切口张力过大。

肌肉下平面

当肌肉下平面用于扩张时,剥离一个肌肉下间隙,以放置组织扩张器,肌肉切口有两个位置供选择。如果乳房切除术后,肌肉筋膜保留完整,可以平行胸大肌的纤维走行选择切口,锐性切开后钝性分离胸大肌,使胸大肌和胸小肌从胸壁上剥离,继续向下剥离直至腹直肌起点和前锯肌的外侧。

或者,切口选择胸大肌外侧缘或平行于前锯肌肌纤维走向,横向剥离直至肋骨,分别向上方、下方和内侧剥离间隙,将胸大肌与腹直肌起点和前锯肌起点分离。

无论选择哪个肌肉切口,都要避免前锯肌过于向侧面剥离,这会使置入的假体移位到腋窝。如果在乳房切除时损伤了胸大肌和腹直肌联合部的筋膜,肌肉完全的覆盖假体将是困难的。一般而言,假体小范围暴露不用处理,如果暴露范围过大,可通过腹直肌前鞘筋膜瓣交错或旋转覆盖假体。

胸大肌下双平面

肌肉下双平面是指只有上方 2/3 的扩张器被胸大肌覆盖,其优点是减少患者术后和扩张中的不适感。该技术的风险在于胸大肌向上收缩移位,导致更少的肌肉覆盖置入假体的下部,置入的假体而不是肌肉将会外露。

确定胸大肌下缘位置,如果胸大肌筋膜保留,则切除筋膜,并在保留腹直肌和前锯肌起点不破坏的同时,使胸大肌上移。扩张器放置于双平面下,即上方被肌肉覆盖,下方仅由皮下组织覆盖。

联合脱细胞真皮基质(ADM)的胸大肌下双平面

ADM 可用于延伸胸大肌下间隙,在置入的假体下建立"吊床"效应,从而再造美观的下极和乳房下皱襞以及软组织覆盖(图 24.12)[51-56]。ADM 具有的"吊床"(或"吊索")作用,将扩张器固定在合适的位置,尽量降低扩张器的下移风险。此外,扩张器比完全位于肌肉下时受到的限制更小,在永久性乳房假体置入前组织扩张更加迅速。在没有经历放疗的患者,ADM 可以再血管化,并逐渐改造成受体组织[57]。大量的人类 ADM 已供商用。ADM 价格昂贵,当计划实施重建计划时需要考虑其价格。应用 ADM 的另一个缺点是它会促使浆液分泌,术后引流液增多,需要保留引流管,直到引流液少于每天 30mL。

如前所述,手术中胸大肌被提高了。一片 ADM 缝合到腹直肌前鞘筋膜上,覆盖到计划重建的乳房下皱襞。真皮片的面积取决于胸廓直径和选择的真皮片的弹性。常规需要的尺寸从 4cm×12cm 到 6cm×16cm 大小不等。扩张器被

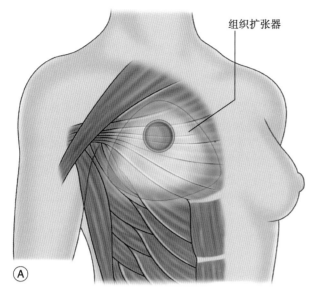

组织扩张器

Ⓐ

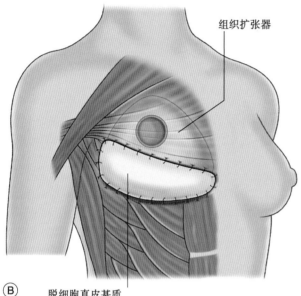

组织扩张器

Ⓑ　脱细胞真皮基质

图 24.12　（A）用于乳房再造的组织扩张器通常放置在胸大肌和前锯肌下的层次。（B）可以将扩张器放置在胸大肌下，此时胸大肌仅覆盖扩张器上半部分，将脱细胞真皮基质缝合在胸大肌下缘和胸壁上，以覆盖扩张器下半部分

置入上方胸大肌和下方 ADM 的下层，然后肌肉和 ADM 上缘缝合，并放置引流管。如果乳房切除手术的创面裂开，移植的真皮片将会外露，对于这类并发症，医生首选的处理方法是积极切除缺血坏死的皮肤并重新闭合创面。

组织扩张的乳房延期再造

与即刻再造一样，在麻醉诱导之前，应于患者坐直位标记乳房下皱襞的位置和基底的范围。一般可以选择三种方法之一在乳房切除术后直接置入扩张器。

组织扩张按照前文描述的总体规划进行，扩张一般在置入手术后的 10~14 天开始，患者每周或每 2 周返回医院进行连续的经皮注射扩张。通常在分体的注射壶用 23G 蝴蝶针头而集成的注射壶用 21G 的针头进行注水。注意不要

过度扩张，避免引起不必要的不适。扩张器应持续注水直到表面覆盖的皮肤及皮下组织变硬。如果患者感到明显不适应，则回抽盐水，直到症状缓解。每一次注水扩张，表面的皮肤都会充血，这一体征一般在扩张完成后就会缓解。当注水量与另一侧的体积对称后，往往会进行超量扩张。如果要重建明显的乳房下皱襞，或有必要进行广泛的乳房复位，则可能需要进行超容量扩张。在更换永久性假体之前，扩张器可能会放置数月甚至数年，这一原则同样适于青少年乳腺发育不良的治疗[13]。

乳房下皱襞的重建会影响乳房下垂和清晰度。通过向内折叠和上提扩张组织并推进下腹部皮瓣可以增加乳房的下垂程度[58,59]。抽出多余的盐水后确定与健侧乳房对称的适合的再造乳房容积，将乳房下皱襞向上或向下移动，使乳房的顶点与健侧在同一水平。标记新的乳房下皱襞位置，以便可以通过期望的乳房下皱襞切口完成重建（图 24.13）。除非需要复位乳房假体位置，纤维包膜可以完整保留。在对称标记的位置，将纤维包膜在同一水平固定于包膜后的胸壁，可以稳定地重建乳房下皱襞。筋膜表面的腹部皮肤向上推进至下皱襞，以闭合胸壁上方的创面（图 24.14）。

胸壁放疗后组织扩张病例

研究表明，前胸壁放疗会影响组织扩张和随后假体置入手术的成功率[60,61]。感染、挤压和多发的创面并发症发生率较高，此外，最终的美学效果会因包膜挛缩而受损。

两组患者可能最好进行自体组织移植，而非组织扩张：①乳房肿瘤切除和放疗术后复发的病例再次行乳房切除术；②乳房切除和放疗术后二次乳房再造。胸壁皮肤和软组织质地优良的患者，即使并发症较高，而且难以达到美学效果，也可以考虑实施组织扩张。

乳癌术后患者胸壁放疗的比例逐渐增加。大量女性曾在乳房切除术后放置扩张器，如今却不得不接受术后放疗。目前，学界尚未就这类患者的管理问题达成共识，所提出的备选方法包括下列各项：

1. 继续扩张直到开始放疗，放疗期及放疗后几个月停止扩张，待放射性皮炎愈合再重新恢复扩张，然后置入永久性假体。

2. 完成扩张并置入永久性假体后再接受放疗。

3. 抽出扩张器的盐水，开始放射治疗，组织开始愈合再进行扩张。

4. 取出组织扩张器并制定放疗后行自体组织再造乳房的手术计划。

尽管存在上述风险，但据报道，如果在放射治疗的同时完成组织扩张，仍有超过 50% 的患者对治疗效果感到满意[61]。对患者关于风险和替代方案的教育至关重要，在接受放疗的乳腺癌患者进行乳房重建前，必须要了解这些不同的选择/策略。

乳房发育不良

组织扩张在先天性和后天性乳房发育不良的重建中起着非常重要的作用。畸形的治疗与乳房不对称的程度、畸形的性质、胸壁软组织的质量以及患者的年龄等因素相关。

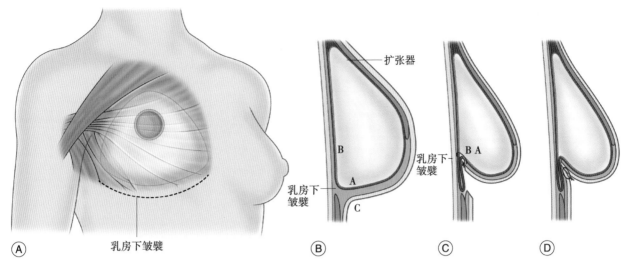

图24.13　通过移动乳房下皱襞来设计乳房下垂程度的技术。(A)扩张器超量扩张,以获得充足的组织。(B)在胸壁上确定新的乳房下皱襞(B点)的位置。(C)通过C点的乳房下皱襞切口,取出扩张器,置换永久假体,皮肤及软组织(A点)向上悬吊并缝合在B点。(D)腹壁自深筋膜潜行分离,向上修复乳房下皱襞的缺损

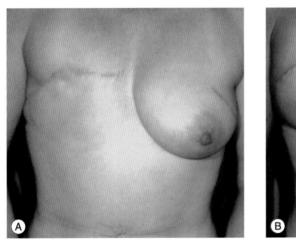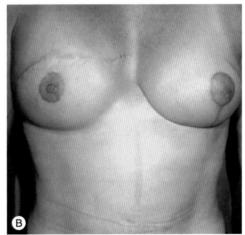

图24.14　(A)保留胸大肌的乳癌改良根治术后患者。(B)扩张器置于胸大肌和前锯肌下,然后逐渐超量扩张。第二步,置入永久假体,并在对侧进行乳房上提手术

单侧乳房发育不全的形态变化从一个小的发育良好的乳房直到乳房完全缺失,这些病例常伴有各种乳头和乳晕发育不全或不发育。相对于健侧乳房,如果乳头乳晕复合体发育不全,它常常位于头侧的位置。

乳房发育不全的程度和特性包括:轻度发育不全,伴有正常的乳头乳晕复合体;中度到重度发育不全;乳房完全不发育。乳头乳晕复合体发育不全可分为正常的、发育不全的、移位的及不发育的。轻度乳房发育不全可以简单通过置入乳房假体来矫正。但伴有乳头、乳晕移位的更严重的乳房发育不全或完全不发育的患者最好通过前文所述的组织扩张器的方法。如果术前检查显示胸肌缺失,则畸形可能与 Poland 综合征相关(见下文)。

组织扩张器通过乳房下或腋下切口进入胸下空间。外科医生可以从许多扩张器中选择:光面或毛面假体、注射壶集成性扩张器和注射壶分体型扩张器。扩张器最初每2周扩张一次。随着扩张器膨胀,覆盖的皮肤放松,向头部移位的乳头乳晕复合体会下降。扩张器充气越慢,乳头乳晕下降得越好。缓慢的扩张也能减少皮肤膨胀纹的形成。扩张器最终被过度扩张到至少比所需要的永久置入物体积大40%。扩张器在最后扩张后放置几个月,以使乳房进一步下垂。

永久性乳房假体在第二次手术置入,选择放置扩张器的原切口,如果需要切开取出扩张器,并剥除纤维包膜。如果不需要切除乳房,可以将包膜囊下部折叠固定于肋骨骨膜上,使乳房下皱襞形态更好。然后选择与健侧对称的永久性乳房假体置入。

用永久性扩张假体重建也是可能的,将这种假体的容量比预期希望的假体容量增加几百毫升。超量扩张后放置几个月,在门诊将超量的盐水抽出,保持与健侧乳房对称。必要时,通过注射壶表面的切口将注射壶与连接导管一并取出。

结节形乳房

组织扩张技术是矫正发育不全的结节形乳房的一种有效技术。选择乳房下皱襞或者乳晕缘切口,将乳房结节从胸肌筋膜下剥离,放射状切开乳腺组织,以扩大乳腺基底部,并将扩张器放置在乳腺下层。组织扩张的方法如前所述。一旦足量扩张完成,取出扩张器,用永久性假体替代。另外,也可以选择永久的扩张器,并超量扩张几百毫升。扩

张完成几个月后,抽出扩张器内超量注射的液体,保持与健侧对称,同时取出注射壶和连接导管。

不成熟乳房

组织扩张器用于矫正青少年乳房不对称,非常有效[62]。青少年是一个社会压力大,以及自我意识到身体正在发育的关键时期,如果不能解决乳房不对称的问题,可能会导致患者的心理问题,这些患者不需要等到完全发育成熟就开始重建。

通过腋窝小切口分离至胸大肌下,放置集成型扩张器或注射壶分体式扩张器在发育不良的乳房胸大肌下层。如果使用的是注射壶分体式扩张器,将注射壶放置在胸壁外侧或低于乳房下皱襞下的上腹部位置。然后,扩张器的扩张应有适当的间隔时间,以保持与发育中的对侧乳房对称。缓慢的扩张可以使乳晕扩大,逐步将乳头乳晕复合体恢复到更加正常的位置。扩张过程中,青少年患者可以正常活动,参与各种体育运动和其他体力活动。

通常在 18~19 岁左右,等到对侧乳房发育成熟,取出扩张器,按照前述的重塑成熟乳房的方法进行重建。

Poland 综合征的矫正

Poland 综合征不仅包括发育不良的乳房,还包括胸廓畸形以及上肢和脊椎的畸形。Poland 综合征表现出统一的胸大肌胸骨头缺乏。进一步的胸壁结构问题包括异常的前肋和肋软骨,肩胛区域的肌肉和背阔肌缺陷。其他表现还包括皮下组织不足,发育不全、不发育或位置不正的乳头乳晕复合体,以及乳腺组织缺失等。

中度畸形表现为乳房发育不全或不发育,通过腋下切口放置扩张器进行矫正。700mL 或更大容量的扩张器需要 3~4 个月的时间进行扩张。然后取出扩张器,替换永久乳房置入假体,如果有足够量的背阔肌组织可以转移覆盖在乳房假体上将获得理想的效果。切取背阔肌向前插入肱骨前,形成腋前皱襞,并将转位的背阔肌立即覆盖开始置入的扩张器表面。一旦扩张完成,取出扩张器,置入永久性乳房假体。

更严重的 Poland 综合征是肋骨畸形引起的胸廓凹陷,需要肋骨截骨复位或者使用坚实的定制硅胶假体置入。腋前褶皱的重建通过覆盖硅胶假体的背阔肌转位插入完成。乳房轮廓重建则需软组织扩张以及扩张完成后永久假体的置入实现。

未发育成熟的女性 Poland 综合征患者,组织扩张器通过小的腋窝切口置入患侧乳房下。为保持美观对称,扩张器应慢速扩张,直到对侧的乳房发育成熟。在替换永久假体置入前 1 个月应超量扩张 200~300mL。如果背阔肌肌肉可用,此时转位覆盖乳房假体(图 24.15)[70]。

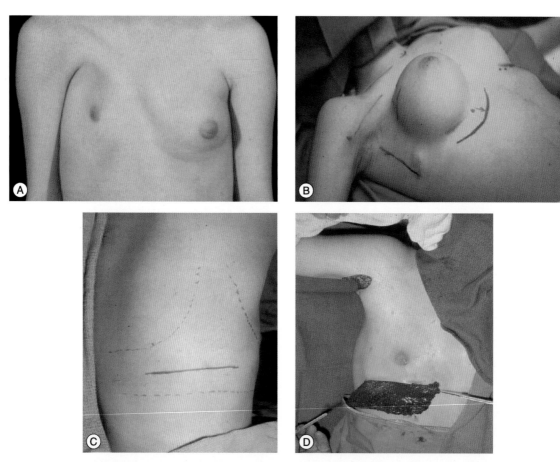

图 24.15　(A)17 岁 Poland 综合征患者,表现为严重的右侧乳房、乳头发育不全和乳头向上移位。(B)她接受一个经皮肤切口,将扩张器置于皮肤和软组织下层,扩张右侧乳房,形成一个软组织囊,同时增加了锁骨和乳头之间的距离。通过背部两个小切口和一个腋下切口以及乳房下皱襞切口切取背阔肌肌瓣进行重建。(C,D)背阔肌通过腋窝至胸部的皮下隧道,平铺在扩张的软组织腔内,固定在胸骨旁区和下方扩张的软组织腔内

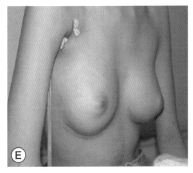
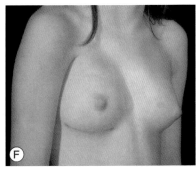
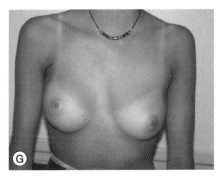

图 24.15(续)　（E）乳房假体置入肌肉下，为乳房重建提供必要的容量。（F）术后 3 年随访，乳房外观出现长期和直接的改善。（G）术后 3 年随访，乳房外观有惊人的变化。（This case courtesy of Julian J. Pribaz MD. Reproduced from Hall Findlay E, Evans G. Aesthetic and Reconstructive Surgery of Breast. Edinburgh：Elsevier Saunders，2010. © Elsevier 2010. ）

躯干扩张

躯干和腹部非常适合各年龄段的组织扩张。因为缺损部位相邻的大面积组织可供扩张，大容量的扩张器能够置入，皮瓣可以快速扩张成形（图 24.16）。躯干扩张时，较大的扩张器可能产生明显的畸形和不适。背部和臀部的扩张特别困难，因为它们会干扰患者的日常生活。幸运的是，在这些部位，应用多个小容量扩张器能够产生足够的组织并完成重建，还可以最大限度减少畸形，加速扩张。

大的假体可以放置在筋膜上层，或者放置在背部或腹部的筋膜与肌肉之间。如果在肌肉下层扩张，背阔肌、胸大肌、腹直肌可以扩张成肌皮瓣。扩张器放置在腹壁与肌肉之间层次可以扩张成超大的肌皮瓣，用于重建腹壁（图 24.17）[63]。

大型畸形，如烧伤、巨大的毛痣，以及其他的先天性畸形，可能需要多个扩张器的接力扩张。这种情况下，扩张器被最大限度地扩张，皮瓣则被最大限度地推进，扩张器仍留在原位，在随后的几周继续扩张。在腹部 2~3 次的接力扩张，即便是儿童也可以良好地耐受。

四肢扩张

四肢的皮肤和软组织能很好地耐受扩张[64]，因此先天性畸形、肿瘤或创伤引起的组织缺损可以通过组织扩张来重建。缺损邻近的组织扩张后形成纤维囊，囊壁光滑有弹性，可以转移至关节和肌腱表面，以减少瘢痕粘连。

在四肢应用多个扩张器的优点是畸形不明显，不影响日常生活，以及扩张更快速。标准的矩形和圆形扩张器通常足够使用。它们最好被放置在缺损的纵轴方向，但是即使扩张器被放置在血管、神经表面，引起功能障碍也不常见。偶尔在下肢上出现一过性的神经麻痹，但罕见发生在肢体上部。如果这样的不适神经麻痹持续发展，应抽出扩张器内的水，然后放慢扩张速度。

在手、足部位通常使用定制的扩张器，手、足背可以很好地扩张，而手掌和足底部扩张非常痛苦，也很困难。通过移植在腹部扩张后切取的全厚皮片可以非常灵活地重建手足部，这些移植物稳定而且是整体化的。合理地保护移植皮片，随着时间的推移，感觉逐渐可以恢复。

大腿很容易扩张，因为皮肤及皮下组织都比较厚：可以使用一个大容量或多个小容量的扩张器，并发症并不常见。然而，膝关节以下的组织扩张风险很大。对于局部切除肿瘤后形成的清洁而且孤立的缺损，邻近组织的扩张要比那些因大范围创伤引起的组织缺损更适合进行扩张。多个小容量扩张器置入会将扩张器损失的风险降到最低，如果蜂窝织炎或扩张器扩张不良发生，应该停止扩张或取出扩张器。

小腿扩张后受伤的风险特别高。对于遭受碾压或脱套

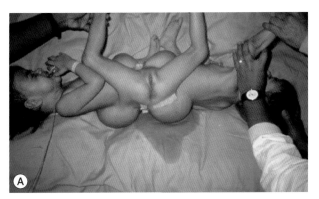
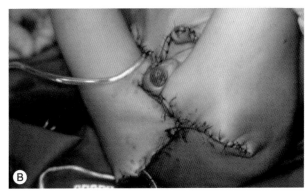

图 24.16　（A）坐骨连体婴儿分离前。第一步，在躯干皮肤辅助扩张。（B）第二步，骨盆通过关闭骨盆环与对侧汇集在扩张的软组织之上，软组织是足够闭合两个婴儿的创面。自从成功的分离术后，两位患儿现已存活超过 10 年

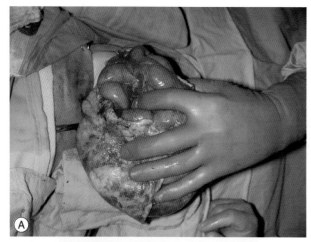
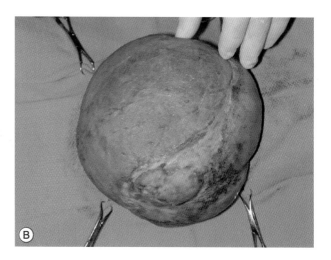
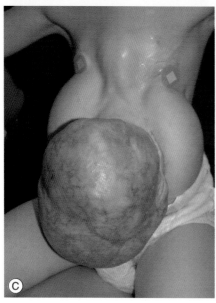
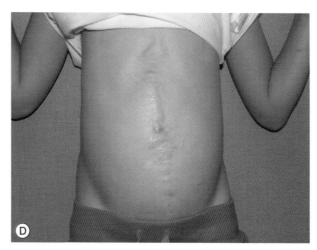

图 24.17   (A)破裂的脐包括肝脏膨出,经过两次尝试未能成功重建。(B)腹腔内容物被脱细胞真皮基质包裹,应用封闭负压吸引装置,培养肉芽组织,当足够的肉芽组织形成,切取断层皮片移植覆盖整个缺损。(C)4 岁时,为了关闭腹腔,扩张器放置在两侧腹直肌下,扩张皮肤和肌肉。(D) 内脏被纳入腹腔,腹直肌向中线拉拢创造一个稳定的腹壁。患者术后 7 年保持平稳,未再手术

伤的重伤患者,最好的治疗方法仍是显微血管吻合和肌皮瓣重建,而不是尝试通过组织扩张达到美学修复。

创面的负压治疗

负压创面治疗(NPWT)使用机械力作用于创面周围的细胞,以刺激新组织发育的诱导,从而有助于创面的闭合[3]。

历史回顾

Fleischmann 于 1995 年描述了真空的力量在创面上的应用[68],他将多孔聚乙烯醇泡沫包裹的吸流管放置在创面上,创面用聚氨酯单布密封,然后将引流管连接到一个 600mmHg 的吸力设备上。1997 年,维克森林大学的 Argenta 和 Morykwas 介绍了他们在真空辅助闭合(VAC)设备方面的经验[3]。他们在 9 年的时间里对 175 个慢性创面、94 个亚急性创面和 31 个急性创面使用 VAC,并结合他们在同一时期的动物研究经验。临床上,负压使敷料海绵向中心塌陷,产生变形,并对创面周缘施加牵引力,使创面逐渐变小。此外,NPWT 可消除创面水肿,似乎能增加循环和减少细菌计数,并显著增加肉芽组织形成的速度[69]。

NPWT 的细胞与分子基础

学界正在积极研究 NPWT 对损伤组织的力学效应及其后续的细胞和分子效应。在细胞水平上,NPWT 能改变创面床基因表达,从而改变细胞因子/趋化因子/生长因子的表达和基质金属蛋白酶(matrix metalloproteinase, MMP)的表达。在人类和动物模型中,抗炎细胞因子(IL-10)和促血管生成生长因子(VEGF、FGF、PDGF)的增加已被 NPWT 的使用证实。以上,结合 MMP 表达的减少,表明 NPWT 可能通

过调节细胞因子到抗炎状态和改变机械感受器和化学感受器介导的信号通路,以血管生成和肉芽组织沉积的细胞外基质重塑,从而促进愈合[18]。

真空辅助闭合（VAC）装置

基本的 VAC 系统由适合创面的网状聚氨酯或聚乙烯（白色泡沫）制成的海绵材料、一个密封的薄膜、吸引管和带收集罐的可调真空泵组成。自引进以来,已有许多技术改进,使这项技术更易于使用。先进的技术包括更小的设备和电池、调节施加在创面上的压力的能力、改进的流体管理能力、可根据创面特性量身定制的不同类型的泡沫,以及设备增加的安全预防措施/泄漏警报[65]。

患者选择

真空辅助闭合装置最初被设计用于治疗慢性创面,如糖尿病溃疡、静脉淤积溃疡和压力性溃疡,以简化这类患者群体或桥梁创面的创面护理,直到阻止创面重建的因素得到解决或改善。如今,这项技术可以安全地应用于所有患者人群和广泛的急性或创伤性软组织损伤,包括软组织受损的创面、污染的创面、血肿和枪伤。

尽管有无数的临床情况下可以使用 VAC,它的使用依然有特殊的禁忌证。当止血不充分时不应使用,因为负压可能会继续从正在流血或渗出的创面中吸取血液。如果存在坏死或脱落的组织,应避免使用 NPWT。一般而言,在应用 NPWT 之前,要对所有不能存活的组织和任何异物进行积极的外科清创术,利用局部肌肉或软组织完成对关键结构（主要血管、脏器、神经）的适当覆盖,然后启动 NPWT。

NPWT 技术

负压创面治疗需要在创面上或创面内放置海绵材料,然后在海绵上铺上密封的薄膜并覆盖周围皮肤,所述的密封薄膜上开有开口,所述吸管以闭塞密封方式固定在暴露的海绵上。吸管与收集罐相连,收集罐与可调真空泵相连。当使用聚氨酯泡沫塑料时,真空泵可以使用 75~125mmHg 的压力维持连续或间歇真空,当使用聚乙烯醇泡沫塑料时,则可用 125~175mmHg 连续真空。泡沫敷料可以每隔 2~3 天安全地更换一次。当泡沫发生变化时,可以使用传统的创面愈合方式,例如脉冲灌洗。已经引入的银浸渍泡沫海绵,为创面有细菌定植的患者提供杀菌海绵。该技术持续使用,直至达到封闭创面的目标,或使用标准技术对创面进行选择性重建。

特殊注意事项

减压筋膜切开术创面

NPWT 可用于减压筋膜切开术后的创面处理。在负压下,水肿的肌肉和软组织被迅速减压,时间为 2~3 天。该技术可以减少筋膜切开术和创面闭合之间的间隔,并可增加初次闭合的可能性,而不是通过皮片移植这种需要每天更换生理盐水敷料的传统的处理筋膜切开术创面的方法。

皮片移植/真皮替代物

真空辅助封闭提供了一种支持植皮或真皮替代物的替代方法[70]。把海绵按创面的形状切开,当空气从海绵中抽出时,坚硬的海绵充当支架,在血管重建过程中维持移植物/替代物的位置。此外,负压治疗有助于新生血管的形成,为全厚皮片移植、真皮替代物移植[71]和几乎没有肉芽的双层骨移植提供了更好的创面。

严重烧伤

Morykwas 在猪模型中显示,NPWT 可以减少烧伤创面的恶化[72]。这可能是由于去除水肿液改善了进入烧伤创面环境的血液流动。这反过来又能最大限度地减少了瘀滞区组织在随后的组织坏死中向凝固区发展。当应用于手部烧伤时,NPWT 能更快地减少手部水肿,改善物理治疗和手部活动能力。

切口 VAC 应用

塌陷的 VAC 海绵不会对新创面或新皮瓣造成创伤。在创面闭合后的最初 24 小时内,创面还没有被密封,VAC 有利于从缝合处的缝合线之间提取浆液。它可以应用在一个新的皮瓣上,而不会损害下方的皮瓣。近年来,NPWT 在切口闭合中的应用越来越多。越来越多的文献表明,使用 3~5 天的切口 VAC 会降低创面愈合并发症的发生率[73,74]。

术后护理

一般而言,在伤口闭合后,扩张器应立即部分扩张。闭合无效腔可以减少血清肿和血肿的形成。它还能使扩张器的壁平滑,将折叠挤压的风险降到最低。注入足够的生理盐水来填充整个解剖空间,而不会对缝合线造成过度的张力。

通常在初次放置后的 1~2 周开始连续的注水扩张,尽管注水扩张的时间表可以根据具体情况和患者的耐受性而个体化。当使用 23 号或更小的针时,扩张囊的密封效果最好。一根 23 号的蝶形静脉注射针尤其有用;它允许患者轻微移动,而不会使针脱出。频繁少量扩张比低频大量扩张更容易被接受,而且从生理上更适合形成足够的覆盖组织。

实际上,大多数扩张器每周扩张一次。有时,可能会有快速扩张计划[41],对于注射壶外置的儿童,2~3 天间隔的小容积扩张是可以接受的。个人的扩张继续进行,直到患者感到不适或上覆的皮肤变白。在扩张的区域,皮瓣血管分布的客观变化必须特别小心地评估。尽管各种设备,如压力传感器和氧张力监测器可以帮助确定适当的扩张,但对患者反应的客观评估通常是适当扩张的可靠指标。持续的扩张直到形成足够的软组织来完成特定的手术目标。

对于乳腺组织扩张而言,为了充分扩张,扩张器而频繁的回访会给患者带来一些不便,因为患者每 7~14 天就要回访一次。这个过程通常会持续 2~3 个月,这取决于最终需要的置入物的大小。当需要放置永久性乳房假体时,过度扩张是有帮助的。乳房扩张器的扩张量通常超过 20%,以便在置入永久性假体后,乳房出现一些下垂。

并发症与处理

初步尝试组织扩张会有较高的并发症发生率,其中包括但不限于扩张过程中刺穿扩张器,以及其他机械原因造成的扩张失败。更多经验的累积大大降低了并发症的发生率,并发症的发生率直接与操作扩张程序的数量和外科医生的个人经验成比例的[66]。大多数并发症对组织扩张影响较小,可以继续完成后续的扩张过程。

扩张失败

尽管扩张器的设计不断改进,但使用过大的针头或由于疏忽而刺穿扩张器将导致扩张失败。为最大化密封注射阀,应该以 90° 角刺入注射壶,如果注射壶出现任何问题,通过放射或超声技术可能有所帮助。

感染

扩张器和任何置入人体的假体一样,有可能发生感染。围手术期细菌进入伤口是早期感染最常见的原因。需要重建的区域应该是稳定的,在手术进行的时候应该没有开放性伤口。易患淋巴水肿的区域,如受伤的下肢,感染率明显更高。大量淋巴引流的区域,如颈部或腹股沟,也倾向于在假体周围积聚淋巴液,更容易感染。这些部位应该用负压引流管引流,直到没有引流液。只要引流管还在,就会使用抗生素。

晚期感染通常由医源性细菌在扩张过程中引入引起。扩张过程应在治疗室无菌条件下进行。聚维酮碘(碘伏定®)用于消毒注射部位。外置注射壶具有较高的定殖率,但由此产生的污染产生的并发症很少。许多感染难以检测,但患者却能很好地耐受[67]。

所有的扩张器表面都可能出现一些红斑,然而,疼痛、发热和全身症状如发热和发冷提示有临床感染。如果感染发生在围手术期或扩张早期,应取出假体并冲洗伤口。手术中止,在愈合后 3~4 个月进行第二次尝试。如果感染发生在扩张过程的后期,可以在冲洗感染腔后移除扩张器,扩张皮瓣也可以被推进修复。当扩张器间隙的革兰氏染色显示有细菌时,不应放置永久置入物。

扩张器外露

扩张器置入后外露可能发生在术后早期,也可能是在长期的扩张过程中发生,治疗方式取决于外露时机。接早期外露通常是术中腔隙剥离不够,或者使用过大容量的扩张器,影响了伤口的愈合。如果术后不久即外露,最好取出扩张器,3~4 个月之后再重新手术。

扩张器后期外露通常是因为扩张过快,快速扩张在临床中仅有极少数病例需要。组织扩张应明智而审慎地进行,以达到最好的美学效果。如果在扩张后期扩张器较小

面积的外露,可在暴露部位应用抗生素软膏,然后继续扩张。在这种情况下,应该用小剂量多频率的方法快速扩张到足够的再生组织。有时用纸袋加固受损的表面皮肤是有帮助的。即使部分扩张器外露,大多数皮瓣仍可以成活。

下肢严重创伤、放疗和烧伤后的组织应用扩张技术更容易发生扩张器外露,应谨慎、合理地应用该技术。

皮瓣受损

组织扩张后皮瓣发生的变化与传统皮瓣延迟后出现的情况相似[29]。扩张皮瓣普遍比没有扩张的皮瓣更容易成活。为了确保皮瓣血运,应该尝试保留一条大的轴型血管包含在皮瓣中。

参考文献

1. McCarthy JG, Schreiber J, Karp N. Lengthening the human mandible by gradual distraction. *Plast Reconstr Surg.* 1992;89:1–8.
2. Ilizarov GA, Soybelman L, Chirkov AM. Some roentgenologic and morphologic data on regeneration of bone tissue in experimental distraction epiphysiolysis. *Ortop Travmatol Protez.* 1970;31:26–30.
3. Argenta LC, Morykwas MJ. Vaccum-assisted closure: a new method for wound control and treatment: clinical experience. *Ann Plast Surg.* 1997;38:563–576.
4. Codvilla A. On the means of lengthening in the lower limbs, the muscle and tissues which are shortened through deformity. *Am J Orthop Surg.* 1905;2:353–357.
5. Matev IB. Thumb reconstruction after amputation at the interphalangeal joint by gradual lengthening of the proximal phalanx. A case report. *Hand.* 1979;11:302–305.
6. Neumann CG. The expansion of an area of skin by the progressive distention of a subcutaneous balloon. *Plast Reconstr Surg.* 1957;19:124–130. *This classic article describes mastoid skin expansion as a first stage in the reconstruction of an amputated ear. It is a landmark case report more than 20 years before tissue expansion became an accepted reconstructive modality.*
7. Radovan C. Breast reconstruction after mastectomy using the temporary expander. *Plast Reconstr Surg.* 1982;69:195–208. *This article is a follow-up to Dr. Radovan's original article on tissue expansion and breast reconstruction and a review of his experience in 68 patients.*
8. Austad ED, Rose GL. A self-inflating tissue expander. *Plast Reconstr Surg.* 1982;70:588–594.
9. Austad ED, Pasyk KA, McClatchey KD. Histomorphologic evaluation of guinea pig skin and soft tissue after controlled tissue expansion. *Plast Reconstr Surg.* 1982;70:704–710.
10. Radovan C. Tissue expansion in soft-tissue reconstruction. *Plast Reconstr Surg.* 1984;74:482–492.
11. Argenta LC, Watanabe MJ, Grabb WC. The use of tissue expansion in head and neck reconstruction. *Ann Plast Surg.* 1983;11:31–37.
12. Manders EK, Schenden MJ, Furrey JA, et al. Soft-tissue expansion: concepts and complications. *Plast Reconstr Surg.* 1984;74:493–507. *This is an article by Dr. Manders, one of the earliest surgeons to review a large series of patients treated with tissue expansion in multiple areas. It is an excellent overview of the technique and a look forward to its use for the next 25 years.*
13. Versaci AD. Reconstruction of a pendulous breast utilizing a tissue expander. *Clin Plast Surg.* 1987;14:499–508.
14. Gibney J. The long-term results of tissue expansion for breast reconstruction. *Clin Plast Surg.* 1987;14:509–518.
15. Takei T, Rivas-Gotz C, Delling CA. Effect of strain on human keratinocytes in vitro. *J Cell Physiol.* 1997;173:64–72.
16. Takei T, Mills I, Arai K, Sumpio BE. Molecular basis for tissue expansion: clinical implications for the surgeon. *Plast Reconstr Surg.* 1998;102:247–258.
17. Osol G. Mechanotransduction by vascular smooth muscle. *J Vasc Res.* 1995;32:275–292.
18. Glass GE, Murphy GF, Esmaeili A, et al. Systematic review of molecular mechanism of action of negative-pressure wound therapy. *Br J Surg.* 2014;101:1627–1636.

19. Pasyk KA, Austad ED, Cherry GW. Intracellular collagen fibers in the capsule around silicone expander in guinea pigs. *J Surg Res.* 1984;36:125–133.

20. Pasyk KA, Argenta LC, Austad ED. Histopathology of human expanded tissue. *Plast Reconstr Surg.* 1987;14:435–445.

21. Brobmann GF, Huber J. Effects of different-shaped tissue expanders on transluminal pressure, oxygen tension, histopathologic changes, and skin expansion in pigs. *Plast Reconstr Surg.* 1985;76:731–736.

22. Johnson PE, Kernahan DA, Bauer BS. Dermal and epidermal response to soft-tissue expansion in the pig. *Plast Reconstr Surg.* 1988;81:390–397.

23. Leong M, Basu CB, Hicks MJ. Further evidence that human acellular dermal matrix decreases inflammatory markers of capsule formation in implant-based breast reconstruction. *Aesthet Surg J.* 2015;35:40–47.

24. Gur E, Hanna W, Andrighetti L, Semple JL. Light and electron microscopic evaluation of the pectoralis major muscle following tissue expansion for breast reconstruction. *Plast Reconstr Surg.* 1998;102:1046–1051.

25. Kim KH, Hong C, Futrell JW. Histomorphologic changes in expanded skeletal muscle in rats. *Plast Reconstr Surg.* 1993;92:710–716.

26. Ricciardelli EJ, Goding GS, Bright DA, Cummings CW. Acute blood flow changes in rapidly expanded and adjacent skin. *Arch Otolaryngol Head Neck Surg.* 1989;115:182–186.

27. Lantieri LA, Martin-Garcia N, Wechsler J, et al. Vascular endothelial growth factor expression in expanded tissue: a possible mechanism of angiogenesis in tissue expansion. *Plast Reconstr Surg.* 1998;101:392–398.

28. Sasaki GH, Pang CY. Pathophysiology of skin flaps raised on expanded pig skin. *Plast Reconstr Surg.* 1984;74:59–67.

29. Cherry GW, Austad E, Pasyk K, et al. Increased survival and vascularity of random pattern skin flaps elevated in controlled, expanded skin. *Plast Reconstr Surg.* 1983;72:680–687.

30. Fischer JP, Nelson JA, Au A, et al. Complications and morbidity following breast reconstruction–a review of 16,063 cases from the 2005–2010 NSQIP datasets. *J Plast Surg Hand Surg.* 2014;48:104–114.

31. Chummun S, Addison P, Stewart KJ. The osmotic tissue expander: a 5-year experience. *J Plast Reconstr Aesthet Surg.* 2011;63:2128–2132. *Inflation through a port is a cumbersome technique requiring multiple office visits for the patient. Since Dr. Austad first reported the self-inflating tissue expander in 1982 there has been little progress. Drs. Chummun, Addison and Stewart present an excellent experience on the modern use of self-inflating expanders.*

32. Bergé SJ, Wiese KG, von Lindern JJ, et al. Tissue expansion using osmotically active hydrogel systems for direct closure of the donor defect of the radial forearm flap. *Plast Reconstr Surg.* 2001;108:1–5, discussion 6–7.

33. Connell AF. Patient-activated controlled expansion for breast reconstruction with controlled carbon dioxide inflation: a feasibility study. *Plast Reconstr Surg.* 2011;128:848–852.

34. Connell TF. Patient-activated controlled expansion for breast reconstruction using controlled carbon dioxide inflation: confirmation of a feasibility study. *Plast Reconstr Surg.* 2014;134:503e–511e.

35. Lozano S, Drucker M. Use of tissue expanders with external ports. *Ann Plast Surg.* 2000;44:14–17.

36. Neale HW, High RM, Billmire DA, et al. Complications of controlled tissue expansion in the pediatric burn patient. *Plast Reconstr Surg.* 1988;82:840–848.

37. Hudson DA, Lazarus D, Silfen R. The use of serial tissue expansion in pediatric plastic surgery. *Ann Plast Surg.* 2000;45:589–593, discussion 593–594.

38. Forte V, Middleton WG, Briant TD. Expansion of myocutaneous flaps. *Arch Otolaryngol.* 1985;111:371–374.

39. Thornton JW, Marks MW, Izenberg PH, Argenta LC. Expanded myocutaneous flaps: their clinical use. *Clin Plast Surg.* 1987;14:529–534.

40. Baumeister S, Follmar KE, Erdmann D, et al. Tissue expansion of free and pedicled flaps after transfer: possibilities and indications. *J Reconstr Microsurg.* 2007;23:63–68.

41. Argenta LC, Marks MW, Pasyk KA. Advances in tissue expansion. *Clin Plast Surg.* 1985;12:159–171.

42. Manders EK, Graham WP 3rd, Schenden MJ, et al. Skin expansion to eliminate large scalp defects. *Ann Plast Surg.* 1984;12:305–312.

43. Argenta LC, Dingman RO. Total reconstruction of aplasia cutis congenita involving scalp, skull, and dura. *Plast Reconstr Surg.* 1986;77:650–653.

44. Adson MH, Anderson RD, Argenta LC. Scalp expansion in the treatment of male pattern baldness. *Plast Reconstr Surg.* 1987;79:906–914.

45. Anderson RD, Argenta LC. Tissue expansion for treatment of alopecia. In: Unger DP, Nordstrom RA, eds. *Hair Transplantation.* 2nd ed. New York: M. Dekker; 1988:519–561.

46. Juri J, Juri C. Temporo-parieto-occipital flap for the treatment of baldness. *Clin Plast Surg.* 1982;9:255–261.

47. Anderson RD. The expanded "BAT" flap for treatment of male pattern baldness. *Ann Plast Surg.* 1993;31:385–391.

48. Tanino R, Miyasaka M. Reconstruction of microtia using tissue expander. *Clin Plast Surg.* 1990;17:339–353.

49. Breuing KH, Warren SM. Immediate bilateral breast reconstruction with implants and inferolateral AlloDerm slings. *Ann Plast Surg.* 2005;55:232–239.

50. Spear SL, Pelletiere CV. Immediate breast reconstruction in two stages using textured, integrated-valve tissue expanders and breast implants. *Plast Reconstr Surg.* 2004;113:2098–2103. *This is an excellent article and follow-up to the 1998 article on immediate breast reconstruction using integrated valve tissue expanders. It presents the refinements and improved aesthetic results now achievable.*

51. Spear SL, Parikh PM, Reisin E, Menon NG. Acellular dermis-assisted breast reconstruction. *Aesthetic Plast Surg.* 2008;32:418–425.

52. Bindingnavele V, Gaon M, Ota KS, et al. Use of acellular cadaveric dermis and tissue expansion in postmastectomy breast reconstruction. *J Plast Reconstr Aesthet Surg.* 2007;60:1214–1218.

53. Nahabedian MY. Does AlloDerm stretch? *Plast Reconstr Surg.* 2007;120:1276–1280.

54. Preminger BA, McCarthy CM, Hu QY, et al. The influence of AlloDerm on expander dynamics and complications in the setting of immediate tissue expander/implant reconstruction: a matched-cohort study. *Ann Plast Surg.* 2008;60:510–513.

55. Nahabedian MY. AlloDerm performance in the setting of prosthetic breast surgery, infection, and irradiation. *Plast Reconstr Surg.* 2009;124:1743–1753.

56. Namnoum JD. Expander/implant reconstruction with AlloDerm: recent experience. *Plast Reconstr Surg.* 2009;124:387–394.

57. Menon NG, Rodriguez ED, Byrnes CK, et al. Revascularization of human acellular dermis in full-thickness abdominal wall reconstruction in the rabbit model. *Ann Plast Surg.* 2003;50:523–527.

58. Pennisi VR. Making a definite inframammary fold under a reconstructed breast. *Plast Reconstr Surg.* 1977;60:523–525.

59. Ryan JJ. A lower thoracic advancement flap in breast reconstruction after mastectomy. *Plast Reconstr Surg.* 1982;70:153–160.

60. Spear SL, Onyewu C. Staged breast reconstruction with saline-filled implants in the irradiated breast: recent trends and therapeutic implications. *Plast Reconstr Surg.* 2000;105:930–942.

61. Cordeiro PG, Pusic AL, Disa JJ, et al. Irradiation after immediate tissue expander/implant breast reconstruction: outcomes, complications, aesthetic results, and satisfaction among 156 patients. *Plast Reconstr Surg.* 2004;113:877–881.

62. Argenta LC, VanderKolk C, Friedman RJ, et al. Refinements in reconstruction of congenital breast deformities. *Plast Reconstr Surg.* 1985;76:73–82.

63. Rohrich RJ, Lowe JB, Hackney FL, et al. An algorithm for abdominal wall reconstruction. *Plast Reconstr Surg.* 2000;105:202–216, quiz 217.

64. Mackinnon SE, Gruss JS. Soft tissue expanders in upper limb surgery. *J Hand Surg Am.* 1985;10:749–754.

65. Argenta LC, Morykwas MJ, Marks MW, et al. Vacuum-assisted closure: state of clinic art. *Plast Reconstr Surg.* 2006;117:127S–142S.

66. Manders EK, Schenden MJ, Furrey JA, et al. Soft-tissue expansion: concepts and complications. *Plast Reconstr Surg.* 1984;74:493–507.

67. Adler N, Dorafshar AH, Bauer BS, et al. Tissue expander infections in pediatric patients: management and outcomes. *Plast Reconstr Surg.* 2009;124:484–489.

68. Fleischmann W, Becker U, Bischoff M, et al. Vacuum sealing: indication, technique, and results. *Eur J Orthop Surg Traumatol.* 1995;5:37–40.

69. Morykwas MJ, Argenta LC, Shelton-Brown EI, et al. Vacuum-assisted closure: a new method for wound control and treatment: animal studies and basic foundation. *Ann Plast Surg.* 1997;38:553–562.

70. Scherer LA, Shiver S, Chang M, et al. The vacuum assisted closure

device: a method of securing skin grafts and improving graft survival. *Arch Surg*. 2002;137:930–933, discussion 3–4.

71. Molnar JA, DeFranzo AJ, Hadaegh A, et al. Acceleration of Integra incorporation in complex tissue defects with subatmospheric pressure. *Plast Reconstr Surg*. 2004;113:1339–1346.

72. Morykwas MJ, David LR, Schneider AM, et al. Use of subatmospheric pressure to prevent progression of partial-thickness burns in a swine model. *J Burn Care Rehabil*. 1999;20:15–21.

73. Stannard JP, Robinson JT, Anderson ER, et al. Negative pressure wound therapy to treat hematomas and surgical incisions following high-energy trauma. *J Trauma*. 2006;60:1301–1306.

74. Grauhan O, Navasardyan A, Hofmann M, et al. Prevention of poststernotomy wound infections in obese patients by negative pressure wound therapy. *J Thorac Cardiovasc Surg*. 2013;145:1387–1392.

第 25 章

放疗的原理

Gabrielle M. Kane and Gurleen Dhami

概要

- 放射治疗(radiation therapy,RT)已成为多种癌症的辅助或主要治疗方案。
- 放射治疗剂量以戈瑞(Gy)为单位。
- 放射治疗的常见副作用是急性期和后期毒性作用。
- 急性期毒副作用通常是暂时和可逆的。
- 后期毒性是持续存在的。
- 放射治疗的主要作用机制是通过辐射破坏细胞 DNA结构。
- 通过使用三维计算机断层(computed tomography,CT)扫描制定放射治疗方案。
- 通过使用调强放射治疗(intensity-modulated radiation therapy,IMRT)和图像引导放射治疗(image-guided radiation therapy,IGRT)进行精准放射治疗。

简介

进行放射治疗(放疗)需要了解一些基础物理学知识。放疗团队需要多学科参与,包括放射肿瘤学家、物理学家、剂量学家和放疗医生等。辐射可以通过不同方式来实施,包括千伏、中高压、兆伏、电子、质子和近距离治疗等。

放疗通过利用电离辐射来治疗恶性肿瘤和一些良性疾病。近 2/3 的癌症患者在其部分或全部治疗周期中接受了放疗。放射肿瘤学作为一门医学学科,其特点在于研究电离辐射在人类癌症的病因、预防和治疗方面的作用。放射肿瘤学是一个多专业团队,包括放射肿瘤学医生、放射治疗师、护士、剂量学和医学物理学,还有营养师、社会工作者和顾问。放射治疗师是提供放疗的技术专家;他们不仅在治疗的技术方面花费大量的时间(治疗的实施、治疗质量的保证和效果的验证),还在整个治疗期间与癌症患者进行交流,对其给予帮助。放射肿瘤医生是肿瘤委员会的重要成员,需要与外科和内科肿瘤医生、放射诊断医生和病理学家一起合作,作出多学科决策。除了团队中直接参与治疗的工作人员,其他医生对于放疗的技术、过程、原理和存在问题等不够了解,甚至不知道其相关风险和毒副作用。本章作为一个入门或修课教材,旨在增进整形外科医生和放射肿瘤学家之间的沟通和理解,使其能够认识到在治疗癌症患者中存在的共性问题。本章首先简要介绍辐射技术、基本模式、医学物理学和放射生物学等方面的基础知识。然后列举了一些实际应用,包括了放疗方案的设计、治疗过程及治疗中存在的问题。最后一部分简述放射相关的毒性综合征。

历史回顾

1895 年 11 月,Wilhelm Conrad von Roentgen 发现了一种新型射线,它是由阴极气体放电管中的电子流产生的,能够穿过不同程度的组织。由于射线的成分未知,因此被称为 X射线。他随后向维尔茨堡协会介绍了射线可穿透机体,并将体内结构成像,从而出现了放射诊断学。次年,在法国,Henri Becquerel 发现由铀制成的荧光材料也会发出恒定的辐射[1]。Marie Curie 和 Pierre Curie 使用电离来测量贝克勒尔射线,并量化对铀的辐射强度。Marie Curie 在 1898 年首次使用"放射性"一词。这对夫妇从沥青铀矿中分离出两种新的放射性元素——钋(以 Marie 的故乡波兰命名)和镭(拉丁语意为射线)。如今,这些先驱者的名字一直被用作放射性的衡量标准[2]。

最早的肿瘤近距离放射治疗操作出现在 1902 年,当时人们使用镭施药器治疗上颚和咽部的肿瘤。几年内,学界进行了关于有效性的临床研究,镭管被直接插入肿瘤,到 20世纪 20 年代,镭已成为肿瘤学的标准治疗[3]以及许多良性疾病的治疗方法。1903 年,学界首次描述了使用伦琴射线来缓解晚期癌症[4]，这是首次出现放射治疗。

直到 20 世纪 50 年代，大多数放射机都与诊断放射机非常相似，并且产生的 X 射线，电压高达 300kV。浅表治疗（50~150kV）可以治疗到 5mm 的深度，亦可治疗浅表皮肤癌。正电压（或深度）治疗（150~500kV）提供了更大的穿透力，最深可达到皮下 3cm，治疗效果均在皮肤层面。在这个能量范围内，辐射和物质之间的相互作用很大程度上取决于衰减材料的原子序数（Z）——换言之，在这个被称为光电效应的过程中，具有高 Z 值的组织（如骨骼）会衰减更多的辐射；脂肪和软组织（低 Z 值）衰减较少；而空气（例如在肺部）则几乎没有，从而产生诊断成像所需的对比度。然而，这种较高的骨骼吸收剂量会导致更多来自放射性骨坏死（osteoradionecrosis，ORN）的问题。

1951 年在加拿大开发的钴 60 装置为世界带来了兆电压（megavoltage，MV）放射治疗的新时代，允许更大的组织穿透，并且直到 0.5cm 深度才达到最大剂量，从而产生更好的皮肤保护和改善剂量均匀性。从那时起，计算机控制的兆伏直线加速器得到了开发，提供了越来越高的穿透性和保护皮肤，并迅速积累了用于验证、提供和记录越来越精确的 RT 的技术。

放疗技术

放疗对于技术的依赖程度很高。虽然放疗的主要设备逐渐被新的技术取代，但部分设备仍在高效运转。例如，千伏放疗可以有效地用于非常表浅部位的治疗。它能在皮肤上提供 100% 的处方剂量，在皮肤下迅速脱落，并且有紧绷的半影（光束的边缘）。在 50~150kV 范围内，穿透只能提供 5mm 深度的有效覆盖；正电压疗法（150~500kV）提供了更好的穿透，但不能治疗超过 3cm 以下的皮肤。在千伏能量下，皮肤剂量成为速率限制步骤。在能量的正电压范围内，辐射与物质之间的相互作用强烈依赖于衰减材料的原子序数（Z）。对于光电效应，高原子序数 Z 组织（如骨骼）比低原子序数 Z 组织（如脂肪和肺）衰减更多的辐射，产生诊断成像所需的对比。然而，这种较高的骨吸收剂量导致了更多由骨放射性坏死（ORN）引发的问题。

MV 放疗可以更大程度地穿透组织，从而更好地保护皮肤和提高剂量均匀性。它不受吸收介质原子序数的影响，因为康普顿散射在这个能量范围内占主导地位。

钴单元提供 MV 辐射，并有一个 ^{60}Co 源，产生平均兆伏特能量 1.25MV 的伽马（γ）射线。^{60}Co 的半衰期为 5.26 年，由于这种衰变和随后的产量下降，需要每隔几年更换源。最大剂量（D_{max}）只有在皮肤表面以外 0.5cm 处才能达到，而光束和电离粒子的内在散射意味着光束边缘的半影或剂量衰减不是很紧密。尽管如此，钴仍然是一种普遍和重要的外束放疗方式，因为它仍然为许多低收入和中等收入国家提供了一种极好的低维护、可靠、安全和有效的替代方法。

光子是最常用的放疗方式。光子由直线加速器（linear accelerator，linac）产生，直线加速器利用高频电磁波通过加速

器管和束流传输系统将电子加速到一个非常高的能量。当加速的电子击中高原子序数 Z 点时，就会产生 MV 的 X 射线束，其边缘更尖锐，可以穿透深层组织。直线加速器产生的典型光子能量为 4、6、10 和 18MV，导致最大深度剂量增加。

粒子治疗

电子是最常用的粒子疗法。它们也可以由直线加速器通过去除束流路径中的目标来产生电子束。大多数直线加速器可以产生 4~17MeV 的电子能量。它们将能量沉积在表面，在体内较深处保留结构，形成相当陡峭的剂量分布曲线。电子比光子产生更多的侧散射，并且有更宽的半影。它们通常用于治疗皮肤癌、增加乳腺肿瘤空洞以及术中放疗。它们也被用于保护敏感器官，否则器官可能达到最大耐受，例如，在治疗后颈淋巴结时保护脊髓。

许多新的质子设备在全美开放；它们的建造和维护既昂贵又麻烦，需要一个回旋加速器或同步加速器来加速质子，而质子的质量几乎是电子的 2 000 倍。质子具有与光子相似的生物活性；它们的优点是其剂量分布有一种独特的形状，在接近其明确定义范围的终点时，它们的稳定剂量沉积较低，这时剂量达到峰值，然后后急剧下降到接近零。这就是布拉格峰现象，它允许非常精确的剂量分布，保护关键结构和剂量增强。通过结合不同的光束能量，一个分散的布拉格峰（spread-out Bragg peak，SOBP）被创造出来，它能够将目标完全包含到指定的剂量。质子是治疗颅底结构（如斜坡）的理想选择，尤其是治疗脊索瘤，因为所需的剂量远远超过敏感视交叉的耐受范围和该区域的其他敏感结构，否则会导致严重的毒性，或对脊髓肿瘤，如室管膜瘤（图 25.1）。质子治疗的另一个应用是用于小儿肿瘤（如髓母细胞瘤）的颅脊照射，因为与常规光子治疗相比，质子剂量分布显著减少了前结构（肾脏、肠道、肺）的出口剂量（图 25.2）。质子束放疗是有用的再照射，因为它往往可以减少已经暴露在先前辐射中的关键结构的剂量。质子束放疗也被用于治疗前列腺癌，能以最小的肠和膀胱毒性实现高功效[5]，但需要长期数据来比较晚毒性利率与光子束放疗，然

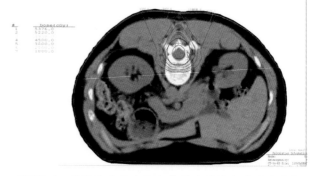

图 25.1　脊髓黏液乳头状室管膜瘤的轴向质子治疗计划，保留骨髓和前部器官。（*Courtesy，Jason K. Rockhill MD PhD.*）

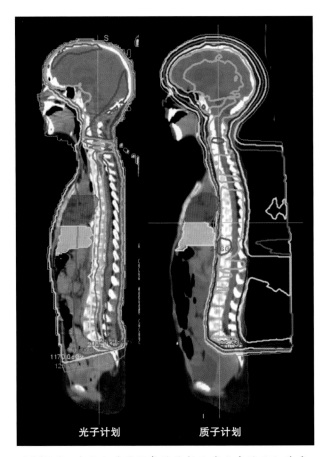

图 25.2　光子和质子颅脊髓放射治疗儿童髓母细胞瘤方案的比较。两种技术均使用单个后束，但质子计划的出口剂量显著减少。(*Courtesy，Ralph Ermoian MD.*)

而，组织异质性的变化可以影响粒子停止和正电子的布拉格峰，导致一些计量的不确定性。目前，有几个正在进行的随机试验正在评估质子和光子在存活率、毒性和生活质量方面的作用。一些目前正在积累数据的试验包括 RTOG 1308 治疗不可手术的非小细胞肺癌和 NRG-BN001 治疗胶质母细胞瘤。

中子放疗首先在 20 世纪 30 年代被用于癌症治疗，具有提供高线性能量转移的优势，其属性允许其沿路径传递比光子能量高 20~100 倍的能量。因此，中子放疗能在生物学上更有效地治疗抗放射性肿瘤，如肉瘤和唾腺肿瘤[1]。它们的使用需要谨慎平衡风险和益处，因为他们可能导致更严重的晚期毒性[6]。

碳、氖和较重的离子有希望将中子的放射生物学优势与质子的剂量分布和布拉格峰结合起来，但它们只在特定机构可用。

近距离放疗

近距离放疗(brachytherapy)是一种使用密封的放射源在目标附近或目标内进行放疗的方法。这种辐射主要有 3 种传递方式：①涂抹器可用于将剂量传递到薄肿瘤表面，例如用于治疗眼黑色素瘤的眼斑；②腔内密封源插入的空腔器官，例如，在治疗宫颈癌时，使用组合(串联)装置组成的圆柱杆通过宫颈口、宫颈进入子宫，有两个卵形体放置在横向上的穹窿；③间质，当源直接植入肿瘤或术后床，如肉瘤的术后治疗，或放射性金种子直接植入器官，如治疗早期前列腺癌。近距离放疗通常与外束联合使用，通常在复发风险最大的部位增加总剂量到一个较小的体积，例如，在宫颈癌术后治疗中。

在 Marie Curie 和其他人所做的工作之后，镭针最初被使用，直到人们意识到辐射防护的重要性。在现代，人们使用人工制造的放射性核素，最常见的是从铯(137Cs)、铱(192Ir)、碘(131I)、钯(103Pd)和金(198Au)中提取的核素。这些放射性核素的活度仍然是相对于镭的活度来计算的。为了保护保健专业人员和患者，使用137Cs 和192Ir 等高能源的过程已经发生了很大的变化，最显著的是使用了后加载。插入空钢瓶(用于腔内)或导管和套管(用于间质近距离治疗)，并装载惰性金属假源，在放射成像上可见；这样做是为了验证位置和计算剂量分布。患者在隔离的房间里接受治疗，可以住院治疗几天，也可以在门诊近距离放疗室接受较短的高剂量率治疗。放射源装在一个有屏蔽的保险柜内，装在一个远程控制的后装装置内，它看起来非常像一个小型加热炉。在最终确认定位后，将敷药器、导管、钢瓶或套管与后加载单元连接。在所有人员离开房间后，这些看起来像小珠子的活动源，通过一个加压系统远程加载。该股的计划是控制源的位置和源在任何位置的持续时间，以便在三维剂量分布上均匀地达到规定的剂量。可暂停单元，活动源暂时缩回后加载单元内的保险箱内，使人员进入房间提供护理成为可能。低能放射性核素131I、103Pd 和198Au 对放射防护没有同样的影响，因此被用作种子形式的永久植入物，最常用于前列腺癌。

物理学

对放射技术和剂量学的解释需要对物理学有基本的了解。直线加速器产生的光子是高能量的 X 射线，里面没有任何带电粒子。当一束光子进入人体时，它通过康普顿过程来沉积能量。这意味着它通过与原子松散束缚的外层电子碰撞与组织相互作用(图 25.3)。光子继续沿着它的路径

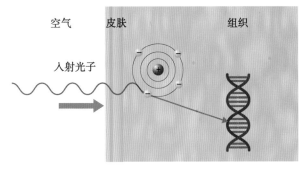

图 25.3　入射光子将一个电子从外环上击落，并在电子能量被吸收之前将其沿路径散射一段距离

前进,但电子像台球一样被撞飞,其角度取决于它被撞飞的速度和角度。电子传播(散射)的距离与它被击中时的能量成正比,这意味着在电子被沉积、剂量被吸收到组织之前,较高的光子能量比较低的能量更能推动电子向前移动。这会引发下游自由基相互作用,从而导致 DNA 单链或双链断裂或其他损伤,包括碱基对和蛋白质交联的损伤。双链断裂导致的染色体畸变意味着癌细胞在其生命周期结束时无法修复或复制,从而导致细胞死亡的主要原因。

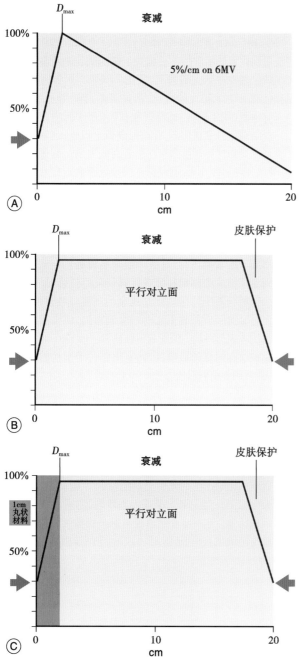

图 25.4 (A)6MV 光子的深度剂量分布:只有大约 30% 的剂量被皮肤表面吸收;最大剂量(100%)在 1.5cm 深度被吸收,然后每厘米衰减不到 5%。(B)当两个光束相对时,可以添加深度剂量,从而在目标体积上实现均匀分布。(C)如果在皮肤表面需要更高的剂量,则在皮肤上放置一种丸状材料

如果所有这些沉积的电子能量相加,则可以绘制显示吸收剂量和深度的分布曲线(图 25.4)。曲线显示,皮肤吸收剂量小于 40%,100%(或 D_{max})发生一段距离到皮肤,深度与光子的能量光束一致。最常用的能量是 6MV, D_{max} 超过皮肤 1.5cm。然后剂量以略低于 5%/cm 的稳定速率下降,即 50% 的剂量已经在体内约 11cm 的地方沉积。如果肿瘤位于中心位置,则意味着有太多剂量梯度将其穿过。为了克服目标体积内的这种异质性,第二束可以从相反的一侧进入物体(假设直径为 20cm),再次在 1.5cm 处沉积其最大能量,然后以 <5%/cm 的速率衰减。从每一侧添加能量沉积,在目标体积上实现均匀分布(图 25.4B),并且皮肤不接受治疗剂量,除非使用最大剂量(图 25.4C)。增加左右侧束(四场箱技术)将使目标体积分布更加均匀,而且由于入口和出口剂量在四束之间共享,进一步减少皮肤剂量。这是使用多个场或光束从不同角度聚焦(这是一个误导性的术语,因为光束不会像光线通过透镜聚焦在一个点上)并将最大剂量注入目标的基础。

在传统的放射实验中,大多数光束以均匀的强度穿过磁场。Beam-modifying 设备配件,如屏蔽块、楔形装置和补偿器,这是放置在机器的不同吸收剂量成正比的厚度的设备(例如,通过较厚部位吸收更多剂量,并通过较薄部位吸收更少能量),以提高目标内的剂量均匀性。在现代直线加速器中,阻塞由多叶准直器(multileaf cllimator, MLC)系统完成,多叶准直器是在直线加速器头部的窄金属带,其作用就像小块。它们的形状可以编程来屏蔽(图 25.5)。三维适形治疗使用多个光束进行塑造,这样可以排除大量的正常组织。

多叶准直器也可以编程动态移动的光束,这样可以在每个位置调整时间,允许一个变量通过每片叶子的剂量,非常精确地弥补了不规则形状,可以控制剂量体积内指定的目标。这是调强放疗(IMRT)的基础,其中包括为单个或多

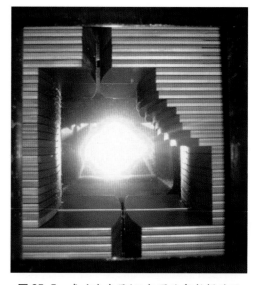

图 25.5 多叶准直器(从机器头部拍摄的照片)用于提供静态屏蔽,或者当动态编程时,用于强度调制放射治疗的不同剂量吸收

个目标体积确定剂量,并约束需要保护,免受辐射影响的正常器官,然后使用一个复杂的放疗规划程序,该程序通过逆向计划系统调节跨多个单梁或弧与动态多叶准直器的强度。这允许创建一个非常适形的平面,甚至可以有凸和凹的形状,以避开关键结构,例如,以一种传统梁无法实现的方式避开脊髓(图 25.6)。也可以"绘制剂量",使不同的区域在同一时间接受不同的剂量,也可以减小体积,适应肿瘤的缩小。利用 CT 扫描原理,逐层传送调强光束,也能得到类似的结果。与此系统相比,IMRT 的一个优点在于它是在普通直线加速器上,而不是专用机器上传送。

图像制导是实现高精度放疗传送(image-guidance RT,IGRT)的关键。电子射野成像(在放疗机上拍摄的数字 MV 或 KV X 射线)可以获得目标的正交视图(例如前、侧束)以及束眼视图图像。当有可识别和稳定的标志时,(如骨骼解剖的某些部分),这种功能就会增强。然而,当目标是可移动时,则基准标志物(如放置在前列腺内或沿宫颈口进行近距离治疗的金种子)可以作为目标位置的替代。锥形束 CT(cone beam CT,CBCT)使用 KV 三维成像来验证 IGRT 在治疗床上的定位。

立体定向技术(如放射外科)对脑组织等结构的小病变进行低分次的放疗。基于直线加速器的治疗过程包括使用多个非常小的光束覆盖一个小目标(2~5cm)到一个大剂量的放疗,在几个甚至只是一个分次提供治疗的等效剂量。它主要用于中枢神经系统肿瘤,包括良性疾病,如动静脉畸形或神经鞘瘤,使头部固定在一个框架内。伽马刀使用 60Co 源于类似的原理。随着 IGRT 的出现,这一原理现在被应用于立体定向体放疗(stereotactic body RT,SBRT),用于身体其他部位,如肺、肝和椎旁肿瘤。大剂量(如 10~18Gy)根据肿瘤大小和位置的不同,剂量更高,每周给予 2~3 次,比传统的分次消融剂量更少,但精度更高,潜在的毒性更小。即使是体弱多病的患者也能很好地忍受。

术中放疗(Intraoperative RT,IORT)用于治疗小面积(3~10cm)肿瘤切除后同一天立即复发的高风险区域,如腹膜后肉瘤。IORT 的一个优点在于,关键的结构(如肠道)可以被物理移出光线通路。放射肿瘤学家将电子应用器(也称为锥状细胞)放置在伤口内,以覆盖肿瘤外科医生已经定位的显微镜残留疾病的风险组织(图 25.7)。在对中机头之前,先稳定锥体位置并验证锥体位置。医学物理学家计算和确认发送。然后人员离开房间,光束被打开,剂量在 2 分钟内被传递。取出椎体,外科医生进行缝合。

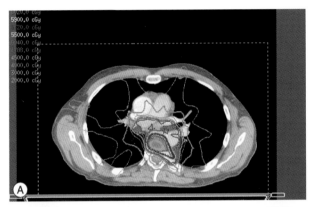

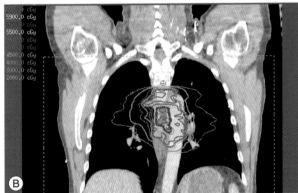

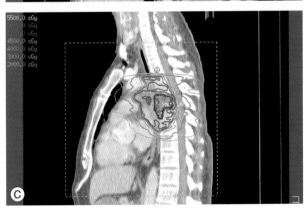

图 25.6　(A)累及纵隔延伸到胸椎体的肉瘤的轴向调强放射治疗计划。该技术允许将自由基剂量(66Gy)输送到目标体积,但将脐带剂量限制在 52Gy 的安全剂量。(B,C)冠状和矢状分布

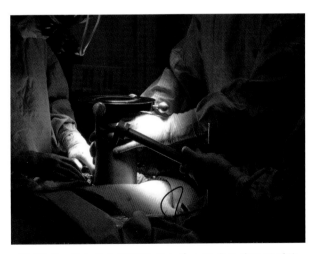

图 25.7　术中放疗(IORT)将大单次 X 线治疗输送到腹膜后的手术床。该图显示了锥体或电子施加器(金属圆柱体)被定位在目标体积上之后。现在将在人员离开房间并交付 X 线治疗之前将其固定到位、验证位置、计算监测单元和剂量率。设置大约需要 15~20 分钟,但治疗只需 2~3 分钟。(Courtesy,Edward Y Kim MD.)

放射生物学

辐射损伤可以从两个方面来看待,一是辐射对肿瘤细胞的影响,二是辐射对正常细胞的毒性。治疗比例是肿瘤控制和正常组织并发症之间的剂量反应关系,有助于平衡这两个角度。在理想情况下,代表肿瘤反应和正常组织并发症的曲线可以很好地分开(图 25.8A)。通常情况下,它们是如此接近,以至于不可能在不引起有害并发症的情况下达到足够大的剂量来根除肿瘤(图 25.8B)。通常在临床实践中存在一定程度的妥协,传统上,考虑到这种情况的特

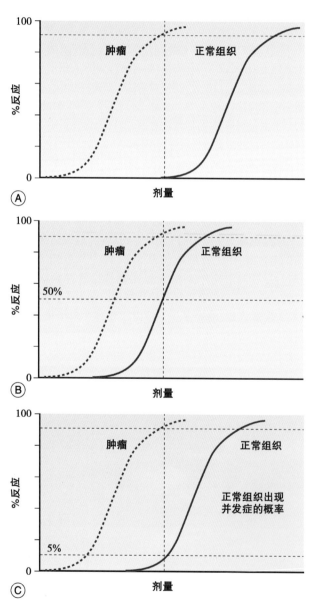

图 25.8 治疗比率曲线。(A)理想情况下,在引起任何组织反应之前,肿瘤反应几乎是完全的。(B)更常见的是,实现充分肿瘤反应所需的剂量也会导致正常组织反应的高风险无法接受。(C)可接受的权衡是允许足够的肿瘤控制和低于 5% 的正常组织并发症(normal tissue complication,NTC)概率

定风险,正常组织并发症的风险小于 5% 是可以接受的(图 25.8C)。

辐射毒性在正常细胞有丝分裂时表达。急性毒性发生在治疗过程中或不久之后。它与总剂量、辐照体积大小和放射增敏药物(如化疗)有关。它发生在周转迅速的细胞中,如口腔黏膜或皮肤上皮,细胞分裂是维持功能所必需的。即使这些细胞可能在开始分次治疗的几天内受到影响,但它们的损害至少在两周内不会变得明显,因为祖细胞的转换速度不那么快。相关例子包括皮肤红斑和脱屑,口腔黏膜炎和食管炎。一旦放疗完成,即使是非常快的反应也能迅速愈合(图 25.9 和图 25.10)。急性毒性是可逆的,无法预测永久性损害。但有继发性损伤的情况除外,即由于高剂量导致基底膜破坏和干细胞完全耗尽,通常还有化疗、感染或创伤等附加因素导致的持续性损伤。这可以在皮肤、膀胱或胃肠道的慢性溃疡中发现。治疗结束后 6 周至6 个月发生迟发性急性毒性;它也是可逆的。与急性毒性一样,它与剂量、体积和药物有关。例如放射性肺炎和 Lhermitte 综合征(一种脊髓短暂脱髓鞘综合征,不能预测随后的放射性脊髓炎)。

晚期毒性发生在治疗完成后 6 个月或更晚。它表示实质细胞生命周期结束时表现出的损伤,这些细胞更新缓慢,相对无法从干细胞中再生。它发生在对细胞更替依赖性较小的器官,具有增殖和功能细胞群,主要是结缔组织和神经组织。相关例子包括血管内皮细胞、成骨细胞和软骨细胞。这些损伤以纤维化为特征,通常持续多年,且不可逆转,因此后果严重。必须将这些风险纳入剂量限制因素。它们与分次多少和所使用的辐射类型密切相关(图 25.11)。

量化永久性组织损伤风险的一种方法是 TD5/5 的概念,这是以标准分次多少给出的总剂量,在 5 年后对指定器官造成 5% 的损伤风险[7]。这些数据已经更新,以反映现代适形治疗[8],并提供了一个基于汇集数据的工作模型,在治疗计划过程中限制对危及器官的剂量,以及指导知情同意。电离辐射通过直接或间接破坏 DNA 来杀死细胞。直接作用会破坏 DNA,并导致致命的双链断裂。间接电离辐射,包括光子和中子,可以通过产生带电粒子破坏 DNA 而造成损害,但损害通常是通过释放活性氧的间接作用造成的。细胞死亡有几种形式。致命的染色体损伤可导致细胞死亡或生殖能力丧失。凋亡是一种与肿瘤抑制基因 p53 激活相关的程序性细胞死亡,且快速,不引起炎症反应。虽然在许多不同的组织中都有描述,但只有某些肿瘤(如造血细胞)主要经历凋亡死亡。辐射导致细胞死亡的最常见机制是有丝分裂死亡,即细胞因染色体受损而无法分裂。辐射后的另一个细胞反应是衰老,细胞存活并继续工作,但失去了繁殖和增殖的能力。

所有有序的组织都会对损伤进行修复。辐射损伤会促使身体做出类似于其他创伤(如手术)的反应。然而,有 3个重要的区别。第一,放疗在分次治疗过程中会造成重复性的每日损伤。第二,组织内自由基的释放所造成的损伤影响到被辐射组织体积内的所有细胞和细胞外成分。第三,辐射会对 DNA 造成损害。

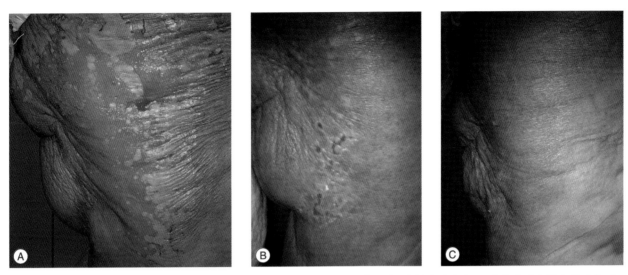

图25.9 急性皮肤反应可能很严重,这取决于多种因素,包括体积和总剂量。(A)患有大(28cm)肉瘤的女性大腿后部的临床照片,术后放疗总剂量为66Gy。该患者有超过109kg的主动减肥史,并且有明显的皮肤赘余,导致多处褶皱,加剧了其急性反应。(B)经过仅仅7天的保守治疗,并应用盐水浸泡后迅速改善。白色斑块是新皮肤的健康岛屿。(C)X线治疗完成后14天

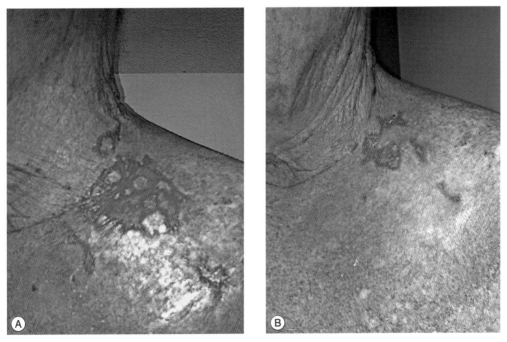

图25.10 颈部急性皮肤反应。(A)完成剂量为70Gy时颈部底部的急性皮肤反应,(B)1周后,再次显示快速恢复和皮肤岛。颈部底部的这种反应相当典型,是表面倾斜和肩部狭窄的结果

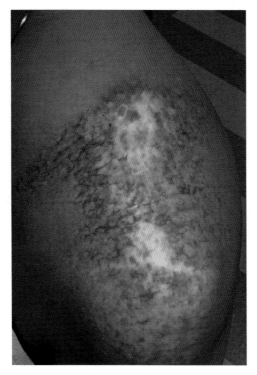

图 25.11　22 年前从肩部切除一个大的突起状皮肤纤维肉瘤（dermatofibrosarcoma protuberan, DFSP）肿瘤后，由于快中子治疗导致的严重晚期皮肤反应。它表现出特征性的毛细血管扩张、色素减退、皮下纤维化以及轻微皮肤擦伤的内侧愈合延迟

辐射损伤引起的信号转导通路是由共济失调毛细血管扩张症突变（ataxia telangiectasia mutated, ATM）基因介导的，以激发 DNA 修复和调节细胞周期检查点，给细胞额外的时间来修复。细胞因子的级联反应是一种即时反应，可能导致放射敏化和保护[9]。白细胞介素 1 和 6 以及肿瘤坏死因子-α 引起炎症反应和凝血作用。转化生长因子-β（TGF-β）是研究最广泛的辐射诱导细胞因子之一，具有多种作用[10]。它引起成纤维细胞分化，并刺激胶原蛋白的产生。它参与细胞外基质分子的合成和调控。辐射后，细胞外基质在定量和定性上都发生了改变，降解过程发生改变，胶原合成增加。TGF-β 还能下调内皮细胞内的血栓调节蛋白活性，导致血小板聚集，并从血小板释放更多的 TGF-β，从而形成 TGF-β 的自我永续生成，从而导致辐射损伤的慢性。然而，主要是 TGF-β 驱动的肌成纤维细胞的持续活性导致了辐射的纤维化反应。纤维化不是终点，而是成纤维细胞活性的动态过程。在创伤性创伤中，重塑需要数年的时间，但是这种重塑的能力在受到辐射的组织中消失了，取而代之的是自我永续的反应性纤维化。因此，受到辐射的皮肤和软组织容易受到极小的创伤，这就给手术治疗带来了问题。辐射导致伤口延迟愈合，由于对微血管系统的损伤和细胞成分的减少，伤口破裂强度降低[11]。这些问题与总剂量、每分次的剂量、手术时间和手术范围有关。对受辐射皮肤进行手术的最佳时间是急性反应消退和过度纤维化发生之前提供的窗口，一般是在 X 线治疗（X-ray therapy, XRT）完成后 3~10 周。

应用

放疗的计划与过程

放疗的准备或计划开始于治疗意图的决定——治愈、姑息或优化局部控制（复杂姑息）——以及可能的剂量处方。在获得知情同意后，对患者进行模拟治疗。模拟指的是放射肿瘤学家按照手术日的情况进行操作，使其得以抽出专门的时间精确地绘制出治疗区域。二维透视规划如今已经大部分被三维的方法所取代，使用具有诊断质量的 CT 扫描和对比剂（必要时静脉注射和口腔）。扫描仪配备了一个平的（而不是凹的）沙发，并且孔通常是超宽的，以适应建议的治疗位置，如手臂在头上，或腿分开成蛙腿的位置。为了实现可重复的位置，人们制造了固定装置。器械的类型很大程度上取决于治疗部位。为了治疗头部和颈部区域，一种网状丙烯酸面罩，类似于需要压迫治疗的烧伤患者所戴的口罩类型，与患者的面部和头部完全吻合，并有眼睛、鼻孔和嘴巴开口（图 25.12）。这不仅允许可重复的定位，而且也避免了在可见区域文身或其他皮肤标记的需要。四肢使用相同材料的铸件进行固定，而身体则使用真空夹板和真空袋进行固定。上述所有设备都是参照沙发位置。一旦确定了位置固定和参照后，患者会进行 CT 扫描然后返家。这些图片会被导入放疗计划系统。

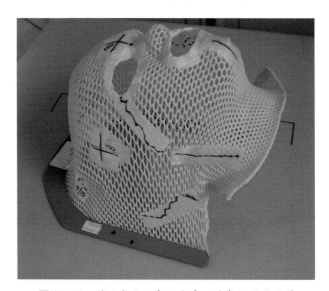

图 25.12　将头部和颈部固定在可重复位置的面罩

使用最初的诊断扫描，通常将它们与计划的 CT 融合，放射肿瘤学家开始在每个 CT 切片上描绘所有相关结构，就像它在工作站上显示的那样。任何可见肿瘤均可被勾画为一个或几个肿瘤总体积（gross tumor volume, GTV）。然后这些被一个或多个临床目标体积（clinical target volume, CTV）所包围，其中包括放射肿瘤学家认为含有肿瘤细胞的高风险的正常组织。定义该体积，并决定其剂量，需要对风险和益处进行判断，这是放射肿瘤学科的核心。根据肿瘤负荷的可能性，有可能有几个需要不同剂量的 CTV。然后

CTV 被扩展成一个规划目标体积（planning target volume，PTV），它可以解释肿瘤或器官的测量运动，如解释肺肿块随呼吸运动，以及其他计算出的变化。

下一步是识别和轮廓所有危险器官（organ at risk，OAR），即对辐射敏感的正常组织包括肾脏、脊髓和股骨头。每个敏感结构都有剂量限制。结果是患者、肿瘤和危险器官的三维数字表现。与剂量学家合作，通过一系列协议放置多个光束来决定治疗技术，以确定最佳的光束安排，以均匀地覆盖目标体积到规定的剂量，同时保留关键结构。剂量体积直方图计算浆的约束条件，例如，在胸部，V_{20} 指的是无癌肺（即无 CTV）接受 20Gy 的百分比；如果这一比例高于 35%，就有很强的预测力，可以预测放射性肺炎的发生。这方面的放疗计划，而不仅仅是把患者放在 CT 床上，是模拟过程的核心。

放疗计划一旦设计好，就由一名物理学家进行质量保证检查，以确保该计划在治疗装置上技术上是可行的，而且不需要进一步修改光束。患者返回进行计划的演练，并对设置进行验证。在治疗过程中，患者被重新安置在治疗机上的固定装置中，并使用光束检查几何参数。验证包括比较门静脉成像和模拟的数字重建 X 线片（digitally reconstructed radiograph，DRR），以确保场的等心、场的形状和屏蔽与计划一致。如果所有参数设置正确，患者将被文身，以便在后续的访问中准确放置在机器上。如果有任何问题，在患者第二天返回开始实际治疗之前就会进行调整。使用锥形束 CT 进行进一步验证，必要时进行调整或换班，通常每天重复。因此，图像引导放疗（IGRT）验证了高度适形方案的交付不仅准确，而且精确。

临床应用

放射单位

吸收辐射剂量的单位为戈瑞（Gy），对应于每千克组织 1 焦耳的能量。1Gy 等于 100cGy。根据 SI 约定，以人名命名的 SI 单位在使用全称时小写，但是使用缩写时大写。灰色的代替旧单位 rad。1rad 相当于 1cGy。

治疗意向与剂量

剂量取决于治疗意向。放疗可以作为主要的治疗方式，也可以与手术和化疗相结合。治疗目的是治愈时，激进的剂量，如对早期前列腺癌的 66Gy（和晚期的 70Gy）、对喉癌的 80Gy，按标准分次剂量传递，剂量为每日分次 1.8~2.0Gy，每周 5 天，持续 7 周以上。通常，最大剂量应用于已知的肿瘤，但较低剂量（45~50cGy）用于治疗可能发生显微疾病的组织，例如软组织肉瘤周围的瘤周水肿。然而，当切缘组织学上呈阳性时，需要更高的剂量，如 70Gy，并且环境不再是辅助治疗。

非治愈性的治疗可用于缓和症状（如疼痛或出血），治疗计划分次更少，总剂量更小，但单次剂量更大。一个常见的姑息治疗过程是 20Gy，分 5 次进行，每次 4Gy。然而，当患者已知有转移性疾病，但原发部位的肿瘤体积大或侵袭性

强，很快就会出现症状并影响生活质量时，也有无法治愈的情况。根治性放疗用于优化局部控制，例如即使存在骨转移也不能切除的真菌性乳腺癌。

相同剂量的治疗分次也可以减少至每天 2 次，这样能使治疗得以加速，可能会改善杀死癌细胞的效果，并减少快速生长的肿瘤的再生。这也是一种保护正常结构免受晚期不可逆毒性的方法，特别是在处理此类高风险情况时。如前所述，低分次放疗（即分次更少，单次剂量更大）传统上保留为姑息性放疗。然而，当体积小，晚期毒性的风险低，而大剂量为消融性时，治疗是可以治愈的，如前文所述的 SBRT。它也越来越多地被应用于低转移情况下，此类患者有良好的表现状态，且对化学敏感的转移性疾病的负担小，因为这种方法可以提高生存率，并可能产生远位影响[12,13]。

患者选择

在医学的任何分支领域，谨慎的患者选择与知情同意都至关重要。当患者因合并症或不良表现而无法进行手术或化疗时，通常会选择放射肿瘤学治疗。有一些基本的原则要遵循。对于所有患者，尤其是年轻人，放疗的潜在益处必须与晚期后遗症相权衡，不良的表现状态和患者的偏好可以将潜在的治愈性方案转变为观察或非根治性放疗。然而，染色体脆性综合征（如 Li-Fraumeni 综合征）和 Rb 或 ATM 基因的携带者是根治性或治愈性的放疗禁忌证。既往放疗只是相对禁忌证，患者或许能接受姑息剂量，甚至使用激进的剂量通过立体定向技术治疗小体积。

提示与要点

- 对于所有患者，特别是年轻人，必须权衡辐射的潜在益处与辐射的晚期后遗症，包括第二恶性肿瘤的风险。
- 染色体脆性综合征（如 Li-Fraumeni 综合征）和 Rb 或 ATM 基因携带者是根治性或治愈性放疗的禁忌证。
- 既往放疗是相对禁忌证。

乳腺癌

1997 年之前，人们普遍认为 XRT 治疗乳腺癌只提供局部控制，任何生存的改善都与辅助全身治疗的效果有关。辐射的任何生存优势都被多分次和较老的、不够精确的技术可能导致的心脏毒性所抵消。两项里程碑式的研究考察了放疗对淋巴结阳性乳腺癌的作用，结果显示放疗显著改善了生存率，并显著改变了乳腺癌的治疗方法[14-16]。对总生存率的影响已在后续的 meta 分析中得到证实[17,18]。尽管这一发现不像淋巴结 XRT 那样引人注目，但其仅对完整乳房进行放疗也有小的生存优势[19]。

保乳治疗

辅助乳房放疗可通过降低乳腺癌复发风险来实现保乳。来自许多随机临床试验[20]的证据有力地证明了乳房肿瘤切除术后放疗的有效性，在现代系列研究中，年轻女性的

生存率与之相当[21]，甚至有所提高[22]。它是放疗实践中最常见的放疗方法之一。欧洲一项采用严格评估方法的大型研究也发现，美学效果也令人满意[23]。既往对乳房或胸壁进行过放疗（如何杰金淋巴瘤的治疗）、妊娠期间或切缘呈阳性是治疗禁忌。患有活动性结缔组织疾病，特别是硬皮病的妇女[24]，可能会增加急性和晚期毒性的风险，并且患有较大肿瘤的妇女可能由于较大的缺陷而美学效果较差。然而，这些只是相对的禁忌证。

乳腺切除术后放疗指征

建议在以下情况进行乳腺切除术后放疗（postmastectomy radiation，PMRT）：5cm 以上的肿瘤；当边缘为阳性，或距离小于 1mm；或有局部淋巴结转移的区域，因为这都是胸壁复发的强有力的预测因子。当淋巴结状态不确定，并且组织学显示肿瘤有淋巴血管受累的证据，预示着局部复发时，也应考虑放疗[25,26]。相反，当肿瘤小于 5cm，切缘阴性，未向淋巴结扩散时，则不是放疗的指征。甚至有证据表明，5cm 的 N0 肿瘤不能从 PMRT 中获益[27]。

淋巴结引流区域的放疗

当 4 个以上淋巴结阳性时，提示淋巴结照射；对于 1~3 个节点的放疗仍然是一个灰色区域，尽管它已经成为相当常规的做法。当有足够的取样时，上腋窝通常不包括在体积内，尽管锁骨上区域（即下一梯队的淋巴结）包括在内。内乳腺（internal mammary，IM）淋巴结放疗是有争议的，并受到机构偏见的影响[28]。IM 淋巴结受累在中部和中部乳腺癌中更为常见，当腋窝淋巴结呈阳性时才会出现[29]，但 IM 临床失败很少见。与腋窝淋巴结不同，在正电子发射断层扫描（positron emission tomography，PET）氟脱氧葡萄糖扫描等影像学上发现的阳性 IM 淋巴结很少可切除，因此需要更

高剂量的放疗[30]，因为这种情况已不再是辅助治疗之一。

放疗技术

目标体积包括乳房、皮下组织和胸壁。在任何覆盖上述组织的技术中，下腋窝通常在高剂量范围内。经典的技术是乳房"切线"，使用内侧和外侧梁（图 25.13），无论是角度或阻塞减少对心脏和肺的剂量。光束可以采用楔形装置进行改良，以减少该技术可能产生的辐射剂量热点。目前人们经常使用 IMRT 和其他适形治疗方法，避免了楔形装置的需要，提供均匀的剂量分布和减少治疗时间。

同样的技术也被用于治疗胸壁，尽管瘢痕和引流传统上是高剂量的，需要用大剂量来确保瘢痕获得足够的剂量（图 25.14）。在整个胸壁上使用丸剂是有争议的，除非在炎

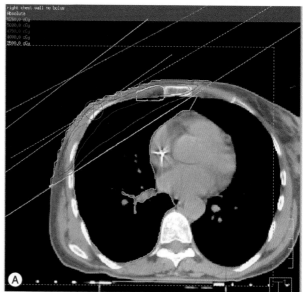

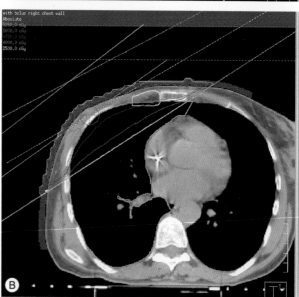

图 25.14　乳房切除术后 X 线治疗计划。（A）包括使用宽切线技术的 IMC 节点区域，从而导致更大体积的受辐射肺。（B）使用推注使表面剂量达到 100%，失去皮肤保护作用

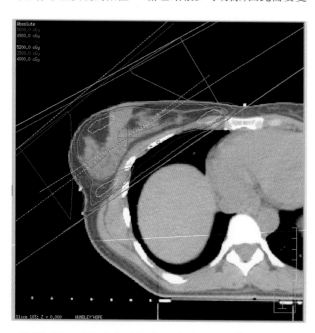

图 25.13　用经典乳房切线治疗的保留乳房，未覆盖内乳链（internal mammary chain，IMC）

性乳腺癌的情况下,根据定义,肿瘤细胞会侵犯真皮层,所以必须在胸壁皮肤上达到完全剂量。

除了在乳房或胸壁使用该技术时偶然覆盖的腋下,需要进行额外的规划,以确保目标淋巴结区域匹配胸/胸壁的体积,避免重叠,并增加对正常组织的毒性,包括臂神经丛。同侧肺的小尖部接受在治疗锁骨上淋巴结时要用全剂量。如果出现重叠的区域,部分臂丛会受到几乎双倍剂量的辐射,因此存在臂丛神经病变的高风险。如果治疗 IM 淋巴结

链,有两种主要的技术:第一种使用额外的宽切线安排,这可能导致一个显著的更大体积的肺组织被破坏。添加在切线野内侧的电子场在 IM 节点上提供了相当均匀的剂量,尽管在肿瘤位于左侧时增加了肺和心脏的剂量。当扩张器在使用该技术之前已被放置在胸壁时,对 IM 淋巴结使用足够的剂量并避开关键结构尤为困难(图 25.15),有时会导致电子剂量"飞溅"到对侧乳房。这在平胸壁 PMRT 中,或乳房自然向外侧下垂,使同侧胸骨旁区域平坦时并不常见。

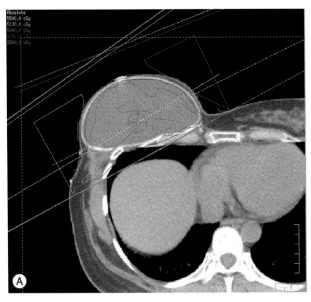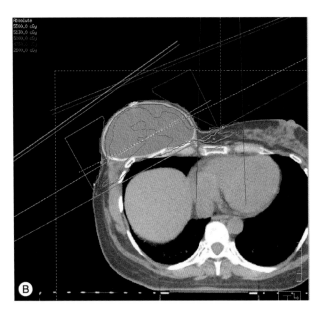

图 25.15 (A)用膨胀的扩张器治疗右侧乳房丘可能意味着对侧乳房的内侧可能会"溅出"。(B)治疗 IMC 淋巴结时,原位扩张器对对侧乳房的问题更大

胸壁或乳房的标准辅助剂量范围为 45 至 60Gy,以 1.8~2Gy/次给出,视实际情况而定,淋巴结区域使用相同剂量。加拿大一项关于早期乳腺癌的研究结果显示,低分次放疗(42.5Gy,2.66Gy/次)与延长治疗提供的局部控制效果相同。尽管单次剂量更大,但长期随访表明美学效果仍可接受[31,32]。

即使没有阳性切缘,局部复发最可能发生在手术床或肿瘤腔内。提高该体积可以降低这种风险,推荐用于局部衰竭风险较高的患者(年龄 50 岁,腋窝淋巴结阳性,淋巴血管侵犯,或边缘接近)。欧洲的一项研究[33]显示,40 岁以下的妇女从额外的肿瘤腔治疗中获益显著,局部复发的风险从 19.5% 减半到 10.2%。这种益处在 40 岁以上的女性中则较不明显。2Gy/次的增加剂量通常使肿瘤腔的总剂量达到最低 60Gy,并且可以通过光子传送,包括使用适形或调强放疗技术、电子、光子和电子的结合、近距离放疗,或者最近使用的质子。这种技术同样依赖于机构经验和操作技巧。额外增加的剂量会导致纤维化和影响美学效果[33]。

另一种方法是仅治疗风险最高的区域,即腔隙加切缘,而非治疗整个乳房。对于 60 岁以上的患者,加速的部分乳房照射似乎能获得相同的局部控制效果,风险低,操作便利,只需利用近距离放疗(总剂量 34Gy)或外束放疗(总剂量 38.5Gy),对肿瘤床进行 10 个每天 2 次的治疗。

头颈部肿瘤

头颈部癌症多为鳞状细胞癌(head and neck squamous cell carcinoma,HNSCC)。放疗在原发性、术后和姑息治疗方面起着重要的作用。在此之前,通过手术或放疗将毒性降至最低,保留其他方式进行抢救是首选原则。然而,越来越多的(特别是在局部晚期疾病中)联合治疗(特别是术后放疗)被使用,因为它已经被证明可以降低复发的发生率,特别是颈部淋巴结。同时,化疗的使用也改变了过去 10~15 年的实践。几项研究表明,放疗对生存率和局部控制均有益处[34]。因此,除最有利的、治愈率高的早期疾病外,以铂为基础的治疗已成为所有治疗的标准。然而,急性毒性会因同期化疗而显著恶化,而且一些患者由于并存疾病或不良的治疗状态而不是顺铂的最佳选择。在 RTOG 9501 研究中[35],基于历史试验,西妥昔单抗联合放疗治疗局部进展期头颈部鳞状细胞癌与单独放疗相比,生存率和局部控制均有改善,且与顺铂相比,毒性似乎更小。

HPV 相关口咽癌的发生率一直在增加,吸烟者的比例在下降。HPV 与口咽鳞状细胞癌的临床表现不同,预后更好。学界正在对 HPV 阳性肿瘤的减强化治疗进行多项试验,这些试验以降低 HPV 相关疾病发病率为总体目标,不影响生存和局部控制。上述研究的数据将有助于指导这一患

者群体的最佳治疗方案。

如果治疗时间延长,由于肿瘤细胞的重新聚集,鳞状细胞癌头颈部肿瘤的局部控制率就会降低[36]。为了克服这种影响,医生必须努力实现每周 5 次治疗,即使这需要每天治疗两次。通过在较短的时间内(加速分次)治疗或在相同时间内一天超过一次(高分次),每个分次使用较小剂量的治疗来加强疗程的方法,可以改善结果,但会导致严重的急性毒性,因此可能需要中断治疗,从而否定了改变分次时间表的益处。

用于大肿瘤的剂量在 66~72Gy 范围内。亚临床疾病的治疗剂量为 50~60Gy。在引入调强放疗之前,这些区域通常按顺序进行治疗,以"显微"剂量覆盖较大的体积,然后增加包含大体疾病的较小体积的剂量,但有时也会增加伴随药物的剂量。但是,调强放疗允许使用"剂量描绘"或差别剂量技术,使高风险区域每天接受比低风险区域稍高的剂量。它也可以减少对腮腺的剂量,减少永久口干燥的风险[37]。保留颌下腺的调强放疗也已被选择性地应用于局部区域控制极佳的患者,以减少口干症[38]。

急性毒性发生在治疗过程中,并在治疗结束后 2~3 个月消退。它们是可逆的,除非急性损伤是合流的,造成基底膜损伤并耗尽干细胞的供应。黏膜炎会因吸烟和酒精而加重,从第 2~3 周开始,最后开始融合。它在高剂量时影响黏膜,导致吞咽困难。由于对营养状况的担忧,在治疗开始前需经皮内镜胃造口管。黏膜炎非常痛苦,含有局部麻醉剂的漱口水有助于缓解疼痛,但通常也需要麻醉剂。即使积极使用芦荟凝胶,其他软膏和类固醇,在第 3~4 周皮肤出现红斑。治疗结束后,反应不可避免地轻快,伴有湿性脱皮。由于剂量对腮腺,患者也会体验到味觉的变化;辐射会引起口干症,通过干燥唾液中的水分成分改变唾液的稠度,从而产生黏稠的黏液分泌物这些问题很难解决。在治疗过程中,患者往往体重减轻,并感到疲劳。

晚期毒性取决于每个分次的剂量大小。在治疗结束后 6 个月到 3 年发生,不幸的是,它们是永久性的和进行性的。主要的问题是纤维化,可影响皮下组织,肌肉组织和关节。患者会因此出现牙关紧闭、颈部僵硬、疼痛和吞咽困难。如果腮腺治疗超过 26Gy,患者可能会留下永久的口干症,这可能会加剧牙齿问题。由于慢性喉部水肿和/或软骨损伤,患者也可能出现声音变化。如后面所述,患者也有发生骨放射性坏死(osteoradionecrosis,ORN)的风险。

软组织肉瘤

肉瘤包括 100 多种骨和软组织间充质亚型。软组织肉瘤(soft tissue sarcoma,STS)是一种罕见的间质恶性肿瘤,起源于结缔组织。它们可以发生在身体的任何部位,但最常见的影响是四肢和躯干。在儿童中,7% 的肿瘤是 STS[39],一半是横纹肌肉瘤,特别是在年幼的儿童中,这些肿瘤对化疗的反应更大,因此应避免放疗或低剂量使用,以避免抑制发育或增加第二恶性肿瘤的风险。

由于 STS 的罕见性(在美国每年只有大约 1 万例被诊断出来)和众多的发病部位及亚型,它们最好由包括专门的肉瘤放射肿瘤学家在内的多学科小组来处理。预后取决于肿瘤的大小、分级、组织学亚型和表面。地点也很重要;腹膜后肉瘤预后较差,但通常直到肿瘤很大时才出现。

虽然 STS 的主要治疗方式是手术,但辅助放疗对于肢体肉瘤的肢体和功能保护以及降低局部复发的风险非常重要。总体而言,5 年的局部控制率约为 80%[40]。如果患者不适合手术,原发性放疗可以提供有用的局部控制。XRT 在骨肉瘤、软骨肉瘤和脊索瘤辅助治疗中的作用很小,尽管它可以是一种有用的姑息方式。

成人的剂量与技术

术后辅助 XRT 适用于切缘为阴性的高级别肿瘤或大肿瘤,或任何切缘为阳性的肿瘤。

切除后 STS 的标准辅助术后放射剂量为 60~66Gy,分 30~33 次,如果仍有严重疾病,则剂量更高,50Gy 后体积缩小。CTV 通常很大,包括整个手术床,这是通过术后磁共振成像(magnetic resonance imaging,MRI)来显示手术足迹,或通过重建术前影像(例如融合诊断性磁共振扫描)和使用手术夹、手术室报告,以及外科医生的指导来确定目标体积的大小。大的切缘被用于掩盖任何不确定性。

标准的术前新辅助 XRT 剂量为 50Gy,在 5 周内分 25 次给予 2Gy。GTV 覆盖放射学可见的肿瘤,CTV 覆盖 MRI T2 成像或 CT 或 PET CT 可见的癌周水肿,体积加 2~3cm。如果切缘为阳性,通常再增加 16Gy,虽然这种做法可能没有必要[41]。

优化固定在 RT 计划过程中非常重要。也有必要描绘骨骼、关节和会阴,以便将这些部位的剂量降至最低。还有必要保留皮肤和皮下组织的纵向条带,以保持淋巴引流完整,以降低慢性淋巴水肿的风险。保形技术(包括 IMRT)经常需要满足这些限制。

XRT 是在术前还是术后使用的问题仍然存在争议。当然,术前早期行 X 线放疗、照射体积小、剂量低、纤维化少、功能结果好等优点很有说服力[42]。然而,延迟最终手术治疗和加倍的伤口并发症风险(在加拿大随机试验中为 17%~35%)也是需要考虑的严重问题。

皮肤癌

非黑素瘤皮肤癌

本组包括基底细胞癌(basal cell carcinoma,BCC)、鳞状细胞癌、Merkel 细胞癌和皮肤血管肉瘤。其中最常见的是基底细胞癌和基底细胞癌。大部分都与辐射有关,尽管主要是太阳辐射。由于慢性免疫抑制,接受过移植的患者更有可能发展成鳞状细胞癌,其行为往往更具攻击性。当患者不适合手术时(由于合并症、抗凝或患者偏好),或当手术可能危及功能或外观时,以及需要辅助治疗降低局部复发的风险时,则适合进行初级放疗。它可以为局部晚期不能切除的疾病提供良好的缓解,通常使用高剂量以优化局部控制。放疗靶体积的大小取决于淋巴结转移的风险,以及是否将区域淋巴结纳入高危疾病。一个重要的注意事项是神经周围侵犯的存在,这可能涉及治疗沿神经通路扩展的体积。总体而言,30% ~ 40% 的未完全切开的基底细胞癌会复发,但是它们都可以通过手术或放疗来挽救[43]。基底细胞癌的初级治疗剂量在 40~50Gy 范围内,分 10~20 次,但鳞状细胞癌需要更高的剂量,类似于头颈部鳞状细胞癌。没有淋巴结或神经周围受累风险的小病变可以利用低分次治疗。

在为皮肤癌提供放疗时,必须能够在表面上达到高剂量。最好的方法之一是使用浅表千伏设备,在表面提供 100% 的剂量和非常紧的半影,导致较小的场。然而,该设备目前大部分已经被电子取代,因为电子有更大的半影,因为它们有散射的倾向。此外,低能电子不能提供 100% 的表面剂量,这是通过使用丸剂纠正的。

虽然 XRT 治疗具有高度的治愈性,但治疗的晚期毒性导致与美学相关的改变,包括色素沉着、脂肪坏死、皮下纤维化和真皮毛细血管扩张。这些往往不会在治疗后 2 年以上出现,并非所有患者都会遭受这些影响。这些风险随着体积和分次的增加而增加。幸运的是,由于这些癌症的规模都很小,而且患者总体上年老体弱,人们仍然可以在较短的时间内使用低分次治疗。

Merkel 细胞癌是一种罕见的神经内分泌皮肤肿瘤,有致命的扩散潜力。局部疾病和局部淋巴结都需要治疗。包括淋巴结区域意味着放疗的体积变得更大,而需要更少的分次。然而,单分次的低分次治疗已被证明可提供极好的控制和可能的深层效果[44]。

血管肉瘤主要通过手术治疗。当无法进行手术治疗,或复发,或存在阳性边缘时,就有必要进行高剂量(66~70Gy)放疗。肿瘤的位置在治疗计划中是一个重要的问题。治疗整个头皮但不治疗大脑需要复杂的治疗计划。其中一种技术被称为"德国头盔",它利用光子和电子的结合来减少对大脑的穿透和随后的认知功能障碍。

恶性黑素瘤通常被认为具有相对的抗辐射性。体内研究表明,细胞生存曲线有很宽的肩部,表明这些细胞具有很大的修复亚致死损伤的能力。克服这一问题的方法是进行低分次治疗,每个分次使用大剂量。辅助放疗可降低高危辅助情况下局部复发的风险。在 M. D. Anderson 癌症中心,诊断标准包括结缔组织病变、深度 4mm 伴溃疡或卫星病变、阳性边缘或复发性疾病[45]。对受累者或高危但临床阴性的淋巴结进行放疗可以改善控制。低分次放疗是有效的,每周 2 次,每次 6Gy,共 30~36Gy 的治疗方案较为常用[46],但有较高的淋巴水肿风险,但局部控制从 50% 提高到 87%[47],不影响生存。放疗也在缓解脑和骨转移,以及不受控制的肿瘤中发挥重要作用。

良性疾病

放疗在历史上被用于治疗许多良性疾病,如强直性脊柱炎、足癣和湿疹,幸运的是,这些疾病目前已用其他疗法治疗。然而,它仍然被用于治疗非癌症疾病,如预防髋关节置换术后的异位骨化和瘢痕疙瘩瘢痕[48]。治疗剂量很低,所以不太可能引起严重的纤维化问题。然而,较年轻的患者尤其必须权衡辐射诱发的恶性肿瘤与使用辐射治疗良性疾病的潜在益处。

特异性毒性与并发症

骨损伤

骨髓瘤是一种坏死的伤口,表现在放射过的骨头上在肿瘤无复发的情况下,持续 3~6 个月未愈合[49]。临床表现为骨外露,有时没有疼痛,CT 和 MRI 的放射学证据均表明术后 1~3 年有坏死。放射学检查结果可能与疾病复发相似。ORN 通常被视为治疗头颈部癌症的结果,最常影响下颌骨。辐射相关危险因素包括分次多少(>200cGy)、体积骨辐照的总剂量>6 000cGy,以及再次放疗。使用的辐射方式也很重要,因为粒子治疗(电子、中子和质子)、近距离治疗和千伏能量会导致骨头内吸收的剂量比兆伏特 XRT(如光子)高。使用三维治疗规划系统、改善固定,以及适形技术(如调强放疗)和使用 IGRT 进行定位的更高精度,有助于将目标内骨头的体积和剂量最小化。其他头颈部区域的风险因素包括口腔卫生差和拔牙,这使得细致的口腔准备工作是治疗计划的重要组成部分。在放疗开始前,患者要进行牙齿清洁。如有需要,应在放疗开始前拔牙。规划放疗时,放射肿瘤学家画出下颌骨、上颌骨和唾液腺,并确定剂量限制。放疗结束后,患者终生接受每日氟化物治疗,并保持良好的牙齿卫生。同步化疗可引起黏膜炎以及口干症,进一步增加了风险,正如口干症是由相对低剂量的腮腺治疗所致。其他部位出现的脊髓损伤也可能与创伤和手术有关。

虽然 1968 年的一项研究显示,头颈部 ORN 的发病率为 6.8%[50],但幸运的是,如今已经相当罕见。最近的系列研究报告的发病率为 0~2%[51,52]。双磷核酸可以在没有辐射的情况下引起骨坏死[53],但目前学界仍不清楚哪些增加的风险是由并发辐射和二磷酸盐疗法所致。

在放射体积范围内发生骨折更为常见。肋骨骨折往往是咳嗽的结果。肢体骨折可以在很小的创伤下发生。锁骨或肋骨不需要干预,但长骨通常需要髓内钉,愈合可能会延迟很长时间。骨折与软组织损伤肉瘤相关的分析发现,骨头和体积的辐射总剂量是关键因素,这导致学界推荐的最大骨头剂量应为 5 900cGy,而骨头接收>4 000cGy 的体积比例限定为 64%[54]。

儿童骨骼生长

在有效的化疗发展之前,放疗是儿科肿瘤的主要治疗方式,所以学界早期普遍认为放疗会阻碍儿童骨骼发育,导致肢体缩短、不对称(包括脊柱侧凸)、畸形和功能障碍。最初很难量化剂量限制,这是由于作为治疗和剂量测定非常多样。放射结果表明,生长板有形似佝偻病的变化,伴有干骺端硬化症、骺端骨骺板磨损和骨骺板增宽,反映该区域快速增殖的细胞的放射敏感度。儿童接受放疗的年龄很重要,因为大多数骨骼生长发生在头 5 年。放疗中最重要的因素是总剂量和辐照骨总体积。虽然 30Gy 被认为是耐受性阈剂量,但生长效应被视为 15Gy 的低剂量,表明剂量-反应曲线非常陡峭[55]。如果脊柱在高剂量范围内,建议在整个椎体使用统一剂量,以降低脊柱侧凸的风险[39]。

颅面生长不同于长骨,因为这些骨头通过膜内骨化发展,从而形成复杂的三维生长模式[56]。头部和面部全部或任何部分的辐射破坏这种生长可能导致严重的临床问题,包括外观扭曲和与饮食有关的功能问题。牙齿也会受到影响。

脑照射被用于预防白血病中枢神经系统复发。这不仅会影响认知和骨骼生长,还会损害生长激素的产生,从而导致骨矿化减少[57]。遗传因素很重要,例如,在视网膜母细胞瘤的治疗中,XRT 可能有更高的敏感度。被 XRT 破坏的生物因素包括细胞外基质对旁分泌和内分泌信号反应的重塑,影响软骨细胞的产生。学界已对放射性防护剂(如氨磷汀)进行了体内研究,发现其可以保护许多细胞系(如类成骨细胞、内皮细胞和成纤维细胞)免受辐射的有害影响[58]。

心血管疾病

辐射与心脏病发病率和死亡率之间已经有了明确的相关性,特别是与乳腺癌和何杰金淋巴瘤的治疗相关。放疗左侧乳腺肿瘤后发生缺血性心脏病的风险每戈瑞平均心脏剂量增加 7.4%,呈线性无阈值关系[59]。学界已经开发了几种技术来减少心脏和冠状动脉剂量。深吸气屏气(deep inspiratory breath hold,DIBH)是一种降低左侧乳腺癌放疗心脏剂量的技术,目前的数据显示了基于建模的风险估计的临床益处,尤其是在心脏风险基线较高的患者中该技术[60],使心脏远离胸壁(图 25.16)。CT 模拟包括 DIBH 和自由呼吸扫描,用于心脏和胸壁分离与屏气技术的剂量学比较。

淋巴水肿

放疗相关淋巴水肿的机制是由于辐射诱导的纤维化导致淋巴血管受压。当评估既往有癌症诊断的患者的淋巴水肿时,在假定水肿与治疗有关之前排除复发性疾病非常重要。然而,乳腺癌后的淋巴水肿较为常见。Norman 等在一项以乳腺癌幸存者为基础的 5 年前瞻性研究中确定了 42%的 5 年累积发病率。然而,大多数(23%)仅描述轻度淋巴水肿,只有 2%发展为慢性、严重的水肿[61]。

乳腺癌相关淋巴水肿的独立危险因素包括腋窝的放疗、腋窝淋巴结清扫的范围、乳房手术的类型以及是否存在局部淋巴结转移感染[62]。患者的感染损伤史及体重指数也是相关因素。XRT 联合腋窝淋巴结清扫术的风险最高[61]。麻省总医院的大型系列研究显示,接受保乳手术和腋窝XRT 的妇女的淋巴水肿率为 10%[62],尽管历史上有较高的比例报道。也有人认为,随着存活率和寿命的延长,这种晚期毒性会变得更加普遍。然而,由于前哨淋巴结清扫已成

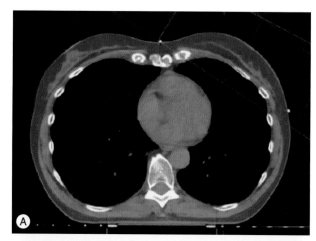

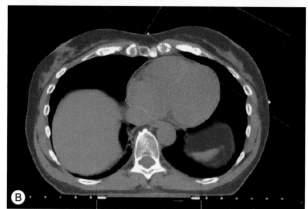

图 25.16　减少左侧乳腺肿瘤心脏的剂量。(A)与使用标准自由呼吸(B)相比,采用深吸气屏气技术进行全乳照射的放射治疗 CT 模拟避开了心脏和冠状动脉。(*Courtesy,L. Christine Fang MD.*)

为早期乳腺癌的护理标准,这将导致比常规腋窝淋巴结清扫更低的淋巴水肿风险[63]。ACOSOG Z0011 研究证明,在选定的有限前哨淋巴结阳性疾病患者中,完全腋窝淋巴结清扫术可以省略。这项试验比较了前哨淋巴结切除和不切除腋窝淋巴结的 T1~2 肿瘤患者,最多有 3 个前哨淋巴结阳性。所有患者均接受了全乳照射保乳手术。本研究不需要专门的腋窝淋巴结照射。在该人群中,局部或区域复发没有差异[64],支持不进行腋窝淋巴结清扫。AMAROS 试验(前哨淋巴结阳性的患者随机分配到腋窝淋巴结清扫组或腋窝放疗组)的初步结果显示良好的 5 年局部控制和生存率,放疗组淋巴水肿较少[65]。

臂丛损伤

臂丛损伤最常见的原因是转移性疾病累及臂丛,很难区分 XRT 的晚期副作用和复发。据报道,PET 会有所帮助[66]。然而,它也是一种罕见的(1%)放疗并发症[67]。它的发展不仅依赖于总剂量,在 6 000cGy 以上显著增加,而且依赖于每分次剂量。放疗技术也是一个非常重要的因素,因为较老的乳腺放疗技术如果扩展到淋巴结,可能会导致臂丛神经上锁骨上方的重叠区域,这意味着臂丛神经接受

的剂量是处方剂量的两倍。同时进行化疗也会增加风险。

辐射诱导的恶性肿瘤

辐射已被证明会在体外（如实验室小鼠）和体内（如原子弹幸存者）以及长期随访研究中诱发恶性转化。研究已显示辐射诱发恶性肿瘤存在 3 种机制：①DNA 损伤和随后的突变；②细胞内多种防御或控制机制在分子水平上受到干扰；③辐照组织的慢性持续损伤[68]。

辐射诱发的恶性肿瘤在治疗后的前 5 年较为罕见，通常在治疗后多年才出现。随着越来越多的癌症被治愈，长期幸存者数量有所增加，受辐射的风险也有所增加[69]。虽然第二个恶性率（即接受治疗的患者的十万分之一）经常被引用，但这个数字只是一个估计，而且可能会产生误导。学界使用了许多不同数学模型来对总剂量、每分次剂量、辐射质量和目标体积，以及被治疗的器官和患者年龄进行标准化。第二原发肿瘤更常见于恶性肿瘤患者，无论如何治疗，RR 均为 1.12。化疗，尤其是烷基化剂，同样致癌，但比实体瘤更容易诱发白血病，且潜伏期短得多。放疗期间的化疗也会增加风险。一些最好的数据来自对儿童的跟踪研究[70]，但也发现了很大的差异。儿童的易感性因年龄和辐射组织的类型而异，白血病于治疗后 5~8 年发展，而实体肿瘤（以甲状腺癌、乳腺癌、骨癌和中枢神经系统癌最为常见）通常发生多年之后[71,72]。一些第二原发恶性肿瘤，特别是癌，出现在高剂量体积的周围。已经有人表达了对技术风险的担忧，例如 IMRT：尽管它们有非常适形的高剂量体积，并可以将对关键结构的剂量降至最低，但也存在一个通过正常组织多束进入的低剂量大体积[71,73]。当腺体接受的剂量超过 30Gy 时，甲状腺癌不太可能发生。相反，肉瘤往往会出现在严重辐照的组织中，并似乎有剂量反应效应。利用套膜辐射治疗（即纵隔、颈部和腋窝淋巴结 XRT 伴护罩覆盖肺部）的何杰金氏病幸存者患乳腺癌的风险要高出 3 倍。女性患者接受 XRT 治疗时的年龄至关重要：10~16 岁的人患乳腺癌的风险是未接受放疗的同龄人的 136 倍[74]。吸烟等因素会显著增加原发性肺癌的风险，即使只有部分肺部接受了很低的散射剂量。一些遗传倾向对任何形式的辐射都敏感，如 Li-Fraumeni 综合征，它与 p53 抑制基因或 ATM 和 RB 基因载体的生殖细胞突变有关。

辐射

辐射事故研究表明，受辐射量与患癌风险之间存在比例关系[75]。希沃特（Sievert, Sv）是 SI 测量吸收剂量的生物效应的单位，将相对的生物有效性辐射（如 1 为光子和电子，20 为高剂量中子和 α 粒子）与不同器官生物学效应考虑在内。当所有的权重都是 1 时，则 1Sv＝1Gy。戈瑞是任何物质吸收剂量的单位辐射的物理特性，而非生物特性。希沃特被用于量化辐射损害的风险，包括癌症。从这个角度来看，平均而言，胸部 X 线为 0.34mSv，乳房 X 线照片为 0.48mSv，胸部 CT 为 6mSv。本底辐射源的最大贡献者是

氡，大约为每年 2mSv。宇宙本底辐射为每年 0.24mSv，一位乘坐西雅图和多伦多之间的往返航班的乘客会暴露于 0.085mSv 的辐射。放射肿瘤学家每年的职业暴露辐射量限定为 50mSv，不包括医疗和本底辐射源，但在 2011 年 3 月的地震和随后的核反应堆爆炸后，日本福岛核电站的紧急核工作人员暴露在每小时 400mSv 的环境中。日本公众已经有 20%～25% 的终生罹患癌症的风险。400mSv 会增加 2%～4% 的风险。广岛和长崎原子弹的幸存者有极大的持续一生的癌症（1Sv 时 RR 为 1.42）风险。接触 1Sv 会使终生罹患致命癌症的风险增加约 5%。此类意外暴露的最敏感的器官是骨髓和甲状腺，而白血病是最常见的恶性肿瘤。辐射病是受辐射照射而引起的急性反应，包括恶心、头痛和骨髓抑制，而且是很少在低于 1Sv 的照射下发生。

无论监管安全要求如何，ALARA（As Low As Reasonably Achievable，意为可合理达到的尽量低）原则是所有从事电离辐射工作、努力减少伤害风险的人的座右铭。减少辐射暴露的方法包括减少暴露时间、增加与辐射源的距离和适当的屏蔽。

结论与未来趋势

放疗将电离辐射作为治疗恶性肿瘤的主要方法，或者更重要的是，作为计划中的多学科协作方法的一部分，与系统治疗和手术相结合。与外科手术一样，它是一种局部治疗，在大多数癌症的治疗中具有治愈、辅助或姑息作用。虽然急性毒性是可逆的，但晚期毒性是不可逆的，而且主要与正常纤维化机制的丧失有关。随着越来越多的癌症被治愈，幸存者的比例增加，辐射诱发的恶性肿瘤以及其他后期副作用的风险变得越来越重要。

在放疗计划、输出和验证技术方面的巨大进步提高了放疗的准确性及治疗的精确性，允许对肿瘤使用更高的剂量，并通过保留更多正常组织来降低辐射损伤的风险。放疗计划系统的改进不仅提供了对指定结构应用剂量限制的能力，也提供数据，以帮助量化毒性风险，同时更好地报告和收集数据及结果。这些方法都有助于改善辐射伤害的预防。辐射防护还可以通过改良输出技术，降低辐射损伤的风险来实现，但调节辐射细胞的反应更加重要。尽管这一概念已被研究多年，但临床结果令人失望；但新一代生物调节剂带来了更大的希望。然而，放射肿瘤学的未来在于生物学，特别是生物工程和组织再生，以及修复已经造成的损害的必要性。

参考文献

1. Hall EJ, Giaccia AJ. *Radiobiology for the Radiologist*. Philadelphia: Wolters Kluwer Health; 2012.
2. American Institute of Physics. *Center for History of Physics, College Park, MD.* <https://www.aip.org/history-programs/physics-history>.
3. Blackader AD. The medical use of radium. *Can Med Assoc J.* 1929;20:301–302.
4. Halperin EC, Brady LW, Wazer DE, Perez CA. *Perez and Brady's Principles and Practice of Radiation Oncology*. Philadelphia: Wolters

Kluwer Health/Lippincott Williams & Wilkins; 2013.

5. Mendenhall NP, Li Z, Hoppe BS, et al. Early outcomes from three prospective trials of image-guided proton therapy for prostate cancer. *Int J Radiat Oncol Biol Phys.* 2012;82:213–221.

6. Laramore GE. Role of particle radiotherapy in the management of head and neck cancer. *Curr Opin Oncol.* 2009;21:224–231.

7. Emami B, Lyman J, Brown A, et al. Tolerance of normal tissue to therapeutic irradiation. *Int J Radiat Oncol Biol Phys.* 1991;21:109–122.

8. Bentzen SM, Constine LS, Deasy JO, et al. Quantitative Analyses of Normal Tissue Effects in the Clinic (QUANTEC): an introduction to the scientific issues. *Int J Radiat Oncol Biol Phys.* 2010;76:S3–S9. *The QUANTEC project was to update classic modeling of normal tissue complication probability (NTCP) described by Emami in 1991 to include new data and models, and more specifically, data acquired from more modern 3-dimensional dosimetry techniques. They also identified the inherent methodological problems of modeling from very heterogeneous sources and variable quality of data, and the need to include new biological and pharmaceutical knowledge into the relationship between dose and volume, and proposed a structure for future research priorities.*

9. Devalia HL, Mansfield L. Radiotherapy and wound healing. *Int Wound J.* 2008;5:40–44.

10. Straub JM, New J, Hamilton CD, et al. Radiation-induced fibrosis: mechanisms and implications for therapy. *J Cancer Res Clin Oncol.* 2015;141:1985–1994. *This comprehensive literature review of radiation-induced fibrosis describes the complex reaction of normal tissues to ionizing radiation on a cellular level, including the acute inflammatory response mediated by numerous cytokines and growth factors, including growth factor beta, in an attempt to heal the injury. The outcome is a progressive fibrotic reaction that is quite different to scarring from surgery or trauma.*

11. Denham JW, Hauer-Jensen M. The radiotherapeutic injury–a complex 'wound'. *Radiother Oncol.* 2002;63:129–145. *The complexity of radiotherapeutic injury within the irradiated volume is compared to traumatic wound healing; the biggest difference is the injury is repeated with the delivery of each fraction. The response to radiotherapy is an organized process that can also be affected by the dose and scheduling of radiotherapy, as well as several clinical factors.*

12. Prasanna A, Ahmed MM, Mohiuddin M, Coleman CN. Exploiting sensitization windows of opportunity in hyper and hypo-fractionated radiation therapy. *J Thorac Dis.* 2014;6:287–302.

13. Graves E. TU-CD-303-04: radiation-induced long distance tumor cell migration into and out of the radiation field and its clinical implication. *Med Phys.* 2015;42:3609.

14. Overgaard M, Hansen PS, Overgaard J, et al. Postoperative radiotherapy in high-risk premenopausal women with breast cancer who receive adjuvant chemotherapy. Danish Breast Cancer Cooperative Group 82b Trial. *N Engl J Med.* 1997;337:949–955.

15. Overgaard M, Jensen MB, Overgaard J, et al. Postoperative radiotherapy in high-risk postmenopausal breast-cancer patients given adjuvant tamoxifen: Danish Breast Cancer Cooperative Group DBCG 82c randomised trial. *Lancet.* 1999;353:1641–1648.

16. Ragaz J, Jackson SM, Le N, et al. Adjuvant radiotherapy and chemotherapy in node-positive premenopausal women with breast cancer. *N Engl J Med.* 1997;337:956–962.

17. Van de Steene J, Soete G, Storme G. Adjuvant radiotherapy for breast cancer significantly improves overall survival: the missing link. *Radiother Oncol.* 2000;55:263–272.

18. Whelan TJ, Julian J, Wright J, et al. Does locoregional radiation therapy improve survival in breast cancer? A meta-analysis. *J Clin Oncol.* 2000;18:1220–1229.

19. Vinh-Hung V, Verschraegen C. Breast-conserving surgery with or without radiotherapy: pooled-analysis for risks of ipsilateral breast tumor recurrence and mortality. *J Natl Cancer Inst.* 2004;96:115–121.

20. Clarke M. Meta-analyses of adjuvant therapies for women with early breast cancer: the Early Breast Cancer Trialists' Collaborative Group overview. *Ann Oncol.* 2006;17(suppl 10):x59–x62.

21. Bantema-Joppe EJ, de Bock GH, Woltman-van Iersel M, et al. The impact of age on changes in quality of life among breast cancer survivors treated with breast-conserving surgery and radiotherapy. *Br J Cancer.* 2015;112:636–643.

22. Bhoo-Pathy N, Verkooijen HM, Wong FY, et al. Prognostic role of adjuvant radiotherapy in triple negative breast cancer: a historical cohort study. *Int J Cancer.* 2015;137:2504–2512.

23. Vrieling C, Collette L, Fourquet A, et al. The influence of patient, tumor and treatment factors on the cosmetic results after breast-conserving therapy in the EORTC 'boost vs. no boost' trial. EORTC Radiotherapy and Breast Cancer Cooperative Groups. *Radiother Oncol.* 2000;55:219–232.

24. Chen AM, Obedian E, Haffty BG. Breast-conserving therapy in the setting of collagen vascular disease. *Cancer J.* 2001;7:480–491.

25. Ejlertsen B, Jensen MB, Rank F, et al. Population-based study of

26. Rosen PP, Groshen S, Saigo PE, et al. Pathological prognostic factors in stage I (T1N0M0) and stage II (T1N1M0) breast carcinoma: a study of 644 patients with median follow-up of 18 years. *J Clin Oncol.* 1989;7:1239–1251.

27. Taghian AG, Jeong JH, Mamounas EP, et al. Low locoregional recurrence rate among node-negative breast cancer patients with tumors 5 cm or larger treated by mastectomy, with or without adjuvant systemic therapy and without radiotherapy: results from five national surgical adjuvant breast and bowel project randomized clinical trials. *J Clin Oncol.* 2006;24:3927–3932.

28. Taghian A, Jagsi R, Makris A, et al. Results of a survey regarding irradiation of internal mammary chain in patients with breast cancer: practice is culture driven rather than evidence based. *Int J Radiat Oncol Biol Phys.* 2004;60:706–714. *There is great variation in the use of radiation to treat the internal mammary chain (IMC) of lymph nodes in patients with breast cancer. There is little definitive data, making this a controversial issue. These patterns of practice were examined in a case-based survey of radiation oncologists across North America and Europe. All respondents were more likely to treat the IMC if the axillary nodes were involved, and European and Academics in North America were also more likely to treat the IMC. However, the study also demonstrated how the greatest influence on decision-making was the local culture, and the value and preference that was placed on interpretation of local data.*

29. Veronesi U, Cascinelli N, Bufalino R, et al. Risk of internal mammary lymph node metastases and its relevance on prognosis of breast cancer patients. *Ann Surg.* 1983;198:681–684.

30. Veronesi U, Arnone P, Veronesi P, et al. The value of radiotherapy on metastatic internal mammary nodes in breast cancer. Results on a large series. *Ann Oncol.* 2008;19:1553–1560.

31. Whelan T, MacKenzie R, Julian J, et al. Randomized trial of breast irradiation schedules after lumpectomy for women with lymph node-negative breast cancer. *J Natl Cancer Inst.* 2002;94:1143–1150.

32. Whelan TJ, Pignol JP, Levine MN, et al. Long-term results of hypofractionated radiation therapy for breast cancer. *N Engl J Med.* 2010;362:513–520.

33. Bartelink H, Horiot JC, Poortmans PM, et al. Impact of a higher radiation dose on local control and survival in breast-conserving therapy of early breast cancer: 10-year results of the randomized boost versus no boost EORTC 22881-10882 trial. *J Clin Oncol.* 2007;25:3259–3265.

34. Pignon JP, Bourhis J, Domenge C, Designe L. Chemotherapy added to locoregional treatment for head and neck squamous-cell carcinoma: three meta-analyses of updated individual data. MACH-NC Collaborative Group. Meta-Analysis of Chemotherapy on Head and Neck Cancer. *Lancet.* 2000;355:949–955.

35. Bonner JA, Harari PM, Giralt J, et al. Radiotherapy plus cetuximab for squamous-cell carcinoma of the head and neck. *N Engl J Med.* 2006;354:567–578.

36. Withers HR, Taylor JM, Maciejewski B. The hazard of accelerated tumor clonogen repopulation during radiotherapy. *Acta Oncol.* 1988;27:131–146.

37. Eisbruch A, Ten Haken RK, Kim HM, et al. Dose, volume, and function relationships in parotid salivary glands following conformal and intensity-modulated irradiation of head and neck cancer. *Int J Radiat Oncol Biol Phys.* 1999;45:577–587.

38. Gensheimer MF, Liao JJ, Garden AS, et al. Submandibular gland-sparing radiation therapy for locally advanced oropharyngeal squamous cell carcinoma: patterns of failure and xerostomia outcomes. *Radiat Oncol.* 2014;9:255.

39. Halperin EC. Pediatric radiation oncology. *Invest Radiol.* 1986;21:429–436.

40. Mendenhall WM, Indelicato DJ, Scarborough MT, et al. The management of adult soft tissue sarcomas. *Am J Clin Oncol.* 2009;32:436–442.

41. Al Yami A, Griffin AM, Ferguson PC, et al. Positive surgical margins in soft tissue sarcoma treated with preoperative radiation: is a postoperative boost necessary? *Int J Radiat Oncol Biol Phys.* 2010;77:1191–1197.

42. Davis AM, O'Sullivan B, Turcotte R, et al. Late radiation morbidity following randomization to preoperative versus postoperative radiotherapy in extremity soft tissue sarcoma. *Radiother Oncol.* 2005;75:48–53.

43. Liu FF, Maki E, Warde P, et al. A management approach to incompletely excised basal cell carcinomas of skin. *Int J Radiat Oncol Biol Phys.* 1991;20:423–428.

44. Iyer JG, Parvathaneni U, Gooley T, et al. Single-fraction radiation therapy in patients with metastatic Merkel cell carcinoma. *Cancer Med.* 2015;4:1161–1170.

peritumoral lymphovascular invasion and outcome among patients with operable breast cancer. *J Natl Cancer Inst.* 2009;101:729–735.

45. Ballo MT, Ang KK. Radiotherapy for cutaneous malignant melanoma: rationale and indications. *Oncology (Williston Park)*. 2004;18:99–107, discussion 107–110, 113–114.

46. Ballo MT, Ang KK. Radiation therapy for malignant melanoma. *Surg Clin North Am*. 2003;83:323–342.

47. Stevens G, Thompson JF, Firth I, et al. Locally advanced melanoma: results of postoperative hypofractionated radiation therapy. *Cancer*. 2000;88:88–94.

48. Laramore GE, Stelzer KJ. Radiation therapy for benign disease: an old area revisited. *Lancet*. 1998;352:834–835.

49. Schwartz HC, Kagan AR. Osteoradionecrosis of the mandible: scientific basis for clinical staging. *Am J Clin Oncol*. 2002;25:168–171.

50. Clayman L. Clinical controversies in oral and maxillofacial surgery: part two. Management of dental extractions in irradiated jaws: a protocol without hyperbaric oxygen therapy. *J Oral Maxillofac Surg*. 1997;55:275–281.

51. Ben-David MA, Diamante M, Radawski JD, et al. Lack of osteoradionecrosis of the mandible after intensity-modulated radiotherapy for head and neck cancer: likely contributions of both dental care and improved dose distributions. *Int J Radiat Oncol Biol Phys*. 2007;68:396–402.

52. Studer G, Graetz KW, Glanzmann C. In response to Dr. Merav A. Ben-David et al. ("Lack of osteoradionecrosis of the mandible after IMRT". Int J Radiat Oncol Biol Phys 2007:in Press). *Int J Radiat Oncol Biol Phys*. 2007;68:1583–1584.

53. Migliorati CA, Siegel MA, Elting LS. Bisphosphonate-associated osteonecrosis: a long-term complication of bisphosphonate treatment. *Lancet Oncol*. 2006;7:508–514.

54. Dickie CI, Parent AL, Griffin AM, et al. Bone fractures following external beam radiotherapy and limb-preservation surgery for lower extremity soft tissue sarcoma: relationship to irradiated bone length, volume, tumor location and dose. *Int J Radiat Oncol Biol Phys*. 2009;75:1119–1124.

55. Eifel PJ, Donaldson SS, Thomas PR. Response of growing bone to irradiation: a proposed late effects scoring system. *Int J Radiat Oncol Biol Phys*. 1995;31:1301–1307.

56. Gevorgyan A, La Scala GC, Neligan PC, et al. Radiation-induced craniofacial bone growth disturbances. *J Craniofac Surg*. 2007;18:1001–1007.

57. Norman SA, Localio AR, Potashnik SL, et al. Lymphedema in breast cancer survivors: incidence, degree, time course, treatment, and symptoms. *J Clin Oncol*. 2009;27:390–397.

58. Tsai RJ, Dennis LK, Lynch CF, et al. The risk of developing arm lymphedema among breast cancer survivors: a meta-analysis of treatment factors. *Ann Surg Oncol*. 2009;16:1959–1972.

59. Clarke M, Collins R, Darby S, et al. Effects of radiotherapy and of differences in the extent of surgery for early breast cancer on local recurrence and 15-year survival: an overview of the randomised trials. *Lancet*. 2005;366:2087–2106.

60. Eldredge-Hindy HB, Duffy D, Yamoah K, et al. Modeled risk of ischemic heart disease following left breast irradiation with deep inspiration breath hold. *Pract Radiat Oncol*. 2015;5:162–168.

61. Ozaslan C, Kuru B. Lymphedema after treatment of breast cancer. *Am J Surg*. 2004;187:69–72.

62. Coen JJ, Taghian AG, Kachnic LA, et al. Risk of lymphedema after regional nodal irradiation with breast conservation therapy. *Int J Radiat Oncol Biol Phys*. 2003;55:1209–1215.

63. Mansel RE, Fallowfield L, Kissin M, et al. Randomized multicenter trial of sentinel node biopsy versus standard axillary treatment in operable breast cancer: the ALMANAC Trial. *J Natl Cancer Inst*. 2006;98:599–609.

64. Giuliano AE, Hunt KK, Ballman KV, et al. Axillary dissection vs no axillary dissection in women with invasive breast cancer and sentinel node metastasis: a randomized clinical trial. *JAMA*. 2011;305:569–575.

65. Donker M, van Tienhoven G, Straver ME, et al. Radiotherapy or surgery of the axilla after a positive sentinel node in breast cancer (EORTC 10981-22023 AMAROS): a randomised, multicentre, open-label, phase 3 non-inferiority trial. *Lancet Oncol*. 2014;15:1303–1310.

66. Eubank WB, Mankoff D, Bhattacharya M, et al. Impact of FDG PET on defining the extent of disease and on the treatment of patients with recurrent or metastatic breast cancer. *AJR Am J Roentgenol*. 2004;183:479–486.

67. Pierce SM, Recht A, Lingos TI, et al. Long-term radiation complications following conservative surgery (CS) and radiation therapy (RT) in patients with early stage breast cancer. *Int J Radiat Oncol Biol Phys*. 1992;23:915–923.

68. Tubiana M. Can we reduce the incidence of second primary malignancies occurring after radiotherapy? A critical review. *Radiother Oncol*. 2009;91:4–15, discussion 1–3. *Second primary malignancies (SPMs) occurring after oncological treatment have become a major concern during the past decade. Their incidence has long been underestimated because most patients had a short life expectancy after treatment or their follow-up was shorter than 15 years. With major improvement of long-term survival, longer follow-up, cancer registries and end-result programs, it was found that the cumulative incidence of SPM could be as high as 20% of patients treated by radiotherapy. This cumulative proportion varies with several factors, which ought to be studied more accurately. The delay between irradiation and solid tumor emergence is seldom shorter than 10 years and can be as long as half a century. Thus, inclusion in a cohort of patients with a short follow-up leads to an underestimation of the proportion of SPM caused by treatment, unless actuarial cumulative incidence is computed. The incidence varies with the tissue and organs, the age of the patient at treatment, hereditary factors, but also, and probably mainly, with dose distribution, size of the irradiated volume, dose, and dose-rate. An effort toward a reduction in their incidence is mandatory. Preliminary data suggest that SPMs are mainly observed in tissues having absorbed doses above 2 Gy (fractionated irradiation) and that their incidence increases with the dose. However, in children thyroid and breast cancers are observed following doses as low as 100 mGy, and in adults lung cancers have been reported for doses of 500 mGy, possibly due to interaction with tobacco. The dose distribution and the dose per fraction have a major impact. However, the preliminary data regarding these factors need confirmation. Dose-rates appear to be another important factor. Some data suggest that certain patients, who could be identified, have a high susceptibility to radiocancer induction. Efforts should be made to base SPM reduction on solid data and not on speculation or models built on debatable hypotheses regarding the dose-carcinogenic effect relationship. In parallel, radiation therapy philosophy must evolve, and the aim of treatment should be to deliver the minimal effective radiation therapy rather than the maximal tolerable dose.*

69. Suit H, Goldberg S, Niemierko A, et al. Secondary carcinogenesis in patients treated with radiation: a review of data on radiation-induced cancers in human, non-human primate, canine and rodent subjects. *Radiat Res*. 2007;167:12–42.

70. Robison LL, Green DM, Hudson M, et al. Long-term outcomes of adult survivors of childhood cancer. *Cancer*. 2005;104:2557–2564.

71. Hall EJ. Intensity-modulated radiation therapy, protons, and the risk of second cancers. *Int J Radiat Oncol Biol Phys*. 2006;65:1–7.

72. Neglia JP, Nesbit ME Jr. Care and treatment of long-term survivors of childhood cancer. *Cancer*. 1993;71:3386–3391.

73. Brenner DJ. Extrapolating radiation-induced cancer risks from low doses to very low doses. *Health Phys*. 2009;97:505–509.

74. Deniz K, O'Mahony S, Ross G, Purushotham A. Breast cancer in women after treatment for Hodgkin's disease. *Lancet Oncol*. 2003;4:207–214.

75. Preston DL, Ron E, Tokuoka S, et al. Solid cancer incidence in atomic bomb survivors: 1958–1998. *Radiat Res*. 2007;168:1–64.

第 26 章

淋巴水肿的病理生理学

Raghu P. Kataru，Daniel A. Cuzzone. and Babak J. Mehrara

概要

- 淋巴水肿是一种进行性疾病,可能由先天性缺陷、医源性损伤或淋巴感染系统所致。
- 淋巴系统由排泄的毛细血管淋巴管组成,进入越来越大的收集血管。
- 淋巴水肿的病理是由于淋巴的积累液体导致慢性炎症、纤维化和脂肪沉积。
- 术后肥胖和辐射会显著增加淋巴水肿的风险。

简介

　　淋巴水肿是淋巴系统的一种进行性疾病,以慢性炎症、脂肪沉积、角化过度和纤维化为特征。虽然调节淋巴水肿发生的确切机制尚不清楚,但一个关键的引导事件是淋巴功能障碍和组织液清除障碍。因此,淋巴水肿可因淋巴系统的遗传/发育异常(即原发性淋巴水肿)而发生,其中淋巴管缺失或发育不良。原发性淋巴水肿也可能继发于直接损害淋巴功能的病理过程。更常见的情况是,淋巴水肿发生在淋巴系统创伤或感染后(继发性淋巴水肿)。这些刺激事件引发了一系列的组织变化,在某些情况下最终导致脂肪组织的大量堆积和典型的象皮病(图26.1)。

　　淋巴水肿的发生率差异很大。一些研究报告称,发展中国家有多达2亿患者因班氏丝虫感染而继发淋巴水肿。此病的病程各不相同,有些是缓慢性的,有些是快速进行性或致残性的淋巴水肿。大肢体或阴囊大范围的淋巴水肿患者病例报告提示较高的发病率和死亡率。

　　在美国和欧洲,淋巴水肿最常见的原因是癌症治疗。由于这些地区的乳腺癌发病率较高,乳腺癌幸存者构成了受影响的最大群体。据估计,多达30%~60%的乳腺癌患者接受腋窝淋巴结清扫后会发展为淋巴水肿[1,2]。前哨淋巴结活检的最新进展降低了腋窝淋巴结全面清扫的要求,降

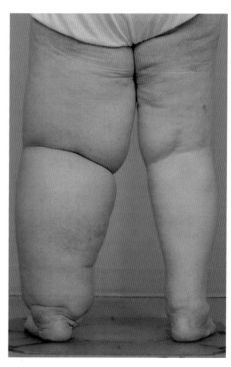

图26.1　黑色素瘤切除后左腿严重(Ⅲ级)淋巴水肿

低了淋巴水肿的发生率。然而,5%~7%的患者在前哨淋巴结活检后仍会出现淋巴水肿[3,4]。淋巴水肿并非乳腺癌幸存者的特有疾病,它是大多数其他实体肿瘤治疗的并发症,最常见的是妇科癌症、黑色素瘤、盆腔肿瘤和肉瘤。事实上,最近的一项meta分析估计,近1/6的实体肿瘤患者在接受治疗后会发展为淋巴水肿[5,6]。肉瘤患者发生淋巴水肿是一个有趣的现象,因为在这些肿瘤中淋巴结很少被切除,这表明即使局部淋巴结未受损伤,对浅表淋巴系统的广泛损伤(如广泛切除皮肤肉瘤并结合放射治疗)也能充分破坏淋巴血管系统,导致淋巴水肿的发生。

解剖生理学

淋巴循环

淋巴系统在许多生理过程发挥着重要作用,包括组织液和免疫细胞运输、炎症调节、对宿主的反应或者外来抗原、脂肪吸收等等。免疫细胞和组织液的运输外周开始于位于真皮的毛细血管淋巴管(图 26.2)。这些容器由一层淋巴内皮细胞(lymphatic endothelial cell, LEC)的物理栓系通过锚定细丝与周围组织连接,通过重叠或插入纽扣状连接彼此连接。组织液含量的微小变化会导致相邻的 LEC 由于这些细胞的物理连接而分离通过锚定纤维,使周围的组织细胞和组织液进入初始淋巴循环。一旦组织液进入淋巴系统中,LEC 之间的重叠区域重新建立,以维持淋巴管内的液体。液体被被动地推进到预集器和收集淋巴管位于深层真皮和皮下组织。与毛细管淋巴管相比,集合血管中的 LEC 有连续的内皮细胞连接防止流体在微环境中发生物理变化

而泄漏。此外,收集淋巴管有一个基底被平滑肌细胞覆盖可收缩推动淋巴液前进。淋巴收集器也有双尖瓣阀门,每 1~2mm 确保单向流动的间隙液阻塞回流到毛细血管淋巴系统的功能,淋巴单位被定义为淋巴管,包含一个两瓣之间的淋巴管集合区(图 26.3)。

淋巴流量由两个因素决定。被动压缩力来自外部压缩力,如肌肉收缩、呼吸、局部动脉脉动和重力。顾名思义,这些力被动地集中推进间液。在正常的四肢(即无淋巴损伤史),被动压迫(如按摩或肌肉收缩)的力量并不意味着在收集淋巴管时明显增加淋巴管压力不要增加流量。主动压缩力产生于周围平滑肌细胞的内在收缩收集淋巴管。这些肌肉细胞是独一无二的,它们有平滑肌和横纹肌的特征具有基本的肌生活性。淋巴系统中的肌原力与心脏相似,对预负荷有反应后负载压力也会改变。此外,力和淋巴泵收缩的频率可以调节通过血管活性物质如组胺和 P 物质等。一般情况下,预载和后载增加导致收缩频率和强度的增加一个点。持续增长超过这一点会导致淋巴泵衰竭和血管扩张。

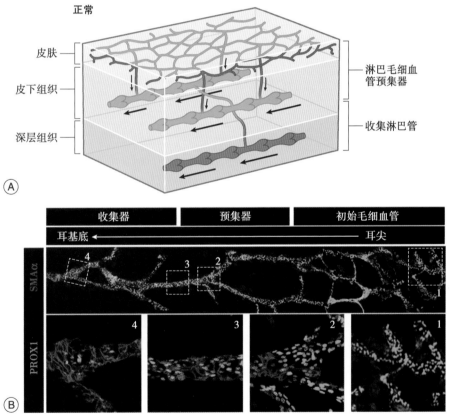

图 26.2　淋巴管的显微解剖结构系统。(A)表层和深层示意图皮肤的淋巴管。(B)荧光小鼠耳部皮肤的免疫组织学描述淋巴树。小鼠耳皮整贴染色 Prox1(泛 LEC 标记)和平滑肌肌动蛋白 alpha 识别毛细管,预集和收集单个平面中的淋巴管(上图)。上图的高倍放大图 1、2、3 和 4 显示耳尖毛细血管空间分离到耳基底的收集器。注意收集淋巴管被 SMA 细胞紧紧包裹,使其能够泵送淋巴液。(A, Adapted from Suami H, Pan WR, Taylor GI. Changes in the lymph structure of the upper limb after axillary dissection: radiographic and anatomical study in a human cadaver. Plast Reconstr Surg. 2007;120:982-991.)

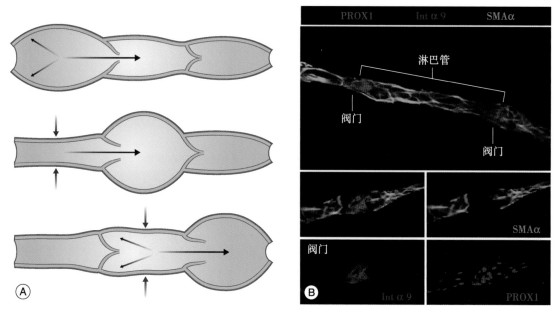

图 26.3 淋巴管的解剖结构。(A)淋巴管示意图(两个瓣膜之间的淋巴收集管段)。(B)荧光淋巴管在小鼠耳部皮肤(上)中的免疫组织学表现(淋巴管段两个阀门之间的收集器)。注意两个阀门整合素 alpha 9(一种瓣膜标志物)免疫阳性。阀门的高倍放大图像显示 SMA 细胞(绿色)、瓣叶(红色)和 PROX1 染色的单瓣膜 LEC(蓝色)

淋巴结

淋巴液在淋巴系统内被输送回静脉循环时,淋巴结对其进行过滤(图 26.4)。虽然淋巴结的数量有些变化,但一个典型的成年人有 600~700 个淋巴结,分布在不同的区域,聚集在身体部位聚集的区域或在腹腔内器官周围。间质液通过集合淋巴管集中运输,并通过传入淋巴管进入淋巴结的包膜下窦。从那里,间质液(抗原、抗原提呈细胞和包含的炎症细胞)通过包围 B 细胞所在的淋巴结滤泡的淋巴窦排出。淋巴窦由网状内皮细胞和抗原提呈细胞排列,能够提呈和应答自身/外来抗原。位于这些区域的巨噬细胞也可以吞噬细菌进行处理和清除。此外,液体交换通过局部高内皮小静脉渗透淋巴结,使免疫细胞和细胞因子的血行输送到淋巴结。淋巴液通过位于淋巴结髓质的传出淋巴管排出淋巴结,向下一个淋巴结链或中央返回静脉系统。

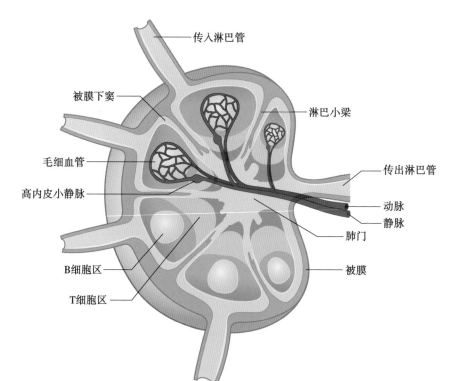

图 26.4 淋巴结示意图。淋巴通过传入淋巴管进入淋巴结包膜下窦,并通过淋巴窦经淋巴结排出,最终通过肺门的传出淋巴管离开淋巴结。毛细血管和高内皮小静脉使白细胞进入淋巴结,是积液交换的场所

淋巴水肿的病因学

原发性淋巴水肿

许多遗传缺陷与原发性淋巴水肿的发生有关（表26.1）。这些疾病在表现的时间和症状的严重程度方面有高度可变的自然史。此外，原发性淋巴水肿可能是家族性的已知或疑似遗传缺陷，可能是自发突变的结果，或在某些情况下无已知原因发生。家族形式的原发性淋巴水肿，甚至在同一家族成员中，由于基因突变或致病因素的外显率和与环境调节因子的相互作用，可以有不同的表现。因此，在某些情况下，原发性淋巴水肿可能在出生后不久出现（即先天性淋巴水肿），或者更常见的是，在数年后出现进行性症状（前淋巴水肿或迟发性淋巴水肿）。

在大多数原发性淋巴水肿的病例中，淋巴系统发育不

表26.1 基因突变与淋巴水肿

基因	综合征	病理学	参考文献
FLT4（5q35） （血管内皮生长因子受体3的编码区）	Milroy 病	下肢原发性淋巴水肿。由于甲床水肿导致的脚趾甲呈向上倾斜的"跳台滑雪"样	64,65,81
FLT4（4q34） （血管内皮生长因子C的编码区）	Milroy 样淋巴水肿	下肢原发性淋巴水肿	73
FOXC2	淋巴水肿-脱肛综合征	下肢淋巴水肿最常见于青春期；双排睫毛	72,73,82
SOX18	脂多毛症-淋巴水肿-毛细血管扩张综合征	淋巴水肿、脱发和皮肤表面附近的小血管扩张	74
GJC2（CX47 的编码）	Meige 病	间隙连接功能受损，乳腺癌相关淋巴水肿风险增加	7
CCBE1（18q21） （胶原蛋白和钙结合 EGF 结构域1的编码）	Hennekam 综合征	四肢、生殖器和面部的严重淋巴水肿；面部异常；癫痫发作，精神错乱迟缓；以及发育迟缓 症状通常出现在子宫内	75
KIF11（10q24）	MCLMR 综合征	小头畸形、先天性下肢淋巴水肿、眼部异常、学习障碍	76
GATA2（3q21）	Emberger 综合征	单侧或双侧下肢 淋巴水肿；出现于童年时期；严重的皮肤疣；骨髓增生异常	77
	WILD 综合征	WILD 综合征（疣、免疫缺陷、淋巴水肿和发育不良）	78
AKT1	变形杆菌综合征	淋巴畸形、骨骼、皮肤和中枢神经系统异常	79,80

良，淋巴管数量减少（最常见的是聚集淋巴管）。目前尚不清楚原发性淋巴水肿患者是否在出生时就有淋巴系统缺陷，或者这些变化是在出生后发生的。目前的证据表明，在大多数情况下，出生时存在一定程度的淋巴功能障碍，这些变化会随着时间的推移而逐渐恶化。这些变化发生的速度是可变的，可因环境因素而改变，从而导致疾病的不同表现。研究这些变化是一个挑战，因为人们不能通过无创方式连续监测淋巴系统；然而，淋巴显像的最新进展在这方面有所帮助。

先天性淋巴水肿多发于女性，更常见累及下肢，占所有原发性淋巴水肿的10%～25%。四肢的肿胀程度可变，在某些情况下可能导致在单侧肢体严重异常和相对轻微或对侧肢体无病变。Milroy 病是失活突变的家族性连锁疾病发生在血管生长因子受体3（vascular growth factor receptor-3，VEGF-R3）中。这些突变在原发性淋巴水肿患者中所占的比例相对较小（2%～3%），通常出生后不久出现肢体肿胀和/或乳糜泻胸。这种疾病的病理生理学起因在于，VEGF-R3 主要由淋巴内皮细胞表达，并作为内皮生长因子 C（endothelial growth factor C，VEGF-C）的关键信号分子及其密切相关分子 VEGF-D。VEGF-R3 的激活导致调节淋巴内皮细胞内信号的传递细胞分化、增殖、迁移和内皮衍生的一氧化氮生产。不足为奇的是，患者都有淋巴管发育不全有不同程度的皮肤和收集淋巴血管发育不全。

与先天淋巴水肿（出生后短时间内出现）不同，被诊断为前淋巴水肿的患者在35岁之前就出现了淋巴水肿。绝大多数患者出现单侧下肢淋巴水肿，男女比例为4:1。更多的证据表明性激素与这种疾病有关的事实是，大多数患者在青春期开始出现症状早期淋巴水肿[7]。患者的组织学检查显示有不同的病理结果；然而，这些患者的毛细血管淋巴管和集合血管发育不全。大多数患者在出生到35岁之间出现单侧下肢淋巴水肿（～70%）。这些患者的特点是淋巴管数量和口径减少，最常出现在青春期，男女比例为4:1。

迟发性淋巴水肿的诊断是指35岁以后发生原发性淋巴水肿的患者。这种疾病是一种排除诊断，因为淋巴水肿的

继发性原因在这个年龄组更常见。此外，迟发性淋巴水肿是原发性淋巴水肿的少见表现，最常发生在女性下肢。虽然这种疾病的病理生理机制仍然很大程度上未知，但最近的研究表明，*FOXC2* 基因的功能缺失突变与此相关[8-10]。

根据症状出现的年龄对原发性淋巴水肿进行分类的有效性最近受到了争论。争论的焦点在于，由于遗传和环境因素，这些疾病的表现是高度可变的，这种可变性降低了这些类别的诊断效用[11]。因此，最近的研究试图根据疾病的表现和已知的基因突变发展新的分类方案该方法将先天性淋巴水肿分为五大类：综合征性、全体性或内脏性、生长紊乱、先天性发病和晚发性。该系统的开发人员认为，这种诊断算法更精确，因此可以用于开发和测试诊断或治疗干预措施。

继发性淋巴水肿

继发性淋巴水肿发生在淋巴系统损伤或阻塞之后。例如，丝虫病中的寄生虫感染会导致淋巴通道的慢性阻塞和随后的免疫反应，损害淋巴功能，导致疾病进行性发展[12]。丝虫病由蚊子传播的蛔虫（最常见的是班氏线虫、马来丝虫和帝汶丝虫）引起。成虫在组织中生长，并将幼虫释放到血液中（微丝虫病），可诊断该疾病。然而，临床疾病患者血液中可能没有微丝虫病，在这种情况下可通过临床、组织活检或血清抗原检测作出诊断。丝虫病是发展中国家发病的一个主要原因，治疗仍然限于抗寄生虫药物，这些药物只能杀死发育中的幼虫，而不能杀死成虫。

癌症治疗过程中的医源性淋巴损伤是继发性淋巴水肿的另一个主要原因。事实上，淋巴水肿是癌症治疗最常见的长期并发症（甚至比放射引起的肉瘤或化疗引起的肾衰竭或心力衰竭更常见）。淋巴水肿可在几乎所有实体肿瘤的治疗过程中发展，包括乳腺、妇科肿瘤、黑色素瘤、肉瘤和盆腔肿瘤。在摘除头颈部肿瘤（发生率为 4%）后，淋巴水肿甚至会发展成美学畸形和功能损害。

继发性淋巴水肿在癌症幸存者中发生最多通常是在最初的几个月，有时是几年后手术（图 26.5）。该延期表现，以及淋巴水肿只发生在一小部分接受淋巴结切除术的患者身上的事实非常重要，因为这些结果表明淋巴损伤是必要的，但不是足以让疾病发展。因此，额外的病理变化是患者发展所必需的淋巴清扫后的淋巴水肿。

乳腺癌幸存者的继发性淋巴水肿发生在首次手术后约 8 个月[13]。此外，大多数患者（75%）在前 3 年内确诊[2]。在一份不寻常的病例报告中，一位患者在最初的淋巴损伤 50 年后发生了看似无害的淋巴水肿。因此，在大多数情况下，乳房手术和淋巴结切除术后出现的急性手术肿胀在手术的前几周内就会消失，而且在大多数情况下不会复发。然而，在一些患者中，它会在 12 个月后逐渐复发。这一过程似乎在下肢有所加速（可能是由于重力的影响），平均术后 4~6 个月出现淋巴水肿。

一旦淋巴水肿发展，通常为渐进性，随时间的推移而恶化。虽然积极的物理治疗和早期诊断淋巴水肿可以降低疾

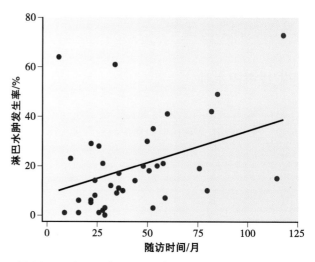

图 26.5　淋巴水肿的时间（线性预测）呈现为多项研究的中位随访时间的散点图。注意淋巴水肿在手术后的发展以延迟方式发生。（*From Cormier,et al. Lymphedema beyond breast cancer:a systematic review and meta-analysis of cancer-related secondary lymphedema. Cancer. 2010; 116: 5138-5149.*）

病进展的速度，但一些不幸的患者即使进行包扎和积极的对症治疗，病情仍进展迅速。此外，淋巴水肿患者的病情进展速率通常变化很大，一些患者的病情相对缓慢，几乎不需要施加压迫，而另一些患者的病情进展迅速，直至病残，对治疗反应甚微[14]。虽然手工淋巴按摩的疗效存在争议，但大多数研究表明，这些治疗对大多数患者是有帮助的，导致症状减轻和进展速度减慢。此外，这些干预措施对早期疾病最有效，因此提倡对有患病风险的患者进行仔细随访。

疾病进展率和疾病的严重程度可以通过锻炼和减肥计划来调节。这些干预措施在预防和治疗淋巴水肿方面都是有效的，应该在所有有风险的个体中加以鼓励[15,16]。有趣的是，多年来，内科医生和治疗师一直警告淋巴结清扫患者不要用患肢进行剧烈运动或举重，因为他们认为这些活动会增加流入患肢的血液，从而增加淋巴负荷然而，许多前瞻性随机对照研究证明了减肥和锻炼对淋巴水肿的疗效，最终证实了这一误解[17,18]。

诊断

淋巴水肿的诊断通常是通过临床检查，在某些情况下，通过放射学检查。原发性或继发性淋巴水肿的鉴别诊断包括静脉功能不全、充血性心力衰竭、恶性肿瘤（复发性或原发性淋巴梗阻）和感染。淋巴水肿患者常表现为肿胀、皮肤紧绷、沉重和疲劳。更罕见的是，主要症状是蜂窝织炎和患肢迅速肿胀。肢体周长和体积测量是分析单侧病例肿胀程度的有用手段，这些测量通常作为疾病进展的一种手段（图 26.6）。超过 2cm 的差异或超过 200cc 的体积差异被认为是大多数来源的淋巴水肿诊断，有些方案根据测量的差异对患者进行分类[19]。由于该测试的相对主观性，在某些情况

下,单独使用测量值可能会有问题(例如,较瘦患者 2cm 的差异可能比病态肥胖患者 2cm 的差异更重要)。然而,测量是诊断和治疗淋巴水肿的基础。

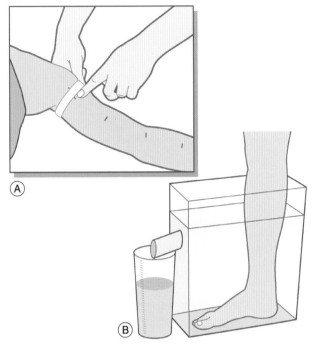

图 26.6 淋巴水肿测量值。(A)上肢淋巴水肿周长测量。(B)计算肢体体积的排水量法。(*Adapted from Pitsch F. Benefit of daflon 500 mg in chronic venous disease related edema.* Phlebology. 2006;13:17-21.)

周长测量通常按照规定的间隔进行(许多情况下,鹰嘴以下 5cm 和以上 5cm);然而,已经报道了一系列广泛的措施。此外,尽管一些报告提供证据表明,通过训练这些测量可以重复执行,但操作者内部和内部测量的有效性仍受到质疑。肢体体积测量可以通过水的排水量进行;然而,这种方法在实际应用中可能比较困难(例如,一些医院要求为每个患者使用无菌液)。测温仪是一种红外扫描仪,可以测量多个区域的肢体周长(手臂或腿),然后使用截锥公式计算肢体体积和体积差(图 26.7)[20,21]。这种设备很有用,但价格昂贵,在美国没有广泛使用。肢体体积也可以通过以 4cm 间隔测量肢体周长,并使用由 Bronson 描述的截断锥公式来计算[22]。这种方法执行起来很简单,是排水量/渗透计和肢体周长测量之间的一个很好的折中。

放射学检查对诊断淋巴水肿很有用。例如,淋巴闪烁造影是一种程序,其中放射性标记的胶体注射在远端肢体。然后在引流淋巴结池中分析吸收的速率/数量[23,24]。淋巴闪烁造影也可用于评估皮肤回流,即近端淋巴阻塞导致淋巴液从深部通道转向浅表淋巴的情况。然而,最近的报道表明,淋巴闪烁造影对早期淋巴水肿的敏感性(0.61)低于其他方法,如 MRI 和吲哚菁绿(indocyanine green,ICG)淋巴管造影[25]。MRI(MRI 淋巴管造影)也可以显示淋巴水肿的淋巴管和病理变化,具有高度的敏感性和特异性[25-27]。然而,该技术依赖于用户和放射医生,需要优化技术。

最近的研究提倡使用 ICG 近红外(near-infrared,NIR)淋

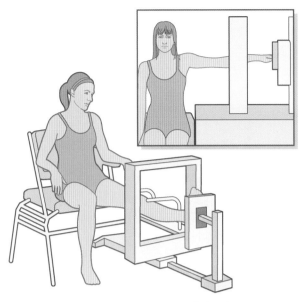

图 26.7 下肢(左)和上肢(右)测量计。(*Adapted from Pero-systems Inc.*)

巴管造影淋巴水肿的诊断和分期。在该测试中,ICG 染料在患肢的真皮中注射,用近红外相机观察淋巴管。值得注意的是,ICG 目前仅被 FDA 批准用于静脉注射,而皮内注射淋巴系统可视化是一种说明书以外的用途。该方法使观察表浅集合淋巴管、真皮回流及异常淋巴管迟滞,是诊断淋巴水肿的有益辅助。最近的报道表明 ICG 淋巴管造影对诊断是否有高度的敏感性和特异性即淋巴水肿及色斑等病理改变星尘/扩散模式甚至在早期疾病中就存在(图 26.8)[25]。事

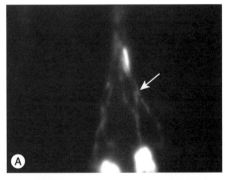

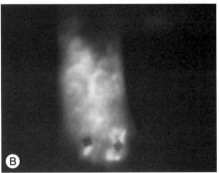

图 26.8 正常肢体和淋巴水肿肢体的吲哚菁绿(ICG)解剖结构。(A)收集淋巴管在正常的手背上清晰可见(箭头指向注射位点)。(B)淋巴水肿的手伴有广泛的皮肤反流,且缺乏明显可识别的淋巴管

实上,一些作者已经发展了基于 ICG 淋巴管造影的淋巴水肿分期系统(见下文)[28]。实验报告也证明了这一点淋巴泵送能力(在给定的血管内荧光强度随时间的变化速率)可能是有用的检测淋巴功能;然而,这种分析并未被广泛采用。

　　一些非侵入性的方法可用于诊断淋巴水肿。例如,通过生物阻抗,电流通过组织的速率,被用来估计淋巴水肿肢体的液体含量为(图 26.9)[29]。虽然由于皮肤温度、皮肤表面干燥程度等因素的差异,这类测试的结果可能会有所不同。一些研究表明,生物阻抗有助于早期淋巴水肿的诊断,其中体积或周围差异是微妙的或不存在的。最后,皮肤和软组织的纤维化程度可以用张力计进行估算,并可进行纵向追踪,以监测疾病进展[30,31]。

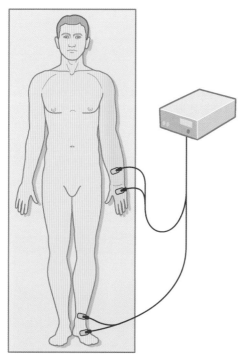

图 26.9　生物阻抗测量对比淋巴水肿肢体和正常肢体的电传输率

淋巴水肿分类

　　常见的淋巴水肿分类系统主要依赖于该疾病的临床特征。国际淋巴学会分期系统是最广泛使用的方案,它基于可测量的肿胀和是否有凹陷(图 26.10;表 26.2)[32]。在该方案中,有淋巴损伤史并出现淋巴水肿症状(如体重、乏力),而无肿胀或可测量体积变化的患者被归类为潜伏性淋巴水肿(0期)。Ⅰ期淋巴水肿(也被称为自发性可逆淋巴水肿)的患者有可测量的肿胀和凹陷性水肿,并随着升高或使用压缩衣服而改善。Ⅱ期淋巴水肿(自发性不可逆淋巴水肿)的特征是纤维脂肪组织的堆积,可通过抬高或压缩阻止症状的逆转。最后,有严重肿胀、纤维化、角化过度和终末期淋巴水肿症状的患者被诊断为Ⅲ期或淋巴静止性象皮肿[33]。

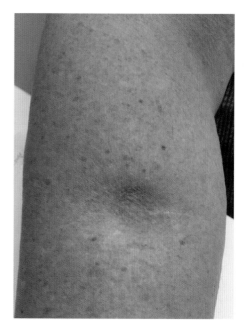

图 26.10　乳腺癌相关的淋巴水肿导致的上肢凹陷性水肿患者

表 26.2　国际淋巴学会分期系统

分期	病理生理学	表现
0	潜伏性淋巴水肿	淋巴管受伤。液体运输能力受损,但仍足以在必要时排出淋巴液。淋巴水肿尚未发生或尚不明显
Ⅰ	自发可逆性淋巴水肿	出现点状病灶——当施加压力时,受影响的区域会缩进。使用压力衣可以控制肿胀
Ⅱ	自发性不可逆淋巴水肿	病损范围扩大,病变呈海绵状进展。四肢开始出现纤维化变硬并增大尺寸。此时,压缩服装对抑制症状无效
Ⅲ	淋巴性象皮病	肿胀不可逆,组织严重纤维化,对治疗无反应。皮肤明显变厚

　　与对侧肢体相比,肢体周长或体积的变化或术前值也被用来区分淋巴水肿的严重程度[19,34]。尽管这些研究存在差异性,但大多数报告将肢体周长超过 2cm 或体积差超过100cc 的患者归类为轻度淋巴水肿。2~4cm 的差异(或大于200cc 的体积)被认为是中度淋巴水肿。测量的差异大于或等于 4cm 的患者被归类为严重的淋巴水肿。然而,这种分类方案的效用突出的事实是,它假设四肢术前周长或体积相等(由于手/腿优势的差异,许多患者的假设是错误的)。此外,不考虑患者的体质也是有问题的,因为 2cm 的差异在瘦患者中比在肥胖患者中更重要。

　　ICG 淋巴管造影已被一些研究人员提出作为对淋巴水肿患者进行分类的有用手段。这些努力很重要,因为除了临床检查发现外,他们还尝试了利用生理变化查找。Koshima 等提出了一个基于其淋巴静脉旁路手术经验的系统(表 26.3)。这些作者对继发性的进展进行了分类根据 ICG 结果将淋巴水肿分为 4 步并命名(图 26.11)[28]。病变过程的

第一步是正常的远端淋巴管淋巴损伤区,接着是淋巴扩张(淋巴管扩张,淋巴管内皮细胞变平),然后是收缩(腔内直径在收集淋巴管时丧失,以及平滑肌细胞覆盖增厚),最后是硬化(腔闭塞,增殖平滑肌细胞)。

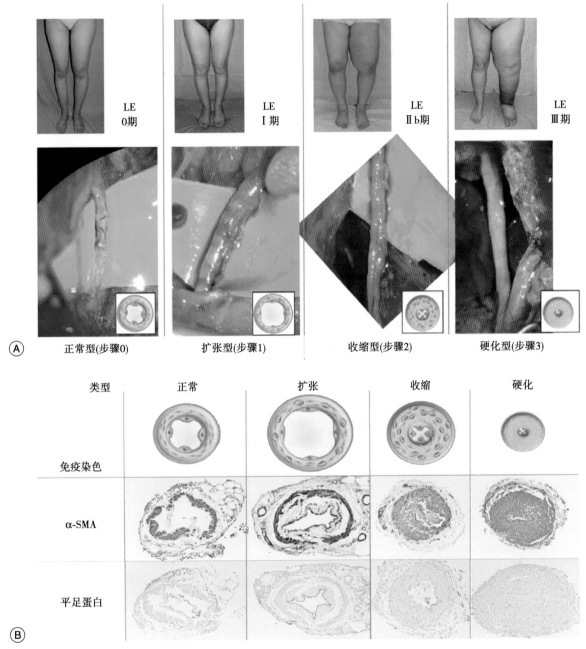

图 26.11　(A)淋巴水肿的 NECST 分类。上图显示淋巴水肿不同分期患者的代表性数据。下图显示与这些分期相对应的收集淋巴管。注意收集淋巴管的进行性硬化。(B)收集淋巴管的组织学变化 NECST 分类方案。注意随着分期的增加,淋巴管周围平滑肌肌动蛋白的沉积增加。(Adapted from Mihara M, Hara H, Hayashi Y, et al. Pathological steps of cancer-related lymphedema:histological changes in the collecting lymphatic vessels after lymphade-nectomy. PLoS One. 2012;7:e41126.)

表 26.3　Koshima 淋巴水肿分期系统

类型	表现
正常型(第0步)	淋巴管正常且功能齐全
扩张型(第1步)	淋巴压力明显升高,导致淋巴内皮细胞变平,开始出现淋巴管扩张
收缩型(第2步)	平滑肌细胞合成分泌功能增加,促进胶原纤维生长,淋巴管开始变粗
硬化型(第3步)	淋巴管的管腔变窄或者堵塞,大部分组织纤维化,淋巴管失去了运输和浓缩淋巴液的能力

（Data from Mihara M,Hara H,Hayashi Y,et al. Pathological steps of cancer-related lymphedema: histological changes in the collecting lymphatic vessels after lymphadenectomy. PLoS One. 2012;7;e41126. ）

M. D. Anderson 分类方案还根据 ICG 结果和皮肤回流定量将淋巴水肿分为 4 个阶段(图 26.12;表 26.4)[35]。在该方案中,1 期患者有大量淋巴管未闭,皮肤回流极少或无皮肤回流。2 期患者有中等数量的淋巴管和节段性皮肤回流。3 期患者几乎没有淋巴管通畅,整个手臂有明显的皮肤回流。最后,4 期患者没有淋巴管通畅和严重的皮肤损伤整个手臂和手的回流。虽然该方案有些主观,但作者发现它对于淋巴静脉旁路手术的分类和患者选择是有用的。

表 26.4　M. D. Anderson 吲哚菁绿(ICG)淋巴水肿分类系统[35]

分期	表现
1	存在许多未闭的淋巴管,并且局部区域可观察到的真皮回流极少
2	可见中等数量的淋巴管节段性真皮回流
3	可见很少有通畅的淋巴管,并且可以观察到明显的真皮回流贯穿整个手臂
4	未见通畅的淋巴管。整个手臂和手部严重的真皮回流很明显

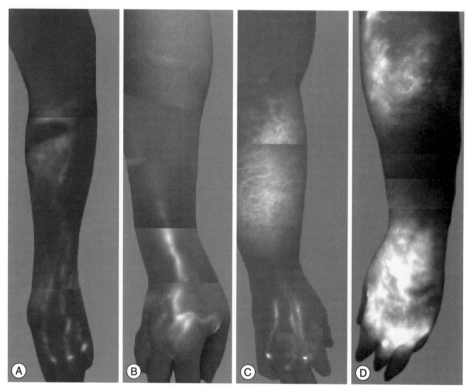

图 26.12　M. D. Anderson 吲哚菁绿(ICG)淋巴水肿分类系统。(A)1 期:多个淋巴管显露和最小的真皮回流。(B)2 期:中等数量的淋巴管显露和节段性真皮回流的存在。(C)3 期:淋巴管很少,且整个手臂的广泛皮肤回流。(D)4 期:无淋巴管显露和严重的真皮回流。(Adapted from Chang DW,Suami H,Skoracki R. A prospective analysis of a 100 consecutive lymphovenous bypass cases for the treatment of extremity lymphedema. Plast Reconstr Surg. 2013;132;1305-1314.)

淋巴水肿的病理生理学

虽然淋巴水肿是常见的和病态的,但令人惊讶的是,学界对这种疾病的病理生理学知之甚少。该疾病的组织学特征是水肿、纤维脂肪组织沉积、慢性炎症和角化过度,最近的研究已经开始揭示淋巴损伤是如何导致这些多种症状的(图 26.13)。理解淋巴水肿病理的一个关键概念在于,淋巴损伤只是起始步骤,其他病理事件对淋巴水肿的临床发展是必要的。淋巴水肿只发生在一部分接受淋巴结切除术的患者中的事实突出了这一概念，而即使是这些患者也会在手术后几个月到几年的时间内延迟发病。更好地了解这些病理事件是必要的，以改进诊断和发展合理的靶向治疗或预防选择。虽然许多研究已经分析了原发性淋巴水肿的淋巴管变化，并确定了多种缺陷，但本章剩余的讨论将专注于癌症治疗后继发性淋巴水肿的病理生理变化。

正常　　　　　　　　　淋巴水肿

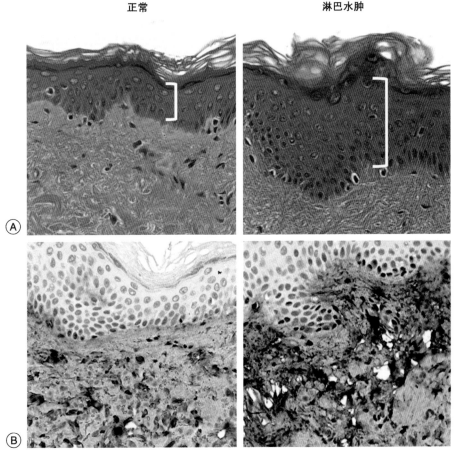

图 26.13　淋巴水肿的组织学。（A）苏木精-伊红染色前臂皮肤表现出典型的淋巴水肿性皮肤过度角化（白色括号）。（B）Ⅰ型胶原蛋白染色的前臂皮肤切片（棕色染色）。注意真皮堆积Ⅰ型胶原蛋白

继发性淋巴水肿的淋巴管缺陷

腋窝淋巴结活检后（即淋巴水肿发作前）进行的淋巴管造影研究显示腋窝的淋巴管扩张，且这些淋巴管的血流受阻。这一阶段的患者存在亚临床间质液淤积，临床无法测量（0 期或潜伏性淋巴水肿），或随压迫/抬高而自行消失（Ⅰ期）。持续亚临床间质液淤积导致集合淋巴管进一步扩张，淋巴瓣膜功能不全，逆行流向位于真皮浅层的毛细血管淋巴管（即真皮回流）。此时，集合淋巴保持主动收缩的能力，然而脉动变得更加不规则，淋巴脉冲幅度和每搏容量之间失去了相关性[36]。淋巴郁积导致局部细胞（脂肪细胞、内皮细胞、肌细胞和炎症细胞）激活内源性危险信号，反过来促进慢性炎症通路的激活，炎症细胞因子的表达，并进一步促进白细胞进入淋巴组织[37]。

在淋巴结清扫后的损伤早期，慢性炎症和亚临床淋巴液淤积促进真皮浅表毛细血管淋巴管的增殖和侧支化。这些血管有效地绕过梗阻区，防止了明显淋巴水肿的发生（图 26.14）[38]。然而，部分患者（30%～50%）继续发展为临床可测量的淋巴水肿，持续的间质液停滞和持续的慢性炎症导致细胞外基质胶原沉积，最终导致毛细血管淋巴管消失和聚集淋巴管周围的平滑肌细胞增殖[39]。因此，作者和其他人假设，临床上明显的淋巴水肿的发生依赖于浅表淋巴系统和深部淋巴系统（分别是毛细血管和集合淋巴系统）的衰竭（图 26.15）。患者皮下组织有明显的组织液积累（Ⅱ期），通过常规测量，肢体体积或周长的变化成为可能。组织液主要积聚在皮下脂肪组织之间和小静脉周围（占总多余量的 60%～70%）[40]。在较小程度上，液体也聚集在肌筋膜上方/下方和真皮内。收集淋巴管在这一阶段继续积极收缩；然而，这些收缩是无效的，不能推动淋巴液前进。

淋巴水肿的进展是由于脂肪组织的堆积、角化过度、纤维化和剩余淋巴管的破坏/功能障碍（即Ⅱ期到Ⅲ期疾病晚期）（图 26.16）。液体与脂肪积累的比例在不同的个体中是不同的，而且肢体上的沉积模式也可能有很大的不同，尽管有些区域比其他区域（如肘关节内侧区域）更容易肿胀。此外，进行性纤维脂肪沉积使淋巴水肿治疗比压缩治疗更重要。这一问题由于没有脉动或完全硬化的集合淋巴管直径的损失[41]和自发淋巴流的缺失而复杂化。

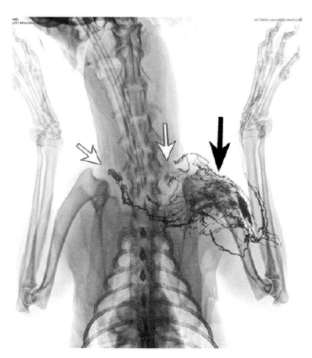

图 26.14 在犬模型中进行的淋巴管造影照片，右侧腋窝淋巴结清扫显示增生的浅表淋巴管血管（黑色箭头）绕过右侧腋窝到达淋巴结双侧锁骨上区（白色箭头）。(Adapted from Suami H, Yamashita S, Soto-Miranda MA, Chang DW. Lymphatic territories (lymphosomes) in a canine: an animal model for investigation of postoperative lymphatic alterations. PLoS One. 2013;8:e69222.)

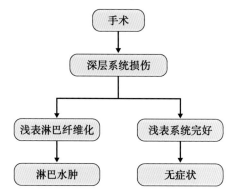

图 26.15 深层和浅表淋巴功能衰竭后淋巴水肿发展的假设模型

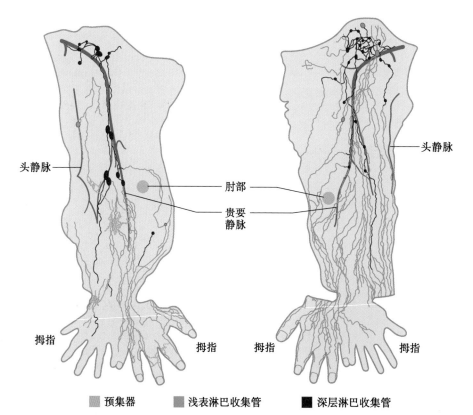

图 26.16 具有单侧腋窝淋巴结清扫病史的患者的尸体清扫和淋巴管造影。注意淋巴结清扫后上肢毛细血管（浅层）淋巴管丢失，呈绿色。(Adapted from Suami H, Pan WR, Taylor GI. Changes in the lymph structure of the upper limb after axillary dissection: radiographic and anatomical study in a human cadaver. Plast Reconstr Surg. 2007;120:982-991.)

纤维化的调节

基于上述证据,很明显,细胞外基质纤维化和收集淋巴的进行性硬化症在淋巴水肿的病理中起着关键作用。这一想法也为接受放射治疗的患者增加淋巴水肿的风险提供了理论依据,并得到实验研究的支持,实验研究表明纤维化独立地降低了淋巴管再生和淋巴功能[42,43]。可能因此出现淋巴水肿单纯为进行性纤维化导致功能实质(即毛细血管和集合淋巴管)丧失的纤维化性疾病。

通过使用多种小鼠模型和临床活检标本,作者的实验室表明,淋巴水肿导致进行性纤维化,抑制这种纤维化反应显著增加淋巴再生和功能。此外,作者已经证明了淋巴水肿的纤维化是由 CD4+细胞的增殖介导的,CD4+细胞分化为一种特殊的 t 辅助细胞(Th2 细胞),而 Th2 细胞反过来产生大量的促纤维化细胞因子,如白细胞介素 4、白细胞介素 13和转化生长因子-1[44-46]。淋巴静脉旁路术治疗淋巴水肿患者不仅与症状改善相关,而且还减少了积累 CD4+细胞和纤维化组织。这一观察结果,加上作者先前的动物研究表明,减少 CD4+细胞或抑制 Th2 促纤维化细胞因子可显著减轻淋巴水肿的症状,可能是一种有用的临床干预手段。该方法目前正在使用单克隆抗体进行临床试验。因此,药物干预可能是治疗淋巴水肿的一种可行的方法,或者可以作为手术的重要辅助手段。

脂肪沉积的调节

淋巴水肿的最后阶段是进行性纤维脂肪沉积。因此,淋巴水肿的最初病理是组织液的积累;然而,随着时间的推移,这种液体会促进脂肪沉积,使淋巴水肿的压缩治疗失效。因此,很明显,淋巴(间质)积液和脂肪沉积密切相关[47,48]。先前的研究表明,在体外,组织液可能增加脂肪细胞的增殖和分化,这一观点得到了支持[49]。此外,作者的实验室之前已经表明,淋巴水肿导致局部脂肪细胞增殖和肥大,即使轻微的淋巴损伤也会促进脂肪细胞分化标志物的表达[49-51]。

脂肪细胞和淋巴细胞之间的关系上皮细胞似乎是双向的性质。这一假说是基于最近的报告,其表明,在临床中和动物模型中,肥胖都会明显损害淋巴功能。此外,最近的研究表明,超级肥胖的人(即体重指数>59)会自发地发展下肢淋巴水肿,这种影响是永久性的,在胃分流术和减肥后几乎没有改善。最近,作者的实验室表明,老鼠的淋巴功能与体重成正比,超过一个阈值,淋巴系统就会出现异常系统易于测量。这些发现为肥胖是淋巴水肿的主要危险因素这一事实提供了理论基础。

淋巴水肿的风险因素

多种遗传和环境因素已被证明会增加患淋巴水肿的风险,包括肥胖、辐射、感染和遗传因素[3,52-58]。

肥胖

肥胖是最早被确认的淋巴的危险因素之一[59],并且已经被证明会增加接受各种实体肿瘤治疗的患者患病的风险。前瞻性研究表明,与乳腺癌阶段相似,但体重指数<25的患者相比,体重指数>30的患者出现淋巴水肿的风险至少增加 3 倍[60]。其他研究已经表明,这种关系几乎是线性的,更大的基线体重与乳腺癌腋窝淋巴结清扫术后淋巴水肿的发生有关[3]。Greene 及其同事发现,在某些情况下,严重肥胖(体重指数>59)的患者会自发地发展为下肢淋巴水肿[61]。即使是先前消瘦的患者,术后体重增加也会增加淋巴水肿发展的风险。此外,随机临床试验表明,与没有减肥的对照组相比,饮食诱导的体重减轻在 12 周内导致了手臂体积的显著减少[62]。最后,运动研究表明淋巴水肿患者的监测运动项目不仅能减轻体重,而且与不运动的对照组相比,淋巴水肿症状也明显减轻。因此,尽管调节肥胖和淋巴功能之间相互作用的细胞机制尚不清楚,但显然确实存在一种关系,计划进行淋巴结切除术或淋巴手术的患者应首先减肥,然后再进行侵入性干预。

放疗

放疗结合手术也是一个众所周知的淋巴水肿的风险因素,使疾病发展的风险增加了五倍之多[63-66]。有趣的是,淋巴水肿在接受手术和放射治疗的肥胖患者中更为普遍,这表明淋巴水肿的危险因素可以以叠加的方式发挥作用[67]。虽然一些研究没有显示辐射之间的关系和发展乳腺癌治疗后淋巴水肿,但由于辐射在一些研究中只包括胸壁,而非区域淋巴结盆地(如锁骨上或腋窝),这些结果可能存在混淆。此外,辐射对淋巴水肿发展的负面影响似乎在很大程度上是手术的附加影响,因为仅在辐射后发展为这种疾病并不常见,发生在不到 7%的患者中[66]。

感染

术后感染和蜂窝织炎长期以来被认为是淋巴水肿发生的危险因素,然而调节这种潜在相互作用的机制仍不清楚。此外,学界目前尚不清楚感染的发展是亚临床淋巴水肿的症状,最终发展成全面的疾病,还是感染损害剩余的淋巴,从而导致疾病发展。然而,先前的妇科报告显示,外阴癌手术后的早期感染显著增加了下肢淋巴水肿的发生[68]。这些发现使得一些研究者认为避免蜂窝织炎是避免淋巴损伤和疾病进展的主要方法,特别是对于有淋巴水肿病史的患者[69]。

遗传学

遗传学长期以来被证明会导致原发性淋巴水肿和淋巴异常。然而,最近的研究发现,遗传因素也容易使患者发展为继发性淋巴水肿。例如,Finegold 等发现,与正常对照组相比,在乳房切除术和腋窝淋巴结清扫后,编码连接蛋白 47 或肝细胞生长因子的基因突变的女性发生淋巴水肿的风险显著增加[70,71]。另一项研究分析了 17 个候选基因中的 157 个单核苷酸多态性(single-nucleotide polymorphism,SNP),证明至少有 4 个基因和 3 个单倍型可能会导致继发性淋巴水肿的发生[72]。通过提供基因突变是继发性淋巴水肿的重要危险因素的证据,这些新发现挑战了继发性淋巴水肿仅仅是由于机械损伤所致的传统观点[72]。

总结

　　淋巴水肿是一种使人衰弱的常见病,最常作为癌症治疗的并发症发生。近年来的研究表明,淋巴水肿与淋巴管扩张、瓣膜有关功能不全、慢性炎症和纤维化有关。治疗策略旨在减少这些变化(例如手动淋巴按摩或压缩泵)以及降低疾病进展速率,是治疗的有效辅助手段。此外,更好地了解病理生理学淋巴水肿可能有助于制定有针对性的预防或治疗策略。

参考文献

1. Gärtner R, Mejdahl MK, Andersen KG, et al. Development in self-reported arm-lymphedema in Danish women treated for early-stage breast cancer in 2005 and 2006 - A nationwide follow-up study. *Breast*. 2014;23:445–452.
2. Petrek JA, Senie RT, Peters M, Rosen PP. Lymphedema in a cohort of breast carcinoma survivors 20 years after diagnosis. *Cancer*. 2001;92:1368–1377. *This was an important study because they had a 20-year follow-up on patients demonstrating that the incidence of lymphedema increases with time after surgery.*
3. McLaughlin SA, Wright MJ, Morris KT, et al. Prevalence of lymphedema in women with breast cancer 5 years after sentinel lymph node biopsy or axillary dissection: patient perceptions and precautionary behaviors. *J Clin Oncol*. 2008;26:5220–5226.
4. Yen TW, Fan X, Sparapani R, et al. A contemporary, population-based study of lymphedema risk factors in older women with breast cancer. *Ann Surg Oncol*. 2009;16:979–988.
5. Cormier JN, Askew RL, Mungovan KS, et al. Lymphedema beyond breast cancer: a systematic review and meta-analysis of cancer-related secondary lymphedema. *Cancer*. 2010;116:5138–5149. *This was a study that reviewed the literature and showed that lymphedema is not simply limited to breast cancer survivors.*
6. Rockson SG, Rivera KK. Estimating the population burden of lymphedema. *Ann N Y Acad Sci*. 2008;1131:147–154.
7. Choi I, Lee S, Hong YK. The new era of the lymphatic system: no longer secondary to the blood vascular system. *Cold Spring Harb Perspect Med*. 2012;2:a006445.
8. Bell R, Brice G, Child AH, et al. Analysis of lymphoedema-distichiasis families for FOXC2 mutations reveals small insertions and deletions throughout the gene. *Hum Genet*. 2001;108:546–551.
9. Finegold DN, Kimak MA, Lawrence EC, et al. Truncating mutations in FOXC2 cause multiple lymphedema syndromes. *Hum Mol Genet*. 2001;10:1185–1189.
10. Fang J, Dagenais SL, Erickson RP, et al. Mutations in FOXC2 (MFH-1), a forkhead family transcription factor, are responsible for the hereditary lymphedema-distichiasis syndrome. *Am J Hum Genet*. 2000;67:1382–1388.
11. Connell FC, Gordon K, Brice G, et al. The classification and diagnostic algorithm for primary lymphatic dysplasia: an update from 2010 to include molecular findings. *Clin Genet*. 2013;84:303–314. *An excellent classification system for primary lymphedema.*
12. Babu S, Nutman TB. Immunopathogenesis of lymphatic filarial disease. *Semin Immunopathol*. 2012;34:847–861.
13. Norman SA, Localio AR, Potashnik SL, et al. Lymphedema in breast cancer survivors: incidence, degree, time course, treatment, and symptoms. *J Clin Oncol*. 2009;27:390–397.
14. McLaughlin SA. Lymphedema: separating fact from fiction. *Oncology (Williston Park)*. 2012;26:242–249.
15. Harris SR, Hugi MR, Olivotto IA, et al. Clinical practice guidelines for the care and treatment of breast cancer: 11. Lymphedema. *CMAJ*. 2001;164:191–199.
16. McKenzie DC, Kalda AL. Effect of upper extremity exercise on secondary lymphedema in breast cancer patients: a pilot study. *J Clin Oncol*. 2003;21:463–466.
17. Harris SR, Niesen-Vertommen SL. Challenging the myth of exercise-induced lymphedema following breast cancer: a series of case reports. *J Surg Oncol*. 2000;74:95–98, discussion 98–99.
18. Courneya KS, Segal RJ, Mackey JR, et al. Effects of aerobic and resistance exercise in breast cancer patients receiving adjuvant chemotherapy: a multicenter randomized controlled trial. *J Clin Oncol*. 2007;25:4396–4404. *An important level 1 study demonstrating that exercise independently improves lymphedema.*
19. Vignes S, Blanchard M, Yannoutsos A, Arrault M. Complications of autologous lymph-node transplantation for limb lymphoedema. *Eur J Vasc Endovasc Surg*. 2013;45:516–520.
20. Chang SB, Askew RL, Xing Y, et al. Prospective assessment of postoperative complications and associated costs following inguinal lymph node dissection (ILND) in melanoma patients. *Ann Surg Oncol*. 2010;17:2764–2772.
21. Lee KT, Lim SY, Pyun JK, et al. Improvement of upper extremity lymphedema after delayed breast reconstruction with an extended latissimus dorsi myocutaneous flap. *Arch Plast Surg*. 2012;39:154–157.
22. Brorson H, Hoijer P. Standardised measurements used to order compression garments can be used to calculate arm volumes to evaluate lymphoedema treatment. *J Plast Surg Hand Surg*. 2012;46:410–415.
23. Yan A, Avraham T, Zampell JC, et al. Mechanisms of lymphatic regeneration after tissue transfer. *PLoS ONE*. 2011;6:e17201.
24. Modi S, Stanton AW, Svensson WE, et al. Human lymphatic pumping measured in healthy and lymphoedematous arms by lymphatic congestion lymphoscintigraphy. *J Physiol*. 2007;583:271–285.
25. Mihara M, Hara H, Araki J, et al. Indocyanine green (ICG) lymphography is superior to lymphoscintigraphy for diagnostic imaging of early lymphedema of the upper limbs. *PLoS ONE*. 2012;7:e38182.
26. Kamble RB, Shetty R, Diwakar N, Madhusudan G. Technical note: MRI lymphangiography of the lower limb in secondary lymphedema. *Indian J Radiol Imaging*. 2011;21:15–17.
27. Parihar A, Suvirya S, Kumar S, Singh R. Interstitial MRI lymphangiography of the lower limbs. *Indian J Radiol Imaging*. 2011;21:155.
28. Mihara M, Hara H, Hayashi Y, et al. Pathological steps of cancer-related lymphedema: histological changes in the collecting lymphatic vessels after lymphadenectomy. *PLoS ONE*. 2012;7:e41126. *An excellent study demonstrating histological changes in lymphatic collectors in patients with lymphedema.*
29. Ward LC. Bioelectrical impedance analysis: proven utility in lymphedema risk assessment and therapeutic monitoring. *Lymphat Res Biol*. 2006;4:51–56.
30. Kim L, Jeon JY, Sung IY, et al. Prediction of treatment outcome with bioimpedance measurements in breast cancer related lymphedema patients. *Ann Rehabil Med*. 2011;35:687–693.
31. Gerber LH. A review of measures of lymphedema. *Cancer*. 1998;83:2803–2804.
32. International Society of Lymphology. The diagnosis and treatment of peripheral lymphedema: 2013 Consensus Document of the International Society of Lymphology. *Lymphology*. 2013;46:1–11.
33. Bernas MJ, Witte CL, Witte MH. The diagnosis and treatment of peripheral lymphedema: draft revision of the 1995 Consensus Document of the International Society of Lymphology Executive Committee for discussion at the September 3-7, 2001, XVIII International Congress of Lymphology in Genoa, Italy. *Lymphology*. 2001;34:84–91.
34. Tiwari P, Coriddi M, Salani R, Povoski SP. Breast and gynecologic cancer-related extremity lymphedema: a review of diagnostic modalities and management options. *World J Surg Oncol*. 2013;11:237.
35. Chang DW, Suami H, Skoracki R. A prospective analysis of 100 consecutive lymphovenous bypass cases for treatment of extremity lymphedema. *Plast Reconstr Surg*. 2013;132:1305–1314.
36. Olszewski WL. Contractility patterns of human leg lymphatics in various stages of obstructive lymphedema. *Ann N Y Acad Sci*.

2008;1131:110–118.

37. Zampell JC, Yan A, Avraham T, et al. Temporal and spatial patterns of endogenous danger signal expression after wound healing and in response to lymphedema. *Am J Physiol Cell Physiol.* 2011;300:C1107–C1121.

38. Suami H, Yamashita S, Soto-Miranda MA, Chang DW. Lymphatic territories (lymphosomes) in a canine: an animal model for investigation of postoperative lymphatic alterations. *PLoS ONE.* 2013;8:e69222.

39. Suami H, Pan WR, Taylor GI. Changes in the lymph structure of the upper limb after axillary dissection: radiographic and anatomical study in a human cadaver. *Plast Reconstr Surg.* 2007;120:982–991.

40. Olszewski WL, Ambujam PJ, Zaleska M, Cakala M. Where do lymph and tissue fluid accumulate in lymphedema of the lower limbs caused by obliteration of lymphatic collectors? *Lymphology.* 2009;42:105–111.

41. Koshima I, Kawada S, Moriguchi T, Kajiwara Y. Ultrastructural observations of lymphatic vessels in lymphedema in human extremities. *Plast Reconstr Surg.* 1996;97:397–405, discussion 406–407.

42. Clavin NW, Avraham T, Fernandez J, et al. TGF-beta1 is a negative regulator of lymphatic regeneration during wound repair. *Am J Physiol Heart Circ Physiol.* 2008;295:H2113–H2127.

43. Avraham T, Daluvoy S, Zampell J, et al. Blockade of transforming growth factor-beta1 accelerates lymphatic regeneration during wound repair. *Am J Pathol.* 2010;177:3202–3214.

44. Avraham T, Yan A, Zampell JC, et al. Radiation therapy causes loss of dermal lymphatic vessels and interferes with lymphatic function by TGF-beta1-mediated tissue fibrosis. *Am J Physiol Cell Physiol.* 2010;299:C589–C605.

45. Zampell JC, Yan A, Elhadad S, et al. CD4(+) cells regulate fibrosis and lymphangiogenesis in response to lymphatic fluid stasis. *PLoS ONE.* 2012;7:e49940.

46. Avraham T, Zampell JC, Yan A, et al. Th2 differentiation is necessary for soft tissue fibrosis and lymphatic dysfunction resulting from lymphedema. *FASEB J.* 2013;27:1114–1126.

47. Sun WY, Xiong J, Shulman MJ. Substitution of asparagine for serine-406 of the immunoglobulin mu heavy chain alters glycosylation at asparagine-402. *Biochem Biophys Res Commun.* 1991;179:1627–1634.

48. Rockson SG. Lymphedema. *Curr Treat Options Cardiovasc Med.* 2000;2:237–242.

49. Harvey NL, Srinivasan RS, Dillard ME, et al. Lymphatic vascular defects promoted by Prox1 haploinsufficiency cause adult-onset obesity. *Nat Genet.* 2005;37:1072–1081.

50. Cuzzone DA, Weitman ES, Albano NJ, et al. IL-6 regulates adipose deposition and homeostasis in lymphedema. *Am J Physiol Heart Circ Physiol.* 2014;306:H1426–H1434.

51. Schneider M, Conway EM, Carmeliet P. Lymph makes you fat. *Nat Genet.* 2005;37:1023–1024.

52. Ahmed RL, Schmitz KH, Prizment AE, Folsom AR. Risk factors for lymphedema in breast cancer survivors, the Iowa Women's Health Study. *Breast Cancer Res Treat.* 2011;130:981–991.

53. Ridner SH, Dietrich MS, Stewart BR, Armer JM. Body mass index and breast cancer treatment-related lymphedema. *Support Care Cancer.* 2011;19:853–857.

54. Kwan ML, Darbinian J, Schmitz KH, et al. Risk factors for lymphedema in a prospective breast cancer survivorship study: the Pathways Study. *Arch Surg.* 2010;145:1055–1063.

55. Meeske KA, Sullivan-Halley J, Smith AW, et al. Risk factors for arm lymphedema following breast cancer diagnosis in Black women and White women. *Breast Cancer Res Treat.* 2009;113:383–391.

56. Paskett ED, Naughton MJ, McCoy TP, et al. The epidemiology of arm and hand swelling in premenopausal breast cancer survivors. *Cancer Epidemiol Biomarkers Prev.* 2007;16:775–782.

57. Sakorafas GH, Peros G, Cataliotti L, Vlastos G. Lymphedema following axillary lymph node dissection for breast cancer. *Surg Oncol.* 2006;15:153–165.

58. Norman SA, Localio AR, Kallan MJ, et al. Risk factors for lymphedema after breast cancer treatment. *Cancer Epidemiol Biomarkers Prev.* 2010;19:2734–2746.

59. Treves N. An evaluation of the etiological factors of lymphedema following radical mastectomy; an analysis of 1,007 cases. *Cancer.* 1957;10:444–459.

60. Helyer LK, Varnic M, Le LW, et al. Obesity is a risk factor for developing postoperative lymphedema in breast cancer patients. *Breast J.* 2010;16:48–54.

61. Greene AK, Grant FD, Slavin SA, Maclellan RA. Obesity-induced lymphedema: clinical and lymphoscintigraphic features. *Plast Reconstr Surg.* 2015;135:1715–1719.

62. Shaw C, Mortimer P, Judd PA. A randomized controlled trial of weight reduction as a treatment for breast cancer-related lymphedema. *Cancer.* 2007;110:1868–1874.

63. Armer JM. The problem of post-breast cancer lymphedema: impact and measurement issues. *Cancer Invest.* 2005;23:76–83.

64. Erickson VS, Pearson ML, Ganz PA, et al. Arm edema in breast cancer patients. *J Natl Cancer Inst.* 2001;93:96–111.

65. Kocak Z, Overgaard J. Risk factors of arm lymphedema in breast cancer patients. *Acta Oncol.* 2000;39:389–392.

66. Kissin MW, Querci della Rovere G, Easton D, Westbury G. Risk of lymphoedema following the treatment of breast cancer. *Br J Surg.* 1986;73:580–584.

67. Warren LE, Miller CL, Horick N, et al. The impact of radiation therapy on the risk of lymphedema after treatment for breast cancer: a prospective cohort study. *Int J Radiat Oncol Biol Phys.* 2014;88:565–571.

68. Gould N, Kamelle S, Tillmanns T, et al. Predictors of complications after inguinal lymphadenectomy. *Gynecol Oncol.* 2001;82:329–332.

69. Vignes S, Arrault M, Dupuy A. Factors associated with increased breast cancer-related lymphedema volume. *Acta Oncol.* 2007;46:1138–1142.

70. Finegold DN, Baty CJ, Knickelbein KZ, et al. Connexin 47 mutations increase risk for secondary lymphedema following breast cancer treatment. *Clin Cancer Res.* 2012;18:2382–2390.

71. Finegold DN, Schacht V, Kimak MA, et al. HGF and MET mutations in primary and secondary lymphedema. *Lymphat Res Biol.* 2008;6:65–68.

72. Miaskowski C, Dodd M, Paul SM, et al. Lymphatic and angiogenic candidate genes predict the development of secondary lymphedema following breast cancer surgery. *PLoS ONE.* 2013;8:e60164.

73. Gordon K, Schulte D, Brice G, et al. Mutation in vascular endothelial growth factor-C, a ligand for vascular endothelial growth factor receptor-3, is associated with autosomal dominant milroy-like primary lymphedema. *Circ Res.* 2013;112:956–960.

74. Irrthum A, Devriendt K, Chitayat D, et al. Mutations in the transcription factor gene SOX18 underlie recessive and dominant forms of hypotrichosis-lymphedema-telangiectasia. *Am J Hum Genet.* 2003;72:1470–1478.

75. Hennekam RC, Geerdink RA, Hamel BC, et al. Autosomal recessive intestinal lymphangiectasia and lymphedema, with facial anomalies and mental retardation. *Am J Med Genet.* 1989;34:593–600.

76. Mendola A, Schlögel MJ, Ghalamkarpour A, et al. Mutations in the VEGFR3 signaling pathway explain 36% of familial lymphedema. *Mol Syndromol.* 2013;4:257–266.

77. Dickinson RE, Milne P, Jardine L, et al. The evolution of cellular deficiency in GATA2 mutation. *Blood.* 2014;123:863–874.

78. Leiding JW, Holland SM. Warts and all: human papillomavirus in primary immunodeficiencies. *J Allergy Clin Immunol.* 2012;130:1030–1048.

79. Lindhurst MJ, Parker VE, Payne F, et al. Mosaic overgrowth with fibroadipose hyperplasia is caused by somatic activating mutations in PIK3CA. *Nat Genet.* 2012;44:928–933.

80. Lindhurst MJ, Sapp JC, Teer JK, et al. A mosaic activating mutation in AKT1 associated with the Proteus syndrome. *N Engl J Med.* 2011;365:611–619.

81. Kaipainen A, Korhonen J, Mustonen T, et al. Expression of the fms-like tyrosine kinase 4 gene becomes restricted to lymphatic endothelium during development. *Proc Natl Acad Sci USA.* 1995;92:3566–3570.

82. Winnier GE, Hargett L, Hogan BLM. The winged helix transcription factor MFH1 is required for proliferation and patterning of paraxial mesoderm in the mouse embryo. *Genes Dev.* 1997;11:926–940.

第 27 章

皮肤及软组织的良性与恶性 非黑色素细胞肿瘤

Rei Ogawa

概要

■ 从整形外科医生的角度来描述除恶性黑色素细胞瘤(恶性黑色素瘤)外的所有典型的皮肤和皮肤相关的软组织肿瘤。

■ 组织活检仅用于明确诊断的目的,如良性肿瘤的鉴别诊断,或恶性肿瘤的分期和分级,确定将要手术切除的范围。

■ 目前一个有用的模型是重建矩阵,它在特定的医疗背景和社会经济环境下帮助整形外科医生综合考量手术复杂性、技术复杂性和患者的手术风险,为患者确定最佳的重建方案。

简介

皮肤由表皮和真皮组成,表皮在个体发生时来源于外胚层,真皮来源于间充质。从人类个体发育的头 3~4 周开始,来源于神经嵴的细胞迁移到表皮(图 27.1),并在这里转变成为黑色素细胞和施万细胞;后者与皮肤上的外周神经相关。随后,皮肤附属器产生,包括来源于表皮细胞的毛发;和充满间充质的毛乳头,血管和周围神经末梢也在乳头发育;其他皮肤附属器有来源于毛乳头上皮壁的皮脂腺,以及表皮来源的小汗腺和大汗腺。还有与皮肤相关软组织,即脂肪、肌肉和血管(均属于间充质谱系)和神经(来源于神经嵴细胞)。因此,皮肤及皮肤相关软组织肿瘤可以根据来源简单分为上皮性、皮肤附属器性、神经嵴性和间充质来源肿瘤(图 27.2)。

本章将以整形外科医生的观点来描述除恶性黑色素细胞肿瘤(恶性黑色素瘤)外所有典型的皮肤和皮肤相关软组织肿瘤。

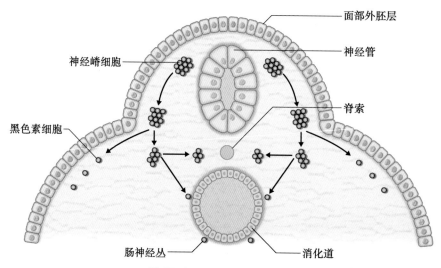

图 27.1 3~4 周的人类胎盘

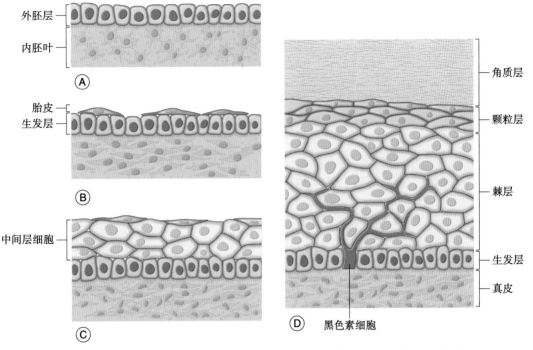

图 27.2　皮肤的发育。(A) 胎儿生命第 5 周。(B) 胎儿生命第 7 周。(C) 胎儿第 4 个月；(D) 出生时

诊断

视诊与触诊

皮肤肿瘤的诊断以视诊和触诊作为开始。应记录以下信息：病变的数量（单发或多发），病变形状（如圆形、椭圆形、多边形、高低起伏、线形、环形），大小尺寸，高度情况（如窄蒂、宽蒂、圆顶状、半球形、扁平凸起、脐形凹陷），表面状态（如光滑、粗糙、乳头状突起、颗粒状、渗出、干燥、溃疡性、糜烂性、萎缩性、有光泽、坏死性），颜色（如正常、黄色、浅黄、红斑、黑褐色、黑色、蓝色、色素脱失、色素沉着、充血、发绀），硬度（如柔软、柔软有弹性、坚硬有弹性、坚硬、坚硬如骨、波动感），排列（如局限性、弥散性、离心性、系统性、单一性、对称性、非对称性、双向性），位置，是否还有任何主观症状（如疼痛、瘙痒、挛缩感、麻木、烧灼感、冷感），病变出现的时间过程（如急性、亚急性、慢性、暂时性、复发性）。颜色在皮肤病损的诊断中有重要作用（框27.1）。应该时刻警惕恶性肿瘤的可能性。如果病变形状，大小，突起状态，或者颜色迅速改变，应该考虑进行组织活检。

皮肤镜检查

皮肤镜检查是一种用双目显微镜观察皮肤表面的专业技术，它对诊断色素性病变是有用的，对恶性黑色素瘤和痣的鉴别诊断是必要的，也用于诊断脂溢性角化症、基底细胞癌（basal cell carcinoma，BCC）和血管性病变。Marghoob 等[1] 推荐使用改进的两步诊断法。第一步通过特异性皮肤镜标准来区分黑色素细胞性和非黑色素细胞性色素病变。第二步使用其他特定的皮肤镜标准区分不同的非黑色素细胞性病变（图 27.3）。用于诊断黑色素细胞病变、脂溢性角化症、基底细胞癌和血管性病变的皮肤镜诊断标准见框 27.2。

框 27.1　典型皮肤肿瘤颜色

正常的颜色
表皮来源（如表皮样囊肿）
间质来源（如脂肪瘤、软纤维瘤、平滑肌瘤）
神经嵴来源（如神经鞘瘤）

黄色-淡黄色
附属物来源（如皮脂腺痣、黄色瘤、粟粒疹）

红斑
表皮来源（如炎性动脉粥样硬化、鳞状细胞癌）
间充质来源（如瘢痕疙瘩和增生性瘢痕、血管畸形、血管瘤、隆突性皮肤纤维肉瘤，血管肉瘤）

深褐黑色
表皮癌（如基底细胞癌）
神经嵴起源（如色素痣、黑色素瘤）

蓝色
表皮起源（如表皮样囊肿）
神经嵴起源（如太田痣、蒙古斑、蓝色痣）

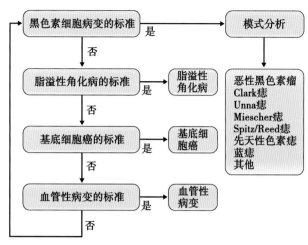

图 27.3　皮肤镜两步诊断。(*Modified from Consensus Net meeting on Dermoscopy. Available at http://www.dermoscopy.org/consensus/.*)

框 27.2　皮肤镜诊断黑色素细胞病变、脂溢性角化病、基底细胞癌和血管病变的标准

黑色素细胞性病变的标准	沟嵴模式
色素网络	**基底细胞癌的诊断标准**
负性色素网络	色素网络缺失及以下表现之一:
晶体状结构/聚集小球	分支状血管
条纹	叶状区域
均匀的蓝色色素沉着	大的蓝灰色卵形巢
伪网络	多个蓝灰色点及小球
并行模式	轮辐样结构
脂溢性角化病的标准	溃疡
多发粟粒样囊肿	**血管病变标准**
粉刺样开口	红蓝腔隙
浅褐色指纹样结构	红蓝至红黑均匀区域

(Reproduced from the Consensus Net meeting on Dermoscopy, 2000. Available at: http://www.dermoscopy.org/consensus/.)

超声与多普勒成像

检查皮肤损害需要用到 20~50MHz 的高频超声[2]。但是,如果病变延展方向与皮肤表面垂直,且深度超过 20mm 时,就应该使用标准的(3~10MHz)超声。这种情况下,计算机断层扫描(computed tompgraphy,CT)和核磁共振成像(magnetic resonance imaging,MRI)可以提供额外的信息。超声波可以用于确定肿瘤厚度,与邻近结构的关系,以及淋巴结转移的存在。很多种超声波设备适合这种用途,包括机械或电子扫描、一维的 A 超、二维的 B 超和三维的 C 超设备。

多普勒成像使用的彩色多普勒成像(color Doppler imaging,CDI)或者功率多普勒成像,对于鉴别诊断良性和恶性皮肤肿瘤、评估炎性反应和发现淋巴结转移都很有用。这主要是因为 90% 的恶性皮肤肿瘤显示出 3~20cm/秒的高血流量,而 95% 以上的良性皮肤肿瘤不会出现这种情况。功率多普勒成像分辨率高于 CDI。M 型和复式超声(结合 B 型和 M 型超声)扫描对血管瘤或血管畸形的观察很有用。

X 线、CT、MRI、血管造影、闪烁显像与正电子发射断层扫描

X 线对于钙化性病变的检查很有用,如钙化上皮瘤和含有坏死导致的钙化灶的恶性肿瘤。此外,恶性或者非恶性肿瘤侵入骨骼导致的变形也可以通过 X 线观察到。

CT 用于检查骨骼,淋巴结和肺的转移性病灶比 MRI 好。螺旋 CT 或多探头低剂量 CT 能够生成三维高分辨率图像。增强 CT 和 CT 血管造影术对于检测恶性肿瘤,血管区域和邻近的血管结构是很有用的。

MRI 较 CT 更适合用于检测软组织。通常,恶性肿瘤在 T2 加权影像(T2-weighted images,T2WI)中显示出低信号,在 T1 加权影像(T1-weighted images,T1WI)中显示低信号。而良性肿瘤在 T2WI 中显示出高信号强度,在 T1WI 中显示低信号强度。磁共振血管造影在确定血管瘤和血管畸形的病灶和侧支结构的准确性质方面要优于 MRI。

血管造影术是一种有创影像技术,过去经常用于检查血管性病变。虽然它在检查血管瘤和血管畸形时很方便,但是用于儿科患者时需要全身麻醉。

放射性核素显像可用于转移性病变的筛查。[67]Ga 和 [201]TiCl 用于肿瘤或者炎症探查的放射性核素显像,而 ^{99}Tc-MDP 和 ^{99m}Tc-HMDP 则用于骨组织放射性核素显像。放射性核素显像分辨率低,使得其很难探测到直径低于 2mm 的病变。

正电子发射断层扫描(positron emission tomography,PET)对恶性皮肤肿瘤的转移性病变的检查很有用[3]。2-脱氧-2-[^{18}F]氟-D-葡萄糖(2-deoxy-2-[^{18}F] fluoro-D-glucose PET,FDG-PET)已被用于肿瘤诊断和分期,以及治疗监测,尤其是对何杰金淋巴瘤、非霍奇金淋巴瘤和肺癌。PET 有时也能检测到许多其他类型的实体肿瘤,这些肿瘤偶尔表现为高度标记的病灶。FDG-PET 对于寻找肿瘤转移,或者已知高度活跃的原发肿瘤切除后的复发特别有用。然而,由于 PET 也可以检测炎性病变,因此有必要在 PET 检出肿瘤病变后,排除该区域的炎症、糜烂或溃疡的可能性。

病理诊断

确诊需要做病理诊断。但是,组织活检应该仅用于明确的目的,如良性肿瘤的鉴别诊断,以及恶性肿瘤的分期和分级,有助于决定病变切除区域。而且,组织活检应该在仔细视诊、触诊、影像检查后再实施。根据活检目的和病变特征,外科医生可以选择不同的活检技术,包括穿孔活检、切开活检、切除活检和切片活检。在切开活检时,应切除正常皮肤,同时切除早期病变和病变的特征性区域(如炎症性、糜烂性或溃疡性区域)。

在可能发生恶性肿瘤的情况下,推荐切除活检,可以防止恶性肿瘤细胞扩散入血液。但是需要外科医生判断决定正常皮肤的切除量。通常,切除活检病灶的正常皮肤边缘应尽可能得小,尤其是在肿瘤疑似良性时。但是,恶性肿瘤

活检时正常皮肤边缘要足够宽,这种活检手术实际上可以达到与根治性切除相同的目的。扩大切除活检也可以减少治疗肿瘤需要的手术次数。因此,怀疑低度恶性肿瘤(如BCC)切除活检时可以考虑包含几毫米正常皮肤边缘。对于高度恶性肿瘤,切除活检得出的病理诊断结果提示是否需要增加扩大切除手术、放疗和/或化疗。

前哨淋巴结活检越来越多地被用于检查淋巴结转移,因为它可以显示癌症是否已经扩散到第一个淋巴结[4]。如果前哨淋巴结未含肿瘤细胞,则极有可能肿瘤并未扩散到身体其他部分。但是,这项技术仅对淋巴结阳性患者有治疗价值,对淋巴结阴性患者,应考虑到淋巴结含有不能检出的肿瘤细胞的可能性。另外,没有压倒性的证据证实,因前哨淋巴结活检阳性而实施全淋巴清扫术的患者,其存活率要高于淋巴结触诊阳性而没有进行全淋巴结清扫的患者。

因此,这些患者可能接受了不必要的全淋巴结清扫,而导致淋巴水肿。

TNM 临床分级系统与 pTNM 病理分级系统

TNM 临床分级系统[5,6]仅适用于恶性肿瘤(图 27.4 和图 27.5)。T 表示肿瘤的大小及是否侵入邻近组织,N 表示是否累及邻近区域淋巴结,M 表示有无远处转移。TNM 分级系统基于最终治疗之前获得的临床证据。一旦有了术中和手术病理资料,就可以使用病理学 TMN(pathologic TNM,pTNM)分级系统。pT、pN 和 pM 分别对应于 T、N 和 M 类型。

区域淋巴结是指原发肿瘤部位的引流淋巴结图(图 27.6),区域淋巴结的 pN 评估需要切除足够数量的淋巴结

T　原发肿瘤*

TX	不能评估原发肿瘤
T0	无原发肿瘤迹象
Tis	原位癌
T1	肿瘤最大直径不超过2cm
T2	肿瘤最大直径大于2cm,小于5cm
T3	肿瘤最大直径超过5cm
T4	肿瘤侵犯深层结构,如软骨、骨骼肌或骨骼

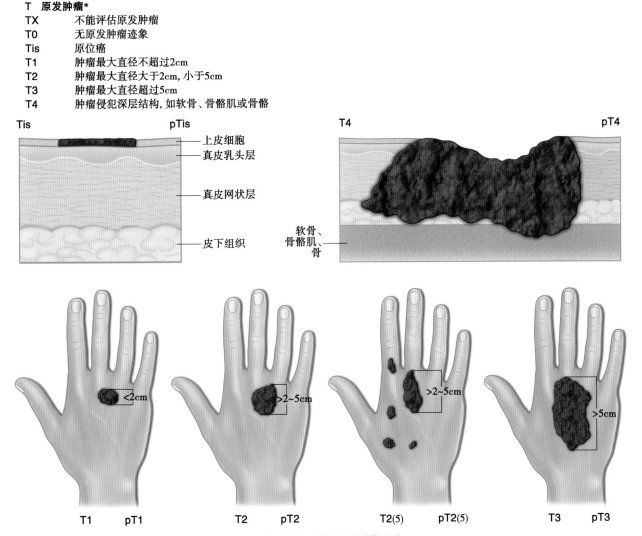

*同时存在多个肿瘤时,以T级别最高的肿瘤进行分级,括号内表示单独的肿瘤数目[如T2(5)]

图 27.4 国际癌症控制联盟(Union for International Cancer Control,UICC)描述的 TNM 分级系统的 T 因素。(*Used with the permission of the Union for International Cancer Control (UICC), Geneva, Switzerland. Original source: Wittekind CF, Greene FL, Hutter RVP, et al. TNM Atlas: Illustrated Guide to the TNM/pTNM Classification of Malignant Tumours, 5th edition. Berlin: Springer; 2004.*)

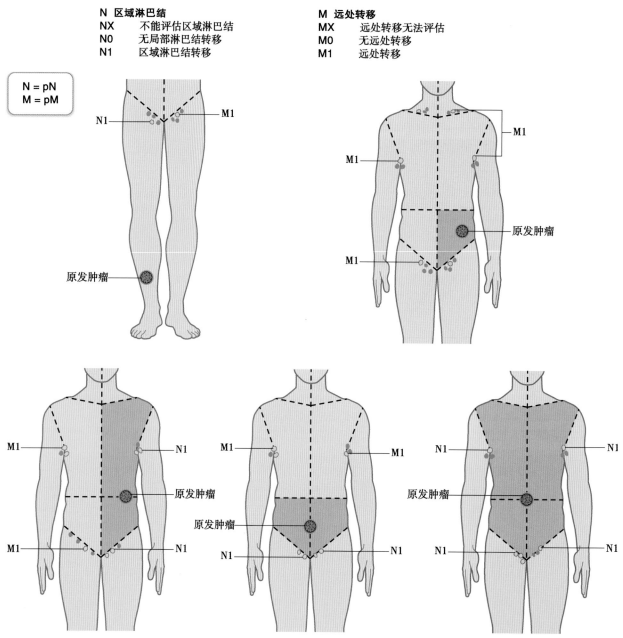

图 27.5　国际癌症控制联盟(UICC)描述的 TNM 分级系统的 N 和 M 因素。(*Used with the permission of the Union for International Cancer Control（UICC），Geneva，Switzerland. Original source：Wittekind CF，Greene FL，Hutter RVP，et al. TNM Atlas：Illustrated Guide to the TNM/pTNM Classification of Malignant Tumours，5th edition. Berlin：Springer；2004.*)

单侧肿瘤	
头颈	同侧耳前、下颌下、颈部和锁骨上淋巴结
胸腔	同侧腋窝淋巴结
上肢	同侧的上臂淋巴结和腋窝淋巴结
腹部、腰部和臀部	同侧腹股沟淋巴结
下肢	同侧腘窝和腹股沟淋巴结
肛缘及肛周皮肤	同侧腹股沟淋巴结

边界区肿瘤	
区域之间右/左中线之间	
头颈部/胸部	锁骨-肩峰-上肩胛骨边缘
胸部/上肢	肩膀-腋窝-肩膀
胸腹、腰部和臀部	前部：肚脐和肋弓之间的中间位置背部：胸椎下缘(横中轴)
腹部，腰部和臀部/下肢	腹股沟-转子-臀沟

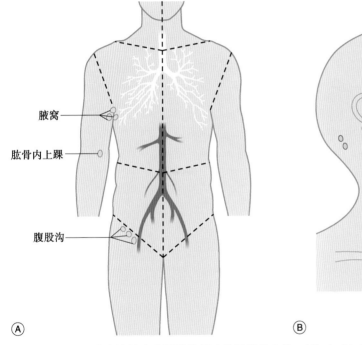

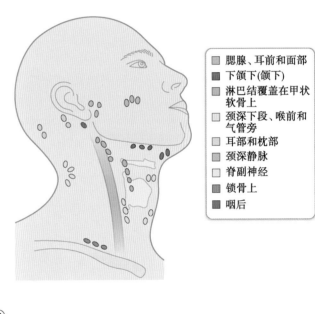

图部分图例：
- 腮腺、耳前和面部
- 下颌下(颌下)
- 淋巴结覆盖在甲状软骨上
- 颈深下段、喉前和气管旁
- 耳部和枕部
- 颈深静脉
- 脊副神经
- 锁骨上
- 咽后

腋窝

肱骨内上踝

腹股沟

Ⓐ　　　　Ⓑ

图 27.6　国际癌症控制联盟(UICC)描述的区域淋巴结。(*Used with the permission of the Union for International Cancer Control (UICC), Geneva, Switzerland. Original source: Wittekind CF, Greene FL, Hutter RVP, et al. TNM Atlas: Illustrated Guide to the TNM/pTNM Classification of Malignant Tumours, 5th edition. Berlin: Springer; 2004.*)

框 27.3 眼睑、外阴、阴茎和软组织肉瘤 TNM 分类系统（国际癌症控制联盟）

眼睑皮肤癌

TX 原发肿瘤无法确定

T0 无原发肿瘤的证据

Tis 原位癌

T1 肿瘤大小不一，并未侵犯睑板；或肿瘤位于眼睑边缘，最大尺寸小于等于 5mm

T2 肿瘤侵袭睑板；或肿瘤位于睑板边缘，最大尺寸超过 5mm，但小于 10mm

T3 肿瘤累及眼睑全层；或肿瘤位于睑缘，最大尺寸大于 10mm

T4 肿瘤侵袭邻近结构，包括球结膜、巩膜/眼球、眼眶软组织、周围神经侵害、眶骨/骨膜、鼻腔/鼻旁窦和中枢神经系统

N1 区域淋巴结转移

外阴皮肤癌

TX 原发肿瘤无法确定

T0 无原发肿瘤的证据

Tis 原位癌

T1 肿瘤局限于外阴，或者外阴和会阴部，且最大尺寸小于等于 2cm

T1a 肿瘤局限于外阴，或者外阴和会阴，且最大尺寸小于等于 2cm，间质浸润小于 1mm

T1b 肿瘤局限于外阴，或者外阴和会阴，且最大尺寸小于等于 2cm，间质浸润大于 1mm

T2 肿瘤局限于外阴，或者外阴和会阴，且最大尺寸大于 2cm

T3 肿瘤侵袭下尿道、阴道和/或肛门

T4 肿瘤侵袭膀胱黏膜、直肠黏膜和/或上尿道黏膜，或固定于耻骨

NX 区域淋巴结未发现

N0 区域淋巴结无转移

N1 单侧区域淋巴结转移

N2 双侧区域淋巴结转移

阴茎皮肤癌

TX 原发肿瘤无法确定

T0 无原发肿瘤证据

Tis 原位癌

Ta 非侵袭性疣状癌

T1 肿瘤侵袭上皮下结缔组织

T2 肿瘤侵袭尿道海绵体或阴茎海绵体

T3 肿瘤侵袭尿道或前列腺

T4 肿瘤侵袭其他邻近组织

NX 区域淋巴结未发现

N0 区域淋巴结无转移

N1 腹股沟浅表淋巴结转移

N2 多个或双侧腹股沟浅表淋巴结转移

N3 单侧或双侧腹股沟深部淋巴结或盆腔淋巴结转移

软组织肉瘤

TX 原发肿瘤无法确定

T0 无原发肿瘤的证据

T1 肿瘤最大尺寸小于等于 5cm

　T1a 浅表肿瘤*

　T1b 深部肿瘤*

T2 肿瘤最大尺寸大于 5cm

　T2a 浅表肿瘤

　T2b 深部肿瘤

N1 区域淋巴结转移

*浅表肿瘤专指肿瘤位于浅筋膜之上，未侵袭筋膜。而深部肿瘤专指肿瘤位于浅筋膜之下，或虽位于浅筋膜之上，但侵袭到或穿透筋膜。腹膜后、纵隔和盆腔的肉瘤均归类为深部肿瘤。

（Modified from Sobin LH, Gospodarowicz MK, Wittekind C（eds）. *TNM Classification of Malignant Tumours*（UICC: Union for International Cancer Control），7th edn. Chichester: Wiley-Blackwell; 2009; and Wittekind CF, Greene FL, Hutter RVP, et al（eds）. *TNM Atlas: Illustrated Guide to the TNM/pTNM Classification of Malignant Tumours*, 5th edn. Berlin: Springer; 2004.）

进行组织学检查（通常为 6 个以上）。如果检查的淋巴结为阴性，但切除的淋巴结少于 6 个，则 pN 分级为 piN0。

　　框 27.3 显示 TNM 分级系统用于眼睑、外阴、阴茎和软组织肉瘤分级的例子。

临床分期

　　TNM 系统[5,6]用于显示恶性肿瘤的解剖学范围。为了制表和分析的目的，压缩这些分类到分期更实用（表 27.1）。

为了与 TNM 系统一致，原位癌归类为 0 期。一般而言，肿瘤局限于来源器官被归类为 I 期和 II 期，而显示出广泛的局部扩散，尤其是扩展至区域淋巴结的被归类为 III 期。有远处转移的肿瘤被归类为 IV 期。对于病理分期系统，如果切取了足够的组织用于病理检查，以评估出最高的 T 和 N 分类，M1 或许是临床的（cM1）或者病理的（pM1）。但是，如果只有远处转移得到了显微镜确认，分级就是病理的（pM1），分期也是病理的。

表 27.1　临床分期（国际癌症控制联盟）

皮肤癌（一般分期系统）			
0 期	Tis	N0	M0
Ⅰ 期	T1	N0	M0
Ⅱ 期[*]	T2	N0	M0
Ⅲ 期	T3		
	T1,2,3	N1	M0
Ⅳ期	T1,2,3	N2,3	M0
	T4	任何 T	M0
	任何 T	任何 N	M1

[*] 美国癌症联合委员会认为，Ⅰ 期肿瘤中有一个以上的高风险特征的，属于 Ⅱ 期肿瘤。

Merkel 细胞皮肤癌			
0 期	Tis	N0	M0
Ⅰ 期	T1	N0	M0
Ⅰ A 期	T1	pN0	M0
Ⅰ B 期	T1	cN0	M0
Ⅱ A 期	T2,3	pN0	M0
Ⅱ B 期	T2,3	cN0	M0
Ⅱ C 期	T4	N0	M0
Ⅲ A 期	任何 T	N1a[*]	M0
Ⅲ B 期	任何 T	N1b[*],2	M0
Ⅳ 期	任何 T	任何 N	M1

[*] N1a:微转移（临床隐匿:cN0+pN1）
N1b:微转移（临床隐匿:cN1+pN1）

眼睑皮肤癌			
0 期	Tis	N0	M0
Ⅰ A 期	T1	N0	M0
Ⅰ B 期	T2a[*]	N0	M0
Ⅰ C 期	T2b[*]	N0	M0
Ⅱ 期	T3a[*]	N0	M0
Ⅲ A 期	T3b[*]	N0	M0
Ⅲ B 期	任何 T	N1	M0
Ⅲ C 期	T4	N1	M0
Ⅳ 期	任何 T	任何 N	M1

[*] T2a:>最大尺寸 5~10mm，或位于睑板或眼睑边缘
T2b:最大厚度 10~20mm，或位于全厚眼睑
T3a:最大尺寸>20mm，位于相邻眼/眶结构，或显示神经周围浸润
T3b:需要切除、摘除或骨切除

外阴皮肤癌			
0 期	Tis	N0	M0
Ⅰ 期	T1	N0	M0
Ⅰ A 期	T1a	N0	M0
Ⅰ B 期	T1b	N0	M0
Ⅱ 期	T2	N0	M0
Ⅲ A 期	T1,2	N1a,1b[*]	M0
Ⅲ B 期	T1,2	N2a,2b[*]	M0
Ⅲ C 期	T1,2	N2c[*]	M0
Ⅳ A 期	T1,2	N3[*]	M0
	T3	任何 T	M0
Ⅳ B 期	任何 T	任何 N	M0

[*] N1a:1~2 个淋巴结转移，每个最大尺寸小于 5mm
N1b:1 个淋巴结转移，最大直径≥5mm
N2a:3 个以上淋巴结转移，每个最大直径小于 5mm
N2b:2 个以上淋巴结转移，最大直径≥5mm
N2c:淋巴结转移伴囊外播散
N3:局部淋巴结有固定或溃疡性转移

阴茎皮肤癌			
0 期	Tis	N0	M0
	Ta	N0	M0
Ⅰ 期	T1a	N0	M0
Ⅱ 期	T1b	N0	M0
	T2	N0,1	M0
	T3	N0	M0
Ⅲ A 期	T1,2,3	N1	M0
Ⅲ B 期	T1,2,3	N2	M0
Ⅳ 期	T4	任何 N	M0
	任何 T	N3	M0
	任何 T	任何 N	M1

软组织肉瘤				
Ⅰ A 期	T1a	N0	M0	低级
	T1b	N0	M0	低级
Ⅰ B 期	T2a	N0	M0	低级
	T2b	N0	M0	低级
Ⅱ A 期[*]	T1a	N0	M0	高级
	T1b	N0	M0	高级
Ⅱ B 期	T2a	N0	M0	高级
Ⅲ 期	T2b	N0	M0	高级
Ⅳ 期	任何 T	N1	M0	任何 G
	任何 T	任何 N	M1	任何 G

[*] 骨外尤因肉瘤和原始神经外胚层肿瘤为高级别。如果无法评估分级，则将肿瘤归为低级别。

（Modified from Sobin LH, Gospodarowicz MK, Wittekind C（eds）. *TNM Classification of Malignant Tumours*（UICC：Union for International Cancer Control），7th edn. Chichester：Wiley-Blackwell；2009；and Wittekind CF, Greene FL, Hutter RVP, et al（eds）. *TNM Atlas：Illustrated Guide to the TNM/pTNM Classification of Malignant Tumours*，5th edn. Berlin：Springer；2004.）

治疗

广泛切除

关于广泛切除皮肤恶性肿瘤,其水平和垂直边缘宽度变化因肿瘤类型而异[7-9]。近年的回顾性组织病理学研究支持减少水平边缘宽度。框 27.4 中列出了对特定肿瘤类型推荐的水平边缘宽度。恶性软组织肿瘤病例,手术切除范围因肿瘤边缘的浸润程度不同而有差异:扩大切除,广泛切除和边缘性切除分别指的是距肿瘤反应边缘大于 5cm,肿瘤反应边缘外 1~2cm,肿瘤反应边缘内。目前认为软组织肉瘤的适当切缘为广泛切除。此外,莫式显微手术通过在手术过程中对几乎所有手术边缘进行组织学分析,检查肿瘤的扩散,这有助于在皮肤肿瘤和软组织肉瘤切除过程中对肿瘤切除边缘的完全掌控[10]。

框 27.4   皮肤软组织非黑色素细胞肿瘤广泛切除手术建议切除边缘宽度

水平边缘
基底细胞癌
　　低风险:4mm
　　高风险:5~10mm
鳞状细胞癌
　　低风险:4~6mm
　　高风险:10mm
Merkel 细胞癌
　　10~20mm
肉瘤
　　低风险:10mm
　　高风险:20mm
垂直边缘
到脂肪层
局限于真皮的肿瘤
到深筋膜
发展到脂肪层的肿瘤
到骨骼肌
肿瘤发展到深筋膜
到更深层次结构(如软骨或骨)的隔膜
累及骨骼肌的肿瘤
到更深层次的结构,如软骨或骨
累及软骨或骨膜的肿瘤
其他
解剖结构复杂和特殊区域(如眼睑、外阴、阴茎、指/趾尖、耳)的肿瘤广泛切除,手术边缘根据具体病例具体处理的原则来变化。对软组织肿瘤也是如此。一般情况下,至少要切除一层屏障结构。比如,对于局限于脂肪层的肿瘤做广泛切除手术时,骨骼肌的深筋膜作为屏障结构应该和肿瘤一起切除。

淋巴结清扫

腋窝淋巴结清扫

由于如今前哨淋巴结活检是一项广泛实施的技术,因此预防性腋窝淋巴结清扫的情况较少。恶性非黑色素细胞皮肤肿瘤中的转移性鳞状细胞癌(squamous cell carcinoma, SCC)是需要实施腋窝淋巴结清扫的例子。腋窝淋巴结对应于胸小肌外侧缘和内侧缘可划分为Ⅰ、Ⅱ和Ⅲ级。Ⅰ级是最低水平,低于胸小肌下缘以下。Ⅱ级位于胸小肌下方,Ⅲ级位于胸小肌上方。腋窝淋巴结清扫术中应该保留的结构有胸神经,胸长神经,肋间神经,腋动、静脉,胸肩峰动、静脉,以及肩胛下动、静脉。

腹股沟淋巴结清扫

前哨淋巴结清扫术的广泛使用也降低了腹股沟淋巴结清扫的使用频率。腹股沟淋巴结清扫的代表性指征是转移性 SCC 和乳房外 Paget 病(extramammary Paget's disease, EMPD)。传统的清扫范围是由腹股沟韧带,缝匠肌内侧缘和长收肌内侧缘构成的三角形区域。广泛腹股沟淋巴结清扫术中沿着隐静脉确定股静脉的走行。夹闭隐静脉后,确定长收肌,牵拉和隐静脉附着成一整块的淋巴结,清除所有脂肪结节组织直到到达收肌管。

重建手术

植皮重建手术是一项基本手术技术,用于重建肿瘤切除后形成的组织缺损,对早期发现局部复发也很有用。肿瘤切除后最佳方法是直接缝合创面边缘。但是,这仅适合伤口不太大而且邻近组织的延展性足够的情况。使用这种方法的一个问题是恶性细胞有可能遗留在伤口边缘的深面。重建外科技术最近的进展包括薄皮瓣技术和创面覆盖材料,意味着现在整形外科医生现在可以从广泛且迅速发展的初次和美观的二次重建方法中进行选择。考虑到不断变化的医学和社会环境,很难发展出一种最新的重建规则,事实上,以前的方法(如重建阶梯、重建电梯和重建三角)很快失去了青睐。因此,医生主要根据每个案例具体情况来选择进行初次和二次重建修复的技术。然而,一个目前行之有效的模型就是重建矩阵[11],它综合考量了手术复杂性、技术完善程度和患者手术风险,帮助整形外科医生为患者在特定医疗和社会经济环境中选择最佳重建方案。

放射治疗

恶性肿瘤对辐射诱发损伤的敏感度不同,这直接影响了放射治疗效果。例如,恶性黑色素瘤放射线敏感度低因此很少采用放射治疗。对放射线相对敏感的恶性皮肤肿瘤,包括 BCC[12]、SCC[13] 和皮肤 Merkel 细胞癌[14],通常采用放射治疗。放射治疗后急性皮肤反应出现在治疗后的前 7~10 天,最开始的特征是红斑,然后发展成色素沉着、毛发脱落和脱屑,尤其多见于加大放射剂量病例。亚急性和晚期并发症出现在放射治疗数周后,而且持续进展一个很长的时期。这些并发症包括瘢痕、永久性色素沉着、色素脱失、局部组织萎缩、毛细血管扩张、皮下纤维变性和坏死。

化学疗法

化学疗法可作为辅助疗法,也可以是主要疗法,所有化学疗法均可全身使用或者局部使用。辅助化疗主要用于恶性黑色素瘤,化疗作为主要治疗方法被用于治疗 SCC[15]、血管肉瘤[16]和 EMPD[17]。但是,通常被用于治疗恶性皮肤肿瘤的根治疗方法有时也可以作为一种新辅助化疗法用于晚期癌症手术前。单药化疗包括治疗 SCC 的硫酸培洛霉素和 CPT-11[18]、治疗血管肉瘤的紫杉醇和治疗血管肉瘤和 EMPD 的多西紫杉醇。多药联合化疗包括:治疗 SCC 的顺铂+表柔比星和顺铂+5-氟尿嘧啶(5-fluorouracil,5-FU)+博来霉素;治疗血管肉瘤的美司钠+表柔比星+异环磷酰胺+达卡巴嗪;以及治疗 EMPD 的 5-FU+丝裂霉素 C、5-FU +卡铂+甲酰四氢叶酸和 5-FU+卡铂+丝裂霉素 C +表柔比星+长春新碱。

激光治疗

染料激光和掺铷钇铝石榴石(Nd:YAG)激光可用于以毛细血管畸形或过度生长为特征的病变,如血管瘤[19]、血管畸形[20]、瘢痕疙瘩、增生性瘢痕[21]。红宝石和翠绿宝石激光可用于治疗表面的颜色从棕色到黑色的浅表色素性病变,Q 开关红宝石和翠绿宝石激光对真皮内色素性病变有效,如太田痣[22]。二氧化碳激光和铒钇铝石榴石(Er:YAG)激光目标病灶为病变内的含水量[23],适合多种颜色的病变,如脂溢性角化病、毛细血管扩张性肉芽肿、黄色瘤和纤维瘤。

其他（包括免疫疗法、冷冻疗法、电凝疗法和硬化疗法）

在这一阶段,恶性黑色素瘤是免疫疗法的唯一指征。冷冻和电凝疗法通过冻结和熔化肿瘤组织使其坏死和/或凋亡,适合浅表的良性或恶性肿瘤,如脂溢性角化病、纤维瘤和基底细胞癌。硬化疗法将硬化剂(如乙醇、油酸乙醇胺、聚脂醇或 OK-432)注射到受侵袭的血管中,可用于治疗血管畸形。一些有潜力的技术在不久的将来可能会得到应用,包括:热灌注疗法,在肿瘤中注入一种物质,使其对局部加热更敏感;分子靶向治疗,使用药物或其他物质,通过干扰特定的肿瘤生长和扩散分子,阻断肿瘤的生长和扩散;还有基因疗法和基因细胞疗法,是将健康目标组织细胞内部基因改良,增强其抗癌性,或者将目标癌症细胞内基因修改杀死或者阻止其生长。

良性皮肤和软组织肿瘤

良性上皮来源肿瘤

表皮痣（如疣状表皮痣和线状表皮痣）

表皮痣由病变部位皮肤细胞组成,但是表现出角化过度和乳头状瘤样改变(图 27.7)。它可以被认为是一种错构瘤,是一种良性局灶性、肿瘤样畸形,由其起源组织的特征细胞的混合物组成,这些结节生长速度与周围组织相同。表皮痣下方的真皮通常是正常的。表皮痣有时候呈弥漫性或广泛性的分布,累及患者体表大片区域(又叫系统性表皮痣)。这类病例需要特别仔细的观察。系统性表皮痣常常伴发其他器官系统异常。这种情况被称为表皮痣综合征[24],也被描述成皮肤、脑、眼和/或骨骼的先天性外胚层缺损的散发性神经皮肤连锁。激光治疗、冷冻治疗、电凝治疗、手术磨削和切除都适用于治疗表皮痣。如果采用磨削治疗,一定要记住将损伤限制在表皮层,仅将表皮和真皮浅表层去除,以防止严重的瘢痕。

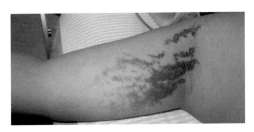

图 27.7　上臂表皮痣

脂溢性角化病（又称老年扁平疣）

一种起源于表皮基底细胞和鳞状细胞的良性皮肤瘤(图 27.8)。应与痣细胞痣、老年性角化病、BCC 和恶性黑色素瘤相鉴别。Leser-Trélat 征是多发性脂溢性角化病的显著

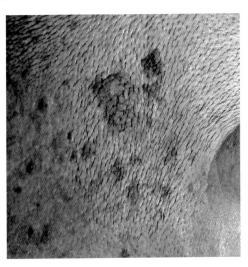

图 27.8　颞部脂溢性角化病

突然的外观变化,可能是一种副肿瘤综合征,即内部恶性肿瘤的征兆[25]。在这类病例中,不仅是新病灶突然出现,而且之前的病灶常常也会增大并出现症状。不要忽视这种征兆,应建议患者做内在恶性肿瘤的筛查。激光治疗、冷冻疗法、电凝疗法、手术磨削和切除都是治疗脂溢性角化病的合适方法。如果肿瘤可能侵袭到真皮层,建议采用手术切除。

角化棘皮瘤

关于角化棘皮瘤曾有多年的争议,主要是它与 SCC[26] (图 27.9)非常相似。它生长迅速,有时可以自愈。组织病理学检查可见非典型鳞状上皮细胞,使得其难以与 SCC 相鉴别。正因为如此,尽管该病变偶尔可以自愈,还是应该考虑切除活检。如果病变是在鼻部和面部,莫式显微手术是更合适的选择,因为它便于良好的边缘控制和最少的组织切除。

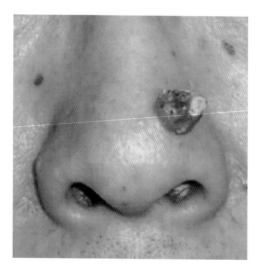

图 27.9   鼻角化棘皮瘤

表皮样囊肿(又称表皮囊肿与粉瘤)

表皮囊肿表现为光滑,半球形,活动度良好,带一点波动感的皮下肿块,有时候通过中央管孔与皮肤连接(图 27.10)。它有复层鳞状上皮覆盖,类似于表皮或者毛囊漏斗部,因此,在含有角蛋白的囊肿腔旁有颗粒状细胞层。表皮囊肿可自发性破裂或受外力作用破裂。非常大的表皮样

囊肿又叫巨大粉瘤(图 27.11),应该进行病理检查排除恶性变化[27],尽管这种变化很少见。发炎或复发的表皮囊肿应该外科切除。巨大囊肿病例可先清除内容物,然后通过一个小切口切除囊壁(图 27.12)。如有脓和血排出,应考虑先切开囊肿引流,1~2 周后再完整切除。

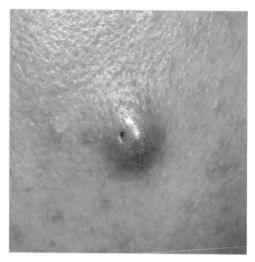

图 27.10   带中央孔的表皮样囊肿

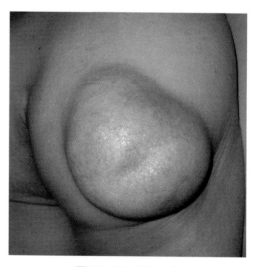

图 27.11   巨大粉瘤

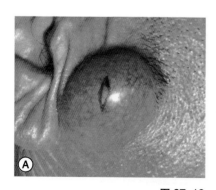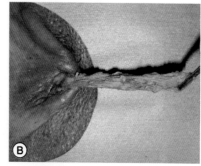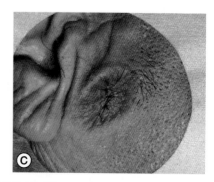

图 27.12   表皮样囊肿(A)通过微小切口切除表皮样囊肿(B,C)

粟粒疹

　　粟粒疹是小版的表皮样囊肿(直径小于 4mm),它们可能来源于毳毛囊的外毛根鞘。分为原发和继发粟粒疹[28]。原发粟粒疹包括先天粟粒疹、儿童和成人良性原发粟粒疹、斑块状粟粒疹、结节性群发粟粒疹、多发性发疹性粟丘疹、无色素性痣伴粟粒疹和遗传性皮肤病伴发粟粒疹。继发性粟粒疹是疾病,药物和创伤相关的粟粒疹。粟粒疹治疗相对容易,用针或者二氧化碳激光在表面开孔,挤出内容物即可。

皮样囊肿

　　皮样囊肿是一种先天性皮下囊肿,沿胚胎的闭合线发育产生(图 27.13)。最常见于头部和颈部,尤其是眶上区、眉毛、上睑、眉间和头皮。这些囊肿可以很容易地通过手术切除,但要注意不要损伤面神经颞支。囊腔内容物为角蛋白残渣和毛干碎片。做术前应进行 X 线检查,与头颈部毛母细胞瘤鉴别,尤其是儿科患者。有报道称皮样囊肿可产生恶性变化,建议完整手术切除[29]。

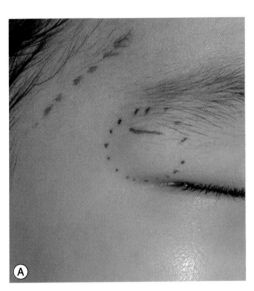
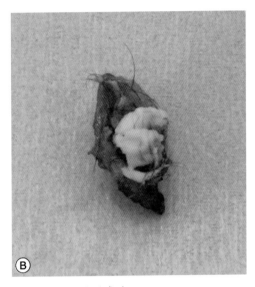

图 27.13 　(A)眶上区皮样囊肿。(B)切除的囊肿

其他

　　罕见良性表皮来源皮肤肿瘤包括透明细胞棘皮瘤、巨细胞棘皮瘤、棘层松解棘皮瘤、疣状角化瘤、外伤性包涵囊肿、人乳头瘤病毒相关囊肿、增殖性表皮样囊肿和皮肤角化囊肿。这些肿瘤术前诊断困难,但是大部分通过简单的切除缝合就可以根治。

良性皮肤附件来源肿瘤

皮脂腺痣

　　皮脂腺痣是错构瘤而非肿瘤(图 27.14)。主要好发于头颈部,不仅存在于皮脂腺,也存在于表皮、真皮、毛囊和汗腺,因此也被称为器官样痣。其外观类似于表皮痣。皮脂腺痣随着时间的推移可能演变成其他肿瘤,如 BCC 和毛根鞘瘤[30],因此建议进行完整手术切除。如果病灶位于毛发中,在切除缝合时要特别注意毛发生长方向;此外,还应避免不必要的埋没缝合或者真皮缝合导致脱发。

毛母质瘤(又称钙化上皮瘤、毛基质瘤)

　　好发于年轻患者头颈部的囊性结节(图 27.15)。多发性毛母质瘤同时患肌强直性营养不良的患者会表现出一种遗传背景。超声波、X 线、CT 和 MRI 均可见钙化区域。这些区域在超声下表现出高强度回声信号,在 MRI 检查中则为 T1WI 和 T2WI 均为低强度信号。由于有时恶性肿瘤的坏死也可导致钙化病灶,在诊断毛母质瘤时有必要排除这种可能性。由于没有明确的包囊,应小心完整的切除病灶以防复发。已有恶性毛母质瘤的报道[31],但是否由良性的毛母质瘤恶变而来,尚缺乏有说服力的报道。

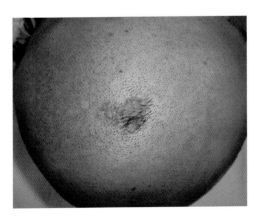

图 27.14 　头皮皮脂腺痣

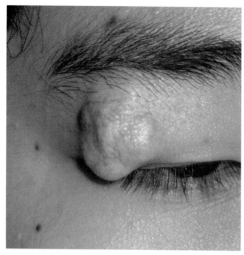

图 27.15　上眼睑毛母质瘤

毛根鞘囊肿

这类皮下囊肿来源于毛囊的外根鞘,最常发生在头部多毛发区(图 27.16)。临床表现类似于表皮样囊肿。70%的病例可见头部多发性囊肿。治疗建议完整切除。保守的治疗方法包括组织钻孔活检,进入囊腔后清空内容物,留下一个空的囊壁,可以用镊子抓住并从小切口中拔出。这种手术方法瘢痕小出血少。增生性毛外根鞘囊肿是一种罕见病灶变,组织学上以毛囊角化为特征。据认为来源于毛根鞘囊肿而且有恶变的可能,根据这一点其又被称为恶性增生性毛根鞘囊肿[32]。

汗管瘤

汗腺瘤是真皮内小汗腺增生导致的,大多数属于错构性质而非肿瘤。主要发生在眼睑,表现为 1~2mm 的结节。

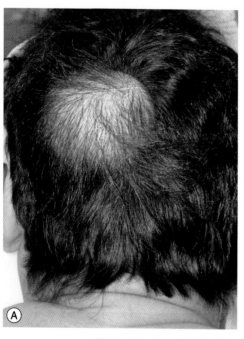
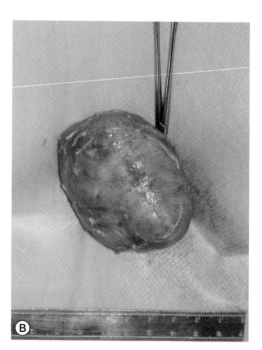

图 27.16　头皮单发性毛根鞘囊肿(A) 毛根鞘囊肿切除后(B)

由于汗腺瘤的治疗主要是出于美容的原因,应该做到最小的瘢痕和不复发的方式摧毁肿瘤。为此,可以使用电凝术、皮肤磨削、CO_2 激光、Er:YAG 激光和分次的光热治疗[33],但应注意防止色素沉着和瘢痕产生。

大汗腺囊腺瘤

大汗腺囊腺瘤特征为大汗腺导管扩张,继发性导管上皮增生(图 27.17)。大汗腺囊腺瘤通常表现为单发、柔软、半球形、半透明丘疹或者结节。该病最常见于眼睑,尤其是内眦。它们持续缓慢生长,可以通过切除引流治疗,但常常还需要电凝治疗破坏囊壁以防复发。打孔、剪除和椭圆形切除也可以去除肿瘤。多发性囊腺瘤可以用 CO_2 激光来治疗。也可以使用三氯乙酸[34]来治疗。

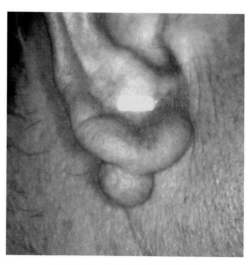

图 27.17　耳垂大汗腺囊腺瘤

软骨样汗管瘤（又称皮肤混合瘤）

软骨样汗管瘤来源于汗腺，多见于头颈部，表现为普通的真皮或皮下小结（图 27.18）。肿瘤包含的腺样上皮成分，位于软骨黏液样间质成分中。可被视为小汗腺和大汗腺两种变体。Hirsch 和 Helwig[32] 提出以下 5 点组织学诊断标准：①立方形或多边形细胞巢；②由两行或多行立方细胞排列成的相互连通的管状肺泡结构；③由一或两排立方细胞组成的导管结构；④偶见角质性囊肿；⑤多成分基质。该病的恶性形态已有报道，尽管很罕见，治疗上还是建议完整切除病灶[35]。

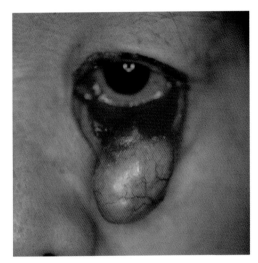

图 27.18　下睑软骨样汗管瘤

其他

其他良性皮肤附件来源肿瘤包括多发性皮脂囊腺瘤（图 27.19）、毛囊瘤、毛发上皮瘤、汗孔瘤、毛根鞘瘤、皮脂腺腺瘤、小汗腺痣和大汗腺痣。此外，毛囊、皮脂腺及汗腺（大汗腺和小汗腺）的异常增生可导致错构瘤；这些皮肤附件也可产生腺瘤，良性上皮瘤和原发上皮瘤。

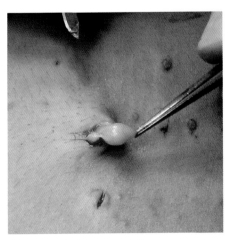

图 27.19　躯干部多发性皮脂囊腺瘤

良性神经嵴源性肿瘤

色素细胞痣（又称色素痣或痣细胞痣）

这些是来源于黑色素细胞的后天和先天性痣。有研究表明，健康成年人平均有 5～10 个痣。半球形隆起痣有时候带有毛发。如果后天痣的直径超过 7mm 并持续生长，应该考虑恶性黑色素瘤的可能性。目前学界似乎认为恶性黑色素瘤并非来源于色素细胞痣（除外先天性巨痣的病例），而是直接来源于表皮黑色素细胞；这就是所谓的新生癌变理论[36]。色素痣有以下 5 种类型。

单纯性雀斑痣

单纯性雀斑痣为黑褐色痣，直径 2～3mm。它被认为是后天性色素细胞痣的早期阶段（图 27.20）。边缘可以整齐也可以参差不齐。是表皮基底层黑色素细胞增生的结果，并不是阳光暴晒导致的，也与系统性疾病无关。这种病变数量上很少但可发于任何部位的皮肤或黏膜。通常最早见于 3 岁左右儿童，也可见于新生儿或者出生后不久。治疗上，冷冻疗法、激光[37]和单纯手术切除均可尝试。

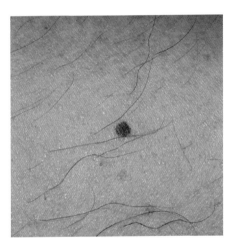

图 27.20　前臂单纯性雀斑痣

获得性色素细胞痣

获得性色素细胞痣是由于黑色素细胞增殖引起的，根据黑色素细胞位置不同分为 3 型。黑色素细胞主要位于表皮和真皮之间，被称为交界痣。黑色素细胞位于真皮以及表皮和真皮交界，被称为混合痣。黑色素细胞仅存在于真皮中，被称为皮内痣（图 27.21）。激光治疗对真皮深层的黑色素细胞无效，因为这些黑色素细胞缺乏黑色素。因此建议手术切除以防复发。痣周围出现色素脱失区域的被称为 Sutton 晕痣[38]。

先天性色素细胞痣

先天性色素细胞痣出生时就存在，并随着身体的成长而增大，但形状不变。根据痣的大小分为小型痣（直径小于 1.5cm）、中型痣（直径 1.5～20cm）和大型或巨型痣（大于 20cm）（图 27.22）。组织学显示，痣细胞弥漫性分布于真皮的深层。巨型先天性色素细胞痣需要密切的观察，因为有转化为恶性黑色素瘤的可能性[39]。出现在上下眼睑的痣称为分裂痣，而带有毛发的巨痣又称为兽皮痣（图 27.23）。巨痣应该采用分次切除、植皮、局部皮瓣或者综合运用上述方法修复。

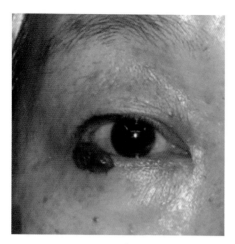

图 27.21　下眼睑皮内痣

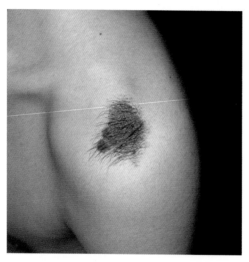

图 27.22　肩部先天性中型色素细胞痣

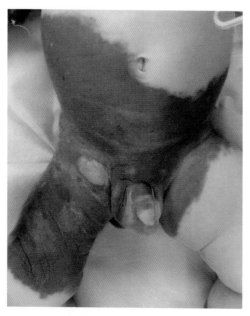

图 27.23　兽皮痣

发育异常痣（又称 Clark 痣和非典型痣）

临床上，发育异常痣与早期恶性黑色素瘤很相似[40]。最初被认为是恶性黑色素瘤的早期症状，现在认为是后天获得性色素细胞痣的一个类型。应该进行完整切除和病理学检查。美国国立卫生研究院在早期黑色素瘤诊断和治疗共识会议上定义了家族性非典型痣和黑色素瘤综合征[41]，判定标准为：在一个或多个一级或二级亲属中发生恶性黑色素瘤；存在大量（通常是大于 50 个）黑色素细胞痣，其中一些是临床不典型的，以及在许多相关痣中存在某些组织学特征。

青少年黑色素瘤（又称 Spitz 痣）

见于年轻患者面部或腿部的半球形结节，直径约 1cm（图 27.24）[42]。表面光滑，有时出现毛细血管扩张。可能是无色素的或者有从粉红到橙红之间颜色。一些病灶有色素沉着，尤其是出现在下肢的。发病后，病变生长迅速，6 个月内直径达到 1cm。在这一快速的初始生长阶段之后，它趋于静止，但仍可观察到颜色的变化。很少出现出血和瘙痒。治疗应做完整的切除和病理检查。

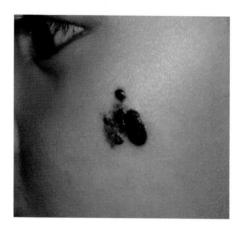

图 27.24　面颊部青少年黑色素瘤

斑痣（又称咖啡牛奶斑）

斑痣是一种良性黑色素细胞肿瘤，其特征是黑色素颗粒的积累增加，而非黑色素细胞的增殖（图 27.25）。整个痣呈均匀的咖啡牛奶色。出现 6 个以上斑痣病灶，青春期前直径大于 5mm，青春期后直径大于 15mm，是 1 型神经纤维瘤病（neurofibromatosis type 1，NF1）的指征，又称 von Recklinghausen 病（图 27.26）。NF1 是由编码神经纤维蛋白的染色体带 17q11.2 突变引起的。2 型神经纤维瘤病（NF2）虽然可能有类似皮赘的皮肤神经鞘瘤，但很少出现斑痣病变，也不会发生可以早期诊断 NF1 的典型的皮肤神经纤维瘤。此外，因为第八对脑神经神经鞘瘤的症状通常出现在 20~30 岁之间，所以 NF2 患者确诊的年龄通常都大于 NF1 患者[43]。

Becker 黑变病（又称 Becker 色素性毛发痣）

该病表现为表皮基底层黑色素细胞轻度增生，黑色素颗粒持续蓄积，出现毛发。多见于男性，青春期开始发展，

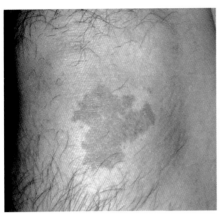

图 27.25　膝部单发斑痣

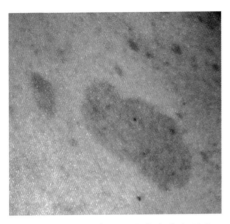

图 27.26　1 型神经纤维瘤患者大腿部斑痣

提示雄激素在该病的发展中起着一定作用。它与多毛症有关,偶尔在斑块内出现痤疮样病变,以及更少见的生殖器部位有副阴囊。此外,有报道显示 Becker 黑变病病变皮肤的雄激素受体明显较周围正常皮肤增多。治疗使用红宝石激光,CO_2 激光和 Er:YAG 激光均可[44]。

太田痣（又称眼颧部褐青痣、眼部真皮黑色素细胞增多症）

该病是来源于三叉神经第一和第二分支的蓝色痣(图 27.27)。常见于亚洲人,罕见于白种人。女性发病率几乎是男性的 5 倍。非先天性疾病,但发病于婴幼儿早期和青春期早期[45]。由表皮黑色素细胞增生引起。也可发生双侧太田痣,称为后天双侧耳廓痣样斑,或者迟发性真皮黑色素细胞增多症。有人提出,太田痣有可能来源于胚胎发育期未能完全从神经嵴迁移到表皮的黑色素细胞。不同人群患病率的变化提示基因的影响,但是家族性太田痣案例罕见。发病年龄的两个高峰为婴幼儿期早期和青春期早期,提示激素是该病发展的一个影响因素。调 Q 开关红宝石或翠绿宝石激光已用于治疗太田痣[46]。经过 4~8 次治疗后,皮肤色素沉着程度可显著减退。冷冻疗法、皮肤磨削或者剥脱术也可根据个案情况作为多模式治疗。

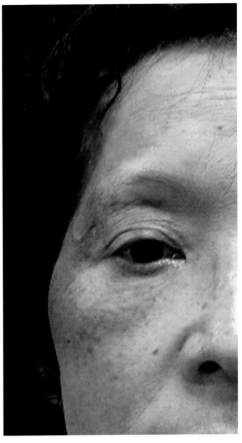

图 27.27　太田痣

伊藤痣

这类皮肤黑色素细胞增多症也可被视为太田痣的一个亚型(图 27.28)。常发生在肩峰三角肌区[47]。发病机制尚不明确,但是伊藤痣的皮肤黑色素细胞增生与神经束非常接近,这一事实提示神经系统可能是其生长的一个因素。推荐的治疗方法同太田痣。

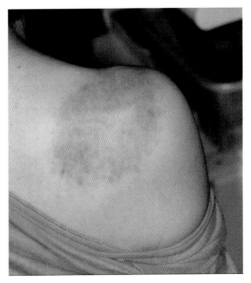

图 27.28　伊藤痣

蒙古斑（又称先天性皮肤黑色素细胞增多症）

　　超过 90% 的美洲土著、80% 的亚裔和 70% 的西班牙裔婴儿患有这类皮肤黑色素细胞增生疾病，表现为骶部和尾骨区域蓝灰色斑（图 27.29）。不到 10% 的白种人婴儿也会出现蒙古斑。这些斑在 10 岁之前会消失。蓝-灰的颜色是由皮肤深层的黑色素细胞引起的。通常表现为多发的斑点或一块巨大的斑片覆盖腰骶部（下背部）、臀部、胁肋部和/或肩部（图 27.30）。该病是由于胚胎发育期黑色素细胞由神经嵴向表皮层迁移过程中被截留在真皮层而引起[48]。该病通常不需要治疗，调 Q-开关翠绿宝石激光可用于严重的病例。

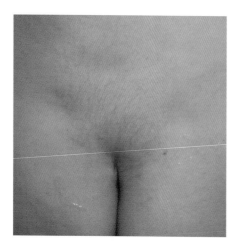

图 27.29　亚裔婴儿身上典型的蒙古斑

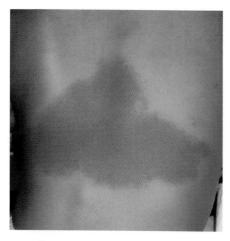

图 27.30　背部非典型性蒙古斑

蓝痣

　　与太田痣和蒙古斑相似，该病也是皮肤黑色素细胞增多症，但涉及更多的细胞，所以有结节外形。分为 3 型：普通型、细胞型、混合型[49]。细胞型病变通常大于普通型，容易侵犯皮下组织。混合型病变是蓝色痣与色素细胞痣或青少年黑色素瘤合并。需进行组织活检以明确诊断。单发病变手术切除通常可以治愈。有罕见的顽固性蓝痣表现为在原切除部位周围的卫星病变，这些病变必须与恶性蓝痣区别开来，建议重新切除。

神经瘤

　　神经瘤是由周围神经（即施万细胞、成纤维细胞和轴突）构成的错构瘤；它们的产生是由无效的、不受调控的神经再生，导致神经纤维增生。它们常常由神经损伤引起，尤其是手术期间遭受的损伤，表浅手术（皮肤或皮下脂肪）和深部手术（如胆囊切除术）都可诱发神经瘤。神经瘤经常疼痛明显。需要注意的是，神经瘤通常被用作一个通用术语来描述任何神经的肿胀。因此，神经瘤不一定意味着肿瘤性肿瘤。该术语更普遍用到的例子是 Morton 神经瘤，它是一种足部单神经病变，为了避免将其与肿瘤混为一谈，这种情况现在常被称为 Morton 跖骨痛[50]。神经瘤治疗选择手术切除。

施万细胞瘤（又称神经鞘瘤）

　　该病是皮肤或皮下组织中施万细胞的良性增生（图 27.31）。NF2 与多发性施万细胞瘤有关。病理学检查显示施万细胞瘤有两种基本组织学分型，Antoni A 型和 Antoni B 型。A 型特征是有大量的 Verocay 体。这是一种椭圆形、线形或匍行性外形的无细胞嗜酸性区域，周围围绕着平行或栅栏状成束的梭形施万细胞束，细胞核钝而长。每个 Verocay 体中，细胞长轴均指向无细胞区。B 型缺少 Verocay 体，由疏松的黏液瘤间质组成，梭形细胞更少，排列更随机。两型均没有神经突。典型的施万细胞瘤是有包膜的，显微镜下可见与之相关的周围神经。偶然情况下，较老的病灶表现出退行性改变，如出血、含铁血黄素沉积、轻度慢性炎性细胞浸润、高密度纤维化和细胞核多形性。这类陈旧性施万细胞瘤是良性的[51]，但必须与神经纤维肉瘤和恶性施万细胞瘤鉴别开来。治疗首选手术切除。

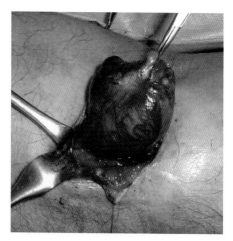

图 27.31　腘区神经鞘瘤

神经纤维瘤

　　神经纤维瘤是一种周围神经鞘的良性肿瘤，常见于基因遗传疾病 NF1 和 NF2 患者，引起从外形畸形和疼痛到认知障碍等症状（图 27.32 和图 27.33）。神经纤维瘤来源于施万细胞,但也混合其他多种类型的细胞和结构元素,这使得人们很难识别和理解所有的致病机制。神经纤维瘤应手术切除或 CO_2 激光治疗。然而,一旦丛状神经纤维瘤[52]发生恶变,就应该采用放疗和化疗作为辅助治疗。

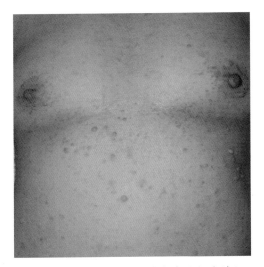

图 27.32　1 型神经纤维瘤患者的轻度神经纤维瘤

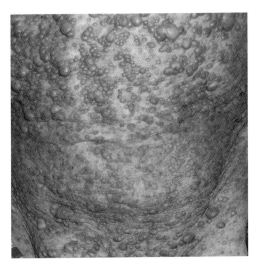

图 27.33　1 型神经纤维瘤患者的严重神经纤维瘤

其他

其他良性神经嵴来源肿瘤包括颗粒细胞瘤和发育不全多指畸形。后者除神经纤维增生和被细胞包裹的小体之外,表皮基底部分可见正常的 Merkel 细胞。多种神经成分的增生有可能才是该病的主要特征。

良性间叶肿瘤

皮肤纤维瘤（又称纤维组织细胞瘤）

皮肤纤维瘤是一种常见的皮肤结节,经常出现在四肢

（主要是小腿）。通常无症状,尽管瘙痒和压痛并不少见。该病以真皮中成纤维细胞和其他细胞增殖为特征,包括了组织细胞（皮肤巨噬细胞）和血管内皮细胞。该病可分为以组织细胞增殖为主的细胞型和以成纤维细胞增殖为主的纤维型。在两型中有时可观察到内皮细胞的强烈增殖,这种情况应可诊断为硬化性血管瘤（图 27.34）。此外,如果细胞成分少,肿瘤主要由透明胶原纤维组成,则被称为硬化纤维瘤。还有许多其他特殊形式的皮肤纤维瘤,包括含铁血黄素性组织细胞瘤、黄色瘤性组织细胞瘤、非典型皮肤纤维瘤、动脉瘤性皮肤纤维瘤、黏液性皮肤纤维瘤和瘢痕疙瘩性皮肤纤维瘤[53]。除非存在诊断不确定性或者有特别麻烦的症状出现,否则不需要切除肿瘤。

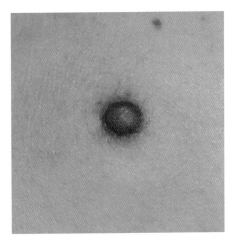

图 27.34　硬化性血管瘤

黄瘤

黄瘤是吞噬了脂质的泡沫组织细胞聚集形成的（图27.35）。最常见的黄瘤出现在上眼睑,通常与高脂血症有关。黄瘤并不总是伴有隐性高脂血症,但是如果有伴发,有必要做好潜在的脂质紊乱的诊断和治疗,以减小黄瘤和降低动脉粥样硬化的风险。治疗高血脂首先要改善饮食和使用降脂药,如他汀类药物、贝特类药物、胆汁酸结合树脂和

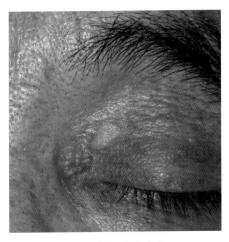

图 27.35　上睑黄瘤

罗布考或烟酸。发疹性黄瘤通常在开始全身治疗后数周内消退,结节性黄瘤则在数月后消退。腱黄瘤需要数年才能消退,或者可能会无限期持续下去。虽然高血脂症治疗的主要目的是降低动脉粥样硬化性心血管疾病的风险,但对于严重高甘油三酯血症患者,治疗目标是预防胰腺炎。手术或局部破坏的方法(包括激光)均可用于治疗原发性或药物治疗无效的黄瘤[54]。

幼年性黄色肉芽肿

该病是发生于青年患者头、颈、身体或四肢的单发或多发的半球形肿瘤。大约 35% 的幼年性黄色肉芽肿病例出生时即可看见,70% 的病例发生在出生后 1 年内。大多数幼年性黄色肉芽肿在 5 岁以前消退。尽管病名中有"幼年性"一词,但仍有 10% 的病例出现在成年期(图 27.36)。组织学分析显示 Touton 巨细胞存在(图 27.37)。该病可能与 NF1、Nie-mann-Pick 病、色素性荨麻疹和青少年型慢性髓性单核细胞白血病有关[55]。处于诊断和美容原因,可以手术切除病灶。

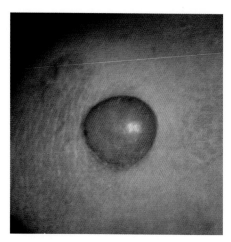

图 27.36　一例成人期发病的肘部幼年性黄色肉芽肿

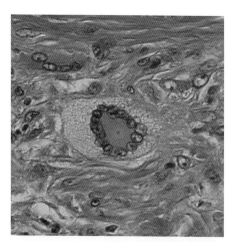

图 27.37　幼年性黄色肉芽肿中的 Tou-ton 巨细胞

软纤维瘤

软纤维瘤有 3 个分型:①软垂疣(又称皮赘)(图

27.38),出现在颈部和腋下,中年后增大;②悬垂纤维瘤[56](图 27.39),指直径大于 10mm,带有狭窄的蒂的巨大纤维瘤;③除了①和②以外的所有病例。病灶的颜色在正常肤色和棕红色之间变化。小的有蒂软纤维瘤可用弯的锯齿刃剪刀切除,大的皮赘可能需要手术切除。对小的软纤维瘤,手术前提前使用氯化铝可以减少出血量,虽然出血量本身也不大。麻醉后行电干燥法治疗是另一种选择。其他切除方法包括冷冻疗法、缝线或铜线结扎法;但是,液氮冷冻治疗期间冻伤周围皮肤可能导致变色性病变。用镊子夹住软垂疣,再对镊子实施冷冻可以获得更好的结果。

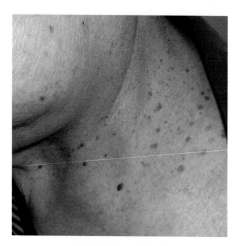

图 27.38　软垂疣

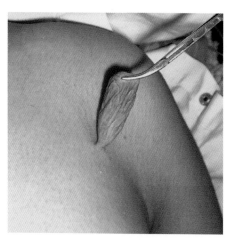

图 27.39　悬垂纤维瘤

瘢痕疙瘩和增生性瘢痕

这些瘢痕是由于皮肤伤口长时间异常愈合导致胶原蛋白大量产生而造成的。有人认为,机械力(如皮肤拉伸张力和机械转导信号通路)与其产生和生长有关[57]。瘢痕疙瘩(图 27.40)和增生性瘢痕(图 27.41)的鉴别诊断比较困难,实际上,它们可能是皮肤纤维增生性疾病的表现[58],表现出连续的特征。然而,为了临床工作的简便,术语"增生性瘢痕"和"瘢痕疙瘩"仍可使用,增生性瘢痕说明其可以逐渐自然改善,尽管其完全成熟的过程也许需要 2~5 年;瘢痕疙瘩

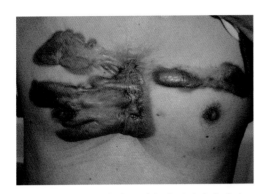

图 27.40　亚洲患者胸前部典型的瘢痕疙瘩

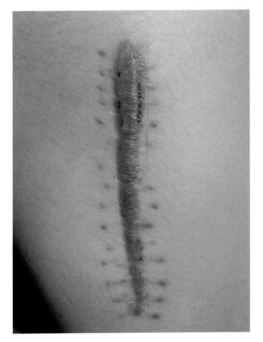

图 27.41　亚洲患者大腿典型的增生性瘢痕

说明其很难自然消退。为了预防和治疗这些瘢痕，推荐采用多模式治疗[21]，包括类固醇软膏/胶带/注射、胶布固定、硅凝胶贴片、手术、放射治疗[59]、冷冻治疗、激光和5-氟尿嘧啶。

脂肪瘤

脂肪瘤是最常见的间质软组织肿瘤（图 27.42 和图 27.43）。有多个亚型，包括脂肪母细胞瘤、血管脂肪瘤、梭形细胞脂肪瘤、多形性脂肪瘤和冬眠瘤。最近的研究表明，脂肪细胞肿瘤有特定的染色体和基因异常，这些异常可以用作诊断。脂肪瘤可根据瘤体相对实体的位置来分为肌肉内脂肪瘤和肌肉间脂肪瘤。全身性脂肪瘤又称脂肪过多症（图 27.44）。弥散性脂肪过多症有时会累及四肢、头部、颈部和肠道。手指脂肪过多症会引起巨指症。多发性对称性脂肪过多症[60]多发于上半身（图 27.45）。糖皮质激素性脂肪过多症是糖皮质激素治疗的副作用之一。对生长迅速的脂肪瘤一定要仔细检查，排除脂肪肉瘤的可能性。提倡连带包膜完整手术切除，可预防局部复发。

平滑肌瘤

皮肤和皮下平滑肌瘤是来源于皮肤平滑肌（包括竖毛肌和血管平滑肌）的肿瘤[61]。平滑肌瘤有局限性，伴有疼痛。平滑肌瘤分为 4 型：①多发性毛发平滑肌瘤；②单发毛发平滑肌瘤；③血管平滑肌瘤；④生殖器平滑肌瘤。血管平滑肌瘤和生殖器平滑肌瘤通常以单发病灶出现。相反，毛发平滑肌瘤可以是单发或多发病灶。多发病灶可以是数千个。这是因为起源于毛发平滑肌瘤的竖毛肌拥有很多个附着点，如近端附着毛囊，远端多点附着于真皮乳头层和网状层，另一些附着于基底膜。毛发平滑肌瘤可从每一个附着点发出，从而形成多发性肿瘤。血管平滑肌瘤常常出现在四肢远端，尤其是女性的膝部以下。相反，血管脂肪瘤通常发生在男性头部，通常不伴疼痛。手术切除或者消融治疗平滑肌瘤可能对有症状的患者有帮助。

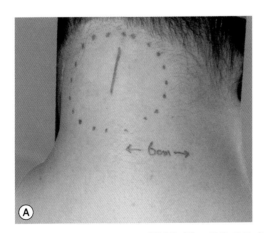

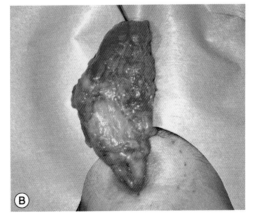

图 27.42　颈背脂肪瘤（A）和切除的病灶（B）

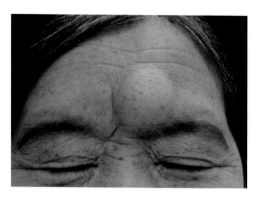

图 27.43 面部脂肪瘤

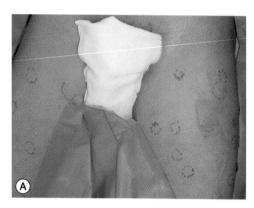

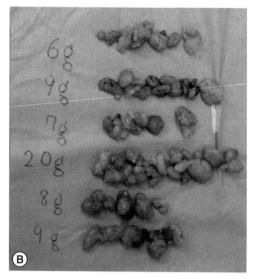

图 27.44 多发性脂肪瘤病(A)及切除的病灶(B)

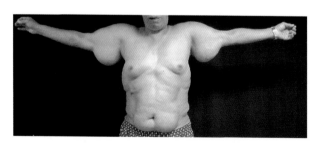

图 27.45 多发性对称性脂肪瘤病

横纹肌瘤

横纹肌瘤是横纹肌的良性肿瘤,最常见于心脏和舌,偶尔也可表现为一种浅表的间质肿瘤。分成人型、胎儿型和生殖器型。成人型常见于头、颈部,而胎儿型常发于 3 岁以下患儿的耳后。成人型横纹肌瘤患者应行手术切除头颈部病变,尤其是病灶挤压或者推移舌头,或者突出和部分阻塞咽部或者喉部的病变。胎儿型横纹肌瘤通常位于皮下组织[62]。大部分病例均可毫无难度地切除。生殖器横纹肌瘤治疗以局部切除为首选方法。

骨软骨源性肿瘤

软骨瘤和骨软骨瘤好发于成年人手足。骨软骨瘤有时伴随钙化。骨瘤是由成熟的骨构成,也可以认为是反应性骨生长。皮肤骨瘤[63]指的是在没有预先存在或相关病变的情况下皮肤内存在骨骼,与之相反,第二型皮肤骨化是由炎症、创伤和肿瘤形成过程的化生反应引起的继发性皮肤骨化。皮肤骨瘤可以通过手术切除或者激光磨削覆盖的皮肤来治疗。骨化性肌炎、骨化性脂膜炎和进行性骨化性纤维发育不良也都是反应性骨化。外生骨疣也被认为是一种反应性骨软骨发育紊乱(图 27.46),经常发生在颅骨和指甲下区域。外生骨疣用骨凿和骨锤就能很容易切除而且很少复发。

副耳(又称软骨痣)

该病是发生在耳屏和侧颈部之间的先天痣(图 27.47)。靠近耳的痣主要由软骨构成,离耳朵远的痣则主要由毛囊构成。多发性副耳[64]有时伴发半侧面部短小。该病可以手术切除,应该切除足够的皮肤和软骨,使其形成扁平和线形的瘢痕,不留猫耳畸形。

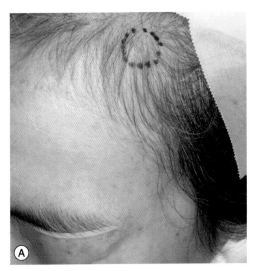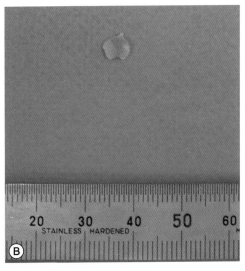

图 27.46 额骨外生性骨疣(A)和切除标本(B)

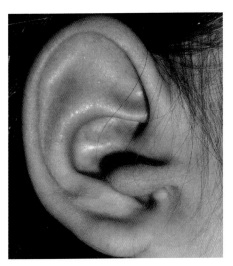

图 27.47 副耳

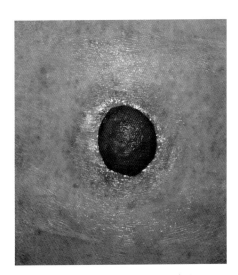

图 27.48 背部化脓性肉芽肿

肉芽肿

肉芽肿分为感染性(图 27.48)和非感染性。几乎所有的非感染性肉芽肿都是异物肉芽肿;其中部分与Ⅳ型超敏反应有关。异物肉芽肿有许多病因,可分为内源性病因,如尿酸盐、胆固醇、脂肪产物;外源性病因,如美容外科注射材料[65](图 27.49)、疫苗、手术缝线、创伤置入材料(图 27.50)。小的化脓性肉芽肿(毛细血管扩张性肉芽肿)和异物肉芽肿可以通过手术切除,但对于大的和多发性肉芽肿则不可能切除。这些病例应考虑全身或者局部使用皮质激素减轻炎症。

血管球瘤

血管球瘤来源于血管球体的动脉部分或者苏-奥二氏吻合,是皮肤中参与体温调节的动静脉短路。单发血管球瘤患者通常伴有随压力或温度变化加重和恶化的阵痛,尤其

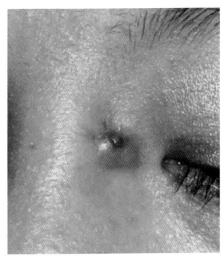

图 27.49 鼻整形假体引起的异物肉芽肿

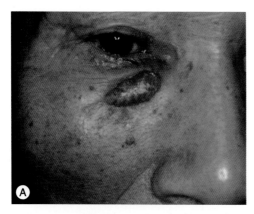 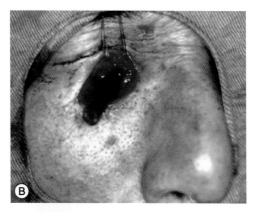

图 27.50　大块木屑置入引起的异物肉芽肿(A)与患者术后即刻(B)

是当温度下降时。多发性血管球瘤也伴有疼痛,但不常见且一般不严重。有两个特征对于诊断血管球瘤很有帮助,特别是单发疼痛血管球瘤(尤其是发于指甲下的)。①Hildreth征:当在肢体近端绑上止血带时,疼痛消失。② Love 试验:用铅笔尖按压肿瘤表面皮肤时可诱发疼痛。单发血管球瘤的治疗宜选择手术切除。对于多发性血管球瘤[66],由于边界不清和数量巨大,手术切除比较困难。这时,手术切除应该局限于症状明显的病灶。

毛细血管畸形

单纯性血管瘤

该病是由于皮肤毛细血管发育异常或者变异引起[67]。根据发病位置,该病分为 3 型:①葡萄酒色斑(面部、四肢、上半身)(图 27.51 和图 27.52);②鲑鱼斑(额中部、眉间、鼻尖、上唇);③Unna 痣(颈项部)。葡萄酒色斑有时与Sturge-Weber 综合征(面部)和 Klippel-Trenaunay 综合征(四肢)相关。单发单纯性血管瘤患者,不管是否伴有这些综合征,都应该接受脑部检查。这 3 型中,只有鲑鱼斑可以在出生后 1 年内消失。染料激光或 Nd:YAG 激光可用于治疗该病。

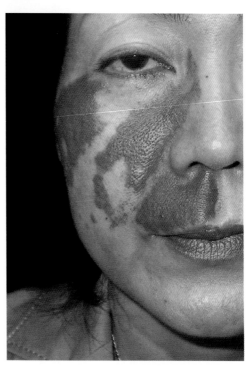

图 27.52　成人面部葡萄酒色斑

草莓样血管瘤

该病来源于皮肤毛细血管内皮细胞,出生后 3~4 周出现,6~7 月龄达到生长高峰(图 27.53 和图 27.54)。这段生长期后,肿瘤体积自然减小,瘤体颜色也慢慢变得不那么青紫。染料激光或 Nd:YAG 激光可在早期使用以阻止毛细血管继续增生[68]。根据具体情况具体处理的原则,手术切除、类固醇注射和压迫疗法均可采用。

静脉畸形

具有代表性的一类静脉畸形是海绵状血管瘤,是一种低血流速度的血液潴留病灶(图 27.55)。组织学表现为内皮细胞未见增殖。这种情况出现在 Klippel-Trenaunay 综合征,表现为多种畸形,包括毛细血管畸形及骨和软组织肥大。静脉畸形最好的治疗方法是硬化疗法,在超声波或数字减影血管造影术引导下将硬化剂注入病灶,硬化剂可以是无水乙醇、聚多卡醇、十四烷硫酸钠或乙醇胺油酸酯[69]。

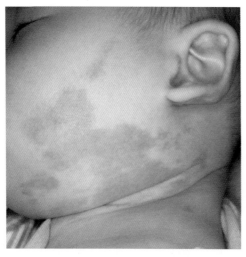

图 27.51　婴儿面部葡萄酒色斑

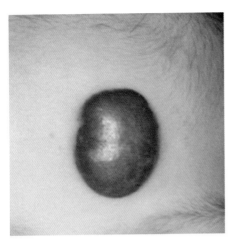

图 27.53　婴儿额部草莓样血管瘤

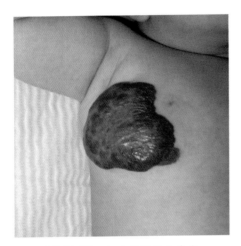

图 27.54　躯干草莓样血管瘤

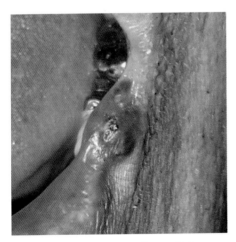

图 27.55　下唇海绵状血管瘤

动静脉瘘及动静脉畸形

动静脉瘘和动静脉畸形（arteriovenous malformation, AVM）是动静脉分流的高流量脉动性病变，它们是因创伤而获得的或者是先天性的（图 27.56）。CDI 对肿瘤血流的检测很有用。患有 Parkes-Weber 综合征的患者如果有巨大的肢体动静脉畸形，有时会出现充血性心力衰竭。Schobinger 分类可将 AVM 分为 4 个临床阶段：（Ⅰ）静止期；（Ⅱ）扩张期；（Ⅲ）破坏期；（Ⅳ）失代偿期。心力衰竭患者被认为是Ⅳ期 AVM。手术切除是首选的治疗方法，手术切除是治疗的首选，但由于血管的弥漫性分布和受累区域的特定解剖结构（如面神经的局部存在），手术切除常常受到阻碍。不完全切除会导致残留病灶快速再生。在手术切除困难的情况下，栓塞治疗可以作为一种姑息治疗[70]。

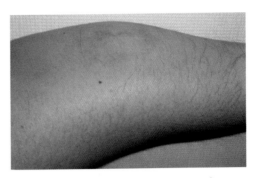

图 27.56　前臂先天性轻微动静脉畸形

淋巴管畸形

淋巴管畸形主要分两型：淋巴管瘤和囊性淋巴管瘤。临床上，淋巴管畸形可分为巨囊（囊性淋巴管瘤）、微囊（单纯性淋巴管瘤）和混合型（海绵状淋巴管瘤）。微囊可以通过手术切除，巨囊和混合型的治疗则根据具体情况采用手术或者使用 OK-432[71] 或无水乙醇的硬化治疗。

其他

还有很多其他间质来源肿瘤，包括巨细胞瘤、组织细胞瘤、网状组织细胞瘤、纤维黄色瘤、硬纤维瘤和口腔黏膜黏液囊肿（图 27.57）、皮肤黏液瘤、Langerhans 细胞组织细胞增多症、木村病（软组织嗜酸细胞肉芽肿）、浆细胞增多症和肥大细胞增多症。

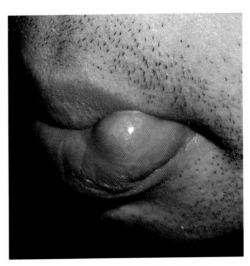

图 27.57　口腔黏膜的黏液囊肿

恶性皮肤和软组织肿瘤

恶性上皮细胞来源肿瘤

光化性角化病

　　光化性角化病是由于长期暴露于紫外线下而引起的表皮内早期鳞状细胞癌(图 27.58)。该病常见于老年人,尤其是经常暴晒阳光的浅肤色人群。病变发生的区域就是暴露最严重的区域。随着时间推移,光化性角化病发展成侵袭性鳞状细胞癌。光化性角化病是表皮病变,其特征是在基底层有非典型的多形性角质形成细胞聚集,这些细胞可能向上延伸至颗粒状和角质层。皮肤角[72]有时与过度角化的光化性角化病有关。治疗首选手术切除,但是冷冻治疗、CO_2 激光、5-FU 药膏和化学剥脱术对有适应证的病例也可能有用。

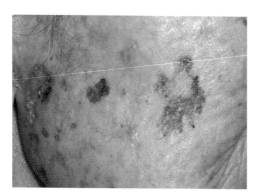

图 27.58　老年患者面颊部光化性角化病

Bowen 病

　　Bowen 病是角质细胞的恶性肿瘤,是一种表皮内癌。该病可发展成为侵袭性 SCC,如果侵袭性深层,又称为 Bowen 癌,这种癌是可转移迁徙的。因为该病病变没有症状,早期皮肤改变细微,并被其他多种情况的临床表现所掩盖,如体癣、钱币状湿疹、脂溢性角化病、Paget 病、表浅基底细胞癌、光化性角化病和银屑病,所以 Bowen 病的诊断经常延误。一个临床病史的典型特征就是表现为非激素反应性皮肤病。治疗首选手术切除,冷冻治疗、CO_2 激光、5-FU 软膏和5% 咪喹莫德霜[73]也可能适合某些病例。

鳞状细胞癌

　　鳞状细胞癌(SCC)是一种常见皮肤恶性肿瘤,常常表现为隆起硬结病变,伴有不同程度的溃疡和结痂(图 27.59)。SCC 可发生在任何部位,但最常见于受损皮肤,如光损伤皮肤、烧伤后瘢痕(Marjolin 溃疡)、创伤瘢痕(图 27.60)、静脉曲张性溃疡、慢性放射性皮炎、红斑狼疮病变、口腔黏膜扁平苔藓,人乳头瘤病毒感染病变。SCC 的一个类型是疣状癌。由于 SCC 与 BCC 相似,因此鉴别诊断就非常重要。SCC 一个非常重要的特征就是由浸渍的角蛋白和细菌感染

所致坏死组织产生的恶臭(图 27.61)。SCC 应该手术切除,莫式显微手术[74]常常用于 SCC 切除。放射治疗也可采用外线束放射治疗或短距离放射治疗(内放射治疗)。

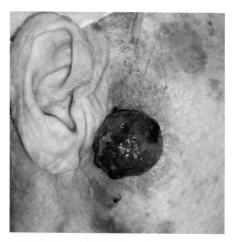

图 27.59　老年患者面颊部鳞状细胞癌

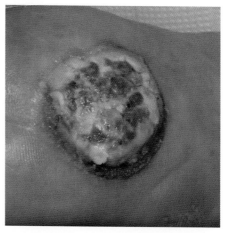

图 27.60　足底外伤瘢痕引起鳞状细胞癌

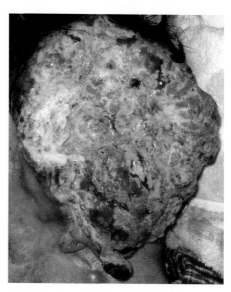

图 27.61　面部进行性鳞状细胞癌,可见坏死和感染

基底细胞癌

基底细胞癌（BCC）是皮肤癌中最常见的类型（图
27.62）。BCC 很少发生转移和致死，但仍被认为是恶性肿
瘤。因为它侵袭周边组织，导致严重的破坏和毁容。该病
常常累及头部和颈部，导致毁容也并不少见。可分为 10 个
类型[75]（框 27.5）。治疗选择手术切除，经常使用莫式显微
手术。对于浅表 BCC，也可采用 CO_2 激光或冷冻手术。

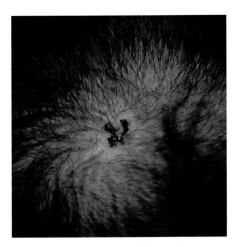

图 27.62　头皮基底细胞癌

框 27.5　基底细胞癌（BCC）组织学分类

1. 多病灶浅表 BCC（浅表多中心）
2. 结节性 BCC（实性，腺样囊性）
3. 浸润性 BCC
   - 3.1　非硬化性
   - 3.2　硬化性（促结缔组织增生，硬斑样）
4. 纤维上皮细胞 BCC
5. BCC 伴附件变异
   - 5.1　BCC 伴毛囊变异
   - 5.2　BCC 伴小汗腺变异
6. 基底鳞状细胞癌
7. 角化 BCC
8. 色素沉着 BCC
9. 基底细胞痣综合征的 BCC
10. 小结节 BCC

（Reproduced from LeBoit PE, Burg G, Weedon D, et al（eds）.
*World Health Organization Classification of Tumors. Pathology and Genet-
ics of Skin Tumors.* Lyon：IARC Press；2006：10-33.）

皮肤附件来源的恶性肿瘤

皮脂腺癌

睑板腺癌（图 27.63）、睑缘腺癌和 Montgomery 腺癌都是
皮脂腺癌。这些肿瘤常表现出糜烂和溃疡。建议广泛切
除，包含病灶周边超过 5mm 正常皮肤。因为皮脂腺癌有很
高的淋巴结转移率，T4 期患者应考虑行淋巴结清扫。化疗
和放疗也有帮助[76]。

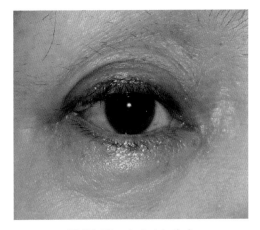

图 27.63　上睑睑板腺癌

毛膜癌

毛外根鞘细胞的细胞质内含大量糖原，包浆呈空泡状。
毛膜癌是这些细胞的恶性肿瘤，包括恶性毛根鞘瘤、恶性毛
母质瘤和恶性增生性毛膜囊肿（图 27.64）。后者被认为是
来源于增生性毛囊囊肿[32]，而恶性毛母质瘤被认为是来源
于毛母质瘤。临床上，这些肿瘤表现为淡黄褐色或者红色
丘疹、硬化斑块或结节。根除治疗时需行广泛切除术。

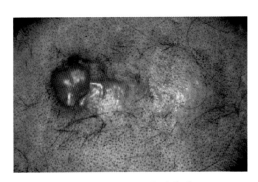

图 27.64　恶性毛膜囊肿

汗腺癌

外泌腺癌和顶泌腺癌有多个分型。这些恶性的原发皮
肤肿瘤表现出腺体和/或导管的特征，反映出其是来源于外
泌腺或者顶泌腺的腺体和/或导管。诊断汗腺癌需要肿瘤
表现出汗腺的特征，如细胞外管道或胞质内腔形成。这可
以通过淀粉酶抵抗，希氏高碘酸染色法以及上皮膜抗原和
癌胚抗原免疫组织化学阳性来证明。S100 蛋白的存在也指
示汗腺分化。传统手术切除术后复发率高，莫式显微手术
更优[77]。这些癌应按照鳞状细胞癌的治疗指南进行治疗。

乳房外 Paget 病

Paget 病是一种局限于表皮的腺癌。由于乳腺 Paget 病
有时与浸润性乳腺癌相关，乳房 Paget 病也可以被认为是表
皮内增生性乳腺癌。相反，乳房外 Paget 病只是偶尔与潜在
的侵袭性恶性肿瘤相关。该病通常见于外阴、阴茎和腋下。
由于侵袭速度相当快，很难及早发现，尤其是病变被当作湿

疹治疗过以后。莫式显微手术[78]或标测活检有助于确定广泛切除时的正常皮肤边缘(图 27.65)。前哨淋巴结活检有助于确定是否做淋巴结切除。

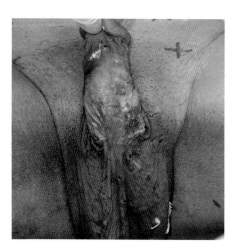

图 27.65　乳房外 Paget 病标测活检

Merkel 细胞癌

Merkel 细胞癌是一种罕见的高度侵袭性的癌症,恶性癌细胞在皮肤上或仅在皮肤下和毛囊中生长(图 27.66)。大多数 Merkel 细胞癌似乎是由一种新近发现的 Merkel 细胞多瘤病毒引起的。该病常发于面部、头部和颈部,通常表现为结实无痛的结节或肿块。做广泛切除手术时需要切除周围 1~2cm 的正常皮肤。另外,由于该病有向淋巴结转移的倾向,需要做淋巴结清扫和辅助放射治疗[79]。远处转移患者应接受化疗[79]。

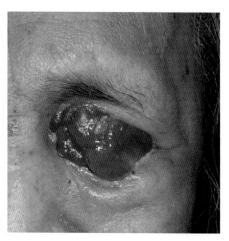

图 27.66　眼睑 Merkel 细胞癌

恶性间质来源肿瘤

隆突性皮肤纤维肉瘤

隆突性皮肤纤维肉瘤(dermatofibrosarcoma protuberan, DFSP)又称巨细胞成纤维细胞瘤,超过 90% DFSP 肿瘤的

t(17;22)染色体易位,使胶原基因 COL1A1 和血小板源性生长因子基因融合。DFSP 典型表现为单发或多发肿瘤,呈红色,半球形隆起,表面有乳突状血管(图 27.67)。外观类似瘢痕疙瘩,经常被误诊而接受皮质激素治疗。该病极少转移,但局部复发可能导致远处转移至肺部。根治性切除应包括 5cm 正常皮肤边缘。莫式显微手术配合连续的组织学边缘检控可以降低局部复发率[80]。辅助化疗和放疗也有帮助。

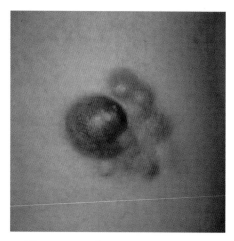

图 27.67　腹部隆突性皮肤纤维肉瘤

多形性未分化肉瘤

恶性纤维组织细胞瘤(malignant fibrous histiocytoma, MFH)有 4 种类型(最近被归类为多形性未分化肉瘤[81]):①层状多形性型;②黏液型;③巨细胞型;④炎症型。此外,非典型纤维黄瘤被认为是浅表型 MFH(图 27.68)。尽管该

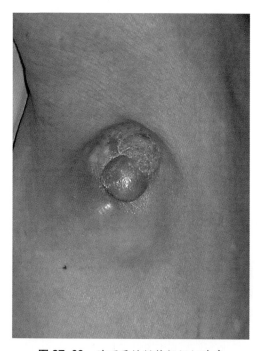

图 27.68　腋下恶性纤维组织细胞瘤

病被称作组织细胞瘤,肿瘤细胞并非来源于组织细胞。事实上,当前争论的一个问题是,根据免疫组化和电子显微镜观察结果[82],大部分层状多形性型 MFH 应该重新归类为脂肪肉瘤,平滑肌肉瘤或者横纹肌肉瘤。根治首选广泛切除手术,辅助化疗和放射治疗可能有用。

脂肪肉瘤

脂肪肉瘤来源于大腿或腹膜后深层软组织中的脂肪细胞(图 27.69)。通常瘤体巨大,在大瘤周围有多个较小的卫星病灶。诊断需要检测出成脂细胞,成脂细胞通常有丰富、清晰、多空泡的细胞质,细胞核无中心、着色深、空泡受压。去分化脂肪肉瘤瘤体内部有一个去分化区域,有时会引起骨化生[83]。根治措施采用手术广泛切除,辅助化疗和放疗可能有用。

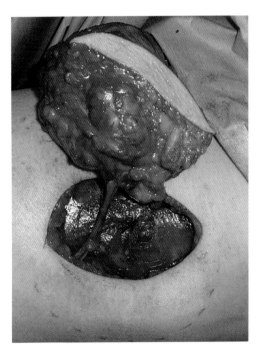

图 27.69　大腿脂肪肉瘤

平滑肌肉瘤

这类罕见的恶性肿瘤主要发生在中老年患者四肢(图 27.70)。该病能够长时期保持静止,数年以后再发生,所以预后难料。通常对化疗和放疗不是十分敏感。但是,推荐新辅助或辅助化疗[84]和放疗。

横纹肌肉瘤

横纹肌肉瘤据认为来源于骨骼肌祖细胞,并发生于多个解剖部位,有时会发现它附着在肌肉组织或包裹在肠道上。它主要发生在原本缺乏骨骼肌的部位,如头部、颈部和泌尿生殖系统。最常见的 3 个类型是胚胎型横纹肌肉瘤、小泡型横纹肌肉瘤和多形型横纹肌肉瘤。胚胎型横纹肌肉瘤更加多见于幼儿,肿瘤细胞类似于典型的 6~8 周胚胎细胞。小泡型横纹肌肉瘤常见于大龄儿童和青少年,肿瘤细胞类

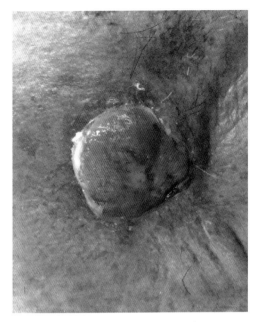

图 27.70　面部平滑肌肉瘤

似于 10~12 周胚胎细胞。多形型横纹肌肉瘤是一种罕见肉瘤,常见于老年患者。根治需要进行手术广泛切除。有证据显示,横纹肌肉瘤是宿主免疫反应的靶点[85]。

骨肉瘤

该病是一种侵袭性癌性赘生物,由间质来源的原始变异细胞发展而来,表现为成骨细胞分化并产生恶性类骨质(图 27.71)。治疗选择完整根治性手术切除[86]。近期一些研究表明,破骨细胞抑制剂如阿仑膦酸钠和帕米膦酸钠能够减少骨质溶解,减轻疼痛和降低病理性骨折的风险,提高生活质量。

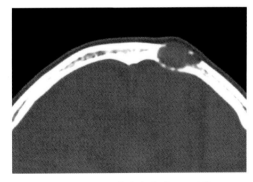

图 27.71　额骨骨肉瘤的 CT 图像

软骨肉瘤

就诊时,几乎所有软骨肉瘤患者看上去都很健康,因为该病通常不会累及全身。事实上,患者通常不会注意到肿瘤正在生长,直到出现显著的包块或疼痛。早期诊断常常是意外得出的,如患者因为其他问题检查身体。偶尔,最初的症状是癌症部位骨折。因此,轻微创伤导致骨折提示应更进一步的检查,尽管有很多原因可导致骨骼脆弱,而且这

类癌症也不是这类骨折的常见原因。尽管质子束放射疗法在局部肿瘤控制方面有良好的前景，但化疗或传统放疗对大多数软骨肉瘤不是特别有效[87]。完全手术切除是最有效的治疗措施，但很难实现。质子束照射能帮助软骨肉瘤切除手术摆脱这种尴尬处境。

血管肉瘤

血管肉瘤是内皮细胞恶性肿瘤的通称（图27.72），但是，临床上需要更准确的表达时，取而代之的名字是淋巴管肉瘤和血管肉瘤。皮肤血管肉瘤和淋巴管肉瘤并非罕见。鉴于血管肉瘤的位置，经常发生远处转移。手术治疗、放射治疗、化疗和白介素-2[88]免疫疗法均可使用，但是预后较差。然而，皮肤等浅表血管组织肿瘤的预后通常较好，因为恶性肿瘤的风险较低；此外，这类肿瘤通常更容易治疗。

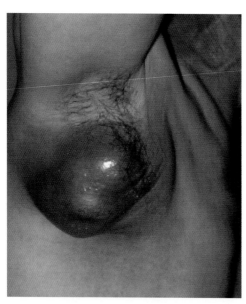

图 27.72 腋窝血管肉瘤

Kaposi 肉瘤

Kaposi 肉瘤是由 Kaposi 肉瘤相关疱疹病毒（Kaposi's sarcoma-associated herpesvirus，KSHV）引起的，也被称为人类疱疹病毒8型。20世纪80年代，该病在获得性免疫缺陷综合征患者中频繁出现后，它便广为人知。尽管在1994年就发现了该病的病毒病因，但普通大众对这种病因关系了解极少，包括感染 KSHV 风险极高的人群。Kaposi 肉瘤外观呈红色、紫色、棕色或黑色的结节或斑点，通常是可触及或者突出的丘疹状。该病通常出现在皮肤上，常常扩散到其他地方，尤其是扩散到口、胃肠道和呼吸道。生长速度可以很慢，也可以爆发性生长，它们与发病率和死亡率有关。放射治疗、冷冻治疗和化学治疗可能有用。手术并非首选，尽管它可能是有用的辅助疗法。以上治疗方法都应联合高效抗逆转录病毒治疗[89]。

其他

其他间质来源恶性肿瘤包括上皮样肉瘤、滑膜肉瘤、骨外尤因肉瘤、组织细胞肉瘤和 Langerhans 细胞肉瘤。通常治疗包括诱导化疗、广泛手术切除，然后维持化疗。多药物化疗可提高生存率。

参考文献

1. Marghoob AA, Braun R. Proposal for a revised 2-step algorithm for the classification of lesions of the skin using dermoscopy. *Arch Dermatol.* 2010;146:426–428.
2. Jemec GB, Gniadecka M, Ulrich J. Ultrasound in dermatology. Part I. High frequency ultrasound. *Eur J Dermatol.* 2000;10:492–497. *Basic ultrasound terminology and mechanics are discussed. A discussion of applications of this technology to dermatologic diagnosis is offered.*
3. Blumer SL, Scalcione LR, Ring BN, et al. Cutaneous and subcutaneous imaging on FDG-PET: benign and malignant findings. *Clin Nucl Med.* 2009;34:675–683. *This atlas-style article describes the appearance of cutaneous and subcutaneous lesions on FDG-PET. The authors stress that, with clinical correlation, FDG-PET can be a useful diagnostic adjunct for these lesions.*
4. Wilson LL. Sentinel lymph node biopsy from the vantage point of an oncologic surgeon. *Clin Dermatol.* 2009;27:594–596.
5. Sobin LH, Gospodarowicz MK, Wittekind C, eds. *TNM Classification of Malignant Tumours (UICC: International Union Against Cancer).* 7th ed. Chichester: Wiley-Blackwell; 2009.
6. Wittekind CF, Greene FL, Hutter RVP, et al. *TNM Atlas: Illustrated Guide to the TNM/pTNM Classification of Malignant Tumours.* 5th ed. Berlin: Springer; 2004.
7. National Comprehensive Cancer Network. *NCNN Clinical Practice Guidelines in Oncology: Basal and Squamous Cell Skin Cancers.* v.2. Fort Washington: NCCN; 2014.
8. National Comprehensive Cancer Network. *NCNN Clinical Practice Guidelines in Oncology: Merkel Cell Carcinoma.* v.2. Fort Washington: NCCN; 2013.
9. Kawaguchi N, Ahmed AR, Matsumoto S, et al. The concept of curative margin in surgery for bone and soft tissue sarcoma. *Clin Orthop Relat Res.* 2004;419:165–172.
10. Tierney EP, Hanke CW. Cost effectiveness of Mohs micrographic surgery: review of the literature. *J Drugs Dermatol.* 2009;8:914–922. *This review compares the efficacy of Mohs micrographic surgery (MMS) to alternative treatment modalities for nonmelanoma skin cancer in terms of cost, initial cure rate, and recurrence rate. The authors conclude that MMS is superior in terms of these metrics.*
11. Erba P, Ogawa R, Vyas R, et al. The reconstructive matrix – a new paradigm in reconstructive plastic surgery. *Plast Reconstr Surg.* 2010;126:492–498. *The "reconstructive ladder" is a classic paradigm in which the simplest effective treatment modality for a given defect is identified as the most appropriate. The authors offer the "reconstructive matrix" as a new treatment model that accounts for socioeconomic issues as well as evolving medical knowledge and technology in determining the optimal reconstructive option for a given patient and defect.*
12. Bath FJ, Bong J, Perkins W, et al. Interventions for basal cell carcinoma of the skin. *Cochrane Database Syst Rev.* 2003;(2):CD003412.
13. Lansbury L, Leonardi-Bee J, Perkins W, et al. Interventions for non-metastatic squamous cell carcinoma of the skin. *Cochrane Database Syst Rev.* 2010;(4):CD007869.
14. Rockville Merkel Cell Carcinoma Group. Merkel cell carcinoma: recent progress and current priorities on etiology, pathogenesis, and clinical management. *J Clin Oncol.* 2009;27:4021–4026.
15. Weinberg AS, Ogle CA, Shim EK. Metastatic cutaneous squamous cell carcinoma: an update. *Dermatol Surg.* 2007;33:885–899.
16. Mendenhall WM, Mendenhall CM, Werning JW, et al. Cutaneous angiosarcoma. *Am J Clin Oncol.* 2006;29:524–528.
17. Ye JN, Rhew DC, Yip F, et al. Extramammary Paget's disease resistant to surgery and imiquimod monotherapy but responsive to imiquimod combination topical chemotherapy with 5-fluorouracil and retinoic acid: a case report. *Cutis.* 2006;77:245–250.
18. Rothenberg ML. CPT-11: an original spectrum of clinical activity. *Semin Oncol.* 1996;23:21–26.
19. Al Buainian H, Verhaeghe E, Dierckxsens L, et al. Early treatment of hemangiomas with lasers. A review. *Dermatology.* 2003;206:370–373.
20. Pereyra-Rodríguez JJ, Boixeda P, Pérez-Carmona L, et al. Successful

treatment of large venous malformation with dual wavelength 595 and 1064 nm system. *Photodermatol Photoimmunol Photomed.* 2009;25:283–284.

21. Ogawa R. The most current algorithms for the treatment and prevention of hypertrophic scars and keloids. *Plast Reconstr Surg.* 2010;125:557–568. *The author presents an algorithm for the treatment of hypertrophic scars and keloids based on a review of the literature. Differential diagnosis and prevention are also addressed.*

22. Chan HH, Kono T. Nevus of Ota: clinical aspects and management. *Skinmed.* 2003;2:89–96.

23. Airan LE, Hruza G. Current lasers in skin resurfacing. *Facial Plast Surg Clin North Am.* 2002;10:87–101.

24. Sugarman JL. Epidermal nevus syndromes. *Semin Cutan Med Surg.* 2007;26:221–230.

25. Noiles K, Vender R. Are all seborrheic keratoses benign? Review of the typical lesion and its variants. *J Cutan Med Surg.* 2008;12:203–210.

26. Schwartz RA. Keratoacanthoma: a clinico-pathologic enigma. *Dermatol Surg.* 2004;30:326–333, discussion 333.

27. Chiu MY, Ho ST. Squamous cell carcinoma arising from an epidermal cyst. *Hong Kong Med J.* 2007;13:482–484.

28. Berk DR, Bayliss SJ. Milia: a review and classification. *J Am Acad Dermatol.* 2008;59:1050–1063.

29. Stephenson GC, Ironside JW. Squamous cell carcinoma arising in a subcutaneous dermoid cyst. *Postgrad Med J.* 1991;67:84–86.

30. Turner CD, Shea CR, Rosoff PM. Basal cell carcinoma originating from a nevus sebaceus on the scalp of a 7-year-old boy. *J Pediatr Hematol Oncol.* 2001;23:247–249.

31. Sassmannshausen J, Chaffins M. Pilomatrix carcinoma: a report of a case arising from a previously excised pilomatrixoma and a review of the literature. *J Am Acad Dermatol.* 2001;44(suppl):358–361.

32. Satyaprakash AK, Sheehan DJ, Sangüeza OP. Proliferating trichilemmal tumors: a review of the literature. *Dermatol Surg.* 2007;33:1102–1108.

33. Akita H, Takasu E, Washimi Y, et al. Syringoma of the face treated with fractional photothermolysis. *J Cosmet Laser Ther.* 2009;11:216–219.

34. Shimizu A, Tamura A, Ishikawa O. Multiple apocrine hidrocystomas of the eyelids treated with trichloroacetic acid. *Eur J Dermatol.* 2009;19:398–399.

35. Agrawal A, Kumar A, Sinha AK, et al. Chondroid syringoma. *Singapore Med J.* 2008;49:e33–e34.

36. Kumasaka MY, Yajima I, Hossain K, et al. A novel mouse model for de novo Melanoma. *Cancer Res.* 2010;70:24–29.

37. Chan HH, Fung WK, Ying SY, et al. An in vivo trial comparing the use of different types of 532 nm Nd:YAG lasers in the treatment of facial lentigines in Oriental patients. *Dermatol Surg.* 2000;26:743–749.

38. Bozzola E, Giacchero R, Barberi S, et al. Sutton's nevus and growth hormone therapy. *Minerva Pediatr.* 2004;56:349–351.

39. Jen M, Murphy M, Grant-Kels JM. Childhood melanoma. *Clin Dermatol.* 2009;27:529–536.

40. Arumi-Uria M. Dysplastic nevus: the eye of the hurricane. *J Cutan Pathol.* 2008;35(suppl 2):16–19.

41. *The US National Institutes of Health Consensus Conference on the diagnosis and treatment of early melanoma.* <http://consensus.nih.gov/1992/1992Melanoma088html.htm>.

42. Lyon VB. The spitz nevus: review and update. *Clin Plast Surg.* 2010;37:21–33.

43. Gerber PA, Antal AS, Neumann NJ, et al. Neurofibromatosis. *Eur J Med Res.* 2009;14:102–105.

44. Tse Y, Levine VJ, McClain SA, et al. The removal of cutaneous pigmented lesions with the Q-switched ruby laser and the Q-switched neodymium: yttrium-aluminum-garnet laser. A comparative study. *J Dermatol Surg Oncol.* 1994;20:795–800.

45. Sinha S, Cohen PJ, Schwartz RA. Nevus of Ota in children. *Cutis.* 2008;82:25–29.

46. Watanabe S, Takahashi H. Treatment of nevus of Ota with the Q-switched ruby laser. *N Engl J Med.* 1994;331:1745–1750.

47. Ito M. Studies on melanin XXII. Nevus fuscocaeruleus acromiodeltoideus. *Tohoku J Exp Med.* 1954;60:10.

48. Snow TM. Mongolian spots in the newborn: do they mean anything? *Neonatal Netw.* 2005;24:31–33.

49. González-Cámpora R, Galera-Davidson H, Vázquez-Ramírez FJ, et al. Blue nevus: classical types and new related entities. A differential diagnostic review. *Pathol Res Pract.* 1994;190:627–635.

50. Hassouna H, Singh D. Morton's metatarsalgia: pathogenesis, aetiology and current management. *Acta Orthop Belg.* 2005;71:646–655.

51. Subhashraj K, Balanand S, Pajaniammalle S. Ancient schwannoma arising from mental nerve. A case report and review. *Med Oral Patol Oral Cir Bucal.* 2009;14:E12–E14.

52. Packer RJ, Gutmann DH, Rubenstein A, et al. Plexiform neurofibromas in NF1: toward biologic-based therapy. *Neurology.* 2002;58:1461–1470.

53. Kuo TT, Hu S, Chan HL. Keloidal dermatofibroma: report of 10 cases of a new variant. *Am J Surg Pathol.* 1998;22:564–568.

54. Karsai S, Schmitt L, Raulin C. Is Q-switched neodymium-doped yttrium aluminium garnet laser an effective approach to treat xanthelasma palpebrarum? Results from a clinical study of 76 cases. *Dermatol Surg.* 2009;35:1962–1969.

55. Rotte JJ, de Vaan GA, Koopman RJ. Juvenile xanthogranuloma and acute leukemia: a case report. *Med Pediatr Oncol.* 1994;23:57–59.

56. Duggan N. Fibroma pendulum. *Br J Surg.* 1947;34:321.

57. Akaishi S, Ogawa R, Hyakusoku H. Visual and pathologic analyses of keloid growth patterns. *Ann Plast Surg.* 2010;64:80–82.

58. Huang C, Ogawa R. Fibroproliferative disorders and their mechanobiology. *Connect Tissue Res.* 2012;53:187–196.

59. Ogawa R, Yoshitatsu S, Yoshida K, et al. Is radiation therapy for keloids acceptable? The risk of radiation-induced carcinogenesis. *Plast Reconstr Surg.* 2009;124:1196–1201.

60. Meningaud JP, Pitak-Arnnop P, Bertrand JC. Multiple symmetric lipomatosis: case report and review of the literature. *J Oral Maxillofac Surg.* 2007;65:1365–1369.

61. Dalainas I. Vascular smooth muscle tumors: review of the literature. *Int J Surg.* 2008;6:157–163.

62. Walsh SN, Hurt MA. Cutaneous fetal rhabdomyoma: a case report and historical review of the literature. *Am J Surg Pathol.* 2008;32:485–491.

63. Cohen AD, Chetov T, Cagnano E, et al. Treatment of multiple miliary osteoma cutis of the face with local application of tretinoin (all-trans-retinoic acid): a case report and review of the literature. *J Dermatolog Treat.* 2001;12:171–173.

64. Lam J, Dohil M. Multiple accessory tragi and hemifacial microsomia. *Pediatr Dermatol.* 2007;24:657–658.

65. Kawahara S, Hyakusoku H, Ogawa R, et al. Clinical imaging diagnosis of implant materials for breast augmentation. *Ann Plast Surg.* 2006;57:6–12.

66. D'Acri AM, Ramos-e-Silva M, Basílio-de-Oliveira C, et al. Multiple glomus tumors: recognition and diagnosis. *Skinmed.* 2002;1:94–98.

67. Fishman SJ, Mulliken JB. Hemangiomas and vascular malformations of infancy and childhood. *Pediatr Clin North Am.* 1993;40:1177–1200.

68. Hunzeker CM, Geronemus RG. Treatment of superficial infantile hemangiomas of the eyelid using the 595-nm pulsed dye laser. *Dermatol Surg.* 2010;36:590–597.

69. Li L, Zeng XQ, Li YH. Digital subtraction angiography-guided foam sclerotherapy of peripheral venous malformations. *AJR Am J Roentgenol.* 2010;194:W439–W444.

70. Lee BB, Lardeo J, Neville R. Arterio-venous malformation: how much do we know? *Phlebology.* 2009;24:193–200.

71. Poldervaart MT, Breugem CC, Speleman L, et al. Treatment of lymphatic malformations with OK-432 (Picibanil): review of the literature. *J Craniofac Surg.* 2009;20:1159–1162.

72. Fernandes NF, Sinha S, Lambert WC, et al. Cutaneous horn: a potentially malignant entity. *Acta Dermatovenerol Alp Panonica Adriat.* 2009;18:189–193.

73. van Egmond S, Hoedemaker C, Sinclair R. Successful treatment of perianal Bowen's disease with imiquimod. *Int J Dermatol.* 2007;46:318–319.

74. Thosani MK, Marghoob A, Chen CS. Current progress of immunostains in Mohs micrographic surgery: a review. *Dermatol Surg.* 2008;34:1621–1636.

75. LeBoit PE, Burg G, Weedon D, et al., eds. *World Health Organization classification of tumors. Pathology and Genetics of Skin Tumors.* Lyon: IARC Press; 2006:10–33.

76. Shields JA, Demirci H, Marr BP, et al. Sebaceous carcinoma of the eyelids: personal experience with 60 cases. *Ophthalmology.* 2004;111:2151–2157.

77. Wildemore JK, Lee JB, Humphreys TR. Mohs surgery for malignant eccrine neoplasms. *Dermatol Surg.* 2004;30:1574–1579.

78. Stranahan D, Cherpelis BS, Glass LF, et al. Immunohistochemical stains in Mohs surgery: a review. *Dermatol Surg.* 2009;35:1023–1034.

79. Zhan FQ, Packianathan VS, Zeitouni NC. Merkel cell carcinoma: a review of current advances. *J Natl Compr Canc Netw.* 2009;7:333–339.

80. Lemm D, Mügge LO, Mentzel T, et al. Current treatment options in

dermatofibrosarcoma protuberans. *J Cancer Res Clin Oncol.* 2009;135:653–665.

81. Dei Tos AP. Classification of pleomorphic sarcomas: where are we now? *Histopathology.* 2006;48:51–62.

82. Al-Agha OM, Igbokwe AA. Malignant fibrous histiocytoma: between the past and the present. *Arch Pathol Lab Med.* 2008;132:1030–1035.

83. Okuda I, Ubara Y, Okuda C, et al. A large calcified retroperitoneal mass in a patient with chronic renal failure: liposarcoma with ossification. *Clin Exp Nephrol.* 2010;14:185–189.

84. Jain A, Sajeevan KV, Babu KG, et al. Chemotherapy in adult soft tissue sarcoma. *Indian J Cancer.* 2009;46:274–287.

85. Chatterjee JS, Powell AP, Chatterjee D. Pleomorphic rhabdomyosarcoma of the diaphragm. *J Natl Med Assoc.* 2005;97:95–98.

86. Pellitteri PK, Ferlito A, Bradley PJ, et al. Management of sarcomas of the head and neck in adults. *Oral Oncol.* 2003;39:2–12.

87. Nguyen QN, Chang EL. Emerging role of proton beam radiation therapy for chordoma and chondrosarcoma of the skull base. *Curr Oncol Rep.* 2008;10:338–343.

88. Fukushima K, Dejima K, Koike S, et al. A case of angiosarcoma of the nasal cavity successfully treated with recombinant interleukin-2. *Otolaryngol Head Neck Surg.* 2006;134:886–887.

89. Martellotta F, Berretta M, Vaccher E, et al. AIDS-related Kaposi's sarcoma: state of the art and therapeutic strategies. *Curr HIV Res.* 2009;7:634–638.

第 28 章

黑色素瘤

Stephan Ariyan and Aaron Berger

概要

- 黑色素瘤依据组织学确诊。提示为恶性肿瘤的临床特征包括形状不对称(asymmetry)、边缘不规则(border irregularity)、颜色改变(color changes)、直径(diameter)>1/4英寸(约0.6cm)及不断发生变化(evolving changes),简称ABCDE标准。

- 黑色素瘤有四大病理亚型:恶性雀斑样痣、浅表扩散型、结节型和肢端雀斑样痣。结缔组织增生性黑色素瘤是恶性黑色素瘤中少见的亚型,其缺乏色素,可能表现为神经周围浸润。

- 此色素性疾病的初步检查包括对含1~2mm正常皮肤的病变组织进行皮肤活检。如果因功能性或美容方面的考虑禁止切除整个病变组织,则可通过切取或穿刺活检。

- 原发病灶的组织学评估必须包括以毫米为单位的Breslow深度、是否有溃疡、每平方毫米的有丝分裂速率、边缘和深度的浸润状态,以及Clark水平(尤其是对病变深度≤1mm者)。

- 边缘的切除范围由Breslow深度决定。原位黑色素瘤要求切除至出现正常皮肤外的0.5cm。浸润性黑素瘤,病灶深度≤1mm者,推荐切至出现正常皮肤外的1cm,病灶深度1.01~2.0mm者,推荐切至出现正常皮肤外的1~2cm(这取决于功能/美容方面的考虑),对病灶深度>2mm者,建议至少切至出现正常皮肤外的2.0cm。

- 手指甲下黑色素瘤应切除至远端指间关节以保留功能。

- 对黑色素瘤厚度>1mm的患者,以及具有高危特征(包括溃疡和(或)高核分裂率)的薄黑素瘤(≤1mm厚)患者,需进行前哨淋巴结活检(sentinel lymph node biopsy,SNLB),随着原发病灶厚度的增加,前哨淋巴结活检中检测到转移性沉积物的可能性增加。

- 对于处于疾病I期和II期的患者,建议进行胸部X线检查和肝功能检查。对发生局部转移(III期)或全身转移(IV期)的患者应进行全方位体检,其中包括计算机断层扫描(computed tomography,CT)与正电子发射断层成像。

- 由于血清乳酸脱氢酶(lactate dehydrogenase,LDH)是转移性疾病患者预后差的标志,故被应用于美国癌症联合委员会分期系统。

- 有高危原发性肿瘤或转移病灶的患者,应考虑应用干扰素α辅助治疗或参加临床试验。

简介

对医生而言,很少有疾病像恶性黑色素瘤一样令人着迷和感到麻烦,并且或许没有其他疾病能像这种诊断那样让患者如此恐惧。虽然它在恶性肿瘤中仅占4%,但对一些患者而言,它的诊断表明其具有侵袭性,迅速进展至死亡。毫无缘由,单此病名就可能带给患者一种绝望感。尽管有报道已表明黑色素瘤扩散迅速,但其自然病史以及80%的总治愈率优于乳腺癌、结肠癌、直肠癌和口咽癌,并且远优于肺癌。

流行病学研究表明,黑色素瘤发病率增加的速度比美国其他任何癌症都快[1]。2014年,仅在美国,就有76 100例诊断为黑色素瘤的新病患,并且有9 710人死于黑色素瘤[2]。黑素瘤发病率从1982年到2011年翻了一番[3],死于黑素瘤的人平均会失去20.4年的潜在寿命[4]。

随着对黑素瘤的认识在不断提高,人们现在可以根据对几个类型大量患者的多因素分析来区分低风险和高风险患者。然而,尽管人们尽了最大努力来了解这种疾病的分子基础,但新的医疗方法仍然收效甚微,成功的治疗在很大程度上依赖于外科医生。

历史回顾

　　虽然希波克拉底被认为是第一个报告观察到疑似黑色素瘤的人，但 Handley[5] 将英国报告的第一个恶性黑色素瘤临床病例归功于 William Norris。1820 年，Norris 感觉有必要报告这个病例，因为肿瘤的迅速扩散导致了其患者的死亡。他报告称，在尸检时，除了脾脏和膀胱，每个器官都布满了"黑点"[6]。这位患者的父亲也死于类似的疾病，他的兄弟和孩子们"身体的各个部位都长有许多痣"。

　　Handley 从未亲自治疗过黑色素瘤患者，但在对一名死于播散性转移性黑色素瘤的 34 岁女性进行尸检后，他做了大量观察。他对黑素瘤的扩散机制产生了兴趣。Halsted 已经描述了乳腺癌沿原发肿瘤周围淋巴管的扩散[7,8]。在他的两次亨特式讲座中，Handley 提出黑色素瘤的主要扩散是通过淋巴管，而非通过血管。在第一堂课上，他描述了自己的尸检结果；这位 34 岁的女性之前曾在右脚跟腱上方接受过原发性黑色素瘤切除手术。尸检时，Handley 观察到右侧腹股沟和几乎身体除整个左腿外的所有部位都有大量肿瘤生长（图 28.1）。他错误地认为，如果肿瘤扩散是血行性的，则每个器官会受到影响，并表示，脾脏、膀胱、胃和左腿的保留可以用"淋巴浸润"来解释。虽然 Handley 没有血液播散的概念，但他认为，早期的传播通过淋巴，血液的入侵发生在这之后，"要么是伴随的淋巴管的静脉局部浸润，要么是恶性细胞从浸润的淋巴腺沿胸导管带入血液"[5]。

　　在他的第二次演讲中，Handley 提出原发性黑色素瘤的淋巴细胞可以通过手术切除。他的治疗建议不是基于原发部位，而是基于局部腹股沟复发的组织学检查。事实上，Handley 曾承认："我没有机会去调查围绕黑色增长的主要焦点的渗透扩散情况。"[9]

　　然而，因为腹股沟复发部位显示"在深筋膜的淋巴丛中向远处扩散，并继发侵犯皮肤和肌肉"，他主张对原发性黑色素瘤进行大范围根治性切除术（图 28.2）："应该在肿瘤周围的皮肤上做一个圆形切口……一般而言，切口距离肿瘤边缘大约 1 英寸（约 2.54cm），深度应该正好能暴露皮下脂肪……从切口周围的深层结构中分离出来约 2 英寸（约 5.08cm）的带一层薄薄的皮下脂肪层的皮肤……最后，用刀将中心有赘生物的整个肿物从赘生物附近的圆形肌肉中取出来。"[9]

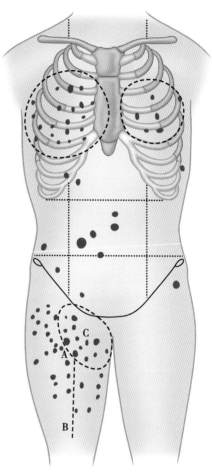

图 28.1　右脚踝黑色素瘤患者的尸检结果，向心向右腹股沟和身体其他部位扩散，但左腿无转移。（*Redrawn from Handley WS. The pathology of melanotic growths in relation to their operative treatment. Lecture I. Lancet. 1907;1:927.*）

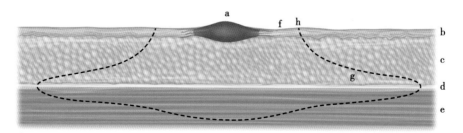

图 28.2　Handley 建议去除黑色素瘤（a）1 英寸（f）皮肤（b）、2 英寸（g）皮下脂肪（c）、肌肉筋膜（d）和肌肉（e）。h，皮肤切口。（*Redrawn from Handley WS. The pathology of melanotic growths in relation to their operative treatment. Lecture I. Lancet. 1907;1:927.*）

该手术切除黑色素瘤周围 2.5cm 的皮肤和 5cm 的皮下组织,达到并包括肌筋膜,并合并部分下层肌肉。因此,Handley 在这份报告中建议对黑素瘤周围的皮肤和软组织进行 5cm 的边缘切除,这似乎是第一个广泛边缘切除的建议。

Handley 认为,作为第一次手术的一部分,区域淋巴结也应该被切除。此外,他建议完全切除这些腺体,"也就是说,必须暴露周围深筋膜更大的圆形区域,从它的周围向受感染的腺体切开,并连同它们一起切除"。随后,他报告了一位资深同事 A. P. Gould 通过这种方式切除原发肿瘤和股淋巴结治疗大腿黑色素瘤,但患者在 2 个月内髂淋巴结复发。

在 Handley 发表演讲的 1 年后,Pringle[10] 描述了过去 10 年里他治疗过的三位黑色素瘤患者。然而,Pringle 进一步主张移除原发部位和区域淋巴结之间的所有皮下组织,包括淋巴管和标本。这是第一篇描述不连续性解剖技术的论文。他报告称,他的一位患者——一名在手术后存活了 9 年的年轻女性——已经移居加拿大,结婚并有了孩子。Pringle 在他的报告中总结道:"所有被移除的东西都应该尽可能地放在一个连续的条带中。"

这些早期的论文确立了一种积极治疗原发性黑色素瘤的趋势,即广泛切除肿瘤及其肌肉和筋膜,并进行不连续性淋巴结清扫,以达到更好的治疗效果。正如 Handley 在他的亨特氏演讲中所说:"如今,改进后的乳腺癌手术在大约 50% 的病例中产生了长期或永久的免疫力。根据我在你们面前提出的证据,我大胆地预测,应用更彻底和科学的方法来治疗皮肤黑色素瘤,将会产生相应的手术结果的改善,虽然可能是较小的。"[9]

然而,治疗黑素瘤的方法在 20 世纪上半叶变化甚微。各种关于黑色素瘤积极手术治疗后的治愈率的报道保持一致:如果患者没有临床可触及淋巴结(Ⅰ期疾病的 5 年治愈率为 80%),预后要好于可触及淋巴结(Ⅱ期疾病的治愈率为 40%)[11]。

随后,外科医生获得了有关该肿瘤预后因素的一些信息。在每个临床阶段,在显微镜下检查切除的淋巴结,病理发现没有转移性肿瘤细胞的预后较好。然而,Pringle[10] 所倡导的并被广泛应用了几十年的将原发部位和区域淋巴结之间的所有组织不连续切除技术,其优点受到了 Goldsmith 等[11] 的质疑,Goldsmith 等证实这种技术与原发肿瘤和淋巴结的间断剥离技术没有区别(表 28.1)。他们也没有发现立即淋巴结切除术和延迟淋巴结切除术之间的差异。

表 28.1　基于淋巴结清扫时间间隔的结果

临床分期	患者数量	淋巴结清扫	5 年治愈率	
			同时	延迟
Ⅰ	296	连续性	63(76%)	165(78%)
		不连续性	15(75%)	53(75%)
Ⅱ	435	连续性	53(42%)	167(42%)
		不连续性	20(35%)	195(41%)

(Modified from Goldsmith HS, Shah JP, Kim DH. Prognostic significance of lymph node dissection in the treatment of malignant melanoma. *Cancer*. 1970; 26:606.)

最后,关于切除下的肌肉和筋膜的问题进行了评估和解决。Olsen[12] 回顾了 1949 年至 1957 年间在丹麦接受黑色素瘤治疗的 67 名患者。她发现 31 名在原发肿瘤切除时切除了筋膜的患者中,随后发生局部淋巴结转移的发生率为 45%,而 36 名筋膜完好无损的患者中转移的发生率为 14%。因为接受筋膜切除术的患者可能有侵袭性更强的肿瘤,Olsen 回顾了 1958 年至 1961 年接受治疗的 51 名没有接受筋膜切除术的患者,观察到只有 10% 的局部转移的发生率。Kenady 等[13] 回顾了他们的数据,在休斯敦 M. D. Anderson 医院接受治疗的 202 名患者,从 1961 年到 1974 年,他发现在接受筋膜切除的 107 名患者和未接受筋膜切除的 95 名患者之间,局部复发、局部淋巴结复发、远处转移和生存期没有统计学差异。除非邻近的肿瘤累及肌筋膜,否则似乎没有切除肌筋膜的指征。事实上,保留肌肉筋膜可以降低淋巴水肿的风险。在 209 例患者中,119 例接受了完整的腋窝淋巴结切除术,5% 的患者出现了永久性上肢淋巴水肿;在 93 例接受髂腹股沟股淋巴结切除术的患者中,有 14% 的患者发生永久性下肢水肿[14]。

临床评估

临床诊断

标本组织学检查后才能做出明确诊断。因此,回顾各型色素性病变对鉴别诊断是必要的。

所有婴儿出生时均有痣,但因病灶不产生色素,通常在出生时不明显。之后的数周或数月,黑素细胞在循环激素的刺激下产生色素。随着痣的发育,它们经历成熟,致使出现了以下各种分类形式。

交界痣

交界痣是出生后最先出现的表面光滑,无法触及,呈浅到深褐色或黑色(图 28.3A)的小型扁平状病变。之所以被称为交界痣,是因为痣细胞位于表皮和真皮的交界处。随着人的发育和成熟,痣细胞生长并进入真皮层从而成为常见的成人皮内痣。

混合痣

随着痣的成熟,中央部进入真皮,引起中心部分升高变厚(图 28.3B)。此痣被称为混合痣。是因为其中央部深入皮内且较厚,而周边仍位于交界处且平坦。混合痣往往在青春期被发现,而它的变化可能会引起患者、家属或初级保健医生的关注。

皮内痣

皮内痣常见于成人的面部或躯干,因为痣在真皮成熟和增殖,而向上推高表皮(图 28.3C)。它可以是浅色或深色,通常凸出皮面,并且可能是无柄或带蒂。

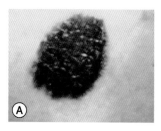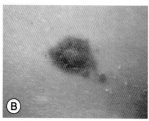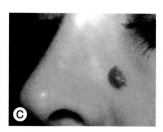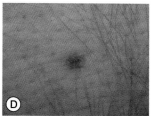

图 28.3　（A）交界痣平坦光滑，无法触及。（B）混合痣正在发育成熟，中心较厚的皮内痣，周围扁平的交界痣。（C）皮内痣是由于痣细胞层增厚导致表皮凸出的成熟痣。（D）蓝痣表现为黑色素沉积在真皮深处，从而反射蓝色波长的光线所致

蓝痣

大多数色素痣表现为褐色或黑色，因为黑色素位置表浅，能吸收光线。当痣中的黑色素位置更深时，蓝色波长的光穿过色素较少的表皮，然后被反射回眼睛，便成为蓝痣（图 28.3D）。

先天性色素痣

先天性色素痣与其他痣的不同之处在于它们在出生就已经产生了色素（图 28.4A）。有关先天性色素痣是否是黑色素瘤的前兆存在着一些争议。Kaplan 的文献综述[15]报告称，2%～42%先天性色素痣会发展为黑色素瘤（图 28.4B）。在 Rhodes 和 Melski[16]对 234 例黑色素瘤病例的回顾性研究，在 8%的恶性黑色素瘤标本中发现一些先天性色素痣的组织学特征。Krengel 等[17]对先天性色素痣发生黑色素瘤的风险评估进行了一项系统性回顾研究。6 571 例随访不小于 3.4 年的先天性色素痣患者中，有 46 例患者（0.7%：范围 0.05%～10.7%）生长出 49 个黑色素瘤。值得注意的是，在原发性黑色素瘤患者中有 67%的病例有先天性色素痣。将疾病监控、流行病学和与最终结果数据库（Surveillance, Epidemiology and End Results, SEER）使用年龄调整后，他们计算出儿童和青少年时期患有先天性色素痣的患者其患黑色素瘤的相对风险增加了约 465 倍。直径大于 40cm 的大型先天性色素痣（图 28.5）发展为黑色素瘤以及死于黑色素瘤的风险均显著增加[17,18]。然而，由于一般人群中有先天性色素痣，但未与医生进行过沟通或者未接受切除术的患者人数难以确定，所以先天性色素痣中黑色素瘤的实际发生率是未知的。

根据现有的关于可能发生恶性转化的信息，如果可以在没有很大困难或不造成缺陷的情况下切除先天性痣是一个很好的决策（见图 28.5）。通常青春期之前不会发生恶变，因而，如果要将其切除，应在青春期之前完成。因为儿童在局麻下很难进行色素痣切除，且 12 岁以下的儿童通常需要全身麻醉，因此，应权衡全麻导致的并发症风险和色素痣在青春期前发生恶变的风险。另一方面，患者为了改善其外观可能会要求切除此病变组织。尽管因关注外观，一些病变不能完全去除，因为这样术后可能导致更大的畸形。这些病变可能需要分期切除。

非典型（发育不良）色素痣

非典型色素痣是表皮和真皮均有黑色素细胞的色素痣

的临床诊断，它具有恶性倾向的特征。在临床上，其直径大（>6mm），表面有黄斑，边缘不规则，颜色不均一。它可以有红斑样背景（图 28.6）。这些是具有异常的组织学特征的良性病变。在不同时间里，它们曾被称为非典型色素痣或发育不良色素痣。1992 年，美国国立卫生研究院的一次共识会议上建议用描述性术语"非典型痣"作为临床诊断，用组织学术语"非典型增生痣"来描述异型性和结构障碍的组织学程度[19]。

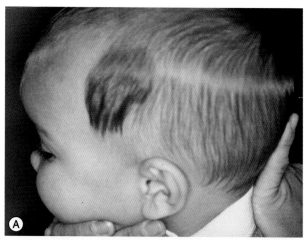

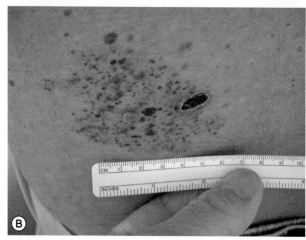

图 28.4　（A）先天性痣是一个大而平的色素痣，在子宫内产生色素沉着，在出生当天表现为色素病变。它的表面可有（如图中病例）或无毛发。（B）一名 57 岁男性躯干先天性痣内发生侵袭性（1.4mm）黑色素瘤

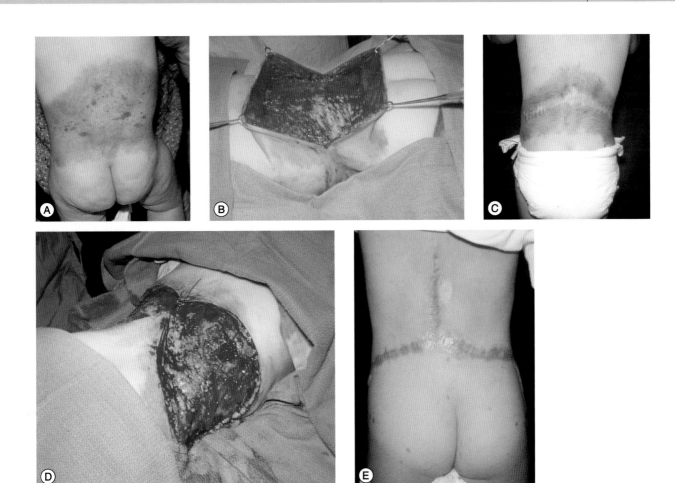

图 28.5　分期切除。大型躯干先天性色素痣(A)。从病变中心部位切开(B)。第一次手术中切除一半病变组织(C)。1 年后进行第二次手术(D)。切除剩余的病变组织(E)

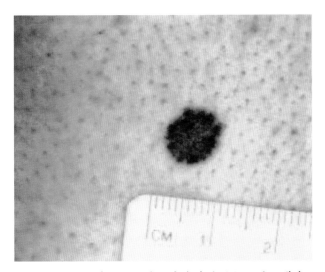

图 28.6　临床表现为发育不良色素痣的组织病理学表现被称为非典型色素痣。它是一个大的、(>6mm)平坦状的、颜色不均一的色素痣

为了确保诊断的准确性,必须对病变进行组织学检查。在显微镜下,发育不良痣有黑素细胞增生,黑素细胞排列为单细胞或平行于网脊长轴的细长小巢。黑素细胞具有核异形变,以及丰富的细胞质内有"灰尘"状的黑素沉积[20]。发育不良色素痣往往具有非典型的黑素细

胞增生、淋巴细胞浸润,以及一些退行变的相关证据。因此,有这些病变的患者被认为有更大的风险转化为黑素瘤。

非典型（发育不良）色素痣综合征

一些机构的研究发现,非典型色素痣与黑色素瘤之间没有家族相关性。宾夕法尼亚大学的 Elder 等[21] 在 1980 年的报告中首次将其描述为发育不良色素痣综合征。同年,耶鲁黑色素瘤研究中心在访问澳大利亚悉尼黑色素瘤研究中心时发现,296 例无家族史的黑色素瘤患者中有 37% 的人存在非典型色素痣[22]。在没有任何黑素瘤史的男性囚犯对照人群中,只有 7% 发现了非典型黑素瘤[22]。临床上,这些痣很大,类似于家族黑色素瘤的发育不良色素痣。活检显示发育不良色素痣的组织学诊断和这些非典型色素痣的临床表现之间存在 90% 的相关性。非典型色素痣的发展趋势具有遗传基础,"非典型色素痣综合征"的诊断已被应用于一群表型表达的患者[23],包括仅有多发性非典型色素痣且无黑色素瘤个人史或家族史的患者,以及家族性非典型多发色素痣和黑色素瘤综合征患者[24]。

B-K 痣综合征

一些前瞻性研究表明,10% ~ 11% 的黑色素瘤患者与家

族性分布可能相关[25]。这些家族性黑素瘤出现更早,分布在全身发育不良痣中,且躯干多而上肢少。Clark 等[26] 和 Reimer 等[27] 指出非典型色素痣和发育不良痣在遗传性黑素瘤的发生中起着作用,他们在 7 个家族中发现此类色素痣与黑素瘤相关。他们将第一个家庭的首字母缩写 B.K 来命名了这个临床病变——B-K 痣综合征。

应,使得这种鉴别有时可能比较困难。在这些情况下,只有对组织的显微镜检查才能作出正确的诊断。

黑色素瘤未明确诊断时不应进行广泛性或根治性手术,因为临床印象不完全正确。Epstein 等[28] 对 559 例他们认为可能是黑色素瘤的黑色病变患者进行了回顾研究,发现他们对黑色素瘤的诊断正确率只有 1/3(38.7%)。事实上,最多见的诊断为良性色素痣(35%),色素性基底细胞癌(30%),良性血管瘤或血管病变(13%)。所有病变中只有2% 的被发现是黑色素瘤。皮肤镜通过手持式透镜与油镜相结合,在专业技术人员操作下提高了疾病诊断的准确性[29,30]。然而,只有23%的皮肤科医生经常使用它[31]。一般而言,黑素细胞病变的诊断性检查应先于外科医生进行,除非病变发生在影响美容的区域。

鉴别诊断

临床医生面临的任务是将恶性黑色素瘤与其他一些临床上类似黑色素瘤的病变区分开来,如脂溢性角化病(图 28.7A)、化脓性肉芽肿(图 28.7B),以及色素性基底细胞癌(图 28.7C)。由于病灶近期增长,病变出血或周围炎症反

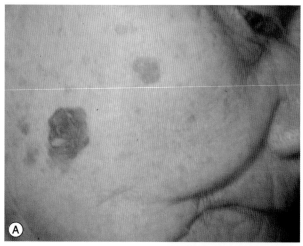
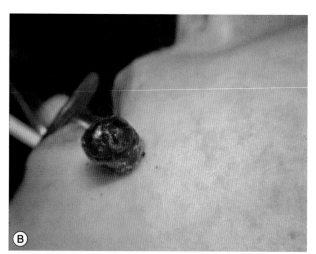
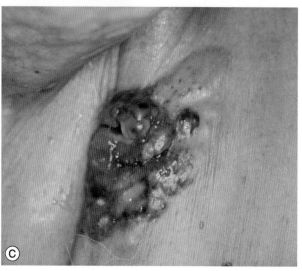

图 28.7　需与黑色素瘤进行区别的色素性疾病。(A)面颊脂溢性角化病是一种如天鹅绒般光滑的角化性疾病,它可能会随着角蛋白层干燥变成深褐色乃至黑色。(B)化脓性肉芽肿,外生性肉芽组织,由于血液和凝结物干燥变黑。(C)有"珍珠状"边缘堆积的色素基底细胞癌。色素来自移行至病变部位的黑素细胞产生的含铁血黄素或黑素颗粒

Hutchinson 雀斑

Hutchinson 雀斑是一种扁平的棕色黄斑病变,其生长速率多样,且形成不同深浅的色素沉着(图 28.8)。此病常见于

中年及中老年人面部、颈部和其他暴露在阳光下的表面。组织学检查表现为黑素细胞在真皮-表皮交界处过度生长。尽管恶性雀斑样痣是一种原位黑色素瘤,浸润性黑色素瘤可能在 Hutchinson 雀斑内发展,而被称为恶性雀斑样痣黑色素瘤。

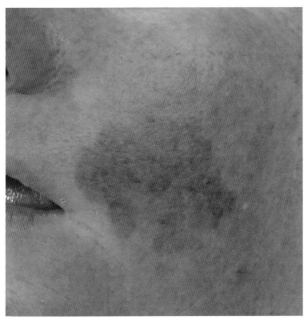

图 28.8 Hutchinson 雀斑是一种伴表面色素沉着深浅不一的平坦状皮疹

黑色素瘤

　　黑色素瘤的皮损可呈平坦状或结节状，伴有明显的暗色、红斑或出血。早期组织学检查表现为非典型黑素细胞迁移至真皮-表皮交界以上，以及毛囊和汗腺导管的上部。这是原位恶性黑色素瘤的典型特征[32]。对于组织学特征不明确的病例需使用 S100 和 HMB45 特殊染色以明确诊断。可是，当仅有非典型黑素细胞从真皮-表皮交界处向下侵入真皮时，也可诊断为黑素瘤[33]。

　　黑色素瘤具有色素性病变的临床特征。美国癌症协会已将这些标准提升为 ABCD 指南（图 28.9）。

　　A 皮损分布不对称，按圆形或椭圆形生长

　　B 边界不规则，由皮损不同部位生长速率不同所致

　　C 由于浸润速率的不同，色素颗粒在真皮沉积的深度不同导致颜色各异

　　D 皮损的直径大于 1/4 英寸（约 6.35mm）

　　除上述 ABCD 标准以外，为了强调色素性病变在黑色素瘤自然病史中发生的巨大变化，尤其是考虑到小直径（≤6mm）黑色素瘤的存在，在相关回顾性研究的文献中建议增加 E 标准——"进化"（evolving）[34]。在治疗可疑色素性病变患者时，医生需注意其大小、形状、症状（瘙痒、压痛）、表面（尤其有出血）以及颜色深浅的变化（进化）。一项 135 名皮肤科医生诊断黑色素瘤的调查研究表明，大多数皮肤科医生主要根据病变的总体格局，"丑小鸭征"（即相对于患者的其他色素痣其外观较独特），以及患者的近期变化，而非较知名的 ABCD 准则进行诊断[35]。这一观察结果为非皮肤科医生增加黑色素细胞病变改变的 E 标准提供了支持。

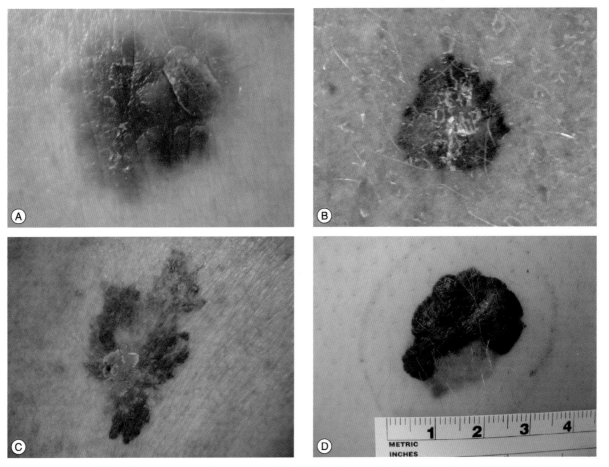

图 28.9 黑色素瘤特征改变。（A）病变形状不对称。（B）边界不规则。（C）颜色不均一。（D）直径大于 6mm

　　根据现有文献,大多数患者去看皮肤科医生时不知道自己有黑色素瘤。大多数的黑色素瘤(56.3%)是被皮肤科医生在例行体检中通过常规皮肤科检测发现的,而非作为患者主诉的一部分被发现[36]。大量研究[37-39]表明,医生比非医生更有可能在早期较薄的阶段发现黑色素瘤。在这些研究中,由医生检测出的黑素瘤厚度(0.23~0.68mm)与由患者或其配偶检测出的厚度(0.9~1.43mm)之间存在显著差异。

　　黑素瘤的一个偶然并让人放心的特征是病灶内色素脱失(图28.10)。这是由于宿主免疫反应破坏黑色素细胞导致肿瘤免疫力下降的表现。只有色素脱失部位的组织学检查可被误读为炎症反应。然而,褪色部位可能残留黑色素颗粒沉积物(图28.10B),且通过对相邻色素部位进行组织学检查可明确黑色素瘤的诊断。

　　然而,色素脱失并非只见于黑色素瘤;晕痣(图28.11A)是一种周围有色素脱失环的良性病变[40]。晕痣的组织学检查表现为无色素颗粒的淋巴细胞浸润(图28.11B)。对病变和周围组织进一步评估没有发现恶性黑色素瘤细胞的证据(图28.11C)。

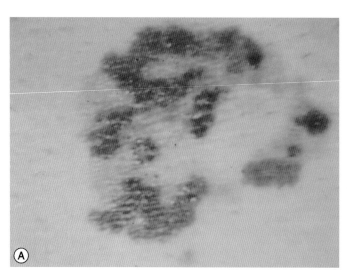
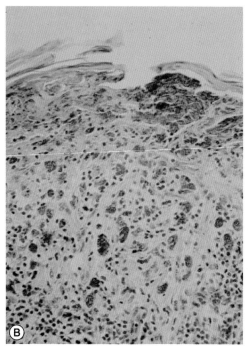

图28.10　(A)病灶内有色素脱失的黑色素瘤。(B)在色素脱失区域切取的标本进行组织学检查显示明显的淋巴细胞浸润,它破坏色素颗粒导致色素脱失

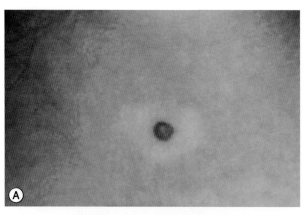
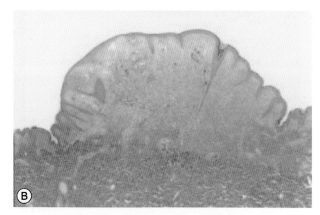

图28.11　(A)晕痣,病灶周围环形色素脱失。(B)色素脱失部位组织学检查显示淋巴细胞浸润

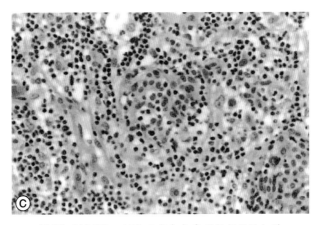

图 28.11(续)　　(C)不存在色素颗粒或恶性细胞

多发性原发黑色素瘤

已有报道指出,黑素瘤患者中多发性原发黑素瘤占3%[41]。有一个黑素瘤的患者其发生第二个黑素瘤的风险接近 4%~5%[42]。然而,黑素瘤阳性家族史的患者,其发生多发性原发黑素瘤的风险上升到 10% 及以上[43]。在所有人群中,风险最高的似乎是有一到两个一级亲属的黑色素瘤家族史并且有发育不良痣临床证据的人群,在某些时候其概率接近 100%[44]。虽然 10% 的患者发现有多发性原发黑色素瘤,但 Ariyan 等[45]指出,后发黑素瘤中有一半是原位黑素瘤,其余的绝大多数的厚度小于 1.0mm;因此,它们对治愈率似乎无影响。

疾病的分类/分期

黑素瘤常见于皮肤,但少数情况下可发生于口腔、鼻咽、食管、阴道以及直肠黏膜。黑色素瘤的分期系统适用于皮肤上的病变,因此,本章主要讨论局限于皮肤的黑色素瘤。

恶性疾病分类系统的目的是通过区分疾病发展程度的不同阶段来预测预后,并根据预测内容的基础上提出治疗方案。因此,所有分类系统的数据随时间变化而变化。这样,所有分类方式都需定期重新评估,在结果的基础上细化分类阶段。黑素瘤分期包括早期活检标本(以及区域淋巴结活检标本)通过病理分析获得的重要数据。

最近一版,即 2017 年第 8 版美国癌症联合委员会(American Joint Committee on Cancer,AJCC)分期系统根据原发肿瘤(T)、区域淋巴结(N)和转移(M)的情况进行分期。也被称为TNM 系统,该分期系统是通过对 38 900 名皮肤恶性黑色素瘤患者的研究分析开发而成[46](表 28.2 和表 28.3)。

黑色素瘤的病理亚型

虽然形态或组织学类型与临床表现不一定相关,但亚

表 28.2　皮肤黑色素瘤的 TNM 分期(AJCC 第 8 版)

T 分期	厚度	溃烂状态
Tis	无	无
T1	≤1.0mm	a:<0.8mm,无溃疡
		b:<0.8mm,有溃疡
		0.8~1.0mm,有或者没有溃疡
T2	1.01~2.0mm	a:无溃疡
		b:有溃疡
T3	2.01~4.0mm	a:无溃疡
		b:有溃疡
T4	>4.0mm	a:无溃疡
		b:有溃疡

N 分期	转移淋巴结数目	淋巴转移
N1	1 个	a:临床上隐匿性微转移*
		b:临床发现显性转移**
		c:中转淋巴结/卫星淋巴结发现未转移的
N2	2~3 个	a:临床上隐匿性微转移*
		b:临床发现显性转移**
		c:中转淋巴结/卫星淋巴结发现 1 个转移淋巴结
N3	≥4 个转移性淋巴结,或簇样转移,或中转淋巴结或卫星灶合并移行转移	a:临床隐匿性微转移*
		b:1 例临床检出微转移**
		c:2 例或 2 例以上临床检测到微转移

M 分期	位置	血清乳酸脱氢酶
M1a	远处皮肤、皮下组织或淋巴结转移	(0):正常
		(1):高
M1b	肺转移	(0):正常
		(1):高
M1c	其他内脏(非中枢神经系统)转移	(0):正常
		(1):高
M1d	远端中枢神经转移	(0):正常
		(1):高

*微转移是前哨淋巴结活检后临床诊断的隐匿性淋巴结。

**显性转移被定义为经治疗性淋巴结切除术证实的临床可检测到的淋巴结转移,或淋巴结转移伴有明显的囊外转移。

(Source:Gershenwald JE, Scolyer RA, Hess KR, et al. Melanoma of the Skin. *AJCC Cancer Staging Manual*. 8th Edition. Springer;2017,pp. 563-585.)

表 28.3 黑色素瘤分期/预后分组

0 期	Tis	N0	M0
Ⅰ A 期	T1a	N0	M0
Ⅰ B 期	T1b	N0	M0
	T2a	N0	M0
Ⅱ A 期	T2b	N0	M0
	T3a	N0	M0
Ⅱ B 期	T3b	N0	M0
	T4a	N0	M0
Ⅱ C 期	T4b	N0	M0
Ⅲ A 期	T1ab-2a	N1a	M0
	T1ab-2a	N2a	M0
Ⅲ B 期	T1ab-2a	N1b/c	M0
	T2b-3a	N1a-2b	M0
Ⅲ C 期	T1a-3a	N2c	M0
	T1a-3a	N3a-c	M0
	T3b/T4a	N1 或+	M0
	T4b	N1a-2c	M0
Ⅲ D 期	T4b	N3a-c	M0
Ⅳ 期	任何 T	任何 N	M1

(Source: Gershenwald JE, Scolyer RA, Hess KR, et al. Melanoma of the Skin. *AJCC Cancer Staging Manual*. 8th Edition. Springer;2017, pp. 563-585.)

分类对病理鉴别和诊断有重要意义。黑色素瘤在形态学上主要分为 4 个主要生长模式:恶性雀斑样痣、浅表扩散型、结节型以及肢端雀斑样痣(图 28.12)。浅表扩散性黑素瘤(图 28.12B)占所有类型的 50%~80%,其特征为径向(水平)生长几年后进入垂直生长期。另一方面,结节性黑色素瘤(图 28.12C)占 20%~30%,早期就进入垂直生长期,但在某些系列可以组成大部分病灶[48]。恶性雀斑样痣黑色素瘤(图

28.12A)与浅表扩散性黑素瘤和结节性黑素瘤的区别在于其位于身体日光暴露部位和已存在的恶性雀斑样痣(Hutchinson 雀斑)内。由于不同的生物学行为,黑素瘤这一形态学类型比其他类型的黑素瘤预后更好,但已被证明与侵袭深度相当的浅表扩散性黑素瘤预后相同[49]。恶性雀斑样痣黑色素瘤水平生长方式比垂直生长方式多见,且皮损厚度比浅表扩散性黑素瘤或结节性黑色素瘤薄,这是它预后较好的原因。

肢端雀斑样痣黑色素瘤见于手掌,脚掌(图 28.12D),手指和脚趾甲下(图 28.12E),以及指/趾蹼[50]。甲下黑色素瘤的重点在于它经常被误认为是真菌感染,由于诊断性活检的延误,导致治疗在无意间被延迟。据推测,由于诊断被延误,这一类型的黑色素瘤在所有组织学类型中的 5 年生存率最低,在 10%~20% 的范围内[25,51]。

虽然既往的研究表明,其预后与组织学亚型相关(例如,结节性黑色素瘤患者被认为预后比浅表扩散性黑色素瘤患者的预后差)[52],但最近的多因素分析结果表明,其预后不同可能与其他组织学特征(即肿瘤的厚度和溃疡)更相关[53]。

促结缔组织增生性黑色素瘤是另一少见的黑色素瘤临床变异类型,它通常不产生色素,且生长在皮肤伸侧。它可能在患者不记得有过皮肤伤害的位置具有增生性瘢痕(图 28.13A)样外观。临床上需与皮肤纤维瘤和其他良性或恶性的真皮肿瘤进行鉴别。组织学检查显示病变瘢痕增生,伴有恶性黑色素细胞梭形变异(图 28.13B,C)[54-56]。这一组织学亚型需与无色素恶性黑色素瘤(图 28.14)相鉴别,无黑色素的恶性黑色素瘤是结节状或浅表扩散性黑素瘤未产生足够的色素颗粒的色素性疾病。在一系列的黑色素瘤中,无色素性黑色素瘤的发病率为 1.8%[57]。促结缔组织增生性黑色素瘤(desmoplastic melanoma, DM)分为纯 DM 亚型(100% 为梭形细胞)和混合型 DM 亚型(并非全部为梭形细胞),因为报告的纯 DM 淋巴结转移风险较低[58]。

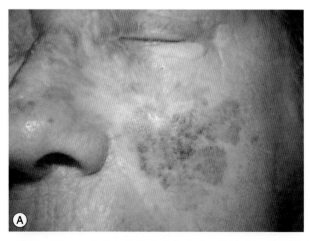
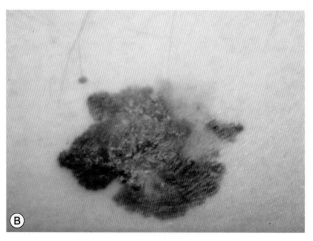

图 28.12 不同形态类型的黑色素瘤。(A)恶性雀斑样痣黑素瘤:Hutchinson 雀斑上片状变色的薄的、扁平状病变。(B)浅表扩散性黑色素瘤:平坦的病变伴细胞水平面增殖。

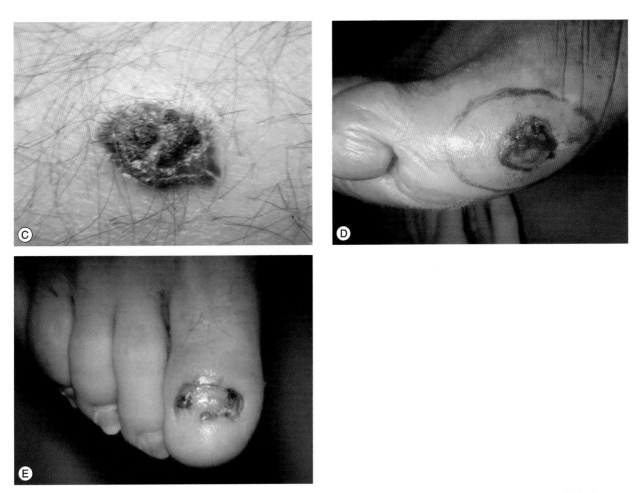

图 28.12(续) （C）结节性黑色素瘤:在垂直平面生长的较厚的病变。(D,E)足和甲床肢端雀斑样痣黑色素瘤

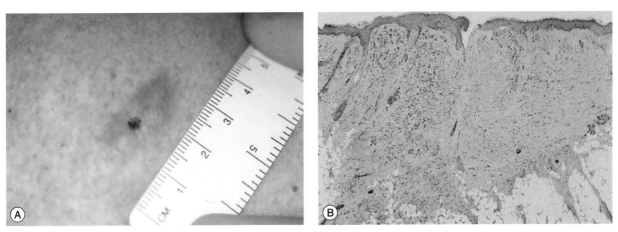

图 28.13 （A）促结缔组织增生性黑色素瘤通常外观为无色素增生性瘢痕。(B)低倍镜下的促结缔组织增生性黑色素瘤显示肿瘤呈瘢痕状增殖。

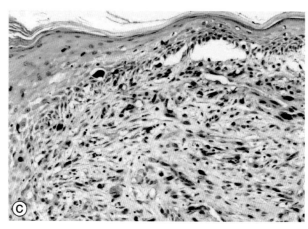

图 28.13(续) （C）病变的高倍镜显示恶性黑色素细胞的梭形细胞变体,并产生一些色素颗粒

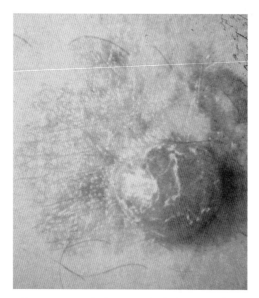

图 28.14 无色素恶性黑色素瘤缺乏色素产生,病变具有欺骗性,提示恶性肿瘤

预后相关的病理因素

单独原发病灶分析显示,侵入真皮的深度是浸润性黑素瘤预后的主要决定因素。1965 年,Mehnert 和 Heard[59] 最早报道了深度与预后的相关性。几年后,Clark 等[60] 描述了以下真皮浸润深度分类系统(图 28.15):

Ⅰ级:原位黑色素瘤;仅限于真皮-表皮交界处

Ⅱ级:侵入真皮乳头层,但未突破此层

Ⅲ级:侵入并突破真皮乳头层,但未侵入真皮网状层(至真皮乳头层与网状层交界处)

Ⅳ级:侵入真皮网状层,但未侵入皮下脂肪

Ⅴ级:侵入皮下脂肪或相关联的网状组织

此分类系统的难点在于对浸润深度定性和主观性质的确定。不同的病理学家在检查中皮层浸润的组织学切片时,对 Clark 分类的浸润常常有不同的看法;即一些人认为是Ⅲ级,另一些认为是深层Ⅱ级,还有人认为是Ⅳ级早期。

由于诊断困难,Breslow[61] 提出了一种定量的测定方法,该方法采用了一种简易的且易于重现的微分期系统。Breslow 指出,黑素瘤的侵袭深度是以十分之一毫米为单位的,使用显微镜上的目镜测微尺,测量黑色素瘤瘤体表面距最深位置肿瘤细胞的厚度。在大量应用多因素分析的研究中[46,48],已证实 Breslow 的方法是早期阶段的黑素瘤(即限于原发性肿瘤的疾病)最有效的预后指标。在数千名患者的相关多因素分析中发现,其他与复发和存活相关联的其他因素包括病变部位出现溃疡、病变部位的有丝分裂速率、患者的年龄和性别、原发病灶的部位,以及黑色素瘤的形态学类型[46,62]。

TNM 分期的 T 类别

纳入 2017 年 TNM 分期系统 T 类别的病理因素是原发性肿瘤的厚度,即 Breslow 深度[61],以及覆盖上皮是否存在溃疡[46]。

原发性肿瘤的厚度(T)定为以下 4 种(表 28.2):

T1:≤1.0mm

T2:1.01～2.0mm

T3:2.01～4.0mm

T4:>4.0mm

肿瘤厚度的增加与预后密切相关,10 年生存率逐渐下降,原发病灶厚度<0.5mm 的患者为 96%,而病灶厚度为 4.01～6.0mm 的患者为 54%[46]。

根据有无溃疡,T 类别进一步细分为"a"或"b"(表 28.2)。溃疡的定义是黑色素瘤没有完整的表皮。虽然皮损厚度相同,但有溃疡的黑色素瘤比无溃疡的预后差。AJCC 黑色素瘤分期数据库对 11 000 个局部黑色素瘤患者的分析结果,有丝分裂率是第二个重要影响的预后因子,故有丝分裂率被纳入之前的 2010 年黑色素瘤 TNM 分期系统。在该系列中,有丝分裂率增加和存活率下降之间存在高度显著的相关性($P<0.000\ 1$)。例如,对于黑色素瘤皮损厚度小于 1.0mm,有丝分裂分别为小于 $1/mm^{[2]}$ 和大于 $20/mm^{[2]}$ 的患者,其 10 年生存率分别为 93% 及 48%[46,47]。对于计算有丝分裂率的推荐方法是在确定含有最多的有丝分裂的真

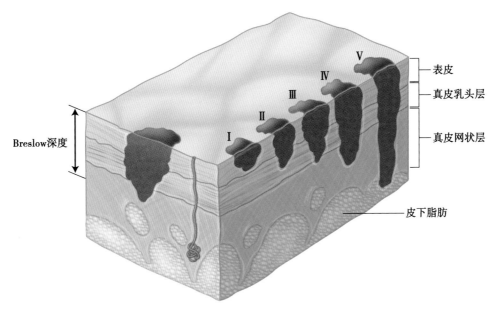

图 28.15　黑色素瘤 Clark 分类依赖于对真皮或皮下脂肪各部位侵袭程度的定性判断。
Breslow 分类是根据真皮侵犯深度的千分尺读数确定的，以十分之一毫米为单位

皮区域（也称热点）内计数每平方厘米的有丝分裂[47]。根据有丝分裂率的亚分期仅适用于 T1 分类。

对预后分期（见表 28.3），Ⅰ 期黑色素瘤定义为低风险黑色素瘤（T1a-T2a），没有局部或远处转移的证据。进一步细分（Ⅰ A 和 Ⅰ B 期）是根据原发肿瘤的特性。Ⅱ 期黑色素瘤主要包括复发或转移风险更高的原发肿瘤（T2b-T4b），但暂时无手术或远处转移的证据。同样，二期细分（Ⅱ A，Ⅱ B，Ⅱ C）是基于原发肿瘤的特征[46]。关于更晚期的黑色素瘤分期将在下一节中介绍。

中转和区域淋巴结疾病

皮肤黑色素瘤局部转移大部分是通过淋巴转移——大约占 90%[63]。另一种不太常见的转移途径是血行转移，对于这类黑色素瘤，很难评估及治疗。转移性黑色素瘤局部扩散的很多临床和病理特征，已经纳入原发性黑色素瘤预后分级系统，即卫星/中转转移和前哨淋巴结状态[64]。

皮肤黑色素瘤在淋巴转移后可形成卫星病灶，也称为显微卫星病变，或中转转移，即距离原发病变 2cm 以上的皮肤或皮下转移[53]。厚度大于 3mm 的原发性黑色素瘤病变中，多达 1/3 可见卫星病灶，皮损较薄的黑色素瘤中卫星病灶不到 5%[64]。有卫星病灶和正在转移迹象的黑色素瘤预后较差，与已有区域淋巴结转移的黑色素瘤一样[46]。因此，在目前的 AJCC 系统里，带有卫星病灶或正在转移迹象的患者的分期被提高到已确诊淋巴结转移患者的水平（见表28.2 和表 28.3）。

黑色素瘤区域淋巴结转移预示着预后差。众所周知，黑色素瘤主要通过淋巴途径转移（转移的第一个地点通常是区域淋巴结群），故评价区域淋巴结转移已成为黑素瘤分级的关键。然而，对淋巴结转移的临床评价通常是不准确

的：多达 20% 的临床淋巴结阴性的患者，其病理有转移改变，多达 20% 的患者临床淋巴结阳性，病理为阴性[65]。

具有划时代意义的是，选择性淋巴结清扫术（elective lymph node dissection，ELND）在很大程度上已被前哨淋巴结活检（SNLB）取代。然而，对于在临床上淋巴结阴性的病变，ELND 也建议切除可疑引流区域的可疑淋巴结，其基本原理是，亚临床区域疾病的切除可能比疾病在临床上变得明显后进行的治疗性淋巴结切除术更有利于生存。但是在淋巴显像及 SNLB 主导的时代，这种手术的实施是有争议的，尤其大部分黑素瘤被早期确诊（更薄及侵入性较小），对其进行淋巴结大范围切除后相关的并发症发病率会很高。另外，尽管一些回顾性分析提出 ELND 可能将生存率提高 25%~40%[66]，大多数前瞻性随机试验并没有证明 ELND 对生存率有好处[67]。

淋巴显像及前哨淋巴结活检

和身体其他部位一样，皮肤的动脉也输送血清和营养物质从血管中扩散到间质组织中，以滋养细胞。新陈代谢后产生的代谢物被静脉收集并带回全身系统。因为动脉压力大于静脉，故动脉血液易扩散到组织而不直接进入静脉。为了避免引起组织水肿，淋巴管（系统的微型泵）将引开这多余的体液到区域淋巴结，并进行过滤后输送到全身血液系统。这个淋巴结的过滤功能可以检测并攻击外来细菌、抗原和癌细胞。根据这一原则，Sappey[68] 于 1874 年通过往人体皮肤内注射汞，显示人类的淋巴模式。Sappey 的发现有利于确定淋巴扩散的可能方向。随后的经验表明，位于脐水平线上方或下方超过 2cm 的病变，通常分别引流到腋窝淋巴结及腹股沟淋巴结。病灶离中线超过 2cm 的任何一侧引流到相对应的一侧淋巴结。如果病灶位于中线或脐水平线两侧 4cm 以内，其两侧淋巴结均可能受累（图 28.16）。

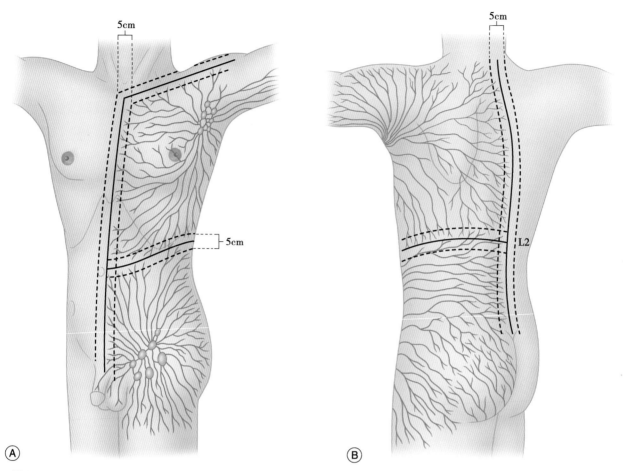

图 28.16　（A,B）Sappey 线预测的淋巴引流。(*Redrawn from Sugarbaker EV, McBride CM. Melanoma of the trunk: the results of surgical excision and anatomic guidelines for predicting nodal metastasis. Surgery. 1976;80:22.*)

　　由于不清楚潜在的淋巴引流模式, Sherman 和 Ter-Pobronian[69] 于 1953 年引入了淋巴显像术。他们在皮内注射放射性胶体金(^{198}au), 用 γ 射线计数器检测有过滤功能的淋巴结内集中浓缩胶体同位素。该技术目前已经应用其他各种同位素或不同大小的胶体粒子进行了改进。这样每次修改的目的是确定被检测组织的淋巴模式。

　　淋巴显像有助于预测皮肤黑色素瘤转移到局部引流淋巴结的扩散模式,并有利于检测四肢黑色素瘤的转移[70]。该技术尤其适用于检测分类为 T2 期或下肢皮损较厚的患者,以评估髂和盆腔淋巴结,从而决定淋巴结切除术的程度。如果病变累及髂淋巴结,则必须切除,但如果累及到腹主动脉旁淋巴结,则没有必要切除骨盆淋巴结,因为在这些病例中不太可能治愈。

　　放射性核素淋巴显像也能检测其他部位的黑色素瘤的淋巴扩散位点,包括躯干和头颈部[71],淋巴显像应用的几种放射性胶体包括金、硫和锑。硫化锑胶体和硫铼胶体都被发现是安全的,而且能对躯干或头颈部黑色素瘤的患者给予可靠的评估,从而决定切除合适的淋巴结(图 28.17)。

　　淋巴显像可以显示原发部位病灶预测到或者未预测到的淋巴回流模式,故成为可靠的预测累及淋巴结的位置。在一次前瞻性研究当中,对皮损厚度大于 1mm 的 51 位原发

性黑素瘤患者进行平均 45 个月的观察,发现经历选择性淋巴结切除术的 35 位患者中 23% 的患者被发现有轻微淋巴结转移,而且都是通过淋巴显像检测到[72]。数年的随访期间,选择观察的 16 例患者当中有 5 例(31%)最终出现了淋巴结转移的临床证据,每个病例中转移的淋巴结正是被初次诊断时用的淋巴显像检测出来的(表 28.4)。7 年随访的期间,两组患者均未发生淋巴显像无法预测的淋巴结转移。

前哨淋巴结活检术

　　如前所述,淋巴显像及前哨淋巴结活检(SLNB)的应用,已取代了 ELND 在皮肤黑色素瘤治疗中的作用。前哨淋巴结的概念是基于所有来自特定组织的淋巴液都通过淋巴结过滤的原理,所以切除过滤特定部位的第一个(或前哨)淋巴结,就可以评估这个部位恶性肿瘤细胞的转移情况。整个原则的有效性是基于下面的原理:有限区域淋巴液回流于特定淋巴结;能够发现前哨淋巴结;活检后结果阴性表明没有其他转移存在;未发现前哨淋巴结转移,说明无转移。

　　Morton[63] 介绍了通过术中在原发黑色素瘤周围的真皮注射含铝的蓝色染料来检测前哨淋巴结的技术。他确定 80% 以上进行前哨淋巴结活检的患者的假阴性率为 5% 左右。随后的研究者[73-75] 报告称,术前进行淋巴显像,术中使

用放射性胶体与含铝的蓝色染料并用,能增强识别及成功切除黑色素瘤患者 98%~99% 前哨淋巴结(图 28.18)。黑色素瘤患者根据 SLNB 结果对相应的淋巴区域进行彻底的淋巴切除,基于这一研究,人们认为,在 96% 的病例中,如果前哨淋巴结未被累及,则该淋巴区域整体应无肿瘤[66,77,76]。

TNM 系统的 N 分类

　　SLNB 在很大程度上成为皮肤黑色素瘤初步评估的标准,特别是黑色素瘤厚度大于 1mm 的患者。黑色素瘤厚度小于 1mm 的肿瘤患者,其淋巴转移的可能性相对小(小于

10%)[77-79]。然而,某些高危特征的存在,包括溃疡和/或活跃的有丝分裂率,在皮损较浅的黑色素瘤中证明 SLNB 是合理的[80-83]。随着原发肿瘤深度的增加,其 SLNB 检测出的转移率也相应地增高。病变深度<1.0mm、1.01~2.0mm、1.0~1.01mm 和>4mm,其转移风险是分别大约 4%~7%、12%~20%、28%~33% 和 40%~44%[84,85](表 28.5)。该检测尤其适用于皮损深度适中(1~4mm)的患者。然而,对于皮损深度很厚(超过 4mm)的肿瘤患者,即使这组患者有 65%~70% 的远处转移风险,SLNB 仍能提供重要的预后信息,从而避免众多患者淋巴结扩大引起的后续淋巴切除术[86]。

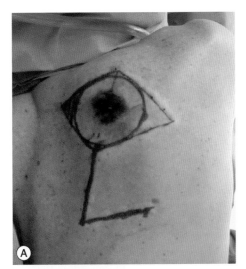

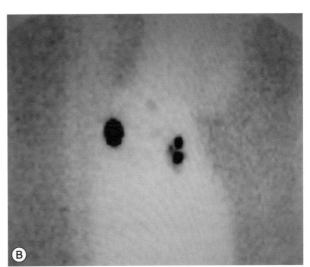

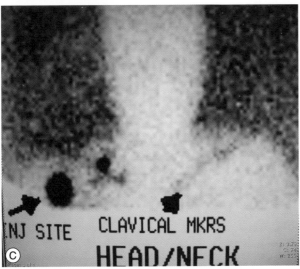

图 28.17　右肩胛黑色素瘤的淋巴显像图(A)显示引流至右腋窝淋巴结(B)以及右颈下淋巴结(C)

表 28.4　淋巴显像的可靠性

	ELND 组	观察组
患者数量*	35(70%)	16(30%)
淋巴结转移	8(23%)	—
后续淋巴结转移	—	5(31%)

*51 例病变厚度大于 1mm 的黑色素瘤患者;随访 7 年(平均 45 个月)。

ELND,选择性淋巴结清扫术。

(Data from Stephens PI, Ariyan S, Ocampo RJ, et al. The predictive value of lymphoscintigraphy for nodal metastases of cutaneous melanoma. *Conn Med.* 1999;63:387.)

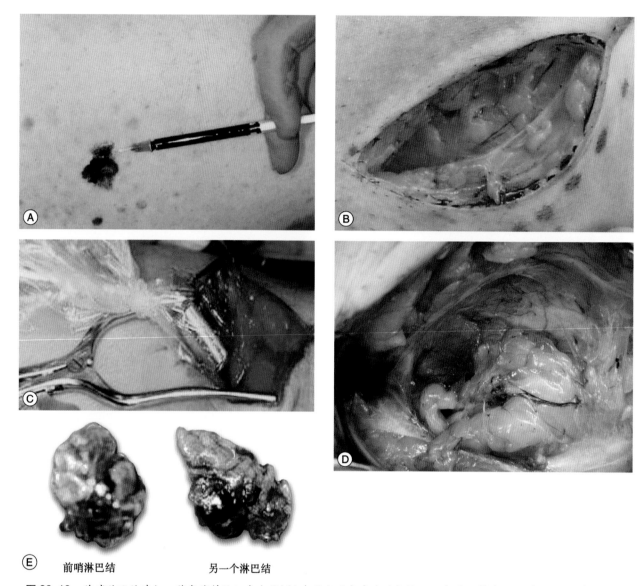

(E)   前哨淋巴结   另一个淋巴结

图28.18 前哨淋巴结清扫。蓝色染料注入真皮层(A)在原发黑色素瘤的部位可以在淋巴管中检测到(B),手持γ计数器可检测到真皮内放射性胶体(C)。定位前哨淋巴结(D)。前哨淋巴结旁边又发现另一个淋巴结(E)

表28.5   前哨淋巴结阳性的风险

Breslow 深度	加前哨淋巴结的风险
<1.0mm	4%~7%
1.01~2.0mm	12%~20%
2.01~4.0mm	28%~33%
>4.0mm	40%~44%

(Data from Rousseau DL Jr, Ross MI, Johnson MM, et al. Revised American Joint Committee on Cancer staging criteria accurately predict sentinel lymph node positivity in clinically node-negative melanoma patients. *Ann Surg Oncol*. 2003;10: 569-574 and Morton DL, Hoon DS, Cochran AJ, et al. Lymphatic mapping and sentinel lymphadenectomy for early-stage melanoma: therapeutic utility and implications of nodal microanatomy and molecular staging for improving the accuracy of detection of nodal micrometastases. *Ann Surg*. 2003;238:538-549.)

基于 AJCC 黑色素瘤分期数据库分析结果,淋巴结因素被证明是预测疾病预后的首要因素[87-89]。如患者临床上可

检测到淋巴结转移(大范围转移),原发肿瘤的特征基本上与预测5年生存率无关。因此,厚度、溃疡、有丝分裂率在多变量分析中没有统计学意义[90]。大部分患者没有明显的淋巴结受侵的临床表现时,对其进行 SLNB 检测的目的是尽早地发现显微镜下淋巴结转移的患者,从而使患者病情进一步扩散之前尽早切除这些转移性淋巴结,同时考虑其他辅助治疗方法。淋巴结受侵的患者(包括局限于微转移的淋巴结疾病患者)中,最重要的预后因素被认为是受累淋巴结的数量。

美国癌症联合会2017版的黑色素瘤 TNM 系统(见表28.2)淋巴结分类(N)包括以下几点:

Nx:未及淋巴结(如因其他原因切除)

N0:没有区域淋巴转移

N1:累及一个淋巴结

N1a:临床隐匿性微转移

N1b：临床检测到大范围转移

N1c：在转移或卫星转移,无转移淋巴结

N2：累及两到三个淋巴结

N2a：临床隐匿性微转移

N2c：转移中或卫星转移,伴 1 个转移淋巴结

N2b：至少一个淋巴结大范围转移

N2c：正在转移或卫星转移,无淋巴结转移

N3：4 个或更多淋巴结受累,或正在转移/卫星转移合并 1 个或更多淋巴结受累

N3a：临床隐匿性微转移

N3b：1 例临床检测到微转移

N3c：2 例或 2 例以上临床检测到微转移

根据正在转移或淋巴结受累情况,把患者分为Ⅲ期,基于淋巴结受累程度不同又进一步子分类(ⅢA、ⅢB、ⅢC 或 ⅢD)(表 28.3)。

系统疾病的评估

恶性黑色素瘤患者的评估需要对原发损害和局部引流区域淋巴结进行全面的体格检查,从而检测皮肤或淋巴结是否有卫星转移或正在转移的任何临床证据。腹部需要检查是否有肝脏肿大、脾肿大或腹部肿块提示腹腔内转移。这种评估的检查范围和要求的测试是基于最初诊断阶段的(表 28.6)。胸部 X 线可排查肺部转移,肺 CT 可检到小的早期病变。肝功能检查能简单、敏感及可靠地检测肝转移,当结果为阴性,可作为每年随访检查的对照。血清乳酸脱氢酶(lactate dehydrogenase,LDH)已被确定为播散性黑色素瘤患者的一个重要的独立预后因素。AJCC 黑色素瘤分期

表 28.6　分期评估:用于确定肿瘤是否存在和扩散范围的推荐试验

原发肿瘤(无其他临床表现)
体格检查
胸部 X 线摄影
肝功能测试
淋巴显像检查前哨淋巴结(如原发肿瘤厚度为 1mm 或以上)
局部和区域性疾病(转移中或淋巴结受累)
体格检查
肝功能测试
CT 扫描
胸部和腹部(检查肺和肝)
如果肿瘤累及下肢,则检查骨盆病变
如果肿瘤累及头颈部,则为颈部
淋巴显影以发现前哨淋巴结,根据临床体征或症状额外扫描
远处器官转移
体格检查
肝功能检查和血清乳酸脱氢酶水平
CT 扫描如上所示
磁共振扫描(如有需要),以检测软组织侵犯的程度
PET 扫描,以检测肿瘤累及重要器官(肺、肝、脑)的程度

数据库显示,有远处转移的 7 972 个患者,随着血清乳酸脱氢酶的升高,患者 1~2 年生存率显著降低(32% vs 65% ,18% vs 40%)[46]。因此,血清 LDH 必须在Ⅳ期疾病时被测定并记录,因为它能提供重要的预后信息。

电脑扫描

虽然肺部 X 线断层摄影有利于排查肺部转移,但是胸部或腹部 CT 不能像作为初步筛查试验胸部 X 线及肝功检查一样占优势[91]。尽管这些成像技术需要合理地选择应用,其结果分析显示,在最初诊断转移性病变时,价格便宜的胸片与 CT 一样有用。然而,CT 扫描确实提供了更好地检测各种器官转移病灶的潜力,尤其非常适用于大脑的评估(图 28.19)。

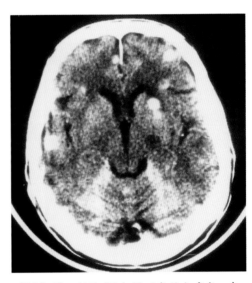

图 28.19　颅脑 CT 扫描可发现小病变。本例患者的两个大脑半球有几个病灶

然而,原发性黑素瘤厚度大于 1mm 的患者存在中度的转移风险,病灶厚度大于 2mm 的患者被认为是转移的高风险。处于Ⅲ期的患者适合强化监测。这些高风险转移的患者通过胸部或腹部 CT 检查评估远处器官转移情况,使医生一次检查中同时检测肺、肝脏及脾脏。增强脑 CT 扫描也应该被考虑。

另一方面,CT 扫描有利于对局部或区域性扩散的患者进行分期。对于一些患者,CT 显示的疾病严重程度可以用磁共振成像扫描进一步详细检测(图 28.20)。正电子发射断层扫描(positron emission tomography,PET)已被发现对于疾病的扩散及分类也有评估价值[92,93]。肿瘤新陈代谢的增加反映在对放射性标记的葡萄糖吸收的增加,这表现为转移灶处较亮的活性(图 28.21)。没有感染过程的情况下,据报道,PET 扫描假阳性率不到 5%。对 PET 扫描的使用的限制在于扫描仪的可用性有限以及这些研究的较大费用。

TNM 系统的 M 分类

根据发病部位及血清乳酸脱氢酶(LDH)水平,AJCC 分

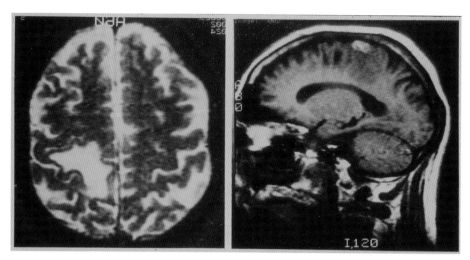

图 28.20   脑磁共振成像显示黑色素瘤累及软组织

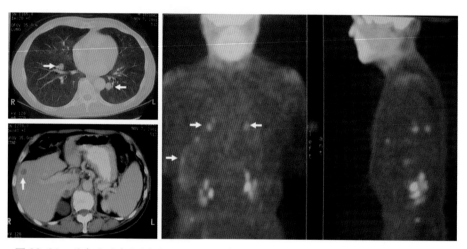

图 28.21   胸部和腹部(右侧)PET 扫描证实肺(左上)和肝脏(左下)CT 扫描可见转移灶活动增强

期系统对有远处转移患者进行分类(表 28.2)[46]。M1a 预后最好,转移局限于在远处的皮肤,皮下组织及淋巴结,血清 LDH 正常(0)或升高(1)的患者。M1b 表明患者有肺转移但血清 LDH 正常(0)或升高(1)。M1c 患者预后最差,转移到其他内脏(非中枢神经系统)。M1d 患者有远处中枢神经系统转移[两者都伴有正常(0)或血清 LDH 升高(1)]。就分期而言(表 28.3),任何 M 分类(即存在区域淋巴结以外的任何转移性疾病)均将患者列为Ⅳ期。

虽然罕见,但患者偶尔会出现转移性黑素瘤而没有可识别的原发肿瘤。在这种情况下,如果患者有淋巴结,皮肤或皮下组织的孤立转移,且没有原发病灶,该患者被认为是处于Ⅲ期,因为研究表明其预后与有淋巴结受累的确定有原发病灶的一样或略好[94-98]。

AJCC 黑色素瘤工作组成员最近开发了一个电子预测工具,用于诊断局部疾病(http://www.melanomaprognosis.net)。该预测工具根据每个患者的临床表现及病理信息可以预测从最初诊断的时间开始计算后的 1、2、5 和 10 年生存率(95% 置信区间)。预测模型的开发和验证使用了联合数据库(n =

28 047),该数据库来自参与开发 AJCC 黑色素瘤分期系统的 11 个主要机构和研究小组[99]。

手术注意事项与治疗

最初活检

一些临床医生质疑恶性黑色素瘤活检的安全性,担心肿瘤细胞可能通过血液传播。为了评估这一风险,Epstein 等[28]回顾分析了四年期间在加州肿瘤注册中心的 170 个黑色素瘤患者,其中 115 人手术治疗之前进行了黑色素瘤活检,55 人未进行活检。5 年和 10 年治愈率,以及通过生命表分析消除两组年龄分布差异的相对治愈率,对于有过活检经历的患者更有利。这项研究结果表明活检术不能改善总体治愈率,但是手术活组织检查后再进行最终手术不完全切除黑色素瘤并不会降低治愈率。还有一些研究也证实了这一观点,一项来自美国的包括 230 例患者的研究[100],及另一项来自丹麦[101]包括 225 例患者的研究,随访至少 5 年。Lederman 等[102]就活检术类型与生存期的关系对 472 例患者进行了明确分析。其中 119 例进行了切口活检(穿孔或切口),353 例进行切除活检。在控制其他因素,特别是肿瘤深度后,不同活检术的各组患者之间无显著统计学差异。重要的是,病变的活检(切口或切除)不仅提供黑色素瘤的诊断,也能通过病变侵及真皮的程度来证明病变的侵袭性。

如果病变很小,作者建议进行切除活检包括周边 1～2mm 正常组织,这样有利于病理学家进行可靠的诊断及决定皮损侵入的最大深度。然而,因影响功能或美观而不能简单地切除整个病变,可选择切口活检或穿孔活检术。这种部分活检的唯一缺点是最后进行切除治疗的皮损深度会大于最初发现时的皮损深度。在一些病例中,如果大范围切除及修复之前对皮损评估合适的深度,患者可同时进行前哨淋巴结活检。作者不建议刮除活检,虽然有时皮损面积大(如在某些病例如恶性雀斑样痣和原位黑色素瘤的病例中,刮除活检可以增加诊断取样)且怀疑恶性度低或者怀疑甲下黑色素瘤,可以选择刮除活检术。

活检标本的具体细节决定下一步的管理,标本必须由色素疾病方面专业的病理学家评估。病理报告必须包括以下内容:Breslow 厚度(mm)、组织学的溃疡、每平方毫米内有丝分裂率、皮损周边和深部边缘状态和 Clark 水平(病变深度≤1mm)。其他有潜在意义的组织病理学细节包括显微镜下可见的卫星灶、消退、肿瘤浸润淋巴细胞、向神经性和组织学亚型。

广泛局部切除

黑色素瘤的广泛局部切除目的是降低局部复发率,文献报道,局部复发率 3%～20%。大多数情况下,手足原发肿瘤有较高的复发风险,为 11%～12%,而面部、头皮及耳部肿瘤的复发风险只有 5%～6%[62]。

Breslow 和 Macht[103] 报道 62 例病灶厚度小于 0.76mm 的患者,无论切除边缘的宽度如何,既不发生局部复发也不发生转移的小系列病例。Day 等[104] 报道,虽然薄浅病变有良好的预后,但是如果皮损位于 BANS 区域时,预后可能更差。BANS 区域是上背部、上后臂、后颈和后头皮的缩写。另一方面,Woods 等[105] 报道在梅奥诊所治疗的病灶小于 0.76mm 的 400 例黑色素瘤患者中有 11 例患者死亡。其中有 7 例患者皮损不在 BANS 区域范围内。在一个较小的系列中,Briggs 等[106] 在报道 10% 的病灶小于 0.76mm 的黑色素瘤患者在患病后的 10 年内死亡。

世界卫生组织(World Health Organization, WHO)[107] 对 593 例处于临床 I 期黑色素瘤患者就切除原发性黑色素瘤及其周围正常皮肤宽度的重要性进行评估。治愈的可能性不会受到切除边缘的影响,但随着原发性黑色素瘤皮损厚度的增加会减少。在一项超过 3 400 名患者的大型研究中,Urist 等[62] 指出,146 例颈部黑色素瘤患者复发率少于 2%,即使大部分患者(84%～87%)治疗时仅切除皮损边缘 1～2cm。

在一项 598 例临床 I 期黑色素瘤患者的研究中,美国纽约大学麻省总医院黑色素瘤临床合作小组指出,切除皮损边缘小于或等于 1.5cm 的患者复发率显著大于切除切缘大于 1.5cm 的患者。但是,皮损边缘切除大于 3cm,也不会降低复发率[108]。事实上,对于皮损厚度大于 2mm 的黑色素瘤,回顾性数据显示,切除皮损边缘小于 2cm 可能减少治愈率[62,109-111]。

黑色素瘤的厚度是决定切除皮损边缘正常皮肤的关键因素。然而,最近一项对黑色素瘤切除皮损边缘的随机对照试验进行系统回顾性 meta 分析结果提示,狭窄切缘和广泛切缘在整体存活率上无显著差异[112]。尽管如此,由于多次大型临床试验检查了切缘对局部复发的影响,推荐的切缘逐渐减少(表 28.7)。

表 28.7 皮肤黑色素瘤切缘宽度对比试验

研究单位,作者,年份	例数	随访时间中位数	病灶厚度	切除边缘	局部复发率/%	10年总生存率
WHO;Cascinelli N;1998[115]	612	12 年	0～1mm	1cm	3/186(1.6)	87%
			1.1～2.0mm	1cm	5/119(4.2)	
			0～1mm	3cm	1/173(0.6)	87%
			1.1～2.0mm	3cm	2/134(1.5)	
Swedish;Cohn-Cedarmark G;2000[118]	989	11 年	0.8～2mm	2cm	3/476(0.6)	79%
				5cm	5/513(1)	76%
French Cooperative Group;Khayat D;2003[119]	326	16 年	<2.1mm	2cm	1/181(0.05)	87%
				5cm	4/185(0.2)	86%
Melanoma Intergroup Trial;Karakousis CP;1996[121]	468	8 年	1～4mm	2cm	(2.1)	70%
				4cm	(2.6)	77%
British Trial;Thomas JM;2004[123]	900	5 年	≥2mm	1cm	15/453(3.3)	无报告
				3cm	13/447(2.9)	无报告

(Sources:Sladden MJ,Balch C,Barzilai DA,et al. Surgical excision margins for primary cutaneous melanoma. *Cochrane Database Syst Rev.* 2009(4):CD004835 and Stone M. Initial surgical management of melanoma of the skin and unusual sites. In:Atkins MB,Weiser M,Tsao H (eds). *UpToDate.* 18.3 ed. Waltham, MA:UpToDate, Inc.;2010.)

对原位黑色素瘤,虽然没有随机试验的数据提示最佳的手术切除范围,但是回顾性数据支持切除皮损边缘0.5cm[19,113]。对于侵袭性黑色素瘤,作者根据多项关于恶性黑素瘤最佳切缘的研究数据,推荐以下皮损边缘切除方法[114-123],对黑色素瘤ⅠA期患者(厚度≤1.0mm),建议切除皮损边缘1.0cm。对于皮损厚度1.01~2.0mm的患者,建议切除1~2cm的皮损边缘。但是有时因功能或美容问题很难切除完整的2.0cm边缘[124],如皮损厚度大于>2.0mm,建议切除皮损边缘至少2.0cm。

在确定手术范围时,无论是在面部还是躯干,重要的是要考虑切除术后留下的瘢痕对患者自我形象的影响。宾夕法尼亚大学的色素病变研究小组专门评估了黑色素瘤切除术后患者因瘢痕而痛苦的程度[108]。有负面影响的两个因素是手术凹陷或凹陷的程度和患者术前对瘢痕的感知预期。实际的瘢痕长度并没有瘢痕凹陷程度那么大的影响。因此,皮肤移植可以用于大切除部位的重建,但会导致严重的畸形(图28.22),通常皮瓣覆盖可以避免这种情况。作者以前曾报道过皮瓣覆盖这些伤口的安全性[125]。

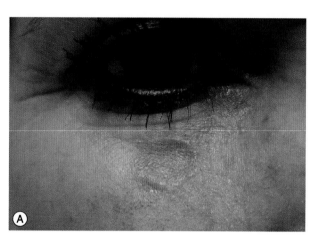
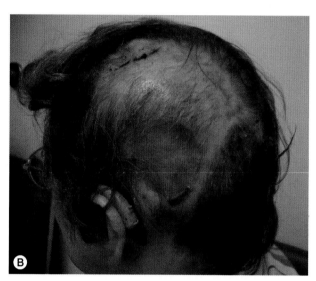

图28.22　皮肤移植为广泛切除提供了足够的覆盖组织,但它们可能导致严重的畸形,如眶下区(A)和头皮(B)所示

头部与颈部黑素瘤

虽然头颈部皮肤只占全身表面积的9%,但15%~30%的原发性黑色素瘤发生在头颈部[126,127]。面部高风险黑素瘤必须按前文概述的方法切除并用邻近皮瓣缝合。虽然皮肤移植可以修复切除部位的创面,但是美学效果没有皮瓣可接受。局部或区域皮瓣覆盖伤口,要比远位皮瓣更能接近原来的皮肤颜色(图28.23)。

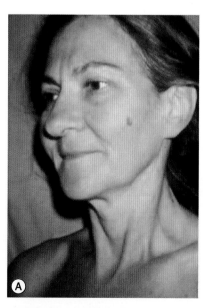
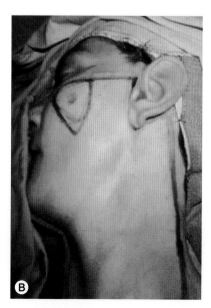
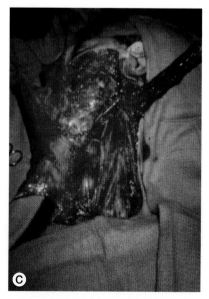

图28.23　颧骨黑色素瘤(A)采用原发部位广泛切除(B),完整的功能性颈部剥离(C)和包含颈阔肌的大型颈面肌皮瓣治疗(D)。

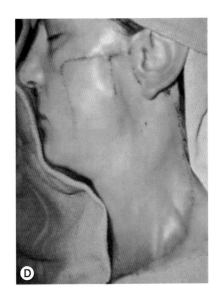
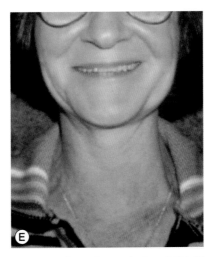
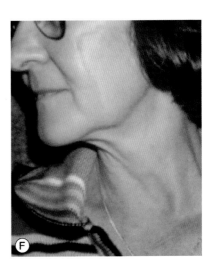

图 28.23(续)　术后 1 年的照片(E,F)

下颏是手术修复缺损的一个困难的区域,因为该区域需要皮肤牢固地附着在下颌骨上,形成轮廓的软组织,以及皮瓣与面部其余部分的良好匹配。一个远位皮瓣根本无法提供一个满意的颜色匹配。该部位的广泛切除可用颈部推进皮瓣达到满意的修复。

有时,黑色素瘤长在面颊的上半部,需要切除下眼睑的皮肤。因该部位的皮肤要求薄且柔韧,不能用皮瓣修复。最好的修复是通过使用面部移位皮瓣覆盖大部分缺损,眼睑修复通过同侧或对侧上眼睑全层皮肤移植。耳廓后皮肤也可能是一个可接受的选择。

在认为需要组织保存的情况下,可以根据冷冻切片分析结果,但它确实有假阴性报告的风险[128]。此外,莫式显微手术可以在这些情况下,或在治疗大直径的浅表病变(如恶性雀斑样痣)时被考虑采用[129]。大量报告显示,莫式手术[129]可能控制原发皮损,但广泛采用这个技术之前,需要更长时间的随访[130]。应用咪喹莫特治疗恶性雀斑样痣也成为一个有效的疗法[131-134],最近发表的研究表明,咪喹莫特治疗手术切除边缘残余原位黑色素瘤的有效性,在充分治疗后活检证实为阴性[135]。

四肢

皮损浅的指尖黑色素瘤可能被切除,其后缺损由掌侧

推进皮瓣修复并保留知觉(图 28.24)。甲床黑色素瘤较薄,可随下方骨膜一起移除(图 28.25A,B);如果肿瘤没有穿透骨膜,则可以保留远端指骨,并用全层皮肤移植覆盖。对于病变厚度大于 1mm 的手指病变,依据肿瘤侵犯的范围,较安全有效的治疗方式是指间关节截肢(图 28.26)或(指)列切除术。手指甲下黑色素瘤应切除远端指间关节以保留其功能[136]。同样,足趾的甲下黑色素瘤在跖趾关节处施行截指术。

对于手背、前臂或腿部黑素瘤可能更容易通过广泛切除治疗。这些术后伤口通过传统的皮肤移植覆盖可获得较成功的修复。然而,用局部皮瓣(图 28.27)修复广泛切除后的创面,不仅能控制原发损害,而且获得了更美观的结果[125]。此外,这些患者术后不需要固定手臂或腿,住院时间也比做皮肤移植的患者短。

足趾和足部黑色素瘤通常属于肢端雀斑类型。这类型扩散速度快,且局部及区域复发率较高。因此,最好的治疗方法是进行彻底的手术切除(图 28.28)。对下肢皮损进行手术切除后行皮瓣缝合,不仅可以使患者术后 1 天可以走动,而且要比皮肤移植的患者提前出院。

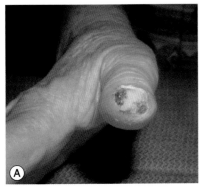
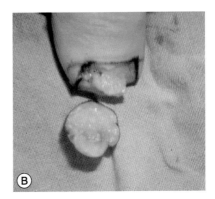
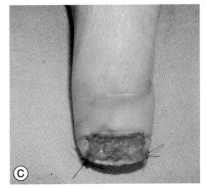

图 28.24　指尖黑色素瘤(A)与甲、甲基质和甲床一起切除(B)。用掌侧皮瓣覆盖伤口(C,D)。

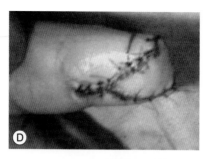
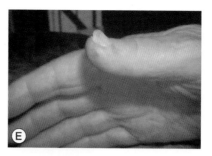

图 28.24(续)　术后 4 年拇指无疾病(E)

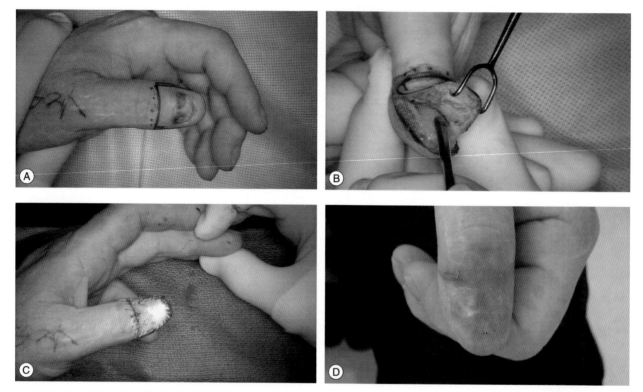

图 28.25　(A)甲床的薄黑色素瘤。(B)甲床和甲随下方骨膜一起去除。(C)全层皮肤移植。(D)已愈合的拇指甲床

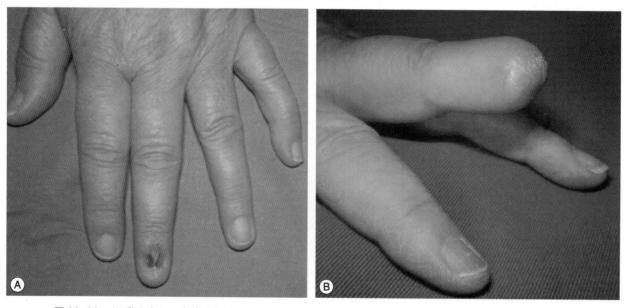

图 28.26　较厚的手指黑色素瘤(A)需要更积极的治疗,包括指间关节截肢(B)或(指)列切除术(C~E)

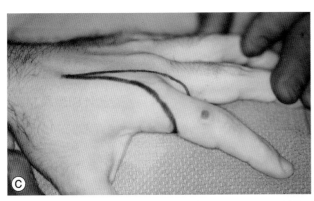

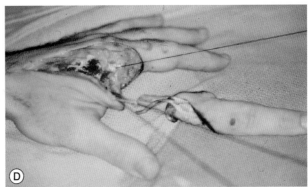

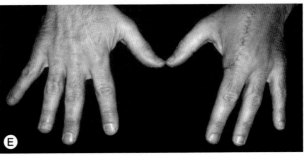

图 28.26(续)

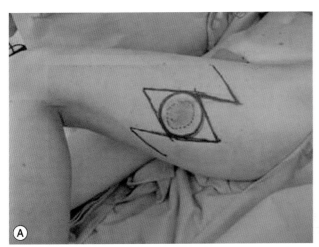

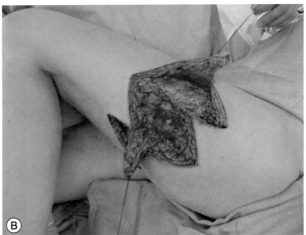

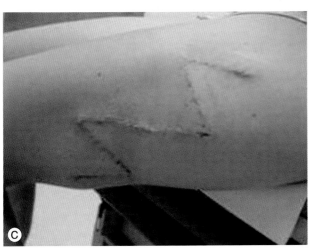

图 28.27　手部、前臂和腿部广泛切除黑色素瘤(A)可采用局部移位皮瓣治疗(B)以允许患者在术后早期使用四肢(C)

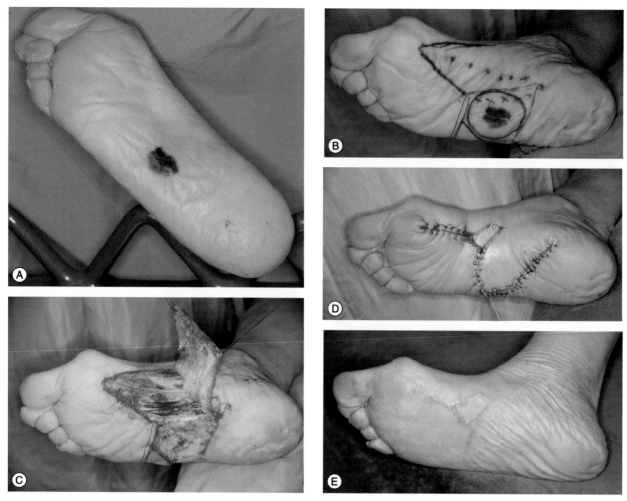

图 28.28　足底区域的黑色素瘤(A)创面可以用动脉筋膜皮瓣修复(B~E)

躯干

躯干部位原发性黑素瘤即使皮损边缘扩大切除(如果需要可达 2~4cm),但仍然容易缝合。某些部位可能切除面积大,需要做大面积推进皮瓣,否则这些部位仍可能由一个或多个局部皮瓣覆盖关闭(图 28.29)。如果肿瘤未浸润深

筋膜及肌肉,可以保留。

淋巴切除术

决定对黑色素瘤患者进行淋巴切除术前需慎重考虑。如患者有可触及的淋巴结肿大,需做细针或带芯针穿刺活

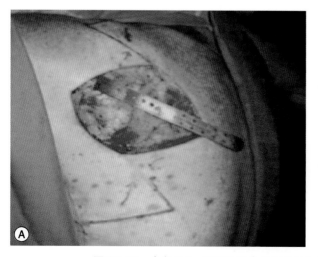
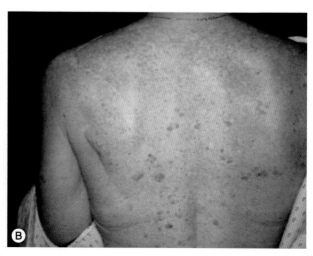

图 28.29　在躯干区,较深的黑素瘤可广泛切除(A),但仍可通过大移位皮瓣可靠闭合(B)

检，或对临床肿大的淋巴结进行开放活检来确诊。在没有放射学证据证明有远处转移的情况下，应广泛切除原发部位并彻底切除受累的淋巴结。为了进行分期，必须记录阳性淋巴结的数目，检查的淋巴结的总数量，及是否存在淋巴结外肿瘤扩散[124]。值得注意的是，在下肢，当 PET 或盆腔 CT 扫描显示髂和/或闭孔淋巴结肿大，或 Cloquet 淋巴结阳性，应考虑腹股沟深部清扫[137,138]。

然而，大部分患者无淋巴结肿大的临床表现，且部分患者需要进行 SLNB（用于分期目的）检查。患者是否需要做 SLNB 检查，取决于原发病变的病理分期。如前所述，对于具有侵袭性生物学特征的原发性黑色素瘤患者应考虑 SLNB。具体而言，这包括 I A 期黑色素瘤有不良预后特征（即厚度≥1.0mm，边缘深部浸润，淋巴血管浸润，或年轻患者），I B 期和 II 期黑素瘤，以及可切除的独立的正在转移阶段的 III 期黑素瘤[124]。是否继续 SLNB 检查最终由患者和治疗医生决定，并在局部扩大切除术时执行[124]。

如果前哨淋巴结为阴性，则不需要进行区域淋巴结清扫。如果前哨淋巴结为阳性，应给予患者相关淋巴结的完全切除；其中的 15%～20% 黑素瘤并没有前哨淋巴结[139,140]。与前哨淋巴结相关的因素可以帮助预测无前哨淋巴结的黑色素瘤的存在：转移灶的大小、转移灶的数量、结外浸润[141,142]。尤为重要的是，这些 III 期患者应考虑应用干扰素-α（IFN-α）进行辅助治疗，特别是没有严重合并症和有生存欲望的患者。

多中心选择性淋巴结清扫试验（Multicenter Selective Lymphadenectomy Trial, MSLT）是一个大型试验，旨在通过前哨淋巴结活检后淋巴结显像来判断预后及其对生存的影响，5 项计划中的第三项中期分析发表于 2006 年[143]。最初的研究包括了 1 347 例中等厚度（1.2～3.5mm）的黑色素瘤患者，他们被随机分配到两组：局部淋巴结清除术后观察和局部淋巴结清除术后进行前哨淋巴结的活检及淋巴显像。在观察组中，如果可触及的转移性淋巴结非常明显，患者需要接受淋巴结清除术。同样，在前哨淋巴结活检的患者中，如果前哨淋巴结活检组织学检查为阳性，患者立即接受彻底的淋巴结清除术。前哨淋巴结的活检及显像的总体研究人群中并未证实对生活有益。然而，在淋巴结疾病患者中，观察组中后期发展为淋巴结转移的患者在进行淋巴结清除术过程中会发现有更多的淋巴结被累及（3.3 vs 1.4 个淋巴结），5 年存活率变得更低（52.4% vs 72.3%）。然而，MSLT 的最终报告于 2014 年发表。在两组研究人群中，20.8% 有淋巴结转移，79.2% 无转移，10 年黑色素瘤特异性生存率没有显著差异[144]。

然而，不能只对受累的可触及淋巴结进行简单切除，因为其他淋巴结极有可能发生微转移[145]。这个问题将由正在进行的 MSLT-II 试验来解决。与此同时，唯一可接受的治疗是对局部淋巴结进行彻底清除术。

颈部淋巴结清扫术

前哨淋巴结阳性而进行颈部淋巴结清除术的面部和头皮前方的黑素瘤患者（图 28.30），需要同时对同侧的腮腺进行表浅清除术。因为腮腺前方的淋巴结是淋巴循环过程的第一个节点[146]。颈部淋巴结清扫（图 28.31）可以保留或不保留副神经、颈内静脉和胸锁乳突肌，以便提供更被接受的外观和颈部及肩部肌群的功能[146]。

腋窝淋巴结清扫术

患者取仰卧位，并将双手臂外展，自主地放于两个手臂板上。包括手在内的整个手臂进行术前准备并铺无菌单，以便在手术过程中按需要时移动该手臂。在腋窝做一个大的 S 形切口，使该切口的中部横跨腋窝的顶端，S 切口的一端于胸大肌外侧缘的前缘后方下降（图 28.32），而另一侧切口沿于上臂后下降。在 Scarpa 筋膜的水平抬高两个相对的皮瓣，以充分暴露腋窝。

识别肱静脉并沿上臂的前方向后方进行解剖，按这个方式由肢体末梢向肢体近端进行直到解剖整个腋窝。结扎肱静脉分支，但要完整的保存胸背动脉、静脉和神经。

沿胸大肌的外侧缘进行腋部解剖，手术过程中保留肌肉筋膜和肌肉。从胸大肌的背侧面分离腋窝内容物，分离后收回来暴露出胸小肌。沿着胸大肌和胸小肌的后缘解剖脂肪和淋巴结，使用外科手术海绵垫，从胸壁沿肢体末梢的方向清除腋窝内容物。该操作会使胸长神经沿着胸壁暴露，保留此神经。

腋窝清扫术后，复位皮瓣并经行缝合，伤口保留吸导管。这些导管依据 24 小时引流量的不同保留 3～10 天，是否移除导管依据每日排液量的减少，而非每日实际排泄量。漏液一般会在术后第 5 天或第 6 天排净。指导患者在清醒的状态下保持手臂悬吊以对抗解剖部位的剪切力，从而减少引流。

盆腔及腹股沟淋巴结清扫术

腹股沟淋巴结切除的水平切口平行于腹股沟区域并在皮肤褶皱上方 2cm，而垂直切口位于股血管上方。切口起始于腹股沟皮褶并向下方延伸 8～10cm。这样会形成一个"间断"的 T 形切口（图 28.33），有助于切除腹股沟股淋巴结。将腹股沟区域的皮肤切口向下延伸到外斜肌筋膜并且分离暴露内斜肌。将内斜肌的起点从髂嵴上迅速剥离，方便进入腹膜后间隙。沿着腹横筋膜下缘将腹膜从髂外血管和淋巴结移开，这样能够很好地暴露盆腔淋巴结。

将股骨切口两侧 Scarpa 筋膜水平处的皮瓣以及水平切口下方的皮肤向上提升（图 28.34）。从腹股沟切口抬高皮肤到股部切口的最低端。向下解剖股部的脂肪和淋巴组织，直至但不包括肌肉筋膜。继续解剖头侧肌肉筋膜的上表面直到大隐静脉和隐静脉球到达股静脉汇聚的位置。

在腹股沟区域中进行解剖，向下延伸至腹外斜肌的筋膜，并在脚侧方向延伸至股骨。不要移除肌筋膜或转位股血管附近的肌肉来覆盖这些血管；这样的操作会增加淋巴水肿的风险。关闭伤口留置导管 3～10 天。患者可以在手术当日晚上或第二天早上行动。

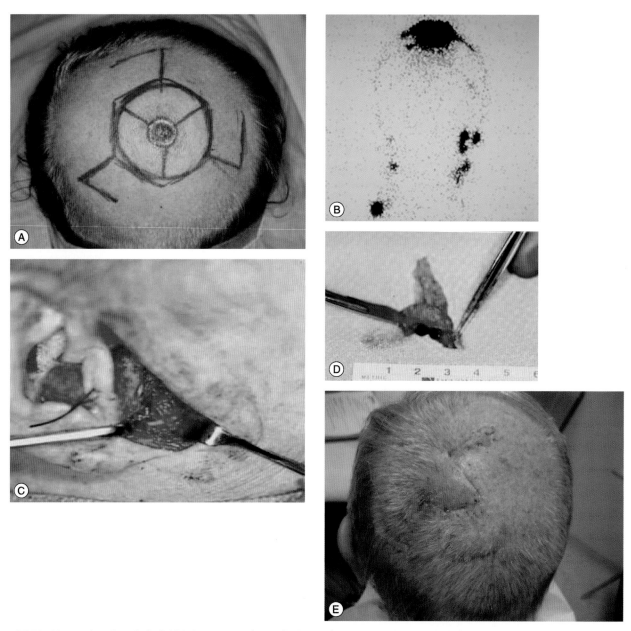

图 28.30　头皮顶部黑色素瘤(A)发现双侧腮腺和颈部淋巴结有淋巴引流(B)。腮腺前哨淋巴结(C)为阳性(D)。术后愈合皮瓣(E)

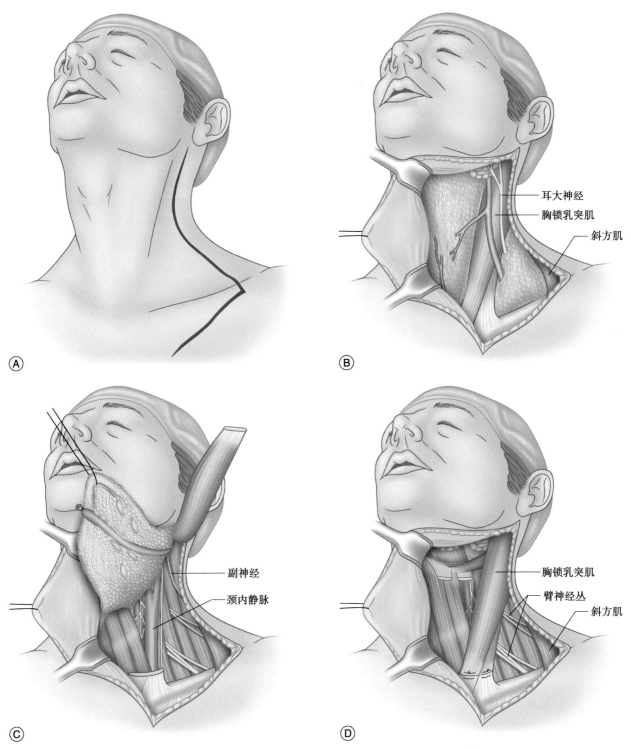

图 28.31　在保留胸锁乳突肌、颈内静脉和副神经的情况下,可以进行功能性根治性颈部清扫。(*Reproduced from Ariyan S. Radical neck dissection.* Surg Clin North Am. *1986;66;133.*)

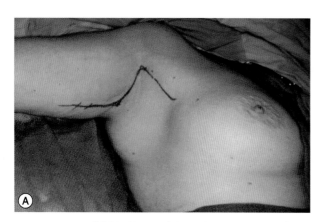
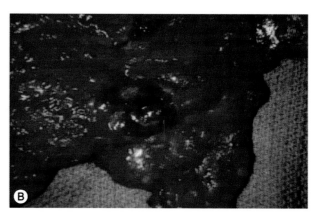

图 28.32 腋窝切口为 S 形 (A) , 提供相对的皮瓣以更好地进入腋窝 (B)。详细信息见正文

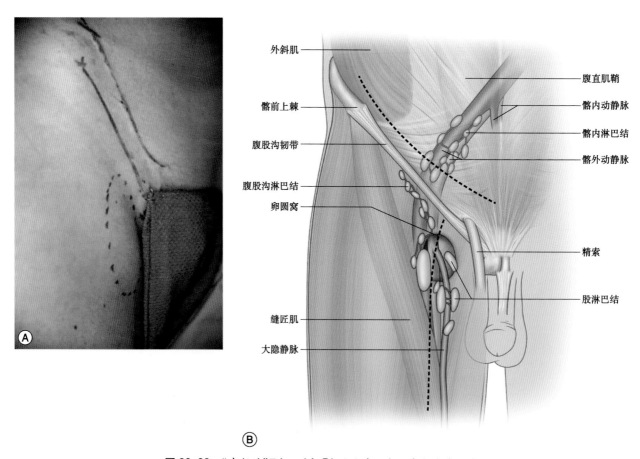

图 28.33 "中断的"T 切口 (A,B) 用于进入腹股沟和髂淋巴结

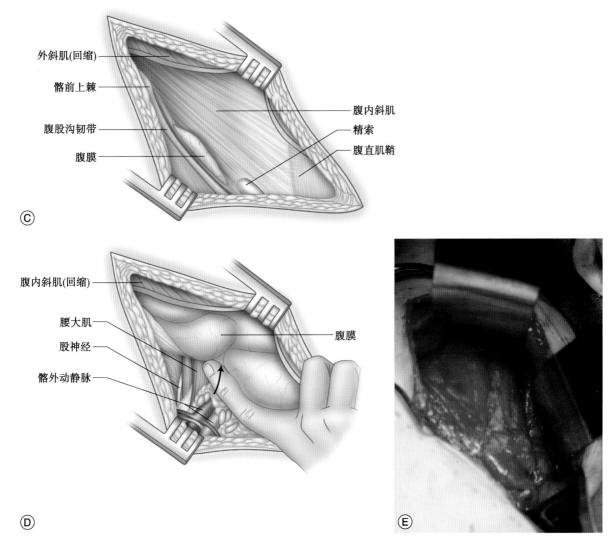

外斜肌(回缩)

髂前上棘

腹股沟韧带

腹膜

腹内斜肌

精索

腹直肌鞘

Ⓒ

腹内斜肌(回缩)

腰大肌

股神经

髂外动静脉

腹膜

Ⓓ

Ⓔ

图 28.33(续) 分离外斜肌筋膜(C),将内斜肌和横肌从腹股沟韧带和髂嵴剥离。通过手指剥离将腹膜剥离(D),以获得进入髂和闭孔淋巴结的腹膜后通路(E)

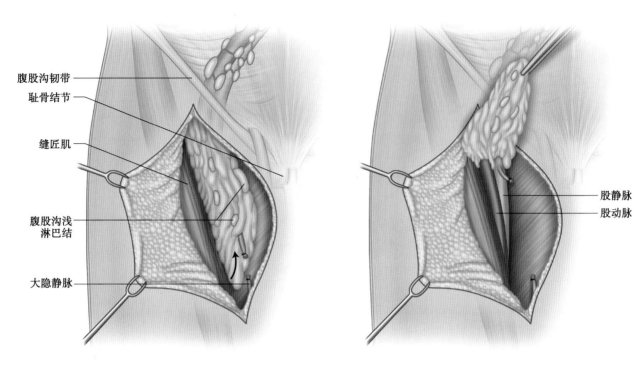

腹股沟韧带

耻骨结节

缝匠肌

腹股沟浅
淋巴结

大隐静脉

股静脉
股动脉

图 28.34　通过股血管区域的垂直切口进入股淋巴结。在内侧和外侧皮瓣被拉开(左)后,包含淋巴结的皮下脂肪被从深层肌筋膜上剥离(右)

黑色素瘤的辅助治疗

　　广泛局部切除术是早期黑色素瘤的标准治疗方法,且患者多数为Ⅰ~ⅡA期。然而,而ⅡB~Ⅲ期的患者一般预后较差。一直是黑色素瘤辅助治疗研究的重点。在过去的30年里,一些化疗剂(如达卡巴嗪[147])、非特异性免疫佐剂(如卡介苗[147])和激素剂(如醋酸甲地孕酮)的大量研究均未显示出优于观察或安慰剂的效果。最有希望的结果已经在 α 干扰素(IFN-α)上得到证实,它是一种可诱导抗肿瘤活性的免疫调节剂。

干扰素-α

　　早期关于 IFN-α 的临床研究已经证明对转移性黑色素瘤患者有一定的抗肿瘤活性,随后进行了一系列关于 IFN-α 治疗高危黑色素瘤患者的临床试验。每个试验都有不同的剂量和时间表,目前尚未确定最佳的 IFN-α 给药方法。从多个随机对照试验的数据的回顾表明,IFN-α 与无复发生存期的改善相关,但是对患者的总生存率并无改善[148]。辅助 IFN-α 对中到高危的黑色素瘤患者疗效并不确定。辅助 IFN-α 的治疗方案应个体化,治疗前告知患者用 IFN-α 治疗的潜在益处以及相关副作用[150]。美国国家综合癌症网络(National Comprehensive Cancer Network, NCCN)建议ⅡB到Ⅲ期并已切除的黑色素瘤患者,可以考虑用 IFN-α 辅助治疗或进入临床试验[124]。

放射治疗

　　当无法切除原发黑色素瘤的合适切缘时,可以考虑辅助放射治疗,但是一般不用于皮肤黑色素瘤的主要治疗方法。在特殊的情况下,对于不适合手术切除的患者,放射治疗可以作为替代方案对疾病加以控制。此外,成功治疗眼黑色素瘤并保留眼睛和视力是放射肿瘤学的重大胜利之一。微粒放射治疗或巩膜外斑块近距离放射治疗对局部控制率非常高[151]。

　　Barranco 等[152]早期研究证实培养的恶性黑色素瘤细胞在放射敏感性方面不同于其他类型的肿瘤细胞。他们发现,黑色素瘤的相对抗辐射性可以通过增加剂量来改善。这项研究有助于形成临床实践的基础理论,随后的研究有助于确定理想粒度和有效治疗黑色素瘤的总治疗剂量。

　　由于机体功能和美学方面的考虑而不进行手术切除的大面积面部恶性雀斑样痣黑色素瘤的患者,可以采取放射治疗[153],然而,近期的局部治疗进展发现非手术治疗恶性雀斑样痣黑素瘤,如咪喹莫特(Aldara®)可代替放射治疗。

　　由 Habermalz 和 Fischer 进行的早期研究证明高剂量、短疗程的放疗比常规放疗更加有效,尤其是发生皮下转移的患者,部分或完全消退[154]。M. D. Anderson 癌症中心进行前瞻性非随机临床试验,通过放射治疗治疗高危黑色素瘤患者而建立了分割放射治疗黑色素瘤的理论基础[155]。随后该中心评估了恶性黑色素瘤患者通过手术治疗和辅助放射治疗后,发生颈部淋巴结转移的患者的预后[156]。在随后 10 年随访中,研究中心证实 94% 的患者经过治疗得到控制,并且放疗产生相应的副作用也可以得到控制[156]。该中心同时进行了另一项研究,他们对 36 名前哨淋巴结活检阳性的患者仅单独采用放射治疗的方法(代替淋巴结清扫术),得出了在 5 年内有 93% 的患者得到了控制[157]。然而,在放射治疗的区域如果复发,再对患者进行手术可能会很困难,并且导致术后伤口裂开或无法愈合。

澳大利亚和新西兰(包括泛塔斯马尼亚放射肿瘤学组)的研究就辅助放射治疗在转移性疾病治疗中的作用提供了最有意义的数据[158]。在一项前瞻性研究中,250 名被认为是局部复发高风险的淋巴结阳性患者被随机分配到放疗(20 组 48 Gy)或观察组。被认为是高危人群的包括有淋巴结外浸润、多发阳性淋巴结(腮腺 ≥1 个,颈部或腋窝 ≥2 个,腹股沟 ≥3 个)和淋巴结较大(腮腺、颈部、腋窝 ≥3cm,腹股沟部位 ≥4cm)。中位随访 40 个月后,放疗组的淋巴结复发率明显低于观察组。然而,无复发生存率和总生存率没有差异[159]。2013 年美国临床肿瘤学会会议上发布的 6 年中位随访报告证实了这些发现。放疗组 5 年局部复发率为 18%,观察组 5 年局部复发率为 33%(P<0.02),无复发或总生存率无差异[160]。

NCCN 建议多淋巴结阳性、淋巴结外扩散、淋巴结复发和转移的患者考虑辅助放疗,此外,原发性黑色素瘤表现为向神经性(促纤维增生型)[161]以及黏膜黑色素瘤(可能或不可能完全切除)切除后应考虑放射治疗[162,163]。放疗也可用于黑色素瘤远处转移的姑息性治疗。它对疼痛、肿块占位、肿瘤相关出血、局部皮肤刺激和皮下转移均有效[164]。

隔离肢体灌注

肿瘤复发与病变的厚度有关。60% ~ 70% 复发出现手术治疗后的前 18 ~ 24 个月(表 28.8;图 28.35)[165]。据推测,复发首先侵犯局部或区域淋巴结,随后发生转移,最后发生远处转移。

表 28.8　手术治疗后黑色素瘤复发的时机

位置	18 个月	24 个月	3 年	5 年	10 年
淋巴结	63%	74%	86%	93%	95%
局部	55%	67%	81%	88%	95%
转移中	55%	67%	80%	90%	97%
系统性转移	40%	52%	71%	83%	95%
整体的	57%	97%	81%	90%	95%

(Modified from Fusi S, Ariyan S, Sternlicht A. Data on first recurrence after treatment for malignant melanoma in a large patient population. *Plast Reconstr Surg*. 1993;91:94.)

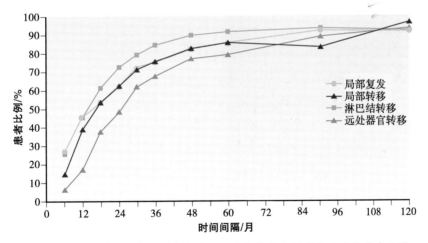

图 28.35　黑色素瘤的复发模式和时间。局部复发和转移的时间曲线先于淋巴结复发和远处器官转移。(From Fusi S, Ariyan S, Sternlicht A. Data on first recurrence after treatment for malignant melanoma in a large patient population. *Plast Reconstr Surg*. 1993;91:94.)

局部复发的患者可以通过扩大切除手术来治疗,但复面积较大或发生转移的患者通常较难治疗,四肢发生转移的患者可以采用隔离-灌注美法仑[166]、达卡巴嗪(DTIC)[167]、顺铂或低渗透灌注卡铂[168]。部分患者灌注卡铂后病灶消失(图 28.36),其他患者暂时也会得到控制。达卡巴嗪的优点是较低的肝脏和系统毒性,发生率远远低于灌注美法仑。事实上,作者发现老年患者对这种灌注的耐受性很好,与年轻患者相比,该组患者发生并发症的风险并不大(表 28.9)[169]。总之,隔离肢体灌注的主要作用是缓解不能切除的肢体疾病。

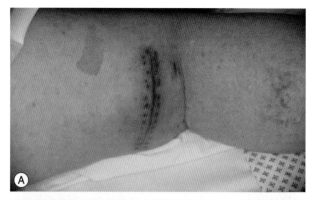

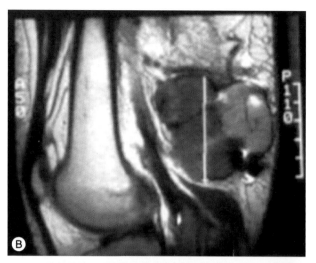

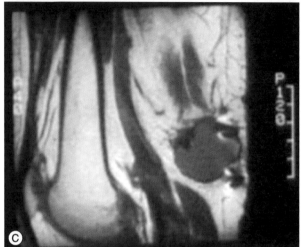

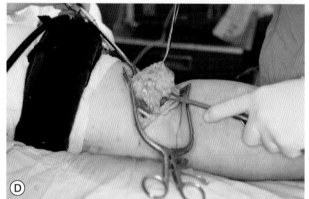

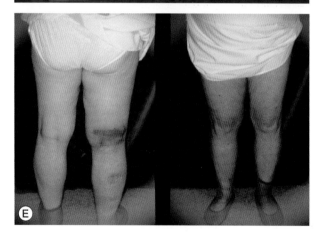

图 28.36　局部孤立灌注治疗下肢复发（A）导致显著的反应和肿瘤的缩小（B 为灌注前，C 为灌注后），允许对肿块进行根治性切除（D）而不损害腘血管。术后 1 年，无局部复发（E）

转移性黑色素瘤患者的治疗

众所周知，发生转移的黑素瘤患者的预后较差，发生肝、脑或骨转移的患者中位生存期只有 6 个月。超过 50% 的晚期黑色素瘤患者发生脑转移[170]。这些患者的中位生存期为 4.4 个月，5 年生存率约为 3%[171]。许多系统性治疗方案可用于治疗发生转移的患者，包括单药或多药的化疗、生物化疗、放疗或使用免疫调节剂。然而，对于转移性黑色素瘤的标准性治疗方案并未达成共识。从手术的角度来看，如果患者的转移是局限于肺、肝或脑的单个小病灶，可以考虑手术切除（表 28.10）。然而，多次复发不能采用手术治疗，而可以考虑采用全身化疗和/或放疗。最近

表 28.9　灌注并发症*

年龄	20~29 岁	30~39 岁	40~49 岁	50~59 岁	60~69 岁	70~79 岁	80~89 岁	总计
患者数量	4	7	11	9	16	14	6	67
水肿（治疗前和治疗后）			1		2	2	1	6
水肿（治疗后）	1		2		2			5
血清肿	1				1	1	1	4
创面				1	5	1	2	9
肺栓子						1		1
总计	2	0	2	2	9	2	2	19
			14/47（30%）			4/20（20%）		

* 60 名患者中的 67 侧灌注，1976—1995 年。（From Ariyan S, Poo WJ. The safety and efficacy of isolated perfusion of extremities for recurrent tumor in elderly patients. A 20-year experience. *Surgery*. 1998;123:335. ）

的进展表明,伽马刀治疗单个或少数脑转移瘤有非常明显的效果。

表 28.10　转移性黑色素瘤手术的结果

首次复发部位	发病率	5 年生存率	中位生存期
皮肤、脂肪、淋巴结	50%～60%	5%～40%	8～50 个月
肺	15%～35%	5%～30%	8～20 个月
胃肠道 小肠(35%～65%) 结肠(10%～15%) 胃(5%)	2%～4%	少数患者 主要用于缓解症状	10～20 个月
大脑 (尸检,50%～80%)	8%～15%	意想不到的(5%) 6～8 个月 80%～90% 有症状缓解	6～8 个月
肝脏(极少单发转移)	5%	医学上称为故事性病例	—

(Modified from Allen PJ, Coit DG. The surgical management of metastatic melanoma. Ann Surg Oncol. 2002;9:762.)

化疗药物

达卡巴嗪(DTIC)仍然是标准性的化疗药物,并已作为比较新的治疗方法功效的一种评价标准[124,172]。联合化疗方案包括已被报道其他细胞毒性药物,如双(2-氯乙基)亚硝基脲(BCNU)、顺铂、洛莫司汀和羟基脲等。该实验通过比较单独应用达卡巴嗪和达卡巴嗪联合其他药物治疗会发现 DTIC 在短期内显著提高了生存率。达卡巴嗪和替莫唑胺已被证明具有相似的应答率(约 10%～20%)和生存期[174],中位缓解期平均约 3～4 个月[173,174]。由于替莫唑胺可以通过血-脑屏障,这使它成为治疗黑色素瘤的一种有吸引力的药物,因为黑色素瘤有转移到大脑的倾向。

联合化疗方案如 CVD(达卡巴嗪联合顺铂和长春碱)或达特茅斯方案(达卡巴嗪、卡莫司汀、顺铂和他莫昔芬)最初报道在治疗过程会有更高的应答率[175,176],但随后的临床试验并没有得到这样的治疗效果[177]。紫杉醇,单独或与卡铂的联合使用,对一些发生转移的黑色素瘤患者提供临床益处,但临床疗效持续时间较短(2～7 个月)[178,179]。

肿瘤疫苗

黑素瘤特异性肿瘤疫苗的开发是建立在若干临床观察和基本研究的基础上,这些研究表明免疫系统能够消灭黑色素瘤细胞。虽然对现有疫苗的治疗有效评估超出了本章的范围,但本章对一些比较令人鼓舞的研究进行了回顾。

神经节苷脂 GM2 是一种许多黑素细胞过度表达的抗原,Sloan Kettering 纪念癌症中心的 Haughton 等通过将它与卡介苗(bacille Calmette-Guérin, BCG)或其他免疫佐剂联合使用治疗转移性黑色素瘤。最初的临床试验得到了可喜的成果[180],但进一步的研究未能证明这种治疗方案的临床获益。Kirkwood 等[181]报道了他们联合应用高剂量的干扰素-a2b 和 GM2 神经节苷脂疫苗来治疗已经切除的黑色素瘤患者,得出的干扰素治疗的优点。此外,一项随机Ⅲ期试验(EORTC18961)在 1 314 名Ⅱ期黑色素瘤患者中辅助应用 GM2-KLH21,由于疫苗组存活率较低而被数据监控委员会提前关闭[182]。

在 John Wayne 癌症中心研制的多价黑色素瘤细胞疫苗被证明是能够诱导对黑色素瘤的特殊抗原产生体液免疫和细胞介导的免疫反应[183,184]。然而,这种疫苗临床试验并无效果。Steven Rosenberg 和美国国家癌症研究所外科分部的联合研究员已经通过使用特异性的肽抗原识别出了其他的癌症疫苗,这种抗原可被自体肿瘤特异性 T 细胞克隆反应所识别[185]。多肽类疫苗最常用细胞因子或细胞免疫佐剂,如树突状细胞。DiFronzo 等[186]证实,通过多价疫苗治疗的患者体液应答会增强,虽然有限但改善了患者的无病生存。作者很难主张任何一项疫苗治疗策略会好于其他疫苗治疗,而是建议高风险黑色素瘤的患者参加前瞻性试验来验证这些治疗方案。

过继 T 细胞移植

Rosenberg 提出了过继 T 细胞移植的概念,即从切除肿瘤中分离出的肿瘤浸润淋巴细胞(tumor-infiltrating lymphocyte, TIL)可以在实验室中扩张,然后注入患者体内。目标是让这些细胞以比身体提供的更强的力量攻击肿瘤细胞。一项Ⅱ期临床试验显示,在 4 期黑色素瘤患者中有 50% 的患者有客观反应[187]。

白细胞介素-2

在 1998 年美国食品药品管理局(Food and Drug Administration, FDA)批准白细胞介素-2(interleukin-2, IL-2)用于治疗转移性黑色素瘤。大剂量静脉注射 IL-2 治疗总客观缓解率约为 17%[188]。在一个高度筛选的患者人群($n=270$)中,IL-2 能够对接近 6% 的转移性黑色素瘤患者产生持久的完全缓解(中位缓解持续时间超过 59 个月),10% 的转移性黑色素瘤患者产生部分缓解,尽管有很高的毒性[189,190]。最近的一项研究证实,在转移性黑色素瘤中,IL-2 联合 210M 肽疫苗(22%)较 IL-2 单独使用(13%)应答率更高[191]。

生物化疗

考虑到单独使用化疗剂和生物活性剂(IFN-α 和 IL-2)在治疗上取得的成功,生物化疗方案应运而生。通过将常规化疗药物与生物活性药物相结合,研究人员能够证明转移性黑色素瘤的反应率有适度的改善。在单机构Ⅱ期试验中,生物化疗(顺铂、长春碱、达卡巴嗪、干扰素-α 和 IL-2)对转移性黑色素瘤患者的总缓解率为 27%～64%,完全缓解率为 15%～21%[192-194]。一个小型Ⅲ期随机试验比较序贯生物化疗(按照达卡巴嗪、顺铂、长春碱与干扰素-α 和 IL-2 的先后顺序给药)比较联合顺铂、长春碱和达卡巴嗪(CVD)的报告显示,生物化疗方案的缓解率为48%,单独用CVD治疗的缓解率为25%;生物化疗治疗的患者平均存活时间为11.9个月,而CVD为9.2个月[195]。Ⅲ期随机群际试验(E3695),生物化疗(顺铂、长春碱、达卡巴嗪、IL-2和干扰素α-2b)相较于单用CVD,会产生更高的缓解率和无进展生存期,但是对于转移性黑色素瘤的患者整体存活率和生活质量没有明显改善[196]。生物化学治疗毒性远远大于CVD,门诊患者皮下注射IL-2来降低生物化疗毒性的其他尝试并没有显示生物化疗比单独化疗有实质性的好处[197-199]。Meta分析证实了生物化学治疗尽管看起来提高了转移性黑色素瘤患者的总体缓解率,但是对他们的生存并无益处[200]。

考虑到上述药物的整体性能不佳,持续的基础理论和转化研究新的治疗方案对这些不幸的患者是必要的。此外,提前的预防措施也是必不可少的。由于多数侵袭性黑色素瘤有一定的可识别风险因素(如日光暴晒),因此,使用类胡萝卜素和环氧合酶-2(COX-2)、血管内皮生长因子(vascular endothelial growth factor,VEGF)受体和细胞色素P-450抑制剂进行化学预防正在被积极研究[201]。这项工作的成果备受期待。

免疫治疗-免疫调节剂

尽管有许多临床前期和临床研究评估了多种细胞因子、疫苗、抗体以及其他类型的免疫调节剂,单独或联合化学治疗,仅IL-2用于治疗转移性疾病和干扰素-α作为外科治疗后的辅助治疗取得功效并被已经被监管部门批准应用[148,149]。尽管如此,人们仍然乐观地认为,免疫调节剂可以成为一种有效的治疗黑色素瘤患者的方法,这主要得益于肿瘤免疫生物学的关键进展,包括操纵和破坏免疫激活检查点和肿瘤防御机制的潜力;免疫激活抗原呈递的新方法;抗原特异性t细胞扩增程序的改进,基因转移改变淋巴细胞特异性和功能以及发现改进的预测性生物标志物以选择患者进行个体化治疗的潜力[202]。

根据这些研究,Hodi等通过使用易普利姆玛(伊匹单抗)诱导转移性黑色素瘤患者产生自身免疫,伊匹单抗是一种针对细胞毒性T淋巴细胞相关抗原CTLA-4的一种抗体[203]。CTLA-4是一种免疫关键分子,能够下调T-细胞活性,而阻断这个分子可以提高机体抗肿瘤免疫能力[203]。在多中心临床试验中,转移性黑色素瘤患者被随机分配接一种基于黑色素瘤抗原的抗CTLA-4药物(伊匹单抗),或同时接受抗CTLA-4试剂和疫苗联合治疗。相比仅接受疫苗治疗的患者,接受抗CTLA-4疗法的患者在总体存活率、无疾病进展生存期无进展生存期和最佳总缓解率方面均有改善[203]。

除CTLA-4外,另一个被广泛研究的是活化T细胞表面的程序性死亡受体-1(programmed death-1 receptor,PD-1)与其抗原呈递细胞或肿瘤细胞上的配体(PD-L1)之间的相互作用。与CTLA-4一样,PD-1在活化的T细胞表面表达,当它与PD-L1结合时,免疫反应减弱。PD-L1在肿瘤细胞上的表达被认为在降低肿瘤微环境中的免疫反应中发挥作用,促进肿瘤的生长和扩散。

值得注意的是,伊匹单抗的副作用情况值得一提,因为60%的患者有不良反应,大部分与免疫相关。然而,这种随机对照试验表明,接受伊匹单抗治疗的黑色素瘤患者的总生存得到了显著的改善。它可能会证明伊匹单抗对治疗同时接收一个或多个先前提及的治疗方案而疾病却未得到控制的黑色素瘤患者时,会有疗效。

PD-1和PD-L1抑制剂的Ⅰ期研究已经在转移性黑色素瘤患者中证明了有前景的结果[204,205]。目前正在进行随机对照试验,评估PD-1和PD-L1抑制剂的生存益处。与伊匹单抗一样,抗PD-1/L1药物大多有免疫相关的不良事件。据报道,早期研究正在研究联合使用抗CTLA-4和抗PD-1药物。与单独用药相比,同时使用尼鲁单抗(抗PD-1抗体)和伊匹单抗治疗导致更高的不良事件发生率。然而,大多数不良事件是可逆的。同时给药组的有效率为40%,而顺序给药组的有效率为20%[206]。对该试验的后续更新显示,同期化疗方案1年生存率为82%,2年生存率为75%[207]。这些结果表明,多种免疫治疗药物联合使用提高了应答率,并提示使用一种药物发生疾病进展的患者仍可从替代药物中获益。鉴于这些研究的结果,以及其他试验的结果,在其他治疗失败后,尼鲁单抗于2014年12月被FDA批准用于晚期黑色素瘤的治疗[208]。

转移性黑色素瘤的分子靶向治疗

自2010年以来,随着小抑制剂疗法的出现,转移性黑色素瘤的分子靶向化疗发生了巨大变化,特别是针对BRAF突变的黑色素瘤。2002年的研究表明,大约50%的人类黑素瘤存在BRAF的激活突变,BRAF是丝裂原激活蛋白(mitogen-activated protein,MAP)激酶通路的上游成分;所述突变是谷氨酸取代缬氨酸(V600E突变)[209]。含有BRAF突变的黑素瘤细胞是依赖于MAP激酶信号传导来促进生长和生存[210]。这些发现提示了靶向治疗黑色素瘤的可能性。

目前,FDA批准了3种用于治疗恶性黑色素瘤的MAP激酶抑制剂:2种BRAF抑制剂(BRAF inhibitor,BRAFi)、维莫非尼和达拉非尼,以及首个MEK抑制剂(MEK inhibitor,MEKi)曲美替尼。它们的获批是基于随机的Ⅲ期试验,在这些试验中,每种研究药物与达卡巴嗪在不可切除BRAF V600E(K)突变型恶性黑色素瘤患者中的比较[211-213]。在治疗早期就可以看到应答,大多数应答是局部的,并且在大多数患者中可以看到继发性耐药的发展[214]。

很明显,黑素瘤可以根据驱动其增殖的特定分子变化进行分类[215],针对单个肿瘤中激活的通路可能导致肿瘤消退并可能治愈。未来10年,这种个体化癌症治疗很可能在黑色素瘤和其他癌症患者的治疗中发挥显著作用。

监测

在耶鲁大学黑色素瘤研究中心单位治疗的患者最初

接受密切监测(表 28.11),间隔时间每年增加。皮肤科的评估、照片记录和密切随访的重要性怎么强调都不为过,教育患者早期自我发现复发并进行间隔的医生随访被认为是最有效的监测方法[216]。根据黑色素瘤确诊时的分期,在不同的时间间隔对患者进行局部或远处转移检查(表 28.12)。

表 28.11　监测准则

复查与体格检查	
0 期	由皮肤科医生或初级护理医生每年一次
Ⅰ 期	5 年内每 6 个月一次
Ⅱ ~ Ⅳ 期	每 3 个月一次,持续两年后每 6 个月一次,连续 3 年
转移性监测	
乳酸脱氢酶水平与全血细胞计数	每次复查,至少每年一次
胸片	每隔一次复查,至少每年一次
CT 扫描±PET	有实验室检查或胸片异常、体格检查发现或症状

表 28.12　随访监测方案

	体格检查	胸部 X 线摄影	肝功能检查	成像
Ⅰ 期,T1	每半年一次,持续 2 年,然后每年一次	–	–	
Ⅰ ~ Ⅱ 期,T2~4	每 3 个月一次,持续 3 年,然后每半年一次	每年一次	每年一次	
Ⅲ 期,淋巴结阳性	每 3 个月一次,持续 3 年,然后每半年一次	每年一次	每年一次	每年一次或根据指征

肿瘤复发与病变厚度有关。60% ~ 70% 的复发出现在外科治疗的前 18~24 个月(见表 28.8)[165]。最早的复发生在局部或区域淋巴结,接着发生转移,最后发生远处转移。筛查通常是通过体检,肝功能血清学检查和胸部 X 线摄片,这些可以发现大多数复发。除非临床高度怀疑这些部位发生转移,否则不建议常规筛查头部、胸部和腹部 CT。胸部 X 线摄片和肝脏血清学检查,尽管相对阳性率低[217],但价格便宜且可用于建立基准值。PET 或 PET-CT 成像在受影响患者监测中的用途仍在调查中。此外,使用特异性的血清筛查工具,如用 RT-PCR 检测酪氨酸酶 mRNA,既具有临床上令人兴奋的前景,也存在伦理上的挑战[218]。

美国国家癌症研究所建议,大多无家族史的患者,以及典型色素痣的患者应该在治疗后的前 2 年内每 6 个月进行一次随访评估。随后,每年适当的时间进行随访。有家族病史或非典型痣的患者,每 3 个月随访一次[216]。

总结

黑色素瘤仍然是一个具有挑战性和重要的临床问题,每年的发生率快速上升。广泛局部切除仍然是针对原发病主要的治疗方式。前哨淋巴结活检适用于淋巴结阴性但原发病灶具有侵袭性特征的患者,一般而言指厚度大于 1mm。如果前哨淋巴结活检阳性,则应行淋巴结切除术以控制局部病变。不幸的是,过去几十年,晚期黑色素瘤患者整体的治愈率没有显著改善,因为人们无法在治疗原发性黑色素瘤的同时治疗发生在全身器官的亚临床的微小转移。一旦这些转移在临床上出现明显的症状,通过进一步手术、化疗、放疗或这些方式联合治疗等治疗方式治愈的机会便微乎其微。化疗和生物化疗辅助试验在疾病任何时期都没有得到一致的成功。因此,人们不能过分强调临床试验,应鼓励晚期黑色素瘤患者在可能的情况下参加不同的辅助治疗策略的临床试验。近期分子靶向治疗控制转移性病变所取得的成功,为未来基因突变的个性化治疗方案点亮了希望。

参考文献

1. Linos E, Swetter SM, Cockburn MG, et al. Increasing burden of melanoma in the United States. *J Invest Dermatol.* 2009;129:1666–1674.
2. DeSantis CE, Lin CC, Mariotto AB, et al. Cancer treatment and survivorship statistics, 2014. *CA Cancer J Clin.* 2014;64:252–271.
3. Guy GP Jr, Thomas CC, Thompson T, et al. Vital signs: melanoma incidence and mortality trends and projections – United States, 1982–2030. *MMWR Morb Mortal Wkly Rep.* 2015;64:591–596.
4. Ekwueme DU, Guy GP Jr, Li C, et al. The health burden and economic costs of cutaneous melanoma mortality by race/ethnicity–United States, 2000 to 2006. *J Am Acad Dermatol.* 2011;65:S133–S143.
5. Handley WS. The pathology of melanotic growths in relation to their operative treatment. Lecture I. *Lancet.* 1907;1:927.
6. Norris W. Case of fungoid disease. *Edinburgh Med Surg.* 1894;16:562.
7. Halsted WS I. The results of radical operations for the cure of carcinoma of the breast. *Ann Surg.* 1907;46:1–19.
8. Halsted WS I. The results of operations for the cure of cancer of the breast performed at the Johns Hopkins Hospital from June, 1889, to January, 1894. *Ann Surg.* 1894;20:497–555.
9. Handley WS. The pathology of melanocytic growths in relation to their operative treatment. Lecture II. *Lancet.* 1907;1:996.
10. Pringle JH. A method of operation in cases of melanotic tumours of the skin. *Edinburgh Med Surg.* 1907;123:496–499.
11. Goldsmith HS, Shah JP, Kim DH. Prognostic significance of lymph node dissection in the treatment of malignant melanoma. *Cancer.* 1970;26:606–609.
12. Olsen G. The malignant melanoma of the skin. New theories based on a study of 500 cases. *Acta Chir Scand Suppl.* 1966;365:1–222.
13. Kenady DE, Brown BW, McBride CM. Excision of underlying fascia with a primary malignant melanoma: effect on recurrence and survival rates. *Surgery.* 1982;92:615–618.
14. Lawton G, Rasque H, Ariyan S. Preservation of muscle fascia to decrease lymphedema after complete axillary and ilioinguinofemoral lymphadenectomy for melanoma. *J Am Coll Surg.* 2002;195:339–351.
15. Kaplan EN. The risk of malignancy in large congenital nevi. *Plast Reconstr Surg.* 1974;53:421–428.
16. Rhodes AR, Melski JW. Small congenital nevocellular nevi and the risk of cutaneous melanoma. *J Pediatr.* 1982;100:219–224.
17. Krengel S, Hauschild A, Schafer T. Melanoma risk in congenital melanocytic naevi: a systematic review. *Br J Dermatol.* 2006;155:1–8.
18. Watt AJ, Kotsis SV, Chung KC. Risk of melanoma arising in large congenital melanocytic nevi: a systematic review. *Plast Reconstr Surg.* 2004;113:1968–1974.

19. NIH Consensus conference. Diagnosis and treatment of early melanoma. *JAMA*. 1992;268:1314–1319.

20. Ackerman AB, Mihara I. Dysplasia, dysplastic melanocytes, dysplastic nevi, the dysplastic nevus syndrome, and the relation between dysplastic nevi and malignant melanomas. *Hum Pathol*. 1985;16:87–91.

21. Elder DE, Goldman LI, Goldman SC, et al. Dysplastic nevus syndrome: a phenotypic association of sporadic cutaneous melanoma. *Cancer*. 1980;46:1787–1794.

22. Nordlund JJ, Kirkwood J, Forget BM, et al. Demographic study of clinically atypical (dysplastic) nevi in patients with melanoma and comparison subjects. *Cancer Res*. 1985;45:1855–1861.

23. Slade J, Marghoob AA, Salopek TG, et al. Atypical mole syndrome: risk factor for cutaneous malignant melanoma and implications for management. *J Am Acad Dermatol*. 1995;32:479–494.

24. Precursors to malignant melanoma. National Institutes of Health Consensus Development Conference Statement, Oct. 24-26, 1983. *J Am Acad Dermatol*. 1984;10:683–688.

25. Wallace DC, Beardmore GL, Exton LA. Familial malignant melanoma. *Ann Surg*. 1973;177:15–20.

26. Clark WH Jr, Reimer RR, Greene M, et al. Origin of familial malignant melanomas from heritable melanocytic lesions. 'The B-K mole syndrome'. *Arch Dermatol*. 1978;114:732–738.

27. Reimer RR, Clark WH Jr, Greene MH, et al. Precursor lesions in familial melanoma. A new genetic preneoplastic syndrome. *JAMA*. 1978;239:744–746.

28. Epstein E, Bragg K, Linden G. Biopsy and prognosis of malignant melanoma. *JAMA*. 1969;208:1369–1371.

29. Carli P, Mannone F, De Giorgi V, et al. The problem of false-positive diagnosis in melanoma screening: the impact of dermoscopy. *Melanoma Res*. 2003;13:179–182.

30. Kittler H, Guitera P, Riedl E, et al. Identification of clinically featureless incipient melanoma using sequential dermoscopy imaging. *Arch Dermatol*. 2006;142:1113–1119.

31. Tripp JM, Kopf AW, Marghoob AA, Bart RS. Management of dysplastic nevi: a survey of fellows of the American Academy of Dermatology. *J Am Acad Dermatol*. 2002;46:674–682.

32. Ackerman AB. Macular and patch lesions of malignant melanoma: malignant melanoma in situ. *J Dermatol Surg Oncol*. 1983;9:615–618.

33. Rywlin AM. Malignant melanoma in situ, precancerous melanosis, or atypical intraepidermal melanocytic proliferation. *Am J Dermatopathol*. 1984;6(suppl):97–99.

34. Abbasi NR, Shaw HM, Rigel DS, et al. Early diagnosis of cutaneous melanoma. *JAMA*. 2004;292:2771–2776.

35. Gachon J, Beaulieu P, Sei JF, et al. First prospective study of the recognition process of melanoma in dermatological practice. *Arch Dermatol*. 2005;141:434–438.

36. Kantor J, Kantor DE. Routine dermatologist-performed full-body skin examination and early melanoma detection. *Arch Dermatol*. 2009;145:873–876.

37. Carli P, De Giorgi V, Palli D, et al. Dermatologist detection and skin self-examination are associated with thinner melanomas: results from a survey of the Italian Multidisciplinary Group on Melanoma. *Arch Dermatol*. 2003;139:607–612.

38. Epstein DS, Lange JR, Gruber SB, et al. Is physician detection associated with thinner melanomas? *JAMA*. 1999;281:640–643.

39. Swetter SM, Johnson TM, Miller DR, et al. Melanoma in middle-aged and older men: a multi-institutional survey study of factors related to tumor thickness. *Arch Dermatol*. 2009;145:397–404.

40. Mooney MA, Barr RJ, Buxton MG. Halo nevus or halo phenomenon? A study of 142 cases. *J Cutan Pathol*. 1995;22:342–348.

41. Scheibner A, Milton GW, McCarthy WH, Shaw HM. Clinical features, prognosis and incidence of multiple primary malignant melanoma. *Aust N Z J Surg*. 1981;51:386–399.

42. Veronesi U, Cascinelli N, Bufalino R. Evaluation of the risk of multiple primaries in malignant cutaneous melanoma. *Tumori*. 1976;62:127–130.

43. Greene MH, Fraumeni F. The hereditary variant of malignant melanoma. In: Clark WH, Goldman LI, Mastrangelo MJ, eds. *Human Malignant Melanoma*. New York: Grune & Straton; 1979:109.

44. Greene MH, Goldin LR, Clark WH Jr, et al. Familial cutaneous malignant melanoma: autosomal dominant trait possibly linked to the Rh locus. *Proc Natl Acad Sci USA*. 1983;80:6071–6075.

45. Ariyan S, Poo WJ, Bolognia J, et al. Multiple primary melanomas: data and significance. *Plast Reconstr Surg*. 1995;96:1384–1389.

46. Gershenwald JE, Scolyer RA, Hess KR, et al. Melanoma of the Skin. *AJCC Cancer Staging Manual*. 8th ed. Springer; 2017: 563–585. *The most recent melanoma staging recommendations were made on the basis of a multivariate analysis of 30 946 patients with stages I–III melanoma and 7972 patients with stage IV melanoma. For patients with localized melanoma, tumor thickness, mitotic rate, and ulceration are the most dominant prognostic factors. For patients with regional metastases, components that define the N category are the number of metastatic nodes, tumor burden, and ulceration of the primary melanoma. All patients with microscopic nodal metastases, regardless of extent of tumor burden, are classified as stage III. For patients with distant metastases, the two dominant components defining the M category continue to be the site of distant metastases and serum lactate dehydrogenase level.*

47. Melanoma of the Skin. In: Edge SB, Byrd DR, Compton CC, et al., eds. *AJCC Cancer Staging Manual*. New York: Springer; 2010:325.

48. Balch CM, Murad TM, Soong SJ, et al. A multifactorial analysis of melanoma: prognostic histopathological features comparing Clark's and Breslow's staging methods. *Ann Surg*. 1978;188:732–742.

49. Koh HK, Michalik E, Sober AJ, et al. Lentigo maligna melanoma has no better prognosis than other types of melanoma. *J Clin Oncol*. 1984;2:994–1001.

50. Taylor DR Jr, South DA. Acral lentiginous melanoma. *Cutis*. 1980;26:35–36.

51. Coleman WP 3rd, Loria PR, Reed RJ, Krementz ET. Acral lentiginous melanoma. *Arch Dermatol*. 1980;116:773–776.

52. Clark WH Jr, Elder DE, Guerry D 4th, et al. A study of tumor progression: the precursor lesions of superficial spreading and nodular melanoma. *Hum Pathol*. 1984;15:1147–1165.

53. Buzaid AC, Gershenwald JE, Ross MI. Tumor node metastasis (TNM) staging system and other prognostic factors in cutaneous melanoma [Website]. *UpToDate*; 2010 [updated July 11, 2016].

54. Conley J, Lattes R, Orr W. Desmoplastic malignant melanoma (a rare variant of spindle cell melanoma). *Cancer*. 1971;28: 914–936.

55. Egbert B, Kempson R, Sagebiel R. Desmoplastic malignant melanoma. A clinicohistopathologic study of 25 cases. *Cancer*. 1988;62:2033–2041.

56. Bruijn JA, Mihm MC Jr, Barnhill RL. Desmoplastic melanoma. *Histopathology*. 1992;20:197–205.

57. Giuliano AE, Cochran AJ, Morton DL. Melanoma from unknown primary site and amelanotic melanoma. *Semin Oncol*. 1982;9:442–447.

58. Broer PN, Walker ME, Goldberg C, et al. Desmoplastic melanoma: a 12-year experience with sentinel lymph node biopsy. *Eur J Surg Oncol*. 2013;39:681–685.

59. Mehnert JH, Heard JL. Staging of malignant melanomas by depth of invasion; a proposed index to prognosis. *Am J Surg*. 1965;110:168–176.

60. Clark WH Jr, From L, Bernardino EA, Mihm MC. The histogenesis and biologic behavior of primary human malignant melanomas of the skin. *Cancer Res*. 1969;29:705–727.

61. Breslow A. Thickness, cross-sectional areas and depth of invasion in the prognosis of cutaneous melanoma. *Ann Surg*. 1970;172:902–908. *Alexander Breslow first described the use of an ocular micrometer to measure the maximal thickness of melanomas, and demonstrated a correlation of depth of invasion with patient outcome.*

62. Urist MM, Balch CM, Soong S, et al. The influence of surgical margins and prognostic factors predicting the risk of local recurrence in 3445 patients with primary cutaneous melanoma. *Cancer*. 1985;55:1398–1402.

63. Morton DL, Wen DR, Wong JH, et al. Technical details of intraoperative lymphatic mapping for early stage melanoma. *Arch Surg*. 1992;127:392–399. *Morton et al. first described the use of sentinel lymph node biopsy in the treatment of melanoma. This technique identifies, with a high degree of accuracy, patients with early-stage melanoma who have nodal metastases and are likely to benefit from radical lymphadenectomy.*

64. Leon P, Daly JM, Synnestvedt M, et al. The prognostic implications of microscopic satellites in patients with clinical stage I melanoma. *Arch Surg*. 1991;126:1461–1468.

65. Stone M. Evaluation and treatment of regional lymph nodes in melanoma. In: Atkins MB, Ross ME, ed. *UpToDate*. 18.3 ed. Waltham, MA: UpToDate, Inc.; 2010.

66. Balch CM. The role of elective lymph node dissection in melanoma: rationale, results, and controversies. *J Clin Oncol*. 1988;6:163–172.

67. Veronesi U, Adamus J, Bandiera DC, et al. Delayed regional lymph node dissection in stage I melanoma of the skin of the lower extremities. *Cancer*. 1982;49:2420–2430.

68. Sappey MPC. *Anatomie,physiologie,pathologie des vaisseaux*

lymphatiques considérés chez l'homme et les vertébrés. Paris: A. Delahaye; 1874.

69. Sherman AI, Ter-Pogossian M. Lymph-node concentration of radioactive colloidal gold following interstitial injection. *Cancer.* 1953;6:1238–1240.

70. Ariyan S, Kirkwood JM, Mitchell MS, et al. Intralymphatic and regional surgical adjuvant immunotherapy in high-risk melanoma of the extremities. *Surgery.* 1982;92:459–463.

71. Wanebo HJ, Harpole D, Teates CD. Radionuclide lymphoscintigraphy with technetium 99m antimony sulfide colloid to identify lymphatic drainage of cutaneous melanoma at ambiguous sites in the head and neck and trunk. *Cancer.* 1985;55:1403–1413.

72. Stephens PL, Ariyan S, Ocampo RV, Poo WJ. The predictive value of lymphoscintigraphy for nodal metastases of cutaneous melanoma. *Conn Med.* 1999;63:387–390.

73. Reintgen D, Cruse CW, Wells K, et al. The orderly progression of melanoma nodal metastases. *Ann Surg.* 1994;220:759–767.

74. Albertini JJ, Cruse CW, Rapaport D, et al. Intraoperative radio-lympho-scintigraphy improves sentinel lymph node identification for patients with melanoma. *Ann Surg.* 1996;223:217–224.

75. Cascinelli N, Belli F, Santinami M, et al. Sentinel lymph node biopsy in cutaneous melanoma: the WHO Melanoma Program experience. *Ann Surg Oncol.* 2000;7:469–474.

76. Krag DN, Meijer SJ, Weaver DL, et al. Minimal-access surgery for staging of malignant melanoma. *Arch Surg.* 1995;130:654–658, discussion 9–60.

77. Bleicher RJ, Essner R, Foshag LJ, et al. Role of sentinel lymphadenectomy in thin invasive cutaneous melanomas. *J Clin Oncol.* 2003;21:1326–1331.

78. Zapas JL, Coley HC, Beam SL, et al. The risk of regional lymph node metastases in patients with melanoma less than 1.0 mm thick: recommendations for sentinel lymph node biopsy. *J Am Coll Surg.* 2003;197:403–407.

79. Warycha MA, Zakrzewski J, Ni Q, et al. Meta-analysis of sentinel lymph node positivity in thin melanoma (<or=1 mm). *Cancer.* 2009;115:869–879.

80. Slingluff CL Jr, Vollmer RT, Reintgen DS, Seigler HF. Lethal "thin" malignant melanoma. Identifying patients at risk. *Ann Surg.* 1988;208:150–161.

81. McKinnon JG, Yu XQ, McCarthy WH, Thompson JF. Prognosis for patients with thin cutaneous melanoma: long-term survival data from New South Wales Central Cancer Registry and the Sydney Melanoma Unit. *Cancer.* 2003;98:1223–1231.

82. Wong SL, Brady MS, Busam KJ, Coit DG. Results of sentinel lymph node biopsy in patients with thin melanoma. *Ann Surg Oncol.* 2006;13:302–309.

83. Kruper LL, Spitz FR, Czerniecki BJ, et al. Predicting sentinel node status in AJCC stage I/II primary cutaneous melanoma. *Cancer.* 2006;107:2436–2445.

84. Rousseau DL Jr, Ross MI, Johnson MM, et al. Revised American Joint Committee on Cancer staging criteria accurately predict sentinel lymph node positivity in clinically node-negative melanoma patients. *Ann Surg Oncol.* 2003;10:569–574.

85. Morton DL, Hoon DS, Cochran AJ, et al. Lymphatic mapping and sentinel lymphadenectomy for early-stage melanoma: therapeutic utility and implications of nodal microanatomy and molecular staging for improving the accuracy of detection of nodal micrometastases. *Ann Surg.* 2003;238:538–549, discussion 49–50.

86. Coit D, Sauven P, Brennan M. Prognosis of thick cutaneous melanoma of the trunk and extremity. *Arch Surg.* 1990;125: 322–326.

87. Balch CM, Soong SJ, Gershenwald JE, et al. Prognostic factors analysis of 17,600 melanoma patients: validation of the American Joint Committee on Cancer melanoma staging system. *J Clin Oncol.* 2001;19:3622–3634.

88. van Akkooi AC, de Wilt JH, Verhoef C, et al. High positive sentinel node identification rate by EORTC melanoma group protocol. Prognostic indicators of metastatic patterns after sentinel node biopsy in melanoma. *Eur J Cancer.* 2006;42:372–380.

89. Gershenwald JE, Thompson W, Mansfield PF, et al. Multi-institutional melanoma lymphatic mapping experience: the prognostic value of sentinel lymph node status in 612 stage I or II melanoma patients. *J Clin Oncol.* 1999;17:976–983.

90. Balch CM, Gershenwald JE, Soong SJ, et al. Multivariate analysis of prognostic factors among 2,313 patients with stage III melanoma: comparison of nodal micrometastases versus macrometastases. *J Clin Oncol.* 2010;28:2452–2459.

91. Buzaid AC, Sandler AB, Mani S, et al. Role of computed tomography in the staging of primary melanoma. *J Clin Oncol.* 1993;11:638–643.

92. Holder WD Jr, White RL Jr, Zuger JH, et al. Effectiveness of positron emission tomography for the detection of melanoma metastases. *Ann Surg.* 1998;227:764–769, discussion 9–71.

93. Rinne D, Baum RP, Hor G, Kaufmann R. Primary staging and follow-up of high risk melanoma patients with whole-body 18F-fluorodeoxyglucose positron emission tomography: results of a prospective study of 100 patients. *Cancer.* 1998;82:1664–1671.

94. Katz KA, Jonasch E, Hodi FS, et al. Melanoma of unknown primary: experience at Massachusetts General Hospital and Dana-Farber Cancer Institute. *Melanoma Res.* 2005;15:77–82.

95. Schlagenhauff B, Stroebel W, Ellwanger U, et al. Metastatic melanoma of unknown primary origin shows prognostic similarities to regional metastatic melanoma: recommendations for initial staging examinations. *Cancer.* 1997;80:60–65.

96. Anbari KK, Schuchter LM, Bucky LP, et al. Melanoma of unknown primary site: presentation, treatment, and prognosis–a single institution study. University of Pennsylvania Pigmented Lesion Study Group. *Cancer.* 1997;79:1816–1821.

97. Cormier JN, Xing Y, Feng L, et al. Metastatic melanoma to lymph nodes in patients with unknown primary sites. *Cancer.* 2006;106:2012–2020.

98. Lee CC, Faries MB, Wanek LA, Morton DL. Improved survival after lymphadenectomy for nodal metastasis from an unknown primary melanoma. *J Clin Oncol.* 2008;26:535–541.

99. Soong SJ, Ding S, Coit D, et al. Predicting survival outcome of localized melanoma: an electronic prediction tool based on the AJCC Melanoma Database. *Ann Surg Oncol.* 2010;17:2006–2014.

100. Knutson CO, Hori JM, Spratt JS Jr. Melanoma. *Curr Probl Surg.* 1971;3–55.

101. Drzewiecki KT, Christensen HE, Ladefoged C, Poulsen H. Clinical course of cutaneous malignant melanoma related to histopathological criteria of primary tumour. *Scand J Plast Reconstr Surg.* 1980;14:229–234.

102. Lederman JS, Sober AJ. Does biopsy type influence survival in clinical stage I cutaneous melanoma? *J Am Acad Dermatol.* 1985;13:983–987.

103. Breslow A, Macht SD. Optimal size of resection margin for thin cutaneous melanoma. *Surg Gynecol Obstet.* 1977;145:691–692.

104. Day CL Jr, Mihm MC Jr, Sober AJ, et al. Prognostic factors for melanoma patients with lesions 0.76 - 1.69 mm in thickness. An appraisal of "thin" level IV lesions. *Ann Surg.* 1982;195:30–34.

105. Woods JE, Soule EH, Creagan ET. Metastasis and death in patients with thin melanomas (less than 0.76 mm). *Ann Surg.* 1983;198:63–64.

106. Briggs JC, Ibrahim NB, Hastings AG, Griffiths RW. Experience of thin cutaneous melanomas (less than 0.76 mm and less than 0.85 mm thick) in a large plastic surgery unit: a 5 to 17 year follow-up. *Br J Plast Surg.* 1984;37:501–506.

107. Stage I melanoma of the skin: the problem of resection margins. *Eur J Cancer.* 1980;16:1079–1085.

108. Cassileth BR, Lusk EJ, Tenaglia AN, Golomb FM. Patients' perceptions of the cosmetic impact of melanoma resection. *Plast Reconstr Surg.* 1983;71:76–78.

109. Day CL Jr, Mihm MC Jr, Sober AJ, et al. Narrower margins for clinical stage I malignant melanoma. *N Engl J Med.* 1982;306:479–482.

110. Kirkwood J, Ariyan S, Nordlund JJ, Lerner A. Malignant melanoma margins. *N Engl J Med.* 1982;307:439–441.

111. Roses DF, Harris MN, Rigel D, et al. Local and in-transit metastases following definitive excision for primary cutaneous malignant melanoma. *Ann Surg.* 1983;198:65–69.

112. Sladden MJ, Balch C, Barzilai DA, et al. Surgical excision margins for primary cutaneous melanoma. *Cochrane Database Syst Rev.* 2009;(4):CD004835. *This systematic review summarizes the evidence regarding width of excision margins for primary cutaneous melanoma. Of the five randomized controlled trials, there was no statistically significant difference in overall survival between narrow (1–2 cm) or wide (3–5 cm) excision margins. Based on the individual trials and meta-analysis, current randomized trial evidence is insufficient to address optimal excision margins for primary cutaneous melanoma.*

113. Bartoli C, Bono A, Clemente C, et al. Clinical diagnosis and therapy of cutaneous melanoma in situ. *Cancer.* 1996;77: 888–892.

114. Heaton KM, Sussman JJ, Gershenwald JE, et al. Surgical margins and prognostic factors in patients with thick (>4 mm) primary melanoma. *Ann Surg Oncol.* 1998;5:322–328.

115. Cascinelli N. Margin of resection in the management of primary melanoma. *Semin Surg Oncol.* 1998;14:272–275.

116. Veronesi U, Cascinelli N, Adamus J, et al. Thin stage I primary cutaneous malignant melanoma. Comparison of excision with margins of 1 or 3 cm. *N Engl J Med*. 1988;318:1159–1162.

117. Veronesi U, Cascinelli N. Narrow excision (1-cm margin). A safe procedure for thin cutaneous melanoma. *Arch Surg*. 1991;126:438–441.

118. Cohn-Cedermark G, Rutqvist LE, Andersson R, et al. Long term results of a randomized study by the Swedish Melanoma Study Group on 2-cm versus 5-cm resection margins for patients with cutaneous melanoma with a tumor thickness of 0.8-2.0 mm. *Cancer*. 2000;89:1495–1501.

119. Khayat D, Rixe O, Martin G, et al. Surgical margins in cutaneous melanoma (2 cm versus 5 cm for lesions measuring less than 2.1-mm thick). *Cancer*. 2003;97:1941–1946.

120. Balch CM, Urist MM, Karakousis CP, et al. Efficacy of 2-cm surgical margins for intermediate-thickness melanomas (1 to 4 mm). Results of a multi-institutional randomized surgical trial. *Ann Surg*. 1993;218:262–267, discussion 7–9.

121. Karakousis CP, Balch CM, Urist MM, et al. Local recurrence in malignant melanoma: long-term results of the multiinstitutional randomized surgical trial. *Ann Surg Oncol*. 1996;3:446–452.

122. Balch C, Soong S-J, Ross M, et al. Long-term results of a multi-institutional randomized trial comparing prognostic factors and surgical results for intermediate thickness melanomas (1.0 to 4.0 mm). *Ann Surg Oncol*. 2000;7:87–97.

123. Thomas JM, Newton-Bishop J, A'Hern R, et al. Excision margins in high-risk malignant melanoma. *N Engl J Med*. 2004;350:757–766.

124. National Comprehensive Cancer Network. *NCCN Clinical Practice Guidelines in Oncology: Melanoma*; 2010 [cited November 20, 2010]. Available from: <http://www.nccn.org/professionals/physician_gls/PDF/melanoma.pdf>.

125. Cuono CB, Ariyan S. Versatility and safety of flap coverage for wide excision of cutaneous melanomas. *Plast Reconstr Surg*. 1985;76:281–285.

126. Golger A, Young DS, Ghazarian D, Neligan PC. Epidemiological features and prognostic factors of cutaneous head and neck melanoma: a population-based study. *Arch Otolaryngol Head Neck Surg*. 2007;133:442–447.

127. Gibbs P, Robinson WA, Pearlman N, et al. Management of primary cutaneous melanoma of the head and neck: The University of Colorado experience and a review of the literature. *J Surg Oncol*. 2001;77:179–185, discussion 86–87.

128. Zitelli JA, Moy RL, Abell E. The reliability of frozen sections in the evaluation of surgical margins for melanoma. *J Am Acad Dermatol*. 1991;24:102–106.

129. Whalen J, Leone D. Mohs micrographic surgery for the treatment of malignant melanoma. *Clin Dermatol*. 2009;27:597–602.

130. Temple CL, Arlette JP. Mohs micrographic surgery in the treatment of lentigo maligna and melanoma. *J Surg Oncol*. 2006;94:287–292.

131. Cotter MA, McKenna JK, Bowen GM. Treatment of lentigo maligna with imiquimod before staged excision. *Dermatol Surg*. 2008;34:147–151.

132. Naylor MF, Crowson N, Kuwahara R, et al. Treatment of lentigo maligna with topical imiquimod. *Br J Dermatol*. 2003;149(suppl 66):66–70.

133. Powell AM, Russell-Jones R, Barlow RJ. Topical imiquimod immunotherapy in the management of lentigo maligna. *Clin Exp Dermatol*. 2004;29:15–21.

134. Spenny ML, Walford J, Werchniak AE, et al. Lentigo maligna (melanoma in situ) treated with imiquimod cream 5%: 12 case reports. *Cutis*. 2007;79:149–152.

135. Pandit AS, Geiger EJ, Ariyan S, et al. Using topical imiquimod for the management of positive in situ margins after melanoma resection. *Cancer Med*. 2015;4:507–512.

136. Heaton KM, el Naggar A, Ensign LG, et al. Surgical management and prognostic factors in patients with subungual melanoma. *Ann Surg*. 1994;219:197–204.

137. Coit DG, Brennan MF. Extent of lymph node dissection in melanoma of the trunk or lower extremity. *Arch Surg*. 1989;124:162–166.

138. Shen P, Conforti AM, Essner R, et al. Is the node of Cloquet the sentinel node for the iliac/obturator node group? *Cancer J*. 2000;6:93–97.

139. Cascinelli N, Bombardieri E, Bufalino R, et al. Sentinel and nonsentinel node status in stage IB and II melanoma patients: two-step prognostic indicators of survival. *J Clin Oncol*. 2006;24:4464–4471.

140. Lee JH, Essner R, Torisu-Itakura H, et al. Factors predictive of tumor-positive nonsentinel lymph nodes after tumor-positive sentinel lymph node dissection for melanoma. *J Clin Oncol*. 2004;22:3677–3684.

141. Gershenwald JE, Andtbacka RH, Prieto VG, et al. Microscopic tumor burden in sentinel lymph nodes predicts synchronous nonsentinel lymph node involvement in patients with melanoma. *J Clin Oncol*. 2008;26:4296–4303.

142. van Akkooi AC, Nowecki ZI, Voit C, et al. Sentinel node tumor burden according to the Rotterdam criteria is the most important prognostic factor for survival in melanoma patients: a multicenter study in 388 patients with positive sentinel nodes. *Ann Surg*. 2008;248:949–955.

143. Morton DL, Thompson JF, Cochran AJ, et al. Sentinel-node biopsy or nodal observation in melanoma. *N Engl J Med*. 2006;355:1307–1317.

144. Morton DL, Thompson JF, Cochran AJ, et al. Final trial report of sentinel-node biopsy versus nodal observation in melanoma. *N Engl J Med*. 2014;370:599–609.

145. Reintgen DS, McCarty KS, Woodard B, et al. Metastatic malignant melanoma with an unknown primary. *Surg Gynecol Obstet*. 1983;156:335–340.

146. Ariyan S. Functional radical neck dissection. *Plast Reconstr Surg*. 1980;65:768–776.

147. Veronesi U, Adamus J, Aubert C, et al. A randomized trial of adjuvant chemotherapy and immunotherapy in cutaneous melanoma. *N Engl J Med*. 1982;307:913–916.

148. Kirkwood JM, Manola J, Ibrahim J, et al. A pooled analysis of eastern cooperative oncology group and intergroup trials of adjuvant high-dose interferon for melanoma. *Clin Cancer Res*. 2004;10:1670–1677.

149. Verma S, Quirt I, McCready D, et al. Systematic review of systemic adjuvant therapy for patients at high risk for recurrent melanoma. *Cancer*. 2006;106:1431–1442.

150. Hurley KE, Chapman PB. Helping melanoma patients decide whether to choose adjuvant high-dose interferon-alpha2b. *Oncologist*. 2005;10:739–742.

151. Munzenrider JE. Uveal melanomas. Conservation treatment. *Hematol Oncol Clin North Am*. 2001;15:389–402.

152. Barranco SC, Romsdahl MM, Humphrey RM. The radiation response of human malignant melanoma cells grown in vitro. *Cancer Res*. 1971;31:830–833.

153. Farshad A, Burg G, Panizzon R, Dummer R. A retrospective study of 150 patients with lentigo maligna and lentigo maligna melanoma and the efficacy of radiotherapy using Grenz or soft X-rays. *Br J Dermatol*. 2002;146:1042–1046.

154. Habermalz HJ, Fischer JJ. Radiation therapy of malignant melanoma. Experience with high individual treatment doses. *Cancer*. 1976;38:2258–2262.

155. Ang KK, Peters LJ, Weber RS, et al. Postoperative radiotherapy for cutaneous melanoma of the head and neck region. *Int J Radiat Oncol Biol Phys*. 1994;30:795–798.

156. Ballo MT, Bonnen MD, Garden AS, et al. Adjuvant irradiation for cervical lymph node metastases from melanoma. *Cancer*. 2003;97:1789–1796.

157. Ballo MT, Garden AS, Myers JN, et al. Melanoma metastatic to cervical lymph nodes: Can radiotherapy replace formal dissection after local excision of nodal disease? *Head Neck*. 2005;27:718–721.

158. Burmeister B, Henderson M, Thompson J, et al. Adjuvant radiotherapy improves regional (lymph node field) control in melanoma patients after lymphadenectomy: results of an intergroup randomized trial (TROG 02.01/ANZMTG 01.02). *I J Radiation Oncology*. 2009;75(3, suppl 2009):S2.

159. Burmeister BH, Henderson MA, Ainslie J, et al. Adjuvant radiotherapy versus observation alone for patients at risk of lymph-node field relapse after therapeutic lymphadenectomy for melanoma: a randomised trial. *Lancet Oncol*. 2012;13:589–597.

160. Henderson M. *Adjuvant radiotherapy after lymphadenectomy in melanoma patients: final results of an intergroup randomized trial (ANZMTG 1.02/TROG 02.01)*. ASCO Annual Meeting: May 31–June 4, 2013; Chicago, IL; 2013.

161. Chen JY, Hruby G, Scolyer RA, et al. Desmoplastic neurotropic melanoma: a clinicopathologic analysis of 128 cases. *Cancer*. 2008;113:2770–2778.

162. Krengli M, Jereczek-Fossa BA, Kaanders JH, et al. What is the role of radiotherapy in the treatment of mucosal melanoma of the head and neck? *Crit Rev Oncol Hematol*. 2008;65:121–128.

163. Temam S, Mamelle G, Marandas P, et al. Postoperative radiotherapy for primary mucosal melanoma of the head and neck. *Cancer*. 2005;103:313–319.

164. Fogarty GB, Hong A. Radiation therapy for advanced and metastatic melanoma. *J Surg Oncol.* 2014;109:370–375.

165. Fusi S, Ariyan S, Sternlicht A. Data on first recurrence after treatment for malignant melanoma in a large patient population. *Plast Reconstr Surg.* 1993;91:94–98.

166. Eggermont AM, Schraffordt Koops H, Lienard D, et al. Isolated limb perfusion with high-dose tumor necrosis factor-alpha in combination with interferon-gamma and melphalan for nonresectable extremity soft tissue sarcomas: a multicenter trial. *J Clin Oncol.* 1996;14:2653–2665.

167. Ariyan S, Mitchell MS, Kirkwood JM. Regional isolated perfusion of high risk melanoma of the extremities with imidazole carboxamide. *Surg Gynecol Obstet.* 1984;158:238–242.

168. Ariyan S, Poo WJ, Bolognia J. Regional isolated perfusion of extremities for melanoma: a 20-year experience with drugs other than L-phenylalanine mustard. *Plast Reconstr Surg.* 1997;99:1023–1029.

169. Ariyan S, Poo WJ. Safety and efficacy of isolated perfusion of extremities for recurrent tumor in elderly patients. *Surgery.* 1998;123:335–343.

170. Bafaloukos D, Gogas H. The treatment of brain metastases in melanoma patients. *Cancer Treat Rev.* 2004;30:515–520.

171. Barth A, Wanek LA, Morton DL. Prognostic factors in 1,521 melanoma patients with distant metastases. *J Am Coll Surg.* 1995;181:193–201.

172. Serrone L, Zeuli M, Sega FM, Cognetti F. Dacarbazine-based chemotherapy for metastatic melanoma: thirty-year experience overview. *J Exp Clin Cancer Res.* 2000;19:21–34.

173. Atallah E, Flaherty L. Treatment of metastatic malignant melanoma. *Curr Treat Options Oncol.* 2005;6:185–193.

174. Middleton MR, Grob JJ, Aaronson N, et al. Randomized phase III study of temozolomide versus dacarbazine in the treatment of patients with advanced metastatic malignant melanoma. *J Clin Oncol.* 2000;18:158–166.

175. Legha SS, Ring S, Papadopoulos N, et al. A prospective evaluation of a triple-drug regimen containing cisplatin, vinblastine, and dacarbazine (CVD) for metastatic melanoma. *Cancer.* 1989;64:2024–2029.

176. McClay EF, Mastrangelo MJ, Bellet RE, Berd D. Combination chemotherapy and hormonal therapy in the treatment of malignant melanoma. *Cancer Treat Rep.* 1987;71:465–469.

177. Chapman PB, Einhorn LH, Meyers ML, et al. Phase III multicenter randomized trial of the Dartmouth regimen versus dacarbazine in patients with metastatic melanoma. *J Clin Oncol.* 1999;17:2745–2751.

178. Agarwala SS, Keilholz U, Hogg D, et al. Randomized phase III study of paclitaxel plus carboplatin with or without sorafenib as second-line treatment in patients with advanced melanoma. *J Clin Oncol (Meeting Abstracts).* 2007;25:8510.

179. Rao RD, Holtan SG, Ingle JN, et al. Combination of paclitaxel and carboplatin as second-line therapy for patients with metastatic melanoma. *Cancer.* 2006;106:375–382.

180. Saleh MN, Khazaeli MB, Wheeler RH, et al. Phase I trial of the murine monoclonal anti-GD2 antibody 14G2a in metastatic melanoma. *Cancer Res.* 1992;52:4342–4347.

181. Kirkwood JM, Ibrahim JG, Sosman JA, et al. High-dose interferon alfa-2b significantly prolongs relapse-free and overall survival compared with the GM2-KLH/QS-21 vaccine in patients with resected stage IIB-III melanoma: results of intergroup trial E1694/S9512/C509801. *J Clin Oncol.* 2001;19:2370–2380.

182. Eggermont AM, Suciu S, Ruka W, et al. EORTC 18961: Postoperative adjuvant ganglioside GM2-KLH21 vaccination treatment vs observation in stage II (T3-T4N0M0) melanoma: 2nd interim analysis led to an early disclosure of the results. *J Clin Oncol (Meeting Abstracts).* 2008;26(15_suppl):9004.

183. Chung MH, Gupta RK, Hsueh E, et al. Humoral immune response to a therapeutic polyvalent cancer vaccine after complete resection of thick primary melanoma and sentinel lymphadenectomy. *J Clin Oncol.* 2003;21:313–319.

184. Hsueh EC, Morton DL. Antigen-based immunotherapy of melanoma: Canvaxin therapeutic polyvalent cancer vaccine. *Semin Cancer Biol.* 2003;13:401–407.

185. Rosenberg SA, Yang JC, Restifo NP. Cancer immunotherapy: moving beyond current vaccines. *Nat Med.* 2004;10:909–915.

186. DiFronzo LA, Gupta RK, Essner R, et al. Enhanced humoral immune response correlates with improved disease-free and overall survival in American Joint Committee on Cancer stage II melanoma patients receiving adjuvant polyvalent vaccine. *J Clin Oncol.* 2002;20:3242–3248.

187. Besser MJ, Shapira-Frommer R, Treves AJ, et al. Clinical responses in a phase II study using adoptive transfer of short-term cultured tumor infiltration lymphocytes in metastatic melanoma patients. *Clin Cancer Res.* 2010;16:2646–2655.

188. Rosenberg SA, Yang JC, Topalian SL, et al. Treatment of 283 consecutive patients with metastatic melanoma or renal cell cancer using high-dose bolus interleukin 2. *JAMA.* 1994;271:907–913.

189. Atkins MB, Lotze MT, Dutcher JP, et al. High-dose recombinant interleukin 2 therapy for patients with metastatic melanoma: analysis of 270 patients treated between 1985 and 1993. *J Clin Oncol.* 1999;17:2105–2116.

190. Atkins MB, Kunkel L, Sznol M, Rosenberg SA. High-dose recombinant interleukin-2 therapy in patients with metastatic melanoma: long-term survival update. *Cancer J Sci Am.* 2000;6(suppl 1):S11–S14.

191. Smith FO, Downey SG, Klapper JA, et al. Treatment of metastatic melanoma using interleukin-2 alone or in conjunction with vaccines. *Clin Cancer Res.* 2008;14:5610–5618.

192. Legha SS, Ring S, Bedikian A, et al. Treatment of metastatic melanoma with combined chemotherapy containing cisplatin, vinblastine and dacarbazine (CVD) and biotherapy using interleukin-2 and interferon-alpha. *Ann Oncol.* 1996;7:827–835.

193. Legha SS, Ring S, Eton O, et al. Development of a biochemotherapy regimen with concurrent administration of cisplatin, vinblastine, dacarbazine, interferon alfa, and interleukin-2 for patients with metastatic melanoma. *J Clin Oncol.* 1998;16:1752–1759.

194. O'Day SJ, Boasberg PD, Piro L, et al. Maintenance biotherapy for metastatic melanoma with interleukin-2 and granulocyte macrophage-colony stimulating factor improves survival for patients responding to induction concurrent biochemotherapy. *Clin Cancer Res.* 2002;8:2775–2781.

195. Eton O, Legha SS, Bedikian AY, et al. Sequential biochemotherapy versus chemotherapy for metastatic melanoma: results from a phase III randomized trial. *J Clin Oncol.* 2002;20:2045–2052.

196. Atkins MB, Hsu J, Lee S, et al. Phase III trial comparing concurrent biochemotherapy with cisplatin, vinblastine, dacarbazine, interleukin-2, and interferon alfa-2b with cisplatin, vinblastine, and dacarbazine alone in patients with metastatic malignant melanoma (E3695): a trial coordinated by the Eastern Cooperative Oncology Group. *J Clin Oncol.* 2008;26:5748–5754.

197. Ridolfi R, Chiarion-Sileni V, Guida M, et al. Cisplatin, dacarbazine with or without subcutaneous interleukin-2, and interferon alpha-2b in advanced melanoma outpatients: results from an Italian multicenter phase III randomized clinical trial. *J Clin Oncol.* 2002;20:1600–1607.

198. Keilholz U, Punt CJ, Gore M, et al. Dacarbazine, cisplatin, and interferon-alfa-2b with or without interleukin-2 in metastatic melanoma: a randomized phase III trial (18951) of the European Organisation for Research and Treatment of Cancer Melanoma Group. *J Clin Oncol.* 2005;23:6747–6755.

199. Bajetta E, Del Vecchio M, Nova P, et al. Multicenter phase III randomized trial of polychemotherapy (CVD regimen) versus the same chemotherapy (CT) plus subcutaneous interleukin-2 and interferon-alpha2b in metastatic melanoma. *Ann Oncol.* 2006;17:571–577.

200. Ives NJ, Stowe RL, Lorigan P, Wheatley K. Chemotherapy compared with biochemotherapy for the treatment of metastatic melanoma: a meta-analysis of 18 trials involving 2,621 patients. *J Clin Oncol.* 2007;25:5426–5434.

201. Demierre MF, Nathanson L. Chemoprevention of melanoma: an unexplored strategy. *J Clin Oncol.* 2003;21:158–165.

202. Sznol M. Betting on immunotherapy for melanoma. *Curr Oncol Rep.* 2009;11:397–404.

203. Hodi FS, O'Day SJ, McDermott DF, et al. Improved survival with ipilimumab in patients with metastatic melanoma. *N Engl J Med.* 2010;363:711–723. *In this study, ipilimumab, which potentiates an antitumor T-cell response, demonstrated improvement in overall survival (10.0 months vs. 6.4 months) in patients with unresectable stage III or IV melanoma. Adverse events can be severe, long-lasting, or both, but most are reversible with appropriate treatment.*

204. Brahmer JR, Tykodi SS, Chow LQ, et al. Safety and activity of anti-PD-L1 antibody in patients with advanced cancer. *N Engl J Med.* 2012;366:2455–2465.

205. Topalian SL, Hodi FS, Brahmer JR, et al. Safety, activity, and immune correlates of anti-PD-1 antibody in cancer. *N Engl J Med.* 2012;366:2443–2454.

206. Wolchok JD, Kluger H, Callahan MK, et al. Nivolumab plus ipilimumab in advanced melanoma. *N Engl J Med.* 2013;369:122–133.

207. Sznol M, Kluger HM, Callahan MK, et al. Survival, response duration, and activity by BRAF mutation status of nivolumab (NIVO, anti-PD-1, BMS-936558, ONO- 4538) and ipilimumab concurrent therapy in advanced melanoma. *J Clin Oncol.* 2014;32:Abstract: LBA9003.

208. Green J, Ariyan C. Update on immunotherapy in melanoma. *Surg Oncol Clin N Am.* 2015;24:337–346.

209. Davies H, Bignell GR, Cox C, et al. Mutations of the BRAF gene in human cancer. *Nature.* 2002;417:949–954.

210. Wellbrock C, Karasarides M, Marais R. The RAF proteins take centre stage. *Nat Rev Mol Cell Biol.* 2004;5:875–885.

211. McArthur GA, Chapman PB, Robert C, et al. Safety and efficacy of vemurafenib in BRAF(V600E) and BRAF(V600K) mutation-positive melanoma (BRIM-3): extended follow-up of a phase 3, randomised, open-label study. *Lancet Oncol.* 2014;15:323–332.

212. Hauschild A, Grob JJ, Demidov LV, et al. Dabrafenib in BRAF-mutated metastatic melanoma: a multicentre, open-label, phase 3 randomised controlled trial. *Lancet.* 2012;380:358–365.

213. Flaherty KT, Robert C, Hersey P, et al. Improved survival with MEK inhibition in BRAF-mutated melanoma. *N Engl J Med.* 2012;367:107–114.

214. Flaherty KT, Puzanov I, Kim KB, et al. Inhibition of mutated, activated BRAF in metastatic melanoma. *N Engl J Med.* 2010;363:809–819. *The authors conducted a multicenter, phase I, dose escalation trial of PLX4032, an orally available inhibitor of mutated BRAF, followed by an extension phase involving the maximum dose that could be administered without adverse effects. Patients received PLX4032 twice daily until they had disease progression. BRAF (v-raf murine sarcoma viral oncogene homolog B1) is a signal transduction molecule that has an activating mutation (glutamic acid for valine at amino acid 600; V600E) in half of all melanomas. In the dose escalation cohort, among the 16 patients with melanoma whose tumors carried the V600E BRAF mutation and who were receiving 240 mg or more of PLX4032 twice daily, 10 had a partial response and 1 had a complete response. Among the 32 patients in the extension cohort, 24 had a partial response and 2 had a complete response. The estimated median progression-free survival among all patients was more than 7 months. Treatment with PLX4032 in the majority of patients with tumors that carry the V600E BRAF mutation resulted in complete or partial tumor regression.*

215. Curtin JA, Fridlyand J, Kageshita T, et al. Distinct sets of genetic alterations in melanoma. *N Engl J Med.* 2005;353:2135–2147.

216. Poo-Hwu WJ, Ariyan S, Lamb L, et al. Follow-up recommendations for patients with American Joint Committee on Cancer Stages I-III malignant melanoma. *Cancer.* 1999;86:2252–2258.

217. Weiss M, Loprinzi CL, Creagan ET, et al. Utility of follow-up tests for detecting recurrent disease in patients with malignant melanomas. *JAMA.* 1995;274:1703–1705.

218. Mellado B, Del Carmen Vela M, Colomer D, et al. Tyrosinase mRNA in blood of patients with melanoma treated with adjuvant interferon. *J Clin Oncol.* 2002;20:4032–4039.

第 29 章

置入物（假体）与生物材料

Timothy W. King and Charles E. Butler

概要

- 什么是生物材料？若要对生物材料进行讨论，人们首先要定义什么是"生物材料"。

- 对生物材料的定义众说纷纭，目前被广泛认同的是由美国国立卫生研究院（National Institutes of Health, NIH）提出的——生物材料是"任何物质（不包括药物）或人工合成或天然存在的单一物质或混合物质，它可以在任何一段时间内使用，并可作为一个整体或整体的一部分以治疗、填充或替换组织、器官或机体的功能"[1]。

- 近年来，随着组织工程学及再生医学的发展，为了将可与机体相互作用的结构与连接装置包括在生物材料领域内，生物材料的定义扩展为"可在医疗设备中使用并可与生物系统相互作用的材料"[2]。

- 生物材料可以是合成材料（即人类制造的材料）或生物材料（即生物系统产生的材料）。

- 基于发展阶段及材料特性的进一步分类也十分常见，但不在本章节讨论的范围内。

本章旨在将生物材料分成以下几大类进行分别阐述：金属、聚合物、陶瓷、黏合剂及胶、皮肤替代产品及人造生物材料。

历史回顾

过去 50 年，生物材料的发展突飞猛进。事实上，在第二次世界大战前，"生物材料"这个名词还不存在。尽管有报道证实 32 000 年前就有生物材料作为缝合线使用的先例[2,3]，但近 60 年内生物材料的发展及应用才得到了充分发展。现代医学置入物领域的起源归功于 20 世纪 40 年代末的一位叫 Harold Ridley 的英国眼科医生。他注意到一位眼部被敌军机枪射伤的喷火式战斗机飞行员，眼内埋入了机身的树脂涂层碎片，但在康复过程中无不良反应发生。

他由此推论，这种叫聚异丁烯酸甲酯的用于制造喷火式战斗机涂层的树脂材料或许可用来制作可在白内障患者眼部使用的置入型晶体。1949 年，他进行了第一例人造晶体在人体置入应用。他的这项观察与创新是现代人工晶体的先驱，现今每年有超过 1 000 万例的人工晶体置入术在白内障患者身上应用[2]。

在同一时期，一些由外科医生和工程师组成的独立群体对一些生物材料置入物进行了开发研究，比如血管移植物、髋关节置换材料及心脏瓣膜等。这些创新人员在医用材料使用规范还未建立时奠定了生物材料学科的基础。到了 20 世纪 50 年代，随着外科医生、工程师和科研人员对新型置入材料的不断研究，人们明确了理想置入物需具备的特定性能。Cumberland[4] 和 Scales[5] 对这些特性进行了阐述（框 29.1）。

框 29.1　理想置入物的特性

最小的异物反应

有弹性或易弯曲

容易裁剪

良好的组织整合性

胶原可长入

促进永久的组织修复

良好的抗张强度

可用于感染环境

最小的伤口并发症

（Modified from Cumberland VH. A preliminary report on the use of prefabricated nylon weave in the repair of ventral hernia. Med J Aust. 1952;1;143-144;and Scales JT. Materials for hernia repair. Proc R Soc Med. 1953;46;647-652.）

值得一提的是，尽管这些标准是 60 年前提出的，但它们仍然是所有现代生物材料所需具备的基础性能。

金属

为满足医学应用中对机械及生物物理特性的需求,合金的应用得到发展。这些合金材料是惰性金属而且在人体内耐腐蚀。总体而言,合金材料的机械特性优于被支撑的天然组织,因为不同于天然组织,合金材料不会发生形态改变。

不锈钢

不锈钢作为生物材料的应用始于 20 世纪 20 年代[6]。不锈钢耐腐蚀,而且含有十余种单体化合物,这些化合物的组合使得不锈钢具备理想的化学及机械性能。医学中应用的不锈钢材料是至少含有 17% 铬元素的铁-铬-镍合金(表29.1)。金属铬在合金表面形成耐腐蚀的保护层。临床应用最多的不锈钢合金材料是"316L",这种材料除了有金属铬的存在以外,其低碳含量可预防碳化物生成、高镍含量可增加合金的强度及硬度。不锈钢的抗拉能力相对较强但是对其塑性却比较容易(弯曲)。这一点在一些临床应用中很有用,比如用于颌间固定的牙弓夹板,但总体而言不锈钢材料的这些机械特性较现今常用的钴铬合金及钛合金材料还

表 29.1　普通金属合金成分表

元素	不锈钢 (ASTM F138) * 重量%	钴铬 (ASTM F90)† 重量%	钛 (ASTM F136)‡ 重量%
铬	16~18	27~30	–
镍	10~14	最大 2.5	–
钼	2~3	5~7	–
碳	最大 0.03	最大 0.35	最大 0.08
铁	均衡	最大 0.75	最大 0.25
锰	最大 2.00	最大 1.00	–
磷	最大 0.045	–	–
硫	最大 0.03	–	–
硅	最大 1.00	最大 1.00	–
氮	最大 0.10	–	–
钴	–	均衡	–
氧	–	–	最大 0.013
铝	–	–	5.5~6.5
钒	–	–	3.5~4.5
钛	–	–	均衡

* ASTM. Standard specification for wrought 18chromium-14nickel-2.5molybdenum stainless steel bar and wire for surgical implants (UNS S31673). West Conshohocken, PA：ASTM International；2008.

†ASTM. Standard specification for wrought cobalt-20chromium-15tungsten-10nickel alloy for surgical implant applications (UNS R30605). West Conshohocken, PA：ASTM International；2009.

‡ASTM. Standard specification for wrought titanium-6 aluminum-4 vanadium ELI (extra low interstitial) alloy for surgical implant applications (UNS R56401). West Conshohocken, PA：ASTM International；2008. (Adapted from Holmes RE. Alloplastic materials. In：McCarthy JG, ed. *Plastic Surgery*. New York：WB Saunders；1990：698-731.)

有些差距。另外,不锈钢材料会向周围组织滤出金属离子,这会引起严重的炎症反应及疼痛,一些患者不得不采取手术方法取出移植物。不锈钢现在主要用于外科缝线及弓形夹板的制作。过去的内固定系统使用不锈钢,但这一领域的应用已被其他合金材料替代。

钴铬合金

钴铬合金是用于人体的最重要的生物材料之一。1932年,人们在提出不锈钢材料应用中的一些问题时,第一次对活合金(Vitallium)———一种钴-铬-钼(Co-Cr-Mo)合金(ASTM75)———进行了描述。解决不锈钢的一些问题,这种合金材料中铁被钴(约占组成成分的 60%)取代,为提高抗腐蚀能力将铬含量提升至 25% ~ 30%,并增加 5% ~7% 的钼以增加合金强度(表 29.1)。钴铬铝合金早期应用于颅面外科夹板及螺钉的制作,促使该领域发生了巨大变革。此类合金的最大缺点是在 CT 检查成像时产生放射状伪影。因为钴铬钼合金的这一缺点及钛合金的其他优势,钛合金在大部分生物材料应用中取代了钴铬钼合金[7]。但是,钴铬钼合金在牙科的应用还在延续。

钛

20 世纪 80 年代初期,钛合金的应用开始进入医学领域[6,8]。从那时起,钛合金几乎替代了医学领域所有其他的合金材料。这主要因为它们更高强度、更轻、更强抗腐蚀能力的特性,以及较少引起炎症反应的特点。与其他金属置入物相比,钛合金因其刚度较低而具有更低应力遮挡效应(置入物受力大于骨组织,不受力学刺激的骨组织会出现局部骨量流失)。钛合金中铁的含量低于 0.5%(表 29.1),这使得它们又多了两个优良性能:钛合金不会触发金属探测设备,也不会在 CT 及磁共振检查中产生明显伪影。另外,不同于传统移植物与骨组织形成的纤维组织,钛可与其周围的矿化骨形成化学连接。这种特性使得钛可用于制备骨整合置入物。在许多情况下,是纯钛而不是合金被用作医疗置入物。整形外科对钛合金的应用包括用于骨折内固定的钛板、钛钉以及眶壁重建的钛网(图 29.1)。

金

尽管金是惰性金属,但纯金没有很强的机械性能。因此,当需要具备一定强度的材料时(比如补牙材料),就会用到金合金材料。但在应用于眼睑内金片置入术矫正眼睑闭合不全时[9],因所需置入物强度不高,通常采用 24 克金合金(纯度 99.9%)以确保置入物的化学稳定性。

铂

铂与金一样属于惰性金属,可作为矫正眼睑闭合不全的替代置入物用于对金过敏的患者。铂的密度大于金,故应用于眼睑内置入时较金片更薄、更不易察觉。

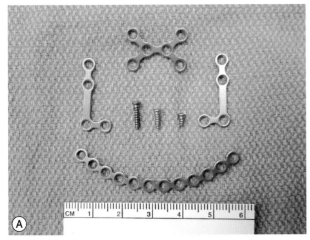

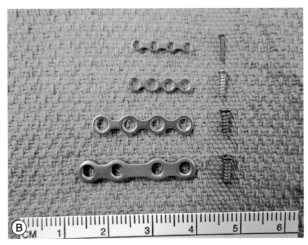

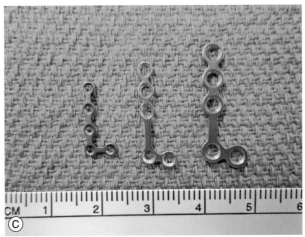

图 29.1　应用于中面部重建术的钛板。（A）多型 2.0mm 钛板及螺钉。自左向右，螺钉长度分别为 7mm、5mm 及 3mm；（B）四孔钛板螺钉系统，自上而下孔径分别为 1.0mm、1.5mm、2.0mm 及 2.3mm；（C）L 形钛板，自左向右孔径为 1.0mm、1.5mm 及 2.0mm，配套螺钉长度均为 5mm。按照惯例，钛板型号取决于螺钉直径

一些含铂的化合物具有免疫原性，因此引起了人们对长期接触铂的关注。美国疾病控制中心（Centers for Disease Control，CDC）指出短时间接触铂盐可能对眼、鼻及喉部产生刺激，而长时间接触可能引起呼吸系统及皮肤的过敏反应，因此美国职业安全与健康管理局（Occupational Safety and Health Administration，OSHA）制定的铂盐暴露标准是暴露在平均铂盐含量为 $2mcg/m^3$ 的空气中 8 小时以上。

在一些高分子聚合物制备过程中，铂以铂黑粉（1nm～1μm）的形式在这些反应中起催化作用[10]。铂黑催化使不饱和有机化合物结合氢气，用于制备硅胶乳房假体（见下文）。

含铂化合物也用于化疗，对一些肿瘤组织有较高敏感性。比如众所周知的化疗药物——顺铂，它对多种肿瘤的治疗都有效。但是它同时会产生一些严重的副作用，比如累积效应产生不可逆的肾脏损伤及听力减退[11,12]。

聚合物

聚合物是由重复的亚基聚合形成的大分子物质。典型的聚合物结构是有多条侧链共价结合于主链分子上的长链

结构。聚合物的物理特性取决于单体结构、单体数量以及相邻聚合物分子链间的交联程度。聚合物分子链间的交联可降低分子链的移动度。例如，一种聚合物的分子链可自由移动时，此聚合物呈现的形态为液体，随着分子链之间交联的增加，它会变成凝胶状或固体。

硅胶

硅胶可能是现代医学领域最饱受抨击和误解的生物材料。这可能是因为对硅胶在乳房假体应用中的争论引起的。硅胶假体于 1962 年开始在美国应用，它由两层厚的滑面硅凝胶膜包裹，内部填充黏性硅凝胶材料（二甲基硅氧烷），两者黏合在一起形成整体。在随后的数十年里，为了优化隆乳术后效果并减少术后并发症，硅胶假体的外包膜及内部填充物经历了多次变化和改良。1988 年，因为多项对假体置入失败的报道及对硅胶假体造成的术后并发症和其他疾病的指控，美国食品药品管理局（Food and Drug Administration，FDA）将乳房硅胶假体重新标注为 III 类医疗器械，并要求生产厂家提交相关安全性及有效性的评估数据[13,14]。

1992 年，FDA 声明"没有充分证据证明乳房硅胶假体的安全性及有效性"，并终止了乳房硅胶假体在美容手术中的应用，但是批准了其在以下情况下的继续使用，包括乳房切除术后乳房再造、先天畸形的矫正以及因内手术操作引起的硅胶假体破裂的假体替换。为了解决硅胶假体应用的问题，美国卫生与公共服务部指定美国国家科学院医学研究所（Institute of Medicine, IOM）开展了医学史上最大规模的临床研究之一。其主要任务是调查乳房硅胶假体置入手术的术中及术后潜在的并发症。1999 年，在对多年的乳房硅胶假体使用的临床证据及研究进行回顾后，IOM 发布了一份题为《乳房硅胶假体的安全性》（*Safety of Silicone Breast Implants*）的综合性报告，报告对乳房盐水假体与乳房硅胶假体都进行了阐述[15]。IOM 的研究结论是"证据表明，在置入假体的女性群体中，结缔组织病、癌症、神经性疾病及其他全身性症状、疾病及病症的发生率与未置入假体的女性相比无显著差异。"随后的大部分的独立研究及所有系统回顾研究也没有发现乳房硅胶假体与疾病的相关性[13,14]。

2006 年，FDA 的禁令解除，对两大生产厂家生产的乳房硅胶假体在乳房重建及隆乳术中应用的限制也随之结束。FDA 的批准要求对已接受乳房硅胶假体置入的女性进行长达十年的术后随访，并且需要一项对 40 000 名女性进行长十年的乳房硅胶假体安全性研究。这些研究要求术前向患者发放说明硅胶假体置入术相关风险的手册[13,14]。

那么，硅胶到底是什么呢？人们有必要从乳房假体的发展史方面理解这个问题。硅胶是一类聚合物的统称，这类聚合物是由硅原子（Si）与氧原子（O）交替形成的分子产物。表 29.2 列出了硅胶的专业名词。硅氧烷是硅胶的基本重复单位，它由硅原子、氧原子及一个饱和碳氢链（烷烃）组成。聚二甲硅氧烷（poly-dimethylsiloxane，PDMS）$|(CH_3)_2SiO|_n$ 是医用领域应用最多的聚合物。PDMS 是由硅氧支链及两个甲基侧链组成的比较纯的聚合物。它是医用材料中稳定性最好的生物材料之一。改变 PDMS 的分子链长度和分子量可以使硅胶材料的机械性能和性状改变。少于 30 个单体组成的 PDMS 分子被定义为低分子量 PDMS，它们的黏性类似于婴儿润肤油。单体含量超过 3 000 的 PDMS 为高分子量 PDMS，它们以固体形式存在。通过控制交联程度、改变添加剂及调整固化过程的方式也可以改变硅胶的机械性能。例如，乳房假体中所应用的硅胶是在硅氢加成反应体系中固化生成的，这个体系中甲基侧链（CH_3）被乙烯基侧链（$CH=CH_2$）替换，这种改变促使硅胶链之间形成交联。这一反应由铂催化，在乳房硅胶假体中有时可检测到少量铂的残留。乳房硅胶假体的外膜由填充了无定型氧化硅（非结晶硅）的高度聚合硅胶制成（图 29.2）。

整形外科领域对硅胶假体的应用还包括颊部、鼻部、颏部重建或填充所用的假体以及眶壁重建术。手外科医生将硅胶假体用于关节成形术、屈肌腱置换术及制备骨间隔物。硅胶材料以其相对稳定性、可塑性及可变形性在这些应用中具有优势。低分子量硅胶曾作为注射性软组织填充物应用，但是严重的局部组织反应及硅胶的移位使得许多医生放弃了这种应用方式。

表 29.2 硅胶命名

名称	化学式	说明
硅	Si	地球上最丰富的元素；不存在于自然生成的金属态
二氧化硅	SiO_2	沙土、大理石、石英
硅酸盐	Na_2SiO_3	单一形态，用作干燥剂（如麻醉机内）
硅氧烷	R_2SiO	硅原子和氧原子组成的单体
硅酮	$|R_2SiO|_n$	硅和氧组成的多聚体
聚二甲硅氧烷	$|(CH_3)_2SiO|_n$	大部分医用级硅胶产品的基本材料，包括乳房假体

（Adapted from Miller MJ, Ogunleye OT. Biomaterials. In: Guyuron B, Eriksson E, Persing JA, et al., eds. *Plastic Surgery Indications and Practice*. New York: Saunders Elsevier; 2009; 57-66.）

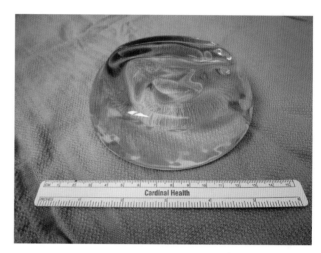

图 29.2 乳房硅胶假体（Mentor）

在现今所用的可置入材料中，对于硅胶的研究可能是最多的。在参考了在多个国家进行的 35 项全面严谨的临床研究后，未发现有确定性的证据证明这种材料可以致病。此外，医用级硅胶应用广泛，目前已在 1 000 多种医疗产品中发现，它们有些作为组成成分参与产品构成、有些是产品生产过程中的残余成分。举例来讲，每个一次性注射器针管、针头以及静脉留置针都是硅胶润滑的；用橡胶塞密封瓶盛装的药物里都因生产过程中硅胶的使用而有硅胶成分残留；固体的硅橡胶用于制作起搏器外壳、各种导管、人工关节、脑积水分流器以及多种面部和阴茎假体。与乳房假体相同，一些睾丸和下颏假体采用的也是硅胶包膜包裹的硅胶假体。

一些药品中也含有硅胶成分。成分中含有"聚甲基硅氧烷"（如二甲硅油）的药品，是可以被人体吸收的含硅胶药物。日常生活中的用品也用到硅胶成分，比如口红、唇膏、防晒霜、护手霜、发胶、加工食品及口香糖等。医用硅胶可引起非特异性异物反应，产生典型的巨噬细胞吞噬、异物巨细胞形成并最终形成瘢痕的反应过程[16]。

一些知名研究机构（如 IOM[17,18]、英国卫生部[19]）进行的一些深入调查并没有发现硅胶可直接导致全身性疾病的证据。然而，2011 年 1 月，FDA 基于一系列病例报告研究发布了安全讨论声明，这些病例报告延续于 1997 年的个案报道[20]，声明指出"置入乳房假体的女性在假体的包膜囊内发生间变大细胞淋巴瘤（anaplastic large cell lymphoma，ALCL）的风险很低，但却有所增加"[21,22]。在讨论过程中，FDA 了解到在全世界约 510 万接受乳房假体置入的女性中，大约有 60 例患者患有 ALCL。从那时起，全世界已经有超过 200 名女性被诊断为与乳房假体相关的 ALCL（breast implant-associated ALCL，BI-ALCL）。BI-ALCL 的确切原因和机制尚不清楚，但此病的发生并不局限于使用硅胶填充假体的女性，也包括使用生理盐水填充假体的女性[23,24]。关于 BI-ALCL 的更多详情，可参考第 5 卷第 12 章。

硅胶乳房假体的进展是 FDA 对黏性凝胶假体（通常称为"橡皮糖"假体）的批准。3 家乳房假体制造公司的黏性凝胶假体都已获得批准：Sientra（Santa Barbara，CA）于 2012 年 3 月获得批准；Allergan（Irvine，CA）于 2013 年 2 月获得批准；Mentor（Irvine，CA）于 2013 年 6 月获得批准[25]。

聚四氟乙烯

聚四氟乙烯（polytetrafluoroethylene，PTFE）又名铁氟龙（Teflon），是由 Roy Plunkett 在 1938 年开发制冷剂时偶然发明的[26]。它由含氟侧链及碳原子骨架组成。膨体聚四氟乙烯（ePTFE 或 Gore-Tex ®）是由 Bob Gore 在 1969 年通过快速牵拉 PTFE 制成的材料。它的化学性质稳定，不产生交联（柔韧性好），表面无黏性。当制成孔径为 10～30μm 的材料时，可允许有限的组织向内生长。这种材料的应用广泛，可用于登山靴、煎锅涂层等多种产品的制造。在医学领域，膨体聚四氟乙烯可用于制造血管移植物、腹壁重建术中的网片假体及面部填充假体等[27]。在用于疝修补术时，ePTFE 网片因其不粘连特性可减少术后局部粘连的发生。然而，疝修补术中 ePTFE 网片的应用有很大的局限性，如术后感染需要移除以及弱于聚丙烯大孔径网片的与周围韧带组织结合的能力。

聚酯

聚酯的主链含有一个酯功能基团。线带（Mersilene）是一种用于疝修补术的聚酯纤维编织的网状材料。聚酯网片与聚丙烯材料相比更柔软且亲水性更高，动物实验研究表明聚酯网片的组织内生长能力更好。涤纶是聚酯材料的另一种产品，它被用于制备血管移植物。

聚丙烯

聚丙烯的结构包括一条碳主链及由氢原子和甲基构成的侧链。这种材料用于疝气修补及骨盆脏器脱垂修复，而且组织排斥十分少见。然而，随着时间的延长，聚丙烯网片会侵蚀周围软组织。因此，FDA 对聚丙烯网片在骨盆脏器脱垂修复的应用发布了警示，特别是当放置区域邻近阴道

壁时，在过去几年内患者报告的网片侵蚀病例中，聚丙烯网片对阴道壁的侵蚀率占第二位[28]。聚丙烯材料韧性高且在人体内引起异物反应的发生率低，因为这两点，它还可用于制备缝合材料。聚丙烯纤维编织制成的网片在疝气修补术中应用广泛，因为该网片的牵张力大而且其与缺损韧带边缘纤维血管组织的结合力较强。在腹腔脏器表面直接放置聚丙烯网片会造成组织粘连、瘘管形成及腐蚀。这种材料造成的邻近腹腔脏器的广泛纤维粘连给聚丙烯网片疝气修复术的再次手术带来了很大困难。

聚乙烯

聚乙烯由一个碳主链及含氢侧链（乙烯）组成。一种高密度的多孔聚乙烯（Medpor）材料用于面部填充假体的制备（图 29.3）。这种多孔结构可以使组织及血管向假体内生长。医生可以通过对假体的雕刻为每一位患者制作定制型假体。与 ePTFE 假体相比，这种材料质地更坚实，而且其多孔结构使得软组织黏附性更强导致放置的困难稍大。此外，软组织的生长使假体更难移除。单纯的多孔聚乙烯材料及钛网内嵌的多孔聚乙烯材料可用于眶壁重建术。但是单纯多孔聚乙烯眶壁重建术有一个缺点在于，假体在 CT 检查中成像不佳，医生难以对假体移位进行诊断。

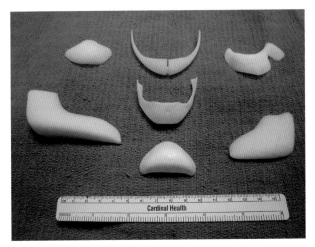

图 29.3　用于面部整形的 Medpor（高密度多孔聚乙烯）假体

可降解的高分子聚合物

为解决永久性假体的一些不足，人们研制出了可降解的高分子聚合物。大部分的生物降解过程始于水解或氧化等化学反应，并联合酶解或细胞内反应等生化反应，最终使物质被完全降解。这种材料不仅对原材料本身的人体组织兼容性有要求，其分解后的产物也必须具有组织相容性[29]。

尽管活体组织中可降解的材料有很多，但其中只有几种是临床可用的可降解高分子聚合物。这些材料多数都是 α-羟基酸，特别是聚乳酸[poly（lactic acid），PLA]、聚羟基乙酸[poly（glycolic acid），PGA]及其复合物，以及两者的共聚

物-聚羟基乙酸共聚物［poly（lactic-co-glycolic acid），PLGA］。这些聚合物水解后的终产物是乳酸或羟基乙酸，这两种物质都是正常生化反应的副产物。

大多数外科医生对这种聚合物都非常熟悉，因为他们是薇乔产品（polygalactin 910，Ethicon，Somerville，NJ）的原材料。这些高分子聚合物也用于制备腹壁重建术中的可降解网片，以及颅面外科、手外科中的固定板系统。

人们可通过改变乳酸与羟基乙酸的比率、增加碳纤维或其他聚合物来调节材料的降解速率。总体而言，增加乳酸的浓度可降低降解速率，换言之，这种聚合物维持的时间较长。在过去的 15 年内，一些制造商用这些高分子聚合物制造了用于颅面外科及手外科的可降解固定板和螺钉。为了优化产品的降解率及聚合物的强度，每一个制造商都对乳酸和羟基乙酸的比例以及制作工艺进行了调整。例如LactoSorb（Biomet，Warsaw，IN）的产品由 82% 的 PLA 和 18%的 PGA 组成，而 Resorb-X（KLS Martin，Jacksonville，FL；在SonicWeld 使用）的产品是 100% 的聚 D，L 乳酸（poly D，L-lactic acid，PDLLA）。这些材料置入体内时，他们的强度与钛板系统的强度相同，随时间延长强度逐渐减弱。通常情况下，置入物的结构在最初的 8 周里是完整的，这有助于骨愈合的进行。

薇乔网片在复杂的腹部重塑术中可用作临时腹部筋膜闭合材料，特别是用于感染伤口时。这种网片初期可以闭合腹腔，随后逐步降解，形成可后期修复的医源性疝气。

陶瓷

人类对陶瓷材料的应用已有几千年的历史。然而，陶瓷在医疗领域的应用开始于 20 世纪 60 年代。在所有可用的陶瓷材料中，仅有少许是适用于置入人体的。陶瓷是晶体结构，由无机的非金属分子组成，其单个电子与每个原子紧密地结合（称为异质键；相反，在金属中见到的同质键则允许电子在原子之间自由流动）。陶瓷材料的制备过程叫烧结，即将材料在高温高压下融化成整体。陶瓷有很多适合生物医学应用的物理特性，比如不易引起异物反应、抵御细菌侵蚀、较高的抗压强度以及孔状结构的组织内生长能力（孔径 100μm 用于骨组织、30μm 用于软组织）。但是，陶瓷材料的劣势也是明显的，它们易碎而且在施加牵拉、扭转及弯曲的作用力时极易断裂。它们在整形外科中的主要应用是用于骨增量及骨置换。

磷酸钙是整形外科中应用最广泛的陶瓷材料。另外，实验室结果表明磷酸钙具有骨诱导及骨引导活性，但这种说法还没有得到临床验证。

医用磷酸钙材料有两种形式：羟基磷灰石 $[Ca_{10}(PO_4)_6(OH)_2]$ 及二磷酸三钙 $[Ca_3(PO_4)_2]$。与羟基磷灰石相比，二磷酸三钙的吸收及骨组织替代率较高。这两种材料的实性和多孔结构产品可用作颗粒状注射物及块状、固体、多孔填充物，而羟基磷灰石也可用作骨水泥。这些置入物通常用于颅面部非承重骨性结构的重建。骨水泥

在特定手术（如颅骨成形术）中的应用有一定优势，因其可在手术过程中进行塑形。

黏合剂与胶

第一种纤维蛋白黏合剂出现于 1944 年，当时是用于辅助皮片黏合于受区软组织床。1978 年，第一种市场化合成纤维蛋白黏合剂开始被使用。氰基丙烯酸盐黏合剂合成于1949 年，但是初期产品的应用引起非常严重的异物排斥反应。研究人员后期对材料分子进行了化学调整，使得材料引起的异物反应发生率大幅降低并成功应用于临床。临床上应用的组织黏合剂有很多种。通常情况下，黏合剂用于闭合组织或止血，而许多黏合剂同时具备这两种特性。理想的组织黏合剂应具备 5 个特性（框 29.2）。下文将对不同类别的组织黏合剂进行分别阐述[30]。

框 29.2 理想的组织黏合剂的特性

安全性（不引起过敏反应、疾病传播等）

能消除无效腔

操作简便

经济适用

临床有效性

血小板凝胶

血小板凝胶来源于富血小板血浆（platelet-rich plasma，PRP）。70ml 全血离心后提取含有纤维蛋白原的血小板层，后者与牛凝血酶反应产生胶状黏合剂。这种材料适用于不愿采用市场化合成黏合剂的患者。一旦制备设施到位后，血小板凝胶的制备成本要低于市场化合成黏合剂。但是这种材料也是有缺点的。PRP 中的纤维蛋白原与合成黏合剂中的相比浓度较低，因此 PRP 的黏合有效性也相对较差。另外，PRP 的抗牵张能力及止血能力也相对较差。血小板凝胶在临床上主要应用于大面积浅表组织的黏合，比如在提眉术、面部提升术、腹壁整形术中的应用以及在背阔肌皮瓣、腹壁下动脉穿支（deep inferior epigastric perforator，DIEP）皮瓣、横行腹直肌（transverse rectus abdominis myocutaneous，TRAM）肌皮瓣的供区闭合中的应用。PRP 喷雾剂在这类应用中的效果最好。

纤维蛋白黏合剂

纤维蛋白黏合剂是 FDA 批准的第一种组织黏合剂，它由纤维蛋白原和凝血酶两部分组成。产品中还含有少量用于催化反应生成纤维蛋白聚合物的凝血因子 XIII 及钙离子，这两种成分从筛选的供者血浆中提取。市场化的纤维蛋白黏合剂产品中含有延长降解时间的抗纤溶酶及作为稳定剂的牛源抑肽酶。为预防疾病传播，产品都须行加热及超滤

除菌。

产品需低温贮存，使用前的准备时间大概需要 20 分钟。现将盛装两种成分的容器置于特质容器中复温几分钟，将两种成分分别抽出，利用特制双向注射器混合两种成分后立即使用。这种产品有多种使用方式，最简单的是使用钝针注射，此外还有喷雾方式及内镜下使用方式。喷雾剂可实现两成分最大程度混合并在伤口表面形成纤维蛋白聚合物薄层，实验证明这种方式产生的黏合性最强[31]。

纤维蛋白胶的强度与产品中纤维蛋白原的浓度成正比，而产品聚合程度由凝血酶的浓度调节。因此，在应用于需后期调整的组织时（如一个大面积的皮瓣），需要凝血酶浓度较低的产品。纤维蛋白黏合剂在整形外科中的应用与前述的 PRP 相似。经皮注射的纤维蛋白黏合剂对慢性血清肿的治疗也有效[32]。

氰基丙烯酸盐黏合剂

氰基丙烯酸盐黏合剂的早期产品是丁基-氰基丙烯酸盐黏合剂。这种短链黏合剂的降解速率较快，导致许多患者应用后伤口裂开；另外，当这种黏合剂穿透皮肤时，其降解产物（甲醛和氰基乙酸）可引起严重的炎症反应。为了解决这些问题，人们研制出了辛基-氰基丙烯酸盐黏合剂。这种长链黏合剂能产生强度更高、维持时间更久的聚合物。当 2-辛基-氰基丙烯酸盐遇湿（空气中的湿度即可）后，聚合反应即开始发生。这种黏合剂在整形外科中的应用主要限于皮肤伤口闭合。因为表皮组织不进行缝合，为保证黏合剂的使用效果，必须确保皮下组织的缝合紧密使切口两侧无

张力对合。研究表面传统缝合与 2-辛基-氰基丙烯酸盐黏合剂的术后效果无明显差异[33]。

皮肤替代物

过去 20 年，生物合成皮肤替代物的应用已成为创面处理的主流治疗方式[34]。这种材料的应用范围已从最初的用于严重烧伤皮肤缺损修复扩展到了用于治疗慢性静脉曲张性溃疡及慢性糖尿病创面上。随着相关技术的革新，皮肤替代物的应用范围将进一步扩大（框 29.3）。

框 29.3　理想的皮肤替代物的特性
与创面基底迅速黏合 具备正常皮肤组织的所有物理及机械性能 价格合理 受者对其不产生免疫排斥反应 能高效地促进组织再生及创面愈合

尽管理想的皮肤替代物尚未研制成功，但研究人员已研制出一些可临床应用的产品，并在对它们进行不断的改进。人工培养皮肤替代物的制备需要 3 种重要的组成部分：细胞来源、组织分化诱导物质以及基质成分[35]。研究人员为制备人工培养皮肤替代物对多种细胞、介质及聚合物进行多种组合。表 29.3 列出了这些组合的产品及彼此之间的对比。

表 29.3　市场化皮肤替代物产品的对比

产品	公司	组织来源	分层	应用
Integra	Integra Life Sciences Plainsboro, NJ	人工合成	1. 硅胶 2. 胶原及黏多糖基质	深层或全层软组织缺损的覆盖；皮片移植的替代
Epicel	Vericel Corp. Cambridge, MA	自身合成	体外培养的自身合成角质细胞	深层部分或全层烧伤面积>体表面积的 30%
Dermagraft	Organogenesis Canton, MA	异体真皮	新生成纤维细胞嵌入的薇乔材料	慢性创面 全层烧伤的中厚皮片移植
Apligraf	Organogenesis Canton, MA	异体复合物	1. 新生角质细胞 2. 成纤维细胞嵌入的胶原材料	慢性创面 切口愈合 与中厚皮片移植联合应用以改善功能及外观
AlloDerm	LifeCell Branchburg, NJ	异体真皮	非细胞真皮组织	深层部分及全层烧伤；软组织替代物；悬吊材料；间位插入移植材料；组织修补材料

（Adapted from Shores JT, Gabriel A, Gupta S. Skin substitutes and alternatives: a review. *Adv Skin Wound Care*. 2007;20:493-508. quiz 509-510.）

Integra

Integra 是一种双层的组织替代物。"真皮层"（下层）是一层结合了硫酸软骨素黏多糖的牛胶原蛋白基底，"表皮层"（上层）是一层硅胶成分[36]。随着创面愈合，"真皮层"逐渐

被自体细胞取代[37]，随后在新生真皮层表面行中厚皮片移植。Integra 用于多种复杂创面的治疗，如部分或全层烧伤及多种类型的溃疡。一些研究对 Integra 的有效性进行了评估，并对其与自体皮片、异体皮片和异种生物膜的应用进行了比较。生物膜（Biobrane，Smith&Nephew，Largo，FL）是一种生物

合成的敷料，由一层硅胶膜及一层部分嵌入硅胶的胶原蛋白尼龙纤维膜组成。研究表明，在创面感染及皮片存活方面，应用 Integra 的创面感染率较高；但是在创面愈合时间方面，Integra 优于其他 3 种材料。Integra 也可以用于皮片贴附性不好的复杂创面[36,38,39]。新生真皮组织贴附于创面基底，随后10~14 天血管化，最后形成可供中厚皮片移植的表层。

Epicel（培养生成的自体表皮移植物）

Epicel（Genzyme，Cambridge，MA）是一种由患自身角质形成细胞培养制成的自体表皮移植物。从患者身体活检提取一小块皮肤组织后，将组织送往公司进行加工处理。用抑制增殖的 3T3 小鼠成纤维细胞共培养促进角质形成细胞生长。在角质形成细胞层厚度达到 2~8 层细胞时，所形成的自体移植物送回并移植于患者创面表面。使用时将移植物贴附于凡士林纱布上，用不锈钢手术夹固定，移植物最大覆盖面积可达到 50cm^2 左右。

Epicel 可用于大于或等于 30% 体表面积的深 II 度或 III度烧伤。它可与中厚皮移植结合应用或在不适用中厚皮移植的严重、大范围烧伤中单独使用。动物实验证明将表皮细胞与 Integra 材料结合使用可促进皮肤及口腔黏膜组织的再生，在这个过程中，培养生成的自体表皮移植物放置于血管化的 Integra 材料上，提前将角质形成细胞置入于 Integra[40]，已实现在创面愈合同一时期的应用[41-44]。

Dermagraft

Dermagraft（Advanced Biohealing，Westport，CT）是一种嵌入了新生成纤维细胞的聚乳酸网片。材料中的成纤维细胞产生胶原蛋白、黏多糖、纤维粘连蛋白以及其他生长因子。随时间延长，网片逐渐被吸收并被患者自体组织替代[37]。Dermagraft 可用作临时或永久创面覆盖材料，它可促进削痂术后烧伤创面、静脉曲张溃疡及压疮创面上的网状中厚皮片的存活[37,45]。在感染、渗出、创面愈合时间、创面闭合时间及移植物成活率几个方面，Dermagraft 的效果与异体移植物相同[45-47]。

Apligraf

Apligraf（Organogenesis，Canton，MA）是一种双层的皮肤替代产品。下层是由 I 型牛胶原蛋白和提取自新生儿包皮组织的成纤维细胞组成的"真皮层"，上层是角质细胞来源的"表皮层"。这种产品必须现制现用，常温保质期只有 5天[37]。临床上已用于静脉性溃疡及糖尿病足创面的治疗上，并可作为临时覆盖物保护烧伤部位切痂后创面移植的网状皮片[48]。

生物网片

为了避免人造修补网片引起的副作用并生产出组织相容性更好的材料，研究人员研制出了生物网片并将其用于多个领域。现有的生物网片材料来源于脱细胞的哺乳动物组织（人类来源-同种异体组织；动物来源-异种组织）。真皮组织是应用最广泛的制备生物网片的组织。生物网片材料的制备需去除细胞、细胞碎片及其他免疫原性成分，最大程度保存细胞外基质（如胶原蛋白、蛋白多糖等）框架的完整性。保存天然的细胞外基质的完整性对于这种材料的重塑和再生（逐渐被天然的受体组织取代）而不是形成瘢痕并被机体组织包裹有着重要的作用。理想的生物网片需具备一些特点，如框 29.4 所示。

框29.4　理想生物网片的特点
抵抗细菌增殖及慢性感染
组织相容性好、无致癌性
获取方便、价格合理
能够长时间承受生理应力
置入后无继发疼痛
促进组织内生长
置入后不会发生实质性的收缩或扩张
引起内脏组织粘连发生率低
能为细胞提供支持框架及促进宿主细胞内生长、分化及互相作用的靶点，同时在创面机械强度增加及新组织形成过程中能进行重塑

（Adapted from Bellows CF，Alder A，Helton WS. Abdominal wall reconstruction using biological tissue grafts：present status and future opportunities. *Exp Rev Med Devices*. 2006；3：657-675. ）

目前可供外科医生选择的生物网片材料的种类有很多，这些材料可用于复杂躯体结构的重建，包括乳房重建、胸壁重建及腹外疝修复等[49]。因其抗感染的能力较人工合成网片强，所以生物网片的应用较后者广[50]。这些材料可以减少修复区域组织粘连[51,52]，可与皮肤直接接触，应用后通常无须取出置入的生物网片。

小肠黏膜下组织

小肠黏膜下组织（SIS 或 Surgisis，Cook Biotech，West Lafayette，IN）是由猪小肠黏膜制备的生物材料。在去除了小肠黏膜的黏膜、浆膜及肌肉层后，留下一层坚韧的胶原基质。肠壁的机械强度主要源自黏膜下组织。黏膜下组织的这层坚韧且生化特性丰富多样的细胞外基质使其成为自然来源生物材料的良好选择。SIS 在 1989 年第一次作为血管移植物被提出[53]，此后其在人体有 20 多种应用，包括多种疝修补术[54-56]、硬脑膜修补[57]、膀胱重建术[58,59]以及应激性尿失禁的治疗[60]。这种生物材料最初于 1989 年以 Surgisis 命名，为了更好地整合宿主组织，经历了几次修改。在2008 年，它被重新命名为 Biodesign，以反映生物材料的重大改进。

人源脱细胞真皮基质

人源脱细胞真皮基质（human acellular dermal matrix, HADM）（AlloDerm, LifeCell, Branchburg, NJ; Allomax, Bard Davol, Murray Hill, NJ; and FlexHD, Ethicon360, Somerville, NJ）由捐献的同种异体移植人体真皮制成。每个制造商都有自己的制备脱细胞真皮基质的专利技术。一般而言，就是表皮及皮下组织去除，然后将真皮进行冻干技术或化学清洗技术处理，最后保留真皮基质的胶原蛋白结构。HADM 的应用包括假体乳房再造、腹壁重建、胸壁重建、骨盆重建以及丰唇术。HADM 微粉（Cymetra, LifeCell, Branchburg, NJ）可用于喉成形术，并可作为一种软组织填充物。

猪源脱细胞真皮基质

猪源脱细胞真皮基质（porcine acellular dermal matrix, PADM）的应用与 HADM 相似。猪来源的材料更加丰富而且取材条件的可控性更好。但是，因为 PADM 来源于异种移植材料，制备过程必须进行附加处理，以预防置入人体后产生的免疫排斥反应。为抑制材料的免疫原性并减少胶原酶引起的基质成分退化，第一代 PADM（CollaMend, Davol Bard Cranston, RI and Permacol, Covidien, Norwalk, CT）在制备过程中进行了刻意的胶原纤维化学交联反应。这种交联产物的继发副作用是对细胞外基质结构的改变，这种改变抑制了细胞渗透、血管新生及基质结构重塑的能力[61]。

新一代的 PADM（Strattice, LifeCell, Branchburg, NJ）制备过程中不再进行化学交联反应。新的处理方式是用酶反应方法去除半乳糖-α(1,3)-半乳糖抗原，这种抗原是引起异种细胞移植物免疫排斥反应的主要因素。

学界目前尚不清楚这些产品中哪种效果最好，但是在最近的一项对比交联 PADM 与非交联 PADM 在动物腹壁重建中效果的实验研究中表明，非交联 PADM 置入后有宿主细胞及血管组织迅速渗入而交联 PADM 置入后被增生组织包裹。非交联 PADM 在修复区域形成的粘连较少，但在置入早期即增加了生物材料与肌筋膜组织连接处的机械强度。因此，此项研究结论指出非交联 PADM 在生物网片腹壁重建术中的早期应用效果优于交联 PADM[62]。然而，至今尚无临床对比试验研究对这两种材料进行比较。

其他生物网片产品

牛心包膜（Veritas, Synovis, St. Paul, MN）胶原基质是一种非交联的牛心包膜材料。脱细胞及去除免疫原性的处理是通过用一种专利化学方法对游离氨基加帽处理。

胎牛真皮（Surgimend, TEI, Boston, MA）是一种从胎牛提取的非细胞真皮基质。这种材料是非交联的，可以促进细胞渗透、血管新生及与宿主组织的整合。

羊膜/胎盘材料

羊膜作为生物材料已经使用了 100 多年。1910 年首次发表是用作皮片移植物，1912 年首次用于烧伤患者[63-65]。羊膜是单层上皮细胞，厚基底膜和无血管基质，这种上皮细胞产生多种细胞因子和生长因子。据报道，羊膜促进上皮形成的同时还具有抗菌性、免疫原性和镇痛特性。即使在去除上皮和羊膜灭菌后，许多特性仍被保留下来。由于羊膜具有这些有用的生物学和机械特性，使其成为一种有价值的敷料[63,66]。过去几年，几家公司已经开发出了从人类胎盘、羊膜或绒毛膜组织提取产品。BioFix（Integra LifeSciences, Plainsboro, NJ）和 AmnioFix（MiMedx, Marietta, GA）是无菌、脱水和脱细胞的羊膜，它用于覆盖伤口和填补组织缺损。BioFix Plus（Integra LifeSciences, Plainsboro, NJ）和 EpiFix（MiMedx, Marietta, GA）是类似的产物，但它们包括绒毛膜，这些产品无须提前准备，任何一面都可以覆盖在伤口表面。其中一家公司还发布了一种颗粒状的人脱细胞胎盘结缔组织基质（BioFix Flow, Integra LifeSciences, Plainsboro, NJ），该产品装在注射器中，旨在用作可注射的结缔组织基质。这些产品在室温下保存 5 年。Grafix（Osiris Therapeutics, Columbia, MD）是一种低温保存的胎盘膜，与上述产品一样，由细胞外基质和生长因子/细胞因子组成。然而，该产品还含有组织原生细胞（包括上皮细胞、成纤维细胞和干细胞），可用于帮助伤口愈合。由于是冷冻产品，在使用前需要解冻。

未来的材料

生物材料与置入物对医学及手术领域的发展产生了巨大的影响。一些置入物的制备需尽可能减少与人体的反应及对人体的影响，而另一些在体内则进行被动降解（如可降解的 PLGA 聚合物）。最新的生物材料可以调整局部微环境，以产生组织特异性反应。此外，研究人员在动物模型上进行了含有细胞成分、聚合物及生长因子的混合生物材料使用的研究。这类生物材料在最后会"感受"其周围的环境，并根据需要改变其生化特性及机械性能。随着对生物材料研制的不断进展，生物材料研制领域逐渐形成了一种由工程师、科学家、临床医生及工厂共同参与的多学科合作模式。这些生物材料专家的彼此合作会使得生物材料与置入物在整形外科领域的应用产生巨大的变化。最终的目标是生产具备特定性能的生物材料，以个性化地满足特定部位缺陷重建术的生物、化学及功能需求。

参考文献

1. Williams DF. *Definitions in biomaterials: proceedings of a consensus conference of the European Society for Biomaterials, Chester, England, March 3–5, 1986.* Amsterdam: Elsevier; 1986.
2. Ratner BD, Bryant SJ. Biomaterials: where we have been and where we are going. *Annu Rev Biomed Eng.* 2004;6:41–75.
3. Scott M. 32 000 years of sutures. *NATNEWS.* 1983;20:15–17.
4. Cumberland VH. A preliminary report on the use of prefabricated nylon weave in the repair of ventral hernia. *Med J Aust.* 1952;1:143–144.
5. Scales JT. Materials for hernia repair. *Proc R Soc Med.* 1953;46:647–652. *These manuscripts offer a discussion of the ideal physical properties of synthetic surgical implants. The notion that host response can be modulated by altering these properties of the synthetic is discussed.*
6. Holmes RE. Alloplastic materials. In: McCarthy JG, ed. *Plastic Surgery.* New York: W.B. Saunders; 1990:698–731.
7. Fiala TG, Novelline RA, Yaremchuk MJ. Comparison of CT imaging

artifacts from craniomaxillofacial internal fixation devices. *Plast Reconstr Surg*. 1993;92:1227–1232.

8. Luckey HA, Kubli F, eds. *Titanium alloys in surgical implants, a STM special technical publication 796*. Philadelphia: ASTM; 1983.

9. Jobe RP. A technique for lid loading in the management of the lagophthalmos of facial palsy. *Plast Reconstr Surg*. 1974;53:29–32.

10. Mills A. Porous platinum morphologies: platinised, sponge and Bl. *Platinum Metals Rev*. 2007;51:52.

11. Einhorn LH. Treatment of testicular cancer: a new and improved model. *J Clin Oncol*. 1990;8:1777–1781.

12. Olszewski U, Hamilton G. A better platinum-based anticancer drug yet to come? *Anticancer Agents Med Chem*. 2010;10:293–301.

13. Food and Drug Administration. *FDA breast implant consumer handbook – 2004*. Washington, DC: Food and Drug Adminstration; 2004.

14. Bondurant S, Ernster V, Herdman R. *Safety of silicone breast implants*. Washington, DC: National Academy Press; 1999.

15. Bondurant S, Ernster V, Herdman R, eds. *Safety of silicone breast implants*. Washington, D. C.: Institute of Medicine, National Academy Press; 1999.

16. Brody GS, Long JN. *Breast implants, safety and efficacy of silicone*. <http://emedicine.medscape.com/article/1275451-overview>;2009.

17. Brinton LA, Malone KE, Coates RJ, et al. Breast enlargement and reduction: results from a breast cancer case-control study. *Plast Reconstr Surg*. 1996;97:269–275.

18. Janowsky EC, Kupper LL, Hulka BS. Meta-analyses of the relation between silicone breast implants and the risk of connective-tissue diseases. *N Engl J Med*. 2000;342:781–790. *This report offers a meta-analysis of studies investigating a causal connection between silicone breast prostheses and connective tissue disorders. No connections between breast implants and connective tissue, rheumatic or autoimmune diseases were identified.*

19. Nicolai JP. EQUAM declaration on breast implants, July 4, 1998. European Committee on Quality Assurance and Medical Devices in Plastic Surgery. *Plast Reconstr Surg*. 1999;103:1094.

20. Keech JA Jr, Creech BJ. Anaplastic T-cell lymphoma in proximity to a saline-filled breast implant. *Plast Reconstr Surg*. 1997;100:554–555.

21. U.S. Food and Drug Administration. *Reports of Anaplastic Large Cell Lymphoma (ALCL) in Women with Breast Implants: FDA Safety Communication*. <http://www.fda.gov/MedicalDevices/Safety/AlertsandNotices/ucm240000.htm>; 2011.

22. U.S. Food and Drug Administration. *Anaplastic Large Cell Lymphoma (ALCL). 2016*. <http://www.fda.gov/MedicalDevices/ProductsandMedicalProcedures/ImplantsandProsthetics/BreastImplants/ucm239995.htm>; 2016.

23. Clemens MW, Miranda RN. Coming of age: breast implant-associated anaplastic large cell lymphoma after 18 years of investigation. *Clin Plast Surg*. 2015;42:605–613.

24. Kadin ME, Deva A, Xu H, et al. Biomarkers provide clues to early events in the pathogenesis of breast implant-associated anaplastic large cell lymphoma. *Aesthet Surg J*. 2016;36:773–781.

25. U.S. Food and Drug Administration. *Regulatory history of breast implants in the U.S.* <http://www.fda.gov/MedicalDevices/ProductsandMedicalProcedures/ImplantsandProsthetics/BreastImplants/ucm064461.htm>; 2016.

26. DuPont. *Roy Plunkett: 1938*. <http://www.dupont.com/corporate-functions/our-company/dupont-history.html>; 2011.

27. Panossian A, Garner WL. Polytetrafluoroethylene facial implants: 15 years later. *Plast Reconstr Surg*. 2004;113:347–349.

28. Schultz DG. *FDA public health notification: serious complications associated with transvaginal placement of surgical mesh in repair of pelvic organ prolapse and stress urinary incontinence*. Washington, DC: Food and Drug Administration; 2008.

29. Kohn J, Abramson S, Langer R. Bioresorbable and bioerodible materials. In: Ratner BD, Hoffman AS, Schoen FJ, et al., eds. *Biomaterials Science: An Introduction to Materials in Medicine*. San Diego: Elsevier Academic Press; 2004:115–125.

30. Egan KK, Kim DW, Toriumi DM. Tissue adhesives. In: Papel I, ed. *Facial Plastic and Reconstructive Surgery*. New York: Thieme; 2009:91–97.

31. O'Grady KM, Agrawal A, Bhattacharyya TK, et al. An evaluation of fibrin tissue adhesive concentration and application thickness on skin graft survival. *Laryngoscope*. 2000;110:1931–1935.

32. Butler CE. Treatment of refractory donor-site seromas with percutaneous instillation of fibrin sealant. *Plast Reconstr Surg*. 2006;117:976–985.

33. Toriumi DM, O'Grady K, Desai D, et al. Use of octyl-2-cyanoacrylate for skin closure in facial plastic surgery. *Plast Reconstr Surg*. 1998;102:2209–2219. *Octyl-2-cyanoacrylate was compared to conventional sutures in 111 elective surgical procedures by a single surgeon. A significantly superior cosmetic outcome was reported at 1 year in the skin glue group.*

34. Eisenbud D, Huang NF, Luke S, et al. Skin substitutes and wound healing: current status and challenges. *Wounds*. 2004;16(1).

35. Langer R, Vacanti JP. Tissue engineering. *Science*. 1993;260:920–926.

36. Pham C, Greenwood J, Cleland H, et al. Bioengineered skin substitutes for the management of burns: a systematic review. *Burns*. 2007;33:946–957. *This review examined 20 randomized control trials to compare the safety and efficacy of bioengineered skin substitutes to biological skin replacements. The authors found that sufficient evidence was not present in the literature to draw definitive conclusions, and urged further study on this topic.*

37. Hansen SL, Voigt DW, Wiebelhaus P, et al. Using skin replacement products to treat burns and wounds. *Adv Skin Wound Care*. 2001;14:37–44, quiz 5–6.

38. Peck MD, Kessler M, Meyer AA, et al. A trial of the effectiveness of artificial dermis in the treatment of patients with burns greater than 45% total body surface area. *J Trauma*. 2002;52:971–978.

39. Heimbach D, Luterman A, Burke J, et al. Artificial dermis for major burns. A multi-center randomized clinical trial. *Ann Surg*. 1988;208:313–320. *This series details the early use of artificial dermal grafts. The authors conclude that artificial dermal grafts coupled with epidermal grafts offer coverage comparable to conventional skin grafts with less donor site morbidity.*

40. Orgill DP, Butler C, Regan JF, et al. Vascularized collagen-glycosaminoglycan matrix provides a dermal substrate and improves take of cultured epithelial autografts. *Plast Reconstr Surg*. 1998;102:423–429.

41. Butler CE, Orgill DP, Yannas IV, et al. Effect of keratinocyte seeding of collagen-glycosaminoglycan membranes on the regeneration of skin in a porcine model. *Plast Reconstr Surg*. 1998;101:1572–1579.

42. Compton CC, Nadire KB, Regauer S, et al. Cultured human sole-derived keratinocyte grafts re-express site-specific differentiation after transplantation. *Differentiation*. 1998;64:45–53.

43. Butler CE, Yannas IV, Compton CC, et al. Comparison of cultured and uncultured keratinocytes seeded into a collagen-GAG matrix for skin replacements. *Br J Plast Surg*. 1999;52:127–132.

44. Butler CE, Navarro FA, Park CS, et al. Regeneration of neomucosa using cell-seeded collagen-GAG matrices in athymic mice. *Ann Plast Surg*. 2002;48:298–304.

45. Hansbrough JF, Mozingo DW, Kealey GP, et al. Clinical trials of a biosynthetic temporary skin replacement, Dermagraft-Transitional Covering, compared with cryopreserved human cadaver skin for temporary coverage of excised burn wounds. *J Burn Care Rehabil*. 1997;18:43–51.

46. Spielvogel RL. A histological study of Dermagraft-TC in patients' burn wounds. *J Burn Care Rehabil*. 1997;18:S16–S18.

47. Purdue GF, Hunt JL, Still JM Jr, et al. A multicenter clinical trial of a biosynthetic skin replacement, Dermagraft-TC, compared with cryopreserved human cadaver skin for temporary coverage of excised burn wounds. *J Burn Care Rehabil*. 1997;18:52–57.

48. Waymack P, Duff RG, Sabolinski M. The effect of a tissue engineered bilayered living skin analog, over meshed split-thickness autografts on the healing of excised burn wounds. The Apligraf Burn Study Group. *Burns*. 2000;26:609–619.

49. Butler CE, Langstein HN, Kronowitz SJ. Pelvic, abdominal, and chest wall reconstruction with AlloDerm in patients at increased risk for mesh-related complications. *Plast Reconstr Surg*. 2005;116:1263–1275, discussion 76–77.

50. Breuing K, Butler CE, Ferzoco S, et al. Incisional ventral hernias: review of the literature and recommendations regarding the grading and technique of repair. *Surgery*. 2010;148:544–558.

51. Burns NK, Jaffari MV, Rios CN, et al. Noncross-linked porcine acellular dermal matrices for abdominal wall reconstruction. *Plast Reconstr Surg*. 2010;125:167–176.

52. Butler CE, Prieto VG. Reduction of adhesions with composite AlloDerm/polypropylene mesh implants for abdominal wall reconstruction. *Plast Reconstr Surg*. 2004;114:464–473.

53. Badylak SF, Lantz GC, Coffey A, et al. Small intestinal submucosa as a large diameter vascular graft in the dog. *J Surg Res*. 1989;47:74–80.

54. Oelschlager BK, Pellegrini CA, Hunter J, et al. Biologic prosthesis reduces recurrence after laparoscopic paraesophageal hernia repair: a multicenter, prospective, randomized trial. *Ann Surg*. 2006;244:481–490.

55. Helton WS, Fisichella PM, Berger R, et al. Short-term outcomes with small intestinal submucosa for ventral abdominal hernia. *Arch Surg*. 2005;140:549–560, discussion 60–62.

56. Ansaloni L, Catena F, D'Alessandro L. Prospective randomized,

double-blind, controlled trial comparing Lichtenstein's repair of inguinal hernia with polypropylene mesh versus Surgisis gold soft tissue graft: preliminary results. *Acta Biomed*. 2003;74(suppl 2):10–14.

57. Bejjani GK, Zabramski J. Safety and efficacy of the porcine small intestinal submucosa dural substitute: results of a prospective multicenter study and literature review. *J Neurosurg*. 2007;106:1028–1033.

58. Soler R, Fullhase C, Atala A. Regenerative medicine strategies for treatment of neurogenic bladder. *Therapy*. 2009;6:177–184.

59. Landman J, Olweny E, Sundaram CP, et al. Laparoscopic mid sagittal hemicystectomy and bladder reconstruction with small intestinal submucosa and reimplantation of ureter into small intestinal submucosa: 1-year followup. *J Urol*. 2004;171:2450–2455.

60. Wiedemann A, Otto M. Small intestinal submucosa for pubourethral sling suspension for the treatment of stress incontinence: first histopathological results in humans. *J Urol*. 2004;172:215–218.

61. Butler CE. The role of bioprosthetics in abdominal wall reconstruction. *Clin Plast Surg*. 2006;33:199–211, v–vi.

62. Butler CE, Burns NK, Campbell KT, et al. Comparison of cross-linked and noncross-linked porcine acellular dermal matrices for ventral hernia repair. *J Am Coll Surg*. 2010;211:368–376.

63. Kesting MR, Wolff KD, Hohlweg-Majert B, Steinstraesser L. The role of allogenic amniotic membrane in burn treatment. *J Burn Care Res*. 2008;29:907–916.

64. Davis J. Skin transplantation with a review of 550 cases at the Johns Hopkins Hospital. *Johns Hopkins Hosp Rep*. 1910;15:310.

65. Sabella N. Use of the fetal membranes in skin grafting. *Med Rec NY*. 1913;83:478.

66. Litwiniuk M, Grzela T. Amniotic membrane: new concepts for an old dressing. *Wound Repair Regen*. 2014;22:451–456.

第30章

整形外科面部假体

Gordon H. Wilkes, Mohammed M. AlKahtani, John F. Wolfaardt, and Lindsay D. McHutchion

概要

- 骨整合生物技术的成功彻底革新了面部假体修复技术。
- 钛因为轻便、生物相容性和抗腐蚀，成为置入材料的选择。
- 为了使骨-置入物间无纤维组织嵌入，以及能达到成功骨性愈合的骨-置入物接触，置入物种植技术至关重要。
- 要对所有可供挑选的方法有充分了解，才能选择合适的治疗。
- 需要多学科团队参与设计方案。
- 骨整合生物技术为整形外科医生对颇具挑战的头颈部缺损提供了更多的治疗选择。

头颈部的缺损对患者本人的功能、容貌及心理都会产生深远的影响。为了对各种颅面畸形提供有效的修复方法，人们花费了大量的时间、努力和才智。自体组织重建依然是金标准，但在某些情况下，自体组织重建是禁忌的、技术上不可能的或可能仅解决部分重建问题。

历史上，面部假体修复优点有限。在很大程度上是因为面部假体的固位不成功，因为需要黏合剂或粗糙的机械装置维持固位。患者往往对假体的固定和维持在合适位置缺乏信心。经常还伴有疼痛或不适，这会限制应该配戴假体的时间长度和场合。黏合剂是工业用的，没有开发专用于敏感人体生物环境的黏合剂。通常会对其所覆盖的经受过放疗、创伤或热力性损伤[1]的皮肤产生不良反应，从而影响假体的耐用性和寿命。

骨整合技术的成功，解决了假体固位的问题[2,3]，使如今有了新的治疗方式[4,5]。由于不需要黏合剂，假体的寿命也有所延长[6,7]。目前，面部假体的骨整合固位满足了成功的标准：①美学可接受性；②功能性能；③生物相容性；④理想的固位[8]。在面部假体修复中骨整合生物技术的运用是过去25年面部假体领域最大的进展[9]。据估计，截至2007年，超过45 000例患者口腔外安装了超过90 000个置入物[10]。

针对许多挑战性的头颈部畸形，颅面骨整合重建为整形外科医生提供了一个可行的治疗选择[11]。这种治疗提高了患者的生活质量，而在过去其他方法是不可能到达的。不幸的是，不同专业或厂家间的竞争使得自体组织修复技术和颅面骨整合修复技术成了不相关的技术[12]。骨整合和自体组织技术不应被视为对立的技术，而应该是互补的重建方法，目的是使严重头颈部畸形与缺损的修复效果最优化。

学界尚不清楚出现这种情况的原因。某些情况下，仿佛是由于对骨整合及其优点缺乏了解。可能骨整合技术仅被看作是当其他方法均失败、患者和医生均绝望时的一种补救手段。没有被认为是一种真正的外科手术，而仅仅是在骨头上装几颗螺钉。对此技术持怀疑态度者是不能理解假体修复患者的满足感的，他们认为"一个异物不可能成为患者体像的一部分"。对于任何一个有骨整合经验的外科医生而言，这种观点是明显有缺陷的。

假体修复需要维护置入物部位的护理人员和资助者的长期支持，以及未来假体的生产。这与器官移植项目中所需的时间和财政承诺相类似。

历史回顾

历史上，骨内置入物在很大程度上是不成功的，其长期成功率不佳。20世纪50年代，瑞典哥德堡的Brånemark教授发现钛在与骨接触时，与其他金属有些不同。1965年，首个骨整合置入物置入人体。术语"骨整合"由Brånemark于1977年提出[13]，被定义为有序的活性骨与负荷的置入物表面之间的结构和功能上的直接接触。骨整合是个动态过程，涉及骨膜及骨内膜表面的微塑形及骨-置入物界面的重塑[8,10,14]。骨整合的原理最终导致牙置入物的发展[15]。Albrektsson 等进一步设想了贯穿皮肤的置入物的可能性[16]。1977 年及 1979 年,穿皮置入物被首次安装在乳突区以分别支持骨固定的助听器和固定义耳[17](图 30.1)。随后,无数报道确定了颅面骨整合技术的疗效和可预测性[18,19]。1985 年,美国食品药品管理局(Food and Drug Administration,FDA)接受了在骨整合置入物上固定颅面假体的概念。FDA 又分别于 1995 年和 1998 年批准在置入物上固定助听器用于成人和儿童。1985 年,置入物用于手外科固定人工关节,20 世纪 90 年代早期,置入物被用于固定截肢(指、趾)患者手指、手、臂及腿上的义肢。

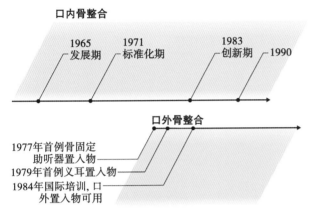

图 30.1　骨整合生物技术的历史发展。自从 Brånemark 提出这一术语以来,骨整合置入物经历了 30 多年的科学论证。颅面的应用始于 1977 年

颅面骨整合的优点

颅面骨整合有许多优点(框 30.1)[20]。手术过程通常时间短,创伤小,可门诊开展。开展骨整合有一个短的学习曲线,其结果是可预测的。患者通常术后不适极小。对肿瘤切除部位的检查很容易,也方便对任何肿瘤复发的早期诊断。

框 30.1　颅面骨整合技术的优点[7]

手术时间短
创伤小
术后疼痛小
可门诊进行
学习曲线短
可检查肿瘤切除部位
补救自体组织修复失败
可用于受损伤的组织
假体美学效果极佳

颅面骨整合技术能成功补救自体组织修复失败的患者,通常美学效果更佳。与黏合剂固位的面部假体修复相比,骨整合假体固位结果可预测,增加了假体的耐用性和寿命,改善了美学效果,移取方便,对其下的皮肤无损伤,极好地将假体整合入患者体像,患者也会更快乐、更满意。骨整合也可用于糖尿病及吸烟患者。

颅面骨整合技术的缺点包括需要一个大的技术熟练的多学科团队,这通常并非唾手可得。患者也需要常规的维护就诊,每 2~5 年需要更换新的假体(框 30.2)[20]。终生持续的费用对一些保险公司可能是个问题。

框 30.2　颅面骨整合的缺点[7]

需要多学科团队
需要患者依从性好
假体更换及维护
需要持续的费用
不是患者自身组织

颅面骨整合的适应证

颅面骨整合对那些涉及耳、眶、鼻和复合中面部缺损的重建有特别的优点。骨整合的置入物还可用于固定假发[21]。对整形外科医生而言,一个新的令人感兴趣的应用是小耳症儿童骨固定助听器(bone-anchored hearing aid, BAHA)的应用。过去是将 BAHA 与自体组织耳再造联合。由于担心置入物位置不合适对将来自体组织耳再造不利,通常导致患者不能得到两种治疗方法的好处。这通常致使 BAHA 安装过于靠后或根本无法安装。BAHA 对于恢复双侧小耳症患者的听力无疑是极好的选择,最近也被证明对单侧小耳症患者有好处(图 30.2)。与以前鼓室成形和中耳重建等方法相比,BAHA 对于改善听力更简单、安全和可预测[10]。

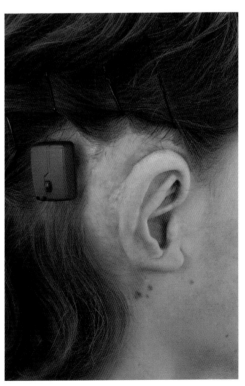

图 30.2　小耳症患者骨固定助听器(BA-HA)及自体组织耳再造

耳再造

耳廓缺损的自体组织再造在 20 世纪后半叶由于众多先驱者的工作获得显著的进步,如 Tanzer[22]、Brent[23-26]、Fukada 和 Yamada[27]、Cronin[28]、Bauer[29]、Yanai[30]、Isshiki[31]、Nagata[32-34]等。当然,并非所有的重建尝试都成功。对严重耳缺损的合适治疗选择仍存有争议(表 30.1)[20]。有些耳畸形自体组织修复选择有限,特别是因癌症耳切除并接受过放疗的情况。作者认为这些再造技术是互补性的[8,12,20]。骨整合耳假体再造的绝对适应证包括:①大块癌症切除后;②对拟耳再造部位放疗;③严重受损的局部组织(图 30.3);④患者的偏好;⑤自体组织再造失败的补救方法。相对适应证包括:①小耳;②耳下半缺损;③患者肋软骨钙化。

表 30.1　骨整合耳再造的适应证[7]

绝对适应证	相对适应证
大块癌症切除	小耳症——最具争议
放疗	耳下半缺损
组织严重受损	肋软骨钙化
患者偏好	
自体组织再造失败	
潜在颅面异常	
耐手术风险力低	

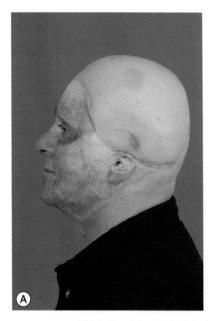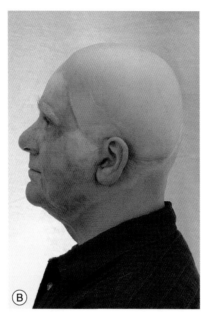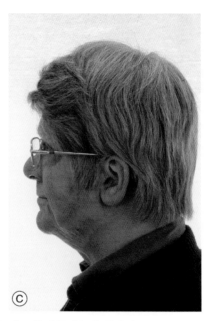

图 30.3　(A~C)严重电击伤后重建包括颅骨成形、游离皮瓣颅骨覆盖、置入物固位的假体耳再造

骨整合耳再造备受争议的适应证可能就是儿童小耳症。尽管对 3 岁大小的儿童使用置入物在技术上是可行的,早期结果也令人鼓舞,但这种情况下的随访时间比较短。由于颅面骨整合置入物需要移除任何局部残耳,在术区形成瘢痕,对将来的自体组织再造选择极为有限。由于这些原因,对小儿患者进行骨整合耳再造需要临床医生和家长慎重考虑(图 30.4)。Zeitoun[35]的文章概述了小儿患者骨整合技术运用的难点。调查还显示这些患者需要更多的心理支持。作者的方法是对小耳症的小儿患者进行自体组织耳再造。尽管在决定治疗选择的时候可能会很困难,但作者发现事实极少如此。患者在经过讨论各种可能性后,通常都能快速决定。即使经过进一步讨论,也极少有患者改变决定。

黏合剂固位的耳假体已极少应用,几乎仅有历史意义。它显然不能被认为是骨整合假体的一个测试。它没有置入物固位假体的任何优点,如容易安装、固位可预测、美学效果改善、假体寿命延长、对皮肤没有持续的伤害。

骨整合鼻再造

骨整合鼻再造适应证包括:①自体组织再造失败后;②可能的自体组织供区有显著的瘢痕形成[6];③最初的自体组织再造后肿瘤复发;④患者偏好(框 30.3)。由于自体组织鼻再造需要多次手术,其最终结果有较大的变化性,全鼻缺失的许多患者偏向选择置入物和鼻假体(图 30.5)。当然,这样手术次数少,创伤也小,不需要其他供区,假体取下后也容易监测肿瘤情况[8]。在鼻再造困难的情况时,非传统的长颧置入物可能很有用[36]。

框 30.3　骨整合鼻再造的适应证[10]

自体组织再造失败
自体组织供区瘢痕化
自体组织再造后肿瘤复发需要再次再造
患者偏好
对自体组织再造所需多次手术有医学禁忌

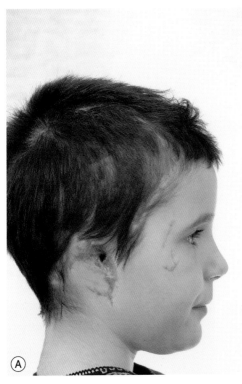
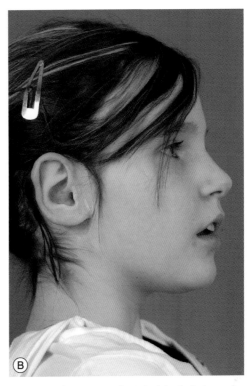

图 30.4　（A,B)狗咬伤致耳缺损和严重局部组织创伤患儿。置入物固位的假体再造

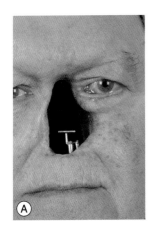
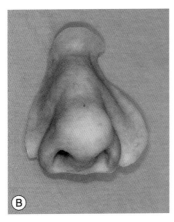
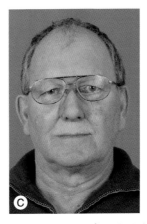
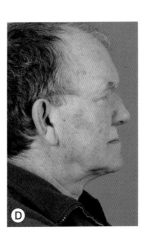

图 30.5　（A~D)癌症切除术后鼻缺损，置入物固位的鼻假体再造

骨整合眶再造

眶及眶内容物缺失的患者采用自体组织重建的选择很少（框 30.4)。尽管自体组织对覆盖重要的神经结构是必须的，在许多情况时，自体组织仅能充填眼眶残腔。但是，"填洞"不能创造美学效果。在这些情况下，骨整合眶再造比自体组织再造有明显的优势。其美学效果要好得多，而且对早期肿瘤复发能可视化监测（图 30.6)。该方法亦可用于重度眼球内陷和显著视力丧失的患者。有时也可用于由于创伤或放疗而不适于自体组织再造的戴义眼和严重眼睑变形的患者。未来的希望是创造能模拟对侧正常眼的眼睑和眼球运动的眶假体[13]。

中面部重建

包括眶、鼻和上颌的复杂中面部缺损患者采用自体组织修复的选择很少（图 30.7)。颅面骨整合技术有显著的优势。它便于对肿瘤切除后缺损的检查，美学效果也令人满意。图 30.7 所示患者，便于早期发现眶后壁的复发。对该

框 30.4　骨整合眶再造适应证

眶及眶内容物缺失
重度眼球内陷,视力丧失
由于创伤或放疗不适于自体组织修复,难以安装义眼,显
　著的眼睑变形

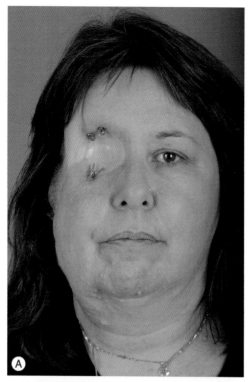

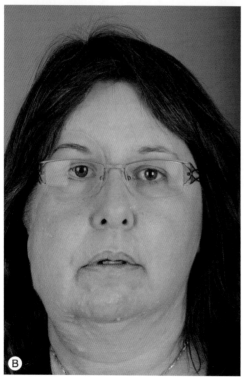

图 30.6 （A，B）该患者因眶部与头皮的神经纤维瘤而摘除眶内容物，并通过背阔肌游离皮瓣与植皮重建。用置入物固位的眶假体进一步重建，以实现更好的美学效果

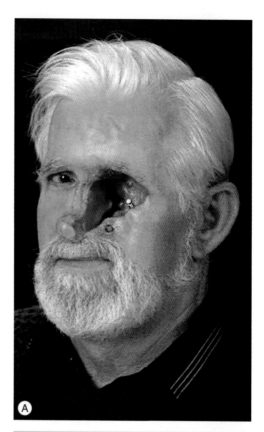

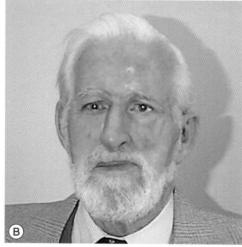

图 30.7 （A，B）广泛基底细胞癌患者，癌症侵及眶、鼻和上颌。手术根治后，后期使用置入物和鼻-眶假体。该患者用自体组织修复的选择很少

例复发采用手术切除和颞顶筋膜瓣及植皮修复。在切除复发灶 12 天后,患者就能够重新配戴假体。口外与口内骨整合技术相结合修复,比传统的假体或自体组织技术有更显著的功能改善。

有些情况下,切除程度、重建性质,以及剩余骨的质量和数量或患者偏好都会使置入物固位假体无法实施或不被需要。术者可能使用其他固定方法保持假体位置,以实现合理的美学及功能效果(图 30.8)。该治疗可作为考虑实施复合组织异体移植术的患者的替代治疗,或作为 CT 血管成像前的临时措施。

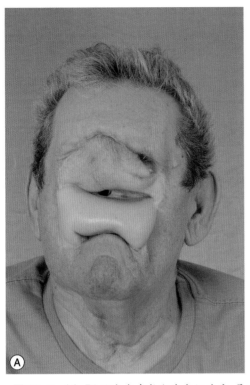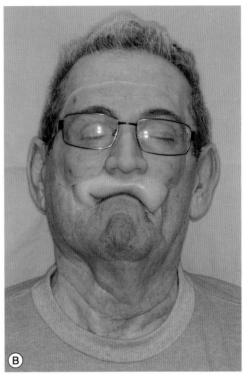

图 30.8　(A,B)该患者有复发基底细胞癌,导致眶部与上颌前部被切除。使用游离腓骨瓣与桡侧前臂皮瓣重建后,由于患者不愿接受骨整合,术者使用了通过倒凹解剖结构和眼镜固定的面部假体

获得骨整合的重要因素[13, 37]

置入物材料的选择

多种材料曾被考虑用于骨整合。尽管其他金属(如钒、钽、氢氧化铝)以及陶瓷(如羟磷灰石)均可与骨发生某种程度的整合,但只有钛是目前的材料选择[37]。钛相对较轻,但比骨硬。它的弹性又可以根据骨的形态进行弯曲。最重要的特性是置入物表面的二氧化钛能与附近的骨发生反应(生物相容性)。成功的关键就在于置入物-组织界面所发生的反应。最成功的是商业级纯钛,纯度达 99.75%。这与最常用的钛合金不同,钛合金含 90% 的钛、6% 的铝和 4% 的钒。其骨整合的效果不尽如人意。

置入物-组织界面

除了机械力,在置入物与宿主间表面的 1.0mm 范围内,由于生化力量还发生多种相互作用。当钛暴露于氧气中,并与宿主接触时,很快形成一层氧化物。作为保护层防止金属与周围环境直接接触。该层氧化钛随时间持续增长,形成一动态界面。该氧化层是置入物的生物活性成分。置入物的微观表面特性包括粗糙度、孔隙度和螺纹设计,这些都会影响骨整合的成功程度。表面粗糙度为 $100\mu m$ 或更大则更好,若置入物表面极为光滑,则骨整合会很差,但相应的骨吸收也会较少。非常粗糙的表面会导致快速的骨整合,但继发炎症和吸收可能危及后续的骨整合。

置入物的宏观结构对整合很重要。将螺纹置入物的外缘和间隔打圆将缓解应力集中。螺旋形状的置入物通常初期稳定性好,而锥形置入物由于最初的微小移动而稳定性较差,可能脱出。

骨床

安装置入物的骨床也很关键。置入物安装在儿童的相对软和未成熟的骨与安装在成人骨上是不同的。有骨质疏松症的年老患者置入物的骨整合程度低,种植失败率高。接受过放疗或持续烧伤的患者其骨的质地发生改变,对置入物的骨整合能力也有下降。

骨骼准备

细致、轻柔的手术操作对骨整合至关重要[10]。在骨骼准备中必须使置入物周围有新骨愈合，并且要没有纤维组织嵌入和丝毫的骨坏死(图30.9)。适当的骨愈合应最终导致骨与置入物氧化钛层与骨致密接触。锐利的钻头、大量的盐水冲洗和慢性钻孔是成功的保证。研究表明，即使有冷却，高速钻孔也可使局部温度达到89℃[38-40]。骨暴露于温度47℃以上1分钟将减少新骨形成。暴露于44℃则无负效应。固定只能用钛手术器械，不能用手套接触。手术野要防止纤维、粉末和其他可能妨碍骨整合的物质沾染。在氧化钛与骨的接合处，会形成一层由蛋白聚糖和黏多糖组成的基质。基质层的厚度与骨和置入物整合的程度成反相关。

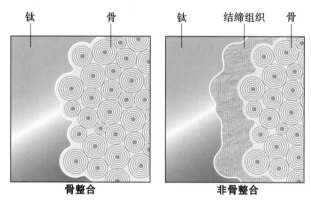

图30.9　骨-钛界面仅有氧化层，无软组织嵌入

手术创伤大和种植床低愈合能力是限制成功骨整合的主要因素。置入物移动、超负荷及低生物相容性被认为是骨整合失败的次要因素。对于成功的骨整合，骨-置入物复合体整合最弱的部分是骨骼本身。在成功整合后，移动置入物将导致周围的骨质破损，而不是在置入物-骨界面。

置入物负载

置入物负载最好沿长轴方向。一旦置入物整合后，应避免旋转力或悬臂力。如果力量分布沿长轴方向，即使在此后多年内也能耐受很高的负载。

治疗计划

开展颅面骨整合治疗比用自体组织修复需要一个更大的多学科团队。其核心学科包含合适的外科专业，包括整形外科、耳鼻喉科、口腔外科、口腔修复科、牙科技师、颌面修复技师及专门的护理人员和牙医助理。术前仔细的评估和设计对最终的成功至关重要。只有当团队成员齐备，才能为患者提供所有合适的选择，从而真正做到知情决策。

治疗设计过程始于多科学的会诊讨论。团队成员针对每一位患者的问题制定出一个具体的方案。术前的检查包括图表记录、标准化术前摄影和心理评估。术前评估还要评价置入物安放的骨骼位点、周围是否存在重要结构、骨质的总体质量和被覆软组织情况。进行数字治疗规划、医学建模和制作手术模具期间可能会使用放射检查、缺损及相应健侧的影像，以及三维影像[41-43]。

患者不能有显著影响骨重塑能力的全身或局部因素[44]。年龄本身并不被视为是禁忌证。小至3岁或大至80多岁的患者均曾被成功治疗过。患者不应有精神疾病或药物滥用情况。吸烟[45]、放疗[10,46,47]或化疗[48]是相对禁忌证。有关吸烟和置入物成功率的文献主要涉及种植牙，没有关于颅面骨整合置入物方面的文献[49]。曾有放疗的患者需要在安放置入物前后接受高压氧治疗，以增加成功骨整合的概率[50-52]。患者必须有一定的认知能力、视力和动手能力，以便维护已整合的置入物。在置入物位置上，患者必需方便能接触到已整合的装置。一旦完成术前检查和知情同意便可开始治疗。

在自体组织重建中，外科医生可独自提供最终结果。而骨整合技术不同于此，外科医生仅打下基础，最终的修复结果由口腔修复师或颌面修复医生完成。这就使得术前设计和合适的置入物安装对最终治疗成功至关重要。外科医生与口腔修复医生或颌面修复医生在术前和术中良好的沟通很关键。置入物位置不对将导致最终的美学和功能效果欠佳，或需要进一步安放置入物。

手术技术

Brånemark提出的手术方法是一个多步骤的方案，根据临床情况分一或两期完成[53]。虽然在很多临床情况下，许多专业会用到钛，但在骨整合中的应用不应与这些钛的其他用途相混淆。骨整合生物技术在骨整合设备生产和准备、手术操作和最终的手术结果方面很有特殊性。许多种植系统(如Conexcao, Otorix, Straumann, ITI, Southern)都可买到，这些大部分都是以最初的置入物为基础[10]。

相比于口内骨整合，用于口外的固定装置更短(3~5mm)。其所用长度取决于固定骨质的厚度。长的固定装置有时会用于额骨、颧骨和上颌骨。如果解剖上可行，最好是双皮质固定。与受保护的口内环境相比，口外环境风险更高。口内牙龈黏膜会被穿透，唾液及舌头的清洗运动很有益处。而靠近头发、肌肉和皮脂腺的经皮穿透容易导致更多的软组织问题。皮肤不会黏附在置入物基台上，所以本质上皮肤会持续存在一个开放的伤口。将这个界面处理得越好，局部皮肤问题会越少。

手术分一期或两期完成[1,12]。一期法多限于骨质质量和数量好的成人患者。多数情况下，手术可在全麻或镇静加局麻下进行。

采用治疗模板来确定置入物安装位点。合适的位置对最终的修复成功非常关键。先进的数字技术在治疗设计方面非常有用。软件如Adobe Photoshop或Freeform均被成功

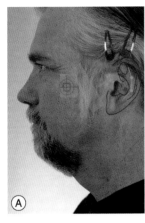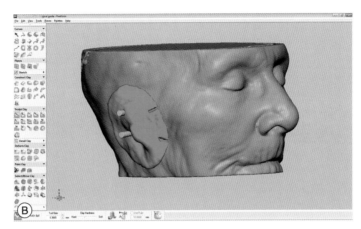

图 30.10　用耳模帮助选择置入物安装的合适位点

用于此目的(图 30.10)。耳再造中,置入物须置于将来义耳的对耳轮皱折部位的深面。因为此处最深,足以隐藏假体中固定基台的突出部分。

眶重建时置入物应正好装在眶缘内而不是前面,虽然在技术上前面容易安装。同时也要考虑眶假体三维尺度所需要的空间大小。在眶内,置入物不应沿中央汇合点排列,因为这将使假体操作非常困难。

在鼻再造中,置入物装在鼻底比在眉间区效果更佳。如果对基底的骨的质量或数量有担心,可以进行一项放射学研究(图 30.11)。Simplant 或 Mimics 软件结合 CT 扫描评价骨质和模拟置入物的手术安装,接下来制作合适的模板以帮助外科医生完成置入物手术。

术区用利多卡因和肾上腺素液浸润,掀起皮瓣,暴露骨膜,要么掀起骨膜瓣,要么在骨膜上开个圆孔。对困难病例用手术定位模板以优化置入物的定位,减小手术分离的程度,降

低为发现足够骨质而定向钻孔的数量,减少手术时间。先用 3.0mm 的导钻,如果钻孔后全程有骨质,再用 4.0mm 钻头加深。该钻头的钻速设置为 2 000 转/min,同时用大量盐水冲洗。检查导钻的基底以确保没有穿透深层的重要结构。

第二步,导孔用埋头钻加宽。用新的埋头钻,同时大量盐水冲洗。这同时也在骨表面形成平坦的埋头孔以安放置入物缘。在眶部通常用无凸缘的固定装置。因为在眶区置入物凸缘的清洗和凸缘周围残片的积聚都是问题。

第三步,安放自攻型置入物。以 15~20 转/min 和 20~40N-cm 扭矩安放。所有这些防范措施用以尽量减少骨坏死。如果骨坏死,将会形成纤维组织,使组织-置入物界面受损,骨整合将失败。所有钻头和埋头钻在每次使用后均应丢弃。颅面置入物直径为 3.75mm,长度有 3.0mm、4.0mm 和 5.5mm 几种(图 30.12)。如果骨质情况允许,最好选 4.0mm 置入物。

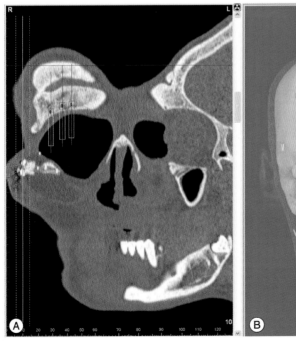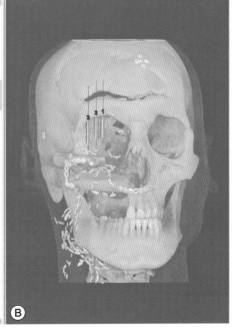

图 30.11　Simplant 或 Mimics 种植软件研究可用于明确作用基底的骨的数量与质量

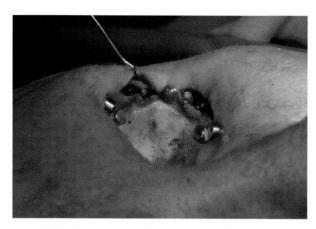

图 30.12   颅面置入物和固定装置的商业级纯钛

第四步,将覆盖螺丝或占位螺丝拧入置入物。可防止软组织长入置入物的中央部分,这部分将最终安装适配的基台。在愈合期,占位螺丝装配在置入物的中间,并不增加置入物的轮廓。若置入物安放在皮片或薄皮瓣之下时就需要用到占位螺丝,特别是在眶区。如果手术分两期完成,接下来就关闭手术切口。

如果是一期完成,则掀起皮瓣的外层如同形成连着的断层皮片,并去除下面的软组织。在皮瓣的边缘积极消薄,再将皮片回植于下面的骨膜上。将来软组织出现问题最常见的原因是组织沿基台周围移动及有毛囊遗留。在未照射过的组织,置入物通常在安装约 3 个月后进行第二期手术。在中面部或有放疗史的患者,这个时间间隔通常要延长到 6~9 个月。通常耳再造需要两个置入物,眶再造至少需要 3 个置入物。由于在眶区长期成功率不如其他部位高,通常需要安装额外的置入物备用。如果一个置入物失败,可应用备用置入物,患者也就能继续不用间断地配戴假体。

必要时,二期手术包括暴露置入物,彻底修薄被覆及周围组织,保证每个基台周围 1cm 内的组织无毛发生长而且不移动,连接基台到下面的固定装置上。软组织手术处理不当是导致将来基台周围持续组织反应的最常见原因。其他手术包括去除任何软组织成分,以足够形成放置义耳所需的一个平坦的软组织表面。最近,在局部情况最佳的情况下,在乳突区一期成功完成置入物的安放[54,55]。对于年长儿童(>10 岁)或成人乳突区一期法公认的临床标准包括:

- 既往无放疗史
- 骨皮质厚度超过 3.0mm
- 手术简单

本质上,一期法的手术操作与两期法第一期和第二期相同,只不过在一次手术中完成两期的操作。在一期法手术后,必须保护置入物,且不负载至少 3 个月。

假体制作

在二期手术完成后 4~6 周,或一期手术完成后 3~6 个月后,局部组织已愈合充分,可以作为假体的牢固基底,通常此时开始制作假体。制作假体的细节别处已有详述[41]。制作耳假体需要个性化设计一个条形上部构件,并连接到基台上。假体底面的夹子将假体牢固附着到条形构件上,该方法最常用于耳部。磁固位系统更常用于眶部假体,当患者灵敏度受限时,偶尔也会用于耳部假体。假体最初在蜡中雕刻,并连在丙烯酸树脂底座上。当假体在结构上可接受时,造模,用硅胶高弹体制作假体。

在假体制作时先进的数字技术是很有帮助的[41]。通过印模或激光表面扫描获取健侧的数据。通过计算机辅助设计软件(如 Mimics、Magic 和 Freeform 等)对图像进行处理,很容易通过三维打印制作假体的基本形式(图 30.13)。这种高效率优化了颌面修复医生和患者所需的时间。有效地运用颌面修复医生的时间和技巧制作假体非常重要,因为他们人员有限。

对口腔修复医生和颌面修复医生的另一个挑战是要根据患者常态肤色和外在影响(如 1 年时间变化)和患者职业进行配色。较新的方法之一是用分光光度计计算机技术为患者的假体配色[56]。患者有时会有夏季和冬季假体以适配细微的色素改变。许多小的细节和技术也被运用以增加假体的真实性。假体底面的夹子将假体牢固地固定在固定杆上,最常用于义耳。通常会同时制作两个假体(图 30.14)。这样当一个假体有问题时不至于出现困境。磁固位系统更常用于眶部假体。

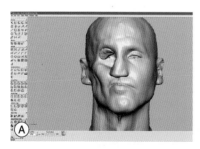
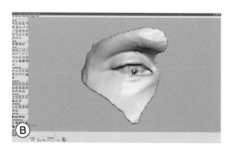
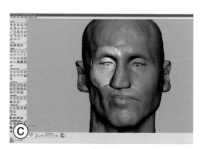

图 30.13   (A~E)先进数字技术在眶缺损假体制作中很有用

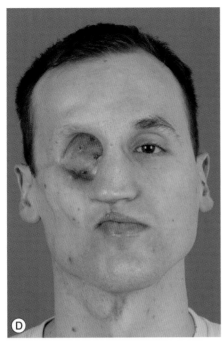
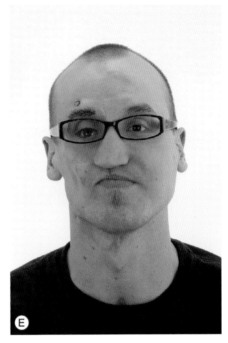

图 30.13（续）

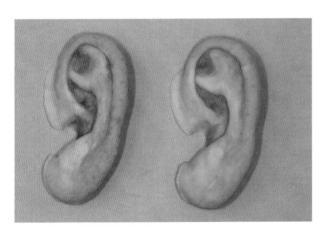

图 30.14　同时制作两个假体,不同颜色适合不同季节,并防止一只因丢失或损坏的困境。假体底面有夹子,以牢固附着到置入物固位的条形构件上

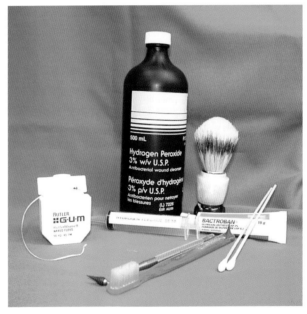

图 30.15　基台护理必需品

维护程序

骨整合的长期成功需要有效的持续的维护方法,这与器官移植的后续治疗相类似。获得成功需要患者的郑重承诺。特别是细心护理基台周围区域非常关键。这包括每天轻柔清洁,以及不辞辛劳地应用合适的指定的外用药(图 30.15),如矿物油润滑皮肤、抗生素油膏或外用类固醇。作者的患者都会收到一份终生维护召回计划,以加深他们的印象,这对长期的成功极为重要。维护就诊包括评估基台周围区域、测量软组织高度、检查组织反应和监测置入物-基台装配的机械完整性。如有需要,在将来可制作新的假体。每个假体的寿命为1~5 年,取决于外在因素,如综合护理和日晒或吸烟[6]。

辅助自体组织修复手术

作者认为,患者颅面畸形通常最好是结合骨整合及自体组织修复,以获得最佳效果(框 30.5 和图 30.16、图 30.17)[57,58]。辅助手术的目的包括减小面部假体的大小、将假体边缘放置在美容单位的交界处、减小上颌骨充填器的大小、改善面部轮廓、改善对称性和在因手术或放射所致受损的区域置入活性骨以安装置入物。

框 30.5　辅助软组织手术结合颅面骨整合软组织扩张器

瘢痕修复	静态面部悬吊外耳道复位
游离血管化的骨移植带蒂骨移植	嵌合软骨移植肌肉瓣
鼻翼复位	骨轮廓修整除皱术
睑外翻修复眉再造	耳屏再造
提眉	

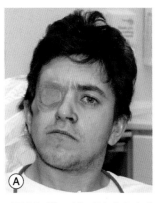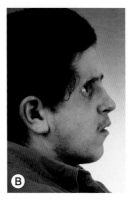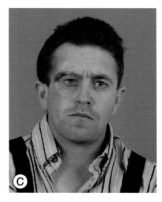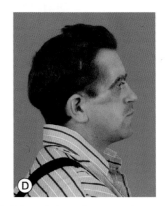

图 30.16　(A～D) 该患者童年时右眼球因恶性病变被摘除, 术后放疗。结合自体组织和异质成形技术再造。他接受了眉再造、右颧骨嵌合软骨移植、眼眶修复和骨整合眶假体修复

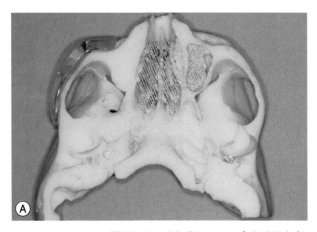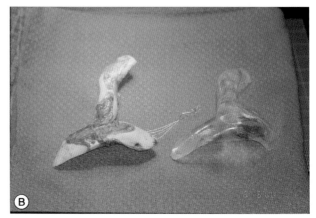

图 30.17　(A,B) 应用医学造模技术帮助制作合适的软骨移植物和辅助置入物安装

颅面骨整合的结果

为评价颅面骨整合的成功性, 需要研究几个参数[59,60]。只有患者认为成功, 才能使其常态化佩戴假体, 对其生活质量有积极效应。这有助于患者心理上、美学上和功能上的成功。对结果的评价还包括置入物个体的成功率和局部皮肤的反应。

置入物个体成功率

Jacobsson 等[18] 建议下列标准作为颅面骨整合置入物的成功标准:

1. 临床测试时每个独立的置入物应该是牢固固定的。

2. 透皮基台周围的软组织反应应该是 0 级 (无反应) 或 1 级 (轻度发红)[61], 95% 以上的观察结果均应不需要治疗。

3. 置入物个体的特性应该不能有持久和/或不可逆的症状和体征如疼痛、感染、神经病变和感觉异常。

4. 对于骨组织未受照射, 在 5 年观察期结束时, 乳突区成功率 95% 和眶区成功率 90% 应是成功的最低标准。

许多文献报道了置入物成功率。1992 年的一项研究显示乳突区的成功率为 95%, 眶区为 72%。值得注意的是乳突区的失败发生在置入后 6 个月内, 而眶区失败发生要明显更晚[18]。进一步研究显示, 该群患者未受照射的眶区成功率为 92.1%, 而受照射患者仅为 62.7%。随后, Granström 及其同事的研究显示, 在置入物安放前后用高压氧治疗能

显著改善受照射骨质的颅面骨整合置入物的成功率。1994年,Granström 及其同事发现,经过高压氧治疗,受照射的眶、鼻和颞区共 48 个置入物在 5 年的随访中没有一个置入物失败[47]。

皮肤反应

透皮基台周围的皮肤反应是最常见的问题。虽然这通常并不威胁到置入物个体的长期成功,但要花费医生和患者大量时间来处理这一问题。少数情况下,需要进行进一步的手术治疗。Tjellström 报道称,他的患者中 70% 的皮肤反应发生在 15% 的患者中[17],他的患者约 90% 无皮肤反应。导致不良皮肤反应的一个因素是青春期,因为青春期患者的行为问题,不注重局部卫生(图 30.18)。

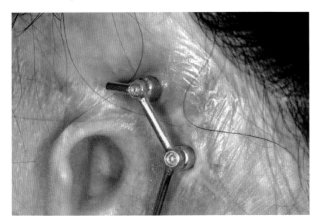

图 30.18 不良皮肤反应是断断续续需要治疗的一个问题。下方的基台无软组织反应,而上方的基台显示有一定程度的组织增生

假体修复成功

一些公开发表的研究从患者的角度阐述了假体修复成功[17,59,62,63]。一项 1990 年的研究[17]报道 94 例患者在评估时仅 2 例未佩戴假体。Tolman 和 Taylor[62]评价了非置入物固位的假体,只有 50% 的患者认为其假体很牢固。该群患者在经颅面置入物假体重建后,93% 的患者认为置入物固位的假体很牢固。30 位患者中,19 位每天佩戴假体超过 12 小时,3 位 8~12 小时,3 位 4~8 小时,5 位少于 4小时。30 位患者中 24 位认为假体是其本身的延展,是其体像的一部分。Westin 等[63]发现其患者 95% 每天佩戴假体,大部分每天超过 10 小时。Korus[64]的最近有关骨整合义耳患者的研究中,90% 的患者认为佩戴假体有良好的自信,而不佩戴假体觉得自信的仅 16%,100% 的患者觉得假体像是身体的一部分。针对种植系统,55% 的患者认为有皮肤反应,但 83% 的患者认为反应不严重。最终,绝大部分患者非常满意(总满意度 97%,非常满意率 74%)。总体而言,94% 的患者最终愿意再接受同样的治疗,97% 患者愿意将之推荐给他人。

结论

颅面骨整合技术在治疗重度头颈缺损中有重要作用。对许多过去治疗不佳的情况提供了治疗选择。患者满意度高,非常拥护这种治疗模式。颅面骨整合假体重建为重建阶梯增加了另一个方法。

颅面骨整合的未来包括开发新型置入物和置入物表面材质,刺激骨形成和重塑,以改善长期成功率。生长因子、干细胞和新型药物有助于改善受损组织的成功率。进一步的发展,如用先进数字化技术,如快速成型[65,66]、图像采集技术[67]、软件处理系统和配色软件[68]等,将使假体制作更准确、快速和便宜。设计非侵入性检测的新方法将能更好地评估置入物和制定更好的防止置入物失败的策略[69]。目前,皮肤不能与透皮的基台黏附,本质上存在一个持续开放的伤口。对这个软组织界面进一步的理解使其得以被更多地用于身体其他部位(如肢体),这些部位细菌沾染更为普遍[70]。结合骨整合技术与微电子学可生产可运动或有感觉的假体[71-74],或某种有视力的眶假体[75]。大的钛置入物能更好固定大的义肢[76,77]。自 P. I. Brånemark 在兔血流研究中对金属反常行为的偶然观察开始,经过整个领域的努力,其未来将是令人激动的!

参考文献

1. Wilkes GH, Wolfaardt JF. Prosthetic reconstruction. In: Coleman JJ, Wilkins EG, VanderKam VM, eds. *Plastic Surgery, Indications, Operations, and Outcomes.* Vol. 3. Philadelphia: Mosby-Yearbook; 2000:1583–1609.

2. Parel SM. Diminishing dependence on adhesives for retention of facial prosthesis. *J Prosthet Dent.* 1980;43:552–560.

3. Del Valle V, Faulkner MG, Wolfaardt JF, et al. Mechanical evaluation of craniofacial osseointegration systems. *Int J Oral Maxillofac Implants.* 1995;10:491–498.

4. Abu-Serriah MM, McGowan DA, Moos KF, et al. Extra-oral endosseous craniofacial implants: current status and future developments. *Int J Oral Maxillofac Surg.* 2003;32:452–458.

5. Wolfaardt J, Gehl G, Farmand M, et al. Indications and methods of care for aspects of extraoral osseointegration. *Int J Oral Maxillofac Surg.* 2003;32:124–131.

6. Conroy BF. The history of facial prostheses. *Clin Plast Surg.* 1993;10:689–707.

7. Conroy BF. A brief sortie into the history of cranio-oculofacial prosthetics. *Facial Plast Surg.* 1993;9:89–115.

8. Wilkes GH, Wolfaardt JF. Craniofacial osseointegration prosthetic reconstruction. In: Habal MB, Himel H, Lineaweaver WC, et al., eds. *Advances in Plastic and Reconstructive Surgery.* St Louis: Mosby; 1998:51–90.

9. Parel SM, Brånemark PI, Tjellström A, et al. Osseointegration in maxillofacial prosthetics. Part II: extraoral applications. *J Prosthet Dent.* 1986;55:600–606. *The role of osseointegrated fixtures in facial reconstruction is discussed. Advantages over adhesive systems are highlighted.*

10. Granström G. Craniofacial osseointegration. *Oral Dis.* 2007;13:261–269.

11. Eriksson E, Brånemark PI. Osseointegration from the perspective of the plastic surgeon. *Plast Reconstr Surg.* 1994;93:626–637.

12. Wolfaardt J, Wilkes GH, Gränstrom G, et al. Craniofacial reconstructions. In: Brånemark PI, ed. *The Osseointegration Book: From Calvarium to Calcaneus.* Berlin: Quintessenz; 2005.

13. Brånemark PI, Hansson BO, Adell R, et al. Osseointegrated implants in the treatment of totally edentulous jaws: experience from a 10-year period. *Scand J Plast Reconstr Surg Suppl.* 1977;1:16.

14. Albrektsson T, Johansson C. Osteoinduction, osteoconduction and osseointegration. *Eur Spine J.* 2001;10:96–101.

15. Zarb CA, Symington JM. Osseointegrated dental implants: preliminary report on a replication study. *J Prosthet Dent.* 1983;50:271–276.

16. Albrektsson T, Brånemark P, Jacobsson MD, et al. Present clinical applications of osseointegrated percutaneous implants. *Plast Reconstr Surg.* 1987;79:721–730. *This is a large case series cataloging outcomes in 174 patients treated with osseointegrated percutaneous implants for external hearing aids or facial epistheses.*

17. Tjellström A. Osseointegrated implants for replacement of absent or defect ears. *Clin Plast Surg.* 1990;17:355–366.

18. Jacobsson M, Tjellström A, Fine L, et al. A retrospective study of osseointegrated skin penetrating titanium fixtures used for retaining facial prostheses. *Int J Oral Maxillofac Implants.* 1992;7:523–528.

19. Parel SM, Tjellström A. The United States and Swedish experience with osseointegration and facial prostheses. *Int J Oral Maxillofac Implants.* 1991;6:75–79.

20. Wilkes GH, Wolfaardt JF. Osseointegrated alloplastic versus autogenous ear reconstruction: criteria for treatment selection. *Plast Reconstr Surg.* 1994;93:967–979. *The authors review a series of autogenous and prosthetic auricular reconstructions. Criteria for each technique were developed based on the authors' experience.*

21. Weischer T, Mohr C. A new application for craniofacial implants: wigs. *Int J Prosthodont.* 2000;13:108–111.

22. Tanzer RC. Total reconstruction of the external ear. *Plast Reconstr Surg.* 1959;23:1.

23. Brent B. The correction of microtia with autogenous cartilage grafts: I. The classic deformity. *Plast Reconstr Surg.* 1980;66:1–12.

24. Brent B. The correction of microtia with autogenous cartilage grafts: II. Atypical and complex deformities. *Plast Reconstr Surg.* 1980;66:13–21.

25. Brent B, Byrd HS. Secondary ear reconstruction with cartilage rafts covered by axial, random and free flaps of temporoparietal fascia. *Plast Reconstr Surg.* 1983;72:141.

26. Brent B. Technical advances in ear reconstruction with autogenous rib cartilage grafts: personal experience with 1200 cases. *Plast Reconstr Surg.* 1999;104:319–334. *The author presents his extensive experience with rib cartilage-based auricular reconstruction. Topics from cartilage-sparing technique to tissue engineering are discussed.*

27. Fukada O, Yamada A. Reconstruction of the microtic ear with autogenous cartilage. *Clin Plast Surg.* 1978;5:351–366.

28. Cronin TD. Use of a Silastic frame for total and subtotal reconstruction of the external ear. *Plast Reconstr Surg.* 1966;37:399–405.

29. Bauer BS. Reconstruction of the microtic ear. *J Pediatr Surg.* 1984;19:440–445.

30. Yanai A, Fukuda O, Nagata S, et al. A new method utilizing the bipedicle flap for reconstruction of the external auditory canal in microtia. *Plast Reconstr Surg.* 1985;76:464–468.

31. Isshiki N, Koyama H, Suzuki S, et al. Surgical techniques for a deep concha, a pseudomeatus and high projection in congenital microtia. *Plast Reconstr Surg.* 1986;77:546–557.

32. Nagata S. A new method of total reconstruction of the auricle for microtia. *Plast Reconstr Surg.* 1993;92:187–201. *The author presents a two-stage method for total-ear reconstruction, dividing the procedure first into designing and placing the costal cartilage framework and second into elevating the completed construct.*

33. Nagata S. Modification of the stages in total reconstruction of the auricle: Parts 1, 2, 3 and 4. *Plast Reconstr Surg.* 1994;93:221–266.

34. Nagata S. Secondary reconstruction for unfavorable microtia results utilizing temporoparietal and innominate fascia flaps. *Plast Reconstr Surg.* 1994;94:254–265.

35. Zeitoun H, De R, Thompson SD, et al. Osseointegrated implants in the management of childhood ear abnormalities: with particular emphasis on complications. *J Laryngol Otol.* 2002;116:87–91.

36. Bowden JR, Flood TR, Downie IP. Zygomaticus implants for retention of nasal prostheses after rhinectomy. *Br J Oral Maxillofac Surg.* 2006;44:54–56.

37. Albrektsson T, Jacobsson M. Bone–metal interface in osseointegration. *J Prosthet Dent.* 1987;57:597–607.

38. Eriksson RA, Adell R. Temperature during drilling for the placement of implants using the osseointegration technique. *J Oral Maxillofac Surg.* 1986;44:4–7.

39. Eriksson RA. *Heat-induced bone tissue injury: an in vivo investigation of heat tolerance of bone tissue and temperature rise in the drilling of cortical bone (thesis).* Sweden: University of Goteborg; 1984.

40. Eriksson RA, Albrektsson T. The effect of heat on bone regeneration: an experimental study in the rabbit using the bone growth chamber. *J Oral Maxillofac Surg.* 1984;42:705–711.

41. Watson J, Hatamleh MM. Complete integration of technology for improved reproduction of auricular prostheses. *J Prosthet Dent.* 2014;111:430–436.

42. Meltzer NE, Garcia JR, Byrne P, et al. Image-guided titanium implantation for craniofacial prosthetics. *Arch Facial Plast Surg.* 2009;11:58–61.

43. Norton MR, Gamble C. Bone classification: an objective scale of bone density using computerized tomography scan. *Clin Oral Implants Res.* 2001;12:79–84.

44. Granström G, Bergstrom K, Tjellstrom A, et al. The bone anchored hearing aid and bone anchored epithesis for congenital ear malformations. *Otolaryngol Head Neck Surg.* 1993;109:46–53.

45. Bain CA, Moy P. The association between the failure of dental implants and cigarette smoking. *Int J Oral Maxillofac Implants.* 1993;8:609–615.

46. Granström G. Radiotherapy, osseointegration and hyperbaric oxygen therapy. *Periodontol 2000.* 2003;33:145–162.

47. Granström G, Bergstrom K, Tjellstrom A, et al. A detailed analysis of titanium implants lost in irradiated tissues. *Int J Oral Maxillofac Implants.* 1994;9:1–10.

48. Wolfaardt JF, Granström G, Friberg B, et al. A retrospective study on effects of chemotherapy on osseointegration. *J Facial Somato Prosthet.* 1996;2:99–107.

49. Esposito M. Biological factors contributing to failures of osseointegrated oral implants. (I). Success criteria and epidemiology. *Eur J Oral Sci.* 1998;106:527–551.

50. Granström G. Osseointegration in irradiated cancer patients: an analysis with respect to implant failures. *J Oral Maxillofac Surg.* 2005;63:579–585.

51. Granström G. Placement of dental implants in irradiated bone: the case for using hyperbaric oxygen. *J Oral Maxillofac Surg.* 2006;64:812–818.

52. Donoff RB. Treatment of the irradiated patient with dental implants: the case against hyperbaric oxygen treatment. *J Oral Maxillofac Surg.* 2006;64:819–822.

53. Tjellström A, Bergstrom K. *Operating Theatre Manual: Craniofacial Rehabilitation.* Goteborg, Sweden: Nobel Biocare; 1995.

54. Tjellstrom A, Granström G. One stage procedure to establish osseointegration: a zero to five years follow-up report. *J Laryngol Otol.* 1995;109:593–598.

55. Tjellstrom A, Granström G. The one-stage procedure for implants in the mastoid. In: Albrektsson T, Jacobsson M, Tjellström A, eds. *Third International Winter Seminar: Implants in Craniofacial Rehabilitation and Audiology.* Goteborg, Sweden: Department of Handicap Research University of Goteborg; 1993:46.

56. Troppmann RJ, Wolfaardt JF, Grace M, et al. Spectrophotometry and formulation for coloring facial prosthetic silicone elastomer: a pilot clinical trial. *J Facial Somato Prosthet.* 1996;2:85–92.

57. Harris L, Wilkes GH, Wolfaardt JF. Autogenous soft tissue procedures and osseointegrated alloplastic reconstruction: their role in the treatment of complex craniofacial defects. *Plast Reconstr Surg.* 1996;98:387–392.

58. Gliklich RE, Rounds MF, Cheney ML, et al. Combining free flap reconstruction and craniofacial prosthetic technique for orbit, scalp, and temporal defects. *Laryngoscope.* 1998;108:482–487.

59. Abu-Serriah MM, McGowan DA, Moos KF, et al. Outcome of extra-oral craniofacial endosseous implants. *Br J Oral Maxillofac Surg.* 2001;39:269–275.

60. Dos Santos DM, Goiato MC, Pesqueira AA, et al. Prosthesis auricular with osseointegrated implants and quality of life. *J Craniofac Surg.* 2010;21(1):94–96.

61. Holgers KM, Tjellström A, Bjursten LM, Erlandsson BE. Soft tissue reactions around percutaneous implants: a clinical study of soft tissue conditions around skin-penetrating titanium implants for bone-anchored hearing aids. *Am J Otol.* 1988;9:56–59.

62. Tolman DE, Taylor PF. Bone-anchored craniofacial prosthesis study. *Int J Oral Maxillofac Implants.* 1996;11:159–168.

63. Westin T, Tjellström A, Hammerlid E, et al. Long-term study of quality and safety of osseointegration for the retention of auricular prostheses. *Otolaryngol Head Neck Surg.* 1999;121:133–143.

64. Korus L, Wong J, Wilkes GH. Long term follow-up of osseointegrated auricular reconstruction. *Plast Reconstr Surg.* 2010;127:630–636.

65. Gehl G, Zollikofer CE, Stucki P, et al. Epithetic treatment principles and the use of stereolithography. *J Oral Maxillofac Surg.* 1996;24:26.

66. Kai CC, Meng CS, Ching LS, et al. Facial prosthetic model fabrication using rapid prototyping tools. *Integr Manufact Syst.* 2000;11:42–53.

67. Coward TJ, Scott BJ, Watson RM, et al. Laser scanning of the ear identifying the shape and position of subjects with normal facial symmetry. *Int J Oral Maxillofac Surg.* 2000;29:18–23.

68. Seelaus R, Troppmann RJ. Facial prosthesis fabrication: coloration techniques. In: Taylor T, ed. *Clinical Maxillofacial Prosthetics.* Chicago: Quintessence; 2000:245–264.

69. Faulkner MG, Wolfaardt JF, Chan A. Measuring abutment/implant joint integrity with the periotest instrument. *Int J Oral Maxillofac Implants.* 1999;14:681–688.

70. Derhami K, Wolfaardt JF, Wennerberg A, et al. Quantifying the adherence of fibroblasts to titanium and its enhancement by substrate-attached material. *J Biomed Mater Res.* 2000;52:315–322.

71. Gu J, Meng M, Cook A, et al. Design, Sensing and control of a robotic prosthetic eye for natural eye movement. In: *Proceedings of the 1999 IEEE Canadian Conference on Electrical and Computing engineering,* 1999:1408–1412.

72. Klein M, Menneking H, Schmitz H, et al. A new generation of facial prosthesis with myoelectrically driven upper lid. *Lancet.* 1999;353:1493.

73. Antfolk C, Balkenius C, Rosén B, et al. SmartHand tactile display: a new concept for providing sensory feedback in hand prostheses. *Scand J Plast Reconstr Surg Hand Surg.* 2010;44:50–53.

74. Lundborg G, Sollerman C. Osseointegration in hand surgery. Permanent fixation of joint prostheses and thumb prostheses to bone – the Swedish experience. In: Brånemark PI, ed. *The Osseointegration Book.* Berlin: Quintessenz Verlags; 2005:427–432.

75. Schiller PH, Tehovnik EJ. Visual prosthesis. *Perception.* 2008;37:1529–1559.

76. Brånemark PI. Bone-anchored amputation prosthesis for the upper limb. In: Brånemark PI, ed. *The Osseointegration Book.* Berlin: Quintessenz Verlags; 2005:443–462.

77. Ward DA, Robinson KP. Osseointegration for the skeletal fixation of limb prosthesis in amputations at the trans-femoral level. In: Brånemark PI, ed. *The Osseointegration Book.* Berlin: Quintessenz Verlags; 2005:463–476.

第 31 章

整形外科组织移植

David W. Mathes，Peter E. M. Butler，and W. P. Andrew Lee

概要

- 最重要的同种异体排斥抗原为主要组织相容性复合体（major histocompatibility complex，MHC）抗原。
- 免疫系统通过两种主要方式对外来抗原产生免疫排斥及免疫耐受，即体液免疫反应（B 细胞及抗体介导）和细胞免疫反应（T 细胞介导）。
- T 淋巴细胞在细胞介导免疫反应中起主要作用。
- 急性排斥反应可以在移植后数天或数周发生，也可在移植后即刻发生。这种 T 细胞介导的免疫反应表现为：移植物的发热、压痛、水肿以及功能障碍。显微镜检查可发现移植组织被间质淋巴细胞浸润。
- 慢性排斥反应以纤维化及严重器官功能障碍为特征。该过程往往持续数年。
- 免疫抑制药物必须抑制机体对移植的器官发生免疫排斥的能力，且不能牺牲机体对病原的防御网络。
- 即使应用了强力免疫抑制药物，很多患者还是发生了急性排斥反应。
- 手移植中两个关键是保持免疫抑制以及对手移植的功能评价。
- 目前，在临床上手移植仍然处于实验阶段，长期疗效有待观察。
- 近年来，临床手面部移植领域虽有所延伸，但仍受困于应对慢性免疫排斥的窘迫和机体排斥。

移植与整形外科一直密切相关。事实上，美国的器官异体移植时代始于 1955 年整形外科医生 Joseph E. Murray 的一台手术，他完成了同卵双胞胎间的肾脏移植[1]。这种器官移植的"重建外科"成为 20 世纪最伟大的医学成就之一。整形外科医生通常利用移植身体其他部位的自体组织来修复组织缺损。无血供的皮片、骨骼、软骨移植物或与轴型、随意皮瓣的组合是常见的修复组织缺损的方法。然而，

这些手术技术也有明显的局限性，因为需要切除患者其他部位的组织，遗留供区缺损。随着皮肤替代物（来源于同种异体或异种）的发展以及冷冻骨移植的应用，不需要组织供区也可以进行修复重建。但这些皮肤替代物的应用仍然比较局限。尽管修复重建技术在不断发展，如精细的显微外科技术和皮瓣蒂血管的解剖界定，但是很多复杂的创面，尤其是位于面部中央的创面，仍然很难重建其形态及功能。

因为缺乏合适的自体移植供区，外科医生必然偏离相似物移植的原则。这样，就会面临创面无法高度重建的窘境。严重损伤的肢体不可能被完全复原，损毁严重的容颜也不能改善尽如人意，截肢后无法恢复正常的形态及功能。正因如此，整形外科医生试图寻找一些异体移植来源[2-4]。然而，单细胞来源的组织工程还远未具备替代某些结构精妙复杂组织的能力。有一种通过异体移植来提供复杂的血管化组织的潜在技术。

血管化复合组织异体移植（vascularized composite allograft，VCA）在临床上具有可行性，有报道证实了全世界超过 107 只手和 37 张脸成功完成了移植手术[5-11]。这种新兴的重建修复技术为整形外科提供了新的范例，同时为整形外科医生修复（缺损的重要器官）提供了新的手段。然而，有别于那些单一组织脏器如心脏、肾脏和肝脏，VCA 主要由不同成分组织构成，包含皮肤、骨骼及肌肉。各种组织类型均表现出不同程度的抗原性，其中皮肤和黏膜抗原性最强[12]。虽然实体器官移植是治疗晚期器官衰竭的金标准，但在血管化复合异体移植方面，学界尚未达成共识[13,14]。同样，CTA 移植也是修复重建的金标准手和部分面部移植需要长期依赖免疫抑制剂，而免疫抑制剂还只局限于实验室认可。为了进一步扩展组织移植在整形临床上的应用范围，需要寻找新的技术以明显减少甚至不再应用免疫抑制药物。未来研究的发展取决于免疫抑制剂替代物的发明或免疫耐受新的方法。

术语

移植物是指非血管化组织（如皮肤），从供体中获得然后移植于受体中。它的存活取决于在受体部位形成新的血管以恢复血液供应。相反，皮瓣是血管化组织的转移（如肌皮瓣），会保留原来轴向血管或者与新的受体之间产生微血管连接。自体移植是在同一个体不同部位之间进行组织移植。同型移植是指在相同基因物种之间移植，例如同基因小鼠或者同卵双胞胎之间。同种异体移植是指在相同物种不同个体之间移植。异种移植是指在不同物种之间移植。

移植也可以根据移植部位不同来分类。原位移植指移植物移植入解剖学上相似部位。异位移植则是移植人与原解剖位置不同的部位。

移植免疫学

主要组织相容性复合体

主要组织相容性复合体（MHC）抗原是导致同种异体移植排斥最重要的抗原。MHC 蛋白编码基因位于 6 号染色体（短臂上），在不同物种中名称不尽相同：人类的为人白细胞抗原（human leukocyte antigen，HLA），猪的被称为猪白细胞抗原（swine leukocyte antigen，SLA），小鼠的是 H-2，大鼠的则是 RT1。MHC 基因表达呈共显性，从父母双方各继承一个单倍体，或一组等位基因。

MHC 基因有两种主要类型。Ⅰ类 MHC 基因编码一种 44kDa 大小的重链跨膜糖蛋白复合体，包含 3 种胞外结构域（α1，α2 和 α3）。α1 结构域高度可变并具有多个抗原结合位点。重链与轻链通过非共价稳定结合（如 β2-微球蛋白）。Ⅰ类 MHC 基因有 3 种不同的基因座：HLA-A、HLA-B 和 HLA-C。Ⅰ类 MHC 抗原几乎表达于所有有核细胞，是细胞毒性（CD8+）T 淋巴细胞攻击的主要对象。Ⅱ类 MHC 基因编码两种非共价键结合的跨膜蛋白：34kDa 的 α 链和 29kDa 的 β 链。Ⅱ类 MHC 基因有 3 种不同的基因座：HLA-DR、HLA-DP 和 HLA-DQ[15]。Ⅱ类 MHC 抗原主要表达于血管内皮细胞和由造血干细胞来源的细胞，如淋巴细胞和巨噬细胞。

两种 MHC 分子都有独特的结合位点，外来抗原由细胞处理后可呈递[16-19]。抗原在所有物种中的组织分布不尽相同：人、狗、猪和猴子在内皮细胞上表达Ⅱ类 MIIC 抗原，而啮齿动物不表达[20]。HLA-A、HLA-B 和 HLA-DR 的匹配是肾脏移植长期存活率的关键指标[21]。

其他移植抗原

除了 MHC 抗原，还有其他 3 种表面抗原：ABO 血型抗原、次要组织相容性抗原和皮肤特异性抗原。

ABO 血型抗原表达于血管内皮细胞，因此在临床移植中十分重要。A 型和 B 型血的患者分别有抗 B 和抗 A 的抗体，而 O 型血的患者对 A 型和 B 型蛋白均产生天然抗体。虽然 ABO 抗原不会引起细胞介导免疫反应，但抗体介导的快速攻击可导致移植功亏一篑[22]。

次要组织相容性抗原是不被 MHC 复合物所呈递的自源多肽类。由于编码这些蛋白质的基因存在等位基因变异，具备完全匹配 MHC 特征的兄弟姐妹（同卵双胞胎除外）在次要抗原方面仍大相径庭。虽然次要组织相容性抗原介导细胞免疫反应，但在基础体外试验中却不会发生。次要相容性抗原单独引起的移植排斥往往缓慢地进展[23]。

皮肤特异性抗原（Sk 抗原）是参与细胞介导免疫反应的组织特异蛋白，也可导致移植排斥反应。因此，皮肤是最难诱导移植耐受组织之一[24]。

免疫排斥级联反应

免疫反应细胞

有很多不同但相互关联的细胞参与移植排斥反应。它们共同介导两种免疫反应：体液反应（B 细胞及抗体）和细胞介导反应（T 细胞）。

巨噬细胞

巨噬细胞的防御功能由来已久：吞噬作用。它源于间充质细胞，由骨髓干细胞生成。巨噬细胞可以在体内循环，穿过淋巴结或停留在组织中。Kupffer 细胞是存在肝脏组织的巨噬细胞。Langerhans 细胞特指存在皮肤的巨噬细胞。巨噬细胞表面表达Ⅰ类 MHC 抗原，作为高度特异免疫细胞，巨噬细胞也表达Ⅱ类抗原分子。

除了简单地破坏细胞，巨噬细胞主要作用是处理被吞噬细胞的分解产物。这些外来蛋白碎片可能会被结合在新的Ⅱ类抗原上，在结合的过程中，外来的蛋白被嵌入口类抗原分子多肽形成的凹槽中。当该片段被传递到细胞表面时，它朝向膜外，易被免疫系统判定为外来物。这个过程是公认的抗原提呈过程。巨噬细胞也分泌重要的细胞因子[25,26]，如白介素-1（interleukin-1，IL-1）。这种多肽以激素的形式刺激免疫应答细胞的功能，该细胞对外来抗原的呈递至关重要。

NK 细胞

另外一种较原始的来源骨髓干细胞的淋巴细胞（不是 B 淋巴细胞也不是 T 细胞）称为 NK 细胞。NK 细胞被认为具有抗肿瘤的作用[27]。它们能够发现肿瘤细胞上独特的肿瘤标记，不像 T 细胞和 B 细胞一样需要识别 MHC 抗原或者需要抗原提呈[28]。然而，细胞具体识别外来物的方法尚不清楚。它可能通过结合靶细胞膜上脂蛋白导致细胞溶解来杀灭细胞。NK 细胞也分泌几种细胞因子如干扰素-γ、干扰素-α 和 B 细胞生长因子。它们的杀伤范围还可能包括那些不能正常表达自身 MHC 蛋白的细胞，从而导致自身反应。此外，NK 细胞似乎也成为非 MHC 配型的骨髓移植中的一道屏障[29]。

粒细胞

粒细胞在免疫稳态上发挥重要作用。从组织化学染色特性上可分为中性粒细胞、嗜酸性粒细胞及嗜碱性粒细胞。这 3 种细胞均来源于同一骨髓源祖细胞。它们是有核细胞，表达 I 类 MHC 抗原。它们都不表达类抗原分子，作为有核细胞，它们均表达 I 类 MHC 分子，却不表达 II 类 MHC 抗原。另外，这些细胞在膜上还有很多重要功能的分子（包含黏附，与其他免疫细胞相互作用）。白细胞携带有毒物质颗粒（过氧化物酶）和趋化因子，吸引其他白细胞和参与凝集级联反应的细胞成分。受到刺激时，粒细胞分泌这些颗粒，以非特异性方式引发局部炎症反应。

B 淋巴细胞

因发现于鸡的法氏囊中而得名，B 淋巴细胞在免疫防御中发挥重要作用。法氏囊类似物相当于胎儿的肝脏或骨髓。一旦这些细胞生成后，它们便迁移到淋巴结和脾脏中，然后停留在这些器官内。淋巴细胞表达 I 类和 II 类 MHC 抗原，也有自己特异性的标记，如 B1-B8 通过这些抗原可识别 B 细胞群。最终它们在细胞表面表达免疫球蛋白。B 淋巴细胞被刺激后分化为浆细胞。这些小细胞组成了生产特定抗体的小工厂。可溶性的抗体参与体液免疫反应。在免疫系统中，通过对高度可变基因区重新编排，产生的抗体可以结合数以百万计的抗原表位。

免疫球蛋白

B 淋巴细胞和浆细胞产生的抗体以免疫球蛋白形式发挥作用。这些蛋白拥有独特结构，由重链和轻链结合而成。重链复合体的"末端"被称为恒定区，而轻、重结合对部位，有可以结合抗原的抗体结合位点，这部分称为抗体结合片段（Fab）。因为 Fab 结构极高的变异性便可产生不计其数的针对不同抗原的抗体。超过 100 个基因参与编码不同重、轻链的可变区，因此也具备产生了上百万种免疫特异性球蛋白的潜力。

免疫球蛋白（大类）分为五种：IgM、IgG、IgE、IgA 和 IgD。当接触到普通微生物抗原时，IgM 是最早产生的抗体，随后产生更持久的 IgG，IgE 通过与特定的嗜酸性粒细胞（肥大细胞）结合和激活，进而导致超敏反应。IgA 可存在于唾液、眼泪和乳汁中。其可增加这些体液的抗感染能力。IgD 存在于未成熟 B 淋巴细胞表面。其功能目前尚不清楚。免疫球蛋白可能被溶解并结合于细胞的表面。

免疫球蛋白主要的功能是提供调节及激活补体作用。当 Fab 片段结合了外来生物体的抗原，这些调理作用开始产生。随后巨噬细胞以及中性粒细胞吞噬抗体结合微生物的功能逐步增强。当抗原抗体复合体触发了补体级联反应后补体结合则开始发生。

补体

抗原抗体复合物可能通过经典途径引起补体级联反应。而内毒素可在没有免疫球蛋白的情况下通过替代途径启动补体激活。两种途径都有 C3 的激活。相继激活的蛋白酶即补体级联反应，生成了诸如细胞膜攻击复合物之类的紧凑蛋白质。这些复合物可以攻击外来细胞的细胞膜。在正常的宿主中，这些级联反应被调控蛋白 C1 抑制剂所阻止。

树突状细胞

这些细胞由骨髓干细胞和祖细胞衍生而来，也是具有特异抗原提呈的免疫细胞。它们很少发挥非效应器功能。树突细胞位于细胞内及细胞间质中，但激活后也可以移行至淋巴结和脾脏。在 T 细胞富集的部位提呈抗原。

T 淋巴细胞

T 淋巴细胞在免疫反应中发挥中心作用，主导细胞免疫应答。因为起源于胸腺，因此被称为 T 细胞。T 细胞由胸腺胚胎干细胞分化而来。在经过严密的孵育及修正后被释放入体内。成熟的 T 细胞识别自我 MHC 抗原而对其耐受。那些对自体具有高度亲和力的细胞通过克隆清除。如果这个过程失控可能导致自身免疫反应。

T 细胞表达 I 类和 II 类 MHC 抗原，除了 HLA 表面标记，T 细胞细胞表面存在以区别同一个个体中不同亚型的细胞标记。这些标志物都是糖蛋白分子，称为共同决定（common determinant，CD）分子。

T 细胞分 3 类：辅助性 T 细胞、细胞毒性 T 细胞以及抑制性 T 细胞。所有这些 T 细胞表面均表达 CD3。细胞毒性 T 细胞表达 CD8（产生靶细胞杀伤效应）。抑制性 T 细胞可以缓冲或下调免疫应答，也表达 CD8 辅助性 T 细胞表达 CD4，通过与其他细胞相互作用和分泌重要细胞因子而增强免疫应答。每种 T 细胞都表达 T 细胞受体（T-cell receptor，TCR）以结合抗原[30,31]。TCR 为 90kDa 大小的异二聚体，由 14 号染色体编码的 a 链和 7 号染色体编码的 B 链组成。与 CD3 和 CD28 抗原位置接近。TCR 受体比较平坦并拥有外部识别表型。这种"抗原识别平台"是个与外来多肽相结合的重要界面。如 B 细胞一样，T 细胞也需要重排编码受体蛋白的高可变区域基因。这使得 T 细胞可以预防几乎无限种外来抗原，而且每个 T 细胞都可以结合一种特异抗原。

T 细胞结合与激活

虽然 TCR 可以结合抗原，却不能通过自己识别靶分子抗原[32]。只有当抗原与 MHC 分子一起被抗原呈递细胞处理和呈递时，TCR 才能与抗原结合。这种结合局限性是指 MHC 的限制性。CD4（辅助型 T 细胞）仅仅能结合带 II 类 MHC 的抗原分子。而 CD8（细胞毒性 T 细胞）能识别带 I 类 MHC 的抗原蛋白。T_H 细胞的重要作用是激活了细胞因子的产生，这些因子对发挥免疫细胞功能非常重要。CD4 细胞与抗原提呈细胞提呈的靶抗原附带 II 类 MHC 抗原分子引发可预测的细胞间通信循环。抗原提呈细胞被刺激产生细胞因子 IL-1。IL-1 是一种强烈的趋化因子，在急性反应期起主要媒介作用，潜在地激活淋巴细胞。T 细胞分泌 IL-2，影响 T 细胞的分化与增殖。结合状态的 T 细胞具有自分泌功能，可以合成 IL-2，并与新表达的自身 IL-2 受体相结合。通过旁分泌也可以影响附近其他 T 细胞，如 CD8 细胞。CD8 细胞需要 IL-2 的激活但本身不产生 IL-2。随着 CD4 进一步激活，它们分泌 IL-4 和 IL-5，刺激 B 淋巴细胞成熟与增殖。

进一步研究表明,CD4 细胞具有两种亚型细胞(Th1 和 Th2),其功能分别是增强同种异体排斥反应并刺激 B 淋巴细胞产生抗体。正因 CD4 细胞在细胞信号中的核心作用,很容易理解宿主 CD4 细胞缺失,导致人类免疫应答能力下降,从而继发人类感染免疫缺陷病毒[33-36]。

抗原识别与移植排斥

同种异体移植中,外来抗原由宿主抗原提呈细胞附带自体 MHC 处理后提呈给 T 细胞识别,并在宿主自身的 MHC 的环境下呈现。这种被称为间接提呈。另外,宿主 T 细胞能直接识别供体抗原提呈细胞上的 MHC 抗原,这被称为直接提呈。这种机制有助于理解同种异体移植比单纯外源性多肽会发生更加强烈的反应[37]。

临床上,同种异体移植可因不同组织产生不同程度的排斥反应。任何移植排斥反应共有的是炎症反应。移植物功能缺失往往伴随着局部或者全身炎症可以证实这一点。人们观察到不同的时间里,移植物排斥反应也有明显不同的临床征象。这些征象随着潜在的初级免疫反应过程而不尽相同。

超急性排斥反应通常在宿主血液灌注入移植物后(几乎同时发生)。这是 ABO 血型抗原及 MHC 抗原分子引起的对移植物的急性攻击。补体激活导致血管内皮细胞破坏,导致血管血栓快速形成,而这同时也使炎症反应加剧的作用。在移植之前应对预先形成的抗体进行规范筛查,使急性排斥反应可能性降到最低。许多哺乳动物有针对其他物种的预抗体,这些抗体成为异种移植的最大障碍[38]。

急性排斥反应发生于移植数天至数周后进展迅速。这由 T 细胞介导的免疫反应的移植物的特征是发热、移植物压痛、水肿和功能障碍。显微镜下常可见间质淋巴细胞浸润。另外,严重的急性排斥反应可能导致对移植物的体液攻击,形成脉管炎[39]。

慢性排斥反应发生较慢,往往发生在移植术后数月至数年。伴随纤维化和单核细胞浸润,组织结构逐渐改变。慢性排斥反应病因尚不清楚,很可能是多种因素共同作用的。免疫抑制可能使得排斥。反应减缓,也可能与移植术中局部缺血,移植物感染或药物毒性的累积效应有关。

移植相关炎症介质

免疫反应中,除细胞之间直接的相互作用外,还有多种炎症介质参与免疫激活和调节。这些介质包含细胞黏附分子(cell adhesion molecule,CAM)、细胞因子和趋化因子。它们在免疫系统中发挥重要功能。细胞因子是一种暂时性调节蛋白,多种细胞被刺激后可产生细胞因子。这些蛋白可与相同细胞系中的细胞相结合(自分泌),或者通过旁分泌结合到靶细胞。细胞因子分为促炎性细胞因子(IL-1α、IL-1β、IL-6;肿瘤坏死因子:TNF-α、TNF-β)、参与 T 细胞分化的细胞因子(IL-2、IL-4、IL-5、IL-10、IL-12、IL-13 和 γ 干扰素),以及属于转化生长因子-β 家族的免疫调节细胞因子。转化生长因子-β 主要促进伤口愈合和纤维化[40]。

趋化因子是细胞因子的一个亚群,被定义为小趋化细胞因子。趋化因子可以持续表达,参与维持淋巴细胞转运到淋巴器官的平衡,通过与细胞表面特异趋化因子受体与细胞成分结合。主要的促炎症趋化因子(巨噬细胞炎症蛋白 MIP-1α、单核细胞趋化蛋白 MCP-1 和 RANTES)可吸引中性粒细胞聚集到炎症区域,引发 T 细胞介导炎症反应[41]。在人体急性排斥反应前[42],CCR-1 阳性细胞便在肾脏移植受体的外周血液中增加。另外,通过对肾脏移植物的活检可发现细胞 CCR1mRNA 水平升高[44]。Ruster 等发现排斥反应中肾小球细胞中 CCR1 阳性细胞增多[43]。Mayer 等报道 CCR1 mRNA 表达与排斥反应后肾功能下降有关[45]。因此,趋化因子在移植物排斥反应中发挥重要作用,干预这些反应过程可以提升移植物存活率。

CAM 在白细胞由外周血移行人组织过程中发挥作用,3 种 CAM 参与该移行过程:选择素(L 型、E 型、P 型)介导白细胞沿血管内皮细胞滚动;整合素[细胞间黏附因子-1(intercellular adhesion molecule-1, ICAM-1),血管黏附因子-1(vascular CAM-1, VCAM-1),黏膜地址素细胞黏附分子-1(mucosal addressin cellular adhesion molecule-1, MAd CAM-1)]可使白细胞黏附于血管内皮;免疫球蛋白家族血小板内皮细胞黏附分子-1(platelet endothelial CAM-1, PECAM-1),该分子参与白细胞移行入靶组织需要多种促炎症介质的协同作用[46]。促炎症细胞因子 IL-1α 和 TNF-α 可能诱导趋化因子的表达。趋化因子在整合素激活过程发挥重要作用,促进循环白细胞与血管内皮发生黏附,导致白细胞移行入周围组织,激发炎症反应。

免疫筛查

有多种方法可预测供受体之间是否兼容。这些临床检测最大的价值在于排除移植后的宿主急性排斥反应。

血型是检测移植相容性重要的第一步。ABO 血型不匹配可因预抗体反应导致移植失败。虽然 O 型血的受体可以移植到 A 型或 B 型宿主内[47],但在美国 O 型血的供体数量有限,很难实行。

HLA 配型也被用于检测器官与潜在受体之间的相容性。通过血清学方法可以确定 HLA-A,HLA-B 和 HLA-DR 分型。杂合子个体完全匹配指 6 种抗原基因座中均匹配。在肾脏移植中,HLA 匹配已被证明与移植存活率有关。肾脏移植在 HLA 在兄弟姐妹中 3 年存活率超过 90%。而父母移植给儿女的则为 82%,其他个体来源肾移植则为 70%[48]。在肾移植中,Ⅱ类 MHC 抗原匹配比 MHC Ⅰ类匹配更重要。而在肝移植中却相反。不同组织移植排斥反应机制尽不相同血清学组织分型有一定局限性[49]。HLA 抗原只有通过特定抗体寻找才能被识别。例如,如果仅仅识别供体组织中单个 HLA-DR 表型,则该个体可以是等位基因的纯合子,也可以是与其他未识别的 HLA-DR 的杂合子。这种检测方法不能区分其他Ⅱ类 MHC 抗原,如 HLA-DP 和 HLA-DQ。

交叉配型是一种检测在宿主血清中是否存在对供体特异抗体的方法。在移植前,它是最后的筛查方法。在淋巴毒性实验中,在含受体血清及补体的环境中培育供体淋巴细胞。通过染色排除技术测定细胞活力。供体淋巴细胞溶解表示为阳性的交叉配型,提示急性排斥反应可能发生。然而,这种实验的缺陷在于,如果那些被检测的抗原没有在淋巴细胞上表达,器官特异抗体可能会遗漏。

抗体筛查是另外一种临床移植中应用的方法。预受体血清通过与已知 HLA 抗原的供体细胞板进行淋巴细胞毒性实验。细胞板上细胞溶解百分比反映了群体反应性抗体的浓度,提示在个体血清中存在 HLA 抗体。高浓度的群体反应性抗体(panel-reactive antibody,PRA)提示患者不太可能出现阴性匹配。当需要马上进行组织移植时,常用这种方法进行器官分配。如果个体通过既往移植、妊娠或输血致敏,则可能具有高 PRA。

当前的免疫抑制剂

免疫系统通过多种通道和机制来应对细胞外及细胞内各种病原,从而保护机体。这些病原严重阻碍移植物的存活。免疫抑制药物必须抑制机体排斥移植器官的能力,但不能以牺牲防御网络为代价。各种免疫抑制剂应该在抑制免疫系统的同时,尽量扩大对移植物的保护,而以最小的代价维持机体全方位对抗感染及肿瘤的功能(表 31.1)。

在所有移植器官中,包含手和面部移植,在移植围术期,阻止同种异体移植识别显得十分重要。现在可以通过所谓的诱导协议实现这一目标。术后细胞因子增多,这个时期需要用一些药物来保护移植物(表 31.2)。诱导剂应用之后,再应用"维持性"药物。最后,当排斥反应继续发展,有必要应用"救援"药物来阻止反应的进行,从而挽救可能失败的器官移植。

表 31.1　抗体介导药物

名称	机制	作用	副作用
抗淋巴细胞			
抗淋巴细胞球蛋白	淋巴细胞抗原直接抗体	通过补体介导的细胞溶解清除 T 细胞	血小板减少、白细胞减少、增加、病毒再活化的风险,血清反应
抗胸腺细胞球蛋白	胸腺细胞抗原直接抗体	同上	同上
阿仑单抗	CD52 抗体	通过抗体依赖的细胞毒性作用消除 T 细胞	同上
OKT3	对人 T 细胞 CD3 亚型的小鼠多抗	通过网状内皮系统消除 T 细胞;阻断激活 T 细胞的毒性	严重的细胞因子综合征,病毒激活,移植后淋巴组织疾病
抗 IL-2			
达利珠单抗巴利昔单抗	阻断与 CD25(IL-2 受体的高亲和力链)的结合	限制 T 细胞扩增,仅在已激活细胞中有效	无
CTLA-4 lg			
贝拉西普	选择性 T 细胞成本刺激阻断剂与抗原呈递细胞(antigen-presenting cell,APC)上的 CD80 和 CD86 受体结合	阻断激活 T 淋巴细胞所需的 CD28 介导的 APC 和 T 细胞之间的互动	移植后淋巴增生性疾病、其他恶性肿瘤和严重感染患者移植后淋巴增生性疾病的风险增加,主要是涉及中枢神经系统。对 Epstein-Barr 病毒没有免疫力的供体风险特别大

IL-2,白细胞介素-2。

表 31.2　免疫抑制药物

名称	机制	作用	副作用
钙调神经磷酸酶抑制剂			
环泡素	与亲环素结合,阻断 NF-AT 转录因子,抑制 IL-2 产生,促进 TGF-β 产生	防止细胞因子转录和抑制 T 细胞激活	肾毒性、高血压、神经毒性
他克莫司	结合到 FK 绑定蛋白,阻断 NF-AT 转录因子,抑制 IL-2 产生,促进 TGF-β 产生	同上	肾毒性、高血压、神经毒性
抗增殖剂			
硫嘌呤	抑制 DNA 的合成,干扰 DNA 修复及抑制 IMP 转换成 AMP 和 GMP	阻断增殖反应(T、B 细胞)	骨髓抑制、肝毒性

续表

名称	机制	作用	副作用
吗替麦考酚酯	非竞争性,IMP 脱氢酶可逆性抑制剂,中断 GTP 和 dGTP 生成。阻止 RNA 和 DNA 的合成	阻断增殖反应(T、B 细胞),抑制抗体形成、阻止毒性 T 细胞克隆扩展	胃肠道毒性,骨髓抑制
糖皮质激素			
糖皮质激素	结合细胞内受体,增加 IκBα 转录,阻断 NF-κB 的转录(重要促炎症细胞因子激活剂)	阻断抗原提呈细胞产生 IL-1 和 TNF-α,阻断 MHC 上调,抑制 T 细胞产生干扰素,抑制多核细胞产生溶酶体酶	骨坏死、骨质疏松症、生长抑制、葡萄糖耐受不良、高血压、影响中枢神经系统
大环内酯物抑制剂			
西罗莫司	结合 FK 绑定蛋白,损害 IL-2 受体介导的信号转录,阻断淋巴细胞循环	干扰 T 细胞激活途径	高甘油三酯血症,骨髓抑制

AMP,腺苷酸;dGTP,三磷酸脱氧鸟苷三磷酸;GMP,鸟苷酸;GTP,鸟苷二磷酸鸟苷;IL-2,白细胞介素-2;IMP,肌苷一磷酸;TNF-α,肿瘤坏死因子-α;MHC,主要组织相容性复合体;TGF-β,转录生长因子-β。

糖皮质激素

这些药物仍然是预防和治疗同种异体排斥反应的关键药物。然而糖皮质激素类单用并不稳定有效。它们需要联合其他药物以提高移植存活率。大剂量应用时,它们也能治疗持续的急性细胞排斥反应。

糖皮质激素在非特异性吸收入细胞质后结合于细胞内受体。受体配体复合物进入细胞核,在此作为 DNA 结合蛋白增加一些基因的转录[50]。最重要的基因被认为是 IκBα,它与 NF-κB 结合并阻断其功能 NF-κB(重要促炎症细胞因子激活剂和重要的 T 细胞激活转录因子)的功能。糖皮质激素能阻断抗原提呈细胞产生 IL-1 和 TNF-α 也阻断 T 细胞产生干扰素-7 以及中性粒细胞的移行及溶体酶的释放。糖皮质激素也能沉默 MHC 上调基因,通过减少炎症反应降低对周围环境的共刺激影响。糖皮质激素对抗体产生没有影响。

抗增殖因子

硫唑嘌呤

这是第一种应用于移植的免疫抑制剂。不过现在基本已被淘汰。硫唑嘌呤在肝脏内转化为 6-巯基嘌呤,然后转化成 6-硫代肌氨酸单磷酸酯。这些衍生物通过烷化 DNA 前体而抑制 DNA 合成,并干扰 DNA 修复机制从而诱导染色体裂解。另外,它们抑制肌酸(inosine monophosphate,IMP)转化为单磷酸腺苷和鸟苷酸(guanosine monophosphate,GMP),这过程耗尽了细胞的腺苷酸。硫唑嘌呤效果为非特异性。它不仅作用于正在分化的 T 细胞而且作用于快速分化的细胞,对骨髓、内脏器官和肝细胞有毒性作用。硫唑嘌呤不能单独使用而且不能作为急救药物。与糖皮质激素及钙调神经磷酸酶抑制剂联合应用于维持治疗。

吗替麦考酚酯

吗替麦考酚酯(mycophenolate mofetil,MMF)在 1995 年开始应用于器官移植,它是一种非竞争可逆性 IMP 脱氢酶抑制剂[51]。这种修饰改善了麦考酚酸的生物活性。生理性嘌呤代谢需要合成 GMP,之后产生 GTP 和 dGTP。GTP 是 RNA 合成所必需的,而 dGTP 参与 DNA 合成。IMP 经过 IMP 脱氢酶变为 GMP。MMF 阻止了 RNA 和 DNA 合成的关键步骤。然而,MMF 在多数细胞中不影响 GMP 合成的补救途径。淋巴细胞中不存在此途径。MMF 利用这种差异损害多数其他细胞,包含中性粒细胞。MMF 阻断 T 细胞及 B 细胞的增殖反应,抑制抗体形成和细胞毒 T 细胞的扩增。

组织活检结果证实 MMF 下调了排斥反应,与硫唑嘌呤相比它减少了在急救治疗中抗淋巴细胞药物的使用[52-54]。MMF 在临床应用上已经取代了硫唑嘌呤。然而,MMF 不能被单独作为免疫抑制药物使用,必须联合其他糖皮质激素或者更为常用的钙调神经磷酸酶抑制剂(他克莫司和环孢素)。

钙调神经磷酸酶抑制剂

环孢素

环孢素是一种内癸肽,于 1972 年从多施木属真菌分离出来[55,56]。此药物是 T 细胞特异免疫抑制剂。具体机制是可与细胞质中亲环蛋白结合[55]。环孢素亲环蛋白复合物与磷酸酶-钙调蛋白复合物有高度亲和力,从而阻断钙依赖的磷酸化以及 NF-AT 的激活。对 NF-AT 的干扰阻断了 IL-2 基因的编码和转录。此过程同时阻断了其他 T 细胞激活的重要基因。另外,它增加了 TGF-β 转录,可进一步下调 T 细胞的激活,降低局部血流量,激活创伤愈合的重要途径。

环孢素效果是可逆的,因为它阻断了 TCR 信号转导但是并没有抑制共刺激信号[58]。如果停药,T 细胞不是无反应的而是再次攻击靶目标。环孢素的效果可以被外源性 IL-

2 阻断。这可能解释为何一旦发生排斥反应环孢素便无效。环孢素只作为维护治疗而不能被用于急救[56,57]。

环孢素给药时也有明显的毒性。它对近端肾小动脉有明显的血管收缩效果（通过 TGF-p 介导），可下调 30% 血流量。对肾脏的作用可以表现为促进纤维化及高钾血症，也可能引起急性肾小管坏死。该药物有神经学副作用，例如震颤、感觉异常、头痛、抑郁、意识障碍和癫痫，也可能导致多毛症及牙龈增生。环孢素应用于实质器官移植，如今已被他克莫司所取代。

他克莫司

他克莫司（FK506）是于 1986 年从链霉菌中分离的大环内酯。他克莫司和环孢素一样阻断 NF-AT，阻止细胞因子转录和 T 细胞激活。细胞内靶目标是不同于亲环蛋白的亲免蛋白，属于 FK 结合蛋白[58,59]。作用比环孢素强，这些药物不能同时使用，因为它们具有类同的毒性作用。他克莫司也增加 TGF-B 的转录，如环孢素一样有利也有弊。它抑制 IL-2 和干扰素-7 生成的强度是环孢素的 100 倍。肾脏副作用和环孢素相似。有更多的神经学副作用以及导致糖尿病。其医美的副作用比环孢素少。该药物被证明在肝移植及肾移植的维持治疗中是有效的，而很少被应用于急救治疗[60]。

最近，他克莫司外用制剂被开发并应用于过敏性皮炎。它的作用机制以及局部给药途径使它成为受关注的自身免疫性皮肤病的治疗药物。对 CTA 的治疗有潜在应用价值。广泛用于手及面部移植的反应抑制剂，可用于维持治疗和抗排斥治疗，也有证据表明可用于移植物抗宿主反应（graft-versus-host disease，GvHD）[61]，外用他克莫司治疗 GvHD 的机制可能是抑制皮肤局部细胞因子，如 IL-2、干扰素和 TNF-α 的分泌[62]。皮肤外用时仅有的不良反应是刺激皮肤，引起瘙痒[63,64]、红斑以及发热。这些症状大多发生在治疗起始阶段，尚未观察到系统性副作用。

西罗莫司

西罗莫司是从吸水链霉素中分离的大环内酯，与他克莫司相似[65,66]。然而，它们互相有拮抗生物活性的作用。它们都是结合在相同的 FK 结合蛋白上，但是西罗莫司不会影响钙调磷酸酶的活性。相反，西罗莫司和 FK 结合蛋白复合体损害 IL-2 受体与胞浆蛋白 RAFT-1 相互作用的信号途径[67,68]。因此，p70S6 激酶反应被终止，T 细胞被阻止进入细胞分裂周期的 S 期[69]。因此，西罗莫司可以干扰 T 细胞的激活和增殖，特别是有 IL-2[70] 参与的情况下。其他影响的受体是 IL-4、IL-6 和血小板衍生细胞因子。

西罗莫司在多种动物模型中已经被证明可以延长移植物的存活率[71]，因此被应用于多个药物临床方案中。西罗莫司常用于移植后他克莫司的替代治疗[72]，也被应用于曾对他克莫司发生过肾毒性的实验性的人手移植患者[73]。这种药几乎都有肾毒性，也发现它具有骨髓毒性，可导致高甘油三酯血症，最后可能干扰创伤愈合过程。所以术后立即使用应多加注意。

抗淋巴细胞准备

抗淋巴细胞/抗胸腺细胞球蛋白

抗淋巴细胞球蛋白（antilymphocyte globulin，ATG）通过接种异种的人类淋巴细胞，采集血浆以及纯化 IgG 而产生，所以产生的多克隆抗体可以对抗人类淋巴细胞多种抗原。当使用胸腺细胞代替淋巴细胞成为接种体的时候产生所谓的 ATG。最常用于移植的是马源性（ATGAM，Pharmacia & Upjohn，Kalamazoo，MI）和兔源性［ATG（Thymoglobulin），SangStat Medical，Fremont，CA］。

这些药物是通过抗体包裹 T 细胞而起作用。被抗体包裹的 T 细胞最后被补体介导的细胞溶解以及调理素诱导的吞噬作用所消灭[74,75]。T 细胞表面存在的抗体使得 T 细胞 TCR 信号途径受抑制。抗体的总体作用是清除移植后急性排斥反应的初级效应细胞。

这些药物在移植时作为诱导因子，在移植物处于最易受攻击时候，此时可能减少 T 细胞介导的抗原识别的发生。这些药物也可被用作急救药物，它们的有效性仅仅取决于破坏细胞毒性 T 细胞的能力。大多副作用源于异源性和靶目标非单一性。因此，可有血小板减少，贫血以及白细胞减少症。最常见的是细胞因子释放综合征。20% 的患者可发生寒战和发热。15% 的患者可有躯干和颈部的红斑皮疹。使用抗淋巴细胞药物可能激活病毒性疾病。

外围淋巴细胞消耗与药物剂量有关，尤其在大剂量使用的时候，虽然这些药物偏向于结合 T 细胞，它们也可能结合 B 细胞、树突细胞和其他非淋巴细胞。其实，两个实验研究[76,77] 已经证明，大剂量 ATG 有利于单一治疗中免疫抑制的维持，相比于目前的移植物及患者生存率而言，ATG 治疗和 T 细胞群的短期和长期改变相关，形成以特殊 T 细胞亚群扩增为特点的新体内平衡，这些 T 细胞具有调节抑制基因的功能。在移植后第 1 年使用 ATG 可以降低急性排斥反应发生率从而提高移植生存率。然而，跟大多数诱导剂一样，对患者和移植物的 20 年存活率无明显影响[78]。

OKT3

这是一种鼠源性单克隆抗体，直接对抗人 T 细胞（CD3）的信号转导亚单元。OKT3 被认为结合于成熟 T 细胞 CD3 亚单位上导致受体内在化，从而阻断抗原识别和 TCR 信号转导[79,80]。另外，T 细胞被网状内皮组织所调理和清除。应用 OKT3 后，循环系统中 CD3+ T 细胞迅速下降口但在淋巴结，胸腺以及脾脏中几乎无效。若干天后，T 细胞数量反弹但是多为 CD4+ 及 CD8+ 细胞，而不表达 CD3。这些没有"目标"的 T 细胞无法结合抗原以及干扰抗原识别过程，不能产生细胞毒性 T 细胞。最后，当 CD3 被 OKT3 束缚后，通过不当的脱粒作用 OKT3 抑制已经激活的 T 细胞的杀伤活性,这个机制是药物发挥作用的核心同时也带来严重的副作用。

OKT3 可以导致严重的系统细胞因子反应,表现为低血压,肺水肿和致命的心肌功能下降。在大约 2% 的患者中,可出现非细菌性脑膜炎。在使用 OKT3 前必须应用甲泼尼龙以减轻这些不良反应,随后继续应用以缓解症状。OKT3 被用于肾移植急性排斥反应的急救药物,也可以被当作诱导药物。在阻断排斥反应方面,OKT3 的作用优于糖皮质激素。然而,会导致病毒激活率的升高,如巨细胞病毒、Epstein-Barr 病毒以及其他病毒,也和移植后淋巴细胞增生疾病的高发有关。因为这些显著的并发症的存在,它的使用非常有限,尤其在新的诱导药物如阿仑单抗及维持性药物西罗莫司上市后,使用更加受限。

抗 IL-2

有两种单克隆抗体已经在肾移植中使用,并在一些手移植中也得到应用。这两种药物(达利珠单抗和巴利昔单抗)直接对抗 CD25,是 IL-2 受体的高亲和链[81,82]。适应证与 ATG 和 OKT3 类似,却没有明显的副作用。

T 细胞扩增及攻击靶目标离不开这些 IL-2 受体高亲和链。这种受体优势在于这种 CD25 受体只存在于激活的 T 细胞。理论上,这些药物只会对那些被新的移植物的激活的细胞起作用。同时不会激活 T 细胞,所以不会导致像 OKT3 一样的细胞因子反应。这些抗体具有鼠源性分子而不是人类 IgG,因此消除了很多由于异种抗体引起的非特异性反应。这些药物可以应用于诱导期,但是 IL-2 只是在 T 细胞的最初激活阶段起作用,所以这类药物不能阻断已经发生的排斥反应。早期使用的研究表明,短期内可以降低急性排斥反应率,但是不会延长心脏和肾脏移植的存活时间[83]。

目前该药作为诱导药物只使用两次(开始和第 4 天),往往作为肾移植受体两联或者三联免疫抑制治疗中的一种配方。它可以降低急性排斥反应的发作,比起阿仑单抗,不会增加活检证实的急性排斥的发生率。巴利昔单抗通常与耐受性有关,和安慰剂相似,却优于 ATG[84]。该药物在减少钙调磷酸酶抑制剂及糖皮质激素的使用量的情况下仍能保持充分的免疫抑制状态,因此减少了和这些药物联合使用的副作用。然而,它仅在那些不能耐受 ATG 和阿仑单抗的患者中被作为诱导药物使用。

阿仑单抗

阿仑单抗是一种抗 CD52 抗体,作为抗淋巴细胞药物常被用于实质器官移植中。CD52 表达于多数 T 细胞及 B 细胞,NK 细胞以及单核细胞。阿仑单抗在数月后可有力地杀灭外周血 T 细胞,同时也减少了 B 细胞,NK 细胞和单核细胞[85-89]。对 CD34+ 的造血干细胞影响很小。阿仑单抗被大量应用于实质器官移植最开始源于 Caine 的报道:33 例肾移植患者联合使用小剂量的环孢素和阿仑单抗。这些患者与

其他的传统三联疗法的对比[90,91],两组的 5 年生存率相似。这个发现最开始认为是该药物可导致临床几乎耐受,不使用免疫抑制移植物被接受[91]。然而,单独使用该药物或者联合脱氧精胍菌素使用导致 100% 的急性排斥反应,表明药物本身没有耐受性。这可能与浆细胞 CD52 表达缺乏并导致对记忆 T 细胞激活降低。阿仑单抗联合单一药物(低剂量钙调蛋白抑制剂)维持治疗是安全有效的。但是早期细胞和体液排斥反应发生率高达 28%。目前,主要作为诱导药物和他克莫司和 MMF 联合使用。一些研究团体将其作为临床手移植的诱导剂。然而,由于货源不足和产量有限,其使用受到限制。

贝拉他普(CTLA-4 Ig)

贝拉他普是一种修饰的 CD152 胞外结构域和人 IgG1 之间的融合蛋白,已被批准用于肾移植中替代他克莫司。贝拉他普是一种选择性共刺激阻滞剂,在临床上被证明是肾移植后与吗替麦考酚酯和糖皮质激素的 CNI 抑制剂替代品。对小鼠模型的研究表明,共刺激阻断剂和 mTOR 抑制剂(如西罗莫司)之间存在协同作用。对非人灵长类动物的研究表明,贝拉他普和西罗莫司的联合使用延长了肾和胰岛移植的存活时间。临床 III 期试验显示,与 CNI 相比,贝拉他普在保存肾功能和其他不良事件方面的优势。它在 VCA 移植中的临床应用有限。有报道称,患者从他克莫司过渡到贝拉他普以保留肾功能。Cendales 报告了一例手部移植受者发生反复急性排斥反应并伴有同种异体抗体形成和伴随钙调磷酸酶抑制剂肾毒性的病例,该病例在从他克莫司、吗替麦考酚酯和糖皮质激素维持疗法转为贝拉他普和西罗莫司后似乎得到了缓解[92]。还有来自奥地利研究小组的报告称,在 3/4 的患者中,加入贝拉他普可以使他们在药物治疗中降低他克莫司的剂量。

免疫耐受

移植的最终目标是使得基因完全不同的器官组织被自身接受。这样才能停止长期应用免疫抑制剂,保持机体完整的免疫系统来抵抗感染和恶性肿瘤。如果形成了真正的免疫耐受,器官移植的存活时限不会因为慢性排斥而受限。本节回顾了 T 细胞及 B 细胞免疫耐受的多种机制和众所周知的移植耐受模型。

移植中,T 细胞介导的免疫反应是移植物发生排斥反应的主要原因,因此,T 细胞耐受对于器官移植耐受显得十分重要。T 细胞和 B 细胞耐受的机制被分为三大类:克隆缺失、免疫失能及免疫抑制。克隆缺失是指由于某种指令,受体中消灭了 T 细胞特异抗原。免疫失能是 T 细胞能识别外来抗原,但是功能失效,不能引起免疫反应。免疫抑制是出现了细胞可以阻止其他 T 细胞引起免疫反应。学界目前认为免疫抑制是通过调节 T 细胞(T-regulatory cell,T reg)实现的。这些机制目前还不清楚,免疫耐受的建立可能取决于

更多的通路。这些机制可以诱导免疫耐受,对将来整形修复重建外科移植外来组织却不需要长期应用免疫抑制剂奠定基础。

克隆缺失

克隆缺失是指表达针对特定抗原的 TCR 受体的 T 细胞被消除的过程。发生在胸腺为中央缺失,在外周为外周缺失。胸腺是免疫活性 T 细胞的主要生成地。T 细胞祖细胞从骨髓移行到胸腺,然后进行成熟修饰。一旦 T 细胞表达各自的 TCR 受体,它们便被筛选,低亲和力的 TCR 受体不会进入该进程,这被称为阳性筛选。胸腺 T 细胞由于自身抗原具有高度亲和性而被消除,被称为阴性筛选。这个过程完成后,剩余的 T 细胞可以识别自身,当外界抗原进入时可以发起免疫反应。在一些实验模型中使用外生抗原或自身抗原以模拟胸腺外克隆缺失[93-95],提示自身活性抗原可能在胸腺发展成熟后消失[96-98]。这些机制可能明确了胸腺内自身抗原不表达导致了免疫耐受。一些治疗方案试图影响这一过程。

个体组织第一次免疫获得或者耐受发生在子宫内,形成识别外来抗原的能力。该现象被 Mddawa[99] 成功发现,在他最初的实验中,供体细胞被注入种系特异性新生啮齿动物后行皮肤移植。实验中也可以通过很多方法在人体中实现免疫耐受状态。在移植之前联合全身放射治疗去除成熟 T 细胞然后进行供体骨髓移植形成嵌合体状态["嵌合体"(chimera)这一术语来自希腊神话人物,其由不同动物的身体部位组成]。嵌合体宿主形成一种免疫系统,即对供体及自身抗原均形成免疫耐受。进一步细化是进行全身的淋巴放射治疗。在放射期间长骨骨髓功能被保护,然后形成嵌合体[100]。这些动物然后接受心脏和肾脏移植。另外一种方法获得免疫耐受是在胸腺内注射供体细胞,这些细胞存活于免疫赦免的胸腺。然后产生能耐受异体抗原的成熟 T 细胞[101,102]。这些产生免疫耐受的方法都是利用了免疫缺失现象。

免疫失能

T 细胞最佳激活状态是在第一次 TCR 及 MHC 之间信号作用基础上,需要第二个独立的共刺激信号。当 T 细胞缺乏这些信号刺激,它们会在功能上对抗原的重复刺激无反应,并被称为无反应性[103]。T 细胞和抗原呈递细胞之间发生的两种主要的共刺激相互作用涉及 CD28/B7 和 CD40L/CD40 通路[104,105]。最近,试图阻断这些通路成了当下研究热点。失能在被诱导之后并不会自动保持[106,107],而是需要抗原持续存在才能保持免疫耐受通过失能达到免疫耐受可能伴随风险。它可能被感染和炎症所破坏[108,109]。

用抗体(CD40,CTLA4)对特异受体(CD40R,B27)二次信号阻断可以诱导外周耐受。在特定条件下抗原的出现可以下调免疫系统的概念早已存在。在这些受体被发现之前,有人记录到特异供体血液灌注可以提高移植物生存率。

理论上,以特定形式提呈 MHC 抗原可以引起失能而不是 T 细胞的激活口[110]。在移植时候干扰 CD40 和 CD28 通路(共刺激阻断剂)可以诱导免疫耐受,而且不会带来感染和肿瘤等并发症,这在一些啮齿动物模型中得到证实。然而,在灵长类动物模型中未得到同样的结果,只是延长了移植物生存率并没有发生免疫耐受。学界仍在研究一些改进方法,目的是形成长期的供体特异 T_H 细胞免疫失能[111]。另外一些外周免疫耐受的方法包含供体抗原提呈细胞缺失或修饰,以及抗 CD4 抗体阻断 TH 细胞功能。这些外周免疫耐受方法不如中心机制那样有效。

调节细胞的免疫调节

有效免疫抑制的核心是诱导及保持免疫耐受,这在之前很多研究中都有介绍。然而,体内及体外细胞有所不同,所以很难具体说明其中机制。因此,免疫抑制的机制仍然存在争论,尽管许多免疫模型证明一些细胞确实存在这些功能[112-114]。学界在这些抑制/调节细胞特征方面也取得了显著研究成果,证实了某些 T 细胞群共表达 CD25 和 CD4 抗原[115]。

这些 $CD25^+CD4^+$ T 细胞自然生存于胸腺,是一种具有独特功能的 T 细胞亚群。这些细胞具有免疫抑制特性,可以促进对自身及外在抗原产生免疫耐受[116]。2003 年,3 个独立的实验组均发现 Foxp3 蛋白,一种在多系统自身免疫疾病(免疫失调、多内分泌腺病、小肠疾病、X 连锁综合征)中缺乏的核酸转录因子[117],表达在 $CD4^+CD25^+$ T 细胞上[19-21]。Fox_p3 与抑制功能有关,并调节一些细胞表面分子的表达,比如之前用来鉴定 T 细胞的 CTLA-4、GITR 和 CD25[20]。

T 细胞可以从来源上分为两类,它们具有不同的生理特性,被称为自然 T 细胞和诱导 T 细胞,前者被认为当自身抗原提呈后产生于胸腺内的胸腺上皮细胞,后者即诱导 T 细胞是在遇见自身抗原或外来抗原后产生于外周。有人通过不同实验方法已经证明成熟的动物和人体 T 细胞能够把 $CD25^-$ 细胞转为 $CD25^+$ 细胞或者把 $Foxp3^-$ 转换为 $Foxp3^+$。虽然两种类型细胞有相似性,但是前者更稳定表达 Foxp3[35]。

两种细胞虽然来源不同,但是有明显的可塑性,像 Th 细胞一样在不同的细胞因子环境下可以转换表型。最近啮齿类动物实验数据表明,在体外用 Thl 或 Th2 细胞因子处理 $CD4^+CD25^+$ 细胞后细胞功能完全不同。特定的体外环境下,通过同种异体抗原提呈细胞,$CD25^+Foxp3^+$ 细胞不仅能引发 Th17 生成 T 细胞增殖,而且可以诱导它们分化为 Th17 T 细胞[37,38,118]。

有文章报道称,在耐受稳定患者肾脏中发现高比例的循环及移植物内 T 细胞,在肝脏和肺脏移植中也有发现。相反,慢性排斥反应受体的 T 细胞比耐受患者和健康人明显减少,Foxp3 水平更低。肾脏移植机制研究发现(高水平)$CD4^+CD25^+$ T 细胞缺失导致供体低反应性。因此,调节 T 细胞生成技术可以增加免疫耐受度,或许可以发展为长久的免疫耐受技术。

整形外科组织移植

皮肤

自体皮肤移植

自体皮肤移植可以是全厚也可以是中厚。全厚皮片移植皮肤挛缩有限，所以具有良好的外观但是不容易存活，而且可用的供区有限。当需要大面积皮肤时，刃厚皮片被广泛应用于整形手术中。优势是来源较广，更容易存活但是容易收缩。把皮片以 1∶1.5 和 1∶1.9 的比例扩展成网状皮片在烧伤创面治疗上十分实用。

对于严重烧伤患者，刃厚皮也可能难以取得。这种可用组织的缺乏直接促使传统皮肤移植发生改变。角质细胞通过培养可以扩展 10 000 倍[119]。这种技术被应用于大面积烧伤，腿部溃疡和其他良性病变环境下[120]。该方法的缺点是较皮片移植容易发生感染，比网状皮片移植更难存活[121]，也会起水疱，更容易受到损伤，比刃厚皮片更易收缩[122]。原因是真皮和表皮连接比较差[123]。在自体移植中真皮成分的不足可以通过同时培养自体表皮及异体真皮细胞来解决[124]。大面积烧伤中均有报道。但是异体真皮还是会存在一些问题。一些无细胞和人造皮肤（Integra）包含了真皮、胶原和黏多糖，覆盖以硅酮敷料，解决了这一抗原性问题[125]。这种方法的缺点是需要去除外面的硅酮敷料再在真皮外进行皮肤移植。这种方法逐步被在移植物上接种角质细胞所取代[126]。

皮肤替代物包含同种异体和异种结构蛋白，还有接种了自体细胞的骨架结构。由培养的自体成纤维细胞形成真皮层，角质细胞形成上皮层[127]。这些胶原凝胶敷料弥补了细胞培养扩增需要一定时间的不足。市面上能够得到的脱细胞异体真皮有 AlloDerm（LifeCell，Branchburg，NJ）。一种活的组织工程异体真皮支架 DERMAGRAFT（Advanced Tissue Sciences，La Jolla，CA），包含人工合成的筛网结构及其上接种的人胚胎真皮成纤维细胞[128]。相对于异体皮而言，可以在大面积烧伤患者中暂时封闭创面[129]。另外一种皮肤替代物是 GRAFTSKIN（Organogenesis，Canton，MA），它包含 I 型牛胶原及其上接种的异体人成纤维细胞及角质细胞[130]。

同种异体皮肤移植

同种异体皮肤移植在大面积烧伤中可以单独或联合自体皮移植使用[131-135]。结合同种异体移植的网状皮片移植比单纯应用自体网状皮片移植具有更好愈合效果。因为区域性皮库的建立，增加了异体皮移植。同种异体皮可能被冻存入库延长了使用时间。甘油封存减少了皮肤抗原性延长了皮肤存活时间[136]。烧伤科在进行自体皮移植之前使用甘油处理的皮肤来覆盖创面[137]，或者同时使用大张网状自体皮进行复合皮移植[133]。然而，这些移植物可能会产生抗体而限制了后期进行血管复合同种异体移植（VCA）的可能。

这种方法推广受限原因在于不是所有地方都可以收集皮肤和建立皮库。不仅需要大量的供体，而且有概率很小但后果严重的疾病传播风险。已有报道称，在烧伤患者异体皮移植后，感染巨细胞病毒、肝炎以及艾滋病的情况发生[138]。培养的同种异体角质细胞也可用于暂时封闭创面，需要联合应用免疫抑制药物[139]。细胞培养可以预先在烧伤治疗中进行，但是异体皮与培养的自体皮一起移植更容易引起排斥反应。

异种皮肤移植

猪皮被用在大面积烧伤中，在猪皮下方接种自体皮可以暂时封闭创面[140]。异种真皮移植的发现具有重要价值。它可以通过刺激肉芽组织形成，从而为随后的皮肤移植做准备。Burke[125] 报道了使用脱细胞人工皮肤移植，他在牛胶原真皮上接种扩增的受体成纤维细胞。异种皮在皮肤移植上受限因为它的细胞成分非常容易引起超急性排斥反应。

骨

自体骨移植

自体骨移植后会发生一系列基本组织学改变[141]。移植后，血肿包绕移植物。随着炎性细胞浸润发生炎性反应，血管开始新生并取代坏死组织。未血管化的移植物逐渐坏死，绝大多数骨细胞死亡，仅有那些重建了血液供应的存活下来。移植物残存的部分被受体部位血管慢慢长入，并伴有受体骨髓干细胞增殖分化。血管通过已有的哈弗斯管长入骨皮质。起始阶段破骨细胞吸收活动增强，导致移植骨多孔而强度下降。松质骨因为结构比较开放很快在 2～3 天内再血管化。而密质骨可能需要 2 个月以上。血管组织进入移植物，并以成骨细胞形成新骨质的过程被称为爬行替代。骨皮质中坏死骨不完全吸收，最后由坏死骨及新生骨形成的移植复合物强度不及松质骨[137]。已血管化的移植骨不需要经历非血管化骨的生成血管的过程，而且不需要很好的血管化的受体床，生物力学上已血管化的骨移植优于非血管化移植物[142]。

更大的骨质缺损的重建由于可用于骨移植的取材部位较少而受限。学界正在通过实验研究一种替代方法，即通过自体骨细胞体外培养，然后植入受体内聚合物支架上[31,143]。

同种异体骨移植

随着组织库的出现以及骨移植消毒及保存方法的改进，临床上逐渐开始应用大块异体骨移植[144-147]。对于长骨缺损，冷冻骨移植已成常规，在美国估计每年超过 20 万例[148]。MacKewen 在 1881 年首次临床使用异体骨移植。之后陆续也有其他人使用，如 Lexer、Parrish 等[141,149-152]。非血管化骨移植中很少有骨细胞存活。这些遗留的骨组织起着支架作用，受体骨髓干细胞通过爬行替代逐渐在支架中增殖分化。更大的骨移植起着机械支撑作用,这种长期固定对缓慢吸收是必需的。但是移植骨更容易产生应力性骨折以及金属螺丝松脱。大的关节置换在临床上已经应用,也有不同结果报道。Parrish 报道称,在 21 病例中,50% 的冷冻骨最后失败了[151]。外科切除术后采用不同大小的片状骨移植进行关节置换或重塑获得了喜忧参半的结果[153-155]。颅面外科中,冷冻干燥异体骨被用来加强中面部[156]。虽然感染率高达 22%,但是所有截骨术患者均最终康复。在下颌重建中同种异体骨中镶嵌自体骨移植已有报道[157,158]。手外科中,异体骨移植也被用来修复良性肿瘤切除术后、外伤以及先天性缺损[159,160]。未见报道感染、骨折以及不愈合等主要并发症。

血管化的同种异体骨容易被免疫排斥[161-164]。体液和细胞反应和其他同种异体组织一样具有一定的时间次序[12]。虽然个体骨表达抗原,但是主要的免疫反应被认为是骨髓细胞介导的[150]。用放射线去除骨髓或用受体骨髓替换可以延长移植物存活时间[165,166]。在有限的血管化临床同种异体骨移植(膝关节移植)中一开始时用单一免疫抑制剂(环孢素),而后才用三联免疫抑制剂[167,168]。在移植后 56 个月内大多数移植都失败了。无论采用了何种免疫抑制剂。一种尚且不明确的原因可能是血管化皮浆增加了移植物免疫抗原性。

软骨

自体软骨移植

软骨由软骨细胞组成,它们存在于分布载水基质的骨穴中。组织分型为 3 种:透明软骨、弹性软骨和纤维软骨。基质主要包含蛋白聚糖和 II 型胶原。软骨无血液供应,靠基质营养物和氧的自由扩散。软骨细胞与骨细胞相反,修复能力较差,依靠形成瘢痕愈合[169]。基质的弹性特性使得软骨有"记忆"功能,在变形之后可以恢复为原来的形态。基质中水分可改变维持基质内压力平衡使得软骨可以很好地维持三维形状。

软骨移植通常被用于鼻部、耳部、颅骨以及关节面的重建,但是取材部位有限[170-172]。体外组织工程技术发展可以使得软骨细胞被培养增殖。然后被接种于可降解的生物聚合物上形成新软骨[31,143,173,174]。聚合物注射系统可以通过针头、经皮或内镜下注入软骨细胞[175-177]。

同种异体软骨移植

软骨细胞在细胞表面表达 HLA 抗原而具有抗原性[153]。基质具有微弱的抗原性[178]。手术切割和划伤暴露了同种异体软骨细胞有助于其被吸收[179]。软骨异体移植用法与自体移植类似[180]。异体软骨可以是保存的也可以是新鲜的。保存的软骨比新鲜软骨感染风险要小,而且供应量比较大[181-183]。软骨异体移植通常需要放射线预处理,处理后用于面部骨骼重建的方法已得到大量应用。尽管很多患者有很好的结果[183],但是长期观察仍具有较高的吸收

率[184]。是否因为免疫反应,还是因为保存的软骨中没有活性细胞,目前仍然存在争议[185]。同时也观察到较小的软骨移植比大软骨移植更不易吸收。

异种软骨移植

牛软骨移植容易引起异种排斥反应,所以移植效果比自体移植以及同种异体移植差很多。通过改变移植物免疫立体定向结构可以降低异种排斥反应,这种方式是有利的[186]。

神经

自体神经移植

对于神经断裂最好的方法便是一期修复。广泛的神经损伤会导致神经缺损需要移植神经,使得修复后神经无张力。移植的神经和受区神经远端有着同样的退化过程[187]。神经移植物遗留下施万细胞的髓鞘,它可以提供轴突再生的生物通道。最常见的神经移植是维管束间的神经移植,它将移植的神经束状组与远端匹配[188]。其他类型的有成束神经移植(仅仅是将邻近的和远端匹配)、血管化神经移植,虽然理论上可行,但实际临床上没有证据证明有效[189]。其他方式[190]比如种植施万细胞的硅胶管、自体静脉、冷冻断裂的自体肌肉以及 pH 管[191]。采用接种自体施万细胞人工管道的方法已经被证明有效,但是目前没有任何方法比自体神经移植效果更佳。

同种异体神经移植

神经自体移植因取材部位而受限。大量神经缺损的情况下,同种异体神经移植已在少数患者中应用。同种异体神经移植物的免疫排斥反应可以用免疫抑制药物[192,193]进行实验预防,免疫抑制的轴突在啮齿动物[194,195]和灵长类动物内可以穿过同种异体移植物[196]。免疫抑制药物在受区神经轴突长入异体移植物之前需要应用,一旦受体轴突长入移植物后,免疫抑制药物可以停用[197-199]。Mackinnon 等报道称,他们对 7 例患者进行了四肢的异体神经移植[190,200],免疫抑制药物在神经再生入移植物后 6 个月停止了,但是除了一例患者外,其余患者都没有运动和感觉功能的恢复。

四肢与复合组织

带显微血管的自体组织移植是最好的重建形式。但是可用的取材部位在一定程度上限制了自体组织移植。另外,这些取材部位在组织移植后可能带来一些潜在的严重并发症。自体组织的移植,如皮肤、皮下组织、肌肉、骨、血管和神经在很大程度上扩展了重建外科的领域。严重的骨骼和软组织缺损甚至整个肢体缺损都可以被重建。然而,非自体组织容易因免疫反应,导致组织坏死,长期应用免疫抑制剂是目前唯一可以保持移植物存活的有效方法。为了

使复合组织移植在临床上可行,技术上、功能上和免疫学方面等问题都应充分考虑。

技术注意事项

1906 年,由 Carrel 和 Guthrie 发展的显微外科技术使得带血管的肢体移植或复合组织的移植成为可能[201,202]。显微血管吻合和血管再生在各大中心成为常规练习,成功率超过 90%[203,204]。不同于急性创面损伤,再植术可以在合适的准备后行同种异体移植,例如术前可以行血管造影术和对供体进行选择。手术技巧立足于目前对骨、肌腱以及神经修复的基础之上。

功能注意事项

在很多动物模型中,正常的创伤愈合和骨生长发生在移植的复合组织中[26,205]。在动物肢体移植后应用免疫抑制剂可以发现神经肌肉功能恢复[206,207]这些动物中包含灵长类[208-210]。而有报道称,在临床手移植中运动和感觉均可恢复[5,211,212]。因此,同种异体移植的功能恢复似乎与非移植状态的恢复原则类似,受受体的年龄、系统因素和相关局部损伤所影响。

免疫注意事项

肢体和复合组织包含大量独立的组织结构,如皮肤、皮下组织、肌肉和骨骼,每个组织都具有强烈的抗原性[106]。动物实验数据和目前的临床治疗经验发现宿主的免疫抑制可阻止移植后排斥反应。相反,不确定的多种联合免疫抑制很难完成外科致力于改善生命质量的进程[14,213]。在第一例人手移植成功后,这种关于利弊平衡的争论一直没有停止。然而,支持者和批评者都同意宿主免疫抑制以及对移植物部分免疫耐受对组织移植在临床上广泛应用起到十分重要的作用。

实验性肢体移植

同种异体肢体移植在实验上可以采用不同的免疫抑制方案[205-207,209,214-222]。免疫调节技术可以降低同种异体肢体移植物特定成分的抗原活性,从而延长存活期[166]。虽然有个别的免疫抑制剂停药后耐受的事件报道[216,223],但为了防止同种异体移植排斥反应,长期免疫抑制剂通常是必要的。环孢素和吗替麦考酚酯联合治疗比单一治疗更有效[224]。尽管大鼠模型提供了有关同种异体肢体移植的重要信息,但啮齿动物的免疫系统与人类的免疫系统有根本的不同。大型动物模型(如狗、猪或灵长类动物)与人类免疫系统则更为相似。

Ustuner 等报道了在大小匹配的近交猪之间移植前肢放射状骨肌皮瓣后每日使用环孢菌素、MMF 和泼尼松口服方案的案例[223]。在 8 头猪中,2 头持续严重排斥反应,3 头表现为轻到中度排斥反应,3 头在实验结束 90 天时无排斥反应。应用免疫抑制剂动物的血清、血液学和化学指标均未见明显药物毒性。Louisville 的研究小组还在相同的猪模型中实验了 FK506、MMF 和泼尼松的使用[225]。在研究结束时

存活到 90 天的 9 只动物中,有 5 只没有排斥反应。然而,免疫抑制剂的这种组合应用导致了显著的死亡率和发病率,包括脓肿、腹泻、体重减轻和肺炎。

Lee 的实验团队寻求通过将供体和宿主猪之间的 MHC 抗原与环孢素 12 天疗程相匹配来实现宿主对同种肌肉骨骼移植的耐受性[226]。应用环孢素的非 MHC 抗原匹配移植物和 MHC 匹配但不应用环孢素都导致排斥反应。然而 MHC 匹配并同时应用 12 天环孢素并没有发生排斥反应,直到皮瓣移植后 47 周。因此,基因匹配可能缓和移植后免疫抑制的需求。MHC 匹配可以超越家庭,例如,美国国家骨髓库中可以发现无血缘关系的 MHC 匹配个体。

Kuo 等证明了在猪后肢模型中使用间充质干细胞结合骨髓移植、放射治疗和短期免疫抑制剂治疗可以延长 CTA 存活时间(>200 天)[227]。他们认为间充质干细胞的可调节活性可能是该模型中移植物存活时间延长的原因之一。

灵长类动物模型在解剖学和免疫系统方面与人类肢体移植最相似。20 世纪 80 年代,学界在非人灵长类动物上进行了 4 项同种异体肢体移植的研究[209,210,222,228]。所有研究都涉及手移植和大剂量环孢素和糖皮质激素的使用。许多动物发生了多种感染并发症,一些动物死于大剂量免疫抑制剂应用导致的致命恶性肿瘤。尽管如此,很少有灵长类动物的同种移植物能够长期存活。这些研究证实了现有的啮齿动物和犬类数据,即环孢素单一疗法在预防同种异体肢体移植排斥反应方面无效,甚至采用毒性剂量也一样,移植后没有存活至功能恢复。最近,Barth 等在非匹配的猕猴身上进行了面部组织移植,包含皮肤、肌肉和骨[229]。通过持续静脉输注使用大剂量他克莫司单一疗法 28 天,然后逐渐减少到日常肌内注射剂量。他们最初希望高剂量的他克莫司可以引起免疫耐受,就像在猪肾脏模型中那样。虽然这种方法确实延长了移植物的无排斥存活时间,但它与供体来源的移植后淋巴增生性疾病肿瘤的高发密切相关。目前还没有对灵长类动物进行联合免疫抑制治疗的研究。不过这种疗法的应用也为神经再生、骨愈合和最终功能恢复提供参考。Cendales 的团队研究了在手移植灵长类动物模型中联合使用贝拉塔塞特和他克莫司的可能性。与他克莫司相比,添加贝拉塔塞特提高了无排斥反应的同种异体移植物的存活率[230]。当他们将贝拉塔塞特与西罗莫司联合使用时,含有皮肤的移植物的伤口几乎不可能恢复。

手移植

目前,临床手移植仍然处于试验阶段,这种新方法仍然需要长期的疗效观察。在目前的免疫抑制时代,已有 72 名患者的 107 只手/上肢进行移植(表 31.3)[5,11,211,212,231-235]。目前为止,结果表明手移植在技术上是可行且有希望的,患者报告了不同程度的功能恢复。对于失去双手的患者而言,手外科医生对手移植应用的支持一直是最强烈的[14]。大多数病例根据当地机构审查委员会的指导方针进行移植,但有几个项目已经建议将双侧手移植作为双侧截肢的

标准护理,然而没有一个治疗中心在没有 IRB 方案的情况下进行移植。外科学界对单侧移植的支持率要低得多,但接受了单侧手移植的患者报告说他们不仅恢复了功能,也恢复了完整的自我。因此,虽然功能恢复是衡量成功的关键,但在评估手移植时,也必须考虑恢复患者的幸福感和自我感觉。

表 31.3 各地上肢移植手术案例

医疗中心 (国家)	单侧 Tx	双侧 Tx	肢体总数 Tx	坏死肢体总数 Tx	死亡率
墨尔本(澳大利亚)	1		1		
因斯布鲁克(奥地利)	1	4	9		
布鲁塞尔(比利时)	1		1		
六家机构(中国)	9	3	15	7	
里昂(法国)	1	5	11		
巴黎(法国)		1	2	2	1
慕尼黑(德国)		1	2		
德黑兰(伊朗)	1		1		
米兰(意大利)	3		3		
蒙扎(意大利)		1	2		
士拉央(马来西亚)	1		1		
墨西哥城(墨西哥)		2	4	2	1
弗罗茨瓦夫(波兰)	5	1	7	1	
马德里(西班牙)		1	2		
巴伦西亚(西班牙)		3	6		
安卡拉(土耳其)		1	2	2	1
安塔利亚(土耳其)		3	6		1
利兹(英国)	1		1		
布列根和妇女医院(美国)		2	4	2	
埃默里(美国)	1	1	3	2	
匹兹堡大学/约翰·霍普金斯大学(美国)	2	4	10	2	
麻省总医院(美国)	1		1		
路易斯维尔大学(美国)	7	1	9	1	
加州大学洛杉矶分校(美国)	1		1	1	
宾夕法尼亚大学(美国)		1	2		
维尔福特医疗中心(美国)	1		1		
总数	37	35	107	25	4

手部移植的主要问题是维持免疫抑制剂应用的必要性和移植功能恢复的评估[236,237]。众所周知,受体面临着使用慢性免疫抑制药物的相关风险。这些并发症包括机会性感染的易感性增加,与使用钙调神经磷酸酶抑制剂类药物(他克莫司和环孢素)相关的肾功能障碍,以及恶性肿瘤发病率的增加。此外,尽管使用了现代免疫抑制方案,但大多数移植手术都会经历急性排斥反应,并可能面临慢性排斥反应。手功能恢复大体上是有效的,但目前仍然面临着神经恢复和手部内在肌肉功能恢复的问题。

免疫抑制与移植存活

手移植以及重建领域在移植免疫方面没有任何突破。目前可以明确的是,如肺脏以及肠这种高抗原性的组织,从 1 年生存数据分析,只要应用足够大剂量和联合应用不同的免疫抑制药物可以阻断突发的免疫反应[238,239]。这已经被其他手移植文献证实,移植后可以获得极佳的 1 年生存率[5]。因此,关键的问题在于,对于一个非挽救生命的治疗,多大程度的免疫抑制和终极并发症的强度是合乎情理可以接受的。

用于维持手移植的药物有很大的差异,目前小样本的手移植和药物应用的可变性无法得出哪一种免疫抑制方案更佳。确定性结论需在前瞻性随机临床试验中得出。因此,随着技术进步,开展多中心试验以确定最好的手移植免疫抑制治疗方案非常有意义。

目前,主要用于移植的药物有诱导因子 IL-2 受体阻断剂(巴利昔单抗),ATG,或者是 CD52 单抗(阿伦单抗)。最近在手移植中似乎有使用 CD52 单抗的新趋势[234],但这种药物的使用最近有所减少[240]。路易斯维尔小组起初对 2 位患者使用 IL-2 受体阻断剂,后来在其他患者中逐步换成阿伦单抗[211]。里昂小组在所有患者使用 ATG[212]。最近,约翰·霍普金斯大学和匹兹堡大学使用了一种方案,剔除了目前的三联药物方案。他们采用阿伦单抗诱导治疗,作为"匹兹堡方案"主要部分被用来促进供体骨髓细胞融合,同时联合他克莫司降低慢性反应从而提高移植后药物的利弊比。

用于手移植的最常见的维持免疫抑制方案是持续使用小剂量糖皮质激素与他克莫司和 MMF。然而,随着时间的推移,几个团队已经从他克莫司改为西罗莫司以避免副作用,如高血糖或肾功能不全[5]。一些研究组试图在某些特殊情况下减少免疫抑制药物并停用糖皮质激素,虽然这样的策略在肾移植中取得了成功,但在手移植病例中,已经观察到了肌内膜增生的相关证据。此外,路易斯维尔的一位手移植患者在接受减量免疫抑制治疗后,由于慢性排斥反应而失去了移植手[231,241]。因此,不能简单地将肾移植方案直接应用到手移植当中。

手移植效果评价

对于一个非挽救生命的手移植,准确的功能恢复评价是最关键的指标。目前,有些工具可以用来测量评价手移植后的功能。路易斯维尔团队报道许多功能评估结果都是采用 Carroll 测试(一种经过有效性检验的评估患者每日生活能力的测试,包含上肢功能)[242]。手及复合组织移植国际注册处采用的是手移植评分系统(Hand Transplantation Score System,HTSS)[5,211]。评估包含 6 个方面:①外表(15 分);②敏感性(20 分);③运动性(20 分);④心理和社会接受度(15 分);⑤日常活动和工作状态(15 分);⑥患者满意度(15 分)。总分 81~100 分为优,61~80 分为良,31~60 分为一般,0~30 分为差。匹兹堡大学通过活动能力来评测,有主动活动范围、被动活动范围、握力、拧力及两点辨别能力。他们还用 Semmes-Weinstein 方法评估移植物的感觉恢复。早期结果显示,在所有的患者中都有持续性的运动功能及感知功能恢复,与移植后时间和截肢平面有关。

所有的手移植项目都使用糖尿病的臂肩手评分(Disabilities of the Arm,Shoulder and Hand,DASH)来评估手移植后的恢复效果[243]。DASH 测量包含 30 个自陈报告问答项目,用于评估身体功能和严重上肢肌肉骨骼疾病。该评分简单可行,可用于评估上肢的任何关节。

最长的随访是路易斯维尔小组完成的第二例手移植;该患者已经术后 18 年余,有一只功能正常的手。在最近的一篇文章中,路易斯维尔的研究小组详细报道了最先两例美国手移植受者在术后 8 年和 6 年的预后情况[211,231]。两位患者都是进行的同种异体移植,在手内肌活动、手完全运动以及功能握力、拧力和感知功能方面均有所恢复。最新的 Carroll 评分需要测量患者执行结合了行动能力、运动功能和感知功能的能力,患者 1(72/99)和患者 2(55/99)的结果均为一般。测试的分数都超过了预期的 20~30 分(假肢分数水平)。第一位患者的 Semmes-Weinstein 尼龙线感觉测试所有指尖均在正常范围内。患者在静态两点辨别和动态两点辨别方面都比之前的测试有所改善。触摸定位、立体识别以及温度和振动感觉也得以恢复。第二位患者在 6 年内没有表现出类似的感觉恢复;然而,在 2008 年,患者的保护性感知功能得到恢复。在最近的一次更新中,他们报告了他们第三位患者的结果,其在过去的体检中 Carroll 评分为 57 分,每年复诊一次,运动功能接近正常的 45%。通过手指 Tinel 征评估其感知功能有所提升,保护性功能减弱,仅在示指、无名指和小指上有轻微的触摸定位。

国际注册处报告称,根据 HTSS 量表,大多数患者在手移植手术中表现出良好的效果[5]。他们指出,从功能角度,大多数移植的手恢复良好。然而,运动功能的恢复仅限于较大的肌肉群,但即便如此,它们往往使患者能够进行大多数日常活动。与单侧患者相比,双侧手移植患者的满意度略高。所有患者都产生了保护性感觉(31 名患者进行了至少 1 年的随访分析),90% 恢复了触觉感觉。远端感觉和运动功能恢复的时间与截肢水平相关。据指出,截肢平面越远,移植手恢复越快。这一发现对供体手移植的截肢平面提出了问题,但目前没有任何活跃的团体提出明确的建议。

国际注册处几个小组也发表了一些个体报告。来自波兰的实验组最近发表了两例成功进行手移植后的随访[233]。第一位患者在发表文章时已经出院 3 年,手指的运动能力相当于正常功能的 63%,DASH 评分为 95 分,他在移植后 20 个月重返工作岗位。第二位患者在移植后仅 6 个月,DASH 评分为 85 分。Semmes-Weinstein 测试结果表明两点辨别距离为 15mm,移植手握力达到了 4 公斤。这名患者也回归了全职工作。

里昂小组记录了他们的两名双侧手移植患者的远期结果[212,244]。两名患者都恢复了疼痛和寒冷感知,没有感觉迟钝或寒冷耐受。第一位受者在移植 6 年后接受了 Semmes-Weinstein 测试,结果显示右手可以感知 2.83~3.61 丝线,左手可以感知 3.22~4.08 丝线。平均两点辨别能力右手为 6mm,左手为 9mm。相比之下,第二位患者的 Semmes-Weinstein 测试显示,右侧为 3.22~3.61,左侧为 3.22~3.84。然而,两名患者的肌肉力量都有所减弱。第一例患者双手握力为 12kg,第二例患者右侧握力为 4kg,左侧为 8kg。

里昂小组称,通过使用 Minnesota 和 Carroll 测试评估伸手、抓取、移动、定位和转动物体的能力,但他们没有提供这些测试的数据。他们声明,第一位患者的侧向挤压和双手抓握力仍然不足,但这些患者在移植后第一年就能够进行大部分日常活动,其中一人已重返工作岗位。

最后,因斯布鲁克小组发表了随访手 8 年的手移植病例[245]。最有意义的发现是患者在 4~5 年后还有持续的感觉和功能改善。他们的第一位患者在双侧手移植后恢复良好,移植 8 年后手功能非常突出,可以系统性地使用双手,执行日常生活的所有活动。目前的 DASH 评分是 34 分。第二位患者是前臂移植,他在术后 3 年得到很好的功能恢复,对自己的手功能非常满意,比肌电假肢要强得多。患者在术后 6 月冷热觉已经恢复,但整体感觉恢复不佳,不能进行两点区别,右侧抓力为 6.8kg,左侧为 5.5kg。然而,比较而言,手移植患者的精细运动功能恢复明显劣于前臂移植患者。第三名患者仍在门诊治疗过程中。

手移植的全球经验证明了这项新技术的临床实用价值。但仍有许多问题悬而未决,围绕着免疫抑制剂如何使用和治疗方案,未来可能需要多中心的临床实践经验总结,本篇综述也提示了多组间合作和标准化方式对于不同案例之间的评估和比较是十分必要的。

面部移植

从 2005 年至 2015 年 12 月,共进行了 37 例面部移植手术(20 例部分面部移植和 17 例全脸移植)(表 31.4)。实际进行的面部移植手术与同行评议期刊中报道的有些不一致,有些人对移植手术的报道不足。所有患者都经历过排斥反应,但大多数最后都得到了成功疗效。这些移植手术已经恢复了大多数患者的形态和功能。移植后恶性肿瘤的发病率有所增加,共有 6 名患者死亡。第一例面部移植患者在法国里昂接受手术,最近死于继发性非小细胞肺癌,可能与患者的吸烟史有关。患者还展示了捐赠者特有的抗原,这可能导致了患者的前哨瓣和后来的下面部的排斥反应。第二名面部移植患者因不遵守药物治疗而继发死亡。其他死亡与头颈部癌症复发和手面部联合移植后的坏死性感染有关[246-248]。

表 31.4 各地面部移植手术案例

医疗中心 （国家）	局部面 部移植 患者	全面部 移植 患者	所有面 部移 植者	死亡率
亚眠（法国）	3		3	1
西安（中国）	1		1	1
巴黎（法国）	6	1	7	2
布列根和妇女医院（美国）	3	4	7	
巴伦西亚（西班牙）	1		1	
塞维利亚（西班牙）	1		1	
巴塞罗那（西班牙）		2	2	
根特（比利时）		1	1	
安塔利亚（土耳其）	2	3	5	1
安卡拉（土耳其）	1	1	2	
马里兰大学（美国）		1	1	
格利维策（波兰）		2	2	
克利夫兰诊所（美国）	2		2	
圣彼得堡（俄罗斯）		1	1	
纽约大学（美国）		1	1	
总数	20	17	37	6

整形外科移植展望

目前对同种异体复合组织移植后处理的策略是在实体器官移植中使用成熟的免疫抑制方案进行治疗。大多数 VCA 移植患者已经接受了诱导剂（如 ATG 或 alemtuzumab）的治疗，然后使用最多 3 种免疫抑制药物（他克莫司、MMF 和糖皮质激素）维持治疗。这导致了移植物初始存活率方面的高水平成功。它并没有防止急性或慢性排斥反应的发生。然而，为了使重建移植领域扩大其适应证，超越目前有限的经验，需要设计技术来显著减少或消除慢性免疫抑制的需要。这一领域的未来方向在很大程度上依赖于免疫抑制剂和耐受诱导方案的创新发展。

许多人仍然认为，使用慢性免疫抑制来实现肢体或面部同种异体移植在临床上很难证明其合理性[249]。因此，发展有效的疗法来诱导宿主长期的免疫耐受而避免长期应用免疫抑制剂，对于改变利弊平衡至关重要。这些方案可能包括针对移植物的部位特异性免疫抑制，阻断抗原识别过程中特定步骤的单抗，或者在移植前或移植时通过引入造血干细胞来暴露供体抗原，以建立一个混合的嵌合体状态[250]。

T 细胞去除疗法在多种动物模型上证实有效，可以提高移植物的接受程度和耐受性[251,252]。然而，直到 CD52 单抗和阿伦单抗（CamPath-1H）引进之前，这些方案尚未取得重大进展。CD52 在大多数 T、B 淋巴细胞、NK 细胞和单核细胞上表达，阿伦单抗可以倍增式迅速耗尽这些细胞。Calne 等最初的临床报告表明[90,91]，在肾移植中使用阿伦单抗联

合小剂量环孢素可以达到"正常"耐受状态（移植物接受度降低，免疫抑制减少）。然而，单独使用阿伦单抗或与脱氧精胍菌素联合使用可导致 100% 的急性排斥反应[253,254]。这表明阿伦单抗并不能达到免疫耐受。与胸腺球蛋白相比，它作为诱导剂的使用被证明显著减少了急性排斥反应的发生率（活检证实）（14% vs 26%）。然而，移植物存活率、初始的存活时间和免疫抑制剂维持时间（包括早期糖皮质激素的减少）均无显著差异[255]。在复合组织移植领域试图使用 T 细胞消耗因子如阿伦单抗或 ATG 也得到了类似的效果。表明学界仍要努力减少免疫抑制剂的使用。

至于创新治疗方法，CTA 也提供了一些独特的优势。连续的监测，足够的移植物活检取样，通过简单的皮肤外观检查，这样才能及时进行干预、治疗，在个性化的基础上精确调整免疫抑制治疗。另外一些复合组织还含有不同量的捐助者骨髓和血管化的骨髓龛，这可以作为供体细胞的连续来源，包括骨髓源干细胞。这表明在一定的实验动物模型上需要灵活地调整宿主免疫反应。因此，进行复合组织移植时在细胞基础上减少免疫抑制剂和诱导免疫耐受是特别吸引人的策略。

最近，匹兹堡大学的研究小组提出了一个策略。他们利用阿伦单抗的细胞耗竭特性，结合供体骨髓细胞输注。该技术在活体肾移植上有一些成功的报道；它还能在肝脏、胰腺、心脏和肺移植术后最小化免疫抑制剂维持剂量，甚至使一些患者完全脱离长期使用免疫抑制剂。到目前为止，他们已经初步报道按照此方案对 5 例患者进行了 8 只手或前臂的移植。目前，所有受者都保持使用较低剂量的单一的免疫抑制剂（他克莫司），移植手的运动和感觉功能在持续提升。尽管结合使用阿伦单抗诱导和供体骨髓细胞灌注，所有的移植都经历了至少一次的急性排斥反应发作，需要进行其他的处理。然而，按照此方案，50% 的患者皮肤排斥的急性发作期只需要进行局部治疗或者短期给予糖皮质激素治疗。浅表和深部组织活检以及高分辨率超声都没有发现血管内膜增生等作为慢性排斥反应间接标志的证据。骨髓细胞免疫治疗方案已被证明在手和前臂移植中使用低剂量的他克莫司单药治疗是安全有效的，但不允许完全撤出所有免疫抑制剂。学界仍然需要长期的随访资料来确认这些发现。

使用单一的抗体可能不会导致对供体抗原的耐受。因此，需要加入其他单克隆抗体如 CD40 配体才可能产生对这些抗原的 T 细胞失能状态。研究已经观察到，T 细胞的充分活化需要细胞-细胞的相互作用和共刺激信号同时传送。T 细胞在遇到外来抗原时如果缺乏必要的细胞因子将不能激活，这可能会导致一个耐受状态[256]。这个机制是基于阻断了 CD28/CTLA4-CD80 和 CD40-CD40 配体（CD154）通路[257,258]。通过几个非灵长类动物的耐受模型评估了这些效应，即干扰这些关键通路可以延长异体肾移植的存活[259,260]。学界需要进一步证实这样的策略是否可以让肢体移植最终停止长期使用免疫抑制剂。

然而，目前看来，单用消除 T 细胞（有或无骨髓灌注）或依赖其他抗体不太可能诱导移植器官的免疫耐受。一些诱

导造血细胞混合嵌合的治疗方案已在多个临床前研究中证明可以导致移植器官的免疫耐受[100,261-263]。半个多世纪前，Owen 观察到，在受者免疫系统成熟之前接触捐赠者的骨髓可以诱导耐受[264]。已分别在猪和啮齿动物实验模型上进行肌肉骨骼移植，在移植早期成功诱导了免疫耐受[265-267]。采用这种方法甚至可以对先天性疾病进行治疗。类似的混合嵌合方案已对成人成功诱导免疫耐受[100,268]。Foster 等的研究证明，对啮齿动物进行混合嵌合能够接受同系肢体异体移植[269]。Huang 等采用小毒性方案对小型猪进行体外混合嵌合，诱导了对供体特异性的免疫耐受，且保护了对第三方抗原的免疫活性[270,271]。Hettiaratchy 等在同一模型中采用了类似方案，表面在 CTA 异体移植时突破了 MHC 主要障碍，出现了对肌肉和骨骼部分的免疫耐受[272]。一些病例报告显示，接受了来自同一供体骨髓移植的患者对异体肾出现免疫耐受，有时随着时间推移会消退[273-275]。然而，大多数预处理方案结合骨髓输注，结果常常出现移植物抗宿主反应(GvHD)。骨髓供体和受体之间的遗传差异越大，就越可能出现移植物抗宿主反应。

这些发现促使 Sachs 及其同事开始使用这种方法对终末期肾脏疾病患者诱导免疫耐受，优化多发性骨髓瘤患者的 HLA 同型同胞供体[276]。6 例患者接受了环磷酰胺、ATG、胸腺照射以及环孢霉素(2 个月后逐渐减少)和随后的供体白细胞输注来提高移植物抗肿瘤能力[277,278]。所有患者在供体骨髓移植早期，供体细胞嵌合体消失，2 例患者除外。这 2 例患者转为完全供者嵌合体，因此必须治疗移植物抗宿主反应。另外 4 例患者在缺乏免疫抑制剂的情况下保持了长期的肾功能(高达>9 年)。4 例患者中有 1 例出现一次排斥反应，通过暂时性使用免疫抑制剂得以控制。

该研究小组最近修改了 HLA 不匹配的活体供肾的免疫耐受诱导方案。为了减少移植物抗宿主反应，他们现在使用 CD2 单抗(Siplizumab，或称 MEDI-507)而不是 ATG 来消减 T 细胞。5 例患者接受环磷酰胺、MEDI-507、胸腺照射和环孢霉素[279]。最后 2 名患者出现体液排斥反应和移植综合征，额外使用了利妥昔单抗和激素[280]。在所有患者中短暂出现混合嵌合体，但 21 天后无法检测到供体细胞，没有发生移植物抗宿主反应。一例患者由于一个早期的和不可逆的抗体介导的排斥反应失去了他的移植肾。其余 4 例患者移植后 1 年成功停用免疫抑制剂，肾功能正常，已持续超过 3~6 年。学界尚未完全阐明该方案出现这种耐受的机制。该模型也被设计用于活体移植，但其目前不可能用于 CTA 移植。

参考文献

1. Harrison JH, Merrill JP, Murray JE. Renal homotransplantation in identical twins. *Surg Forum.* 1956;6:432–436. *This is the senior author's report of his landmark human renal transplant. In addition to a detailed case report, a background discussion of considerations in renal transplantation is offered.*

2. Lee WP, Pan YC, Kesmarky S, et al. Experimental orthotopic transplantation of vascularized skeletal allografts: functional assessment and long-term survival. *Plast Reconstr Surg.* 1995;95:336–349, discussion 350–333.

3. Buttemeyer R, Jones NF, Min Z, et al. Rejection of the component tissues of limb allografts in rats immunosuppressed with FK-506 and cyclosporine. *Plast Reconstr Surg.* 1996;97:139–148, discussion 149–151.

4. Black KS, Hewitt CW, Hwang JS, et al. Dose response of cyclosporine-treated composite tissue allografts in a strong histoincompatible rat model. *Transplant Proc.* 1988;20(suppl 2):266–268.

5. Petruzzo P, Lanzetta M, Dubernard JM, et al. The International Registry on Hand and Composite Tissue Transplantation. *Transplantation.* 2010;90:1590–1594. *Follow-up on all cases recorded in the International Registry on Hand and Composite Tissue Transplantation through July 2010 is included in this publication. Demographics, complications, and outcomes are discussed.*

6. Siemionow M, Papay F, Alam D, et al. Near-total human face transplantation for a severely disfigured patient in the USA. *Lancet.* 2009;374:203–209. *A case of near-total (80%) human facial transplantation is reported with dramatic functional improvements and free from major complications. The authors posit that facial transplantation should be considered as an early reconstructive option for patients with severely disfiguring facial injuries.*

7. Lantieri L, Meningaud JP, Grimbert P, et al. Repair of the lower and middle parts of the face by composite tissue allotransplantation in a patient with massive plexiform neurofibroma: a 1-year follow-up study. *Lancet.* 2008;372: 639–645.

8. Dubernard JM, Lengele B, Morelon E, et al. Outcomes 18 months after the first human partial face transplantation. *N Engl J Med.* 2007;357:2451–2460. *The authors performed the first partial human face transplant in 2005. This report reviews the procedure's outcomes from functional, immunologic, and psychosocial perspectives.*

9. Gordon CR, Siemionow M, Papay F, et al. The world's experience with facial transplantation: what have we learned thus far? *Ann Plast Surg.* 2009;63:572–578.

10. Sosin M, Rodriguez ED. The Face Transplantation Update: 2016. *Plast Reconstr Surg.* 2016;137:1841–1850.

11. Shores JT, Brandacher G, Lee WP. Hand and upper extremity transplantation: an update of outcomes in the worldwide experience. *Plast Reconstr Surg.* 2015;135:351e–360e.

12. Lee WP, Yaremchuk MJ, Pan YC, et al. Relative antigenicity of components of a vascularized limb allograft. *Plast Reconstr Surg.* 1991;87:401–411.

13. Mathes DW, Kumar N, Ploplys E. A survey of North American burn and plastic surgeons on their current attitudes toward facial transplantation. *J Am Coll Surg.* 2009;208:1051–1058.

14. Mathes DW, Schlenker R, Ploplys E, et al. A survey of North American hand surgeons on their current attitudes toward hand transplantation. *J Hand Surg Am.* 2009;34:808–814.

15. Bodmer JG, Marsh SG, Parham P, et al. Nomenclature for factors of the HLA system, 1989. *Immunobiology.* 1990;180: 278–292.

16. Hughes AL, Yeager M. Molecular evolution of the vertebrate immune system. *Bioessays.* 1997;19:777–786.

17. Gill TJ 3rd, Salgar SK, Yuan XJ, et al. Current status of the genetic and physical maps of the major histocompatibility complex in the rat. *Transplant Proc.* 1997;29:1657–1659.

18. Salter-Cid L, Flajnik MF. Evolution and developmental regulation of the major histocompatibility complex. *Crit Rev Immunol.* 1995;15:31–75.

19. Kasahara M, Flajnik MF, Ishibashi T, et al. Evolution of the major histocompatibility complex: a current overview. *Transpl Immunol.* 1995;3:1–20.

20. Pescovitz MD, Sachs DH, Lunney JK, et al. Localization of class II MHC antigens on porcine renal vascular endothelium. *Transplantation.* 1984;37:627–630.

21. Hors J, Busson M, Bouteiller AM, et al. Dissection of the respective importance of HLA-A,B,DR matching in 3789 prospective kidney transplants. *Transplant Proc.* 1987;19:687–688.

22. Oriol R. Tissular expression of ABH and Lewis antigens in humans and animals: expected value of different animal models in the study of ABO-incompatible organ transplants. *Transplant Proc.* 1987;19:4416–4420.

23. Lai PK, Waterfield JD, Gascoigne NR, et al. T-cell responses to minor histocompatibility antigens. *Immunology.* 1982;47:371–381.

24. Steinmuller D, Tyler JD. Evidence of skin-specific alloantigens in cell-mediated cytotoxicity reactions. *Transplant Proc.* 1980;12(suppl 1):107–113.

25. Schmitz J, Radbruch A. Distinct antigen presenting cell-derived signals induce TH cell proliferation and expression of effector cytokines. *Int Immunol.* 1992;4:43–51.

26. Sherry B, Horii Y, Manogue KR, et al. Macrophage inflammatory proteins 1 and 2: an overview. *Cytokines.* 1992;4:117–130.

27. Brittenden J, Heys SD, Ross J, et al. Natural killer cells and cancer. *Cancer.* 1996;77:1226–1243.

28. Durantez A, de Landazuri MO, Silva A, et al. Comparison of the cytotoxic activities of different human lymphoid tissues. *J Clin Lab Immunol.* 1979;2:59–65.

29. Kohrt HE, Pillai AB, Lowsky R, et al. NKT cells, Treg, and their interactions in bone marrow transplantation. *Eur J Immunol.* 2010;40:1862–1869.

30. Davis MM, Lyons DS, Altman JD, et al. T cell receptor biochemistry, repertoire selection and general features of TCR and Ig structure. *Ciba Found Symp.* 1997;204:94–100, discussion 100–104.

31. Vacanti CA, Kim W, Upton J, et al. Tissue-engineered growth of bone and cartilage. *Transplant Proc.* 1993;25:1019–1021.

32. Zinkernagel RM, Doherty PC. H-2 compatability requirement for T-cell-mediated lysis of target cells infected with lymphocytic choriomeningitis virus. Different cytotoxic T-cell specificities are associated with structures coded for in H-2K or H-2D. *J Exp Med.* 1975;141:1427–1436.

33. Fulcher DA, Basten A. B-cell activation versus tolerance – the central role of immunoglobulin receptor engagement and T-cell help. *Int Rev Immunol.* 1997;15:33–52.

34. Lanzavecchia A. Understanding the mechanisms of sustained signaling and T cell activation. *J Exp Med.* 1997;185:1717–1719.

35. Margulies DH. Interactions of TCRs with MHC-peptide complexes: a quantitative basis for mechanistic models. *Curr Opin Immunol.* 1997;9:390–395.

36. Qian D, Weiss A. T cell antigen receptor signal transduction. *Curr Opin Cell Biol.* 1997;9:205–212.

37. Sherwood RA, Brent L, Rayfield LS. Presentation of alloantigens by host cells. *Eur J Immunol.* 1986;16:569–574.

38. Platt JL, Bach FH. The barrier to xenotransplantation. *Transplantation.* 1991;52:937–947.

39. Miltenburg AM, Meijer-Paape ME, Weening JJ, et al. Induction of antibody-dependent cellular cytotoxicity against endothelial cells by renal transplantation. *Transplantation.* 1989;48:681–688.

40. Figarella-Branger D, Civatte M, Bartoli C, et al. Cytokines, chemokines, and cell adhesion molecules in inflammatory myopathies. *Muscle Nerve.* 2003;28:659–682.

41. Baggiolini M, Dewald B, Moser B. Human chemokines: an update. *Annu Rev Immunol.* 1997;15:675–705.

42. Dalton RS, Webber JN, Pead P, et al. Immunomonitoring of renal transplant recipients in the early posttransplant period by sequential analysis of chemokine and chemokine receptor gene expression in peripheral blood mononuclear cells. *Transplant Proc.* 2005;37:747–751.

43. Segerer S, Cui Y, Eitner F, et al. Expression of chemokines and chemokine receptors during human renal transplant rejection. *Am J Kidney Dis.* 2001;37:518–531.

44. Ruster M, Sperschneider H, Funfstuck R, et al. Differential expression of beta-chemokines MCP-1 and RANTES and their receptors CCR1, CCR2, CCR5 in acute rejection and chronic allograft nephropathy of human renal allografts. *Clin Nephrol.* 2004;61:30–39.

45. Mayer V, Hudkins KL, Heller F, et al. Expression of the chemokine receptor CCR1 in human renal allografts. *Nephrol Dial Transplant.* 2007;22:1720–1729.

46. Dunon D, Piali L, Imhof BA. To stick or not to stick: the new leukocyte homing paradigm. *Curr Opin Cell Biol.* 1996;8:714–723.

47. Wilbrandt R, Tung KS, Deodhar SD, et al. ABO blood group incompatibility in human renal homotransplantation. *Am J Clin Pathol.* 1969;51:15–23.

48. Terasaki PI, Cecka JM, Gjertson DW, et al. High survival rates of kidney transplants from spousal and living unrelated donors. *N Engl J Med.* 1995;333:333–336.

49. Knechtle SJ, Kalayolu M, D'Alessandro AM, et al. Histocompatibility and liver transplantation. *Surgery.* 1993;114:667–671, discussion 671–672.

50. Auphan N, DiDonato JA, Rosette C, et al. Immunosuppression by glucocorticoids: inhibition of NF-kappa B activity through induction of I kappa B synthesis. *Science.* 1995;270:286–290.

51. Platz KP, Bechstein WO, Eckhoff DE, et al. RS-61443 reverses acute allograft rejection in dogs. *Surgery.* 1991;110:736–740, discussion 740–741.

52. Sollinger HW, Belzer FO, Deierhoi MH, et al. RS-61443 (mycophenolate mofetil). A multicenter study for refractory kidney transplant rejection. *Ann Surg.* 1992;216:513–518, discussion 518–519.

53. Sollinger HW, Deierhoi MH, Belzer FO, et al. RS-61443 – a phase I clinical trial and pilot rescue study. *Transplantation.* 1992;53:428–432.

54. Sollinger HW, Deierhoi MH, Kauffman RS, et al. RS-61443: successful rescue therapy in refractory renal rejection. *Transpl Int.* 1992;5(suppl 1):S448–S449.

55. Borel JF, Feurer C, Gubler HU, et al. Biological effects of cyclosporin A: a new antilymphocytic agent. *Agents Actions.* 1976;6:468–475.

56. Kahan BD. Role of cyclosporine: present and future. *Transplant Proc.* 1994;26:3082–3087.

57. Kirk AD, Jacobson LM, Heisey DM, et al. Posttransplant diastolic hypertension: associations with intragraft transforming growth factor-beta, endothelin, and renin transcription. *Transplantation.* 1997;64:1716–1720.

58. June CH, Ledbetter JA, Gillespie MM, et al. T-cell proliferation involving the CD28 pathway is associated with cyclosporine-resistant interleukin 2 gene expression. *Mol Cell Biol.* 1987;7:4472–4481.

59. Kino T, Hatanaka H, Hashimoto M, et al. FK-506, a novel immunosuppressant isolated from a *Streptomyces*. I. Fermentation, isolation, and physico-chemical and biological characteristics. *J Antibiot (Tokyo).* 1987;40:1249–1255.

60. Starzl TE, Todo S, Fung J, et al. FK 506 for liver, kidney, and pancreas transplantation. *Lancet.* 1989;2:1000–1004.

61. Heinemann C, Kaatz M, Schreiber G, et al. Topical tacrolimus in severe chronic graft-versus-host disease. *Acta Derm Venereol.* 2005;85:370–371.

62. Elad S, Or R, Resnick I, et al. Topical tacrolimus – a novel treatment alternative for cutaneous chronic graft-versus-host disease. *Transpl Int.* 2003;16:665–670.

63. Guo S, Han Y, Zhang X, et al. Human facial allotransplantation: a 2-year follow-up study. *Lancet.* 2008;372:631–638.

64. Gupta AK, Adamiak A, Chow M. Tacrolimus: a review of its use for the management of dermatoses. *J Eur Acad Dermatol Venereol.* 2002;16:100–114.

65. Sehgal SN, Baker H, Vezina C. Rapamycin (AY-22,989), a new antifungal antibiotic. II. Fermentation, isolation and characterization. *J Antibiot (Tokyo).* 1975;28:727–732.

66. Martel RR, Klicius J, Galet S. Inhibition of the immune response by rapamycin, a new antifungal antibiotic. *Can J Physiol Pharmacol.* 1977;55:48–51.

67. Dumont FJ, Melino MR, Staruch MJ, et al. The immunosuppressive macrolides FK-506 and rapamycin act as reciprocal antagonists in murine T cells. *J Immunol.* 1990;144:1418–1424.

68. Dumont FJ, Staruch MJ, Koprak SL, et al. Distinct mechanisms of suppression of murine T cell activation by the related macrolides FK-506 and rapamycin. *J Immunol.* 1990;144:251–258.

69. Kuo CJ, Chung J, Fiorentino DF, et al. Rapamycin selectively inhibits interleukin-2 activation of p70 S6 kinase. *Nature.* 1992;358:70–73.

70. Muthukkumar S, Ramesh TM, Bondada S. Rapamycin, a potent immunosuppressive drug, causes programmed cell death in B lymphoma cells. *Transplantation.* 1995;60:264–270.

71. Raichlin E, Khalpey Z, Kremers W, et al. Replacement of calcineurin-inhibitors with sirolimus as primary immunosuppression in stable cardiac transplant recipients. *Transplantation.* 2007;84:467–474.

72. Guba M, Pratschke J, Hugo C, et al. Renal function, efficacy, and safety of sirolimus and mycophenolate mofetil after short-term calcineurin inhibitor-based quadruple therapy in de novo renal transplant patients: one-year analysis of a randomized multicenter trial. *Transplantation.* 2010;90:175–183.

73. Lanzetta M, Petruzzo P, Margreiter R, et al. The International Registry on Hand and Composite Tissue Transplantation. *Transplantation.* 2005;79:1210–1214.

74. Gaber AO, First MR, Tesi RJ, et al. Results of the double-blind, randomized, multicenter, phase III clinical trial of thymoglobulin versus Atgam in the treatment of acute graft rejection episodes after renal transplantation. *Transplantation.* 1998;66:29–37.

75. Merion RM, Howell T, Bromberg JS, Partial T. cell activation and anergy induction by polyclonal antithymocyte globulin. *Transplantation.* 1998;65:1481–1489.

76. Starzl TE, Murase N, Abu-Elmagd K, et al. Tolerogenic immunosuppression for organ transplantation. *Lancet.* 2003;361:1502–1510.

77. Swanson SJ, Hale DA, Mannon RB, et al. Kidney transplantation with rabbit antithymocyte globulin induction and sirolimus monotherapy. *Lancet.* 2002;360:1662–1664.

78. Cantarovich M, Durrbach A, Hiesse C, et al. 20-year follow-up

results of a randomized controlled trial comparing antilymphocyte globulin induction to no induction in renal transplant patients. *Transplantation.* 2008;86:1732–1737.

79. Wilde MI, Goa KL. Muromonab CD3: a reappraisal of its pharmacology and use as prophylaxis of solid organ transplant rejection. *Drugs.* 1996;51:865–894.

80. Delmonico FL, Cosimi AB. Monoclonal antibody treatment of human allograft recipients. *Surg Gynecol Obstet.* 1988;166:89–98.

81. Soulillou JP, Peyronnet P, Le Mauff B, et al. Prevention of rejection of kidney transplants by monoclonal antibody directed against interleukin 2. *Lancet.* 1987;1:1339–1342.

82. Nashan B, Moore R, Amlot P, et al. Randomised trial of basiliximab versus placebo for control of acute cellular rejection in renal allograft recipients. CHIB 201 International Study Group. *Lancet.* 1997;350:1193–1198.

83. Vincenti F, Nashan B, Light S. Daclizumab: outcome of phase III trials and mechanism of action. Double Therapy and the Triple Therapy Study Groups. *Transplant Proc.* 1998;30:2155–2158.

84. McKeage K, McCormack PL. Basiliximab: a review of its use as induction therapy in renal transplantation. *Biodrugs.* 2010;24:55–76.

85. Hale G, Waldmann H. CAMPATH-1 monoclonal antibodies in bone marrow transplantation. *J Hematother.* 1994;3:15–31.

86. Xia MQ, Tone M, Packman L, et al. Characterization of the CAMPATH-1 (CDw52) antigen: biochemical analysis and cDNA cloning reveal an unusually small peptide backbone. *Eur J Immunol.* 1991;21:1677–1684.

87. Heit W, Bunjes D, Wiesneth M, et al. Ex vivo T-cell depletion with the monoclonal antibody Campath-1 plus human complement effectively prevents acute graft-versus-host disease in allogeneic bone marrow transplantation. *Br J Haematol.* 1986;64:479–486.

88. Hale G, Waldmann H, Friend P, et al. Pilot study of CAMPATH-1, a rat monoclonal antibody that fixes human complement, as an immunosuppressant in organ transplantation. *Transplantation.* 1986;42:308–311.

89. Hale G, Bright S, Chumbley G, et al. Removal of T cells from bone marrow for transplantation: a monoclonal antilymphocyte antibody that fixes human complement. *Blood.* 1983;62:873–882.

90. Calne R, Moffatt SD, Friend PJ, et al. Campath IH allows low-dose cyclosporine monotherapy in 31 cadaveric renal allograft recipients. *Transplantation.* 1999;68:1613–1616.

91. Calne R, Friend P, Moffatt S, et al. Prope tolerance, perioperative campath 1H, and low-dose cyclosporin monotherapy in renal allograft recipients. *Lancet.* 1998;351:1701–1702.

92. Cendales L, Bray R, Gebel H, et al. Tacrolimus to belatacept conversion following hand transplantation: a case report. *Am J Transplant.* 2015;15:2250–2255.

93. Moskophidis D, Laine E, Zinkernagel RM. Peripheral clonal deletion of antiviral memory CD8+ T cells. *Eur J Immunol.* 1993;23:3306–3311.

94. Kawabe Y, Ochi A. Programmed cell death and extrathymic reduction of Vbeta8+ CD4+ T cells in mice tolerant to Staphylococcus aureus enterotoxin B. *Nature.* 1991;349:245–248.

95. Webb SR, Sprent J. Tolerogenicity of thymic epithelium. *Eur J Immunol.* 1990;20:2525–2528.

96. Miller JF, Kurts C, Allison J, et al. Induction of peripheral CD8+ T-cell tolerance by cross-presentation of self antigens. *Immunol Rev.* 1998;165:267–277.

97. Kurts C, Heath WR, Carbone FR, et al. Cross-presentation of self antigens to CD8+ T cells: the balance between tolerance and autoimmunity. *Novartis Found Symp.* 1998;215:172–181, discussion 181–190.

98. Morgan DJ, Kreuwel HT, Sherman LA. Antigen concentration and precursor frequency determine the rate of CD8+ T cell tolerance to peripherally expressed antigens. *J Immunol.* 1999;163:723–727.

99. Billingham RE, Brent L, Medawar PB. Acquired tolerance of skin homografts. *Ann NY Acad Sci.* 1955;59:409–416.

100. Sharabi Y, Sachs DH. Mixed chimerism and permanent specific transplantation tolerance induced by a nonlethal preparative regimen. *J Exp Med.* 1989;169:493–502.

101. Alfrey EJ, Wang X, Lee L, et al. Tolerance induced by direct inoculation of donor antigen into the thymus in low and high responder rodents. *Transplantation.* 1995;59:1171–1176.

102. Cober SR, Randolph MA, Lee WP. Skin allograft survival following intrathymic injection of donor bone marrow. *J Surg Res.* 1999;85:204–208.

103. Schwartz RH. Costimulation of T lymphocytes: the role of CD28, CTLA-4, and B7/BB1 in interleukin-2 production and immunotherapy. *Cell.* 1992;71:1065–1068.

104. Chambers CA, Allison JP. Co-stimulation in T cell responses. *Curr Opin Immunol.* 1997;9:396–404.

105. Foy TM, Aruffo A, Bajorath J, et al. Immune regulation by CD40 and its ligand GP39. *Annu Rev Immunol.* 1996;14:591–617.

106. Rocha B, von Boehmer H. Peripheral selection of the T cell repertoire. *Science.* 1991;251:1225–1228.

107. Ramsdell F, Fowlkes BJ. Maintenance of in vivo tolerance by persistence of antigen. *Science.* 1992;257:1130–1134.

108. Rocken M, Urban JF, Shevach EM. Infection breaks T-cell tolerance. *Nature.* 1992;359:79–82.

109. Ehl S, Hombach J, Aichele P, et al. Viral and bacterial infections interfere with peripheral tolerance induction and activate CD8+ T cells to cause immunopathology. *J Exp Med.* 1998;187:763–774.

110. Opelz G, Terasaki PI. Improvement of kidney-graft survival with increased numbers of blood transfusions. *N Engl J Med.* 1978;299:799–803.

111. Morel P, Vincent C, Cordier G, et al. Anti-CD4 monoclonal antibody administration in renal transplanted patients. *Clin Immunol Immunopathol.* 1990;56:311–322.

112. Yin D, Fathman CG. CD4-positive suppressor cells block allotransplant rejection. *J Immunol.* 1995;154:6339–6345.

113. Dorsch S, Roser B. Suppressor cells in transplantation tolerance. I. Analysis of the suppressor status of neonatally and adoptively tolerized rats. *Transplantation.* 1982;33:518–524.

114. Dorsch S, Roser B. Suppressor cells in transplantation tolerance. II. Identification and probable mode of action of chimeric suppressor T cells. *Transplantation.* 1982;33:525–529.

115. Hall BM, Pearce NW, Gurley KE, et al. Specific unresponsiveness in rats with prolonged cardiac allograft survival after treatment with cyclosporine. III. Further characterization of the CD4+ suppressor cell and its mechanisms of action. *J Exp Med.* 1990;171:141–157.

116. Wood KJ, Ushigome H, Karim M, et al. Regulatory cells in transplantation. *Novartis Found Symp.* 2003;252:177–188, discussion 188–193, 203–210.

117. Gambineri E, Torgerson TR, Ochs HD. Immune dysregulation, polyendocrinopathy, enteropathy, and X-linked inheritance (IPEX), a syndrome of systemic autoimmunity caused by mutations of FOXP3, a critical regulator of T-cell homeostasis. *Curr Opin Rheumatol.* 2003;15:430–435.

118. Hanidziar D, Koulmanda M. Inflammation and the balance of Treg and Th17 cells in transplant rejection and tolerance. *Curr Opin Organ Transplant.* 2010;15:411–415.

119. Compton CC, Gill JM, Bradford DA, et al. Skin regenerated from cultured epithelial autografts on full-thickness burn wounds from 6 days to 5 years after grafting. A light, electron microscopic and immunohistochemical study. *Lab Invest.* 1989;60:600–612.

120. Gallico GG 3rd, O'Connor NE, Compton CC, et al. Permanent coverage of large burn wounds with autologous cultured human epithelium. *N Engl J Med.* 1984;311:448–451.

121. Gallico GG 3rd, O'Connor NE, Compton CC, et al. Cultured epithelial autografts for giant congenital nevi. *Plast Reconstr Surg.* 1989;84:1–9.

122. Clugston PA, Snelling CF, Macdonald IB, et al. Cultured epithelial autografts: three years of clinical experience with eighteen patients. *J Burn Care Rehabil.* 1991;12:533–539.

123. Woodley DT, Peterson HD, Herzog SR, et al. Burn wounds resurfaced by cultured epidermal autografts show abnormal reconstitution of anchoring fibrils. *JAMA.* 1988;259:2566–2571.

124. Cuono C, Langdon R, McGuire J. Use of cultured epidermal autografts and dermal allografts as skin replacement after burn injury. *Lancet.* 1986;1:1123–1124.

125. Burke JF, Yannas IV, Quinby WC Jr, et al. Successful use of a physiologically acceptable artificial skin in the treatment of extensive burn injury. *Ann Surg.* 1981;194:413–428.

126. Kremer M, Lang E, Berger AC. Evaluation of dermal–epidermal skin equivalents ('composite-skin') of human keratinocytes in a collagen-glycosaminoglycan matrix (Integra artificial skin). *Br J Plast Surg.* 2000;53:459–465.

127. Bell E, Ehrlich HP, Buttle DJ, et al. Living tissue formed in vitro and accepted as skin-equivalent tissue of full thickness. *Science.* 1981;211:1052–1054.

128. Hansbrough JF, Mozingo DW, Kealey GP, et al. Clinical trials of a biosynthetic temporary skin replacement, Dermagraft-Transitional Covering, compared with cryopreserved human cadaver skin for temporary coverage of excised burn wounds. *J Burn Care Rehabil.* 1997;18:43–51.

129. Purdue GF, Hunt JL, Still JM Jr, et al. A multicenter clinical

trial of a biosynthetic skin replacement, Dermagraft-TC, compared with cryopreserved human cadaver skin for temporary coverage of excised burn wounds. *J Burn Care Rehabil.* 1997;18:52–57.

130. Eaglstein WH, Iriondo M, Laszlo K. A composite skin substitute (graftskin) for surgical wounds. A clinical experience. *Dermatol Surg.* 1995;21:839–843.

131. Burke JF, Quinby WC Jr, Bondoc CC. Primary excision and prompt grafting as routine therapy for the treatment of thermal burns in children. *Surg Clin North Am.* 1976;56:477–494.

132. Delmonico FL, Cosimi AB, Russell PS. Temporary skin transplantation for the treatment of extensive burns. *Ann Clin Res.* 1981;13:373–381.

133. Horch R, Stark GB, Kopp J, et al. Cologne Burn Centre experiences with glycerol-preserved allogeneic skin: Part I: Clinical experiences and histological findings (overgraft and sandwich technique). *Burns.* 1994;20(suppl 1):S23–S26.

134. Luterman A, Kraft E, Bookless S. Skin transplantation; current status in burn injury treatment. *N Y State J Med.* 1981;81:1689–1690.

135. Burke JF, May JW Jr, Albright N, et al. Temporary skin transplantation and immunosuppression for extensive burns. *N Engl J Med.* 1974;290:269–271.

136. Hoekstra MJ, Kreis RW, du Pont JS. History of the Euro Skin Bank: the innovation of preservation technologies. *Burns.* 1994;20(suppl 1):S43–S47.

137. Hussmann J, Russell RC, Kucan JO, et al. Use of glycerolized human allografts as temporary (and permanent) cover in adults and children. *Burns.* 1994;20(suppl 1):S61–S65, discussion S65–66.

138. Kealey GP, Aguiar J, Lewis RW 2nd, et al. Cadaver skin allografts and transmission of human cytomegalovirus to burn patients. *J Am Coll Surg.* 1996;182:201–205.

139. De Luca M, Albanese E, Bondanza S, et al. Multicentre experience in the treatment of burns with autologous and allogenic cultured epithelium, fresh or preserved in a frozen state. *Burns.* 1989;15:303–309.

140. Ding YL, Pu SS, Wu DZ, et al. Clinical and histological observations on the application of intermingled auto- and porcine-skin heterografts in third degree burns. *Burns Incl Therm Inj.* 1983;9:381–386.

141. Burchardt H. Biology of bone transplantation. *Orthop Clin North Am.* 1987;18:187–196.

142. Weiland AJ, Phillips TW, Randolph MA. Bone grafts: a radiologic, histologic, and biomechanical model comparing autografts, allografts, and free vascularized bone grafts. *Plast Reconstr Surg.* 1984;74:368–379.

143. Vacanti JP. Beyond transplantation. Third annual Samuel Jason Mixter lecture. *Arch Surg.* 1988;123:545–549.

144. Hardin CK. Banked bone. *Otolaryngol Clin North Am.* 1994;27:911–925.

145. Hart MM, Campbell ED Jr, Kartub MG. Bone banking. A cost effective method for establishing a community hospital bone bank. *Clin Orthop Relat Res.* 1986;295–300.

146. Justice KC. Recovery and banking: allograft bone. *Semin Perioper Nurs.* 1993;2:90–97.

147. Scarborough NL. Current procedures for banking allograft human bone. *Orthopedics.* 1992;15:1161–1167.

148. Friedlaender GE. Bone allografts: the biological consequences of immunological events. *J Bone Joint Surg Am.* 1991;73:1119–1122.

149. Lexer E. Free transplantation. *Ann Surg.* 1914;60:166.

150. Stevenson S, Horowitz M. The response to bone allografts. *J Bone Joint Surg Am.* 1992;74:939–950.

151. Parrish FF. Treatment of bone tumors by total excision and replacement with massive autologous and homologous grafts. *J Bone Joint Surg Am.* 1966;48:968–990.

152. Locht RC, Gross AE, Langer F. Late osteochondral allograft resurfacing for tibial plateau fractures. *J Bone Joint Surg Am.* 1984;66:328–335.

153. Stevenson S, Dannucci GA, Sharkey NA, et al. The fate of articular cartilage after transplantation of fresh and cryopreserved tissue-antigen-matched and mismatched osteochondral allografts in dogs. *J Bone Joint Surg Am.* 1989;71:1297–1307.

154. Racolin AA, Present DA. Osteochondral allografts for limb salvage. *Orthop Nurs.* 1989;8:35–39.

155. Mankin HJ, Doppelt SH, Sullivan TR, et al. Osteoarticular and intercalary allograft transplantation in the management of malignant tumors of bone. *Cancer.* 1982;50:613–630.

156. Epker BN, Friedlaender G, Wolford LM, et al. The use of freeze-dried bone in middle-third face advancements. *Oral Surg Oral Med*

157. Zhe C, Tingchun W. Reconstruction of mandibular defects with composite autologous iliac bone and freeze-treated allogeneic rib grafts. *J Oral Maxillofac Surg.* 1982;40:29–33.

158. Kline SN, Rimer SR. Reconstruction of osseous defects with freeze-dried allogeneic and autogenous bone. Clinical and histologic assessment. *Am J Surg.* 1983;146:471–473.

159. Bauer RD, Lewis MM, Posner MA. Treatment of enchondromas of the hand with allograft bone. *J Hand Surg Am.* 1988;13: 908–916.

160. Upton J, Glowacki J. Hand reconstruction with allograft demineralized bone: twenty-six implants in twelve patients. *J Hand Surg Am.* 1992;17:704–713.

161. Gotfried Y, Yaremchuk MJ, Randolph MA, et al. Histological characteristics of acute rejection in vascularized allografts of bone. *J Bone Joint Surg Am.* 1987;69:410–425.

162. Yaremchuk MJ, Nettelblad H, Randolph MA, et al. Vascularized bone allograft transplantation in a genetically defined rat model. *Plast Reconstr Surg.* 1985;75:355–362.

163. Gornet MF, Randolph MA, Schofield BH, et al. Immunologic and ultrastructural changes during early rejection of vascularized bone allografts. *Plast Reconstr Surg.* 1991;88:860–868.

164. Innis PC, Randolph MA, Paskert JP, et al. Vascularized bone allografts: *in vitro* assessment of cell-mediated and humoral responses. *Plast Reconstr Surg.* 1991;87:315–325.

165. Lee WP, Randolph MA, Weiland AJ, et al. Prolonged survival of vascularized limb tissue allografts by donor irradiation. *J Surg Res.* 1995;59:578–588.

166. Lee WP, Butler PE, Randolph MA, et al. Donor modification leads to prolonged survival of limb allografts. *Plast Reconstr Surg.* 2001;108:1235–1241.

167. Diefenbeck M, Nerlich A, Schneeberger S, et al. Allograft vasculopathy after allogeneic vascularized knee transplantation. *Transpl Int.* 2011;24:e1–e5.

168. Diefenbeck M, Wagner F, Kirschner MH, et al. Outcome of allogeneic vascularized knee transplants. *Transpl Int.* 2007;20:410–418.

169. Aston JE, Bentley G. Repair of articular surfaces by allografts of articular and growth-plate cartilage. *J Bone Joint Surg Br.* 1986;68:29–35.

170. Brent B. The versatile cartilage autograft: current trends in clinical transplantation. *Clin Plast Surg.* 1979;6:163–180.

171. Eckersberger F, Moritz E, Wolner E. Circumferential tracheal replacement with costal cartilage. *J Thorac Cardiovasc Surg.* 1987;94:175–180.

172. Gabrielli MF, Okamoto T, Marcantonio E, et al. Autogenous transplantation of rib cartilage, preserved in glycerol, to the malar process of rats: a histological study. *J Nihon Univ Sch Dent.* 1986;28:87–99.

173. Langer R, Vacanti JP. Tissue engineering. *Science.* 1993;260:920–926.

174. Vacanti CA, Langer R, Schloo B, et al. Synthetic polymers seeded with chondrocytes provide a template for new cartilage formation. *Plast Reconstr Surg.* 1991;88:753–759.

175. Paige KT, Cima LG, Yaremchuk MJ, et al. Injectable cartilage. *Plast Reconstr Surg.* 1995;96:1390–1398, discussion 1399–1400.

176. Sims CD, Butler PE, Cao YL, et al. Tissue engineered neocartilage using plasma derived polymer substrates and chondrocytes. *Plast Reconstr Surg.* 1998;101:1580–1585.

177. Sims CD, Butler PE, Casanova R, et al. Injectable cartilage using polyethylene oxide polymer substrates. *Plast Reconstr Surg.* 1996;98:843–850.

178. Herman JH, Dennis MV. Polydispersity of human articular cartilage proteoglycan antigens. *J Rheumatol.* 1976;3:390–399.

179. Bolano L, Kopta JA. The immunology of bone and cartilage transplantation. *Orthopedics.* 1991;14:987–996.

180. Zalzal GH, Cotton RT, McAdams AJ. Cartilage grafts – present status. *Head Neck Surg.* 1986;8:363–374.

181. Malinin TI, Wagner JL, Pita JC, et al. Hypothermic storage and cryopreservation of cartilage. An experimental study. *Clin Orthop Relat Res.* 1985;197:15–26.

182. Marco F, Leon C, Lopez-Oliva F, et al. Intact articular cartilage cryopreservation. *In vivo* evaluation. *Clin Orthop Relat Res.* 1992;283:11–20.

183. Kridel RW, Konior RJ. Irradiated cartilage grafts in the nose. A preliminary report. *Arch Otolaryngol Head Neck Surg.* 1993;119:24–30, discussion 30–31.

184. Welling DB, Maves MD, Schuller DE, et al. Irradiated homologous cartilage grafts. Long-term results. *Arch Otolaryngol Head Neck*

Oral Pathol. 1976;42:278–289.

Surg. 1988;114:291–295.

185. Sailer HF. Experiences with the use of lyophilized bank cartilage for facial contour correction. *J Maxillofac Surg.* 1976;4:149–157.

186. Ersek RA, Rothenberg PB, Denton DR. Clinical use of an improved processed bovine cartilage for contour defects. *Ann Plast Surg.* 1984;13:44–55.

187. Dellon AL. Wound healing in nerve. *Clin Plast Surg.* 1990;17: 545–570.

188. Millesi H, Meissl G, Berger A. The interfascicular nerve-grafting of the median and ulnar nerves. *J Bone Joint Surg Am.* 1972; 54:727–750.

189. Best TJ, Mackinnon SE, Bain JR, et al. Verification of a free vascularized nerve graft model in the rat with application to the peripheral nerve allograft. *Plast Reconstr Surg.* 1993;92:516–525.

190. Hettiaratchy S, Mathes DW, Petit F, et al. Nerve allografting represents a unique situation. *Plast Reconstr Surg.* 2002;109:825–826.

191. Hazari A, Johansson-Ruden G, Junemo-Bostrom K, et al. A new resorbable wrap-around implant as an alternative nerve repair technique. *J Hand Surg [Br].* 1999;24:291–295.

192. Ansselin AD, Pollard JD, Davey DF. Immunosuppression in nerve allografting: is it desirable? *J Neurol Sci.* 1992;112:160–169.

193. Bain JR, Mackinnon SE, Hudson AR, et al. The peripheral nerve allograft: an assessment of regeneration across nerve allografts in rats immunosuppressed with cyclosporin A. *Plast Reconstr Surg.* 1988;82:1052–1066.

194. Bain JR, Mackinnon SE, Hudson AR, et al. The peripheral nerve allograft: a dose–response curve in the rat immunosuppressed with cyclosporin A. *Plast Reconstr Surg.* 1988;82:447–457.

195. Mackinnon SE, Midha R, Bain J, et al. An assessment of regeneration across peripheral nerve allografts in rats receiving short courses of cyclosporin A immunosuppression. *Neuroscience.* 1992;46:585–593.

196. Bain JR, Mackinnon SE, Hudson AR, et al. The peripheral nerve allograft in the primate immunosuppressed with cyclosporin A: I. Histologic and electrophysiologic assessment. *Plast Reconstr Surg.* 1992;90:1036–1046.

197. Zalewski AA, Gulati AK. Rejection of nerve allografts after cessation of immunosuppression with cyclosporin A. *Transplantation.* 1981;31:88–89.

198. Zalewski AA, Gulati AK, Silvers WK. Loss of host axons in nerve allografts after abolishing immunological tolerance in rats. *Exp Neurol.* 1981;72:502–506.

199. Mackinnon SE, Hudson AR, Bain JR, et al. The peripheral nerve allograft: an assessment of regeneration in the immunosuppressed host. *Plast Reconstr Surg.* 1987;79:436–446.

200. Mackinnon SE, Doolabh VB, Novak CB, et al. Clinical outcome following nerve allograft transplantation. *Plast Reconstr Surg.* 2001;107:1419–1429.

201. Carrel A, Guthrie CC. Successful transplantation of both kidneys from a dog into a bitch with removal of both normal kidneys from the latter. *Science.* 1906;23:394–395.

202. Carrel A, Guthrie CC. Anastomosis of blood vessels by the patching method and transplantation of the kidney. *JAMA.* 1906;72:1648.

203. Weiland AJ, Villarreal-Rios A, Kleinert HE, et al. Replantation of digits and hands: analysis of surgical techniques and functional results in 71 patients with 86 replantations. *J Hand Surg Am.* 1977;2:1–12.

204. Tamai S. Twenty years' experience of limb replantation – review of 293 upper extremity replants. *J Hand Surg Am.* 1982;7:549–556.

205. Hotokebuchi T, Arai K, Takagishi K, et al. Limb allografts in rats immunosuppressed with cyclosporine: as a whole-joint allograft. *Plast Reconstr Surg.* 1989;83:1027–1036, discussion 1037–1038.

206. Press BH, Sibley RK, Shons AR. Limb allotransplantation in the rat: extended survival and return of nerve function with continuous cyclosporin/prednisone immunosuppression. *Ann Plast Surg.* 1986;16:313–321.

207. Ustuner ET, Majzoub RK, Ren X, et al. Swine composite tissue allotransplant model for preclinical hand transplant studies. *Microsurgery.* 2000;20:400–406.

208. Egerszegi EP, Samulack DD, Daniel RK. Experimental models in primates for reconstructive surgery utilizing tissue transplants. *Ann Plast Surg.* 1984;13:423–430.

209. Daniel RK, Egerszegi EP, Samulack DD, et al. Tissue transplants in primates for upper extremity reconstruction: a preliminary report. *J Hand Surg Am.* 1986;11:1–8.

210. Hovius SE, Stevens HP, van Nierop PW, et al. Allogeneic transplantation of the radial side of the hand in the rhesus

monkey: I. Technical aspects. *Plast Reconstr Surg.* 1992;89:700–709.

211. Ravindra KV, Buell JF, Kaufman CL, et al. Hand transplantation in the United States: experience with 3 patients. *Surgery.* 2008;144:638–643, discussion 643–644.

212. Dubernard JM, Petruzzo P, Lanzetta M, et al. Functional results of the first human double-hand transplantation. *Ann Surg.* 2003;238:128–136.

213. Lee WP, Mathes DW. Composite tissue transplantation: more science and patience needed. *Plast Reconstr Surg.* 2001; 107:1066–1070.

214. Hovius SE, Stevens HP, Van Nierop PW, et al. Replantation of the radial side of the hand in the rhesus monkey: anatomical and functional aspects. A preliminary study to composite tissue allografting. *J Hand Surg [Br].* 1992;17:651–656.

215. Arai K, Hotokebuchi T, Miyahara H, et al. Limb allografts in rats immunosuppressed with FK506. I. Reversal of rejection and indefinite survival. *Transplantation.* 1989;48:782–786.

216. Black KS, Hewitt CW, Fraser LA, et al. Composite tissue (limb) allografts in rats. II. Indefinite survival using low-dose cyclosporine. *Transplantation.* 1985;39:365–368.

217. Doi K. Homotransplantation of limbs in rats. A preliminary report on an experimental study with nonspecific immunosuppressive drugs. *Plast Reconstr Surg.* 1979;64:613–621.

218. Fealy MJ, Umansky WS, Bickel KD, et al. Efficacy of rapamycin and FK 506 in prolonging rat hind limb allograft survival. *Ann Surg.* 1994;219:88–93.

219. Goldwyn RM, Beach PM, Feldman D, et al. Canine limb homotransplantation. *Plast Reconstr Surg.* 1966;37:184–195.

220. Hewitt CW, Black KS, Fraser LA, et al. Composite tissue (limb) allografts in rats. I. Dose-dependent increase in survival with cyclosporine. *Transplantation.* 1985;39:360–364.

221. Lance EM, Inglis AE, Figarola F, et al. Transplantation of the canine hind limb. Surgical technique and methods of immunosuppression for allotransplantation. A preliminary report. *J Bone Joint Surg Am.* 1971;53:1137–1149.

222. Stark GB, Swartz WM, Narayanan K, et al. Hand transplantation in baboons. *Transplant Proc.* 1987;19:3968–3971.

223. Ustuner ET, Zdichavsky M, Ren X, et al. Long-term composite tissue allograft survival in a porcine model with cyclosporine/mycophenolate mofetil therapy. *Transplantation.* 1998;66: 1581–1587.

224. Benhaim P, Anthony JP, Ferreira L, et al. Use of combination of low-dose cyclosporine and RS-61443 in a rat hindlimb model of composite tissue allotransplantation. *Transplantation.* 1996;61:527–532.

225. Jones JW Jr, Ustuner ET, Zdichavsky M, et al. Long-term survival of an extremity composite tissue allograft with FK506-mycophenolate mofetil therapy. *Surgery.* 1999;126:384–388.

226. Lee WP, Rubin JP, Bourget JL, et al. Tolerance to limb tissue allografts between swine matched for major histocompatibility complex antigens. *Plast Reconstr Surg.* 2001;107:1482–1490, discussion 1491–1482.

227. Kuo YR, Goto S, Shih HS, et al. Mesenchymal stem cells prolong composite tissue allotransplant survival in a swine model. *Transplantation.* 2009;87:1769–1777.

228. Samulack DD, Munger BL, Dykes RW, et al. Neuroanatomical evidence of reinnervation in primate allografted (transplanted) skin during cyclosporine immunosuppression. *Neurosci Lett.* 1986;72:1–6.

229. Barth RN, Nam AJ, Stanwix MG, et al. Prolonged survival of composite facial allografts in nonhuman primates associated with posttransplant lymphoproliferative disorder. *Transplantation.* 2009;88:1242–1250.

230. Freitas AM, Samy KP, Farris AB, et al. Studies introducing costimulation blockade for vascularized composite allografts in nonhuman primates. *Am J Transplant.* 2015;15:2240–2249.

231. Breidenbach WC, Gonzales NR, Kaufman CL, et al. Outcomes of the first 2 American hand transplants at 8 and 6 years posttransplant. *J Hand Surg Am.* 2008;33:1039–1047.

232. Jablecki J, Kaczmarzyk L, Domanasiewicz A, et al. Hand transplant – outcome after 6 months, preliminary report. *Ortop Traumatol Rehabil.* 2010;12:90–99.

233. Jablecki J, Kaczmarzyk L, Domanasiewicz A, et al. Hand transplantation – Polish program. *Transplant Proc.* 2010;42:3321–3322.

234. Jablecki J, Kaczmarzyk L, Domanasiewicz A, et al. First Polish forearm transplantation – final report (outcome after 4 years). *Ann Transplant.* 2010;15:61–67.

235. Schneeberger S, Ninkovic M, Gabl M, et al. First forearm

transplantation: outcome at 3 years. *Am J Transplant.* 2007;7:1753–1762.

236. Petruzzo P, Lefrancois N, Kanitakis J, et al. Immunosuppression in composite tissue allografts. *Transplant Proc.* 2001;33:2398–2399.

237. Schneeberger S, Gorantla VS, Hautz T, et al. Immunosuppression and rejection in human hand transplantation. *Transplant Proc.* 2009;41:472–475.

238. Yusen RD. Lung transplantation outcomes: the importance and inadequacies of assessing survival. *Am J Transplant.* 2009;9: 1493–1494.

239. Mazariegos GV. Intestinal transplantation: current outcomes and opportunities. *Curr Opin Organ Transplant.* 2009;14:515–521.

240. Schneeberger S, Landin L, Kaufmann C, et al. Alemtuzumab: key for minimization of maintenance immunosuppression in reconstructive transplantation? *Transplant Proc.* 2009;41:499–502.

241. Breidenbach WC 3rd, Tobin GR 2nd, Gorantla VS, et al. A position statement in support of hand transplantation. *J Hand Surg Am.* 2002;27:760–770.

242. Carroll D. A quantitative test of upper extremity function. *J Chronic Dis.* 1965;18:479–491.

243. Hudak PL, Amadio PC, Bombardier C. Development of an upper extremity outcome measure: the DASH (Disabilities of the Arm, Shoulder and Hand) [corrected]. The Upper Extremity Collaborative Group (UECG). *Am J Ind Med.* 1996;29:602–608.

244. Petruzzo P, Badet L, Gazarian A, et al. Bilateral hand transplantation: six years after the first case. *Am J Transplant.* 2006;6:1718–1724.

245. Brandacher G, Ninkovic M, Piza-Katzer H, et al. The Innsbruck hand transplant program: update at 8 years after the first transplant. *Transplant Proc.* 2009;41:491–494.

246. Kanitakis J, Petruzzo P, Gazarian A, et al. Capillary thrombosis in the skin: a pathologic hallmark of severe/chronic rejection of human vascularized composite tissue allografts? *Transplantation.* 2016;100:954–957.

247. Kanitakis J, Petruzzo P, Badet L, et al. Chronic rejection in human vascularized composite allotransplantation (hand and face recipients): an update. *Transplantation.* 2016;100: 2053–2061.

248. Petruzzo P, Kanitakis J, Testelin S, et al. Clinicopathological findings of chronic rejection in a face grafted patient. *Transplantation.* 2015;99:2644–2650.

249. Mathes DW, Randolph MA, Lee WP. Strategies for tolerance induction to composite tissue allografts. *Microsurgery.* 2000;20:448–452.

250. Sykes M. Immune tolerance: mechanisms and application in clinical transplantation. *J Intern Med.* 2007;262:288–310.

251. Knechtle SJ, Vargo D, Fechner J, et al. FN18-CRM9 immunotoxin promotes tolerance in primate renal allografts. *Transplantation.* 1997;63:1–6.

252. Thomas JM, Neville DM, Contreras JL, et al. Preclinical studies of allograft tolerance in rhesus monkeys: a novel anti-CD3-immunotoxin given peritransplant with donor bone marrow induces operational tolerance to kidney allografts. *Transplantation.* 1997;64:124–135.

253. Kirk AD, Hale DA, Mannon RB, et al. Results from a human renal allograft tolerance trial evaluating the humanized CD52-specific monoclonal antibody alemtuzumab (CAMPATH-1H). *Transplantation.* 2003;76:120–129.

254. Kirk AD, Mannon RB, Kleiner DE, et al. Results from a human renal allograft tolerance trial evaluating T-cell depletion with alemtuzumab combined with deoxyspergualin. *Transplantation.* 2005;80:1051–1059.

255. Farney AC, Doares W, Rogers J, et al. A randomized trial of alemtuzumab versus antithymocyte globulin induction in renal and pancreas transplantation. *Transplantation.* 2009;88:810–819.

256. Viola A, Schroeder S, Sakakibara Y, et al. T lymphocyte costimulation mediated by reorganization of membrane microdomains. *Science.* 1999;283:680–682.

257. Schoenberger SP, Toes RE, van der Voort EI, et al. T-cell help for cytotoxic T lymphocytes is mediated by CD40-CD40L interactions. *Nature.* 1998;393:480–483.

258. Grewal IS, Flavell RA. CD40 and CD154 in cell-mediated immunity. *Annu Rev Immunol.* 1998;16:111–135.

259. Kirk AD, Harlan DM, Armstrong NN, et al. CTLA4-Ig and anti-CD40 ligand prevent renal allograft rejection in primates. *Proc Natl Acad Sci USA.* 1997;94:8789–8794.

260. Kirk AD, Burkly LC, Batty DS, et al. Treatment with humanized monoclonal antibody against CD154 prevents acute renal allograft rejection in nonhuman primates. *Nat Med.* 1999;5:686–693.

261. Kawai T, Poncelet A, Sachs DH, et al. Long-term outcome and alloantibody production in a nonmyeloablative regimen for induction of renal allograft tolerance. *Transplantation.* 1999;68:1767–1775.

262. Kawai T, Cosimi AB, Colvin RB, et al. Mixed allogeneic chimerism and renal allograft tolerance in cynomolgus monkeys. *Transplantation.* 1995;59:256–262.

263. Kimikawa M, Kawai T, Sachs DH, et al. Mixed chimerism and transplantation tolerance induced by a nonlethal preparative regimen in cynomolgus monkeys. *Transplant Proc.* 1997;29:1218.

264. Owen RD. Immunogenetic consequences of vascular anastomoses between bovine twins. *Science.* 1945;102:400–401.

265. Rubin JP, Cober SR, Butler PE, et al. Injection of allogeneic bone marrow cells into the portal vein of swine in utero. *J Surg Res.* 2001;95:188–194.

266. Mathes DW, Solari MG, Randolph MA, et al. Long-term acceptance of renal allografts following prenatal inoculation with adult bone marrow. *Transplantation.* 2005;80:1300–1308.

267. Butler PE, Lee WP, van de Water AP, et al. Neonatal induction of tolerance to skeletal tissue allografts without immunosuppression. *Plast Reconstr Surg.* 2000;105:2424–2430, discussion 2431–2422.

268. Sykes M, Sachs DH. Mixed allogeneic chimerism as an approach to transplantation tolerance. *Immunol Today.* 1988;9:23–27.

269. Foster RD, Pham S, Li S, et al. Long-term acceptance of composite tissue allografts through mixed chimerism and CD28 blockade. *Transplantation.* 2003;76:988–994.

270. Huang CA, Fuchimoto Y, Scheier-Dolberg R, et al. Stable mixed chimerism and tolerance using a nonmyeloablative preparative regimen in a large-animal model. *J Clin Invest.* 2000;105:173–181.

271. Fuchimoto Y, Huang CA, Yamada K, et al. Mixed chimerism and tolerance without whole body irradiation in a large animal model. *J Clin Invest.* 2000;105:1779–1789.

272. Hettiaratchy S, Melendy E, Randolph MA, et al. Tolerance to composite tissue allografts across a major histocompatibility barrier in miniature swine. *Transplantation.* 2004;77:514–521.

273. Helg C, Chapuis B, Bolle JF, et al. Renal transplantation without immunosuppression in a host with tolerance induced by allogeneic bone marrow transplantation. *Transplantation.* 1994;58:1420–1422.

274. Jacobsen N, Taaning E, Ladefoged J, et al. Tolerance to an HLA-B,DR disparate kidney allograft after bone-marrow transplantation from same donor. *Lancet.* 1994;343:800.

275. Sayegh MH, Fine NA, Smith JL, et al. Immunologic tolerance to renal allografts after bone marrow transplants from the same donors. *Ann Intern Med.* 1991;114:954–955.

276. Fudaba Y, Spitzer TR, Shaffer J, et al. Myeloma responses and tolerance following combined kidney and nonmyeloablative marrow transplantation: *in vivo* and *in vitro* analyses. *Am J Transplant.* 2006;6:2121–2133.

277. Mapara MY, Kim YM, Marx J, et al. Donor lymphocyte infusion-mediated graft-versus-leukemia effects in mixed chimeras established with a nonmyeloablative conditioning regimen: extinction of graft-versus-leukemia effects after conversion to full donor chimerism. *Transplantation.* 2003;76:297–305.

278. Mapara MY, Kim YM, Wang SP, et al. Donor lymphocyte infusions mediate superior graft-versus-leukemia effects in mixed compared to fully allogeneic chimeras: a critical role for host antigen-presenting cells. *Blood.* 2002;100:1903–1909.

279. Kawai T, Cosimi AB, Spitzer TR, et al. HLA-mismatched renal transplantation without maintenance immunosuppression. *N Engl J Med.* 2008;358:353–361. *Five patients with end-stage renal disease were treated with HLA single-haplotype mismatched living related combined bone marrow and kidney transplants. Four of these patients have sustained renal function after complete discontinuation of immunosuppression.*

280. Spitzer TR. Engraftment syndrome following hematopoietic stem cell transplantation. *Bone Marrow Transplant.* 2001;27:893–898.

第 **32** 章

整形外科的技术创新：外科医生创新的实用指南

Leila Jazayeri and Geoffrey C. Gurtner

概要

- 整形外科医生一直以来都具有杰出的创新能力，而这种竞争优势需继续保持。
- 本章将通过系统的方法使外科医生了解创新，这一过程包括想法提出、价值评估、资金资助、知识产权、技术转让制度、美国食品药品管理局监管流程和利益冲突的考量。
- 通过对创面负压吸引术、脱细胞真皮基质技术和无创人体塑形术来讨论创新对整形重建外科的影响。

简介

创新驱动医学的发展。从循证医学到机器人辅助技术和内镜技术，近年来的医学创新已经彻底改变了医学实践的现状。在外科领域，创新技术已经带来更加有效、更少创伤的疗法来促进患者更好康复。

如何区分发明与创新呢？发明是对产品或方法的新观念的形成，而创新则是实现新发明的实际应用。在商业领域，发明是利用资金创造产品，而创新是利用产品制造财富。在医学领域，发明是针对临床问题提出可能的解决办法，而创新是促使这种方法在临床上进行使用，类似于转化医学研究中的将基础科研应用于临床实践的过程[1]。

就职业而言，整形外科医生就是创新者。我们针对复杂问题设计创新的解决方法。我们的竞争优势在于创新。与神经外科医生和心脏外科医生不同的是，我们关注的不仅仅是身体的某一个部位[2]。在工作中，我们利用创新的方法协助神经外科医生进行头颅重建，协助心脏外科医生进行胸壁重建，协助骨科医生进行暴露创面的覆盖修复。我们的创新精神不仅超越了手术方法的创新，同时也包括

了对新型技术的创新。历史上，显微外科技术、牵引成骨术、组织扩张技术、内镜技术、吸脂术和激光技术都为我们对临床实践的拓展提供了平台，也使我们可以在更多方面帮助患者[3]。

整形外科创新的发展吸引了许多具有竞争力的专科医生介入。皮肤科医生、耳鼻喉科医生、眼科医生、产科医生和内科医生正愈发广泛地介入美容外科的领域。普外科医生在腹壁重建、乳房再造和创伤修复等方面与整形外科医生竞争；耳鼻喉科医生在头颈重建外科方面竞争；骨科医生在手外科方面竞争。这些领域都需要重要的创新技术，以换来随后的更多诊治机会、研究机会和收入。美容外科充满了新技术，其中包括换肤除皱技术、无创塑形技术、注射技术和激光治疗技术。这一领域丰厚的利益链吸引了越来越多的竞争者。腹壁重建术因为新型生物材料的引入发生了巨大变革；乳房再造术因新型乳房假体的引入也发生着变化；负压吸引技术使创面修复治疗领域发生彻底的改变；头颈重建外科已经开始使用可降解固定板、螺钉和异体骨替代物；而高温碳关节成形术和人造神经导管的应用正在逐渐扩展手外科的治疗范围。创新是整形外科医生在竞争激烈的临床实际工作中需具备的持续的竞争优势。

然而，如今的医学创新要远比 50 年前更为复杂。其中的原因包括美国食品药品管理局（Food and Drug Administration，FDA）的审查更加严格，专利申请数量呈指数式增长，以及新型医疗产品的监管方式更加复杂。医疗与经济危机的发生，使得在竞争加剧而资金有限的情况下增加开发费用变得更加困难。当外科医生被要求创新时，他们同时也面临着大量仅针对外科医生创新的独特挑战，包括利益冲突问题，以及在大学所声明的知识产权的限制范围内开展实践[4]。Mark Twain 的著作《君主论》（*The Prince*）中的一段话对如今外科医生创新者所面临的挑战作了很好的总结：

"没有什么比建立新秩序的计划更加困难，成功更加可疑，管理更加危险。无论创新者的敌人们是否具备攻击创新者的能力，他们都会带着忠实拥趸般的狂热进行攻击，而其他人则会对创新者进行迟钝的辩护，使得创新者及其党派可能因此而脆弱不堪。"进行外科创新的企业可能会得不到太多支持，还会面临许多障碍，但也可能创造出颠覆某个领域，影响数以百万计的患者的新技术。为了克服当今外科创新领域的障碍，我们必须创造并使用一种系统性方法，将基于实际问题的想法转化为可以改变临床实践的产品[5]。本章将讨论外科创新的系统性方法，并提供一些该领域新技术的例证。

想法提出

Mark Twain 说："偶然是所有伟大发明家的名字。"1957 年，Mason Sones 偶然地将染料注入右冠状动脉，他立即发现了问题并将导管拔出，但是染料仍然继续扩散。随后他说："那天我意识到我有一个重大的发现。"然后他继续完善这一技术，最终创造了冠状动脉造影技术。但是，柏拉图有一句经常被引用的名言——"需要是发明之母"——说的是创新不需依靠偶然的发现。

现今存在许多因发现一种临床问题而有计划进行的系统性的创新模式。人们先发现一个尚未解决的临床问题，然后对相关领域的科学知识及目前治疗方案的缺陷进行探索，再将这个临床问题带入实验室研究或在多学科领域进行探讨，通过这些方式对该问题进行系统性的研究，最终的目的是实现创新研究向临床实际操作的转化。Robert Frost 认为新的想法归功于联想："出现在你面前的事物会激起你心中对某些事物的联想，而有时甚至连你自己都不记得这些过去的事物。"这种创新模式可能解释了为什么外科设备的设想理念几乎都是源于观察力敏锐的外科医生。Thomas Fogarty 医生发明 Fogarty 导管的故事就是一个典型的例子，他先发现了一个明确的临床问题，并通过"联想"的协助完成了他的发明。Fogarty 在作为消毒技师时，他观察到术中为清除血栓而不得不进行截肢手术。在辛辛那提大学作为医学生学习期间，他开始致力于解决他几年前发现的这个临床问题。他在车库里发明了一个前端装有球囊的导管，可以通过做一个小切口将其置入动脉并通过血凝块处。一旦导管通过了血凝块，前端的球囊可以膨胀，然后将血凝块拖出血管。作为消毒技师，他能发明并制造出这种新设备，很可能就是在与手术器械的联想的帮助下实现的。他的导师对他的发明提出了诸多质疑及批评，但是他仍然为球囊导管申请了发明专利，他在车库中进行生产并不知疲倦地工作以促使血管外科医生应用此项技术。Fogarty 导管已经使血管外科发生了翻天覆地的变革，并且为微创技术提供了创新发展的平台。

无论是偶然发现还是系统创造，每一个创新的想法都会向两大类创新成果发展：一种新方法或一种新设备。由于本章主要讨论的是医疗设备，我们将对新方法的创新进行简要的讨论。Delos Cosgrove 在阐述对新型手术方法创新

的想法时说："几年前在对主动脉瓣置换术进行术前准备时，我发现该患者的升主动脉完全钙化，而两侧股动脉闭塞，在意识到从这 3 根动脉插管的危险后，我举起患者的手臂暴露腋动脉，并将其作为插管动脉，最终顺利完成这台主动脉瓣置换术。"[6] Bruce Lytle 对这个想法进行了延伸并且完善了锁骨下动脉置管的操作流程。这项手术方式的实质性改变经过机构审查委员会（Institutional Review Board, IRB）的审查，学术基金的资助，并发表了新型学术论文以及操作演示。如果发明者愿意，新型手术技术是可以申请专利的，但是为了广大患者的利益，外科医生团体组织几乎对所有新技术进行无条件共享[7]。

价值评估

价值是一种产品或服务的感知收益和感知成本之间的主观关系。

$$价值 = 感知收益 / 感知成本$$

作为医生，我们经常在临床治疗活动中以价值分配作为决定如何提供医疗服务的一种方法。我们要从患者的潜在收益及风险对特定治疗干预方法进行价值评估。基于风险收益比，我们决定继续或放弃这种治疗方式。同样地，作为外科医生，我们要从患者的潜在收益及风险对特定创新手术方法进行价值评估。基于风险受益比，我们决定是否采用创新技术。在今天的医疗领域，任何新设备在使用前必须证明其具有商业价值，它的商业回报必须大于开发风险，这样才能实现其在患者身上的实际应用。为了明白创新的价值，有必要了解这项创新对于医疗、科技和商业三方面影响的感知收益（框 32.1）。我们将会复习用于描述某项创新在这些领域的感知收益的一些专业术语。

框 32.1　创新价值的确定

对医疗的影响
- **革命性创新：**对医疗有巨大的影响，例如用于腹主动脉瘤修复的主动脉瘤内套膜支架。
- **渐进性创新：**对医疗的影响较小，例如重复使用腹腔镜切割器械。

对科技的影响
- **支持性创新：**为某一领域的进一步发展提供平台，例如吸脂术。
- **精练性创新：**在现有技术的基础上进行一定的改进，但不会引起重大的科技变革，例如超声吸脂术及聚能震波吸脂术。

对商业的影响
- **颠覆性技术：**取代行业领导者并占领其市场份额，例如用于心血管介入治疗的经皮球囊血管成形术。
- **维持性技术：**一项维持性技术，通常由行业领导者为了保持其市场增长率而开发，例如用于心血管介入治疗的冠状动脉支架。

创新对医疗的影响可以是革命性或者渐进性的。革命性的创新对医疗有巨大的影响，而渐进性的影响较小。比如，血管腔内移植物（主动脉瘤内套膜支架）对腹主动脉瘤的修复就具有革命性的影响。Balko 团队于 1986 年首先论述了经股动脉置入血管腔内移植物修复腹主动脉瘤的技术，Parodi 在 1991 年首先报道了这项技术在人体试验的成功，第一个产品由 Harrison M. Lazarus 设计并由血管内技术公司生产[8-10]。1999 年 9 月，两种设备通过 FDA 认可并上市。目前血管内修复腹主动脉瘤的技术使住院时间缩短，降低手术死亡率和并发症发生率，对同时患有多种疾病或重症患者具有无可争辩的优势。另一方面，以多种腹腔镜切割器械的反复开发优化为例，学界一直在对这些器械进行开发研制，以试图优化腹腔镜下切除技术，但还没有一种器械能明显改善患者预后及护理。

创新对科技的影响分为支持性的或者精练性的。支持性科技创新为某一领域的进一步发展提供平台。1976 年，Fischers 开启了吸脂术的时代，而吸脂术已成为了现在最常见的美容手术方法之一[11]。这项技术为许多新型技术的发展提供了平台，包括超声吸脂术及聚能震波吸脂术。超声吸脂术和聚能震波吸脂术这两项技术都属于精练性技术。精练性科技创新是在现有技术的基础上进行一定的改进，但不会引起重大的科技变革。

最后，我们使用商业术语"颠覆性技术"和"维持性技术"来描述创新对商业的影响（图 32.1）。颠覆性技术是一种能取代行业领导者并占领其市场份额的创新。当颠覆性技术刚出现时，它们通常比已有的领先设备低级，并且被当时的行业领导者忽略。在外科领域，某种设备的缺陷通常是因为此设备的学习周期长，缺乏安全信息，以及制作工艺差。然而，随着临床工作者对该设备的学习使用、设备安全性信息的完善以及相关技术的优化，这种设备将超越其主要竞争者。"行业领导者"可作为对生产先进技术的公司的称呼，或者更广泛地作为对使用此技术的附属专业的称呼。例如，经皮球囊血管成形术刚发明时，其安全性尚未完全明确，而且在当时还没有开胸动脉搭桥术效果好。随着时间推移，这一技术被证明是一种颠覆性技术，它将患者的市场份额从心胸外科医生（当时的行业领导者）转向心血管介入医生。另一方面，冠状动脉支架则是一项维持性技术。维持性技术是对现有技术的优化，通常是由行业领导者为了保持其市场增长率而开发的。这种技术仍然可以是支持性的（引领进一步技术发展）或者革命性的（在医疗领域进行明显优化），但从定义上来讲它对于市场而言不是颠覆性的。在这个例子中，冠状动脉支架促使进一步的技术革新及临床疗效优化，但是它并没有超越行业或临床领导者。心血管介入医生通过对这种技术的应用保持其市场竞争力[1]。

通常情况下，创新的感知收益越大，潜在的经济回报越高，然而这种创新的开发过程通常更具风险。对于革命性的创新而言，这种陌生技术的发展面临很大风险，FDA 的批准流程通常需要上市前批准，而且需要更多的资源建立一个庞大且经验丰富的发展团队，从而应对革命性创新技术

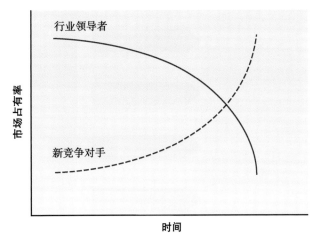

颠覆性技术

行业领导者

新竞争对手

市场占有率

时间

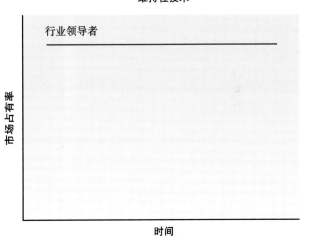

维持性技术

行业领导者

市场占有率

时间

图 32.1　颠覆性技术与维持性技术的变化对比

开发过程中所面临的挑战。以用于腹主动脉瘤修复的血管腔内移植物为例，一项革命性创新技术也会对患者的治疗效果及潜在的市场发展产生巨大影响，这证明了这项技术发展过程中所利用的资源及风险都是值得的。以"子弹型"内镜切割器为例，渐进性创新技术对患者治疗效果的影响较小，而且最终的潜在收益更少。在对其价值进行评判时，这种技术的开发过程所面临的风险及所利用的资源一定更少。实际上，渐进性创新技术的技术可行性风险更小，因为这类技术都是在现有技术的基础上发展的，FDA 的监管流程通常走的是"510（k）流程"的路线——它对实质等同的器械进行比较从而获取更快的许可，这种技术的发展团队仅需由少许专业人员组成。明确一项创新技术属于哪个类别十分重要，这对于理解潜在风险及后期预期效益很有帮助。

资金资助

一个创新想法的实现是从概念产生到产品生产再到临床应用的逐步过程。每一阶段完成后，这项创新计划的价值得到提升而风险逐步降低（图 32.2）。创新实现过程中的

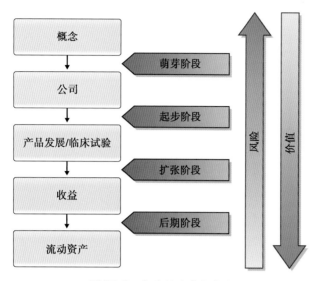

图 32.2　各阶段的资金资助

资金资助取决于进展中价值提升的程度。为了证明创新概念的可行性，最开始投入的小笔资金有一个专业名词叫"种子基金"。这一小笔投入通常是 50 000~500 000 美元左右，资金可以来自朋友、家人、天使投资、公司赞助、小企业创新研究资金（small business innovation research，SBIR）及小企业技术转化资金（small business technology transfer，STTR）资助。天使投资来自于富有的个体或群体，他们大多数有专业知识，以投资换取公司的所有权。天使投资于 2009 年由 259 480 位投资者以 1 760 万美元预算资金成立，有 57 225 家创业企业得到了天使基金的资助。保健服务和医疗设备及器材行业占据 17% 的投资份额，仅次于占 19% 的软件开发行业[12]。截止到 2013 年，天使投资已增加至 248 亿美元，投资者超过 29.8 万，而风险投资为 296 亿美元[13]。小企业技术转化资金为小企业与非盈利研发机构合作项目预留一定比例的美联邦政府研发经费，其设想是为解决小企业或学术中心研发不足的困难，将能应用于它们的创新想法与非营利性研究机构联合，从而开发出高科技的创新产品。这种合作的目的是将实验室技术市场化，使小企业从产品商品化的过程中盈利进而促进美国经济发展。每一年，美国国防部、能源部、卫生部、国家航空航天局以及美国国家科学基金会都要为上述的合作预留一部分研发经费。

大笔的投资可以来自风险投资基金或公司基金资助。风险投资基金从金融机构投资者及富人手里聚集投资基金，而这些投资者成为风投基金的第三方有限投资人。这笔基金随后投入新技术的研发，这些新技术大多数有产生高市场回报的潜力但前期风险对于标准资本市场来讲相对较高。为了平衡这种高风险，风险投资购买了公司的大量管控及所有权，而为了确保高风险投资的实现，企业会寻找具有创新技术的公司进行投资，这种创新技术需要具有快速发展的潜能，并且具备完善的商业模式、优秀的管理团队以及超过 5 亿美元的市场估价。

风险投资的经费随发展进展提供，经费提供的阶段与公司发展的速度平行。随着一个新项目由理念发展成公司、生产出产品、最后到公司合并、买断或上市，它的价值得到提升、风险得以降低。风险投资人在决定是否投资前需被投资人为其提供详细的发展设想分析，重点阐述在关键发展节点上如何实现风险减低及价值提升。典型的关键发展节点包括知识产权保护、发展原型建立、动物实验的成功、FDA 批准及人体的成功应用。与这些发展节点相平行的是每一阶段的投资基点。第一个投资基点是种子基金投入，如前所述，这笔资金可以来自朋友、亲属或天使投资人。大多数的风险投资在这一阶段尚未介入，因为此时的风险极高而且新型产品的理念还没有得到充分认可。第二个投资基点称为起始阶段，风险投资在这一阶段准备介入，这些投资主要用于公司建立、市场拓展及产品研发。第三个投资基点是扩张阶段，它又可以进一步分为几轮投资阶段。这一阶段的投资用于产品生产、销售以及将公司发展到盈利阶段。通常情况下，最后一轮投资是夹层基金或桥梁基金，这一投资基点为最终的公司合并、买断或上市提供了前提条件。在这个阶段，公司通常需要短期贷款来支持自身发展，并为后期的合并、买断或上市做准备。

第一轮引入的外部资金通常被称为"A 系列"，而第二轮引入的资金为"B 系列"，它们投资的媒介被称为"A 系列优先股"或"B 系列优先股"。这里所说的某公司的优先股是指风险投资集团用投资所换来的优先权，当公司盈利时优先分红、而亏损时优先清偿资产。每一轮的股价由当时的公司价值或风投企业投资相关的"交易前估值"所决定。

知识产权

美国专利商标局（US Patent and Trademark Office，USPTO）针对不同类型主题项目发布不同类型的专利文件。大部分医疗设备受实用专利保护。近几年，美国专利商标局发布的专利文件中有大约 90% 是实用专利。实用专利保护的是新的发明或在已有发明基础上进行的功能性的改进，它可以是一种产品或机器、一种制造工艺或流程，或是一种合成物质。专利并不是赋予发明以使用或售卖的权利，它所赋予的权利是自专利申请之日起的 20 年内禁止美国境内其他人对这项发明的制造、使用、销售或引进。因此，如果一个发明者在一项已申请专利的腹腔镜持物钳基础上添加了一项新设计使其更符合人体工效学设计，之后发明者对这种改进申请了新的专利，通过这种方式，发明者就可以禁止其他人对这种改进方法的应用。但是，这个发明者在生产他们的专利之前首先需要得到对原始腹腔镜持物钳的使用许可。

一项发明若要称得上为专利，它必须是新颖的、非易见性的并且是实用的。新颖性是指这项发明不能是已知的、他人用过的或者公开发表过的。特别是，美国的专利权要在一项发明公开使用或者发表 1 年后才能取得。而在许多国家，这一年的宽限期是不受保护的。因此，学术界的发明者在发表文章前须先申请知识产权，同样地进行发明的外科医生也需要在推广使用之前申请知识产权。一项发明专利对于那些相关领域的人员来讲必须不是显而易见的。最后，这项发明必须是实用的，以一项外科创新为例，它必须能满足患者或外科医生的需要。

为了确保某项发明或者理念的新颖性，外科创新者可以对相关文献及美国专利商标局的专利进行检索。先利用关键词搜索在公共搜索引擎上寻找相似的产品[14,15]，一旦发现了相似的产品或发明，则需对此专利产品进行进一步的检索，明确此项创新的哪些方面是受保护的、哪些是不受保护的。

一项专利由 3 部分组成：图表、说明书及权利声明。几乎所有的实用型专利都需要有专利图表或示意图。示意图必须能表现出该项发明权利声明中所列举的所有特征，而且根据美国专利商标局的要求，这样的示意图需在特制表格中单独列出。说明书描述所申报的发明、制作与使用该项发明的方式和工艺过程。美国专利商标局对说明书的要求是："必须使用完整、清晰、精练而确切的术语，从而使任何属于该项发明领域的或者与该领域极为相关的专业人士都能实现和应用该项发明，必须阐明该发明人用以实施该发明的最佳模式。"最后，专利的权利声明部分用来陈述申请人所要求的专利保护范围。这一部分非常重要，它为侵权行为的诉讼和起诉提供了基础。在这一部分，需要使用专业术语对这项创新与以前的发明专利的不同之处进行明确阐述。用专利语言来讲，先前的发明被称为先前技术。权利声明部分要对发明进行详细的定义，大多数专利包含 10~20 个声明，但也有少数专利仅有一个声明而另一些专利则有上百个声明。权利声明有两类：独立声明和附属声明。独立声明自成一体，而附属声明则是在其他声明的基础上，要理解此类声明的陈述范围必须与它的前提声明共同阅读。

如前所述，一份完整的实用型专利申请书须包括图表、说明书及权利声明。因为进行发明的外科医生通常缺乏相关方面的专业知识，因此在专利申请阶段最好请从事知识产权方面的法律顾问参与，这样才能保证这项实用型专利同时满足发明者及美国专利商标局的要求。自 1995 年 6 月 18 日起，美国专利商标局开始为发明者提供临时专利申请的机会，仅需花费较低的金额（110~220 美元）即可在美国申请第一份专利。临时专利在发明专利申请的早期对其进行保护。临时专利的申请文书需包括对此项专利的说明及相关的示意图，并不需要陈列权利声明。一旦临时专利申请书提交后，美国专利商标局仅对相关信息进行归档，在完善的实用型专利申请书提交后，才对这个项目进行评估。临时专利的有效期是一年，在这期间发明者可以对发明项目及专利申请进行完善。这种专利的专利权始于临时专利申请提交之日，但 20 年的专利期限从后面提交的完整专利申请之日算起。

虽然临时专利对专利申请的早期提供书面保护，但与其他国家所采取的保护"首先注册"权不同的是，美国的专利是授予"首先发明"者的。因此一定要有充分的证据证明专利产品首先发明的日期，这就需要提供日期、签名标注明确以及接受例行监管的实验记录作为证明。一项发明专利的文书材料会最终决定此项专利的受益者。因此外科医生

对其所有的创新发明都应谨慎地完善相关文书材料，一旦证明了此项发明的新颖性、非易见性及实用性后，就需进行初始的专利搜索并提交临时专利申请，同时需获取额外的协助指导。在学术机构内的申请人可以通过技术授权办公室得到这种协助。

技术转让制度

发布于 1980 年的拜杜法案（Bayh-Dole Act）为小型企业及包括大学团体在内的公共非营利组织提供了在研发联邦科研资助项目过程中保留知识产权的可能。自那以后，大学团体、工业企业及联邦政府间的关系出现了爆炸式的转变。研究型大学不但与工业企业的联系越发紧密，并且通过授权等技术转让形式，大学会成为技术研发的重要力量并最终明显促进地区和区域经济发展[16-19]。在过去的 20 年内，研究型大学的机构声誉不仅在学术领域得到建立，而且在商业发展方面建立得更好[18]。

大多数大学已经建立了技术授权办公室（technology-licensing office，TLO）用以管理他们的专利档案。外科创新人才需了解他们所处具体领域的知识产权政策。大多数大学的劳动合同里对利用本学校资源研发的发明进行了明确的知识产权保护说明。然而，在拜杜法案的规定下，大学必须与发明者分享一部分的新技术收益。因此，外科创新者在研发的开始就需与 TLO 进行信息共享，然后 TLO 对这项技术进行评估并且对其知识产权进行保留。与此同时，因为 TLO 的能力和培养方式的区别，TLO 会通过主动或被动的方式将创新技术向工业企业及有投资倾向者进行介绍，其最初的目标是对这种发明的真正价值进行评估。一旦这种创新技术及其商业潜能得到了充分的评估，TLO 根据其不一样的培养方式制定并采取进一步的开发和授权方案。对一项技术授权的公平方案是将决定权交给发明者。一份专利使用权转让协定可包含大量的授权协议及条款。表 32.1 列出了一些基础的许可条款。

表 32.1　基础许可条款

授权费用	为取得发行许可付给授权机构的费用
专属权	这一条款确保授权保护期内其他团体不会对这种技术进行授权侵犯
期限	授权许可的有效期限
应用范围	专利授权使用的特定领域，比如医疗、工业、教育
许可地域	授予被许可人权利的特定区域
年度专利使用费用	用于许可证使用的年度支出
股权	被许可方公司的股权可视为支付许可证使用权的一部分
专利税收入	来自专利产品收入的一部分，付给授权机构的
许可证转让费用	许可证持有人转让专利权是付给授权机构的费用

FDA 监管审批流程

在美国,医疗器械由 FDA 的一个分支机构——器械及放射卫生学中心(Center for Devices and Radiological Health, CDRH)——进行监管。CDRH 负责促进和保护公共卫生,它能及时地将安全有效的医疗器械付诸使用。为了确定某种医疗设备的安全性和有效性,CDRH 建立了 3 种主要审批途径—豁免型、510(k)售前通知型(pre-market notification,PMN)、售前许可型(pre-market approval application,PMA)(表 32.2)。审批途径取决于器械相关风险程度及安全有效的程度。医疗器械也可以根据它们的感知风险及对它们的安全性和有效性的可控程度进行三级系统的分类:Ⅰ 类、Ⅱ 类及 Ⅲ 类。监管控制程度从 Ⅰ 型到 Ⅲ 型逐渐增加。

表 32.2　CDRH 的 3 种审批途径

器械分类	FDA 监管审批流程	例子
Ⅰ 类	豁免型:受限于常规标准	手持手术器械
Ⅱ 类	510(k)售前通知型:与已通过 510(k)认可的 Ⅰ 型或 Ⅱ 型医疗器械进行等价性论证	缝合材料
Ⅲ 类	售前许可型(PMA):由临床前研究和临床试验积累的大量数据	乳房假体

通常情况下,医疗器械的分类与其相应的 FDA 审批流程是对应的。大部分的 Ⅰ 类器械豁免于 PMN 或 PMA 审批的;大部分的 Ⅱ 类器械需要 PMN 510(k)的审批;而大部分的 Ⅲ 器械需要 PMA 审批。Ⅰ 类器械的风险最低,它们是受限于常规标准的器械。常规标准是针对标签、生产、售前监管及产品报告而发布的标准。当用常规标准就能对某种医疗器械的安全性和有效性进行充分认证时,这种器械就会被分入 Ⅰ 类器械。例如,手持手术器械就是 Ⅰ 类器械的典型例子。47% 的医疗器械属于 Ⅰ 类,而 95% 的 Ⅰ 类器械可豁免于 PMN 及 PMA 的审批[20]。

Ⅱ 类器械的风险相对较高。仅用常规标准不能对这类器械的安全性和有效性进行充分评估,这就需要引入针对性能标准、设计控制及售后监管提出的特殊标准。大部分的医疗器械属于 Ⅱ 类器械,典型的例子包括电动轮椅、手术单、手术缝合针线及某些验孕棒。43% 的医疗器械属于 Ⅱ 类,而几乎所有的 Ⅱ 类器械都需要 PMN 510(k)的审批。有大约 60 种 Ⅱ 类器械可以免于 PMN 审批,只要它们能满足常规标准及特殊标准的要求即可。

对于一些 Ⅰ 类及 Ⅱ 类器械,常规标准及特殊标准不能满足它们的审批要求,这时就需要经过 FDA 的 PMN 或 510(k)的审批对其进行辅助售前评估。根据 510(k)的要求,生产商必须能论证这种医疗器械在预期使用前景、技术、安全性及有效性方面与以下两种器械之一存在实质的等效性:①已获 510(k)审批通过的 Ⅰ 类或 Ⅱ 类器械;②在 1976

年医疗设备修正案发布之前已上市使用的医疗器械。人们可以在 FDA 510(k)资料库中对已上市使用的设备进行检索[21]。一旦 PMN 的审批申请提交后,FDA 有 90 天的处理时间。如果 FDA 证实了新设备的“实质等效性”,生产商就可以将这种设备投入市场。若证据不足,FDA 可以要求生产商提供更多的资料,或者驳回“实质等效性”的判定并将这种设备重新分入 Ⅲ 类器械。

Ⅲ 类器械的潜在风险最高。这一类的器械通常是用于生命支持系统、植入体内或用于评估疾病或创伤的严重性的器械。另外,它们的应用前景或技术是全新的,与已有的器械不存在等效性。鉴于 Ⅲ 类器械潜在的安全性隐患,仅用常规标准及特殊标准对这类器械的安全性和有效性进行评估是不够的。植入型起搏器及乳房假体就是 Ⅲ 类器械的典型例子。10% 的医疗器械属于这一类,这类医疗器械在合法投入市场前都要经过 FDA 的 PMA 审批。PMA 审批的申请较 510(k)程序复杂得多。PMA 审批需提供大量的临床前研究及临床试验的数据,以及对器械生产及标签的细节等情况进行的详细描述。一旦 PMA 的审批申请提交后,FDA 有 180 天的评估及处理时间。之后,FDA 可能批准 PMA 审批、要求提供更多资料、驳回请求或者要求生产商进行售后监管。若要对任何一项 PMN 或 PMA 器械进行实质性改变,都需要提供新的说明。

对以下两种医疗器械进行临床试验时需要 FDA 以器械临床研究豁免(Investigational Device Exemption,IDE)的形式进行审批,这两种器械是未经过审批的高风险医疗器械及经过审批但用于其他用途的医疗器械。IDE 的申请需要提供器械信息及计划研究方案[22]。机构审查委员会(IRB)及 FDA 均可决定某项医疗器械是否需要 IDE 审批。如果 IRB 评定某项器械的风险不高,IRB 就可以在不须向 FDA 通报情况下独立监督该项临床试验的进行。但如果最初的申请就是向 FDA 提交的,则该项临床试验就要受 FDA 的约束监管[22]。临床器械第一次临床使用的申请及审批非常重要,因为对于新器械公司来讲,第一次临床使用是一个关键的里程碑。在许多情况下,如果在合理的期限内这个公司不能使新器械用于临床,这个公司的资金基础及生存能力会受到威胁。在美国,FDA 下达对初始临床研究的批准大约需要 3~6 个月,而 IRB 的评估还需要 3~6 个月。因为这种时间的延迟,许多公司选择在美国以外的国家进行他们第一次的临床试验研究。若初始临床试验在美国境内进行,实验研究只有 1/4 的部分是在科研机构内进行的具体研究,另外一大部分则是用于应对 IRB 相关的官僚政治以及与大型科研机构的合同谈判[23]。

利益冲突

当一名外科医生同时成为外科器械的创新发明者时,就会存在明显的利益冲突。外科创新者不仅需为提高患者治疗质量服务,而且作为某项创新的发明者及潜在开发商,他们还需为获得更多经济效益而努力。然而,为了达到将发明应用于临床的目的,进行发明的医生经常要参与创新项目的设计研发以及早期动物实验的开展的全过程,并最终担任领导角色之一、在新器械的研发公司持有股票。为保障患者的安全利益,这些利益冲突必须进行事先考量。

目前还不存在一个全面监管过程能充分考量外科创新过程中存在的所有利益冲突。然而,一些方法可以协助临床试验过程中的第三方制衡作用。PMA 审批要求的实验研究是典型的大型多中心随机临床试验研究。研究的发起人必须利用典型的合同研究机构(contract research organization,CRO)、核心实验室、数据安全监督委员会(data safety monitoring board,DSMB)以及执行委员会,执行委员会可以协助解决潜在的利益冲突。CRO 负责人员招聘、资格认证以及实验地点审核。核心实验室负责遵照双盲的原则对原始数据进行评估处理。DSMB 由不参与本实验的资深临床研究员及统计员组成,他们受委托定期对实验数据进行评估,若发现某项研究对实验参与者存在明显的伤害(也包括此研究的其中一组受试者受到明显优待),他们可以对此实验叫停或提出修改建议。最后,为了更好保证患者的利益,外科创新者有义务对相关技术进行进一步的优化。为了做到这一点,他/她要尽可能地将自己从客观分析经济利益的活动中分离出来。为了更好地识别并避免利益冲突,外科创新者应该与其同事和患者充分公开行业关系。

整形外科中的创新

整形外科中的创新在持续地促进该领域的发展。整形外科领域的各个领域在近些年有许多创新发明出现。这些新技术带来的影响与技术本身都是丰富多样的。负压创面治疗(negative pressure wound therapy,NPWT)技术作为革命性创新不断地推陈出新,它将一种新的方式引入了创面修复治疗过程中。脱细胞真皮基质(acellular dermal matrix,ADM)在整形外科领域的应用越来越广泛,它极有可能成为替代人工合成或活组织替代产品的颠覆性技术。另外,吸脂术是一种支持性技术,它为无创身体塑形等精练性技术提供了进一步发展的平台。下文将对这些技术进行具体阐述并简略地对它们在医疗、商业及创新领域产生的影响进行讨论。

负压创面治疗

20 世纪 80 年代,维克森林大学整形外科的 Louis Argent 和 Michael Morykwas 提出了一项用于急慢性创面治疗的创新技术,他们将负压吸引技术引入了治疗应用,这个创新就

是今天所说的负压创面治疗(negative pressure wound therapy,NPWT)。1993 年,KCI 公司与维克森林大学建立了合作关系,这促使 KCI 公司生产出了它们的专属商品——VAC 治疗系统。两年后,这个系统通过了 FDA 的批准并投入使用。2000 年,KCI 公司的 VAC 治疗系统获准加入 Part B 医疗保险报销项目,自此,美国的老年患者及家庭护理的残疾患者都可以使用这种治疗。这种革命性技术改变了许多急慢性创面的治疗方法。现如今,KCI 公司的创面 VAC 治疗系统已在全球 900 多万名患者身上使用。其商业影响仍然属于颠覆性技术的例子。2013 年,NPWT 在创面治疗市场上占据第二大份额,仅次于传统胶布绷带治疗(图 32.3)[24],意味着它已取代许多先前的行业领导者。

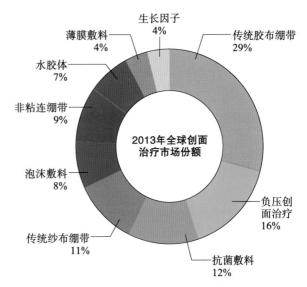

图 32.3　2013 年全球创面治疗市场份额

NPWT 也可称为封闭式负压引流技术,它是一种能在创面表面形成持续负压吸引的创面敷料系统(图 32.4)。NPWT 通过相互结合的作用机制产生作用,这种闭合系统可以减轻创面水肿,它可以在创面与真空分泌物收集瓶之

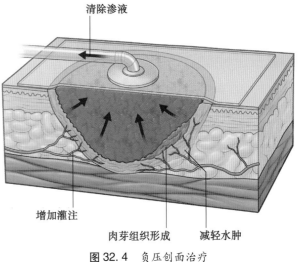

图 32.4　负压创面治疗

间形成一个压力差进而促进创面和组织间隙内的水分被引流出。NPWT通过引流去除创面的渗出液进而促进细胞的氧化反应。NPWT也可以减少炎症反应介质的产生。NPWT在人体的应用可以使基质金属蛋白酶(matrix metalloproteinase，MMP)的产生减少，MMP通过产生血管抑素及内皮抑素等抑制物抑制血管新生过程[25]。NPWT也可以通过机械转导机制起作用，它能将机械刺激转化成化学活性。离体研究表明机械变形可促进人成纤维细胞的增殖和迁移，创面愈合动物模型研究表明机械变形可促进胶原形成以及血管内皮生长因子和成纤维细胞生长因子的表达[26,27]。创面微环境的改变可更好地促进创面愈合。

NPWT可以用于多种创面的治疗，包括急性创面、糖尿病创面、开放性腹部及胸部创伤、压疮以及辅助皮片皮瓣移植等。有可靠的证据支持NPWT可以替代传统方法用于创面治疗，特别是在治疗糖尿病足创面的治疗方面证据最为充分。在与传统湿性敷料或干性敷料换药治疗糖尿病足创面的方法对比时，NPWT可缩短创面愈合时间及住院时间、降低并发症发生率并减少疾病治疗费用[28-35]。

在对于急性创面、压疮、开放性胸腹伤以及皮片皮瓣固定的治疗上，有较低级别的证据表明NPWT促进创面愈合的功效要比传统盐水敷料的效果好。在这些情况下，NPWT更显著的优点在于可以更好地满足外科医生的需求，包括减少更换敷料的次数，以及易于使用。在外伤性创面的治疗方面，有观察性研究表明，与换药治疗方式相比，NPWT的有效性是具有可比性的、但不具备明显优势[36]，但是NPWT在这一领域被引用最多的优点是操作更容易、换药次数更少以及更有效地减少随后重建手术的复杂性[37,38]。针对压疮治疗的研究表明NPWT促进创面愈合能力的优势无统计学意义，但是这方面应用最多的优点是患者舒适度的提升及劳动强度的降低[39,40]。

虽然尚无足够的高级证据能证明NPWT相对于传统盐水敷料的优越性，但是有一点十分明确，那就是NPWT可以更好地满足外科医生在治疗相关疾病过程中的特殊需求。NPWT使用方便、减少医护人员为患者换药的次数并最终为手术修复创面的完成完善术前准备。通过了解并尽力满足广大外科医生的临床需求，研发NPWT的整形外科医生及工程师根据不同专科需求对设备进行了调整，比如普外科医生对开放性腹外伤的治疗、心胸外科医生对开胸术后纵隔炎的治疗、血管外科医生对腹股沟创面的治疗，以及整形外科医生对所有创面的治疗和在皮片皮瓣移植术中的应用。尽管缺乏高级证据和一致性数据，但该技术的临床应用使其成为了一项革命性技术，并转化为商业层面的破坏性技术(见图32.3)。

脱细胞真皮基质

近年来，脱细胞真皮基质(acellular dermal matrix，ADM)

作为一种颠覆性技术在重建与美容外科领域逐渐兴起。ADM是一种去除了表皮及所有细胞成分的真皮移植物，通过这种方法避免组织排斥反应及移植失败的发生(图32.5)。这种材料取材于人的尸体或猪、牛供体。使用后，这种材料为组织再生过程中的血管新生及成纤维细胞增殖过程提供了支架，与周围组织融合后最终被受体的胶原纤维替代[41]。

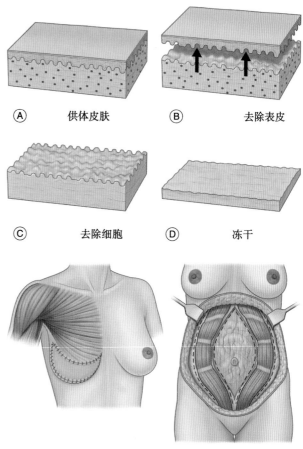

图32.5　脱细胞真皮基质

ADM在烧伤创面应用的报道已有20多年，它从起初的一种临时替代物发展为如今的优越的皮肤移植物。在乳房手术领域，ADM首次在修复美学病例中被描述，以解决波纹和对称性[42,43]。2005年，它被引入乳房重建手术，作为直接植入重建的工具[44]。2007年，它在两期乳房重建中的应用描述了用组织扩张器重建[45]。在这一应用中，ADM的作用是加强表面软组织的覆盖、促进乳腺次级小管的扩张以及协助乳房下皱襞的精确定位[46,47]。总体而言，相关研究对ADM在这一应用中的术后并发症风险的评估仍存在争议。一项回顾性研究表明，通过对415例假体乳房重建术的术后即刻观察，ADM可导致术后血肿及感染的发生率增高[48]。然而，超过60%的基于假体的乳房重建使用ADM。在这个市场上，ADM颠覆了之前的"领导者"，即基于假体的重建，伴有部分或全部肌肉覆盖(图32.6)。与NPWT相似，ADM在相关数据支持其优于传统方法之前已被采用。其中的原因可能是其易于使用,并能满足外科医生的需求,包括快速重建乳房下皱襞。

ADM:基于假体的乳房重建领域的一种新兴的颠覆性创新技术

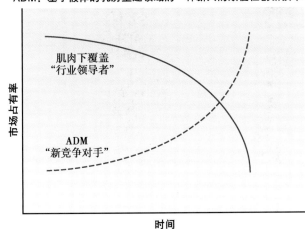

图 32.6　在基于假体的乳房重建领域,ADM 是一种新兴的颠覆性创新技术

同样地,ADM 也正在迅速地取代人工合成网片在感染性腹壁缺损修复方面的应用。这种材料可以在不发生感染的情况下与周围组织融合[49],这是一个相对于人工合成网片非常重要的竞争优势,因为感染性创面是人工合成网片使用的禁忌证之一。ADM 在腹壁重建术中机械完整性能维持多久尚不完全清楚。虽然对于 ADM 还有一些尚未明了的疑问,但是因为 ADM 能满足大面积筋膜替代材料在感染性创面的应用需求,许多整形外科医生已快速地掌握了这项新技术。有趣的是,因为掌握了 ADM 腹壁重建术的操作,整形外科医生在这一领域的角色正在逐渐超过普外科医生。

与其他颠覆技术相同,这项迅速兴起的新技术缺乏长期随访、深入了解以及完整的安全性评估资料。但是作为一种不需额外取材的软组织替代物,ADM 能满足整形外科医生从业的原则要求。这项技术很有可能继续扩展应用范围,超越其他人工合成材料并取代更多现有的有创整形操作方法。

无创塑形技术

无创医疗操作技术的迅速发展是推动医疗行业患者消费市场发展的重要动力。在 30 多年前这类技术刚起步时,作为一种相对于传统手术方法更微创的塑形方式,吸脂术本身就是一个重大进步。与其他支持性技术一样,吸脂术的出现为进一步精练性技术的发展提供了平台。Fischers 在 1974 年第一次提出了利用锐针抽吸技术进行脂肪移除的治疗方法。而后,Illouz 在此基础上进行了两项改进:利用连接高功率负压抽吸设备的钝针操作,以及利用水分离技术("湿性吸脂技术")辅助吸脂移除[50]。Jeffrey Klein 在 20 世

纪 80 年代提出了肿胀麻醉吸脂术,这对吸脂术的安全性和有效性的提升起到了重要的作用,局部注入大量稀释后的利多卡因及肾上腺素混合肿胀液的方法,大大减少了为减少术中出血而进行全身麻醉的情况[51]。

为了解决医生操作的疲劳问题并进一步提高纤维组织丰富区域的操作效率,有一些精练性创新技术被陆续提出,但是它们均未能在这一领域产生重大的影响[52]。Zocchi 在 20 世纪 80 年代发明了超声辅助吸脂技术(ultrasound-assisted liposuction,UAL),此技术利用超声波是脂肪细胞破裂并形成多个含有液化脂肪微穴。但是在与传统技术比较时,对于 UAL 是否能减少并发症或提高有效率仍存在争议[53,54]。同样地,能力及激光辅助脂解作用作为对传统吸脂术的改进方法也没有明显地改善临床效果[52]。聚焦超声身体塑形技术是一项最新的创新技术,它将一项新型前沿技术引入身体塑形治疗领域,它的有效性还需进一步考证。这一技术通过一个手柄探头传输聚焦超声能量(图 32.7),超声波聚焦于皮下脂肪组织,在不破坏表皮、真皮及深部组织和器官的前提下使脂肪细胞产生永久性破坏,而脂肪细胞破裂后释放的物质理论上会被肝脏代谢消除。这种技术与以往的精练性技术不同,因为它不需要对患者进行皮肤切开或注射。目前 FDA 尚未批准这项技术在美国境内的使用,但是在美国以外的地区进行的一些临床预实验和使用的结果表明,此项技术在较小区域的使用是安全有效的[55-57]。吸脂术自 20 世纪 70 年代的起步阶段起就奠定了作为一个支持性技术的地位,它为多种精练性技术提供了发展平台。

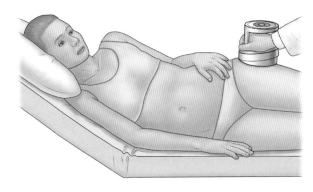

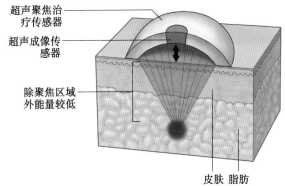

超声聚焦治疗传感器

超声成像传感器

除聚焦区域外能量较低

皮肤　脂肪

图 32.7　无创塑形技术

参考文献

1. Riskin DJ, Longaker MT, Gertner M, et al. Innovation in surgery: a historical perspective. *Ann Surg.* 2006;244:686–693.

2. Gurtner GC, Rohrich RJ, Longaker MT. From bedside to bench and back again: technology innovation in plastic surgery. *Plast Reconstr Surg.* 2009;124:1355–1356. *In 2005 Dr. Longaker and Dr. Rorich highlighted innovation as the competitive advantage of the plastic surgeon. We then expanded on this concept by discussing the adoption of new technologies as an important determinant of the advancement of various fields within surgery.*

3. Longaker MT, Rohrich RJ. Innovation: a sustainable competitive advantage for plastic and reconstructive surgery. *Plast Reconstr Surg.* 2005;115:2135–2136.

4. LaViolette PA. Medical devices and conflict of interest: unique issues and an industry code to address them. *Cleve Clin J Med.* 2007;74(suppl 2):S26–S28, discussion S32–37.

5. Zenios S, Makower J, Yock P, et al. *Biodesign: The Process of Innovating Medical Technologies.* Cambridge: Cambridge University Press; 2010. *These authors designed their textbook as a template to teach innovation and entrepreneurship. They detail the biodesign process used by Stanford University's interdisciplinary Biodesign group. This three-phase approach involves identifying a medical need, inventing a device or service, and implementing its use.*

6. Cosgrove DM. Developing new technology. *J Thorac Cardiovasc Surg.* 2001;121(suppl 4):S29–S31.

7. Klein RD. Medical-process patents. *N Engl J Med.* 2007;356:753–754.

8. Balko A, Piasecki GJ, Shah DM, et al. Transfemoral placement of intraluminal polyurethane prosthesis for abdominal aortic aneurysm. *J Surg Res.* 1986;40:305–309.

9. Lazarus HM. inventor. *Endoluminal graft device system and method.* US Patent No. 4,787,899. 1998.

10. Parodi JC, Palmaz JC, Barone HD. Transfemoral intraluminal graft implantation for abdominal aortic aneurysms. *Ann Vasc Surg.* 1991;5:491–499.

11. Flynn TC, Narins RS. Preoperative evaluation of the liposuction patient. *Dermatol Clin.* 1999;17:729–734, v.

12. Economic WSoBA. *Center for Venture Research at the University of New Hampshire.* 2009.

13. Center for Venture Research/UNH. *NVCA 2014 Yearbook*; PwC MoneyTree; 2014.

14. United States Patent and Trademark Office. <www.uspto.gov/patft/index.html>. *Publically available resources for searching patents, free of charge, include the United States Patent and Trademark Office Official Site. Additional resources include, but are not limited to, the searchable databases of all published US patents, available at: www.freepatentsonline.com and www.google.com/patents*

15. Google patents. *Searchable database of all published US patents.* Available from: <http://www.google.com/patents>.

16. Saxenian A. *Regional Advantage: Culture and Competition in Silicone Valley and Route 128.* Cambridge, MA: Cambridge University Press; 1994.

17. Feldman MP, Florida R. The geographic sources of innovation: technological infrastructure and product innovation in the United States. *Ann Assoc Am Geogr.* 1994;84:210–229.

18. Owen-Smith J, Powell WW. To patent or not: faculty decisions and institutional success at technology transfer. *J Techn Trans.* 2001;26:99–114.

19. Powell WW, Owen-Smith J. Universities and the market for intellectual property in the life sciences. *J Policy Anal Manag.* 1998;17:253–277.

20. FDA. *21 USC 360.*

21. U.S. Food and Drug Administration. *Database of devices with existing 510(k) approval.* <www.accessdata.fda.gov/scripts/cdrh/cfdocs/cfPMN/pmn.cfm>. *The U.S. Food and Drug Administration also has an informative and publically available website at: www.fda.gov/MedicalDevices/default.htm.*

22. Chai JY. Medical device regulation in the United States and the European Union: a comparative study. *Food Drug Law J.* 2000;55:57–80.

23. Kaplan AV, Baim DS, Smith JJ, et al. Medical device development: from prototype to regulatory approval. *Circulation.* 2004;109:3068–3072. *Thomas Fogarty's expert opinion is provided in this review of medical device development. The complexity of device approval in the United States is discussed and identified as a delay in the introduction of new devices into clinical practice in contrast to the process in Europe.*

24. *Worldwide Wound Management Market, Report #S249.* MedMarket Diligence, LLC.

25. Greene AK, Puder M, Roy R, et al. Microdeformational wound therapy: effects on angiogenesis and matrix metalloproteinases in chronic wounds of 3 debilitated patients. *Ann Plast Surg.* 2006;56:418–422.

26. Jacobs S, Simhaee DA, Marsano A, et al. Efficacy and mechanisms of vacuum-assisted closure (VAC) therapy in promoting wound healing: a rodent model. *J Plast Reconstr Aesthet Surg.* 2009;62:1331–1338.

27. Nishimura K, Blume P, Ohgi S, Sumpio BE. Effect of different frequencies of tensile strain on human dermal fibroblast proliferation and survival. *Wound Repair Regen.* 2007;15:646–656.

28. Andros G, Armstrong DG, Attinger CE, et al. Consensus statement on negative pressure wound therapy (V.A.C. Therapy) for the management of diabetic foot wounds. *Ostomy Wound Manage.* 2006;(suppl):1–32.

29. Armstrong DG, Lavery LA, Abu-Rumman P, et al. Outcomes of subatmospheric pressure dressing therapy on wounds of the diabetic foot. *Ostomy Wound Manage.* 2002;48:64–68.

30. Armstrong DG, Lavery LA, Diabetic Foot Study Consortium. Negative pressure wound therapy after partial diabetic foot amputation: a multicentre, randomised controlled trial. *Lancet.* 2005;366:1704–1710.

31. Blume PA, Walters J, Payne W, et al. Comparison of negative pressure wound therapy using vacuum-assisted closure with advanced moist wound therapy in the treatment of diabetic foot ulcers: a multicenter randomized controlled trial. *Diabetes Care.* 2008;31:631–636.

32. Eginton MT, Brown KR, Seabrook GR, et al. A prospective randomized evaluation of negative-pressure wound dressings for diabetic foot wounds. *Ann Vasc Surg.* 2003;17:645–649.

33. Etoz A, Kahveci R. Negative pressure wound therapy on diabetic foot ulcer. *Wounds.* 2007;19:250–254.

34. Ford CN, Reinhard ER, Yeh D, et al. Interim analysis of a prospective, randomized trial of vacuum-assisted closure versus the healthpoint system in the management of pressure ulcers. *Ann Plast Surg.* 2002;49:55–61, discussion.

35. McCallon SK, Knight CA, Valiulus JP, et al. Vacuum-assisted closure versus saline-moistened gauze in the healing of postoperative diabetic foot wounds. *Ostomy Wound Manage.* 2000;46:28–32, 4.

36. Kanakaris NK, Thanasas C, Keramaris N, et al. The efficacy of negative pressure wound therapy in the management of lower extremity trauma: review of clinical evidence. *Injury.* 2007;38 (suppl 5):S9–S18.

37. Barendse-Hofmann MG, van Doorn L, Steenvoorde P. Circumferential application of VAC on a large degloving injury on the lower extremity. *J Wound Care.* 2009;18:79–82.

38. DeFranzo AJ, Argenta LC, Marks MW, et al. The use of vacuum-assisted closure therapy for the treatment of lower-extremity wounds with exposed bone. *Plast Reconstr Surg.* 2001;108:1184–1191.

39. Mandal A. Role of topical negative pressure in pressure ulcer management. *J Wound Care.* 2007;16:33–35.

40. Wanner MB, Schwarzl F, Strub B, et al. Vacuum-assisted wound closure for cheaper and more comfortable healing of pressure sores: a prospective study. *Scand J Plast Reconstr Surg Hand Surg.* 2003;37:28–33.

41. Menon NG, Rodriguez ED, Byrnes CK, et al. Revascularization of human acellular dermis in full-thickness abdominal wall reconstruction in the rabbit model. *Ann Plast Surg.* 2003;50:523–527.

42. Baxter RA. Intracapsular allogenic dermal grafts for breast implant-related problems. *Plast Reconstr Surg.* 2003;112:1692–1696, discussion 7–8.

43. Duncan DI. Correction of implant rippling using allograft dermis. *Aesthet Surg J.* 2001;21:81–84.

44. Breuing KH, Warren SM. Immediate bilateral breast reconstruction with implants and inferolateral AlloDerm slings. *Ann Plast Surg.* 2005;55:232–239.

45. Bindingnavele V, Gaon M, Ota KS, et al. Use of acellular cadaveric dermis and tissue expansion in postmastectomy breast reconstruction. *J Plast Reconstr Aesthet Surg.* 2007;60:1214–1218.

46. Salzberg CA. Nonexpansive immediate breast reconstruction using human acellular tissue matrix graft (AlloDerm). *Ann Plast Surg.* 2006;57:1–5.

47. Spear SL, Parikh PM, Reisin E, et al. Acellular dermis-assisted breast reconstruction. *Aesthetic Plast Surg.* 2008;32:418–425.

48. Chun YS, Verma K, Rosen H, et al. Implant-based breast reconstruction using acellular dermal matrix and the risk of postoperative complications. *Plast Reconstr Surg.* 2010;125:429–436.

49. Candage R, Jones K, Luchette FA, et al. Use of human acellular dermal matrix for hernia repair: friend or foe? *Surgery.* 2008;144:703–709, discussion 9–11.

50. Illouz YG. Body contouring by lipolysis: a 5-year experience with over 3000 cases. *Plast Reconstr Surg*. 1983;72:591–597.

51. Klein J. The two standards of care for tumescent liposuction. *Dermatol Surg*. 1997;23:1194–1195.

52. Mann MW, Palm MD, Sengelmann RD. New advances in liposuction technology. *Semin Cutan Med Surg*. 2008;27:72–82.

53. Howard BK, Beran SJ, Kenkel JM, et al. The effects of ultrasonic energy on peripheral nerves: implications for ultrasound-assisted liposuction. *Plast Reconstr Surg*. 1999;103:984–989.

54. Scuderi N, Paolini G, Grippaudo FR, Tenna S. Comparative evaluation of traditional, ultrasonic, and pneumatic assisted lipoplasty: analysis of local and systemic effects, efficacy, and costs

of these methods. *Aesthetic Plast Surg*. 2000;24:395–400.

55. Ascher B. Safety and efficacy of UltraShape Contour I treatments to improve the appearance of body contours: multiple treatments in shorter intervals. *Aesthet Surg J*. 2010;30:217–224.

56. Moreno-Moraga J, Valero-Altes T, Riquelme AM, et al. Body contouring by non-invasive transdermal focused ultrasound. *Lasers Surg Med*. 2007;39:315–323.

57. Teitelbaum SA, Burns JL, Kubota J, et al. Noninvasive body contouring by focused ultrasound: safety and efficacy of the Contour I device in a multicenter, controlled, clinical study. *Plast Reconstr Surg*. 2007;120:779–789, discussion 790.

第 **33** 章

整形外科的机器人技术

Amir E. Ibrahim, Karim A. Sarhane, and Jesse C. Selber

概要

- 本章详细介绍了近年来机器人整形手术的创新历史,描述和讨论了临床应用,并展望了该领域未来的发展和传播前景。

- 机器人技术是微创技术发展的下一步,它增加了精确性和可视化程度,增强了整形外科医生的能力,并有助于实现更精确的干预。

- 机器人界面提供了必要的曝光和图像清晰度,通过高分辨率的三维光学和精密仪器来完成微创肌肉获取,包括微血管蒂剥离,而无需额外的皮肤切口。

- 随着可视化程度的提高、生理震颤的消除、运动缩放和疲劳程度的降低,手术机器人已经成为微血管、微淋巴和微神经外科的潜在有用工具。

- 对于许多下咽肿瘤,经口机器人手术(trans-oral robotic surgery,TORS)已被证明是放疗之外的合理选择。利用机器人进行口咽解剖的重建技术可以在不分裂下颌骨的情况下重建更多的缺陷,从而扩大了 TORS 的适应证。

- 机器人的内在特征,包括超人类的精度、高清晰度、三维光学和微创能力,使整形外科医生能够对以前不可能的手术进行微创治疗。

- 由于新型显微外科专用机器人仪器的发展,机器人平台在显微外科手术中的应用正在增长。随着越来越多的显微外科医生使用机器人平台,越来越多的制造商将被迫为显微外科手术设计改进的工具。

简介

"机器人"一词是 1921 年 Karel Čapek 在他的戏剧《罗森的通用机器人》(*Rossum's Universal Robots*)中首次引入英语和科幻小说的。这个词来源于捷克语 *robota*,意为"强迫劳动(forced labor)"[1]。从那时起,机器人在工业和医药领域扮演着越来越重要的角色。美国国家航空航天局(National Aeronautics and Space Administration,NASA)和美国陆军在开发了用于战时和太空应用的远程遥控手术(远程操作)后,最初在外科手术中推广了机器人的概念[1]。

机器人外科手术的历史始于 Puma 560,它最初由神经外科医生 Kwoh 使用,以提高 CT 引导的脑立体定向手术的绝对定位精度[2]。3 年后,泌尿科医生 Davies 使用 Puma 560 进行经尿道前列腺切除术[3]。这个平台导致了 PROBOT 的发展,这是一个专门为经尿道前列腺切除术设计的机器人系统与此同时,整形外科医生也在利用机器人更高的精度[4];他们开发了一种可以辅助全髋关节置换术(为人工髋关节置换术准备人类股骨)的系统[5]。RoboDoc 系统(Integrated Surgical Systems,Inc.,Sacramento,CA)最终被开发和用于准备股骨管假体安置;RoboDoc 是 FDA 批准的第一个外科手术机器人[6]。

基于手术机器人的前景,其他几个系统已经被研究,然后商业开发和批准的食品和药物管理局,以整合各个领域。这些包括最佳定位自动内镜系统(Automated Endoscopic System for Optimal Positioning,AESOP)系统(Computer Motion Inc.,Santa Barbara,CA)、声控机器人内镜、综合手术机器人系统、宙斯(Computer Motion Inc.,Santa Barbara,CA),然后是达·芬奇(Intuitive Surgical Inc.,Mountain View,CA)[7]。

达·芬奇平台是一个所谓的"主从"系统,换言之,外科医生坐在一个控制台上,远程控制机器人手臂,并进行手术。达·芬奇系统由 3 个部分组成:一个视觉塔,容纳一个双光源和双 3-芯片摄像机;一个主控制台,外科医生坐在台前;一个可移动的患者侧小车,两个器械臂和相机臂安装在车上(图 33.1)[8]。

机器人已经被用于各种微创手术,包括胆囊切除术、二尖瓣修补、根治性前列腺切除术、输卵管结扎逆转,此外还有许多胃肠道手术、肾脏切除和肾脏移植机器人有很多优点,因为机器人能够克服腹腔镜的缺点,并使以前技术上不可行的手术成为可能。这些好处包括增加灵活性、改善视

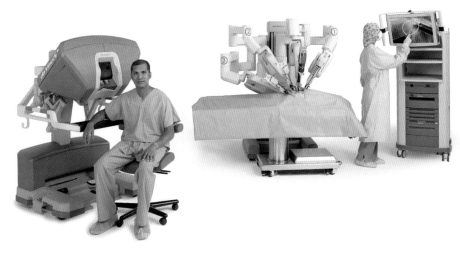

图 33.1　完整的达·芬奇高清手术系统(从右到左)：一辆成像车，一辆带有 4 个关节臂的移动车，以及外科医生控制机器人臂的控制台(reprinted with permission from Intuitive Surgical, Sunnyvale, CA).

觉、恢复适当的手眼协调、消除生理震颤、缩放运动的能力、7 种自由度，以及一个符合人体工程学的外科医生定位[9]。

整形外科中的机器人技术

受机器人技术在其他外科专业的成功启发，本章作者(JCS)从 2003 年开始研究机器人在整形外科中的应用。在随后的 10 年里，机器人在整形外科的 3 种应用被开发：①用于头颈部重建的经口机器人重建手术(transoral robotic reconstructive surgery, TORRS)，允许复杂的口咽重建而不分裂唇或下颌骨；②机器人微血管、微神经和微淋巴吻合术，将人手的能力扩展到"超人类"的精度；③采用"无切口"的微创肌肉摘取，同时摘取背阔肌和腹直肌。本章将介绍机器人手术在上述领域的临床经验。

经口机器人重建手术(TORRS)(视频 33.3)

口咽和舌根的恶性病变仍然是一个普遍的和具有挑战

性的治疗。为了切除此类肿瘤，经常需要进行使人衰弱的外科手术(唇部和下颌骨劈裂)，这导致了原发性放化疗作为一种替代治疗方法的使用[10,11]。然而，采用这种方法的毒性率相当高，功能状态没有得到改善[12]。微创口咽肿瘤切除的机器人手术的出现，见证了手术作为这类肿瘤的主要治疗方式的回归[13,14]。经口机器人手术(TORS)提供了实现局部区域肿瘤控制的可能性，同时避免了下颌切除术和放化疗的需要，优化了肿瘤和功能结果。这些微创切除所带来的重建挑战在于，口咽部的柱体几乎是完全封闭的，当试图插入和塑造带血管的组织时，严重限制了其进入。悬雍垂和会厌之间的解剖区域特别难以接近，除非采用下颌骨切开术或宽咽切开术。TORRS[15]无论使用游离皮瓣、局部皮瓣或基本关闭，都允许进入这一有难度的解剖结构，以促进缝合，实现重建的目标：保护腭咽括约肌的功能、咽和颈部之间的防水密封、足够的感觉和舌根体积，以及口咽和喉部的生理功能优化[16,17]。设置包括将患者侧推车放置在离床头约 60°的位置。口腔牵开器用于建立牙间开口，内镜和两个器械臂进入口腔，向目标解剖结构汇合(图 33.2)。

该仪器的"远程中心"是虚拟的、三维的点，仪器的枢轴围绕着这个点被放置在开口的水平上，以减少围绕牙齿的

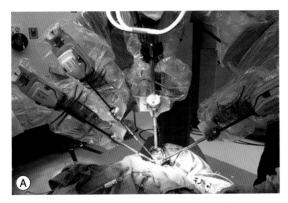
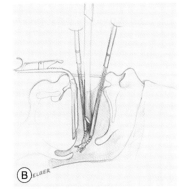

图 33.2　经口机器人重建需要一个口腔牵开器来设置牙间开口。机器人内镜和两个机器人器械臂通过口腔进入并在目标口咽解剖上收敛。外部视图(A)和内部视图(B)如图所示。(From Selber JC, Sarhane KA, Ibrahim AE, Holsinger FC. Transoral robotic reconstructive surgery. Semin Plast Surg. 2014;28:35-38.)

移动。然后就可以进行复杂的组织操作，包括精细的缝合。在某些病例中，这种方法似乎是一种更好的选择，并且有望扩大微创重建手术的适应证。通过咽切开术的缺损，将瓣进行经口机器人移入与人工移入相结合也是可能的。然而，在这些病例中，需要注意的是，咽切开术比传统的宽咽切开术要小得多，因为进入上咽是通过机器人实现的，而不是通过颈部。作者证明了 TORRS 对头颈部缺损具有挑战性的价值，并证明了这种重建方法的可行性[18]和有效性[19]。此外，通过这种方法，整形外科医生能够为头颈部外科医生提供可靠的重建支持，以机器人切除更大、更深、更复杂的肿瘤，这将是非常具有挑战性的重建通过传统方法。

TORRS 应用的适应证仍未完全确定。Longfield 等最近提出了一种基于肿瘤部位、肿瘤范围和患者特异性因素的 TORRS 使用规则[20]。

机器人显微外科手术（视频 33.1）

机器人在整形外科中最有前途的应用之一是显微外科手术。由于完全消除了震颤和高达 5∶1 的运动缩放，手术机器人能够达到超人类水平的精度。没有比显微外科手术更重要的精确性了。此外，凭借其高清三维光学和高达 10 倍的放大倍数，机器人为执行精密微血管操作提供了近乎理想的平台。机器人显微手术首先在大鼠模型中进行研究，与传统显微手术相比，它显示吻合时间明显较慢，技术失败或开放率没有差异[21]。最近的一项客观研究比较了 30 例标准吻合术和 31 例机器人辅助吻合术，结果显示两种方法的通畅率都很好，但机器人吻合术的时间明显更长[22]。相比之下，Katz 等的学习曲线显示机器人吻合时间从 67 分钟减少到 20 分钟[23]。Morita 等报道了显微外科手术环境下机器人与徒手任务的定量评估；建立了一个模拟的深部和浅表术野，机器人辅助对深部微血管的任务更成功[24]。

在作者最初的一系列经口机器人口咽缺损重建中[19]，利用机器人进行微血管吻合。面动脉是最常见的受体动脉，位于舌下神经和二腹肌悬吊下，常位于下颌骨体下方。如果气管切开术和呼吸管也相连，可用于吻合的空间可能会受到限制。该机器人在狭窄空间中的精度和可视化使得它非常适合在这种情况下进行吻合。同样，Song 等[17]使用机器人对前臂桡骨皮瓣（受区血管为面动脉）进行微血管吻合，以重建扁桃体肿瘤切除术所造成的缺损；颈部解剖通过耳后切口进行。在该入路中，用常规显微镜在狭窄的空间内进行显微吻合是比较困难的。机器人显微手术的设置相对简单。机械臂放置在目标解剖结构上方约 45°处，并直接接近外部切口（图 33.3；视频 33.5）。

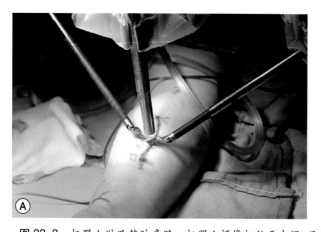
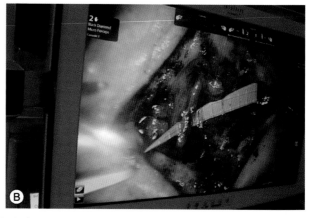

图 33.3　机器人淋巴静脉旁路。机器人摄像机位于中间，两条手臂分别位于前臂的两侧（A）。淋巴静脉旁路术完成（B）

第三只手臂带有"精细组织钳"附件，作为固定的助手，外科医生能够在手臂 1 和 3 之间来回切换，这取决于哪只手臂用于定位血管，哪只手臂用于缝合。黑钻式微型起针器（直观外科）取代嵌针时使用的较大颌骨起针器，采用 9-0 尼龙缝合进行吻合。

机器人辅助手术的主要亮点（超精密和 100% 震颤滤过）目前正扩展到超显微手术领域，特别是淋巴水肿手术。通常在 50μm 的针上使用 11-0 或 12-0 尼龙缝线进行端到端的淋巴结旁路[25]。

这些都是极具技术挑战性的案例，在某些情况下甚至超过了人类精度的极限。机器人提供的超人类精度在这种设置中可以发挥很大的作用。该作者使用达·芬奇平台进行了几次淋巴静脉旁路手术，发现它在这方面的应用很有前景。此外，机器人平台允许视觉系统在近红外激光视觉（当使用吲哚菁绿来识别淋巴管时）和正常的亮视野之间快速转换，这是淋巴手术使用生理流动识别淋巴管时的一大优势。

机器人技术相对于内镜的优势（消除生理震颤、三维视觉、高清晰度、放大和优越的人体工程学）已导致它被用于微神经和臂丛手术。Nectoux 等[26]通过对新鲜神经（大腿鼠坐骨神经、猪上肢正中神经和人类腕部正中神经、人类腕尺神经及人类手指侧支神经）的试验，使用一种解剖学（神经束膜上皮修复）或神经营养技术（神经再生指南），证明了机器人显微神经修复的可行性。所有的修复都是在没有任何破坏性动作的情况下进行的。他们得出的结论是，这种机器人可以通过消除生理震颤和改善整体术野，实现非常安全和精确的周围神经修复。

这些有希望的结果允许他们使用机器人进行周围神经

肿瘤的神经内剥离[27]。除了微创方法外,机器人方法得以实现更高的精度,允许以更高的准确性和安全性识别束。

臂丛是由复杂的网状排列的神经和几个相互交织的连接,使其成为一个非常复杂的解剖环境,给外科手术带来了巨大的挑战。进入臂丛通常需要一个长切口,并有明显的分离,这往往导致大量瘢痕和粘连。由于这个原因,传统的治疗方法是通过观察等待来治疗闭合性损伤。然而,这可能导致损伤后 3~6 个月探查延迟。虽然内镜方法可以通过减少切口发病率来降低早期探查的成本,但该技术不允许精细调节的微神经修复。采用三维高分辨率、高倍镜的微创手术方法可以早期探查臂丛神经以诊断损伤,并在没有切开的情况下进行更高质量的微神经修复。Facca[28]等介绍了他们在肩带和臂丛机器人辅助手术方面的实验和临床经验。在他们的尸体研究中,他们能够解剖锁骨上臂丛和邻近的解剖结构(颈静脉、肩胛舌骨肌、膈神经、斜角肌、C4 到 C7 神经根)。他们成功地完成了臂丛锁骨上部分的完整解剖和充分显露。他们也可以用 10-0 尼龙分别进行外神经和神经周围修复,将神经段移植到人工制造的间隙中。

最后,值得注意的是,机器人显微手术在泌尿外科领域的应用正在探索新的方向。这些包括机器人辅助输精管切除术逆转、腹股沟下精索静脉曲张切除术、精索去神经支配,以及睾丸动脉再吻合(以防发生医源性损伤)。Parekattil[29]等介绍了他们在这些技术方面的经验,并得出结论:在显微血管吻合术中使用机器人辅助可能比传统技术在减少手术时间和显著改善早期精液分析措施方面有好处。对于机器人辅助的腹股沟下精索静脉曲张显微外科手术而言,这项技术似乎是可行的,并且在减少手术时间和提高手术效率方面有潜在的优势。

机器人微血管吻合术是一项新兴的应用,在显微外科领域有着广阔的应用前景。初步结果表明,手术机器人将在未来的显微手术中发挥关键作用[28,30-32]。目前用于显微手术的机器人平台的局限性包括:与手术显微镜相比,内镜的光学效果较差;与精细的显微手术器械相比,器械比较笨拙;以及缺乏触觉(感觉)反馈。只有一项研究客观地评估了触觉,并得出结论:用显微外科缝合来完成一个精确打结并不重要[33]。在机器人的帮助下,受试者在睁眼和闭眼的情况下打结并收紧。缝合断裂和收紧差无差异[34]。作者的经验是,显微外科手术 90% 是视觉的,人们想象的大部分感觉,以及实际上看到的,是人们的大脑提供了感觉的幻觉。然而,10% 的触觉反馈是真实的,这是一个非常重要的组成部分,目前,它阻碍了机器人在显微外科手术中发挥更积极的作用。此外,与传统的操作显微镜相比,机器人内镜在清晰度、分辨率和放大率方面都受到限制。这些差异可以通过安装在机器人的立体光学系统上的质量更好的固定距离透镜来克服。需要更精密的仪器,它们与传统的显微外科仪器有更大的相似之处,并能容纳触觉反馈的基本形式(见下文)。

机器人肌肉获取:背阔肌与腹直肌(视频 33.4 和视频 33.2)

自第一次世界大战以来,游离与带蒂肌瓣一直被整形外科医生用于各种用途,并一直在头皮、四肢、头颈和乳房重建方面发挥作用。传统上,肌瓣的摘取需要 20~40cm 的切口,以提供肌肉起源、插入和蒂的位置。这些供体明显位于腹部和背部,是外观不佳、不适、血肿和疝气的病因之一。由于微创手术的可取性,人们已经尝试了内镜和腹腔镜技术,但由于暴露、回缩和缺乏适当精确的器械等技术挑战,并没有获得广泛的接受[34-36]。通过高分辨率、三维光学和必要的精密仪器,机器人接口提供了必要的曝光和图像清晰度,以完成肌肉和椎弓根解剖。由于这个原因,机器人肌肉获取在减少供体部位的发病率方面有很好的前景,对于这些常见的重建手术。作者设计并改进了同时摘取背阔肌和腹直肌的技术。

机器人获取背阔肌肌皮瓣于 2010 年在尸体模型中开发[37]。2011 年,它首次被用于临床治疗 8 名患者[38],自那之后,在作者的机构里已经被用于 40 多个背阔肌的获取。这是一个安全的手术,降低供体部位的发病率和无主要并发症。该入路包括腋窝短切口,或简单使用现有的乳房切除术切口或前哨淋巴结切口,两个额外的端口,并注入。整个肌肉可以通过小切口获得并转位,作为带蒂的游离皮瓣有很多用途,包括部分乳房重建和植入覆盖,以及游离皮瓣的应用。过去两年,这种获取术在乳房重建外科医生中越来越受欢迎,因为它被证明是一种可行的技术,可以充分覆盖乳房,提供一个可靠的隐性切口重建。这项技术已在世界各地应用。它的主要适应证包括部分乳房切除术后侧部缺损的重建,保留乳头乳晕复合体的乳房切除术后的假体再造,以及接受辅助放疗的扩张器患者的二次重建(延期-即刻方案)。此外,它还可用于 Poland 综合征患者的胸壁畸形矫正[39]。手术步骤在其他章节详细讨论[40]。学界最近还报道了一种新的无气体技术,使用关节式长牵引器来保持足够的工作空间,并使背阔肌剥离(无需气体吸入)[39]。与开放式手术相比,除了改善外观外,机器人手术还能减少患者的不适,减少血清肿的形成,缩短住院时间(图 33.4)。

机器人获取腹直肌采用腹腔内入路,避免侵犯前腹直肌鞘,从而降低术后手术部位并发症的发生率[41]。首次发表的关于机器人直肌摘取术的报道是在一名患有下肢缺陷的 30 岁女性身上进行的[42]。作者观察到机器人方法的优点,包括不受抑制的腹直肌和腹壁深下动脉(deep inferior epigastric artery,DIEA)的三维视图,灵巧程度类似于人手,图像比传统腹腔镜更清晰。此外,在解剖过程中需注意,重力有助于肌肉自主收缩,使穿支和解剖标记更易分辨。手术步骤在其他章节详细讨论[43]。根据作者的经验,机器人获取直肌对于整形外科医生而言是一个有价值的选择,并且可以用于许多不同类型的重建。根据支配皮瓣的蒂来划分适应证。高位带蒂皮瓣适用于肿瘤切除或创面清创后的前中线胸壁及胸骨缺损。低位皮瓣用于重建需要间隙闭塞或内脏保护的腹部盆腔缺损:腹部会阴切除术、根治性膀胱前列腺切除术、盆腔切除,以及覆盖主要血管或内脏修复。与传统方法一样,用于自由组织移植的肌肉获取也可以用机器人进行,其适应证主要是头皮和四肢。作者观察到机器人手术的几个关键优势。如前所述,直肌传统上是通过

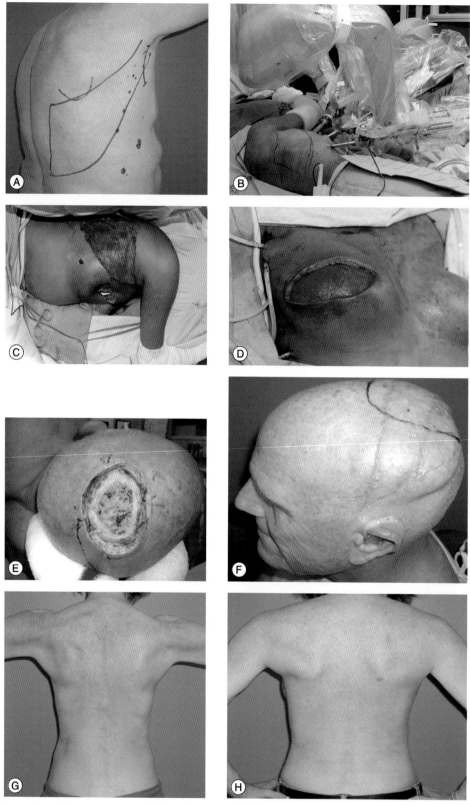

图33.4　(A)标记和左舷布置。背阔肌的边界根据解剖标志标记。然后在腋窝切口做标记。乳房重建术采用前哨淋巴结切口。如果计划游离皮瓣，则需要做一个切口，以便于蒂分离，肌肉前皮下空间的分离，并在下端放置一个端口。在腋窝切口末端的8cm处有两个额外的切口，在肌肉前面，在第二切口的远端8cm处，在肌肉前面。(B)端口放置后，机器人侧推车位于患者后方，两个机械臂和内镜靠近端口延伸至患者上方。(C)背阔肌在皮下皮肤桥下移位。(D)背阔肌实现了永久硅胶假体的全肌肉覆盖。(E)90cm^{2}的头皮鳞状细胞癌切除术后的缺损。(F)术后3周，皮瓣愈合良好，为放疗模拟做了标记。(G~H)右侧保留乳头乳晕复合体的乳房切除术后立即乳房再造病例。除了一个非常小的轮廓缺陷外，术前和术后供体部位的外观几乎没有明显差异。(*A,B,E,F from Selber JC, Baumann DP, Holsinger FC. Robotic latissimus dorsi muscle harvest: a case series.* Plast Reconstr Surg. 2012;129:1305-1312. *C,D,G,H from Clemens MW, Kronowitz S, Selber JC. Robotic-assisted latissimus dorsi harvest in delayed-immediate breast reconstruction.* Semin Plast Surg. 2014;28:20-25.)

长切口来解放其起始和插入。在机器人的帮助下,这些都减少到孔,降低了伤口并发症的风险,改善了外观。维持前直肌鞘的完整性可使疝和突起的发生率降至最低。总体而言,需要较少的组织破坏,这可以显著减少术后疼痛和患者不适,缩短住院时间,更快的功能恢复。最后,该手术可以很容易地与其他盆腔手术相结合。这对于一个复杂的、多学科的机器人手术具有很大的价值,在这个手术中,无需开腹手术就可以进行大的切除(图 33.5)。

总之,机器人肌肉获取技术是安全有效的,并在重建手术的实践中占有一席之地。

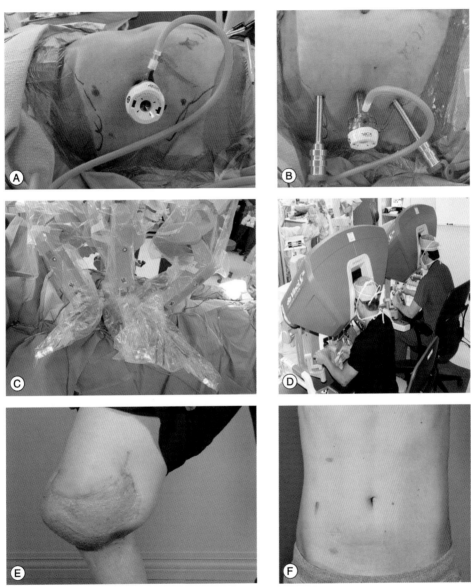

图 33.5　(A)标记和左舷布置。对侧肋缘和髂嵴沿一条连接前腋窝线和髂前上棘的线画出。这两处标记之间的中点及其旁边 2cm 处是 12mm 摄像机端口的理想位置。摄像机接口的两侧是两个 8mm 仪器接口的规划位置。(B)所有 3 个端口都已就位,机器人已准备好对接。(C)对接机器人。手术机器人被放置在与被获取肌肉同侧的患者垂直的位置。(D)双话务台系统。为了教学目的,仪器可以从一个外科医生传递到另一个外科医生,教师可以在屏幕上"远程演示",这样学习者就可以被引导。(E)在接受了暴露且感染的关节置换术内假体后,该患者接受了机器人获取的直肌来覆盖假体。(F)供区。瘢痕是在对侧肌肉上的 3 个小切口。

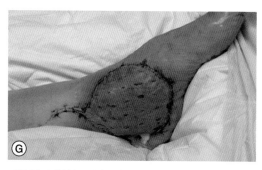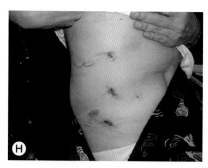

图 33.5（续）　（G）暴露内侧踝关节后，该患者还接受了机器人获取的直肌肌瓣。（H）供体部位限制在 3 个孔内，因为肌肉可以用胆囊袋从其中一个孔切除。（A-F from Pedersen J, Song DH, Selber JC. Robotic, intraperitoneal harvest of the rectus abdominis muscle. Plast Reconstr Surg. 2014；134：1057-1063. G，H from Ibrahim AE, Sarhane KA, Pederson JC, Selber JC. Robotic harvest of the rectus abdominis muscle：principles and clinical applications. Semin Plast Surg. 2014；28：26-31. ）

机器人手术的局限性

成本

　　成本是整形手术中机器人常规使用的一个普遍讨论的障碍。达·芬奇系统目前的成本为 220 万美元，每年的维护费用为 138 000 美元。这一成本已被医院接受，因为预期会增加患者数量和声誉效益。决定机器人实践是否有利可图的是每个案例的贡献边际。这是通过从每个案例的收入中减去每个案例的成本来计算的。在大多数情况下，机器人手术的收入与开放式手术相同，根据 DRG（没有特殊的机器人手术代码），由医生收取的专业费用和医院费用确定。对于机器人手术，成本可能会由于仪器、人员水平和手术时间而增加，特别是当机器人手术需要更长时间时。另一方面，如果微创机器人手术与更短的住院时间和更低的并发症发生率相关，医院费用可能会降低。每项手术的收入和成本的平衡将决定机器人手术是否具有成本效益。在作者的机构（M. D. Anderson 癌症中心），机器人背阔肌获取比开放式背阔肌肌瓣多花费 800～900 美元[44]。尽管乍一看，成本似乎是机器人广泛应用的一个重大缺点，但考虑到其在降低发病率和住院时间方面所提供的优势，机器人辅助的手术可能优于传统方法[44]。需要前瞻性的长期研究来客观地评估这项新技术在手术时间、恢复期、住院时间和发病率方面的成本效益。

整形手术中的机器人训练

　　另一个影响机器人辅助手术更广泛应用的重要问题是学习曲线。在操作机器人时，全面了解其力学、动力学和操作动力学是一个重要的前提；只有基本的功能是不够的。因此，应该花大量的时间和精力来学习机器人机械的细微差别，以便在机器运行不佳时能够排除故障。尽管有很多技术进步，但针对特定整形外科技能的适当教学模块、评估

和认证系统尚不存在。一个多世纪以来，外科培训课程一直大致保持不变。住院医师和研究员总是通过对患者的"监督下的试验和错误"来学习外科手术。该方法使训练完全依赖于案例量；在某些情况下，它甚至可能延长手术训练。这种方法不能扩展到机器人，因为目前的案例量非常有限；这使得机器人手术的学习曲线非常长。在这方面，模拟中心可能是获得机器人手术技能的更好的媒介。在这样的环境下，学员可以使用手术机器人在三维、虚拟现实视觉模拟和软组织模型上练习操作，这些模型通过力反馈（触觉学）重建人体组织的纹理[45,46]。此外，可以通过远程指导对受训人员进行监督。这种方法有可能显著提高机器人手术的学习曲线，使受训者在相对较短的时间内获得机器人技能，同时最大限度地减少手术错误，从而提高患者的安全性。医生必须作为专业人员来定义机器人整形手术的能力，以确保它按照最佳实践安全地进行。

　　对于机器人显微手术培训，考虑到其技术复杂性和失败的后果，需要先进的教学模块和强大的学习评估工具，以确保坚实的培训和安全使用。与开放手术的许多其他机器人版本不同，机器人显微外科结合了与传统显微外科相同的原则（已经存在于许多训练模块）[47,48] 和手术机器人独有的一套额外技能。为了更好地评估学员和评估这种混合技能，作者创建了机器人显微手术技能的结构化评估。该评估系统结合了显微外科技能评分系统的结构化评估和其他专门用于机器人手术的经过验证的技能领域[49]。机器人显微外科技能的结构化评估包括 3 个参数来评估传统的显微外科技能，包括：①灵巧性；②视觉空间能力；③手术流程。机器人技能包括 5 个额外的参数，包括：①摄像机运动；②深度感知；③手腕关节；④非创伤组织处理；⑤非创伤针处理。每个参数得分从 1 到 5,1 分最差，5 分最好。整体表现和整体技能水平也是独立评估的[50,51]。作者最近使用了这种新的机器人显微外科评估系统，在包括临床研究员、研究人员和经验丰富的显微外科医生在内的各类人群中，绘制这些技能的成熟过程。在本研究中，作者成功地验证了这种新的评估工具，具有极佳的一致性和高水平的评分者间信度。

作者进一步证明了不同类型的学习者在机器人显微外科技术方面的进步。在 5 个机器人显微手术会议中，每个参与者的所有技能领域和整体表现都得到了显著提高。所有参与者的手术时间都有所减少。结果显示，最初的技术技能获得较陡峭，随后逐渐提高，手术时间稳步减少，在 1.2 小时到 9 分钟之间。作者发现，以往在某些领域的常规显微手术经验可以提高使用机器人系统的技术熟练程度。所有的小组都展示了通过最少的机器人专门训练就能熟练掌握机器人显微外科吻合的能力，这表明机器人显微外科的技术方面可以由没有先前显微外科或机器人经验的学习者获得[52]。在作者之前使用显微外科技能结构化评估的传统显微外科评估数据的研究中[53]，中等经验的受试者通过中高范围的得分提高了技能[53-55]。相比之下，在目前的研究中，没有机器人显微手术经验的受试者通过了除了最高水平的机器人显微手术技能的结构化评估分数之外的所有评分以达到熟练[54-57]。由于机器人手术平台用于显微手术的固有优势，人们对确定其作用有相当大的兴趣。为了以一种有组织、有控制、有系统的方式完成这一工作，作者开发了一个定义良好的吻合模型，一个经过验证的评估工具，以及学习轨迹的一般意义。这些步骤是通向个性化教育、个性化评估的课程设计、有针对性的反馈和基于能力的学习的第一步。

机器人整形手术的新前沿

机器人平台的具体缺点包括：①缺乏触觉反馈；②与手术显微镜相比光学性能较差；③仪器设备不适应显微手术。然而，所有这些都是特定于平台的（并不是该领域固有的），因此可以通过逐步改进的技术来克服。

一个新的"六自由度"测试平台，μHaptic 设备，具有显微外科远程机器人和模拟功能，由斯坦福大学的一个研究小组设计和建造（尽管至今尚未在动物模型上正式测试）[58]。此外，一种新的机器人平台有望很快面世（ALF-X 多端口机器人系统），它将配备平台独有的功能，如触觉反馈，可能使内镜超显微手术成为可能[59]。

在光学方面，基于望远镜的高清视频系统（VITOM，Karl Storz，Tuttlingen，Germany）提供 16 倍光学放大（类似操作显微镜）最近被集成到机器人 TilePro 系统（Intuitive Surgical Inc.）为显微外科医生提供驾驶舱视图的视频输入；它可以定位在额外的第五个机器人（氮气驱动，Karl Storz）手臂上（图 33.6）。到目前为止，它已被用于机器人辅助血管血管吻合术（robot-assisted vasovasostomy，RAVV）和血管附睾吻合术（vasoepididymostomy，RAVE），在手术时间和结果上与传统的显微镜逆转术相比具有可比性[60]。Parekattil 的团队还参与了 100 倍数码相机（Digital Inc，China）的临床试验，该相机可以通过 TilePro daVinci S 或 Si 机器人系统（Intuitive Surgical，Sunnyvale，CA）使用，允许外科医生同时切换或使用 100 倍和 10~15 倍可视化[29]。这将为复杂的显微外科手术带来无与伦比的视敏度。

其他特定于显微外科的机器人仪器，对重建显微外科

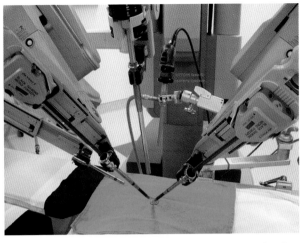

图 33.6　机器人平台的操作设置，附加了 VITOM 镜头摄像系统和点定位仪氮动力臂（第五臂，图像中心）。（ *From Parekattil SJ，Gudeloglu A，Brahmbhatt J，et al. Robotic assisted versus pure microsurgical vasectomy reversal：technique and prospective database control trial. J Reconstr Microsurg. 2012；28：435-444.* ）

医生有潜在的兴趣，包括可弯曲的嵌入式多普勒（Vascular Technology Inc.，Nashua，NH），专门设计用于机器人平台。它很容易被机械钳操作，并允许外科医生对周围的血管和组织进行实时多普勒监测。此外，机器人控制的超声换能器（Aloka Inc.，Wallingford，CT）最近已经开发，允许外科医生获得实时流图的全超声成像[61]。另一种可能有用的方式是水力射流解剖，利用薄的高压水流进行精细组织解剖，同时保持血管的完整性；这种技术可以与压力可调装置［如 ERBEJET2 水力分离器（ERBE Inc.，Tuebingen，Germany）］一起进行机器人应用[62,63]。最后，CO_2 激光剥离目前越来越受欢迎，因为它可以用更少的附带热损伤提供有效的结扎和凝结[64]，其已被集成到一个灵活的光纤传输系统，与机器人操纵机头连接到一个机械臂（FlexGuide ULTRA and BeamPath Robotic Fiber，OmniGuide，Cambridge，MA）。光纤 CO_2 激光器甚至可以代替单极或双极烧灼术来进行显微外科解剖，在这种手术中，保持周围结构的完整性至关重要。随着机器人显微手术的应用范围的扩大，新器械的改进和发展也会随之扩大。

结论

众所周知，微创技术可以减少术后疼痛、住院时间、患者恢复时间、感染风险和总成本，提高护理质量[65]。机器人技术是微创技术发展的下一步，它提高了精确性和可视化程度，可以增强整形外科医生的能力，帮助他们实现更安全、更精确的干预。此外，这些技术可以使外科医生进行以前不可能的手术，如机器人背阔肌获取。机器人仪器也有望继续改善和扩大在整形外科的各个领域的应用范围，特别是显微外科，可能导致手术的改进和更广泛的采用。机器人在整形外科手术中的前景是光明的。随着技术

平台的改善,培训途径的改善,以及伴随所有技术革命的民主化而不可避免地降低成本,机器人整形手术很可能会发展壮大。

参考文献

1. Satava RM. Surgical robotics: the early chronicles: a personal historical perspective. *Surg Laparosc Endosc Percutan Tech.* 2002;12:6–16.

2. Kwoh YS, Hou J, Jonckheere EA, Hayati S. A robot with improved absolute positioning accuracy for CT guided stereotactic brain surgery. *IEEE Trans Biomed Eng.* 1988;35:153–160.

3. Davies BL, Hibberd RD, Ng WS, et al. The development of a surgeon robot for prostatectomies. *Proc Inst Mech Eng H.* 1991;205:35–38.

4. Harris SJ, Arambula-Cosio F, Mei Q, et al. The Probot–an active robot for prostate resection. *Proc Inst Mech Eng H.* 1997;211:317–325.

5. Paul HA, Bargar WL, Mittlestadt B, et al. Development of a surgical robot for cementless total hip arthroplasty. *Clin Orthop Relat Res.* 1992;285:57–66.

6. Spencer EH. The ROBODOC clinical trial: a robotic assistant for total hip arthroplasty. *Orthop Nurs.* 1996;15:9–14.

7. Lanfranco AR, Castellanos AE, Desai JP, Meyers WC. Robotic surgery: a current perspective. *Ann Surg.* 2004;239:14–21.

8. Felger JE, Nifong LW, Chitwood WR. The evolution of and early experience with robot-assisted mitral valve surgery. *Surg Laparosc Endosc Percutan Tech.* 2002;12:58–63.

9. Sung GT, Gill IS. Robotic laparoscopic surgery: a comparison of the DA Vinci and Zeus systems. *Urology.* 2001;58:893–898.

10. Machtay M, Moughan J, Trotti A, et al. Factors associated with severe late toxicity after concurrent chemoradiation for locally advanced head and neck cancer: an RTOG analysis. *J Clin Oncol.* 2008;26:3582–3589.

11. Walvekar RR, Li RJ, Gooding WE, et al. Role of surgery in limited (T1-2, N0-1) cancers of the oropharynx. *Laryngoscope.* 2008;118:2129–2134.

12. Nguyen NP, Vos P, Smith HJ, et al. Concurrent chemoradiation for locally advanced oropharyngeal cancer. *Am J Otolaryngol.* 2007;28:3–8.

13. Bhayani MK, Holsinger FC, Lai SY. A shifting paradigm for patients with head and neck cancer: transoral robotic surgery (TORS). *Oncology (Williston Park).* 2010;24:1010–1015.

14. Genden EM, Kotz T, Tong CCL, et al. Transoral robotic resection and reconstruction for head and neck cancer. *Laryngoscope.* 2011;121:1668–1674.

15. Selber J. Discussion: robotic-assisted FAMM flap for soft palate reconstruction. *Laryngoscope.* 2014; in press.

16. De Almeida JR, Park RCW, Genden EM. Reconstruction of transoral robotic surgery defects: principles and techniques. *J Reconstr Microsurg.* 2012;28:465–472.

17. Song HG, Yun IS, Lee WJ, et al. Robot-assisted free flap in head and neck reconstruction. *Arch Plast Surg.* 2013;40:353–358.

18. Selber JC, Robb G, Serletti JM, et al. Transoral robotic free flap reconstruction of oropharyngeal defects: a preclinical investigation. *Plast Reconstr Surg.* 2010;125:896–900.

19. Selber JC. Transoral robotic reconstruction of oropharyngeal defects: a case series. *Plast Reconstr Surg.* 2010;126:1978–1987. *This is the first published clinical series of the use of trans-oral robotic surgery to reconstruct large oropharyngeal defects created without a mandibulotomy. It demonstrates that TORSS allows access and precision within the oropharynx. It is also safe, and may expand minimally invasive resections where reconstruction is not possible through traditional approaches.*

20. Longfield EA, Holsinger FC, Selber JC. Reconstruction after robotic head and neck surgery: when and why. *J Reconstr Microsurg.* 2012;28:445–450.

21. Li RA, Jensen J, Bowersox JC. Microvascular anastomoses performed in rats using a microsurgical telemanipulator. *Comput Aided Surg.* 2000;5:326–332.

22. Knight CG, Lorincz A, Cao A, et al. Computer-assisted, robot-enhanced open microsurgery in an animal model. *J Laparoendosc Adv Surg Tech A.* 2005;15:182–185.

23. Katz RD, Taylor JA, Rosson GD, et al. Robotics in plastic and reconstructive surgery: use of a telemanipulator slave robot to perform microvascular anastomoses. *J Reconstr Microsurg.* 2006;22:53–57.

24. Morita A, Sora S, Mitsuishi M, et al. Microsurgical robotic system for the deep surgical field: development of a prototype and feasibility studies in animal and cadaveric models. *J Neurosurg.* 2005;103:320–327.

25. Chang DW. Lymphaticovenular bypass for lymphedema management in breast cancer patients: a prospective study. *Plast Reconstr Surg.* 2010;126:752–758.

26. Nectoux E, Taleb C, Liverneaux P. Nerve repair in telemicrosurgery: an experimental study. *J Reconstr Microsurg.* 2009;25:261–265.

27. Tigan L, Miyamoto H, Hendriks S, et al. Interest of telemicrosurgery in peripheral nerve tumors: about a series of seven cases. *Chir Main.* 2014;33:13–16.

28. Facca S, Hendriks S, Mantovani G, et al. Robot-assisted surgery of the shoulder girdle and brachial plexus. *Semin Plast Surg.* 2014;28:39–44. *This report describes the application of robotics in surgery of the shoulder girdle and brachial plexus. Although the entire potential of robotically assisted brachial plexus surgery was not attained (as an open incision was still required), this paper demonstrates the ability to perform successful robotic microneural repair, and stresses the importance of developing finer instruments for further expansion of robotic microsurgery.*

29. Parekattil SJ, Moran ME. Robotic instrumentation: evolution and microsurgical applications. *Indian J Urol.* 2010;26:395–403.

30. Hockstein NG, Nolan JP, O'Malley BW, Woo YJ. Robotic microlaryngeal surgery: a technical feasibility study using the daVinci surgical robot and an airway mannequin. *Laryngoscope.* 2005;115:780–785.

31. Lequint T, Naito K, Chaigne D, et al. Mini-invasive robot-assisted surgery of the brachial plexus: a case of intraneural perineurioma. *J Reconstr Microsurg.* 2012;28:473–476.

32. Porto de Melo PM, Garcia JC, Montero EF, et al. Feasibility of an endoscopic approach to the axillary nerve and the nerve to the long head of the triceps brachii with the help of the Da Vinci Robot. *Chir Main.* 2013;32:206–209.

33. Panchulidze I, Berner S, Mantovani G. Liverneaux P. Is haptic feedback necessary to microsurgical suturing? Comparative study of 9/0 and 10/0 knot tying operated by 24 surgeons. *Hand Surg.* 2011;16:1–3.

34. Fine NA, Orgill DP, Pribaz JJ. Early clinical experience in endoscopic-assisted muscle flap harvest. *Ann Plast Surg.* 1994;33:465–469; discussion 469–472.

35. Lin CH, Wei FC, Levin LS, Chen MC. Donor-site morbidity comparison between endoscopically assisted and traditional harvest of free latissimus dorsi muscle flap. *Plast Reconstr Surg.* 1999;104:1070–1077; quiz 1078.

36. Pomel C, Missana MC, Lasser P. [Endoscopic harvesting of the latissimus dorsi flap in breast reconstructive surgery. Feasibility study and review of the literature]. *Ann Chir.* 2002;127:337–342.

37. Selber JC, Baumann DP, Holsinger CF. Robotic harvest of the latissimus dorsi muscle: laboratory and clinical experience. *J Reconstr Microsurg.* 2012;28:457–464.

38. Selber JC, Baumann DP, Holsinger FC. Robotic latissimus dorsi muscle harvest: a case series. *Plast Reconstr Surg.* 2012;129:1305–1312. *This is the first published clinical series of robotic harvest of the latissimus dorsi muscle, as both a free and pedicled flap, for various reconstructive purposes. It demonstrates that this novel technique is an effective method of muscle harvest as it offers technical advantages over endoscopic harvest and aesthetic advantages over the open technique.*

39. Chung J-H, You H-J, Kim H-S, et al. A novel technique for robot assisted latissimus dorsi flap harvest. *J Plast Reconstr Aesthet Surg.* 2015;68:966–972.

40. Clemens MW, Kronowitz S, Selber JC. Robotic-assisted latissimus dorsi harvest in delayed-immediate breast reconstruction. *Semin Plast Surg.* 2014;28:20–25.

41. Selber J, Pederson J. Muscle flaps. In: Liverneaux PA, Berner SH, Bednar MS, et al., eds. *Telemicrosurgery: Robot Assisted Microsurgery.* Paris: Springer; 2012:147–158.

42. Patel NV, Pedersen JC. Robotic harvest of the rectus abdominis muscle: a preclinical investigation and case report. *J Reconstr Microsurg.* 2012;28:477–480.

43. Ibrahim A, Sarhane K, Pederson J, Selber J. Robotic harvest of the rectus abdominis muscle: principles and clinical applications. *Semin Plast Surg.* 2014;28:26–31. *This paper describes the indications, key advantages, and operative procedure of the robotic rectus abdominis muscle flap harvest technique. It demonstrates its effective and safe use for various reconstructive needs with a significant decrease in surgical-site morbidity. It also shows how the robotic platform has increased the versatility of this already highly useful and commonly performed flap.*

44. Ibrahim AE, Clemens M, Sarhane KA, et al. Robotic surgery in breast reconstruction: harvest of the latissimus dorsi muscle flap. In: Shiffman M, ed. *Breast Reconstruction: Art, Science, and New Clinical Techniques.* Springer International Publishing; 2016:765–773.

45. Satava RM. Virtual reality, telesurgery, and the new world order of medicine. *J Image Guid Surg*. 1995;1:12–16.

46. Suzuki S, Suzuki N, Hayashibe M, et al. Tele-surgical simulation system for training in the use of da Vinci surgery. *Stud Health Technol Inform*. 2005;111:543–548.

47. Hino A. Training in microvascular surgery using a chicken wing artery. *Neurosurgery*. 2003;52:1495–1497; discussion 1497–1498.

48. Seyhan T, Seyan T, Ozerdem OR. Microsurgery training on discarded abdominoplasty material. *Plast Reconstr Surg*. 2006;117:2536–2537.

49. Dulan G, Rege RV, Hogg DC, et al. Developing a comprehensive, proficiency-based training program for robotic surgery. *Surgery*. 2012;152:477–488.

50. Selber JC, Alrasheed T. Robotic microsurgical training and evaluation. *Semin Plast Surg*. 2014;28:5–10.

51. Alrasheed T, Liu J, Hanasono MM, et al. Robotic microsurgery: validating an assessment tool and plotting the learning curve. *Plast Reconstr Surg*. 2014;134:794–803. *This study demonstrates the usefulness of the Structured Assessment of Robotic Microsurgery Skills (a valid instrument for measuring microsurgical skill) in robotic microsurgical education. This new evaluation system is the first on the road to customized education, curricular design with individual assessment, targeted feedback, and competency-based learning. Its ultimate aim is disseminating robotic microsurgery teaching.*

52. Karamanoukian RL, Bui T, McConnell MP, et al. Transfer of training in robotic-assisted microvascular surgery. *Ann Plast Surg*. 2006;57:662–665.

53. Selber JC, Chang EI, Liu J, et al. Tracking the learning curve in microsurgical skill acquisition. *Plast Reconstr Surg*. 2012;130:550e–557e.

54. Chan W, Niranjan N, Ramakrishnan V. Structured assessment of microsurgery skills in the clinical setting. *J Plast Reconstr Aesthet Surg*. 2010;63:1329–1334.

55. Chan W-Y, Matteucci P, Southern SJ. Validation of microsurgical models in microsurgery training and competence: a review. *Microsurgery*. 2007;27:494–499.

56. Balasundaram I, Aggarwal R, Darzi LA. Development of a training curriculum for microsurgery. *Br J Oral Maxillofac Surg*. 2010;48:598–606.

57. Temple CLF, Ross DC. A new, validated instrument to evaluate competency in microsurgery: the University of Western Ontario Microsurgical Skills Acquisition/Assessment instrument [outcomes article]. *Plast Reconstr Surg*. 2011;127:215–222.

58. Salisbury C, Schwab C, Conti F, Salisbury J. *A 6-DoF Haptic Device for Microsurgery*. Available at: <http://web.stanford.edu/group/sailsbury_robotx/cgi-bin/salisbury_lab/?page_id=399>; 2007.

59. <http://www.meddeviceonline.com/doc/new-entrants-to-open-up-surgical-robotics-market-0001>.

60. Brahmbhatt JV, Gudeloglu A, Liverneaux P, Parekattil SJ. Robotic microsurgery optimization. *Arch Plast Surg*. 2014;41:225–230.

61. Parekattil S, Moran S. Instruments. In: Liverneaux P, Berner S, Bednar M, et al., eds. *Telemicrosurgery: Robot Assisted Microsurgery*. Paris: Springer; 2013:31–42.

62. Menovsky T, De Ridder D. Hydrodissection versus high-pressure water jet dissection. *Microsurgery*. 2007;27:354.

63. Toth S, Vajda J, Pasztor E, Toth Z. Separation of the tumor and brain surface by "water jet" in cases of meningiomas. *J Neurooncol*. 1987;5:117–124.

64. Tulikangas PK, Smith T, Falcone T, Boparai N, Walters MD. Gross and histologic characteristics of laparoscopic injuries with four different energy sources. *Fertil Steril*. 2001;75:806–810.

65. Nelson BJ, Kaliakatsos IK, Abbott JJ. Microrobots for minimally invasive medicine. *Annu Rev Biomed Eng*. 2010;12:55–85.

第34章

整形外科的远程医疗与模拟

Joseph M. Rosen and M. Lucy Sudekum

概要

- 本章介绍模拟和远程医疗的最新创新，及其与整形外科实践的整合。
- 模拟将对整形外科的教学和表现产生最大的影响。模拟被用于培训整形外科学生、住院医师和研究员的所有手术，并培训高级外科医生的新手术。模拟提高了安全性，减少了医疗错误，因为受训人员将在模拟器上而不是在活生生的患者身上有效地"犯错误"。
- 远程医疗将对整形手术的实施产生最大的影响。基础医学可以利用模拟和新技术向遥远的人群提供医疗服务，无论是在日常生活中，在战争中，还是在灾难发生后。
- 本章将为整形外科医生提供应用现有技术增强其装备，以解决临床和手术问题的基本理解。

简介

医学技术可以通过心脏起搏器、呼吸机、人工髋关节、三维身体成像，甚至是机械手臂等工具帮助医生诊断、治疗并超越人体的传统限制。整形外科是一个以创新解决方案解决复杂问题为傲的专业，有机会领导医学界对新技术的负责任和创造性使用。

外科医生可以通过生物技术加强其实践，如移植和组织工程（见第 11、15、29、31 和 32 章）或非生物技术。本章讨论了非生物技术——模拟与远程医疗——及其广泛整合到整形外科实践的最新创新。模拟是用于培训整形外科住院医师的普通手术，并培训高级外科医生的新手术。模拟提高了安全性，因为受训人员在对活生生的患者进行手术前，会在模拟器上犯最初的错误。最后，通过智能手机获取移动尖端技术使远程医疗掌握在更多人手中，这超出了之前的想象[1]。无论是在日常生活中，在战争中，还是在灾难发

生后，远程医疗的这一方面可以为遥远的人口提供医疗服务。

本章将为整形外科医生提供应用现有技术增强其装备，以解决临床和手术问题的基本理解。技术工具可以解决不能满足当前护理标准的需求（例如，一个可能遭受脑震荡的足球运动员可以在不离开赛场的情况下通过远程医疗与神经科医生沟通）[2]。然而，当人们评估新技术时，同时考虑结果和成本至关重要；结果应该是可以证明的，成本效益比是可观的。

历史回顾

几个世纪以来，模拟已经在各种竞技场上得到了应用。一个早期的例子是 6 世纪的象棋游戏形式的军事模拟[3]。模拟在航空领域的广泛应用与医学领域的相关性最高。Link 在 1929 年创建了第一个飞行模拟器，目标是开发一种更安全、更便宜、更容易学习飞行的方法[4]。第二次世界大战期间，美国军方是 Link 训练器的早期投资者，后来随着计算机成像技术的出现，推动了更复杂的飞行训练模拟器的传播[4]。后来，美国国家航空航天局（National Aeronautics and Space Administration, NASA）发明了现代虚拟现实。这些工具在飞行员及其他机组成员的训练方案中变得根深蒂固，也被用作人员评估的一种方法。目前，飞行模拟器已被证明不仅安全，而且具有成本效益，使用模拟器进行训练与在飞机上进行训练的成本比估计为 1:40[5]。

最早的外科模拟手术记录来自公元前 600 年的印度，包括用于鼻部重建的黏土和叶子模型（图 34.1）[6]。其他早期模拟整形外科的例子包括 Le Fort 使用尸体来研究面部骨折，Rad Tanzer 在完成对患者的重建手术之前使用石膏耳[7]。如今，医疗设备公司和技术正在合并，为模拟手术及其建模创造新的视野——例如，整形外科医生可以通过三维打印患者模型来进行精确的手术规划[8]。

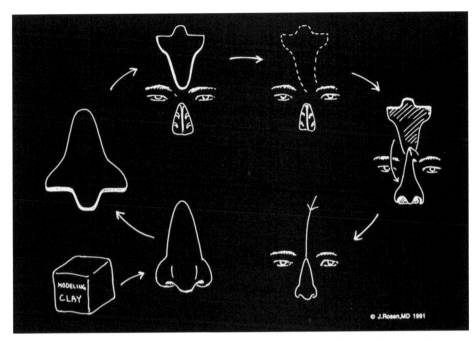

图 34.1　鼻部皮瓣建模黏土早期手术规划。(*Courtesy of Joseph Rosen, MD.*)

模拟

模拟的介绍与定义

模拟越来越多地应用于外科手术领域,因为该领域对标准化训练的持续压力做出反应。推动标准化的主要动力来自改善患者安全的愿望。模拟可以被定义为"通过另一个系统或过程的功能来模拟表示一个系统或过程的功能。"[9]这包括随着时间的推移使用模型(无论是物理的还是逻辑的),以深入了解系统或流程的运行方式,以便对其进行评估和分析[7]。本章的重点是计算机为基础的模拟器,参与学习者和测试认知知识。动画是一些基于计算机的模拟器的一个新特性。学员首先观看计算机动画电影,了解具体的操作步骤,熟悉相关的解剖学知识,然后在基于计算机的模拟器上进行操作。这类似于传统外科训练中的"看一看,做一做"方法。

根据美国外科医师学会(American College of Surgeons,ACS)的普外科培训学员计划,模拟可分 3 个阶段进行:①用于技能学习;②实践和理解手术;③在手术室进行团队训练[7]。模拟器是在医学领域表现模拟的物理设备,可以采取各种形式,包括台式模型、动物模型、尸体、人体模型和计算机和在线模拟器[7]。专门的手术技术研讨会降低了内镜腕管手术并发症的发生率[10]。因此,当模拟应用于医疗程序时,无论是在伦理上还是在实践上,模拟都为各种外科专业的教育和规划提供了一种有效的工具。在整形外科领域,模拟被应用于住院医师培训、认证维护,以及患者特定的手术计划。模拟为整形外科医生提供了一种安全一致的方式来提高和验证技术技能、认知知识和团队合作。

在整形外科中使用模拟的基本原理及其在手术训练范例中的效用证据

研究生医学教育认证委员会和美国医学专业委员会都认可所有外科医生共有的 6 个核心能力:①医学知识;②患者护理;③人际交往和沟通技巧;④专业;⑤基于实践的学习与改进;⑥基于系统的实践[11]。尽管有这些目标,但美国医学研究所报告称,美国每年约有 21 万~40 万人死于医疗事故——严重到足以将其视为公共健康风险[12]。这些令人震惊的数据促使人们更加关注该领域的患者安全问题。此外,医疗保健费用的上涨给医疗机构带来了缓解成本的压力。虽然手术室时间的实际成本高达每小时数千美元[13],但模拟手术为外科医生提供了一种安全的方式,以显著降低成本进行操作[7]。

使用虚拟现实和模拟,住院医生和主治医生可以在没有给患者带来风险的情况下练习技能和手术;它是"见一个,做一个,教一个"范例的补充。如果学员可以在模拟器上练习某些技能和手术,就可以减少手术室时间,学员犯的错误也可能更少,从而提高患者的安全性。

模拟训练在整形手术中的作用

训练模拟器

模拟训练在整形外科手术中越来越普遍,在住院医生培训项目中也有早期应用。虽然 ACS 已经率先使用模拟器的基础结构,通过其认可的教育机构(Accredited Educational Institute,AEI)联盟的培训,整形外科界主要集中于开发针对该领域的手术模拟器。技术技能通常在普通外科培训中教授;AEI通过技能模拟器帮助这一过程,如用于缝合的盒子训练器[14]。

随着微创机器人手术获得牵引力,模拟器同样被用于训练特定的手术工具,如达·芬奇系统。Mimic Technologies dV-Trainer是达·芬奇系统的模拟器,是一个桌面虚拟环境,带有力反馈和跟踪的双手触觉设备(图34.2)。Kenney等的研究表明,dV-Trainer具有内容效度、结构效度和表面效度,是新手用户对模拟器真实感的积极评价[15]。Intuitive Surgical还提供了2011年推出的达·芬奇技能模拟器。设计通过外科医生控制台提供沉浸式虚拟体验,达·芬奇模拟器使用户能够测量和跟踪技能评估,而不需要额外的系统组件、仪器或技能模型。机器人手术训练模拟器的使用在第34章中有更详细的解释。

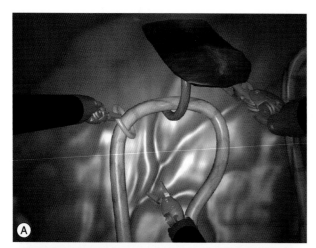
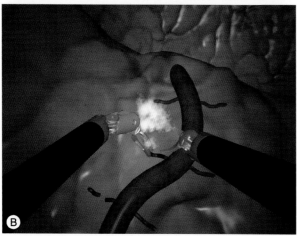

图34.2　用于机器人手术的模拟式dV-Trainer模拟器旨在培训外科医生如何使用达·芬奇手术系统,并教授系统意识、仪器操作和基本技能,如针头处理和能量管理。(A)环形行走练习有助于提高灵巧性,在线性约束下移动物体,使用相机在手术区域周围导航,以及学习如何使用离合器和仪器。(B)能量解剖运动指导使用者使用烧灼和凝血作为解剖的一部分,以及控制失血。(*Courtesy of Jeff Berkley,PhD,and Gordon Nealy;copyright 2012 Mimic Technologies,Inc.*)

美国整形外科学术委员会(American Council of Academic Plastic Surgeons,ACAPS)整形外科教育虚拟现实和模拟特设委员会致力于帮助开发和分发模拟器来对住院医师进行整形外科手术教育。委员会分为4个整形外科分科专家小组:①颅面手术;②美容手术;③重建手术;④手部手术。一项由85名ACAPS成员在2009年2月完成的调查显示,93%的人对使用三维手术模拟系统对住院医师进行整形手术培训感兴趣。如今,这已成为现实。

该委员会的目标是将这种先进的虚拟手术模拟技术用于标准化教学,并用于上述四个专业领域的手术。使用一种被称为认知任务分析的过程,如开放腕管松解术和乳房缩小成形术等手术被分成几个步骤,根据它们与手术结果的相关性进行加权。例如,在背阔肌手术中,皮瓣定位和胸腔闭合的权重为20%,而敷料为5%。通过这种方式,在开发的模拟器中强调教学重点。

BioDigital公司和纽约大学重建整形外科研究所已经开始开发了动画师和模拟器来对住院医师进行整形手术教育。由整形外科医生组成的多学科团队是医学专家,提供真实感的艺术家,以及进行技术开发的计算机科学家,该团队创建了一个培训程序库,教授颅面和乳房手术。表34.1总结了动画已经完成的过程。

表34.1　各种手术操作完成的手术动画

问题	手术动画
双侧唇裂	双侧切术
继发唇裂鼻	Dibbell法
单侧唇裂	Mohler法
腭裂	Furlow(原发腭)
生殖器成形术	滑动成形术 跳跃成形术
突颚	双侧矢状劈裂截骨术 垂直支截骨术
颞下颌关节僵硬	转移分拆
上颌骨发育不全	Le Fort I
中面部畸形	Le Fort III 经典法和分拆法
上2/3发育不全	Monobloc牵引法 Monobloc经典法
颅缝早闭	额-眶推进
乳房重建	带蒂横行腹直肌肌皮瓣重建 腹壁下深穿支皮瓣重建 背阔肌肌皮瓣重建 游离横行腹直肌肌皮瓣重建 组织扩张器

在Roberto Flores领导下开发的SmileTrain和BioDigital唇腭裂模拟器是一个在线平台,允许用户在线深入探索手

术过程(图 34.3)。基于 CT 的患者模型使受训者能够实时练习、记录和回顾手术;探索各组织层的解剖结构;切开表面,制作皮瓣,转置组织[16,17]。在 Joseph McCarthy 的指导下创建的交互式颅面外科 Atlas 中的模拟器,包括额眶推进模拟器、单块推进/牵引模拟器和 Le Fort Ⅲ 推进/牵引模拟器。

这些新型模拟器包括了一些功能,如现场手术的视频,以帮助演示正在模拟的过程;音频画外音,方便学员练习学习;以及三维可视化(图 34.4)。其他专门手术的模拟器包括背阔肌肌皮瓣模拟器和乳房切除术后乳房再造的组织扩张器(图 34.5)。

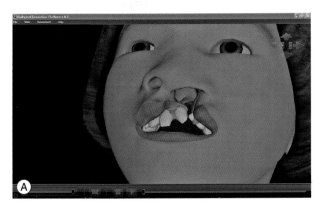
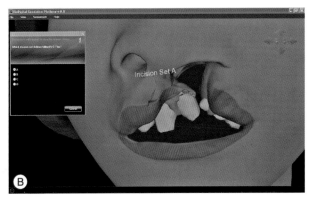

图 34.3　BioDigital Inc./SmileTrain 唇腭裂模拟器显示模拟患者(A)术前和(B)术中外观。(*Courtesy of SmileTrain and BioDigital Inc.*)

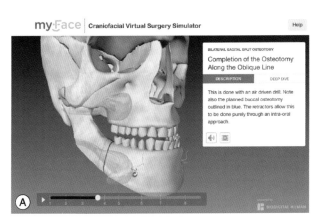
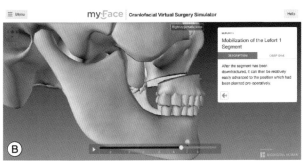

图 34.4　MyFace 颅面虚拟手术模拟器(A)双侧矢状劈裂截骨手术和(B)LeFort Ⅰ手术。(*Courtesy of Myface,Joseph G. McCarthy,MD,and BioDigital Inc.*)

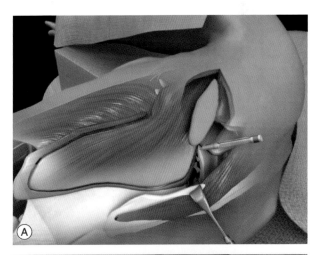
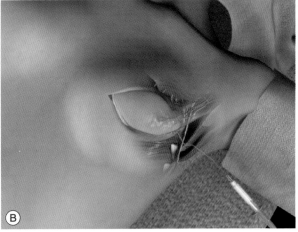

图 34.5　BioDigital Inc. 背阔肌模拟器。(*Courtesy of BioDigital Inc.*)

例如,威斯康星大学开发了一种内镜腕管释放(Endoscopic Carpal Tunnel Release,ECTR)模拟器,供住院受试者使用(图 34.6)。受试者被要求进行预准备测试,然后随机分为模拟组和非模拟组进行比较。模拟组使用模拟器,其重点是手术指征、相关解剖和手术步骤,然后是物理模型模拟和后准备测试。非模拟组准备这个病例就像准备任何其他外科手术一样。所有受试者与本章作者一起接受实时

ECTR 病例,并通过 20 分的客观评分措施进行评估:手术设置、麻醉、止血带、手术步骤、敷料等。受试者有不同的手术背景,但总体而言,作者发现模拟组在准备后测试分数上优于非模拟组(89% vs 74%;$P<0.001$)和手术评分(96% vs 79%;$P=0.002$)。除敷料外,所有手术步骤均有显著改善。这项研究和类似的研究显示了手术训练的前景和未来及其好处(B. Mandel,个人交流)。

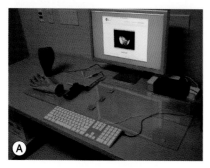
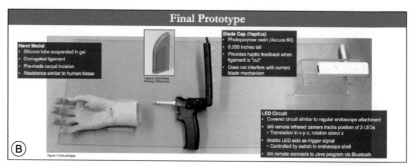
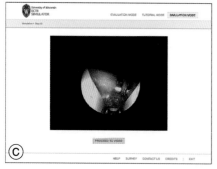
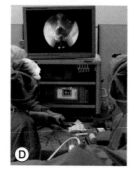
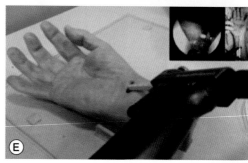

图 34.6　内镜腕管松解(ECTR)模拟器。(A)模拟器设置。(B)详细的模拟器设置。(C)模拟器在使用中。(D)比较或设置。(E)与模拟器屏幕和手术室比较一起使用的模拟器。(*Courtesy of Benjamin Mandel,MD;Steve Kempton,MD;Jacqueline Israel,MD;A. Neil Salyapongse,MD.*)

对于手术学员而言,目前最先进的模拟系统是由健康科学统一服务大学 Val G. Hemming 医学模拟中心的 Alan Liu(A. Liu,个人交流)开发的广域虚拟环境(Wide Area Virtual Environment,WAVE)。WAVE 是一个约 93 ㎡ 的沉浸式虚拟现实训练环境,它结合三维虚拟环境、患者演员、人类患者模拟器和戏剧效果,提供全面和前所未有的现实水平(图 34.7)。如图 34.7A 所示,投影仪被放置在训练操作区和分诊区周围,允许不断变化的场景。WAVE 的设计目的是支持长达 96 小时的训练场景[18]。

达特茅斯学院塞耶工程学院的研究人员进行了团队培训研究,以加强沟通,确保手术室工作人员和医院工作人员之间的患者安全交接。设想的系统是一个计算团队训练模拟系统,它将无缝监控医疗操作,以减少或防止灾难性的医疗错误,并提高患者的安全(E. Santos,个人交流)。Santos 团队复制了医生、护士和患者间的推理[19],并模拟了团队在术前、术中和术后的临床决策与推理,以分析不一致或手术间隙——医疗错误的一项关键指标——目标是在发生任何差异时提醒团队。

手术规划模拟器

整形外科医生不仅可以利用模拟在虚拟患者身上实践新的手术方法,还可以利用模拟来制定针对患者的手术计划。2008 年,在全美首例接近全脸的移植手术前,负责执行手术的,由 Maria Siemionow 领导的克利夫兰诊所的手术团队使用来自患者 CT 扫描结果的解剖模型,显示面部缺陷,作为手术计划的一部分(图 34.8)[20](M. Siemionow,个人交流)。

2009 年,美国第二例面部移植手术在布列根和妇女医院(Brigham and Women's Hospital)的显微外科医生 Bohdan Pomahac 的领导下进行。在此之前,该团队还使用 CT 扫描受者的头部和面部缺陷,生成了一个真人大小的颅骨三维模型,构建在丙基材料上。然后,该团队根据正常面部解剖的 CT 扫描生成了第二个三维面部模型,其中的部分被移除并转移到受者的模型中。这使得外科医生能够计划需要从供体获取的骨量,以及预测供体恢复过程的解剖学逻辑(B. Pomahac,个人交流)。

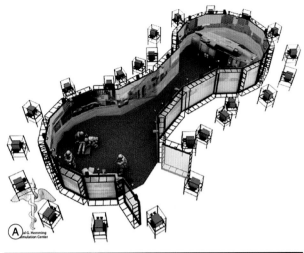
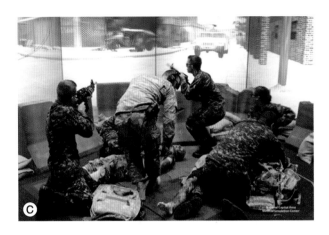
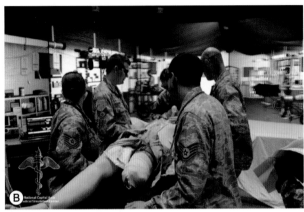

图 34.7　广域虚拟环境(WAVE)。(A)WAVE 概述。(B)虚拟急诊室培训方案。(C)将三维显示与患者模拟器和道具相结合,模拟战斗救援环境。(*Courtesy of Virtual Medical Environments Laboratory, Val G. Hemming Simulation Center, USUHS.*)

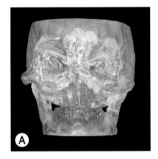
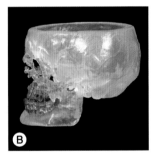
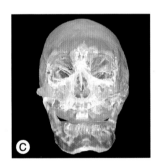
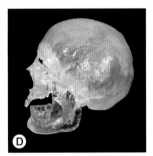

图 34.8　基于 2008 年克利夫兰诊所 Maria Siemionow 领导的外科医生团队对接受美国首例面部移植手术的患者进行的计算机断层扫描的立体解剖模型。(A)患者面部枪伤后颅面缺损的正面图,显示额部、中面部骨骼损伤,包括眶下底、鼻、颧骨、上颌骨混杂金属块。(B)左侧缺损,有明显的三维缺损,显示鼻、鼻骨及上颌骨的支持缺失。(C)移植后 6 个月的正面图,显示通过使用来自供者的复合异体面部移植物替换患者面部骨骼和软组织的所有缺失骨组织,颅面部缺损完全恢复。(D)移植后左侧视图,证实颅面骨骼三维缺损恢复,包括鼻部和支撑上、中面部骨骼的骨结构。(*Reproduced with permission from Siemionow MZ, Papay F, Djohan R, et al. First U. S. near-total human face transplantation: a paradigm shift for massive complex injuries. Plast Reconstr Surg. 2010;125:111-122.*)

模拟的未来应用

　　未来的愿景必须包括普遍的整形手术计划模拟教员,也要提供新手术的培训,以安全,高效和有效的方式,成为继续教育的一部分。随着模拟中心的数量不断增多,以及医疗机构和手术课程继续将模拟作为有益的培训工具纳入其中,模拟将更加牢固地植根于整形外科领域的住院医师培训、认证维护及患者特定的实践。随着模拟器变得更加先进,它们将被用于各级别实践,甚至可能包含一个人的身体-行为-基因组模型,该模型结合一个人的细胞、组织、器官、生命体征、生物力学、生理学、行为和遗传性状的信息,以及更大群体的流行病学信息。这种综合模型可以模拟和预测个体的行为和健康(图 34.9)。

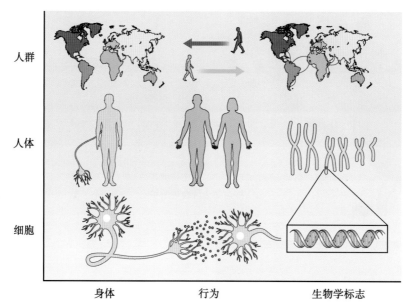

图 34.9 身体-行为-基因组学模型。目前还没有一种模型能够涵盖个体的身体、行为和生物标记,但 Joseph Rosen 及其同事正在开发这样一种模型。一个完整的人体模型可以包括一个人的细胞、组织、器官、生命体征、生物力学、生理学、行为和遗传特征,并结合更大群体的流行病学信息。这种综合模型可以模拟和预测个体的行为和健康。(*Courtesy of Joseph Rosen, MD.*)

远程医疗

简介

在未来,远程医疗将扩展机器人技术和模拟技术,使整形手术更安全、更简单、更成功、更容易获得。远程医疗将改变患者与医疗服务提供者的关系和医疗服务的提供方式,因为医生不需要亲自在场就能照顾他们的患者。本章的这一部分将远程医疗定义为一种临床工具,解释了社交网络在远程医疗中的作用,提出了其在整形外科中的应用的潜在挑战,并解释了当前和未来在整形外科中的应用。

历史回顾

20 世纪 60 年代,NASA 帮助开拓了远程医疗:当人类开始在太空飞行时,在执行任务时,生理参数会在航天器和太空服之间传递[21]。到 1975 年,有 15 个远程医疗项目在美国和世界范围内开展。最早报道的远程医疗的非政府应用包括蒙特利尔神经病学研究所的远程放射学研究工作和内布拉斯加州精神病学研究所的远程精神病学网络[21]。在农村医疗保健中使用远程医疗的早期项目被证明对患者的生存和康复有极大的益处;随着设备的成本和规模下降以及技术质量的提高,远程医疗可被用于不同的应用,包括在南极洲等在内的偏远地区的海上医疗和护理[22-26]。

从 1980 年至今,远程医疗一直伴随着计算机和互联网的巨大发展。1980 年几乎没有人有家用电脑或手机,互联网还处于起步阶段,而如今发达国家的大多数人都有家用电脑、互联网接入和移动电话,这使得人们可以远程工作和远程办公;网上银行、旅游预订和网上购物;使用电子邮件和社交网络。医学领域也发生了类似的转变:如今人们可以通过视频会议和其他远程医疗技术,从家里或小诊所或医疗中心连接到世界各地的专家,进行会诊甚至手术[27-29]。远程医疗越来越受益于允许人们使用便携式设备,如超声波监测器和移动电话收集和传输医疗信息的技术。例如,远程互动、咨询和流行病学(Remote Interaction, Consultation, and Epidemiology, R. I. C. E.)利用短信技术跟踪越南农村地区的流感和腹泻疾病[30]。网络医疗在改善日常患者护理和允许临床医生在世界任何地方、任何时间应对各种医疗灾难方面都有巨大的潜力。

定义与方法

远程医疗是指在医疗环境中应用电信技术。远程医疗可以定义为"电子保健的一个分支,它使用通信网络从一个地理位置向另一个地理位置提供医疗保健服务和医学教育"[31]。远程医疗可能简单到传真一份 X 线的副本,也可能复杂到通过高分辨率图像传输跨越几个大洲的多点视频会议。住院医师可以向主治医师求意见;一位医生可以向另一位医生寻求建议;或者患者可以询问医生的建议。当前整形外科会诊的许多组成部分都可以转换为数字格式,包括远程分诊、远程会诊、远程手术[32,33]、术后评估、患者教育、提供者的继续医学教育和公共卫生教育。

在世界范围内,随着城乡居民在获取技术方面的差距扩大,对远程医疗的需求只会增加。除了复兴国际(原名 Interplast)等医疗志愿服务组织外,农村地区的人们一般获得医疗服务的机会较少,在许多情况下获得专业护理的机会也较少[34]。复兴国际是在国际外科人道主义旅行中向边远地区提供临时专科护理的若干团体之一,并由访问的教育工作者补充,他们为当地医务人员提供直接的实际培训。通过与当地医疗机构的互动,当国际救援团队不在本国时,东道国的外科医生可以在一个安全的网站上发布病例,以获得建议。专科医生,如整形外科医生,往往只占整个医生

劳动力的一小部分,而且往往集中在城市中心。通过这种网络护理机制,人们将更有效地利用专家,因为他们的时间和专业知识可以随时随地获得[34]。

有几种技术通常用于远程医疗应用。第一种叫作“存储转发”,用于将数字图像从一个位置传输到另一个位置。用数码相机(存储)拍摄图像,然后发送(转发)到另一个位置进行解释和分析(图 34.10)。这种方法用于非紧急情况,即可以在第二天或几天内提供会诊,患者的健康状况不依赖于医生的即时反应。

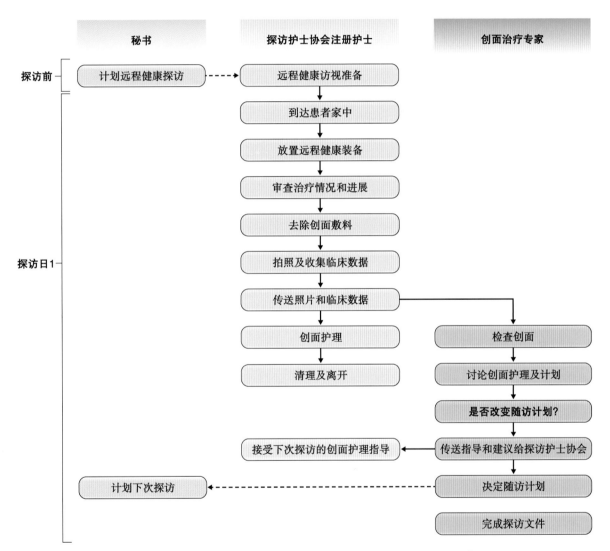

图 34.10　创伤诊所远程健康“存储转发模型”时间线。安排访问的秘书与探访护士协会(visiting nurse association,VNA)的注册护士(registered nurse,RN)沟通,以帮助计划和实施访问。然后护士与伤口专家协商检查和治疗伤口,并与秘书沟通闭合回路

另一种在远程医疗应用中经常使用的技术被称为同步模型。当需要面对面的互动时,这种技术就会被使用,并且在一个地点的患者/提供者和另一个地点的专家之间使用。它提供信息的实时中继,并允许现场和非现场人员审查信息(图 34.11)[35]。在大多数情况下,患者/提供者在农村环境中,而专家位于城市中心。这类患者会诊在医疗实践中变得普遍。达特茅斯-希区柯克医疗中心的整形外科部门正

在开发一个后续远程医疗项目。像这样的程序只有在医患关系已经建立的情况下才会被使用(远程医疗法规和法律约束见下文)。一旦建立了这种关系,患者就可以接受筛查并参加这些项目,以避免在医院进行后续预约。这些远程医疗访问可以取代面对面的临床访问。这对患者而言既省钱又省时(图 34.12 和图 34.13)。两个地点的视频会议设备使患者无须出行就能实时会诊(表 34.2)。

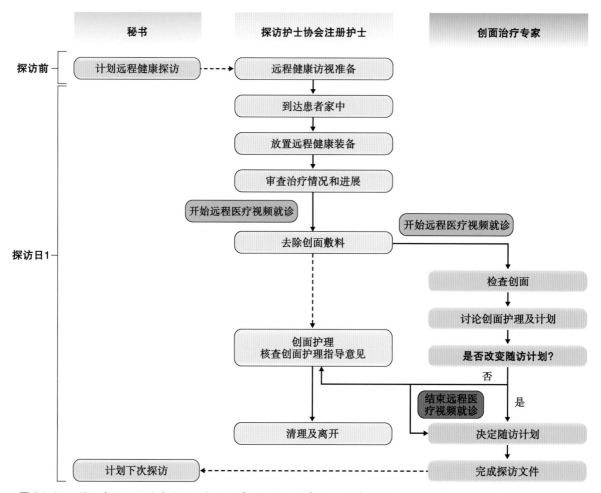

图34.11　创伤诊所远程健康"视频会议同步模型"时间表。这种情况与图 34.10 类似,秘书与探访护士协会 (VNA)的注册护士(RN)沟通,在这种情况下,探访护士协会将进行远程医疗视频会诊(telemedicine video consultation,TVC),与创面治疗专家沟通

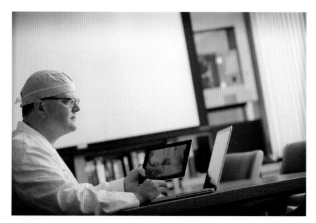

图 34.12　术后远程医疗会诊。(*Courtesy of Dartmouth-Hitchcock/Mark Washburn.*)

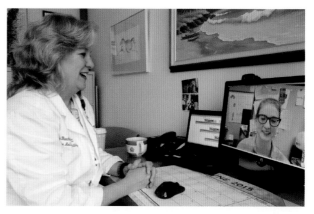

图 34.13　术后家庭远程医疗会诊。(*Courtesy of Dartmouth-Hitchcock/Bonnie Barber.*)

表 34.2 两种远程医疗技术及其比较

类型	存储与转发	双向互动
使用情况	非紧急	同步,常用于急症或术后随访
当前用途	远程放射学、超声造影、远程病理、远程麻醉、远程皮肤病学	使用耳镜、听诊器或探访护士在场进行患者会诊的实时视频会议
优点	需要更少的带宽	实时
缺点	需要更长的时间	价格更高,需要更多的带宽

社交网络

未来的医疗保健服务将不再局限于面对面的互动。在美国,在线社交网站,如 LikeMe.com 和 CarePlace.com,已经将类似疾病患者联系起来。Clayton Christensen 在《创新者的处方》(*The Innovator's Prescription*)一书中讨论了便利网络是未来医疗保健系统的重要组成部分[36]。前文提到的网站已经为患者提供了便利网络。在整形外科领域,www.obesityhelp.com 是一个患者可以找到减肥手术资源的网站,包括体重指数计算器、研究、论坛、保险援助、图片、提供者和故事[37]。便利的网络可以专门为整形外科医生而存在,创造一个他们分享最佳实践和支持特定工作的空间。

整形外科与远程医疗

在国际医疗领域,整形外科医生主要使用远程医疗来沟通个别病例。远程医疗可用于整形外科手术的术前、术中和术后阶段。通过"复兴国际"等组织,世界各地的整形外科医生每天都能收到发展中国家的最新病例,这些国家要求整形外科医生会诊[34]。这些外科医生可以选择登录在线系统来提供他们的专业知识。他们可以查看患者的诊断结果和既往的病史,并撰写病例报告。这是远距离医疗的一个典型例子。

远程医疗影响整形手术的另一个主要领域是远程手术。使用远程手术,外科医生可以为地理位置遥远的患者进行手术,例如一个身体或经济上负担不起去看医生的患者[33]。未来,外科医生可能会在战场上远程操作受伤士兵[32],或地震、飓风、流行病或其他灾难的受害者(图 34.14 和图 34.15)。远程手术的一个主要优点是患者可以留在自己的环境中,在那里他们可以得到社区或家庭成员的照顾和支持。

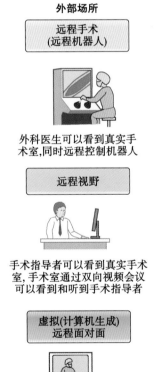

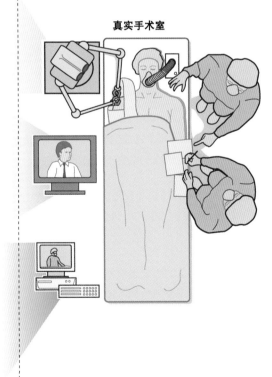

外部场所

远程手术
(远程机器人)

外科医生可以看到真实手术室,同时远程控制机器人

远程视野

手术指导者可以看到真实手术室,手术室通过双向视频会议可以看到和听到手术指导者

虚拟(计算机生成)
远程面对面

计算机生成(动画的或模拟的)指导者-遥控或处于手术室-投影到真实手术室-

真实手术室

图 34.14 远程外科手术和网真是远程外科医生在世界上任何地方的手术室协助和/或指导手术的两种方式。在远程手术中,远程外科医生控制机器人进行手术。在网真中,远程外科医生作为导师,通过双向视频会议(或计算机生成的、动画的或模拟的手术导师被投影到实际的手术室中)指导实际手术室中的外科医生。在远程临场感和远程手术中,远程外科医生看到的都是真实的图像,或者是由摄像机收集并实时传输的图像

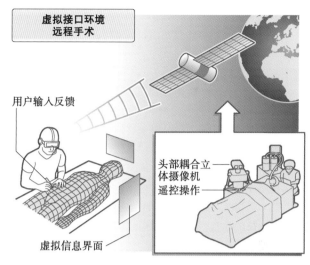

图 34.15 使用触觉学和机器人技术的卫星远程手术。这张图片描绘了外科医生如何在某一天从地球到太空进行手术的概念(*Courtesy of Joseph Rosen,MD.*)

简要描述与远程手术有关的"远程"术语可能对读者有所帮助。远程操作这个术语是指在远处工作。远程手术指的是在远处做手术。例如,在一个位置的外科医生可以控制一个远程位置的手术机器人(称为远程机器人)。图 34.14 描绘了一个机械外科医生的遥控机器人;虽然在实践中,一个遥控机器人系统可能看起来更像达·芬奇系统(图 34.16),外科医生使用自己身边的控制台和观察系统,指导一个偏僻的地点的实际操作的机器人,该机器人也必须有一个照相机发回图片,显示机器人的视角,供外科医生查看。"网真"指的是一个人出现在无法亲身前往的地方:目前最好的例子是视频会议,它通过视觉和声音两种感觉让人"在场"。在外科手术的例子中,远程呈现可能意味着一位外科专家通过双向视频会议将自己的图像投射到远程手术室,成为实时协助其他外科医生的导师。手术室外科医生将看到远程导师"出现"在手术室的监视器上,导师同样会看到手术室和术野的图像。虚拟远程临场技术也可以使

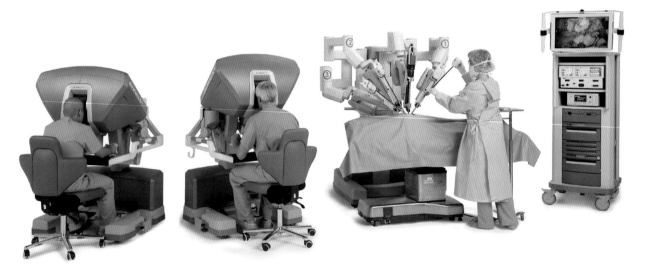

图 34.16 达·芬奇 Si 高清机器人手术系统,显示了两个手术控制台、患者推车和视觉推车。(*Courtesy of Intuitive Surgical and © 2012 Intuitive Surgical,Inc.*)

用,计算机生成的手术指导(可能来自动画或模拟器)将投射到实际情况中,或帮助指导外科医生(见图 36.14)。

整形外科医生的远程医疗

美国每个州都在采用或建立自己的法规来监督和建立远程医疗实践。使用远程医疗的医生必须在其既定执业的州和患者所在的州(如果不同的话)获得执照。

在全国范围内,美国医学协会的《医疗道德准则》在纳入远程医疗方面受到了挑战,因为一个关键问题在于,远程医疗是否允许建立医患关系?新罕布什尔州现行法律允许医生建立医患关系,并通过远程医疗开药。在没有医患关系的情况下开药是不被允许的,除非在某些情况下,包括新住院的患者。大多数受控物质不能通过远程医疗开处方[38]。

无处不在的移动远程医疗

在远程医疗普及之前,还有许多重要的障碍需要克服。人们必须证明其成本效益;解决保险报销问题;解决有关跨州和国际执业医师执照的法律问题;并提供足够的互联网连接和带宽。远程医疗技术将在正在进行的医疗保健辩论中发挥重要作用,因为它承诺以较低的成本提供潜在的更高质量的医疗服务。

作为网络医疗系统的一部分,远程医疗可以更便宜,更快速地获得医疗服务,从而有可能改变整形外科医生作为提供者的角色。提供者将不必通过电子邮件接收电子图像,也不必身在带有昂贵视频会议设备的房间中,而是可以通过移动手持设备连接到网络,从而可以获取有关病例的数据和诊断信息,制定患者计划,监督手术,并实时进行沟通。

技术融合

21 世纪的重建阶梯使整形外科医生得以权衡与固定畸形肢体或面部的多种选择相关的风险和益处：通过重建手术，使用显微外科技术；或者通过使用机器人假体、人体组织移植、再生医学或组织工程进行替换。

机器人、模拟和远程医疗都支持诊断、治疗和建立网络。这些技术依赖于信息技术/信息管理的带宽、速度和处理器能力，所有这些都将变得更加优质、快速和便宜。鉴于智能手机的广泛使用和丰富的医疗"应用"的开发，患者、医生和整形外科学员可以在指尖探索医疗保健的不同方面（图 34.17）。iMedicalApps.com 网站对处于创新前沿的医疗"应用程序"和远程医疗技术进行了评论[39,40]。此后，iMedicalApps.com 的开发者开发了 iPrescribeApps。在这个网站上，医生可以为患者开一款应用[40,41]。人们将能够通过更小、更智能的设备，连接到更大的网络上，做出诊断决定，这些设备的功能将日益融合。现在可以通过台式电脑、笔记本电脑，甚至是 iPhone 或安卓设备访问《整形与重建外科期刊》。未来，它将可以在 iPhone 上下载，并通过电话或其他手持设备参与远程医疗时远程观看。

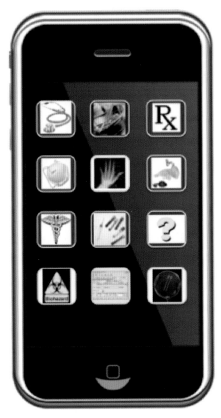

图 34.17 智能手机医疗应用。（*Courtesy of Joseph Rosen，MD.*）

结论

未来 10 年，人们将看到信息技术成本的急剧下降和计算能力的稳步增长。这将导致在医生的实践中使用这些技

术的便利性的显著改进。信息技术将采取多种形式，从前文讨论的两种形式——模拟和远程医疗——到许多其他形式。人们使用术语"网络护理"来涵盖将会影响整形手术的许多不同的医学信息技术（图 34.18）。

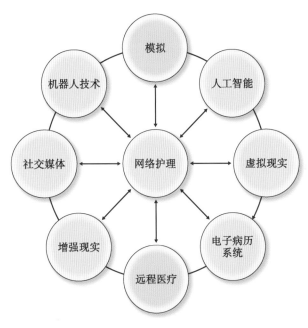

图 34.18 以网络护理发展为中心的未来医疗保健网络。（*Courtesy of Joseph Rosen，MD.*）

目前，每个诊所和机构都在整合电子病历。这些初始系统在成本和时间方面给人们的实践造成了巨大的障碍。在未来，这些信息系统将结合模拟器和远程医疗。它们还将包含智能代理和人工智能，以提高人们的工作能力和安全性。可以将智能代理整合到这些系统中，以遵循一个实验室值，并确保人们可以看到这一结果，并以适当的方式对其作出回应。人工智能可以帮助人们做出使用哪种抗生素的正确决定，并确保人们不会给可能对这种药物产生不良反应的患者错误用药。例如，IBM 的 Watson 正在挑战人们诊断和治疗癌症的方式[42]。

医生的实践将从医院转向诊所，再转向家庭。整形外科一直是提供高质量门诊手术护理的领导者。这一趋势将继续下去。信息和决策将从医院转移到诊所，再转移到家庭，而无需患者亲自来医院（图 34.19）。护理将遵循一个网络，患者将在社交媒体和互联网上分享信息。这将导致在降低成本的同时改善护理。医生可以通过远程医疗、电话、远程会议、佩戴虚拟现实界面或置身于虚拟现实 WAVE 中（见图 34.7），在该网络的任何地方提供护理。

未来的医生可能会使用谷歌眼镜等虚拟现实界面来观察患者。当通过该界面提供附加信息时，人们称之为增强现实（图 34.20）。这将从电子病历、外部记录和最新文献中提供关于患者的额外信息。与此同时，患者可以佩戴一个接口来帮助他们更好地理解计划中的手术。患者接口可以包含手术模拟功能，逐步向患者解释手术。

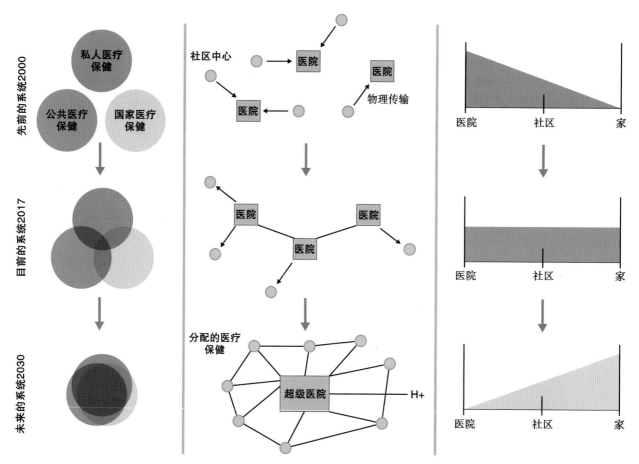

图34.19 医疗保健从医院中心网络到用户/患者中心网络的演变。(*Reprinted with permission from Rosen JM, et al. Cybercare 2.0: meeting the challenge of the global burden of disease in 2030. Health Technol (Berl). 2016; 6: 36.*)

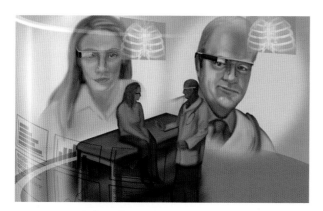

图34.20 未来的诊所就诊,患者和医生可以通过虚拟现实镜片对医疗记录进行可视化和解读。(*Reprinted with permission from Rosen JM, et al. Cybercare 2.0: meeting the challenge of the global burden of disease in 2030. Health Technol (Berl). 2016; 6: 36.*)

　　未来10年,医疗保健和整形外科服务的提供将被信息技术所改变。它将采取多种形式,每个提供者都将面临一个学习曲线,但最终会有一个改进的系统,为患者提供更好的结果,并提高安全性。

致谢

　　作者要向帮助审阅本章并提供评论、内容和图像的各位医生及产品开发人员表示感谢。

参考文献

1. Al-Hadithy N, Ghosh S. Smartphones and the plastic surgeon. *J Plast Reconstr Aesthet Surg*. 2013;66:e155–e161.
2. Gordon H. Telemedicine robot roams sidelines for Big Green football. *The Dartmouth*. 2014. Available at: <http://www.thedartmouth.com/2014/10/01/telemedicine-robot-roams-sidelines-for-big-green-football/>.
3. Rosen KR. The history of medical simulation. *J Crit Care*. 2008;23:157–166.
4. Satava RM. Surgical robotics: the early chronicles: a personal historical perspective. *Surg Laparosc Endosc Percutan Tech*. 2002;12:6–16.
5. Strachan IW. Technology leaps all around propel advances in simulators. *National Defense*. 2000. Available at: <http://www.nationaldefensemagazine.org/archive/2000/November/Pages/Technology_Leaps7194.aspx>.
6. Limberg AA, Wolfe SA. *The Planning of Local Plastic Operations on the Body Surface: Theory and Practice*. Lexington, MA: Collamore Press; 1984.
7. Rosen JM, Long SA, McGrath DM, et al. Simulation in plastic surgery training and education: the path forward. *Plast Reconstr Surg*. 2009;123:729–738. *This paper describes the American College of*

Surgeons' resident training program for simulation in general surgery and how it might be applied to plastic surgery training programs.

8. Parthasarathy J. 3D modeling, custom implants and its future perspectives in craniofacial surgery. *Ann Maxillofac Surg.* 2014;4:9–18.

9. Merriam-Webster Online Dictionary. *Definition of simulation.* Available at: <http://www.merriam-webster.com/dictionary/simulation>.

10. Elmaraghy MW, Hurst LN. Single-portal endoscopic carpal tunnel release: agee carpal tunnel release system. *Ann Plast Surg.* 1996;36:286–291.

11. Sachdeva AK, Pellegrini CA, Johnson KA. Support for simulation-based surgical education through American College of Surgeons-accredited education institutes. *World J Surg.* 2008;32:196–207.

12. James JT. A new, evidence-based estimate of patient harms associated with hospital care. *J Patient Saf.* 2013;9:122–128.

13. Dexter F, Macario A, Traub RD. Hospital profitability per hour of operating room time can vary among surgeons. *Anesth Analg.* 2001;93:669–675.

14. American College of Surgeons, Division of Education. *Accredited education institutes. Program requirements.* Available online at: <https://www.facs.org/education/accreditation/aei>.

15. Kenney PA, Wszolek MF, Gould JJ, et al. Face, content, and construct validity of dV-Trainer, a novel virtual reality simulator for robotic surgery. *Urology.* 2009;72:1288–1292.

16. Oliker A, Cutting C. The role of computer graphics in cleft lip and palate education. *Semin Plast Surg.* 2005;19:286–293.

17. *BioDigital SmileTrain Cleft and Palate Viewer.* Available at: <https://smiletrain.biodigital.com/#/>.

18. Goolsby C, Vest R, Goodwin T. New Wide Area Virtual Environment (WAVE) medical education. *Mil Med.* 2014;179:38–41.

19. Santos E Jr. Verification and validation of knowledge-bases under uncertainty. *Data Knowledge Eng.* 2001;37:307–329.

20. Siemionow MZ, Papay F, Djohan R, et al. First U.S. near-total human face transplantation: a paradigm shift for massive complex injuries. *Plast Reconstr Surg.* 2010;125:111–122.

21. Mun SK, Turner JW. Telemedicine: emerging e-medicine. *Annu Rev Biomed Eng.* 1999;1:589–610.

22. Wootton R. The possible use of telemedicine in developing countries. *J Telemed Telecare.* 1997;3:23–26.

23. Baer L, Elford DR, Cukor P. Telepsychiatry at forty: what have we learned? *Harvard Rev Psychiatry.* 1997;5:7–17.

24. Capner M. Videoconferencing in the provision of psychological services at a distance. *J Telemed Telecare.* 2000;6:311–319.

25. Scott J, Lucas R, Snoots R. Maritime medicine. *Emerg Med Clin North Am.* 1997;15:241.

26. Siderfin CD, Haston W, Milne AH. Telemedicine in the British Antarctic Survey Medical Unit. *J Telemed Telecare.* 1995;1:63–68.

27. Koop CE, Mosher R, Kun L, et al. Future delivery of health care: cybercare. *IEEE Eng Med Biol Mag.* 2008;27:29–38.

28. Rosen JM, Grigg EB, McKnight MF, et al. Transforming medicine for biodefense and healthcare delivery. *IEEE Eng Med Biol.* 2004;23:89–101.

29. Rosen J, Grigg E, Lanier J, et al. The future of command and control for disaster response. *IEEE Eng Med Biol.* 2002;21:56–68.

30. Katona LB, Rosen JM, Vu NC, et al. A new paradigm for disease surveillance in Vietnam. *Telemed J E Health.* 2014;20:493–495.

31. Sood S, Mbarika V, Dookhy R, et al. What is telemedicine? A collection of 104 peer-reviewed perspectives and theoretical underpinnings. *Telemed J E Health.* 2007;13:573–590.

32. Marescaux J, Leroy J, Gagner M, et al. Transatlantic robot-assisted telesurgery. *Nature.* 2001;413:379–380.

33. Poropatich R. *Military Telemedicine & e-Health from the Battlefield: Updated Results & Lessons Learned.* Presentation August 20, 2009. Fort Detrick, MD: Telemedicine & Advanced Technology Research Center (TATRC), US Army Medical Research and Materiel Command (USAMRMC). (Slides 38–42 describe telesurgery project.).

34. *ReSurge International (formerly Interplast). Reconstructive surgery for the world's poor since 1969.* Available at: <http://www.resurge.org/home/home.cfm>.

35. Zarchi K, Haugaard VB, Dufour DN, Jemec GB. Expert advice provided through telemedicine improves healing of chronic wounds: prospective cluster controlled study. *J Invest Dermatol.* 2015;135:895–900.

36. Christensen CM, Grossman JH, Hwang J. *The Innovator's Prescription: A Disruptive Solution for Health Care.* New York: McGraw Hill; 2009:24.

37. Obesity Help. *Making the Journey Together.* Available at: <www.obesityhelp.com>.

38. *Center for Connected Health Policy.* The National Telehealth Policy Resource Center. Available online at: <http://www.cchpca.org/nh-state-law-online-prescribing>.

39. iMedicalApps. *About iMedicalApps.* Available at: <http://www.imedicalapps.com/about/>.

40. Migliore M. The use of smartphones or tablets in surgery. What are the limits? *Ann Ital Chir.* 2015;86:185–186.

41. iPrescribeApps. *The Dilemma.* Available at: <http://www.iprescribeapps.com>.

42. Keim B. IBM's Dr. Watson will see you … someday. *IEEE Spectrum.* 2015. Available at: <http://spectrum.ieee.org/biomedical/diagnostics/ibms-dr-watson-will-see-yousomeday>.

第 35 章

整形外科的数字技术

Lynn Jeffers，Hatem Abou-Sayed，and Brian Jeffers

简介

数字技术的进步已经并将继续影响整形外科领域。本章将探讨当前和未来的技术对患者和医生体验的影响：①整形手术会诊前；②与患者见面时；③手术过程中和围手术期；④长期随访期间。本章还将讨论数字化进步对教育、研究、医疗设备、患者监测、"大数据"分析和注册的影响。

初次会诊前的数字技术

简介

数字技术的进步扩大了患者可获得的知识基础，甚至在与医生会诊之前，患者就可以很好地了解手术流程、可选择的外科医生以及预约的方法。大量的信息网站可用于教育患者有关手术过程、术后恢复、手术限制以及其他需要的信息，以确保患者前往会诊时准备充分和知识储备丰富。

手术信息

使用在线数据库和网站，患者可以在与医生交谈之前了解更多有关他们可能要接受的手术。信息网站和应用程序可以让患者比较和区分不同的手术。通过检查不同手术的描述和准确的操作步骤，患者可以分析其内在的风险和危险。例如，有网站可以帮助患者选择手术方式，了解潜在的并发症，甚至找到一个在地理位置上对患者方便的外科医生。这些信息的可用性可以使患者更加知情，以及使患者与整形外科医生的沟通更加高效。一些应用程序允许患者通过三维动画可视化模拟结果，并可以通过插入几张二维图片生成完整的三维模型，患者可以在与整形外科医生

见面之前将这些图像上传到网站上。患者必须去看医生才能看到三维图像。整形外科网站上的在线内容通常包括动画，旨在以一种抽象的方式教育患者如何进行手术，因为有些人可能无法忍受记录真实手术的视频内容[1,2]。对于想要获得有关计划中的手术的更详细视频内容的患者，许多外科医生会定制视频内容，并将其发布到 YouTube. com 或其他网站，并在视频中附上医生本人网站的链接。

在美国，整形外科医生也可以允许潜在的患者访问某些办公室文件，以节省患者和外科医生在办公室的时间。这些文件可能包括办公室政策和手术、对治疗的一般同意、《健康保险流通与责任法案》隐私通知、患者权利法案文件、等级问卷、服务菜单、定价清单，外科医生传记，手术手册、财务政策公示及其他。通过让准患者在线填写这些表格或打印出来并带到就诊处，初次会诊时的接收流程将变得更加精简和高效。因此，患者可能在对整形外科医生所在的机构和当地市场动态进行了广泛研究后，准备了初步的表格和材料，并准备了大量的问题及关于本人意愿的想法。

选择外科医生

考虑做整形手术的患者可以在互联网上搜索关于外科医生及其所在机构的详细信息、他们的资质证书、手术估价、从评论网站中挑选出的患者满意度评价和结果，以及术前和术后的照片。

在选择整形医生之前，患者通常会通过浏览整形外科机构的网站以及一些评论网站来研究整形医生的资质和声誉[3-7]。

这些网站不仅为患者提供了一个论坛，分享他们对手术结果质量的看法，而且还提供了客户服务质量、办公室外观、员工的友好程度等信息。这些网站会给患者对医生或执业机构的声誉造成重大影响，这可能是有害的，也可能是

有利的。然而,外科医生在网上的整体信息,包括视频、媒体露面,博客[8]、Facebook 等,有助于塑造外科医生的形象及其机构的品牌,因此,医生必须不断留意自己在网络上的信息,可寻求第三方服务或通过设置目标谷歌警报。

患者可以通过在线价目表来查询手术价格信息,比较不同的手术方式,并可以比较可供选择的服务菜单。这些信息有时可以直接在机构的网站上获得,或者可以在特定的应用程序和门户网站上探索[9]。一项研究表明,如果患者在来诊所就诊前就知道手术的价格,他们更有可能在第一次就诊时预约手术[10]。

患者还可以通过评估外科医生在网上展示的前后照片来评估外科医生的结果。这些手术前后的照片库提供了外科医生工作的真实例子,通常按身体位置和手术类型进行分类。有些程序[11]只允许通过一个有密码保护的患者门户访问图库,该门户要求准患者在被允许访问之前进行注册(图 35.1)。图片库可以成为整形外科营销的一个有意义的组成部分,同时也服务于教育公众的目的。尽管有些整形外科医生不喜欢把患者的照片放到网上,但他们可能会为潜在的患者提供指导,让他们联系机构进行面对面的沟通。在机构进行沟通时,这些照片要么被装订成册,要么使用数码工具(平板电脑、诊室的大屏幕、等候室的结果,以幻灯片方式显示),可在受控的环境中观看。

Demo Cosmetic Plastic Surgeon

Breast	Body	Face	Injectables & Filler

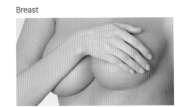 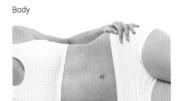 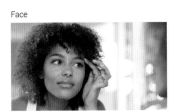 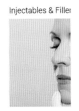

Breast Augmentation	Tummy Tuck	Rhinoplasty	Bellafill
Breast Aug Before & After Gallery	Body Lift	Facelift	BOTOX Cosmetic
Breast Lift	Liposuction	Brow Lift	Dysport
Breast Reduction	Ultherapy	Eyelid Surgery	BELOTERO BALANCE
Breast Reconstruction	CoolSculpting	Perma™ Facial Implant	JUVÉDERM XC
			JUVÉDERM VOLUMA X(
			PREVELLE™ Silk
			RADIESSE
			Restylane & Perlane

图 35.1　患者门户的菜单屏幕,允许访问受密码保护的患者门户中的教育内容和前后图库,患者可以通过任何互联网连接查看该门户。(© 2015 TouchMD,an ALPHAEON Company. Used with permission. All Rights Reserved.)

选择医生后

一旦患者选择了整形外科医生的办公室进行可能的会诊,在线体验就可以通过外科医生网站上的实时聊天工具和日历集成来增强,这些网站允许患者在外科医生的办公室时间表中找到预约时间,并在网上预约就诊。通过自动填充办公室实践管理软件系统[12]或通过具有此功能的一些电子健康记录(electronic health record,EHR)的患者门户进行预约[13]。网络语音协议(Voice-over-Internet-Protocol,VoIP)系统允许机构在开放办公时间内通过大多数移动设备和大多数地点与患者进行异步通信,从而避免了对固定电话系统的需要。移动设备上共享的在线地图或汽车上的内置导航系统简化了寻找医生办公室的过程,Waze(现在是谷歌地图工具包的一部分)等应用程序提供了交通模式的动态更新。

希望旅行去做手术的患者,以及在方便的办公时间不能去看医生的人,可以从虚拟咨询的应用程序中受益[14-21]。

2014 年,一家著名的远程医疗供应商委托 Harris 进行的一项民意调查显示,64% 的消费者愿意通过视频咨询的方式看医生[22,23]。美国国家医学委员会联合会颁布了示范立法,旨在鼓励在参与国对远程医疗服务提供者的资格认证和许可证监督方面制定标准[24]。美国一些州不允许远程医疗会诊,保险报销模式和法律注意事项正在进行重大辩论。尽管如此,移动技术在远程医疗领域仍然拥有广阔的前景,在 2013 年,仅 3 家公司就承载了 40 万～50 万的医患互动[25]。对于整形外科医生而言,他们有可能在患者支付去外科医生机构的费用之前,潜在地排除不适合手术的候选者,或者允许机构工作人员为远程患者开始入院和术前检查过程,或者提供更多的个人介绍,作为市场拓展的一部分来吸引更多的患者。

需要紧急但非急诊护理的患者(如轻微烧伤或其他轻微创伤)也可以通过类似于 Uber 等"共享经济"工具的应用程序找到当地的临床资源。一些创新的应用程序[26-28]提供了后勤服务,将患者与可按需提供服务的供应商连接起来,创建了一个数字平台,重新想象了老年人的"出诊",或者允许患者绕过急诊室等昂贵的护理点,在办公室安排服务[29]。

机构就诊期间的数字技术

在会诊过程中,数字化技术可以增强:①以电子病历的形式对患者信息的收集和归档,包括患者数据、医疗信息、照片、文档等;②数字化资料患者教育;③临床信息与决策。

医疗记录

选择电子健康记录

作为 2009 年美国《复苏与再投资法案》(American Recov-ery and Reinvestment Act)的一部分,《健康信息技术促进经济与临床健康法案》(Health Information Technology for Economic and Clinical Health, HITECH)于 2009 年 2 月 17 日签署生效。从 2011 年开始,符合条件的专业人员如果能够证明"有意义地使用"认证电子健康记录(EHR),就可以获得总计 5 年的奖励。从 2015 年开始,如果供应商没有显示出有意义的使用,则将面临高达 5% 的罚款。因此,在此期间,采用电子健康记录的人数有所增加[30-34]。即使是不为许多医疗保险患者治疗的整形外科医生也越来越多地采用电子健康记录和机构管理软件。EHR 市场正在持续发展。随着这一领域的规则、法规和功能需求的增加,市场预计将进行整合。然而,许多电子健康记录在设计时考虑了初级保健医生,因此可能缺乏一般整形外科医生所需要或要求的关键特征。此外,许多项目需要在前期投入大量的时间和资金。医生和机构工作人员在使用新 EHR 系统的实施和培训过程中可能会遇到挑战,有时需要相当陡峭的学习曲线,需要大量的工作时间分配,才能使 EHR 完全满足办公室的需要。因此,EHR 的选择至关重要。以下是选择 EHR 系统时应考虑的有关 EHR 本身的一些关键因素。

认证

确定选定的 EHR 是否获得了美国国家健康信息技术协调办公室(Office of the National Coordinator of Health Informa-tion Technology, ONC)的认证非常重要,特别是如果整形外科医生计划参加某些政府激励计划。认证是为了确保 EHR 系统提供的功能、功能和安全性符合医疗保险和医疗补助服务中心(Centers for Medicare and Medicaid Services, CMS)建立的有意义使用(Meaningful Use, MU)标准[35]。这个有意义的使用计划是在 11 年时间内(最终的医疗补助计划奖励在 2021 年支付)分 3 个"阶段"实施的第三个阶段,如果看到医疗保险或医疗补助计划的大量使用,并且没有证明符合医疗补助计划,将会受到惩罚。认证提供了一个层次的保证,即 EHR 系统允许输入必要的数据,以达到 MU 的遵从性,并且是提交报告给 CMS 进行验证和奖励处理的工具包。对于对参与有意义使用项目不感兴趣的整形外科医生而言,认证可以提供某种程度的保证,确保该项目满足某些

功能、安全性和互操作性的标准,并且可能比其他没有认证的项目更有可能在整合中存活下来。

站点内或站点外的服务器或订阅模式(软件即服务)

有 3 种主要的模式可以通过 EHR 程序提供给用户。一些 EHR 供应商可以采用这 3 种方式。最传统的软件交付模式是将程序和数据存储在医生/团队办公室的服务器上。医生完全控制数据,但负责硬件维护、备份、保险和安全,以及软件的手动更新。从远程位置或卫星办公室的访问也由医生的机构维护,可能涉及高速数据访问线路(如 T1 或光纤电缆)、虚拟专用网络(virtual private network, VPN)和其他远程记录程序。这个模型可能需要更高的硬件基础设施的前期成本,并且,根据机构的规模,外包或内部雇用一个或多个 IT 专家。另一种模式涉及使用由第三方供应商维护的位于场外的服务器。医生/团队仍然保持对数据的完全控制,但会在远程服务器上租用空间。更新仍然经常需要手工操作,但是服务器、备份和保险的责任由第三方供应商承担。

最后,软件即服务(Software-As-A-Service, SAAS)模型是一种订阅服务,在这种服务中,程序和数据由 EHR 供应商维护和更新,软件在机构中通过计算机/设备访问——与 Gmail、Yahoo! Mail、Dropbox 和其他在线程序的使用方式非常相似。更新通常是实时的,由 EHR 公司自动执行,通常不会中断软件的可用性。服务器的功能、备份和安全由 EHR 公司承担。根据合同,当更换供应商时,医生/团队可能需要支付费用来将数据提取成可用的格式。一些合同和用户许可允许 EHR 公司访问或拥有数据。在某些情况下,去标识数据(删除了标识个人或人口信息的记录)可以被供应商用于研究、产品开发或聚合和商业化。这种模式通常具有较低的前期硬件购买和安装成本,并且通过云基础设施交付,使远程地点和卫星办公室更容易访问。越来越多的专业软件和消费者软件都通过 SAAS 模式交付,支持、培训和更新捆绑在订阅成本中,"在任何地点、任何时间和任何设备上"提供可用性。

市场维稳

搜索一下截至 2015 年获 ONC 批准的 EHR 综合清单,就会发现有 648 个项目获批[36],这个数字可能难以持续。即使在 2012 年,EHR 产品的用户仍有 75% 集中在服务医院的前 6 名供应商和服务门诊场所的前 15 名供应商[37]。因此,在选择 EHR 时,一个重要的考虑因素在于,该产品是否有望在可持续发展的领先供应商之间的市场预期整合中存活下来。这些供应商通常有这样的优势:从已安装的用户群中获得稳定的收入,以及可扩展的物力和人力资源,这些资源可以使他们更好地执行进一步的政府或其他规定,并对他们的程序进行更新和改进。另一方面,大型 EHR 公司可能对用户提出的提高其程序的可用性或功能,或添加仅对一小部分用户至关重要的功能的建议反应不那么积极。由于整形外科是一个相对较小的专业,这有时会成为一个问题,阻碍及时选择一个具有一般整形外科医生所需要的基本特征的 EHR。

特性与功能

大多数经认证的 EHR 都能充分完成令人满意的病程记录、问题清单、用药清单等信息的生成。更重要的是软件的

易用性。许多程序的可用性都受到多次点击、非直观导航和烦琐迷宫般的窗口和菜单的限制。要求详细演示程序的功能，并与作为供应商参考客户的系统当前用户进行接触，这是至关重要的。一种准确体验使用和功能的易用性（或难易性）的方式是按照机构当前的工作流程来执行演示，包括最初的患者联系、日程安排、注册、接收、记录生成、计费、报告、随访等。

如前所述，市场上许多 EHR 的设计并没有考虑到整形外科医生。机构应该仔细审查那些一般供应商可能无法访问的功能，包括美容治疗报价生成、产品线的库存和销售点管理、服务预付金（例如，美容手术的定金和预付金或激光治疗的打包定价等），具有丰富搜索和显示功能的照片存档（见下文）、患者管理（见下文）等。依赖于特性或功能的开发或增强的契约和用户协议应该在契约中有明确约定的语言，包括时间表和基准，以及错过重要事件的后果。

支持与实施

实施、培训和支持是供应商提供的关键服务。重要的考虑因素包括安装过程的长度、复杂性、成本和责任，以及包括和可用的初始和正在进行的培训的数量。在更新、bug 修复和其他中断期间，应该寻求对软件中断和不可用的保证限制，机构应该寻求明确的条款，说明在这些情况下可用的支持资源，特别是在正常工作时间之后。即使是像供应商支持总部的时区这样看似微不足道的事情，如果在另一个时区的正常工作时间出现错误、数据处理速度慢、访问问题或其他问题，也可能对办公效率产生影响。许多供应商提供延长工作时间或提供"额外"支持（通常是额外收费），以应对此类意外情况。大多数专家建议，在 EHR 实施期间（在某些情况下可能持续数月至 1 年以上），由于工作繁忙，办公室工作人员的工作效率和医生人数都会减少 50%[38]。一项研究估计，实施 EHR 平均需要 611 小时的准备时间，而最终用户（医生、临床和非临床工作人员等）需要 134 小时来充分熟悉 EHR 系统，以适应定期与患者使用该系统[39]。

合同注意事项

与大多数合同一样，建议让熟悉此类交易的律师审查 EHR 供应商的合同，包括（在适当的情况下并已提供的）主服务协议、工作声明和用户协议/使用条款。一些专业协会和国家医学协会也提供这一主题的资源。需要描述的一些基本考虑包括：

1. 谁拥有这些数据？
2. 合约是否准许 EHR 公司查阅医生的患者资料，如有，资料是否以去识别和汇总的形式，公司是否获准将资料出售给其他方？
3. 合同有规定的期限吗？如有，什么构成了违约，允许医生提前终止协议（例如过度停机、缺乏或丢失 ONC 认证、未能创建一致同意的特性等）
4. 当医生更换供应商时，如何解密数据并将其提供为可用格式以便在另一个 EHR 中使用？数据转换的成本和商定的时间线是什么，以及未能及时交付数据的补救措施是什么？
5. 在程序停机时获得支持的过程是什么？应该设置停机时间的最大百分比和解决问题的最大时间。
6. 是否有与其他供应商合作的协议，以允许不同程序的接口或集成（例如照片存档或变形程序、患者管理系统、第三方账单交换所等）？
7. 增加供应商、支持人员或卫星办公室是否有额外的成本？一些 EHR 程序按用户收费，其他程序按医生（或提供者，包括执业护士和医生助理）收费，还有一些程序按计算机终端工作站许可证收费。
8. 谁负责安装和确保 EHR 程序的功能？
9. 系统的互操作性存在哪些能力——例如，它是否链接到实验室供应商数据、放射系统（PACS 或 DICOM 查看器）、其他 EHR 等，这些服务是否有实现或维护成本？

使用 EHR

关于 EHR 使用的一个全面的入门读本超出了本章的范围。然而，本部分说明了一些建议，以帮助提高 EHR 在整形外科机构中的有效使用。

通过患者门户和现场登记和输入信息

一次性认证的 EHR 需要提供一个患者门户，允许患者访问其医疗记录和结果的有限部分，并与办公室进行交互。允许患者在到办公室就诊之前输入人口统计和临床信息的患者门户可以通过最小化就诊时的数据输入量来提高办公室效率。一些程序允许创建不同的问卷和登记文件，可以根据特定的医生的实践偏好进行定制，或按患者类别进行监控（例如，外科医生在看手部手术患者和面部提升术患者时，可能会对不同的信息感兴趣）。患者的人口统计输入允许他们以更及时和记录良好的方式更新联系信息和隐私许可。另外，这些表格也可以在办公室填写，由工作人员协助患者填写适当的电子表格，或为使用数字设备有困难的患者执行转录功能。冒泡表格（类似于 Scantron 的标准化考试表格，但由考试中心打印在普通纸张上）可以在一些 EHR 中创建并使用[40,41]，这些表格将回复扫描成数字格式，直接写入进度记录。光学字符识别（optical character recognition，OCR）和自然语言处理（natural language processing，NLP）的进展可能会进一步增强结构化医疗记录中医疗信息的接收。

患者会诊时的数据输入

在患者会诊时大量输入免费文本既不可行也不可取。通常，EHR 会利用为各种患者会面创建的模板库，例如，初次乳房重建会诊、隆乳会诊、组织扩张器会诊、注射会诊等。大多数 EHR 的模板不仅包括当前的主诉和目前的病史以及相关的体检，而且还包括典型的讨论、治疗方案选择、医嘱和医疗编码。当机构中有更频繁的就诊类别时，这些模板的效果最好，一些 EHR 将在机构当前 EHR 文档或纸质表单的基础上，在实施时构建这些模板。某些就诊最好用视觉形式或解剖图像记录，并根据需要打印或绘制注释，就像记录肉毒毒素注射部位和填充剂治疗时通常做的那样。重要的是要评估 EHR 是否允许医生或其他用户创建定制模板，以适应该机构的常规工作流程或用户的个人偏好，而不是要求将所要求的更改或模板提交给 EHR 公司。定制化是有效使用 EHR 系统的关键。

对于不太常见或复杂的会诊，当需要实时文本编辑时，模板可能用处不大。一些医生发现，输入初步的总结符号，以便在患者会诊后进一步澄清，后续对注释进行文本编辑，或者服务提供者在 Dragon Medical 等程序中使用语音到文本的转录，是很有帮助的。一些外科医生更喜欢利用医生在接触时输入所有适当的信息，将观察结果迅速记录到 EHR 中，而医生则专注于直接的患者护理和面对面的互动。抄写员可以是在检查室的医生的雇员，也可以是在偏远的地方。一个供应商[11]通过谷歌眼镜技术提供符合《健康保险流通与责任法案》(Health Insurance Portability and Accountability Act, HIPAA)标准的抄写服务，允许抄写员在远程抄写时看到和听到患者的遭遇。较新的 EHR 产品利用了移动技术和 Wi-Fi 的广泛可用性，以破坏性更低的方式在会诊患者时使用 EHR(图 35.2)。

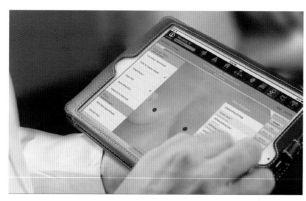

图 35.2　Modernizing Medicine EMA 整形外科。(© 2015 *Modernizing Medicine, Inc., used with permission. All rights reserved. Modernizing Medicine and Electronic Medical Assistant are registered trademarks of, and EMA is a trademark of Modernizing Medicine, Inc.*)

警报

许多 EHR 产品还允许自定义警报设置，以协助临床决策或业务实践。例如，一些系统允许用户设置一个警报，每当打开一个特定的患者图表时就会弹出提示，例如，该患者需要重新拍摄其照片或为其最近的治疗付费。在开药时，大多数 EHR 也会提示药物禁忌证、不同药物的相互作用和/或疾病进程。有些程序允许用户定制仅在满足特定条件时显示的动作项。例如，如果一个女患者年龄超过 50 岁，在去年未接受乳房 X 线检查，EHR 可能提示用户考虑订购一个乳房 X 线检查，甚至可能提供电脑供应商订单输入，生成一份可打印申请书，或将订单电子传送至放射学中心。

文件及表格管理

大多数 EHR 允许用户上传各种供应商和设施所需的表单，如当地医院的或调度表，或经常开处方的产品或耐用医疗设备的订单表。有些 EHR 允许用户直接在表单的图像上进行标记，并将其保存为文档。还可以设置表单，将表单中的每个空白捕获为结构化数据(如智能 PDF 表单)，这些数据可以用于生成报告，或在邮件合并文档中使用。

集成系统

尽可能安排在机构中使用的各种程序的整合。许多

EHR 产品供应商目前提供集成的软件套件，包括医疗记录、账单、机构管理、实验室和诊断研究结果、收入周期管理、库存、手术室合规文件、知情同意书和手术报价。这些系统还可以提供直接的数据集成或至其他供应商产品的单点登录接口。例如，一个没有提供机构管理模块的 EHR 供应商可以构建"数据桥梁"，连接到常用的机构管理软件产品，允许机构混合和匹配可能更适合机构的需求、预算和概要的产品。一个 EHR 产品可能不适合一个机构的所有需求，而一个单独的照片管理产品(见下文)、患者教育系统(见下文)或数字模拟器程序可能是理想的。理想情况下，这些也应该尽可能地集成，即使是由竞争供应商提供的。集成减少了在每个项目中对患者人口统计数据的双重或三重录入的需求，并可以避免使用不同的登录和用户界面打开多个屏幕和程序。EHR 项目在医生和医院中被广泛采用的一个积极结果在于，在多个医疗记录和其他健康信息技术供应商之间的互操作性方面，有可能(尽管尚未实现)取得长期需要的进展。市场需求很可能推动这一领域的进一步创新。

提前投入时间——了解你的 EHR

总体而言，建议整形外科医生、办公室经理和关键员工花时间理解 EHR 的功能，并考虑如何被用来限制人工输入，通过自动模板、字段链接以及自动警报和任务来提高效率和顾客量。花时间熟悉程序的功能和配置系统，让办公室充分利用软件将进一步提高效率，并从长远来看会减少挫折。医生应该准备好休假(包括医生和工作人员)进行适当的培训和实施，并且应该准备好几个月甚至几年的生产力下降。不过，有趣的是，一些研究表明，尽管许多机构在实施 EHR 甚至几年后仍会面临临床顾客量减少，但收入却增加了，这可能是由于更准确的计费和编码，以及在机构管理方面更高效的工作流程获取了更高的收入。

照片系统

大多数整形外科医生会发现，他们的 EHR 提供的照片系统并不足够，因为他们需要初级保健医生和其他专科医生。因此，整形外科医生可能会发现购买或订阅与 EHR 链接的专用照片管理程序会更好[11,42]。理想情况下，该系统应该允许直接从平板电脑、摄像头或智能手机上传到患者身上，而不需要先下载到硬盘上，也不需要在一天结束时上传并分配给正确的患者。用元标签对照片进行分类，包括人口统计数据、外科医生、机构、诊断、手术和其他注意事项，如植入物的大小和位置，可以为无须复制照片而建立动态图库提供重要背景。为图像分配标签的过程不应该是费力的，标签应该是容易搜索的。某些标签，如照片日期和患者人口统计数据，应该自动处理，特别是如果与 EHR 链接的话。在这样的系统中，这是可行的，例如，搜索所有术后 6 个月的女性乳房缩小患者的照片，年龄在 28 岁到 40 岁之间，谁的乳房容量至少减少了 600g。有些照片系统还允许医生立即对图像进行注释，并将注释后的图像保存为单独的("扁平")文件。这也是一种有效的患者教育和风险管理工具。当患者可以看到自己的不对称或其他问题的视觉标记或拟议的手术说明(特别是当外科医生在平板电脑上实时

进行手术,并在检查室的大屏幕上播放,创造一种身临其境的教育体验),这可能会增加患者对手术局限性的理解,同时增加其对手术的舒适感。照片呈现给患者的方式也很重要。理想情况下,该程序应该允许前后图像并排显示,并按此方式保存,每页打印指定数量的图像。应该通过笔记本电脑或台式电脑、平板设备或智能手机来访问患者的图像。一些程序[11]允许医生让患者通过患者门户访问其部分或全部图像,还有一些程序允许患者将自己的图像上传到自己的账号上。这种共享的途径可能会鼓励快乐的患者与未来的患者分享他们的经历。

在将照片转移到网站或幻灯片上使用时,有权访问照片的个人必须保持警惕,确保已获得患者的适当同意,并已删除其识别信息。这包括分配给照片的元数据标签(如患者姓名、性别、出生日期、手术过程、手术日期等),这些标签可能与照片保持关联,对于谷歌这样的网络搜索引擎而言是“可读的”。因此,如果整形外科医生不知道这些元数据必须从照片中删除,患者的一位好心的朋友可能会在搜索网站上搜索她朋友的名字,结果却被指向整形外科医生的在线隆乳图库中的一组图像。如果像文身这样的识别特征很容易被识别,这就增加了侵犯隐私的风险。类似地,当鼠标在图像上滚动时,有时也会无意中看到一些相同的信息。这些事件不仅可能导致医生失去不满意的患者的业务,还可能导致违反 HIPAA 的指控或其他法律和财务责任。

与 EHR 一样,同样重要的是照片管理系统供应商的合同中描述谁拥有数据/图像,谁来承担责任为维护和的条件和义务后终止合同(见上文合同注意事项部分中的讨论)。

机构管理

集成的单一供应商软件产品可能包括用于机构管理、日程安排、计费、临床文档和后续营销的组件。对医疗信息系统互操作性的日益强调为机构提供了更多的选择,并能够将来自不同供应商的数字工具结合在一起。虽然医生经常讨论 EHR 的文档和记录生成方面,但也许对办公室的整体健康更重要的是所使用的机构管理系统。传统上,机构管理系统主要集中在开票和编码过程和跟踪应收账款。然而,先进的现代机构管理系统可以简化工作流程和报告,增加收入,同时潜在地降低成本。

计费

即使在传统的计费领域,一些较新的机构管理项目也会自动检查患者的资格信息,包括验证患者的保险仍然有效,确定免赔额和满足了多少,列出网络内和网络外就诊、住院和门诊手术的好处,编目研究和实验室的费用,并为处方药物提供处方和好处说明。这些信息可能有助于在就诊时收集适当的共付费用和扣除项,或更准确地作出有关手术和医嘱的决策。一些系统有一个 E/M(Evaluation and Management,评估与管理)计算器,它可以帮助临床医生根据进度记录中收集的信息为门诊就诊编码适当的计费级别。例如,一个使用结构化数据模型的复杂的 EHR 可以使

用医疗保险 E/M 编码指南来确定历史记录、体检和系统项目检查的数量,这些都已被满意地记录下来,同时,也为医生提供一种方法来根据时间和复杂性来覆盖自动编码和账单。许多 EHR 提供了工具来帮助选择适当的 CPT 和 ICD 代码,甚至可以根据创建病程记录过程中输入的解剖和临床数据来自动进行这一过程。在生成索赔之后,大多数系统都有一个称为索赔“清理”的过程,该过程会在提交之前检查索赔是否有错误。在可用的情况下,索赔可以直接发送到第三方付款人,或者更常见的是发送到结算清算所,然后由结算清算所将索赔发送到适当的第三方。理想情况下,机构管理程序与票据交换中心的接口将自动向补充保险支付者发送二次索赔(如果适用的话),甚至根据需要为患者的自付部分生成纸质报表。这一过程的自动化减少了一家机构的收入对办公室人员的能力和奉献的依赖,并且当设置适当时,降低了遗漏或拒绝索赔的频率。

报告

流行的机构管理系统还允许访问可定制的报告,这些报告有助于机构跟踪未付索赔、每种设施的收入、每项索赔的收入、每位员工的收入、每种手术的体量等。从历史上看,许多这样的报告很难获得,而且很少实时生成。有了更复杂的系统,机构管理者和医生可以根据需要评估其机构的可行性和效率。

预防盗窃

机构管理程序也可以通过允许每天结束时“硬合”书籍来帮助减少盗窃、挪用和类似问题的风险。当执行硬关闭时,货币数量和交易不能再添加、删除或更改。此外,强大的库存管理系统有助于跟踪销售产品数量、销售人员,以及库存应保留的产品数量,帮助减少库存“丢失”,及时补充库存,便于更准确地跟踪每个独特产品库存单元(stock-keeping unit,SKU)的销售收入产生。

客户关系管理

较新的系统还以客户关系管理(customer relation management,CRM)模块为特色,用于跟踪线索,跟踪患者的经常性收入机会,并向患者提供适当的营销材料。CRM 产品的一些常见功能包括能够根据患者人口统计数据、程序类型、从预约日期开始的时间等及时发送有针对性的电子邮件或信函。如果使用得当,CRM 甚至可以在患者进入机构之前部署。该系统可以在患者在网站上查询、订阅该诊所的电子通信或拨打患者预约电话时开始吸引患者。当接收到来自潜在患者的这些入站通信时,可以发送自动定制的电子邮件或信件,这些邮件或信件预先填写了适当的信息,并按照预定的时间表发送。例如,在一个新的隆乳患者的情况下,过程可以设置如下:在患者安排好预约后,会发送初始欢迎信息,预约提醒在询问 1 周后通过短信或电子邮件发送,并在预约前 3 天再次发送(要求患者确认接收并确认预约时间,并通过快速短信或回复自动在系统中登记),“谢谢光临”消息和一个简洁的就诊总结在与患者会面后的第二

天发送,后续发送消息询问患者,如果预约手术未在 4 周内安排,患者是否希望获得更多信息等,直到手术完成。术后预约提醒、神经毒素和填充治疗的截止日期、特殊促销和活动都可以通过复杂的 CRM 工具发送和跟踪。

互动的体验。如果使用有效,该技术不仅可以增加患者对选择的治疗方法的信心,也可以增加医生的信心,医生的能力可能反映在办公室中使用的最先进的现代工具的选择上。

现场患者教育

使用数字技术进行患者教育可以增强患者对复杂医疗信息的理解,现代设备和软件产品可以使这成为一种高度

数字教育材料

通过交互式信息视频或材料,患者可以在接待区或检查室等待医生时观看这些信息视频或材料,可以增强办公室接触(图 35.3)。这些可能包括幻灯片演示、动画、视频教

⊛ Brow Lift

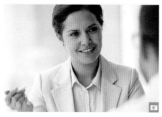

Brow Lift Risks

• The need for revision surgery to correct rare complications of the brow lift surgery.

Like any major surgery, a brow lift poses a risk of bleeding, infection and an adverse reaction to anesthesia. It's also possible to have an allergic reaction to the surgical tape or other materials used during or after the procedure

You can help minimize certain risks by following the advice and instructions of your surgeon, both before and after your brow lift surgery. If you have any concerns about the risks involved with a brow lift surgery, please consult your surgeon.

Brow Lift Risks:

Each year thousands of women and men undergo successful brow lift procedures, experience no major problems and are happy with the results. Significant complications from a brow lift are infrequent. However, make sure you understand what surgery involves, including possible risks, complications and follow-up care.

A brow lift poses various risks, including:
• Excess scarring.
• Facial asymmetry.
• Temporary or permanent hair loss near the incision.
• An accumulation of blood under the skin .(hematoma).
• Changes in skin sensation in your brow and/or forehead area for a few months up to two years.
• Forehead nerve damage which can result in loss of the ability to feel or raise eyebrow and/or forehead area.

Brow Lift Illustrations

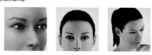

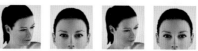

Rela

Rhino

Facel

Eyelid

Perm

Ⓐ

⊛ Rhinoplasty

Rhinoplasty Overview

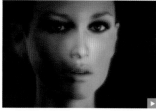

About Rhinoplasty:

Rhinoplasty, also known as nose surgery, is a common procedure to improve the appearance and proportion of the nose. It can also be performed to correct birth defects, breathing difficulties, or to repair deformities caused by injury. Changing the size, shape, or proportions of the nose can often help improve self-confidence.

Rhinoplasty Considerations

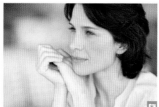

Rhinoplasty Considerations:

The best candidates for rhinoplasty have realistic expectations and are interested in improving the appearance and/or function of the nose. Before you decide to have rhinoplasty carefully think about your expectations and discuss them with your surgeon. The following conditions could indicate that rhinoplasty surgery is right for you:

• Nose is not in proportion to the rest of the face.
• Nasal tip is drooping, upturned, hooked, or enlarged.
• Nose bridge has humps or depressions.
• Nostrils are too large or wide.
• A history of nasal obstructions or breathing problems.

Rhinoplasty is often postponed on younger patients until the nose has completed its growth, typically around 15 or 16 years of age.

Open vs. Closed Rhinoplasty

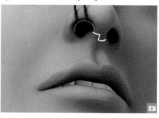

Open vs. Closed Rhinoplasty:

There are two different techniques, or surgical approaches, used for rhinoplasty. These include open and closed rhinoplasty. Patients considering nose surgery should be aware of the differences.

The open rhinoplasty approach, also called external rhinoplasty, uses a few hidden incisions made inside the nostrils and adds a small bridging incision, called a trans-columellar incision, to connect the right and left nostril incisions. With the addition of this tiny visible incision, the nasal skin can be folded upward (much like opening the hood of a car) giving the surgeon more access to the internal structures of the nose. This allows for more precision and ease while sculpting the nose. When properly performed, the open rhinoplasty incision heals remarkably well and becomes nearly invisible.

The closed rhinoplasty appro
rhinoplasty, use surgical incis
inside the nostrils, avoiding v
approach may reduce swellin
time. However, this approach
internal structure of the nose
perform more complex rhino
repositioning of the nasal ski

The approach you choose gr
and desired results. Your su
approach they feel is most a
established during the rhinop

Ⓑ

图 35.3 交互式提眉(A)和鼻整形(B)信息屏幕,可访问视频、插图和其他教育内容。(© *2015 TouchMD , an ALPHAEON Company. Used with permission. All Rights Reserved.*)

程和其他媒体,可能是专业开发的、从第三方获得许可的、或由医生的执业机构内部制作的。关于其他可用的手术和产品的数字信息可能为进一步讨论患者以前不知道的话题或手术打开了大门。如前所述,在接触过程中,实时使用可以注释的照片和插图可以帮助外科医生详细解释手术过程,或显示不对称性和其他针对患者的注意事项[11]。更精细的程序还允许将带注释的图像无缝地保存到患者的图表中。一些平板 EHR 产品还拥有高度详细的虚拟解剖图集,具有多个触摸敏感区,可以从多个视图和层次解释相关的解剖和技术(图 35.4)。对于整形外科医生而言,最初的会诊往往是展示其艺术技能的最佳机会,他们可以在患者眼前实时绘制手术步骤、切口位置等速写。

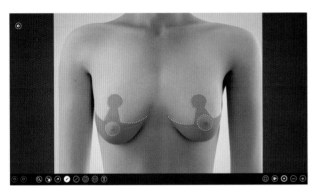

图 35.4　可以注释和保存的插图,以便患者以后通过其门户访问,可以成为一个有效的患者教育工具。(© *2015 TouchMD,an ALPHAEON Company. Used with permission. All Rights Reserved.*)

数字模拟

　　数字模拟器还可以让外科医生更好地向患者和同伴展示手术可能的结果,也可以帮助制定手术计划。其中大多数都是独立的系统,在某些情况下可以与企业的 EHR 联系起来。有些需要特殊的硬件和办公室的专用区域指定为图像采集室[43]。其他系统[44]只需要一部 iPad、带相机的手机或普通相机,在任何房间拍摄三个传统位置的图像(正面,右侧和左侧)(图 35.5)。通过复杂的计算机算法,这些照片被插值成三维图像,然后可以在软件中进行处理。同样的系统也可以通过 iPad 的一个商业传感器进行三维扫描(图 35.6)。然后,可以对生成的图像进行操作,以帮助患者想象可能的结果,并提供关于特定美学目标的有用反馈(图 35.7)。对于隆乳手术计划,虚拟乳房假体从根据制造商、大小、形状分类的菜单中选择,可以增加尺寸,也可以将不同的假体选择并排查看。通过多视图和假设场景,患者可以评估投影、形状和宽度的差异。例如,三维建模可以帮助患者更好地理解解剖型或圆形假体之间的区别,并帮助其决定预测的结果是否值得增加的费用。患者寻求乳房缩小,数字模拟可以帮助显示患者乳房容量减少 500g(可能出于患者保险的特定要求)的图像,帮助其决定是通过保险支付,还是自掏腰包做一个保留更多的乳房体积的有限乳房缩小手术。该方案允许对每侧进行不同的体积减除,这有助于规划二次乳房返修病例和乳房切除术后再造。在评估乳房切除术后再造患者时,这一特征可能允许外科医生减去整个乳房的容量,然后放置各种虚拟假体,以评估患者最佳的直接假体选择。当医生与隆乳术联合乳房上提固定术

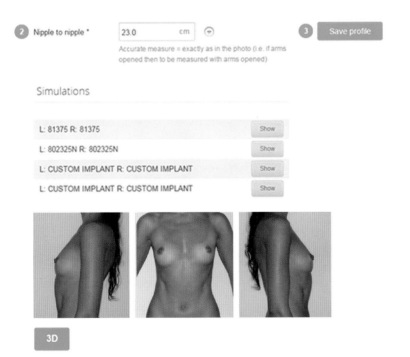

图 35.5　一些系统允许使用传统相机或移动设备在 3 个视图中捕获图像,并上传进行自动三维重建。(*Image courtesy of Crisalix.*)

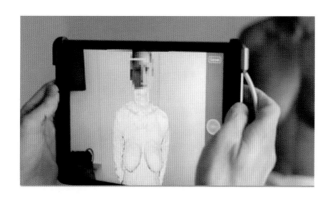

图 35.6   图像处理系统也可以用 iPad 上的结构传感器扫描仪捕获图像，实现瞬时重建。（*Image courtesy of Crisalix.*）

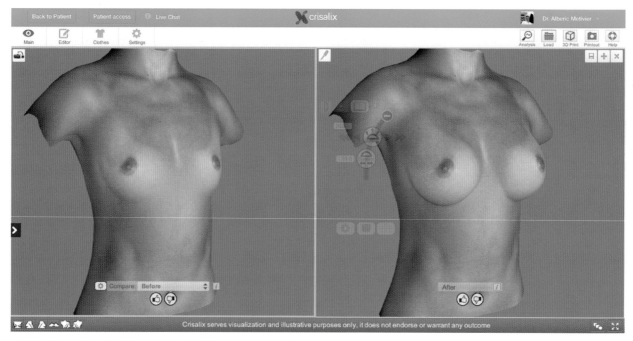

图 35.7   三维乳房重建可通过操作选择不同的假体品牌、大小、形状、质感、腔隙位置。乳房上提固定术和假体/容量减除也有选择。术前与术后视图样本。（*Image courtesy of Crisalix.*）

的候选患者沟通时，患者通常很难理解手术计划中这两个部分的必要性，模拟有助于说明不做乳房上提固定术而只置入假体的乳房可能是什么样子，反之亦然。通过面部和身体图像，该程序允许外科医生模拟各种手术，包括重塑、恢复质感，以及各种局部治疗、注射产品、激光和能量设备、吸脂系统等。外科医生还可以对各种结构（如下颏、眉、鼻、眼、面颊等）的增宽/缩小、推进/后缩和抬高/降低进行建模。一家供应商的软件利用三维打印技术制作完整的面部复制品，并与一些用于其他临床模拟任务的三维摄像机系统集成，以创建更全面的视觉和触觉表现患者的特征，以便进行更详细的建模[45]。

有些程序允许患者安全地将照片从家中上传到医生的网站（图 35.8）。这些照片被整合到模拟软件中，然后鼓励患者安排到办公室就诊，以查看这些模拟图像，并与外科医生讨论治疗方案。在这一过程中，这些工具超越了教育，并可能作为一种手段，在市场上区分外科医生和招募潜在的患者。最后，一些程序允许患者在网上安全地远程访问其部分或全部图片（由医生决定），还有一些程序提供方便的

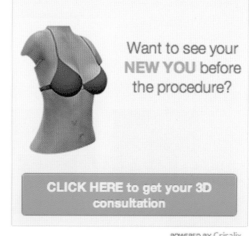

图 35.8   部分程序允许患者安全地从家中上传图片。然后，患者被鼓励安排一次办公室就诊，以查看模拟图像和讨论治疗方案。（*Image courtesy of Crisalix.*）

社交媒体共享选项。因此,快乐的患者可以与朋友分享他们的结果(图35.9)。然而,应该考虑模拟图像是否会被误解为保证结果的暗示——所有图像和所有会议都应该强调图像不是保证,只是用于教育目的的估计。在患者能够在办公室外查看的任何图像或进入医疗记录的任何图像上打印此类免责声明,可能在设定期望和记录数字模拟工具的局限性方面起到重要作用。

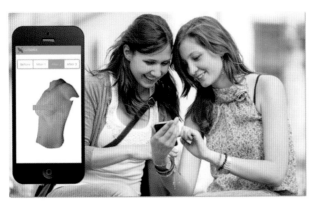

图35.9　部分系统为患者提供远程在线访问指定重建图像的社交媒体共享选项。(*Image courtesy of Crisalix.*)

现场临床信息与决策

数字技术还可以在临床信息和决策方面帮助外科医生。正如前文所述,数字模拟不仅是一个患者教育工具,而且可以用来帮助患者和外科医生计划和选择适当的技术、乳房假体或其他手术组成部分。

数字技术也可以允许偏远地区的患者获得与一位特定专家会诊的机会。这可以是专科内会诊或专科间会诊。有了符合HIPAA标准的新产品,并使用了高清视频摄像系统,远程顾问可以看到和听到互动,并在患者会诊时提供实时建议。这可能会提供患者所需的专业知识,以帮助照顾偏远或服务不足地区的患者,或可能为复杂病例提供额外的专家意见。军事战场的分诊和手术稳定也可以借助类似的远程手术技术。

数字工具也使就诊期间更容易获得以前无法获得的服务。例如,翻译服务可以通过一个智能手机应用[44]来提供,其中患者的语言是选择的,翻译人员打电话给手机,并从一个远程位置提供整个交互的翻译。这也适用于需要通过在线平台进行手语翻译的患者,增加了方便性,并降低了办公室根据《美国残疾人法案》(American Disabilities Act, ADA)聘请现场手语翻译的成本[46,47]。

围手术期的数字技术

数字技术在患者的术前、术中和术后阶段发挥着越来越重要的作用。在初步沟通和确定患者的手术候选资格后,可以使用包括设备和软件系统在内的一系列数字工具,对复杂手术后的患者进行适当的计划、执行和立即监测。随着能力的提升和处理器速度、芯片内存、云存储基础设施和移动/无线技术的发展,一个包含互联设备和程序系统的完全集成的操作套件不仅是可行的,而且可能在短期内成为规范。

术前检查

在术前计划中评估照片

患者的术前检查通常开始于初次会诊期间或之后不久。可以查看从EHR中正确获取的患者病史和身体信息,以及标记在患者图表上的数字照片。正如前文的照片系统部分所描述的,先进的EHR工具和照片存档系统允许对患者照片进行分类,并使用元数据标记属性,如手术类型、手术日期、诊断、身体位置、患者年龄、性别、保险类型、服务地点、手术阶段(术前、术中或术后)等。通过动态登记患者的照片,外科医生可以查看患者的术前照片以及其他具有类似人口统计学、解剖学或其他特征的患者的照片,从而量身定制手术计划。例如,外科医生计划为一个30岁的非洲裔美国人做鼻整形手术,可能会给她的照片贴上诸如"鼻背缩小术""非裔美国人""30~35岁""开放鼻尖"等标签。外科医生可以将该患者的照片与其他患者的照片进行比较,这些患者的照片也有类似的标记。通过基于这些标签对图像进行过滤和分类,外科医生的图片记录数据库变得更加丰富,而且更容易挖掘出任何给定环境下所需的图片类型。一些独立的应用程序[48]为平板设备上的图片库提供了这种可搜索的元标记和分类(图35.10)。

术前与术中规划中的数字模拟

此外,摄影存档软件程序配备变形和注释工具,允许外科医生无损地标记一组术前摄影图像,以纳入术前计划的想法。这通常在隆鼻和乳房手术中进行,在肿胀和其他术中变化发生前获得的无标记和有标记的参考照片可以作为整个手术过程的持续指导。能够使用适当的元数据异步地标记患者就诊时的照片是非常有用的,这样即使患者已经离开办公室,也可以将附加的相关信息注释到图像集中。远程访问摄影记录通过基于云计算的系统或虚拟专用网络(VPN)允许提醒外科医生手术计划,添加信息(可能是在联系患者后生成),以及在远程服务点提供护理时打印或浏览照片(例如,在医院使用不同的现场记录系统进行手术时)。

术前报价与知情同意

评估患者在美容和重建手术中的经济责任同样是整形外科机构工作流程中不可或缺的一部分,当然,获得知情同意的过程对适当的患者护理至关重要,作为适当的程序选择的保障和提供给患者的信息的法律记录。许多EHR系统包含了同意和报价模块,这些模块会自动地从记录的信息填充到临床接触的EHR中,在某些情况下自动生成ICD-9和ICD-10代码、CPT和收费表。最早具有此功能的程序之

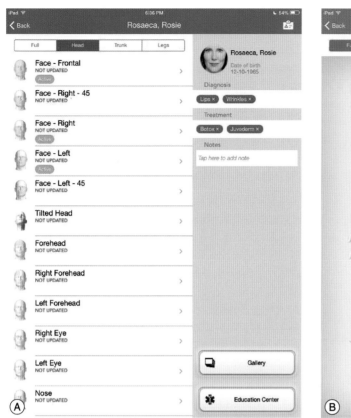
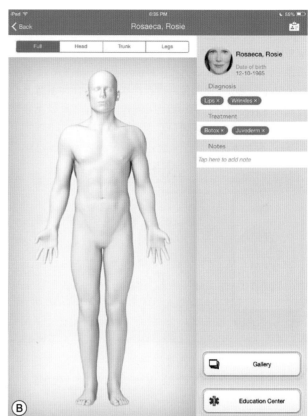

图 35.10　MyAppwoRx.com 图片。（© *2015 AppwoRx, used with permission. All rights reserved.*）

一是一个客户-服务器软件程序,该程序根据外科医生或适当的机构工作人员为填充文档输出而提出和选择的手术,为特定患者创建定制的手术报价和知情同意小册子[49]。许多新的软件工具允许患者通过封闭式门户发送报价和知情同意书(通常是相同的门户网站为患者创建访问会诊前教育材料和登记表),因此它们可能会被患者查看、与患者家属或看护人共享,以及在某些情况下填写完成。如果外科医生认为合适,可以使用符合 HIPAA 标准的在线系统(如DocuSign)来获取电子签名。美国整形外科医师协会(American Society of Plastic Surgeons, ASPS)知情同意图书馆提供CD 和数字下载格式,供外科医生打印和在办公室使用;一些 EHR 系统允许将已存在的表单转换为智能 PDF 或其他格式,这些格式也允许在 EHR 应用程序中获取签名。另外,其他 EHR 提供了复制粘贴功能,允许将其他同意表格的内容"数字化"到 EHR 的表格库中。

术前实验室与研究

除了手术报价和同意工具外,术前计划还包括对实验室、放射学或其他临床资料的排序和审查,以及提供围手术期药物处方。美国的大多数 EHR 系统都具备通过 Surescripts 或与大多数药房相连的类似平台进行电子处方的功能,从而减少了生成、签名、扫描和传真纸质处方的需求。类似地,实验室和放射学研究的电子计算机供应商订单输入也被建立在许多 EHR 程序中。在许多情况下,它们提供了一种方式,可将指令直接电子传输到 Quest 和 LabCorp

等实验室中心,也可以将结果接收并归档到患者的病历中。这种自动化技术有望加快外科医生和办公室工作人员订购和审查实验室的过程,如果可行,可在术前和术后应用。在PACS 系统中可见的放射图像有时可以与放射医生的报告一起直接纳入医疗记录。

自动化术前工作流程

医疗保健信息技术之间的广泛集成[通常使用数据传输的 Health Level 7(HL7)语言]为自动化工作流程的其他方法带来了希望[50]。许多机构管理(practice management,PM)系统已经与其他供应商的 EHR 程序集成,允许采用"混合匹配"的方法来选择办公软件解决方案。一些供应商提供一体化的解决方案,包括 EHR、PM、库存和其他功能,内部集成允许在组件模块之间自动传输数据,如诊断、服务日期、手术代码、外科医生和患者信息等。在某些情况下,这允许软件对有关任务分配和责任链的定制"工作流程阶梯"进行配置,患者的术前或术后方案中的特定任务可以分配给具体员工,而员工之间的"接力棒"则是协议完成的步骤。集成良好的系统还允许将这些步骤记录到 EHR 中,记录日期、时间、负责员工和与工作流程相关的任何注释。随着移动技术的进一步成熟,移动设备上的安全消息和任务记录有助于促进真正的无纸化办公工作流程。

术前风险评估与工具

在某些情况下,自动化也可以应用于术前风险评估和管理的法则。例如,EHR 项目中的数据输入工具可以计算 Caprini DVT 风险评分,以及同行评审的关于适当预防的循证建议。通过将协议编码到软件中,用于围手术期患者评估,ASA 评分、Fitzpatrick 量表等指标的计算是可行的。一些 EHR 供应商提供定制工具,允许机构将其现有的表单数字化,以达到这一目的,通常与外科医生和工作人员在协作开发过程中协同工作。通过对必要的外科检查表和其他表格数字化,该系统可以帮助外科医生和医疗机构遵守美国门诊手术机构认证协会(American Association for Accreditation of Ambulatory Surgery Facilities, AAAASF)和其他认证机构要求的文件。

术前建模

对颅面外科、显微外科或其他复杂手术需要更精细的术前检查的患者,也可以从数字技术中获益。虽然数字减影血管造影在所有病例中的必要性尚不清楚,但它通常被用于进行穿支皮瓣重建和其他显微外科手术的患者的术前评估。随着三维打印技术的出现和日益普及,定制的印模和颅骨假体可以用于创伤、肿瘤或颅缝早闭的复杂、复合颅面重建,利用 CT 的三维重建,MRI 和其他放射学数据以及数字摄影来模拟患者当前或预期缺陷的多维地形图。精密的 CAD/CAM 工具[51-53]可以用来创建解剖模型,通过该模型植入的钛、甲基丙烯酸甲酯(methylmethacrylate, MMA)、丙烯酸、羟基磷灰石(hydroxyapatite, HA)、生物陶瓷、聚醚醚酮(polyetheretherketone, PEEK)和其他材料可以被机器制造。整体结构植入物,如定制下颌钛板,也可以被设计和制造。包含真皮基质、干细胞、骨移植、软骨细胞支架和其他材料的生物和惰性物质的复合材料也可以被设计和建模。Organovo 等公司提供的定制组织工程产品,以及 MakerBot 等相对廉价的面向消费者的三维打印设备,有望为复杂手术的术前设计和原型制作带来持续不断的创新。

手术日

术前即时数字化技术

一旦患者到达手术地点,就可以使用一些工具进行术前评估。目前的许多床边数字生命征监视器包括蓝牙连接,并直接集成到 EHR。此外,许多应用程序供应商都提供了远程家庭生命体征监测,通过苹果公司的 HealthKit 或谷歌 Fit 等工具跟踪生物特征参数。某些电 EHR 可以将先前临床记录中包含的病史提前提供给外科医生、麻醉师或其他医疗服务提供者,以便在术前等待区进行审查。与最初的办公室沟通类似,术前患者的即时教育可以通过苹果电视、谷歌电视和其他无线设备在私人等候室的视频屏幕上播放视频内容来进行加强。可以将手术室工作人员的术前检查表放入 EHR 的临床工作流程中,并为适当的工作人员提供电子签名和认证。

术中监测

手术室是将数字技术整合到整形手术患者护理中的另一个场所。数字麻醉监测在许多手术室都可以使用,尽管直接将数据集成到 EHR 中对许多供应商而言仍然是一个挑战。通常,这些不断获取的流数据被压缩成照片摘要,用于文档的目的,但在数据分析能力方面可能会受到限制。FDA、医疗整合中心和其他组织预计将这些系统的数据更直接地集成到 EHR 中,并将推动这些数据与 HITECH 法案促进互操作性的目标保持一致[54]。其他数字创新可能进一步改善患者安全;例如,射频识别(radio-frequency identification, RFID)技术正在被用于监控手术室的纱布。一些公司目前正在研究数据融合的概念,它集成了各种输入,例如成像模式和软件算法,允许混合三维输出,或集成显示所有相关的临床信息,可以在移动平台上实时播放,在手术过程中,可以通过屏幕监视器或可穿戴平台进行实时反馈/成像,从而将数据和其他图像叠加到外科医生的视野中[55]。

术中沟通协作

手术室的外科医生也可以在适当的情况下利用某些数字技术。GoPro 相机[56]和谷歌眼镜等数字视角(point-of-view, POV)摄像设备可以促进手术室或偏远地区的学生和住院医师的教育,为感兴趣的观察者提供外科医生的有利位置,允许出于教育、营销或质量保证目的记录手术过程,并为难以看到的小空间提供更清晰的图像,比如鼻整形术中的鼻拱。一些外科医生利用这类技术,在必要时与工作人员和手术室外的其他人员进行额外的免提通信。这些 POV 技术有利于战地医院、发展中国家、农村地区和其他服务点进行远程外科手术,允许远程外科医生向现场治疗提供者提供指导,可能改善患者的稳定、分诊和第二意见咨询。已经有许多公开报道的外科医生在手术中使用谷歌 Glass 的例子,包括手术插图的增强现实叠加和可与患者解剖重叠的手术步骤,以帮助指导手术的进行[57-59]。

手术决策的术中工具

外科医生与病理学家在术中病理报告方面密切合作,可以获得复杂的集成数字病理解决方案,包括智能数字扫描、图像处理、存档和分析[60]。从事显微外科手术的外科医生可以使用配有数字光学和视频记录系统的手术显微镜,并植入数字监测的可植入多普勒探针来评估吻合口通畅。组织灌注质量可以通过使用特定技术来确定,该技术允许制定对有坏死危险的组织进行清创或询问受威胁的血管蒂的决策[61]。

术后数字技术

当手术过程接近完成时,围手术期工作流程核对表可以在 EHR 中恢复。地理定位系统采用全球定位系统(global positioning system, GPS)、射频识别(radio-frequency identification，RFID）、近场通信（near-field communication，NFC）、蓝牙、Wi-Fi、互联网协议（internet protocol，IP）和上链路到达时差（uplink-time difference of arrival，U-TDA）蜂窝技术等协议，可以跟踪患者和工作人员的位置，以准确记录手术时间、床位和人力资源的分配，以及其他基于位置的服务。术中放置的多普勒探头可以提供持续的术后皮瓣监测，生命体征应用程序可以将持续的生理数据传输到医生的智能手机。创新的整形外科医生可以与工程师、软件开发人员和其他临床提供商合作，设想和设计大量的数字技术的额外用途。

患者就诊（包括长期随访）之间的数字技术

简介

通过先进的机构管理/客户关系管理项目，使用可穿戴技术和配件进行监测，以及在线和其他数字形式的患者和社区参与，医生将能够终生跟踪和定制其与患者和社区的参与。

直接与患者沟通

以符合 HIPAA 的应用程序[62]形式进行的通信已经成为可能，并且广泛可用。该技术允许实时、视频、聊天和图片共享功能，就像前文讨论的虚拟咨询一样。

希望抛弃寻呼机和神秘应答系统的外科医生仍可以使用谷歌语音等免费服务为患者、医院和急诊室提供 24 小时电话联系。这项服务可以设置为，当患者呼叫整形外科医生的谷歌语音号码时，它将同时响起任何固定电话、移动电话、台式电脑等组合的声音。电话可以被筛选、应答或发送到基于云的语音邮件。语音邮件可以转录，通过电子邮件和/或短信发送给整形外科医生。警报可以设置为不同的铃声，并设置为不同的回复消息，取决于号码呼叫。此外，整形外科医生可以使用谷歌语音给患者回电，而不透露其家庭电话或手机号码。整形外科医生也可以为他们的谷歌语音号码选择任何区号。对患者而言，谷歌语音号码和其他号码没什么区别。谷歌语音还允许免费拨打美国、加拿大和墨西哥的固定电话和手机号码。当然，可能需要有一个备份系统，比如一个非常基本的应答服务计划，以在发生自然灾害或其他可能中断外科医生访问的情况下减轻影响。

其他的术后患者参与工具是专门设计来跟踪患者在康复期间遵守术后护理协议和现场询问。除了上述远程医疗应用，整形外科办公室还可以利用移动应用，包括安全消息、患者依从性问卷和私人照片共享。患者或看护人可以发送愈合切口或身体位置的照片，以便根据随访的紧迫性快速分诊。增强的术后恢复方案，包括逐步指导恢复（例如，"术后第一天每 3 小时走 10 步；从术后第 2 天的透

明液体饮食到低盐饮食"等）。可以构建到检查列表或信息序列中，当患者对要求没有做出肯定回应时，自动回叫和警报[62-66]。

通过可穿戴设备与配件进行患者监测

术后即时随访有时可以通过虚拟访问和可穿戴或便携式监测技术来实现。目前的技术已经可以在患者手中实现心电图追踪、无创血糖监测、心率和皮肤镜读数。便携式超声波、心率监测器和脉搏血氧仪也可以连接到智能手机上。

患者可穿戴监测设备领域有巨大的创新潜力。例如，在伤口护理领域，一个项目正在开发可穿戴设备，其中包括多个传感器，用于检测压力、监测感染，并调整施加在慢性伤口上的负压[67]。新产品[68]可以提供足底压力的实时反馈，以帮助预防糖尿病和其他形式的神经病变患者的溃疡。一家公司[69]提供了一种可穿戴设备，提供步态、平衡和其他姿势分析，以帮助身体康复。近年来，许多消费者健康可穿戴设备越来越受欢迎，包括用于便携式心脏监测的 Jawbone UP 系统、Fitbit 活动追踪器和苹果手表。第三方应用程序可以将来自多个设备和可穿戴设备的生理、营养和其他活动数据整合到一个门户网站，患者可以与护理人员和顾问协商，制定个性化的健康计划。未来的进展可能包括植入物、伤口敷料或直接植入组织的传感器。这些设备可以对植入物的佩戴者、伤口状态、感染、恶性肿瘤等提供反馈和远程监控，并能够通过移动应用程序或医生门户传输信息进行远程访问。就技术和采用而言，长期监测和患者接触设备的使用仍处于起步阶段，但医疗保健服务领域似乎很有希望出现重大范式转变。

患者社区在线参与

术后患者护理，就像患者领先的一代一样，受到了社交媒体普及的影响，患者定期通过各种媒体工具，包括 Facebook、Twitter、Instagram、Snapchat、博客，还有其他互动论坛。新的"众包"网站已经大量涌现，用于讨论实践模式和医疗建议共享，为患者与其他患者之间，或患者与医疗服务提供者之间的动态讨论提供了场所。参与这类论坛要求外科医生和办公室工作人员随时注意 HIPAA 和其他隐私方面的注意事项，尽管如此，它仍可以为从手术中恢复的患者提供重要的教育。在美容整形外科领域，一个更受欢迎、流量更大的众包网站提供医疗建议和意见，其中有许多外科医生定期回答潜在患者的询问，也有接受过其他机构治疗的人。许多外科医生积极地在该网站和其他网站上管理其个人资料和活动，作为整体社交媒体和营销策略的一部分；另外一些众筹网站的人气也在稳步上升[14,70]。关注特定疾病体验的以患者为中心的论坛[71]也让作为医疗保健消费者的患者在患者转诊模式、治疗评估和临床试验设计方面发挥了重要作用。数字化授权的患者可以对外科医生的声誉、搜索引擎优化和通过在线评论网站的口碑营销成功产生重要影响[3-7]。

整形外科教育与培训中的数字技术

也许没有什么地方比医学教育和培训领域更有希望有效利用数字技术。随着高度复杂的虚拟和增强现实模拟器的出现和普及，训练能力的新时代已经到来。Oculus Rift[72,73]和其他系统[74]都显示出了创造高度身临其境、多感官体验的巨大前景，这些体验结合了逼真的360°视频环境、伴随的音频，也许还结合了可穿戴传感器和触觉反馈。这类技术可被应用于外科手术模拟、反馈循环的住院医师技能评估、减少震颤和高度详细放大的显微手术训练以及其他应用。与前文提到的增强现实术中应用类似，其他供应商[75-77]正在探索将 CT 和其他射线数据整合到模拟中的方法，并结合提供处理真实组织的触觉体验的仪器。虽然不能替代直接的手术经验，但这些工具可以为学生和住院医师提供重要的辅助学习和准备工具包，特别是在培训的早期。一些机构已经开始将手术模拟作为住院医师培训的核心组成部分，在模拟过程中提供术中反馈，并记录手术，以供后续汇报。术中使用谷歌眼镜和 GoPro 摄像头等 POV 技术，可以在手术室通过图像、视频和聊天工具进行实时通信，从而提高住院医师和其他外科医生的教育水平。它可以在其他外科医生进行手术，而住院医师在场或不在场时增强住院医师的观感；或者，它可以在住院医师进行手术，而主治医生在场或不在同一房间时增强主治医生的观感。通过常规使用，POV 系统可以帮助促进大型教育手术视频库的管理，可以远程按需播放。

这些技术，加上其他支持实时聊天、视频和音频的简单符合 HIPAA 的应用程序，也可以加强急诊室或其他会诊期间的沟通和教育，在这些情况下，图片或视频比口头描述更有效。这对于有撕裂伤和复杂伤口的患者的适当分类和分期非常有帮助，其中一些患者可以在急诊室（由急诊室工作人员或整形外科医生）进行适当的处理，而其他患者则需要在手术室进行护理。对于通过模拟或实际病例评估学习的实习整形外科医生，上述技术也可以用于对其进行评估和教育。对各种外科医生的手术进行更大规模的审查也可能导致制定最佳操作指南，以提高操作效率，从而加强住院医师教育和继续医学教育。

即使是经典的解剖图谱也经历了数字创新：一些产品[78,79]提供了多层次和多视角的解剖图像，允许对人体的每一层次和单个器官进行浏览，有望减少对基于人体尸体的解剖的需求，或提供教育资源来作为尸体解剖的补充。医学院的课程和住院期间的讲座系列可以受益于数字化部署的课程大纲，大纲使用大量电子学习和分发程序，包括外科教科书、整形外科杂志的文章和各种相关期刊，这些资料的电子格式可在 iPad、亚马逊 Kindle 或其他手持电子阅读器和平板电脑上查看。继续医学教育通过在线文章、小测验、在职考试和网络研讨会提供便利，参与者可以通过任何支持网页浏览器的设备参加、评价和申请某些此类活动的学分。

对信息科学方面的额外教育和培训感兴趣的整形外科

医生和住院医师有大量机会在生物信息学/医学信息学、信息系统、技术增强教育、设备和软件创新及创业领域参与可授予学位和管理教育证书的项目。生物信息学或信息系统的硕士学位通常可以通过兼职学习获得，其对学习者的其他专业义务或临床实践的时间中断有限。许多在职和高级工商管理硕士课程也提供技术创新方面的课程。还有无数的行业研讨会，都是由整形外科专业组织和数字健康空间赞助，内容侧重于与患者参与、医疗记录、摄影记录、远程医疗和远程手术、机构管理软件、上门级的健康指导、设备设计、市场策略、风险融资等领域相关的技术创新。一些专业协会，包括医疗保健信息和管理系统协会（Healthcare Information and Management Systems Society, HIMSS）、美国医学信息学协会（American Medical Informatics Association, AMIA）等，提供年度会议和教育机会，让医生接触到广泛的供应商产品和服务、关键意见领袖、倡导计划、监管指引和其他产品。许多此类座谈会和会议提供正式的继续医学教育学分，并作为专业的网络场所。在创新、风险投资和临床应用的交叉点，有几个组织提供在线新闻提要内容，并赞助此类会议；例如奇点大学的指数医学会议、VentureBeat 及其相关的 HealthBeat 会议、数字健康峰会等等。

数字技术促进整形外科（研究、临床结果与宣传）

廉价且高度可扩展的存储和处理能力的出现，以及手持移动技术和无线通信的普及，为挖掘和分析大型数据集的趋势和结果信息提供了大量机会。

接受外科培训的住院医师，以及参加认证维护项目的委员会文凭获得者，可以参加数据登记，如整形外科跟踪结果（Tracking Outcomes in Plastic Surgery, TOPS）和 ABPS 委员会收集模块。其他整形外科医生被要求参加 DataHub，以获得 AAAASF 对其门诊手术机构的认证[80]。针对临床的注册机构，如国家乳房假体注册机构[81]，以及乳房假体和间变性大细胞淋巴瘤病因学与流行病学患者注册与结果[Patient Registry and Outcomes for Breast Implants and Anaplastic Large Cell Lymphoma（ALCL）Etiology and Epidemiology, PROFILE]注册机构[82]（两者均由整形外科基金会和 FDA 合作开发），而自体脂肪移植注册中心（General Registry of autoologous Fat Transfer, GRAFT）[83]的成立也源于人们认识到需要真实数据来回答有关安全性、有效性和长期预后的重要问题。

一些 EHR 平台允许将输入临床记录的病例信息直接集成到特定的注册程序中，减少了双重数据输入的需要，并提供了一种自然的方法来跟踪病例数量和并发症。参与美国国家公共卫生注册和警报系统的外科医生有时可能利用通过快速医疗保健互操作性资源（Fast Healthcare Interoperability Resources, FHIR）或健康信息交换直接协议的直接 EHR 数据导出，该协议允许与其他项目、注册和系统自动上传数据传输。随着 EHR 应用的增加，人们希望通过自动信息传输和便携式数据模型实现更无缝的接口,从而减轻医生及其机构工作人员的管理负担。

自动化技术的改进促进了大规模数据的收集。当与结构化数据架构和自然语言处理相结合时,这些聚合体通常被称为"大数据",在帮助医疗保健从循证医学向精确医学的进化方面具有重要的前景。针对特定人群或个体的可能结果的数据可用于促进更好的临床决策和治疗方案。精准医疗可以通过医疗记录、医疗保健索赔、众包网站、可穿戴技术、患者基因组学和其他个性化数据来源提供的临床信息来实现。

此外,随着第三方支付方的补偿越来越多地与基于价值的补偿挂钩,以及医疗保健政策制定者越来越多地规范医疗实践,大数据的获取和分析将帮助整形外科医生及其专业协会证实其有效性、安全性、成本效益和其他端点。预期数据也可以帮助减轻对每个潜在安全问题的未经证实的恐慌,或者可以在安全问题引发全国性危机之前识别安全问题。

临床工作流程和结果数据的众包可能使医生们聚焦于最佳实践,使患者的安全性、寿命和满意度最大化。易于访问、易于共享、易于分析的数字平台也可以帮助整形外科医生合作节约资源、简化工作流程、减少机构冗员并提高机构运营效率。一些医生正在利用技术创造虚拟机构小组,保持独立的机构身份和自主权,同时最大限度地提高效率、谈判能力和协作小组的影响力。

参考文献

1. Understand. <www.Understand.com>.
2. Rendia. <https://get.rendia.com/>.
3. Healthgrades. <www.Healthgrades.com>.
4. Vitals. <www.Vitals.com>.
5. Yelp. <www.Yelp.com>.
6. Angie's List. <www.AngiesList.com>.
7. RealSelf. <www.Realself.com>.
8. Sayed TA. EHR Insights. *Modern Aesthetics*. <www.modernaesthetics.com/2014/08/ehr-insights>; 2014.
9. BuildMyBod. <www.BuildmyBod.com>.
10. Kaplan J. Price transparency in the online age. *Plast Reconstr Surg*. 2014;134:50–51.
11. Alphaeon Suite. <alphaeonsuite.com/>.
12. Zocdoc. <www.ZocDoc.com>.
13. eClinicalWorks, Patient Engagement. <www.eclinicalworks.com/products-services/patient-engagement/>.
14. HealthTap. <www.HealthTap.com>.
15. MDLIVE. <www.MDLIVE.com>.
16. Doctor On Demand. <www.DoctorOnDemand.com>.
17. VSee. <www.VSee.com>.
18. Skype. <www.Skype.com>.
19. eVisit. <www.eVisit.com>.
20. Teladoc. <www.TelaDoc.com> [Not available outside the United States.]
21. American Well. <www.AmericanWell.com>.
22. The Harris Poll. *Majority of Americans ready to consider virtual healthcare visits, but concerns do exist*. Available at: <http://media.theharrispoll.com/documents/Harris_Poll_104_-_Virtual_Healthcare_11.19.2014.pdf>; 2014.
23. American Well. *2015 Telehealth Survey: 64% of Consumers Would See a Doctor Via Video*. Available at: <https://www.americanwell.com/press-release/american-well-2015-telehealth-survey-64-of-consumers-would-see-a-doctor-via-video/>.
24. Federation of State Medical Boards. *Understanding the Medical Licensure Compact*. Available at: <http://www.fsmb.org/policy/advocacy-policy/interstate-model-proposed-medical-lic>.
25. Beck M. Where does it hurt? Log on. The doctor is in. *Wall Street Journal*. 2014. Available at: <http://www.wsj.com/articles/SB10001424052702303678404579536284129494564>.
26. Pager. <www.pager.com>.
27. Heal. <www.getheal.com>.
28. Medicast. <www.MediCast.com>.
29. Jolly J. An Uber for Doctor Housecalls. *New York Times*. 2015. Available at: <http://well.blogs.nytimes.com/2015/05/05/an-uber-for-doctor-housecalls/>.
30. HITECH Act Summary. Available at: <http://www.hipaasurvivalguide.com/hitech-act-summary.php>.
31. Centers for Disease Control and Prevention. *Meaningful use*. Available at: <http://www.cdc.gov/ehrmeaningfuluse/introduction.html>.
32. HealthIT.gov. *Health IT Legislation and Regulations*. Available at: <http://healthit.gov/policy-researchers-implementers/health-it-legislation>.
33. HealthIT.gov. *Health IT Legislation*. Available at: <http://healthit.gov/policy-researchers-implementers/select-portions-hitech-act-and-relationship-onc-work>.
34. Centers for Medicare and Medicaid Services. *Medicare and Medicaid EHR Incentive Program Basics*. Available at: <http://www.cms.gov/Regulations-and-Guidance/Legislation/EHRIncentivePrograms/Basics.html>.
35. Centers for Medicare and Medicaid Services. *Certified EHR Technology*. Available at: <http://www.cms.gov/Regulations-and-Guidance/Legislation/EHRIncentivePrograms/Certification.html>.
36. Certified Health IT Product List. <http://oncchpl.force.com/ehrcert>.
37. The Health Care Blog. *Numbers Don't Lie — The EHR Market Must Consolidate. The Health Care Blog*. 2012. Available at: <http://thehealthcareblog.com/blog/2012/08/06/numbers-dont-lie-the-ehr-market-must-consolidate/>.
38. McBride M. *Understanding the true costs of an EHR implementation plan. Modern Medicine Network*. 2012. Available at: <http://medicaleconomics.modernmedicine.com/medical-economics/news/modernmedicine/modern-medicine-feature-articles/understanding-true-costs-ehr-?page=full>.
39. Fleming NS, Culler SD, McCorkle R, et al. The financial and nonfinancial costs of implementing electronic health records in primary care practices. *Health Aff*. 2011;30:481–489. Available at: <http://content.healthaffairs.org/content/30/3/481.full.pdf>.
40. eClinicalWorks. <www.eclinicalworks.com>.
41. Augmedix. <http://www.augmedix.com/>.
42. Canfield imaging systems. <http://www.canfieldsci.com/imaging-systems/>.
43. Canfield. *Vectra M3*. <http://www.canfieldsci.com/imaging-systems/vectra-m3-3d-imaging-system/>.
44. Crisalix. <www.crisalix.com>.
45. MirrorMe3D. <https://www.MirrorMe3D.com>.
46. Virtual VRI. <http://virtualvri.com/>.
47. Purple. <http://purple.us/medical>.
48. AppwoRx. <www.myappworx.com>.
49. Practice Enhancement Specialists. <http://www.pesconsultants.com/software/inform-enhance/>.
50. Health Level 7 International. <http://www.hl7.org/implement/standards/>.
51. Materialise Mimics. <http://biomedical.materialise.com/mimics/>.
52. Weintraub K. Off the 3-D printer, practice parts for the surgeon. *New York Times*. 2015. Available at: <http://www.nytimes.com/2015/01/27/science/off-the-3-d-printer-practice-parts-for-the-surgeon.html?_r=0>.
53. 3D-Doctor. <http://www.ablesw.com/3d-doctor/>.
54. HealthIT.gov. *Interoperability*. Available at: <http://www.healthit.gov/policy-researchers-implementers/interoperability>.
55. Siemens. How data fusion will transform tomorrow's operating room. *Medical Imaging*. Siemens newsletter. Available at: <http://www.siemens.com/innovation/en/home/pictures-of-the-future/health-and-well-being/medical-imaging-how-data-fusion-will-transform-tomorrow-operating-room.html>.
56. Graves SN, Shenaq DS, Langerman AJ, Song DH. Video capture of plastic surgery procedures using the GoPro HERO 3+. *Plast Reconstr Surg Glob Open*. 2015;3:e312.
57. O'Connor A. Google Glass enters the operating room. *New York Times*. 2014. Available at: <http://well.blogs.nytimes.com/2014/06/01/google-glass-enters-the-operating-room/?_r=0>.

58. Sullivan M. *Google Glass makes doctors better surgeons, Stanford study shows.* Venturebeat.com. 2014. Available at: <http://venturebeat.com/2014/09/16/docs-performed-surgery-better-wearing-google-glass-stanford-study-shows/>.

59. Liebert CA, Zayed M, Tran J, et al. Novel use of Google Glass for vital sign monitoring during simulated bedside procedures. *16th Annual Emile F. Holman Resident Research Day*, Palo Alto, CA, June 6, 2014. Available at: <https://www.vitalmedicals.com/assets/downloads/Holman_Abstract_Google_Glass.pdf>.

60. Omnyx. <http://www.omnyx.com/precision-platform-2/overview/>.

61. Novadaq. <http://novadaq.com/products/spy-elite>.

62. Everbridge - HipaaBridge. <www.HIPAAChat.com>.

63. DocbookMD. <www.DocbookMD.com>.

64. TigerText. <www.TigerText.com>.

65. pingmd. <www.PingMD.com>.

66. Twistle. <www.Twistle.com>.

67. SWAN iCare. <http://swan.exodussa.com/en/objectives>.

68. Orpyx. <http://orpyx.com/pages/surrosense-rx>.

69. BioSensics. <http://www.biosensics.com/>.

70. Sharecare. <http://www.sharecare.com/>.

71. PatientsLikeMe. <www.patientslikeme.com>.

72. Mohney G. UK surgeon experiments with Oculus Rift to make 'virtual surgeon'. *ABC News.* 2015. Available at: <http://abcnews.go.com/Health/uk-surgeon-experiments-oculus-rift-make-virtual-surgeon/story?id=29626031>.

73. McNamee G. Can surgeons be trained using gaming technology? *Medical News Today.* 2014. Available at: <http://www.medicalnewstoday.com/articles/281752.php>.

74. Magic Leap. <http://www.magicleap.com>.

75. Surgical Theater. <http://www.surgicaltheater.net/>.

76. 3D Systems. <http://simbionix.com/>.

77. ImmersiveTouch. <http://www.immersivetouch.com/>.

78. BioDigital. <https://www.biodigital.com/>.

79. Ebix/ADAM Images. <http://www.adamimages.com/>.

80. Surgimetrix. <http://surgimetrix.org>.

81. American Society of Plastic Surgeons. *ASPS collaborates with FDA to establish breast implant registry.* Available at: <https://www.plasticsurgery.org/news/press-releases/asps-collaborates-with-fda-to-establish-breast-implant-registry>.

82. The Plastic Surgery Foundation. *PROFILE: Investigating Breast Implant Associated ALCL.* Available at: <http://www.thepsf.org/research/clinical-impact/profile-investigating-breast-implant-associated-alcl.htm>.

83. The Plastic Surgery Foundation. *General Registry of Autologous Fat Transfer (GRAFT).* Available at: <http://www.thepsf.org/research/clinical-impact/general-registry-autologous-fat-transfer-.htm>.